Michael D. Wise

Vom Mißerfolg in der Rekonstruktion zum Erfolg in der Praxis – Planung und Therapie

Vom Mißerfolg in der Rekonstruktion zum Erfolg in der Praxis

Planung und Therapie

Michael D. Wise
B.D.S. (U. Lond.), F.D.S., R.C.S. (Eng), M.S.D. (Indiana)

Privatpraxis für Restaurative Zahnheilkunde, London W 1
Honorary Research Fellow: Institute of Dental Surgery, London WC 1

Technischer Anhang von **Anthony Laurie**
Zahntechniker in der Praxis von Michael D. Wise

Übersetzung:
Dr. med. dent. Klaus Müller, Bad Kreuznach

Quintessenz Verlags-GmbH
Berlin, Chicago, London, Tokio
Moskau, Prag, São Paulo, Sofia, Warschau

Titel der englischen Originalausgabe:

Failure in the Restored Dentition: Management and Treatment
Published by Quintessence Publishing Company Ltd., London, UK

Die Deutsche Bibliothek – CIP-Einheitsaufnahme

Vom Misserfolg in der Rekonstruktion zum Erfolg in der Praxis :
Planung und Therapie / Michael D. Wise. Techn. Anh. von Anthony Laurie. Übers.: Klaus Müller. – Berlin ; Chicago ; London ; Tokio ; Moskau ; Prag ; São Paulo ; Sofia ; Warschau : Quintessenz-Verl., 1996
  (Quintessenz-Bibliothek)
  Einheitssacht.: Failure in the restored dentition <dt.>
  ISBN 3-87652-004-5
NE: Wise, Michael D.; Laurie, Anthony; Müller, Klaus [Übers.]; EST

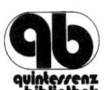

Dieses Werk ist urheberrechtlich geschützt. Jede Verwertung außerhalb der engen Grenzen des Urheberrechtsgesetzes ist ohne Zustimmung des Verlages unzulässig und strafbar. Dies gilt insbesondere für Vervielfältigungen, Übersetzungen, Mikroverfilmungen und die Einspeicherung und Verarbeitung in elektronischen Systemen.

© 1995 by Michael D Wise
© 1996 Quintessenz Verlags-GmbH

Lithographie: Toppan Printing Co. (S) Pte. Ltd., Singapur
Druck und Bindung: Cortella industria poligrafica spa, Verona

Printed in Italy

ISBN 3-87652-004-5

Widmung

Dieses Buch ist meiner Frau Priscilla sowie meinen Söhnen Justin, David und Jonathan für ihre Liebe, Zuneigung und selbstlose Unterstützung gewidmet.

Es ist darüberhinaus gewidmet dem Andenken an meinen lieben Vater, dessen bedingungslose Liebe eine stete Inspiration war. Er verfolgte den Fortschritt dieses Werkes, konnte aber unglücklicherweise nicht mehr dessen Vollendung erleben.

EINFÜHRUNG

Als Folge zunehmender Lebenserwartung, wirkungsvollerer Vorbeugemaßnahmen und gesteigerten Bewußtseins für Zahngesundheit hat sich eine Bevölkerungsgruppe fortgeschrittenen Alters herausgebildet, die weder völlig zahnlos ist noch eine unverfälscht vollständige natürliche Bezahnung aufweist. Darunter gibt es viele Leute, deren restliche Zähne saniert und häufig in komplizierte, umfangreiche und teure zahnärztliche Rehabilitationen einbezogen wurden. Der Umgang mit Fehlern, die bei diesen Restaurationen vorkommen, ist häufig schwierig. Der Zahnarzt muß hierbei die Durchführung entsprechender Untersuchungen zur Befunderhebung und die Aufstellung eines Behandlungsplanes beherrschen. Schließlich muß er die notwendigen Behandlungsschritte einleiten bzw. wissen, wann und an wen er gegebenenfalls eine Überweisung vorzunehmen hat. Eine fachmännische Betreuung kann nur in einem wohl organisierten und zuverlässigen Umfeld stattfinden. Daher ist eine gute Praxisführung hierfür absolut erforderlich.

In den vergangenen zwanzig Jahren befaßte ich mich einerseits als Hochschullehrer mit der Fortbildung angehender Zahnärzte, andererseits teilzeitlich in einer freien Praxis mit der Behandlung restaurativer Problemfälle. Dabei wurde viel Zeit auf die Versorgung von Patienten mit mißlungenen, umfangreichen Gebißrestaurationen verwandt. Die Maßnahmen basierten jeweils auf sorgfältiger Befunderhebung, Diagnose und Ablaufplanung, so daß die Behandlung in fachgerechter und überschaubarer Weise durchgeführt werden konnte. Abgesehen von besonderen Einzelheiten kann eine derartige Behandlungssteuerung und Überschaubarkeit nur erreicht werden, wenn die Krankheitsanfälligkeit des Patienten, die individuelle Befähigung des Zahnarztes, das soziale und das Praxis-Umfeld sowie die finanzielle Situation, gelegentlich auch rechtliche Behandlungskonsequenzen realistisch eingeschätzt werden. Allzuleicht könnten bei diesen Patienten nichtbeherrschbare Probleme entstehen, die große finanzielle Belastungen sowohl für den Patienten als auch für den Zahnarzt mit sich brächten.

Die Behandlung von Patienten mit fehlerhaften, komplizierten Restaurationen erfordert die Einbeziehung zahlreicher zahnärztlicher Fachbereiche. Obgleich hierüber viele spezielle Publikationen verfügbar sind, ist es schwierig, deren Nutzanwendungen in aufeinander abgestimmte praktische Behandlungsmaßnahmen für diese Patienten umzusetzen. Weiterhin ist für den Behandler die Auswahl mühsam, was er lesen und was er jeder einzelnen Veröffentlichung entnehmen muß, ohne daß er sich dabei in seinen Überlegungen und Behandlungsmaßnahmen verzettelt und die Koordination verliert.

Dieses Buch hat das Ziel, anhand von Fällen aus dem Praxisalltag Behandlungsprinzipien aufzuzeigen, indem Einzelheiten des Behandlungsablaufs und gewisse Laborschritte dargestellt werden. Spezielle Anwendungstechniken in Bezug auf Parodontaltherapie, Wurzelfüllungen, Osseointegration, totale und partielle Prothetik werden nur insoweit erwähnt, als sie sich auf diagnostische Einzelheiten, Behandlungsplanung und Behandlungsmaßnahmen im Rahmen dieser textlichen Ausführungen beziehen. Die Anwendungen dieser Techniken können aus den Standardwerken ersehen werden. Ganz gewiß ist es nicht meine Absicht, ein Standard-Lehrbuch über alle Aspekte restaurativer Zahnheilkunde herauszubringen – dies wäre selbstgefällig, unrealistisch und überflüssig. Mein Hauptanliegen ist, dem Leser eine umfassende Darstellung besonders jener Bereiche anzubieten, die am häufigsten zur Debatte stehen, bzw. die ich bei anderen Veröffentlichungen unzulänglich erfaßt gefunden habe.

Man könnte den Einwand erheben, daß jeder Abschnitt von einem Fachkollegen geschrieben werden sollte, wie es bei anderen Veröffentlichungen üblich ist. Ich glaube jedoch, daß dies die Thematik beeinträchtigen würde; diese soll die Behandlungsmaßnahmen aus dem Blickwinkel derjenigen Person erörtern, die gesamtverantwortlich für Diagnose, Behandlungsplanung, Behandlungsablauf und Nachsorge auftritt und die zweifelsohne die größte Verantwortung auf sich nimmt, und das ist der restaurativ tätige Zahnarzt. Deshalb bin ich zuversichtlich, daß der Leser versteht, weshalb diese Darstellungen auf den ersten Blick unausgewogen erscheinen mögen und teilweise auf einige Abschnitte mehr Nachdruck als auf andere gelegt wird. Erst wenn der Leser die wesentlichen Punkte erfaßt hat, ist er imstande, sich weiteres Wissen aus einschlägigen Quellen zu verschaffen.

Der Inhalt des Buches ist in in fünf Abschnitte gegliedert:
Teil 1: Patient und Praxisführung
Teil 2: Praktische Anwendungen, Materialien und Instrumentierung
Teil 3: Temporomandibuläre Gelenkbeschwerden und dentale Probleme psychogenen Ursprungs
Teil 4: Wahlmöglichkeiten der Behandlungsplanung.
Teil 5: Technischer Anhang

DANKSAGUNGEN

Meiner Frau Priscilla und meinen Kindern Justin, David und Jonathan werde ich allezeit für ihre ständige Unterstützung, Ansporn und Verständnis dankbar sein. Sie sind mit mir durch alle Höhen und Täler der Autorenschaft gewandert und waren mir stets treue und selbstlose Helfer. Ich werde meinen beiden Lehrern gegenüber meine Verpflichtung nicht vergessen, daß sie mir ihr Wissen in selbstloser Weise zukommen ließen, und ich danke dem Commonwealth Fund of New York für ein Harkness-Stipendium, das mir ein Studium an der Universität von Indiana in den Jahren 1970–1972 ermöglichte. Priscilla muß ich auch für die unzähligen Stunden danken, die sie mit der Textverarbeitung dieses Manuskriptes zubrachte; weiterhin Dr. John W. McLean, Professor Malcolm Harris, Professor Gordon Seward und Mr. Braham Perlman für ihren redaktionellen Beistand, Mr. Edward Nicholls für seine unschätzbar kritische Bewertung jedes Federstrichs, sowie Herrn H.W. Haase für seine Zustimmung, dieses Buch zu veröffentlichen, Mr. John Brooks für seine umfassende Beratung, Herrn Thomas Pricker für Produktion und Bearbeitung dieses Werkes und John S. Zamet für seinen Beitrag zu dem Abschnitt über Maßnahmen zur Verlängerung klinischer Kronen. Weiterhin danke ich Professor Gordon Seward, Mr. Davis Phillips, Dr. Goran Urde und Bo Rangert für ihre Unterstützung und Mr. Michael Franklin für seine photographischen Beiträge.

Ich bin auch Mr. Anthony Laurie, der den technischen Anhang verfaßte und mit mir in meinem Praxislabor zusammenarbeitete sowie in den vergangenen 14 Jahren auf unseren Kursen unterweisend tätig war, zu ganz besonderem Dank verpflichtet. Anthony war mir eine ständige Hilfe und ein wahrer Freund. Er besitzt die Fähigkeit, in der Zahntechnik hervorragendes zu leisten und ist auch imstande, die erforderlichen Schritte hierzu klar zu beschreiben. Auch muß ich Mrs. Katherine Hoath für ihre Unterstützung und die Zusammenstellung einiger technischer Abläufe (insbesondere bei der Dokumentation der Behandlungsfälle in den Abbildungen 33.21 und 34.1), sowie für ihren ständigen Beistand danken. Mein Dank gilt auch allen anderen Mitgliedern meiner Praxis für ihre grundsätzliche Bereitwilligkeit, Mr. Kim Barrence für die Illustrationen, Anthony's Frau Vivienne für ihre Schreibmaschinenarbeit bei der Zusammenstellung des technischen Anhangs, den Studenten, mit denen ich zusammenarbeitete und von denen ich eine Menge lernen konnte. Ebenso danke ich allen Patienten, die mir ihre Genehmigung zum Photographieren der zahlreichen Behandlungsschritte erteilten. Auch Mrs. Margaret Seward, der Herausgeberin des *British Dental Journal*, bin ich zu Dank verpflichtet, daß sie mir die Möglichkeit einräumte, Abschnitte aus meiner Veröffentlichung „*Okklusion and Restorative Dentistry for the General Practitioner*" zu reproduzieren. Ursprünglich war sie es auch, die mich darin bestärkte, dieses Buch zu verfassen.

VORWORT

Wenig Leute in Großbritannien haben einen bedeutenderen Beitrag für die weiterführende Fortbildung in der Zahnheilkunde geleistet als Michael Wise. Im Laufe der Jahre hat er eine Gruppe von Kollegen um sich geschart, die seine Kurse immer wieder besuchen und den exzellenten Ruf seiner Schulungen weitergeben. Obwohl er auf seinem Gebiet als Spezialist gilt, ist das Verhältnis des Autors zu dem Zahnarzt in der Allgemeinpraxis aufgeschlossen, zumal er noch immer als engagierter Allgemeinpraktiker ohne Umschweife auf deren Schwierigkeiten Bezug nimmt. Es ist daher zu begrüßen, daß er nunmehr sein Wissen einem breiteren Leserkreis zugänglich macht. Obgleich Bücher niemals einen anregenden Fortbildungskursus ersetzen können, veranlassen sie meiner Meinung nach jedoch den Leser sich auf Grundsätze zu konzentrieren, die nur durch ständigen Zugriff auf die Fachliteratur aufgenommen werden können. Lesen ist immer noch sehr wichtig, wenn man auf dem laufenden sein will.

Dieses Buch ist ein Destillat der Lehrtätigkeit von Michael Wide über die restaurative Zahnheilkunde und kennzeichnet seine Einstellung, Patienten zu behandeln. Seiner Auffassung nach sind die Probleme stets in ihrer Tragweite zu erfassen, bevor man in irgendeiner Form mit der Behandlung beginnt. Diese Philosophie, wie er treffend bemerkt, kann später viel Ärger und Auseinandersetzungen ersparen. In diesem Buch spielt die Behandlungsplanung eine große Rolle, und dies kennzeichnet seine Gedankengänge, die viele Praktiker in seinen Vorträgen und Kursen erfahren konnten. Wenn Diagnose und Behandlungsplan einwandfrei erstellt werden, hat man bereits die Hälfte des Weges zur Bewahrung eines zufriedenen Patienten zurückgelegt. Die besten Behandlungspläne der Welt nützen jedoch nichts, wenn sie nicht umgesetzt werden können, und der Zusammenarbeit zwischen Zahnarzt und Zahntechniker kommt entscheidende Bedeutung zu, wenn komplizierte, restaurative Zahnbehandlungen anstehen. Daher wurde auch der zahntechnische Aspekt in dem klar und umfassend von Anthony Laurie beschriebenen Anhang in den Vordergrund gerückt. Michael Wise kann sich glücklich schätzen, einen Labortechniker wie Anthony Laurie im Hause zu haben, auf den er sich verlassen kann. Beide haben miteinander die Geheimnisse der Okklusion enträtselt und für den Praktiker verständlich dargestellt. Obgleich in letzter Zeit die Beschäftigung mit der Okklusion in der modernen Zahnheilkunde auf dem Rücksitz Platz genommen hat, wird uns die Mißerfolgsrate von Implantaten sehr bald zu den Grundlagen zurücktreiben. Michael Wise hat recht, wenn er diese Prinzipien hervorhebt, weil ohne Verständnis für die Gestaltung der Zahnpräparationen und Restaurationen, für Registrierung der Okklusion und Übertragung in das Labor zur Verabeitung viele Bemühungen in Enttäuschung und Mißerfolg enden.

Der Faktor Weichgewebe bleibt die Achillesferse der Zahnheilkunde; und wie oft sehen wir gutgearbeitete Restaurationen in Zahnfleischverhältnissen, die nicht die Mühe wert sind, die darauf verwandt wurde. Es muß kaum wiederholt werden, daß das Parodont der Schlüssel für eine erfolgreiche, restaurative Zahnbehandlung ist, und in den Abschnitten der überaus genauen Behandlungsplanung führt Michael Wise in leicht verständlicher und praktikabler Weise den Behandler durch diesen beschwerlichen Irrgarten.

Wenn man dieses Buch als umfassend bezeichnen wollte, wäre dies eine Untertreibung, und der Leser wird eine Quelle entdecken, aus der er lange Zeit voraus schöpfen kann, wenn er bereit ist, den ganzheitlichen Weg mitzugehen. Michael Wise hat nicht nur auf restaurativem Gebiet unsere Hochachtung gewonnen, sondern auch durch seine Lehrtätigkeit in der Fortbildung internationales Ansehen erworben; das vorliegende Buch wird dieses Urteil untermauern und den guten Ruf der Zahnheilkunde im Vereinigten Königreich mehren.

Dr. John W. McLean O.B.E., F.D.S., R.C.S. (Eng.), M.D.S., D.Sc. (Lond.), D.Odont. (Lund)

Inhaltsverzeichnis

Teil 1

Patient und Praxisführung

		Seite
Kapitel 1	Gründe für den Mißerfolg	13
Kapitel 2	Gesamtbehandlungskonzept	31
Kapitel 3	Besonderheiten der Betreuung	33
Kapitel 4	Untersuchung	43
Kapitel 5	Behandlungs- und Kostenplanung	121
Kapitel 6	Wahlmöglichkeiten der Behandlungsplanung	135
Kapitel 7	Verständigung mit dem Patienten	137

Teil 2

Techniken, Materialien und Instrumentierung

Kapitel 8	Prämedikation, Elektrochirurgie, Temporäre und provisorische Restaurationen, Restauration des wurzelbehandelten Zahnes	149
Kapitel 9	Zahnpräparation, Zahnfleischretraktion, Technik des Hydrocolloidabdrucks, Meistermodell-Systeme, Lötverfahren	179
Kapitel 10	Überprüfung okklusaler Kontakte, Okklusionsschemata, Änderung der vertikalen Dimension	207
Kapitel 11	Okklusaler Bißausgleich und Einschleifmaßnahmen	225
Kapitel 12	Formgetreue Behandlungstechniken	237
Kapitel 13	Neugestaltete Behandlungstechniken	247
Kapitel 14	Grundlagen und Typen von Artikulatoren und Modellhaltern	257
Kapitel 15	Allgemeine Richtlinien für laborgefertigte Restaurationen	271
Kapitel 16	Frontzahnrestaurationen	281
Kapitel 17	Auswahl der Materialien für Restaurationen	287
Kapitel 18	Teleskopeinheiten und Vorteile sowie Nachteile festsitzend/festsitzender und festsitzend/beweglicher Brückenkonstruktionen	301
Kapitel 19	Anhängeglieder im Seitenzahnbereich	311

Kapitel 20	Parodontalchirurgie	317
Kapitel 21	Strategisch bedingte Extraktionen	335
Kapitel 22	Defekte an Zwischengliedern	339
Kapitel 23	Wahlweise endodontische Therapie	347
Kapitel 24	Kieferorthopädische Techniken	353
Kapitel 25	Vorausschauende Planung	367

Teil 3

Temporomandibuläre Störungen und dentale Probleme psychogenen Ursprungs 379

Kapitel 26	Restaurative Versorgung von Patienten mit vorangegangener fazialer Arthromyalgie bzw. interner Störungen des TMJ	381
Kapitel 27	Restaurative Probleme psychogenen Ursprungs	397
Kapitel 28	Restaurative Begleiterscheinungen interner Gelenkstörungen	413

Teil 4

Behandlungsansätze

Kapitel 29	Überweisung oder Erhaltungsbehandlungen	423
Kapitel 30	Vollprothesen	457
Kapitel 31	Deckprothesen	463
Kapitel 32	Teilprothesen	481
Kapitel 33	Implantatgestützte Prothesen auf osseointegrierten Fixturen	489
Kapitel 34	Neurestaurierungen mit festsitzendem Zahnersatz	565
Kapitel 35	Fortbestehende Beschwerden	579
Kapitel 36	Schlußbemerkung	583

Teil 5

Technischer Anhang Seite

Ein 'Kochbuch' – Beschreibung technischer Arbeitsmethoden in Bezug
auf die vorangegangenen Abschnitte
Anthony Laurie – Zahntechniker

	Vorwort	585
Anhang I	Modelle und Modellstümpfe	587
Anhang II	Einartikulieren von Modellen	605
Anhang III	Schablonen und Vorwälle	613
Anhang IV	Studienmodelle	619
Anhang V	Stabilisierungsschienen	625
Anhang VI	Pfosten und Aufbauten	631
Anhang VII	Temporäre Restaurationen	637
Anhang VIII	Provisorische Restaurationen	643
Anhang IX	individuelle Inzisalführungsteller	655
Anhang X	Dura Lay	657
Anhang XI	Aufwachsen	661
Anhang XII	Einbetten, Gießen und Ausarbeiten	683
Anhang XIII	Keramik für Metallkeramik-Restaurationen	691
Anhang XIV	Löten	703
Anhang XV	Halteelemente	713
Anhang XVI	Formgetreue Restaurationen	719
Anhang XVII	Neugestaltete Restaurationen	723
Anhang XVIII	Zahnprothesen	727
Anhang XIX	Prothesen auf osseointegrierten Fixturen	735
Anhang XX	Reparaturtechniken	741
Anhang XXI	Zukunftsorientierte Planung	745
Anhang XXII	Gesundheit und Sicherheit	747

Materialien- und Herstellerverzeichnis 749

Register 757

Teil 1 – PATIENT UND PRAXISFÜHRUNG

Kapitel 1

DIE GRÜNDE FÜR MISSERFOLGE

Darstellung (Abbildung 1.1)

Der Patient mit einem mangelhaft restaurierten Zahnsystem wird sich aus einem der folgenden Gründe einfinden:

- Schmerz, gewöhnlich in der Mundhöhle, im Gesicht und/oder an den Kiefergelenken.
- Funktionsunfähigkeit:
  - total, d.h. die Bezahnung ist funktionsuntüchtig;
  - lokalisiert, d.h. schmerzhafte oder stark gelockerte Zähne, Sprechprobleme.
- Unzufriedenheit mit der Erscheinungsform;
- Zerstörte Zähne und/oder Restaurationen;
- Entzündliche Schwellungen;
- Schlechter Geschmack;
- Mundgeruch (Halitosis) auf Hinweis durch andere Personen;
- Blutendes Zahnfleisch;
- Ängstlichkeit
  - in erster Linie dentalen Ursprungs, z.B. infolge gelockerter Zähne oder Restaurationen;
  - psychogener Natur und durch eine Zahnbehandlung verschlimmert;
- In Bezug auf symptomfreie restaurative Gegebenheiten.

Zugrundeliegende Ursachen und Begleitsymptome

Ziel dieses Abschnittes ist nicht, alle Gründe im Detail zu beschreiben, noch eine umfassende Darstellung der Symptome abzugeben. Vielmehr werden die zugrundeliegeden Ursachen aufgeführt und einige sachdienliche Aspekte erörtert.

Allgemeiner Krankheitsbefund (Abb. 1.1a+b)

Das Versäumnis, eine krankhafte Veränderung festzustellen, der eine weitaus größere Tragweite auf die Lebenserwartung oder Lebensqualität zukommt als bestimmte restaurative Mängel, ist ein gravierender Fehler. **Daher ist eine allgemeinmedizinische Befunderhebung unentbehrlich – zweijährig fortdauernde restaurative Behandlungsmaßnahmen an einem Patienten mit einer Lebensprognose von achtzehn Monaten ist eine Fehlplanung!** Bevor eine spezielle Zahnuntersuchung erfolgt, sollte bei allen Patienten vorweg eine generelle Untersuchung der extraoralen Gesichtsweichteile und der intraoralen Weichgewebe vorgenommen werden.
Eine Veränderung des Gersundheitszustandes eines Patienten, beispielsweise anschließend an eine Gehirnblutung,

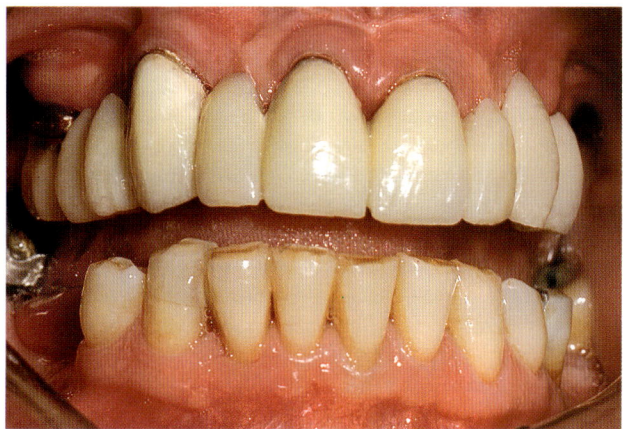

Abb. 1.1a Gelöste Brücke, labile, abnehmbare Teilprothese an 13 und 23 heranreichend und Parodontitis. Der Patient wurde zur Erneuerung der Brücke und eventuellen Implantatversorgung überwiesen.

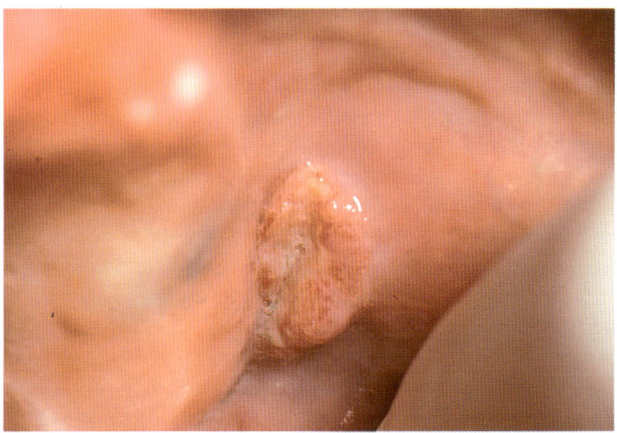

Abb. 1.1b Ein Plattenepithelkarzinom in der Umschlagfalte distal vom 28 ist offensichtlich von größerer Wichtigkeit als die defekte Restauration.

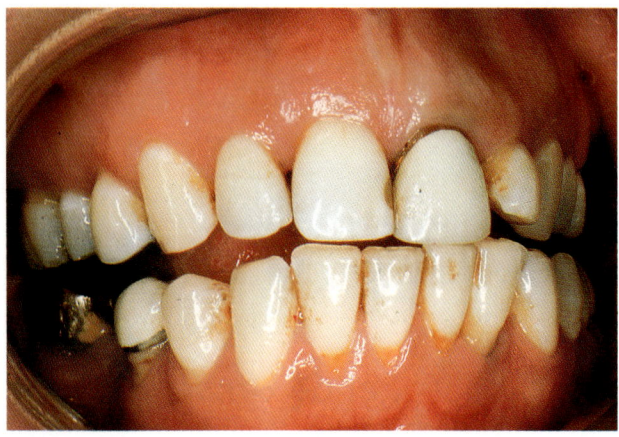 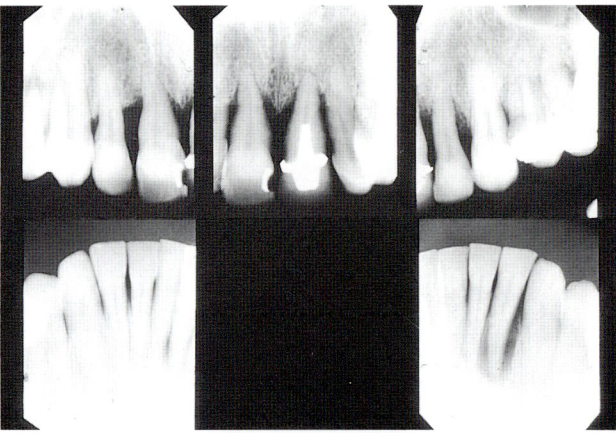

Abb. 1.1c und d Acht Monate nach der Restauration. Beachten Sie den Knochenverlust, obwohl das Zahnfleisch relativ normal aussieht. Zum Zeitpunkt der Überkronung ist wahrscheinlich keine Parodontaluntersuchung vorgenommen worden. Die Oberkiefer-Frontzähne lockerten sich und daher suchte der Patient Rat und Hilfe.

kann seine Motivation verändern, seine körperliche Fähigkeit, den Zahnbestand zu erhalten, beeinträchtigen, Ernährungsprobleme und allgemeine Widerstände aufbauen, die zur Zerstörung von Restaurationen und Pfeilerzähnen führen.

Parodontalerkrankungen (Abb. 1.1c+d)

Sie werden von dem Patienten gewöhnlich wahrgenommen als:

- Lockerung von Zähnen oder Brücken
- Zahnwanderungen
- blutendes Zahnfleisch
- farbliche Veränderungen des Zahnfleisches
- schlechter Geschmack
- Mundgeruch
- Schmerzen, die gelegentlich durch Seitwärtsdruck eines Gegenzahnes gemildert werden
- Abszeßbildungen
- mangelhafte Ästhetik

In Publikationen wird daraufhingewiesen, daß die Parodontitis ihrer Natur nach eher zyklisch und ortsspezifisch auftritt, als daß sie ein generalisierter und zwangsläufig fortschreitend destruktiver Prozeß ist[1-2]. Außerdem vermitteln die allgemein üblichen diagnostischen Kriterien, nämlich Blutung nach Sondierung, Taschentiefe usw. ungenügende Voraussagen darüber, ob parodontale Veränderungen fortschreitend verlaufen[3-5]. Das Fehlen vorweg aufgenommener Röntgenbilder und Aufzeichnungen, wie es häufig bei neuen Patienten der Fall ist, macht es unmöglich festzustellen, ob ein weiterer Knochen- und Attachmentverlust seit Eingliederung der Restaurationen eingetreten ist. Derjenige Patient jedoch, der mit Attachmentverlust, Taschenbildung, Sondierungsbluten, gegebenenfalls mit eitrigen Exsudaten erscheint, hat offensichtlich eine andere Krankheitsanfälligkeit gegenüber dem Patienten, der sich mit Taschentiefen von 2 - 3 mm, kaum vorhandenem Attachmentverlust, dichter Knochenstruktur und stark abradierten oder frakturierten Restaurationen vorstellt.

Trotzdem sollte erwähnt werden, daß Lindhe und Nyman[6] bei im Grunde genommen bestmöglicher Behandlung umfangreich restaurierter, fortgeschrittener Parodontosefälle einen Verlust an Stützpfeilern in einem Zeitraum von 14 Jahren von 1,2 % feststellten. Schwartz N. et al berichteten 1970[7] jedoch über eine 11,2%ige Mißerfolgsrate aufgrund parodontaler Erkrankungen oder Lockerungen bei Patienten mit restaurierten Kauorganen. Vielleicht ist es etwas entmutigend, die Ergebnisse einer Reihe anderer Untersuchungen zu betrachten. Jedenfalls wurde festgestellt, daß jeweils nur ein kleiner Prozentsatz vorhandener Taschen akut werden[2,3,8]. Es ist sehr wahrscheinlich, daß klinische Anzeichen Merkmale einer vergangenen Erkrankung und nicht Vorboten einer künftigen Erkrankung darstellen. Weiterhin sind chirurgische Maßnahmen und Wurzelglätten zur Eingrenzung einer parodontalen Erkrankung fast ebenbürtig wirksam, wie Messungen unter den üblichen Bedingungen ergaben[9-10]. Daraus kann gefolgert werden, daß diese Behandlungsuntersuchungen etwa 97,9% inaktive Bereiche einschlossen[2] und höchstwahrscheinlich hätten die meisten Testzähne sogar ohne Behandlung keinen weiteren Attachmentverlust erlitten. Das bedeutet, daß Behandlungen in Bereichen durchgeführt wurden, die keine akuten Krankheitsbefunde aufwiesen. **Die Schwierigkeit für den Forscher wie für den Kliniker liegt darin, daß unsere diagnostischen Kriterien (s. Seiten 73–85) derart unzuverlässig sind, daß eine Bestimmung, welche Bereiche bei unterlassener Behandlung sich auf weitere Sicht verschlimmern, nicht möglich ist. Außerdem ist es außerordentlich schwierig, den wahren Nutzen einer Behandlung einzuschätzen.** Wahrscheinlich werden künftig unsere groben diagnostischen Techniken durch präzise biochemische und bakteriologische Testmethoden[11] ersetzt werden. Bis zu diesem Zeitpunkt muß man sich damit abfinden, daß die vorausschauende Einschätzung parodontaler Erkrankungen weiterhin stark eingeschränkt bleibt.

Zugrundeliegende Ursachen und Begleitsymptome

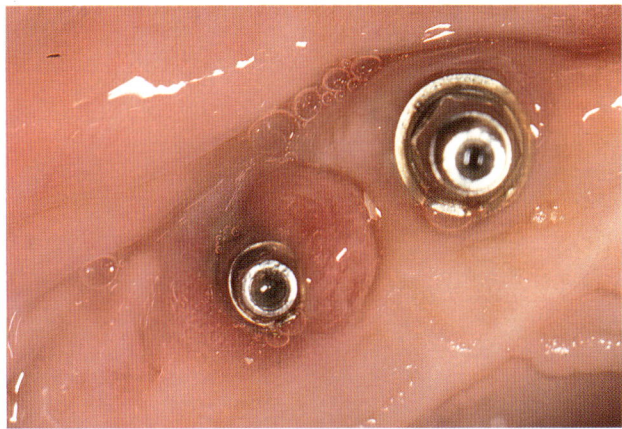

Abb.1.1e (i) Weichgewebsdefekt in Verbindung mit dem mangelhaften Sitz eines Zylinderpfostens.

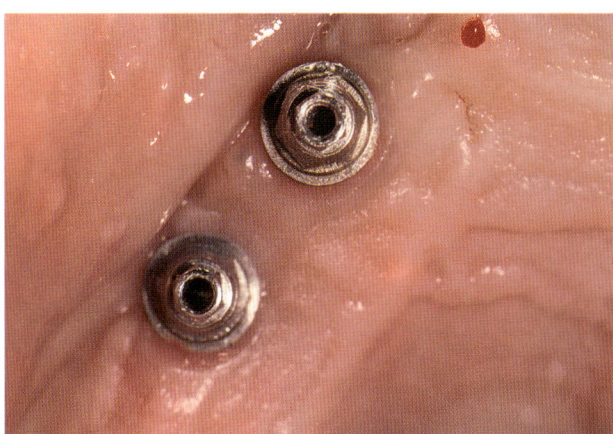

Abb. 1.1e (ii) Zustand zwei Wochen nach Abnahme des Stützpfeilers und dessen Ultraschallreinigung in 0,2 %iger Chlorhexidinglukonatlösung. Spülung des Implantatpfeilers mit der gleichen Lösung und Entfernung von Granulationsgewebe mit einer titanbelegten Kürette sowie Wiedereingliederung.

Abb. 1.1f(i) Gescheiterte Osseointegration. Die Oberkieferfixturen stehen zu dicht aneinander, und an der gelockerten anterioren Fixtur zeigt sich mesial und distal Röntgenstrahlendurchlässigkeit. Zwei der Fixturen im Unterkiefer sind unnötig kurz. Eine Fixtur weist periimplantäre Röntgenstrahlendurchlässigkeit auf und ist nicht osseointegriert, wahrscheinlich infolge Überhitzung des Knochengewebes während der Präparation.

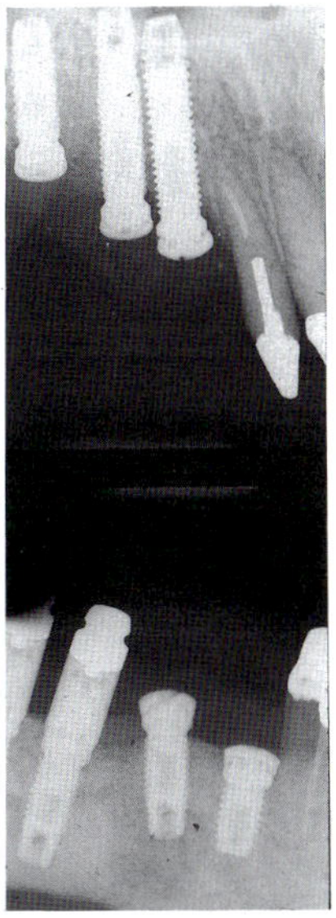

Implantatpfeiler (Abb 1.1e-h)

Mechanische Instabilität, Verlust von Knochenkontakt und Infektionen können von dem Patienten wahrgenommen werden als:

- Schmerz
- Beweglichkeit
- Schwellung
- Mundgeruch
- schlechter Geschmack
- Sensibilitätsstörungen in der Lippe (Parästhesie) oder Taubheit der Lippe (Anästhesie)

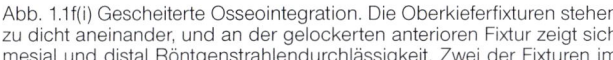

Abb. 1.1f (ii) Um das gesamte Implantat herum verläuft eine röntgendurchlässige Zone. Das Implantat war gelockert und, neben der fehlenden Integration, zu dicht an den benachbarten Zahn implantiert.

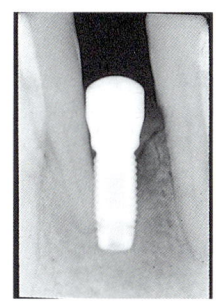

Abb. 1.1g Mißerfolg eines Blattimplantates.

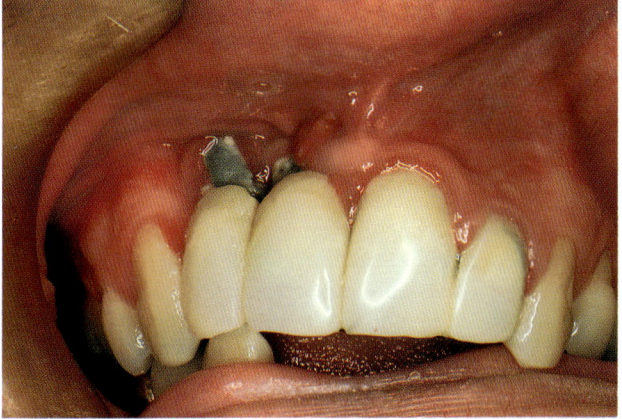

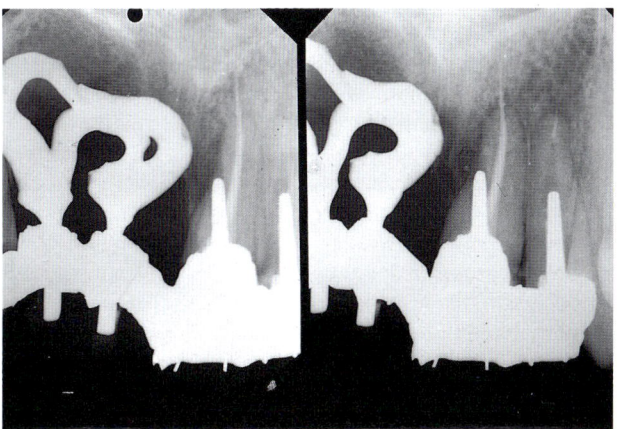

Abb. 1.1h Röntgenologische Darstellung. Beachten Sie den Knochenverlust und die Wurzelperforation.

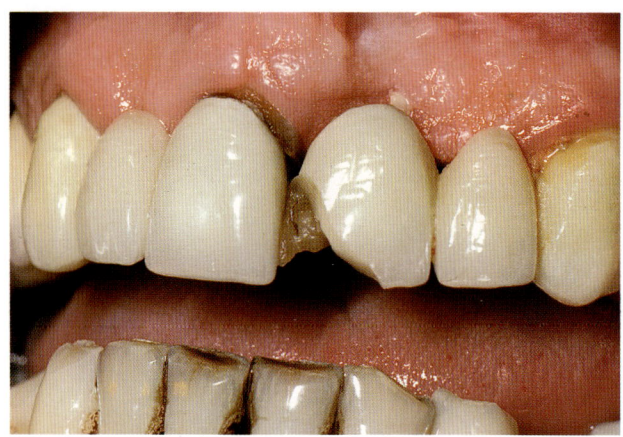 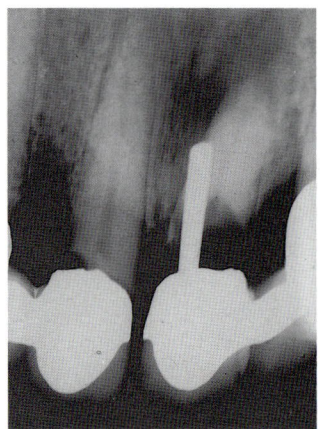

Abb. 1.1i und j Klinischer Befund und Röntgenaufnahme: Mißerfolg nach einem Jahr infolge Wurzelperforation, Karies und Keramikfraktur.

Karies (Abb. 1.1i+j)

Von dem Patienten gewöhnlich wahrgenommen als:

- Schmerz oder Empfindlichkeit auf heiß, kalt oder süße Speisen und Flüssigkeiten.
- schlechter Geschmack
- Mundgeruch
- gelöste Restaurationen
- frakturierte Zähne
- verfärbte Zähne

Karies kann angrenzend an Restaurationen, an den Rändern von Restaurationen oder an den Wurzeln auftreten. Interessanterweise berichteten Schwartz et al 1970[7], und Randow et al 1986[12], daß Karies der häufigste Grund für Mißerfolge (36%; 18,3%) bei vorhandenen Restaurationen ist. Glantz et al. 1930[13] berichteten, daß in einem Zeitraum von 15 Jahren von 77 Brücken 32,5% deren Entfernung erforderten. Davon wurden 9,6% infolge unbehandelbarer Karies an den Pfeilerzähnen entfernt. Glantz et al. 1993[14] schilderten, daß das Auftreten von Karies nicht vom Alter des Patienten abhing, sondern vielmehr von der Zeit, in der die Brücke in Funktion stand. Häufig endlose Diskussionen seitens des Patienten drehen sich um die Frage, ob die Karies eine Folge schlecht sitzender Kronen war. **Aus der Sicht des Behandelnden ergibt sich jedoch die wichtige Erkenntnis, daß der Patient einer besonderen Kariesanfälligkeit unterlag.** Nicht bei allen Patienten mit schlecht sitzenden Kronen entsteht Karies – was sicherlich keine Entschuldigung für die Eingliederung schlecht sitzender Kronen sein soll – noch erzeugen gut sitzende Kronen für das Restgebiß Kariesimmunität; nichtsdestoweniger berichteten Karlson et al (1986)[15] über eine höhere Kariesinzidenz bei Kronen mit schlechtem Randschluß im Vergleich zu denen mit gutem Randschluß. **Es ist daher wichtig, daß vor der Aufstellung eines definitiven Behandlungsplans eine Einschätzung und Überprüfung der Kariesanfälligkeit vorgenommen wird.** Unglücklicherweise, wie auch von Bibby et al (1977)[16] deutlich zum Ausdruck gebracht, sind die diagnostischen Voreinschätzungen für Zahnkaries unzureichend.

Oberflächenkaries an Wurzeln ist stark mit dem Zurückweichen des Zahnfleisches und parodontalen Taschen vergesellschaftet. Unter der älteren Bevölkerung ist sie weit verbreitet und man nimmt an, daß diese Tatsache mit der reduzierten Salivation zu tun hat, die von den vielen Medikamenten herrührt, die dieser Bevölkerungsgruppe verordnet werden. Beispiele derartiger Medikamente sind Betablocker, Drogen zur Veränderung der Stimmungslage und Diuretika[18-23].

Pulpale Beschwerden (Abb. 1.1k)

Von den Patienten gewöhnlich wahrgenommen als:

- Schmerz, entweder sofort oder nachhaltig einsetzend auf heiß/kalt oder süße Reizeinwirkung.
- Schmerz, der akzentuiert im Liegen oder während körperlicher Betätigung auftritt.

Pulpitischer Schmerz kann akut oder chronisch durch die Kronenpräparation heraufbeschworen werden. Umfangreiche Brückenkonstruktionen werden häufig auf Zähne gesetzt, die bereits vorgeschädigte Pulpen durch vorausgegangene Karies oder Restaurationen aufweisen. Während der Turbinenpräparation geschieht nur allzu leicht, daß viele Zähne mit unzureichender Kühlung zu rasch und zu stark beschliffen werden[24]. Weiterhin kann eine weitgehende Austrocknung der zuerst präparierten und ungeschützt belassenen Zähne eintreten, während die restlichen Pfeilerzähne beschliffen werden. Häufig werden an distal stehenden Pfeilerzähnen exzessive Präparationen vorgenommen, um die Retention von distalen Pfeilerkronen zu erreichen[13]. **Unsere unzureichenden diagnostischen Methoden erschweren die Entscheidung, welche Zähne eine endodontische Versorgung erfordern.** Periapikale radiologische Aufhellungen an nicht wurzelgefüllten, devitalen Zähnen indizieren zwar die

Zugrundeliegende Ursachen und Begleitsymptome

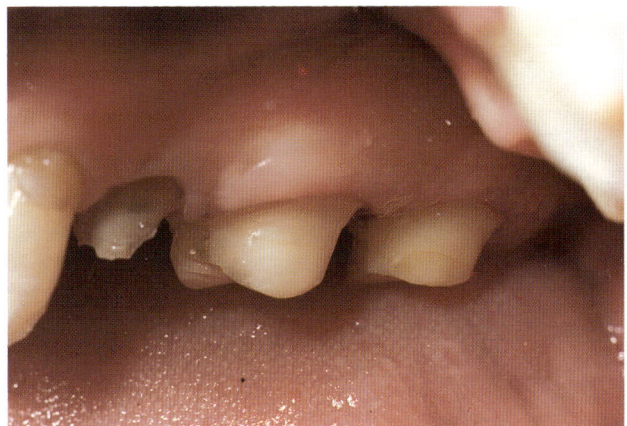

Abb. 1.1k (i) Übermäßig stark präparierte Zähne. Dies geschieht allzuleicht bei Anwendung der Luftturbine, wenn mehrere Zähne zwar rasch jedoch zu stark und unter unzureichender Kühlung präpariert werden.

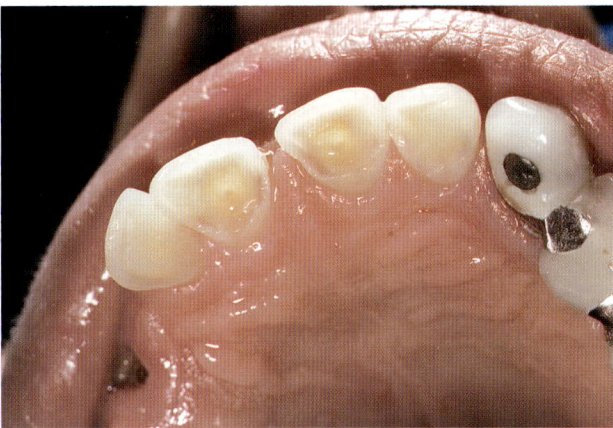

Abb. 1.1k (ii) Abnutzung führte zur Freilegung der Pulpa bei 11, 21 und zur Ausdünnung der Zähne.

Notwendigkeit einer Behandlung, aber der Pfeilerzahn mit schwacher Reaktion auf eine Vitalitätsprobe stellt ein diagnostisches Problem dar. Ist die Reaktionsschwäche in einer pathologisch veränderten Pulpa oder in der physiologischen Anpassung der Pulpa zu suchen? Wie stellen wir die Diagnose und was entscheidet, ob eine Behandlung angezeigt ist oder nicht? Interessanterweise berichteten Reuter und Brose 1984[25], daß sehr wenige Pfeilerzähne, die über einen Zeitraum von 11 Jahren beobachtet wurden, trotz starker Aufbauarbeiten nachträgliche Wurzelbehandlungen erforderten, selbst wenn sie vor der Brückenherstellung weitreichend aufgebaut wurden. Wenn sich jedoch später eine endodontische Versorgung als notwendig erwies, bestand die beträchtliche Gefahr, daß infolge restaurativer Pannen obendrein eine Erneuerung der Brückenarbeit anstand. Daraus folgt, daß zweifelhafte Pulpen vor Herstellung einer Brücke behandelt werden sollten. Randow et al. (1986)[12] entdeckten, daß wurzelbehandelte Endpfeiler eine höhere mechanische Mißerfolgsrate aufweisen als vitale endständige Pfeilerzähne, woraus sich die Forderung zur Vitalitätserhaltung ergibt. Aber ein Behandlungsmißerfolg mit nachfolgend endodontischen Schwierigkeiten, die sich neben einer Brückenerneuerung einstellen, ist ebenso höchst unerwünscht.

Verschleiß (Abb. 1.1k [ii])

Erosiver Verlust von Zahnsubstanz kann durch Nahrungsmittel herbeigeführt werden; z.B. könnte der Verzehr von Zitronensaft oder kohlensäurehaltiger Getränke dazu führen. Er kann auch idiopathisch, d.h. selbsterzeugt, ohne erkennbare äußere Ursache auftreten. Gewöhnlich wird er von dem Patienten wahrgenommen als:

- Empfindlichkeit auf Temperaturunterschiede oder auf saure Speisen.
- Spontanschmerz infolge einer freigelegten Pulpa.

- Verändertes Erscheinungsbild infolge Ausdünnung der Frontzähne oder Verlust an Zahnlänge.
- Zahnfraktur.
- Beeinträchtigung der Kaufähigkeit durch Verlust der Höckeranatomie und Verminderung der vertikalen Dimension.

Zahnrisse (Abb. 1.1l+m)

Schmelz- und Dentinrisse können vorkommen und werden gewöhnlich von dem Patienten wahrgenommen als:

- Schmerz auf heiß und kalt, beim Beißen oder beim Nachlassen des Kaudrucks.
- Verlust von Zahnsubstanz als Folge einer aufgetretenen Fraktur.

Endodontische Beschwerden (Abb. 1.1m)

Von dem Patienten gewöhnlich wahrgenommen als:

- Schmerz beim Beißen.
- Schwellung.
- Die Patienten berichten über anfängliche Schmerzen (pulpal), die danach abklingen.

Entzündungen des Parodonts aus endodontischen Gründen können periapikal, perifurkal oder lateral auftreten. Sie bilden sich aufgrund pulpaler Nekrose, unvollständiger Wurzelfüllungen, Wurzelperforationen oder Frakturen aus. Unvollständige Wurzelfüllungen resultieren offensichtlich aus schwierigen anatomischen Wurzelverhältnissen oder erschwerten Zugängen. Einer subjektiven Feststellung zufolge, sind allzuviele Mißerfolge iatrogenen Ursprungs und daher unnötig. Primär endodontische Zahnschäden können in Zusammenhang mit marginal-parodontalen Befunden stehen und umgekehrt[23].

Karlson (1986)[15] berichtete, daß zehn Jahre nach dem

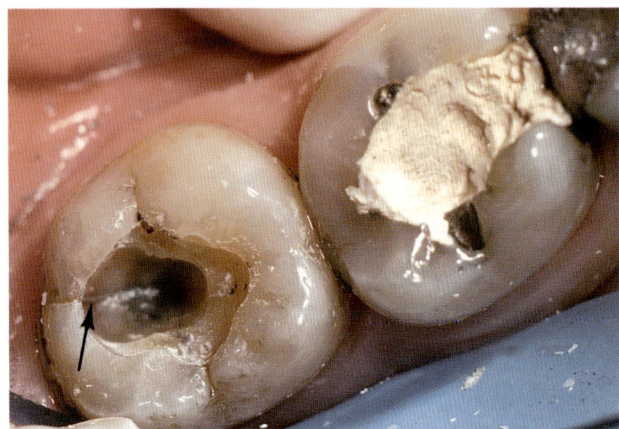

Abb. 1.1l Mesiodistal verlaufender Sprung, vertikal durch die distale Wurzel des Zahnes 47.

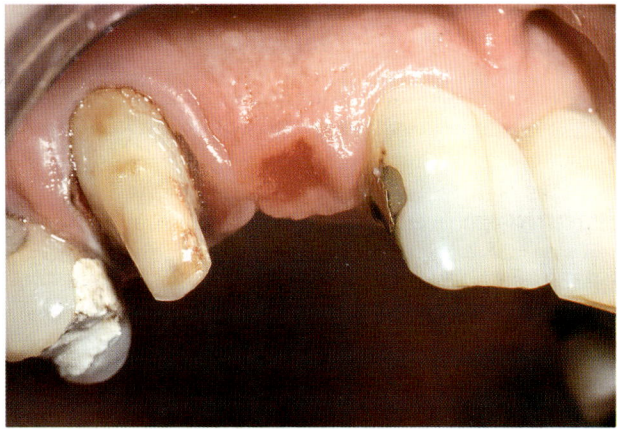

Abb. 1.1n Schleimhautrötung unter Brückenglied.

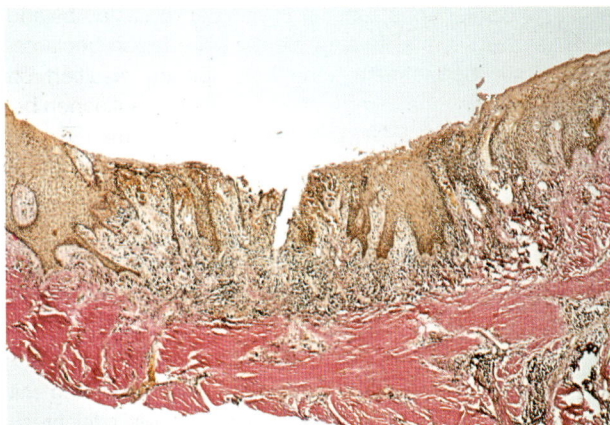

Abb. 1.1o (i) Das histologische Bild. Beachten Sie die Ausdünnung und Ulzeration des Epithels und das chronisch entzündliche Zellinfiltrat. Wenn die Widerstandskraft des Patienten nachläßt, kann sich die chronische Entzündung unter Abszeßbildung in ein akutes Stadium umwandeln.

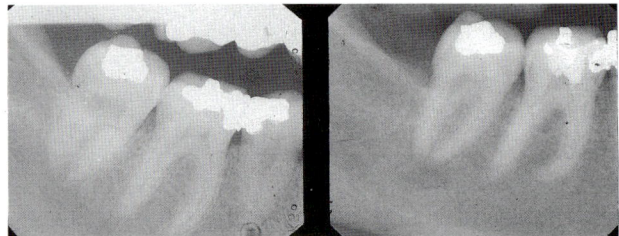

Abb. 1.1m Röntgenaufnahmen (i) des 47 im Jahre 1991; (ii) 1992. Zu beachten ist die periapikale Aufhellung, die in Verbindung zu dem Sprung steht. Zahn 46 wurde ohne Bezugnahme auf eine Röntgenaufnahme eröffnet. Der Grund der Schmerzen war Zahn 47.

Einzementieren 10% von 641 Brückenpfeilern periapikale Befunde aufwiesen und daß 19,8% von 303 wurzelgefüllten Stützpfeilern nicht ausgeheilte periapikale Veränderungen zeigten. Palmquist et al. (1993)[27] wiesen darauf hin, daß nach Ablauf von 18-23 Jahren des Gebrauchs 10% vitaler Kronen und Pfeilerzähne (38 von 365) entfernt wurden, während 24% wurzelbehandelter Kronen und Pfeilerzähne (29 von 122) entfernt wurden. Gleichgültig wodurch verursacht, muß man Realist bleiben. Unbehandelbare endodontische Fehlleistungen an einem Hauptstützpfeiler führen zum Mißerfolg.

Entzündungen unter Zwischengliedern
(Abb. 1.1n+o)

Von dem Patienten gewöhnlich wahrgenommen als:

- Schmerzen
- Schwellung
- Mundgeruch
- schlechter Geschmack
- blutendes Zahnfleisch
- mangelhaftes ästhetisches Erscheinungsbild

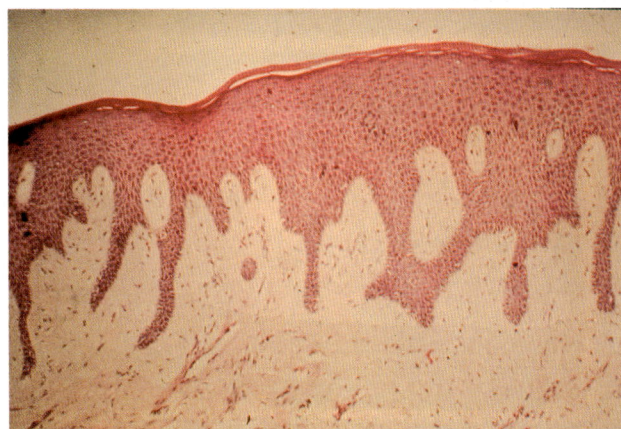

Abb. 1.1o (ii) Das histologische Bild einer gesunden Gewebsstruktur unter einem Brückenglied. Beachten Sie das intakte Epithel.

Ob Entzündungen unter Brückengliedern sich ausbreiten und das Stützgewebe angrenzender Zähne oder Implantate in Mitleidenschaft ziehen können, ist nicht untersucht worden.

Temporomandibuläre Gelenkbeschwerden (TMD)

Die Beeinflussung temporomandibulärer Gelenkbeschwerden durch restaurative Therapiemaßnahmen stützt sich, wenn überhaupt, auf wenig fundierte wissenschaftliche Aussagen, um ihre Wirksamkeit nachzuweisen (s. Kapitel 26). Die Symptome, die nach solchen Restaurationen bleiben oder wiederkehren, können zur Unzufriedenheit des Patienten führen, und häufig streben diese Patienten Rechtsstreite an (s. Kapitel 27).

Eine brauchbare Klassifizierung temporomandibulärer Gelenkbeschwerden ist:

(i) Die faziale Arthromyalgie[28]

Auch temporomandibuläres Dysfunktionssyndrom, myofaziales Schmerzsyndrom genannt – einhergehend mit Schmerzen in der Muskulatur oder im Bereich der Kaumuskulatur (Myalgie) und der temporomandibulären Gelenke (Athralgie). Der Schmerz wird gewöhnlich als lang anhaltend, tiefgreifend, mäßig oder dumpf beschrieben und wird gelegentlich durch funktionelle Betätigung, beispielsweise durch Kauen oder Öffnen des Mundes, hervorgerufen. Zusätzlich können eingeschränkte oder asymmetrische Unterkieferbewegungen damit einhergehen. Wie bei den meisten schmerzhaften Erscheinungen im Kopfbereich, z.B. Trigeminusneuralgie, Druck-Kopfschmerz und Migräne, sind die zugrunde liegenden Beschwerden ohne erkennbare Ursache entstanden. Viele Fälle erscheinen stressabhängig, andere weisen Funktionsstörungen auf, die als Parafunktionen und okklusale Beeinträchtigungen bezeichnet werden; nichts davon erfährt jedoch eine objektive Bewertung in der Literatur (s. Kapitel 26).

(ii) Das interne Derangement[29]

Es betrifft eine Störung in der Mechanik der Menisken. Der Meniskus kann dabei mit oder ohne Rückverlagerung, gewöhnlich in Verbindung mit Adhäsionen, nach anterior und medial verschoben sein.
Selten trifft man dabei auf Perforationen und Osteophyten. Der Patient klagt hierbei über Gelenkknacken, ungleichmäßige Kieferbewegung, Blockade, Knirschgeräusche; Ereignisse, die mit oder ohne Gelenkschmerzen einhergehen können.

(iii) Arthrose und Arthritis

Die Arthrose ist eine degenerative Erkrankung des Kiefergelenks, bei der die Gelenkform und die Struktur anormal ausgeprägt ist[30]. Die Arthritis ist ein Entzündungszustand innerhalb des Gelenks. Selten vorkommende Befunde wie Osteoarthritis, rheumatoide Arthritis, ankylosierende Spondylitis, primäre und metastatische Tumoren können für den Kliniker zu Täuschungen Anlaß geben.

Okklusale Störungen

Es kommt vor, daß Patienten eine neu eingestellte Okklusion unbequem empfinden. Manche Patienten tolerieren grobe okklusale Unstimmigkeiten ohne jegliche Beschwerden, während andere bereits Unstimmigkeiten von 10 μm bis 15 μm nicht vertragen können (s. Phantombiß, Seite 22). Okklusales Mißbehagen wird gewöhnlich von dem Patienten wahrgenommen als:

- allgemeine Unbequemlichkeit „im Biß"
- schmerzende Zähne
- gelockerte Zähne oder Brücken
- empfindliche Zähne
- „müde und schmerzende" Muskulatur.

Müde und schmerzende Muskulatur ist ein kurzfristig auftretendes Phänomen und nicht mit den Schmerzen einer fazialen Arthromyalgie zu vergleichen. Die Verordnung okklusaler Auflagen kann den Bereich, in dem eine bestehender Bruxismus auftritt, verändern. Man muß sich darüber im klaren sein, daß bei einigen Patienten durch Korrektur iatrogen verordneter okklusaler Disharmonien eine gewisse Bequemlichkeit erreicht werden kann, daß aber bei Patienten mit Schwierigkeiten psychogenen Ursprungs, bei fazialer Athromyalgie oder Phantombiß, Veränderungen in der Okklusion die Probleme komplizieren.

Die Veränderung des vertikalen Abstandes (Abb. 1.1p)

Als Folge starker Abnutzung kann sich der vertikale Abstand verringern; er kann sich vergrößern infolge falsch geplanter restaurativer Maßnahmen. Eine Bißerhöhung resultiert oft aus der Verwendung keramischer okklusaler Kauflächen bei kurzen klinischen Kronen. Folgende Symptome können durch entsprechende Befragung des Patienten festgestellt werden:

- Veränderte Gesichtszüge, z.B. „mein Kinn steht zu nahe an der Nase" oder „mein Gesicht ist zu lang" oder ein verändertes Aussehen der Zähne.
- Speichelaustritt kann sowohl bei erhöhten als auch verminderten Abmessungen auftreten.
- Vermehrte Gesichtsfaltenbildung in Zusammenhang mit einem verminderten vertikalen Abstand führt leicht zu Mundwinkelrhagaden, müssen sie jedoch nicht tatsächlich herbeiführen.
- Extreme Veränderungen des vertikalen Abstandes überführen möglicherweise ein symptomfreies internes De-

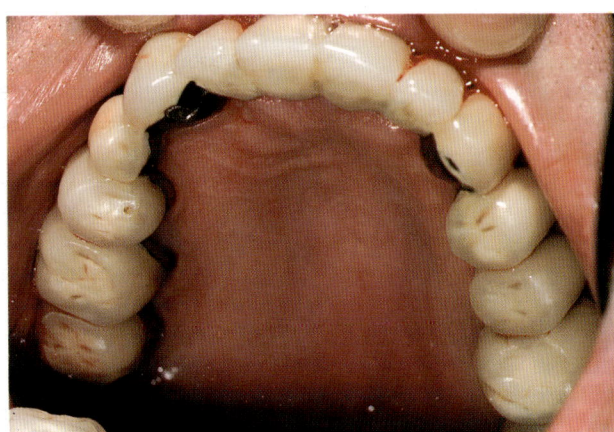

Abb. 1.1p Extrem lange und gewölbte Kronen. Die Verwendung von Keramikverblendungen auf den okklusalen Kauflächen erforderte eine intolerable Erhöhung der vertikalen Dimension. Der Techniker hatte für die okklusale Keramikverblendung zu wenig Platz, daher die massiven, flachen okklusalen Keramikflächen.

rangement in ein symptombelastetes Stadium. Gleichermaßen kann die Veränderung der Muskelaktivität eine Myalgie heraufbeschwören (Muskelschmerz).

- Extreme Bißerhöhungen beeinträchtigen die Fähigkeit der Zunge, während des Schluckaktes eine Abdichtung herzustellen. Das ruft beim Schlucken Kompensationsbewegungen des Larynx hervor, um den Grenzkontakt zwischen den Zungenrändern und den Lingualseiten der Zähne aufrechtzuerhalten. Daraus ergibt sich eine Überanstrengung der Muskulatur mit Anzeichen wie Halsschmerzen oder eine „müde Zunge"[31].
- Zähne können entweder infolge Verlustes okklusaler Zahnsubstanz oder durch Zahntraumen, infolge erhöhten vertikalen Abstandes, überempfindlich reagieren.
- Auch beklagen sich die Patienten häufig über klappernde Zähne, die durch Frühkontakte während des Schluckens hervorgerufen werden.
- Der Verlust vertikaler Höhe im Seitenzahnbereich bewirkt, daß die unteren Frontzähne stärker mit den palatinalen Zahnflächen der oberen Frontzähne okkludieren und Anlaß zu Schmerzen und möglichen parodontalen Komplikationen geben.
- Veränderungen vertikaler Abmessungen, sowohl Absenkung oder Erhöhung, können zu Kaubeschwerden führen.
- Eine massive Bißerhöhung kann Sprechbehinderungen, insbesondere bei den Zischlauten, bewirken.

Psychogene Faktoren

Die Reaktion des Patienten auf seine innere oder äußere Verfassung kann Schmerzen und/oder eine veränderte Bewußtseinslage hervorrufen. Psychogene Probleme entstehen durch emotionale Störungen, verursachen jedoch Organveränderungen, beispielsweise in den Kiefergelenken, der Kaumuskulatur und an den Zähnen und erzeugen Schmerzen[32] (s. Kapitel 27). Die Mehrzahl der Patienten mit Symptomen psychogenen Ursprungs haben keine psychiatrischen Störungen[33] und sollten als emotional verletzlich betrachtet werden. Man muß nicht eine psychiatrische Störung haben, um beispielsweise vor einer Prüfung eine Diarrhoe zu bekommen, als Antwort eines Endorgans auf emotionale Schwierigkeiten. Patienten mit Zahnbeschwerden psychogenen Ursprungs berichten häufig in ihrer Vorgeschichte einen entweder positiven oder negativen Vorfall eines bedeutenderen Lebensereignisses, der sich unmittelbar vor oder zur Zeit des Auftretens der Kopfbeschwerden ereignete. Gewöhnlich haben sie auch noch in anderen Körperregionen Beschwerden, die dafür bezeichnend sind, so daß die Gesichtssymptome Teil einer allgemeinen Reaktionslage sind[33]. Beispiele bedeutenderer negativer Lebensereignisse sind Tod, Scheidung, Eheprobleme, Überflußerscheinungen und Schwierigkeiten mit den Kindern. Beispiele für positive größere Lebensereignisse sind Geburt, Hochzeit, berufliche Beförderung und Einzug in ein neues Heim[34]. Beispiele allgemein vorkommender Begleitsymptome sind Hautjucken (Pruritus), Migräne, Rückenschmerzen, spastische Darmbeschwerden (spastisches Kolon) und bei Frauen gynäkologische Störungen und Menorrhagie.

Schmerzen psychogenen Ursprungs sind „echt" und sollten bei Gesprächen mit den Patienten auch dementsprechend gewürdigt werden. Sie unterscheiden sich jedoch von organischen Schmerzen in wichtigen Punkten[35]:

- ihr Auftreten steht im Widerspruch zur Anatomie des Nervensystems;
- möglicherweise treten sie bilateral in Erscheinung;
- unter Tage dauern sie über lange Zeit fort und können mit geringen Schwankungen wochenlang oder Jahre anhalten;
- obgleich die Schmerzen Schlaflosigkeit verursachen oder unmittelbar nach dem Aufwachen einsetzen, wecken sie jedoch den Patienten nicht eigentlich auf;
- die Krankengeschichte medizinischer Behandlungen ist möglicherweise lang jedoch ohne Hinweise auf organische Erkrankungen und der Patient oder die Patientin führt unter Umständen seine bzw. ihre eigenen Nachweise;
- Schmerzbehandlungen bringen keine Erleichterung oder nur vorübergehende Besserung;
- die Schmerzerscheinungen können sich symbolisch äußern: zum Beispiel treten sie in einem Bereich zutage, in dem ein Verwandter eine Krebserkrankung erlitt.

Die Patienten erscheinen unausgeglichen, ängstlich, depressiv, neurotisch (überempfindlich); jedoch in jedem Falle sind sie in Kontakt zur Realität, reagieren auf ihre Umwelt und begreifen eine Ursache-und-Wirkungsbeziehung. Eine geringe Anzahl Patienten sind psychotisch und ohne Kontakt zur Realität. Sie können eine Ursache-und-Wirkungsbeziehung nicht verstehen und Zeit und Energie, um diesen Patienten Einsichten zu vermitteln, sind verschwendet und frustrierend. Sie bedürfen daher einer psychiatrischen Begutachtung.

Solche Patienten verhalten sich im Sinne eines „Folie-a-deux". Dies ist eine Wahnvorstellung einer Person, die jedoch mit einem nahen Verwandten einvernehmlich geteilt wird. Dabei stellt der Verwandte Fragen wie: „Warum kann das nicht behoben werden?" Oder „Ist diese Bitte nicht vollkommen berechtigt?"
Der Zahnarzt wird von dem Verwandten unter Druck gesetzt „den Biß zu korrigieren" oder „die Krone zu verändern". Der ausgeübte Druck erschwert es, einen zahnärztlichen Eingriff abzulehnen. Im Falle der Feststellung psychogener, ätiologischer Faktoren muß man sich an die Diagnosestellung halten, denn zahnärztliche Maßnahmen werden derartige Schwierigkeiten nicht kurieren.
Depressive Patienten leiden unter einer Kombination von Trübsal und Unbehagen, die entweder spontan auftreten oder bezüglich Dauer und Intensität die normalen Reaktionen auf irgendein provokatives Mißgeschick hin übertreffen. Der Kliniker sollte sich bewußt sein, daß eine lächelnde Fassade und das Leugnen einer trübsinnigen Stimmungslage depressive Symptome verbergen können. Die Patienten berichten über eine große Anzahl anderer Symptome wie z.B. mangelnde Energie, Erschöpfung, Schlafmangel, Reizbarkeit, Gewichtsverlust, Appetitmangel, Freudlosigkeit und Pessimismus. Die Patienten können auch wegen langwährender Gesichtsschmerzen und mangelhafter Restaurationen deprimiert sein. Eine Depression, die aus anderen Ursachen herrührt, bedarf der konsultarischen Zusammenarbeit mit einem Psychiater oder Arzt, der sich mit Verhaltensstörungen befaßt.
Vier Patientengruppen treten mit Symptomen in Erscheinung[36]:

- Die „emotional gefestigte" Person, die unter Stress steht.
- Personen mit vorübergehenden, emotionalen Erkrankungen z.B. Angstzuständen oder depressiven Stimmungslagen zusätzlich zu Schmerzen.
- Personen mit anhaltender Hypochondrie, die eine Persönlichkeitsstörung darstellt.
- Selten Personen mit der Manifestation einer echten Psychose.

Zahnärzte sind gefühlsmäßig auf organische Erkrankungen eingestellt und fühlen sich im Umgang mit Gemütsbewegungen häufig überfordert. Der restaurativ tätige Zahnarzt, der einem nach Perfektion strebenden Berufsstand angehört, neigt dazu, die Krankheitszeichen eines Patienten Mängeln zuzuschreiben, beispielsweise den Zähnen oder den Restaurationen. Bei Vorliegen ungelöster Anzeichen fühlt er sich verpflichtet, die Mängel zu beseitigen. Während es bei Auftreten von Symptomen psychogenen Ursprungs offensichtlich auch Raum für dieses Perfektionsstreben gibt, können jedoch weitere mechanische Eingriffe und Nachforschungen die Symptome unlösbar ausweiten. Psychogene Probleme, die sich als Mißerfolge restaurativer Zahnbehandlungen darstellen, treten daher folgendermaßen in Erscheinung:

Faziale Arthromyalgie (s. S. 19)

Wenn diese Beschwerden überwiegend psychogenen Ursprungs sind, werden sie durch zahnärztliche Eingriffe nicht behoben. Man muß sie jedoch abgrenzen gegenüber traumatischen inneren Störungen, Arthrosen, Erkrankungen des Mittelohrs oder des äußeren Gehörgangs, Parotiserkrankungen und nasopharyngealen Tumoren. Die letzteren verursachen diesbezügliche Schmerzen und Funktionsstörungen, jedoch gewöhnlich mit gewissen sensorischen Beeinträchtigungen.

Atypischer Gesichtsschmerz

Dieser wird auch als örtlich begrenzter psychogener Schmerz oder idiopathischer Gesichtsschmerz bezeichnet[37]. Die Symptome werden von Harris et al. 1990[36] gut dargestellt und wie folgt beschrieben. Die Schmerzen treten diffus oder lokalisiert auf und beeinträchtigen nicht ausgesprochen die temporomandibulären Gelenke oder deren Muskulatur. Die Beschwerden treten gewöhnlich als anhaltend dumpfe Schmerzen in zeitweilig unerträglichen Schüben auf, die sich auf nichtmuskuläre Bereiche wie den Alveolarknochen oder die Kieferhöhlen lokalisieren.
Entsprechende pathologische Veränderungen sind nicht feststellbar Bereiche wie den Alveolarknochen oder die Kieferhöhlen. Der Schmerz kann bilateral auftreten und sich über das ganze Gesicht ausbreiten, unbeeinflußt von Kieferbewegungen und durch Analgetika kaum gemildert. Der Patient berichtet über seit vielen Jahren periodisch auftretende Schmerzen, die Stunden oder Tage andauern. Zahnbehandlungen können die Schmerzen hervorrufen oder verstärken. Es zeigen sich keine klinischen Anzeichen, außer einer gelegentlichen Hyperämie der Mundschleimhaut oder einem leichten Ödem des Gesichtes. Restaurative therapeutische Maßnahmen beseitigen die Symptome nicht.
Man muß den atypischen Gesichtsschmerz von anderen Ursachen wie der Zahnkaries, Sinuserkrankungen, sowie nasopharyngealen und intrakranialen Tumoren abgrenzen. Jede sensorische oder motorische Beeinträchtigung bedarf der neurologischen Untersuchung einschließlich CT und möglicherweise MRI-Scan. Die Möglichkeit der Existenz eines Neoplasmas oder seltene Erscheinungen wie intrakraniale Aneurysmen müssen durch Nachuntersuchungen im Auge behalten werden, selbst wenn die Schmerzen unter einer medikamentösen Therapie nachlassen. Eine Kombination von atypischem Gesichtsschmerz und Trigeminusneuralgie können die ersten Symptome einer multiplen Sklerose sein.

Atypische Odontalgie

Sie äußert sich durch Schmerzen in den Zähnen oder im Bereich der Zähne, ohne feststellbare pathologische Veränderungen und wandert häufig über die Mittellinie von einer Seite auf die andere und ist mit Analgetika nicht einzudämmen[38-39]. Oft brachten vorangegangene zahnärztliche Maßnahmen keine Erleichterung und verschlimmerten die

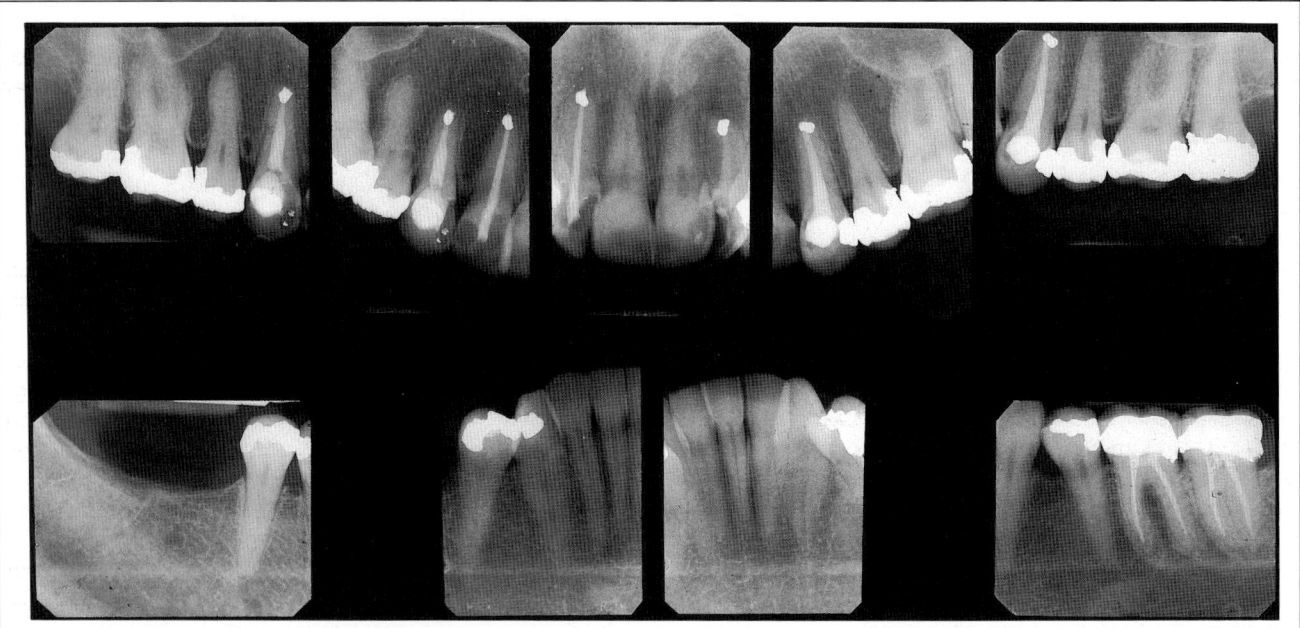

Abb. 1.1q Atypische Odontalgie. Der Patient berichtete über eine 15jährige Vorgeschichte von Schmerzen in den Zähnen und im Bereich der Zähne. Diese wurden durch Wurzelbehandlungen, Wurzelspitzenresektionen, Extraktionen und okklusale Schienentherapie behandelt, - ohne jeden Erfolg. Die Behandlungen in einem Gebiet bewirkten, daß der Schmerz sich in einem anderen Bereich einstellte. Man beachte, daß keine krankhaften Erscheinungen weder im periapikalen noch im Knochenbereich feststellbar sind.

Symptome (Abb. 1.1q). Eine eindeutig streßbeladene Vergangenheit kann gelegentlich ermittelt werden, aber einige Fälle treten ohne ersichtlichen Grund auf. Die Schwierigkeit für den behandelnden Zahnarzt liegt darin, daß diese Patienten häufig umfangreiche Restaurationen tragen und von daher die Versuchung nahe liegt, „nur für den Fall" weitere Maßnahmen zu ergreifen. Daher ist es wichtig, die Diagnose aus der Vorgeschichte zu sichern und zahnärztlichen Eingiffen zu widerstehen, weil damit der Zustand nur verschlimmert werden kann.

Die atypische Odontalgie muß man gegenüber den gewöhnlichen Zahnschmerzursachen abgrenzen, wie sie bei infektiösen oder traumatischen Entzündungen der Pulpa oder der Wurzelhaut, insbesondere bei frakturierten Zähnen auftreten (s. Seite 92).

Dieser Befund wurde von einigen Autoren als deafferentierende Neuralgie angesehen, ausgelöst durch einen traumatisierten Zahnnerven[40-41]. Diese Erklärung widerspricht jedoch der Entstehungsgeschichte des Schmerzes, der über die Mittellinie wechselt, in gesunden Zähnen auftritt und durch Lokalanästhesien nicht immer auszuschalten ist

Spannungskopfschmerz

Darunter versteht man einen ständigen, nicht pulsierenden, uni-oder bilateral auftretenden, akuten oder chronischen Schmerz, der in die Stirn, die Schläfen, sowie in Hinterkopf und Nacken ausstrahlt. Hämmernde Attacken können auftreten, verbunden mit Übelkeit, Erbrechen und photophoben Erscheinungen, jedoch nicht von den „sägezahnähnlichen" Schmerzen und verschwommenen Sehstörungen einer Migräne eingeleitet. Der Spannungskopfschmerz muß von intrakranialen krankhaften Veränderungen und Bluthochdruck unterschieden werden. Der Zustand ist mit Streß, Angstgefühlen und Depressionen vergesellschaftet. Es gibt bislang keine gutfundierten Untersuchungen, die darauf hinweisen, daß eine Okklusaltherapie nützlich wäre, und der restaurativ tätige Zahnarzt darf nicht in Versuchung geraten, mit mechanischen Mitteln einzugreifen.

Phantombiß

Der Phantombiß ist eine die Okklusion betreffende Präokkupation und tritt oft als Folge restaurativer Behandlungen oder nach okklusalen Einschleifmaßnahmen in Erscheinung[40]. Okklusale Änderungen bringen keine Besserung. Oft verhält sich der Patient aufdringlich, indem er sein Gesicht dem Zahnarzt sehr dicht zuwendet, und er ist in der zahnärztlichen Literatur oftmals gut unterrichtet.

Diese Patienten reden häufig über den früheren Zahnarzt verächtlich und vertrauen darauf, daß ihnen der neugewonnene Zahnarzt helfen wird – „ich habe so viel von Ihnen gehört und ich weiß, daß Sie mir helfen können". Manchmal erscheinen solche Patienten mit Aufpolsterungen z.B. Watteeinlagen, zwischen den Zähnen, um „den richtigen Biß einzustellen". Oft übersenden sie vor der Terminvereinbarung ausführliche Krankenberichte und warten mit Studienmodellen der Kiefer aus verschiedenen Behandlungsstadien, Okklusionsschienen und Prothesen auf.

Diese Erscheinungsform bezeichnet man als monosymptomatische hypochondrische Psychose. Weil die meisten Patienten gewisse okklusale Unstimmigkeiten aufweisen, besteht die Versuchung, „die Okklusion zu korrigieren". Dem ist aus dem Wege zu gehen. Phantombiß-Patienten neigen häufig zu Rechtsstreitigkeiten. Die Diagnose ergibt sich aus der Vorgeschichte und durch Fühlungnahme mit früheren Kollegen zwecks Hintergrundinformationen; sie stellt sich außerdem durch Vorhandensein angeschliffener Zähne bzw. Restaurationen oder „etwas zwischen den Zähnen" das sich „richtig anfühlt".

Dysmorphophobie (Morphodysphorie)[42]

Sie bezeichnet das subjektive Gefühl persönlicher Häßlichkeit und Unattraktivität bei jemandem mit normalem Aussehen und ohne ästhetische Auffälligkeiten. Diese Patienten sind mit ihrem körperlichen „Erscheinungsbild" im Sinne der bewußten und unbewußten Vorstellung, die eine Person jederzeit von ihrem Körper hat, unzufrieden. Die bewußten und unbewußten Vorstellungen können voneinander abweichen. Wahrscheinlich ist diese Erscheinung Ausdruck anderer psychiatrischer Erkrankungen, wie Depression, eines Angstzustandes oder Schizophrenie und tritt selten isoliert auf. Die Patienten sind bezüglich ihres Auftretens voreingenommen, und das Verlangen nach Heilbehandlung bestimmt ihr Leben.

Sie stellen sich mit Beschwerden ein, die von der Forderung zur Änderung der Zahnfarbe oder Zahnform einer Krone oder einer Prothese bis zum chirurgischen Eingriff reichen. Oftmals präsentieren sie Fotografien von sich in vollendeter Positur oder aus viel jüngeren Tagen oder von Berühmtheiten, denen sie ähneln möchten. Einige Patienten behaupten, sie hätten ein unattraktives Lächeln, unschöne Lippen oder andere Gesichtsstrukturen und Gesichtsausdrücke, die sie durch Veränderung des Zahnbildes zu korrigieren suchen. Häufig äußern sie sich über ihren früheren Zahnarzt sehr abfällig und glauben zuversichtlich, daß ihr neuer Zahnarzt sie von ihren Beklemmungen befreien kann.

Die diagnostische Beurteilung ergibt sich aus der Vorgeschichte (s. Kapitel 3). Der restaurativ behandelnde Zahnarzt - oft ein Perfektionist - muß der Versuchung widerstehen durch zahnärztliche Maßnahmen ein psychogenes Problem zu lösen. Weil natürlich keine Krone perfekt ist, kann das geschulte Auge immer einen Fehler entdecken. Dies muß durch eine sorgfältige Befunderhebung aus einer gründlichen Betrachtung der Vorgeschichte wohl erwogen werden.

Anorexia nervosa und Bulimie

Die Anorexia nervosa ist eine pathologische Nahrungsverweigerung, bei der der Patient eine Fehleinstellung zu seinem Körper einnimmt. Die Patienten sehen sich trotz ihrer abgemagerten Erscheinung als fett an. Neben ihrer eingeschränkten Nahrungsaufnahme führen sie häufig Erbrechen herbei. Der Bulimiker artet in eine „Freßorgie" aus und erbricht daraufhin, um das normale Körpergewicht zu halten.

Beide Patientengruppen erodieren ihre Zähne und eröffnen dabei manchmal sogar die Pulpen. Die Behandlung erfordert die Mitarbeit des Patienten, des restaurativ tätigen Zahnarztes, des Hausarztes und häufig eines Psychiaters.

Künstlich beigebrachte Verletzungen (Stomatitis artifacta)

Dabei handelt es sich um selbst beigebrachte Verletzungen[36], die man ohne sorgfältig hinterfragte Vorgeschichte, als gewöhnlich vorkommende krankhafte, insbesondere traumatische Verletzungen ansehen könnte. Dem Patienten sind seine Handlungen meistens nicht bewußt. Solange nicht die Befunderhebung eine psychogene Ätiologie nachweist, erfordert jede Verletzung traumatischen Ursprungs, die innerhalb von zehn Tagen nicht abheilt, eine ausführlichere Betrachtung des sozialen Umfeldes und im Zweifelsfall eine klärende Gewebsuntersuchung.

Sneddon (1977)[43] beschreibt drei Gruppen von Patienten, die mit selbsterzeugten Verletzungen in Erscheinung treten[36].

- Simulanten, die durch die Existenz von Verletzungen Vorteile erlangen, sei es monetärer Art, oder um Pflichten aus dem Wege zu gehen.
- Münchausensyndrom, eine dauerhafte psychopathische Lebensweise, bei der der Patient sich manipulativ betätigt, um immer öfter chirurgische Eingriffe empfangen zu können.
- Teil einer emotionalen Instabilität ist diejenige Persönlichkeitsstörung, bei der das zugrundeliegende Problem in der Beeinträchtigung persönlicher Verhältnisse liegt.

Orale Dysästhesie

Darunter versteht man sich ändernde Mißempfindungen (Geschmack eingeschlossen) in den Weichgeweben des Mundes ohne sonstige Begleiterscheinungen. Der restaurativ tätige Zahnarzt muß als ätiologische Faktoren rauhe Restaurationen und freibewegliche Prothesen ausschließen. Interessanterweise gibt der Patient häufig an, daß Mißempfindungen der Zunge (Glossodynie) durch Essen oder Trinken gemildert werden. Dies steht in Kontrast zu einer organischen Erkrankung, bei der sich der Schmerz üblicherweise durch derartige Aktivitäten verstärkt[36]. Zur Differentialdiagnose müssen Anämie, Vitaminmangel und hormonelle Unausgewogenheit, besonders bei Frauen in der Menopause, mit in Betracht gezogen werden.

Konversionsstörung (hysterische Störung)

Ein physiologischer Verlust mit psychologischem Gewinn[36]. Der Patient klagt über Schmerzen, Parästhesien oder Anästhesien im orofazialen Bereich. Harris et al. (1990)[36] beschreiben drei Charakteristiken:

- Diese Störungen sind das Ergebnis von Suggestion und

können sich beispielsweise in der Relation auf eine organische Störung beziehen, obgleich die Symptomatik selten mit dem anatomischen Nervenverlauf übereinstimmt.
- Der funktionelle Verlust ist mit einem psychologischen Gewinn gekoppelt z.B. an Sympathie oder Umgehung von Verantwortung, obgleich diese nicht unmittelbar festzustellen sind.
- Die Konversionsstörung kann symbolischer Natur sein und zum Beispiel mit dem Verlust an Respekt verbunden sein.

In allen Fällen müssen pathologische Veränderungen ausgeschlossen werden. Die Diagnose ergibt sich in Konsultation mit dem untersuchenden Fachkollegen, dem Hausarzt und dem Psychiater. Die Diagnose gilt temporär, d.h. der Patient wird ständig wiedereinbestellt, um latente pathologische Befunde auszuschließen.

Behandlungsmaßnahmen

Die Restaurationen können unannehmbar sein, oder deren Fertigstellung war unmöglich aus Gründen, die der Patient oder der Zahnarzt zu vertreten haben.

Umstände, die den Patienten betreffen

Diese Probleme sind häufig das Ergebnis voreiliger Verpflichtungen mit unzureichender Aufklärung des Patienten. Dabei sollte folgendes bedacht werden:

Erwartungen
Die Erwartungen des Patienten in Bezug auf die Ästhetik, wiedererlangten jugendlichen Aussehens, Wiederbelebung zwischenmenschlicher Beziehungen, können das erreichbar Mögliche übersteigen.

Toleranz
Der Patient kann sich des Ausmaßes der Behandlung und den damit verbundenen Mißhelligkeiten, z.B. lokaler Anästhesien, Langzeitbehandlungen etc. nicht bewußt sein.

Finanzen
Das Ausmaß finanzieller Verpflichtungen muß mit dem Patienten zu Beginn der Behandlung geklärt werden, weil ansteigende Kosten den Patienten zur Ablehnung oder zu Kompromissen veranlassen könnte.

Zeitplanung
Es ist eine zwecklose Taktik, mit Beginn einer Behandlung den Patienten in einen unabänderlichen Zustand zu versetzen, um dann festzustellen, daß er oder sie zur Beendigung der Behandlung oder zur Einhaltung der Terminvereinbarungen nicht über den erforderlichen Zeitrahmen verfügen.

Motivation
Die Frage, warum der Patient sich in seinem gegenwärtigen Zustand befindet, ist von entscheidender Bedeutung. Möglicherweise glauben manche Patienten, daß neue „Klempnerarbeiten" in ihrem Munde alle ihre sozialen Probleme lösen könnten. Hüten Sie sich vor dem Patienten, der bereits mehrere mißlungene Neuanfertigungen hinter sich hat und Ihr Ego hochlobt, z.B. „ich danke Gott, daß ich Sie gefunden habe", „ich weiß, daß Sie das machen können", „ich weiß, wie großartig Sie sind" und der sagt: „die Kosten spielen keine Rolle, bringen Sie mich nur in Ordnung".

Vertrauensverlust
Verliert der Patient sein Vertrauen, aus welchen Gründen auch immer, in den Zahnarzt und/oder seine Mitarbeiter, ist die Arbeit möglicherweise in unzureichender Qualität ausgeführt worden entweder, weil sie nicht zuende gebracht wurde, oder weil die ständigen Befragungen durch den Patienten dazu führten, daß der Zahnarzt sich unsicher fühlt und Kompromisse einging.

Umstände, die den Zahnarzt betreffen

Behandlungsfolge
Nach meiner Erfahrung sind viele Zahnärzte nicht imstande, einen folgerichtigen Behandlungsablauf zu planen. Sie kennen die labortechnischen Herstellungsstadien nicht und sind in der Einschätzung des Zeitaufwands, den zahlreiche Behandlungsschritte erfordern, völlig unrealistisch. Es ist oft eine heilsame Erfahrung, wenn sie einmal einen Behandlungsablauf planen, den Zeitaufwand bestimmen und dann ihre Helferin fragen, wie lange die Behandlung wohl dauern wird. Nur allzu oft unterschätzt der Zahnarzt den Zeitaufwand um 50%. Wenn der/die Zahnarzt/Zahnärztin daher nicht in der Lage ist, die Behandlungsfolge richtig einzuplanen, ist er oder sie auch nicht berechtigt, eine solche Behandlung zu beginnen.

Unterstützung
Rückhalt schließt die Assistenz des Technikers, der Prophylaxehelferin, der Verwaltungskraft und gelegentlich die Zusammenarbeit mit dem Hausarzt, dem medizinischen wie zahnärztlichen Fachkollegen ein. Komplizierte restaurative Behandlungen erfordern fachgerechte Unterstützung durch helfende Personen. Stehen diese nicht zur Verfügung, ist dem Patienten mit technisch einfacheren Lösungen besser gedient.

Fachliches Können
Unsere Fähigkeiten sind verschieden und hängen von angeborenen Begabungen, Ausbildung und Motivation ab. Ist der Zahnarzt zur Durchführung bestimmter Behandlungsmaßnahmen nicht ausreichend qualifiziert, sollte er diese Behandlungsformen nicht zur Anwendung bringen.

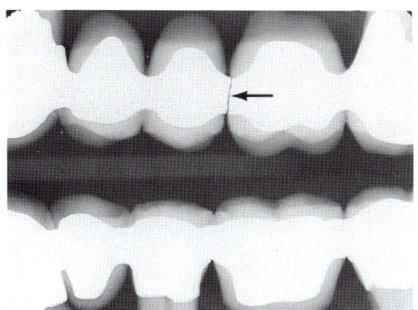

Abb. 1.1r Achten Sie auf die defekte Verbindung an den Zwischengliedern der Oberkieferbrücke zwischen 25/26.

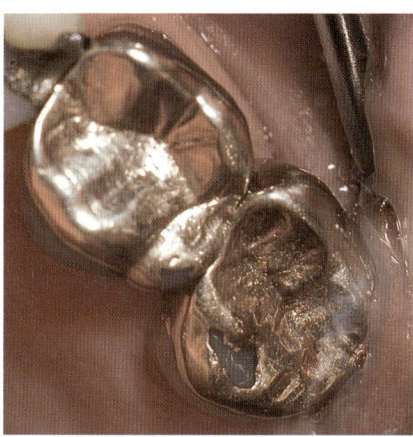

Abb. 1.1s Die durchgebissene Krone führte zum Auswaschen des Befestigungszementes und dem Mißerfolg der verblockten Einheiten.

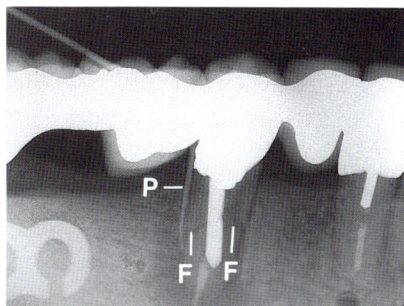

Abb. 1.1t Wurzelfraktur. Der Guttaperchastift (P) tritt durch einen bukkalen Fistelgang und endet an der distalen Frakturkante, die mesiodistal verläuft (F). Beachten Sie die Knochenaufhellung.

Finanzierung

Umfangreiche, komplizierte restaurative Zahnbehandlungen sind häufig extrem teuer. Wenn zudem die Behandlung nicht planmäßig vorangeht, weil zu Beispiel eine Brücke nicht ordentlich paßt, **kann sich die finanzielle Strafe für den Behandler schwerwiegend auswirken. Die Versuchung liegt nahe, Kompromisse und Abstriche zu machen, die in noch größere Probleme münden.** Die finanziellen Auseinandersetzungen, wer im Falle künftiger Komplikationen zahlt, können dem Praktiker schwere Belastungen auferlegen. Das führt zu einer mangelnden Bereitschaft, tatsächlich auftretende Mißerfolge hinzunehmen und diese zu bereinigen. Wie sich jemand verhält, wenn er weiß, daß ihn niemand beobachtet, ist ein Kennzeichen für die Lauterkeit des Charakters; es lohnt sich darüber nachzudenken.

Persönlichkeit

Unglücklicherweise liegt allzuoft der Drang zur Durchführung umfangreicher restaurativer Behandlungen in einem Ego-Problem begründet. Unvermeidlich wurde uns während der Ausbildung häufig mitgeteilt, daß unsere restaurativen Fertigkeiten nicht genügten und daher verbesserungsbedürftig seien, eine Feststellung, die uns oft das Gefühl der Unzulänglichkeit gab. Dies kann sich in der Praxis wiederholen, daß sich der junge Praktiker ständig für unvollkommen hält, wenn er nicht durchweg „totale Rekonstruktionen" vornimmt. Wir treffen mit Klinikern zusammen, die uns viele wunderschöne Diapositive präsentieren, doch oft versäumen, auch die „Traumata" zu beschreiben, die mit der Durchführung dieser Arbeiten verbunden waren. Konsequenterweise erwächst daraus die Versuchung, Arbeiten vorzunehmen, für die der Zahnarzt unzureichend ausgebildet ist. **Es erfordert eine besondere Persönlichkeit, den Anforderungen eines Patienten, der umfangreiche restaurative Maßnahmen notwendig hat, gerecht zu werden.** Die Zahnärzte sollten sich nicht unzulänglich fühlen, wenn sie ihre eigenen Grenzen abstecken und, falls erforderlich, den Patienten einem erfahreneren Kollegen überstellen.

Technische Fehler

Technisch bedingte Mißerfolge können sich auf verschiedene Weise manifestieren. Randow et al. 1986[12] berichteten, daß die Häufigkeit derartiger Mißerfolge mit der Anzahl von Anhängegliedern anwuchs. Glantz et al. 1993[13] ermittelten, daß von 77 Brücken nach einer Tragezeit von 15 Jahren 32,5% verlorengingen, davon 51,7% durch Bruch oder Retentionsverlust.

Zementierungsfehler

Diese werden häufig von dem Patienten nicht wahrgenommen. Zementierungsfehler können eintreten infolge:

- unzulänglicher Pfeilerpräparation;
- mangelhafter Paßform des Gußobjektes;
- falscher Anrührtechnik
- mangelhafter Zementierungsmethoden;
- fehlerhafter Okklusionsverhältnisse;
- unterschiedlicher Beweglichkeit innerhalb der Pfeilerzähne, so daß der lockerste Pfeilerzahn während des Einzementierens hydraulisch verstellt wird;
- mangelhafter mechanischer Gestaltung der Restaurationen;
- falscher Materialauswahl;
- exzessiver Krafteinwirkungen z.B. bei Anhänge-Brückengliedern.

Im allgemeinen zeigen sich nach Abnahme vorhandener, mangelhafter Brückenarbeiten, unzureichende Pfeilerpräparationen. Es besteht die Gefahr, daß die Entwicklung von Adhäsivklebern zu einer Vernachlässigung der Grundprinzipien der Pfeilerpräparation führt und darauffolgende Mißerfolge dann dem Zement angelastet werden.

Keramik-Mißerfolge (Abb. 1.1i+j)

Keramikbrüche können durch folgende Faktoren entstehen:

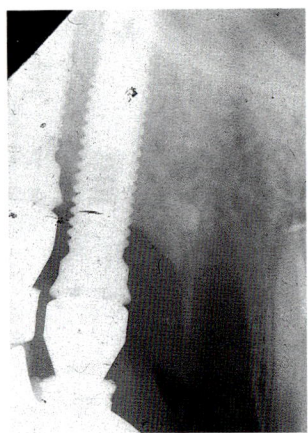

Abb. 1.1u Mangelhaft aufsitzende Suprastruktur. Beachten Sie die fehlerhafte Passung auf den Pfeilerimplantaten. Dies führte zum Bruch des Gerüstes.

Abb. 1.1v (i) Der Patient war schon bei Eingliederung der Brücke unzufrieden mit dem ästhetischen Erscheinungsbild. Der Zahnfleischrand an 12 ist nach apikal gewichen und die dunkle avitale Wurzel ist auffällig. Der Bereich des Zwischengliedes unterhalb 11 ist nach einwärts eingezogen und kurz (Klasse III-Defekt), so daß das Zwischenglied nach zervikal vergrößert wurde.

- durch das keramische Material selbst;
- durch die Verbindung der Keramik mit der Metallunterlage;
- durch die Unterkonstruktion selbst im Falle metallkeramischer Restaurationen;
- durch okklusal bedingte Faktoren;
- durch Unfalltraumata.

Als generelle Regel gilt, daß bei Keramikbrüchen verblockte Glieder größere Schwierigkeiten bereiten als einzelne Einheiten, weil letztere leichter ersetzt werden können.

Verbindungsdefekte (Abb. 1.1r)

Brüche an Verbindungen zwischen Restaurationen oder zwischen der Restauration und einem Brückenglied können vorkommen durch:

- Guß- oder Lötfehler an der Verbindungsstelle;
- Porositäten;
- ungeeigneten Verbindungsstellen. An seitlichen Brückengliedern ist die okkluso-zervikale Ausdehnung wichtiger als die bukko-linguale. An Frontzahn-Brückengliedern ist die bukko-linguale Flächenausdehnung wichtiger als die okkluso-zervikale[44] (s. Kapitel 9).

Durchgebissene Restaurationen (Abb. 1.1s)

Restaurationen können bis auf den darunterliegenden Pfeilerzahn durchgebissen werden. Das führt zum Auswaschen des Befestigungszementes und nachfolgendem Restaurationsverlust. Dieser Umstand tritt ein infolge:

- ungenügender Stärke des Zahnersatzmaterials;
- mangelhafter Einstellung der Okklusion;
- rauher okklusaler Zahnoberflächen im Gegenbiß;
- stark abrasiv wirkender Nahrungsmittel, z.B. ungemahlene Getreidesorten und einige Formen von Gesundheitskost.

Der Zahnarzt befindet sich wahrhaft in einem Dilemma. Im Idealfall sollen sich die Restaurationen in gleichem Maße wie das natürliche Gebiß abnutzen. Bei einem Abrasionsbiß dauert es jedoch nicht sehr lange, bis das entsprechende Zahnersatzmaterial völlig abgenutzt ist.
Verschleißfeste Materialien in einem Abrasionsgebiß können Unstimmigkeiten in der Okklusion mit nachfolgend okklusaler Belastungskonzentration hervorrufen, die zu mechanischem Versagen führen.

Prothesenbrüche oder Verformungen

Diese ereignen sich aus folgenden Gründen:

- Ermüdung der Biegefestigkeit des Materials;
- Veränderungen innerhalb der Mundhöhle in der Weise, daß die Prothese keine entsprechende Abstützung mehr erfährt;
- Fallenlassen oder Verbiegen durch den Patienten.

Wurzelfrakturen (Abb. 1.1t)

Die Fraktur der Wurzel eines Hauptpfeilerzahnes kann zum Scheitern einer Zahnersatzkonstruktion führen und in einem Wurzelstift begründet liegen. Es ist möglich, daß durch die auftretenden Kräfte im Verlauf der Kondensation während der Wurzelfüllung oder beim Einzementieren des Wurzelstiftes einen Frakturspalt entsteht, der sich mit der Zeit verbreitert. Als generelle Regel gilt daher, kurze, schraubenförmige, konisch geformte und mangelhaft sitzende Wurzelstifte fördern eine Wurzelfraktur und ebenso apikales oder gingivales Ausdünnen der Wurzel-Zahnsubstanz[45]. Wurzel-

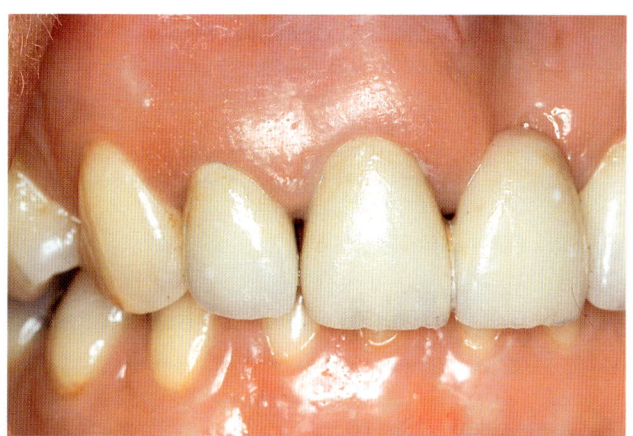 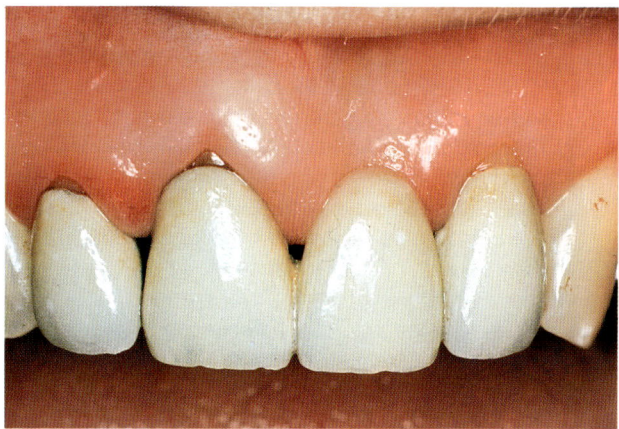

Abb. 1.1v (ii) und (iii) Zahnfleischrezessionen führen zu ästhetischen Mißerfolgen. Die hervortretenden Wurzeln der Klasse II/2-Okklusion ergeben offensichtlich dünne labiale Knochenbedeckungen mit einhergehenden Dehiszenzen und Spaltbildungen. Die Entzündung im Bereich der subgingivalen Kronenränder bedingte die Rezession des dünnen, bedeckenden Gewebes.

behandelte Endpfeiler sind frakturanfälliger als vitale Pfeilerzähne[12]. Anders als für den Aufbau eines Retentionspfeilers, sind die Indikationen zur Eingliederung von Wurzelstiften bei umfassenden Wiederherstellungen schwer festzulegen. Die meisten Untersuchungen wurden in vitro und ohne Beziehung zu umfangreichen Brückenarbeiten oder durch Knochen unzureichend gestützte Zähne durchgeführt. Es ist möglich, daß einer der Gründe für Frakturen an wurzelbehandelten Zähnen die herabgesetzte neurale Rückkoppelung ist, die zu übermäßigen Belastungen führt[46-47]. Axelsson et al. 1991[48] berichteten, daß eine Wurzelfraktur der hauptsächliche Grund für Zahnverluste bei 317 Patienten war, die über einen Zeitraum von fünfzehn Jahren beobachtet wurden.

Mechanisches Scheitern implantatgestützter Prothesen (Abb. 1.1u)

Gründe dafür sind:

- nicht passiv einlagernde Modellgußgerüste;
- mangelhafte Gestaltung der Gerüstkonstruktion;
- mangelhafte okklusale Einstellungsmaßnahmen.
- Wiederverwendung von Verschraubungen, die zuvor angezogen und daher überdreht wurden.

Ästhetik

Ästhetische Mißerfolge treten zum Zeitpunkt des Einzementierens oder nachfolgend auf.

Zum Zeitpunkt des Einzementierens (Abb. 1.1v [i])

Gründe hierfür sind:

- **Tatsächliche Fehlleistungen** wie unpassende Zahnfarbe, falsche Zahnform, mangelhafte gingivale Randgestaltung und/oder Farbwahl, mangelhafte Einordnung des Zahnfleischrandes, unglückliche Stellung der Zwischenglieder, unzureichende Konturierung des verbliebenen Kieferfortsatzes für das Brückenglied[48], Fehlstellung des osseointegrierten Implantatkörpers oder Keramikfrakturen während der Zementierung. Letzteres kann sich ereignen durch Keramik- oder Metallüberschuß auf der Paßfläche der Restauration (entweder durch ein Metallkügelchen oder ein wenig Keramikmasse), wodurch bei Druckausübung Spannungen entstehen. Auch kann während der Zementierung der auftretende hydraulische Druck eine unzweckmäßige Unterkonstruktion verwinden und als Folge davon die Keramik beschädigen.
- **Farbenblindheit.** Vernünftigerweise sollte man auch daran denken, daß Zahnärzte und Techniker teilweise oder auch völlig farbenblind sein können. Es ist daher ratsam, das zu überprüfen. Zahnarzt und Techniker können auch ein unterschiedliches Farbempfinden haben und jedes unterscheidet sich von dem des Patienten.
- **Ästhetische Gestaltungsfehler,** die vom Patienten wahrgenommen werden. Unzweckmäßige Unterrichtung, unrealistische Erwartungen oder eine Dysmorphophobie können den Zahnersatz für den Patienten ästhetisch unannehmbar machen.

Später eintretende ästhetische Mißerfolge (Abb. 1.1v [i]+[ii])

Diese können sich aus folgenden Gründen einstellen:

- **Gingivale Rezession.** Sie ist besonders bei dünner Gingiva und langen, schmalen Zahnformen, im Gegensatz zu kurzen, breiten Zähnen wahrscheinlich[50], bei subgingivalen Kronenrändern, die nahe am Epithelansatz stehen[51], hervorstehenden Wurzeln, schlecht sitzenden Kronen und unangemessener Traumatisierung während der Präparation und Abdrucknahme[52]. Die Neigung hierzu besteht, wenn Verlust approximalen Attachments eintritt, weil das Gewebe aufgrund eines „genetischen Gedächtnisses" sich remodelliert. Dabei wird das bukkale Attachment weiter nach apikal verlagert. Das geschieht bei der Präparation von Frontzahnkronen, wenn die Tatsache nicht beachtet wird, daß die approximale amelozementale Grenze weiter kronenwärts als die bukkale und linguale verläuft. Eine Stufenpräparation, die approximal auf der gleichen Ebene wie bukkal angelegt wird, durchrennt das Attachment und verursacht die bukkale Rezession der Gingiva. Der Zahnfleischschwund hat eine besondere Bedeutung für Patienten mit hochverlaufender Oberkiefer- Lippenlinie oder tiefverlaufender Unterkiefer- Lippenlinie.

- **Gewebeabbau unter Brückengliedern.** Knochenresorption und Weichgewebsschrumpfung im Extraktionsbereich können eine unästhetisch wirkende Beziehung zwischen Kieferfortsatz und Brückenglied verursachen.
- **Parodontalchirurgie.** Das Vorhandensein von Zahnfleischtaschen ist an und für sich keine Indikation für chirurgische Maßnahmen. Manchmal werden Kronen, die zwar nicht besonders aussehen, jedoch akzeptable sind, durch parodontalchirurgische Maßnahmen ästhetisch unannehmbar zugerichtet.
- **Porositäten.** Schlecht glasierte Keramikarbeiten können zum Zeitpunkt der Eingliederung annehmbar aussehen, weisen jedoch nach einiger Zeit schwarze Flecken auf. Das ereignet sich besonders häufig, wenn die Keramik im Rahmen von Prophylaxemaßnahmen sauren Phosphatgelen ausgesetzt wird. Das Gel entfernt die Oberflächenglasur und fördert unter der Oberfläche liegende Porositäten zutage[53].
- **Zahnwanderung von Frontzähnen.** Gründe hierfür bestehen in dem Verlust parodontalen Stützgewebes infolge parodontaler Entzündungen, durch Angewohnheiten, der Einbuße vertikalen Okklusalabstandes im Seitenzahnbereich. Okklusale Instabilität im Seitenzahnbereich führt zu einer Vorverlagerung des Unterkiefers; seitliche Okklusalkontakte erreichen bei Exkursionsbewegungen keinen Frontzahnkontakt und bewirken in der Folge eine Verlängerung der Front oder eine Einbuße an allumfassender Elastizität.
- **Abnutzung.** Sie tritt besonders häufig an unteren Frontzähnen auf, wenn diese gegen angeschliffene, unpolierte und unglasierte Keramikflächen okkludieren.

Nachsorge

Eine Behandlung endet nicht mit der Eingliederung zahlreicher Restaurationen. Die Nachsorge ist unerläßlicher Teil einer Behandlung. Wenn diese in angemessener Form nicht durchgeführt wird, können sich Mißerfolge einstellen.

Die Nachsorge muß ihr Augenmerk auf Ernährungsfragen und die Überwachung der Mundhygiene richten. Wo es angebracht ist, sollte sie auch Muskeltraining, Beratung, medikamentöse Therapie, okklusale Schienentherapie und die Vorsorge durch Schutzschienen für Kontaktsportarten mit einbeziehen (Kapitel 25).

Nachsorgeversäumnisse treten auf infolge:

- Mangel an Aufklärung über Art und Weise sowie Häufigkeit entsprechender Wiedervorstellungstermine für den einzelnen Patienten.
- Vernachlässigung der Durchführung des Recall-Systems, obwohl dafür Vereinbarungen getroffen wurden.
- Unzureichende Motivation des Patienten seine Zähne zu pflegen und die Recall-Termine einzuhalten.
- Unzureichende Motivation des Zahnarztes, ein entsprechendes Recall-System durchzuführen. Die Versuchung ist groß, die Aufmerksamkeit den Bedürfnissen neuer Patienten zu widmen und die alten „durchbehandelten" Patienten zu vernachlässigen.
- Motivation der Praxisbelegschaft. Auch das Praxisteam bedarf der Motivation, angestammten Patienten weiterhin Beachtung und Nachsorge zukommen zu lassen und sich nicht nur auf die Belange neuer Patienten konzentrieren.

Schlußfolgerung

Man muß daran denken, daß ein Patient, der sich mit dem Mißerfolg eines umfassend restaurierten Gebisses vorstellt, damit bereits eine vorangegangene Anfälligkeit für Zahnerkrankungen ausweist, andernfalls hätte er die ursprüngliche Arbeit nicht durchführen lassen. Man darf daher niemals vergessen, daß dieser Patient krankheitsanfällig ist und die vorangegangene Behandlung fehlgegangen ist. Sogar wenn der Grund des Mißerfolgs klar ersichtlich ist, muß dessen Behebung nicht unbedingt einfach verlaufen. Wenn der Zahnarzt keine klare Vorstellung über die Mißerfolgsgründe hat, wird es ihm nicht möglich sein, die Ergebnisse der Befunderhebung und der Untersuchung zur Diagnose und Aufstellung eines Behandlungsplans zu nutzen.

Checkliste für Mißerfolgsursachen

- Ist mir der Grund für den Mißerfolg bekannt?
- Ist der Grund primär oder sekundär von einigen anderen Faktoren abhängig; ist zum Beispiel der mangelhafte Sitz von Gußobjekten auf schlechte zahnärztliche Arbeit oder auf mangelnde Betreuung eines schwierigen Patienten zurückzuführen?
- Liegen größere pathologische Veränderungen vor, die jede Planung einer umfangreichen Wiederherstellung unnütz erscheinen läßt?
- Wieviel an dem Problemfall ist Sache der Behandlung und welcher Anteil davon ist krankheitsbedingt und/oder eine Frage der Technik?
- Bin ich hinsichtlich meiner Motivation ehrlich mit mir selbst, wenn ich Patienten mit defekten umfangreichen Restaurationen zu behandeln trachte?
- Bin ich hinsichtlich meiner Fähigkeiten ehrlich mit mir selbst, wenn ich, in Anbetracht der mir zur Verfügung stehenden Möglichkeiten und der vorgesehenen Qualität der Ausführung, die Behandlung vornehme?

Literaturhinweise

1. Sokransky SS, Haffajee AD, Goodson JM, Lindhe J. New concepts in destructive periodontal disease. J Clin Periodontol 1984; 11: 21-32.
2. Goodson JM. Clinical measurements of periodontitis. J Clin Periodontol 1986; 13:446-455.
3. Haffajee AD, Sokransky SS, Goodson JM. Clinical perameters as predictors of destructive periodontal disease activity. J Clin Periodontol 1983; 10: 257-265.
4. Badersten A, Nilveus R, Egelberg J. Scores of plaque, bleeding, suppuration and probing depth to predict attachment loss. 5 years of observation following non-surgical periodontal therapy. J Clin Periodontol 1990; 17: 102-107.
5. Claffey N, Nyland K, Kiger R, Garrett S, Egelberg J. Diagnostic predictability of scores of plaque, bleeding, suppuration and probing depth for probing attachment loss. 3.5 years of observations following initial periodontal therapy. J Clin Periodontol 1990; 17: 108-114.
6. Lindhe J, Nyman S. Long-term maintenance of patients treated for advanced periodontal disease. J Clin Periodontol 1984; 11: 504-514.
7. Schwartz N, Whitsett L, Berry R, Stewart J. Unserviceable crowns and fixed partial dentures: life span and causes of loss of serviceability. J Amer Dent Assoc 1970; 81: 1395-1401.
8. Goodson JM, Haffajee AD, Sokransky SS. Association between disease activity and therapeutic response. J Dent Res 1985; 64: 359-370.
9. Lindhe J, Westfelt E, Nyman S, Sokransky SS, Haffajee AD. Long-term effect of surgical/non-surgical treatment of periodontal disease. J Clin Periodontol 1984; 11: 448-458.
10. Pihlstrom BL, McHugh RB, Oliphant TH, Ortiz-Campos C. Comparison of surgical and non-surgical treatment of periodontal disease. A review of current studies and additional results after six and a half years. J Clin Periodontol 1983; 10: 524-541.
11. Fine D, Mandel I. Indicators of periodontal disease activity: an evaluation. J Clin Periodontol 1986; 13: 533-546.
12. Randow K, Glantz P-O, Zoger B. Technical failures and some related clinical complications in extensive fixed prosthodontics. An epidemiological study of long-term clinical quality. Acta Odont Scand 1986; 44: 241-255.
13. Glantz P-O, Nilner K, Jendersen MD, Sundberg H. Quality of fixed prosthodontics after 15 years. Acta Odont Scand 1993a; 51: 247-252.
14. Glantz P-O, Nilner K. Patient age and long-term survival of fixed prosthodontics. Geriodontology 1993b; 10: 33-39.
15. Karisson S. A clinical evaluation of fixed bridges ten years following insertion. J Oral Rehabil 1986; 13: 423-432.
16. Bibby BG. Methods of Caries Prediction. Information Retrieval Inc. Washington DC and London. 1977 (Oct).
17. Anderson M, Bales D, Omnell KA. Modern management of dental caries: the cutting edge is not the dental bur. J Amer Dent Assoc 1993; 124: 37-44.
18. Stamm J, Banting D, Imvey B. Adult root caries survey of two similar communities with contrasting natural water fluoridation levels. J Amer Dent Assoc 1990; 120: 143-149.
19. National Inst. of Health: Oral health of United States Adults. The national survey of oral health in the US/employed adults and seniors: 1985-1986 National Findings. Pub: NIH Publication 87-2868, National Inst. of Dental Research, Bethesda, U.S.A. 1990.
20. Handleman S. Prevalence of drugs causing hyposalivation in an institutionalized geriatric population: Oral Surg 1986; 62: 26-31.
21. Bowen W, Pearson S, Young D. The effect of desalivation on coronal root-surface caries in rats. J Dent Res 1988; 67: 21-31.
22. Watson G. The effect of chronic propranalol treatment on salivary composition and caries in the rat. Archs Oral Biol 1990; 35: 435-441.
23. Winer J. Loss of teeth with antidepressant drug therapy. Arch Ger Psychiat 1967; 16:239-240.
24. Langeland K. Histologic evaluation of pulp reactions to operative procedures. Oral Surg 1959; 12: 1235-1248.
25. Reuter J, Brose M. Failures in crown retained dental bridges. Brit Dent J 1984; 157: 61-63.
26. Lindhe J. Textbook of Clinical Periodontology. Munksgaard. Copenhagen 1983: pp 240 241.
27. Palmqvist S, Swartz B. Artificial crowns and fixed partial dentures 18-23 years after placement. Int J Prosthodont 1993; 6: 279285.
28. Harris M. Psychogenic facial pain. Int J Oral Surg 1981; 10: 183-186.
29. McNeill C. Temporomamdibular Disorders. Guidelines for Classification, Assessment and Management. Quintessence Publ Co Inc. Chicago, Berlin, London 1993; p 128.
30. Zarb GA, Speck JE. The treatment of mandibular dysfunction, in: Temporomandibular Joint Function and Dysfunction. Ed. Zarb GA, Carlsson GE. Munksgaard. Copenhagen 1979; pp 393.
31. Fish SF. The respiratory associations of the rest position of the mandible. Brit Dent J 1964; 116: 149-159.
32. Harris M, Feinmann C, Wise M D, Treasure F. Temporomandibular joint and orofacial pain: clinical and medicolegal management problems. Brit Dent J 1993; 174: 129-136.
33. Feinmann C, Harris M. Psychogenic pain: presentation and treatment. Brit Med J 1984; 228: 436-438.
34. Holmes TH, Rahe RH. The social readJustment rating scale. J Psychosomatic Res 1967; 11: 213-218.
35. Scott J, Humph reys M. Psychiatric aspects of dentistry. Brit Dent J 1987; 163: 8185.
36. Harris M, Feinmann C. Psychosomatic disorders, in: Oral Manifestations of Systemic Disease. Ed. Jones JH, Mason DK. 2nd Edition. Bailliere Tindal London, Philadelphia, Toronto, Sydney, Tokyo. 1990; pp 30-60.
37. Frazier CH, Russell EC. Neuralgia of the face. An analysis of 754 cases with relation to pain and other sensory phenomena before and after operation. Arch of Neurology and Psychiatry 1924; 11: 557-563.
38. Harris M. Psychogenic aspects of facial pain. Brit Dent J 1974; 136: 199-204.
39. Rees RT, Harris M. Atypical odontalgia. Brit J Oral Surg 1979; 16: 212-218.
40. Marbach JJ, Varosack JR, Blank RT, Lund P. 'Phantom Bite' classification and treatment. J Prosthet Dent 1983; 49: 556-559.
41. Graff-Radford SB, Solberg WK. Atypical Odontalgia. J Cranomandib Disord Facial Oral Pain 1992; 6: 260-266.
42. Hay GG. Dysmorphophobia. Brit J Psychiatry 1970; 116:399-404.

43. Sneddon IB. Dermatitis artifacta. Proc of the Royal Soc of Med 1977; 70: 754755.
44. Erhardson S. Brottmekanisk dimension ring av dentala guldlodningar. Swed Dent J Supp. 5: 1980.
45. Sorensen J. Current perspectives in restoration of endodontically treated teeth. Alpha Omegan 1988; 81: 65-72.
46. Glantz P-O, Nyman S, Strandman E, Randow K. On functional strain in fixed mandibular reconstructions. II. An in vivo study. Acta Odont Scand 1984; 42: 269-276.
47. Randow WK, Glantz P-O. Cantilever loading of vital and non-vital teeth. An experimental study. Acta Odont Scand 1986; 44: 271-277.
48. Axelsson P, Lindhe J, Nystrom B. On the prevention of caries and periodontal disease. Results ot a 15-year longitudinal study in adults. J Clin Periodontol 1991; 18: 182-189.
49. Stein S. Pontic residual ridge relationship. A research report. J Prosthet Dent 1966; 15: 251-285.
50. Olsson M, Lindhe J. Periodontal characteristics in individuals with varying form of the upper central incisors. J Clin Periodontol 1991; 18: 78-82.
51. Newcomb GM. The relationship between the location of subgingival crown margins and gingival inflammation. J Periodontol 1964; 45: 151-154.
52. Donaldson D. The aetiology of gingival recession associated with temporary crowns. J Periodontol 1974; 45: 468-471.
53. Demirhanoglu ST, Sakin E. Effects of topical fluorides and citric acid on overglazed and autoglazed porcelain surfaces. Int J Prosthodont 1992; 5: 434-440.

Kapitel 2

GESAMTBEHANDLUNGSKONZEPT

Es ist wichtig, daß man über ein einheitliches Gesamtkonzept verfügt, das auch für den einfachsten Behandlungsfall, nach acht Gesichtspunkten eingehalten wird:

1) Herstellung des Anfangskontaktes
2) Erhebung der Vorgeschichte
3) Untersuchung
4) Eingangsdatenerhebung und Eingangsdiagnose
5) erste Mitteilungen an den Patienten
6) genaue Überprüfung der Einzelangaben und Diagnose -
7) Aufstellung des Heil- und Kostenplans
8) zweite Mitteilung an den Patienten

Jeder dieser Schritte wird in diesem Kapitel kurz beschrieben und ausführlicher in Kapitel 3 behandelt.

Herstellung des Anfangskontaktes

Wenn möglich, sollte die Herkunft der Empfehlung bekannt sein. Bei Überweisungen durch einen Kollegen sind ein Begleitschreiben, zusammen mit einer Panoramaaufnahme nach dem neuesten Stand, hilfreich. Das Schreiben und das Röntgenbild sollten einen Hinweis auf die Art und Weise der Beschwerden geben. Ein verbindlicher Kontaktbrief aus der Praxis an alle neuen Patienten, ist sehr empfehlenswert.

Erhebung der Vorgeschichte

Die Vorgeschichte sollte zweckmäßigerweise in zwei Abschnitte unterteilt werden:

1) **Eingangsfragebogen**
Dieser wird vor dem Behandlungstermin entweder daheim oder im Wartezimmer ausgefüllt. Er enthält medizinische Gegebenheiten, Hintergrundinformationen zu den bestehenden Beschwerden und einschlägige Personaldaten, wie Adresse, Telefonnummer etc. Ein Fragebogen über schmerzhafte Bewegungsbehinderungen (Solberg W. 1982) kann für Patienten, die über Schmerzen bzw. Bewegungseinschränkungen des Kiefers klagen, von Nutzen sein. Wenn diese Angaben im vorhinein nicht zur Verfügung stehen, werden vor dem Behandlungstermin 15 Minuten dazu aufgewandt, den Fragebogen zu vervollständigen.

2) **Vorgeschichte**
Diese besteht aus anfänglichen Höflichkeiten der Bekanntmachung, gefolgt von einer zielgerichteten Befragung. Wichtig dabei ist, daß die Darstellung der Vorgeschichte nicht zu einem ausschweifenden Bericht durch den Patienten wird, sondern der Erhebung relevanter Auskünfte dient. Wenn möglich, sollte diese Unterhaltung in einem räumlich getrennten Bereich, abseits vom Behandlungsstuhl, vonstatten gehen.

Untersuchung

Zur Untersuchung wird eine halbe Stunde veranschlagt. Sie sollte systematisch erfolgen und im wesentlichen für alle Patienten, gleichgültig welche Beschwerden sie haben, nach den gleichen umfassenden Untersuchungskriterien vorgenommen werden.

Eingangsdatenerhebung und Diagnose

Im Anschluß an die Untersuchung werden, vor anfänglichen Mitteilungen an den Patienten, fünf Minuten dazu verwendet, erste Vergleiche und Überlegungen anhand der vorliegenden Befunde anzustellen.

Erste Mitteilungen an den Patienten

Diese erfolgen unmittelbar nach den vorangegangenen Maßnahmen. Dem Patienten werden in einfacher Weise die Gegebenheiten und im weitesten Sinne die Behandlungsmöglichkeiten dargestellt. Dafür sind etwa zehn Minuten vorgesehen.

Genaue Überprüfung der Einzelangaben und Diagnose

Dies erfordert Zeit zu genaueren Überlegungen im Hinblick auf Diagnose und mögliche Behandlungslösungen.

Aufstellung des Heil- und Kostenplans

Genügend Zeit ist zur Behandlungsplanung vorzusehen, um Termin für Termin, in Frage kommende Behandlungsmodalitäten, die dafür erforderliche Zeit und die Kosten festzulegen. Dies kann auch bis nach der zweiten Verständigung mit dem Patienten verschoben werden.

Zweite Mitteilung an den Patienten

Die zweite Mitteilung erfolgt üblicherweise in schriftlicher Form, die in unterschiedlicher Weise abschließen könnte, nämlich:

(i) Da es nicht möglich ist, von vornherein den genauen Ablauf der endgültigen Behandlung festzulegen, sind zunächst bestimmte einleitende Behandlungsmaßnahmen vorgesehen. Damit wollen wir Ihnen die bestehenden Beschwerden erleichtern und es Ihnen ermöglichen, mit dem Praxisablauf vertrauter zu werden. Auch mir bietet sich damit die Gelegenheit, Sie im Hinblick auf eine eingehendere Beurteilung Ihrer Mundverhältnisse, besser kennenzulernen, bevor über den weiteren Fortgang der Behandlung entschieden wird.

(ii) Stets anzuführen: Wenn Sie sich der hier vorgesehenen Behandlung weiterhin unterziehen möchten, wäre ich Ihnen sehr verbunden, wenn Sie die beiliegende Kopie dieses Schreibens in dem beigefügten und an uns adressierten Freiumschlag unterzeichnet zurücksenden würden. Sie geben damit Ihre Zustimmung zu dem Inhalt dieses Schreibens. Bitte setzen Sie sich in diesem Falle mit meiner Sekretärin in Verbindung, damit sie mit Ihnen die erforderlichen Termine abstimmen kann.

(iii) Stets anzuführen: Wenn Sie diese Dinge alle noch einmal durchsprechen möchten, zögern sie nicht und setzen sich mit meiner Sekretärin in Verbindung. Sie wird mit Ihnen einen neuen Beratungstermin vereinbaren. Sollten die oben angeführten Behandlungsvorschläge Ihren Vorstellungen nicht entsprechen, werde ich mich bemühen, für Sie einen anderen Zahnarzt zu finden, der Ihnen möglicherweise helfen kann. In diesem Falle überlasse ich dem/der Kollegen/Kollegin auch gern alle entsprechenden Untersuchungsunterlagen.

In den nächsten fünf Kapiteln werden diese Optionen noch ausführlicher behandelt.

Checkliste

- Verfüge ich bei neu aufgenommenen Patienten über eine systematische Vorgehensweise?
- Sind diese Abläufe der Sekretärin, der Helferin, der Prophylaxehelferin und dem Techniker verständlich?
- Überprüfe ich regelmäßig mein Behandlungskonzept gemeinsam mit den anderen Mitarbeitern, um festzustellen, ob es wirklich seinen Zweck erfüllt?
- Bin ich bereit, ausreichend Zeit, insbesondere für die Behandlungsplanung, zu veranschlagen?
- Habe ich den Schriftwechsel mit dem Patienten sorgfältig bedacht?

Literaturhinweise

1. Solberg WK. Data collection and examination in temporomandibular disorders. Solberg WK. Brit Dent J Handbook 1986; p 60.

Kapitel 3

BESONDERHEITEN DER BETREUUNG

Erste Kontaktnahme

Diese erfolgt üblicherweise telephonisch über das Sekretariat.

Telefon

Bedenken Sie, daß die Stimme „am Ende der Leitung" die erste Kontaktnahme des Patienten – der häufig nervös ist – mit der Praxis darstellt. Unabhängig von der Laune, muß die Telefonstimme aufgeweckt, freundlich und sachlich klingen. Bedenken Sie auch, daß man nur eine Chance hat, einen guten ersten Eindruck zu hinterlassen, daher „lächeln" Sie in das Telefon.

Kontaktschreiben

Dieses soll dem Patienten folgende Auskünfte übermitteln:

- Angabe über die Gegebenheiten der Praxis.
- Ungefähre Kosten der Terminvergabe zur Untersuchung und Beratung.
- Die Kosten, die beiderseits eines Behandlungsspektrums zuletzt von Patienten erhoben wurden, z.B. für eine dreigliedrige Brücke und für eine totale Rekonstruktion.
- Die Bitte, Verbindung mit der Praxis zwecks Terminvereinbarungen aufzunehmen, wenn das Vorangegangene annehmbar erscheint.
- Eingangs-Untersuchungsbögen

Beispiele für Kontaktschreiben:

Sehr geehrte/r ....
Wie ich erfuhr, haben Sie mit der Praxis Kontakt aufgenommen und um einem Beratungstermin gebeten. Sicher ist es für Sie von Nutzen, vor einer Terminvereinbarung einige Auskünfte zu erhalten. Meine Praxis befindet sich unter der oben angegebenen Adresse in der (...Straße); die nächste U-Bahnstation ist (...) Hier sind auch am (...Platz) Autoparkplätze verfügbar. Mein Mitarbeiterstab besteht aus zwei ganztägig beschäftigten Zahntechnikern, einer Fachhelferin für Vorbeugemaßnahmen, meiner Sekretärin und meiner Sprechstundenhilfe. Die Praxis ist hauptsächlich auf die Behandlung erwachsener Patienten mit oder ohne Weichteilerkrankungen, einschließlich notwendiger Wiederherstellungsmaßnahmen, ausgerichtet, weiterhin auf die Behandlung von Patienten mit Schmerzen und Funktionsstörungen der Kiefergelenke.

Gewöhnlich werden neu aufgenommene Patienten an das Röntgeninstitut (...Adresse) für eine Panorama-Aufnahme zur Übersicht über das gesamte Gebiß und die Kiefer Überwiesen (Kosten etwa: ...DM).

Diejenigen Patienten, die Zahnersatz benötigen, gelangen während des Eingangstermins zur Untersuchung. Diese schließt, falls erforderlich, weitere Röntgenaufnahmen einzelner Zähne ein. Die Kosten einer solchen Untersuchung belaufen sich auf normalerweise ...DM. Abschließend werden die Ergebnisse aller aufgenommenen Befunde besprochen. Ist die vorgesehene Behandlung relativ einfach und unkompliziert, kann ein Behandlungsplan, zugleich mit Angabe der geschätzten Kosten für die betreffende Behandlung, aufgestellt werden. Wenn zusätzlich ein ausführlicher Bericht an einen überweisenden Arzt oder Zahnarzt ausgestellt werden soll, entstehen zusätzliche Kosten, üblicherweise im Rahmen von ... bis ...DM.

Wenn für die Behandlung vielfache Gesichtspunkte in Betracht zu ziehen sind, ist es häufig unmöglich, Einzelheiten eines Behandlungsplanes zu erörtern, bevor nicht genauere Untersuchungsergebnisse vorliegen. Dies bedingt gewöhnlich die Herstellung von Studienmodellen beider Kiefer. Die Modelle werden in ein Gerät montiert, das die Kieferbewegungen nachahmen kann. Dafür ist die Mitarbeit eines Zahntechnikers erforderlich, der hiermit, in Ihrer Abwesenheit, Unterlagen für eine genauere Planung erstellt. Im Anschluß daran erhalten Sie als Entscheidungshilfe darüber einen Bericht. Wenn derartige Maßnahmen erforderlich werden, können zusätzliche Kosten in der Größenordnung bis zu ...DM anfallen.

Wird ein Patient mit der Frage über die Möglichkeit der Eingliederung von Implantaten für die Abstützung eines Brückenersatzes überwiesen und die Eingangsuntersuchung zeigt, daß diese Möglichkeit besteht, ist es gewöhnlich erforderlich, die Dienste des Zentralröntgeninstitutes (...) für weitere und umfassendere, computertomografische Aufnahmen in Anspruch zu nehmen. Für die Aufnahmen beider Kiefer enstehen seitens der Fachabteilung Kosten in Höhe von ...DM. Im Hinblick darauf wäre dann eine ausführlichere Behandlungsplanung, wie oben beschrieben, notwendig.

Zu Ihrer Information sei hier angemerkt, daß Patienten, die im Laufe der vergangenen zwei Jahre behandelt wurden und bei denen beispielsweise eine relativ komplikationslose dreigliedrige Brücke im hinteren Mundbereich eingesetzt wurde, mit finanziellen Aufwendungen von etwa ...DM belastet wurden. Die Kosten für Patienten, bei denen eine totale Rekonstruktion des Gebisses erforderlich war, d.h. Überkronung praktisch jeden Zahnes, oder Kronen- und Brückenersatz rundum in beiden Kiefern, beliefen sich auf maximal ...DM und verteilten sich über den gesamten Behandlungszeitraum. Diese Kostenangaben beziehen sich nicht auf Ihren speziellen Behandlungsfall, sondern sollen Ihnen eine Vorstellung der Verbindlichkeiten von in unserer Praxis behandelten Patienten vermitteln.

Ich wäre Ihnen sehr verbunden, wenn Sie Ihren Beratungsbesuch bestätigen würden und die beiliegenden Unterlagen in dem an uns adressierten Freiumschlag, bis spätestens zehn Tage vor dem Vereinbarungstermin zurücksenden. Sollte uns diese Bestätigung nicht erreichen, vergeben wir den Termin mit dem eingeplanten Zeitaufwand für einen anderen Patienten. Vielen Dank für Ihre Mitwirkung.

Mit freundlichen Grüßen,

Sehr geehrte/r ...,

Wie ich erfuhr, haben Sie mit der Praxis Kontakt aufgenommen und um einem Beratungstermin gebeten. Sicher ist es für Sie von Nutzen, vor einer Terminvereinbarung einige Auskünfte zu erhalten. Meine Praxis befindet sich unter der oben angegebenen Adresse in der (...Straße); die nächste U-Bahnstation ist (...). Hier sind auch am (...Platz) Autoparkplätze verfügbar. Mein Mitarbeiterstab besteht aus zwei ganztägig beschäftigten Zahntechnikern, einer Fachhelferin für Vorbeugemaßnahmen, meiner Sekretärin und meiner Sprechstundenhilfe. Die Praxis ist hauptsächlich auf die Behandlung erwachsener Patienten mit oder ohne Weichteilerkrankungen ausgerichtet, weiterhin auf die Behandlung von Patienten mit Schmerzen und Funktionsstörungen der Kiefergelenke.

Gewöhnlich werden neu aufgenommene Patienten an das Röntgeninstitut (...Adresse) für eine Panorama-Aufnahme überwiesen, die eine Übersicht über die Zähne und die Kiefer ermöglichen (Kosten etwa: ...DM).

Die Kosten einer Anfangsuntersuchung für überwiesene Patienten mit Kiefergelenksbeschwerden belaufen sich generell auf etwa ...DM. Zu diesem Zeitpunkt kann normalerweise ein Überblick über vorgesehene Behandlungen aufgezeigt werden. Häufig schließt dieser die Empfehlung einer Schienentherapie – einer Kunststoff-Aufbißschiene – ein. Es ist unmöglich, genaue Aussagen über die Anzahl der Korrekturbehandlungen zur Überwachung dieses Gerätes zu treffen. Als Leitlinie mag Ihnen jedoch dienen, daß Patienten, die kürzlich derartige Behandlungen notwendig hatten, finanzielle Aufwendungen in der Größenordnung von ...DM entstanden sind. Ein Teil davon kann jeweils von der Krankenkasse übernommen werden. Sofern im Rahmen der Kontrollbehandlungen Zahnsteinentfernung und Mundbehandlungen, sowie Einschleifkorrekturen der Aufbißschienen erforderlich werden, entstehen dadurch weitere Kosten in Höhe von etwa ...DM.

Diese Kostenangaben beziehen sich nicht auf Ihren speziellen Behandlungsfall, sondern sollen Ihnen eine Vorstellung der Verbindlichkeiten aufzeigen, die zur Zeit von in der Weise betroffenen Patienten eingegangen werden.

Ich wäre Ihnen sehr verbunden, wenn Sie Ihren Beratungsbesuch bestätigen würden und die beiliegenden Unterlagen in dem an uns adressierten Freiumschlag, bis spätestens zehn Tage vor dem Vereinbarungstermin zurücksenden. Sollte uns diese Bestätigung nicht erreichen, vergeben wir den Termin mit dem eingeplanten Zeitaufwand für einen anderen Patienten. Vielen Dank für Ihre Mitwirkung.

Mit freundlichen Grüßen,

(Formblatt 1)
Eingangs-Untersuchungsbogen

Name
Untersuchungstermin   Zeit
Adresse (privat)   Telefon
Adresse (Geschäft)   Telefon

Überwiesen durch:

Adresse des Arztes oder Zahnarztes   Telefon

Gegenwärtiger Hauszahnarzt
Adresse   Telefon

Hausarzt
Adresse   Telefon

Bitte ergänzen Sie die folgenden Fragen. Wenn erforderlich, benutzen Sie zusätzliche Seiten.

1. Könnten Sie bitte eine kurze Schilderung Ihrer gegenwärtigen Beschwerden geben.
2. Könnten Sie bitte alle vorangegangenen Erfahrungen, die Ihre Zähne betreffen, schildern?
3. Gibt es noch andere Auskünfte, die nach Ihrer Meinung von Bedeutung sind?
4. Bitte füllen Sie den beiliegenden medizinischen Fragebogen aus (Abb. 3.1a).
5. Bitte füllen Sie den beiliegenden speziellen Fragebogen aus (Abb. 3.1b).

MEDICAL HISTORY FORM

NAME: _____ DATE OF BIRTH: _____
          LAST NAME   FIRST NAME   TITLE

PHYSICIAN _____ TELEPHONE NO: _____

PHYSICIAN'S ADDRESS _____

Approximate date of last physical examination _____

PLEASE ANSWER EVERY QUESTION — YES / NO

1. Have you been seen by your medical doctor during the past year?
2. Are you presently under medical care or taking any medication?
3. Have you ever had a prolonged illness or hospitalization?
4. Have you ever had surgery or radiation therapy?
5. Have you ever been told by a physician that you have a heart murmur?
6. Have you had any of the following?   Rheumatic Fever
7.   Congenital heart lesion / Cardiac pacemaker
8.   Heart attack / Angina
9.   Blood pressure: High ☐ or Low ☐
10.   Jaundice, Infective Hepatitis, Liver disease
11.   Diabetes – Low blood sugar
12.   Hiatus Hernia / Stomach trouble
13.   Epilepsy
14. Have you ever had any ill effects following dental treatment?
15. Have you or any relation had any severe prolonged bleeding problems?
16. Have you ever had serious bleeding problems following an extraction?
17. Do you have sinus problems?
18. Do you have hayfever or asthma?
19. Are you allergic to, or made ill by any medications?
20. Have you had any ill effects from penicillin?
21. Have you had any ill effects from any other antibiotic?
22. Have you ever had any ill effects from local anaesthetic?
23. Have you ever had any ill effects from aspirin?
24. Do you regularly take Aspirin or any similar medication?
25. Do you smoke?
26. On exertion, do you have chest pains or shortness of breath or palpitation?
27. Do you have any blood disorders? (Tired blood)
28. Are you pregnant? What month?
29. Is there any other information about your medical or dental history which may be important?

Date: _____ Signature _____

Abb. 3.1a Medizinischer Fragebogen. (Anm. d. Redaktion: Originalmuster aus der Praxis von Dr. Wise)

Questionnaire

Please tick every item – ask for help if you don't understand

Questionnaire 1

YES	NO	
☐	☐	Does your jaw make noise so that it bothers you or others?
☐	☐	Does you jaw get stuck so you can't open freely?
☐	☐	Does it hurt when you chew or open wide to take a big bite?
☐	☐	Do you have earaches or pain in front of the ears?
☐	☐	Do you have pain in the face, cheeks, jaws, throat or temples?
☐	☐	Are you unable to open your mouth as far as you want to?
☐	☐	Do you suffer from frequent headaches?
☐	☐	Does your jaw "feel tired" after a big meal or dental visit?
☐	☐	Are you aware of an uncomfortable bite?

Questionnaire 2

YES	NO	
☐	☐	Are you aware that you grind your teeth at night?
☐	☐	Do you have a habit of clamping or setting your teeth?
☐	☐	Do you have any jaw symptoms or headache upon waking in the a.m.?
☐	☐	Must you chew exclusively on one side?
☐	☐	Have you had a blow to the jaw (trauma)?
☐	☐	Are you a habitual gum-chewer or pipesmoker?
☐	☐	Have you had a whiplash injury from a car accident?
☐	☐	Are you aware of any particular incident that initiated the pain?

Questionnaire 3

YES	NO	
☐	☐	Does the pain or discomfort disturb your sleep?
☐	☐	Does the pain or discomfort interfere with your daily routine or other activities?
☐	☐	Do you take medications or pills for pain or discomfort? (pain relievers, muscle relaxants, antidepressant pills)
☐	☐	Does the pain or discomfort affect your appetite?
☐	☐	Do you find the pain or discomfort extremely frustrating or depressing?

Questionnaire 4

YES	NO	
☐	☐	Do you suffer from arthritis or pain in other joints?
☐	☐	Do you suffer from nervous stomach or ulcers?
☐	☐	Do you suffer from constipation, colitis, or other intestinal problems?
☐	☐	Do you suffer from back or neck pain?
☐	☐	Do you suffer from skin problems or allergies?
☐	☐	Have you ever been treated for a jaw muscle or jaw joint disorder?
☐	☐	Do you suffer from migraine?
☐	☐	Have there been any major changes in your life just prior to the onset of your jaw problems or since? e.g. house move, divorce, death, redundancy, problems with adolescent children, marriage, promotion, childbirth.

Abb. 3.1b Fragebogen über faziale Arthromyalgien (auf der Basis eines von Dr. W. Solberg entwickelten Fragebogens).

Die Empfangssekretärin

Ein warmherziges, freundliches Lächeln vermittelt einen wichtigen ersten Eindruck – ein kühler Empfang kann bewirken, daß ein bereits nervöser Patient sich völlig verschließt. Die Empfangssekretärin heißt den Patienten willkommen, bittet ihn, soweit das zuvor noch nicht geschehen ist, die Fragebögen auszufüllen und weist ihn zur Panoramaaufnahme ein, wenn diese indiziert ist (s. Seite 51).

Während der viertel Stunde, die der Ergänzung der Aufnahmebögen dient, offeriert die Helferin dem Patienten Kaffee oder Tee zugleich mit der Frage, wieviel Zucker er haben möchte (obwohl kein Zucker verfügbar ist und im Bedarfsfall Süßstoff angeboten wird). Diese Information wird dem Zahnarzt vor der Erhebung der Krankengeschichte übermittelt. Sehr oft schieben Patienten mit kariösen Defekten die Schuld auf ihren früheren Zahnarzt und bestreiten, in ihrer Ernährungsweise Zucker zu konsumieren, obwohl sie soeben um fünf oder sechs Teelöffel Zucker in ihr Getränk gebeten haben.

Zahnarzt/Patient

Häufig verhält sich der Patient, der eine mißlungene, umfangreiche, restaurative Gebißversorgung zu beklagen hat, agressiv und enttäuscht über den zahnärztlichen Berufsstand und sucht rechtlich eine Entschädigung für seine Auslagen und den erlittenen Schaden zu erreichen. Mit gutem Grund wird er eine verbale Verurteilung der vorangegangenen Arbeit, einschließlich eines Berichtes zur Verwendung bei jeweils rechtlichen Schritten erwarten. Bei solchen Patienten treten zwei ausgeprägte Verhaltensweisen in Erscheinung:

(i) Eine sehr agressive „ich halte diese Arbeit für eine Katastrophe, sie ist unfachmännisch usw, usw; und „deshalb bin ich hier". Ich frage mich immer, weshalb der Patient der Meinung ist, daß ich besser als der vorherige Zahnarzt sei und in der Tat, ob nicht dem früheren Zahnarzt beim ersten Besuch das gleiche erzählt wurde.
(ii) Eine sehr zurückhaltende „irreleitende" Form, die versucht, die Unterredung mit Fragen zu beeinflussen wie: „Warum glauben Sie, daß dies passierte? Glauben Sie, daß das so sein soll? Mir wurde von einem anderen Zahnarzt gesagt, daß..."

Obgleich es offensichtlich viele Fälle gibt, bei denen der Patient berechtigt Beschwerde führt, kann darüber nicht entschieden werden, bevor nicht die Ergebnisse der vollständigen Krankengeschichte und der Untersuchung vorliegen. Aufgabe des Zahnarztes ist, einen den Tatsachen entsprechenden Bericht über die Untersuchungsergebnisse abzugeben. Sache der Rechtskundigen ist, festzustellen, ob mitwirkendes Verschulden vorliegt. Die Ermittlung der Krankengeschichte soll den Zahnarzt bei der Erkenntnis möglicher Ursachen der bestehenden Beschwerden unterstützen, um gewisse Leitlinien, hinsichtlich der Möglichkeiten einer künftigen Behandlung aufzustellen. Der Zweck liegt nicht darin, Schuldzuweisungen auf Grund des bestehenden Mißerfolgs zu erteilen.

Der Ablauf der Erhebung einer Krankengeschichte ist gewöhnlich immer gleich, nämlich:

1) **Erste Kontaktaufnahme** – wie zuvor besprochen.
2) **Medizinische Krankengeschichte** – es wurde bereits mehrfach erwähnt, daß die Eingangsfragen sofort die hauptsächlichen Beschwerden ermitteln sollen, so als ob man dem Patienten „die Last von der Seele nehmen" möchte. Seitens des Patienten bringen mißlungene restaurative Arbeiten jedoch oft lange Geschichten mit sich und es ist daher besser, daß man zunächst die medizinische Krankengeschichte erhebt, damit nichts übersehen wird. Der Fragebogen, Abb. 3.1a, ist außerdem so konzipiert, daß nur eindeutige Antworten erfragt werden müssen, die zudem alle in der gleichen Rubrik aufgeführt sind. Daher kann die medizinische Krankengeschichte nach der Vorlage des Fragebogens gewöhnlich sehr rasch abgehandelt werden. Treten Komplikationen auf, ist es gewöhnlich besser, schriftlich bei dem behandelnden Arzt entsprechende Auskünfte einzuholen. Offensichtliche Allergien, z.B. gegen Penicillin oder wichtige Umstände, wie rheumatisches Fieber in der Vorgeschichte, werden mit farbigen Aufklebern auf der Außenseite der Karteikarte und des Behandlungsplans des Patienten gekennzeichnet (Abb. 3.1c). Auch wird ein Vermerk in der Sektion für medizinische Erinnerungsdaten in die Patienten-Computerdatei eingegeben.
3) **Hauptbeschwerden** – dieser Abschnitt kann mit folgenden Erklärungen eingeleitet werden: „Vielleicht würden Sie mir jetzt Ihre Beschwerden schildern" oder „ich entnehme dem Schreiben Ihres Zahnarztes, daß..., vielleicht möchten Sie mir darüber etwas sagen", oder „Wie kann ich Ihnen helfen?"

In dem Bewußtsein, daß die meisten Patienten bei einer zahnärztlichen Konsultation nervös sind und, im Falle eines Mißerfolgs, sich häufig auch Agression aufgestaut hat, ist es für den Interviewer sehr wichtig, daß er einfach zuhört, Einfühlungsvermögen beweist, sich unagressiv verhält und Rücksicht zeigt, während der Patient über seine Vorgeschichte berichtet[1].

Zuhören

Zuhören bedeutet nicht lediglich Anhören. Es ist ein feiner Unterschied, ob man einem Gespräch aufmerksamen zuhört und mit Unterbrechungen an strategischen Punkten die Berichterstattung steuert, oder ob man den Redefluß abschweifen läßt, ihn durch häufige Unterbrechungen auseinanderreißt und dem Patienten tatsächlich mehr über sich selbst erzählt, als ihn über seine Probleme berichten läßt.

Einfühlungsvermögen

Damit zeigt man dem Patienten, daß sein Standpunkt ver-

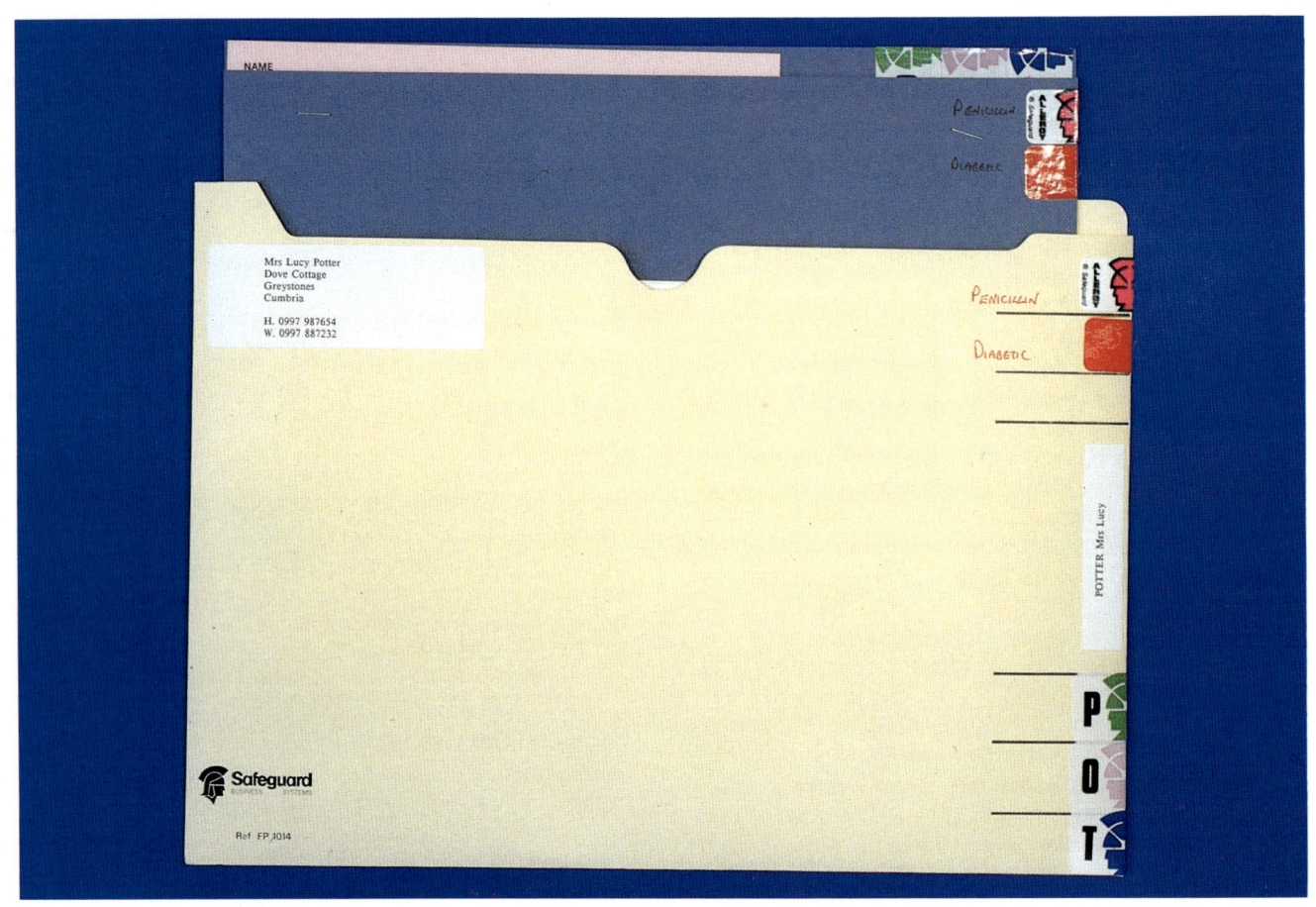

Abb. 3.1c Roter Allergie-Aufkleber für Karteimappe und Behandlungsplan-Bogen, um die Aufmerksamkeit auf medizinische Gegebenheiten zu lenken. Die Buchstaben am unteren Rand der Mappe dienen zum alphabetischen Einordnen.

standen und darauf Rücksicht genommen wird. Gewöhnlich vollzieht sich einfühlsames Verhalten in stummer Verständigung, z.B. durch ein Lächeln (nicht herablassend), Nicken des Kopfes mit verbalen Äußerungen wie „ah-ha", „ich verstehe", „richtig". Wichtig ist, daß diese Kommentare nicht übertrieben werden, damit der Patient eine geringfügige Sache nicht als Angelegenheit von großer Wichtigkeit deutet. Der Einwurf „ich sehe" oder „tatsächlich" nach jeder Äußerung des Patienten, erweckt den Eindruck einer ernsten Angelegenheit.

Unagressivität kontra Agression

Der Patient sollte sich wohl fühlen und deshalb muß die Haltung des Interviewers unagressiv sein. Augenkontakt sollte bestehen, jedoch nicht unaufhörlich aufrecht erhalten werden, weil sich damit Agression andeutet[2-3]. Eine übertrieben vorgeneigte Haltung des Interviewers wirkt ebenso agressiv; daher ist es besser, wenn er sich entspannt in den Stuhl zurücklehnt und nicht vorgeneigt auf der Stuhlkante sitzt und die Ellbogen auf den Schreibtisch aufstützt. Sicher sollte der Interviewer auch nicht die ganze Zeit hindurch den Kopf in Aufzeichnungen vertiefen und nachdrücklich schreiben, während der Patient spricht. Wenn irgend möglich, wird die Unterredung abseits des Behandlungsstuhls geführt, vorzugsweise in einem gesonderten Raum und nicht über den Schreibtisch hinweg, weil das auf den Patienten einschüchternd wirkt.

Respekt

Respekt bedeutet das Bewußtsein, daß andere ein Recht auf Empfindungen und Wahrnehmungen haben, die von unseren eigenen abweichen[1]. Der Zahnarzt darf nicht ärgerlich oder gekränkt reagieren, wenn die Vorstellungen oder vorrangigen Ansichten des Patienten anders als seine eigenen sind.

Die Krankengeschichte als Hinweis auf die Art des Mißerfolgs

Die anfangs geäußerten Beschwerden geben einen Hinweis

auf den haupsächlichen Ursprung des Mißerfolgs und die nachfolgende Befragung sollte der Gewinnung weiterer Informationen dienen. In den folgenden Umschreibungen werden betont nur solche Symptome angesprochen, die auf den besonderen Behandlungsfall Bezug nehmen.

Die vorherige Krankengeschichte

Alle Fragen, die in dem medizinischen Fragebogen (Abb. 3.1a) bejahend beantwortet wurden, werden eingehender hinterfragt.

Allgemeine Krankheitserscheinungen

„Verspüren Sie in Ihrem Mund oder im Gesicht irgendwelche Schmerzen, ein Wundgefühl, eine Schwellung, Geschwürbildung oder ein Taubheitsgefühl?"

Parodontalbeschwerden

„Haben Sie an Ihren Zähnen Lockerungen, Beweglichkeit oder Zahnwanderungen festgestellt?"
„Tritt beim Zähneputzen Zahnfleischbluten auf?"
„Bemerken Sie Mundgeruch?"
„Sind in Ihrem Mundbereich Schwellungen oder Eitergeschwüre aufgetreten?"

Implantatmißerfolge

„Stellen Sie im Bereich Ihrer Implantate Schmerzen/Unbehagen fest?
„Bemerken Sie Lockerungen, Schwellungen, schlechten Atem oder schlechten Geschmack?

Karies

„Sind gewisse Zähne besonders empfindlich auf heiß und kalt?" (Vorsicht bei dieser Frage, manche Patienten erzählen möglicherweise eine halbe Stunde lang über Empfindlichkeiten an Zahnhälsen nach Parodontalbehandlungen).
„Sind irgendwelche Zähne empfindlich auf Süßigkeiten?"
„Sind die Beschwerden stärker nach körperlicher Betätigung oder beim Niederlegen?"
„Bemerken Sie schlechten Atem oder schlechten Geschmack?"

Pulpenbeschwerden/Erosionen

Die gleichen Fragen wie bei Karies (bei Erosionen unter Hinzufügen der Frage nach säurehaltigen Nahrungsmitteln).

Zahnfrakturen

„Haben Sie Schmerzen/Unbehagen bei heißen und kalten Speisen?"
„Empfinden Sie Unbehagen beim Beißen, oder wenn Sie den Biß nach dem Hineinbeißen in Nahrungsmittel wieder entlasten?"
„Erinnern Sie sich an ein besonderes Ereignis, als Sie etwas Ungewöhnliches an einem Zahn fühlten?"

Wurzelbehandelte Zähne

„Schmerzt irgendein Zahn beim Aufbiß?"
„Hatten Sie Schmerzen oder Mißbehagen an irgendeinem Zahn, die jetzt verschwunden sind?"

Entzündungen unter Brückengliedern

„Fällt Ihnen Mundgeruch oder schlechter Geschmack auf?"
„Bemerken Sie Schwellungen oder Blutungen im Bereich des Brückenersatzes?"

Temporomandibuläre Gelenkbeschwerden

„Bemerken Sie Gelenkknacken, Gelenksperren, Schnappen oder Schmerzen an den Kiefergelenken?"
Die faziale Arthromyalgie muß gegenüber anderen fazialen Schmerzempfindungen durch Befragen abgegrenzt werden, die folgende Veränderlichkeiten betreffen:

- anatomische Lokalisation
- Dauer – akut oder chronisch
- Intensität – gering, mäßig oder stark
- Ausprägung – ausstrahlend, stechend, dumpf, schmerzend, klopfend, brennend, nicht lokalisierbar.
- Auftreten – gelegentlich, vorübergehend, wiederkehrend, zeitweilig aussetzend, dauerhaft, langwierig.
- Auslösungsweise – spontan, herbeigeführt, schlagartig ausgelöst.
- Ausbreitung – breitet sich der Schmerz aus?
- Weiterleitung – wandert der Schmerz an andere Stellen?
- Unterbrechung – wird der Schmerz durch irgendwelche Maßnahmen unterbrochen?
- Bestehen Taubheitsgefühl, Kribbeln oder andere Empfindungsveränderungen?

Der auftretende Schmerz ist gewöhnlich erträglich, chronisch, tief, dumpf und kann durch Funktionsabläufe wie Kauen und Mundöffnen hervorgerufen werden. Üblicherweise helfen Standard-Schmerzmittel nicht.
Der allgemeine Fragebogen (gleichzeitig mit der medizinischen Krankengeschichte erhoben) kann dabei hilfreiche Hinweise geben.
Dies wird in dem Abschnitt über die Untersuchung (Formblattsysteme, Kapitel 4) erörtert.
Der Fragebogen kann zur Ermittlung der mutmaßlichen Hauptkrankheitsursache entsprechend erweitert werden.

Eine eindeutige Krankengeschichte kann zuweilen aus der Ermittlung folgender ätiologischer Fakten abgeleitet werden:

Trauma
„Erlitten Sie zurückliegend Verletzungen im Kieferbereich?"
„Mußten Sie während einer Zahnbehandlung über lange Zeiträume den Mund geöffnet halten?"
„Wurden Ihnen kürzlich Weisheitszähne unter Narkose entfernt?"
„Hatten Sie vor kurzem einen Autounfall?"

Bruxismus
„Ist Ihnen bewußt, ob Sie mit Ihren Zähnen reiben, mahlen, oder knirschen?"
„Werden Sie von Ihrem Partner aufgeweckt, weil Sie nachts Geräusche mit Ihren Zähnen erzeugen?"
„Empfinden Sie morgens Schmerzen in Ihren Zähnen?"

Gewohnheiten und Einstellungen
„Sind Ihnen Gewohnheiten bewußt z.B. das Halten von Schreibgeräten/Bleistiften zwischen den Zähnen oder Fingernägelbeißen?"
„Spielen Sie ein Blasinstrument?"

Psychogene Ursachen

Häufig kann der erfahrene Kliniker entdecken, daß die Erkrankungsursachen nicht vom Zahnsystem ausgehen. Eine entsprechende Befragung sollte daher nach bedeutenden Lebensereignissen in der Vorgeschichte forschen, die psychische Probleme bewirkt haben könnten. Es können sich auch bestimmte Begleitsymptome herausstellen, die auf psychogene Erkrankungen schließen lassen. Die Fragen sollten das persönliche, familiäre und soziale Umfeld zutage fördern:

„Leben Vater und Mutter noch und sind sie wohlauf? Wenn nicht, wann?, was?, wie?"
„Haben Sie Brüder und Schwestern? Sind sie noch am Leben und wohlauf? Wenn nicht, wann?, was?, wie?"
„Sind Sie verheiratet? Ist Ihr Partner am Leben und wohlauf?"
„Haben Sie Kinder? Sind sie am Leben und wohlauf?"
„Haben Sie kürzlich einschneidende Veränderungen in Ihrem Leben durchgemacht? Zum Beispiel Trauerfall, Auszug aus der Wohnung, Scheidung, Arbeitslosigkeit, berufliche Beförderung?" (man muß daran denken, daß eine Beförderung ebenso streßbeladen sein kann, wie eine Degradierung)[4].
„Leiden Sie unter Hautjucken, Darmbeschwerden (Blähungen, Schmerzen, Wechsel von Verstopfung zu Durchfall und umgekehrt), Migräne, Rückenbeschwerden?"
„Quälen Sie Sorgen oder sind Sie deprimiert?" – Es ist nach Art, Dauer und Behandlung depressiver Phasen zu forschen.
„Stören Schmerz/Mißbehagen Ihren Schlaf?"– Die meisten psychogenen Schmerzen beeinträchtigen den Schlaf nicht.

Andere mögliche Fragen, die der Zahnarzt als wichtig erachten könnte:

„Haben Sie irgendwelche Unterleibsbeschwerden, kolikartige Unterleibsschmerzen, Probleme mit dem Menstruationszyklus oder intermenstruale Schmerzen?"[5]

Es ist hilfreich, eine Säulendiagramm mit drei Rubriken anzulegen. Die erste Rubrik für das Datum, die zweite für Lebensereignisse und die dritte für Symptome. Die Einzelheiten werden chronologisch eingetragen. Daraus ensteht ein Muster, das mit dem Patienten besprochen werden kann. Man muß daran denken, daß Oakley et al. 1989[6] bei Zahnärzten ein hohes Maß an Feingefühl (53% – 88%), jedoch eine niedrige Zuordnungsfähigkeit (19% – 58%) feststellten, wenn es sich um die Einschätzung psychischer Probleme bei Patienten mit temporomandibulären Beschwerden und chronischen Schmerzen handelte. Das schließt ein, daß einige psychisch belastete Leute nicht als solche erkannt wurden (mangelndes Feingefühl) und daß viele Leute ohne psychische Probleme eingestuft wurden, als hätten sie welche (geringe Zuordnungsfähigkeit). Somit besteht auf diesem Gebiet eine Bedarf an weiterer Schulung.

Okklusionsbefund

„Haben Sie in Ihrem Munde ein angenehmes Gefühl?"
„Ragieren Ihre Zähne auf kalte Speisen bzw. Getränke oder beim Beißen empfindlich?"
„Brechen ständig Zahnfüllungen heraus?"
„Ist Ihr Zusammenbiß bequem?"
„Fühlen sich irgendwelche Zähne locker an?"

Veränderungen im Vertikalabstand

„Erscheint Ihnen die Bißhöhe richtig?"
„Haben Sie manchmal wunde Mundwinkel?"
„Haben Sie bemerkt, daß Speichel aus Ihren Mundwinkeln rinnt?"
„Haben Sie beim Schlucken in Ihrer Zunge ein Wundheitsgefühl?"
„Klappern beim Schlucken Ihre Zähne?"
„Haben Sie Sprechschwierigkeiten?"

Versorgung

Faktoren, die sich auf den Patienten beziehen:
Die vorangegangenen Fragen über psychogene Ursachen und zusätzlich:

„Waren Sie zu irgend einem Zeitpunkt mit Ihrem Zahnersatz zufrieden?"
„Hat der Zahnersatz jemals Ihren Bedürfnissen entsprochen?"

Finanzielle Fragen

An dieser Stelle werden diese Gesichtspunkte nicht erörtert.

Verfügbare Zeit und Motivation

„Haben Sie für mehrfache, möglicherweise zeitaufwendige Behandlungstermine genügend Zeit?"
„Wie wichtig sind Ihnen Ihre Zähne?"
„Was sind Ihre die Mundverhältnisse betreffenden Einwände?"

Bezugnahme auf den vorbehandelnden Zahnarzt

Es ist von Nutzen, wenn man weiß, wer die Vorbehandlung durchgeführt hat; eigene Kenntnis von dessen Fähigkeiten können die Feststellungen beträchtlich beeinflussen.

Technische Wahrnehmungen

„Ist in Ihrem Munde irgendetwas zerbrochen?"
„Haben Sie eine plötzlich eintretende Beweglichkeit Ihrer Zähne oder des Brückenersatzes festgestellt?"
„Sitzt alles so gut wie zuvor?"

Ästhetische Gesichtspunkte

„Wie beurteilen Sie das Aussehen des Zahnersatzes?"
„Erschien er Ihnen je zufriedenstellend?"

Man muß daran denken, Probleme können real existieren oder so empfunden werden. Es nützt daher, Fälle von Dysmorphophobie in Betracht zu ziehen und diese zu erkennen (Kapitel 1 und 27) Einige Anhaltspunkte hierfür sind:

- Voreingenommenheit
- Fotografien aus vergangener Zeit; „so sah ich aus; die neuen Kronen verändern mein Aussehen"
- Fotografien berühmter Leute – „möchte so aussehen"
- Ist das Ansinnen auf Verbesserung angemessen?
- Sind die Erwartungen angemessen?
- Kann der Patient Unzulänglichkeiten in seinem Leben hinnehmen, beispielsweise in Bezug auf die dekorative Innenausstattung seiner Wohnung?
- Wie viele Versuche wurden bereits unternommen, die Beschwerden zu beheben?
- „Haben Sie zur Verbesserung Ihres Aussehens bereits Behandlungen an anderen Körperteilen vornehmen lassen?"

Nachsorge

- „Wie oft haben Sie Ihrem ursprünglichen Zahnarzt aufgesucht?"
- „Halten Sie sich in Ihrer Ernährung an besondere Vorkehrungen?"
- „Benutzen Sie eine fluoridhaltige Mundspüllösung?"
- „Benutzen Sie spezielle Zahnreinigungsbehelfe?"
- „Tragen Sie nachts Aufbißschienen?"

Dieser Abschnitt der Befundaufnahme erhebt nicht den Anspruch auf Vollständigkeit. In erster Linie soll er als Leitfaden zur Befragungsorientierung dienen. Das Thema Kiefer- und Gesichtsbeschwerden ist außerordentlich umfangreich und dem interessierten Leser wird als Lektüre dringend empfohlen: Okeson J. 1985[7]; Nicholls E. 1967[8]; Harris M. 1976[9] und Bell W. 1985[10].

Checkliste

- Habe ich die medizinische Vorgeschichte auf bedeutsame Einzelheiten hin überprüft?
- Wurde ein Kontaktschreiben übermittelt?
- Habe ich dem Patienten die Möglichkeit eingeräumt, seine hauptsächlichen Beschwerden vorzutragen?
- Konnte der Patient weitschweifig drauflosreden oder war die Befragung zielgerichtet?
- Habe ich zugehört?
- Habe ich Einfühlungsvermögen bewiesen?
- War ich agressiv?
- Hat die Befragung mehr oder weniger Zeit in Anspruch genommen als die dafür vorgesehene viertel Stunde? Das bedeutet: müssen künftige Interviews anderen Zeitvorgaben unterliegen?
- Neigt der Patient zu Rechtsstreitigkeiten?
- Bringt der Patient meinen Behandlungsbemühungen gegenüber überschwengliches Vertrauen zum Ausdruck? Wenn ja, wie war seine Reaktion auf die psychologische Befragung? – Geschickt taktierende, neurotische Patienten neigen häufig dazu, ihren Zahnarzt „aufzubauen", damit sie in der Folge Druck ausüben können, wenn die Dinge nicht nach Plan verlaufen. **Es ist durchaus schmeichelhaft, wenn einem das Ego gestreichelt wird, – aber Vorsicht!**
- Habe ich die Hauptprobleme erkannt?
- Habe ich die wahrscheinlichen Krankheitsursachen ermittelt?
- Habe ich es lediglich mit einem technischen Problem zu tun oder ist der gegenwärtige Gebißzustand des Patienten hauptsächlich die Folge von Behandlungsschwierigkeiten?

Viele Patienten mit mißlungenem, aufwendigen Zahnersatz verlangten ursprünglich danach, weil einfachere Behandlungslösungen infolge der Schwierigkeit fachgerechter Betreuung versagt hatten. Der eingetretene Mißerfolg mahnt zur Vorsicht. Die Erhebung von Vorwürfen seitens des Patienten ist häufig ein Zeichen dafür, daß er die Verantwortung für seine eigene Zahnpflege nicht übernehmen will. Kam das in der Befragung zutage? In Bezug auf die Prognose macht das einen gewaltigen Unterschied.

Literaturhinweise

1. Ingersoll BD. Behavioral Aspects in Dentistry. Appleton Century Crofts . New York 1982; pp 13-19.
2. Argyle M. Non-verbal communication in human social interaction in Non-verbal Communication. Ed. Hinde Cambridge Press, New York and London 1972.
3. Argyle M, Henderson M. The Anatomy of Relationships: Heinman Publ. Co. London, and Penguin Books, Harmonsworth 1985.
4. Feinmann C, Harris M. The diagnosis and management of psychogenic facial pain disorders. Clin Otolaryngol 1984; 9: 199-201.
5. Feinmann C, Harris M. Psychogenic facial pain 1. The clinical presentation. Brit Dent J 1984; 156: 165-167.
6. Oakley ME, McCreary CP, Flack VF, Clark GT, Solberg WK, Pullinger AG. Dentists' ability to detect psychological problems in patients with temporomandibular disorders and chronic pain. J Amer Dent Assoc 1989; 118: 727-730.
7. Okeson J. Fundamentals of Occlusion and Temporomandibular Disorders. The C. V. Mosby Co., St. Louis, Toronto, Princetown 1985; pp 186.
8. Nicholls E. Endodontics. John Wright and Sons, Bristol 1967.
9. Harris M. The general and systemic aspects in Endodontios Clinical Practice. Ed. Harty FJ. Dental Practitioner Handbook Number 24. J. Wright and Sons, Bristol 1976; pp 7-20.
10. Bell WE. Orofacial Pains: Classification Diagnosis Management. 3rd edition. Chicago Book Medical Publishers Inc.1985; pp 61-72.

Kapitel 4

UNTERSUCHUNG

Die Eingangsuntersuchung verfolgt zwei Hauptziele: Genügend Einzelheiten müssen zur Aufstellung einer einwandfreien Diagnose und eines Behandlungsplans erfaßt werden und, wo irgend möglich, müssen zu einer sachlichen Beurteilung Bewertungsverfahren zum Einsatz gelangen, mit denen objektive Ergebnisse erzielt werden können. Unglücklicherweise stehen in der Zahnheilkunde objektive Bewertungsverfahren nur unzureichend zur Verfügung. Idealerweise sollte ein Krankheitsanzeichen 100% empfindlich, 100% kennzeichnend, 100% nachweisbar und 100% unvorhersehbar sein. Empfindlichkeit kennzeichnet sich durch den Prozentsatz von Personen (oder im Falle einer Parodontalerkrankung, Bereiche) die unter der Erkrankung leiden und auch Anzeichen aufweisen. Die Spezifität kennzeichnet den Prozentsatz von Personen, die keine Erkrankung und auch keine Anzeichen aufweisen[1]. Die Nachweisbarkeit kennzeichnet den Prozentsatz von Personen (oder Bereiche), die Anzeichen aufweisen und erkranken werden. Unvorhersagbarkeit kennzeichnet den Prozentsatz an Personen ohne Krankheitsanzeichen und die auch nicht erkranken werden[2]. Daher würde im Idealfall jeder, der eine Erkrankung hat auch Anzeichen dafür aufweisen, jeder ohne Erkrankung würde auch keine Anzeichen tragen, jeder mit Anzeichen würde der Erkrankung entgegensehen und jeder ohne Anzeichen würde erkrankungsfrei bleiben. Unglücklicherweise trifft im dentalen Bereich keines der Anzeichen auf diese Kriterien zu, und der Kliniker muß die relative diagnostische Relevanz zwischen dem Risiko abwägen, bei einem Patienten eine möglicherweise anstehende Erkrankung nicht zu behandeln, und dem Risiko einer Behandlung, wenn die Erkrankung vielleicht gar nicht vorliegt.

In diesem Kapitel werden folgende Verfahrensweisen behandelt:

- Formblätter
- Röntgen-Untersuchungstechniken
- Extraorale und intraorale Untersuchungen
- Anfangsabdrücke, Gesichtsbogen- und Kiefergelenk-Registrierungen
- Datenüberprüfung und Eingangsdiagnose
- Erste Fühlungnahme mit dem Patienten
- Spezielle Untersuchungen

Zahnärzte, die Patienten mit defekten, umfangreich restaurierten Gebissen behandeln, haben die wenig beneidenswerte Aufgabe, eine Untersuchung und Beurteilung der gesamten Mundverhältnisse vorzunehmen. Diese kann sich nicht nur auf das Parodont, auf die Okklusion oder Karies als solche konzentrieren, sondern man muß in allen Disziplinen der restaurativen Zahnheilkunde auf dem Laufenden sein und über ein standardisiertes Untersuchungssystem verfügen, das jedes Gebiet berücksichtigt. Es ist wichtig, daß der Zahnarzt, ähnlich wie ein Pilot vor dem Start, nach einer standardisierten Checkliste vorgeht. Die verwendeten Formblätter dürfen nicht unhandlich sein. Auch wäre eine Zusammenstellung von Formblättern aus verschiedenen Fachbüchern unzweckmäßig. Dieses Kapitel beschreibt ein routinemäßig anwendbares Untersuchungssystem. Einige Gesichtspunkte kommen dabei nur in Betracht, wenn der Patient hierfür entsprechende Symptome oder Anzeichen aufweist. **Eine umfassende, sorgfältige und systematische Untersuchungstechnik ist von äußerster Wichtigkeit, weil Diagnose, Behandlungsplanung und Behandlung davon absolut abhängig sind.**

Die klinische Bedeutung der Ergebnisse der Untersuchung hängt von folgenden Gesichtspunkten ab:

- Dem Ausmaß der erforderlichen restaurativen Therapie.
- Alter des Patienten. Der Zweiundzwanzigjährige mit restaurativen Problemen erfordert eine andere Einstellung als ein Siebzigjähriger mit ähnlichen Schwierigkeiten.
- Erfahrung und Geschicklichkeit des Zahnarztes.
- Der Befähigung des zuarbeitenden Zahntechnikers.
- Dem sozialen und physischen Umfeld, in dem sich beide, Zahnarzt und Patient, wiederfinden. Eine angemessene Therapie in einer bestimmten sozio-ökonomischen Umgebung kann in einem anderen Umfeld unangemessen sein. Ebenso kann ein Zahnarzt als Voraussetzung einen hervorragenden Zahntechniker haben, während ein anderer über einen entsprechend ausgebildeten Techniker nicht verfügt.

Formblätter

Acht Formblätter werden zur Untersuchung verwendet. Sie sind 30 cm x 21 cm groß (Greenbrook Dental Supplies Ltd.). Diese können auch durch Computerdateien ergänzt oder ersetzt werden.

Formblatt 1 (Seite 34) erhebt die allgemeinen Auskünfte,

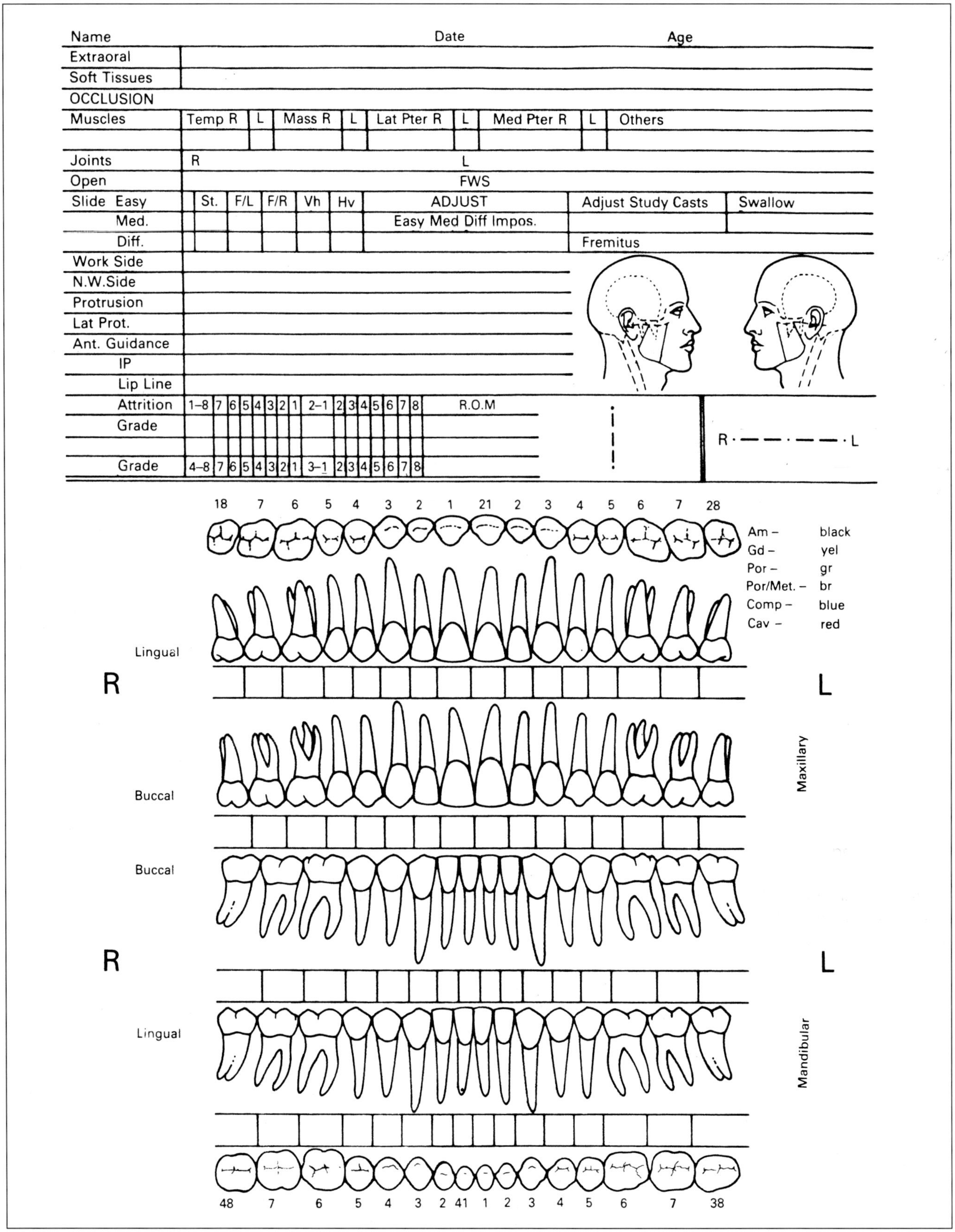

Kapitel 4 Untersuchung

Abb. 4.1a Formblatt für extraorale Befunde, Weichteilbefunde, Okklusal- und Karies/Restaurationsbefunde.

Name	Mrs. Ann Potter					Date	16-3-92			Age	42	
Extraoral	NAD											
Soft Tissues	NAD											
OCCLUSION												
Muscles	Temp R	L	Mass R	L	Lat Pter R	L	Med Pter R	L	Others			
	+		+++		+	++						
Joints	R					L						
Open	Click 30mm open 20mm close						FWS		4mm			
Slide Easy	St.	F/L	F/R	Vh	Hv	ADJUST			Adjust Study Casts		Swallow	
(Med.)		2mm		✓		(Easy) Med Diff Impos.			Yes		—	
Diff.									Fremitus		—	
Work Side	NAD											
N.W.Side	17/47											
Protrusion	37/27											
Lat Prot.	—											
Ant. Guidance	Steep											
IP	Irreg. Occlusal Plane											
Lip Line	High ↑											
Attrition	1–8 7 6 5 4 3 2 1			2–1 2 3 4 5 6 7 8				R.O.M 50mm				
Grade	3			3								
	3			3								
Grade	4–8 7 6 5 4 3 2 1			3–1 2 3 4 5 6 7 8				R. 9mm . 9mm . L				

Abb. 4.1b Extraoraler-, Weichteil- und Okklusions-Befundbogen im Anschluß an die Untersuchung eines Patienten. NAD (nothing abnormal discovered) = ohne Befund. Keine extraoralen oder Weichteilanomalien wurden festgestellt. Gewisse muskuläre Empfindlichkeiten waren vorhanden. Rechter Masseter- und Temporalismuskel reagierten auf Palpation empfindlicher als die linken. Öffnungs- und Schließgeräusch am rechten Kiefergelenk. Die Gleitbewegung von CRCP nach IP war mit einem 2 mm Gleitweg nach vorwärts-links bei großem Vertikal : Horizontalverhältnis etwas schwierig zustandezubringen. Eine Linksabweichung ergab sich bei Öffnung mit einem Bewegungsausmaß vertikal von 50 mm und 9 mm nach jeder Seite. Balanceseitenkontakte zwischen 17 und 47 und Protrusionskontakte zwischen 37 und 27. Der okklusale Bißausgleich erschien einfach, jedoch die Einstellung von Studienmodellen war erforderlich. Die Frontzahnführung war steil bei ungleichmäßiger Okklusalebene. Hochverlaufende Lippenlinie. Abkauung dritten Grades (bis in das Dentin reichende große ausgehöhlte Bereiche) bei 13, 43, 23, 33. In der Skizze: Symptome, blaues Kreuz; Palpationsreaktion rotes Kreuz; (X) - Unterschied zwischen Muskelpaaren - nur unangenehm; X - schmerzhaft; XX - sehr schmerzhafte Reaktion; Pfeilanzeige - reaktionsauslösender Bereich.

wie Adresse des Patienten, Alter, Telefonnummern, Ansprechpartner, Beruf, Hauptbeschwerden und sachdienliche Hinweise zur Vorgeschichte.

Formblatt 2 (Abb. 3.1a) ist ein medizinischer Fragebogen, der so gestaltet ist, daß nur die Kreuze in der „Ja"-Spalte von Bedeutung sind. Beachtenswerte Angaben werden durch Anbringen eines roten Aufklebers und/oder eines Allergiestickers an der Außenseite der Patienten-Karteimappe mit einer entsprechenden Bemerkung versehen (Abb. 3.1c).

Formblatt 3 (Abb. 3.1b) ist der Fragebogen zur Anwendung bei arthromyogenen Schmerzen[3]. Positivreaktionen im Fragenteil 1 weisen auf Schmerzen/Beschwerden hin. Positivreaktionen im Fragenteil 2 weisen auf lokale Risiken hin, z.B. Komplikationen bei Zahnbehandlungen. Positivreaktionen im Fragenteil 3 weisen auf den Grad der gestörten Funktion hin. Positivreaktionen im Fragenteil 4 weisen auf generelle Risikofaktoren und psychogene Ursachen hin.

Formblatt 4 (Abb. 4.1a) besteht aus zwei Teilen. Der obere Teil bietet Platz für Aufzeichnungen extraoraler Untersuchungsergebnisse, über Weichteil- und umfassende Okklusionsbefunde. Der untere Teil besteht aus dem Zahnschemabogen zur Eintragung von Karies und vorhandenen Restaurationen.

Formblatt 5 (Abb. 4.1d) ist ein kombiniert parodontales und endodontisches Formblatt. Die Zähne werden wie folgt eingetragen: der obere rechte Quadrant unter Nr. 1, der obere linke unter Nr. 2, der untere linke unter Nr. 3 und der untere rechte unter Nr. 4.

Formblatt 6 (Abb. 4.1e) wird verwendet, um Sondierungsbluten zu registrieren.

Formblatt 7 (Abb. 4.1f) findet Verwendung bei der Berechnung der Blutungswerte.

Formblatt 8 (Abb. 4.1g) vermerkt die Weichgewebsverletzungen.

Extraoralbefund, Weichgewebe, Okklusionsbogen

Abbildung 4.1b zeigt ein derartiges Formblatt nach der Untersuchung eines Patienten. Eine Erklärung der Eintragungen in den Rubriken befindet sich darunter.

Extraoralbefund und Weichgewebe. Diese beziehen sich auf krankhafte Veränderungen.

Die Muskelempfindlichkeit wird unter Anwendung von + bis +++ ansteigend von unempfindlich bis stark empfindlich mit Augenreaktion (s. unten) registriert. Für Palpationsbefunde der rechten und linken *Mm. temporalis, Masseter,*

Pterygoideus lateralis und *Pterygoideus medialis* ist Platz vorgesehen. Zusätzlicher Platz bleibt für „*Andere*" orofaziale Muskelgruppen, die auf Palpation empfindlich reagieren.
Kiefergelenk R L: Platz ist vorgesehen, um Befunde wie Knacken, Knirschen und andere relevante Auffälligkeiten des rechten und linken Kiefergelenks zu vermerken.
Öffnung: Eintragungen zur Öffnungsbewegung oder damit verbundene Unregelmäßigkeiten.
Ruheschwebelage (FWS): registriert den interokklusalen Freiraum in der Ruheposition.
Gleitweg: die Angabe bezieht sich auf den Unterschied zwischen der zentralen Relation in Kontaktposition und der Interkuspidationsposition; diese wird als **leicht, mittelschwer** oder **schwer** betrachtet und bezieht sich auf die Schwierigkeit, den Gleitweg zur Einnahme der zentrischen Relation zu überwinden. Platz ist vorgesehen zur Eintragung, ob dieser gerade nach vorn (ST), nach vorn-links (F/L), oder nach vorn-rechts (F/R) gerichtet ist, einschließlich des Ausmaßes der Abweichungen. Platz ist für Eintragungen ob ein großes vertikal:horizontal-Verhältnis (Vh), oder ein großes horizontal:vertikal-Verhältnis (Hv) besteht, sowie für die Aufzeichnung der dazugehörigen Meßwerte und beteiligten Zähne.
Einschleifen: Ebenso kann vermerkt werden, ob das Einschleifen der Okklusion einfach, mittelschwer, schwierig oder unmöglich erscheint und ob Studienmodelle in den Artikulator gestellt und entsprechend eingeschliffen werden müssen.
Stimmfremitus, ebenso wie **Schluckverhalten** werden registriert.
Arbeitsseite, Balanceseite, protrudierende und lateroprotrudierende Kontakte finden Aufnahme.
Die **Frontzahnführung** wird als vorhanden oder nicht vorhanden vermerkt bzw. ob Unregelmäßigkeiten in der Führung bestehen.
IP bedeutet Interkuspidalposition und gestattet Vermerke über Abweichungen innerhalb dieser Beziehung.
Die **Lippenlinie** wird beim Lächeln, Sprechen, Grimassenschneiden, Lachen als hochverlaufend registriert (d.h. der Zahnfleischsaum wird während einer oder durchweg allen Betätigungen entblößt) oder niedrigverlaufend (keine Freilegung des Zahnfleischsaums). Die Lage der marginalen Freilegung wird vermerkt.
Sprache. Alle Sprechbehinderungen werden notiert.
Abnutzung wird bewertet als: 0 = keine Abnutzung, 1 = glänzende, flache Schmelzzonen ohne Dentinberührung, 2 = freiliegendes Dentin, 3 = umfangreiche Einbußen der okklusalen Formgebung [4].
Die **Kopfprofile** werden zur Eintragung der extraoralen Muskelsymptome des Patienten (blau markiert) und die Reaktion auf die Palpation (rot markiert) benutzt. Dabei bedeutet: (X) = Unterschiede innerhalb der Muskelgruppen jedoch „nur empfindlich"; X = „schmerzhaft"; XX = „starke Schmerzreaktion" Pfeile werden zur Markierung der Leitwege vom Auslöseort zum Referenzort eingezeichnet[5].
R.O.M. (range of movement), bedeutet das Bewegungsausmaß. Die vertikale Linie wird zur Registrierung des Öffnungsweges in der Frontalebene benutzt, d.h. um Verschiebungen oder Abweichungen aufzuzeigen. Die horizontale Linie wird zur Registrierung lateraler Bewegungsabläufe in der Frontalebene benutzt. Beide Meßwerte werden notiert.

Karies und Restaurationsbogen

Die untere Hälfte des Formblattes 4 besitzt Schemata der okklusalen, ligualen und fazialen Oberflächen der oberen und unteren Zähne mit Spalten unterhalb jedes Zahnes für Eintragungen. Die Eintragungen erfolgen mit Farbstiften (Abb. 4.1c).

Parodontalbogen

Die linke Spalte (Abb. 4.1d) benennt den **Zahn**, die nächsten sechs Spalten bieten Platz für Messungen der **Taschentiefen** auf den **bukkalen** und **lingualen** Flächen, sowie an den **mesialen, mittleren** und **distalen** Seiten. Nur Taschentiefen von mehr als 3 mm werden notiert, es sei denn, daß an diesem Zahn eine Zahnfleischrezession vorliegt; in diesem Falle wird die Taschentiefe des Saumepithels gemessen, so daß der gesamte Attachmentverlust errechnet werden kann (s. unten).
Die nächsten zwei Spalten dienen der Aufzeichnung des **Abstandes der Schmelz-Zementgrenze zum Gingivalrand**. Bukkal und lingual wird die größte Entfernung gemessen. Idealerweise müßte die Rezession für jeden Zahn an sechs Seiten gemessen werden; dies ist jedoch weder praktikabel noch notwendig. Dafür ergibt sich mehr Raum für die Furkationen die man einteilt in:

(i) Horizontalabbau des Stützgewebes von nicht mehr als einem Drittel der bukkolingualen Breite des Zahnes.
(ii) Horizontalabbau des Stützgewebes von mehr als einem Drittel der Zahnbreite, jedoch noch nicht über die gesamte bukkolinguale Breite des Furkationsbereichs. (das bedeutet noch nicht, durch-und-durch.)
(iii) Horizontal – „durch-und-durch"- Abbau des Stützgewebes im Bereich der Furkation.

Zugänge an den OK-Zähnen: M = mesiobukkal, D = distobukkal, P = palatinal; an den UK-Zähnen: M = mesial, D = distal, es sei denn, es handelt sich um drei- oder vierwurzelige Zähne. So wäre eine Furkationsbefund II. Grades zwischen den mesiobukkalen und palatinalen Wurzeln eines OK-Zahnes: M/P II.

Mobilität wird in der nächsten Spalte[6] wie folgt verzeichnet:

1 Beweglichkeit der Zahnkrone 0 – 1 mm in horizontaler Richtung
2 Beweglichkeit der Zahnkrone über 1 mm in horizontaler Richtung
3 Beweglichkeit der Zahnkrone sowohl axial als auch horizontal

Klinisch tritt diese Einteilung in Erscheinung als:

Formblätter

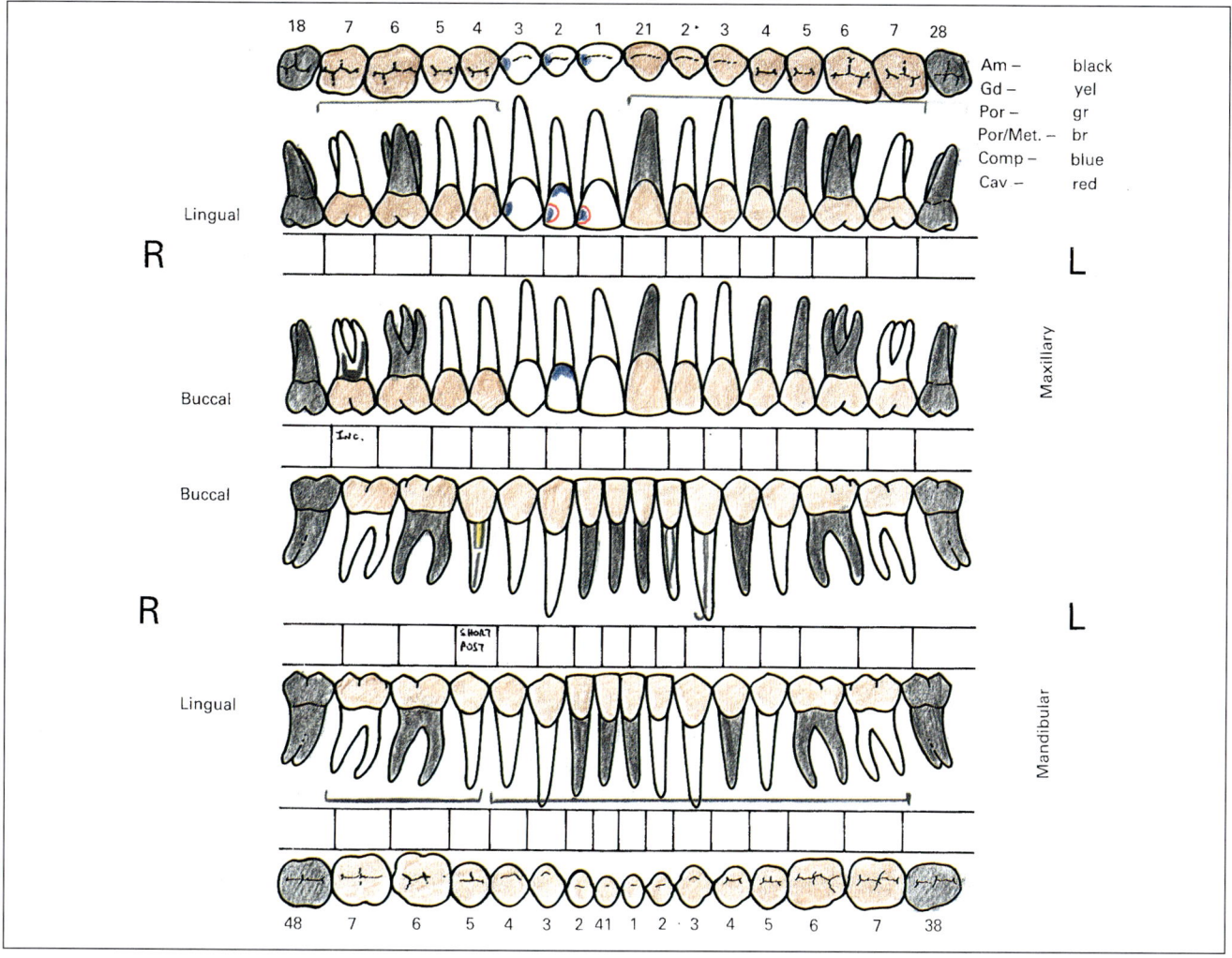

Abb. 4.1c Formblatt für Karies/Restaurationen im Aschluß an die Untersuchung. Fehlende Zähne markiert. Metallkeramische Brücken 17-14; 21-27; 37-44; 45-47. Kurzer Wurzelstift bei 45. Unvollständige Wurzelfüllung 17. Kompositrestaurationen 13, 12, 11. 11 und 12 erfordern Erneuerung. 33 Wurzelfüllung.

1 leicht erhöhte Beweglichkeit
2 mittelmäßig erhöhte Beweglickeit
3 ausgeprägt erhöhte Beweglichkeit (axiale Mobilität)

Häufig werden auch Zwischenstufen mit 1+, 2+ usw. vermerkt.
MG bezeichnet das Vorliegen mukogingivaler Erscheinungen und wird durch „+" gekennzeichnet.
Der **Verlust an Attachment** wird für die fazialen und lingualen Flächen durch Hinzurechnen der Taschentiefen zur Rezession in der gleichen Reihe aufgeführt. Für jede Fläche wird jeweils der größte Wert des Attachmentverlustes eingetragen. Wenn eine Tasche tiefer als eine benachbarte Tasche plus Rezession ist, dann wird jede mit der tieferen Tache in Verbindung stehende Rezession gemessen und dieser Tasche zugerechnet, um den Attachmentverlust zu bestimmen.
Plaque wird subjektiv erfaßt als 0, 1, 2, 3. Nummer 1 bedeutet wenig Beläge, 2 weist auf eine generelle Plaqueansammlung hin und 3 bezeichnet starke Beläge. Dies wird nachfolgend zusammen mit den Spalten für **parodontale Anfälligkeit** und **Kariesanfälligkeit** erörtert.

Endodontiebogen

Der endodontische Erhebungsbogen (Abb. 4.1d) sieht Spalten vor für Ergebnisse des **Elektro-Pulpentests (EPT)**, vorliegende **Perforationen**, Sinusbeteiligung, unvollständige Wurzelfüllungen, unzureichende Wurzelstifte, Sklerosierung oder Rarefizierung des Periapikalbereichs, Frakturen und Klopfempfindlichkeit (Periostitis).
Am unteren Rand des Bogens sind Spalten für **Blutungswert, Plaquewert,** Erhebung der **Parodontalanfälligkeit** und **Kariesanfälligkeit, Lippenlinie** und **Gewohnheiten** des Patienten vorgesehen. Unter „Anderes" können Angaben vermerkt werden, die an anderer Stelle nicht unterzubringen sind, z.B. die Registrierung von Implantaten.

NAME AGE DATE

Tooth	PERIO													ENDO										
	PKT Buccal			PKT Lingual			CEJ		Furcation	Mobil	MG	Attach Loss		EPT	Resorb	Perf	Sinus	Incomp	RCT	Poo	Post	Area	Fract	Periostitic
	Me	Mi	D	Me	Mi	D	B	L				B	L											
1 8																								
7																								
6																								
5																								
4																								
3																								
2																								
1																								
2 1																								
2																								
3																								
4																								
5																								
6																								
7																								
8																								
3 8																								
7																								
6																								
5																								
4																								
3																								
2																								
1																								
4 1																								
2																								
3																								
4																								
5																								
6																								
7																								
8																								

Bleed Score									
Plaque Score									
Perio Suscept.									
Caries Suscept.									
Lip Line									
Attitude									
Others									

Abb. 4.1d (i) Kombinierter Parodontose- und Endodontiebogen.

NAME AGE DATE

Tooth	PERIO												
	PKT						CEJ		Furcation	Mobil	MG	Attach Loss	
	Buccal			Lingual									
	Me	Mi	D	Me	Mi	D	B	L				B	L
1 8													
7													
6													
5													
4													
3													
2													
1													
2 1													
2													
3													
4													
5													
6													
7													
8													
3 8													
7													
6													
5													
4													
3													
2													
1													
4 1													
2													
3													
4													
5													
6													
7													
8													

Bleed Score				
Plaque Score				
Perio Suscept.				
Caries Suscept.				
Lip Line				
Attitude				
Others				

AGE DATE

PERIO												
PKT						CEJ		Furcation	Mobil	MG	Attach Loss	
Buccal			Lingual									
Me	Mi	D	Me	Mi	D	B	L				B	L

Bleed Score				
Plaque Score				
Perio Suscept.				
Caries Suscept.				
Lip Line				
Attitude				
Others				

Abb. 4.1d (ii) Parodontaler Fortsetzungsbogen für Recall-Termine.

Kapitel 4 Untersuchung

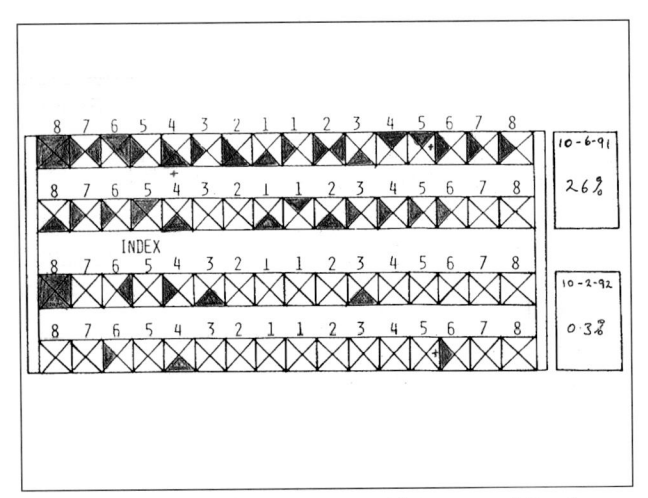

Abb. 4.1e Formblatt zur Registrierung von Blutungen nach Sondierung. Auftretende Sondierungsblutungen werden durch Schattierung des entsprechenden Feldes gekennzeichnet. Der Prozentsatz blutender Oberflächen kann aus Formblatt 7 (Abb. 4.1f) errechnet werden. Ein rotes x kennzeichnet purulente Exsudation.

Abb. 4.1f Formblatt zur Bestimmung des Blutungswertes. Die Gesamtzahl der Zähne wird vermerkt und der entsprechenden diagonalen Linie auf dem Formblatt zugeordnet, zum Beispiel 20 Zähne. die Anzahl der blutenden Flächen wird zusammengezählt und eine Linie bis zum Schnittpunkt mit der diagonalen Linie gezogen. Die horizontale Projektion ergibt im Schnittpunkt den Prozentsatz blutender Flächen. Zum Beispiel 20 Zähne mit 40 Blutungsflächen entspricht einem Blutungswert von 50%. Die Eintragung dieses Wertes erfolgt am unteren Ende des Parodontalbogens.

Sondierungsblutungs-Bogen

Jeder Zahn ist durch ein Viereck dargestellt mit Raum für die bukkale, mesiale, distale und linguale Fläche. (Abb. 4.1e). Die Eintragung einer Blutung nach Sondierung erfolgt durch Ankreuzen des entprechenden Feldes. Der **Prozentsatz blutender Zahnflächen** kann, wie in Formblatt Nr. 7 beschrieben, errechnet werden.

Blutungswert-Bogen

Die Gesamtzahl der Zähne wird auf der im Bogen vorgesehenen Linie eingetragen. Die Anzahl der blutenden Zahnflächen wird addiert und der waagrechte gegenüberliegende Kreuzungspunkt ergibt, zusammen mit der Linie für die Anzahl der Zähne, den Prozentsatz der Blutungen. Zum Beispiel 28 Zähne mit 56 Blutungseinheiten = 50% Blutungswert. Dieses Ergebnis erscheint am unteren Rand des Parodontalbogens.

Weichgewebe-Bogen

Dieser Bogen (Abb. 4.1e) wird der Sammelmappe nur beigefügt, wenn derartige Verletzungen vorliegen.

Auswertung der Bögen

Die Formblätter 2, 3, 4 und 5 werden in eine grüne Sammelmappe von der Größe 31 cm x 24 cm (Abb. 5.1g) eingeordnet. Um die Befunde leicht zugänglich zu machen,

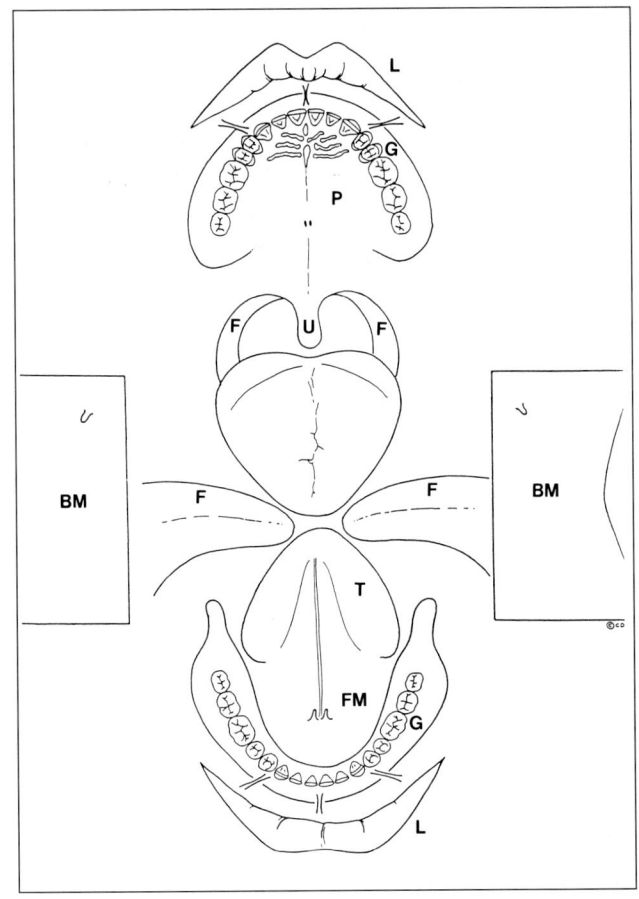

Abb. 4.1g Erfassen von Weichteilverletzungen. Das Vorhandensein einer Verletzung wird notiert, mit dem Datum versehen und auf dem Formblatt beschrieben. Auf dem Bogen werden skizzenhaft die Lippen (L), der Gaumen (P), der Rachen (F), die Uvula (U), die Zunge (T), der Mundboden (FM), die bukkale Mukosa (BM) und die Gingiva (G) dargestellt.

wird die Krankengeschichte an der Außenseite eingefügt. Wenn man die Mappe aufschlägt, liegen dem Behandler die Formblätter für Okklusion, Karies, Parodontien/Endodontie offen vor. Der Parodontien/Endodontie-Bogen wird nur an seinem oberen Ende befestigt, so daß er hochgeklappt werden kann und den Bogen über die Blutungsneigung offenlegt. Ähnlich kann das Formblatt 8 neben dem Karies/-Okklusionsbogen eingefügt werden. Dieses Format ermöglicht eine leichte Handhabung für die Sprechstundenhilfe und hat sich bei der Planung außerordentlich gut bewährt. Alle Bögen werden in einer Patienten-Sammelmappe aufbewahrt (Safeguard Systems).

Checkliste zur Befundaufnahme

- Ist mein System zur Erhebung der Krankengeschichte zufrieden stellend?
- Wird meine Aufmerksamkeit auf wichtige Gesichtspunkte gelenkt?
- Registriere ich genügend Einzelheiten in Bezug auf die Okklusion?
- Kann ich unterschiedliche Restaurationen auf meinem Formblatt sofort voneinander unterscheiden?
- Dokumentiere ich Taschentiefen?
- Vermerke ich Attachmentverlust?
- Erfasse ich die Blutungswerte?
- Wird die Zahnbeweglichkeit registriert?
- Berücksichtige ich die Lippenlinie?
- Verwende ich einen Endodontie-Erhebungsbogen?
- Ist mein Dokumentationssystem unhandlich?
- Ist mein Dokumentationssystem geeignet, sachdienliche Befunde niederzulegen?
- Kann ich auf dem Schreibtisch die Mappe aufschlagen und erhalte alle Befunde übersichtlich geordnet?
- Überpüfe ich mein Dokumentationssystem regelmäßig mit meiner Sprechstundenhilfe, der Prohylaxehelferin, meiner Sekretärin?

Röntgentechnik

Dentale Panoramaaufnahme
(Orthopantomogramm OPG) (Abb.4.2)

Die Panoramaaufnahme gewährt einen guten allgemeinen Überblick über den Zustand des Gebisses und das Vorhandensein radiologisch identifizierbarer pathologischer Befunde. Sie veranschaulicht auch die verfügbare Knochenhöhe zur Implantation von Zahnimplantaten und die Lagebeziehung vitaler Strukturen. Die vertikale Vergrößerung beträgt etwa x 1,3. Die horizontale Vergrößerung variiert mit dem Zahnbogenverlauf.

Wenn die Eingliederung von Implantaten als Behandlungsmöglichkeit in Frage kommt, helfen die Befunde des Orthopantomogramms bei der Entscheidung, ob weitere Röntgenaufnahmen für zusätzliche Untersuchungen gerechtfertigt erscheinen (s. Kapitel 33).

Diese Röntgenaufnahme wird vor der Befunderhebung angefertigt, wenn aus der Korrespondenz des überweisenden Zahnarztes die Notwendigkeit hierfür hervorgeht, so daß sie zum Untersuchungstermin vorliegt; oder es folgt eine sehr kurze Eingangsuntersuchung, während der die Notwendigkeit festgestellt wird..

Status periapikaler Röntgen-Einzelaufnahmen

Bei allen Patienten wird ein vollständiger Status periapikaler Langtubus-Aufnahmen und Flügelbißaufnahmen angefertigt. Als Röntgenapparat verwendet man ein 70 kV 10 Milliampere Gerät mit einem DC-Kopf für Rechtwinkeleinstellung (SS White Intrex) sowie Speed-Filmmaterial[7], um eine möglichst geringe Bildverzerrung, gute Kontrastabstufungen und verringerte Belichtungszeiten zu erhalten. Die zu röntgenden Gebiete werden im Anschluß an die Auswertung der Panoramaufnahme und die Eingangsuntersuchung bestimmt. Gewöhnlich erfordert dies einen vollen Röntgenstatus. Die Einzelaufnahmen werden in eine Röntgenfilmtasche (Abb. 4.3) eingeordnet (Ada Products Inc.) Die Entwicklung der Röntgenfilme erfolgt in einem Entwicklungsautomaten; die Aufnahmen sind innerhalb von vier Minuten trocken und verfügbar. Um bei Anwendung der Halbwinkeltechnik Anstellwinkelfehler zu vermeiden, werden Langtubus-Aufnahmen hergestellt[8]. Zur Ausrichtung benutzt man Filmhalter (Rinn). Für gute Tiefenschärfe ohne wesentliche Graueffekte werden Geräte mit 70 kV und 10 Milliampere eingesetzt. Ein DC-Kopf findet Verwendung, um die Strahlenbelastung, unter prozentual besserer Ausnutzung energiereicher und weniger untauglicher energiearmer Röntgenstrahlen, zu vermindern[9].

Zusätzliche Röntgenaufnahmen

Röntgenaufnahmen zur Untersuchung der Kiefergelenke und zur Festlegung der Bereiche für osseointegrierte Implantationen sind Spezialuntersuchungen und werden auf Seite 112–115 erörtert.

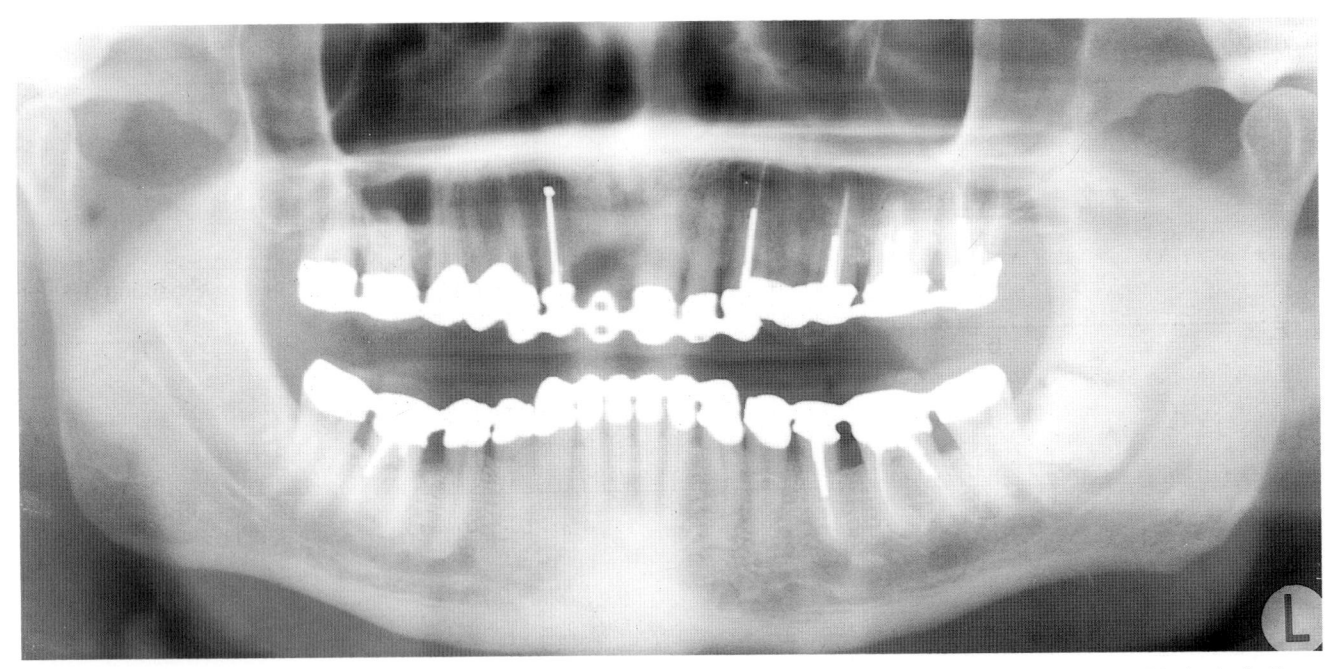

Abb. 4.2 Dentale Panoramaufnahme. Dies ist eine transpharyngeale Projektion mit begrenzt fokussierender Spaltblende - gewöhnlich durch die Ebene der Molaren. In der restaurativen Zahnbehandlung kann das Verfahren zur Bestimmung von Verbindungsabständen nicht eingesetzt werden. Weiterhin befinden sich die Zähne nicht in Okklusion, wenn das Röntgenbild aufgenommen wird.

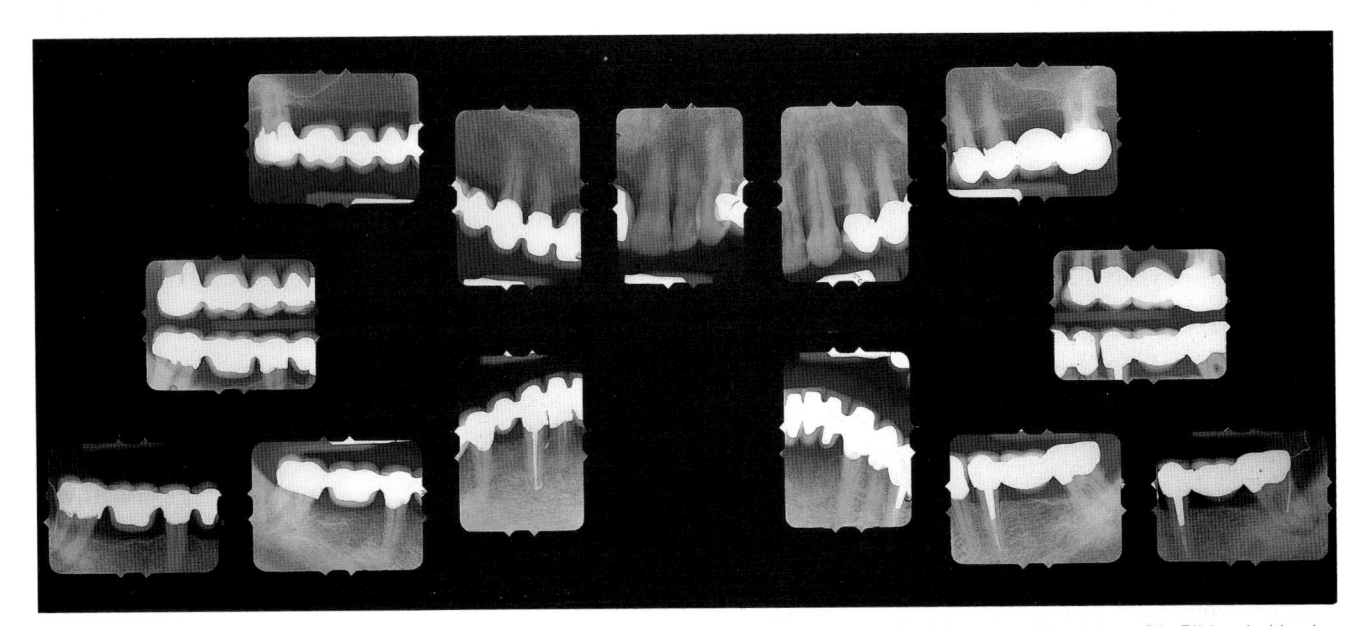

Abb. 4.3 Status periapikaler Röntgenbilder und Flügelbißaufnahmen, aufgenommen in parallelem Strahlengang mit Lantubus. Die Bilder sind in eine Röntgenfilmtasche eingeordnet, die das Umgebungslicht ausblendet (Adamount - 616B). Zusätzliche Aufnahmen der Zähne 47 und 37 mit in die parodontalen Taschen eingelegten Guttaperchaspitzen.

Checkliste zur Röntgenuntersuchung

- Wurde mein Röntgengerät auf Defekte überprüft?
- Geschieht das regelmäßig?
- Wieviel Kilovolt und wieviel Milliampere gibt das Gerät ab?
- Welches Filmmaterial verwende ich?
- Ist der Tubus justiert?
- Wird mein Personal strahlengeschützt?
- Ist mein Personal genügend geschult?
- Sind die Strahlenschutzbestimmungen offen ausgelegt?
- Bin ich entsprechend ausgebildet?
- Erfülle ich die erforderlichen Maßgaben der Röntgenverordnung?
- Tragen wir Strahlenschutzplaketten?
- Benutze ich für die Patienten eine Bleischürze?
- Wende ich die Langtubustechnik an?
- Wie gründlich wird die Filmentwicklung überwacht?
- Verwende ich einen guten Röntgenbildbetrachter?
- Habe ich Zugang zu weiteren speziellen Bildgebungstechniken?
- Bin ich bedacht darauf, Röntgenaufnahmen nur dann zu verordnen, wenn diese wirklich notwendig sind?
- Muß ich häufig Aufnahmen wiederholen; wenn ja, sollte ich meine Aufnahmetechnik ändern?
- Bin ich geschult, die von mir verordneten Röntgenbilder auszuwerten?
- Wenn das nicht der Fall ist, nehme ich die Dienste eines Fachkollegen in Anspruch?

Untersuchung

Ziel ist die Entwicklung von Bewertungsverfahren, mit deren Hilfe Krankheitsbilder und Dysfunktionen mehr objektiv als subjektiv festgestellt werden können in Bezug auf:

- sich verändernde Erscheinungen bestehender Erkrankungen und/oder Dysfunktionen.
- Risiken gegenüber der Bezahnung und/oder Restaurationen bei bestehender Erkrankung oder Dysfunktion.
- die Wahrscheinlichkeit der Entwicklung neuer Erkrankungen oder Dysfunktionen und deren begleitende Risiken.

Unglücklicherweise sind die meisten der bestehenden Untersuchungsmethoden wenig geeignet, solche Verfahren auszuarbeiten. Während der Untersuchung richtet sich die Aufmerksamkeit einzig auf die Wahrnehmung und Aufzeichnung des gegenwärtigen Zustandes, wobei Behandlungsmöglichkeiten zunächst nicht in Betracht gezogen werden. Untersuchung, Diagnose und Behandlungsplanung sind getrennte Bereiche.

Die Untersuchung verläuft nach folgenden Vorgaben:

1) Eingangsbeobachtungen während der Erhebung der Krankengeschichte
2) Extraorale Untersuchung
   Weich- und Hartgewebe
   Muskeln
   Gelenke
   Sprechfunktion
3) Intraorale Untersuchung
   Weichgewebe
   Muskeln
   Zähne und Parodontium – allgemeine Erhebung des Parodontalstatus
   Eingangsröntgenuntersuchung
   Okklusion
   Parodontium
   Zähne
   Endodontischer Befund
   Ästhetik
4) Allgemeine Angaben
   Sprechvermögen
   Verhaltensweise

Eingangsbeobachtungen

Die Untersuchung beginnt mit der Aufnahme der Krankengeschichte. Die Lippenlinie wird während des Sprechens und Lächelns im Hinblick auf die Freilegung der Zahnfleischränder beobachtet. Jede exzessive Aktivität der Gesichtsmuskeln wird schriftlich vermerkt.

Bedeutung
Hochverlaufende Lippenlinien bringen bei Überkronungen größere Schwierigkeiten in der ästhetischen Gestaltung und den Kronenrandbegrenzungen mit sich. Auffällige Muskelaktivitäten können auf Bruxismus hindeuten [10].

Extraorale Untersuchung

Die zu untersuchenden Gebiete sind die Haut, die darunterliegenden Weich- und Hartgewebe, die Kaumuskulatur, die temporomandibulären Gelenke und das Sprechvermögen. Dazu sollte der Patient in halb zurückgeneigter Position des Behandlungsstuhls mit gut gestütztem Kopf gelagert werden.

Haut

Auffällige Hautveränderungen werden kontrolliert, indem man die Brille des Patienten abnimmt und den Schmetterlingsbereich neben den Augen auf Basalzellen-Karzinome absucht.

Bedeutung
Bei Vorliegen offensichtlich unbehandelter pathologischer Befunde kann eine mißlungene restaurative Zahnbehandlung für den Patienten noch das kleinste Übel sein.

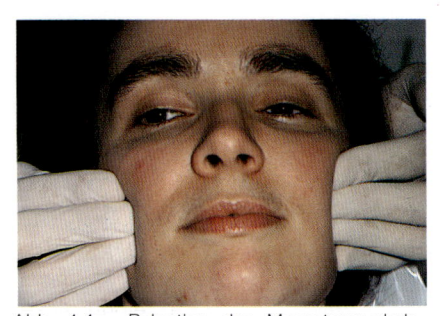

Abb. 4.4a Palpation des Massetermuskels. Dieser sollte sowohl in Ruhezustand als auch in Anspannung, d.h. wenn der Patient seine Zähne zusammenpreßt, palpiert werden. In gleicher Weise wird der Temporalismuskel palpiert.

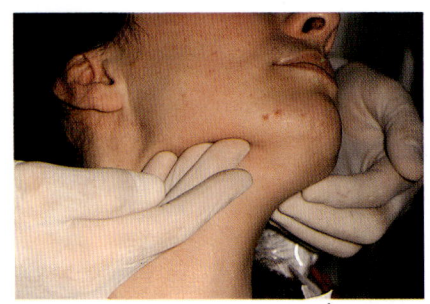

Abb. 4.4b Palpation des Musculus pterygoideus medialis an dessen Insertionsstelle medial vom Unterkieferwinkel.

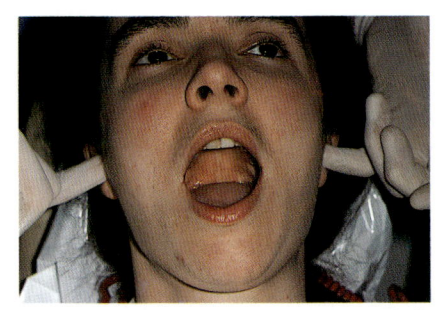

Abb. 4.4c Die Palpation der temporomandibulären Gelenke; die Finger lagern in den Gehörgängen. Deviation – Verschiebung der Kiefermittellinie während der Öffnungsbewegung, die sich jedoch mit zunehmender Öffnung wieder ausgleicht. Deflektion – Verschiebung der Mittellinie nach einer Seite, die mit zunehmender Öffnung größer wird und bei maximaler Öffnung nicht verschwindet.

Unter der Oberfläche liegende Weich- und Hartgewebe

Die unter der Oberfläche liegenden Weich- und Hartgewebe sollten durch Palpation untersucht und nach derben Verhärtungen und Gewebsvergrößerungen abgetastet werden. Schmerzempfindliche Bereiche und Lymphadenopathien werden notiert.

Bedeutung
Wie bei der Hautuntersuchung ist bei unbehandelten pathologischen Befunden eine mißlungene restaurative Zahnbehandlung für den Patienten das kleinere Übel. Lymphadenopathien können eine intraorale krankhafte Veränderung signalisieren.

Muskulatur

Die Temporalis- und Masseter-Muskeln werden (Abb. 4.4a) in entspanntem und angespanntem Zustand durch Palpation untersucht. In ansonsten unempfindlichen Muskeln können Schmerzen auftreten. Schmerzhafte Reaktionen werden auf dem Okklusions-Formblatt vermerkt. Die Muskulatur des Nackens und des Kopfes wird ebenfalls palpiert. Den medialen Pterygoidmuskel ertastet man an dessen Ansatz medial vom Kieferwinkel (Abb. 4.4b).

Bedeutung
Empfindliche Reaktionen auf Palpationen sollten den Praktiker warnen, ausgedehnte restaurative Zahnbehandlungen durchzuführen, welche die okklusalen Kauflächen einbeziehen. Jedenfalls nicht, bis derartige Beschwerden, entweder als Ergebnis therapeutischer Maßnahmen oder spontan im natürlichen Kreislauf solcher Erscheinungen abgeklungen sind. Muskelsensitivität deutet mit großer Wahrscheinlichkeit auf nicht reproduzierbare Kieferbeziehungen hin, die im Zuge der Restauration okklusaler Kauflächen unvorhersehbar außer Kontrolle geraten können.

Untersuchung der temporomandubulären Gelenke

Die Fingerspitzen werden gleichzeitig auf die lateralen Begrenzungen beider Gelenke aufgelegt. Nach leichtem, medialgerichtetem Druck auf die Gelenke wird der Patient aufgefordert, etwaige Symptome zu beschreiben. Diese werden gleichermaßen wie die Muskelsymptome aufgezeichnet. Der Patient öffnet und schließt den Mund, und auffällige Reaktionen werden registriert. Der kleine Finger wird sodann in den äußeren Gehörgang gesetzt und nach anterior bewegt, um sowohl während der Ruhelage als auch bei Öffnungs- und Schließbewegungen Störungen, die von dem posterioren und lateralen Gelenkbereich ausgehen, festzustellen. Üblicherweise können dabei Knack- und Reibegeräusche wahrgenommen werden; die Interinzisalabstände, bei denen diese Störungen auftreten, werden gemessen und schriftlich niedergelegt. Der Patient wird sodann gebeten, den Mund zu öffnen. Deviationen, die Verschiebung der Kiefermittellinie während der Öffnungsbewegung, die bei weiterer Öffnung wieder verschwinden (d.h. Rückkehr zur Mittellinie), oder Deflektionen, d.h. Verschiebung der Mittellinie des Kiefers nach einer Seite, die mit weiterer Öffnung größer werden und bei maximaler Öffnung nicht verschwinden (d.h. keine Rückkehr zur Mittellinie)[11], werden vermerkt und in die Rubrik unter ROM (range of movement) in das Okklusions-Formblatt eingetragen (Abb. 4.1b). Der Patient wird gebeten zwei oder dreimal hintereinander so weit als möglich zu öffnen. Der maximale Interinzisalabstand bei der Mundöffnung und auch die Lateralexkursionen nach rechts und links werden gemessen. Knackgeräusche können außerdem mit einem Stethoskop oder durch Anwendung von Ultraschall (Doppler – Denar Instruments) wahrgenommen werden. Letzteres kann über den Zustand einer Meniskusläsion weitere Erkenntnisse vermitteln, obgleich ich derartige instrumentelle Untersuchungsmethoden bislang nicht als notwendig erachtet habe und Mohl N. et al. 1990 die Effizienz von Ultraschalluntersuchungen in Frage stellten[12].

Bedeutung
Dworkin hob 1992 [13] in einem kritischen Forschungsbericht über diagnostische Kriterien deutlich die Unzulänglichkeit gegenwärtiger Maßstäbe und die daraus zu ziehenden Schlüsse hervor. Die klinischen Befunde spielen die Rolle der Anleitung zur Versorgung, aber deren Bedeutung muß Gegenstand ständiger Nachprüfung sein.

Gelenkknacken: kann durch ausgedehnte Restauration des Gebisses und Einstellung in eine anterior gelagerte mandibulo-maxilläre Beziehung erfolglos behandelt worden sein. Die Effizienz derartiger Behandlungsmaßnahmen wird durch wohl begründete klinische Untersuchungen nicht bestätigt. In Anbetracht dessen bedürfen die meisten Klickgeräusche, außer der Beruhigung des Patienten, keiner besonderen Maßnahmen; diejenigen, die behandlungsbedürftig sind, sollten jedoch vor der der Eingliederung von Restaurationen beseitigt werden. In Kapitel 28 wird dieses Thema des weiteren erörtert.

Folgen von Gelenkknacken

(i) Nicht fortschreitend (dies ist allgemein der Fall). Morphologische Gelenkveränderungen können auftreten, geben jedoch keinen Anlaß zu Beschwerden; die Symptome ändern sich nicht.
(ii) Fortschreitende Degeneration des Meniskus führt zu Schmerzen mit wachsender Bewegungseinschränkung und Blockaden.

Hinsichtlich einer naturbedingten Vorgeschichte des Gelenkknackens gibt es keine schlüssigen Erkenntnisse[14]. Weitere Zusammenhänge werden in Kapitel 28 erörtert.

Deviation: während Öffnungsbewegungen weist eine Deviation aller Wahrscheinlichkeit nach auf eine Beeinträchtigung durch die Menisken in einem oder beiden Gelenken hin, wohingegen eine Deflektion die Folge eingeschränkter Beweglichkeit in einem Gelenk darstellt und gewöhnlich durch muskuläre Disharmonien verursacht wird, aber auch auf Funktionsstörungen der Menisken zurückzuführen ist.

Eingeschränkte mandibuläre Öffnungsbewegung: diese definiert sich mit Werten unter 40 mm und mahnt bei restaurativen Maßnahmen zur Vorsicht (Durchschnittswert bei Männern: 55 mm und 50 mm bei Frauen)[15]. Von Exkursionsbehinderungen spricht man bei Werten unter 9 mm.
Nach Auffassung von Lundh H. et al 1987[16] neigt Gelenkknacken mit lateraler Gelenkempfindlichkeit, fehlenden Molaren, umschriebenen Abrasionen und Kauschmerzen eher zu nachfolgenden Blockaden, als Gelenkknacken ohne derartige Begleiterscheinungen.

Unterscheidung zwischen Myalgie und Arthralgie intrakapsulären Ursprungs

Klagt der Patient über bestehende funktionelle Gesichtsschmerzen (d.h. Schmerzen beim Kauen) entsteht diagnostisch die schwierige Frage, ob diese Beschwerden von der Muskulatur oder von den Gelenken (intrakapsulär) ausgehen. Die folgenden sechs Untersuchungstests erweisen sich als nützlich[17]:

Translation - Reibungslosigkeit der Bewegung (Abb. 4.5a Seite 56)
Der Unterkiefer wird mit dem Daumen auf der Oberfläche der Backenzähne und dem Zeigefinger am unteren Kieferrand, ergriffen, und der Patient wird in eine Translationsbewegung geführt: Muskelbeschwerden - reibungslose Bewegung; Gelenkbeschwerden - rauhe Bewegung.

Überprüfung der Endposition (Abb. 4.5b)
Weisen Sie den Patienten an, seinen Mund so weit als möglich zu öffnen und versuchen Sie dann die Mundöffnung zu erweitern, indem Sie die Schneidekanten der Unterkieferfrontzähne nach unten drücken: Muskelbeschwerden - eine gewisse Elastizität wird spürbar; Gelenkbeschwerden - starre Endposition.

Dynamische Öffnung (Abb. 4.5c)
Eine aufwärtsgerichtete Kraft wird durch den Behandler auf das Kinn ausgeübt und der Patient öffnet den Mund gegen Widerstand. Muskelbeschwerden - Schmerz; Gelenkbeschwerden - Schmerz. Dies bestätigt lediglich die funktionellen Beschwerden, unterscheidet jedoch nicht zwischen Muskel- und Gelenkschmerz.

Statische Öffnung (Abb. 4.5d)
Eine aufwärtsgerichtete Krafteinwirkung verhindert die Bewegung des Unterkiefers und der Patient wird angewiesen, den Mund versuchsweise zu öffnen - dabei wird jedoch keine Öffnungsbewegung zugelassen Muskelbeschwerden - Schmerz; Gelenkbeschwerden - kein Schmerz.

Gelenkdetraktion - Aufbiß auf Interdentalkeil (Abb. 4.5e)
Muskelbeschwerden - Schmerzreaktion auf der betreffenden Seite, es sei denn nur der untere laterale Pterygoidmuskel ist beteiligt. Gelenkbeschwerden - kein Schmerz oder Rückführung in den Ausgangszustand.

Protrusion gegen Widerstand mit eingeschobenem Interdentalkeil (Abb. 4.5f)
Beschwerden am unteren lateralen Pterygoidmuskel - Schmerz; Gelenkbeschwerden - kein Schmerz.

Die Ergebnisse dieser Tests können wie folgend zusammengefaßt werden:

	Muskel	Intrakapsulär
Translation	glatt	rauh
Endposition	elastisch	starr
dynamische Öffnung	ja	ja
statische Öffnung	ja	nein
Gelenkdetraktion	Schmerz	Erleichterung
Protrusion/Widerstand	Schmerz	nein

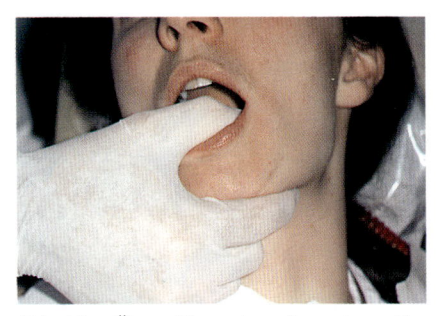

Abb. 4.5a Überprüfung des reibungslosen Bewegungsablaufs während der Translation. Muskelbeschwerden – reibungslose Bewegung; Gelenkbeschwerden – rauher Bewegungsablauf.

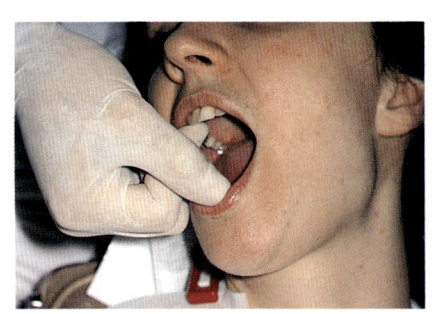

Abb. 4.5b Endposition. Muskelbeschwerden – spürbare Elastizität; Gelenkbeschwerden – starre Endposition.

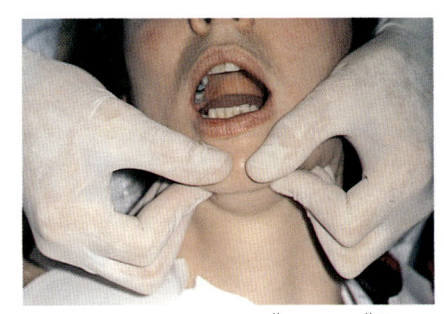

Abb. 4.5c Dynamische Öffnung. Öffnung gegen Widerstand. Die Finger drücken aktiv nach oben und der Patient öffnet. Muskelbeschwerden – Schmerz; Gelenkbeschwerden – Schmerz.

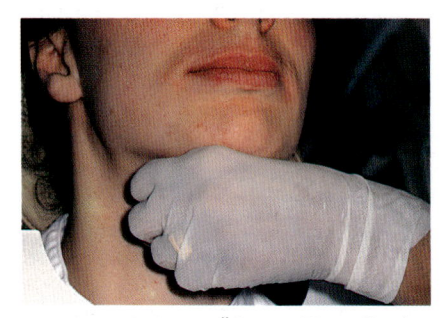

Abb. 4.5d Statische Öffnung. Bitten Sie den Patienten den Mund zu öffnen, verhindern jedoch die Bewegung des Unterkiefers durch eine nach oben gerichtete statische Kraft. Muskelbeschwerden – Schmerz; Gelenkbeschwerden – kein Schmerz.

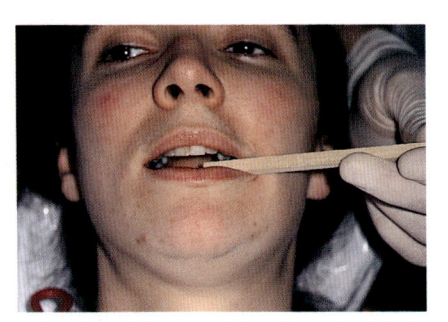

Abb. 4.5e Gelenkdetraktion. Der Patient beißt auf den Interdentalkeil. Muskelbeschwerden – Schmerzreaktion auf der betreffenden Seite, sofern nicht der untere laterale Pterygoidmuskel beteiligt ist; Gelenkbeschwerden – kein Schmerz oder Erleichterung des bestehenden Schmerzes.

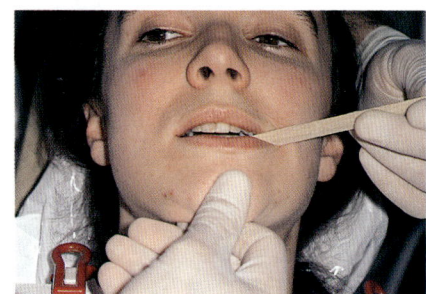

Abb. 4.5f Protrusion gegen Widerstand durch den Interdentalkeil. Beschwerden am unteren Kopf des lateralen Pterygoidmuskels – Schmerz; Gelenkbeschwerden – kein Schmerz.

Bezuur N.J. et al. 1989[17] berichteten, daß Patienten mit myogenen Schmerzen diese auf beiden Seiten verspüren, während Patienten mit intrakapsulären Schmerzen viel häufiger unilaterales Gelenkknacken und einen unilateral-dynamischen Schmerz empfinden. Patienten mit Schmerzen psychogenen Ursprungs neigen oft zu weniger dynamischen Beschwerden als die Gruppe mit intrakapsulären Schmerzen und häufiger zu statischen Beschwerden als die myogene Gruppe.

Bedeutung

Vor einer entsprechenden Therapie steht notwendigerweise die Diagnose. Ergebnislos verlaufene, konservative Therapiemaßnahmen, um intrakapsuläre Beschwerden auf ein erträgliches Maß herabzusetzen, können Arthrographien oder Kernspinresonanzaufnahmen und arthroskopische Untersuchungen indizieren. Man muß unterscheiden zwischen einer schmerzhaften internen Störung ohne streßbedingte Merkmale und einer Störung, die sekundär auf eine faziale Arthromyalgie psychogenen Ursprungs zurückzuführen ist. Weitere differentialdiagnostisch in Betracht zu ziehende Umstände sind Arthrosen, Athritiden, Außen- und Mittelohrerkrankungen, sowie Parotiserkrankungen und selten nasopharyngeale Tumoren, die Anlaß zu diesbezüglichen Schmerzen und Funktionsstörungen geben können, gewöhnlich jedoch mit einem gewissen Maß sensorischer Beeinträchtigungen einhergehen[18]. Myogene Symptome können normalerweise durch konservative Heilmethoden beherrscht werden (s. Kapitel 26).

Aussprache

Es folgt die Bewertung der Aussprache des Patienten; jeder Sprechfehler wird notiert. Sind schwerwiegende Sprechbehinderungen festzustellen und/oder beklagt sich der Patient über Sprecherschwernisse nach restaurativen Behandlungen, empfehlen sich vor einer Restauration Tonbandaufzeichnungen der Aussprache aufzunehmen.

Bedeutung

Sprechprobleme können durch Änderungen an Konturen und Zahnzwischenräumen des Zahnersatzes korrigiert werden. Wichtig ist, daß alle vorliegenden Behinderungen aufgezeichnet werden, damit nicht die vorgenommenen Wiederherstellungsmaßnahmen künftig dafür verantwortlich gemacht werden können.

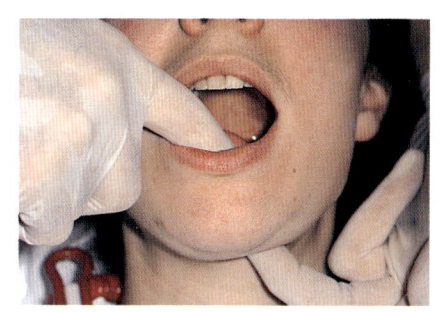

Abb. 4.6 Bimanuelle Palpation des Mundbodens.

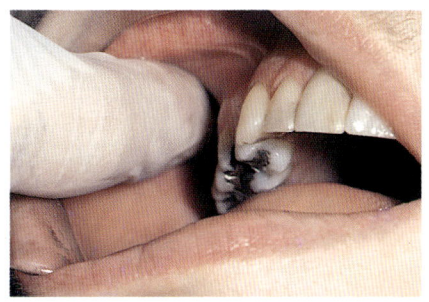

Abb. 4.7a Palpation des Insertionsgebietes des Musculus pterygoideus lateralis hinter dem Tuber maxillae (s. Seite 57: Palpationsmöglichkeit des lateralen Pterygoidmuskels).

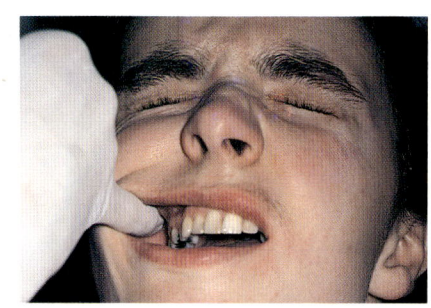

Abb. 4.7b Festes Schließen der Augenlider als typische Reaktion, wenn die Palpation schmerzhaft ist.

Intraorale Untersuchung

Diese umfaßt die Weichgewebe, Muskeln, Zähne, Parodontien und okklusalen Beziehungen in Verbindung mit Röntgenuntersuchungen.
Eine Voruntersuchung der Hauptbeschwerden des Patienten sollte in diesem Stadium durchgeführt werden. Es ist jedoch nicht wichtig, sich mit diesen Äußerungen unnötig lange aufzuhalten. Eine systematische Untersuchung der gesamten Mundhöhle muß vorgenommen werden, ohne daß man durch lange Diskussionen davon abgelenkt wird

Weichgewebe

Die intraorale Untersuchung sollte in allen Einzelheiten mit den Weichgeweben beginnen. Die Schleinhaut wird in Augenschein genommen; Wangen und Mundboden werden bimanuell durch Palpation abgetastet (Abb. 4.6) und es folgt die Zungenuntersuchung, indem man diese mit einem Gazestreifen erfaßt und sanft nach vorn und zu jeder Seite hin bewegt, um deren hintere und seitliche Begrenzungen beurteilen zu können.

Bedeutung
Die restaurative Therapie kann durch Auftreten weiterer verhängnisvoller pathologischer Befunde, eine völlig andere Richtung einschlagen bzw. andere Formen annehmen.

Muskeln

Beiderseits werden folgende Muskeln untersucht: lateraler Pterygoidmuskel, Insertion des Temporalismuskels.

Lateraler Pterygoidmuskel
Der Patient wird aufgefordert, den Mund leicht zu öffnen und den Kiefer nach der Seite, die untersucht werden soll, zu verschieben. Der Zeigefinger gleitet entlang dem anterioren aufsteigenden Unterkieferast aufwärts hinter den Tuber (Abb. 4.7). Eine Empfindlichkeit des lateralen Pterygoidmuskels wird von dem Patienten typischerweise durch Aufrollen der Augäpfel angezeigt, oder durch Zurückziehen des Kopfes von dem untersuchenden Finger. Es ist wichtig, daß die Fingernägel kurzgeschnitten sind und ein sanfter, aber fester Druck ausgeübt wird. Johnstone und Templeton (1980)[19] haben darauf hingewiesen, daß die Empfindlichkeit auf der Stimulation eines Bereiches beruht, der in Beziehung zur Insertionsstelle des Temporalismuskels steht und daher nicht vom lateralen Pterygoidmuskel ausgeht, obgleich dies von Solberg (1986)[3] angezweifelt wurde. Zijun et al.[20] berichteten 1989, daß die Palpation keine verläßliche Untersuchungsmethode zur Überprüfung einer Funktionsstörung des lateralen Pterygoidmuskels darstellt. Immerhin ist jedoch eine Empfindlichkeit auf Palpation in diesem Bereich von klinischer Relevanz und sollte den Kliniker zur Vorsicht vor allzu schnellen Eingriffen an der Okklusion mahnen.

Insertion des Temporalismuskels
Diese wird an der anterioren Grenze des aufsteigenden Unterkieferastes palpiert. Eine Empfindlichkeitsreaktion kann damit hervorgerufen werden.
Zur Information über genauere Untersuchungsmethoden der Muskeln und Gelenke wird dem Leser die Lektüre der Arbeit von Okeson 1985b[21] empfohlen. In den meisten Fällen sind jedoch die oben beschriebenen Testverfahren ausreichend.

Bedeutung
Muskel- und Gelenkbeschwerden können in einem Gebiß durch wiederholt-restaurative Maßnahmen nicht ausgeschaltet werden. Symptome und Auswirkungen müssen vor der Eingliederung definitiver Restaurationen durch geeignete Behandlungsmaßnahmen beseitigt werden. Das Vorliegen muskulärer Fehlfunktionen und/oder Gelenkbeschwerden vergrößert die Schwierigkeit, umfangreiche Restaurationen in nachvollziehbarer und einschätzbarer Weise einzugliedern. Eine Veränderung der Okklusionsverhältnisse bei bestehenden Muskelsymptomen kann zu unerwarteten Unstimmigkeiten in der mandibulo-maxillären Beziehung führen, die sich beispielsweise in der Behandlungsphase zwischen Kieferregistrierung und Einpassen der Restaurationen einstellen können.

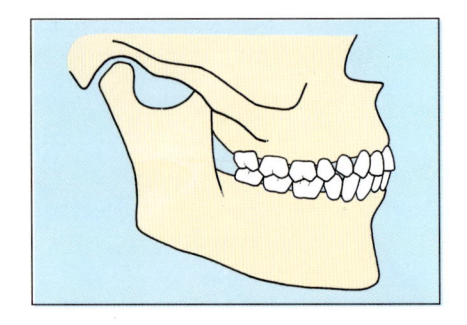

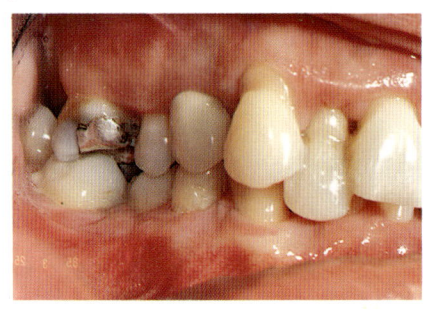

Abb. 4.8a Die Interkuspidalposition ist die Beziehung des Unterkiefers zum Oberkiefer, wenn die Zähne in maximal ineinandergreifen.

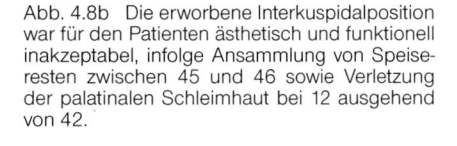

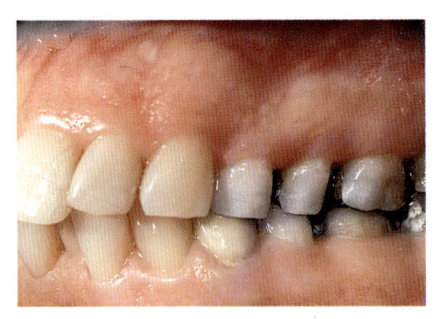

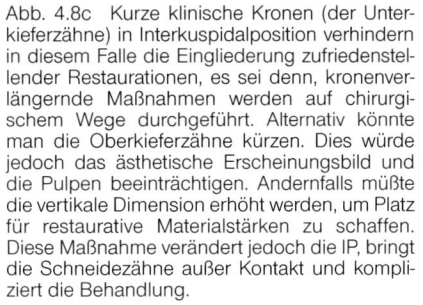

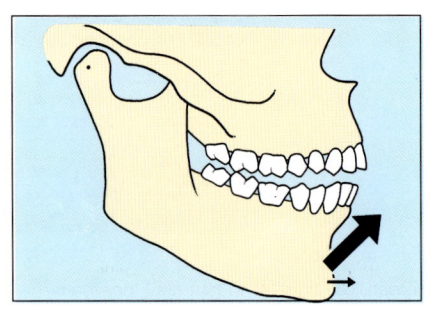

Abb. 4.8b Die erworbene Interkuspidalposition war für den Patienten ästhetisch und funktionell inakzeptabel, infolge Ansammlung von Speiseresten zwischen 45 und 46 sowie Verletzung der palatinalen Schleimhaut bei 12 ausgehend von 42.

Abb. 4.8c Kurze klinische Kronen (der Unterkieferzähne) in Interkuspidalposition verhindern in diesem Falle die Eingliederung zufriedenstellender Restaurationen, es sei denn, kronenverlängernde Maßnahmen werden auf chirurgischem Wege durchgeführt. Alternativ könnte man die Oberkieferzähne kürzen. Dies würde jedoch das ästhetische Erscheinungsbild und die Pulpen beeinträchtigen. Andernfalls müßte die vertikale Dimension erhöht werden, um Platz für restaurative Materialstärken zu schaffen. Diese Maßnahme verändert jedoch die IP, bringt die Schneidezähne außer Kontakt und kompliziert die Behandlung.

Abb. 4.8d Die Kontaktposition der zentralen Relation (CRCP – centric relation contact position). Sie stellt die Beziehung des Unterkiefers zum Oberkiefer dar, bei der im Verlauf der Schließbewegung ein okklusaler Anfangskontakt zustandekommt, während die Kondylen in den Gelenkgruben die höchste Position einnehmen und mit ihren anterioren Gelenkflächen gegen die nach posterior weisenden Flächen der Gelenkhöcker in Funktion treten. Wenn die Zähne „zusammengepreßt" werden, zwingt die Gleitbewegung der Höckerabhänge den Unterkiefer aufwärts/vorwärts in die Interkuspidalposition.

Zähne und Parodont – Eingangserhebung

Die Panoramaaufnahme und eine kurze intraorale Inspektion ohne Instrumentierung verschaffen einen Überblick über den Zustand der Zähne und Stützelemente. Sodann werden ein Status periapikaler Einzel-Röntgenbilder und Flügelbißaufnahmen erstellt. Nach der Entwicklung erfolgt die Einsortierung der Aufnahmen in eine Fensterkarte, die am Ende der Untersuchung zur Betrachtung bereitliegt.

Okklusion

Die Sondierung von Zahntaschen und Zähnen kann so empfindlich sein, daß eine weitere Untersuchung des Unterkiefers schwierig wird. Es ist daher besser, zuerst die Untersuchung der Okklusionsverhältnisse vor der Sondierung der Parodontien vorzunehmen.

Bei Durchführung der Okklusionsuntersuchung ist auf folgende Anhaltspunkte zu achten: die Interkuspidalposition, die Kontaktposition der zentrischen Relation, die Bewegung zwischen Kontaktposition der zentrischen Relation und Interkuspidalposition – „Gleitweg in die Okklusion" –, die lateralen Kontaktpositionen und Exkursionen, die protrusiven Kontaktpositionen, Exkursionen und Führung, die Ruhelage und die vertikale Dimension. Für den Praktiker ist es wichtig, daß er weiß, wo und nach was er zu schauen hat.

Bedeutung

Seligman und Pullinger folgerten nach eingehendem Studium der Literatur im Jahre 1991[22], daß bislang keine genügend fundierten Untersuchungen veröffentlicht wurden, welche die Okklusion als ätiologischen Faktor für temporomandibuläre Funktionsstörungen in Beziehung setzen (Seite 388). Ähnlich liegen die Verhältnisse bei Humanstudien, welche die Beziehung zwischen Okklusion und Parodontitis untersuchten (Seiten 225 und 230).

Die Hauptgründe, die in diesem Bericht dafür eintreten, daß der Zahnarzt auf die Okklusion achtet, werden in Kapitel 10 erörtert und lassen sich wie folgt zusammenfassen:
- um der Lockerung der Zähne Einhalt zu gebieten, wenn diese durch die Okklusion verursacht wird;
- zur Bequemlichkeit des Patienten;
- zur Erhaltung der mechanischen Unversehrtheit von Restaurationen, Zähnen und osseointegrierter Implantate;
- um Kontrolle zu behalten, daß die Behandlung in zweckmäßiger Weise voranschreiten kann.

Die Interkuspidalposition (IP)

Sie bezeichnet die Beziehung des Unterkiefers zum Oberkiefer, wenn die Zähne in maximalem Zusammenschluß miteinander verzahnt sind (Abb. 4.8a).

Lagebeziehung

Der Patient wird aufgefordert, seine Zähnen zusammenzuschließen wie sie „am besten zusammenpassen".

Beobachtung

Die Gesamtbeziehung der Kieferbögen wird notiert, wobei Detailangaben über Unregelmäßigkeiten, z.B. Kreuzbiß und

Abb. 4.9 Technik zur Einstellung des Unterkiefers am „problemlosen Patienten". Wichtig ist, daß sich der Patient in guter Obhut fühlt und die Manipulationen in einer ruhigen und entspannten Atmosphäre ausgeführt werden. Der Patient sitzt dabei leicht zurückgelehnt.

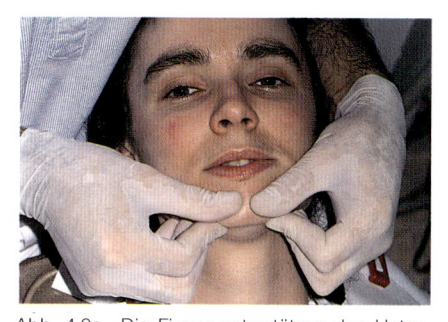

Abb. 4.9a Die Finger unterstützen den Unterkieferkörper; die Daumen sind beiderseits von der Mittellinie an das Kinn gelegt; der Kopf wird zur Stabilisierung von dem Behandler umfangen. Die Daumen drücken sanft nach unten, während die Finger den Unterkieferkörper unterstützen. Es ist wichtig, daß die Finger nicht medial vom Unterkieferrand in die Weichteile drücken, weil jede spürbare Beeinträchtigung des Luftweges sofort eine Protrusionsbewegung auslöst, um den Luftweg freizuhalten.

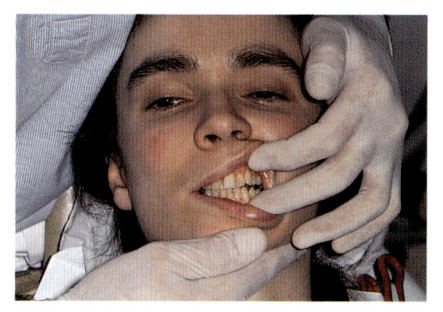

Abb. 4.9b Einhändige Manipulation. Der Daumen wird horizontal über das Kinn gelegt, der Zeigefinger ist gestreckt, um die eine Seite des Unterkiefers zu stützen und der Mittelfinger wird zur Unterstützung der anderen Seite nach hinten abgewinkelt. Es ist darauf zu achten, daß die Unterlippe nicht zwischen dem Daumen und den oberen Schneidezähnen gefangen wird. Auch darf das Kinn nicht mit dem Daumen und den übrigen Fingern der Hand eingezwängt werden. Die freie Hand hält die Lippen auseinander.

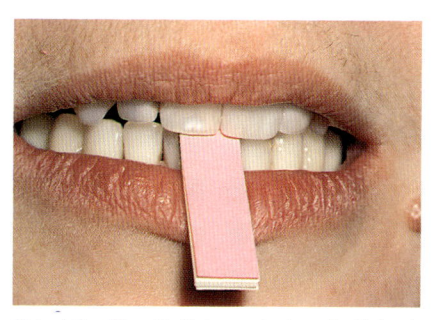

Abb. 4.9c Eine Blattlehre zwischen die Schneidezähne gelegt, trennt die Seitenzähne und ermöglicht eine höhere Position der Kondylen. Die Papierblätter können eins nach dem anderen entfernt werden, um die kleinste Öffnung ohne Zahnkontakt einzustellen.

elongierte Zähne, festgehalten werden. Die horizontale Stufe und der Überbiß sind zu vermessen, insbesondere, ob die oberen und unteren Schneidezähne und Eckzähne miteinander in Kontakt stehen.

Bedeutung
Funktion: Die Okklusion kann funktionell, meistens infolge Zahnverlustes und Elongationen, unannehmbar sein. Änderungen durch Formverbesserungen oder Restaurierungen der Zähne sind unter Umständen notwendig. Fehlstellungen in der Interkuspidalposition können jedoch funktionell akzeptabel erscheinen.
Ästhetik: Abb. 4.8b zeigt einen Patienten, dessen erworbene Interkuspidalposition ihm ästhetisch und funktionell untragbar erschien.
Traumatische Beziehungen: Diese entstehen zwischen einem Zahn und dem gegenüberliegenden Weichgewebe; durch Einschleifen der Interkuspidalposition können die Beschwerden gelegentlich gemindert werden. Traumatische Beziehungen zwischen gegenüberstehenden Zähnen resultieren aus Abnutzung, Lockerung und/oder Zahnwanderung oder technischen Fehlern. Die Veränderung der Interkuspidalposition durch okklusales Einschleifen, mittels Restaurationen oder orthodontischer Maßnahmen kann eine annehmbarere Beziehung der Zähne zueinander wieder herstellen.
Anpassungsmaßnahmen bei Abnutzung: Obwohl zugleich mit der Abnutzung ein Längenwachstum stattfinden kann, bewirkt die daraus resultierende Interkuspidalposition, daß der Zahnarzt keine zufriedenstellenden Restaurationen eingliedern kann, weil die Länge der klinischen Kronen unzureichend ist (Abb. 4.8c). Manchmal erfordert Die Situation die Modifizierung des Vertikalabstands durch eine Bißhebung in geringem Ausmaß, um für die Materialstärke der endgültigen Restaurationen Platz zu gewinnen. Dies muß umsichtig geschehen und darf nur im Anschluß an eine Versuchsphase mit temporären Restaurationen erfolgen. Man kann diese Maßnahmen mit Verlängerung der klinischen Kronen, wie in Kapitel 20 beschrieben, oder mit Intrusion der unteren Schneidezähne (s.Kapitel 24) kombinieren.
Die annehmbare Interkuspidalposition: Werden Restaurationen notwendig und der Zahnarzt entscheidet, daß die Interkuspidalposition annehmbar ist, muß er die exakte Beibehaltung der vorliegende Position sicherstellen. Eventuelle Abänderungen der IP sollten geplant und in Auftrag gegeben und nicht wahllos vorgenommen werden (s. Kapitel 12 u. 13).

Die Kontaktposition der zentralen Relation CRCP (centric relation contact position)

Sie stellt die Beziehung des Unterkiefers zum Oberkiefer dar, bei welcher ein okklusaler Anfangskontakt im Verlaufe der Schließbewegung zustandekommt, während die Kondylen in ihrer höchsten Position in den Gelenkgruben lagern und mit ihren anterioren Gelenkflächen gegen die nach posterior weisenden Flächen der Gelenkhöcker in Funktion treten (Abb. 4.8d)[24]. Die Einnahme dieser Position ist klinisch wahrnehmbar, wenn sich der Unterkiefer, beschränkt auf eine reine Rotationsbewegung um die transversale Horizontalachse, nach superior und anterior bewegt[24].

Festlegung
Je nach individuellen Bedürfnissen können geringfügige Änderungen in der Technik notwendig werden. Den Patienten fällt die Auffindung dieser Position unterschiedlich schwer.
Die Technik für den „problemlosen Patienten": Der Patient

Abb. 4.10a + b Graphische Darstellung eines großen Vertikal : Horizontal-Verhältnisses zwischen CRCP und IP.

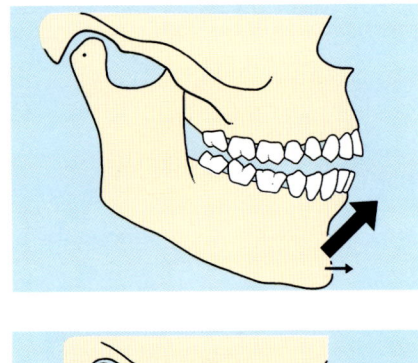

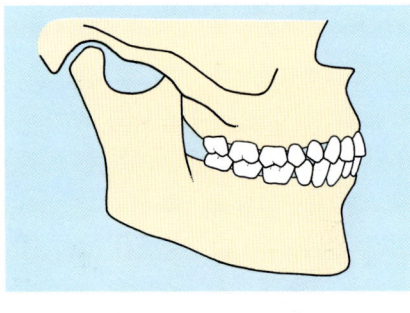

Abb. (a) Kontaktposition der zentralen Relation (CRCP).

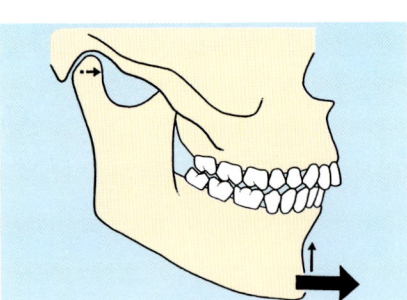

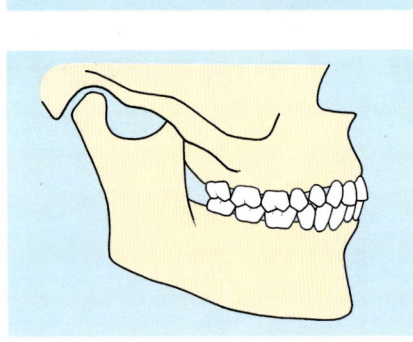

Abb. (b) Interkuspidalposition (IP).

Abb. 4.10c + d Graphische Darstellung eines großen Horizontal : Vertikal-Verhältnisses zwischen CRCP und IP.

Abb. (c) Kontaktposition der zentralen Relation (CRCP).

Abb. (d) Interkuspidalposition (IP)

lagert in leicht zurückgeneigter und so weit als möglich entspannter Position in dem Behandlungsstuhl. Zur Stabilisierung wird der Kopf zwischen Arm und Brust des Behandlers gelagert. Auf den Patienten sollte ruhig und selbstsicher eingeredet werden. Die Daumen liegen am Kinn an, während die Finger den Kieferkörper unterstützen. (Abb. 4.9a u.b). Mit leicht nach unten gerichtetem Druck durch die Daumen und nach oben gerichtetem Druck durch die Finger wird der Unterkiefer sanft in eine Position kurz vor dem okklusalen Kontakt eingependelt. Wenn man den Eindruck hat, daß der Patient entspannt ist, wird die Schließbewegung, unter Kontrolle des Behandlers, fortgesetzt, bis der Patient den ersten Kontakt verspürt. Gleichzeitig wird er gebeten, diese Kontaktlage sich zu merken. Gewaltsames Hin- und Herschütteln des Unterkiefers erreicht nicht mehr, als den Patienten einzuschüchtern mit der Folge, daß sich die Muskulatur verkrampft und das Gegenteil dessen bewirkt, was erreicht werden sollte.

Bereitet es Schwierigkeiten, den Patienten in eine entspannte Ausgangssituation zu leiten, muß man als erstes überprüfen und sicherstellen, daß man selbst gelassen und entspannt ist und beruhigend auf den Patienten einwirkt. Auch dürfen die den Unterkiefer abstützenden Finger nicht in die Weichteile des Halses drücken. Jede Beeinträchtigung des Luftweges löst eine Kontraktion der lateralen Pterygoidmuskeln mit nachfolgender Protrusionsbewegung aus, um den Luftweg freizuhalten.

Patienten, die gewisse Schwierigkeiten bei der Einstellung des Unterkiefers bereiten: Manchmal ist es nützlich, wenn man mit einer einfachen anterioren Sperre den Zahn-auf-Zahnkontakt verhindert. Ein Zungenspatel wird zwischen die oberen und unteren Schneidezähne gesetzt und der Patient aufgefordert, darauf zu beißen. Diese Sperre wird etwa fünf Minuten beibehalten, um quasi die propriozeptiven Reflexe zu „brechen". Der Patient kann auf diese Weise die habituelle Bißlage des Unterkiefers „vergessen". Darauffolgend führt man den Unterkiefer, wie oben beschrieben, und setzt die Zähne auf den Zungenspatel. Schließlich wird der Spatel langsam entfernt und der Kiefer des Patienten in der soeben erreichten Kontaktposition geschlossen.

Alternativ kann man ein Kunststofflineal oder einen Papierstreifen zwischen die Zähne legen und langsam entfernen, bis der Zahnkontakt eintritt (Abb. 4.9c)[25]. Manchmal empfiehlt es sich, den Patienten mit dem Lineal zwischen den Zähnen eine halbe Stunde lang in das Wartezimmer zu setzen.

Patienten, die größere Schwierigkeiten bei der Einstellung des Unterkiefers bereiten: Hierbei kann es notwendig werden eine Art Plattenbehelf zur okklusalen Stabilisation herzustellen (Abb. 4.43b und c), den man wiederholt einschleift, bis der Unterkiefer leicht geführt werden kann.

Beobachtung

Folgende Befunde sind schriftlich festzuhalten: In Kontakt stehende Zähne, die Kontaktbereiche, die horizontale Stufe und der vertikale Überbiß sowie die Zwanglosigkeit der Bißführung.

Bewegung aus der Kontaktposition der zentralen Relation in die Interkuspidalposition

Lagebeziehung

Der Unterkiefer des Patienten wird in die Kontaktposition der zentralen Relation geführt. Danach wird der Patient angewiesen, die Zähne zusammenzubeißen, bis er das Gefühl des „besten Zusammenschlusses" hat.

Abb. 4.10e Die Kontaktposition der zentralen Relation (CRCP).

Abb. 4.10f Die Interkuspidalposition (IP) bei einem Patienten mit großem Vertikal : Horizontal-Verhältnis zwischen den beiden Kieferpositionen. Man beachte, daß in CRCP-Stellung eine große vertikale Trennung zwischen den Frontzähnen vorherrscht.

Abb. 4.10g Die Kontaktposition der zentralen Relation (CRCP).

Abb. 4.10h Die Interkuspidalposition (IP) bei einem Patienten mit großem Horizontal : Vertikal-Verhältnis zwischen den beiden Kieferpositionen. Man beachte, daß in CRCP-Stellung eine sehr geringe vertikale Trennung zwischen den Frontzähnen besteht. Zahn 44 hat sich um eine halbe Prämolarenbreite aus der CRCP-Stellung nach vorn bewegt, wie die vertikalen Markierungslinien anzeigen. Die Bewegung verläuft mit sehr geringer vertikaler Komponente hauptsächlich horizontal. In der CRCP-Stellung sind die Schneidezähne nicht in Kontakt; in IP-Stellung treten sie in Kontakt.

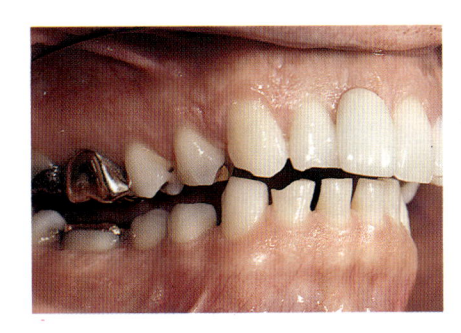

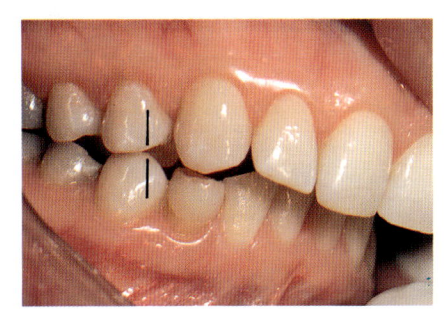

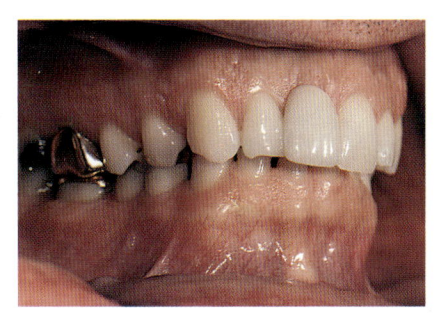

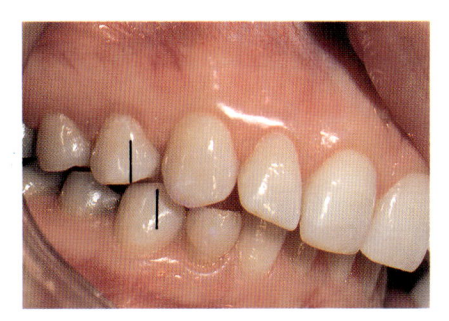

Beobachtung
Man beobachtet die Schneidezähne, um festzustellen:
Die Richtung, d.h ob die Gleitbewegung geradeaus nach vorn, vorwärts nach einer Seite oder nur seitwärts verläuft;
Die vertikalen und horizontalen Ausmaße der Gleitbewegung. Darunter versteht man die Strecke, die durch die unteren Schneidezähne in der vertikalen und horizontalen Ebene zurückgelegt wird. Die Abb. 4.10a, b, e, f weisen in der Inzisalregion eine große vertikale Komponente und eine kleine horizontale Komponente aus. Im Vergleich dazu zeigen die Abb. 4.10c, d, g, h eine kleine vertikale und eine große horizontale Komponente;
Das Vertikal : Horizontal-Verhältnis des Gleitweges ist die Vertikalabmessung dividiert durch die Horizontalabmessung. Je nachdem, ob die vertikale oder horizontale Komponente größer ist, erscheint der Wert größer oder kleiner als Eins[26];
Das Horizontal : Vertikal-Verhältnis des Gleitweges ist die Horizontalabmessung dividiert durch die Vertikalabmessung.

Methoden zur Bestimmung des Vertikal : Horizontalverhältnisses des Gleitweges:
1) Man beobachtet die Kieferbewegung an den Schneidekanten der unteren Schneidezähne und beurteilt, ob die vertikale oder die horizontale Bewegung größer ist. Das ist schwierig durchzuführen, jedoch läßt ein zuvor vorgenommener Test an einartikulierten Studienmodellen (s. unten) ebenso gültige klinische Werte erwarten.
2) Man führt den Patienten in die Kontaktposition der zentralen Relation (CRCP) und setzt ein Lineal oder eine Parodontal-Meßsonde an die Schneidekante des Zahnzwischenraums zwischen den oberen mittleren Schneidezähnen und den unteren Schneidezähnen. Mit einem Wachsschreibstift wird der Kontaktpunkt an dem unteren Schneidezahn markiert. Nun setzt man das Lineal oder die Meßsonde wieder auf diesen Punkt und bittet den Patienten die Zähne zusammenzubeißen, bis sie absolut schließen (diese Gleitbewegung ist vorher zu üben). Die Meßsonde bzw. das Dreieck gleitet dadurch nach vorn und die zurückgelegte horizontale Distanz kann von der Meßsonde oder dem Lineal direkt abgelesen werden. Die neu entstandene Kontaktposition der Meßsonde oder des Lineals an dem unteren Schneidezahn wird ebenfalls markiert. Die Entfernung dieser Markierung zur ersten wird gemessen; sie stellt die vertikale Komponente dar. Nun dividiert man die vertikale Komponente durch die horizontale.
Diese Methode ist nicht sehr genau. Insbesondere gestaltet sich die Bestimmung der vertikalen Komponente schwierig. Das Ergebnis bietet jedoch einen annehmbaren klinischen Anhaltspunkt.
3) Meßgeräte zur Messung der Kieferbewegung. Mit Instrumenten wie dem Sironthograph (Siemens AG) und dem Saphon Visi Trainer (Tokyo Shizaisha Co. Ltd.) kann man künftig Messung der vertikalen und horizontalen Komponenten direkt über die Bewegungsaufzeichnungen des Schneidekantenpunktes vornehmen. Die Koppelung an einen Mikrocomputers errechnet in kurzer Zeit den Verhältniswert. Wenn diese Geräteanwendung in Preis und Zeitaufwand sich eines Tages als ökonomisch erweist, werden die daraus gewonnenen Ergebnisse sehr wertvoll sein.
4) Messungen an einartikulierten Studienmodellen. (Dieses ist eine spezielle Meßmethode; sie wird hier jedoch nützlicherweise beschrieben). Das Einartikulieren von Studienmodellen in der Kontaktposition der zentralen Relation wird in Kapitel 14 und im Anhang beschrieben.
Sowohl von einartikulierten Studienmodellen als auch direkt im Munde können Meßergebnisse erhoben werden. Alterna-

Abb. 4.11 Messung des Vertikal : Horizontal-Verhältnisses des Gleitweges von CRCP nach IP.

Abb. 4.11a Modifizierter Stützstift. Aus einer Duralaykappe ragt eine Lokalanästhesienadel von 1 mm Länge heraus

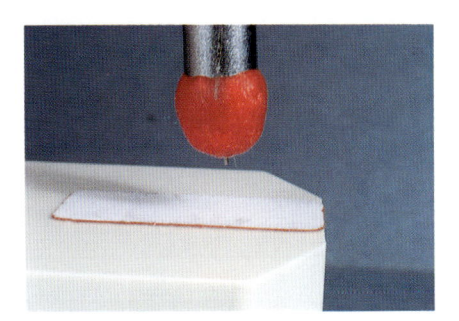

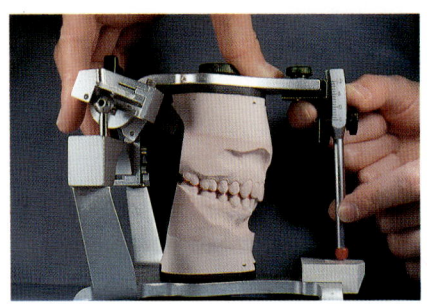

Abb. 4.11b Der Stützstift wird fest gehalten und an das druckempfindliche Registrierpapier auf dem Inzisalteller herangeführt.

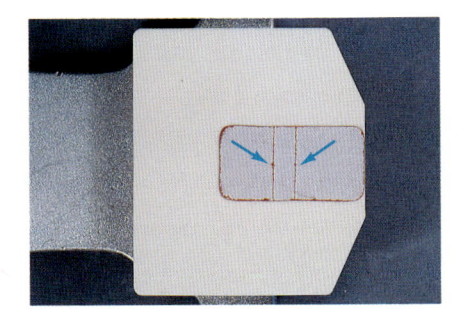

Abb. 4.11c Horizontallinien auf dem Registrierpapier. Man beachte die beiden Nadelmarkierungen.

tiv gewinnt man jedoch genauere Meßwerte mit folgender Methode: Eine Lokalanästhesiekanüle wird auf das Endes des inzisalen Stützstiftes montiert (Abb 4.11a). Hierfür wird die Nadel zunächst bis auf 1 mm gekürzt. Die Spitze des Stützstiftes wird mit Vaseline isoliert und mit Duralay-Kunststoff umkleidet, desgleichen die Nadel. Auf diese Weise wird sie in eine abnehmbare Stützstiftverlängerung umgestaltet. Ein Stück selbstschreibendes Durchschlagpapier (Elektrokardiogrammpapier oder Denar-Registrierpapier) wird auf einen planen Inzisalteller aufgebracht. Das Einartikulieren der Modelle erfolgt in CRCP-Stellung und der Inzisalstift wird zur Kontaktnahme auf das Registrierpapier des Inzisaltellers abgesenkt. Dabei ist es erforderlich, daß man die Befestigungsschraube des Stützstiftes ein wenig lockert, den Stift zugleich jedoch im Artikulatoroberteil festhält (Abb. 4.11b). Fixiert man den Stift nicht wie beschrieben fest gegen das Artikulatoroberteil, könnte er in seiner Führung wackeln und ungenaue Meßergebnisse liefern. Die Position des Stützstiftes auf der waagerechten Stützstiftskala wird notiert. Nach Abheben der Spitze von dem Registrierpapier, führt man die Modelle in IP-Stellung. Wie zuvor, wird der festgehaltene Stützstift abgesenkt bis er das Papier berührt und die vertikale Position wird notiert. Bei beiden Stellungen ergibt sich auf dem Papier eine Markierung. Verläuft die Horizontalbewegung nur in der Saggitalebene, kann die Entfernung zwischen den beiden Markierungen gemessen werden; sie stellt den Wert für die Horizontalbewegung dar. Spielt auch eine laterale Komponente eine Rolle, werden durch die Markierungspunkte Linien senkrecht zur Saggitalebene gezogen (Abb. 4.11c) und die kürzeste Entfernung zwischen den Linien wird gemessen. Die vertikale Komponente des Gleitweges kann aus den zwei Vertikalmessungen am Stützstift errechnet werden; die horizontale Komponente ergibt sich aus den Markierungspunkten auf dem Registrierpapier. Die gekrümmte Stützstiftführung, die an manchen Artikulatoren (z.B. Denar) anzutreffen ist, schließt projektionsbedingte Fehler aus, die an der Stiftspitze auftreten, wenn Veränderungen der Vertikaleinstellung vorgenommen werden, beispielsweise bei der Gleitbewegung aus der CRCP-Lage in die Interkuspidalposition. Der Verhältniswert wird errechnet.

Bei der Ermittlung dieser Meßwerte ist es am besten, die Messungen an einartikulierten Studienmodellen vorzunehmen. Später können diese Bewertungen für die meisten Behandlungsfälle auch direkt im Munde ohne Erhebung von Meßergebnissen vorgenommen werden. Einige Fälle weisen sehr deutliche Verhältniswerte auf, während es bei anderen oft schwirig ist, diese zu ermitteln.

Bedeutung

Als **Bruxismus** bezeichnet man das Mahlen oder Knirschen mit den Zähnen gewöhnlich während des Schlafes. Ramfjord 1961[27] und Dawson 1974[28], vertreten die Meinung, daß Bruxismus behoben würde, wenn durch Einschleifen der Zähne gleichmäßige okklusale Kontakte in der zentralen Relation zugleich mit der Ausschaltung der Gleitbewegung von der CRCP-Position in die IP-Position hergestellt werden. Es sind jedoch gezielt kontrollierte klinische Studien erforderlich, um diese Behauptung zu beweisen, bevor man okklusale Einschleifmaßnahmen zur Behebung des Bruxismus befürworten kann (s. Seite 209). Seligman und Pullinger folgerten nach eingehendem Literaturstudium 1991[22], daß „Parafunktionen allgegenwärtig auftreten und die zurückliegende Forschung versäumt hat, etwaige bleibende schädliche Auswirkungen des Bruxismus bei gesunden Personen nachzuweisen". Bruxismus tritt oft in der Schlafphase mit raschen Augenbewegungen in Erscheinung, besonders wenn er sich in erster Linie durch Zusammenpressen der Zähne manifestiert; dabei entstehen keine Geräusche. Außerdem kann die Aktivität von einem Tag auf den anderen sich ändern[29]. Daher muß jede Untersuchung des Bruxismus die Muskelaktivität und die Geräuschentwicklung des nachts über einen längeren Zeitraum aufzeichnen. Subjektive Aussagen des Patienten bzw. seine Befragung sind keine verläßlichen Beweismittel.

Man sollte auch daran denken, daß die Abänderung okklusaler Gegebenheiten, das Aktivitätsmuster eines bestehenden Bruxismus verändern kann. Wenn ein Patient zum Beispiel auf den oberen ersten Molaren knirscht und dieser Zahn schließlich extrahiert wird, dann verlagert sich das Zähneknirschen an eine andere Stelle. Mit sorgfältiger Einstellung der Okklusion kann der Zahnarzt durch Bruxismus

Abb. 4.12 Graphische Darstellungen, die mehrere Möglichkeiten der Konenpräparation aufzeigen.

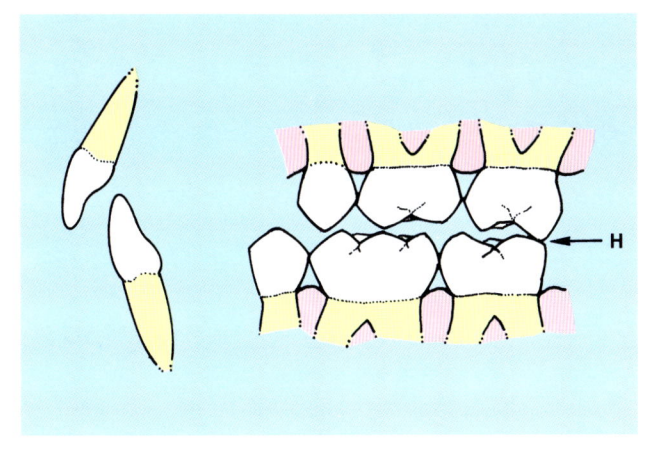

Abb. 4.12a CRCP-Erstkontakt zwischen 27 und 37 (H).

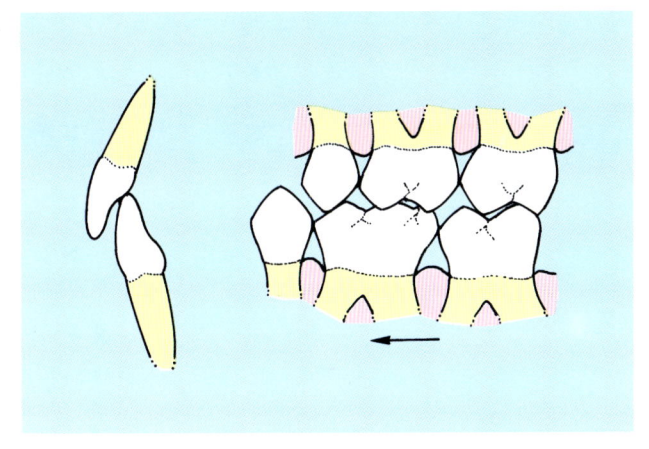

Abb. 4.12b IP – Der Unterkiefer ist etwas weiter vorverlagert als bei (a) und meidet den Leitkontakt zwischen 27 und 37.

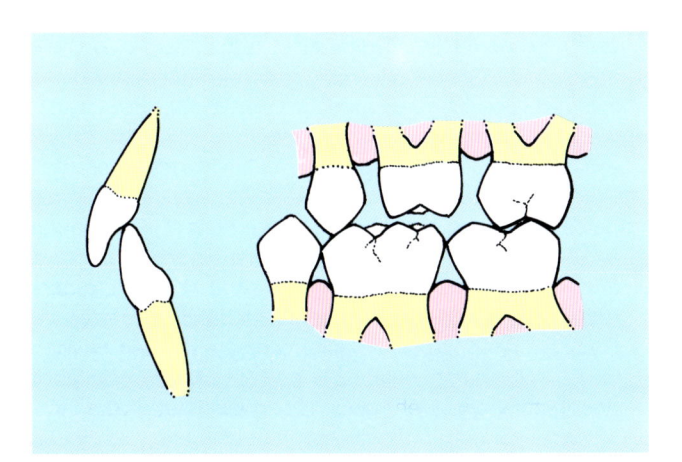

Abb. 4.12c Der Zahn 26 wurde für eine Krone präpariert; der Leitkontakt wurde dabei nicht berührt, und daher bleibt die Interkuspidalposition erhalten.

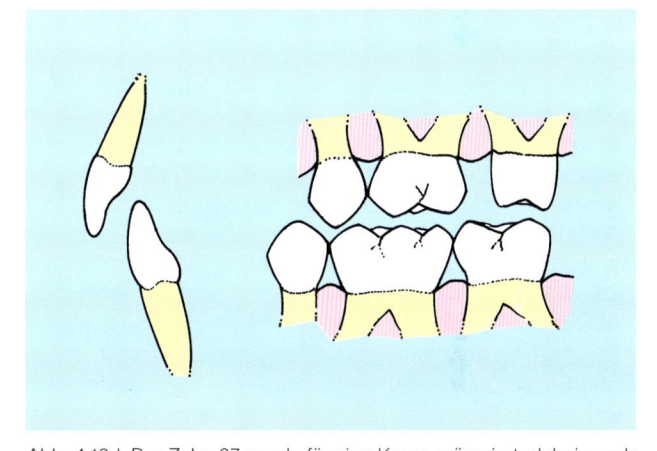

Abb. 4.12d Der Zahn 27 wurde für eine Krone präpariert: dabei wurde der Leitkontakt abgetragen.

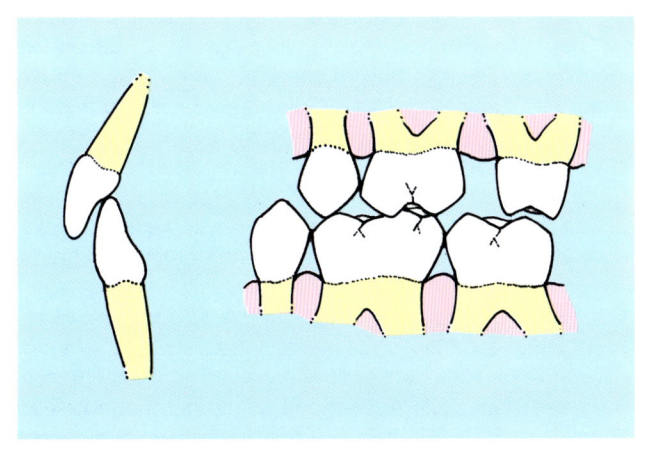

Abb. 4.12e Die originale Interkuspidalposition kann aufrechterhalten werden, und es ist Platz für den Kronenersatz.

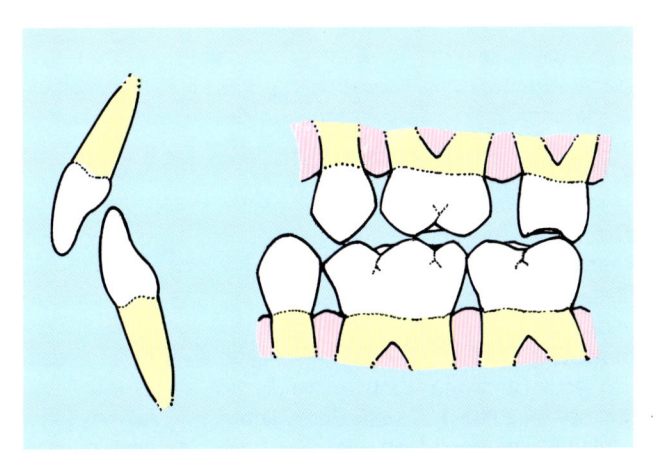

Abb. 4.12f Anpassung kann sich einstellen: der Unterkiefer bewegt sich entlang eines neuen Schließweges, und für die Restauration ist nicht genügend Platz vorhanden.

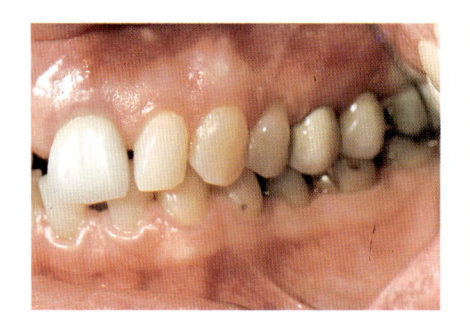

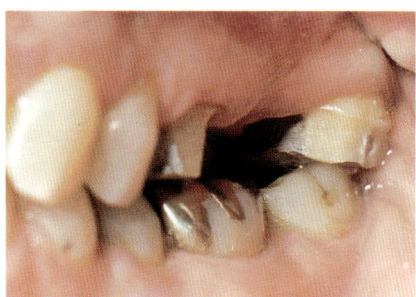

Abb. 4.12g Die Brücke 25-27 soll ersetzt werden.

Abb. 4.12h Nach Abnahme der Brücke und Nachpräparation von 27, tritt der 37 mit der okklusalen Kaufläche des 27 in Kontakt. Der Kondylus hat sich höher eingestellt.

auftretende, schwere Belastungen auf jene Zähne und Restaurationen verteilen, die am besten derartige Kaukräfte aufnehmen können.

Anpassung. Die Interkuspidalposition ist eine adaptive mandibulomaxilläre Beziehung und Leitkontakte in der zentralen Relation können zu einem Schließweg führen, der die „Einzelzahnkontakte" meidet; das bedeutet, daß die Interkuspidalposition auf die Umgehung zentraler Relationskontakte angewiesen ist. Die Abbildungen 4.12 zeigen den wichtigen Unterschied zwischen Kontakten in der zentralen Relation und dem Kontakt in der Interkuspidalposition.

Gesetzt den Fall, daß ein Zahn, der restauriert werden soll, in der zentralen Relation einen Anfangskontakt aufweist. Das Abtragen der okklusalen Oberfläche beseitigt während der Präparation den Leitkontakt und führt zur Veränderung der Interkuspidalposition da keine Notwendigkeit besteht, den Leitkontakt in der zentralen Relation zu umgehen. Es gibt jedoch nur wenig experimentelle Anhaltspunkte, die dem Kliniker helfen, mit Sicherheit festzustellen, wann eine derartige Veränderung eintreten wird.

Die *erste Möglichkeit*, an die gedacht werden muß ist, daß der zur Präparation anstehende Zahn oder die Zähne in der zentralen Relation keine Anfangskontakte ausweisen (Abb. 4.12a,b,c). Folglich kann der Freiraum zwischen der präparierten Kaufläche und den Gegenzähnen eingeschätzt werden: wenn also 1 mm Substanz von der Okklusalfläche abgetragen wird, entsteht ein Zwischenraum von 1 mm (Abb. 4.12c).

Die *zweite Möglichkeit* besteht darin, daß der zur Präparation anstehende Zahn oder die Zähne in der zentralen Relation Anfangskontakte ausweisen (Abb. 4.12d). In diesem Falle sind folgende Ergebnisse möglich:

(i) **Erhaltene IP.** Der Unterkiefer gleitet beim Zusammenschluß weiterhin in die originale Interkuspidalposition (Abb. 4.12e).
(ii) **Sofortige Anpassung.** Es erfolgt eine sofortige adaptive Reaktion, so daß der Unterkiefer ein wenig distaler zur originalen Interkuspidalposition schließt, weil der okklusale Leitkontakt weggenommen wurde (Abb. 4.12f). Der Zahnarzt weist den Patienten an zu schließen und stellt fest, daß infolge der Rückverlagerung des Unterkiefers nach distal, nur 0,25 mm okklusaler Zwischenraum vorhanden sind, obwohl er, sagen wir, 1 mm Zahnsubstanz abgetragen hatte. Dies kann auch gleichzeitig mit einer höheren Einstellung der Kondylen einhergehen, so daß zur Gegenbezahnung sogar noch weniger Zwischenraum verbleibt. Dies geschieht hauptsächlich, wenn der im Kieferbogen endständige Zahn präpariert wird.

(iii) **Verzögerte Anpassung** während der Versorgungsphase mit Provisorien. Die Zähne werden präpariert und Provisorien eingegliedert. Der Patient behält seine originale Interkuspidalposition. Als Folge mangelhafter Abrasionsfestigkeit des für die Provisorien verwandten Kunststoffmaterials und der Schwierigkeit, das Okklusionsrelief exakt nachzubilden, können Rückverlagerungen des Unterkiefers sich einstellen. Der Patient kommt häufig mit gelösten, zerbrochenen oder „zu hohen" Provisorien zurück; und jedesmal wenn sie wieder eingesetzt werden, ändert sich die Okklusion erneut. (Abb. 4.12e in Verbindung mit 4.12f). Bei Einprobe der endgültigen Restaurationen können diese als zu „hoch" empfunden werden und der Zahnarzt schiebt die Schuld auf die Unfähigkeit des Technikers. Der Fehler lag jedoch beim Zahnarzt, indem er vor der Zahnpräparation das Problem sträflicherweise nicht erkannt hat. Werden die Provisorien außer Okklusion hergestellt, erfolgt die mandibuläre Rückverlagerung ohne Unbequemlichkeiten in der Okklusion. Wenn jedoch dann der endgültige Zahnersatz eingegliedert wird, erscheint dieser wieder zu „hoch".

Wenn der Zahn, der präpariert werden soll, in der Position der zentralen Relation den Anfangskontakt bildet, ist es angebracht, die Okklusion zu überprüfen und vor der Präparation die Okklusalkontakte an diesem Zahn einzuschleifen (Abb. 4.12g, h). Man darf erst dann mit der Kronenpräparation fortfahren, wenn die Stabilität des Seitenzahnbereichs im Anschluß an das Abtragen okklusaler Hartsubstanz sichergestellt ist. Dies ist besonders wichtig, wenn der zu beschleifende Zahn am Ende der Zahnreihe steht oder wenn ganze Quadranten wiederhergestellt werden sollen, zumal unter dem Einfluß der Muskulatur der Widerstand gegen eine kondyläre Rückverlagerung ausgeschaltet ist. (Anmerkung: hüten Sie sich vor einem großen horizontalen : kleinen vertikalen Verhältnis). Die Auswirkung ist die gleiche, als wenn ein okklusaler Stabilisierungsbehelf durch Abnutzung abgetragen wird. Carossa et al.[30] berichteten 1990, daß die distale Rückverlagerung des Unterkiefers eher die Regel als die

Abb. 4.13 Lateraler Gleitweg aus CRCP nach IP.

Abb. 4.13a Die Kontaktposition der zentralen Relation (CRCP).

Abb. 4.13b Die Interkuspidalposition (IP). Der Unterkiefer hat sich nach vorn und nach rechts bewegt.

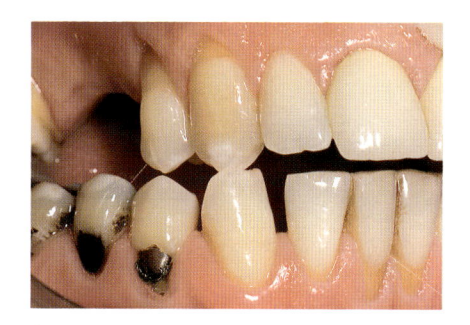

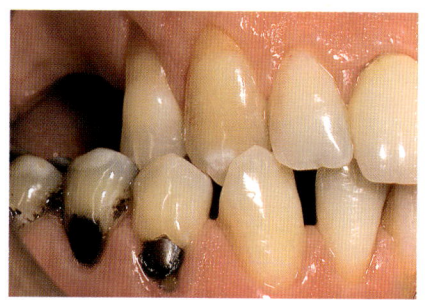

Ausnahme ist und sich als Folge der Beseitigung der Leitkontakte über einen Plattenbehelf einstellt.

Der Gleitweg aus der CRCP-Stellung in die IP-Stellung

Wenn Zahnersatz erforderlich wird und ein Gleitweg feststellbar ist, muß der Zahnarzt entscheiden, ob er:

- die Interkuspidalposition unter Beibehaltung der originalen Leitkontakte rekonstruiert und sicherstellt, daß neue Leitkontakte nicht zur Veränderung des Gleitweges an der Restauration führen werden.
- den Gleitweg ausschaltet und in die Kontaktposition der zentralen Relation (CRCP) einstellt.
- den Gleitweg ausschaltet und in die Kontaktposition der zentralen Relation (CRCP) einstellt, zugleich auf der Restauration einen „Freiheitsgrad" beläßt (long centric), so daß der Patient weiterhin in der originalen Interokklusalposition (IP), oder in einem Bereich, der anterior zur CRCP liegt und nicht die originale IP einschließt, Funktionen ausüben kann.

Die Einstellung in die Kontaktposition der zentralen Relation (CRCP) hat folgende Vorteile:

(i) Sie ist eine relativ gut reproduzierbare Lagebeziehung, was soviel bedeutet, daß im Anschluß an okklusale Korrekturen das Abtragen okklusaler Hartsubstanz während der Zahnpräparation keine mandibuläre Rückverlagerung in Verbindung mit einer Verminderung des Interokklusalabstandes zwischen den präparierten Zähnen herbeiführt.

(ii) Der Behandler vermag den Unterkiefer in den gewünschten Vertikalabstand einzustellen und die Zahn-zu-Zahnkontakte ohne „Einspruch durch den Patienten" herzustellen. Er kann daher auf den Restaurationen okklusale Kontakte schaffen, die durch Bestimmung von Lage und Richtung okklusaler Belastungen der verbleibenden Zahnsubstanz und dem verwendeten Material am besten entsprechen.

(iii) Die Ausgeglichenheit okklusaler Kontakte besteht, weil der Behandler diese Kontakte ohne Führung des Patienten festlegen und überprüfen kann.

(iv) Alle Bewegungen vollziehen sich in anteriorer Richtung aus der CRCP und der Kliniker kann daher mögliche Kontaktflächen jederzeit beherrschen.

(v) Es handelt sich um eine Kieferstellung, die der Patient bereitwillig einnimmt, obwohl sie nicht unbedingt für alle physiologisch korrekt ist. Wie Celenza[23] 1978 berichtete, dürfte die Kieferstellung vielmehr auf mechanischer Bequemlichkeit als auf physiologischer Korrektheit beruhen.

(vi) Die CRCP-Einstellung kann auf einen Artikulator übertragen werden und wenn erforderlich, können geringfügige Änderungen im Vertikalabstand entsprechend vorgenommen werden, so daß die eingestellten Zahn-auf-Zahn-Kontakte denen im Munde des Patienten gleichen. Daher ist dies eine (anfänglich) brauchbare Beziehung und Ausgangspunkt für die Restauration.

Folgende Nachteile ergeben sich aus der Einstellung in die Kontaktposition der zentralen Relation (CRCP):

(i) Dem Patienten könnten okklusale Probleme bewußt werden.

(ii) Wenn der Kiefer einen langen Weg nach distal wandert, kann die anteriore Führung verloren gehen und posteriore Mahlkontakte auslösen. Dies ist einer der Hauptnachteile und geschieht aller Voraussicht nach bei Patienten mit großen horizontalen : kleinen vertikalen Verhältniswerten zwischen CRCP und IP[31].

(iii) Zuvor aufgetretene temporomandibuläre Knackgeräusche können sich wieder einstellen. Dies ist eine klinische Beobachtung, die der Nachprüfung bedarf.

Die Untersuchungsergebnisse entscheiden, ob zur Herstellung der Restaurationen die CRCP- oder IP-Einstellung gewählt wird. Immer wenn man den Gleitweg ausschaltet, ist es zwingend notwendig, daß dies vor der definitiven Zahnpräparation geschieht, sei es durch okklusales Einschleifen oder durch die Eingliederung und Anpassung temporärer oder provisorischer Restaurationen. Korrekturen werden solange fortgeführt, bis die CRCP-Einstellung klinisch reproduzierbar möglich ist. Erst dann kann die definitive Restauration durchgeführt werden.

Die Bedeutung der Richtung des Gleitweges

Anteriorer Gleitweg. Ein anteriorer Gleitweg liegt vor, wenn die Bewegung aus der CRCP-Lage in die IP-Lage gerade verläuft. Tritt der zur Präparation vorgesehene Zahn auf seinem Gleitweg nicht in Kontakt, ist dafür zu sorgen, daß die Restauration ebenfalls nicht in Kontakt tritt. Wenn der zur Restauration anstehende Zahn der Leitkontakt ist, der den Gleitweg bestimmt, ist es wichtig, daß an diesem Zahn vor

Abb. 4.14 Vertikal (V) : Horizontal-Verhältnis (H) gemessen an den Schneidezähnen gegenüber der größten horizontalen Bewegung der Transversalachse am Artikulator gemessen (wiedergegeben aus Wise M.D. Int J Prosthodont 1992; 5: 333-343). v:H= horizontale Komponente größer als die vertikale; V:h= vertikale Komponente größer als die horizontale.

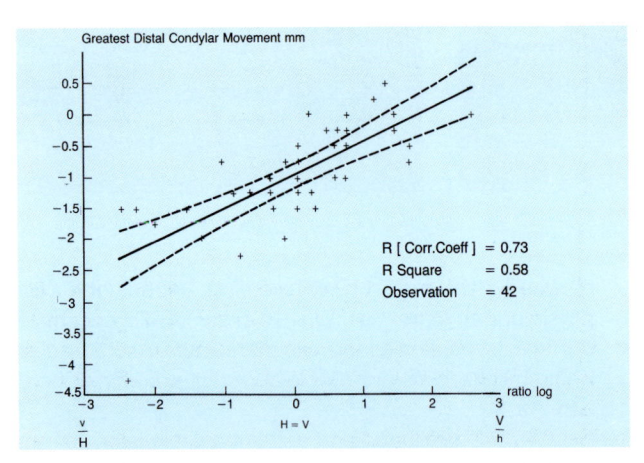

Abb. 4.14a Die Wechselbeziehung zwischen der größten distohorizontalen Kodylenbewegung von 42 Patienten und dem Logarithmus des Verhältnisses von vertikaler zu horizontaler Bewegung am Inzisalstift. Die Beziehung verläuft geradlinig. Wenn die horizontale Bewegungskomponente, am Inzisalstift gemessen, zunimmt, vergrößert sich auch die horizontale Komponente der Kondylarbewegung, am Vericheck-Artikulator gemessen.

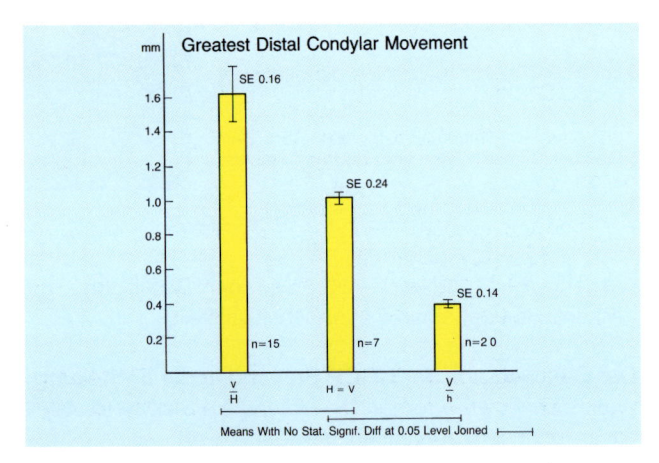

Abb. 4.14b Durchschnittswerte der größten kondylären Distalbewegung von 42 Patienten gegenüber dem Vertikal : Horizontal-Verhältnis. Die größte Distalbewegung der Kondylen, gemessen am Vericheck-Artikulator war vollzog sich in der Gruppe, bei der, an den Schneidezähnen gemessen, die horizontale Komponente größer als die vertikale Komponente war.

der Restaurierung die Okklusion korrigiert wird, um sicherzustellen, daß die Abtragung okklusaler Zahnsubstanz während der Präparation nicht eine mandibuläre Rückverlagerung zur Folge hat (Abb. 4.12a – f). Das ist umso wichtiger, wenn ein ganzer Quadrant restauriert werden soll.
Andernfalls müssen die originalen Höckerneigungen genauestens sowohl an den Provisorien als auch an der endgültigen Restauration rekonstruiert werden, um den Gleitweg wiederherzustellen – ein mühsames Unterfangen. Diese Maßnahme mag jedoch für den Patienten erforderlich sein, der anamnestisch über reziprokes Gelenkknacken berichtet und einen großen horizontalen : kleinem vertikalen Verhältniswert zwischen der zentrischen Relation und der Interkuspidalposition aufweist. Dies wird im Folgenden unter „Bedeutung der Eigenheit des Gleitweges" beschrieben.
Lateraler Gleitweg (Abb. 4.13). Verläuft der Gleitweg aus der CRCP-Lage in die IP-Lage vorwärts und tendiert nach einer Seite oder ausschließlich nach einer Seite, sollte in der Regel dieser Bewegungsverlauf vor der Restaurierung beseitigt werden. Dies trifft zu, wenn:
(i) der zur Restauration anstehende Zahn ein Leitkontakt bildet;
(ii) der zur Restauration anstehende Zahn während der Gleitbewegung in Kontakt tritt, z.B. wenn obere Frontzähne mit Keramik- Jacketkronen durch die Gleitbewegung aus der zentralen Relation in die Interkuspidalposition traumatisiert wurden;
(iii) ein ganzer Quadrant oder die gesamte Bezahnung restauriert werden sollen;
(iv) der Gleitweg von CRCP nach IP einen großen vertikalen : kleinen horizontalen Verhältniswert aufweist.

Die Bedeutung der Eigenheiten des Gleitweges
Im Jahre 1992 berichtete Wise[31] über die Beziehung zwischen dem vertikalen : horizontalen Verhältnis (aus Messungen, die am Stützstift eines Denar Mk2-Artikulators ermittelt wurden) und der Bewegung der transversalen Kondylenachse bei 42 Patienten ohne mandibuläre Funktionsstörungen.
Diese Verhältniswerte wurden zur größten Horizontalbewegung der transversalen Achse beider Kondylen in Beziehung gesetzt und für jeden Patienten ermittelt (Abb. 4.14a). Die Berechnung der linearen Werte ergaben einen Korrelationskoeffizienten von 0,73. Das bedeutet, daß zwischen dem Verhältniswert, der im Frontbereich des Unterkiefers ermittelt wird und der Horizontalbewegung der transversalen Kondylenachse eine direkte Beziehung besteht. In dem Maße, in dem die horizontale Komponente der Gleitbewegung, verglichen zur vertikalen Komponente sich vergrößert, bewegt sich die transversale Kondylenachse nach horizontal. Verglich man die Mittelwerte der größten Horizontalbewegung jedes Kondylus bei allen Fällen, die ein vertikal : horizontal Verhältnis von weniger als 1 aufwiesen mit den Fällen mit Verhältniswerten von 1 oder darüber, war festzustellen, daß die größte mittlere Horizontalbewegung der Transversalachse (1,63 mm) bei jenen Fällen mit einem Verhältniswert kleiner als 1 ($P < 0,05$) anzutreffen war (Abb. 4.14b).
Ähnliche Berechnungen wurden angestellt, um die Beziehungen zwischen den Verhältniswerten und der größten Bewegung der Transversalachse in vertikaler Richtung zu ermitteln. Dabei ergaben sich jedoch keine statistisch signifikanten Abhängigkeiten, noch waren signifikante Unterschiede innerhalb der Mittelwerte feststellbar. Die durchschnittliche Vertikalbewegung der Transversalachse betrug

Abb. 4.15 Die Auswirkung des Vertikal : Horizontal-Verhältnisses nach okklusalem Bißausgleich auf die mandibulo/maxillären Beziehungen.

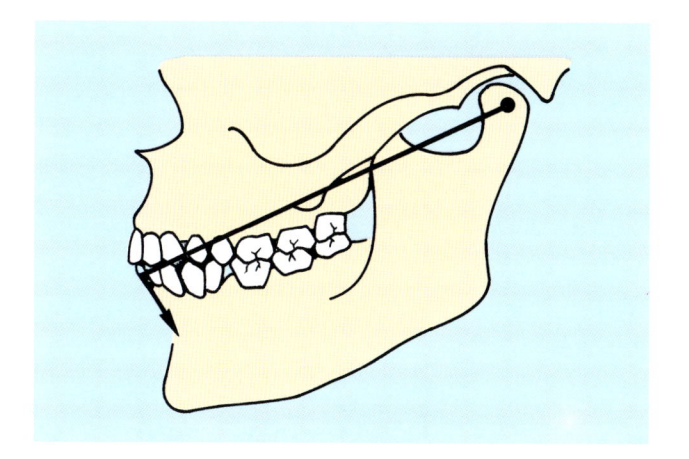

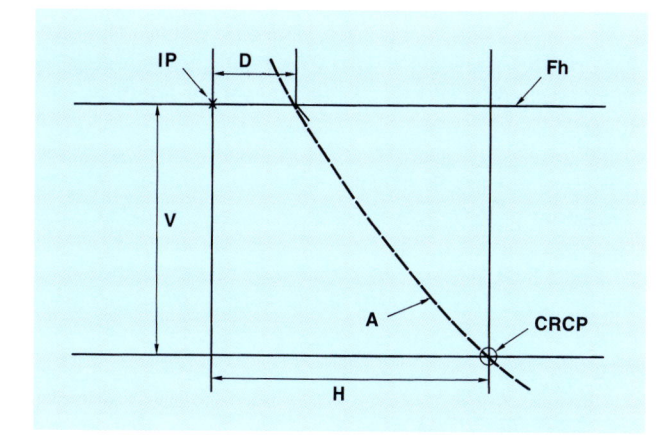

Abb. 4.15a (links) Mit der Öffnungsbewegung um die transversale Kondylarachse bewegt der bogenförmige Verlauf die unteren Schneidezähne in Relation zu den Oberkiefer-Schneidezähnen nach distal.

Abb. 4.15b (rechts) (wiedergegeben aus Rosner D. mit Genehmigung der American Academy of Periodontology, J Periodontology 1973; 44: 228-235). Graphische Darstellung des Bewegungsablaufs eines unteren Schneidezahns - durchbrochene Linie - von CRCP in IP. Fh - Frankfurter Horizontalebene; IP - Interkuspidalposition; CRCP - Kontaktposition der zentralen Relation; H - Horizontalbewegung bei bestehendem großen Horizontal : Vertikal-Verhältnis zwischen CRCP und IP; V - Vertikalbewegung des unteren Schneidezahns zwischen CRCP und IP. Der Bogenverlauf, bedingt durch die Rotation um die Transversalachse, bewegt den unteren Schneidezahn entlang dem Schließbogen und endet in einer Position, distal zur IP durch die Abmessung D. Der Bewegungsablauf, durch D dargestellt, ergibt sich aus einer Horizontalbewegung auf der Kondylarebene. Werden die posterioren Leitkontakte der CRCP-Stellung entfernt, rückt der Unterkiefer näher an den Oberkiefer. Beendet man das Abtragen der Leitkontakte zu dem Zeitpunkt, da die unteren Schneidezähne den Vertikalabstand der Interkuspidationsposition erreicht haben, dann verlagert sich zur originalen IP die neue Position der unteren Schneidezähne im Falle eines großen Horizontal : Vertikal-Verhältniswertes nach distal. Wenn vor der Abtragung der Leitkontakte eine Schneidezahnführung bestanden hat, würde sie nunmehr infolge der Distalverlagerung des Unterkiefers verloren gehen.

Abb. 4.15c Studienmodelle eines Patienten mit einem großen Horizontal : Vertikal-Verhältnis zeigt die anterioren Beziehungen vor dem Abtragen der posterioren Leitkontakte.

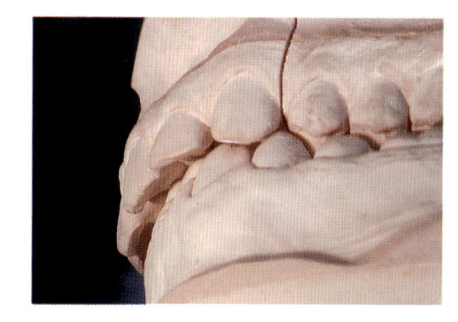

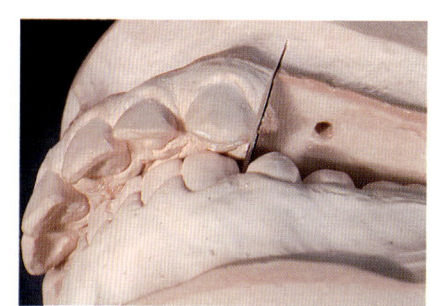

Abb. 4.15d Nach dem Abtragen der posterioren Leitkontakte bzw. Abnahme der seitlichen Quadranten. Die anteriore Bißführung ist verloren gegangen.

0,7 mm bei kleinen vertikal : horizontal Verhältniswerten, 0,75 mm bei Verhältniswerten von 1, und 1,11 mm bei großen vertikal : horizontal Verhältniswerten.

Daraus kann man schließen: Gleitet der Unterkiefer aus der Kontaktposition der zentralen Relation in die Interkuspidalposition und umgekehrt, stehen die Ausmaße der Horizontalbewegungen der Kondylen-Transversalachse in direkter Beziehung zu dem vertikalen : horizontalen Verhältniswert, den man im Frontalbereich des Unterkiefers mißt. Patienten mit einer größeren vertikalen als horizontalen Komponente neigen dazu, kleine, wenn überhaupt, horizontale Kondylenbewegungen auszuüben, während bei Patienten mit größerer horizontaler als vertikaler Komponente eine entsprechend größere Horizontalbewegung der Kondylen stattfindet. Eine Vertikalbewegung der Kondylen ist jedoch in allen Fällen möglich.

Eine Gleitbahn mit einem großen vertikalen : kleinen horizontalen Verhältniswert ist leicht einzustellen, weil sich die Kondylen vertikal bewegen, horizontal jedoch durchschnittlich nur kleine Bewegungen ausüben. Umgekehrt ist eine Gleitbahn mit einem großen horizontalen : kleinen vertikalen Verhältniswert schwierig einzustellen, weil hier ein großer horizontaler Gleitweg der Kondylen zu erwarten ist.

Bei Einstellung der ersteren fällt häufig die CRCP-Lage mit der originalen IP-Lage zusammen und erfordert nur geringfügige Eingewöhnung durch den Patienten. Die letztere führt häufig dazu, daß die CRCP-Lage distal hinter die originale IP-Lage gerät, dadurch der Kontakt zwischen den oberen und unteren Frontzähnen verloren geht und Führungsprobleme entstehen (Abb. 4.15). Wenn bei einem Patienten anamnestisch wechselseitiges Gelenkknacken und ein großer horizontal : vertikaler Verhältniswert vorliegt, wird man sinnvollerweise Leitkontakte beibehalten, um eine distale Rückverlagerung des Unterkiefers und eine mögliche Veränderung der Kondylus/Meniskus-Beziehung zu verhindern (s. Kapitel 28). Wird einem Patienten mit großem horizontal : vertikalem Verhältniswert ein okklusaler Stabilisations-Plattenbehelf eingegliedert, besteht die Gefahr, daß mit einer Änderung hinzutretender propriozeptiver Reize, sich der Unterkiefer über eine lange Strecke nach distal verlagert. Daher empfindet es der Patient als höchst unbequem, wenn der Plattenbehelf entfernt wird und er nicht mehr imstande ist, in seine ursprüngliche Interkuspidalposition zurückzukehren.

Ausmaße des Gleitweges. Kleine Gleitwege können einfach angeglichen werden, aber große Gleitwege, die man allgemein in Fällen der Klasse II/1 beobachtet, können nur schwierig zur Zufriedenheit des Patienten adjustiert werden. In diesen Fällen ist es besser, die Rekonstruktion in der Interkuspidalposition vorzunehmen und dabei sehr sorgfältig darauf zu achten, daß diese genau reproduziert wird.

Zwanglosigkeit des Gleitweges. Wenn der Patient Bewegungsfreiheit zwischen der CRCP- und der IP-Lage hat und keine Höckerneigungen vorhanden sind, die den Unterkiefer in die Interkuspidalposition zwingen, sollten die Restaurationen den vorhandenen Verhältnissen angeglichen werden. Patienten, bei denen die Behandlungsabläufe sich schwierig gestalten, erfordern mehr Zeit als Fälle, in denen die Behandlung einfach ist, zumal, wie in letzerem Falle, die Stabilisierung bestehender Kieferbeziehungen einfacher und zuverlässiger vonstatten geht.

Lateralpositionen und Exkursionen – Arbeitsseitenkontakte

Kontakt zwischen den gegenüberstehenden Zähnen auf derjenigen Seite, nach der der Unterkiefer sich bewegt hat.

Örtliche Festlegung

Der Patient wird angewiesen, in Interkuspidalposition zu schließen und dann den Kiefer jeweils nach der Seite hin, die untersucht werden soll, zu verschieben. Erfahrungsgemäß treten dabei Schwierigkeiten auf und in diesem Falle hilft es, wenn der Patient die Kieferbewegung in einem Handspiegel verfolgen kann. Man leitet den Patienten in die Höcker-zu-Höckerstellung und ein wenig darüber hinaus, welches die Überkreuzungsposition darstellt. Im Idealfall sollte diese Position auch aus der CRCP-Lage festgelegt werden; aber das ist oft schwierig. Ist der Seitbiß einmal bestimmt, können die Kontaktflächen mit Okklusionspapier markiert werden.

Feststellungen

Mit geschlossenen Zähnen in Seitbißstellung sind folgende Feststellungen wichtig:

- ob eine Gruppenfunktion (Kontakte zweier oder mehrerer gegenüberstehender Zahnpaare auf der Arbeitsseite) vorliegt oder
- ob eine Eckzahnführung vorliegt (Kontakt nur der gegenüberstehenden Eckzähne von den anderen Zähnen gesondert oder diskludiert) Häufig kommt es zu einer Kombination von beidem, so daß anfangs Gruppenkontakte vorherrschen, aber im Kantenbiß nur noch die Eckzähne miteinander in Kontakt stehen;
- ob die Leitzähne in ihren Alveolen sich übermäßig bewegen;
- ob die Lateralbewegung gleitend erfolgt oder eingeschränkt ist;
- ob die Zähne in der Überkreuzungsposition miteinander in Kontakt stehen;
- wie groß das Ausmaß der Lateralbewegung ist.

Bedeutung

Die Festlegung genauer Kontakte bei Lateralexkursionen ist bei Patienten mit bestehendem Bruxismus besonders wichtig, weil die Restaurationen die Bewegungsrichtung des Unterkiefers möglicherweise verändern, ein Umstand, der zu Funktionsstörungen oder Mißempfindungen führt. Die Unterkieferbewegung wird durch Kondylen/Fossae- und Zahnbeziehungen bestimmt.

Einige Autoren sind der Meinung, daß die Bißführung in der Lateralexkursion allein durch die Eckzähne bestimmt sein sollte[32-35], während andere glauben, daß auf der Arbeitsseite Mehrfachkontakte, auch als Gruppenfunktion bezeichnet, vorhanden sein sollten[36-39] Hierüber wurde von Thornton 1990[40] ein ausgezeichneter Rückblick zusammengestellt. Andere Autoren behaupten, daß bei Rekonstruktionen die Bißführung durch die Eckzähne erfolgen sollte, jedoch in der Weise, daß die Bezahnung, wenn diese Zähne sich abnutzen, in Gruppenfunktion „eintreten"[41]. Die Befürworter aller Konzepte sind sich darüber einig, daß Balanceseitenkontakte ausgeschaltet werden sollten. Es gibt keine stichhaltigen klinischen Untersuchungen, die beweisen, daß der einen oder anderen Form der Bißführung der Vorzug zu geben wäre. Verschiedene Autoren berichteten, daß die Eckzahnführung die Aktivität der Elevatormuskeln verringert[42-43]. Williams et al. teilten 1983[44] mit, daß diese Erscheinung mehr eine Funktion gestörter seitlicher Okklusion als die eines besonderen Bißführungssystems wäre. Weiterhin äußerten Graham und Rugh 1988[45], daß die Einschränkung der nächtlichen mastikatorischen Elevatormuskelaktivität nicht das Ergebnis etwaiger ungewöhnlicher Eigenschaften der Eckzähne oder irgendwelcher anderen Zähne sei, sondern vielmehr von der Größe der Kontaktfläche als Einzelkontaktbereich gegenüber Mehrfachkontakten abhängt. Immer wenn Führungsflächen in Restaurationen einbezogen werden müssen, sollten bestimmte Prinzipien beachtet werden:

(i) Die Lateralbewegungen müssen hindernisfrei verlaufen.
(ii) Wenn möglich, verwendet man bei gegenüberliegenden Kontaktflächen gleichartige Materialien, um Abnutzungserscheinungen und die daraus resultierende Veränderung der Bißführung oder Defekte am Zahnersatzmaterial durch Zementfreilegung, zu vermindern. Dies ist von besonderer Bedeutung, wenn die anteriore Bißführung

flach verläuft und andere okklusale Faktoren gegenüber der posterioren Disklusion nicht leitfähig sind (s. Kapitel 17).

(iii) Wenn möglich, werden Balancekontakte ausgeschaltet (wie unten bei den Balancekontakten erörtert).

(iv) Vergewissern Sie sich, daß keine übermäßige Beweglichkeit der Führungszähne vorliegt. Trifft dies jedoch zu, kann die Bißführung beeinträchtigt werden und außer Kontrolle geraten. In diesem Falle sollte durch Behandlung vorliegender Erkrankungen und möglicherweise durch Schienung Vorsorge getroffen werden.

(v) Wenn die vorliegende Unterkieferbewegung den oben genannten Erfordernissen nicht entspricht, kann vor der Durchführung restaurativer Maßnahmen ein Bißausgleich erforderlich werden.

(vi) Wenn eine Änderung erforderlich ist, erweist es sich als technisch einfacher, diese an einem standfesten Zahn soweit vorn als möglich zu orientieren. So z.B. eher an den Eckzähnen als im Seitenzahnbereich (in dem man eine störungsfreie Bißführung wegen kurzer lateraler Markierungen nur schwierig kennzeichnen und einschleifen kann) und nicht an gelockerten Zähnen (mit denen eine Bißführung nicht beständig wäre).

Laterale Positionen und Exkursionen – Balanceseitenkontakte

Dies sind die Kontakte zwischen gegenüberstehenden Zähnen auf der Seite des Unterkiefers, die sich während der Lateralexkursion zur Medianlinie hinbewegt. So ist bei der Lateralexkursion nach rechts die rechte Seite die Arbeitsseite und die linke Seite die Balanceseite.

Örtliche Festlegung

Die Bestimmung der Balanceseitenkontakte kann zur gleichen Zeit wie die Festlegung der Arbeitsseitenkontakte erfolgen. Der Behandler sollte den Unterkiefer auf der Balanceseite abstützen, weil der Patient dazu neigt, Balanceseitenkontakte zu vermeiden.

Feststellungen

Es ist wichtig festzustellen:
- das Vorhandensein aller Balanceseitenkontakte.
- die Beweglichkeit der Zähne auf der Balanceseite.
- die zugeordneten Kontakte auf der Arbeitsseite.

Bedeutung

Nach Ansicht einiger Praktiker sind Balanceseitenkontakte infolge ihrer destruktiven Auswirkungen besonders wichtig[46-51]. Es gibt darüber jedoch keine klinischen Untersuchungen, um diese Feststellung zu beweisen[52-54].

Minagi et al. 1990[55] berichteten, daß bei 430 Erwachsenen eine sehr auffällige direkte Beziehung zwischen fehlenden Balanceseitenkontakten und dem Auftreten von Gelenkgeräuschen bestand. So traten bei fehlenden Balanceseitenkontakten häufiger Gelenkgeräusche auf. Karlson et al. beobachteten 1992[56] an 12 gesunden Personen, daß sich nach dem Anbringen seitlicher Balanceauflagen eine rasche Anpassung einstellte. Die Auswirkungen künstlich hergestellter Balancekontakte werden außerdem auf Seite 389 erörtert. Aus der Abbildung 4.16 geht jedoch hervor, daß Balanceseitenkontakte eine Bißführung auf der Balanceseite herbeiführen können, die mehr durch Zahnkontakte als

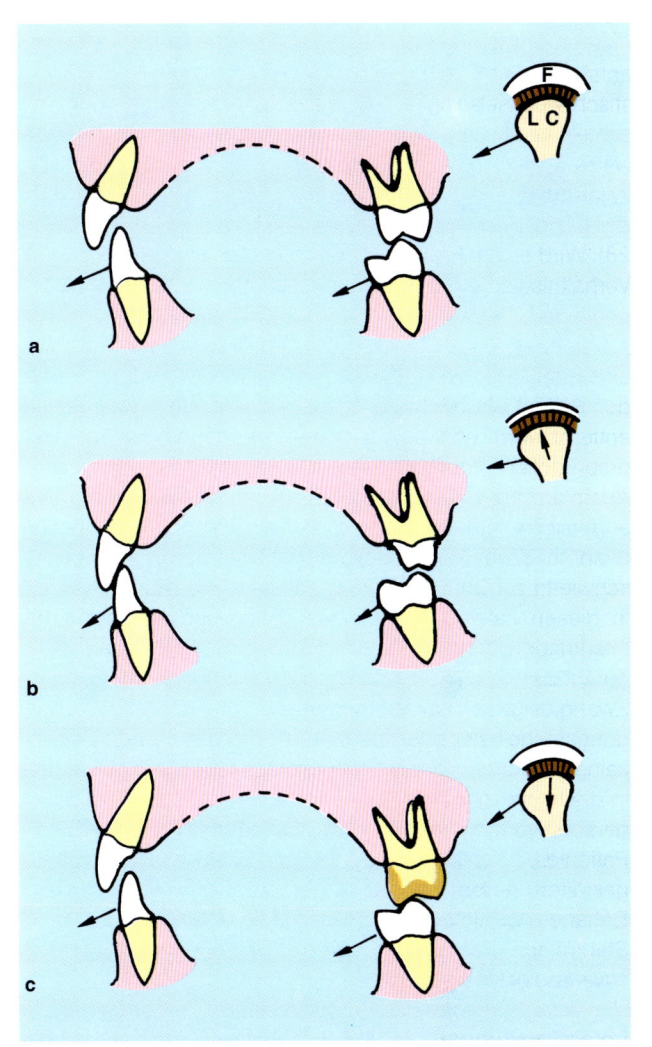

Abb. 4.16 Die Skizzen zeigen die Beziehungen zwischen Gelenkbahnführung, einem Balanceseitenkontakt und der anterioren Bißführung. Die Frontalsicht in drei Ebenen zeigt die Zähne 13, 43, 27, 37, den linken Kondylus (LC) und die Fossa (F).

a) Während der Lateralexkursion nach rechts übernimmt die Bißführung hauptsächlich der palatinale Höcker des 27 gegen den bukkalen Höcker des 37 (Balanceseitenkontakt). Der linke Kondylus lagert infolge Höckerkontaktes nicht in der Gelenkgrube. Da jedoch über viele Jahre hinweg eine Anpassung erfolgte, empfindet der Patient diese Situation als relativ bequem.

b) Zahn 27 ist für eine Krone präpariert. Bei der Lateralbewegung nach rechts treten 13 und 43 miteinander in Kontakt und die Muskel- kontraktion lagert den linken Kondylus höher in die Gelenkgrube. Es wird eine provisorische Krone eingesetzt.

c) Die neue Krone auf 27. Die Gestaltung des palatinalen Höckers weicht von der bei (a) ab. Während einer Lateralexkursion nach rechts wird der linke Kondylus wieder nach inferior verlagert. Häufig klagt dann der Patient darüber, daß der Zahn 27 zu hoch ist und der Zahnarzt beginnt die Krone abzuschleifen, bis sie schließlich durchgeschliffen, oder bei einer metallkeramischen Arbeit, die Keramik ruiniert ist. Im Endergebnis wird dem Techniker die Schuld gegeben, obgleich der Fehler beim Zahnarzt lag.

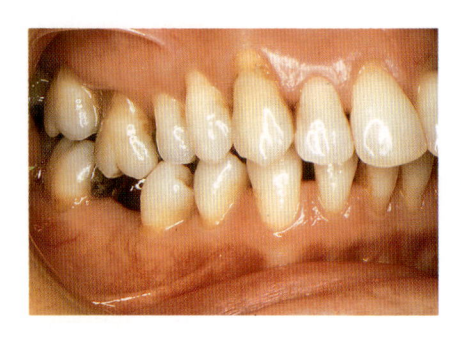

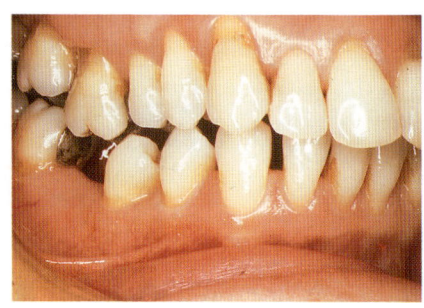

Abb. 4.17 Protrusives Gleithindernis.

Abb. 4.17a Interkuspidalposition.

Abb. 4.17b Protrusionsstellung. Man beachte den Störkontakt zwischen 16 und 47.

durch die Gelenkbewegung gegen Meniskus und Fossa bestimmt wird. Wenn die zu restaurierenden Zähne Balanceseitenkontakte ausbilden, wird das Abtragen okklusaler Zahnsubstanz während der Präparation die Bißführung des Unterkiefers verändern, und es dürfte nicht möglich sein, diese Kontakte an den nachfolgenden Restaurationen zu beseitigen (Abb. 4.16c). Balancekontakte an Restaurationen erzeugen Horizontalkräfte, die zu funktionellen Störungen der Restauration, bzw. des Zahnes führen (Seite 210 und 291). Der Patient empfindet solche Kontakte unbequem, wenn er sie bei der Okklusion wahrnimmt.

Balanceseitenkontakte gewinnen eine besondere Bedeutung, wenn sie auf der gleichen Seite mit Empfindlichkeit des lateralen Pterygoidmuskels einhergehen. In diesen Fällen ist vor Beginn von Restaurierungsmaßnahmen die Ausschaltung dieser Kontakte zu empfehlen. Balanceseitenkontakte können nur dann beseitigt werden, wenn Arbeitsseitenkontakte zur Bißführung vorliegen (Abb. 4.16b).

Protrusionsstellungen

Zwei Beziehungen treten in Erscheinung: Die geradegerichtete Protrusion und die seitwärtsgerichtete Protrusion d.h. eine Bewegung, die nach vorn und geringfügig nach einer Seite hin erfolgt.

Örtliche Festlegung

Zur Einnahme der geradegerichteten Protrusion bitten Sie den Patienten, die Interkuspidalposition einzunehmen und geradeaus nach vorn zu gleiten, bis die Schneidezähne mit den Schneidekanten aufeinanderstehen. Auch hier erleichtert die Anwendung eines Handspiegels das Vorhaben. Für die Lateralbewegungen bitten Sie in gleicher Weise den Patienten, die Interkuspidalposition einzunehmen und dann den Kiefer nach vorwärts-seitwärts zu verschieben. Die Kontakte werden mit Artikulationspapier (GHM Hanel Meckinzinal) dargestellt, das man mit einer Pinzette festhält.

Feststellungen

Eine Reihe von Gesichtspunkten sollten beachtet werden:
- die Bewegungsrichtung;
- der Lockerungsgrad der Zähne während der Bewegung;
- die Feststellung, ob die Frontzähne während der Bewegung miteinander in Kontakt sind;
- jeder Kontakt, der während der Protrusionsbewegungen der Frontzähne zustandekommt.

Bedeutung

Alle neuzeitlichen Okklusionstheorien für festsitzenden Zahnersatz und Teilprothesen behaupten, daß in Protrusionsstellung zwischen den gegenüberstehenden Frontzähnen Kontakt bestehen muß, während die Seitenzähne getrennt sind. Eine Okklusion, die insbesondere im Frontzahnbereich rekonstruiert werden muß, erfordert die Überprüfung protrudierender Kontakte, weil protrudierende Interferenzen im Seitenzahnbereich häufig vor der Restaurierung der Frontzähne beseitigt werden müssen (Abb. 4.17). Wenn Frontzähne überkront werden, hat der Zahnarzt zu entscheiden, ob er die vorliegende Frontzahnführung übernehmen, oder ob er sie abändern will. Die bestehende Führung sollte kopiert werden, wenn keine besonderen Anzeichen oder Beschwerden vorliegen, oder wenn für einen älteren Patienten mit adaptierter Okklusion lediglich neue Frontzahnkronen erforderlich werden.

Eine Änderung der Frontzahnführung kann notwendig werden, wenn Anzeichen oder Beschwerden durch okklusale Störungen vorliegen, welche die Frontzähne betreffen, oder bei einer totalen Rehabilitation des Gebisses. Wenn ein Umbau erforderlich ist, muß der Zahnarzt die Formveränderungen der Lingualflächen, für eine neue Frontzahnführung exakt bestimmen (dies wird in Kapitel 16 erörtert). Wenn keine Frontzahnführung besteht, ist zu entscheiden, ob eine solche vorgesehen werden soll.

Die Ruheschwebelage

Die Beziehung des Unterkiefers zum Oberkiefer, wenn der Patient aufrecht sitzt und völlig entspannt ist, wird durch die Ruheschwebelage gekennzeichnet.

Örtliche Festlegung

Man bittet den Patienten, in dem Behandlungsstuhl bequem und aufrecht zu sitzen. Wählen Sie eine der vielen prothetischen Möglichkeiten zur Messung des Interokklusalabstands. Sie fordern beispielsweise den Patienten auf, er solle seine Lippen befeuchten und schlucken, „Mmm" sagen, entspannen und daraufhin die Lippen öffnen. Der Abstand zwischen den oberen und unteren Schneidezähnen wird gemessen.

Feststellungen

Die Distanz zwischen den oberen und unteren Schneidezähnen und den oberen und unteren Molaren wird notiert.

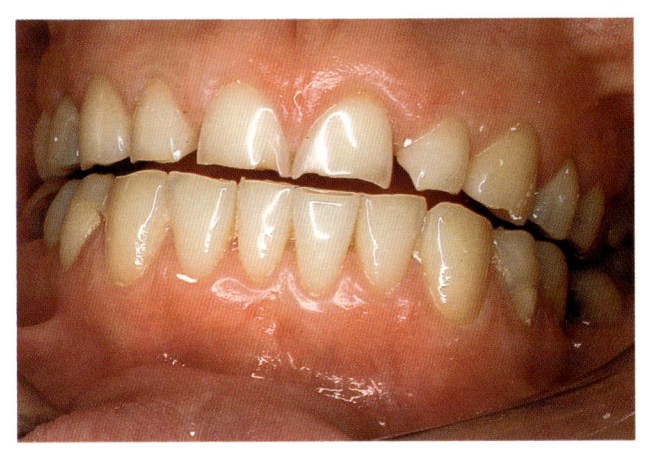

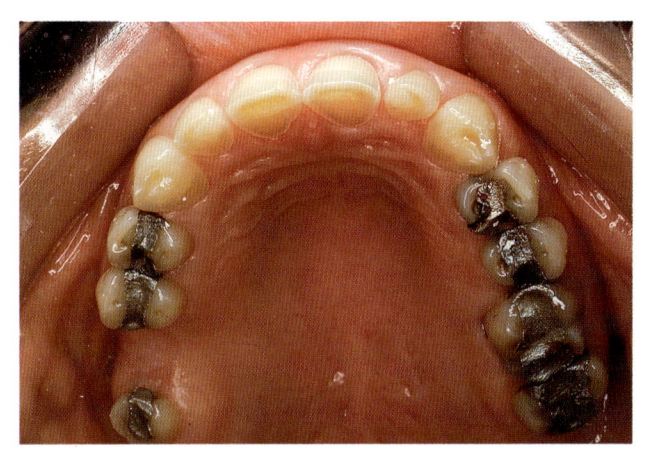

Abb. 4.18a und b Zunehmender Verlust von Zahnsubstanz durch Verschleiß oder Abkauung hat zur Verminderung des Vertikalabstandes und zu Defekten an den Restaurationen geführt. Die seitlichen Restaurationen zerbrachen häufig.

Denken Sie daran, daß viele Faktoren die Ruheschwebelage, und infolgedessen den Interokklusalspalt, beeinflussen können, so z.B. Streß, Schmerz und muskuläre Hyperaktivität.

Bedeutung
Als generelle Regel gilt, versuchen Sie Restaurierungen innerhalb der Grenzen von 0,5 mm der bestehenden vertikalen Abmessungen in der Interkuspidalposition durchzuführen. Sind aus Gründen der Ästhetik, des Platzbedarfs für die Materialstärke oder der Funktion, Änderungen erforderlich, dann beseitigen Sie zuvor stets die Leitkontakte zwischen CRCP und IP und testen die Veränderung der vertikalen Abmessung mittels diagnostischer Behelfe, beispielsweise abnehmbarer Schienen, Amalgamfüllungen oder provisorischer Kronen (Kapitel 10). Denken Sie daran, daß infolge Abnutzung gewisse Verluste der vertikalen Höhe durch alveoläre Knochenanlagerung und fortschreitenden Zahndurchbruch möglicherweise ersetzt worden sind.
Folgende Anzeichen können zur Feststellung einer unzureichenden vertikalen Abmessung beitragen:

- **Äußeres Erscheinungsbild.** Dieses beruht auf der subjektiven Feststellung, ob die Länge des Gesichts „normal" erscheint. Der Vergleich mit früheren Fotografien kann dabei hilfreich sein (Abb. 4.18a).
- **Zähne.** Kurze klinische Kronen weisen auf eine Verringerung der vertikalen Abmessung hin. In gewissem Umfang kann durch alveoläre Knochenanlagerung und fortschreitenden Zahndurchbruch diese Erscheinung kompensiert worden sein, obwohl eine Verringerung der vertikalen Höhe und kompensatorische Vorgänge wahrscheinlich nicht auf dem Prinzip von Ursache und Wirkung beruhen[54].
- **Zerbrochene Restaurationen.** Fortschreitender Verschleiß und Abnutzungserscheinungen mit Verlust der vertikalen Höhe kann eine Zerstörung der Restaurationen zur Folge haben (Abb. 4.18).
- **Zahnwanderung oberer Frontzähne.** Aus dem Verlust an vertikaler Höhe im Seitenzahnbereich ergibt sich, daß die unteren Frontzähne stärker mit den lingualen Flächen der oberen Frontzähne okkludieren und damit Zahnwanderungen oder den Verlust von Frontzahnrestaurationen verursachen.
- **Frakturen von Frontzahnrestaurationen.** Diese können sich ebenfalls infolge stärkerer okklusaler Kontakte durch den Verlust an vertikaler Höhe einstellen
- **Traumatisierung der Weichteile.** Eine Verminderung der vertikalen Abmessung kann zur Folge haben, daß die unteren Frontzähne in die Weichteile des Gaumens okkludieren und Entzündungen hervorrufen. Eine andere Möglichkeit besteht, daß verlängerte Zähne mit zahnlosen Kieferabschnitten okkludieren und so den gegenüberliegenden Kieferkamm verletzen.
- **Mundwinkelfalten.** Eine Verminderung der vertikalen Höhe begünstigt Mundwinkelentzündungen.
- **Sprache.** Eine falsch eingestellte Bißhöhe kann zu Sprechschwierigkeiten, besonders bei F-, W- und S-Lauten führen.

Schlucken

Feststellungen
Man bittet den Patienten zu schlucken. Während des Schluckaktes nimmt man die Lippen auseinander und beobachtet, ob die Zunge sich nach vorn oder nach der Seite schiebt.

Bedeutung
Ein Vorschieben der Zunge kann die Einstellung einer frontalen Bißführung außerordentlich erschweren. Häufig muß die Stabilität der Zähne mittels provisorischer Restaurationen überprüft werden. Das Ausbleiben des Zungenstoßens während der Untersuchung bedeutet nicht, daß es tatsächlich unterbleibt, sondern weist lediglich daraufhin, daß es während dieser bestimmten Schluckbewegung nicht aufgetreten ist.

Fremitus

Man versteht darunter Vibrationen oder geringfügige Bewegungen der Zahnkronen, wenn diese mit den gegenüberliegenden Zähnen leicht zusammentreffen.

Kapitel 4 Untersuchung

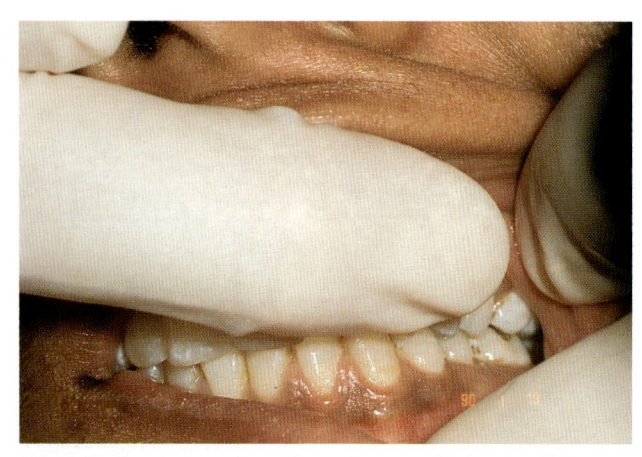

Abb. 4.19a Fremitus an einem Frontzahn gegen Endes des Gleitweges von CRCP in IP wird spürbar, indem man die labialen Oberflächen der oberen Zähne mit dem Zeigefinger umschließt und gleichzeitig den Unterkiefer in CRCP-Stellung führt. Der Patient wird gebeten, die Zähne aufeinander zu pressen. Fremitus ist eine Indikation zum Einschleifen des Leitkontaktes und nicht zum Bißausgleich am traumatisierten Frontzahn.

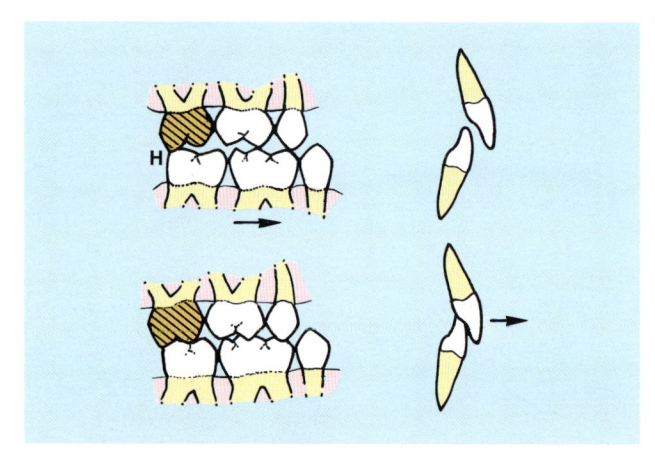

Abb. 4.19b Graphische Darstellung der Wirkung eines posterioren Leitkontaktes (H), der einen Gleitweg nach anterior bedingt und einen Frontzahn traumatisiert.

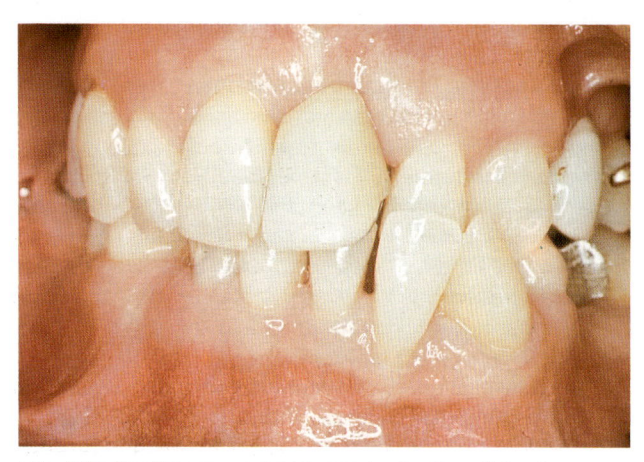

Abb. 4.19c Der Patient war nicht imstande, die obere Teilprothese zum Ersatz des 21 zu tragen und wurde als Neurotiker betrachtet, zumal der Sitz der Prothese gut war. Die okklusalen Beziehungen führten jedoch zur Instabilität.

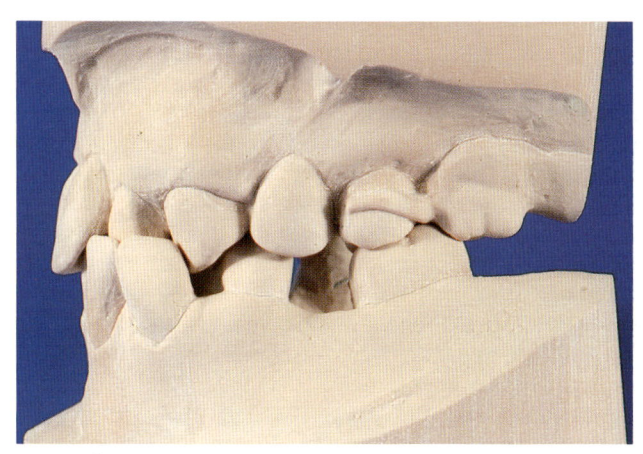

Abb. 4.19d Die einartikulierten Studienmodelle in Interkuspidalposition (IP).

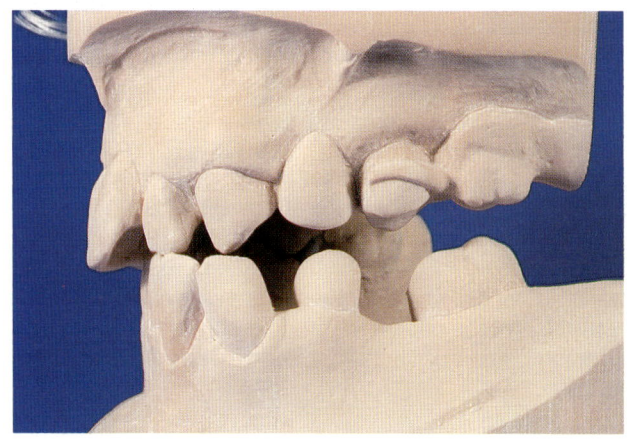

Abb. 4.19e Einartikulierte Studienmodelle in der Kontaktposition der zentralen Relation (CRCP). Der Leitkontakt verursachte eine anteriore Gleitbewegung und destabilisierte die obere Teilprothese.

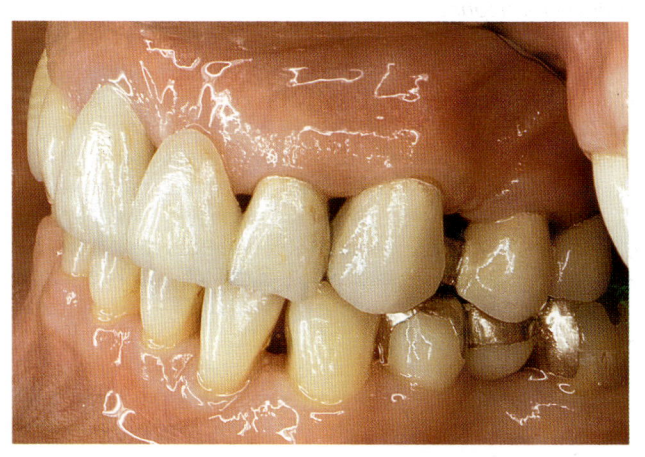

Abb. 4.19f Rekonstruktion mit posterior ausgewogener Okklusion im Anschluß an eine kieferorthopädische Behandlung. (Zustand 15 Jahre nach dem Einzementieren). Der Patient konnte seither ohne weitere Behandlungsmaßnahmen, außer den regelmäßigen Mundhygiene-Behandlungen, normal kauen.

Untersuchung

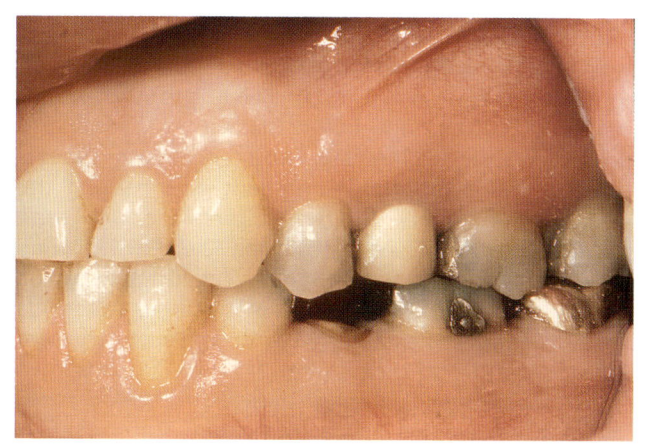

Abb. 4.20a Verschleißgefährdeter Patient – kein Attachmentverlust, jedoch kurze klinische Kronen im Unterkiefer.

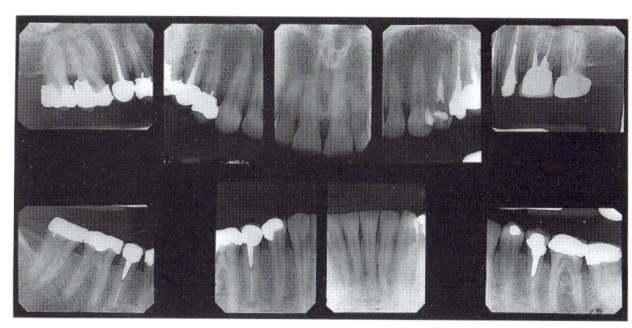

Abb. 4.20b Das Röntgenbild zeigt keinen Verlust des Stützknochens. Fraktur des 26 wurde außerdem festgestellt.

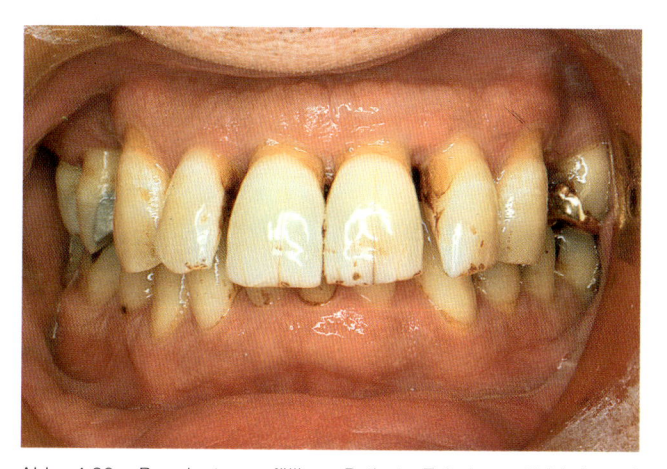

Abb. 4.20c Parodontoseanfälliger Patient. Zahnbeweglichkeit und Attachmentverlust waren festzustellen; in diesem Falle jedoch nur geringgradige Entzündungserscheinungen.

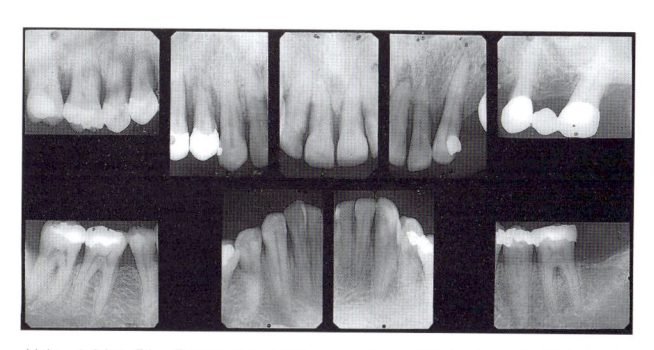

Abb. 4.20d Die Röntgenaufnahmen zeigen Verlust an knöchernem Stützgewebe.

Örtliche Festlegung
Legen Sie den Zeigefinger auf die fazialen Oberflächen der zu überprüfenden Zähne und bitten den Patienten, seine Zähne in der untersuchten Stellung aufeinanderzusetzen.

Feststellungen
Man spürt jede Vibration oder leichte Bewegung der Zähne.

Bedeutung
- Fremitus der Seitenzähne weist darauf hin, daß diese Leitkontakte bilden.
- Fremitus an Frontzähnen am Ende des Gleitweges ist eine Indikation zum okklusalen Bißausgleich der Leitkontakte und nicht zu einem Ausgleich im Frontalbereich, weil die Zähne am Ende des Gleitweges aufeinandertreffen (Abb. 4.19).

Zahnverschleiß

Okklusale Abnutzungserscheinungen an den Zähnen werden ermittelt und in der entsprechenden Spalte des Formblattes eingetragen.

Feststellungen
Eine Klassifizierung[4] erfolgt nach folgenden Kriterien
0 – intakter Schmelz
1 – glänzende Schliff-Flächen ohne freiliegendes Dentin
2 – freigelegte Dentinflächen
3 – große Einbußen okklusaler Strukturen

Bedeutung
Diese wird unter Parodont (unten) und Erosion, Abrasion und Attrition (Seite 86) erörtert.

Das Parodont

Die Patienten können weitgehend in zwei Gruppen eingeteilt werden:

1) Diejenigen, die gegenüber parodontalen Erkrankungen resistent sind und generell gesundes Zahnfleisch und flache Zahnfleischtaschen aufweisen. Die radiologisch ermittelten Knochengrenzen liegen etwa 2 mm von der Schmelz-Zementgrenze entfernt, und häufig beobachtet man Verschleißerscheinungen an den Zähnen. Gelegentlich auftretende Entzündungen beschränken sich gewöhnlich auf den Zahnfleischrand. Man bezeichnet diese Gruppe als verschleißanfällige Patienten (Abb. 4.20a-b)[57].
2) Diejenigen, die gegenüber Parodontalerkrankungen empfänglich sind (Abb. 20c-d). Diese Patienten weisen entweder Anzeichen einer durchgemachten Parodontalerkrankung aus, oder zeigen Anzeichen einer bestehenden Erkrankung. Man bezeichnet diese Gruppe als parodontalanfällige Patienten.

Bedeutung
Es ist sehr wichtig, daß man im Rahmen der Untersuchung die parodontale Anfälligkeit im Auge behält und sich dessen bewußt ist, daß es auch Patienten gibt, die speziell nicht in eine der beiden Gruppen einzuordnen sind. Es gibt kaum schlüssige Voraussagen über künftige Erscheinungsformen einer Parodontalerkrankung für einen bestimmten Patienten[58-60] oder Anhaltspunkte darüber, daß ein verschleißanfälliger Patient in Zukunft nicht auch zum parodontoseanfälligen Patienten werden könnte. Jedoch erscheint es ausgesprochen unwahrscheinlich und vom klinisch-praktischen Standpunkt abwegig, daß ein 45-jähriger Patient mit Verschleißerscheinungen sich noch in einen parodontoseanfälligen Patienten wandelt, besonders wenn Vorsorgebehandlungen stattfinden[61-62]. Derjenige Patient, der jedoch bereits parodontal erkrankt war, hat damit seine Anfälligkeit unter Beweis gestellt, und es kann nicht ausgeschlossen werden, daß sich künftig ein Rückfall ereignet. Sogar bei den hervorragend versorgten und restaurierten Fällen von Lindhe und Nyman 1984[63], haben sich im Laufe von vierzehn Jahren einige Rückfälle eingestellt. Da diese Patienten bereits Stützgewebeanteile eingebüßt hatten, bleibt im Falle einer Wiedererkrankung wenig „Spielraum". Haffajee et al. beobachteten 1991[1] einen starken Zusammenhang zwischen dem wachsenden Prozentsatz von Bereichen, die zuvor Attachmentverluste aufwiesen und dem Ausmaß an Personen mit nachfolgendem Attachmentverlust.

Beide, verschleißanfällige und parodontalanfällige Patienten, erfordern vor einer restaurativen Therapie die Entfernung von Zahnbelägen und Motivation zur Mundhygiene. Der „verschleißanfällige" Patient bedarf einer sehr gründlichen Eingangsuntersuchung bezüglich Okklusion und Muskulatur, weil wahrscheinlich eine restaurative Therapie ziemlich früh einsetze und die vorgebrachten Beschwerden vielmehr funktioneller Natur sind. Weiterhin bedürfen diese Patienten zur Verlängerung der klinischen Kronen möglicherweise chirurgischer Maßnahmen und einer gründlichen prächirurgische Plaquebekämpfung. Die okklusalen Kauflächen der Restaurationen sollten beizeiten im Hinblick auf die unterschiedliche Abnutzung der Materialien sorgfältig geplant werden.

Der „parodontoseanfällige" Patient benötigt im Gegensatz hierzu einen längeren Zeitraum für Motivation und Mundhygienemaßnahmen und möglicherweise eine aktivere Parodontaltherapie einschließlich der Beurteilung von Gewebsreaktionen. Dafür sind in frühen Stadien nur geringfügige restaurative Behandlungsmaßnahmen erforderlich. Bei diesen Patienten kann eine eingehendere Bewertung der Okklusionsverhältnisse zu einem späteren Zeitpunkt erfolgen. Der Glaube, daß mit restaurativen Methoden eine Parodontitis zu heilen ist, entbehrt jeder Grundlage und muß mißbilligt werden. Die Gefahr besteht, daß der frühzeitige Umgang mit Studienmodellen und Artikulatoren dem Patienten den Eindruck vermittelt, daß seine Beschwerden einfach mit „Zimmermannsarbeit" beseitigt werden könnten. Daher sollten derartige Maßnahmen, wenn möglich, zurückgestellt werden. Im Gegensatz hierzu wird bei einem Patienten mit fortgeschrittener Parodontose und fehlenden Zähnen, oder jemandem, der offensichtlich baldige Extraktionen zu erwarten hat, bereits zu einem früheren Zeitpunkt die Herstellung von Studienmodellen erforderlich sein.

Parodontal-Untersuchung

Zur Erhebung des vorliegenden Parodontalstatus müssen folgende Faktoren untersucht werden:
- Vorhandene Zähne
- Taschentiefen
- Bluten auf Sondierung
- Zahnfleischreaktion
- Exsudat
- Rezession
- Furkationsbeteiligung
- Lockerung
- Mukogingivale Beteiligung
- Röntgenaufnahmen
- Attachmentverlust
- Plaquewerte

Im Folgenden werden Maßnahmen zur Parodontaluntersuchung beschrieben.

Zähne
Der Sprechstundenhilfe werden die fehlenden Zähne angegeben, die sie auf dem Formblatt durchstreicht.

Taschentiefen (Abb. 4.21)
Man verwendet zur Messung der Taschentiefen eine stumpfe Sonde mit einem Durchmesser von 0,4 mm an der Spitze und 3 mm breiten Farbmarkierungen (Hu-Friedy 3P-12 [PCP 12]). Die Tiefen werden mit 3 mm, 5 mm, 6 mm, 8 mm, 9 mm usw. angegeben. Die 5 mm- und 8 mm-Marken liegen jeweils etwa in der Mitte zwischen den Farbmarkierungen. Die Sonde wird entlang der Wurzeloberfläche sanft in den vorhandenen Zahnfleischspalt oder die Tasche eingeführt. Man beginnt der Reihe nach an der distobukkalen Seite des rechten oberen letzten Molaren, gleitet dann mit der Sonde zuerst zur Mitte der Krone nach vorn und weiter bis zum mesiobukkalen Kantenwinkel. Der gesamte Quadrant wird auf diese Weise vermessen und die Tiefenangaben erfolgen

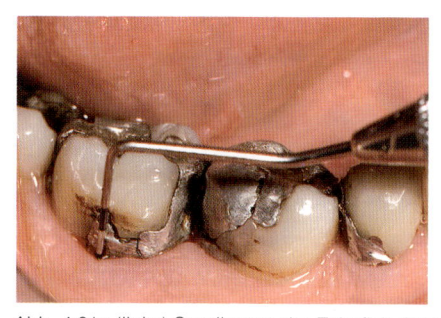

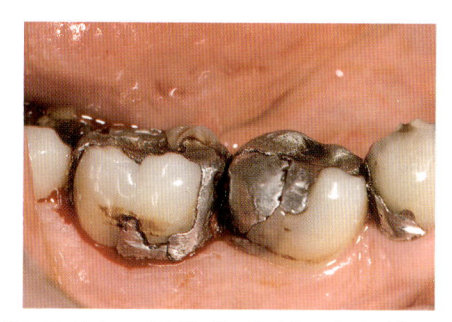

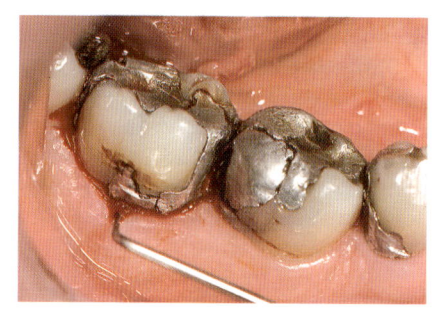

Abb. 4.21a (links) Sondierung der Zahnfleischtasche des Zahnes 47. Die Sonde ist nach der Längsachse des Zahnes ausgerichtet. Werden palatinale Wurzeln sondiert, wird die Sonde nach der Längsachse der Wurzel ausgerichtet, so daß sie in die Tasche gleiten kann, ohne gegen die Wurzel zu stoßen. Die Sondierung beginnt distobukkal am 18. Jeder Zahn im oberen rechten Quadranten wird an seiner distalen, mittleren und mesialen Fläche sondiert. Nach Erreichen der mesialen Fläche des 11 werden die blutenden Flächen notiert. Die Sondierung schreitet fort, indem man zur distobukkalen Fläche des Zahnes 28 hinüberwechselt. Nach Notierung der blutenden Flächen geht es weiter von distopalatinal 28 nach mesiopalatinal 21 und anschließend von mesiopalatinal 11 nach distopalatinal 18. Die gleiche Reihenfolge wird auch im Unterkiefer eingehalten, indem man an der distobukkalen Fläche des 38 beginnt. Abb. 4.21b (Mitte) Die Blutungen können unmittelbar auftreten, oder es kann auch bis zu 20 Sekunden dauern, bis das Blut aus der Tasche hervortritt. Abb. 4.21c (rechts) Die Sonde dringt 9 mm in die Furkation ein und erzeugt eine Blutung.

für die distalen, mittleren und mesialen Flächen jedes Zahnes. Da die fehlenden Zähne bereits ausgestrichen sind, ist es für die Helferin einfach, die Reihenfolge einzuhalten.
Die Blutungsstellen für die fazialen Flächen dieses Quadranten werden sodann, wie im folgenden Absatz angegeben, vermerkt. Der linke obere Quadrant wird als nächstes untersucht, indem man vom linken mittleren Schneidezahn bis zur distalen Fläche des letzen Molaren voranschreitet.

Bluten auf Sondierung (Abb. 4.21)
Nach dem Zurückziehen der Sonde[60] ist es erforderlich, 10 bis 15 Sekunden zu warten, um das Blut aufsteigen und aus der Tasche austreten zu lassen. Daher ist es ratsam, zunächst die Taschentiefenmessung vorzunehmen und anschließend die blutenden Zahnflächen zu registrieren. Durch Schraffur werden diese notiert. Entsteht bei bukkaler und lingualer Sondierung eine Blutung nur an der mesialen oder distalen Zahnfläche, wird nur ein Dreieck schraffiert. Eine Blutung beispielsweise an der mesiobukkalen, jedoch nicht an der mesiolingualen Zahnfläche, wird ebenfalls durch Schraffieren nur des mesialen Dreiecks festgehalten. Wie zuvor beschrieben, errechnet man den Prozentsatz der Blutungsergebnisse und trägt sie an der entsprechenden Stelle im Formblatt ein.

Zahnfleischreaktion
Die Einteilung der Zahnfleischreaktion erfolgt nach folgenden Stadien:
1 – Nicht entzündet, wenig oder keine Zahnfleischschwellung oder Farbveränderung.
2 – Mäßig entzündet, Rötung und Zahnfleischschwellung, jedoch keine Spontanblutung.
3 – Stark entzündet, dunkelrote bis bläuliche Verfärbung, Schwellung und spontanes Bluten.
Ergebnisse nach 2 oder 3 werden neben dem Rechteck auf dem Blutungsbogen eingetragen.

Exudat
Das Auftreten eitrigen Exsudates, das sich während der Sondierung aus den Taschen absondert, wird auf dem Blutungsbogen durch ein rotes Kreuz neben der Zahnfläche vermerkt (Abb. 4.1e).

Rezession
Durch Ausrichtung der Sonde nach der Längsachse der Wurzel, mißt man sowohl bukkal als auch lingual an jedem betroffenen Zahn die größte Distanz von der Schmelz-Zementgrenze zum Gingivalrand (Abb. 4.1d). Die dazugehörige Taschentiefe wird durch einem * gekennzeichnet.

Furkationsbeteiligung (Abb. 4.21c)
Nach einem Überblick über Ausmaß und Art der Taschenbildung, werden die einzelnen Bereiche nochmals untersucht, indem eine gerade Parodontalsonde waagrecht die Furkationen ausmißt. Dies geschieht in der Reihenfolge der einzelnen Quadranten oben rechts bukkal, oben links bukkal, unten links bukkal und unten rechts bukkal, weiterhin unten rechts lingual und unten links lingual. Daraufhin erfolgt in den Quadranten im Oberkiefer rechts palatinal und links palatinal die Untersuchung mittels einer sichelförmigen Sonde oder einer gebogenen Parodontalsonde (Nebers – Hu-Friedy), die zwischen den bukkalen und palatinalen Wurzeln eingebracht wird. Die Eintragung der Furkationsbefunde geschieht an entsprechender Stelle des Formblattes.

Lockerung
Jeder Zahn muß auf seinen Lockerungsgrad überprüft werden. Der Griff eines Dentalspiegels liegt auf einer Seite der Zahnkrone an und der untersuchende Finger der anderen Hand oder der Handgriff eines anderen Instrumentes hält auf der Gegenseite dagegen. Wie zuvor beschrieben, erfolgt eine subjektive Beurteilung über den Beweglichkeitsgrad der einzelnen Zähne (Seite 46).

Mukogingivale Beteiligung
Alle Bereiche ohne oder fast ohne befestigter Gingiva werden zur weiteren Auswertung erfaßt. Fotografien und Studienmodelle dienen einer nachfolgenden Beurteilung.

Röntgenbilder

Am Ende der klinischen Untersuchung sollte der Röntgenstatus zur Verfügung stehen. Der Behandler kann daraufhin entscheiden, ob bei den eingangs durchgeführten klinischen Messungen irgendwelche Dinge übersehen wurden. Wenn beispielsweise eine zuvor nicht erfaßte tiefe Tasche röntgenologisch festgestellt wird, sollte die entsprechende Region nachuntersucht werden.

Attachmentverlust

Zur Taschentiefe wird für jeden Zahn die Messung des Zahnfleischschwundes addiert. Alternativ wird die größte Taschentiefe zu dem angrenzenden geringeren Rezessionswert addiert (der gegebenenfalls gemessen werden muß, da nur der größte Rezessionswert vermerkt wurde). Derjenige Wert, der den größeren Attachmentverlust ausweist, wird unter der CEJ-Spalte des Formblattes eingetragen.

Plaquewert

Eine kurze Untersuchung der Zahnbeläge wird vorgenommen und vermerkt als: keine Plaqueansammlung, geringe Beläge, mittlere oder starke Beläge. Das Ergebnis wird am Ende des Parodontalbogens eingetragen. Dies ist eine sehr allgemeine und subjektive Bewertung, die Zahnstein als mittlere oder starke Belastungwerte in Betracht zieht. Färbelösungen werden nicht eingesetzt.

Bedeutung der Taschentiefen

Zahnfleischtaschen sind kein Maß für eine akute Erkrankung, noch bedeuten sie eine zuverlässige Vorankündigung künftiger krankhafter Aktivitäten[58,64].
Es ist unwahrscheinlich, daß eine Zahnfleischtasche gerade verläuft, obwohl ein gerades, starres Instrument zur Messung eingesetzt wird. Die Sondierungstiefe hängt auch von der angewandten Kraft ab, die jeder Zahnarzt unterschiedlich handhabt, es sei denn, man verwendet eine druckregistrierende Sonde[65].
Entzündlich verändertes Bindegewebe am Taschenboden ermöglicht der Sonde, durch das Epithel einzudringen (etwa 1,5 mm in Bereichen ohne Furkation und 2,1 mm in Bereichen mit Furkationen). Wenn jedoch diese Entzündung abgeklungen ist, wird die Sonde nicht mehr so tief eindringen können[66-67]. Erst nach Abheilung der Taschenentzündung entspricht die apikale Eindringtiefe der Sonde weitgehenst dem histologischen Attachmentniveau[68].
Man kann daraus schließen, daß die Taschentiefenmessung eine ausgesprochen ungenaue Methode zur Beurteilung einer derartig verbreiteten Krankheitserscheinung darstellt. Sie mag ein annehmbarer Maßstab für eine abgelaufene Erkrankung sein, ihr nachweislicher Aussagewert ist jedoch dürftig. Taschentiefen sind jedoch aus folgenden Gründen von Wichtigkeit:

- Taschen, deren Böden an der Schmelz-Zementgrenze liegen, weisen auf hyperplastisches Gewebe hin, das man aus ästhetischen oder restaurativen Gründen ohne weiteres zur Verlängerung der klinischen Kronen abtragen kann.

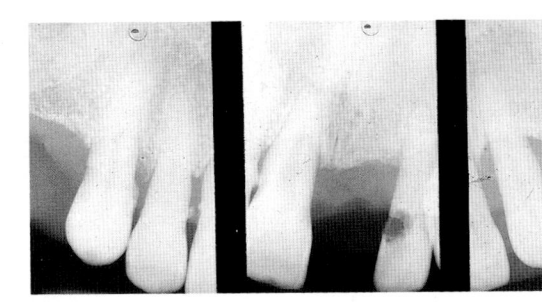

Abb. 4.22 Karies an der distalen Fläche von 13, mesial von 11 und mesial von 22 innerhalb von Zahnfleischtaschen. Die Weichgewebsentfernung ist relativ einfach, kann jedoch einen unregelmäßig verlaufenden Zahnfleischrand hinterlassen und ästhetische Probleme bereiten.

- Tiefe Taschen lassen sich mittels blinder Instrumentation zur Belagsentfernung auf der Wurzeloberfläche schwieriger und zeitaufwendiger reinigen als flache Taschen.
- Tiefe Taschen (nicht hyperplastisch) weisen auf Knochenverlust hin; das bedeutet, daß bei Ermangelung neuen Attachments, eine Rückfallerkrankung sich folgenschwerer auswirken kann. Ein weiterer 50%iger Knochenverlust, wenn nur 4 mm Attachmenttiefe verbleiben, ist weitaus kritischer als ein 50%iger Knochenverlust, wenn noch 12 mm Attachmenttiefe verbleiben.
- Taschenbildung in Zusammenhang mit mangelhaften Kronenrändern und subgingivaler Karies ermöglicht eine relativ einfache Weichgewebsabtragung zur Freilegung der Karies; dies kann jedoch ästhetische Probleme mitsichbringen (Abb. 4.22).
- Tiefe Taschen per se sind keine Indikation für chirurgisches Einschreiten[69-71].
- Über einen Zeitraum von 1 Jahr ist die Taschentiefe nur ein mangelhafter Maßstab für künftige Erkrankungsaktivitäten[64].
- Baderstein et al.[72] und Claffey et al.[2] berichteten 1990, daß nach an einigen Jahren Vorsorgetherapie verbliebene Sondierungstiefen (mehr als 7 mm) und/oder eine Zunahme an Sondierungstiefe einen Vorhersagewert für weiteren Attachmentverluste von 67% bzw. über 80% nach Ablauf von 42 Monaten besaßen, insbesondere, wenn kombiniert häufiges Sondierungsbluten auftrat. man muß jedoch wissen, daß bei vergrößerten Taschentiefen von mehr als 1 1/2 mm ein Attachmentverlust bereits stattgefunden hat.
- Haffajee et al. berichteten 1991[2], daß der Prozentsatz von Bereichen mit Taschen, größer als 4 mm, Anzeichen für eine Erkrankungsaktivität ist in der Annahme, daß diese Taschen als Reservoire für pathogene Keime dienen, um die Ausbreitung der Infektion in andere Bereiche des Mundes zu tragen[73]. Patienten mit 0 – 5% Taschenbereichen von 4 mm oder mehr, hatten ein 12%iges Auftreten zunehmenden Attachmentverlustes zu verzeichnen, während Patienten mit 31 – 100% Taschenbereichen von 4 mm oder mehr, eine 87%ige Aussicht auf zunehmenden Attachmentverlust ausweisen.
- Bei teilbezahnten Mundverhältnissen ist die Mikroflora an eingeheilten Implantaten die gleiche wie diejenige in ge-

sunden Zahnfleischfurchen, währenddessen gleicht bei mißglückten Implantaten die Mikroflora derjenigen von parodontal erkrankten Bereichen. Taschen können sich somit als Reservoir für pathogene Keime erweisen, die nachfolgend den Zahnfleischsaum an Implantaten infizieren.

Bedeutung des Sondierungsblutens
Blutungen ausgehend vom Zahnfleischrand deuten auf eine marginale Entzündung hin und sind aus folgenden Gründen wichtig:
- restaurative Maßnahmen können sich in Gegenwart derartiger Blutungen schwierig gestalten, z.B. Abdrucknahme und Einzementieren.
- deren Behebung führt möglicherweise zur Zahnfleischrezession und Freilegung von Kronenrändern.

Blutungen ausgehend vom Boden der Zahnfleischtasche sind Merkmale einer Entzündung[64], jedoch keine sicheren Anzeichen für weiteren Attachmentverlust. Haffajee und Socransky (1983)[75] berichteten, daß in einem Beobachtungszeitraum von einem Jahr 75% der Zähne mit Sondierungsbluten keinen weiteren Attachmentverlust aufwiesen. Die Verläßlichkeit der Aussage über Sondierungsbluten bei längeren Zeiträumen ist ungewiß, obwohl Lang et al. 1990[60] in einer über 2 1/2 Jahre laufenden Studie über ähnliche Ergebnisse wie Haffajee et al. 1983[75] berichteten. Bei beiden Untersuchungen stand das Ausbleiben einer Blutung in deutlicher Wechselbeziehung zum Nichtvorhandensein krankhafter Veränderungen. In den zitierten Untersuchungen wurde keine Unterscheidung zwischen leichten und offensichtlichen Blutungen getroffen. Lang et al. 1991[76] teilten mit, daß bereits ein Sondierungsdruck von 0,25 N eine Blutung in gesunden Zahnfleischtaschen hervorrufen kann. Sie beschrieben auch einen direkten Zusammenhang zwischen zunehmendem Sondierungsdruck und dem Auftreten von Blutungen aus gesundem Gewebe. Karayinnis et al. (1992)[77] berichteten über ähnliche Ergebnisse bei Patienten mit reduziertem, jedoch gesunden Parodontium. Folglich muß bei Untersuchungen des Sondierungsblutens in Bezug auf weiteren Attachmentverlust die Einwirkung des Sondierungsdrucks standardisiert werden. Idealerweise sollten keine Sondierungskräfte über 0,25 N angewandt werden. Wenn keine Sonde mit konstantem Sondierungsdruck zum Einsatz gelangt, sollten sehr sanfte Druckanwendungen vorgenommen werden. Als klinische Richtschnur gilt der Druck, der das Aufhellen der Durchblutung eines Fingernagels bewirkt. Aufgrund der vorangegangenen Untersuchungen kann gefolgert werden:
- mit fehlender Blutungsneigung ist auch eine voranschreitende Parodontitis auszuschließen.
- Das Auftreten von Blutungen bedeutet nicht zwangsläufig eine fortschreitende Erkrankung. Eine große Anzahl blutender Zahnfleischtaschen vertiefen sich nicht. Immerhin berichteten Lang et al. 1986[78], daß eine Wechselbeziehung zwischen der Häufigkeit von Sondierungsblutungen (BOP: bleeding on probing) und einem Attachmentverlust bei Patienten bestand, die sich einer Vorsorgetherapie in drei- bis fünfmonatigen Intervallen unterzogen. Wenn Sondierungsbluten bei jeder der vier Vorsorgebehandlungen auftrat, wurde ein 30%iges Risiko eines Attachmentverlustes von mehr als 2 mm beobachtet. Sondierungsblutungen bei drei von vier Vorsorgebehandlungen hatten ein 16%iges Verlustrisiko. Bei zwei von vier Behandlungen, ein 6%iges Risiko und bei einer von vier Behandlungen betrug das Risiko 1,5%. Wie dem auch sei, Vanooteghem R. et al. 1987[79] berichteten, daß bei den meisten postoperativen Untersuchungen eine Verschlechterung über einen Zeitraum von 24 Monaten nur in einer von fünf Zahneinheiten, die mit Blutungen zu tun hatten, stattfand. 1990 äußerten sich Claffey et al.[2], daß mit großer Häufigkeit Blutungen (d.h. Blutungen zu 75% oder mehr aus Untersuchungen in 3monatigen Abständen zwischen 2 – 42 Monaten) aus sich vertiefenden Taschen wahrscheinlich künftige Attachmentverluste (s. Taschentiefe) vorhersehbar erscheinen lassen. Sondierungsbluten allein besitzt über einen Zeitraum von 2 – 42 Monaten eine 41%ige Vorhersage wenn es bei 75% von 3monatigen Vorsorgebesuchen auftritt.
- Wenn man alle Patienten behandelt, bis keine Blutungen mehr auftreten, werden zweifellos einige überbehandelt, weil sie anfangs keine fortschreitende Erkrankung aufwiesen. Die Vielschichtigkeit der erforderlichen Maßnahmen, die Wirtschaftlichkeit und das Ausmaß des vorangegangenen Attachmentverlustes sind Faktoren, die bei der Entscheidung, ob ein gewisses Maß an Überbehandlung gerechtfertigt erscheint, in Betracht gezogen werden müssen. Nachfolgend wird dieses Thema unter „Behandlung" erörtert.

Wenn feststeht, daß Blutungen ein bedeutsamer Faktor sind, können aus Blutungswert und Untersuchungsbogen folgende Erkenntnisse gewonnen werden:
(i) Der Blutungswert kann für den Patienten erhoben werden. Dies ist eine objektive Feststellung bezüglich des Ausmaßes der Gewebsanteile, die an den entzündlichen Erscheinungen beteiligt sind.
(ii) Wird durch therapeutische Maßnahmen dieser Wert verringert, ergibt sich daraus eine positive Rückantwort für Arzt und Patient.
(iii) Die Bewertung gestattet dem Kliniker, objektive Feststellungen im Hinblick auf die häusliche Pflege und das künftige Risiko eines Attachmentverlustes zu treffen[78].
(iv) Eine Herabsetzung des Blutungswertes bei gleichzeitig persistierender Blutungsneigung an einer oder zwei Zahneinheiten kann eine notwendige chirurgische Intervention an diesen Zähnen begründen, um besseren Zugang zu schaffen.
(v) Es ist durchaus üblich, daß zwischen den Kontrollbehandlungen das Muster blutender Zahneinheiten wechselt (Abb. 4.1e). Ein solches Verlaufsmuster weist auf eine angemessene Reaktion hin und dient zur Motivation des Patienten, sich eine relativ entzündungsfreie Bezahnung zu erhalten.
(vi) Sondierungsbluten und Absenkung der Sondierungstiefen bedeuten nicht zwangsläufig tatsächlich vermehrte Attachmentverluste. Da die Blutung eine Entzündung

Abb. 4.23 Beteiligung der Furkation.

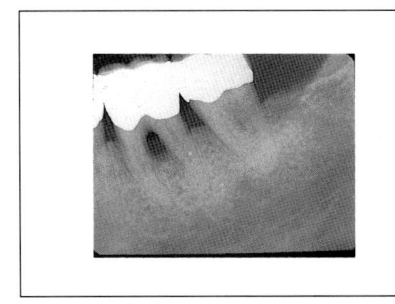

Abb. 4.23a Furkationsbeteiligung Klasse III in Gegenwart umfangreicher Restaurationen. Für den hoch motivierten Patienten war der Zugang zur Furkation genügend weit eröffnet. Mit einer Interdentalbürste wird der Zahnbelag entfernt und der Patient benutzt täglich eine Fluorid-Mundspüllösung; alle zwei Monate wird durch die Prophylaxehelferin ein Floridlack (Duraphat) aufgetragen.

Abb. 4.23c Das Mittel der Wahl war die osseointegrierte Implantation in den vorliegenden zahnlosen Kieferabschnitt im Anschluß an die Extraktion. Der noch vorhanden Zahn konnte während der Osseointegrationsphase eine provisorische Brücke abstützen. Die Patientin enschied sich jedoch für die Behandlung der Furkation mit gleichzeitiger Entfernung der palatinalen Wurzel (6 Jahre später als Abb. 4.23b) mit der Möglichkeit einer künftigen Implantatversorgung, wenn der Zahn scheitern sollte. Für sie selbst war dies keine unvernünftige Entscheidung. Die Implantatlösung hätte zwar eine bessere Prognose gehabt; sie kann jedoch in der Zukunft noch durchgeführt werden, sollte der Zahn 16 verloren gehen.

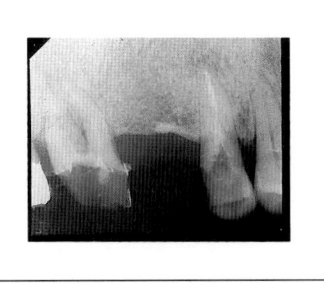

Abb. 4.23b Furkationsbeteiligung. Eine 10 mm tiefe Tasche befand sich auf der bukkalen Seite der palatinalen Wurzel, die beim Sondieren blutete und auf eine konservative Therapie nicht ansprach. Die Behandlung besteht entweder in der chirurgischen Bereinigung des Furkationsgebietes oder in der Implantation eines osseointegrierten Implantates im Bereich des Zahnes 16 und anschließender Extraktion des Zahnes 17, oder Extraktion ebenfalls des 17 und nach einer Heilzeit von 6–8 Wochen die Implantatversorgung in Gegend 17 und 16.

anzeigt, die ein tieferes Sondieren über den Boden des Epithelansatzes hinaus zuläßt, entsteht der falsche Eindruck einer Zunahme des Attachmentverlustes bis zu 1,5 mm. Jedoch hilft es, die Wahrscheinlichkeit künftigen Attachmentverlustes vorherzusehen[2].

Es ist traurig, daß nach so vielen Jahren der Forschung dem Kliniker nur so dürftige Beurteilungsmöglichkeiten bezüglich der zu erwartenden parodontalen Erkrankungsaktivitäten an die Hand gegeben sind. Es ist gut möglich, daß sensible biochemische und bakteriologische Marker die Diagnosetests der Zukunft sein werden (s. Seite 103)[59].

Bedeutung der Reaktion des Gingivalgewebes

Wasserman und Hirshfield 1988[80] bewerteten 112 Behandlungsfälle nach Ablauf von 23 Jahren und berichten über eine entgegengesetzte Beziehung zwischen der anfänglichen Schwere der Zahnfleischreaktion und des Fortschreitens der Parodontitis; das bedeutet, je offenkundiger die Reaktion, desto günstiger die Prognose. Diese Beobachtung bedarf allerdings weiterer Untersuchungen.

Bedeutung von Exsudaten

Das Auftreten von Eiterabsonderungen aus der Zahnfleischtasche ist Zeichen einer akuten Erkrankung[75]. Über den Zeitraum eines Jahres, ist das jedoch eine unzureichende Voraussage künftiger Aktivitäten. Wird jedoch eine Behandlung eingeleitet, erfolgt oft eine Besserung der marginalen Entzündung und es kommt zu einer Festigung der Gingivalmanschette. Dies kann jedoch die Drainage eines tiefliegenden Prozesses verhindern und zu einem akuten Parodontalabszeß führen. Der Patient muß vor Beginn einer Behandlung von dieser Möglichkeit in Kenntnis gesetzt werden.

Bedeutung der Rezession

Zahnfleischschwund beeinträchtigt nicht nur den Attachmentbereich sondern beeinflußt auch die Ästhetik. Zahnfleischrezessionen an Frontzahnkronen bedeuten für einen Patienten mit hoher Lippenlinie eine ästhetische Unzumutbarkeit.

Bedeutung von Attachmentverlust

Attachmentverlust ist ein viel realistischerer Maßstab für die Auswirkung einer vergangenen Erkrankung als die Taschentiefe, zumal bei bestehender Entzündung das Krankheitsbild verfälscht sein kann, weil die Taschentiefe während der Sondierung unnatürlich vertieft wurde. Eine Rezession von 9 mm mit einer Zahnfleischtasche von 3 mm bedeutet einen größeren Stützverlust als eine 5 mm tiefe Tasche. Obwohl darüber berichtet wurde, daß der Verlust an Attachment Kennzeichen einer zurückliegenden akuten Erkrankung ist[75,81], erklärt eine kürzlich erschienene Veröffentlichung[1] „die gegenwärtigen Untersuchungsergebnisse lieferten den Beweis für die Beziehung zwischen vorangegangenem Attachmentverlust und zusätzlichem Attachmentverlust und sie deuten darauf hin, daß andere klinische Variablen weniger brauchbare Voraussagen für einen weiteren Attachmentverlust bei einer Person abgeben." Vernünftigerweise

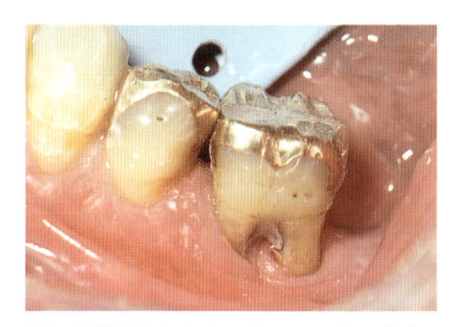

Abb. 4.23d Kariesbehandlung an einer Furkation mit Ketac-Silber (Espe) – zur Freisetzung von Fluorid. Der Patient benutzt täglich eine Fluorid-Mundspüllösung und die Prophylaxehelferin appliziert alle zwei Monate einen Fluoridlack. Foto, 5 Jahre nach der Restauration. Man beachte die Rille im Weichgewebe, die durch hölzerne Zahnstocher verursacht wurde.

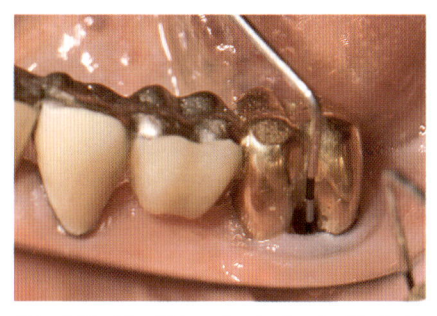

Abb. 4.23e Eine Zahnreihe, in der die Erhaltung eines Zahnes mit Furkation einen wesentlichen Unterschied bedeutete. Der Patient war 76 Jahre alt und wollte weder die Annehmlichkeit einer festsitzenden Seitenzahnbrücke missen, noch wünschte er eine Implantatversorgung. Es bestand jedoch eine 6 mm tiefe, Klasse II Furkation, die auf Sondierung heftig blutete, schmerzhaft reagierte und periodisch bereits akute Abszesse ausgebildet hatte.

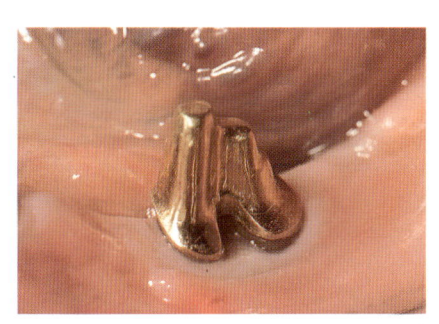

Abb. 4.23f Die Metallkappe in situ im Anschluß an Gore-Texbehandlung zur Regeneration neuen Attachments. Die Zahnfleischtasche war etwa 3 mm tief. Die Superstruktur wurde über die Metallkappe zementiert.

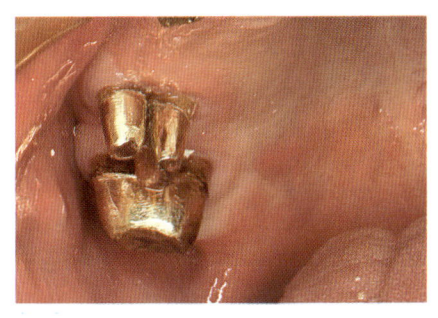

Abb. 4.23g Diese Behandlung ergab Stümpfe der bukkalen und palatinalen Wurzeln, die infolge ihres Engstands nicht saubergehalten werden können.

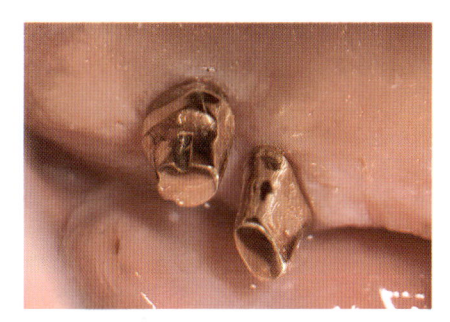

Abb. 4.23h Diese Behandlung ergab Stümpfe, die saubergehalten und einen Brückenersatz abstützen können.

muß man annehmen, daß je größer der Attachmentverlust ist, desto größer ist auch das Risiko eines Mißerfolgs bei einer künftigen, umfangreichen restaurativen Zahnbehandlung.

Bedeutung der Furkationsbeteiligung
Nach Waerhaug 1980[82] bedeuten Blutung und Schmerz bei der Sondierung einer Furkation Anzeichen einer aktiven Beteiligung der Furkation d.h., daß in diesem Bereich Plaque nicht entfernt wurde. Ob das bedeutet, daß weiterer Attachmentverlust stattfinden wird, wurde nicht untersucht. Für den Kliniker erheben sich Zweifel, ob und wie er dieses Problem behandeln soll. Folgende Faktoren beeinflussen eine derartige Entscheidung:

- Das Ausmaß der Furkationsbeteiligung: Beteiligungen der Klasse II sind wahrscheinlich am schwierigsten abzuschätzen, vor allem, wenn Maßnahmen zur Bildung neuen Stützgewebes nicht durchführbar sind (Kapitel 20). Die Eröffnung der Furkation kann eine beträchtliche Zerstörung relativ gesunden Gewebes mitsichbringen.
- Die Kompliziertheit nachfolgender Restaurationen: Möglicherweise ist die Furkation durch einfache therapeutische Maßnahmen zu versorgen (Abb. 4.23a). Wenn jedoch eine umfangreiche erneute Rekonstruktion ansteht, ist es, um sicherzugehen, gewöhnlich besser, wenn man entweder den Krankheitsherd ausschaltet oder den Zahn extrahiert (Abb. 4,23b-c).
- Karies: Karies im Bereich der Furkation ist uneinschätzbar. Manchmal können jedoch kleine Läsionen ausgebessert werden, wenn eine gute Trockenlegung möglich ist oder wenn die Karies nicht das Dach der Furkation einbezogen hat (Abb. 4.23d).
- Die Schwere der Zerstörung: Schwere Zerstörungen der Stützgewebe unter Einschluß des apikalen Wurzelhautbereichs ist eine Indikation zur Extraktion und nichts für heroische Maßnahmen, insbesondere, wenn ein benachbarter brauchbarer Pfeilerzahn gefährdet wird.
- Gesamtbehandlungsplan: Die Erhaltung des erkrankten Zahnes wird möglicherweise die Gesamtprognose nicht verbessern (Abb. 4.23b,c) oder umgekehrt, die Erhaltung kann einen wesentlichen Unterschied ausmachen (Abb. 4.23e,f).
- Restauration: Es stellt sich die Frage, ob eine Restauration des Zahnes nach Hemisektion und/oder Wurzelresektion möglich ist.
- Nachsorge: Fraglich ist, ob die Behandlung der Furkation einen Bereich schafft, den der Patient selbst reinigen kann (verschiedene Patienten unterscheiden sich vonein-

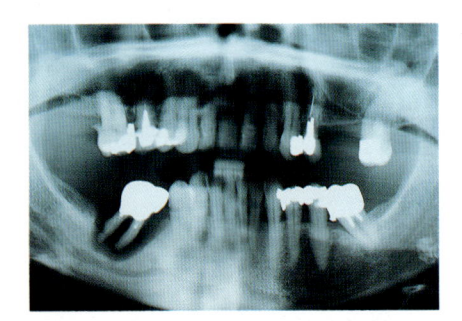

Abb. 4.23i Die hinausgezögerte Erhaltung eines Zahnes hat den für eine Implantation verfügbaren Knochen in großem Umfang abgebaut. Die frühzeitige Extraktion wäre vorzuziehen gewesen.

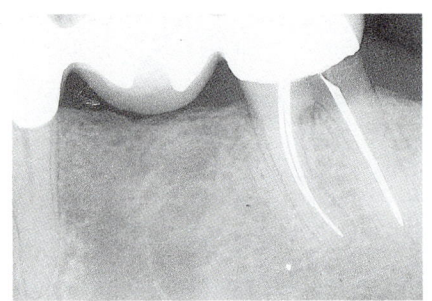

Abb. 4.23j Karies an der distalen Wurzel des 37. Die Entfernung der Karies würde den Kronenrand in den subossären Bereich verlegen, es sei denn, der Knochen wird durch chirurgische Maßnahmen modifiziert. Die Behandlung würde jedoch Furkationsprobleme schaffen. Die Restauration erforderte eine Aufbaufüllung mit Stiftverankerungen und die Entfernung der Silberstift-Wurzelkanalfüllung. An der distalen Wurzel würde die Beibehaltung der 4 mm langen Wurzelkanalfüllung nur einen sehr kurzen Retentionsstift ergeben. Die stark gekrümmten Kanäle der mesialen Wurzel ließen keine befriedigenden Stiftverankerungen zu. Diese Behandlungskonzeption wäre sehr kostspielig und prognostisch unsicher.

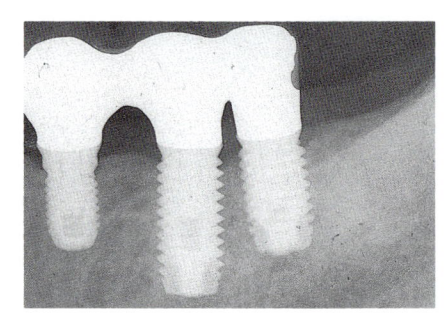

Abb. 4.23k Das Mittel der Wahl war die Extraktion des Zahnes und vier Monate später die Implantation osseointegrierter Fixturen.

ander hinsichtlich Geschick und Motivation, derartige Bereiche zu pflegen) (Abb. 4.23g und h).
- Finanzieller Aspekt: Der Zahn, der endodontisch und chirurgisch behandelt und möglicherweise nach einer Stiftarmierung überkront wird, ist ein sehr teurer Zahn. Manchmal kann ein weitaus überschaubareres Ergebnis durch Extraktion und nachfolgend einfachen Brückenersatz oder durch ein osseointegriertes Einzelzahnimplantat erzielt werden.
- Wurzelbehandlung: Die Langzeitprognose des hemisezierten, resezierten oder geteilten Zahnes hängt weitgehend von der Qualität der Wurzelkanalbehandlung ab. Wie gut wird die Wurzelbehandlung gelingen? Das wiederum hängt von der Fähigkeit und Übung des Zahnarztes ab, der besonderen Zahnwurzel und dem Patienten, der behandelt wird. Der Zahnarzt darf keine Behandlung vornehmen, die außerhalb seiner Fähigkeiten liegt, weil der Patient davon keinen Nutzen hat.
- Die Prognose osseointegrierter Implantatpfeiler: Manchmal ist die Behandlung der Wahl die frühzeitige Extraktion des furkationsbelasteten Zahnes und die Implantation eines Stützpfeilers. Dies kann überschaubarer und weniger kostspielig sein, als die Furkationsbehandlung. Frühzeitiges Handeln ist wünschenswert, um den Knochenverlust möglichst klein zu halten (Abb. 4.23i-k).
- Klinische Forschung: Entscheidungen ändern sich mit der Veröffentlichung klinischer Forschungsergebnisse. Zum gegenwärtigen Zeitpunkt ist die Fünfjahresprognose zur Behandlung von Furkationen ermutigend[83], jedoch die Langzeituntersuchungen sind nicht so optimistisch[84].

Bedeutung von Zahnlockerungen

Die Zahnlockerung sollte in Verbindung mit den vorangegangenen Befunden ermittelt werden. Allgemeine Gründe für verstärkte Zahnlockerung sind:
- Parodontitis (Abb. 4.20c). Beachten Sie das Auftreten von Blutungen, Taschenbildung, Attachmentverlust, Verbreiterung des Periodontalspaltes und alveolärer Knochenverlust.
- Okklusale Kräfte. Exzessive okklusale Kräfte können *direkt* entstehen: wenn die gegenüberstehenden Zähne Leit- oder Knirschkontakte aufweisen, oder nach Parodontalbehandlungen, wenn die behandelten Zähne zwar ein gesundes, jedoch geschwächtes Parodont zurückbehalten und in der Folge unter normalen okklusalen Belastungen eine vermehrte Mobilität aufweisen. Sie entstehen *indirekt,* wenn ein seitlicher Leitkontakt zu einem anterioren Schließweg führt der die Traumatisierung eines entfernt stehenden Zahnes verursacht (Abb. 4.19); oder ein Seitenzahn ist der bevorzugte „Knirschbereich". Das Knirschen auf diesem Zahn kann zur Lockerung eines entfernt stehenden Zahnes führen (Abb. 4.24a).

Als weitere Ursachen verstärkter Lockerung die als gesonderte Diagnose notiert werden sollte, gelten:
- periapikale Entzündungen
- externes Trauma, z.B. ein Schlag ins Gesicht
- Wurzelfrakturen
- Wurzelverkürzungen infolge überzogener kieferorthopädischer Behandlungsmaßnahmen oder Wurzelspitzenresektionen (Abb. 4.24b)
- vererbte kurze oder konische Wurzeln
- Gewohnheiten
- Schwangerschaft
- diurnale Schwankungen d.h. die normale, leichte Beweglichkeit der Zähne, frei von parodontalen Erkrankungen, die während des Tagesverlaufs schwankt.

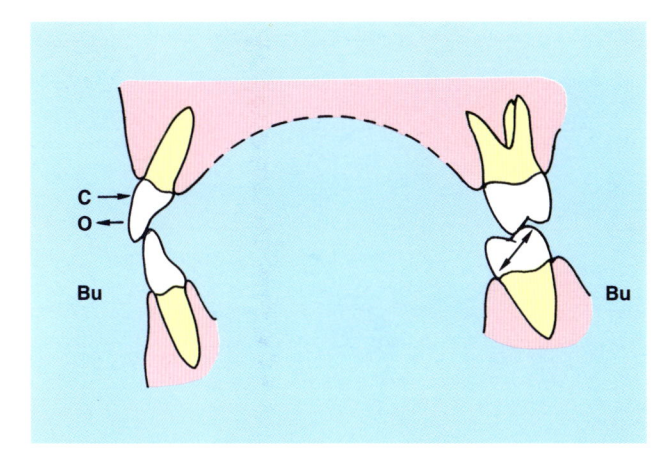

Untersuchung

Abb. 4.24a Die Frontansicht zeigt, daß Knirschen (s.Pfeil bei 36) auf 26 und 36 die Zähne 43 und 13 in Kontakt bringt, die sich lockern, abnutzen, frakturieren oder abwandern können. C - Einwirkung des M. orbicularis oris; O - Einwirkung okklusaler Kräfte; Bu - bukkal.

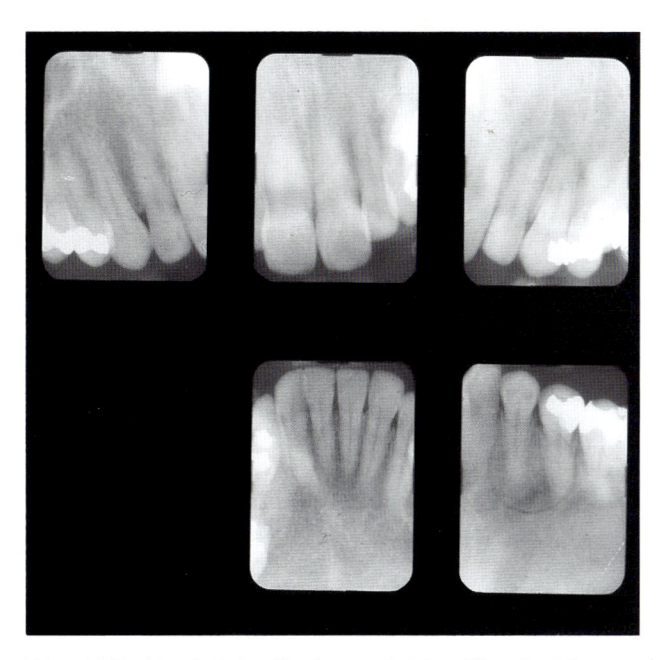

Abb. 4.24b Verminderte Abstützung infolge Wurzelverkürzung. Röntgenaufnahmen vor Behandlungsbeginn (schlechte Qualität, weil Kopien der Originale des vorbehandelnden Zahnarztes).

Abb. 4.24c Vier Jahre später nach zweijähriger kieferorthopädischer Behandlung. Beachten Sie die resorbierten Wurzeln. (mit freundlicher Genehmigung von Mr. S.J. Zamet).

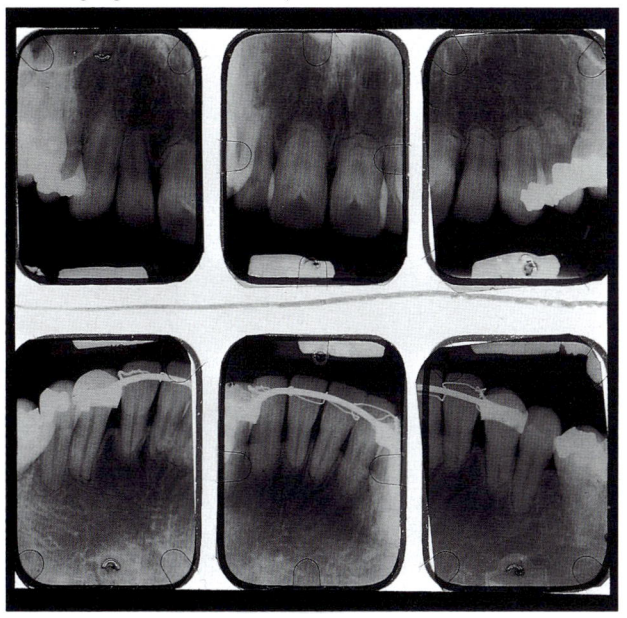

- Neoplasmen und Zysten

Um eine Bewertung der Lockerungserscheinungen vornehmen zu können, sind folgende Informationen notwendig. Ist sich der Patient der Zahnlockerungen bewußt, wenn ja, beunruhigt es ihn? Hat sich die Zahnstellung zueinander und innerhalb des Kieferbogens verändert?

Ein gelockerter Zahn kann weder Zunahme noch Verringerung seines Lockerungsgrades aufweisen, oder er kann zunehmend lockerer werden und sich auch manchmal mit einem gewissen Lockerungsgrad stabilisieren. Diese Einteilungen sind hinsichtlich der Therapie wichtig und besagen, daß zur Überwachung ein System von Planungsbögen unentbehrlich ist. Zahnlockerung ist ein Symptom oder ein Zeichen, keine Erkrankung. In diesem Kapitel werden grundsätzliche Behandlungsmöglichkeiten beschrieben und in Kapitel 20 noch weitergehend erörtert.

Zunehmende Lockerung, über die der Patient besorgt ist

(i) **In Verbindung mit Attachmentverlust** – Dies ist eine häufige Erscheinungsform, die oft mit Knochenverlust einhergeht und hauptsächlich das Ergebnis einer durch Plaque verursachten Entzündung darstellt. Manchmal ist die Überprüfung der Okklusion mit geringfügigen Korrekturen oder eine temporäre Schienung erforderlich, um zunächst die Lockerung zu begrenzen und den Patienten zu beruhigen. Im übrigen konzentriert sich die Behandlung auf die Beseitigung parodontaler Entzündungserscheinungen. Die gegenwärtigen Forschungsergebnisse zeigen deutlich, daß Plaque äthiologisch der Hauptfaktor ist; diese Tatsache zu ignorieren, heißt, den Mißerfolg herausfordern. Wenn im Anschluß an die Beseitigung der Entzündungserscheinungen eine zunehmende Lockerung zurückbleibt, beachten Sie folgende Hinweise:

(ii) **Ohne Attachmentverlust oder marginale Entzündung.** Hier ist die Lockerung gewöhnlich durch ein Okklusionstrauma hervorgerufen und bedarf der Aufklärung; ätiologische Faktoren müssen ausgeschaltet werden. Die Abbildung 4.25 zeigt den gelockerten oberen seitlichen Schneidezahn eines Patienten, der keine entzündlichen Erscheinungen und auch keine Taschenbildung aufweist, röntgenologisch jedoch einen verbreiterten Periodontalspalt erkennen läßt. Der Patient berichtete über Zähne-

Abb. 4.25 Lockerung von 12 und 22, ohne daß Attachmentverlust oder marginale Entzündungserscheinungen vorliegen.

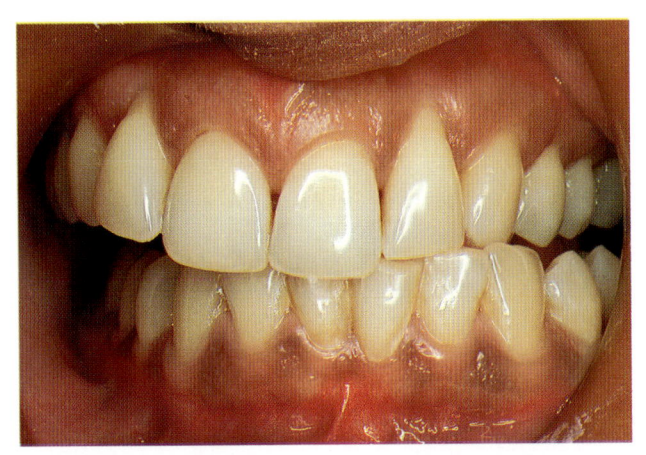

Abb. 4.25a Die von dem Patienten bevorzugte Knirscherposition.

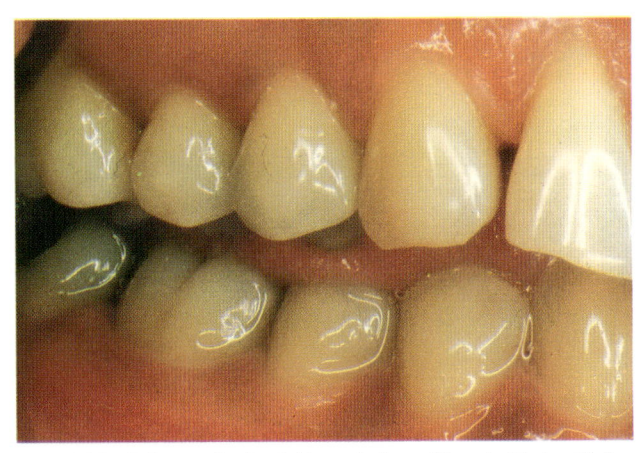

Abb. 4.25b Balanceseitenkontakte zwischen 17 und 47, der Kieferbeziehung von Abb. 4.25a zugehörig.

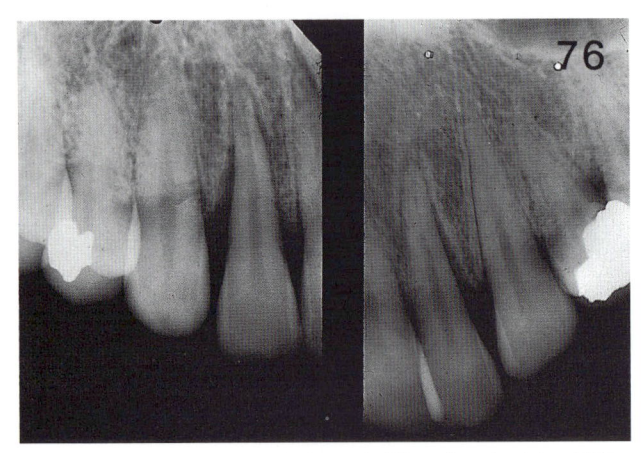

Abb. 4.25c Eingangsröntgenaufnahmen bei Vorstellung im Jahre 1976.

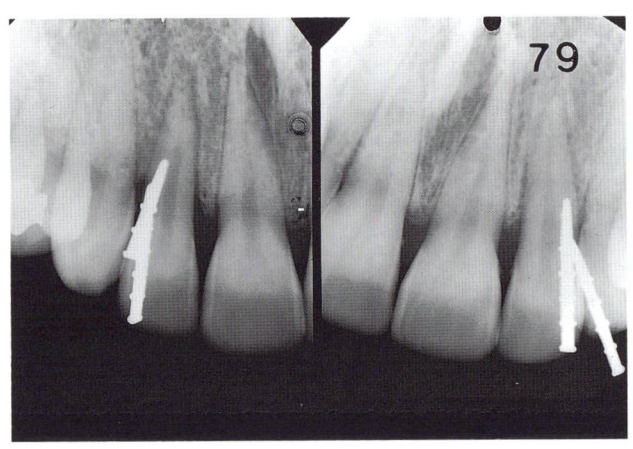

Abb. 4.25d Röntgenaufnahmen drei Jahre nach okklusalem Bißausgleich. Die Winkelung des Röntgentubus weicht leicht von (c) ab. Die strahlenundurchlässigen Stifte stellen jedoch den Boden der Zahnfleischtasche dar.

knirschen, das sich auf die Seitenzähne konzentrierte, nachdem er mit mehreren Restaurationen im Seitenzahnbereich versorgt worden war. Der rechte laterale Pterygoidmuskel reagierte auf Palpation empfindlich. Die Abbildungen 4.25a und 4.25b zeigen die am meisten bevorzugte Knirscherposition mit Molarenkontakten der rechten Seite und ebenso auf dem seitlichen Schneidezahn. Die Abbildung 4.25d zeigt das Röntgenbild drei Jahre nach der Okklusionstherapie: beachten Sie den verschmälerten Periodontalspalt. Es könnte behauptet werden, daß ein veränderter Projektionswinkel des Röntgentubus dem zuzuschreiben ist. Die abnehmende Lockerung und die klinischen Gegebenheiten weisen diese Annahme jedoch als unwahrscheinlich zurück. Eine Extraktion dieses Zahnes (vom Hauszahnarzt des Patienten vorgeschlagen) wäre kontraindiziert gewesen, zumal Taschenbildung und Knochenverlust im Zusammenhang mit dem Zahn nicht festzustellen waren und der verbreiterte Periodontalspalt die benachbarten Zähne nicht beeinträchtigte, die als mögliche Pfeilerzähne in Frage kamen. Die Eingliederung eines Brückenersatzes ohne gleichzeitigen Okklusionsausgleich hätte zu einem technischen Mißerfolg der Brücke geführt, weil der Brückenersatz den starken bruxierenden Kräften ausgesetzt worden wäre.

Verstärkte Lockerung, die dem Patienten nicht bewußt ist

(i) **Bei vorliegendem Attachmentverlust oder marginaler Entzündung.** Hier ist, nach Entfernung von Plaque und Beseitigung der Entzündungserscheinungen, eine weitere Überprüfung der Okklusion erforderlich. Dabei wird von der Annahme ausgegangen, daß der Lockerungsgrad sich im Anschluß an diese Behandlungsmaßnahmen weiterhin verstärkt.

(ii) **Ohne Taschenbildung oder marginale Entzündung.**

Abb. 4.26 Verstärkte Lockerung nach Parodontalbehandlung beunruhigte den Patienten.

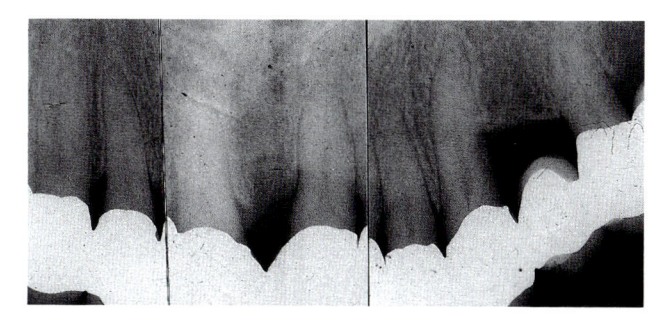

Abb. 4.26a Nach der Behandlung wiesen die Zähne ein verkürztes, jedoch gesundes Parodont auf. Die provisorischen Restaurationen sind eingegliedert.

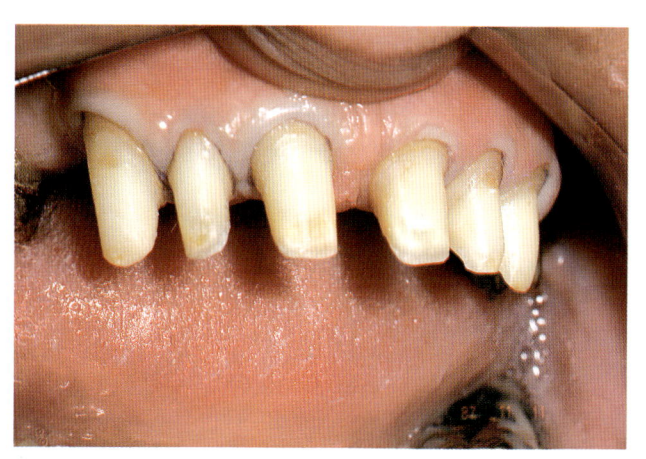

Abb. 4.26b Die Kronenpräparationen.

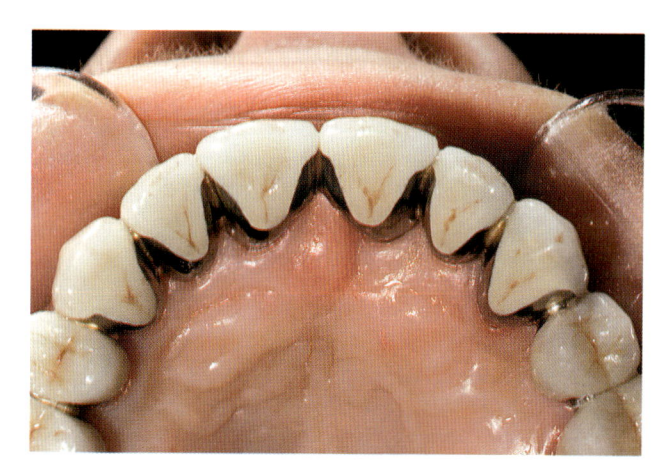

Abb. 4.26c Die Verschienung war erforderlich, um die Zähne in annehmbarer Weise funktionstüchtig zu erhalten (5 Jahre nach dem Einzementieren).

Schreitet der Lockerungsgrad weiterhin fort, sind weitere Beobachtungen und Untersuchungen sowie eine Okklusionsbehandlung erforderlich.

Verstärkte Lockerung, die dem Patienten nicht bewußt ist
Gleich, ob eine marginale Entzündung oder Attachmentverlust vorliegen oder nicht, diese Befunde sollten bei jedem Behandlungstermin erneut erhoben und aufgezeichnet werden. Offensichtliche Entzündungen und mögliche Taschenbildung sind zu behandeln.

Verstärkte Zahnlockerungen, die im Anschluß an eine Parodontalbehandlung den Patienten beunruhigen
Diese erfordern eine weitere gründliche Okklusionsanalyse und Okklusionskorrektur, möglicherweise in Verbindung mit Schienungen (Abb. 4.26a-c).

Verstärkte Lockerung, die nach einer Parodontalbehandlung zurückbleibt und dem Patienten nicht bewußt ist
Eine genaue Abklärung der okklusalen Verhältnisse ist erforderlich, um festzustellen, ob die Mobilität durch einfaches Einschleifen gebessert werden kann (Stabilisierung der Okklusion und Verhinderung des Ansammelns von Speiseresten und Zahnwanderungen). Im allgemeinen sollte jedoch der Patient grundsätzlich nicht mit zeitaufwendigen und kostspieligen Behandlungen belastet werden, zumal diese erwiesenermaßen unnütz sind.
Diese grundsätzlichen Richtlinien sollten durch klinische Umsicht abgemildert werden. Gesetzt den Fall, die Entzündung wurde beseitigt und eine verstärkte Mobilität ist zurückgeblieben, die den Patienten jedoch nicht stört und mehrfacher Kronenersatz scheint notwendig. Wenn das knöcherne Stützgewebe in größerem Umfang reduziert ist, sollte man eine Verblockung dieser „notwendigen" Kronen sehr überlegen, weil es sich als schwierig erweisen dürfte, nachfolgende Zahnwanderungen, zunehmende Lockerung bzw. eine verstärkte Lockerung die den Patienten beeinträchtigen, zu korrigieren, ohne die Kronen wieder zu entfernen. Werden die Kronen untereinander verbunden, darf das Parodont keinesfalls durch großräumige gelötete oder gegossene Verbindungen gefährdet werden. Wenn die Führungszähne gelockert sind, ist es außerdem schwierig, die Frontzahnführung zu bestimmen und die Seitenzahnöffnung zu sichern (die das Risiko eines technischen Mißerfolgs von Seitenzahnrestaurationen mindert, wie im Folgenden noch besprochen wird). Sind Überkronungen erforderlich, kann eine Verblockung die Einstellung der Bißführung unterstützen.
Bei Vorliegen einer unbehandelten Parodontitis wird durch Schienung von Zähnen der fortschreitende Krankheitsprozeß nicht aufgehalten. Nur gelockerte Zähne bedürfen, nach Beseitigung der Parodontitis, einer Verblockung, um sie für den Patienten funktionstüchtig zu erhalten, oder um

einer Instabilität vorzubeugen, die beispielsweise zu Zahnwanderungen und Bißführungsproblemen führt. Die Feststellung von Zahnlockerungen hängt davon ab, an welcher Stelle der Lockerungsgrad gemessen wird. Mißt man die Lockerung an der Spitze einer langen Krone und wiederholt die Messung nach der Entfernung der Zahnkrone im Wurzelbereich, erscheint der Zahn plötzlich weniger gelockert. In Wirklichkeit ist der Meßpunkt lediglich näher an den Drehpunkt gerückt. Wird ein Zahn belastet, bewegt er sich, bis der „normale Spielraum" vom Periodontium aufgenommen ist. Liegt keine Wurzelhautentzündung vor, erstreckt sich die Abstützung bis fast an die Schmelz-Zementgrenze und demzufolge wird sich die Krone, nachdem das „Spiel" erschöpft ist, nicht sehr weit bewegt haben. Wenn jedoch infolge Knochenverlustes nur noch das apikale Drittel des Zahnes durch die Wurzelhaut gestützt wird, bewegt sich die Krone stärker, bevor die Bewegung begrenzt wird, selbst wenn in beiden Fällen das Periodontium gesund und gleich breit ausgebildet war. Das bedeutet, daß die Mobilität per se kein Maßstab für eine Erkrankung ist.

Die Bedeutung der muko-gingivalen Beteiligung
Detaillierte Angaben bezüglich der Bedeutung der Breite keratinisierter Schleimhaut zur Aufrechterhaltung gesunder parodontaler Verhältnisse erhält der Leser bei Lindhe 1983b[6] und in Kapitel 20.
Mögliche Indikationen zur Verbreiterung einer eingeschränkten Zone befestigter Schleimhaut sind:
- Kronenpräparation. Wenn die Kronenpräparation oder eine Nachpräparation an einem Zahn den Kronenrand unter den Zahnfleischrand oder die Mukogingiva legt. Bei weniger als 1 mm befestigter Gingiva oder beim Fehlen befestigter Gingiva ist die Präparation, Retraktion, und Herstellung eines guten Abdrucks und das Zementieren einer Krone ohne spontan einsetzende Blutung äußerst schwierig (Abb. 4.27a). Eine Zone straff fixierter, entzündungsfreier Schleimhaut (Abb. 4.27b) gestaltet diese Arbeiten weitaus einfacher.
- Eingliederung einer Deckprothese: Der Mangel an befestigter Schleimhaut an einer labialen Wurzeloberfläche, die von einer Prothese überdeckt wird, bereitet am Prothesenrand Schwierigkeiten, weil dieser mit dünner, beweglicher Schleimhaut in Berührung kommt, die leicht zu Ulzerationen neigt. Es ist wesentlich besser, wenn eine Zone befestigter Schleimhaut vorhanden ist, z.B. nach sulkusvertiefenden Maßnahmen, und die Prothese auf fest verankertes Gewebe gelagert werden kann (Abb. 4.27c).
- Ästhetik: Ein Mangel an befestigter Schleimhaut kann das ästhetische Erscheinungsbild beeinträchtigen (Abb. 4,27d), besonders wenn benachbarte Zähne über befestigtes Zahnfleisch verfügen.
- Werden osseointegrierte Implantate eingeplant, und die Kronenränder lagern im transmukösen Schleimhautbereich, ist es bei Verfügbarkeit befestigter Gewebsabschnitte einfacher, vorhersehbare Ergebnisse zu erzielen (Abb. 4.27e-g). Bei teilbezahnten Unterkiefern beobachteten Gunne et al. 1992[85] Mißerfolge an Implantaten mit teilweise oder unbefestigter Gingiva (17 Implantate), was darauf schließen läßt, daß in diesen Fällen mobile periimplantäre Mukosa das Ergebnis beeinträchtigt.
- Gelegentlich zur Unterstützung der Mundpflege, um den Patienten den Zugang zu Kronenrändern zu erleichtern.

Die Bedeutung von Plaque
Die detaillierte Erhebung von Plaquewerten an jedem Zahn mag für epdemiologische Untersuchungen angebracht sein, klinisch ist jedoch nur die Reaktion des Patienten auf seine Zahnbeläge wichtig. Starke Plaqueansammlungen ohne Blutungen sind weniger bedeutsam als geringe Ansammlungen mit Blutungen. Detailliertes Anfärben und Aufzeichnen der Beläge im Zuge der Untersuchung ist daher eine zeitraubende und unangenehme Angelegenheit. Sie ist jedoch im Rahmen von Mundhygienebehandlungen als Motivationsanreiz nützlich. Während der Untersuchung wird deshalb lediglich das relative Maß an oraler Sauberkeit registriert.

Die Bedeutung von Röntgenaufnahmen – parodontale Aspekte
Verschleißanfällige Patienten – Sind Maßnahmen zur Verlängerung klinischer Kronen erforderlich, muß man die relativ zu den Furkationen verlaufende Knochengrenze in Betracht ziehen, weil Knochenkorrekturen die Furkation nicht beeinträchtigen dürfen.
Parodontalanfällige Patienten – Das Niveau des Knochenabbaus ist Maßstab für zurückliegende krankhafte Aktivitäten, (kann sich jedoch bis zu 6 Monaten verzögern)[86]; und es ist kein verläßliches Anzeichen für eine kommende Erkrankung[58]. Je größer der Knochenverlust und je weniger Knochensubstanz verbleibt, umso weniger „Spielraum" steht zur Verfügung, sollte eine Erkrankung wieder auftreten. Panorama-, Flügelbiß- und periapikale Röntgenaufnahmen unterschätzen alle den tatsächlichen Knochenverlust. Nach Akesson et al.[89] beträgt die Unterbewertung bei Panoramaaufnahmen 13% bis 32%, bei Flügelbißaufnahmen 11% bis 23% und 9% bis 20% bei periapikalen Röntgenbildern. Keilförmige Knochendefekte können andere therapeutische Maßnahmen erfordern, als horizontaler Knochenabbau; sie sind jedoch aller Wahrscheinlichkeit nach mit weiterem Attachmentverlust vergesellschaftet[88].
Furkationsbeteiligungen – Diese können beobachtet werden; die Feststellung erfordert gewöhnlich klinisches Sondieren, besonders an Unterkieferzähnen[89].

Die Untersuchung der Zähne

Die Zähne werden nach folgenden Gesichtspunkten untersucht:
- Vorhandene Restaurationen
- Zementierungsfehler
- Karies
- Erosionen
- Abrasionen
- Parafunktioneller Abrieb

Abb. 4.27 Die Beziehung zwischen der Zone befestigter Schleimhaut und restaurativer Versorgung.

Abb. 4.27a In Gegenwart einer verschmälerten Zone befestigter Schleimhaut (mesial) ist es schwierig, die Präparation der Abschlußlinie, den Abdruck und das Einzementieren, ohne plötzlich einsetzende Blutung zu bewerkstelligen. Es sollte angemerkt werden, daß bei gesunder Schleimhaut, wie in dieser Abbildung, die verschmälerte Zone diese Arbeitsgänge schwieriger, jedoch nicht unmöglich gestaltet. Elektrochirurgische Maßnahmen sollten nicht zur Anwendung gelangen.

Abb. 4.27b Eine breite Zone befestigter Schleimhaut. Hier kann die elekrochirurgische Vertiefung der Zahnfleichfurche die Abdrucknahme erleichtern.

Abb. 4.27c Verschmälerte befestigte Schleimhaut um einen Zahn, der eine Deckprothese abstützt, reduziert die bukkale Zahnfleischfurche in diesem Breich und fördert die Anfälligkeit für Verletzungen der beweglichen Schleimhaut.

Abb. 4.27d Rezession – Mangel an befestigter Schleimhaut und/oder dünnes Gewebe beschleunigt die Rezession und stört die Ästhetik. Die Rezession resultiert möglicherweise aus dem Verlust approximalen Attachments.

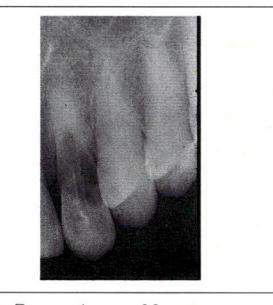

Abb. 4.27e Resorption an 23.

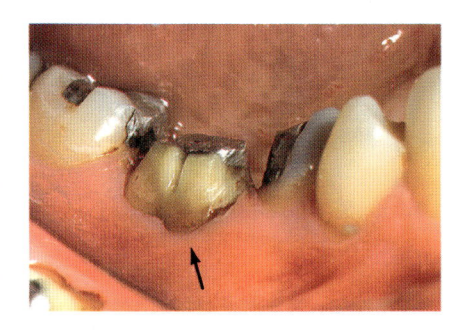

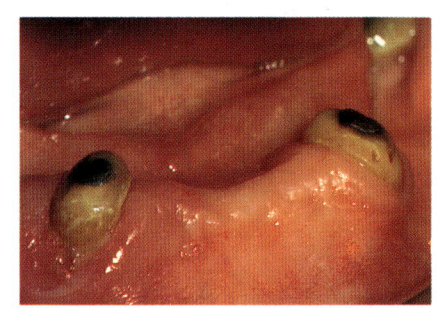

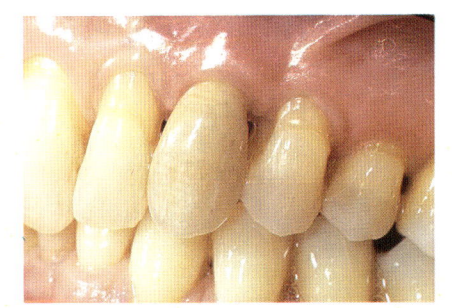

Abb. 4.27f Einzelzahnimplantat im Anschluß an die Extraktion des 23. Die Krone tritt aus der fixierten Schleimhaut hervor. Die Mukogingivalgrenze ist im Breich des Implantates nicht verschoben Es ist wichtig, daß dieser Verlauf chirurgisch nicht verändert wird, weil daraus ungünstige ästhetische Ergebnisse resultieren.

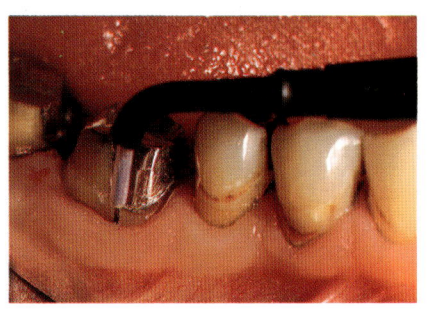

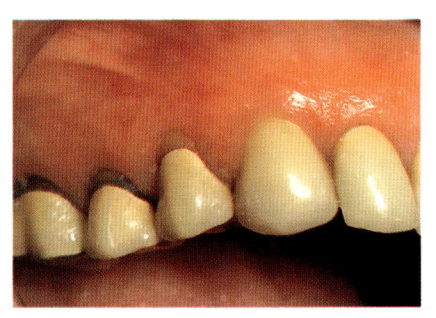

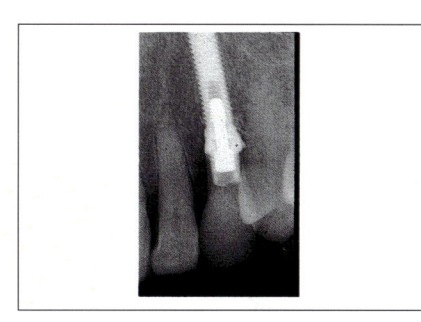

Abb. 4.27g Röntgenaufnahme des Implantates mit Cera-One Pfeiler und Krone.

- Technische Mängel, z.B. ausgebrochene Keramik, Bruch an Verbindungen und Abnutzung des Zahnersatzmaterials
- Sprünge

Damit nichts übersehen wird, ist systematisches Vorgehen erforderlich.

Fehlende Zähne
Diese werden auf dem Formblatt ausgestrichen.

Vorhandene Restaurationen
Man beginnt wieder im oberen rechten Quadranten. Die vorhandenen Restaurationen werden untersucht und notiert, jedoch ohne die Absicht, Defekte festzustellen. Zur Bezeichnung unterschiedlicher Materialien werden Farbkodierungen benutzt.

Zementierungsfehler
Bei vorhandenem Brückenersatz informiert man den Patienten, „daß der Brückenersatz untersucht wird, ob dieser noch fest einzementiert ist. Alles, was sich vom Zahn löst, bedarf der Behandlung und nicht die Untersuchung darf schuld daran sein, daß dieser Umstand eintritt". Sorgen Sie dafür, daß Sie Ihre eigenen Arbeiten in der gleichen Weise überprüfen, wie Sie es an anderen tun würden!

Zementierungsmängel entdeckt man am besten vor der vollständigen Trockenlegung der Zähne, d.h. also vor der Kariesuntersuchung. Man beläßt um die Zahnhälse herum einen dünnen Speichelfilm und benutzt vorzugsweise ein Vergrößerungsglas und eine Fiberoptik als Lichtquelle. Eine sichelförmige Sonde wird neben dem Ankerzahn unter das Brückenglied gesetzt, ein Finger liegt über dem Ankerzahn. Die Brücke wird abwechselnd mit der Sonde nach okklusal

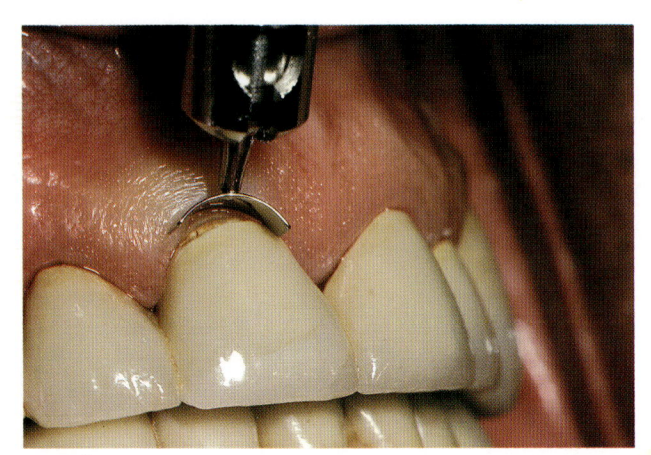

Abb. 4.28 Die Anwendung eines Zykera-Retraktors, um den Kronenrand für Untersuchungszwecke freizulegen. Beachten Sie den offenen Kronenrand.

gezogen und mit dem Finger nach apikal gedrückt. „Matschen" des Speichels am Kronenrand weist auf Zementierungsdefekt hin. Liegt der Kronenrand subgingival, ist gelegentlich die Retraktion des Zahnfleisches notwendig (Abb. 4.28).

Karies

Ausgehend von der bukkalen Seite des hintersten Molaren im oberen rechten Quadranten wird mittels spitzer Sonden, Lufttrocknung und einer fiberoptischen Lichtquelle nach kariösen Defekten geforscht. Die Reihenfolge ist die gleiche wie bei der parodontalen Befunderhebung.

Die fiberoptische Durchleuchtung ist eine hervorragende Untersuchungshilfe. Es ist leichter, die Inspektion der Karies durch den Spiegel vorzunehmen, indem das Licht besser von der labialen Seite auftrifft, als es unter direkter Beobachtung von der lingualen Seite einfallen zu lassen. Dabei ist es auch hilfreich, wenn das Hauptlicht ausgeschaltet wird.

Erosion und Abrasion

Erosionsdefekte und Abnutzungserscheinungen werden vermerkt, und es ist zu entscheiden, ob restaurative Maßnahmen erforderlich sind.

Abkauung

Schäden durch Abkauung sind bereits zuvor registriert worden (s. Zahnverschleiß, Seite 71).

Technische Fehler

Alle Keramikbrüche, Defekte an gegossenen oder gelöteten Verbindungen und durch Restaurationen verursachte Abnutzungserscheinungen werden festgestellt und vermerkt.

Sprünge (Abb. 4.29a)

Sprünge an Zähnen werden wie folgt untersucht:
1) Fiberoptische Durchleuchtung: Der Zahn ist trocken, die OP-Leuchte ausgeschaltet und das Licht wird durch den Zahn geleitet. Häufig können an Kauhöckern Sprünge, die sonst nicht in Erscheinung treten, entdeckt werden (Abb. 4.29b).
2) Aufbeißen auf Holz: Ein Hölzchen oder ein zylindrischer Gummipolierer wird auf den verdächtigen Zahnhöcker gesetzt und der Patient aufgefordert, darauf zu beißen. Es können Schmerzen beim Aufbiß auftreten, häufiger jedoch bei Bißentlastung (Abb. 4.29c zeigt ein nützliches Hilfsmittel).
3) Spreizen mit den Fingern – Gelegentlich bewirkt das Auseinanderspreizen des bukkalen und palatinalen Kauhöckers, daß der Zahn tatsächlich frakturiert. Der Patient muß zuvor gewarnt werden.
4) Temperaturempfindlichkeit – Die Applikation von Eis und darauffolgend erhitzter Guttapercha kann eine Heiß- und Kaltempfindlichkeit anzeigen. Benachbarte, unverletzte Zähne können jedoch in gleicher Weise reagieren. Weiterhin kann man den verdächtigen Zahn mit einer intraligamentalen Anästhesie isolieren, wobei die Empfindlichkeit nachlassen sollte. D'Souza et al. 1987[90] berichteten jedoch, daß sich eine derartige Anästhesie auch über die Nachbarzähne erstreckt, daher dürfte der Test weniger nützen als angenommen.
5) Vitalitätsprobe – Der Zahn kann durchaus vital sein.
6) Direkte Beobachtung – Der Sprung kann während der Zahnpräparation entdeckt werden.
7) Man kann auch den Zahn mit einer Mischung aus Jod und Zinkoxidpulver abdecken und für eine Woche mit einem Zinkoxidzement versiegeln. Dann wird die Paste entfernt, die Kavität ausgewaschen und untersucht. Das Jod sickert in Zahnrisse ein und läßt sie sichtbar werden (Abb. 4.29c).
8) „Zusammenbinden" eines nicht überkronten Zahnes, beispielsweise durch ein aufzementiertes Kupferband oder zementierte, kreuzverstiftete Amalgam- oder Kompositrestaurationen können die Symptome auf heiß und kalt und Schmerzen auf Aufbiß bzw. nachlassende Krafteinwirkung mildern. Der Spalt sollte mit einer Schicht Kalziumhydroxid bedeckt werden.

6, 7 und 8 sind „spezielle Tests", zu deren Ausführung hinreichend Zeit vorgesehen werden muß.

Röntgenaufnahmen

Bißflügelaufnahmen sind erforderlich, um die Integrität der Approximalräume oder kariöse Defekte festzustellen. Ein 70 kV Röntgengerät ergibt im Bereich der Schmelz-Zementgrenzen gute Kontrastabstufungen ohne Unschärfen, die häufig bei Geräten mit niedriger kV-Spannung auftreten (Abb. 4.30a u. b). Eine derartige Unschärfe macht es schwierig zu unterscheiden, ob ein kariöser Defekt oder ein röntgenografischer Artefakt vorliegt. Augenscheinlich können Metallrestaurationen Kariesläsionen maskieren. Manchmal enthüllt eine Periapikalprojektion solche Schäden, die man auf einer Flügelbißaufnahme nicht sehen kann. In manchen Fällen muß der Tubus-Einstellwinkel vergrößert werden, um eine Zahnfläche im Bereich des Metallrandes darzustellen.

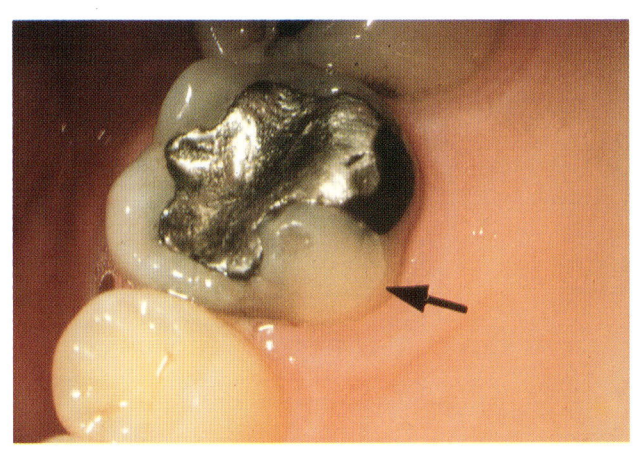

Abb. 4.29a Frakturierter Zahn.

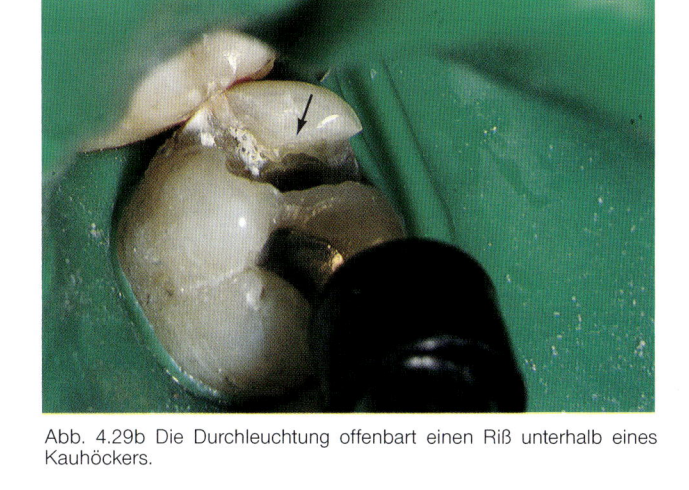

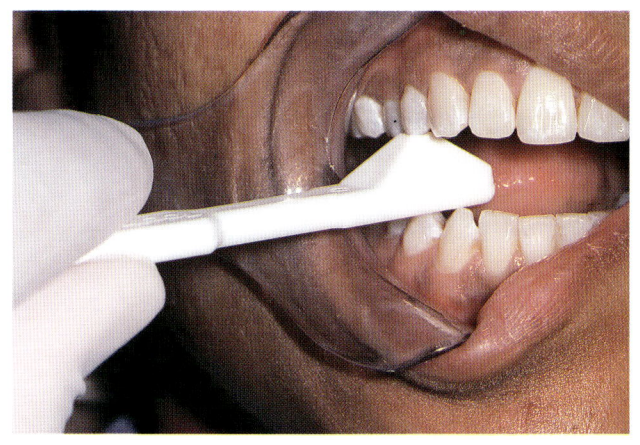

Abb. 4.29b Die Durchleuchtung offenbart einen Riß unterhalb eines Kauhöckers.

Abb. 4.29c Ein Kronensetzinstrument (Professional Results Inc.) wird auf den verdächtigen Zahnhöcker aufgesetzt und der Patient beißt zusammen, währenddessen man den Stiel bewegt. Sprünge verursachen Schmerzen.

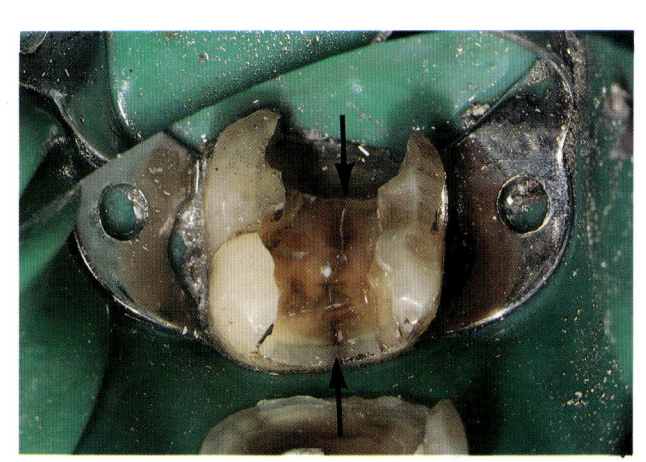

Abb. 4.29d Mit Jod angefärbter Riß.

Stifte und Aufbauten

Die folgenden Aspekte sollten im Hinblick auf Stifte und Aufbauten untersucht werden:

- Zementierung – Zementierungsfehler werden aufgedeckt, indem man die Krone mit dem Finger zu bewegen sucht, oder einen Exkavator vorsichtig in einen Randspalt zwischen Krone und Wurzeloberfläche einsetzt und leicht anhebt.
- Länge – Die Länge in der röntgenologischen Darstellung.
- Dicke – Wie dicht steht der Stift und die Aufbaufüllung an der Wandung des Zahnes, d.h. wie dünn ist die umgebende Wurzel.
- Form und Typ: Ist der Stift konisch, einzeln oder doppelt, parallelwandig und/oder mit Schraubgewinde. Manchmal ist ein zweites Röntgenbild mit flacherer Winkeleinstellung erforderlich, um den Stifttyp zu erkennen (Abb. 4.30c).
- Zement – ob der Stift gut sitzt, oder ob ihn eine dicke Zementschicht umgibt.
- Perforationen – Das Auftreten einer eiförmigen Radioluzenz in Apexnähe des Stiftes sollte den Verdacht auf Perforation aufkommen lassen. Eine Perforation kann zum Verlust der bedeckenden Kortikalschicht und einer damit verbundenen Radioluzenz geführt haben, oder die Perforationsrichtung mündet in eine eiförmige Kavität innerhalb des Dentins (Abb. 4.30d,e,f). Eine zweite Röntgenaufnahme mit dem Strahlengang in einem anderen horizontalen Anstellwinkel wird die Perforation gewöhnlich darstellen.

Bedeutung

Vorhandene Restaurationen – Das Vorhandensein umfangreicher Restaurationen ist ein Zeichen vorangegangener Zahnerkrankungen (und hoffentlich nicht professioneller Übereifrigkeit), die das Zahnsystem beeinträchtigt haben. *Bei einer bestehenden Erkrankung und defekten Restaurationen darf man nicht glauben, daß weitere „Zimmermannsarbeit" zu einem Erfolg führen würde, wenn nicht vorausgehend eine Bekämpfung der Erkrankung erfolgt ist.*

Zementierungsfehler müssen aufgedeckt werden, besonders wenn es sich um eigene Arbeiten handelt! Der

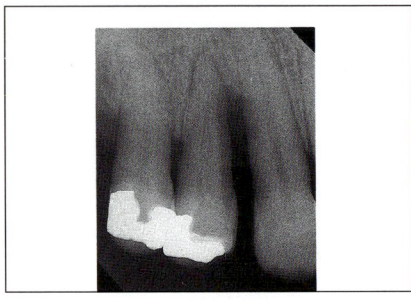

Abb. 4.30a „Burnout" auf einer Röntgenaufnahme, hervorgerufen durch ein Röntgengerät mit niedriger Kilovoltspannung (55 kV). Der starke Kontrast läßt das Röntgenbild zwar „schön" aussehen, es verliert jedoch an Randschärfe an den Zähnen, die nicht von Knochen umgeben sind, z.B. Zahn 14 mesial und distal an 13. Dieser Effekt wird noch durch einen Tubus verstärkt, der nicht senkrecht auf den Film ausgerichtet ist.

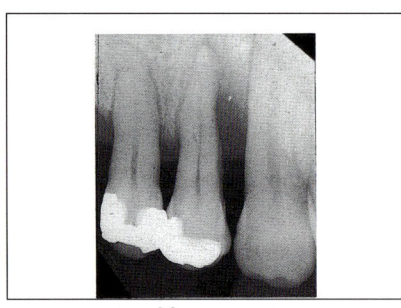

Abb. 4.30b Kein „Burnout" auf einer Röntgenaufnahme, die von einem 70 kV-Gerät aufgenommen wurde. Diese ist weniger kontrastreich und der Tubus stand senkrecht zum Film. Da die Zahnbegrenzungen sich deutlicher darstellen, besteht weniger die Gefahr, gesundes Zahnbein als Karies zu mißdeuten.

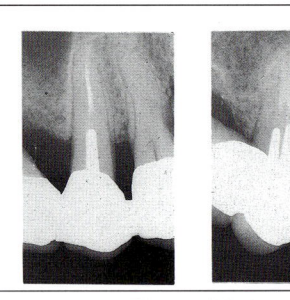

Abb. 4.30c (i) Röntgenaufnahme – Zahn 15 scheint einen einzelnen Stift zu beherbergen.

Abb. 4.30c (ii) Ein angewinkeltes Röntgenbild zeigt, daß zwei Stifte vorhanden sind.

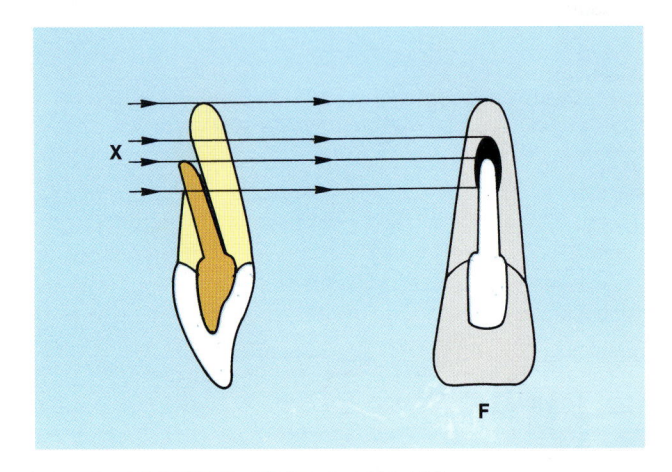

Abb. 4.30d Die Skizze zeigt eine Perforation durch den Wurzelstift, einschließlich einer ovoiden Aufhellung (skizzenhafte Darstellung eines Röntgenbildes; X = Röntgenstrahl). Die Strahlendurchlässigkeit um den strahlenundurchlässigen Wurzelstift herum läßt den apikalen Stiftbereich im Vergleich zum restlichen Wurzelstift häufig verbreitert erscheinen. Wenn der perforierende Stift apikal über die Wurzelperforation hinausragt, wird die Strahlendurchlässigkeit durch die Überlagerung des strahlenundurchlässigen Wurzelstiftes verdeckt. Eine Perforation mittels endodontischer Instrumente verursacht ähnliche radiographische Erscheinungen.

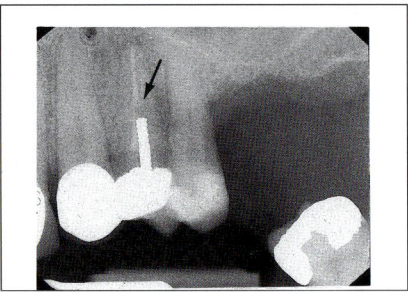

Abb. 4.30e Das Röntgenbild zeigt eine ovoide Aufhellung (s. auch Abb. 1.1h).

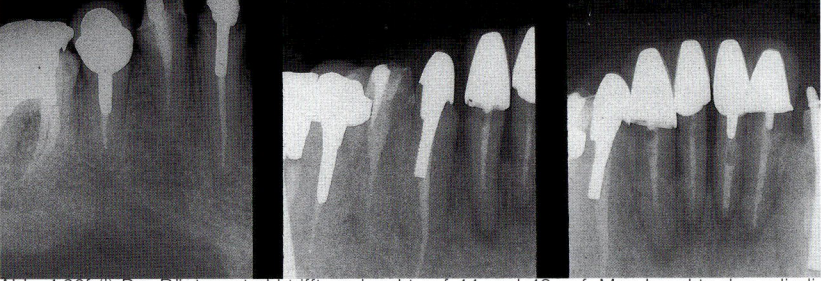

Abb. 4.30f (i) Der Röntgenstrahl trifft senkrecht auf 44 und 43 auf. Man beachte den zylindischen, glattseitigen Wurzelstift in der Mitte des Kanals von 43. (ii) Mesial angewinkelter Strahlengang; achten Sie auf die Gewindegänge des Wurzelstiftes bei 43 und auf den schmalen strahlendurchlässigen Bereich am apikalen Wurzelstift. (iii) Der Röntgenstrahl noch mehr von mesial angewinkelt – beachten Sie, daß der Wurzelstift sich nicht innerhalb des Kanales befindet und ebenso eine apikale Aufhellung vorliegt. Der Wurzelstift hatte den Zahn distobukkal perforiert, wie die chirurgische Intervention bestätigte.

Hauptgrund sind Mikroleckagen und/oder Brüche des Zementsiegels, die folgende Ursachen haben:
- Retentionslose, nicht widerstandsfähige Zahnpräparationen.
- Ungenaue Gußarbeiten
- Falsche Verarbeitung des Zementes
- Mangelhafte Zementierungstechnik: Berührung des Zementes vor dem Abbinden mit Blut oder Speichel; falsches Pulver/Flüssigkeitsverhältnis; falsche Mischtechnik; unsorgfältiges Aufsetzen auf die Zähne.
- Fehlbehandlung der Okklusionsverhältnisse
- Unterschiedliche Beweglichkeit der Pfeilerzähne untereinander[91]. Üblicherweise löst sich der am wenigsten gelockerte Zahn, weil die größte Bewegung sich an dem beweglicheren Zahnende der Brücke ereignet und zu

einer übermäßigen Verdrängung des Zementes an dem unbeweglichen Ende führt. Bei mehreren Pfeilern hat jedoch der lockerste häufig den breitesten Zementrand (der sich auswaschen kann), weil er während des Zementierungsvorgangs hydraulisch gestaucht wird.
- Falsche technische Konstruktion der Restauration.
- Falsche Wahl der Materialien.
- Exzessive Kräfte, z.B. bei Brücken mit Anhängegliedern.

Diese obengenannten Faktoren müssen vor einer Wiedereingliederung bedacht werden, weil die Verwendung von Adhäsivzementen allein, diese destabilisierenden Faktoren nicht kompensieren kann. Ein erneuter Mißerfolg steht ins Haus.

Karies. Das Auftreten von Karies bei einem erwachsenen Patienten ist ein beunruhigender Befund. Die Auffassung, daß neu eingegliederte Restaurationen die Probleme lösen könnten, ohne daß die Grunderkrankung beherrscht wird, ist fehl am Platz, obgleich fluorabgebende Zemente wie z.B. die Glas-Ionomere, da einen Unterschied machen könnten. Klinische Langzeituntersuchungen sind jedoch notwendig, um den wahren Einfluß derartiger Zemente im kariesanfälligen, restaurierten Zahnsystem zu bewerten.

Erosion und Abrasion. Diese Erscheinungen sind in Bezug auf die Unterminierung bestehender Kronenränder und die Schwächung des Zahnes durch Substanzverlust von Bedeutung. Weitere Nachforschungen sind erforderlich, um die Gründe hierfür zu erfahren, wenn auch bei den Erosionen der Ernährungsfaktor oft keine Rolle spielt. Zahnhalserosionen können von Zahnverformungen in Zusammenhang mit Bruxismus herrühren[92]. Eine okklusale Stabilisierung durch Eingliederung von Zahnersatz kann hilfreich sein, weil damit die Kaukräfte weiter verteilt werden.

Parafunktioneller Abrieb. Dieser ist wichtig, besonders wenn er in Verbindung mit Bruxismus auftritt. Abkauung kann die Pulpa traumatisieren und ist eine ernstes Anzeichen in Bezug auf die künftige mechanische Unversehrtheit von Restaurationen; sie mahnt, „mit dem neuromuskulären System zusammenzuwirken und nicht dagegen." Wenn die Abkauung mit Verlust der Molarenstützzone, lateralen temporomandibulären Gelenkbeschwerden und wechselseitigem Gelenkknacken einhergeht, besteht die Gefahr, daß sich in einem Zeitraum von drei Jahren das Gelenkknacken zu Blockaden fortentwickelt[75]. Seeligman und Pullinger folgerten nach gründlichem Literaturstudium, daß Männer eine größere Abkauungsschwere erkennen ließen als Frauen, obwohl sie weniger Anzeichen für TMJ-Störungen zu verzeichnen hatten[21].

Technische Fehler. Die Materialien und/oder deren unsachgemäße Verarbeitung oder die Einstellung der Okklusion sind Gründe für Fehler. Wichtig ist die Nachforschung nach der Ursache.

Sprünge können Grund für dauerhaften Schmerz auf heiß und kalt und Aufbiß sein. Nach den Erfahrungen des Autors ist die Überkronung eines Zahnes vertretbar, wenn diese Symptome etwa sechs Monate lang ausgeblieben sind, nachdem der Zahn „zusammengebunden" wurde. Eine Wurzelbehandlung sollte aus der Sorge, den Zahn auseinanderzubrechen, vermieden werden.

Endodontische Untersuchung

Für die endodontische Untersuchung ist die Vorlage der Röntgenbilder eine unerläßliche Hilfe. Bei Durchführung der Untersuchung sollten folgende Punkte bedacht werden:

Beobachtungen
Karies und tiefreichende Restaurationen sind aufzunehmen. Pulpeneröffnung oder Rötungen während der Zahnpräparation müssen für künftige Nachweise notiert werden.

Elektrische und thermische Vitalitätsprüfungen. Hiermit erhält man an stark restaurierten Zähnen über deren Vitalität nützliche Informationen, jedoch erfordert die Feststellung einer devitalen Pulpa lediglich die Entfernung der Restauration ohne Lokalanästhesie. Falls der Behandler Gummihandschuhe trägt, ist daran zu denken, daß auf dem Wege über den Behandler der Schluß des Stromkreises nicht zustande kommt, wenn er nicht durch einen zusätzlichen Kontakt zu dem Patienten hergestellt wird. Brückenpfeiler sind schwierig zu testen, weil Keramik ein schlechter elektrischer Leiter ist und die Metallanteile den Strom an benachbarte Zähne ableiten können. Angrenzende, nicht verblockte metallische Einheiten werden zunächst voneinander isoliert, indem man einen Zellulosestreifen zwischen ihre Approximalflächen schiebt. Manchmal ergibt an metallenen Brückeneinheiten die thermische Testmethode gegenüber dem Elektrotest bessere lokale Reaktionen. Gelegentlich hilft auch eine kleine Zugangsöffnung, die man durch die Keramikbedeckung hindurch anlegt. Wenn die Brücke ohnehin ersetzt werden soll, wird sie besser abgenommen, um daraufhin die Vitalitätsprobe ohne Lokalanästhesie durchzuführen. Müssen Restaurationen zum Nachweis der Pulpenvitalität abgenommen werden, so sind das besondere Maßnahmen, für die genügend Zeit eingeplant werden sollte.

Weichgewebsveränderungen. Lymphadenopathien, Schwellungen, Fistelgänge, Farbveränderungen der Schleimhaut über den Wurzeln, Änderungen der Gewebsoberflächen und deren Konsistenz, die durch den untersuchenden Finger festgestellt werden, Empfindlichkeitsreaktionen des Patienten auf apikale Palpationen, extrudierte Zähne, alle diese Befunde sollten notiert werden und bedürfen anhand von Röntgenaufnahmen der weiteren Abklärung. Das Einführen eines Guttaperchastiftes in einen Fistelgang ist eine nützliche Hilfe, um röntgenologisch die Infektionsquelle zu lokalisieren (Abb. 4.31a). Vitalitätstests sollten immer dann durchgeführt werden, wenn Anzeichen und Symptomatik deren Notwendigkeit erfordern.

Klopfempfindlichkeit. Alle stark restaurierten Zähne sind sowohl axial als auch bukkolingual auf Klopfempfindlichkeit zu überprüfen. Um es noch einmal zu betonen, bei Brückenpfeilern ist das schwierig.

Röntgenaufnahmen. Es gibt keine hinreichend objektiven Bewertungssysteme zur Beurteilung endodontischer Verhältnisse. Die meisten Eintragungen in dem endodonti-

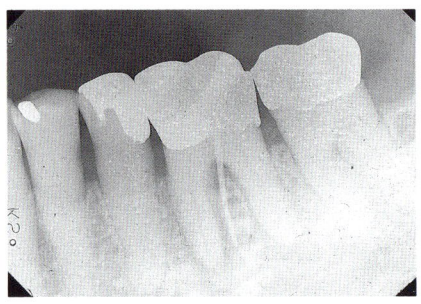

Abb. 4.31a Das Einlegen eines Guttaperchastiftes in den Fistelgang (Zahn 36) ist eine brauchbare Hilfe zur Lokalisation des Infektionsherdes. Der Fistelgang lag in der Furkation, aber der Ausgangsort war der Apex. Um den Zahn herum lag keine Taschenbildung vor.

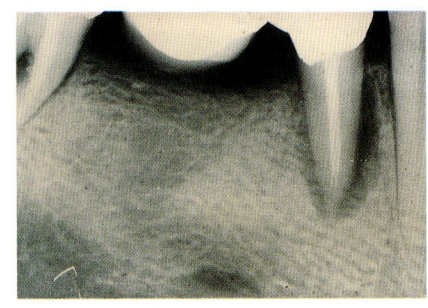

Abb. 4.31b (i) Vertikale Wurzelfraktur; beachten Sie die birnenförmige Aufhellung.

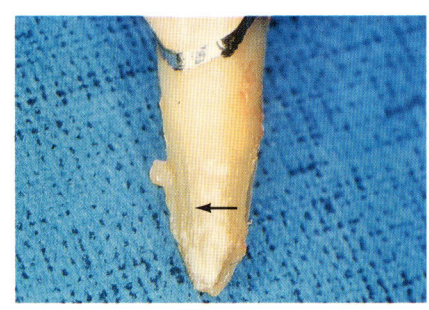

Abb. 4.31b (ii) Vertikalriß in dem Zahn aus Abb. 4.31b(i).

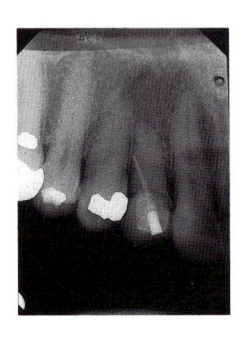

Abb. 4.31c Perforation.

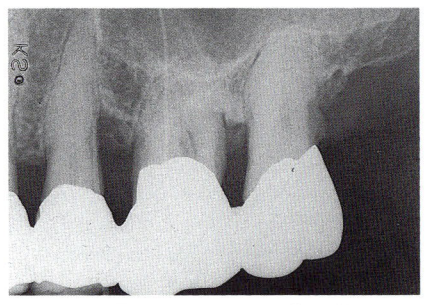

Abb. 4.31d Zusätzliche, unabgefüllte Wurzelkanäle. Der palatinale Kanal ist überstopft; die beiden bukkalen Kanäle sind jedoch unversorgt.

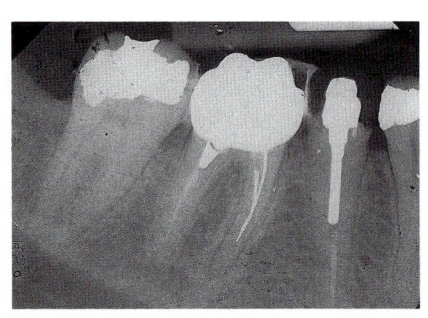

Abb. 4.31e (i) Kalzifizierte Barriere an Zahn 46. Mesial zeigte sich eine Aufhellung. Schmerzen beim Aufbeißen. Die Kanäle waren nicht aufbereitbar. Die Behandlung der Wahl war die Extraktion und nach 6 Monaten die Versorgung mit einer dreigliedrigen Brücke.

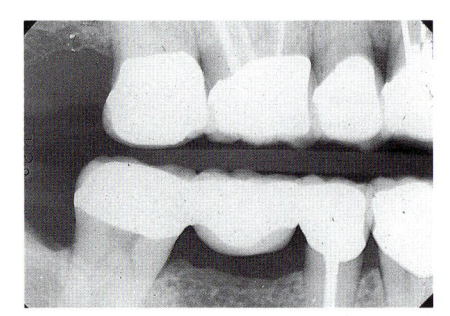

Abb. 4.31e (ii) Brückenersatz von 45 nach 47, siehe Abbildung 4.31 (i).

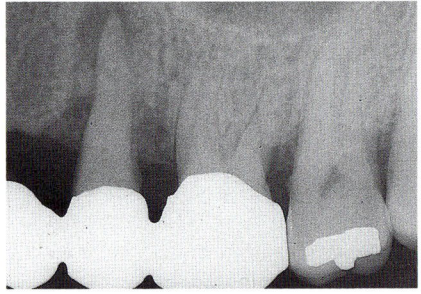

Abb. 4.31f Kombiniert parodontale und endodontische krankhafte Veränderungen an Zahn 25. Beide Befunde erforderten eine Behandlung.

schen Erhebungsbogen werden aufgrund sorgfältiger Auswertung der Röntgenbilder vorgenommen. Diese liefern brauchbare Informationen über den endodontischen Status insbesondere über:
- Periapikale Strahlendurchlässigkeit. Bei Symptomlosigkeit und radiografisch erkennbarer Wurzelkanalfüllung ohne Anfangsaufnahmen ist die Entscheidung schwierig, ob die vorliegende Strahlendurchlässigkeit einen Heilungsprozeß oder einen fortschreitenden Krankheitsprozeß darstellt. Daher darf kein Aufwand gescheut werden, frühere Röntgenbilder in die Hand zu bekommen. Ist das nicht möglich, sollte ein gewisser Zeitraum verstreichen, um diese Feststellung radiografisch innerhalb von 6 Monaten zu treffen[93].
- Periapikale Sklerose
- Unvollständige Wurzelkanalfüllung
- Abgebrochene Wurzelkanalinstrumente
- Wurzelfrakturen: sie können schräg, horizontal, komplett oder vertikal (gespalten) verlaufen. Letztere treten röntgenologisch gewöhnlich nicht in Erscheinung, können

jedoch birnenförmige Aufhellungen im umgebenden Knochen aufweisen (Abb. 4.31b).
- Perforationen (Abb. 4.31c)
- interne/externe Resorptionen (Abb. 4.27e und 23.1g)
- zusätzliche, ungefüllte Wurzelkanäle (Abb. 4.31d)
- Wurzelstifte und damit verbundene Probleme (Abb. 4.30f)
- kalzifizierte Barrieren (Abb. 4.31e)
- zwei oder mehrere unerwartete Wurzelkanäle
- Krümmung und Länge von Wurzelkanälen in Bezug auf deren Behandlungsmöglichkeiten. Bukkale und linguale Kurvaturen werden nicht dargestellt und können daher bei einer Wurzelstiftverankerung Probleme bereiten, wenn dieser Umstand während der Behandlung nicht bemerkt wird. Beispielsweise weisen 85% der palatinalen Wurzeln der ersten Oberkiefermolaren eine bukkale Krümmung auf[94].

Bedeutung
Symptome irreversibler Pulpenerkrankungen. Solche Zähne erfordern eine Wurzelkanalbehandlung oder die Extraktion, es sei denn, daß der Zahn, wie es gelegentlich vorkommt, zwar endodontisch nicht behandelbar, jedoch relativ symptomfrei ist. In dieser Situation kann dessen Verlust in der nachfolgenden Restauration berücksichtigt werden, beispielsweise im Falle einer Deckprothese. Es ist jedoch unklug, wenn ein unbehandelter Zahn in eine festsitzende Konstruktion einbezogen wird.
Anzeichen irreversibler Pulpenerkrankungen. Zähne mit derartigen Anzeichen erfordern stets eine Wurzelkanalbehandlung oder die Extraktion.
Irreversible Pulpenerkrankungen in Kombination mit einer Parodontitis (Abb. 4.31f). Kombinierte Erkrankungen erfordern kombinierte therapeutische Maßnahmen. Eine Behandlung, entweder der pulpalen oder der parodontalen Erkrankung allein, ist nicht ausreichend.
Vorhandene Wurzelfüllungen. Die Behandlung mißlungener umfangreicher Restaurationen im Kauorgan hängt in hohem Maße von einer erfolgreichen endodontischen Therapie ab. Die Entscheidung, ob versucht werden soll, fraglich erscheinende vorhandene Wurzelfüllungen zu revidieren, hängt ab von:
- dem Umfang der vorgesehenen künftigen Restaurationen,
- dem Umstand, ob Anzeichen oder symptomatische Beschwerden vorliegen,
- der voraussichtlichen Prognose.

Weil viel von dem endodontischen Zustand abhängt, sollte bei der Wiederherstellung mißlungener umfangreicher Brückenarbeiten ebenso die Revision zweifelhafter Wurzelkanalfüllungen durch einen auf Wurzelbehandlungen spezialisierten Fachkollegen durchgeführt werden.
Wahlweise Wurzelbehandlungen. Gelegentlich fällt die Entscheidung einen offensichtlich vitalen Zahn vor der Versorgung mit umfangreichen Restaurationen einer Wurzelkanalbehandlung zu unterziehen. Hierüber werden in Kapitel 23 weitere Überlegungen angestellt.

Fortdauernde Schmerzen oder Beschwerden an Zähnen nach der Behandlung

Diese können auftreten infolge von:
- pulpitischen Schmerzen
- okklusalen Schmerzen
- parodontalen Schmerzen, periapikal oder lateral
- Phantombiß
- Sinusitis
- ausgebrochenen Zähnen
- anderen, weniger alltäglichen Ursachen, z.B. Neoplasmen
- atypischer Odontalgie

Die Differenzierung erfolgt aus der Vorgeschichte, der Untersuchung und über Spezialtests. Im Folgenden werden zur Sicherung einer derartigen Diagnose Checklisten aufgezeigt:

Pulpitischer Schmerz
Vorgeschichte:
- tiefreichende Restauration/Krone
- vorangegangene Anzeichen obiger Symptome, jetzt erneut auftretend
- Schmerzen auf heiß/kalt/süß
- Reizstoffe in Speisen
- Verschlimmerung beim Liegen/körperlicher Betätigung
- keine Zuordnung zu einem bestimmten Zahn

Anzeichen:
- Karies
- Pulpeneröffnung oder Rötungen zum Zeitpunkt restaurativer Maßnahmen
- tiefreichende Restauration
- Erosion, Abrasion, Attrition
- Zahnrisse
- thermische Empfindlichkeit

Apikaler Periodontalschmerz
Vorgeschichte:
- vorangegangene pulpitische Schmerzen
- Schwellung
- Schmerzen beim Beißen
- gewöhnlich auf einen bestimmten Zahn lokalisiert

Anzeichen:
- periostitisch (klopfempfindlich)
- Fistelbildung
- devital (jedoch nicht immer)
- Gewebsveränderung hinsichtlich Kontur oder Beschaffenheit
- Rötung im Bereich der periapikalen Mukosa
- extrudierter Zahn
- periapikale Empfindlichkeit auf Palpation
- Karies
- tiefreichende Restauration
- Schwellung
- periapikale Radioluzenz
- periapikale Sklerosierung

Lateraler Periodontalschmerz
Vorgeschichte:
- vorangegangene Zahnfleischbehandlung
- vorangegangene Abszeßbildung
- orthopädisch bewegte Zähne
- „blutendes Zahnfleisch"
- Schmerzerleichterung durch Druck auf den Zahn
- gelockerte Zähne

Anzeichen:
- Taschenbildung
- vital oder devital
- Sondierungsbluten
- Taschensekret

Gespaltener Zahn
Vorgeschichte:
- Schmerzen auf heiß und kalt und zusätzlich beim Zusammenbeißen und/oder bei nachlassendem Kaudruck.
- ein aufmerksamer Patient bemerkt den Zahnriß und hatte möglicherweise zuvor schon Zahnrisse erfahren.
- besonderes Ereignis

Anzeichen:
- Durchleuchtungsriß sichtbar
- Vitalität
- Heiß- und Kaltempfindlichkeit
- Aufbiß auf ein Hölzchen, eine Gummischeibe oder feuchte Watterolle kann Schmerzen hervorrufen
- der Zahn läßt sich mit den Fingern auseinanderspreizen
- keine röntgenologischen Anormalitäten
- Darstellung des Zahnrisses während der Zahnpräparation oder nach Anfärben mit einer Jodlösung
- Besserung der Schmerzsymptome nach „Zusammenbinden" des nicht überkronten Zahnes z.B. durch ein aufzementiertes Kupferband.

Atypische Odontalgie
Vorgeschichte:
- Schmerz und/oder Unbehagen an einem oder mehreren Zähnen
- zahlreiche wurzelbehandelte Zähne
- zahlreiche Wurzelspitzenresektionen
- Extraktionen
- wechselnde Schmerzlokalisationen, häufig mit Wechsel über die Mittellinie
- keine Schmerzerleichterung nach Zahnbehandlungen oder lediglich, um an anderer Stelle erneut aufzutreten
- häufig nach einem gravierenden Lebensereignis
- andere Symptome, beispielsweise Hautjucken, Migräne, irritativer Durchfall, Rückenschmerzen, Menstruationsbeschwerden.

Anzeichen:
- zahlreiche Wurzelkanalfüllungen, oft apektomiert
- keine erkennbaren pathologischen Anzeichen
- veränderte Verhaltensweise, entweder aufgeregt oder depressiv. Die atypische Odontalgie kann jedoch ohne äußerliche Veränderungen einhergehen

Okklusalbeschwerden
Dies sind auf okklusale Belastung hin auftretende periapikale oder latero-parodontale Schmerzen. Seitwärtsdrücken des Zahnes kann pulpitische Schmerzen auslösen.

Vorgeschichte:
- kürzlich vorgenomme Zahnbehandlung
- Bruxismus
- Muskelsymptome
- Streß

Anzeichen:
- periostitische Beschwerden
- starke Schliff-Facetten
- erhöhte Stellen
- an einem vitalen Zahn röntgenologisch verbreiterter, periapikaler oder innerhalb der Furkation auftretender Periodontalspalt ohne Taschenbildung
- röntgenologisch dargestellte Wurzelfraktur
- Leitkontakte
- okklusale Interferenzen
- zunehmende Beweglichkeit

Phantombiß
Vorgeschichte:
- oft anzutreffen: zahlreiche Restaurationen, die das Bemühen kennzeichnen, auf die Wünsche des Patienten einzugehen
- der Patient ist im Hinblick auf die Okklusion gut unterrichtet und erteilt häufig Hinweise
- oft mehrfache Behandlungstermine zum Okklusionsausgleich ohne zufriedenstellende Ergebnisse
- der Patient verhält sich häufig zudringlich
- kürzlich aufgetretenes, bedeutendes Lebensereignis
- Begleitsymptome psychogenen Ursprungs.
- Patient steht nicht mehr in Kontakt zur Realität
- gelegentliche Beteiligung des Ehepartners – „follie-á-deux"
- der Patient bringt dem neuen Zahnarzt gegenüber höchstes Vertrauen zum Ausdruck
- der Patient äußert sich gegenüber dem früheren Zahnarzt außerordentlich herabwürdigend
- der Patient übersendet vor dem Behandlungstermin ausführliche Berichte aus der Vorbehandlung.

Anzeichen:
- häufig Spuren okklusaler Ausgleichsmaßnahmen
- Unfähigkeit, die Zähne in definierte Bißlage zu schließen
- oft erscheint der Patient mit zwischen die Zähne gelegten Materialien: „dies ist die einzige Position, die ich als bequem empfinde".
- der Patient kann mehrere Studienmodelle, Okklusionsschienen oder Prothesen vorweisen.

Sinusitis
Vorgeschichte:
- vorangegangene Erkältung oder Herpes
- Verschlimmerung der Schmerzen beim Bücken
- nasaler Ausfluß in den Rachen.

Anzeichen:
- Druckempfindlichkeit im Bereich des Sinus maxillaris

- Perkussionsempfindlichkeit der Molaren unterhalb des Sinus
- röntgenologisch nachweisbare Schleimhautverdickung.

Andere Ursachen
Das Auftreten unerklärlicher Anzeichen oder Symptome muß den Kliniker alarmieren und zu weiteren Untersuchungen veranlassen, oder er muß den Patienten zum Facharzt überweisen. Es ist wichtig daran zu denken, daß gewöhnliche Dinge sich wie gewohnt ereignen; es darf jedoch nicht übersehen werden, daß ungewöhnliche Dinge trotzdem auftreten können.

Die Bewertung vorhandener Implantate

Gesundes Zahnfleisch um einen osseointegrierten Implantatpfosten sollte aus Sorge die periimplantäre Manschette zu verletzen, nicht sondiert werden. Insbesondere darf man eine Parodontalsonde mit der soeben infizierte Parodontaltaschen sondiert wurden, nicht anschließend zur Untersuchung periimplantärer Verhältnisse einsetzen, weil die Gefahr besteht, daß es dabei zur Inokulation von Erregern kommt[95].
Osseointegrierte Implantate werden nach folgenden Gesichtspunkten bewertet:

Feststellungen
Extraoral: Schwellungen
Intraoral: *Weichgewebe:*
- Schwellungen (Abb. 1.1e)
- Fistelungen
- Entzündung
- Eiteransammlung um den Implantatpfosten herum, aus der Kieferhöhle oder einer angrenzenden Schwellung

Implantate:
- Lockerung der Brücke oder des Implantatkörpers
- Schmerzempfindung auf Perkussion
- radiologisch feststellbarer Knochenverlust (bei Schraubenimplantaten, im Bereich der ersten Wendel) (Abb. 1.1f).

Bedeutung
Schwellung und/oder Eiterbildung weisen auf eine Infektion hin. Weichgewebsveränderungen können eine Lockerung des Implantatpfostens, Bruch des Implantates oder Verlust der knöchernen Integration anzeigen.
Die Lockerung einer Brücke kann durch Mängel an der Verschraubung zwischen Brücke und Brückenpfeiler, Implantatpfosten und Implantatkörper, oder durch den Mißerfolg des Implantates selbst, bedingt sein.
Ein gelockertes Implantat, Klopfempfindlichkeit und/oder röntgenologisch feststellbarer Knochenverlust sind Anzeichen für das Scheitern eines Implantates infolge Integrationsverlustes oder Materialbruch. Einzelheiten werden unter „Anderes" am Ende des Parodontalbogens eingetragen. Die Beurteilung geeigneter Bereiche zur Implantation osseointegrierter Implantate wird in Kapitel 33 behandelt.

Ästhetik

Feststellungen
Lippenlinie (Abb. 4.32). Im Zuge der Untersuchung und während des Gesprächs mit dem Patienten wird die Lippenlinie beurteilt. Der Patient wird aufgefordert zu lächeln und insbesondere gebeten: breit und herzlich zu lachen (Abb. 4.32a), wie gewöhnlich zu lachen (Abb. 4.32b); die Androhung, sie/er würde von der Sprechstundenhilfe gekitzelt, ruft stets ein Lächeln hervor.
Zahnfarbe. Die Farbgebung der vorhandenen Restaurationen, des Zahnfleisches im Bereich der Zwischenglieder und am Implantat wird in Relation zu den verbliebenen Zähnen und zur Gesichtsfarbe bewertet.
Konturierung. Gesamtwölbung, Form und Verbindungsflächen der vorhandenen Restaurationen werden beurteilt (Abb. 4.33).
Zahnzwischenräume. Die Feststellungen erfolgen hinsichtlich dunkler Zwischenräume im Zusammenhang mit einer Rezession des Zahnfleisches.
Gingivalränder. Die Untersuchung registriert unästhetisch wirkende Entzündungen, Zahnfleischschwund und unharmonische Konturen, entweder an einer Zahneinheit oder über den gesamten Kieferbogen, wobei Schiefstellungen einen unästhetischen Eindruck hinterlassen (Abb. 4.33).
Das Pulpenniveau in Bezug auf den Gingivalrand. Wenn an einem Frontzahn, der zur Überkronung vorgesehen ist, Unklarheiten über das Niveau der Pulpa bestehen, kann man nützlicherweise ein kleines Stück eines Guttapercha-Wurzelstiftes unter den Gingivalsaum schieben und eine Röntgenaufnahme anfertigen (Abb. 4.34).
Zwischenglieder. Der Bereich der Zwischenglieder und der Schleimhaut unter den Zwischengliedern wird in Augenschein genommen und begutachtet hinsichtlich:
- der Auflage des Zwischengliedes auf dem Kieferkamm,
- eventueller Kieferkamm-Unregelmäßigkeiten,
- Winkelung der Zwischenglieder,
- dunkler Zwischenräume,
- entzündlicher Schwellungen und/oder Verfärbungen, Blutungen auf leichtes Sondieren, oder Anwendung von Zahnseide unter Zwischengliedern.

Okklusionsebene. Die Untersuchung beachtet, ob die Okklusionsebene harmonisch zur Lachlinie und den Gesichtszügen verläuft, oder ob sichtbare Spannungen hervorgerufen werden (Abb. 4.33).
Fotografien. In diesem Stadium ist es sinnvoll, für künftige Anhaltspunkte und zur legalen medizinischen Datenerhebung Fotos aufzunehmen (entweder Dias oder Farbbilder).
Folgende Aufnahmepositionen sind erforderlich:
Extraoral, Porträt in Lachpose, Gesichtsaufnahme und Nahaufnahme;
Intraoral, Frontzähne in Okklusion, Bukkalansichten rechts und links in Okklusion, Okklusalaufsichten des OK und UK.

Abb. 4.32 Beurteilung der Lippenlinie.

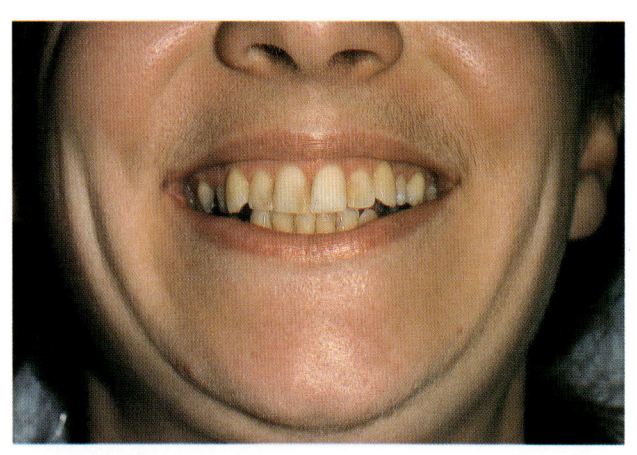

Abb. 4.32a Ein breites herzliches Lachen; dabei werden Zahnfleischränder und Interdentalpapillen freigelegt.

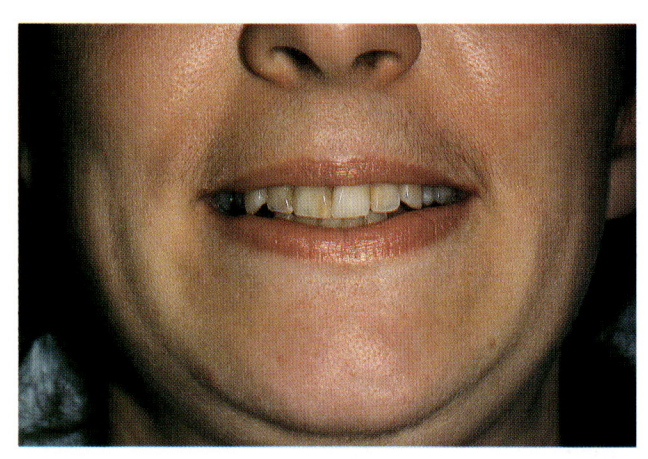

Abb. 4.32b „Allgemeines" Lächeln.

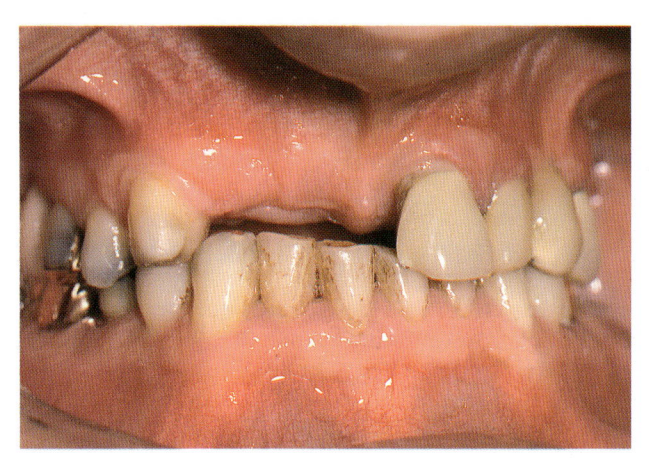

Abb. 4.32c Frontzahnersatz ist erforderlich.

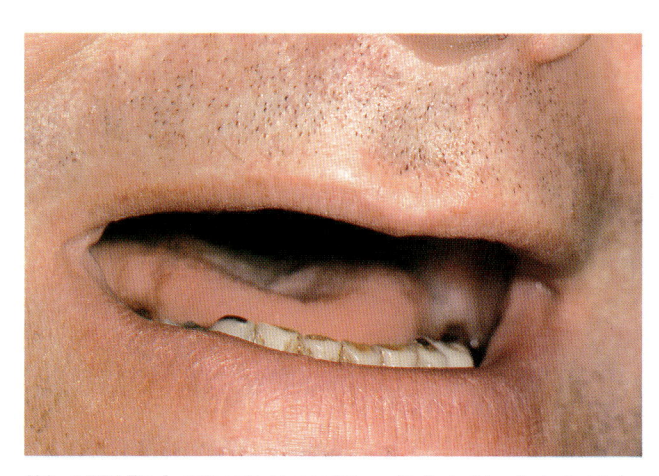

Abb. 4.32d Die funktionelle Lippenlinie verläuft niedrig, deshalb ist der Ersatz gingivalen Gewebes unnötig.

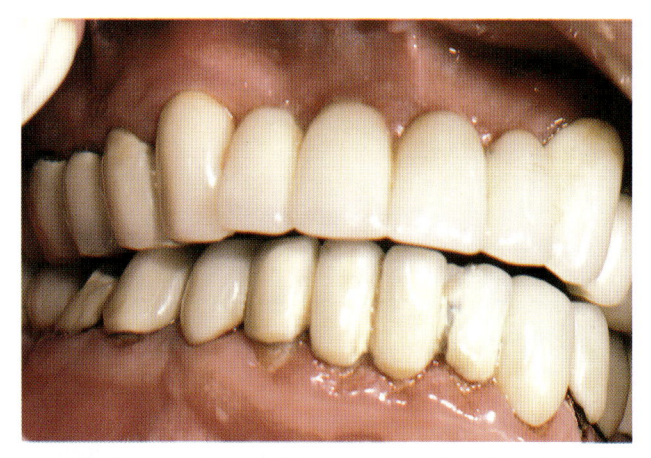

Abb. 4.33 Kronen – stark gewölbt, mangelhafter Sitz, schlecht abgestufte Zahnzwischenräume, ungenügende Staffelung von vorn nach hinten; die Seitenzähne sind länger als die Frontzähne und folgen nicht einer gefälligen Spee'schen Kurve. Die Zahnfleischränder verlaufen unregelmäßig und sind entzündet.

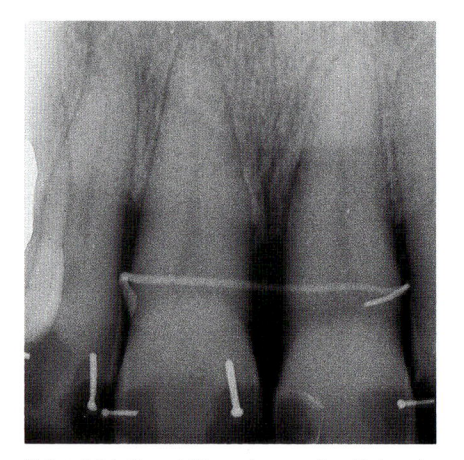

Abb. 4.34 Das Höhenniveau der Pulpa in Relation zum Gingivalrand wird im Röntgenbild durch einen unter den Gingivalsaum gepackten Guttaperchastift dargestellt. Über der Pulpa befindet sich eine Menge Zahnsubstanz, die ohne die Gefahr eines Pulpentraumas abgetragen werden kann.

Bedeutung

Die Lippenlinie spielt eine sehr wichtige Rolle bei der Festlegung der Lage der Kronenränder, der Wölbung der Zwischenglieder, der Notwendigkeit zur Augmentation des Kieferkamms und der Art des Implantatpfeilers, wenn osseointegrierte Implantate zur Anwendung gelangen. Eine tiefverlaufende Oberkiefer-Lippenlinie ermöglicht, was scheinbar ästhetisch unmöglich erscheint, besonders einfach zu behandeln. Der Zeitpunkt der Betrachtung der Lippenlinie liegt vor und nicht nach der Verabreichung von Lokalanästhetika. Zwei Eintragungen sind in den Erhebungsbogen vorgesehen, um sicherzustellen, daß dieser Fehlschluß nicht passiert.

Der Leser wird dringend auf die Folgen von Unterlassungen während der Untersuchung hingewiesen. Weil ästhetische Kriterien immer subjektiv sind, ist es im Falle eines Rechtsstreits gegen sich oder den früheren Zahnarzt sehr wichtig, daß gewissenhafte Unterlagen bereit stehen, bei denen Fotografien sich als höchst nützlich erweisen.

Liegen bei entsprechender Vorgeschichte offensichtliche ästhetische Mängel nicht vor, sollte man an Dysmorphophobie denken. Noch so große Zugeständnisse, wie auch immer begründet, werden solche Patienten nicht zufriedenstellen. Denken Sie daran, der Anorexie-Patient betrachtet sich als fett, gleichgültig der Tatsache, daß er dünn ist. Ebenso kann im zahnärztlichen Bereich der dysmorphophobe Patient ästhetische Gegebenheiten nicht beurteilen.

Sprache

Feststellungen

Während der Untersuchung und Erhebung der Vorgeschichte muß man auf die Aussprache des Patienten sorgfältig achten, um Sprechbehinderungen bei verschiedenen Lauten aufzuspüren.

Bedeutung

Aus drei Gründen werden alle Sprechfehler notiert:
- als Beweismittel im Falle eines Rechtsstreits gegen den Behandelnden oder früheren Zahnarzt;
- es kann sich als unmöglich erweisen, die Wünsche des Patienten zu erfüllen und ihn zufriedenzustellen;
- es ist unter Umständen möglich, die Sprechlaute zu verbessern. Das erfordert einen Testzeitraum, in dem Form, Länge und Stellung insbesondere der Frontzähne erprobt werden.

Verhalten

Feststellungen

Bei der ersten Begegnung ist es oft schwer, das Verhalten eines Patienten zu beurteilen, jedoch kann man während der Untersuchung und Erhebung der Krankengeschichte hierzu bedeutende Informationen gewinnen. Natürlich sollten zu diesem Zeitpunkt auch Notizen über erste Eindrücke des Verhaltens niedergelegt werden.

Bedeutung

Das Verhalten des Patienten kann Art und Weise einer empfohlenen Behandlung total verändern. Es besteht ein gravierender Unterschied zwischen Aussagen wie: „Es ist mir egal, welche Unbequemlichkeiten damit verbunden sind, ich möchte nur nicht meine Zähne verlieren" oder: „Mir reichts jetzt, ich habe ein Vermögen ausgegeben und ich bin nicht bereit, noch einmal in so etwas hineingezogen zu werden".

Andere Beobachtungen

Alle anderen Feststellungen, die in den obigen Erhebungen nicht berücksichtigt wurden, werden an dieser Stelle vermerkt.

Studienmodelle

Für die Mehrzahl der Fälle werden am ersten Untersuchungstermin Abdrücke für Studienmodelle, Gesichtsbogenregistrierung und die Bestimmung der Kieferpositionen vorgenommen.

Abdrücke

Die Abdrücke werden unter Verwendung eines mechanisch angemischten Alginats mit einem herkömmlichen Rimlock-Metallabdrucklöffel genommen. Eine Lösung zur Oberflächenentspannung wird über die okklusalen Flächen der Zähne verteilt und vor dem Einsetzen des Abdrucklöffels streicht man mit dem Finger etwas Alginat auf die okklusalen Oberflächen.

Gesichtsbogen

Müssen die Abdrücke zur Diagnose in einen Artikulator eingestellt werden, ist aus zweierlei Gründen eine Gesichtsbogenregistrierung erforderlich: durch die Dicke des Registriermaterials erreicht man einen besseren Artikulatorschluß und erhält ein ästhetisches Blickfeld, da die Modelle mit Bezug auf die horizontale Bißebene ausgerichtet werden (s. Kapitel 14).

Die Registrierung der Position der zentralen Relation

Wie zuvor beschrieben, wird der Unterkiefer in die Position der zentralen Relation eingestellt. Unter Verwendung von „Moyco Extra Hard Beauty Pink Wax" werden drei Kieferregistrate genommen. Dieses Wachs hat sich als äußerst genaues Material bewährt[95-99].

Erforderliche Gerätschaften, um diesen Teil der Untersuchung durchzuführen: Moyco Extra Hard Beauty Pink Wax, das bei 55° C. erweicht (Moyco Industries Inc.); Metallfolie

Abb. 4.35 Durchführung einer Registrierung der Position der zentrischen Relation.

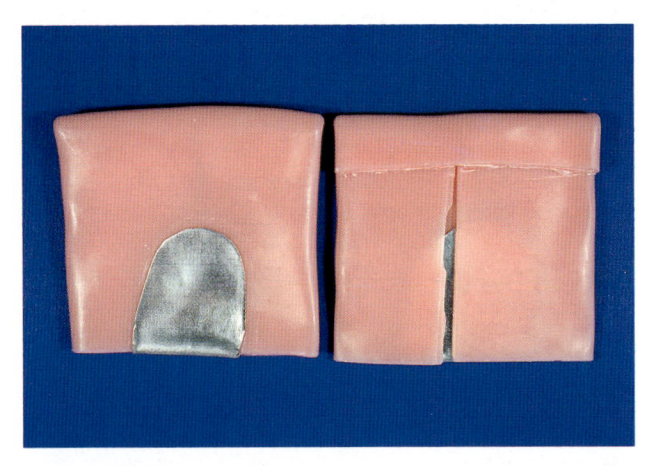

Abb. 4.35a Ein Stück Metallfolie, etwa 60 mm lang und 20 mm breit wird zurechtgeschnitten und über die Rückseite des Wachses gefaltet (i) (Moyco Beauty Pink Extra Hard). Die Unterseite wird dann, wie hier dargestellt, gefaltet (ii).

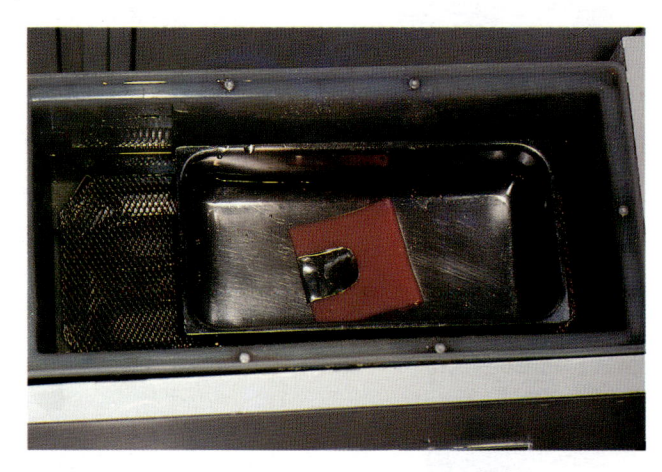

Abb. 4.35b Wasserbad. Achten Sie darauf, daß die innere Wanne herausnehmbar ist, damit das Wasser zwischen jedem Patienten gewechselt werden kann.

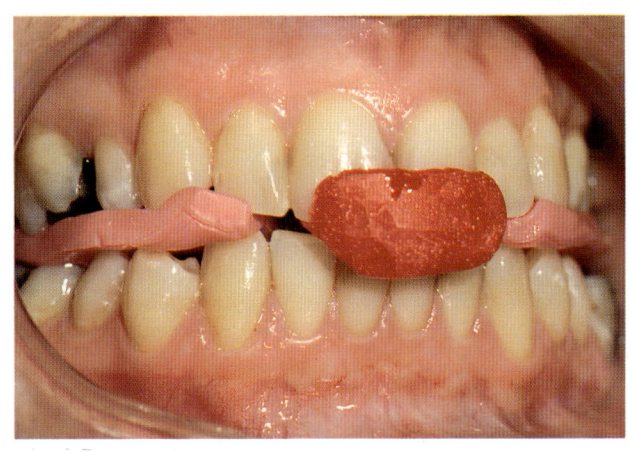

Abb. 4.35c Bißwall im Munde. Eine frontale Fixierung aus Duralay verhindert den Aufbiß auf die seitlichen Leitkontakte.

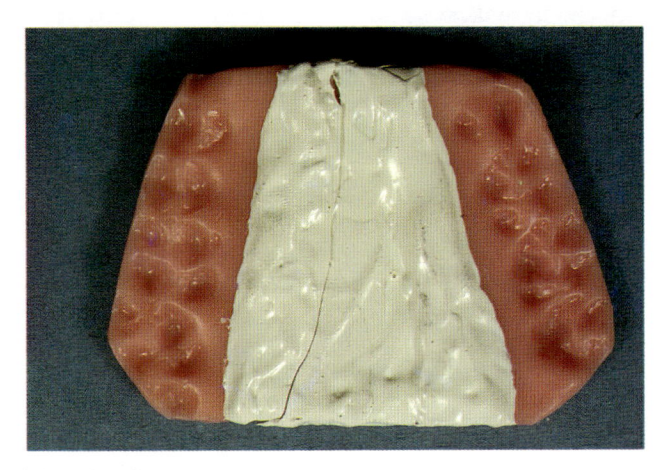

Abb. 4.35d Gerissene Tempbondverstärkung (Tempbond wurde nach Entfernung der Bißnahme aus dem Munde aufgetragen). Der Sprung zeigt die Verformung der Bißnahme oder des Gipsmodells an.

Nr. 10 (Minerva Dental Foil Gauge No. 10); eine Schere; ein Wasserbad, um das Wachs auf 55° C. zu halten (Grant Water Bath – Grant Instruments Cambridge); eine Schale mit kaltem Wasser, vorzugsweise mit Eis; ein Skalpell Nr. 11.
Die Sprechstundenhilfe fertigt auf Vorrat einige Registrierbißplatten. Diese werden in drei Größen, klein, mittel und groß hergestellt und entsprechen den ungefähren Kiefergrößen. Sie werden wie folgt gefertigt: Ein Stück Metallfolie, etwa 60 mm lang und 20 mm breit wird zurechtgeschnitten und über die Rückseite des Wachses gefaltet (Abb. 4.35a). Das Wachs wird im Wasserbad bei 55° C erweicht und über sich zurückgefaltet; daraufhin werden die Seiten eingeschlagen, um die Platte auszuformen.
Nun wird der Wachsbiß im Wasserbad bei 55° C. erweicht und über die Okklusalflächen der Oberkieferseitenzähne modelliert. Er wird daraufhin entfernt und mit einer Schere beschnitten, so daß er nicht weiter als bis an die Spitzen der bukkalen Höcker und von dem distalen Ende von Eckzahn bis Eckzahn reicht. Der Anteil hinter den Schneidezähnen wird ausgeschnitten, das Wachs im Wasserbad wieder erweicht, auf die Oberkieferzähne gesetzt, und am zurückgeneigten Patienten wird der Unterkiefer in die zentrale Relation geführt.
Der Einbiß in das weiche Wachs stoppt kurz vor dem Zahnkontakt, entweder durch die Einwirkung des Behandlers oder mit Hilfe einer Art Frontalbegrenzung. Das Registrat wird im Eiswasser abgekühlt und wieder auf die Oberkieferzähne gesetzt, um etwaige Verformungen zu überprüfen. Drei solcher Registrate werden hergestellt und bei keinem darf das Wachs durch die Zähne perforiert sein, weil der Zahnkontakt eine reflexbedingte mandibuläre Reposition herbeiführen könnte. Die Mitte des Registrats wird ausserhalb des Mundes mit Tempbond (Kerr) armiert. Diese Maßnahme dient zwei Zwecken: erstens verstärkt Tempbond das

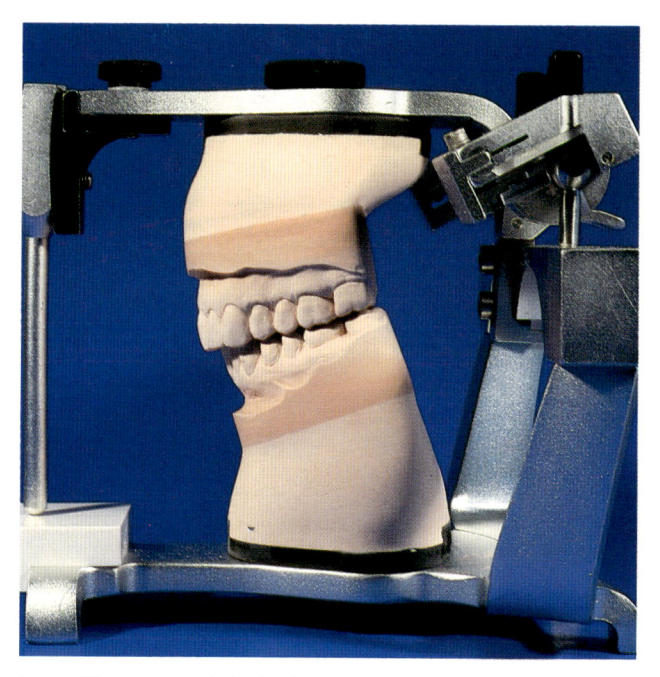

Abb. 4.36a Denar Mark II Artikulator.

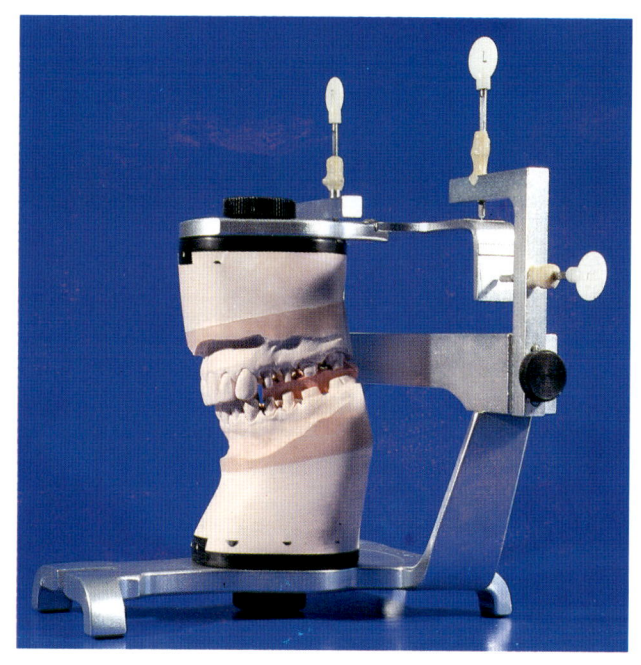

Abb. 4.36b Vericheck. Ein Registrat wird zwischen die Modelle gesetzt und die Position der Horizontalachse markiert. Die anderen Registrate nehmen die gleiche Position ein, wenn sie untereinander identisch sind. Da die Griffel manchmal nicht konzentrisch aufsetzen, sollte man sie jeweils auf einer Seite flachschleifen und die Laufbuchsen mit selbsthärtendem Kunstharz verlängern, so daß die Griffelstifte nicht frei rotieren können.

Registrat und zweitens, falls sich das Registrat während der Aufbewahrung oder der nachfolgenden Einartikulierung verformt (Abb. 4.35d), bricht das Tempbond und weist auf eine fehlerhafte Arbeitsunterlage hin.

Die Bißregistrierung oder die Anwendung von Tempbond wird über die okklusalen Flächen der Zähne zur Registrierung der Kieferlage nicht benutzt, weil häufig beim Einstellen in den Artikulator Brüche entstehen, die es schwierig machen, die Modelle zurückzusetzen, wenn die originale Lage fraglich erscheinen sollte.

Nachfolgend werden die Modelle im Labor, wie im Anhang beschrieben, einartikuliert. Das Denarsystem (Denar Inc.), s. Kapitel 14, wird aus folgenden Gründen eingesetzt: Der Gesichtsbogen ist leicht zu handhaben und verläßlich. Es müssen nur die Bißgabeln in das Labor gesandt werden. Der Mark II – teiljustierbare Artikulator ist ein robustes und verläßliches, diagnostisches Gerät (Abb. 4.36a). Das Vericheck-instrument (Abb. 4.36b) erlaubt die Überprüfung mehrfacher Kieferregistrate auf deren Genauigkeit. Die einartikulierten Modelle sind zwischen Artikulator und Korrelator auswechselbar (Vertikalrelationsgerät) (s. Kapitel 14).

Benutzt man den Vericheck, werden mehrere Registrate, wie im Anhang beschrieben, zwischen die Modelle gesetzt. Die Schreibgriffel werden bewegt, um das Papier in der Position der horizontalen und vertikalen Rotationsachsen zu markieren (entsprechend den Kondylen). Gleichverlaufende übereinandergelegte Markierungen zeigen identische Registrate an. Obwohl die Modelle sorgfältig einartikuliert sein müssen, ist es für diagnostische Zwecke unerheblich, ob die Markierungen sich absolut decken. Bis zu 0,5 mm Unterschied sind durchaus akzeptabel und genügen dem Informationsbedürfnis für die Eingangsdiagnose. Größere Unterschiede deuten entweder auf technische Ungereimtheiten oder eine muskuläre Dysfunktion hin.

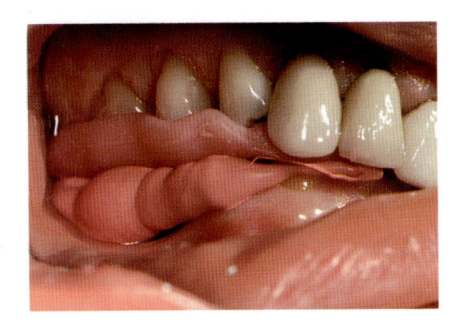

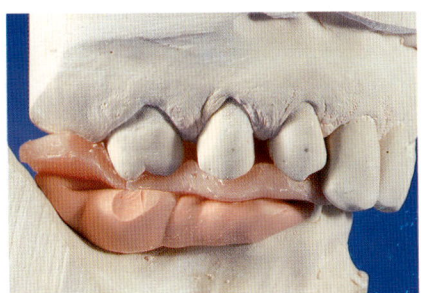

Abb. 4.37a Diagnostische Kieferregistrierung, wenn die Seitenzähne fehlen. Man adaptiert Wachs gegen die Oberkieferzähne, kühlt es ab und legt mittels einer spitzen Schere Perforationen an. Die zahnlosen Sattelbereiche im Unterkiefer werden mit einem injizierbaren Polyvinylsiloxan-Registriermaterial (Stat BR-Kerr) zwischen Sattel und Wachsschablone angefüllt. Durch seine Fließfähigkeit wird das Polyvinylsiloxan in den Retentionen verankert.

Abb. 4.37b Das Registrat wird auf die Modelle übertragen. Dabei ist darauf zu achten, daß das Wachs nicht die Tubera umkleidet.

Kieferregistrierung, wenn die Seitenzähne fehlen (Abb. 4.37)

Wenn nicht genügend Zähne vorhanden sind, um für die Registrierung seitliche Abstützung zu erhalten, erreicht man letztere entweder mit Bißregistrierungspaste, Tempbond oder einem Polyvinylsiloxan Registriermaterial (Stat BR-Kerr). Nachdem zuerst die Zahneindrücke in die Wachswälle vorgenommen und das Wachs entsprechend beschnitten und nochmals erweicht wurde, benutzt man Tempbond-Bißregistrierungspaste oder ein Polyvinylsiloxan Bißregistrierungsmaterial, um damit die Sattelteile des Wachses zu bestreichen. Die Bißwälle werden zurück in den Mund gesetzt und es erfolgt die Kieferregistrierung.

Protrusionsregistrierung

Mit einer doppelten Wachsplatte wird der Protrusionsbiß registriert. Hierfür werden zwei Wachsplatten übereinandergelegt und erweicht. Der Wachswall wird gegen die oberen Zähne geformt und ergibt die Zahneindrücke. Noch weich, entfernt man das Wachs und beschneidet es, um die bukkalen Kanten der Zahneindrücke freizulegen. Nun wird es erneut erweicht, zurück auf die oberen Zähne gesetzt und der Patient in eine Schneidekante-zu-Schneidekante-Position geleitet. Dabei sind ein Handspiegel und Vorübungen hilfreich. Sodann entfernt man das Registrat, kühlt es ab, püberprüft es erneut im Munde, verstärkt mit Tempbond und übergibt es dem Labor. Hier wird das Registrat, wie im Anhang beschrieben, entsprechend eingesetzt. Zum Zwecke der Eingangsdiagnose genügen zur Einstellung des Artikulators die Registrate der zentralen Relation und der Protrusionsstellung.

Vervollständigung der Eingangsuntersuchung

Diese Maßnahmen beenden die Eingangsuntersuchung. Sollte es nicht möglich sein, die Abdrücke, Gesichtsbogen- und Kieferregistrierungen (die nur fünf Minuten in Anspruch nehmen) gleichzeitig mit einzubeziehen, wird hierfür ein zusätzlicher Termin vereinbart.

Überprüfung der Befunde und Eingangsdiagnose

Im Anschluß an die obengenannte Untersuchung, Abdrucknahme und Kieferregistrierung hilft die Sprechstundenhilfe dem Patienten beim Mundspülen und Säubern. Während dieser Zeit hält sich der Zahnarzt in einem anderen Raum auf, in dem die Ergebnisse der Untersuchung überprüft und die Röntgenaufnahmen genau betrachtet werden können, um daraus einige Erkenntnisse zu gewinnen im Hinblick auf:
- den allgemeinen Gesundheitszustand der Mundhöhle
- die Vielschichtigkeit der anstehenden Probleme
- die allgemeine Prognose
- die allgemeinen Behandlungsmöglichkeiten (dies wird in Kapitel 6 noch eingehender behandelt).

Diagnose Formblatt (Abb. 4.38a)

Einschlägige Befunde werden in der Diagnosesektion des Diagnose-Formblatts eingetragen, z.B. allgemeine Kariesanfälligkeit, Periapikalbereich 45; oder 10 mm Attachmentverlust 34, 35 etc.

Behandlungsplanungsbogen (Abb. 4.38b)

Die zu diesem Zeitpunkt aufgestellte **Prognose** wird auf dem Bogen unter der Rubrik Prognose eingetragen. Weiterhin erfolgt ein kurzer Vermerk zu jedem kurzfristigen, mittelfristigen und langfristigen Behandlungsvorhaben. Diese benennen die verschiedenen Behandlungsmaßnahmen, die in jedem Stadium vorgenommen werden, wie zum Beispiel:
kurzfristig: vier Besuche zur Prophylaxe; Amalgam 46; Nachuntersuchung 36;
mittelfristig: Abnahme Brücke 17-27; Provisorium anfertigen; chirurg. Verlängerung der klin. Kronen; Neubewertung;
langfristig: Brücke 17-27 ? Deckprothese.
Daraufhin ermittelt man anhand eines Preisverzeichnisses oder eines Computerauszugs die Kosten, die in den vergangenen zwei Jahren für ähnlich gelagerte Fälle erhoben wurden (dies wird im nächsten Abschnitt noch ausführlicher behandelt) und, falls passend, werden die Kosten eines kürzlich abgeschlossenen, ähnlichen Falles, im Gebührenab-

DIAGNOSIS

NAME:- Ms. A Potter   DATE:- 16-1-92

(1) MH - NAD
(2) c/o abscess ⌐7 Γ⌐
    Mobile 12
    Knows bridgework is failing, Wants fixed.
(3) 8mm pkts 37, 47
    See loss attachment 17, 22, 23, 47
    90% B.S.
(4) Occlus - easy slide F/L 2mm Vh.
(5) High lip line
(6) Periap area 47, 37

Diagnosis :- Generalised Bleeding ; Periodontitis 17, 22, 23, 47, 37.
            Periapical Problems - 47, 37.

Abb. 4.38a Diagnoseformblatt. Dieses wird vor der Untersuchung zur Erhebung der Krankengeschichte angelegt. In der nachfolgenden Untersuchung werden die hauptsächlichen Befunde aufgelistet. Die Diagnose wird auf einer neuen Zeile niedergeschrieben. MH (medical history) = Krankengeschichte; CO (complaining) = Beschwerden; BS (bleeding score) = Blutungswert.

schnitt eingetragen. Überlegungen im Hinblick auf die obengenannten Faktoren sind vor der ersten Besprechung sehr wichtig.
Dabei ist zu beachten:

- daß die Zeit, die Sie sofort nach der Untersuchung in Ruhe und ohne Störung aufwenden, für die nachfolgende Verständigung mit dem Patienten unbezahlbar ist;
- daß der Patient möglicherweise ängstlich ist und „überhaupt nicht hört was Sie sagen";
- daß die Unterhaltung, die sich an die Untersuchung anschließt, verständlich, fachgerecht, empfindsam und fürsorglich sein muß.

Erste Unterredung mit dem Patienten

Nach Mundspülen und Säubern kehrt der Patient an den Schreibtisch zur Beratung zurück. Folgende Dinge werden sodann erörtert:

- Befunde
- Behandlung
- Spezielle Tests
- Termine
- Kosten

Man muß daran denken, daß die Patienten nur 40% von dem behalten, was gesagt wurde und daß Vorrangiges wichtig ist, das bedeutet: Patienten neigen dazu, sich an das zu erinnern, was zuerst gesagt wurde[99].

TREATMENT PLAN

NAME:- DATE:-

PROGNOSIS

FEE ESTIMATE:-

SHORT TERM:-

MEDIUM TERM:-

LONG TERM:-

Abb. 4.38b Sofort nach der Vervollständigung des Diagnoseformblattes, wird der Planungsbogen für die Anfangsbehandlung ausgefüllt.

Befunde

Bei der Information des Patienten über die Untersuchungsbefunde sollten: die Erläuterungen verständlich und sachlich sein, keine abträglichen Bemerkungen über die Qualität der vorhandenen Arbeiten fallen, keine Unterlassungen im Hinblick auf den Erkrankungszustand stattfinden.

Behandlung

Die Aufmerksamkeit des Patienten muß auf sechs verschiedenen Aspekte gelenkt werden:

1) Behandlungsabschnitte: Die Behandlung besteht aus einzelnen Abschnitten, jeder mit einer besonderen Zielsetzung.
2) Verschiedene Möglichkeiten: gewöhnlich gibt es mehrere mögliche Lösungen.
3) Fortschritt von einem Behandlungsabschnitt zum nächsten: die Behandlung verläuft nicht kontinuierlich; sie wird daher in Abschnitte eingeteilt.
4) Nach jedem Behandlungsabschnitt erfolgt eine Neubewertung: am Ende jedes Behandlungsabschnittes können sich durchaus neue Gesichtspunkte ergeben, welche das Vorgehen und die Möglichkeiten des nächsten Abschnitts leicht verändern.
5) Stabilität in jedem Behandlungsabschnitt: jeder Behandlungsabschnitt wird so beendet, daß sich der Patient abschließend in einem relativ stabilen Zustand befindet.
6) Körperliche Beschwerden: Aufgrund moderner Techniken müssen heute zahnärztliche Eingriffe nicht mehr schmerzhaft sein. Die Ängste und Belange des Patienten werden besprochen und die Behandlungsmaßnahmen werden erklärt. Außerdem gelangen Anästhesien, üblicherweise lokal, und Sedierungen zum Einsatz, um die Behandlung so bequem und angenehm wie möglich durchzuführen.

Spezielle Tests

Der Patient wird unterrichtet, daß möglicherweise weitere Untersuchungen notwendig sind, bevor eine detaillierte Diagnose und ein Behandlungsvorschlag abgegeben werden können. Zur Behandlungsplanung muß man sich Zeit nehmen; der Patient bekommt eine schriftliche Aufstellung über die Behandlungsmöglichkeiten und Kosten zugestellt.

Terminvereinbarungen

Die voraussichtliche Zeitspanne zur Durchführung der Behandlung muß dem Patienten mitgeteilt werden. Im allgemeinen gilt, daß die Therapie mißlungener Fälle mit umfangreichen Restaurationen im Anschluß an die Eingangsuntersuchung etwa zwei Jahre in Anspruch nimmt, obgleich darauf hinzuweisen ist, daß hiermit nicht eine kontinuierliche Behandlungszeit verbunden ist.

Kosten

Der Patient wird davon unterrichtet, daß es zum gegenwärtigen Zeitpunkt nicht möglich ist, eine genauere Kosteneinschätzung für den Behandlungsumfang vorzunehmen. Erst nach einer detaillierten Behandlungsplanung kann eine Kalkulation aufgestellt werden. Es ist jedoch zwingend notwendig, daß der Patient eine Vorstellung darüber erhält, welche Verpflichtungen er eingeht, deshalb ist folgende Formulierung angebracht: „Sie sollten wissen, daß bei ähnlichen Behandlungen, die im Verlauf der letzten zwei Jahre vorgenommen wurden, Kosten im Umfang von ... DM angefallen sind". Es ist sehr deutlich daraufhinzuweisen, daß dies nicht eine Schätzung der Behandlungskosten für diesen Patienten darstellt, sondern lediglich eine Angabe der Größenordnung der finanziellen Verpflichtung ist, in die er eintritt. Daher ist es wichtig, daß man die Kosten für verschiedene Behandlungsmodalitäten der vorangegangenen zwei Jahre, in einer Liste zur Verfügung hat. Auch muß klargestellt werden, daß dies vielmehr Preise der Vergangenheit als gegenwärtige Kosten sind. Das bedeutet, wenn diese Aufstellung 1992 erfolgt, so sind das Kosten, die zwischen 1990 und 1992 erhoben wurden, also während der letzten zwei Jahre und die im Vergleich zu 1992 bis 1994 unterschiedlich ausfallen können. Computermäßig erfaßte Behandlungstypen und zugeordnete Kosten, erleichtern weitgehenst die Zusammenstellung dieser Angaben.

Beendigung der Konsultation

Schließlich wird der Patient gefragt, ob es noch etwas gibt, was er wissen möchte, oder ob noch etwas unklar ist, worüber gesprochen wurde. Wichtig ist, daß man sich zu diesem Zeitpunkt etwas zurückhält, damit der Patient einen nicht noch für weitere 30 Minuten „festnagelt".

Wenn der Patient über das Besprochene hinaus weitergehende Informationen wünscht, bittet man ihn, im Wartezimmer Platz zu nehmen und erwidert: „Ich werde für zusätzliche Auskünfte die erforderlichen Unterlagen auswerten, damit ich zu einer abschließenden Beurteilung kommen und einen Behandlungsplan aufstellen kann." Die Sekretärin kann dem Patienten inzwischen eine Kostenzusammenstellung für den Untersuchungstermin, die erforderlichen speziellen Tests, den Zeitaufwand für die Aufstellung des Behandlungsplans und der Korrespondenz an die Hand geben und schließlich die vorgesehene Behandlung durchsprechen.

Nicht alle Patienten verlangen diese präzisen Einzelheiten. Sie vermitteln jedoch der Mehrzahl der Patienten ein Gerüst des Behandlungsablaufs. Die methodische Ermittlung der erforderlichen Termine und der damit verbundenen Kosten werden in Kapitel 5 erörtert.

Zeitvorgabe für einen neuen Patienten, der mit umfangreichen, mißlungenen Restaurationen überwiesen wird

1) Nach Erhalt einer Überweisung von einem Zahnarzt oder nach telephonischer Rücksprache durch den Patienten, wird ein Termin vereinbart und der Patient bekommt einen Kontaktbrief zugestellt. Es erfolgt ein Eintragungsvermerk in dem Bestellbuch, damit der Bestelltermin an einen anderen Patienten vergeben werden kann, wenn die Fragebögen nicht mindestens zehn Tage vor der Terminvereinbarung zurückgesandt worden sind.

2) Wenn es durch ein entsprechendes Schreiben gerechtfertigt ist, wird eine Terminvereinbarung für eine Panoramaaufnahme getroffen, damit diese entwickelt zum Untersuchungstermin vorliegt. Sind die zugesandten Unterlagen unzureichend, ist ein 5-Minutentermin erforderlich, um die Notwendigkeit für diese Röntgenaufnahme festzustellen.

3) Der Patient findet sich etwa fünfzehn Minuten vor der Untersuchung ein, um erforderliche Auskünfte der Sekretärin zu erteilen, die ihm eine Tasse Tee oder Kaffee anbietet und sich erkundigt, wieviele Stückchen Zucker er gern nehmen würde etc., wie zuvor schon beschrieben.

4) Der Untersuchungstermin ist für eine Stunde vorgesehen und verteilt sich auf: Erhebung der Vorgeschichte, 10 Minuten; Eingangsuntersuchung, 3 Minuten; periapikale und Bißflügel-Röntgenaufnahmen, 5 Minuten; Untersuchung, 15 Minuten; Abdrücke, Gesichtsbogen, Kieferregistrate, 5 Minuten; Überprüfung der Ergebnisse und Eingangsdiagnose, 5 Minuten; Unterredung, 10 Minuten.

5) Der Patient wird in den Warteraum gebeten; spezielle Tests und der Anfangsbehandlungsplan werden in den Behandlungsplanungsbogen eingetragen (dies wird in Kapitel 5 beschrieben). Auf Diktaphon erfolgt das Diktat des Briefes an den überweisenden Kollegen, 5 Minuten.

Die einschlägigen diagnostischen Informationen können aus den oben beschriebenen Erhebungen gewonnen werden. Mit Übung lassen sich Abdrucknahme, Gesichtsbogen- und Kieferregistrierungen in fünf Minuten durchführen. Ein Diktaphone, ein Playbackgerät und eine Sekretärin für die erforderliche Korrespondenz, sind unschätzbare Hilfen.

Checkliste zur Untersuchung

Bei der Untersuchung des Patienten ist wichtig daß:

- eine genaue und vollständige Krankengeschichte erhoben wird
- ein gutes Dokumentationssystem zur Verfügung steht
- bei der Untersuchung systematisch vorgegangen wird
- die Verständigung mit dem Patienten nach System erfolgt
- man bereit ist, ohne Beisein des Patienten, Zeit in die Behandlungsplanung zu investieren.

Folgende Fragen hat man sich zu stellen:

- Plane ich stets ausreichend Zeit ein, oder brauche ich mehr Zeit? Eine unzureichende Untersuchung führt zwangsläufig zu einer unzureichenden Behandlungsplanung!
- Sind meine Röntgenbilder lesbar?
- Besitzen meine Röntgenbilder einen Aussagewert?
- Bin ich in der Anwendung des Gesichtsbogens geübt und kann Kieferregistrierungen ohne Schwierigkeiten durchführen?
- Habe ich genügend Übung, den Unterkiefer in die Position der zentralen Relation zu führen? (Denken Sie daran: Lernen kostet Zeit. Die Teilnahme an zahlreichen Kursen garantiert keine Erfolge, jedoch die Praxis kann es).
- Gelingt es mir, daß sich mein Patient während der Unterkieferführung entspannt, oder verursache ich Spannungen?
- Verstehen meine Mitarbeiter, was ich in diesem Behandlungsstadium erreichen möchte?
- Kann ich mich effektiv verständlich machen?
- Höre ich zu oder höre ich nur hin?
- Würde ich gern ein Patient sein, der „mir" zuhört?
- Wie hätten meine Frau/Mann, Eltern oder andere nahestehende Personen auf die Art und Weise reagiert, wie ich meinen letzten Patienten behandelt habe?
- War ich aufrichtig?
- War ich insbesondere aufrichtig, wenn die fehlerhafte Arbeit von mir stammt? Einer der Charaktertests lautet: „was tut jemand, der genau weiß, daß ihn niemand beobachtet."
- Nehme ich mir für die Planung der Behandlung genügend Zeit? (Erfahrungsgemäß tun das viele Zahnärzte nicht.)

Spezielle Tests

Diese müssen verordnet werden, so daß eine angemessene Zeitspanne hierfür zur Verfügung steht. Die ersten Maßnahmen jeder Behandlung bestehen in der Durchführung spezieller Untersuchungen, die zur Diagnose beitragen.

Pulpenprüfungen

Diese wurden zuvor schon beschrieben. Zeit am Behandlungsstuhl wie im Labor (zur Herstellung von Provisorien) ist notwendig, um Brückenarbeiten zu entfernen und die darunterstehenden Pfeilerzähne auf deren Vitalität zu überprüfen.

Einartikulierte Modelle

Wie bereits besprochen, sind häufig einartikulierte Modelle zur diagnostischen Beurteilung erforderlich. Sie dienen folgenden Zwecken:

- Betrachtung der Leitkontakte (Abb. 4.19e).
- Betrachtung der Interkuspidalposition (Abb. 4.19d).
- Betrachtung des Bewegungsablaufs von der zentralen Relation in die Interkuspidalposition.
- Bestimmung des Vertikal/Horizontalverhältnisses bei der Bewegung aus der CRCP in die IP (Abb. 4.11).
- Beurteilung der Auswirkungen bei Veränderung der okklusalen Kontakte durch Einschleifen der Modelle oder durch Abnehmen der seitlichen Quadranten (Abb. 4.15c-d und Anhang). Für das Letztere werden auf dem Modell mittels Pins abnehmbare seitliche Quadranten eingerichtet. Anteriore Beziehungen werden in der Kontaktposition der zentralen Relation überprüft. Dazu entfernt man die seitlichen Modellabschnitte, damit die anterioren Kieferbeziehungen, die sich nach Ausschaltung der Leitkontakte einstellen, gesehen und beurteilt werden können.
- Diagnostisches Aufwachsen (Abb. 4,39) und diagnostisches Aufstellen von Zähnen.
- Diagnostische Repositionierung. Durch Heraustrennen von Zähnen und Wiedereinstellen in eine neue Position können orthodontische Möglichkeiten sichtbar gemacht werden.
- Dokumentation des Behandlungsfalles vor Beginn der Behandlung.

Vom medizinisch-rechtlichen Standpunkt ist es außerordentlich wünschenswert, daß vor der Behandlung einartikulierte Studienmodelle hergestellt werden, damit man nachweisen kann, daß die Behandlung unter Verwendung derartiger Studienmodelle sorgfältig geplant wurde.

Medizinische Untersuchungen

Zur Diagnosestellung sind Tests erforderlich, zum Beispiel ein vollständiger Bluttest, Reaktion der Blutsenkungs-

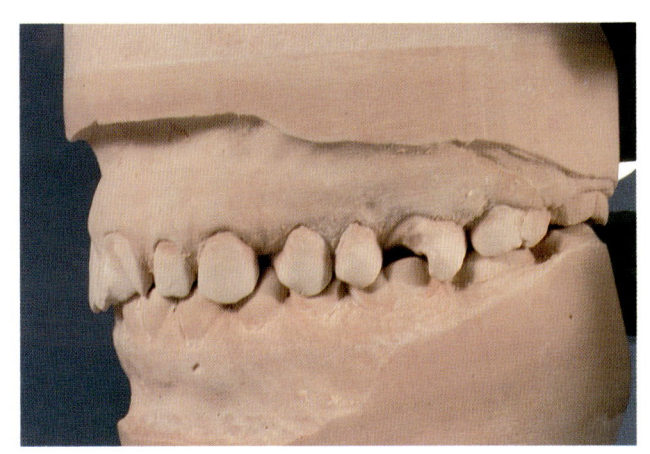

Abb. 4.39a Modelle in Interkuspidalposition.

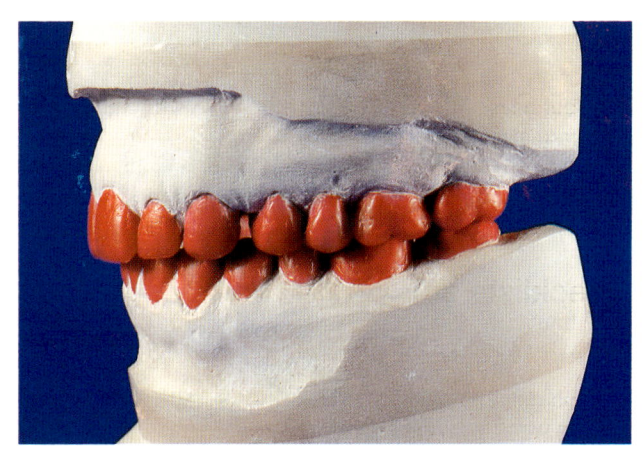

Abb. 4.39b Diagnostisches Aufwachsen bei erhöhtem Vertikalabstand.

geschwindigkeit (ESR) und serologische Untersuchungen zum Nachweis einer rheumatoiden Arthritis.

Verschiedene medizinische Tests sind möglicherweise erforderlich, um den Gesundheitszustand des Patienten zu ermitteln. Dazu sollte der Hausarzt des Patienten konsultiert werden. Von besonderer Bedeutung sind folgende Erhebungen:

- Kardiale Befunde erfordern Antibiotikaschutz. Da unter Umständen zahlreiche Besuche erforderlich sind, muß man die Behandlungsplanung gegebenenfalls ändern, damit möglichst viele Behandlungsmaßnahmen unter der gleichen Antibiotikaabschirmung durchgeführt werden und eine unnötig verlängerte Medikamenteneinnahme vermieden wird.
- In der Folge orthopädischen Hüftgelenkersatzes könnte der Orthopäde um Antibiotikaschutz nachsuchen, obgleich McGowan (1985)[100] festgestellt hat, daß dies nicht erforderlich ist.
- Diabetes mellitus. Häufig erfordern komplizierte Fälle lange Präparationszeiten im Behandlungsstuhl. Daher ist die Überwachung des Blutzuckerwertes wichtig.
- Veränderte Blutwerte. Wenn chirurgische Eingriffe erforderlich werden.
- Bei Schwangerschaft. Nachdem alle akuten Beschwerden behandelt wurden, besteht häufig keine Notwendigkeit zu weiteren Behandlungsmaßnahmen. Wenn ein stabiler Zustand erreicht ist, kann die weitere Behandlung auf drei bis sechs Monate nach der Entbindung verschoben werden, damit auch Röntgenaufnahmen ohne Risiko für den Fötus (und die Möglichkeit forensischer Komplikationen, falls das Baby irgendwelche Defekte aufweist) durchgeführt werden können. Die Patientin ist dann auch imstande, längere Behandlungszeiten ohne abdominale Beschwerden durchzustehen.
- Maligne und andere lebensbedrohliche Befunde. Hier ist die Rücksprache mit dem behandelnden Arzt erforderlich, um zu entscheiden, welche zahnärztlichen Behandlungsmaßnahmen angemessen sind.

- H.I.V.- und Hepatitis B-Risiken sind in Betracht zu ziehen, da praktisch alle Patienten dafür infrage kommen. Entsprechende routinemäßige Vorkehrungen sind hierfür zu treffen.

Auswirkungen oraler Hygienemaßnahmen, Unterrichtung und Debridement

Falls erforderlich, werden ein Anzahl Behandlungstermine mit der Prophylaxehelferin vereinbart, in denen der Patient über Ernährungsweise und Mundhygiene aufgeklärt wird. Die Wurzeloberflächen mit blutenden Taschen, werden gesäubert. Periodisch erfolgt eine Nachsondierung des Weichgewebes und eine erneute Berechnung des Blutungswertes, um damit den Erfolg der Behandlungen zu beobachten. Die Mundhygienetermine sind auf jeweils 45 Minuten festgelegt und die allgemeine Terminplanung sieht folgendermaßen aus: Anfangstermin und daran anschließend drei weitere Termine mit zweiwöchentlichen Intervallen; dann drei Termine, jeweils einmal pro Monat und darauffolgend eine Wiederholungsuntersuchung.

Bakteriologische Diagnose Teströhrchen

1992 sichtete Listgarten[101] die zahnärztliche Literatur und berichtete, daß „aussagekräftige Werte positiver oder negativer Tests mit ausgewählten Bakterienspezies nicht hoch genug lagen, um sie routinemäßig in der klinischen Praxis anzuwenden. Alle diagnostischen Systeme bedürfen weiterer Forschung, um Verständnis und klinische Bedeutung der Testergebnisse zu verfeinern und den Aussagewert zu verbessern". Diese Tests werden bislang nicht benutzt, sondern erfahren von Zeit zu Zeit eine Neubewertung.

			SYNOPSIS CHART						
NAME									COMPLETED
DATE	TOOTH	PROCEDURE		CONCLUSION	ENDO	RCT	POST	PROVIS	CROWN

Abb. 4.40 Übersichtskartei. Hier werden fortlaufend Einzelheiten eingetragen, wenn ein Zahn präpariert oder eine alte Füllung entfernt wird. Der Bogen bietet einen einfachen Überblick über den Behandlungsfortgang für jeden einzelnen Zahn und die Entscheidungen, die während des Behandlungsablaufs getroffen werden.

Temperatur in der Parodontaltasche

Temperaturmessungen können Temperaturunterschiede zwischen gesundem und erkrankten Bereichen feststellen[102-104]. Diese Einrichtungen könnten wirksam zur Überwachung der parodontalen Gesundheit eingesetzt werden. Die Analyse beider, Temperatur- und mikrobieller Parameter, ist zur Vorhersage von Attachmentverlusten an Einzelobjekten und in Risikobereichen zuverlässiger als jede veränderliche Größe für sich. Diese Tests sollten regelmäßig auf ihre klinsche Anwendbarkeit überprüft werden.

Gingivale Sulkusfluid Enzyme

Positive Beziehungen zwischen Sulkusfluid-Proteaseaktivitäten und klinischen Parametern, zusammen mit der Reduktion der Proteasespiegel im Anschluß an die Behandlung deuten darauf hin, daß diese Enzyme beim Fortschreiten parodontaler Erkrankungen beteiligt sind.

Diese Enzyme könnten zur Überwachung der Erkrankungsaktivität von Wert sein[105-106]. Daher sollten diese Tests regelmäßig durchgefürt werden.

Dunkelfeld und Phasenkontrastmikroskopie

Man bezeichnet diese als Untersuchungen am Behandlungsplatz; sie dienen zur Feststellung pathogener Organismen in den Zahnfleischtaschen und sollen die Wirksamkeit der Behandlungsmaßnahmen überprüfen. Zur Zeit erweisen sie sich jedoch als unzureichende diagnostische Hilfen mit mangelnder Sensitivität, Spezifität und Aussagekraft und werden daher kaum angewandt[107-108].

Entfernung von Restaurationen

Wenn irgend möglich, werden im Rahmen der Behandlung

verdächtige Restaurationen vorzugsweise unter Kofferdam frühzeitig entfernt. Dies gestattet:

(i) Die Überprüfung der Vitalität. Oft ist die Reaktion auf einen elektrischen Pulpenprüfer zweifelhaft. Die Reaktion auf die Anpräparation eines Zahnes ohne Lokalanästhesie ist sicherer.

(ii) Die Beurteilung der verbliebenen Zahnsubstanz. Dies erfordert die Führung einer fortlaufenden Übersichtskartei (Abb. 4.40). Jedesmal, wenn Karies beseitigt und/oder Restaurationen eingegliedert werden, erfolgen die detaillierten Eintragungen in dieses Karteiblatt:
Erste Spalte – Datum; zweite Spalte – Zahnbezeichnung; dritte Spalte – Beobachtungen und Behandlungsmaßnahmen; vierte Spalte – Ergebnis (betrifft weitere Behandlungsmaßnahmen, z.B. ob Wurzelbehandlungen oder metallkeramische Restaurationen erforderlich sind); die vebleibenden Spalten beziehen sich auf Wurzelbehandlungen: Wer führt diese durch; Datum des Abschlusses; Datum des Einzementierens des Wurzelstiftes, wenn erforderlich; Daten der provisorischen Versorgung und Eingliederung definitiver Restaurationen.

Es ist wichtig, daß zu diesem Zeitpunkt Entscheidungen für künftige Behandlungsmaßnahmen eingetragen werden (Ergebnisspalte), solange die Überprüfung des Zahnes noch nicht durch restaurative Materialien behindert wird, so daß nachfolgend diese Unterlagen zur Aufstellung eines definitiven Behandlungsplans genutzt werden können. Die Führung einer fortlaufenden Übersichtskartei ist weitaus besser, als im nachhinein verstreute Unterlagen aus den von Behandlungstermin zu Behandlungstermin anfallenden herkömmlichen Vermerken zusammenzusuchen.

(iii) Die Feststellung eröffneter Pulpen.
(iv) Wurzelaufbauten. Während die Entfernung eines Wurzelaufbaus eine diagnostische Hilfe darstellt, dient die Neueingliederung eines Wurzelaufbaus vorbereitend für die weitere Behandlung bzw. ist eine in sich definitive Maßnahme.
(v) Umfangreiche Brückenarbeiten dürfen nicht abgenommen werden, solange die Versorgung mit einer provisorischen Brücke nicht sichergestellt ist. (dies wird in Kapitel 8 erörtert).

Vorschläge zur Kariesvorsorge

Darunter fallen: die Versorgung kariöser Defekte; Chlorhexidin-Mundspülungen, 2x täglich, 16 Tage lang (0,2%iges Corsodyl); tägliche 0,05%ige Natriumfluoridspülungen beginnend am 17. Tag; Ernährungsberatung; bakteriologische Tests[109]. Besonders hervorgehoben wird nicht nur die Beziehung zwischen der Menge raffinierter Kohlehydrate und Karies, sondern auch deren Konsumhäufigkeit. Die Beratung umfaßt fünf Aspekte:

(i) Die Herabsetzung des Konsums raffinierter Kohlehydrate so weit wie möglich. Die totale Abstinenz wäre ideal, aber sicherlich unrealistisch. In schwerwiegenden Fällen könnte die Substitution durch Diabetiker-Nahrungsmittel nützlich sein.

(ii) Die Darreichungsform von Kohlehydraten. Klebrige Kohlehydrate, z.B. Konfitüre oder Marmelade sind wahrscheinlich die schlimmsten, weil der Zucker an den Zähnen haften bleibt.

(iii) Häufigkeit und zeitlicher Ablauf. Eine größere Aufnahme raffinierter Kohlehydrate, „alles in einem hin", ist besser, als die gleiche Menge in kleinen Portionen über den ganzen Tag verteilt.

(iv) Nachtzeit. Die Aufnahme von Kohlehydraten als Abschluß zu Abend vor dem Schlafengehen ist besonders schädlich.

(v) Kauen von xylithaltigem Kaugummi zweimal täglich fünf Minuten lang ist vorteilhaft[110].

Zuverlässige Vorausbestimmungen künftiger Kariesaktivität gibt es nicht. Es scheint jedoch, daß bei normaler Speichelsekretion, günstiger Puffereigenschaften und einer kariesfreien Mundhöhle der Lactobazillusspiegel ein brauchbarer Indikator für den Verzehr raffinierter Kohlehydrate ist[111,112].

Laktobazillus-Keimzahlbestimmung

Aus drei Gründen wird dieser Test an diesen betreffenden Patienten durchgeführt:

(i) Um festzustellen, ob der Patient der Ernährungsberatung nachkommt.
(ii) Damit der Patient merkt, daß seine Zustand kontrolliert wird.
(iii) Um festzustellen, ob Ernährungsfaktoren Bedeutung haben, indem man die Laktobazillus-Keimzahlbestimmung mit der Salivationsfließrate und den Pufferungskapazitätwerten kombiniert.

Dento-Cult (Orion Diagnostica Espoo. Finnland; Vivocare – Ivoclar Vivodent) ist ein handelsübliches Testsystem. Der Vorteil dieses Systems liegt darin, daß eine Lactobazilluskultur bei Raumtemperatur angesetzt werden kann. Dabei wird folgendermaßen vorgegangen: Achten Sie darauf, daß der Patient nicht gerade Yoghurt gegessen hat (enthält Laktobazilli), daß keine unversorgten kariösen Defekte vorliegen und daß er nicht gerade mit einer desinfizierenden Lösung den Mund gespült hat. Der Patient kaut drei Minuten lang den Paraffinblock (in der Testpackung enthalten) und gibt sodann Speichel in das Teströhrchen ab. Dieser Speichel wird über die Agarnährböden verteilt. Speichelrückstände in dem Röhrchen werden mit Wasser ausgespült und der Deckel wieder aufgeschraubt. Die Flasche inkubiert man fünf Tage lang bei Raumtemperatur. Auf den Nährböden wachsen Laktobakterien und die ungefähre Anzahl von Kolonien kann nach einer Tabelle bestimmt werden, die der Packung beiliegt. Die Anzahl der Kolonien und nicht deren Größe ist ausschlaggebend (Abb. 4.41). Kolonienzählwerte gelten als: niedrig bei 1000 pro ml und hoch bei ≥100.000 pro ml.

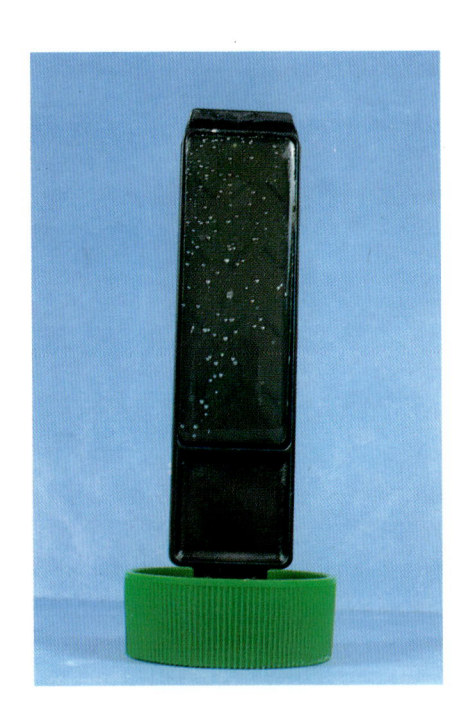

Abb. 4.41a Dentocult Kultur.

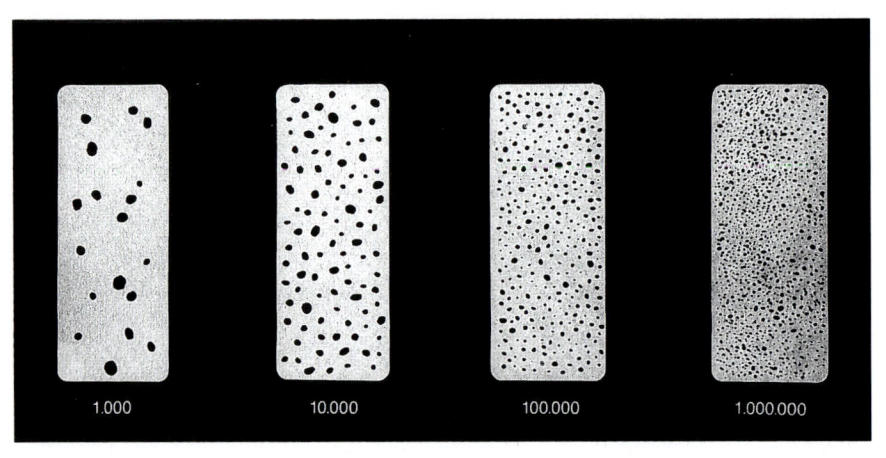

Abb. 4.41b Zählvorlage des Dentocult-Sytems zur Bestimmung der Laktobakterien-Konzentration.

Salivationsfließrate

Sowohl die Fließrate in Ruhe, als auch die stimulierte Fließrate wird bestimmt. Zur Messung der Ruhefließrate schluckt der Patient den in der Mundhöhle vorhandenen Speichel hinunter und entleert daraufhin den sich ansammelnden Speichel alle zwei Minuten in einen graduierten Meßbehälter. Das Gesamtvolumen nach sechs Minuten wird notiert. Zur Messung der stimulierten Fließrate läßt man den Patienten dreißig Sekunden einen Paraffinblock kauen, den Speichel hinunterschlucken und sammelt anschließend periodisch sechs Minuten lang den Speichelfluß in ein Meßgefäß. Das Volumen wird notiert.
Die Fließraten in Millilitern pro Minute erreichen folgende Werte[114]: *Ruhefließrate:* sehr niedrig < 0,1; niedrig 0,1 – 0,25; normal > 0,25; *Stimulations-Fließrate:* sehr niedrig < 0,5; niedrig 0,5 – 1,0; normal > 1.0.

Pufferkapazität

Hierbei kommt das Dentobuff-Verfahren zur Anwendung (Orion Diagnostica Espoo. Finnland; Vivocare – Ivolclar Vivodent). Aus dem Fläschchen wird mittels einer Einmalspritze 1 ml Luft abgesaugt und durch 1 ml Speichel aus den Flow-Proben ersetzt. Das Fläschchen wird 10 Sekunden geschüttelt, der Gummistopfen entfernt, um das CO_2 abzulassen und für fünf Minuten beiseitegestellt. Danach vergleicht man den Farbwechsel mit der colorimetrischen Tabelle der Herstellerfirma. Pufferkapazitäten ergeben folgende Werte: Normal: 5,5 – 6,5; niedrig: 3,0 – 4,0.

Keimzahlbestimmung von Streptococcus mutans

Bei Patienten mit florider Karies wird vor und nach der Beratung eine Keimzahlbestimmung der Streptococcus mutans durchgeführt. Eine herabgesetzte Keimzahl kombiniert mit einer herabgesetzten Lactobacillus-Keimzahl ermöglicht Rekonstruktionen in vorgesehener Weise. Anhaltend hohe Werte deuten auf eine ungünstige Prognose hin.
Das verfügbare Komplett-System ist Dentocult SM (Orion Diagnostica Espoo Finnland; Vivocare – Ivoclar Vivodent). Es sollte nicht früher als 12 Stunden nach einer Mundspülung mit Chlorhexidin angewandt werden, weil hierdurch verfälschte Ergebnisse zustandekommen. Eine Bacitracinscheibe wird für wenigstens 15 Minuten in die Nährlösung gelegt. Der Patient kaut auf einem Paraffinblock und wendet etwa Zweidrittel des Teststreifens zehnmal auf seiner Zunge. Der Streifen wird aus dem Mund entfernt, indem man ihn zwischen den geschlossenen Lippen herauszieht, um den überschüssigen Speichel abzustreifen. Er wird anschließend in das Kulturmedium gelegt, wobei der Schraubverschluß um 1/4 Umdrehung geöffnet bleibt. Bei 35 – 37° C erfolgt über einen Zeitraum von 48 Stunden die Inkubation des Röhrchens. Das Bacitracin verhindert das Wachstum von Organismen außer Streptococcus mutans-Bakterien. Alsdann erfolgt der Vergleich des Teststreifens mit der Keimzahlskala, um die Anzahl von Streptococcus mutans pro ml Speichel zu bestimmen. Dieser Test besitzt eine niedrige Sensitivität jedoch eine hohe Spezifität[115]. Das bedeutet, er erweist sich für kariesfreie Patienten sehr nützlich in der

Voraussage, daß sie keine Defekte zu erwarten haben. Er sollte daher nicht nur gesondert für Patienten mit fehlerhaften Restaurationen angewandt werden.

Ergebnisse:
Hohe Werte > 1.000 000 Bakterien/ml Speichel;
mittlere Werte 100.000 bis 1.000.000 Bakterien/ml Speichel;
niedrige Werte < 100.000 Bakterien/ml Speichel.

Planung

Bei Patienten mit starker Kariesanfälligkeit werden diese Tests von der Prophylaxehelferin gleichzeitig mit Zahnsteinentfernung und Mundhygieneunterweisungen vorgenommen. Gewöhnlich wird der Dentocult-LB-Test zuerst durchgeführt und wenn dieser hohe Werte ergibt, erfolgen zu einem nachfolgenden Termin die Bestimmung der Speichel-Fließrate und der Dentobuff-Test.

Bei Vorliegen normaler Fließraten und Pufferkapazitäten sollten hohe Lactobaciluswerte durch Ernährungsberatung herabgesetzt werden. Ein Rückgang der Werte beweist die Mitarbeit des Patienten. Verminderte Speichelfließraten können auf Medikamente, organische Erkrankungen, Bestrahlungen oder psychogene Probleme zurückgeführt werden. Weitergehende Untersuchungen sind erforderlich, zumal die Ernährungsberatung allein nicht ausreichend ist. Eine herabgesetzte Pufferkapazität weist auf die Notwendigkeit größerer diätischer Mitarbeit hin, als eine normale Pufferkapazität. Steptococcus-mutans-Spiegel geben keine Auskunft über die diätische Mitarbeit. Erfahrungsgemäß sollte dieser Test nur bei Patienten mit extensiver Sekundärkaries angewandt werden.

Aufzeichnungen über Reaktionen auf Karies-Kontrollmaßnahmen können gerichtsmedizinische Bedeutung erlangen, wenn beispielsweise ein Patient gut auf die Ernährungsberatung ansprach. Die Karies wurde unter Kontrolle gehalten und das Kausystem wurde mit gutsitzenden Restaurationen wiederhergestellt. Dann jedoch hatte der Patient einen ernährungsmäßigen Rückfall mit wiederkehrender Karies. Der Zahnarzt hat in diesem Falle Beweismittel, die darlegen, daß mehr die mangelhafte Mitarbeit des Patienten Schuld trug, als die Qualität der Restaurationen, die ins Feld geführt wurden. Selbstverständlich ist dies kein Freibrief für die Eingliederung von Restaurationen unter Standard.

Pantographischer Reproduzierbarkeits-Index (PRI) (Abb. 4.42)

Ausgedehnte Rekonstruktionen können mit reproduzierbaren Kieferbewegungen zuverlässiger durchgeführt werden, als ohne diese Maßnahmen. Der pantographische Reproduzierbarkeits-Index ist ein brauchbares Meßsystem zur objektiven Beurteilung und Überprüfung von Patienten, die einer umfangreichen restaurativen Therapie bedürfen. Das Verfahren vergleicht drei rechtslaterale Exkursionsbewegungen zueinander und drei linkslaterale Bewegungen zueinander. Identische Bewegungsabläufe ergeben einen

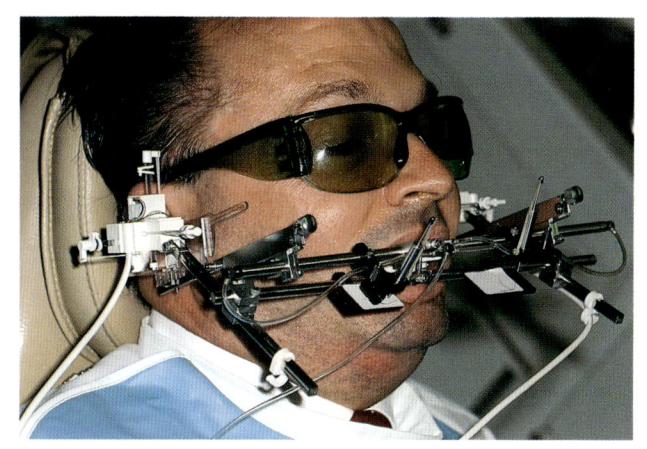

Abb. 4.42 Pantronic-Instrumentarium am Patienten zur Registrierung des PRI.

niedrigen Wert und bestätigen, daß die Kieferregistrierungen reproduzierbar sind. Unterschiedliche Bewegungsabläufe weisen darauf hin, daß die betreffenden Kieferregistrierungen nicht reproduzierbar sind[116-118].

Nach folgender Methode wird vorgegangen: Universalträger werden mit Compound ausgefüttert und mit Tempbond beschickt. Das Gerät wird dann am Patienten zusammengefügt. Eine Vorrichtung gestattet die Einstellung der Winkelung an dem Gerät in die Horizontalebene, obgleich das für die Ermittlung des PRI nicht erforderlich ist und die arbiträren Daten deshalb in den Computer entsprechend der Meßwerte eingegeben werden können. Weiterhin ist es für die PRI-Bestimmung nicht notwendig, das Instrument nach der Scharnierachse auszurichten, da eine weitgehend angenäherte Einstellung genügt. Der Patient vollführt drei Lateralbewegungen nach rechts, drei Lateralbewegungen nach links, die der Behandler nur in die Richtung weist, jedoch nicht manuell führt und im Anschluß daran drei protrudierende Bewegungen. Der PRI wird ausschließlich nach den Lateralbewegungen bestimmt. An jedem Behandlungstermin wiederholt man alle diese Registrierungen zwei oder dreimal hintereinander. Am Ende jeder Bewegungsserie druckt der Computer automatisch das PRI-Kurvenbild aus.

Aus der PRI-Bestimmung sind folgende Informationen, von denen einige mehr der Behandlung als der Eingangsdiagnose dienen, zu entnehmen:
- Das Ausmaß der Funktionsstörung
- Die Feststellung, ob therapeutische Maßnahmen die Funktionsstörung bessern. Diese Feststellung kann nur getroffen werden, wenn während des gleichen Behandlungstermins mehrere verringerte PRI-Werte erzielt werden. Ein einzelner niedriger Wert zugleich mit mehreren hohen Meßergebnissen bestätigt noch keine Besserung der Funktionsstörung.

Andere Vorteile der PRI-Bestimmung vermitteln Angaben über:
- Patienten mit offensichtlicher Besserung.
- Einen Ausgangswert, an dem der Behandlungserfolg gemessen werden kann.

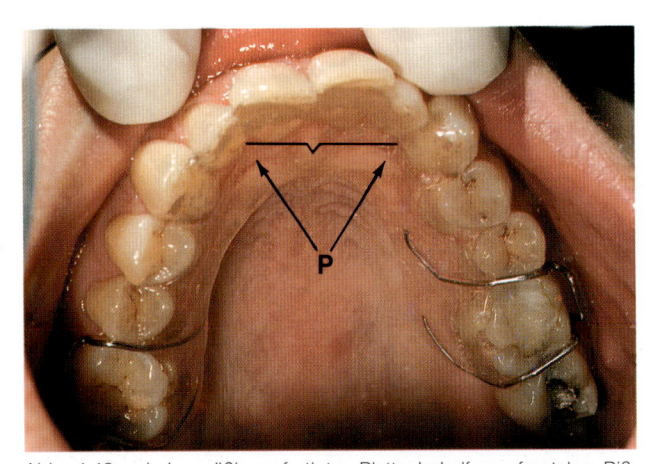

Abb. 4.43a Labormäßig gefertigter Plattenbehelf zur frontalen Bißsperre. Im Seitenzahnbereich besteht keine okklusale Bedeckung. Der einzige okklusale Kontakt kommt zwischen der lingual an den Schneidezähnen (P) verlaufenden Aufbißfläche und den Schneidekanten der unteren Schneidezähne zustande.

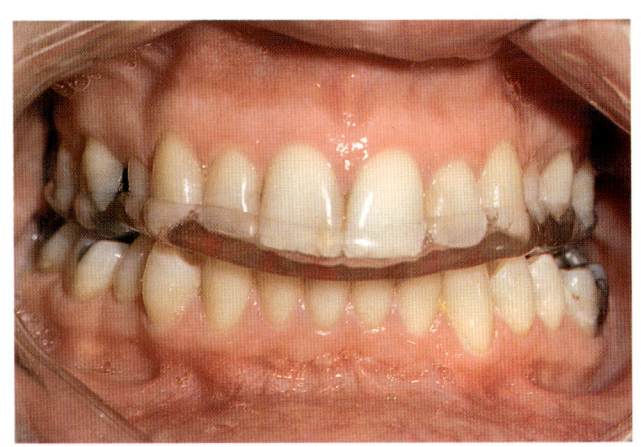

Abb. 4.43b Okklusale Stabilisationsschiene mit der Möglichkeit, in die CRCP zu gleiten.

- Anhaltspunkte für Funktionsstörungen, die davor bewahren, daß Restaurationen zum falschen Zeitpunkt eingegliedert werden.
- Gerichtsmedizinische Beweismittel, die von Wert sein könnten. Wenn beispielsweise ein PRI-Wert abgesunken war und in diesem niedrigen Bereich vor der Eingliederung definitiver Restaurationen erhalten blieb, dürfte es dem Patienten schwerfallen zu behaupten, daß restaurative Maßnahmen zu früh durchgeführt wurden.

Gründe für unstimmige PRI-Werte:
- Instabilität der Registrierträger
- unkooperativer Patient
- Irrtümer des Behandlers
- überdehnte Federkraft an den Schreibgriffeln
- Behinderungen zwischen den Registrierträgern im Mund.

Zeitaufwand

Zum Anlegen der Registrierträger braucht man 10 Minuten und 15 Minuten zur Durchführung der Bewegungstests und Ermittlung der Werte. Die Wiederholungsintervalle der Wertermittlungen hängen von der Kompliziertheit des Falles ab. Wenn die Registrierhilfen einmal angepaßt sind, können sie bei nachfolgenden Besuchen immer wieder verwendet werden.
Sehr nützlich ist auch die Palpationsuntersuchung der Muskeln. Viele technische Einzelheiten müssen praktiziert und beherrscht werden, bis der Einsatz des PRI einen deutlichen Vorteil bietet. Es ist witzlos, wenn man den Zeitaufwand zur Feststellung einer geringgradigen Funktionsstörung betreibt und dann nicht imstande ist, die Arbeitsmodelle korrekt einzuartikulieren und in der Folge okklusale Unstimmigkeiten in die Restaurationen überträgt.

Der Einsatz des PRI soll hauptsächlich sicherstellen, daß vor Eingliederung der Restauration keine Funktionsstörungen vorliegen. Er dient nicht dazu, verschiedene Funktionsstörungsgrade voneinander zu unterscheiden. Offenbar trägt das „Computerzeitalter" Schuld, daß die Technologie derartiger diagnostischer Erhebungen raschen Veränderungen unterliegt[119].

Interokklusale Plattenbehelfe

Diese werden verwendet, um propriozeptive Reflexe „auszuschalten," damit sich die mandibulo/maxilläre Beziehung frei von Zahn-zu-Zahn Leitkontakten und Behinderungen einstellen kann. Zu diagnostischen Zwecken sind dafür einartikulierte Studienmodelle erforderlich.
Vier Apparatetypen sind gebräuchlich und werden hier vorgestellt. Deren technische Herstellung ist im Anhang beschrieben.

(1) Frontale Bißsperre (Abb. 4.43a)

Diese unterbricht propriozeptive Reflexe und kann in Fällen eingeschränkter Mundöffnung mit muskulärer Hyperaktivität angewandt werden. Sie hat zweierlei Nutzen:
- diagnostisch – um festzustellen, ob die Hyperaktivität ohne weiteres beseitigt werden kann.
- therapeutisch – mit Beseitigung der Hyperaktivität wurden die größeren Symptome entlastet.

Klinisches Vorgehen
Direkte Methode. Die einfachste Form ist eine Watterolle oder ein Zungenspatel, den man zwischen die Frontzähne setzt. Eine Kunststoffschiene kann hergestellt werden, indem

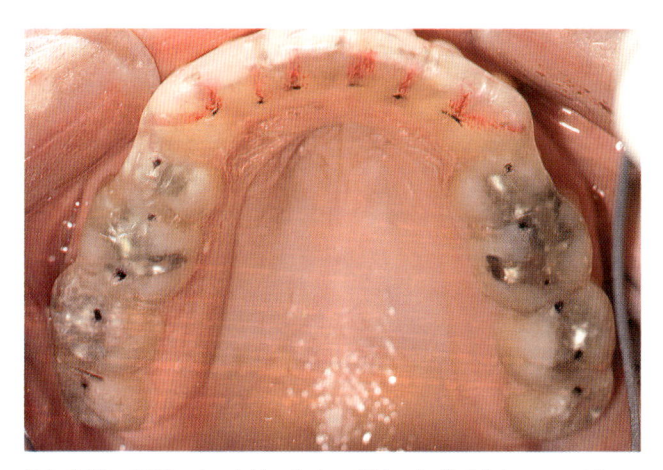

Abb. 4.43c Okklusalansicht auf eine okklusale Stabilisierungsschiene; die CRCP-Kontakte stellen sich schwarz dar. Alle Exkursionen verlaufen aus der CRCP lateral oder nach vorn gerichtet und sind rot gekennzeichnet.

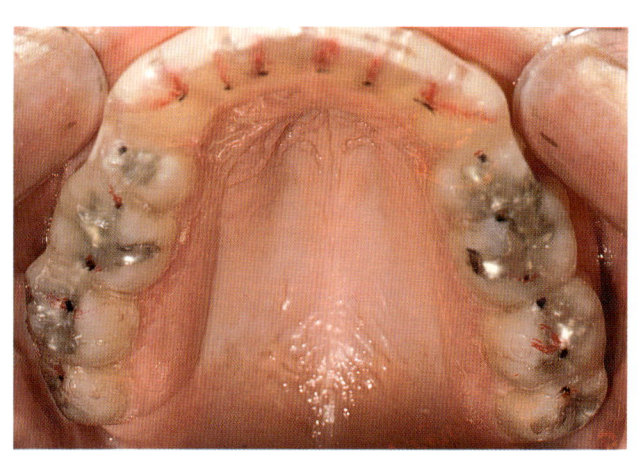

Abb. 4.43d Einschleifen des Stabilisierungsbehelfs. Beachten Sie, daß die roten Markierungen die Exkursionkontakte darstellen. Die schwarzen Markierungen repräsentiern die CRCP-Kontakte. Seitliche CRCP-Markierungen, die nicht durch schwarze überdeckt werden, muß man abtragen, um Kontakte wie in Abbildung 4.43c herzustellen.

entweder selbsthärtender oder lichthärtender Kunststoff über die zuvor mit Vaseline isolierten Oberkieferschneidezähne modelliert wird. Dabei ist darauf zu achten, daß offene Zahnzwischenräume mit Vaseline, Wachs oder einem Abdruckmaterial ausgeblockt werden. Der Kunststoff wird bukkal und lingual adaptiert und der Patient in die „Position der zentralen Relation" geführt, die in dieser Behandlungsphase erreichbar ist. Die Zahnreihen werden langsam geschlossen, um mit den Unterkieferschneidezähnen nur einen leichten Einbiß in den Kunststoff zu erzeugen. Sobald sich das Material durch den Polymerisationsprozeß erwärmt, wird es aus dem Munde genommen. Die endgültige Auspolymerisation lichthärtenden Materials erfolgt durch ein labormäßiges Lichthärtungsgerät. Der Einbiß der Zähne wird weiterhin verflacht und hinterläßt eine schmale ebene Aufbißfläche.

Indirekte Methode. Ober- und Unterkiefermodelle werden in der „Position der zentralen Relation" einartikuliert, die in dieser Behandlungsphase erreichbar ist. Die Aufbißschiene wird im Labor (Anhang) hergestellt und eingeschliffen, wobei auf gleichmäßigen Kontakt und eine ebene Bißsperre zu achten ist.

(2) Okklusale Stabilisation mit der Möglichkeit, die Kontaktposition der zentralen Relation einzunehmen (Abb. 4.43b, c)

Es gibt zwei Apparatetypen, einen oberen und einen unteren. Aus folgenden Gründen wird eine obere Schiene bevorzugt:
- Es gibt genügend klinische Untersuchungen, welche die Wirksamkeit dieser Schienenform nachweisen[122-125,30,5,121]. Über die Versorgung mit unteren Schienen gibt es keine vergleichbaren Forschungsergebnisse.
- Wenn die Schiene aus klarem Kunststoff hergestellt wird,

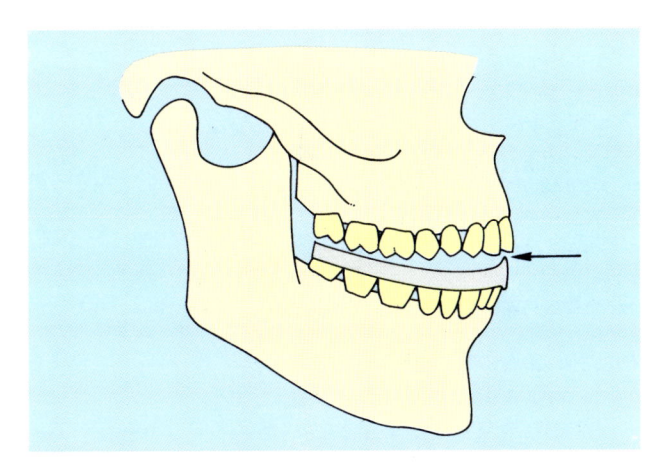

Abb. 4.43e Eine untere Schiene zeigt CRCP- und Protrusionskontakte an der gleichen Stelle (Pfeil). Wenn die Schiene die Oberkieferzähne in CRCP-Stellung berührt, okkludiert die durch den Pfeil gekennzeichnete Stelle mit den Palatinalflächen der Schneidezähne. Bei Protrusion artikuliert diese Stelle mit den Palatinalflächen der Schneidezähne. Werden die protrudierenden Kontakte eingeschliffen, beseitigt man den CRCP-Kontakt.

ist sie im Munde weitgehend unauffällig, während eine untere Schiene beim Öffnen des Mundes sofort auffällt.
- Da die am weitesten distal gelegenen Kontakte auf der Schiene diejenigen der zentralen Relation sind, ist es beim Einschleifen der Schiene einfach, diese Kontakte von den anterioren Führungskontakten zu unterscheiden (Abb. 4.43d). Auf einer unteren Schiene fallen häufig die Kontakte der zentralen Relation und die Bißführungskontakte zusammen (Abb. 4.43d). Daher führt das Einschleifen der einen zur Beseitigung der anderen.

Obgleich viele Autoren der Meinung sind, daß die Einbeziehung der Eckzahnführung bei der Gestaltung der

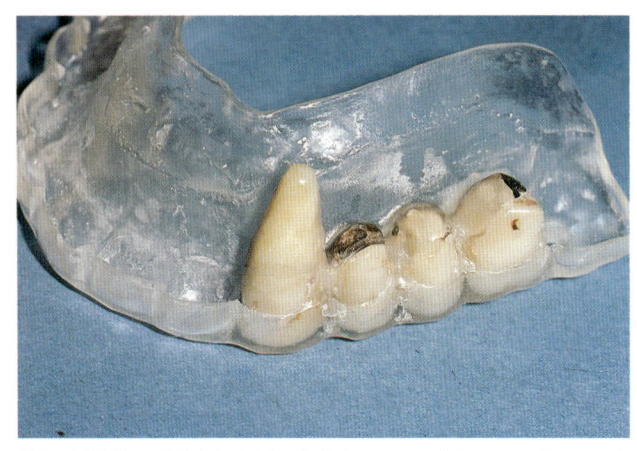

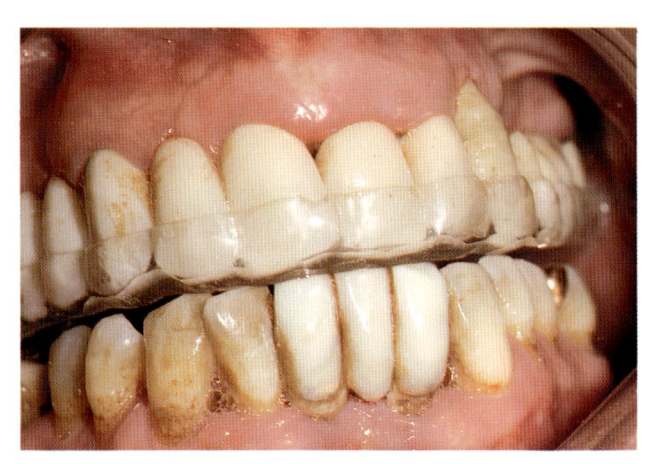

Abb. 4.43f (i) und (ii) Die defekte Brücke wurde mit ihrer Verankerung abgenommen und in die Schiene mit selbsthärtendem Kunststoff eingearbeitet. Für den Notfall ergibt das eine einfache Lösung.

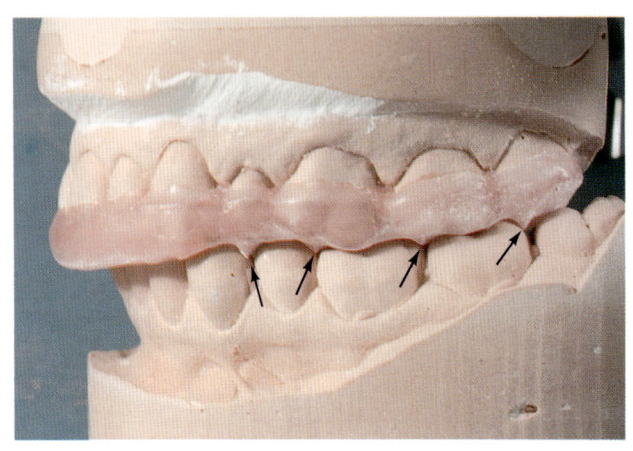

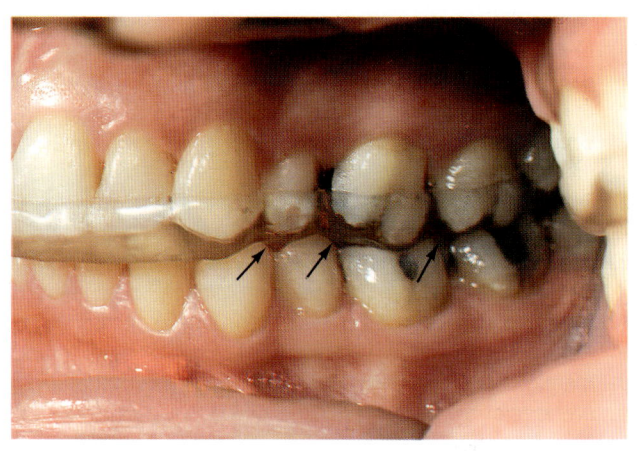

Abb. 4.43g (i) und (ii) Stabilisierungsschiene ohne die Möglichkeit, in CRCP-Stellung zu gleiten. Mesiale Abhänge (Pfeile) verhindern die Distalbewegung des Unterkiefers. Dieser Apparat ähnelt der Stabilisierungsschiene, d.h. glatte Frontzahnführung und seitliche Bißsperre.

Schiene bedenklich ist, berichteten Rugh et al. 1989 in einer maßgeblichen Blindstudie, daß in der Wirkung kein Unterschied zwischen der Einbeziehung einer Eckzahnführung oder Molaren-Bißführung festzustellen ist; beide Bißführungen waren bei einigen Patienten in Bezug auf die Besserung von Beschwerden und Symptomen wirksam und beide waren bei anderen ebenso unwirksam.

Mögliche Indikationen für die Verwendung einer unteren Schiene sind gegeben, wenn:
(i) im Unterkieferbogen viele Zähne fehlen, jedoch nicht im Oberkiefer. Die Schiene ersetzt die Okklusion.
(ii) große, überkreuzende Exkursionen ausgeführt werden und infolgedessen eine obere Schiene den okklusalen Kontakt schneller einbüßen würde, als eine untere.
(iii) stark gelockerte untere Zähne bei gleichzeitig festen oberen Zähnen vorhanden sind. Die Schiene stabilisiert die Zahnstellung.

Der Wert eines okklusionsstabilisierenden Plattenbehelfs

Diagnostisch:

- Um Muskelentspannung herbeizuführen, damit mandibulo-maxilläre Beziehungen einschätzbar werden.
- Zur Feststellung, ob die Symptome temporomandibulärer Schmerzen und Funktionsstörungen durch die apparative Therapie gebessert werden.
- Man muß daran denken, daß es im Anschluß an eine Stabilisierungstherapie viele Gründe für eine Besserung der Symptome gibt. Eine nachfolgende Veränderung der Okklusion ist gewöhnlich nicht notwendig, es sei denn, umfangreiche Restaurationen wären erforderlich (s. Kapitel 26).

Therapeutisch:

- Zur Unterstützung bei der Beseitigung muskulärer Funktionsstörungen.
- Zur Stabilisierung von Frontzähnen, wenn okklusale Traumen zu Lockerungen oder Zahnwanderungen beitragen.
- Um in dringenden Fällen unmittelbar nach Abnahme einer Brücke einen einfachen Ersatz einzugliedern, vor allem, wenn die Herstellung einer provisorischen Brücke schwierig wäre (Abb. 4.43e). Die defekte Brücke und die Anker-

kronen können abgenommen und mit selbsthärtendem Kunststoff in die Schiene eingearbeitet werden. Die Schiene wird dann solange getragen, bis eine definitive Versorgung erfolgen kann.

Klinisches Vorgehen
1) OK und UK Abdrucknahme und Herstellung von Modellen.
2) Gesichtsbogenregistrierung und Registrierung der zentralen Relation (wie sie sich zu diesem Zeitpunkt ergibt).
3) Labormäßige Herstellung der Schiene (s. Anhang im Einzelnen).
4) Einprobe der Schiene; auf gute Retention ohne übermäßige Klemmwirkung ist zu achten.
5) Es ist sicherzustellen, daß der Patient die Schiene abnehmen und richtig einsetzen kann.
6) Die Kontakte der zentralen Relation werden in der Weise eingeschliffen (Abb. 4.43c), daß diese:
   a) in einer Vielzahl zustandekommen,
   b) nicht zu tief in die Fossae reichen,
   c) hauptsächlich die bukkalen Höckerspitzen derjenigen Unterkieferzähne einbeziehen, die mit der Schiene okkludieren.
7) Die Frontzahnführung ist soweit einzuschleifen, daß sie eben verläuft (Abb. 4.43c).
8) Jenseits der Schneidekante-zu-Schneidekante-Position muß ein gleitender Übergang der Bißführung vonstatten gehen, und der Unterkiefer darf nicht über eine steile Kante „abgleiten".
9) Man verwendet rotes Artikulationspapier im anterioren und posterioren Bereich und läßt den Patienten mit dem Kiefer Kaubewegungen in allen Richtungen ausführen, um die Exkursionswegungen zu markieren.
10) Kontakte in zentraler Relation werden mit schwarzem Artikulationspapier markiert, welche die roten Exkursionsmarkierungen überlagern (4.43d).
11) Alle posterioren roten Markierungen, die nicht schwarz überdeckt sind, weil sie die Exkursionen der seitlichen Kontakte repräsentieren (Abb. 4.43f), werden beseitigt. posteriore Exkursionskontakte können das Zustandekommen einer gleitenden Frontzahnführung verhindern. Die Markierung der Exkursionskontakte und der Kontakte der zentralen Relation wird so oft wiederholt, bis alle posterioren roten Markierungspunkte schwarz überdeckt sind.
12) Die Frontzahnführung wird geglättet.
13) Zeit- und Terminintervalle: Einpassen 30 Minuten: erster Tag; Einschleifen 30 Min: 1 Woche; Einschleifen 15 Min: 1 Woche; Einschleifen 15 Min: 1 Monat; Einschleifen 15 Min: Weitere Termine soweit erforderlich.

(3) Der Stabilisierungs-Plattenbehelf

ohne die Möglichkeit die Kontaktposition der zentralen Relation einzunehmen (Abb. 4.43g)

Bei Patienten mit einer größeren horizontalen als vertikalen Gleitwegskomponente von der Kontaktposition der zentralen

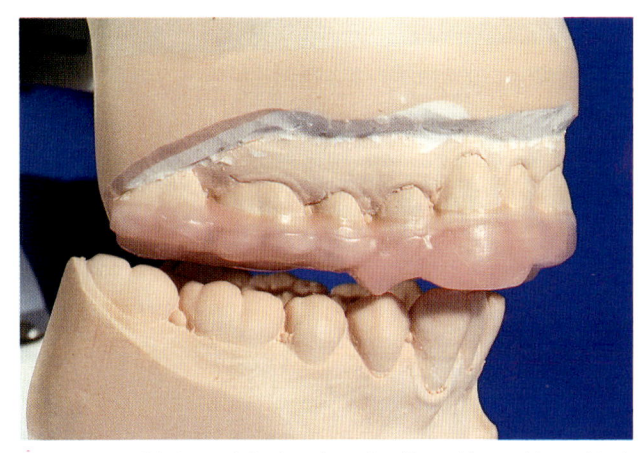

Abb. 4.43h Wachsmodell einer frontalen Repositionsschiene. Nach mesial gerichtete schiefe Ebenen führen den Unterkiefer in eine anteriore Einstellung zum Oberkiefer. Die Einstellung liegt anterior zur Interkuspidalposition. Dieses Gerät wird selten benutzt, siehe Kapitel 28.

Relation in die Interkuspidalposition ist es unangebracht, eine konventionelle Stabilisationsschiene für diagnostische oder therapeutische Zwecke herzustellen (s. Kapitel 12 und 26). Die distale Rücklage des Unterkiefers kann nach Entfernen der Schiene in einer kaum erträglichen Okklusion enden. Rugh et al. 1989[126] weisen deutlich auf die Tatsache hin, daß die Okklusion gegen die Schiene per se nicht der entscheidende Faktor sein muß, der zur Besserung der Symptome beiträgt. Wenn man diese Patienten behandelt, ist es deshalb sinnvoll, eine Stabilisationsschiene in der bestehenden Interkuspidationsposition mit deutlich erhöhtem Interokklusalabstand herzustellen, so daß es gerade noch bequem ist. Dabei müssen schiefe Ebenen eingearbeitet werden, um den Unterkiefer daran zu hindern, sich nach distal zu verlagern.

Klinisches Vorgehen
Die Maßnahmen erfolgen wie bei einer konventionellen Stabilisierungsschiene, außer daß die Modelle von Hand, oder, wenn notwendig, aufgrund eines Interokklusalbisses eingestellt werden. Die Laborherstellung ist im Anhang beschrieben. Bei Eingliederung wird die Okklusionsfläche eingeschliffen, so daß vielfache Interkuspidalkontakte zustandekommen. Die CRCP-Kontakte werden anschließend überprüft und ausgeglichen, um einen bilateralen Kontakt mit den schiefen Ebenen sicherzustellen, die ein sanftes Hineingleiten in die IP-Lage bewirken. Die Lateralbewegungen werden in gleicher Weise wie bei der okklusalen Stabilisierungsschiene angeglichen.

(4) Der frontale Repositions-Plattenbehelf
(Abb. 4.43h)

Dieses Gerät kommt gelegentlich bei wechselseitigem Gelenkknacken oder Blockaden des Kiefergelenks zum Einsatz. Durch Verlagerung der Funktion des Unterkiefers in eine anteriore Position versucht der Apparat das Verhältnis der Kondylen zu den Menisken zu ändern. Man kann das

Abb. 4.44 Zahnattrappe und Komposit-Einprobe

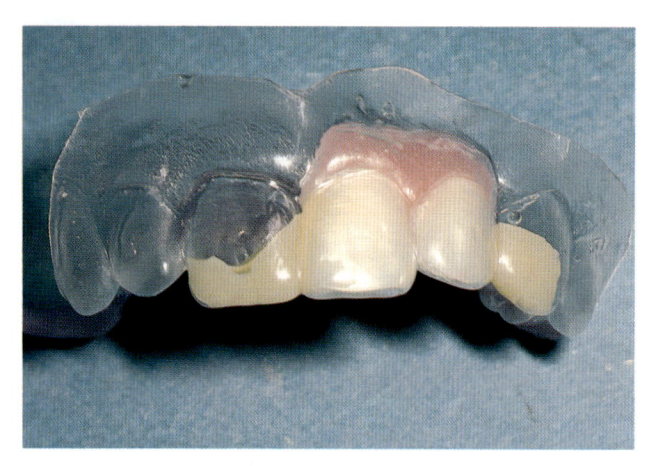

Abb. 4.44a Der Zahn 11 weist eine ausgebrochene Schneidekante auf und 21, 22 fehlen. Der Zwischenraum ist größer als die fehlenden Zähne. Einbringen von Komposit in eine Matrize, die im Labor aufgrund einer diagnostischen Wachsaufstellung gefertigt wurde. Die Zähne wurden nicht mit Säure angeätzt, damit nach dem Lichthärten das Komposit ohne weiteres herausgenommen werden kann. 21 und 22 sind Prothesenzähne auf einer Wachsbasis. Die Matrize wird in den Mund gesetzt und das Kunstharzmaterial mit Licht ausgehärtet.

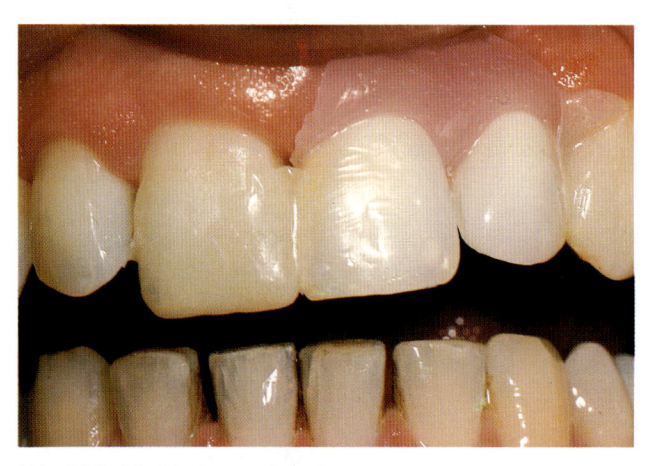

Abb. 4.44b Die Matrize wurde entfernt. Die Wirkung der Verbreiterung der Zähne und die Reparatur der frakturierten Schneidekante des Zahnes 11 kann beurteilt werden.

Gerät daher als diagnostischen Test benutzen, um die Reaktion auf veränderte Kieferbeziehungen zu untersuchen. Der Apparat muß jedoch mit großer Vorsicht gehandhabt werden. Kapitel 28 erteilt hierüber noch genauere Einzelheiten.

Klinisches Vorgehen
1) Abdrucknahme und Gesichtsbogenregistrierung, wie für für eine Stabilisierungsschiene.
2) Der Patient wird gebeten, den Mund zu öffnen und auf das Öffnungsknacken zu achten.
3) Man bittet den Patienten den Mund zu schließen; er hört und fühlt das Schließknacken.
4) Wiederholung der obigen Übungen.
5) Auftragen von Moyco Extra Hard Beauty Wax auf die oberen Zähne; der Patient öffnet und schließt in protrudierter Position und beißt nach hinten zusammen, hält jedoch kurz vor dem Knackgräusch inne.
6) Abkühlen des Wachses.
7) Zurücksetzen des Wachsbisses in den Mund.
8) Der Patient wird gebeten zu öffnen und zu schließen; dabei sollte kein Knackgeräusch mehr auftreten.
9) Labormäßige Herstellung (s. Anhang).
10) Einpassen des Apparates und Überprüfung der Retention und Abnehmbarkeit.
11) Einschleifen, um seitlichen Kontakt in der Protrusionsstellung herzustellen
12) Einschleifen einer unbehinderten Bißführung.
13) Zeit- und Terminintervalle: Einpassen 30 Minuten: erster Tag; Einschleifen 30 Min: 1 Woche; Einschleifen gleichmäßiger Kontakte: 1 Woche; Einschleifen gleichmäßiger Seitenkontakte: 2 Wochen; Einschleifen gleichmäßiger Seitenkontakte: 2 Wochen; Einschleifen umgekehrt in Richtung zentrischer Relation unter Erhaltung der bestehenden vertikalen Beziehung: Fortsetzung dieser Maßnahme über 6 Wochen; über die nächsten 6 Wochen versucht man den Vertikalabstand bis auf Zahnkontakt zu verringern. Ist dies erfolgreich, ist die Gefahr, der Beibehaltung der anterioren Position beseitigt.

Diagnostisches Aufwachsen und Reposition

Dies wurde bereits unter dem Abschnitt Studienmodelle erörtert.

Attrappen und Einproben – Kompositergänzungen

Manchmal kann man Zahnattrappen zur Einprobe im Munde herstellen, um Aussagen über das ästhetische Erscheinungsbild zu erhalten, das durch eine Behandlung erreicht werden kann. Labormäßig hergestellte Kunststoffattrappen können eingesetzt werden, um substantiellen Verlust an Zahnsubstanz oder fehlende Zähne zu ersetzen. Die Abbildungen 4.44a und b zeigen das Einbringen von Kompositmaterial in eine Matrize, die im Labor mittels diagnostischen Aufwachsens hergestellt wurde. (s. Anhang, Laborschritte). Vor einiger Zeit wurden Komputersysteme entwickelt, die gestatten, eine Anzahl Musterzähne in das Videobild eines Patienten in Lachpose zu projizieren. Diese Zähne können sodann auf dem Bildschirm direkt verlängert oder gekürzt werden. Dies könnte durchaus eine sehr wertvolle diagnostische Hilfe darstellen, wobei der Zahnarzt natürlich sicher sein muß, daß

Spezielle Tests

Abb. 4.45 Panorama Schichtaufnahme - Frontalansicht. Die graphische Darstellung veranschaulicht die transpharyngeale Projektion eines Röntgenstrahls. T ist der tomographische Fokussionsspalt des Panoramatomogramms. Die Punkte 1, 2, und 3 kennzeichnen den medialen Anteil der Fossa, den medialen Anteil des Kondylus und den lateralen Anteil des Kondylus durch den tomographischen Spalt hindurch. sie werden auf den Film (F) projiziert als 1', 2' und 3'. Beachten Sie, daß der mediale Anteil als die höherliegende Begrenzung des Kondylenpols erscheint und der laterale Anteil nicht deutlich definiert wird.

Abb. 4.46a Transkraniale Röntgenaufnahme - Frontalansicht. Eine transkraniale Projektion stellt den lateralen Pol (L) des Kondylus deutlich dar; der mediale Pol (M) ist jedoch von dem Ramus überdeckt. (F) – die simulierte Röntgenaufnahme (entnommen aus Mohl N.A. Textbook of Okklusion. Quintessence Publishing Co. 1988: pp 85). Obgleich A lateral von L liegt, erscheint auf dem Röntgenbild A' fast oberhalb von L'. Der Gelenkspalt wird ungenau wiedergegeben.

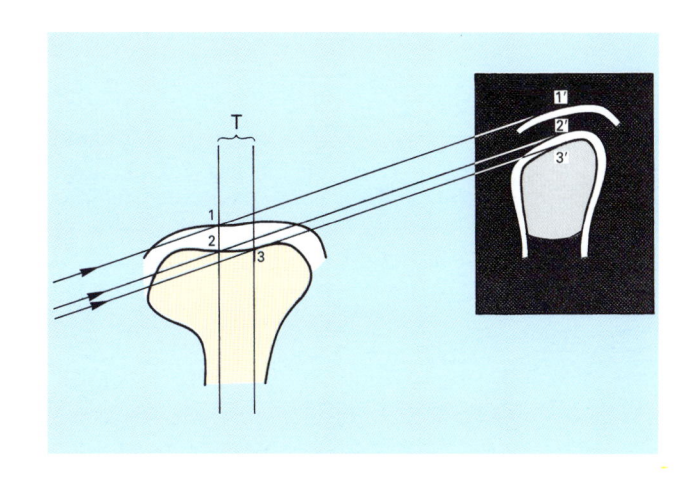

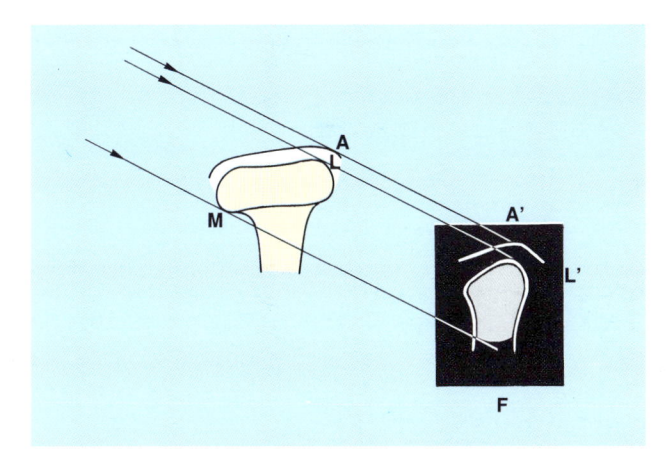

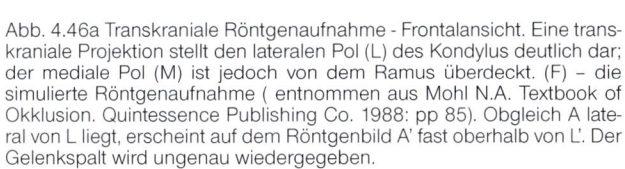

Abb. 4.46b Transkraniale Röntgenaufnahme.

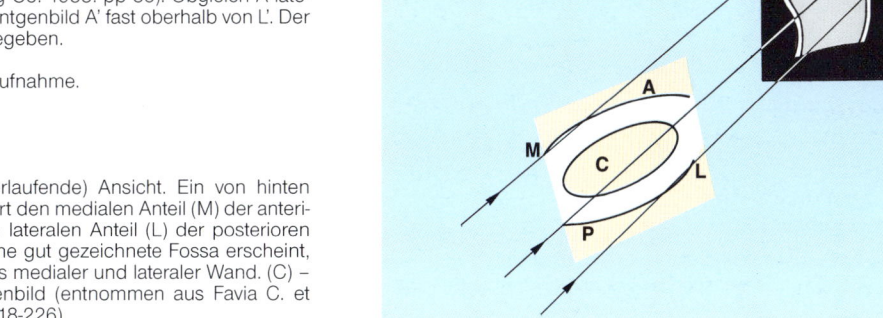

Abb. 4.46c Koronale (horizontalverlaufende) Ansicht. Ein von hinten angewinkelter Strahlengang projiziert den medialen Anteil (M) der anterioren Wand der Fossa (A) und den lateralen Anteil (L) der posterioren Wand (P) auf den Film. Was wie eine gut gezeichnete Fossa erscheint, ist in Wirklichkeit eine Mischung aus medialer und lateraler Wand. (C) – Kondylus. (F) – simuliertes Röntgenbild (entnommen aus Favia C. et Preti G.J. Prosthet Dent 1988; 59: 218-226).

das gewünschte Aussehen auch tatsächlich im Labor umgesetzt werden kann.

Röntgenaufnahmen

Zusätzliche Röntgenaufnahmen sind unter Umständen erforderlich, besonders wenn Kiefergelenkserkrankungen oder ein raumfordernder kranialer Prozess vermutet werden. Solche Röntgenbilder eignen sich jedoch nicht, Kieferpositionen zu bestimmen, noch sind sie bei gesicherten Anzeichen und Symptomen fazialer Arthromyalgien notwendig.

Temporomandibuläre Untersuchung

Diese Röntgenaufnahmen sollten nur veranlaßt werden,

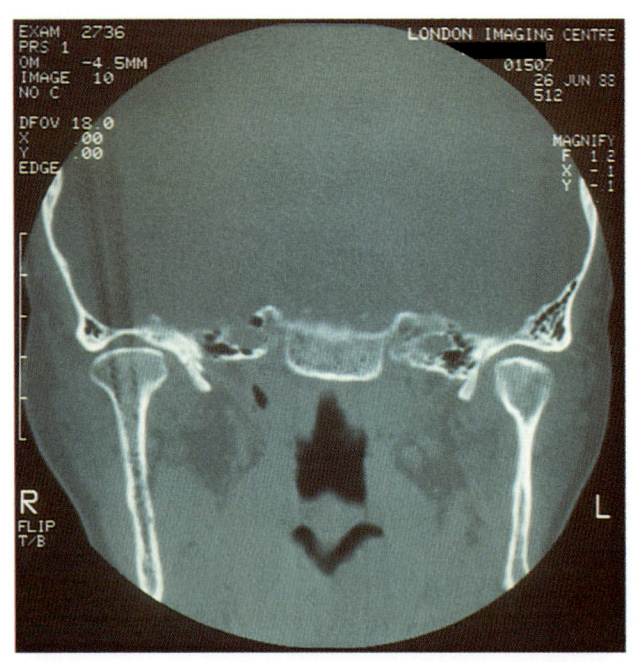

Kapitel 4 Untersuchung

Abb. 4.47a CT – Computertomogramm normaler temporomandibulärer Gelenke – frontaler Schnitt. Die Hartgewebe sind deutlich dargestellt.

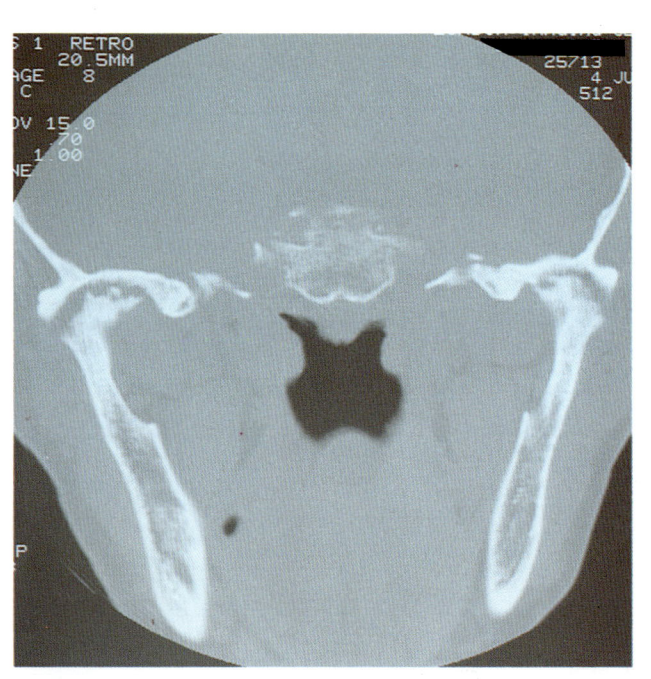

Abb. 4.47b CT-Scan der temporomandibulären Gelenke mit rheumatoid arthritischen Veränderungen. Der Patient klagte über Schwierigkeiten beim Kauen. Ein sich progressiv verstärkender, frontal offener Biß war die Folge der Verkürzung der Kondylen. Rekonstruktionen mit festsitzendem Zahnersatz waren kontraindiziert, zumal die Veränderungen fortschritten. Es wurde daher abnehmbarer Zahnersatz zum Ausfüllen der Lücken eingegliedert.

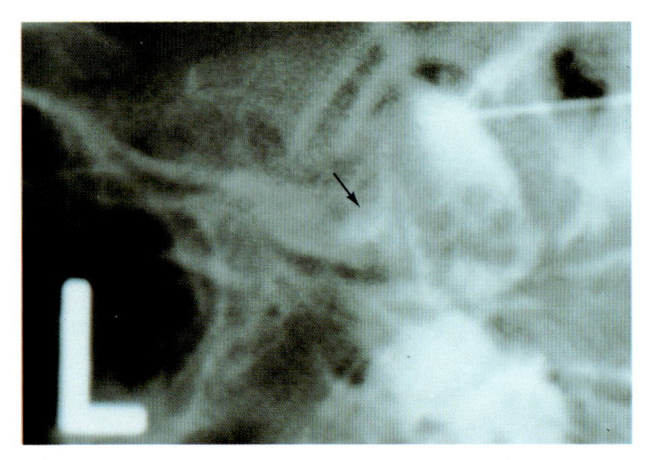

Abb. 4.48 Die Einzel-Kontrastarthrographie zeigt die Nadel und das Kontrastmittel von vorn (Pfeil) beschränkt auf den unteren Gelenkspalt (mit freundlicher Genehmigung von Mr. B. O'Riordan).

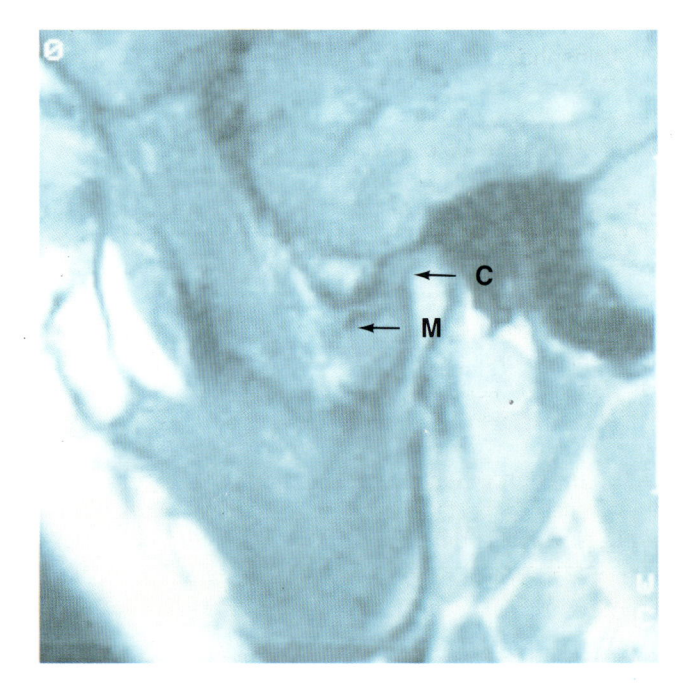

Abb. 4.49 Die Magnetische Kernresonanzaufnahme eines temporomandibulären Gelenks stellt das Weichgewebe dar. Der Kondylenkopf (C) erscheint wegen seines niedrigen Wassergehalts schwarz. Der Meniskus (M) ist zum Kondylus nach anterior verlagert.

wenn Krankengeschichte und klinischer Befund mögliche pathologische Veränderungen vermuten lassen, die röntgenologisch abgeklärt werden können.

Orthopantomogramm. Diese Projektion stellt die Kondylenbereiche dar. Man muß jedoch wissen, daß der Röntgenstrahl von unten mittels eines Fokussionsspaltes projiziert wird, und durch die Molaren verläuft. Was daher als obere Begrenzung des Kondylenkopfes auf der Röntgenaufnahme erscheint, ist aller Wahrscheinlichkeit nach der mediale

Aspekt der tomographischen Kondylendarstellung (Abb. 3.2; 4.45)[127]. Weiterhin ist der Unterkiefer weder in CRCP bzw. IP-Stellung. Diese Darstellung kann in der restaurativen Zahnheilkunde zur Beurteilung des Gelenkspaltes nicht benutzt werden.

Transkraniale Lateralansicht. Diese Projektion kann in der Praxis durchgeführt werden, durch Verwendung einer Kopfplatte, die an dem Standard-Röntgengerät angebracht wird. Auf diese Weise wird der laterale Kondylenpol deutlich dargestellt (Abb. 4.46a-c), der mediale Kondylenpol wird jedoch in den Ramus projiziert[128]. Wenn außerdem der Hauptstrahlengang nicht exakt entlang des Kondylenpols verläuft (unwahrscheinlich, es sei denn man benutzt zur Winkeleinstellung des Röntgentubus zuvor eine submentale Aufsicht-Aufnahme, die ebenso unsicher wie kaum zu rechtfertigen ist), entstehen Projektionsfehler in Bezug auf die anteriore und posteriore Begrenzung der Fossa mandibularis[129]. Ein von hinten ausgerichteter Röntgenstrahl (Abb. 4.3c) projiziert die Medialansicht der anterioren Begrenzung der Fossa mandibularis und die Lateralansicht der posterioren Wand auf den Film. Was also wie eine gut dargestellte Fossa mandibularis erscheint, ist in Wirklichkeit eine Montage der medialen und lateralen Wandbegrenzungen. Nach Solberg et al 1985[130] zeigen sich knöcherne Veränderungen am häufigsten an dem lateralen Pol. Aquilano et al. folgerten 1985[131], daß die transkraniale Darstellung zur Vermessung von Gelenkräumen ungenau ist.

Die transpharyngeale Röntgenaufnahme. Diese kann in der Zahnarztpraxis aufgenommen werden. Sie stellt den medialen Kondylenpol deutlich dar, der laterale Pol wird jedoch in den Ramus projiziert.

Das anterior-posteriore, transmaxilläre (AP) Röntgenbild. Man erhält diese Abbildung bei geöffnetem Mund und nach vorn versetzten Kondylen. Dies ist keine routinemäßige Röntgentechnik, bietet jedoch eine gute Darstellung des superioren Anteils des Processus condylaris und gleichfalls der medialen und lateralen Pole. Sie kann zur Bestimmung des Einstellwinkels des Röntgentubus für transkraniale Aufnahmen dienen.

Lateraltomographische Darstellung. Mit modernen tomographischen Techniken ist es möglich, Schnitte verschiedener Tiefenbereiche der Kondylen zu erhalten. Dazu ist jedoch eine Spezialeinrichtung erforderlich, die routinemäßig nicht benutzt wird[128,132].

Das Computertomogramm. Das CT (Abb. 4.47) liefert sehr detaillierte Auskünfte über Hartgewebe, ist jedoch teuer, setzt den Patienten relativ hohen Strahlenbelastungen aus und wird für Routineuntersuchungen nicht angewandt. Dabei sollten frontale Schnitte anstelle axialer Schnitte verordnet werden, um Belastungen der strahlenempfindlichen Hornhaut des Auges zu vermeiden[135,136].

Das Arthrogramm (Abb. 4.48). Die Injektion eines röntgenundurchlässigen Kontrastmittels in den Gelenkspalt ist eine invasive, manchmal schmerzhafte, jedoch gute Methode zur Darstellung von Verlagerungen oder Perforationen der Menisken. Fast-Perforationen können jedoch von dem Kontrastmittel durchdrungen werden. Die Einzelkontrast-Arthrographie, bei der das Kontrastmittel in die untere Gelenkkapsel injiziert wird, hat den Vorteil, dynamische Abläufe darstellen zu können. Die Doppelkontrast-Arthrographie, bei der das Medium in beide Gelenkspalte injiziert und mittels Luft über die Oberfläche „verteilt" wird, ergibt gute morphologische Detailzeichnungen[135,136].

Kernspin-Resonanztomographie (Abb. 4.49). Diese erweist sich als gute, nicht invasive Untersuchungsmethode zur Ermittlung von Meniskusverletzungen und Verlagerungen[137-139].
Weitere Literatur: Christiansen E. and Thompson J. Temporomandibular Joint Imaging. Mosby Year Book Inc. 1990. St. Louis, Missouri, U.S.A.

Lagebeziehung osseointegrierter Implantate

Diese wird in Kapitel 33 detaillierter beschrieben. Folgende Röntgenaufnahmen sind hierfür erforderlich:
Dentale Panoramaaufnahme;
intraorale, periapikale Aufnahmen;
laterale Schädelaufnahme;
Tomogramme;
Computertomographische Darstellung.
Die Verordnung von Röntgenaufnahmen muß sorgfältig geplant und nicht als gedankenlose Routinemaßnahme vorgenommen werden[140].

Checkliste zur Untersuchung

- Verfüge ich über die nötigen Einrichtungen, um spezielle Tests ausführen zu können?
- Kenne ich die erforderlichen Kapazitäten, um spezielle Tests durch Dritte ausführen zu lassen?
- Stört die Verordnung spezieller Tests spürbar meine Praxisroutine?
- Weiß ich mit den Ergebnissen der Tests umzugehen?
- Gehe ich systematisch vor?
- Informiere ich den Patienten darüber, daß dies Tests sind und gewöhnlich keine Behandlungsmaßnahmen? (Gelegentlich werden okklusale Schienen gleichzeitig diagnostisch und therapeutisch eingesetzt.)
- Verordne ich Röntgenaufnahmen nach sorgfältiger Überlegung oder als gedankenlose Routinemaßnahme?

Literaturhinweise

1. Haffajee A D, Socransky S S, Lindhe J, Kent R L, Okamoto H, Yoneyama T. Clinical risk indicators for periodontal attachment loss. J Clin Periodontol 1991; 18: 117-125.

2. Claffey N, Nylund K, Kiger R, Garrett S, Egelberg J. Diagnositic predictability of scores of plaque, bleeding suppuration and probing depth for probing attachment loss. 3.5 years of observations following initial periodontal therapy. J Clin Periodontol 1990; 17: 108-114.

3. Solberg W K. Data collection and examination in Temporomandibular Disorders, Solberg W K, Brit Dent J Handbook 1986; p 60.

4. Campbell T D. Food values and food habits of the Australian aborigines in relation to their dental conditions, Part 4 Jaws and Dentition. Aust Dent 1939; 43: 141-156.

5. Clark G T, Solberg W K, Monteiro A A. Temporomandibular disorders: new challenges in clinical management, research and teaching in Perspectives, in: Temporomandibular Disorders. Ed. Clark G T, Solberg W K. Quintessence Publishing Co., Chicago 1987; 18-20.

6. Lindhe J. Textbook of Clinical Periodontology. Munksgaard, Copenhagen 1983a; pp 303-304. 1983b; p 394.

7. Gibbs S J, Pujol A, Chen T S, James A. Patient risk from intra-oral dental radiography. Dento Maxillo-Fac Radiol 1988; 17: 15-23.

8. Larheim T, Eggan S. Determination of tooth length with a standardized paralleling technique and calibrated radiographic measuring film. Oral Surgery 1979; 48: 374-378.

9. Smith N J D. Dental Radiography. 2nd Edition. Blackwell Scientific Publishing, Oxford 1988; p 12.

10. Rugh J D, Solberg W K. Psychological implications in temporomandibular pain and dysfunction in Temporomandibular Joint Function and Dysfunction. Ed. Zarb G A and Carlsson G E. Munksgaard, Copenhagen 1979; p 249.

11. Okeson J. Fundamentals of Occlusion and Temporomandibular Disorders. C. V. Mosby Co., St. Louis 1985; p 202.

12. Mohl N, Ohrbach R, Crowe H, Gross A. Devices for diagnosis and treatment of temporomandibular disorders. Part III: thermography, ultrasound, electric stimulation and electromyographic biofeedback. J Prosthet Dent 1990; 63: 472-480.

13. Dworkin S F. Research diagnostic criteria for temporomandibular disorders: Approach to the problem. J Craniomandib Disord Facial Oral Pain 1992; 6: 302-354.

14. Wabeke D, Hansson T, Hoogstraten J, Kuy P. Temporomandibular joint clicking: A literature review. J Craniomandib Disord Facial Oral Pain 1989; 3: 163-173.

15. Angerberg G. Maximal mandibular movements in young men and women. Swed Dent J 1974, 67: 81-92.

16. Lundh H, Westesson H, Kopps P. A three-year follow-up of patients with reciprocal temporomandibular clicking. Oral Surg Oral Med Oral Path 1987; 63: 530-533.

17. Bezuur J, Hansson T, Wilkinson T. The recognition of craniomandibular disorders an evaluation of the most reliable signs and symptoms when screening for CMD. J Oral Rehab 1989; 16: 367-372.

18. Harris M, Feinmann C. Psychosomatic disorders in Oral Manifestations of Systemic Disease. Ed. Jones J H, Mason D K. Baillere and Tindal 1990; pp 30-60.

19. Johnstone D R, Templeton M. The feasibility of palpating the lateral pterygoid muscle. J Prosthet Dent 1980; 44: 318-323.

20. Zijun L, Kuiyun W, Weya P. A comparative electromyographic study of the lateral pterygoid muscle and arthrography in patients with temporomandibular joint disturbance syndrome sounds. J Prosthet Dent 1989; 62: 229-233.

21. Okeson J. Fundamentals of Occlusion and Temporomandibalar Disorders. C. V. Mosby Co. 1985; pp 185-259.

22. Seligman D A, Pullinger A G. The role of functional occlusal relationships in temporomandibular disorders: a review. J Craniomandib Disord Facial Oral Pain 1991; 5: 265-279.

23. Celenza F V. Position paper, in: Occlusion, the State of the Art. Ed. Celenza F V, Nasedkin J N. Quintessence Publishing Co., Chicago 1978; p 35.

24. Woelfel J B. New device for accurately recording centric relation. J Prosthet Dent 1985; 56: 716-727.

25. Preston J. Glossary of Prosthodontic Terms. J Prosthet Dent 1987; 58: 717-762.

26. Rosner D. Mathematical approximation of the angle of closure from retruded contact. J Periodontol 1973; 44: 228-235.

27. Ramfjord S P. Dysfunctional temporomandibular joint and muscle pain. J Prosthet Dent 1961; 11: 353-374.

28. Dawson P E. Evaluation, Diagnosis and Treatment of Occlusal Problems. C. V. Mosby Company, St. Louis 1974; p 103.

29. Wruble M, Lumley M, McGlynn S. Sleep related bruxism and sleep variables: a critical review. J Craniomandib Disord Facial Oral Pain 1989; 3: 152-158.

30. Carossa S, Di Bari E, Lombardi M, Preti G. A graphic evaluation of the intermaxillary relationship before and after therapy with the Michigan splint. J Prosthet Dent 1990; 63: 586-592.

31. Wise M D. Movement between centric relation contact position and the intercuspal position. Int J Prosthodont 1992; 5: 333-344.

32. D'Amico A. The canine teeth – normal functional relation of the natural teeth of man. J Southern Cal Dent Assoc 1958; 26: 194-208.

33. Kahn A E. Unbalanced occlusion in occlusal rehabilitation. J Prosthet Dent 1963; 14: 725-730.

34. Stewart C E. Good occlusion for natural teeth. J Prosthet Dent 1964; 14: 716-724.

35. Pameijer J H. Periodontal and Occlusal Factors in Crown and Bridge Procedures. Centre for Postgraduate Courses, Holland 1983; p 99.

36. Pankey L C, Mann A W. Oral rehabilitation Part II. Reconstruction of the upper teeth using a functionally generated path technique. J Prosthet Dent 1960; 10: 151-160.

37. Schuyler C H. Factors of occlusion applicable to restorative dentistry. J Prosthet Dent 1953; 27: 21-26.

38. Ramfjord S P, Ash A. Occlusion. Third Edition. W. B. Saunders Company, Philidelphia, London 1983; p 422.

39. O'Leary T J, Ley D B, Drake R B. Tooth mobility in cuspid protected and group occlusion. J Prosthet Dent 1972; 27: 21-26.

40. Thornton L J. Anterior guidance: group function/canine guidance. A literature review. J Prosthet Dent 1990; 64: 479-482.

41. Schluger S, Yuodelis R A, Page R C. Periodontal Disease. Lea and Febiger, Philadelphia 1977; p 684.

42. Shupe R J, Mohamed S E, Christensen L V, Finger I M, Weinberg R. Effects of occlusal guidance on jaw muscle activity. J Prosthet Dent 1984; 51: 811-818.

43. Belser U C, Hannum A G. The influence of altered working side occlusal guidance on masticatory muscle and related jaw movement. J Prosthet Dent 1985; 53: 406-413.

44. Williamson E H, Lundquist D O. Anterior guidance: its effect on electromyographic activity of the temporal and masseter muscles. J Prosthet Dent 1993; 49: 816-823.

45. Graham G S, Rugh J D. Maxillary splint occlusal guidance patterns and electromyographic activity of the jaw closing muscles. J Prosthet Dent 1988; 59: 73-77.

46. Anderson J A, Isaacson D, O'Bannon J, Whipf H. Consolidation Committee. Report on Eccentric Relationships in Occlusion, The State of the Art Ed. Celenza F V, Nasedkin J N. Quintessence Publishing Co., Chicago 1978; pp 142-145.

47. Butler J, Stallard R. Effect of occlusal relationships on neurophysiological pathways. J Periodont Res 1969; 4: 141-151.

48. Yuodelis R A, Mann W V. The prevalence and possible role of non-working contacts in periodontal disease. Periodontology 1965; 3: 219-223.

49. De Laat A, Van Steenbergh D, Lesaffre E. Occlusal relationships and temporomandibular joint dysfunction. Part II: Correlations between occlusal and articular parameters and symptoms of TMJ dysfunction by means of stepwise logistic regression. J Prosthet Dent 1986; 55: 116-121.

50. Ingervall B, Mohlin B, Thilander B. Prevalance of symptoms of functional disturbances of the masticatory system in Swedish men. J Oral Rehab 1980; 7: 185-197.

51. Roberts C A, Tallents R H, Katzberg R W, Sanchez-Woodworth R E, Espeland M A, Handelman S L. Comparison of internal derangements of the TMJ with occlusal findings. Oral Surg Oral Med Oral Path 1987; 63: 645-650.

52. Gilmore N D. An epidemiologic investigation of Vertical Osseous Defects in Periodontal Disease. University of Michigan: PhD Thesis, 1970.

53. Pihlstrom B L, Anderson K, Aeppli D, Schaffer EM. Association between signs of trauma from occlusion and periodontitis. J Periodontol 1986; 57: 1-6.

54. Lin L J, Cao C F. Clinical diagnosis of trauma from occlusion and its relation with severity of periodontitis. J Clin Periodontol 1992; 19: 92-97.

55. Minagi S, Shogo M, Hideyuki W, Takashi S, Hiromichi T. The relationship between balancing-side occlusal contact patterns and temporomandibular joint sounds in humans: proposition of the concept of balancing side protection. J Craniomandib Disord Facial Oral Pain 1990; 4: 251-256.

56. Karlsson S., Cho S A., Carlsson G E. Changes in mandibular masticatory movements after insertion of a non-working side interference. J Craniomand Disord 1992; 6: 177-183.

57. Murphy T. Compensatory mechanisms in facial height adjustment to functional tooth attrition. Austral Dent J 1959; 4: 312-323.

58. Goodson J M. Clinical measurement of periodontitis. J Clin Periodontol 1986; 13: 446-45^5.

59. Fine D, Mandel I. Indicators of periodontal disease activity: An evaluation. J Clin PerWodontol 1986; 13: 533-546.

60. Lang N P, Adler R, Joss A, Nyman S. Absence of bleeding on probing: an indicator of periodontal stability. J Clin Periodontol 1990; 17: 714-721.

61. Hanamura H, Heuston F, Rylander H, Carlsson G, Haraldson T, Nyman S. Comparative study of patients with periodontal disease and occlusal parafunctions. J Periodontol 1987; 58: 173-176.

62. Ainamo J. Relationship between occlusal wear of the teeth and periodontal health. Scand J of Dental Res 1972; 80: 505-510.

63. Lindhe J, Nyman S. Long-term maintenance of patients treated for advanced periodontal disease. J Clin Periodontol 1984; 11: 504-514.

64. Haffajee A D, Socransky S S. Attachment level changes in destructive periodontal disease. J Periodontol 1986; 13: 461-472.

65. Hassell T M, Germann N A, Saxer V P. Periodontal probing: investigator discrepancies and correlations between probing force and recorded depth. Helvetica Odontologica Acta 1973; 17: 38-42.

66. Listgarten M A, Mao R, Robinson P J. Periodontal probing and the relationship of the probe tip to periodontal tissue. J Periodontol 1976; 47: 511-513.

67. Moriarty J D, Hutchens L H, Scheitler L E. Histological evaluation of periodontal probe penetration in untreated facial molar furcations. J Clin Periodontol 1989; 16: 21 26.

68. Fowler C, Garret S, Crigger M, Egelberg J. Histologic probe position in treated and untreated human periodontal tissues. J Clin Periodontol 1982; 9: 373-385.

69. Lindhe J, Nyman S. The effect of plaque control and surgical pocket elimination on the establishment and maintenance of periodontal health. A longitudinal study of periodontal therapy in cases of advanced disease. J Clin Periodontol 1975; 2: 67-79.

70. Pihlstrom B, McHugh R, Oliphant T, Ortiz-Campus C. Comparison of surgical and non-surgical treatment of periodontal disease. J Clin Periodontol 1983; 10: 524-541.

71. Ramfjord S P, Caffesse R G, Morrison E C, Hill R W, Kerry G J, Appleberry E A, Nissle R R, Stults D L. Four modalities of periodontal treatment compared over five years. J Clin Periodontol 1987; 14: 445-452.

72. Badersten A, Nilveus R, Egelberg J. Scores of plaque, bleeding, suppuration and probing depth to predict probing attachment loss. 5 years of observation following nonsurgical periodontal therapy. J Clin Periodontol 1990; 17: 102-107.

73. Goodson J M. Diagnosis of periodontitis by physical measurement: Interpretation from episodic disease hypothesis. J Periodontol 1992; 63: 373-382.

74. Bauman G, Mills M, Rapley J W, Hallman W W: Plaque induced inflammation around implants. Int J Oral Maxillofac Implants 1992; 7: 330-337.

75. Haffajee A D, Socransky S S, Goodson J M. Clinical parameters as predictors of destructive periodontal disease activity. J Clin Periodontol 1983; 10: 257-265.

76. Lang N P, Nyman S, Senn C, Joss A. Bleeding on probing as it relates to probing pressure and gingival health. J Clin Periodontol 1991; 18: 257-261.

77. Karayinnis A, Lang N P, Joss A, Nyman S. Bleeding on probing as it relates to probing pressure and gingival health in patients with a reduced but healthy periodontium. A clinical study. J Clin Periodontol 1992; 19: 471-475.

78. Lang N P, Joss A, Orsanic T, Gusberti F, Siegrist B. Bleeding on probing, a predictor for the progression of periodontal disease? J Clin Periodontol 1986; 13: 590.

79. Vanooteghem R, Hutchens L H, Garrett S, Kiger R, Egelberg J. Bleeding on probing and probing depth as indicators of the response to plaque control and root debridement. J Clin Periodontol 1987; 14: 226-230.

80. Wasserman B, Hirschfeld L. The relationship of initial clinical parameters to the longterm responses in 112 cases of periodontal disease – maintenance of periodontal patients. J Clin Periodontol 1988; 15: 38 42.

81. Nylund C, Garrett R, Egelburg J. Diagnostic predictability of scores of plaque, bleeding, suppuration and probing depth for probing attachment loss. J Clin Periodontol 1989; 2: 108-114.

82. Waerhaug J. The furcation problem. Aetiology, pathogenesis, diagnosis, therapy and prognosis. J Clin Periodontol 1980; 7: 73-95.

83. Hamp S E, Nyman S, Lindhe J. Periodontal treatment of multirooted teeth. Results after five years. J Clin Periodontol 1975; 2: 126-135.

84. Langer B, Stein S D, Wagenberg B. An evaluation of root resections. A ten year study. J Periodontol 1981; 52: 719-722.

85. Gunne J, Astrand P, Ahlen K, Borg K, Olsson M. Implants in partially edentulous patients. A longitudinal study of bridges supported by both implants and natural teeth. Clin Oral Impl Res 1992; 3: 49-56.

86. Goodson J M, Haffajee A D, Socransky S S. The relationship between attachment level loss and alveolar bone loss. J Clin Periodontol 1984; 11: 348-359.

87. Akesson I, Hakansson J, Rohlin M. Comparison of panoramic and intra-oral radiography and pocket probing for the measurement of the marginal bone level. J Clin Periodontol 1992; 19: 326-332.

88. Papapanou P N, Wenstrom J L. The angular bony defect as indicator of further alveolar bone loss. J Clin Periodontol 1991; 18: 317-322.

89. Ross I, Thompson R. Furcation involvement in maxillary and mandibular molars. J Periodontol 1980; 51: 450 454.

90. D'Souza J E, Walton R E, Peterson L C. Periodontal ligament injection. An evaluation of extent of anaesthesia and post-injection discomfort. J Amer Dent Assoc 1987; 114: 341-344.

91. Sornkul E, Martel M, Stannard J G. In vitro study of cementation of cast splints on non-mobile and mobile teeth. Int J Prosthodont 1990; 3: 449-456.

92. Grippos J. Abfractions – A new classification of hard tissue lesions of teeth. J Esthet Dent 1991; 3: 14-19.

93. Nicholls E. Endondontics. J. Wright and Sons, Bristol 1967; pp 163.

94. Bone J, Moule A J. The nature of curvature of palatal canals in maxillary molar teeth. Int Endodontic J 1986; 19: 178-86.

95. Meffert R M. Treatment of failing dental implants, in: Current Opinion in Dentistry. Ed. Williams R, Yukna R, Newman M, Bales D. Current Science, Philadelphia, London 1992; pp 109-114. .

96. Pierse J G. Effects of Early Changes in Intraocclusal Records. MSc Thesis. Institute of Dental Surgery, London, England 1983.

97. McAllister G. A Clinical Study of Wax and Resin in Intraocclusal Records. MSc Thesis. Institute of Dental Surgery, London, England 1984.

98. Che Din F. The Efficacy of Intraocclusal Recording Materials. MSc Thesis. Institute of Dental Surgery, London, England 1982.

99. Lay P. Improving patients' understanding, recall, satisfaction and compliance in Health Psychology. Ed. Broome A K. Chapman and Hall 1989; Chapter 5.

100. McGowan D A, Hendrix M L. Is antibiotic prophylaxis required for dental patients with joint replacements? Brit Dent J 1985; 158: 336-338.

101. Listgarten M A. Microbiological testing in the diagnosis of periodontal disease. JPeriodontol1992; 63: 332-337.

102. Fedi Jr P F, Killoy W J. Temperature differences at periodontal sites in health and disease. J Periodontol 1992; 63: 24-27.

103. Haffajee A D, Socransky S S, Goodson J M. Subgingival temperature (I). Relation to baseline clinical parameters. J Clin Periodontol 1992; 19: 401-408 .

104. Haffajee A D, Socransky S S, Goodson J M. Subgingival temperature (II). Relation to future periodontal attachment loss. J Clin Periodontol 1992; 19: 409-416.

105. Cox C W, Eley B M. Cathepsin B/L-, elastase-, tryptase-, trypsin- and dipeptidyl peptidase IV-like activities in gingival crevicular fluid. A comparison of levels before and after basic periodontal treatment of chronic periodontitis patients. J Clin Periodontol 1992; 19: 333-339.

106. Palcanis KG, Larjava I K, Wells B R, Suggs K A, Landis J R, Chadwick D E, Jeffcoat M K. Elastase as an indicator of periodontal disease progression. J Periodontol 1992; 63: 237-242.

107. Singletary M M, Crawford J J, Simpson D M. Darkfield microscopic monitoring of subgingival bacteria during periodontal therapy. J Periodontol 1982; 53: 671 -681.

108. Listgarten M A, Levin S, Schifter C C. Comparative differential darkfield microscopy of subgingival bacteria from tooth surfaces with recent evidence of recurring periodontitis and from non-affected surfaces. J Periodontol 1984; 55: 398-401.

109. Anderson M H, Molvar M P, Powell L V. Treating dental caries as an infectious discase. Operative Dentistry 1991; 16: 21-28.

110. Rekola M. A planimetric evaluation of approximal caries progression during one year of consuming sucrose and xylitol chewing gums. Proc Fin Dent Soc 1986; 82: 213218.

111. Crossner C G. Salivary lactobacillus counts in prediction of carious activity. Community Dent Oral Epidemiol 1981; 9: 182-190.

112. Larmas M. A new dip slide method for the counting of salivary lactobacilli. Proc Fin Dent Soc 1975; 71: 31-35.

113. Crossner C G, Hagberg C. A clinical and microbiological evaluation of the dentocult dip slide test. Swed Dent J 1977; 1: 85-94.

114. Pardo G I, Sreebny L M. Management forthe highly caries-susceptible patient. J Prosthet Dent 1992; 67: 637-644.

115. Anderson M H, Bales D, Omnell K-A. Modern management of dental caries: the cutting edge is not the dental bur. J Amer Dent Assoc 1993; 124: 37-44.

116. Lederman K H, Clayton J A. Patients with restored occlusions. Part I. TMJ dysfunction determined by pantographic reproducibility. J Prosthet Dent 1982; 47; 198205.

117. Sheilds J M, Clayton J A, Sindlecker L D. Using pantographic tracings to detect TMJ and muscle dysfunction. J Prosthet Dent 1978; 39: 80-87.

118. Clayton J A, Beard C C. An electronic computerized pantographic reproducibility index for diagnosing TMJ dysfunction. J Prosthet Dent 1986; 55: 500-505.

119. Mohl N, McCall W D, Lund J P, Plosh O. Devices for diagnosis and treatment of temporomandibular disorders. Part I. Introduction. Scientific evidence and jaw tracking. J Prosthet Dent 1990; 63: 198-201.

120. Green S, Laskin D M. Splint therapy for the myofascial paindysfunction (MPD) syndrome: A comparative study. J Amer Dent Assoc 1972; 84: 625-633.

121. Dahlstrom L, Haraldson T, Janson S. Comparative electromyographic study of bite plates and stabilization splints. Scand J Dent Res 1985; 93: 262-268.

122. Wenneberg B, Nystrom T, Carlson G. Occlusal equilibration and other stomatognathic treatment in patients with mandibular dysfunction and headache. J Prosthet Dent 1988; 59: 478-482.

123. Lederman K, Clayton J. Patients with restored occlusions. Part III: The effect of occlusal splint therapy and occlusal adjustments on TMJ dysfunction. JProsthetDent1983; 50: 95-100.

124. Suvinen E, Reade P. Prognostic features of value in the management of temporomandibular joint pain-dysfunction syndrome by occlusal splint therapy. J Prosthet Dent 1989; 61: 355-361.

125. Holmgren K, Sheikholeslam A, Riise C. Effect of a full-arch maxillary occlusal splint on parafunctional activity during sleep in patients with nocturnal bruxism and signs and symptoms of craniomandibular disorders. J Prosthet Dent 1993; 69: 293-297.

126. Rugh J D, Graham G S, Smith J C, Orbach R K. The effect of canine versus molar occlusal splint guidance on nocturnal bruxism and craniomandibular symptomotology. J Craniomandib Disord Facial Oral Pain 1989; 3: 367-368.

127. Habets L, Begur J, Jimenez-Lopez V. The OPG: an aid in TMJ diagnosis. A comparison between lateral tomography and dental rotational panoramic radiography. J Oral Rehabil 1989; 16: 401-406.

128. Petersson A. What is an optimal temporomandibular joint radiograph? In: Perspectives in Temporomandibular Joint Disorders. Ed. Clark T, Solberg W K. Quintessence Publishing Co., Chicago 1988; pp 59-65.

129. Fava C, Preti G. Lateral transcranial radiography of temporomandibular joints. Part II. Image formation studies with computerized tomography. J Prosthet Dent 1988; 59: 218227.

130. Solberg W K, Hansson T L, Nodstrom B. The temporomandibular joint in young adults at autopsy – A morphologic classification and evaluation. J Oral Rehabil 1985; 12: 303-321.

131. Aquilano S, Matterson S, Holland G, Phillips C. Evaluation of condylar position from temporomandibular joint radiographs. J Prosthet Dent 1985; 53: 88-93.

132. Ronquillo H. Tomographic analysis of mandibular condyle positions to arthrographic findings of the TMJ. J Craniomandib Disorders 1988; 2: 59-64.

133. Raustia A, Pyhtinen J. Morphology of the condyles and mandibular fossa as seen by computer tomography. J Prosthet Dent 1990; 63: 77-82.

134. Ross S, Cohen H, Rubenstein H. Indications for computerized tomography in the assessment and therapy of commonly misdiagnosed internal derangements of the TMJ. J Prosthet Dent 1987; 56: 360-366.

135. Westesson L P, Bronstein S. Temporomandibular joint: comparison of single and double contrast arthography. Radiology 1987; 164: 65-70.

136. Blaschke D. Arthrography of the temporomandibular joint, in: Temporomandibular Joint Problems. Ed. Solberg W K, Clark G T. Quintessence Publishing Co. Inc., Chicago 1980; pp 69-91.

137. Kaplan P, Tu H, Williams S, Lydiatt D. The normal temporomandibular joint: MR and arthrographic correlation. Radiology 1987; 165: 177-178.

138. Katzberg R, Bassett E R, Tallents R, Ptewes D, Manziore J, Schenck J, Foster T, Hart H. Normal and abnormal temporomandibular joint: MR imaging with surface coil. Radiology 1986; 158: 183189.

139. Helms C, Doyle G, Orwig D, McNeal C, Kaban L. Staging of internal derangements of the TMJ with magnetic resonance imaging. Preliminary observations. J Craniomandib Disord Facial Oral Pain 1989; 3: 93-99

140. Clark D E, Danforth R A, Barnes R W, Burtch M. Radiation absorbed from dental implant radiography: a comparison of linear tomography, CT scan and panoramic and intra-oral techniques. J Oral Implantol 1990; 17: 108-114.

141. Joss A, Adler R, Lang N P. Bleeding on probing. A parameter for monitoring periodontal conditions in clinical practice. J Clin Periodontol 1994; 21: 402-408.

Kapitel 5

BEHANDLUNGS- UND KOSTENPLANUNG

Die Behandlungs- und Kostenplanung ist einer der wichtigsten und wahrscheinlich am häufigsten vernachlässigten Bereiche in der Behandlung von Patienten, die sich mit umfangreichen, mißlungenen Restaurationen einstellen.
Folgende Vorteile ergeben sich, wenn man sich Zeit zur Aufstellung eines Behandlungsplans und zur Kostenkalkulation nimmt:

- Der Zahnarzt wird sich dessen bewußt, wieviel Zeitaufwand erforderlich ist, um eine derart komplexe Behandlung durchzuplanen.
- Der Zahnarzt kommt zu der Erkenntnis, daß irgendwer diesen Zeitaufwand bezahlen muß.
- Der Zahnarzt mag sich entscheiden, diese Kosten selbst zu tragen; irgendjemand muß jedenfalls dafür aufkommen.
- Über den Behandlungsablauf muß gründlich nachgedacht werden.
- Für jeden Behandlungstermin kann genügend Zeit eingeplant werden.
- Die zeitlichen Zwischenräume zwischen den Terminen werden überschaubar.
- Da die Behandlung sich an eine geplante Arbeitsfolge hält, kann das Patientenbestellbuch entsprechend geführt werden, und die Praxis verläuft in geordneten und berechenbaren Bahnen.
- Der für die Behandlung erforderliche Zeitaufwand erscheint jedem begreiflich.
- Eine korrekte Ermittlung der Kosten ist damit möglich (die Gewohnheit, die zu erwartenden Laborkosten mit drei zu multiplizieren ist unvernünftig und planlos).

Eine sorgfältige Behandlungsplanung ist bei derartigen Patienten zwingend notwendig. Wenn der Leser diese Anforderungen nicht bereit ist zu akzeptieren, oder wenn er über den Zeitaufwand einer Behandlungsplanung unrealistische Vorstellungen beibehält, geht das Hauptanliegen dieses Buches verloren.

System

Es werden zwei Karteiblätter 25,5 cm x 20,5 cm verwendet (Greenbrook Dental Supplies Ltd.). Der Bogen für die Behandlungsplanung ist blau, der Kostenkalkulationsbogen pinkfarben (Abb. 5.1a+b).

Der Behandlungsplanungsbogen

Jeder Punkt auf dem Behandlungsplanungsbogen wird individuell berücksichtigt:

Behandlungsziel (linke obere Ecke)

Wenn man eine Behandlung plant, ist die erste Aufgabe, die Behandlungsziele für jeden Behandlungsabschnitt festzulegen. Einzelheiten können später ergänzt werden, wichtig ist jedoch, die generelle Richtung der Behandlung zu bestimmen. Für jeden Abschnitt vorgegebener Behandlungsziele wird eine neuer Behandlungsbogen angelegt. Zum Beispiel besteht die Aufgabe des ersten Behandlungstermins in der Untersuchung, Beratung, Behandlungsplanung und Korrespondenz. Das Behandlungsziel des zweiten Abschnitts könnte in der Abnahme der Brücke 13–23, Eingliederung einer provisorischen Brücke und zusätzlich sechs Terminen mit der Prophylaxehelferin bestehen. Der nächste Schritt könnte sein: Nachuntersuchung, Einschleifen der Okklusion. Der nächste Abschnitt: Eingliederung der definitiven Brücke 13–23.

Name (Name des Patienten)
Datum (Datum der Behandlungsplanung)
TP-Nummer (Jeder Behandlungsplanbogen für den Patienten wird numeriert)

Auf dem Bogen wird ein und wirklich nur ein Behandlungsabschnitt eingetragen. Zusätzliche Bögen für den gleichen Behandlungsabschnitt werden je nach Bedarf hinzugefügt.

Bevorzugte Zeiten (Tageszeiten/Tage, die von dem Patienten für Terminvereinbarungen gewünscht werden)
Behandlung

Nach Festlegung der Behandlungsziele, wird jeder Behandlungsabschnitt Termin für Termin vorausgeplant. Die Verabredungen werden notiert und für jeden Termin erfolgen die Eintragungen der entsprechenden Behandlungsmaßnahmen. Häufig wird die Frage gestellt: „Wie wollen Sie wissen, was Sie vorfinden werden?" oder „Wieviel Zeit soll für den jeweiligen Termin eingeplant werden?" Die Antwort ist: „Wenn Sie nicht wissen, was Sie vorfinden, muß ausrei-

OBJECTIVE:											
NAME:	Date: T.P. No:		Preferred Times:			Entered on A/C card:			Date:		
TREATMENT	Time Req,	Appointment Date Time	Time Gap	Hyg time	Surg time	Req. this visit	Result this visit	Lab fee	Gold	Lab time	Interval

Abb. 5.1a Behandlungsplanungsbogen. Für jeden Behandlungsabschnitt wird ein neuer Bogen angelegt. Weitere Einzelheiten siehe Seite 121–126.

chend Zeit für den schlimmstmöglichen Befund vorgesehen werden, so daß der Patient das Sprechzimmer in stabilisiertem Zustand wieder verlassen kann." Wenn dann tatsächlich weniger Zeit in Anspruch genommen wurde, so schadet es nicht. Wenn jedoch unzureichend Zeit veranschlagt war, können nicht nur für den Patienten während der Behandlung Probleme entstehen, sondern auch für den Zahnarzt, der höchstwahrscheinlich im Hinblick auf die nachfolgenden Patienten unter Druck gerät.

Werden für jeden besonderen Behandlungsabschnitt verschiedene Behandlungsmmethoden erforderlich, muß jede mit einer entsprechenden Zeitvorgabe eingeplant werden. Es ist besser, wenn man Termine vergibt, die auf einer längstmöglichen Zeitplanung beruhen und diese, wenn möglich, verkürzt. In einer vielbeschäftigten Praxis ist es schwieriger, Zeit zu finden als abzukürzen. In einer ruhig laufenden Praxis steht Zeit ohnehin zur Verfügung; warum also von vornherein zu wenig einplanen?

Benötigter Zeitaufwand

Für jeden Behandlungstermin werden die einzelnen Behandlungszeiten, die zur Verrichtung der verschiedenen Vorgänge erforderlich waren, aufaddiert und notiert, um die Gesamtdauer des Behandlungstermins festzuhalten. Die Erkenntnis, wieviel Zeit gegenüber dem nach gutdünken vorveranschlagten Zeitaufwand wirklich benötigt wurde, ist recht heilsam. Wie zuvor schon festgestellt, weiß die Sprechstundenhilfe über Zeiterfordernisse häufig wesentlich besser Bescheid als der Zahnarzt.

Es kann nicht oft genug betont werden – Zeit ist ein Feind! Steht nur ungenügend Zeit zur Verfügung, erwachsen Pro-

Date	Stage	Surg.	Hyg.	Lab A	Lab B	Gold	Others	Calc. Total	Est. to Pt.	Method	Code	Review	Accept

NAME .... PIN ....

Abb. 5.1b Kostenkalkulationsbogen. Jeder Behandlungsabschnitt, der mehrere Behandlungsplanungsbögen enthalten kann, wird vermerkt. Die Gebühr pro Zeiteinheit wird eingetragen und die Anzahl der Stunden darunter. Für jede Spalte wird die Gesamtgebühr errechnet und daraus der Gesamtbetrag ermittelt. Dann erfolgt die Eintragung der abgegebenen Kostenschätzung für den Patienten. Weitere Einzelheiten siehe Seite 126–128.

bleme; Kompromisse werden eingegangen, „Pfuscharbeit" schleicht sich ein; Patient, Zahnarzt und die nachfolgenden Patienten müssen alle darunter leiden.

Termin, Datum, Zeit

Diese Angaben werden von der Sekretärin in das Bestellbuch zum Zeitpunkt der Vereinbarung eingetragen.

Behandlungspausen

Diese sind Zeitintervalle zwischen zwei aufeinanderfolgenden Behandlungsterminen. Sie sind beispielsweise abhängig von dem benötigten Zeitaufwand für Laborarbeiten oder beispielsweise den Zeitabständen, die zwischen Zahnprophylaxebehandlungen liegen.

Zeit für Hygienemaßnahmen

Die Gesamtzeit wird aus den Eintragungen für Hygienemaßnahmen errechnet und am Ende der Spalte vermerkt.

Zeit für chirurgische Maßnahmen

In gleicher Weise wird der Gesamtzeitaufwand für chirurgische Leistungen (d.h. des Zahnarztes) aufgeführt.

Aktuelle Bereitstellungen

Hier werden die für den jeweiligen Besuchstermin erforderlichen Bereitstellungen vermerkt, zum Beispiel: einartikulierte Studienmodelle; dreigliedrige Metallkeramikbrücke; Techniker – 1/2 Stunde – z.B. zur Herstellung von Modellen oder Einfärben von Kronen. Wenn beispielsweise ein Beratungstermin mit dem Endodontist vereinbart wurde, müssen zu diesem Zeitpunkt das Empfehlungsschreiben und die Röntgenbilder bereit stehen.

Behandlungsergebnisse

Diese führen die Dinge auf, die sich aus dem Besuchstermin ergeben, gewöhnlich erforderliche Laborunterlagen z.B.: Abdrücke, Lötabdruck, Kieferregistrate etc.

Laborkosten

Diese Laborkosten beziehen sich auf geschätzte Kosten, die durch auswärtige Laborarbeiten anfallen (In meiner eigenen Praxis sind das hauptsächlich Chrom-Kobalt-Modellgußgerüste, da alle anderen Laborarbeiten „im Hause" ausgeführt werden). Die geschätzte Gesamtsumme wird am Ende der Spalte aufgeführt.

Gold

Die geschätzten Kosten für Gold können aus der Spalte Bereitstellungen kalkuliert werden, z.B. 2 gegossene Pfosten, 3 Metallkeramikkronen. Für den Zahnarzt ist es wichtig, daß er die ungefähre Goldmenge für verschiedene Gußobjekte und den gegenwärtigen Goldpreis kennt, damit diese Kosten ermittelt werden können. Die Kalkulationen basieren auf Durchschnittswerten von 2 g pro Einheit für provisorische Restaurationen, 2,5 g für eine Krone mit Keramikkaufläche, 3 g für eine Metallkeramikkrone mit okklusaler Goldkaufläche, 3 g für eine 3/4-Krone, 3,5 g für eine Goldkrone, 2 g für einen kleinen gegossenen Aufbau mit Stift und 3 g für einen angegossenen Molaren-Stiftaufbau. Es ist besser, die Edelmetallkosten ein wenig höher anzusetzen; die Patienten akzeptieren eine niedrigere Abschlußrechnung bereitwilliger als eine höhere!

Laborzeit

Dies ist die von dem Techniker benötigte Zeit. Im Laufe der Jahre haben wir ein tabellarisches Verzeichnis entwickelt, welches auf ein computergestütztes System übertragen werden kann. Die verschiedenen Arbeitsgänge sind darin mit ihren labormäßig erforderlichen Zeitvorgaben erfaßt.
Während der Behandlungsplanung wird die für jeden Behandlungsabschnitt erforderliche Laborzeit kalkuliert. Viele Jahre der Zusammenarbeit mit dem Techniker waren notwendig, um sicherzugehen, daß diese Schätzungen realistisch sind. Die Gesamtlaborzeit wird am Ende der Spalte ausgewiesen, in gleicher Weise wie der Zeitaufwand der Prophylaxehelferin und des Zahnarztes.

Zeitabstände

Der Zeitraum, der für die Laborarbeit angesetzt wird, muß der Wirklichkeit entsprechen.
Es ist töricht, 60 Stunden Laborarbeit in einen Zeitabschnitt von 10 Tagen zu legen, weil hierbei kaum Zeit für etwas anderes übrig bleibt, als für dieses spezielle Werkstück. Auch wird der Zahnarzt während dieser 10 Tage an Behandlungen gehindert, die technische Unterstützung erfordern; und das führt im Praxisablauf zu Terminschwierigkeiten. Daher ist es weitaus vernünftiger, die 60 Stunden auf 20 Tage zu verteilen und damit auch die Versorgung anderer Patienten zu ermöglichen. Gleichzeitig muß aber auch die Frage nach der Sicherheit des Patienten bedacht werden, wenn von einem Behandlungsabschnitt zum anderen ein ganzer Monat dazwischenliegt? Wenn irgend möglich ist es das Beste, den Patienten am Ende jedes Behandlungstermins in einen stabilisierten Funktionszustand zu versetzen, so daß die Gefahr eines Notfalles bzw. Veränderungen in der Zahn- oder Kieferstellung auf ein Minimum herabgesetzt werden. Wie das zu erreichen ist, wird im Folgenden erörtert.
Es ist manchmal wichtig, den Zeitabstand so kurz wie möglich zu bemessen. Gewöhnlich auftretende Beispiele hierfür sind:

Direkte Pfosten

Der übliche Behandlungsablauf hierfür erfordert eine Terminvereinbarung am Morgen; Pfosten und Aufbau werden direkt im Munde modelliert; Abdrucknahme für den Aufbau; keine temporäre Versorgung; Guß des Pfostenaufbaus im Laufe des Tages und später am gleichen Tag Einzementieren des Pfostens mit dauerhaftem Zement und Eingliederung einer labormäßig hergestellten provisorischen Krone mit temporärem Zement. Das Risiko eines temporären Pfostens wird damit umgangen. Dieser würde wahrscheinlich nicht so exakt wie der endgültige Pfosten sitzen und übermäßige Belastungen auf örtliche Gegebenheiten der Wurzel ausüben und möglicherweise zur Zahnfraktur führen. Der Behandlungsablauf, der für direkte Pfosten einzuhalten ist, stellt sich folgendermaßen dar: Direkte Pfostenmodellierung und Situationsabdruck (mit Alginat, Hydrocolloid oder einem anderen Material. Bei Verwendung von Hydrocolloid muß der Aufbau übrigens in Dura Lay und nicht in Wachs hergestellt werden) eine halbe bis eine Stunde, je nach Beschaffenheit des Pfostens, der Päparation des Wurzelanteils, der Modellierung des Aufbaues und der Abdrucknahme über den Aufbau; Laborzeit – 30 bis 45 Minuten; Zeitabstand: 1 1/2 Stunden. Einzementieren des Pfostens und der provisorischen Krone – 30 Minuten; Zeitabstand – 0; Die Prophylaxehelferin entfernt die Zementreste bzw. benötigt einen 15 bis 45 Minutentermin je nachdem, ob provisorische Restaurationen über den gesamten Zahnbogen einzementiert wurden.

Provisorische Kronen und Brücken (s. Kapitel 8)

Im Anschluß an die Präparation mehrerer Zahneinheiten erfolgt die sofortige provisorische Versorgung mit Kunststoffkronen. Um das Risiko herabzusetzen, daß die Kronen zerbrechen oder andere Notfälle eintreten, ersetzt man diese sobald als möglich durch temporäre Restaurationen. Die Unterkonstruktionen werden aus gegossenem Halbedelmetall hergestellt und mit Kunststoff verblendet.

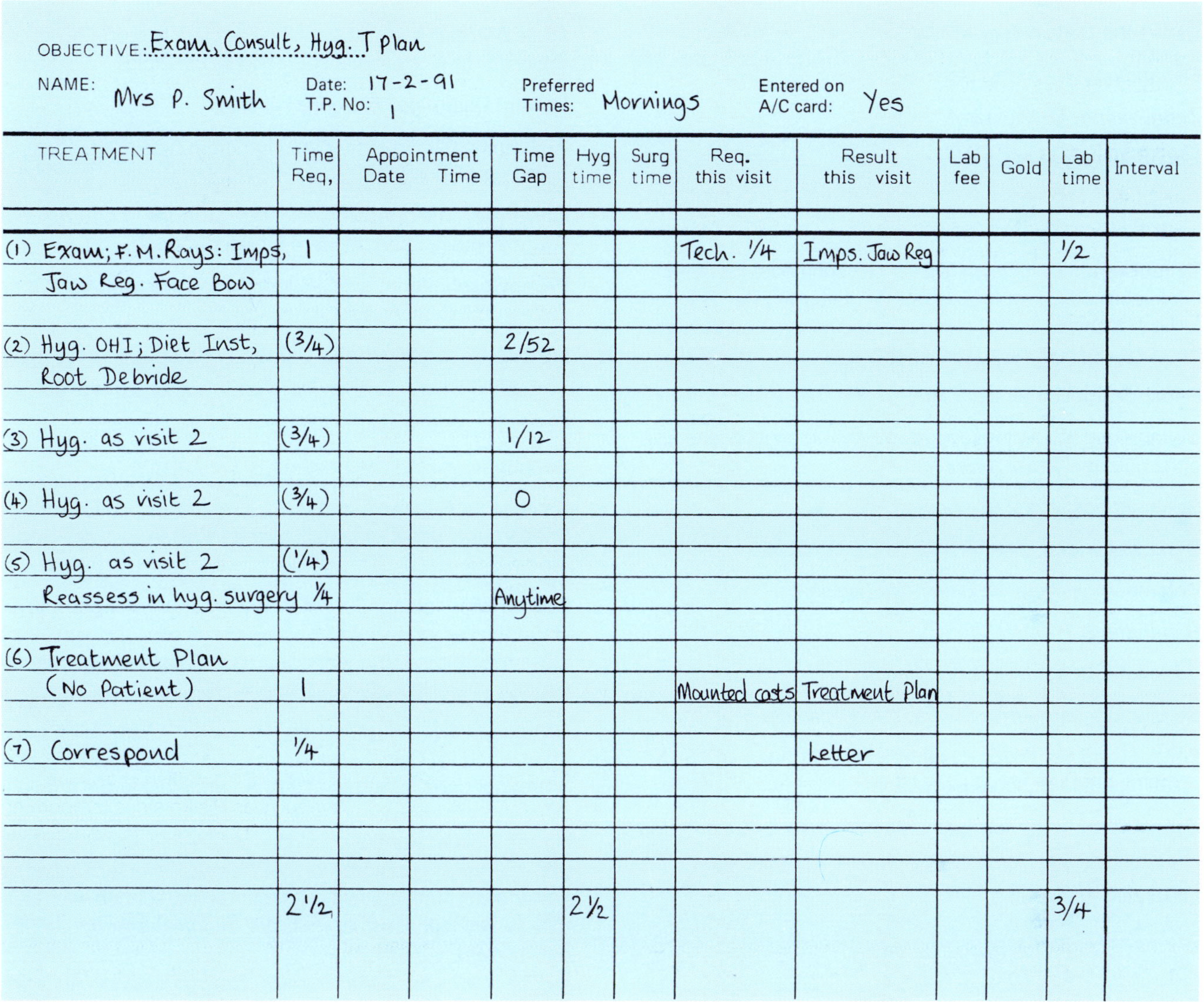

OBJECTIVE: Exam, Consult, Hyg. T Plan											
NAME: Mrs P. Smith Date: 17-2-91 T.P. No: 1 Preferred Times: Mornings Entered on A/C card: Yes											
TREATMENT	Time Req.	Appointment Date Time		Time Gap	Hyg time	Surg time	Req. this visit	Result this visit	Lab fee	Gold	Lab time	Interval
(1) Exam; F.M.Rays: Imps, Jaw Reg. Face Bow	1						Tech. ¼	Imps. Jaw Reg			½
(2) Hyg. OHI; Diet Inst, Root Debride	(¾)			2/52							
(3) Hyg. as visit 2	(¾)			1/12							
(4) Hyg. as visit 2	(¾)			0							
(5) Hyg. as visit 2 Reassess in hyg. surgery ¼	(¼)			Anytime							
(6) Treatment Plan (No Patient)	1						Mounted costs	Treatment Plan			
(7) Correspond	¼							Letter			
	2½				2½						¾

Abb. 5.1c Ausgefüllter Behandlungsplanungsbogen für die Eingangsuntersuchung, Einartikulieren der Studienmodelle, Termine mit der Prophylaxehelferin, Nachuntersuchung und Behandlungsplanung.

Beispiel eines Eingangsbehandlungsplans (Abb. 5.1c)

Behandlungsziel

Untersuchung, Beratung, drei Prophylaxetermine, Behandlungsplan, Korrespondenz.

Daraus ergeben sich folgende Einzelheiten:

TP Nummer 1

Behandlung 1: Untersuchung, Röntgenstatus, Abdrücke, Kieferregistrierung, Gesichtsbogen.

Benötigter Zeitaufwand: eine Stunde.

Bereitstellungen: Techniker – 1/4 Stunde zur Modellherstellung.

Behandlungsergebnisse: Abdrücke für einartikulierte Studienmodelle.

Erforderliche Laborzeit: 30 Minuten.

Zeitabstand: Terminabsprache mit dem Labor, so daß die einartikulierten Modelle zum Termin Nr. 6 bereitstehen.

Behandlung 2: Prophylaxetermin – Anleitungen zur Mundhygiene, Ernährungsberatung, erste Zahnsteinentfernung und Politur.

Zeitaufwand: 45 Minuten.

Behandlungspause: zwei Wochen.

Behandlung 3: Prophylaxetermin wie oben.

Zeitaufwand: 45 Minuten.

Behandlungspause: ein Monat.

Behandlung 4: Prophylaxetermin.

Zeitaufwand: 45 Minuten.

Behandlungspause: null.

Behandlung 5: Nachuntersuchung durch den Zahnarzt zusammen mit der Prophylaxehelferin.

Zeitaufwand: 15 Minuten. Dieser Besuch findet im Behandlungsraum der Prophylaxehelferin statt, um die Behandlungsergebnisse am Patienten zu begutachten und darauffolgend mit der Helferin zu besprechen.

Behandlungspause: beliebig.

Behandlung 6: Behandlungsplan, d.h. bereitgehaltene Zeit, ohne daß der Patient anwesend ist.

Behandlungspause: 60 Minuten.

Bereitstellungen: einartikulierte Studienmodelle.

Behandlungsergebnis: Behandlungsplan.

Behandlung 7: Korrespondenz.

Benötigter Zeitaufwand: 15 Minuten.

Behandlungsergebnis: Brief an den Patienten.

Zeitaufwand der Prophylaxehelferin: 2 Stunden und 30 Minuten (auf dem Behandlungsplan notiert).

Zeitaufwand für chirurgische Maßnahmen: 2 Stunden und 30 Minuten.

Laborzeit: 45 Minuten.

Kostenkalkulationsbogen (Abb. 5.1b)

Der Kalkulationsbogen ist eine pinkfarbenes Formblatt von gleicher Größe wie der Behandlungsplanbogen. Folgende Eintragungen werden darin vorgenommen:

Name: Name des Patienten.

Pin: Persönliche Identifikations-Nummer zur Computerspeicherung.

Datum: Datum der Terminvereinbarung.

Abschnitt: die Nummer des Behandlungsplans.

Chirurgie: Kosten pro Stunde.

Prophylaxehelferin: Kosten pro viertel Stunde.

Labor A und B: Kosten pro Stunde für jeden von zwei Technikern.

Gold: Goldkosten.

Sonstiges: anderweitige Kosten.

Diese Auflistung wird sodann rot unterstrichen und bildet die Basis für die Kostenvorausberechnung wie folgt:

Datum: Datum der Kostenkalkulation

Abschnitt: Stimmt mit den Nummern der Behandlungsplanbögen überein

Chirurgie: die Gesamtzahl der Stunden chirurgischer Tätigkeit multipliziert mit dem Stundenhonorar

Prophylaxehelferin: die Gesamtzahl von Viertelstunden multipliziert mit dem Viertelstundenhonorar

Labor: Gesamtzahl der Stunden multipliziert mit dem Stundenlohn

Gold: der geschätzte Preis für den Goldverbrauch

Sonstiges: zusätzliche Kosten z.B. Fremdlabor

Kalkulierte Gesamtsumme: der Gesamtbetrag aus diesen Spalten und damit die tatsächlichen Kosten, die der Praxis für die Bereitstellung dieser Dienstleistungen entstehen.

Kostenvoranschlag: Darunter versteht man das geschätzte Honorar, das dem Patienten berechnet wird. Es kann das Gesamthonorar betragen oder es ist aus verschiedenen Gründen herabgesetzt oder erhöht.

Normalerweise würden die Kosten für die Eingangsuntersuchung, Diagnosestellung, Behandlungsplanung und Korrespondenz, zusätzlich zu den Laborkosten für Studienmodelle und möglicherweise anfangs für einige diagnostische Arbeiten, viel höher liegen, als sie in diesem Stadium generell für angemessen erscheinen. Andererseits wäre es sicher unvernünftig, praktisch nichts zu berechnen, weil hiermit die wichtige Leistung, die der Zahnarzt erbringt, herabgesetzt wird.

Häufig wird der Kostenvoranschlag für dieses Anfangsstadium herabgesetzt und der Ausgleich für die tatsächlichen Kosten unter der Rubrik „sonstiges" in die Behandlungsphase übertragen. Sollte der Patient dann die Behandlung nicht fortsetzen, wird die Differenz abgeschrieben.

Verfahrensweise

Sie umfaßt das Verfahren der Rechnungslegung und Bezahlung. In der Hauptsache ergeben sich folgende verschiedene Möglichkeiten:

Eingangsuntersuchung, Behandlungsplanung und Korrespondenz:

Für Eingangstermin und Zeitaufwand der Behandlungsplanung wird eine Kostenberechnung aufgestellt, die in der oben beschriebenen Weise, wenn nötig, angepaßt wurde. Fällig wäre eine Eingangsgebühr für die Vergütung des Untersuchungstermins und den Ausgleich für den Kostenvoranschlag nach Erhalt der schriftlichen Mitteilung. Entscheidet sich der Patient aufgrund der Gesamtkosten in diesem Stadium gegen eine Weiterbehandlung, sind wenigstens die Untersuchungskosten gedeckt.

Behandlung – Verfahren der Rechnungslegung:
Monatliche Rechnungen. Dieses Verfahren ist für begrenzte Behandlungen geeignet, die sich über einen längeren Zeitraum erstrecken, beispielsweise eine Reihe von Prohylaxeterminen einschließlich okklusaler Korrekturen, die sich über vier Monate hinziehen.

Ein Drittel der Kosten zu Beginn der Behandlung, ein Drittel nach Ablauf der ersten Behandlungshälfte und ein Drittel am Schluß des Behandlungsabschnitts. Dieses Verfahren eignet sich normalerweise für Behandlungsmaßnahmen wie Schienentherapien oder Amalgamfüllungen. Fallen hierbei Laborkosten an, ist dieses System gegenüber monatlichen Rechnungen gewöhnlich vorzuziehen, weil durch eine Anfangszahlung der Patient gegenüber dem zahntechnischen Labor als Kreditnehmer auftritt.

Ein Drittel der Kosten zu Beginn der Behandlung, die Hälfte zwischendurch und der Ausgleich beim Einzementieren. Dieses Verfahren ist bei jeder Art von Kronen-und Brückenarbeiten zu empfehlen.

Dieser letzte Zahlungsmodus bedeutet für den Zahlungsverkehr einer Praxis einen gravierenden Unterschied und sorgt auch dafür, daß nur ein relativ kleiner Betrag aussteht (16,7%), wenn der Zahnersatz einzementiert wird. Patienten, die mit einer bestimmten Zahlungsweise einverstanden sind, werden üblicherweise später keine Einwände erheben. Sollte dies dennoch vorkommen, handelt es sich um die Zahlungsverzögerung der letzten Rechnung und es ist daher besser, diesen Betrag so klein wie vertretbar zu halten. Obgleich man hier über professionelle Belange und nicht über Geschäfte spricht, kann die Behandlungsübernahme mißlungener, umfangreicher Fälle sehr kostspielig sein und kein Geschäftsmann würde allen seinen Kunden großzügigen Kredit einräumen, besonders nicht ohne Rückfragen. In der Tat liegt es nicht im Interesse des Patienten, wenn die Praxis eine unsichere finanzielle Grundlage hat. Das verunsichert den Zahnarzt, setzt ihn außerstande, Rückschläge ohne Rücksicht auf die Kosten hinzunehmen und hindert ihn an Investitionen in Geräte, Materialien und Personal. Diesbezüglich unterbleibt entweder die Einstellung neuer notwendiger Mitarbeiter, oder die Gehälter der vorhandenen Mitarbeiter, werden nicht angehoben.

Kodex

Dies ist ein Kode-Buchstabe, der sich auf die Zahlungsmodalitäten bezieht. Er wird anschließend in den Computer zur automatischen Rechnungslegung eingegeben.

Überprüfung

Hierbei handelt es sich um das Datum, das in der Korrespondenz erscheint und den Zeitpunkt angibt, bis zu dem der Kostenvoranschlag Gültigkeit hat. Das bedeutet, daß jenseits dieses Datums eine Kostenkorrektur erfolgt; dies wird nochmals unter Korrespondenz erörtert.

Annahme: Ja oder Nein

Eine Eintragung wird vorgenommen, ob der Patient das Behandlungsangebot angenommen hat oder nicht.

Bemerkungen

Eine freie Spalte für Eintragungen.

Das oben aufgezeigte System wird zur Vervollständigung jedes Behandlungsplanungsbogens eingesetzt. Mit den fortlaufenden Eintragungen kann der Stundentarif verändert werden; er spiegelt den im Laufe der Zeit zu erwartenden Kostenanstieg.

Rechnungslegung

Rechnungen werden wöchentlich versandt. Aufstellungen aller außstehenden Rechnungen werden dem Patienten einen Monat nach Zustellung der ersten Rechnung und danach vierzehntägig zugestellt.

EDV-Verwaltung

Es wurde ein Praxis-Verwaltungsprogramm (Compudent Ltd.) entsprechend den obengenannten Erfordernissen entwickelt. Die Einrichtung dieses Programms hat deutliche organisatorische Veränderungen mit sich gebracht, die das Rechnungswesen enorm vereinfachen und Verwaltungsdaten ausweisen, die eine genauere zukunftsorientierte Planung zulassen. Ob Patienten gewillt sind, sich in ein Computerprogramm einbeziehen zu lassen oder nicht, wirft eher philosophische Fragen auf; bis jetzt hat kein Patient Einwände dagegen erhoben.

Der Zugang zu dem Programm kann nur über ein Paßwort erlangt werden und verschiedene Paßwörter erschließen unterschiedliche Zugriffsebenen des Systems. So eröffnet ein Paßwort den Zugang zu den Planungsunterlagen jedoch nicht zu den Praxiskonten. Ebenso wie bei anderen Programmen gestattet dieses System die Speicherung und den Aufruf der Namen, Adressen, Telefonnummern, Rechnungsanschriften etc. Außerdem verwaltet es die Honorarforderungen pro Tag und Bankeingänge pro Tag, ein Recall-System, Praxisbruttobezüge und Geldeingänge im Vergleich zu vorangegangenen Monaten und Jahren, Textverarbeitung und ein Bestellbuch. Das Programm bietet auch die Möglichkeit der Kodierung verschiedener Behandlungsabläufe, so daß alle Patienten, die sich einer speziellen Behandlung unterziehen, sofort aufgenommen und über Eingangsgebühren Honorarforderungen und Zeitaufwand für jede besondere Maßnahme informiert werden können. Darüberhinaus erstellt das Programm auch eine monatliche und jährliche Statistik über Honorarforderungen und Arbeitsstunden für jeden Praxisbereich z.B. Zahnarzt, Prophylaxehelferin, Techniker A und B, Gold und anderes. Insbesondere wurde dieses Programm jedoch mit Blick auf

Behandlungsplanung und Rechnungswesen, wie oben beschrieben, entwickelt.

Kalkulation des Stundenhonorars

Wenn kein Praxislabor vorhanden ist

1) Anzahl der Arbeitswochen x Anzahl der Tage pro Woche x Anzahl der Stunden pro Tag = voraussichtliche Anzahl der Arbeitsstunden.
2) Abzüge etwa 20% (realistisch) für Terminabsagen kleinere Erkrankungen etc. = 80% der Gesamtarbeitsstunden, das sind 80% von 1).
3) Geschäftskosten des vergangenen Jahres (dies sind die tatsächlichen Unkosten, nicht die abgeschriebenen Kosten) abzüglich der Laborkosten =
4) 3%+ Inflationsanteil für das kommende Jahr =
5) Rücklagen zur Aufstockung der Kapitalbasis für Verbesserungen: das heißt Investition an Geldmitteln + Zinsen für 1 Jahr Fremdfinanzierung (a) + Tilgung für ein Jahr auf die Fremdfinanzierung (b). Im nächsten Jahr werden die Posten (a) + (b) in die Unkosten einbezogen.
6) Erwünschtes Einkommen (was erwünscht ist, muß nicht realistisch sein!) plus ein Betrag, der als Profit abgezweigt wird und in der Praxis verbleibt.
7) Gesamtvergütung die erzielt wird, ausgenommen Laborkosten: Summe von 4.+ 5.+ 6.
8) Gesamteinkommen das durch den Zahnarzt erzielt wird: 8) = 7) minus (erwartetes Einkommen der Prophylaxehelferin). Das zu erwartende Einkommen der Prophylaxehelferin errechnet sich aus der Anzahl der Arbeitswochen der Helferin x Anzahl der Tage pro Woche x Anzahl der Stunden pro Tag x gegenwärtig erhobenes Stundenhonorar x 80% (realistischerweise).
9) Das Stundenhonorar des Zahnarztes = Gesamtvergütung, die erzielt wird, dividiert durch 80% der voraussichtlichen Gesamtzahl der Arbeitsstunden. Das heißt 8) + 2)

Wenn ein Praxislabor vorhanden ist

10) Kalkulation wie oben, jedoch Posten 3) berechnet sich abzüglich des erwarteten Laboreinkommens x 80% (realistischerweise). Das erwartete Laboreinkommen kalkuliert sich:
11) 80% x dreifaches Gehalt der Techniker (unter Berücksichtigung der Unkosten).
12) Die Laborkosten pro Stunde sind dann = das dreifache Technikergehalt (80%-Faktor nicht eingeschlossen) dividiert durch die Anzahl der Wochen x Anzahl der Tage pro Woche x Anzahl der Stunden pro Tag (die der Techniker arbeiten sollte).
13) Das durch den Zahnarzt zu erzielende Gesamteinkommen beträgt = 8) minus 11).
14) Das erforderliche Stundenhonorar ergibt sich aus dem gesamt zu erzielenden Honorar dividiert durch 80% der Gesamtzahl der Stunden die voraussichtlich gearbeitet werden: 13) + 2)

Ablage der Behandlungsplanungs- und Kostenkalkulationsbögen

Beide Bögen werden zusammen in einer blauen Mappe in einem Karteischrank, getrennt von der Patientenkartei, aufbewahrt. Sie ist der Sekretärin zugänglich, so daß der Behandlungsplanungsbogen bei einem Anruf des Patienten sofort zur Hand ist und Termine, je nach Erfordernis, vereinbart oder geändert werden können. Diese Daten können auch auf einen Computer übertragen werden, wenn ein Mehrplatzsystem vorhanden ist, so daß mehr als nur eine Person ankommende Telefonanrufe beantworten kann, ohne jemanden unterbrechen zu müssen, der gerade in dem System arbeitet.

Gesamteinkommensbewertung

Es ist wichtig, die Akzeptanz oder Ablehnung verschiedener Behandlungsmodalitäten innerhalb einer Praxis zu ermitten. Es empfiehlt sich, Aufzeichnungen für Honorare, die für verschiedene Behandlungsabläufe erhoben werden, niederzulegen, damit man beurteilen kann, ob die Ablehnung einer Leistung der Kosten oder anderer Faktoren wegen, nicht akzeptiert wird. Ohne derartige Aufzeichnungen sind genaue Untersuchungen hierüber nicht möglich.

Versicherung

Infolge der sehr hohen Unkosten, die bei der Behandlung von Patienten mit umfangreichen restaurativen Problemen entstehen, ist es wichtig, daß der Behandler seine eigene Unfall- und Krankenversicherung sorgfältig überprüft, um sicherzugehen, daß im Erkrankungsfall eine ausreichende Versorgung gewährleistet ist.

Einige Beispiele für Behandlungspläne
Behandlungsziel
Okklusaler Stabilisierungs-Plattenbehelf (Abb. 5.1d)

Behandlung:

1) Abdrücke, Gesichtsbogen- und Kieferregistrierung. Benötigter Zeitaufwand: 15 Minuten. Bereitstellungen: Techniker 15 Minuten. Behandlungsergebnis: Abformung für okklusale Stabilisierungsschiene. Laborzeit: 4 Stunden. Behandlungspause – (?) Laborzeitplan.
2) Einpassen der Schiene und Einschleifen, benötigter Zeitaufwand: 30 Minuten. Behandlungspause: Ein oder zwei Tage (damit die anfangs eintretende Muskelentspannung mit nachfolgender Okklusionsänderung rasch erkannt und entsprechende Korrekturen vorgenommen werden können und der Patient beschwerdefrei bleibt). Bereitstellungen: fertiggestellter Plattenbehelf.

OBJECTIVE: Occlus. Stab. appl.

NAME: Mrs P. Smith Date: 18-11-91 T.P. No: 2 Preferred Times: Afternoon Entered on A/C card: Yes

TREATMENT	Time Req,	Appointment Date	Appointment Time	Time Gap	Hyg time	Surg time	Req. this visit	Result this visit	Lab fee	Gold	Lab time	Interval
(1) Imps. Face Bow Jaw Reg	1/4			? Lab			Tech – 1/4	Imps. for. Stab. Appl.			4	
(2) Fit Appliance	1/2			1-2 Days				Appliance				
(3) Adjust	1/4			1/52								
(4) Adjust	1/4			2/52								
(5) Adjust	1/4			1/12								
(6) Adjust & reassess	1/4											
				1 3/4							4 1/4	

Abb. 5.1d Ausgefüllter Behandlungsplanungsbogen für eine Stabilisierungsschiene.

3) Einschleifmaßnahmen. Benötigter Zeitaufwand: 15 Minuten. Behandlungspause: eine Woche.
4) Einschleifmaßnahmen. Benötigter Zeitaufwand: 15 Minuten. Behandlungspause: zwei Wochen.
5) Einschleifmaßnahmen. Benötigter Zeitaufwand: 15 Minuten. Behandlungspause: ein Monat.
6) Einschleifmaßnahmen und Nachuntersuchung. Benötigter Zeitaufwand: 15 Minuten.

Die schriftliche Mitteilung dieser Behandlungsplanung an den Patienten erläutert außerdem: „Der Kostenaufwand bezieht sich auf die Herstellung und Eingliederung einer Aufbißschiene einschließlich vier Besuchstermine für Bißausgleichsmaßnahmen. Weitere Korrekturen können erforderlich werden; falls dies notwendig ist, werden Sie vor weiteren Terminvereinbarungen über die Kosten informiert.

Die obigen Angaben beziehen sich jedoch auf die durchschnittliche Anzahl von Behandlungsterminen, die in ähnlichgelagerten Fällen üblich sind.

Behandlungsziel

Metallkeramikkronen 13 – 23 (vorausgesetzt, es ergeben sich keine okklusalen Probleme) (Abb. 5.1e)

Behandlung:

1) Überprüfung der Frontzahnführung – protrudierend, lateroprotrudierend und lateral. Überprüfung der Balanceseitenkontakte. Überprüfung des Gleitweges von CRCP in IP. OK und UK Abdrücke, Gesichtsbogen- und Kieferregistrierungen, Protrusionsmeßwert, Zahnfarbe. Benötig-

OBJECTIVE: Bonded Crowns 13-23											
NAME: Mr R. Gates Date: 6-12-91 T.P. No: 3 Preferred Times: Wed/Thus Entered on A/C card: Yes											
TREATMENT	Time Req,	Appointment Date Time	Time Gap	Hyg time	Surg time	Req. this visit	Result this visit	Lab fee	Gold	Lab time	Interval
(1) Check Occlusion: Ant. Guide, Nw contacts, CRCP-IP ↑ & ↓ Imps, Face Bow, Jaw Reg. Protrusive Rec. Shade	½		Anytime			Tech ½ Pour Imps Shade	Imps, Jaw reg Face Bow			½	
(2) Prep 13, 11, 22 Temps Master Imp alternate teeth Jaw Reg. Prep 12, 22, 23 Imp Temps Imp Master Cement Temps	4		0			Tech 1 Matrix for Temp	Imps. Temps Imp Master Jaw reg.		12gm Deg U	24	
(3) Hyg. Clean Cement	(½)		10 days+								
(4) Try, Contour, stain if nec.	1 ½		1½ hours			Tech 2 6 Bonded Units	Crowns for finishing				
(5) Cement Crowns- In Hyg Surg	¼		0				Finished Crowns				
(6) Hyg. clean cement	(¾)		1/52								
(7) CHECK	¼										
	6 ½		1 ¼						12gm Deg U	28	

Abb. 5.1e Ausgefüllter Behandlungsplanungsbogen für Metallkeramikkronen auf die Zähne 13 – 23.

ter Zeitaufwand: 30 Minuten. Bereitstellungen: Techniker – 15 Minuten. Behandlungsergebnis: Abformungen für Studienmodelle, Gesichtsbogen- und Kieferregistrate. Laborzeit: 30 Minuten. Behandlungspause: beliebig.

2) Präparation 13, 11, 22. Benötigter Zeitaufwand: 1 Stunde 15 Minuten. Sofort hergestellte Provisorien, z.B. mittels unbearbeiteter Kunststoffkappen 13, 11, 22 (zum Schutz des freiliegenden Dentins) Zeitaufwand: zehn Minuten. Abformung der präparierten Zähne. Kieferregistrierung. Benötigter Zeitaufwand: 15 Minuten. Präparation 12, 21, 23 – Abformung für temporäre Kronen (13 – 23) und definitive Abdrücke. Zeitaufwand: 1 Stunde 15 Minuten. Einzementieren der temporären Kronen, Zeitaufwand: 15 Minuten. Gesamtzeitaufwand für Terminvereinbarung (2): 3 Stunden 25 Minuten, erweitert auf 4 Stunden. Bereitstellungen: Matritze für Provisorien, Zahntechniker: 1 Stunde. Behandlungsergebnis: Abformungen für temporäre Kronen, Abformungen für den Kronenersatz (temporäre Kronen werden auf einem schnellhärtenden Gipsmodell hergestellt, s. Anhang). Zeitabstand: 30 Minuten.

3) Prophylaxehelferin. Benötigter Zeitaufwand: 30 Minuten (zur Beseitigung der Zementreste und Kontrolle der Mundhygiene). Behandlungspause: In Abhängigkeit vom Labor. Benötigte Laborzeit: 24 Stunden. Zeitabstand: zehn Tage.

4) Einprobe, Form und Farbe. Benötigter Zeitaufwand: 1 Stunde 30 Minuten. Behandlungspause: 1 Stunde 30 Minuten. Bereitstellungen: Techniker – 2 Stunden (für Farbkorrektur und Fertigstellung) insgesamt 6 Zahneinheiten. Behandlungsergebnis: Kronen, zur Farbkorrektur und Glanzbrand.

Maßnahmen der Behandlungsplanung

NAME								DIAGNOSIS							DATE	
ATTITUDE																

| MEDICAL HISTORY |
| LIP LINE |
| OCCLUSION |

| PERIO SUSCEPT |
| CARIES SUSCEPT |

PERIO	18	7	6	5	4	3	2	1	21	2	3	4	5	6	7	8	PERIODONTIST
HOPELESS																	
POSS																	
CERTAIN																	
HOPELESS																	
POSS																	
CERTAIN																	
	48	7	6	5	4	3	2	1	31	2	3	4	5	6	7	8	

ENDO	18	7	6	5	4	3	2	1	21	2	3	4	5	6	7	8	ENDODONTIST
HOPELESS																	
RCT																	
INVEST																	
SURGICAL																	
REMOVE POST																	
RESECT																	
HOPELESS																	
RCT																	
INVEST																	
SURGICAL																	
REMOVE POST																	
RESECT																	
	48	7	6	5	4	3	2	1	31	2	3	4	5	6	7	8	

Abb. 5.1f Parodontale und endodontische Untersuchungsbögen. Jeder Zahn wird begutachtet und die Befunde im Bogen vermerkt. Das zwingt den Kliniker, jeden einzelnen Zahn zu berücksichtigen und nicht nur auf die Gesichtspunkte einzugehen, die im Hauptinteresse liegen oder von Bedeutung sind. Weiterhin ist Platz vorgesehen, um auch noch andere Befunde einzutragen.

5) Einzementieren der Kronen am Arbeitsplatz der Prophylaxehelferin. Behandlungspause: 0. Bereitstellungen: Fertiggestellte Kronen. Benötigter Zeitaufwand: 15 Minuten.
6) Prophylaxehelferin – 45 Minuten (Reinigung von Zementresten). Behandlungspause: 1 Woche.
7) Nachuntersuchung. Benötigter Zeitaufwand: 15 Minuten.

Maßnahmen der Behandlungsplanung

In diesem Stadium wird ein weiterer Untersuchungsbogen (Abb. 5.1f) angelegt, der folgenden Zwecken dient: Erneute Beurteilung des Gesamtzustands. Erfassung des endodontischen und parodontalen Zustands jedes einzelnen Zahnes.

Der Gesamtstatus

Dieser umfaßt eine allgemeine Bewertung des Gebißzustandes.

Parodontale Beurteilung

Das Untersuchungsschema hat Horizontalformat und die Zähne werden eingestuft als sicher, fraglich und hoffnungslos, was soviel bedeutet wie, keine parodontale Probleme und definitiv erhaltungsfähig, fraglich erscheinende Zähne oder Zähne, die extrahiert werden müssen.
Jeder Zahn wird in Augenschein genommen und in dem zugehörigen Feld angekreuzt. Bemerkungen über einzelne Zähne werden rechts in der Spalte eingetragen, sowie der Name des Parodontologen, dem der Patient gegebenenfalls überwiesen wird.

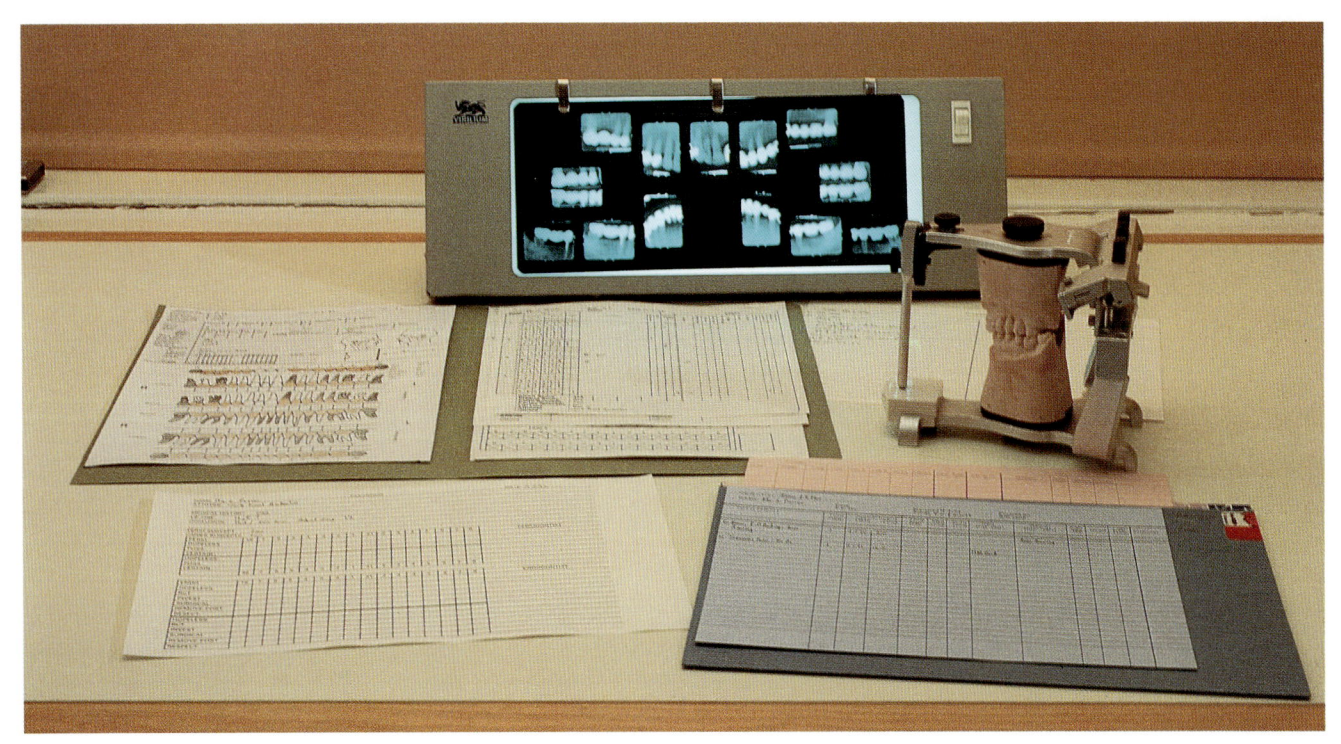

Abb. 5.1g Anordnung der Unterlagen zur Zusammenstellung der Befunde. Der Röntgenstatus ist in eine Filmtasche eingeordnet, die das Nebenlicht ausblendet, und auf dem Röntgenbildbetrachter bereitliegt. Die einartikulierten Studienmodelle sind verfügbar und die Untersuchungsbefunde sind in der grünen Mappe zugänglich. Alle erforderlichen Informationen für die weitere Diagnosestellung und Behandlungsplanung sind auf diese Weise zusammengestellt und der Kliniker muß nicht in einem Haufen von Papieren wühlen um Einzelheiten wiederzufinden.

Endodontische Beurteilung

Auch dieser Untersuchungsteil erscheint im Horizontalformat und beginnt auf der linken Bogenseite mit dem oberen rechten dritten Molaren, Zahn 18, und begibt sich zum oberen linken Molaren auf der rechten Bogenseiteseite. Die Zähne werden auf Anzeichen endodontaler Erkrankungen untersucht; Bemerkungen über einzelne Zähne, sowie der Name des empfohlenen Fachkollegen für Endodontie werden in dem freien Feld auf der rechten Bogenseite eingetragen. In dem entsprechenden Zahnfeld wird für jeden einzelnen Zahn die erforderliche Behandlungsmaßnahme angekreuzt.

Zusammenstellung

In Abbildung 5.1g ist das gesamte „Rüstzeug" für die Behandlungsplanung zusammengestellt. Die grüne Mappe ist geöffnet, so daß auf der linken Seite die Okklusions- und Restaurationsbefunde und auf der rechten Seite die Parodontal- und Endodontiebefunde eingeordnet erscheinen. Der Untersuchungsbogen mit der diagnostischen Gesamtbeurteilung liegt vornan, die Röntgenbilder befinden sich auf dem Röntgenbildbetrachter und die einartikulierten Studienmodelle stehen ebenfalls bereit. Der Behandler verfügt nun über alle erforderlichen Informationen, um Feststellungen treffen zu können, und einen Behandlungsplan zusammenzustellen. Es muß ausdrücklich betont werden, daß hierfür folgende Einzelheiten erforderlich sind:

1) Eingangsbeurteilung, z. B. Erkenntnisse aus den Untersuchungsbefunden.
2) Diagnose, insgesamt und Zahn für Zahn.
3) Hauptzielsetzung, bzw. Zielsetzungen der Behandlungen.
4) Fortlaufende Eintragungen ergeben die Behandlungsziele für jedes Behandlungsstadium.
5) Eintragung der Behandlungsziele für jedes Behandlungsstadium.
6) Eintragung der Einzelheiten für jedes Behandlungsstadium.
7) Korrespondenz mit dem Patienten
8) Korrespondenz mit dem überweisenden Zahnarzt oder Arzt, soweit angebracht.

Kommunikation mit dem Zahntechniker

Diese erfolgt mündlich und schriftlich. Ein Laborblatt (Abb. 5.1h) findet Verwendung, um Einzelheiten der Verordnung mitzuteilen.

Maßnahmen der Behandlungsplanung

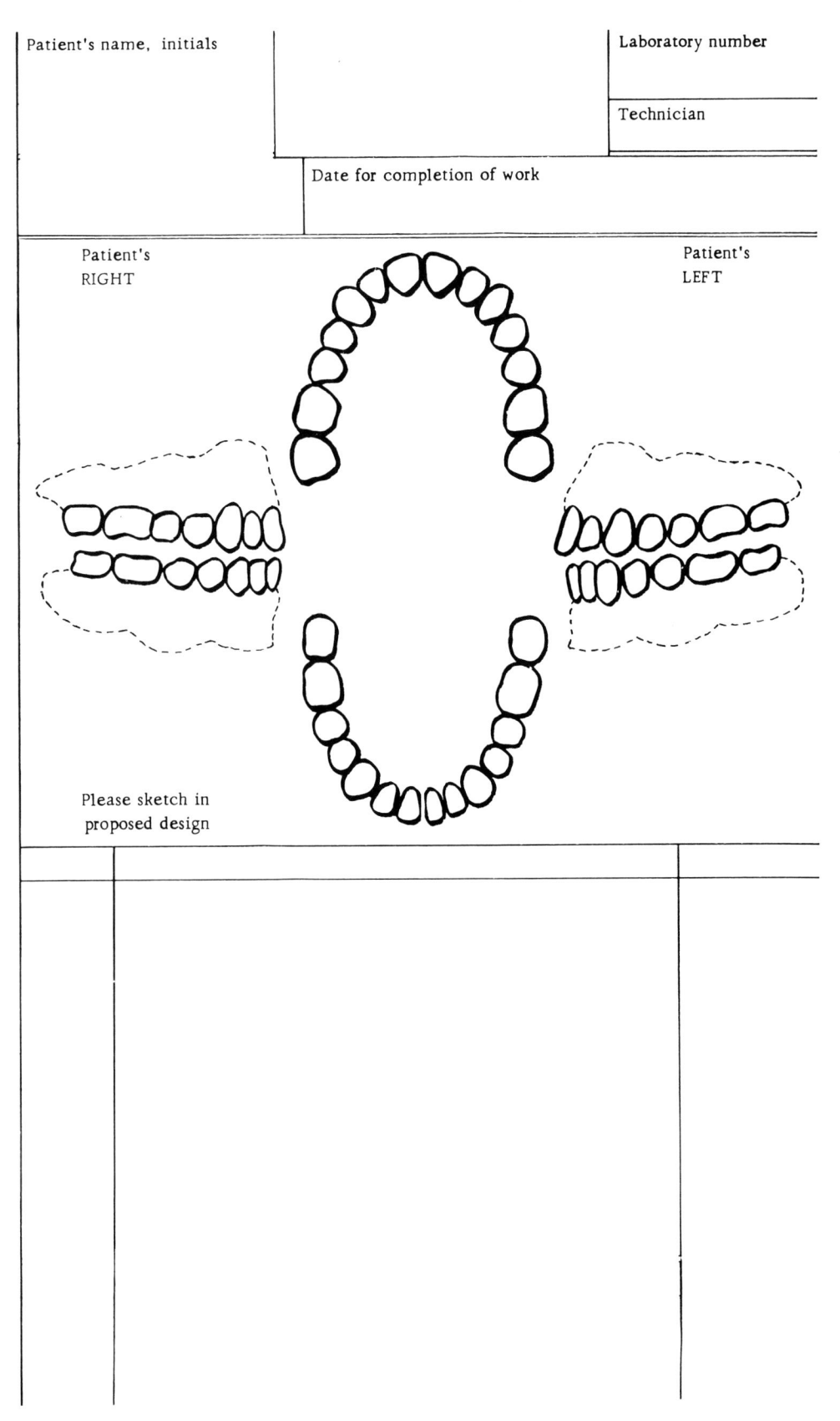

Patient's name, initials

Laboratory number

Technician

Date for completion of work

Patient's RIGHT

Patient's LEFT

Please sketch in proposed design

Abb. 5.1h Verordnungsblatt für das zahntechnische Labor.

Checkliste für Behandlungs- und Kostenplanung

- Räume ich der Behandlungsplanung genügend Zeit ein?
- Bin ich mir über die Kosten der Behandlungsplanung bewußt?
- Wer bezahlt hierfür? Bin ich es, der Patient oder beide?
- Kenne ich meine Allgemeinkosten pro Stunde?
- Habe ich meine Honorarstruktur veranlagt?
- Kenne ich die Laborkosten und Zeitplanungen?
- Ist die EDV in der Praxis eingeführt?
- Wäre es notwendig?
- Wird mein Finanzwesen sorgfältig überwacht?
- Wie einfach wäre es für meine Mitarbeiter, mich zu hintergehen?
- Bekomme ich von meinem Steuerberater gute Ratschläge oder überprüft er lediglich die Geschäftsbücher?
- Steht mein Bargeldumlauf unter Kontrolle?
- Wie ist meine Beziehung zu meinem Bankdirektor?
- Wie genau sind meine Kostenplanungen?
- Ermittle ich für verschiedene Behandlungsformen die diesbezüglichen Verdienstspannen?
- Halte ich zur Information regelmäßige Mitarbeiterversammlungen ab, um Kritik und Vorschläge entgegenzunehmen und trage ich dazu bei, daß ein harmonisches und einsatzfreudiges Team beisammenbleibt?

Kapitel 6

WAHLMÖGLICHKEITEN DER BEHANDLUNGSPLANUNG

Neun Behandlungsalternativen stehen Patienten, die Defekte an umfangreichen, restaurativen Zahnbehandlungen zu beklagen haben, zur Wahl:

- Abnehmende Behandlungsbereitschaft
- Beanstandung
- Bereitwilligkeit – Versuch, die vorhandenen Restaurationen zu akzeptiern
- Totale Prothesen
- Deckprothesen
- Teilprothesen
- Entfernung der verbliebenen Zähne und Restauration auf der Basis osteointegrierter Implantate
- Erneute Restauration auf natürlichen Zahnwurzeln
- Erneute Restauration unter Verwendung natürlicher Wurzeln und osteointegrierter Implantate

Die Zustimmung zu einer Behandlungslösung hängt ab von:

- dem allgemeinmedizinischen Zustand des Patienten
- der Krankheitsanfälligkeit
- der Motivation des Patienten
- den Fähigkeiten des Behandlers
- dem Umfeld

Es ist absolut notwendig, daß der Behandler sachlich bleibt und sich genügend Zeit zur Behandlungsplanung nimmt.

Der allgemeinmedizinische Zustand

Ein Patient mit einer schweren, schwächenden oder terminalen Erkrankung sollte, im Gegensatz zu einer umfassenden Rekonstruktion, eine angemessene erhaltende Betreuung erfahren.

Die Krankheitsanfälligkeit

Die Krankheitsanfälligkeit eines Patienten mit marginalen Entzündungserscheinungen und guten Knochenverhältnissen unterscheidet sich deutlich von der eines Patienten mit nur 2 mm verbliebenem Knochen an den Pfeilerzähnen. Gleichfalls unterscheidet sich ein Patient, der zuvor unter florider Karies litt und einen Rückfall zu verzeichnen hat von dem Patienten, der an einem schlecht sitzenden Brückenpfeiler einen lokal begrenzten kariösen Defekt aufweist.

Eine erhöhte Wahrnehmung oder Unduldsamkeit gegenüber Schmerzen, sowie Unbequemlichkeiten, okklusale Beschwerden, empfindliche Mundverhältnisse und psychogen bedingte Verstimmung in Bezug auf ästhetische Gegebenheiten, beeinflussen die Empfehlungen zur Änderung durch restaurative Maßnahmen.

Die Motivation des Patienten

Die Bedürfnisse des Patienten und dessen Einstellung zu seinen Zähnen, sowie die Behandlungsmöglichkeiten müssen in Betracht gezogen werden.

Die Fähigkeiten des Behandlers

Zahnärzte besitzen unterschiedliche Fähigkeiten. Wichtig ist, daß der restaurativ tätige Zahnarzt seine eigenen Fähigkeiten und die seiner Mitarbeiter richtig einschätzt. Das Niveau des Leistungsvermögens muß den Ansprüchen des Patienten gerecht werden.

Das Umfeld

Die Gegebenheiten der Praxiseinrichtung und die finanziellen Verhältnisse beeinflussen die Ausführung einer empfohlenen Behandlung.

Es ist wichtig daran zu denken, daß der Patient mit einer umfangreichen, fehlgeschlagenen Zahnbehandlung bereits seine Anfälligkeit für Zahnerkrankungen unter Beweis gestellt hat und daß die vorherige Behandlung mißlang. Zum Wohl des Patienten und für das Ansehen des Berufsstandes ist es daher wichtig, daß die nachfolgende Behandlung angemessen ist und wahrhaftig darauf abzielt, den Gesundheitszustand des Patienten wiederherzustellen und zu erhalten. Die Verantwortlichkeit des Zahnarztes endet nicht mit der Eingliederung einer Brücke.

Kapitel 7

VERSTÄNDIGUNG MIT DEM PATIENTEN

Mündlich

Dies wurde bereits in Kapitel 3 unter „erste Kontaktaufnahme" erörtert. Wenn der Patient die Unterhaltung beendet, ist es wichtig, daß er über folgende Dinge unterrichtet ist:

- über die allgemeinen Ursachen seiner Beschwerden.
- daß ihm vor Verlassen der Praxis für den ersten Behandlungsabschnitt einschließlich der Untersuchung, eine Honorarrechnung überreicht wird (oder falls unter Zeitdruck schriftlich nachgesandt wird);
- daß er bei umfangreichen Arbeiten eine Vorstellung der Kosten bekommt, die bei ähnlich gelagerten Fällen der letzten zwei Jahre erhoben wurden;
- bei langwierigen Behandlungen muß dem Patienten während einer der nachfolgenden Verabredungen erläutert werden, daß es nicht ungewöhnlich ist, in einem gewissen Behandlungsstadium agressiv zu reagieren, weil er „es leid" ist und „genug" hat. Wenn sich diese Reaktion einstellt, versichert der Zahnarzt, daß er diese Dinge nicht persönlich nimmt.

Schriftlich

Eingangskorrespondenz

Vor Verlassen der Praxis wird dem Patienten eine Kopie des Kostenvoranschlags für den ersten Behandlungsabschnitt ausgehändigt, der entweder aus Untersuchung, Diagnose, Behandlungsplanung und Korrespondenz besteht oder möglicherweise als Zusatz einige Prophylaxetermine, Amalgamfüllungen oder temporäre Kronen enthält. Zwar variiert das erste Behandlungsstadium; es sollte jedoch möglich sein, die entsprechenden Einzelheiten zusammenzustellen.

Der Ablauf erfolgt wie zuvor beschrieben. Ein Behandlungsplanungsbogen wird angelegt und darauf geachtet, daß für jeden Termin genügend Zeit eingeplant wird. Nach Ausfüllung des Kostenvoranschlag-Bogens erfolgt die Kostenberechnung und die Festlegung des Zahlungsmodus. Die Sekretärin übernimmt die Unterlagen und benutzt ein vorgedrucktes bzw. ein edv-mäßig erstelltes Standardformular (Abb. 7.1). Auf diesem Formular werden für jeden Patienten die entsprechenden Eintragungen vorgenommen. Die Ausfertigung erfolgt in dreifacher Form, und im Laufe der Behandlung wird der Patient um seine Unterschrift gebeten. Es können selbstdurchschreibende Standardformulare, oder auf dem Computer ausgedruckte Triplikate verwendet werden. Ein Formular erhält der Patient, eine Kopie wird dem Behandlungsplan beigeheftet und eine Kopie kommt zur Ablage in einen Ordner, in dem sich Kostenvoranschläge befinden, auf die noch keine Zusage erteilt wurde. Diese Kopie wird wieder entfernt, sobald der Patient seine Zustimmung zur Behandlung gegeben hat. Daher ist es bei Durchsicht der Mappe für Kostenvoranschläge zu jeder Zeit möglich festzustellen, wem Kostenpläne ausgestellt wurden, wie lange diese bereits ausstehen und wieviele ausstehen. Wenn der Patient vorzieht, nur ab und an Termine zu vereinbaren, was häufig vorkommt, wird die offenstehende Kopie des Kostenvoranschlags jedoch nicht abgelegt.

Zweite Mitteilung

Diese besteht im Anschluß an die Behandlungsplanung aus einem Brief, der dem Patienten zugesandt wird. Das Schreiben sollte sorgfältig zusammengestellt werden und daher ist es notwendig, daß nach einer Checkliste vorgegangen wird, welche alle Aspekte berücksichtigt, die allerdings nicht auf jeden Patienten gleichermaßen zutreffen. Die Hauptgesichtspunkte sind:

- Einleitung
- Darlegung der Befunde
- Behandlungsablauf
- Zeitwahl
- Honorare
- Einwilligung nach Aufklärung
- Schlußbemerkungen

Einleitung

Der Brief beginnt üblicherweise mit:

Sehr geehrte(r)...
Bezugnehmend auf Ihren kürzlichen Besuchstermin bin ich der Meinung, daß die Hauptpunkte unserer Unterredung festgehalten werden sollten. ...

oder

MICHAEL D WISE B.D.S., F.D.S., R.C.S.(Eng), M.Sc.D.(Ind)

Flat 5 Lister House, 11-12 Wimpole Street, London W1M 7AB   Tel:071 486 1896

3rd June 1992

OUR REF: TP

Dear

This is my proposed plan for your dental treatment:

The cost of this treatment is:

Assuming it were completed by

The account will be rendered as:

If you wish to proceed as outlined above, would you please sign the copy of this correspondence in acknowledgement of the terms contained therein.

Please sign

Yours sincerely

For Michael D Wise

Please note that appointments cancelled with insufficient notice for us to rebook the time will be charged at the full fee.

2 working days notice is required for appointments of up to 1 hour.
3 working days notice is required for appointments of up to 2 hours.
4 working days notice is required for longer appointments

Abb. 7.1 Standard-Briefvorlage eines Kostenanschlags. Die Eintragungen werden über das Textverarbeitungssystem vorgenommen und ein Kopie wird dem Patienten ausgehändigt.

Heute hatte ich die Gelegenheit, mir die Untersuchungsbefunde genauer anzusehen.

Darlegung der Befunde

Folgende Hauptpunkte sind in diesem Abschnitt des Schreibens zu berücksichtigen:

- Halten Sie sich an die Tatsachen
- Geben Sie keinen Kommentar hinsichtlich der Qualität der bestehenden Arbeiten.
- Formulieren Sie in einfacher Darstellungsweise.
- Nichts darf übergangen werden; es sollte aber auch kein Lehrbuch verfaßt werden.

Beispiele:
(i) „An Ihren oberen Frontzähnen waren beträchtliche Abnutzungserscheinungen festzustellen. Als Folge davon ist der Zahnschmelz (die äußere Zahnschicht) ausgedünnt. Mehrere durch große Amalgamfüllungen aufgebaute Zähne sind infolge der geschwächten restlichen Zahnsubstanz erheblich gefährdet."
(ii) „Ihr Zahnfleisch erschien allgemein entzündet, allerdings nur oberflächlich; der Halt der Zähne war in der Tat gut. Beim Zusammenbiß der oberen und unteren Zähne zeigte sich indes eine bestimmte Fehlstellung, die zu schweren Belastungen der Pfeilerzähne der oberen Brücke führen. Die Keramikmasse ist an diesen Zähnen abgesplittert und an zwei Kronen hat sich die Zementschicht von den darunterliegenden Zähnen gelöst."

Behandlungsablauf

In dem Schreiben sollen als hauptsächliche Punkte hervorgehoben werden, daß:

- eine Anzahl von Behandlungsabschnitten eingeplant werden;
- mehrere Behandlungsmöglichkeiten bestehen;
- die Behandlung von einem Abschnitt zum nächsten fortschreitet;
- am Ende jedes Behandlungsabschnitts erneut Entscheidungen getroffen werden;
- zu jeder Zeit eine provisorische Versorgung für Stabilität sorgt

Beispiele:
Behandlungsabschnitte
Im wesentlichen muß die Behandlung in drei Abschnitte unterteilt werden. Jeder Behandlungsabschnitt erfordert eine Anzahl von Terminvereinbarungen.

Mehrere Behandlungsmöglichkeiten
Die künftige Behandlung kann in verschiedene Richtungen verlaufen. Möglicherweise können die Zähne mit festsitzenden Brücken restauriert werden, es kann sich aber auch als notwendig erweisen, einige Zähne zu entfernen, so daß die einzig durchführbare Lösung eine herausnehmbare Prothese sein wird.

Fortschritt von einem Behandlungsabschnitt zum nächsten
Die Behandlung wird in der Weise durchgeführt, daß jedes Behandlungsstadium in sich abgeschlossen ist, aber der nächste Abschnitt sich daran anschließt.

Erneute Entscheidungen am Ende jedes Behandlungsabschnitts
Aufgrund der Befunde während eines Behandlungsabschnitts werden erneut Entscheidungen bezüglich der Erfordernisse des nächsten Abschnitts getroffen.

Zwischenzeitliche Stabilität innerhalb jedes Behandlungsabschnitts
Jeder Behandlungsabschnitt ist so geplant, daß sich die Zähne stets in einem Zustand relativer Stabilität befinden. Um das zu erreichen, ist es daher erforderlich, daß alle Termine vorgeplant werden, damit die Übersicht erhalten bleibt.

Zeitwahl

Die für die Behandlung wichtigsten Punkte müssen angeführt werden, wenn der Zeitplan aufgestellt wird:

- der Gesamtzeitraum der Behandlung
- Länge der Behandlungstermine
- Anzahl der Behandlungstermine

Beispiel:
„Insgesamt gesehen nehme ich an, daß die Behandlung etwa zwei Jahre in Anspruch nehmen wird. Sie gliedert sich jedoch in Behandlungsabschnitte; jeder Abschnitt ist in sich abgeschlossen und wird in gegenseitigem Einvernehmen geplant. Während des ersten Behandlungsabschnitts würde ich mit ... Terminvereinbarungen rechnen, von denen einige jeweils ... in Anspruch nehmen. Im zweiten Behandlungsabschnitt rechne ich mit ... Terminen. In der ersten Behandlungsphase wird es notwendig sein, daß einige Behandlungstermine dicht aufeinanderfolgen, die Mehrzahl der Behandlungen können jedoch mit zwei- bis dreiwöchentlichen Zwischenräumen durchgeführt werden."

Honorare

Es ist wichtig, daß der Patient die Rechnungslegung wirklich versteht, damit es später nicht zu Auseinandersetzungen kommt. Daher sollte die Korrespondenz folgende Einzelheiten einschließen:

- einen Hinweis auf die möglichen Gesamtverbindlichkeiten;
- das Honorar für jeden Behandlungsabschnitt;
- einen Hinweis über anderweitig hinzukommende Honorare von Fachkollegen;
- das Abrechnungssystem.

Beispiel:
„Zum jetzigen Zeitpunkt bin ich außerstande, die Gesamtko-

sten für die komplette Zahnbehandlung zu benennen, weil es angesichts der Vielfalt der Probleme schwierig wäre, alle Möglichkeiten mit einzubeziehen. Als Anhalt sollte Ihnen jedoch dienen, daß während der letzten zwei Jahre in ähnlich gelagerten Behandlungsfällen Kosten in der Größenordnung von ... angefallen sind. Ich erwähne diesen Vergleichsfall damit Sie den Umfang der gesamten Verbindlichkeiten kennen, wenn Sie sich entschließen mit der Behandlung fortzufahren.

Die geschätzten Kosten für den ersten Behandlungsabschnitt liegen nach dessen Beendigung bei ... . Unser Abrechnungssystem sieht vor, daß hiervon ein Drittel bei Vertragsabschluß, weitere 50% in einem Zwischenstadium (der Zeitpunkt wird Ihnen bekanntgegeben) und der Rest bei Eingliederung des provisorischen Zahnersatzes zu begleichen sind.

Die geschätzten Kosten für den zweiten Behandlungsabschnitt liegen nach dessen Beendigung bei ... . Hierfür gehen Ihnen monatliche Teilrechnungen zu. Dem müssen die Kosten für den Facharzt für Endodontie (Wurzelbehandlungsspezialist) hinzugerechnet werden, die etwa ... pro Zahn ausmachen. Aus den Röntgenaufnahmen ergibt sich, daß wenigstens drei Zähne behandlungsbedürftig sind, obgleich es auch durchaus möglich ist, daß bis zu sechs Zähne Wurzelbehandlungen erfordern. Das Honorar für den Parodontologen (Spezialist für Erkrankungen des Zahnfleisches und Zahnhalteapparates) liegt bei etwa ... . Diese Kostenvoranschläge müßten Sie jedoch direkt bei den Fachkollegen einholen. Ich kann Ihnen hierfür nur Anhaltspunkte liefern.

Die geschätzten Kosten für den dritten Behandlungsabschnitt liegen nach Abschluß bei ... . Unser Abrechnungssystem sieht vor, daß hiervon ein Drittel bei Vertragsabschluß, 50% zu einem späteren Zeitpunkt (der Zeitpunkt wird Ihnen bekanntgegeben) und der Rest bei Zementierung der definitiven Brückenarbeit zu begleichen ist."

Es ist immer der Ausdruck definitiv anstelle von dauerhaft oder Fertigstellung zu verwenden. Dauerhaft wird nicht verwendet, weil niemand sicher sein kann, daß irgend etwas im Munde dauerhaft wäre und Fertigstellung wird nicht verwendet, weil eine Fertigstellung, nach Meinung des Patienten, möglicherweise niemals stattfindet, besonders wenn langwierige Einschleifmaßnahmen erforderlich sind.

Einwilligung nach Aufklärung

Spätestens seit 1916, als ein New Yorker Zahnarzt verklagt wurde, weil er einem Patienten ohne dessen Einwilligung[1] einen Weisheitszahn extrahiert hatte, sind wiederholt Klagen wegen unterlassener Aufklärung in Prozessen, in die Zahnärzte in den USA verwickelt waren, anhängig gemacht worden. Der Grundsatz der Einwilligung nach Aufklärung verpflichtet Heilkundige in den USA die Patienten über das Wesen der vorgesehenen Behandlung aufzuklären und ihn über die Vorteile und Nachteile einer bestimmten Heilbehandlung und die Vorteile sowie Nachteile alternativer Behandlungsmöglichkeiten, einschließlich der Nichtbehandlung[1], zu unterrichten. In einem Berufsgerichtsverfahren das sich auf die Einwilligung nach Aufklärung gründet, muß der „klagende Patient durch stichhaltige Beweisvorlagen nachweisen können (eher wahrscheinlich als nicht), daß der Zahnarzt die Pflicht zur Bekanntgabe gewisser Informationen hatte, daß der Zahnarzt unterlassen hat, dieser Auklärungspflicht nachzukommen, daß der Patient der Behandlung nicht zugestimmt hätte, wäre er vollständig aufgeklärt worden, und daß der Patient einen Schaden, als Folge der unterlassenen Aufklärung durch den Zahnarzt, davongetragen hat"[2]. Es wurde anerkannt, daß die amerikanische Rechtssprechung gegenwärtig im Vereinigten Königreich keine Anwendung findet[3]. Eine Mehrheit der Mitglieder des britischen Oberhauses stützen sich in England auf den Bolam Präzedenzfall. Im Jahre 1957 unterwies in einem Rechtsstreit (Bolam versus Friern Hospital Management Commitee) der Richter McNair die Geschworenen, daß ein „Arzt der Fahrlässigkeit nicht schuldig ist, wenn er in Übereinstimmung mit anerkannten Praxismethoden handelt, die von verantwortungsbewußten, auf diesem speziellen Gebiet erfahrenen Medizinern als angemessen erachtet werden, auch dann nicht, wenn es Vertreter einer gegenteiligen Meinung gibt. Gleichzeitig bedeutet das jedoch nicht, daß ein Kliniker auf einer bestimmten traditionellen Technik eigensinnig beharren darf, wenn diese sich als das Gegenteil dessen erwiesen hat, was sich im wesentlichen einheitlich als sachkundige medizinische Meinung darstellt". In einem anderen Fall, der 1985 vor die Mitglieder des Oberhauses gebracht wurde (Sidaway versus The Bethlem Royal Hospital and Maudesley Health Authority) folgten diese generell dem Bolam Präzedenzfall, jedoch mit gewissen Einschränkungen: Die Expertenmeinung, was als anerkannte und verantwortungsbewußte Medizinpraxis zu gelten hat, ist nicht notwendigerweise maßgebend. Es können sich Verhältnisse einstellen, bei denen die Notwendigkeit zur Aufklärung derart offensichtlich erscheint, daß das Gericht, ungeachtet der zahnmedizinischen oder medizinischen Meinung, sich sein eigenes Urteil bilden muß[3].

Der amerikanischen Rechtsauffassung der „Einwilligung nach Aufklärung" wird im englischen Rechtswesen nicht entsprochen, aber es ist zweifelhaft, ob Letzteres nach dem Grundsatz des „prudent patient test" verhandelte, der von Lord Scarman wie folgt ausgelegt wurde: der Arzt muß alle „erheblichen Risiken" offenlegen. Welche Risiken „erheblich" sind, regelt der „prudent patient test": Ein Risiko ist dann erheblich, wenn eine einsichtige Person, dessen Situation als Patient der Arzt kennt bzw. kennen sollte, dem Risiko oder einer Reihe von Risiken voraussichtlich Bedeutung bei der Entscheidung beimessen würde ob er von der vorgeschlagenen Therapie Abstand nimmt oder nicht. Dies war Rechtsmeinung, jedoch kein Gesetz. Die Einstellung von Lord Bridge im gleichen Fall (Sidaway vs. The Bethlem Royal Hospital and Maudesley Health Authority) war, daß das Ausmaß an Aufklärung über Risiken in erster Linie Sache der klinischen Beurteilung sein muß und daß die Streitfrage, ob in einem besonderen Falle die Nichtaufklärung als eine Verletzung der ärztlichen Sorgfaltspflicht zu verurteilen sei, in erster Linie auf der Grundlage von Expertengutachten im Sinne des Bolam Präzedenzfalles entschieden werden müßte.

Er fügte hinzu: „Ich bin der Meinung, unter gewissen Umständen kann der Richter zu dem Schluß kommen, daß die Aufklärung über ein besonderes Risiko für die Entscheidung des unterrichteten Patienten so offensichtlich notwendig ist, daß kein halbwegs vernünftiger Mediziner diese unterlassen würde"[3].

„Wenn der Arzt von einem Patienten mit offensichtlich gesundem Menschenverstand gezielt um Auskünfte über Risiken, die eine bestimmte Behandlung mit sich bringt, gebeten wird, dann hat er die Pflicht, wahrheitsgemäß und so weitreichend wie es der Fragende verlangt, diese Auskünfte zu erteilen." Dies wurde von Lord Bridge unmißverständlich festgestellt.

Der Sidawayfall ergab sich aus einem neurochirurgischen Zwischenfall, die Prinzipien, die der Entscheidung des britischen Oberhauses zugrunde lagen, sind jedoch gleichfalls auch auf andere Behandlungsfälle, medizinische wie zahnmedizinische, anwendbar. Ein Allgemeinpraktiker der mit der Schwierigkeit konfrontiert wird, wie eingehend er den Patienten über die Nebeneffekte eines Medikaments, das er ihm verschreiben möchte, informieren muß, sollte sich unter Berücksichtigung aller Umstände, insbesondere aus seiner Kenntnis des Patienten, von verantwortungsbewußtem klinischen Urteilsvermögen leiten lassen. Dies gilt für alles, das ihm als praxiserprobt und geeignet durch eine hinreichende Anzahl kompetenter und erfahrener Allgemeinpraktiker vermittelt wird[3].

So variieren die beruflichen Auslegungen von Land zu Land und der Leser muß sich vergewissern, daß er die Bestimmungen seines Landes kennt.

Ich selbst vertrete die Ansicht, wenn ich mit einem Patienten, der fehlerhafte Restaurationen aufweist, zu tun habe, daß es in der Regel besser ist, den Patienten über alle mit der Behandlung einhergehenden Risiken aufzuklären, so daß er sich mit „geöffneten Augen" in Behandlung begibt. Aber, die Kenntnisnahme der Risiken und die Einwilligung des Patienten ist auf keinen Fall ein Freibrief für Kunstfehler.

Auch sollte der Patient über die finanziellen Verbindlichkeiten und die Zahlungsmodalitäten der Praxis informiert werden, damit es hinsichtlich seiner Verpflichtung keinen Zweifel gibt. Bei Patienten mit Problemen psychogenen Ursprungs sollte man diesen Rat ein wenig zurückhaltender befolgen. Bis heute habe ich jedoch noch nie eine gegenteilige Reaktion feststellen müssen, wenn ich die mit der Behandlung verbundenen Risiken recht deutlich zum Ausdruck gebracht habe. Dieser Abschnitt sollte daher die Betrachtung folgender Umstände einschließen:

- Prognose
- endodontische Erkrankungen
- parodontale Erkrankungen
- Karies
- Frakturen
- Ästhetik
- Implantate
- Beschwerden
- Kosten

In diesem Stadium sollte der Zahnarzt stets mit „sie sollten sich bewußt sein" beginnen. Die folgenden Beispiele weisen auf Faktoren hin, die dabei in Betracht zu ziehen sind:

- Stark restaurierte Zähne können künftig Beschwerden am Zahnnerven bereiten. Manchmal kann man diese durch die vorhandenen Kronen hindurch behandeln. Um diese Möglichkeit jedoch ins rechte Licht zu rücken, trat dieser Umstand in den letzten ... nur in.....Fällen auf. (wir führen sehr sorgfältige Aufzeichnungen über Mißerfolge und können daher den Patienten gewissenhaft über die voraussichtliche Mißerfolgsrate informieren).
- Wenn es nicht gelingt, die Karies an Ihren Zähnen einzudämmen, sind die Aussichten für künftige Restaurationen sehr fraglich.
- Nur aus den Ergebnissen jedes Behandlungsabschnitts können Entscheidungen für den nächsten Abschnitt getroffen werden.
- Keramik ist ein bruchanfälliges Material und kann daher unter Belastung zerbrechen. Um das jedoch ins rechte Licht zu rücken, ereignete sich dieses Vorkommnis nur.....mal in den letzten.... Jahren.
- Die Aussichten, die Brücke durch einen neuen festsitzenden Zahnersatz zu ersetzen, sind fraglich. Wahrscheinlich wird nach Entfernung der vorhandenen Brücke eine Prothese in irgendeiner Form zu empfehlen sein.
- Während der Versorgung mit einer provisorischen Brücke wird diese mit einem behelfmäßigen Zement eingesetzt. Sie muß daher gegebenenfalls häufiger wiedereinzementiert werden.
- Einige langdauernde Terminvereinbarungen, z.B. ganztägige Termine werden erforderlich sein. Aber nachdem Sie sich an die Umgebung gewöhnt haben, glaube ich nicht, daß Ihnen die Belastungen zu anstrengend erscheinen werden. Besonders nach langdauernden Behandlungen werden Sie an Ihren Zähnen ein wundes Gefühl und Unbehagen empfinden.
- Für Ihre Beschwerden gibt es keine sofortigen Lösungen.
- Im Stadium der Einprobe der Keramikarbeiten wird jede Krone einzeln angepaßt. Dabei erfolgt die Korrektur der Kronen in Form und Farbe, soweit erforderlich, direkt im Munde bevor sie untereinander zur Brücke verbunden werden.
- In keinem Behandlungsstadium verlassen Sie das Sprechzimmer ohne Schutzkappen auf Ihren Zähnen.
- Sie sollten eine Behandlung niemals als abgeschlossen betrachten, weil stets Nachsorgebehandlungen durch die Prophylaxehelferin notwendig werden. Vorzugsweise erfolgen diese im Anschluß an die Behandlung einmal im Monat, können aber auch auf einen Besuch alle drei Monate eingeschränkt werden, vorausgesetzt, daß Sie imstande sind, Ihre Zähne selbst entsprechend zu pflegen.
- Infolge Zahnfleischerkrankung haben Sie an vielen

Zähnen einen beträchtlichen Anteil an Halt eingebüßt. Daher ist es wichtig, daß sich die Behandlung bei dem Versuch, den Zustand zu stabilisieren, zunächst auf das Zahnfleisch konzentriert. Dies wird Ihnen, in Bezug auf Ihre Zahnreinigungsgewohnheiten, ein großes Maß an Mitarbeit abfordern.
- Im Stadium der Freilegung der Implantate muß untersucht werden, ob diese eingeheilt sind oder nicht.
- Die Anzahl der inserierten Implantate ist unterschiedlich und hängt von der Qualität und Quantität des Knochens, der Lage der Nerven, der Nasenöffnung und Kieferhöhlen ab. In manchen Fällen schließt die unzureichende Qualität und Quantität von Knochen die Eingliederung von Implantaten aus.
- In manchen Fällen scheitern Implantate infolge Infektion, Lockerung, Verletzung, Bruch des Titans oder aus anderen Gründen und müssen wieder entfernt werden.
- Im Anschluß an die chirurgische Insertion der Implantate können Komplikationen auftreten, die unter anderem Schmerzen, Schwellungen, Entzündungen, eingeschränkte Mundöffnung, Blutungen, Eröffnung der Kieferhöhle und nasale Infektionen mitsichbringen.
- Im Bereich der Unterlippe, Gesichtshaut, Kinn, Zahnfleisch, Zähne und Zunge können Gefühlsveränderungen, Gefühlsverlust, verstärkte Empfindungen, Taubheit oder Prickeln auftreten und dauerhaft anhalten.
- Eintretende Komplikationen sind gering und ich glaube nicht, daß die Möglichkeit von Komplikationen Sie davon abhalten sollte, die Vorteile von Implantaten zu nutzen.
- Wahrscheinlich knirschen Sie nachts mit Ihren Zähnen. In diesem Falle muß im Anschluß an das Einzementieren der Brücke eine Kunststoff-Aufbißschiene hergestellt werden, die nachts getragen wird, um die Belastung der Keramik etwas zu mindern.
- Süßigkeiten verursachen Karies. Es wäre daher sinnvoll, wenn Sie den Zuckerkonsum auf ein Minimum einschränkten, um in Ihrem Munde die Ausbreitung der Karies einzudämmen.
- Infolge Rückbildung Ihres Zahnfleisches können die Kronen ein wenig länger als gewöhnlich in Erscheinung treten und dazwischen dunkle Zwischenräume aufweisen.
- Für Kostenvoranschläge werden Fristen festgelegt, nicht weil es notwendig ist, daß die Behandlung zu diesem Zeitpunkt abgeschlossen sein muß, sondern weil in der Praxis periodisch durchgeführte Honorardurchsichten erforderlich sind. Es ist daher nicht möglich, unbefristete Kostenvoranschläge auszustellen.
- Ich hoffe, daß meine erste Korrespondenz Ihnen hinreichend Auskunft über den Umfang der Kostenvereinbarungen gegeben hat, in die Sie eintreten, wenn Sie sich einer Behandlung in dieser Praxis unterziehen möchten.
- Kostenschätzungen für andere Zahnärzte, beispielsweise für Parodontose- oder Wurzelbehandlungsfachleute, dienen nur der Orientierung. Sie sind keine Kostenpläne für diese Leistungen. Im Anschluß an die Beratung müssen genauere Angaben hierüber direkt eingeholt werden.

- Kurzfristig abgesagte Terminvereinbarungen, die es uns nicht ermöglichen, die eingeplante Zeit anderweitig umzubuchen, oder nicht eingehaltene Termine, werden für den ungenutzten Zeitraum mit vollen Gebühren berechnet.
- Wenn aus dem Praxisbetrieb Terminvereinbarungen abgeändert werden müssen, was in den letzten ... Jahren nur sehr selten der Fall war, haften wir nicht für Folgeschäden, die dem Patienten daraus entstehen.
- Es ist nicht möglich, fällige Kredite und Zahlungstermine zu verlängern, deren Begleichung mit Ihnen vorweg vereinbart wurden.

Diese Auflistung ist nicht umfassend, sie gibt jedoch Beispiele für einige Anmerkungen, die in die zweite Korrespondenz aufgenommen werden können.

Möglicherweise ist es auch eine Hilfe, wenn man dem Patienten anhand eines Videofilms sowohl die Behandlungsschritte als auch die Risiken erläutert und ihn dann bittet, unterschriftlich zu bestätigen, daß er den Film gesehen und verstanden hat.

Zum Schluß

Notwendigerweise wird die Korrespondenz abgeschlossen und endet daher in folgender Weise: „Wenn Sie sich der hier vorgeschlagenen Behandlung unterziehen möchten, wäre ich Ihnen sehr verbunden, wenn Sie die beiliegende Kopie dieses Schreibens in dem beigefügten und an uns adressierten Freiumschlag unterzeichnet zurücksenden würden. Sie geben damit dem Inhalt dieses Schreibens Ihre Zustimmung. Bitte verabreden Sie in diesem Falle mit meiner Sekretärin weitere Vereinbarungen; sie ist über die erforderlichen Termine informiert und wird sich gern mit Ihnen abstimmen. Wenn Sie weitere Auskünfte wünschen, zögern Sie bitte nicht, mit mir in Verbindung zu treten.
Entsprechend den anfangs getroffenen Kostenvereinbarungen übersende ich Ihnen beiliegend, mit der Bitte um gefällige Beachtung, die abschließende Rechnung für meine Bemühungen im Rahmen der Behandlungsplanung.
Mit freundlichen Grüßen ..."

Bislang hatte ich in 20 Jahren sehr wenige unerfreuliche Außenstände und diese hatten nichts mit Honorarauseinandersetzungen zu tun. Weil so viele Zweifel und Komplikationen bei der Behandlung von Patienten mit mißratenen, umfangreichen Arbeiten auftreten und weil häufig bereits eine gerichtliche Auseinandersetzung gegen den früheren Zahnarzt im Raum stehen, ist es angebracht, so viele Anhaltspunkte wie möglich schriftlich niederzulegen. Die angeführte Checkliste ist sicher nicht erschöpfend und nicht jeder Gesichtspunkt sollte in jeden Brief Eingang finden. Jeder Aspekt sollte jedoch bedacht und auf seine Relevanz für diesen speziellen Fall überprüft werden.

Rechtsstreit

Viele Patienten mit umfangreichen, defekten Restaurationen tragen sich mit dem Gedanken, gegen den früheren Zahnarzt Klage zu erheben. Daher ist es wichtig, daß jede Korrespondenz, die sich auf den gegenwärtigen Zustand des Gebisses bezieht, sachlich, leidenschaftslos und umfassend geführt wird. Obgleich in manchen Fällen der Patient berechtigte Gründe haben mag, muß daran gedacht werden, daß ein Rechtsstreit außerordentlich langwierig sein kann. Das kann die Aufmerksamkeit eines Patienten in verstärktem Maße auf seine Mundsituation lenken und korrigierende Behandlungsmaßnahmen wesentlich erschweren. Wenn man daher den Patienten zur Aufgabe seiner ungerechtfertigten Rechtsmittelabsichten bewegen kann, geschieht das generell zu seinem Vorteil, weil er emotional weniger belastet ist und damit auch weniger zu anhaltenden Beschwerden neigt; – vielleicht weil er sich weniger bedrückt fühlt, aber auch, weil die Notwendigkeit des Nachweises von Beschwerden weggefallen ist. Hierzu muß jedoch vorwarnend die Frage aufgeworfen werden, ob finanzielle Rücklagen für eine derartige Behandlung vorhanden sind bzw. Kostenträger dafür aufkommen, daß durch ein Behandlung nur geringe oder keine Kosten entstehen. Entstandener Schaden sollte auf jeden Fall vergütet werden.

Vom Standpunkt des momentan behandelnden Zahnarztes ist es unbedingt erforderlich daß:

- genaue, klare und aktuelle Unterlagen zur Verfügung stehen (von der Sprechstundenhilfe bezeugt und unterzeichnet, falls strittige Fragen auftreten);
- detailgetreue, einartikulierte Studienmodelle vorhanden sind;
- brauchbare Röntgenaufnahmen vorliegen;
- wenn möglich, Fotografien des Zustandes vor der Behandlung und während der Behandlung dokumentiert werden;
- eine korrekte Korrespondez geführt wird.
- Es ist auch wichtig, daß weder der Zahnarzt noch seine Mitarbeiter unbedachte, kritische oder abträgliche Kommentare über die frühere Behandlung abgeben.

Fahrlässigkeit

Um im Vereinten Königreich Fahrlässigkeit nachzuweisen, müssen alle der drei folgenden Kriterien erfüllt sein:

- Der Praktiker hatte die Sorgfaltspflicht (dies ist der Fall, sobald der Patient zur Behandlung angenommen wird).
- Eine Verletzung dieser Pflicht muß stattgefunden haben.
- Daraus resultierend mußte ein Verlust oder Schaden eingetreten sein.

„Der Kläger muß mit hinreichender Glaubhaftigkeit nachweisen, daß die vorgenommene Behandlung oder Diagnose unter den üblichen Anforderungen lag, die von anderen ordentlichen und umsichtigen Praktikern unter gleichen Umständen erfüllt werden und daß diese Handlungsweise den Patienten geschädigt hat. Im Hinblick auf die Ergebnisse wird nichts gefordert; mangelhafte Ergebnisse ohne den Nachweis einer nicht standardmäßig durchgeführten Behandlung erwirken keine Haftung. Der Standard, zu dem das Gesetz Ärzte und Zahnärzte verpflichtet ist der Standard, den sie sich selbst setzen und nicht ein Standard, der von Rechtsanwälten oder Richtern aufgestellt wird"[4].

Die Furcht vor Rechtsstreiten darf nicht zu einer palliativen Behandlungsweise oder zur „Aschiebung" und gegebenenfalls zur Verweigerung fachlicher Hilfe für einen Patienten führen.

Fachgutachter

Der Fachgutachter muß in solchen Fällen:

- unabhängig sein und darf nicht zuvor in den Fall verwickelt gewesen sein;
- auf Ersuchen und durch Wahl des Klägers oder des Beklagten bestellt werden.

Wurde dessen Vorladung angenommen, ist es für den Zeugen nicht möglich, seine Einbeziehung abzulehnen d.h. wenn sein Erscheinen vor Gericht erforderlich ist, muß dem zugestimmt werden.

Wenn nach der Untersuchung eines Patienten mit mißratenen Restaurationen ein Gutachter als Fachberater berufen wird, sollten folgende Gesichtspunkte bedacht werden:

1) Das Kausalitätsprinzip – Das Opfer hat ein Recht auf Schadensersatz, wenn ein doppelter Kausalzusammenhang nachgewiesen wird: Unfall – Schädigung und Schädigung – Folgeerscheinung.
2) Vermutlich versus möglich versus wahrscheinlich. Eine Zwangslage darf nicht gelöst werden, indem man vorhandene Zweifel zugunsten des Klägers auslegt. Eine medizinische Meinung muß das Gewicht von Wahrscheinlichkeiten berücksichtigen, wenn sie zu einem Ergebnis kommt. Der Verantwortung kann nicht durch den Gebrauch unklarer Formulierungen ausgewichen werden.

Vermutlich – findet Anwendung auf etwas, das sich durch nachdrücklichen aber nicht überzeugenden Augenschein kennzeichnet.

Möglich – bezieht sich auf etwas, das innerhalb bekannter Grenzen des Machbaren, Erreichbaren, bzw. in der Natur der Sache, der Existenz einer Sache oder Person liegt, ungeachtet der Umstände die für oder gegen die Wirklichkeit sprechen. Bei Verwendung des Begriffs wahrscheinlich kann man mit gewisser Überzeugung, jedoch nicht vom Möglichen her Schlüsse ziehen.

Wahrscheinlich – unterscheidet sich von vermutlich durch oberflächlichere oder allgemeinere Gründe, die in die Beurteilung oder Überzeugung einfließen. Es beinhaltet eine schwächere Bedeutung und gestattet dem Experten nicht, eine Schlußfolgerung der Vermutung zu ziehen.

3) Objektivität versus Subjektivität. Pflicht des Gutachters ist, festzustellen, daß tatsächlich ein Mangel vorliegt, sei er

anatomischer oder physiologischer Natur. Ohne objektive medizinische Befunde sollte sich der Gutachter zurückhalten, Schlußfolgerungen zu ziehen. Ein medizinisches Rechtsgutachten darf niemals aus Gefälligkeit gegenüber dem Versicherten, Versicherer oder Kläger geschrieben werden[4].

Wenn man entweder als Experte oder als Beklagter zur Aussage aufgerufen wird, sollte folgendes beherzigt werden[4]:

- Sprechen Sie zum Richter gewendet, wenn Sie Fragen beantworten.
- Beantworten Sie Fragen in aufrichtiger Weise und geben Sie nicht freiwillig zusätzliche Informationen im Zuge eines Kreuzverhörs durch den gegnerischen Anwalt.
- Verstehen Sie erst vollständig die gestellte Frage, bevor Sie antworten.
- Vermeiden Sie Unmut, indem Sie gegen den Rechtsanwalt opponieren.
- Werden Sie nicht zum Anwalt; beantworten Sie einfach die Fragen ehrlich und gewissenhaft.
- Geben Sie nicht vor, Kenntnis über medizinische Lehrmeinungen oder Literatur zu besitzen, wenn dies nicht der Fall ist.
- Weisen Sie deutlich darauf hin, wenn Fragen außerhalb Ihres Fachwissens liegen. Im allgemeinen erhöht das Ihre Glaubwürdigkeit.
- Beweisen Sie einen guten Überblick über die fallbezogene Dokumentation einschließlich der Daten und Zeiten, die in den medizinischen Berichten erwähnt sind.
- Sprechen Sie in ruhiger und besonnener Art und Weise.
- Übersetzen Sie medizinische Fachausdrücke in eine Sprache, die dem Richter und dem Gericht verständlich ist, ohne herablassend zu wirken.
- Vermeiden Sie zu raten oder Vermutungen anzustellen.
- Reden Sie das Gericht mit „Herr Vorsitzender" bzw. „Frau Vorsitzende" an.

Vorlage für ein Rechtsgutachten

1) Einführung:
   Dieses Gutachten wurde am ... durch ... als zugelassener praktischer Zahnarzt erstellt. Dies ist ein Gutachten über den Zustand des Zahnsystems von ... . Dieser Bericht stützt sich auf meine Untersuchung des Patienten am ... in Zusammenhang mit den fallbezogenen Dokumenten, Studienmodellen datiert vom ..., neue Studienmodelle datiert vom ..., Kopien von ... Röntgenbildern datiert vom ... und neuen (intraoralen und/oder extraoralen) Röntgenbildern, die während der Untersuchungstermine (oder am ...) aufgenommen wurden.
2) Gegenwärtige Beschwerden des Patienten: Auflistung mit 1. 2. usw.
3) Ein Bericht über die kürzlich erfolgte Behandlung.
4) Ein Bericht über die Behandlung aus der Vergangenheit.
5) Der gegenwärtige klinische Zustand.
6) Röntgenbefunde.
7) Analyse der Studienmodelle.
8) Diagnose.
9) Behandlungsempfehlungen.
10) Notwendige Nachsorgemaßnahmen.
11) Prognose.

Einige Beispiele für Mitteilungen an den Patienten

Sehr geehrte/r Frau/Herr ... ,
anschließend an Ihren kürzlichen Besuch nahm ich mir die Zeit, die Befunde der Untersuchung weiterhin zu studieren. Wie Sie wissen, gibt es in Ihrem Munde viele Mängel. Am vordringlichsten zählt jedoch, daß der Sitz der Frontzahnkronen problematisch geworden ist. An wenigstens drei Zähnen haben sich Abszesse gebildet und es liegt eine allgemeine Zahnfleischentzündung vor, die mit Knochenverlust an einigen örtlich begrenzten Stellen einhergeht. Einige Zähne sind kariös; der letzte linke untere Backenzahn ist gekippt und die Wurzel des linken oberen Schneidezahns scheint gebrochen.

Die Zahnbehandlung, der Sie sich in der Vergangenheit unterzogen haben, erstreckte sich nicht auf Ihre Mundhöhle als Ganzes, sondern war auf einzelne Zähne ausgerichtet. Wie ich glaube, wissen Sie, daß ich es unter diesen Umständen für notwendig erachte, die Probleme auf der Basis der Gesamtsituation des Mundes anzugehen.

Um in Bezug auf die Behandlung nicht in allzugroße Einzelheiten zu gehen, gibt es grundsätzlich zwei Möglichkeiten. Für beide Fälle ist es unumgänglich, zunächst alle alten Füllungen zu entfernen, Wurzelbehandlungen an den infizierten Zähnen vorzunehmen und die Entzündungen an Ihrem Zahnfleisch unter Kontrolle zu halten. Unter Lokalbetäubung würde etwas von dem gewucherten Zahnfleisch abgetragen, der obere rechte, hoffnungslos zerstörte Backenzahn entfernt und möglichst die Wurzeln einiger Backenzähne extrahiert. Dabei würde man erhaltungsfähige Wurzeln belassen. Den gekippten Backenzahn im linken Unterkiefer könnte man versuchen, orthodontisch aufzurichten (ähnlich wie man Zahnbewegungen bei Kindern durchführt). Die wurzelbehandelten Zähne sind aufzubauen, und bezüglich der möglichen Wurzelfraktur müßte eine Untersuchung des linken oberen seitlichen Schneidezahns durchgeführt werden (auch das geschieht unter örtlicher Betäubung).

Im Anschluß an diese Eingangsbehandlung ist eine Behandlungsperiode mit Überwachungs- und Mundpflegemaßnahmen durch unsere Prophylaxehelferin erforderlich. Angenommen, Sie sprechen auf die Behandlungen gut an und möchten die Therapie fortsetzen, dann bestünde der nächste Behandlungsabschnitt aus der Versorgung aller unteren Seitenzähne und aller oberen Zähne mit Kronen und der Ersatz der fehlenden Zähne im Oberkiefer durch eine herausnehmbare Teilprothese. Alternativ wäre es möglich, bei gleicher Behandlung des Unterkiefers, im

Oberkiefer jedoch, zwei der fehlenden Zähne durch eine Brücke zu ersetzen, die an den Kronen der oberen restlichen Zähnen befestigt würde. In diesem Falle wird der Zahnersatz auf individuelle Goldkäppchen aufgesetzt, die auf jeden eigenen Zahn zementiert werden und unter der Brücke sitzen.

Der erste Behandlungsabschnitt, nehme ich an, könnte auf einen Zeitraum von neun Monaten verteilt werden und würde Behandlungstermine von etwa zweistündiger Dauer einschließen, hinzu kämen zwei Termine von jeweils sechs Stunden. Die Termine verteilen sich auf ungefähr zweiwöchentliche Intervalle.

Das zweite Behandlungsstadium, betreffend Überwachungs- und Mundpflegemaßnahmen, würde aus 45 Minuten-Terminen jeweils einmal pro Monat bestehen und erstreckte sich auf 6 bis 18 Monate, je nachdem, wie rasch Sie mit der Behandlung vorankommen wollen. Im Verlaufe dieses Abschnitts würden Sie zur Behandlung einiger lokalisierter Zahnfleischerkrankungen an einen Parodontologen (Fachkollege für Erkrankungen der Weich- und Stützgewebe) überwiesen werden.

Der dritte Behandlungsabschnitt beinhaltet die definitiven Restaurationen und würde mit dreistündigen Terminen bis zur Fertigstellung ungefähr drei Monate dauern, zumal hierfür auch einige ganztägige Termine erforderlich wären. Einer Anzahl von sechs Terminvereinbarungen folgte eine einmonatige Pause, während der die Arbeiten im zahntechnischen Labor hergestellt werden. Daran schließen sich noch einmal eine Anzahl von Behandlungen an.

Die geschätzten Kosten der verschiedenen Behandlungsabschnitte gliedern sich wie folgt:

Der erste Abschnitt ..., vorausgesetzt, daß dieser bis ... beendet ist. Dem müssen noch die Honorare für den Endodontist (Wurzelbehandlungsspezialist) hinzugerechnet werden. Ich kann Ihnen für dessen Bemühungen keine definitive Kostenangabe machen, würde jedoch für drei Zähne mit Ausgaben in der Größenordnung von ... rechnen. Die Abrechnungen für diesen Behandlungsverlauf erfolgen durch Teilzahlungen eines Drittels zu Beginn der Behandlung und der Hälfte zwischendurch (der Termin würde Ihnen mitgeteilt); der Ausgleich erfolgt bei Beendigung dieses Behandlungsabschnitts.

Der zweite Abschnitt beinhaltet Kosten von etwa ..., vorausgesetzt, daß dieser bis ... beendet ist. Hierbei werden monatliche Teilzahlungen erhoben. Hinzu kommt das Honorar für den Parodontologen, welches ich ebenfalls nicht genau angeben kann, das aber bei etwa ... liegen dürfte. Genaue Angaben müßten direkt von dem Fachkollegen eingeholt werden.

Wenn Sie sich für die Lösung der herausnehmbaren Prothese entscheiden, beinhaltet der abschließende Behandlungsabschnitt Kosten in der Größenordnung von ..., vorausgesetzt, daß dieser bis ... beendet ist. Wird eine festsitzende Brückenarbeit bevorzugt, entstehen abschließende Kosten in Höhe von etwa ..., ebenfalls vorausgesetzt, daß die Behandlung bis ... abgeschlossen ist. Unser Abrechnungssystem für dieses Behandlungsstadium sieht vor, daß ein Drittel der Kosten bei Beginn, 50% zwischendurch und der Rest beim Einzementieren der Restaurationen beglichen werden.

Sie sollten außerdem folgendes beachten: (an dieser Stelle werden einige oder alle zuvor genannten Textbeispiele eingefügt.)

Ich würde mich freuen, wenn dieses Behandlungskonzept Ihren Erwartungen entsprechen würde. Es beinhaltet beträchtliche finanzielle Verpflichtungen. Wünschen Sie auf die hier vorgeschlagene Behandlung einzugehen, wäre ich Ihnen sehr verbunden, wenn Sie die beiliegende Kopie dieses Schreibens in dem beigefügten und an uns adressierten Freiumschlag unterzeichnet zurücksenden. Sie geben damit dem Inhalt dieses Schreibens Ihre Zustimmung. Bitte setzen Sie sich in diesem Falle mit meiner Sekretärin in Verbindung; sie ist über die erforderlichen Termine informiert und kann sich gern mit Ihnen darüber abstimmen. Wenn Sie weitere Auskünfte wünschen, zögern Sie bitte nicht, mit mir in Verbindung zu treten.

Beiliegend übersende ich Ihnen, entsprechend der anfangs getroffenen Kostenvereinbarungen die Abschlußrechnung für meine Bemühungen im Rahmen der Behandlungsplanung mit der Bitte um gefällige Beachtung.

Mit freundlichen Grüßen..

Sehr geehrte/r Frau/Herr ...,

bezugnehmend auf Ihren Behandlungstermin vom 26. November habe ich mir Ihren Fall nochmals durch den Kopf gehen lassen, nachdem ich Gelegenheit hatte, die Studienmodelle Ihre Mundverhältnisse betreffend anzuschauen. So versichere ich, daß der linke obere erste Prämolar nicht zu retten ist und in der Tat den linken oberen ersten Molaren gefährdet, der möglicherweise ebenfalls nicht zu erhalten ist. Der linke obere Eckzahn ist recht locker und hat beträchtlich an Halt verloren, wie die meisten noch vorhandenen Zähne im Oberkiefer.

Die unteren Zähne besitzen noch eine bessere Abstützung als die oberen. Durch die Form der Brücke im Unterkiefer ist die Mundpflege für Sie in diesem Bereich ziemlich schwierig und die letzte rechte untere Krone hat sich vom Zahn gelöst, der zudem kariös ist. Der schräge Aufbiß auf die Brücke infolge der Stellung der unteren Zähne veranlaßt Sie, mit den unteren Zähnen gegen den linken oberen Eckzahn zu stoßen. Auch konnte ich einen krankhaften Prozeß am Zahnnerven des linken unteren zweiten Prämolaren feststellen (dem vorderen Zahn an der linken unteren Brücke).

Wie wir bereits besprochen haben, liegen die vordringlichen Probleme auf der linken oberen Seite und am rechten unteren Weisheitszahn. Folgende Zahnersatzlösungen für die linke obere Seite sind möglich:

1) Eine herausnehmbare Teilprothese, die an den Zähnen der rechten oberen Seite befestigt würde.
2) Eine herausnehmbare Teilprothese an den Zähnen der rechten oberen Seite befestigt, jedoch mit Überkronung der Zähne vor Herstellung der Prothese, um auf diese

Weise für den Zahnersatz eine bessere Abstützung zu erreichen. Ebenso mindestens die Überkronung des linken oberen Eckzahns.
3) Wie oben, jedoch mit dem Versuch, den linken oberen ersten Molaren entweder unter oder an der Prothese zu verankern. Die Konstruktion gestattet, daß der Zahn nötigenfalls in Zukunft extrahiert und an die Prothese angefügt werden könnte.
4) Die Eingliederung einer Brücke im linken oberen Seitenbereich, erfordert eine Beobachtungszeit, um festzustellen, wie der linke obere Eckzahn und der linke obere erste Molar auf eine Behandlung reagieren. Die Aussichten für beide Zähne sind ein wenig fraglich.
5) Schließlich ist die Implantation von Zahnimplantaten zur Abstützung einer festsitzenden Brücke zu überlegen.

Die rechte untere Weisheitszahnkrone sollte von der Brücke abgetrennt und der Weisheitszahn extrahiert werden. Ob die untere Brücke erneuert werden muß, ist zum jetzigen Zeitpunkt schwer zu entscheiden.

Was immer Sie künftig für Ihre Zähne tun wollen, die linke obere Brücke muß entfernt werden und je länger Sie diese im Munde belassen, desto größeren Schaden wird sie an dem linken oberen Molaren anrichten. Ebenso müßte die rechte untere Molarenkrone zusammen mit dem Zahn entfernt werden. Daher rate ich Ihnen, daß Sie diese Behandlungen durchführen lassen, weil es, unabhängig von künftigen Entscheidungen, notwendig ist, erst einmal eine Ausheilung zu erreichen. Selbst wenn Sie zu diesem Zeitpunkt entscheiden, daß eine weitere Behandlung bei mir aus irgendwelchen Gründen nicht in Frage kommt, sind diese Maßnahmen des ersten Behandlungsabschnitts notwendig. Obgleich ich Ihnen vorschlug, die Kosten für die verschiedenen Behandlungslösungen zusammenzustellen, bin ich zu einer anderen Überlegung gekommen, da die Veränderungen so komplex sind und davon abhängen, ob auf der linken oberen Seite eine Ausheilung stattfindet. Daher halte ich es für viel sinnvoller, folgendermaßen vorzugehen:

(i) Was die Extraktion des rechten unteren Weisheitszahnes anbetrifft, überweisen wir Sie zum Kieferchirurgen, mit dem ich zusammenarbeite.
(ii) Der linke obere Eckzahn wird für eine Krone präpariert, die Brücke auf der linken oberen Seite abgenommen. Dann erfolgt die Abdrucknahme und die sofortige Eingliederung einer temporären Kunststoffbrücke.
(iii) Anschließend fertigen wir eine kunststoffverblendete, provisorische Edelmetallbrücke (Interimslösung) für diese linke obere Seite und passen eine Kunststoffaufbißschiene für den ganzen Oberkiefer ein. Diese deckt die Kauflächen der Zähne ab und muß wenigstens nachts getragen werden, um die linken oberen Zähne zu entlasten. In diesem Stadium ist man noch nicht gezwungen, die Kauflächen aller Zähne bereits wiederaufzubauen.
(iv) Weiterhin wären sechs Behandlungstermine mit unserer Prophylaxehelferin erforderlich, um die Behandlung an den Wurzeln der Stützzähne einzuleiten. Während dieser Besuche kann ich Bißkorrekturen an der Aufbißschiene vornehmen.

Etwa drei Monate nach Behandlungsbeginn erfolgt eine erneute Beurteilung der eingetretenen Verhältnisse mit Blick auf weitere Behandlungsmaßnahmen. Wir können dann hinsichtlich der Kosten genauere Entscheidungen treffen, oder uns auch entschließen, noch weitere drei Monate die Behandlung in gleicher Weise fortzuführen.

Die geschätzten Kosten für die obigen Maßnahmen, vorausgesetzt, daß diese bis ... abgeschlossen sind, belaufen sich auf ... Wir stellen diesen Betrag zu einem Drittel bei Beginn der Behandlung in Rechnung, eine weitere Hälfte zwischendurch und den Rest zum Behandlungstermin der Neubeurteilung. Hinzu kommen die Kosten für den Kieferchirurgen, die ich hier nicht angeben kann, sondern die direkt bei ihm erfragt werden müßten.

Sie sollten außerdem folgendes beachten:
1) Stark restaurierte Zähne können künftig Beschwerden am Zahnnerven bereiten. Manchmal kann man diese durch die vorhandenen Kronen hindurch behandeln. Um diese Möglichkeit jedoch ins rechte Licht zu rücken, ereignete sich dieser Umstand in den letzten achtzehn Jahren nur sehr selten.
2) Während der Versorgung mit einer provisorischen Brücke wird diese mit einem behelfsmäßigen Zement eingesetzt. Sie muß daher gegebenenfalls häufiger wiedereinzementiert werden.
3) In keinem Behandlungsstadium verlassen Sie das Sprechzimmer ohne Schutzkappen auf Ihren Zähnen.
4) Sie sollten eine Behandlung niemals als abgeschlossen betrachten, weil stets Nachsorgebehandlungen durch die Prophylaxehelferin notwendig werden. Vorzugsweise erfolgen diese im Anschluß an die Behandlung einmal im Monat, können aber auch auf einen Besuch alle drei Monate eingeschränkt werden, vorausgesetzt, daß Sie imstande sind, Ihre Zähne selbst entsprechend zu pflegen.
5) Süßigkeiten verursachen Karies. Es wäre daher sinnvoll, wenn Sie den Zuckerkonsum auf ein Minimum einschränkten, um in Ihrem Munde die Ausbreitung der Karies einzudämmen.
6) Für Kostenvoranschläge werden Fristen festgelegt, nicht weil es notwendig ist, daß die Behandlung zu diesem Zeitpunkt abgeschlossen sein muß, sondern weil in der Praxis periodisch durchgeführte Honorarüberprüfungen erforderlich sind. Es ist daher nicht möglich, unbefristete Kostenvoranschläge auszustellen.
7) Kurzfristig abgesagte Terminvereinbarungen, die es uns nicht ermöglichen, die eingeplante Zeit anderweitig umzubuchen, oder nicht eingehaltene Termine werden für den ungenutzten Zeitraum zum vollen Preis berechnet.
8) Es wäre denkbar aber unwahrscheinlich, daß beim Abtrennen der Krone des rechten unteren Weisheitszahnes von der Brücke festgestellt wird, daß diese auch von dem davorstehenden Zahn gelöst ist. Wenn das der Fall ist, muß man zu diesem Zeitpunkt entscheiden, was zu tun ist.

9) Gleichgelagerte Behandlungsfälle während der letzten zwei Jahre erforderten Kosten in der Größenordnung von ... . Dies ist jedoch kein Kostenvoranschlag für Ihren speziellen Fall, sondern diese Angaben dienen nur als Anhalt im Hinblick auf die Verbindlichkeiten, die Sie eingehen, wenn Sie sich für eine umfassende Behandlung entschließen. Sollte das der Fall sein, senden wir Ihnen im Anschluß an die vorbereitenden Behandlungsmaßnahmen einen detaillierteren Kostenvoranschlag zu.

Wenn Sie den vorgezeichneten Weg weiter gehen möchten, wäre ich Ihnen sehr verbunden, wenn Sie die beiliegende Kopie dieses Schreibens in dem beigefügten und an uns adressierten Freiumschlag unterzeichnet zurücksenden würden. Sie geben damit dem Inhalt dieses Schreibens Ihre Zustimmung. Bitte treffen Sie in diesem Falle mit meiner Sekretärin weitere Vereinbarungen; sie ist über die erforderlichen Termine informiert und wird sich gern mit Ihnen darüber abstimmen. Wenn Sie weitere Auskünfte wünschen, zögern Sie bitte nicht, mit mir in Verbindung zu treten.

Da die Behandlungsplanung in diesem Stadium nicht soviel Zeit wie ursprünglich vorgesehen in Anspruch nahm, erlaube ich mir, eine Rechnung in Höhe von.... anstelle der im vorhinein geschätzten....beizufügen und bitte um gefällige Beachtung.

Mit freundlichen Grüßen

Checkliste der Korrespondenz

- Führe ich Korrespondenzen?
- Verfahre ich dabei nach System?
- Verwende ich ein Diktaphone?
- Verfüge ich zur Übertragung des Diktaphonbandes über eine Sekretärin?
- Hatte ich Schwierigkeiten mit Patienten hinsichtlich Honorar, Behandlung, Ästhetik?
- Fällt es mir schwer, angemessene Honorare zu liquidieren?
- Wurde ich in Rechtsstreite verwickelt und waren meine Unterlagen sowie der Schriftverkehr ausreichend?
- Ist meine Karteiführung fehlerlos?
- Ist mir bewußt, daß ein Rechtsstreit gegen den früheren Zahnarzt im Bereich des Möglichen liegt?
- Habe ich die schriftliche Bestätigung über die Einwilligung der Patienten auf meine Zahlungsfristen und Bedingungen?

Literaturhinweise

1. Bailey B. Informed consent in dentistry. J Amer Dent Assoc 1985; 110: 709-713.
2. Logan MK. Informed consent. Does doctrine apply to HIV, amalgam, fluoride? J Amer Dent Assoc 1991; 122: 18-21.
3. The Medical Protection Society Annual Reports. 1985; 93:18-19.
4. Bernoit BG, Marshall Judge TD, Ivan LP, Forcier P, Evans KG. Legal issues in the practice of neurology and neurosurgery. Canadian J Neurol Sci 1990; 17: 43.

Teil 2 – TECHNIKEN, MATERIALIEN UND INSTRUMENTIERUNG

In diesem Abschnitt werden eine Reihe von Techniken und deren Wesensmerkmale besprochen, die für alle Behandlungslösungen anwendbar sind. Zweck ist, alle Aspekte zu erläutern, die ich als klinisch relevant erachte und worüber immer wieder Fragen auftauchten. Die behandlungsbedingten Umstände werden besprochen. Techniken und spezielle Behandlungslösungen finden in dem hierfür entsprechenden Abschnitt ihre Berücksichtigung.

Kapitel 8

PRÄMEDIKATION, ELEKTROCHIRURGIE, TEMPORÄRE UND PROVISORISCHE RESTAURATIONEN, RESTAURATION DES WURZELBEHANDELTEN ZAHNES

Prämedikation

Oft sind ausgedehnte Behandlungen erforderlich, so daß eine orale Prämedikation hilfreich ist, insbesondere in einem frühen Stadium, wenn der Patient in einer neuen und ungewohnten Umgebung Notfallmaßnahmen nötig hat. Die Prämedikation umfaßt folgende Substanzen:

- Ibuprofen 400 mg. Vorsicht ist geboten, wenn Allergiebereitschaft besteht, peptische Ulzerationen, Asthma, oder der Patient therapeutisch Antikoagulantien erhält. Am besten gibt man vor einem chirurgischen Eingriff ein Analgetikum, um die Anreicherung lokaler Prostaglandine herabzusetzen, die infolge traumatischer Einwirkungen entstehen und als Schmerzmediatoren auftreten[1-2]. In der Folge ausgedehnter elektrochirurgischer Maßnahmen ist es angbracht, die Analgetikamedikation in sechsstündlichen Intervallen weitere zwei Tage fortzuführen.
- Oral Temazepam 10 - 30 mg, eine dreiviertel Stunde vor der Behandlung. Dies ist ein wirksames, kurzzeitiges Benzodiazepam zur Sedierung im Dentalbereich[3]. Zehn Milligram genügen bei kleinen und schwächlichen Personen und bei Patienten mit bestehenden hepatischen und renalen Beeinträchtigungen. Dreißig Milligram sind für den durchschnittlichen Erwachsenen ausreichend. Das Medikament sollte nicht bei bestehender Schwangerschaft, in der Stillzeit, oder bei suizidgefährdeten Personen bzw. nach Trauerfällen, verordnet werden. Auch können Wechselwirkungen mit anderen Depressorsubstanzen auftreten. Da sexuelle Phantasien im Bereich des Möglichen liegen, sollte ein männlicher Behandler stets eine weibliche Assistenz zugegen haben, wenn er eine weibliche Person behandelt 4. Die Wirkungsdauer beträgt in der Regel etwa vier Stunden. Der Patient darf für einen Zeitraum von 24 Stunden kein Kraftfahrzeug führen und muß nach Hause begleitet werden. Es ist ratsam, während der Behandlung Puls und Sauerstoffsättigung mit Hilfe eines Pulsoximeters zu überwachen. Bei der Behandlung sehr ängstlicher Patienten ist die intravenöse Sedierung hilfreich.
- Oralpropanthelinebromid (Pro-Banthin) 30 mg, eine dreiviertel Stunde vor der Behandlung. Dieses Medikament ist bei Arbeiten im Unterkiefer zur Eindämmung des Speichelflusses nützlich. Es sollte mit Vorsicht angewandt werden in Fällen von Harnverhaltung, Prostatavergrößerung, Tachykardie, kardialer Insuffizienz, Glaukom, ulzerierender Kolitis, paralytischem Ileus, Pylorusstenose oder in der Stillperiode. Wenn starke Mundtrockenheit einsetzt, muß man bei elektrochirurgischen Eingriffen darauf achten, daß die Schleimhaut angefeuchtet wird, um lateralen Hitzestauungen vorzubeugen. Das Medikament erzeugt eine Dilatation der Pupillen und Austrocknung der Kornea, so daß die Patienten gewarnt werden müssen, nicht mit dem Auto zu fahren, bzw. Tätigkeiten für mindesten vier Stunden oder länger zu unterlassen, welche die volle Sehschärfe erfordern, insbesondere, wenn sie Fokussionsschwierigkeiten feststellen. Auch sollten sie bei Tageslicht nicht dunkelgetönte Gläser oder Kontaktlinsen tragen.

Elektrochirurgie (Radiochirurgie)

Im Folgenden werden brauchbare, elektrochirurgische Anwendungen bei der Behandlung mißlungener Restaurationen aufgezeigt:

- Freilegung gesunder Zahnsubstanz nach dem Abnehmen alter Restaurationen.
- Vertiefung des Sulkus gingivalis (Rinnenbildung) vor der Festlegung subgingivaler Abschlußränder und Abdrucknahme.
- Rekonturierung zahnloser Kieferkämme.
- Klinische Kronenverlängerung.

Kapitel 8 – Prämedikation, Elektrochirurgie, temporäre und provisorische Restaurationen

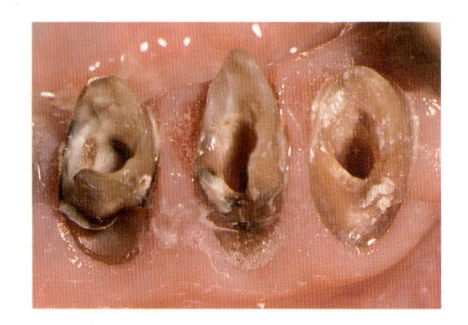

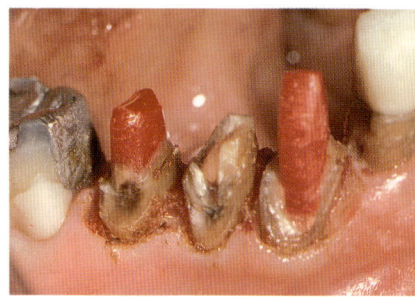

Abb. 8.1a (i) Nach Abnahme alter, schlecht sitzender Restaurationen ist die elektrochirurgische Freilegung gesunden Zahnbeins unter Verwendung einer Schlingenelektrode erforderlich, damit an provisorischen Brücken ein guter Randabschluß erreicht werden kann.

Abb. 8.1a (ii) Gesundes freiliegendes Zahnbein. Direkte Stiftaufbaufüllungen wurden modelliert. Gewebsreste werden mit 3%iger Wasserstoffperoxidlösung und einem Wattepellet entfernt.

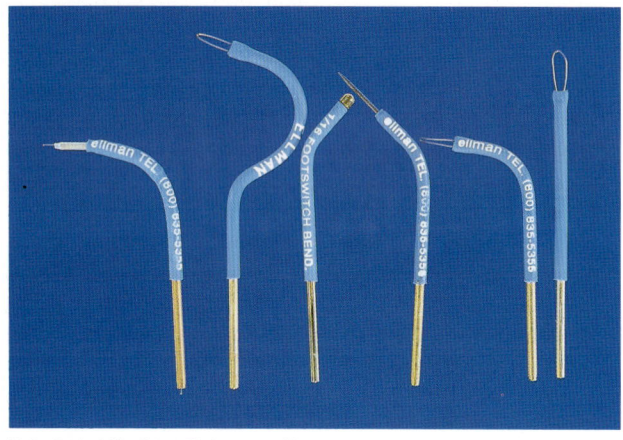

Abb. 8.1b Nützliche Elektroden für elektrochirurgische Maßnahmen:
i Variationsspitze mit freiliegender 1 mm langer Elektrode zur Erweiterung des Sulkus gingivalis (Varitip).
ii Lampenwendelschlinge, um Zugang an der distalen Seite des distalen Zahnes zu erreichen.
iii Kugelelektrode zur Koagulation.
iv Nadelspitze zur Verbreiterung des Sulkus gingivalis.
v Schlingen zur flächigen Abtragung von Weichgewebe.

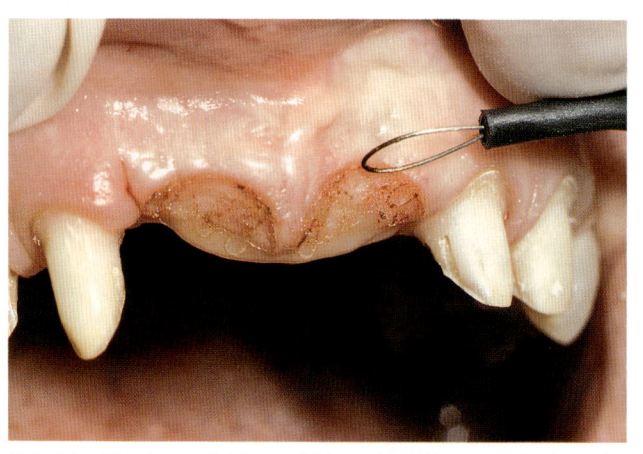

Abb. 8.1c Einsatz der Schlingenelektrode bei kleineren Korrekturen im Bereich der Zwischenglieder. Die provisorische Restauration wird entsprechend verlängert und reicht bis an das rekonturierte Gewebe heran. Drei Monate später wird die definitive Brücke eingegliedert [s. Abb. 22.1i (ix)].

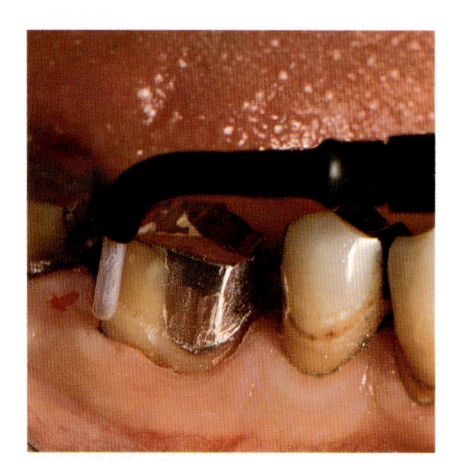

Abb. 8.1d Vertiefen des Sulkus gingivalis mittels einer Drahtelektrode mit 1 mm Tiefenstop (Varitip).

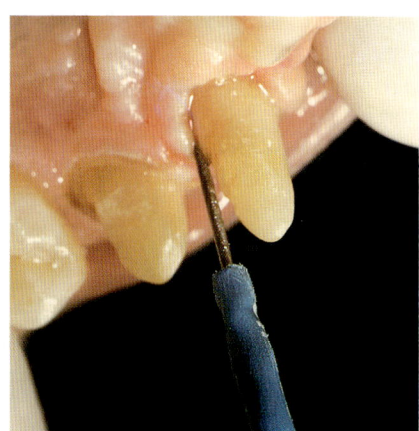

Abb. 8.1e Erweiterung des Sulkus gingivalis durch Abtragen dicken palatinalen Gewebes mittels der Nadelelektrode.

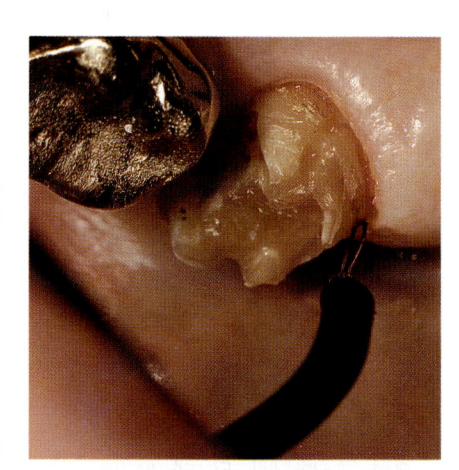

Abb. 8.1f Erweiterung des Sulkus gingivalis distal an Zahn 17 durch die Lampenwendelschlinge. Die Biegung der Elektrode ermöglicht den Zugang in den distalen Bereich.

Freilegung gesunder Zahnsubstanz nach Abnahme alter Restaurationen
(Abb. 8.1a, 8.2i)

Im Zuge der Abnahme defekter Restaurationen wird man häufig mit dem Zustandbild subgingivaler kariöser Defekte konfrontiert. Es ist daher wichtig, daß bereits in frühen Behandlungsstadien provisorische Restaurationen mit ihren Abschlußrändern an gesunde Zahnsubstanz angrenzen. Zu diesem Zeitpunkt sind daher elektrochirurgische Techniken zur Freilegung der gesunden Zahnhartsubstanz unerläßlich. Dabei sollten folgende Grundsätze beachtet werden:

- Benutzen Sie niemals elektrochirurgische Geräte, wenn der Patient einen Herzschrittmacher trägt, da dessen Funktionsweise beeinträchtigt werden könnte.
- Entfernen Sie zunächst, wenn irgend möglich, Metallrestaurationen aus Zähnen, die elektrochirurgisch behandelt werden sollen.
- Das Gerät sollte funktionsbereit sein. Es bedeutet Zeitverlust, wenn das Gerät vor Inbetriebnahme erst aus dem Schrank geholt, die Zuführungsdrähte entwirrt, der Stecker in die Steckdose gesteckt werden muß, usw. Wenn die Behandlungseinheit so konstruiert ist, daß man das Handstück ohne weitere Umstände einfach aufnehmen kann, dann dient dieses wertvolle Ausrüstungsmodul dem vorgesehenen Zweck
- Es sollte eine Hochfrequenzeinheit von 4,0 MHz[5] benutzt werden. Einheiten im Frequenzbereich von 525 KHz bis 4 MHz werden, genauer gesagt, als radiochirurgische und nicht als elektrochirurgische Geräte bezeichnet. Die Letzteren weisen nur einen Frequenzbereich von 300 KHz bis 1,5 MHz auf.
- In Bereichen, in denen der Gingivalrand funktionell nicht sichtbar in Erscheinung tritt und daher weniger ästhetische Bedeutung hat, benutzt man eine schwach modulierte, ungefilterte Hochfrequenzwellenform. Diese schneidet gut und koaguliert in gewissem Umfang, erzeugt aber auch geringe Rezessionen.
- In Bereichen, die anderweitig sichtbar sind, benutzt man eine kontinuierlich unmodulierte und gefilterte Wellenform[5,6,7]. Diese schneidet gut, bewirkt kaum Rezessionen, koaguliert jedoch nur minimal. Wenn die Elektrodenspitze unbeabsichtigt die Zahnwurzel apikal des Epithelansatzes berührt, besteht die Gefahr beträchtlichen Attachmentverlustes[8].
- Eine Erdungsplatte sollte mitverwendet werden.
- Allgemein wird anfangs eine Schlingenelektrode (Abb. 8.1b,c) benutzt. Es ist wichtig, daß man die Elektrode rasch bewegt, d.h. nicht weniger als 7 mm/Sek. und den Schneidevorgang nicht über 1 Sekunde hinaus ausdehnt. Zwischen den Schnitten sind 15 Sekunden Zeit einzuräumen, um die Abkühlung des Gewebes zu gewährleisten[9]. Für eine schlingenlose Elektrode sind 8 Sekunden Abkühlungszeit angemessen.
- Der Bewegung der Elektrode dürfen keine Hindernisse im Wege stehen; das Gewebe darf nicht verkohlen und Funkenbildung ist zu vermeiden. Der Kontakt mit metallischen Restaurationen darf nicht länger als 0,4 Sekunden aufrechterhalten werden[8].
- Das Gewebe sollte feucht, jedoch nicht übermäßig naß sein.
- Vor dem Schneidevorgang sollte man den Bewegungsablauf üben.
- Knochenkontakt ist zu vermeiden.
- Die Elektrode muß sauber und frei von Gewebsresten sein. Eine Sandpapierscheibe oder ein Reinigungskissen (Electrode Wipes, Ellman) sind nützlich.
- Verwenden Sie zur Aspiration und Retraktion vor Ort Saugkanülen und Spiegel aus Kunststoff und achten darauf, daß Isoliermanschetten die Elektroden vorschriftsmäßig abdecken.
- Vermeiden Sie Kontakt mit Brücken, weil an entfernter Stelle Verbrennungen stattfinden können, wenn ein spitz ausgebildetes Metallstück, z.B. eine Höckerspitze mit Weichgewebe in Berührung kommt.
- In diesem Stadium können sehr wohl Blutungen auftreten, weil die Weichgewebe oft stark entzündet sind. Eine Blutung kann nicht mit dem Koagulationseinsatz gestillt werden. Sie muß zunächst durch Kompression gestoppt und anschließend mit der Koagulationskugel behandelt werden, die unter leichtem Druck gegen das Gewebe die Kapillaren verschließt.
- Die Zahnpräparation sollte nachfolgend von Gewebsresten gereinigt werden, indem man mit einem Gazetupfer über die Präparation wischt und sie anschließend mit 3%igem Peroxyd oder einer Tinktur aus Myrrhe und Benzoin (Mischung 1:1) abtupft.
- Das Bedecken der angeschnittenen Gewebsflächen mit Isobutylcyanoacrylat-Zement (Isodent Ellman) schützt und verhindert weitere Blutungen des koagulierten Gewebes während der Präparation und Abdrucknahme.

Die Befolgung der oben angeführten Grundsätze kann die am Anfang stehende und häufig sehr schwierige Abnahme mißlungener Restaurationen und die Präparation für einen Interimsersatz außerordentlich erleichtern.

Erweiterung des Sulkus gingivalis als vorbereitende Maßnahme zur Verlegung der subgingivalen Abschlußränder und Formen der Abdrucknahme

Ist das Gingivalgewebe ausgeheilt, besteht die Möglichkeit, das Auskleidungsepithel des Sulkus gingivalis wegzunehmen, um Platz zur Instrumentierung und zum Einbringen des Abdruckmaterials zu schaffen (insbesondere bei Verwendung reversibler Hydrocolloidmaterialien, die zu Zerreißungen neigen, wenn im Sulkus nicht ausreichend Platz vorherrscht). Werden jedoch die oben beschriebenen Grundsätze beachtet und benutzt eine isolierte Einzeldrahtelektrode (Abb. 8.1d) (nur 1 mm der Elektrode kommt mit der Schleimhaut in Berührung und begrenzt damit die Abtragungstiefe des Gewebes), sollte die Ausheilung ohne Rezession vonstatten gehen. Obgleich anfangs ein Höhenverlust von 0,12 mm bis 1,0 mm eintritt, wird der größte Teil hiervon während des Heilungsprozesses wiedergewonnen[10-16]. Hier ist jedoch anzumerken, daß selbst bei sorgfältiger Anwendung das Risiko des Attachmentverlustes besteht[17]. Wird im hinteren Bereich der Mundhöhle der Sulkus bei Vorhandensein dicker Gewebsanteile erweitert, schafft die stärkere Nadelspitze (Ellman) (Abb. 8.1e) einen zuverlässigeren Zwischenraum als eine dünne Drahtspitze. Zusätzlich ist zu den obengenannten Grundsätzen folgendes zu beachten:

- Erweitern Sie den bukkalen Sulkus gingivalis nicht, wenn das Gewebe in diesem Bereich funktionell in Erscheinung tritt und dünn ist. Dünnes Zahnfleisch erscheint häufig transluzent; eine in den Sulkus versenkte Sonde ist durch das Gewebe hindurch sichtbar. Dickes Zahnfleisch ist kompakt und undurchsichtig und eine Sonde ist durch das Gewebe, wenn es nicht offensichtlich verdrängt wird, nicht sichtbar. Dünnes Zahnfleisch neigt im Anschluß an elektrochirurgische Maßnahmen zu schwinden.
- Waschen Sie anschließend an die Erweiterung den Sulkus mit 3%igem Peroxyd und warmem Wasser aus. Legen Sie einen Retraktionsfaden Größe 00 (Ultrapack-Ultradent) der kein Adstringens enthält, in den Sulkus (Abb. 9.9). Verwenden Sie keine adrenalinimprägnierten Fäden; das verletzte Gewebebett könnte eine unzulässige Absorption des Adrenalins begünstigen.[18]
- Präparieren Sie die Abschlußlinie.
- Gewebsreste und andere Beläge werden mit Bimsstein und einem Gummikelch in einem niedertourigen Handstück gereinigt.
- Erneuern Sie den 00-Retraktionsfaden, wenn der Originalfaden durch die abschließenden Manipulationen verletzt wurde.
- Legen Sie zu dem 00-Faden einen zusätzlichen Faden ein. Geeignete zusätzliche Fäden sind Ultrapak knitted Cord, in den Größen 00, 0, 1, 2, eingetaucht in eine adstringierende Lösung, z.B. Styptin (Van R Co). Diese besteht aus 20%igem Aluminiumchlorid, gepuffert in Glycollösung. Die Fäden sind farbig kodiert und können leicht appliziert werden.

Rekonturierung zahnloser Kieferkämme

Die Schlingenelektrode wird zur Rekonturierung unregelmäßiger, zahnloser Kieferkämme eingesetzt. Es sollten jedoch nur kleinere Korrekturen vorgenommen werden (Abb. 8.1c). Größere Korrekturen erfordern die Abtragung des Bindegewebes mittels eines Skalpells und häufig auch unterminierende Maßnahmen mit Knochenrekonturierungen.

Verlängerung der klinischen Kronen

Eine geringfügige Verlängerung der klinischen Krone kann durch die Rekonturierung des Gingivalrandes erreicht werden, indem entweder eine Schlinge oder eine gerade Drahtelektrode zum Einsatz gelangt (Abb. 8.1a, 24.2c, 29.13d+e). Nachfolgend muß man mit einer Rezession von etwa 0,5 mm rechnen.

Temporäre Restaurationen

Temporäre Restaurationen sollten:

- gut sitzen;
- gut konturiert sein;
- biokompatibel sein;
- leicht herzustellen sein;
- belastungsfähig sein;
- ästhetisch einwandfrei in Erscheinung treten;
- gleichmäßige Okklusalkontakte aufweisen;
- keine unbeabsichtigten Leitkontakte oder okklusale Behinderungen herbeiführen;
- stabil sein und sich weder verwinden noch okklusalem Verschleiß unterliegen.

Üblicherweise stellt man temporäre Restaurationen, wie im Anhang beschrieben, im zahntechnischen Labor her. Die Abnahme mangelhafter, gegossener Restaurationen mittels schlagender Instrumente birgt das große Risiko, den darunter befindlichen Zahnstumpf zu frakturieren und damit die Behandlung zu komplizieren. Sicherer ist die Einsicht, wenn die Restauration nicht zu retten ist, sie aufzutrennen und in Teile zu zerlegen. Mit einem Hartmetallbohrer (FG 1958; Jet Carbide) wird die bukkale und linguale Kronenwand bis auf den Zahnstumpf bzw. den Stumpfaufbau vertikal aufgetrennt. Die beiden Schnitte werden über die Kaufläche miteinander verbunden. Ein Knochenmeißel mit 3 mm breiter Schneide und 191 mm langem Handgriff (Eastman Dental Chisel, Downs Surgical) wird in den bukkalen Schlitz eingesetzt und gedreht (Abb. 8.2b); er trennt die mesiale von der distalen Hälfte der Krone. Achten Sie darauf, daß die Meißelschneide zwischen den Fingern gehalten wird, damit sie nicht von der Krone abgleitet. Gewöhnlich kann man die Krone von der darunterliegenden Präparation „abschälen". Bei einer Brücke kann es erforderlich werden, die approximalen Verbindungen zu durchtrennen, weil sonst die mesiale Hälfte eines Stützpfeilers mit der distalen Hälfte des weiter vorn stehenden Stützpfeilers in Verbindung steht und die sich gegenüberstehenden Zahnwände die Abnahme behindern (siehe auch Seite 159 bezüglich Abänderung vorhandener Brückenarbeiten). In der frühen Stabilisierungsphase ist es nicht erforderlich, sofort alle kariösen Zahnstümpfe für die temporäre Versorgung zu präparieren. Es genügt daher, zur Abstützung einer temporären Brücke oder von Kronen, eine ausreichende Anzahl von Zähnen im Zahnbogen zu präparieren (Abb. 8.2h+i).

Methoden des Stumpfaufbaus, die später noch beschrieben werden, umfassen folgende Vorgehensweisen:

Temporäre Restaurationen

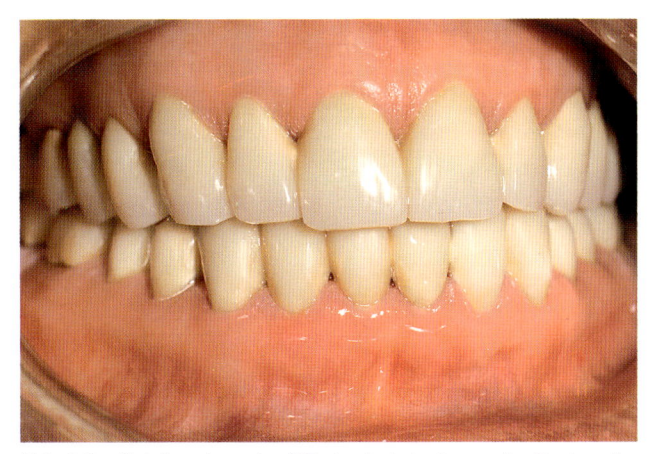

Abb. 8.2a Gutsitzende und gefällig konturierte, temporäre Restaurationen über den gesamten Zahnbogen (zum Patienten aus Abbildung 8.2e).

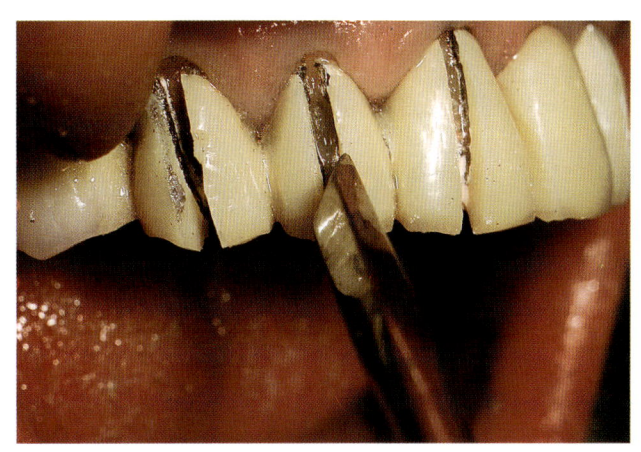

Abb. 82b Mangelhafte Kronen und Brücken werden abgenommen, indem man zuerst auf der bukkalen und lingualen Fläche das Gußmetall vertikal auftrennt und die Trennlinien über die Okklusalfläche verbindet. Ein Knochenmeißel mit einer 3 mm breiten Schneide wird in den Spalt eingesetzt und gedreht, um die Teile voneinander zu trennen.

Abb. 8.2c (i) Auftragen von Keramikfarben auf Palaseal (Kulzer). Diese werden auf die Oberfläche der temporären bzw. provisorischen Krone aufgetragen. Anschließend polymerisiert man das Palaseal mit UV-Licht.

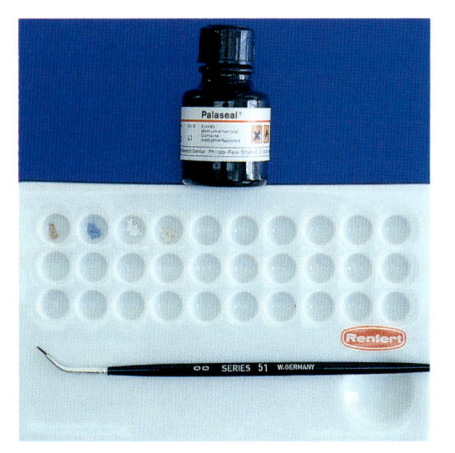

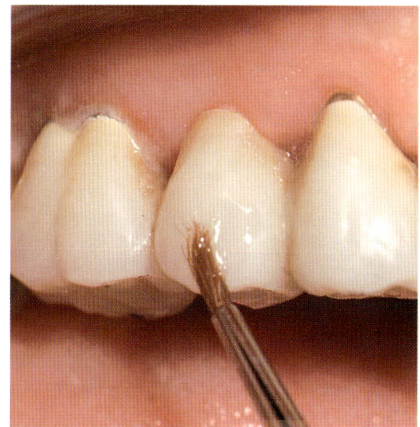

Abb. 8.2c (ii) Einfärben mit Palaseal und Keramikfarben.

- Stiftverankerte Amalgamfüllungen.
- Kunstharzverklebte Amalgamaufbauten.
- Orthodontische Röhrchen, einzementierte Retentionsstifte und Komposit-Kunstharzaufbauten.
- Zementierte Retentionsstifte (unter Verwendung von Glasionomerzementen) und Komposit-Kunstharz ergeben eine annehmbare, zwischenzeitliche Restauration. Diese ist jedoch als dauerhafter Aufbau nicht geeignet. Hierfür sollte ein füllerreiches Kunstharz in Verbindung mit einem Dentin Haftvermittler verwendet werden. Das Kompositharz muß vom Kavitätenrand ferngehalten werden.
- Cermet-Zement, armiert mit einzementierten Retentionsstiften. Diese Methode ergibt brauchbare Aufbauten[19] und bietet den Vorteil der Fluoridfreisetzung. Kao et al. stellten 1989 jedoch fest, daß Retentionsstifte den Bruchwiderstand von Amalgam- und Kompositaufbauten verminderten und die Widerstandskraft von Zementaufbauten verstärkten. Trotzdem erwiesen sich die geschwächten (Amalgam und Komposit) Aufbauten immer noch widerstandsfähiger als Zementaufbauten[20]. Letztere sollten daher nicht in Bereichen hoher Belastung verwendet werden, oder wenn der Dentinanteil weniger als 60% des Aufbaus ausmacht.
- Direkte Stiftaufbauten für Zähne, die annehmbare Wurzelfüllungen aufweisen. Direkte Gußformen werden hergestellt, indem auf einen Edelmetallstift ein DuraLay-Aufbau im Munde modelliert wird. Der Abdruck für die temporäre Restauration wird direkt über den DuraLay-Aufbau genommen; später, noch am gleichen Tage, erfolgt nach dem Gießen des Stiftaufbaus das Einzementieren des Aufbaus und der temporären Restauration. Zwischen der Herstellung einer direkten Modellierung und dem Einzementieren der gesamten Arbeit liegt ein Zeitspanne von 1 1/2 Stunden.

Andere devitale Stümpfe können vor der Wurzelbehandlung abgetragen und mit provisorischem Zement geschützt werden.

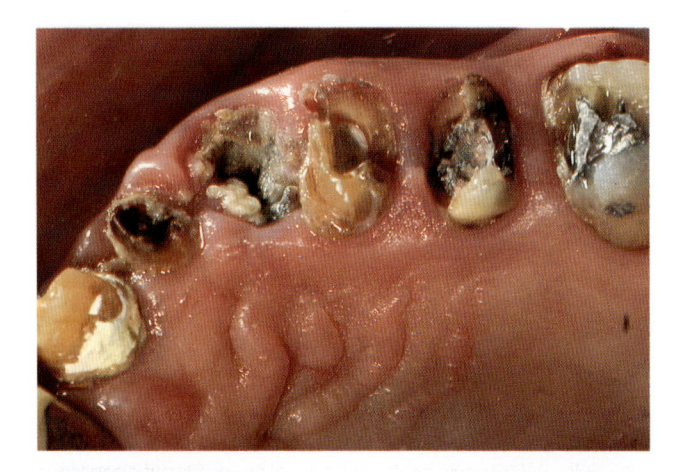

Abb. 8.2d (i) Die Abnahme der Brücke enthüllte gravierende Probleme. Bei diesem Zustand ist es sehr schwer, optimale Interimsrestaurationen einzugliedern. Um gutsitzende, gefällig konturierte Interimsrestaurationen herzustellen, ist es zunächst erforderlich, daß eine provisorische Lösung herbeigeführt wird. Danach beginnt man mit der Behandlung der Weichgewebe und im Anschluß daran werden die Provisorien durch eine temporäre Restauration ersetzt.

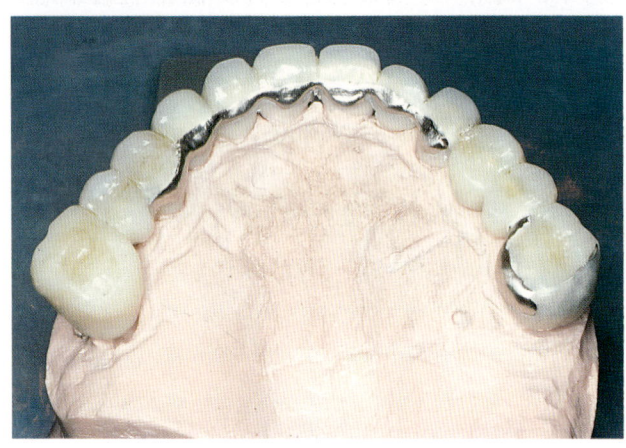

Abb. 8.2d (ii) und (iii) Vor Abnahme der defekten Brücke wird ein Metallgerüst hergestellt und in die temporäre Restauration eingearbeitet, um den Acrylkunststoff zu verstärken (siehe Anhang bezüglich der Einzelheiten im Labor).

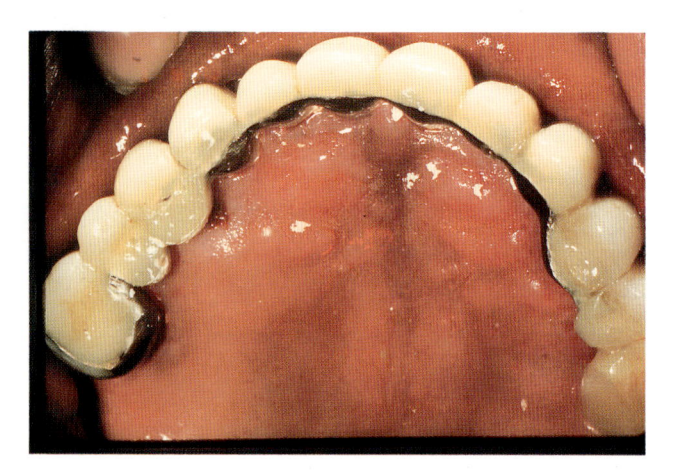

Die Zahnfarbe temporärer Kunststoffkronen kann im Munde verändert werden. Hierfür benutzt man entweder Minute Stain, einen Zahnlack (G. Taub Inc), oder Palaseal, ein lichthärtendes, farbloses Kunstharz (Kulzer GmbH), welches mit Keramikfarben eingefärbt werden kann (Abb. 8.2c). Minute Stain muß mit einem feinen Pinsel rasch verarbeitet werden. Der Pinsel wird wiederholt in die Verdünnerlösung getaucht; der Lack darf währenddessen nicht austrocknen. Palaseal ist einfacher zu verarbeiten, weil es nicht verdunstet. Beide Substanzen sind natürlich nur temporär einsetzbar. Da der provisorische Zement nachfolgend die Zahnfarbe der Krone verändern kann, ist es manchmal ratsam, die Krone einzuzementieren und anschließend kleinere Farbkorrekturen mit Palaseal und Keramikfarben vorzunehmen.

Die Herstellung und Eingliederung temporärer und provisorischer Restaurationen erfordert Sorgfalt. Diese Restaurationen können sehr schwierig aufzubauen sein und bereiten möglicherweise Zahnfleischprobleme, wenn zu deren Herstellung nicht genügend Zeit aufgewendet wird. Donaldson berichtete 1973, daß im Zusammenhang mit temporären Restaurationen in 10% der Fälle gingivale Rezessionserscheinungen von 1 mm und mehr festzustellen waren[21]. Rezessionen wurden wahrscheinlicher, wenn sich die Restaurationen bis in den Subgingivalbereich erstreckten. Da derartige Restaurationen häufig über lange Zeiträume getragen werden, ist weiterhin daran zu denken, daß mangelhafte Abschlußränder das Wachstum gramnegativer, melaninproduzierender Organismen begünstigt[22], die pathogen entarten können. Ebenso gilt, je länger die Irritation einwirkt, desto schwerwiegender sind die Entzündungserscheinungen[23-24]. In den Anfangsstadien einer Rekonstruktion mögen diese Faktoren im Vergleich zur Gesamtheit aller Schwierigkeiten (Abb. 8.2d) relativ trivial erscheinen; in den anschließenden Behandlungsabschnitten erlangen diese jedoch weitaus größere Bedeutung.

Provisorische Restaurationen
[Abb. 8.2e (i)]

Die Behandlung nimmt häufig zwischen 18 Monate und zwei Jahre in Anspruch. Konsequenterweise ist es daher notwendig, robuste provisorische Restaurationen einzugliedern, die:

- je nach Behandlungsfortschritt abgeändert werden können;
- ästhetisch gestaltet werden können;
- in phonetischer Hinsicht korrigiert werden können;
- leicht zu pflegen sind;
- ohne Bruch problemlos entfernt werden können, um zwi-

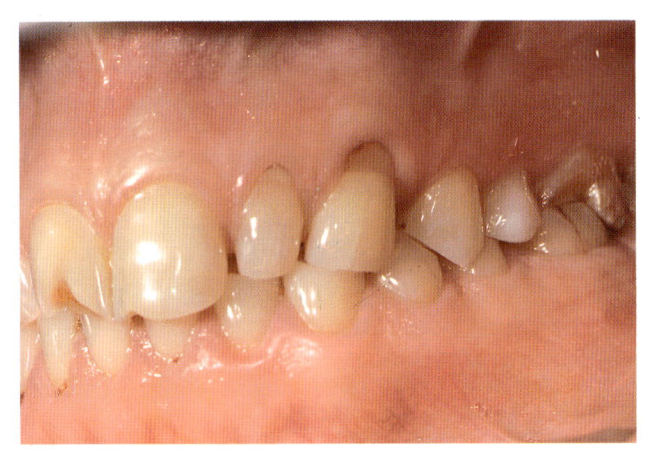

Abb. 8.2e (i) Anfangsbefund – vor der chirurgischen Verlängerung der klinischen Kronen und der Eingliederung provisorischer Restaurationen.

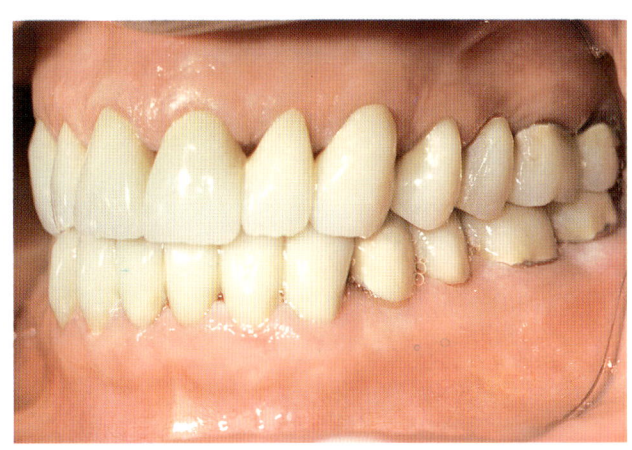

Abb. 8.2e (ii) Provisorische Restaurationen, hergestellt auf einartikulierten Modellen, um das intraorale Einschleifen einzuschränken.

schenzeitlich Zugang zu den darunter befindlichen Zähnen und angrenzenden Weichgeweben zu erhalten;
- die Zähne verläßlich schützen, falls unerwartete Ereignisse im Leben des Patienten eine Behandlungsunterbrechung auf längere Zeit erzwingen (Abb. 8.2f).

Die provisorischen Restaurationen bestehen aus einer Silber-Palladium-Unterkonstruktion (Palliag, Degussa), die mit einer Acrylschicht oder einem Komposit-Kunstharz verblendet wird. Dem Patienten wird die Metall-Legierung in Rechnung gestellt. Später, bei Eingliederung des definitiven Zahnersatzes wird dieser Betrag in angemessener Höhe vergütet. Vorzugsweise unterteilt man provisorische Restaurationen in mehrere integrale Einheiten, um die Handhabung und das Einzementieren zu erleichtern. Die Behandlung getrennter Einzelobjekte ist schwierig. Einzelheiten der labormäßigen Verfahren finden Sie im Anhang erörtert.

Sollten provisorische Restaurationen bei der Abnahme durch den Endodontist oder Parodontologen zerbrechen, entstehen dadurch unnötige Komplikationen, zumal diese Fachkollegen für eine Reparatur gewöhnlich nicht eingerichtet sind. Außerdem fühlt sich ein Patient sehr unsicher, wenn provisorische Restaurationen ihren Dienst versagen, besonders, wenn sie sich von der Praxis weit entfernt aufhalten. Daher sind Zeitaufwand und Kosten, die mit der Herstellung provisorischer Restaurationen einhergehen, voll gerechtfertigt. Unglücklicherweise ist es unmöglich vorauszusagen, welche Fälle derartig stabile Restaurationen erfordern. Da dies nicht vorhersehbar ist, werden routinemäßig die Restaurationen auf diese Weise hergestellt und ihr Nutzen rechtfertigt in vollem Umfang auch alle jene Fälle, in denen sie nicht unbedingt erforderlich waren (Abb. 8.2f).

Zeigen sich vor Eingliederung des definitiven Zahnersatzes marginale Entzündungen, können diese oft ausgeheilt werden, indem man die provisorischen Restaurationen fünf Tage lang mit Opotow-trial-cement (Teledyne Getz) anstatt mit

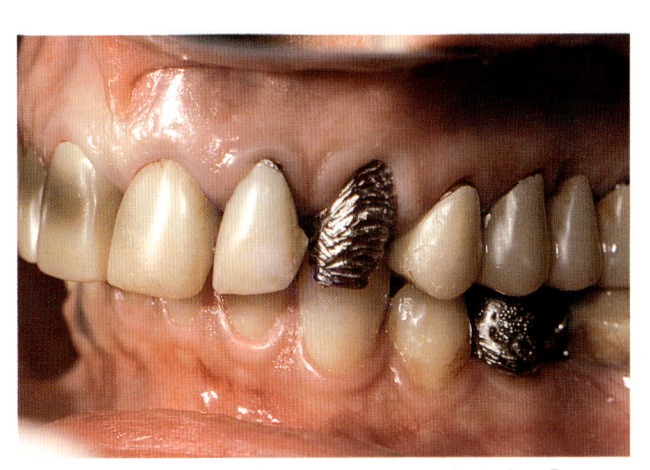

Abb. 8.2f Kurz nach der Eingliederung der provisorischen Restaurationen erkrankte die Patientin an Tuberkulose. Sie unterbrach daraufhin 6 Jahre lang zahnärztliche Behandlungen. Während dieser Zeit benutzte sie eine Fluorid-Mundspüllösung und bekam eine der provisorischen Brücken mit Temp-bond wiedereinzementiert, welches auch anfangs zur Befestigung verwendet worden war. Man beachte den ausgezeichneten Zustand des Zahnfleisches. Auch war außer der ausgebrochenen Facette keine Karies festzustellen. Einfache Interimsrestaurationen aus Kunststoff hätten zu schweren dentalen Komplikationen führen können.

Temp Bond einzementiert. Damit können auch Temp-Bond-Reste von den Präparationen entfernt werden.

Provisorische Restaurationen für den karieswiderstandsfähigen Patienten
(Abb. 8.2e,g)

Diese bestehen aus einem Einstückguß (d.h. das Metallgerüst wird in einem Stück gegossen), der mit Acrylkunststoff oder Kompositharz verblendet wird. Eine einfache provisorische Restauration wird im Labor auf den unmontier-

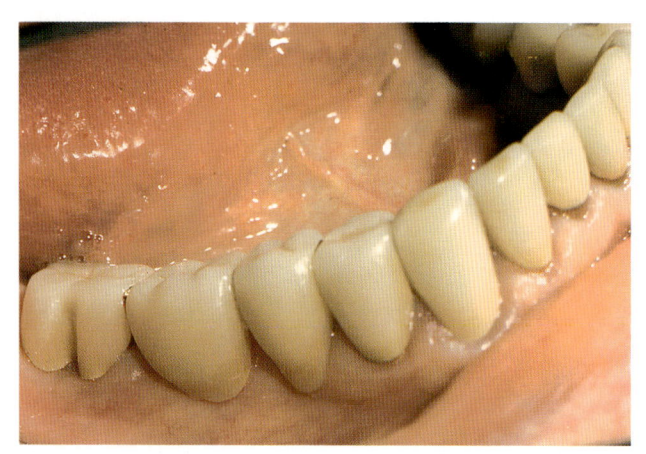

Abb. 8.2g Ein Quadrant mit provisorischen Restaurationen (Zähne 47–43) ist im Munde leicht einzuschleifen; einartikulierte Modelle sind daher nicht erforderlich.

ten Modellen eines Quadranten hergestellt, insbesondere, wenn das Gerüst gut sitzt und die intraorale okklusale Anpassung der Restauration unkompliziert erscheint (Abb. 8.2g). Einartikulierte Modelle werden angewandt, wenn es sich um ausgedehnte Restaurationen handelt (Abb. 8.2e), oder wenn die Gerüstlage nicht eindeutig und sicher gewährleistet ist, oder das Einschleifen im Munde sich aller Wahrscheinlichkeit nach schwierig gestalten - siehe Anhang. Die Restaurationen werden mit Temp-Bond einzementiert. Gleiche Längen von Temp-Bond-Grundmasse und Katalysator werden mit einem Drittel Vaseline vermischt, die man aus einer 2 ml Einmalspritze beimengt. Nach elektrochirurgischen Maßnahmen wird der Mischung eine drittel Länge 1%iger Aureomycin Augensalbe hinzugefügt, um den Heilungsvorgang zu beschleunigen. Cohen et al. (1989) wiesen in vitro eine bakteriostatische Wirkung von Tetracyclin nach, das Temp-Bond beigemischt wurde[25].

Provisorische Restaurationen für den kariesanfälligen Patienten (Abb. 8.2h-l, 8.10)

Nach dem Einzementieren einer provisorischen Restauration können sich eine oder mehrere Einheiten von den Stützzähnen lösen, während die anderen fest zementiert bleiben. An den gelösten Stützpfeilern treten Leckagen auf, die bei kariesanfälligen Patienten zu einer raschen Zerstörung der Zahnstümpfe führen. Bei kariesanfälligen Patienten werden daher individuelle Goldkäppchen gefertigt, die mit Zinkphosphatzement oder Glasionomerzement aufgesetzt werden. Die provisorische Restauration wird auf diese Goldkäppchen mit einem temporären Zement (gleiche Längen von Grundmasse und Katalysator mit 1/2 Länge Vaseline) aufzementiert. Sollte sich daher ein Zementierungsfehler zwischen Käppchen und Überkonstruktion einstellen, so führt dieser nicht zur Karies am Zahnstumpf (Abb. 8.2k-l). Einzelheiten zur Herstellung, siehe Anhang und ebenso

Kapitel 18 betreffend Teleskopeinheiten. Außerdem kann die provisorische Brücke von den darunterbefindlichen Kappen abgenommen werden, ohne die Sorge, daß Kernaufbauten aus der Zahnwurzel gezogen werden. Bei fehlenden Kappen ist im wesentlichen die Haftkraft des Zementes, der zur Befestigung der Brücke erforderlich ist, dafür verantwortlich, daß bei Abnahme der Brücke ein Kernaufbau herausfällt. Sollte sich jedoch einmal ein Aufbau lösen, kann ein neuer Interimsaufbau auf folgende Weise hergestellt werden:

1) Entfernen des Aufbaus aus der Kappe.
2) Anlegen einer okklusalen Öffnung in der Kappe.
3) Einzementieren neuer Retentionsstifte in die Stirnfläche der Zahnwurzel.
4) Einzementieren der Kappe mittels einer dünnen Schicht Glasionomerzement im Bereich der Schulter.
5) Nach dem Abbinden des Zementes erfolgt das Einfüllen einer sphärischen Amalgamlegierung (Tytin, Kerr) in die Stumpfkappe.

Verlängerung nach chirurgischen Maßnahmen

In der Folge von parodontalchirurgischen Maßnahmen müssen oft provisorische Restaurationen zur Zahnfleischgrenze hin verlängert werden, um:

- die postoperative Dentinempfindlichkeit zu verringern;
- das ästhetische Erscheinungsbild zu verbessern;
- die Retention und Festigkeitsform (nun, da es möglich ist) zu verbessern;
- die Abschlußränder in gesunde Zahnsubstanz zu verlegen.

Drei Wege stehen offen, um provisorische Restaurationen zu verlängern, nachdem entsprechende Korrekturen an den Zahnpräparationen durchgeführt wurden:

- Direkte Schichttechnik
  Der Zahnstumpf wird mit Vaseline isoliert und die Ränder der provisorischen Restauration werden angerauht, um eventuelle Lack- und Poliermittel zu entfernen. Der Bereich wird trockengelegt, die provisorische Restauration aufgesetzt und nach der Schichttechnik ergänzt man an den unzureichenden Stellen temporären Kronen-und Brücken-Acrylkunststoff oder lichthärtende Monomere und Polymere (Unifast L-C, G.C. Company). Die Helferin wickelt ein Stück Zellstoff um ihren Zeigefinger und hält zwei Dappengläser, wie in Abbildung 8.2m dargestellt. Das eine enthält Monomerflüssigkeit und das andere Polymerpulver. Ein 0-0 Marderhaarpinsel wird in das Monomer getaucht und dann in die Mitte des Polymerpulvers getupft. Dabei achtet man darauf, daß die Seiten des Dappenglases nicht berührt werden, da sonst das Monomer durch Kapillarattraktion um das Polymerpulver läuft und es unbrauchbar macht. Eine Schicht, bestehend aus Monomer und Polymer, wird im Munde dem Kronenrand anmodelliert (Abb. 8.2n). Lichthärtende Materialien wer-

Provisorische Restaurationen

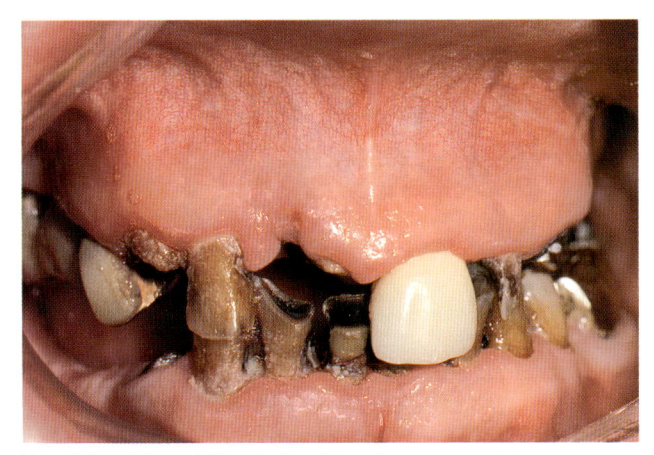

Abb. 8.2h Kariesanfälliger Patient, Wurzelreste 13,11,22,23,24,44 nach Abnahme defekter Kronen.

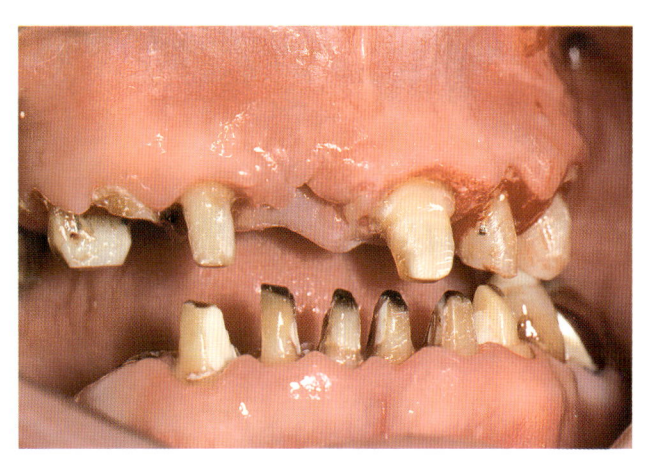

Abb. 8.2i Zustand nach elektrochirurgischen Maßnahmen zur Freilegung kariesfreien Dentins und Eingliederung stiftverankerter Komposit-Kunstharzaufbauten (Albond 2, Bisco) bei 14, 12, 22, 23. Beachten Sie, daß 13, 11, 44 unbehandelt blieben. Ziel war, eine genügende Zahl von Aufbaustümpfen zu schaffen, um die temporären und provisorischen Brücken abzustützen. Die Kunstharzaufbauten wurden ebenfalls nur temporär gelegt.

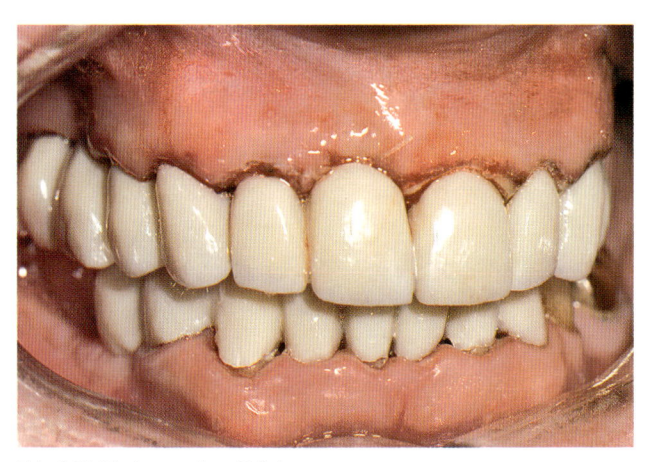

Abb. 8.2j Die temporären Brücken.

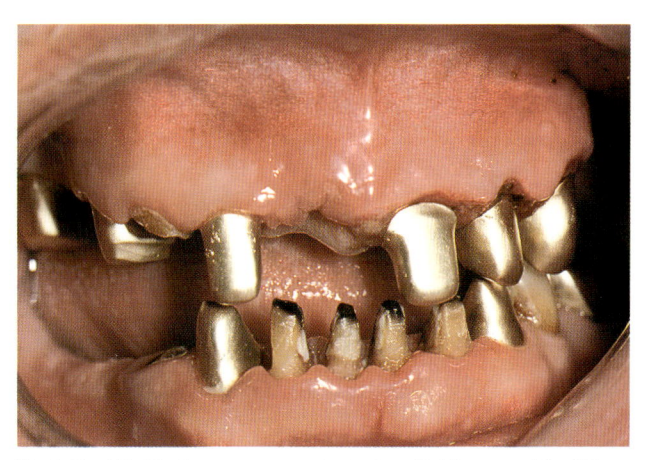

Ab. 8.2k Mit Glasionomerzement befestigte Goldkappen. Die Zähne 42–32 werden extrahiert und durch osseointegrierte Implantate ersetzt.

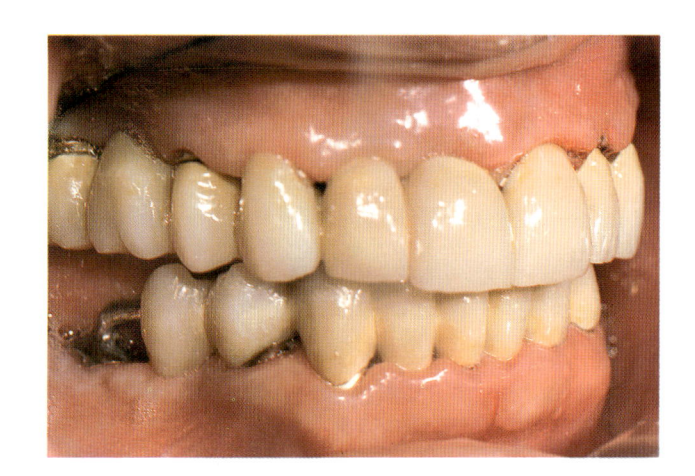

Abb. 8.2l Provisorische Brücken mit Temp Bond und Vaseline über die Kappen in Abbildung 8.2k einzementiert. Beachten Sie das Gewebelager bei 46 zur distalen Abstützung. Die Brücke sitzt den Wurzeln 13 und 44 auf. Die Behandlung kann nun unter Verwendung der Brücken als Interimsrestaurationen fortgesetzt werden. Zielvorgabe war eine langsame Umstellung auf implantatgestützte Brücken.

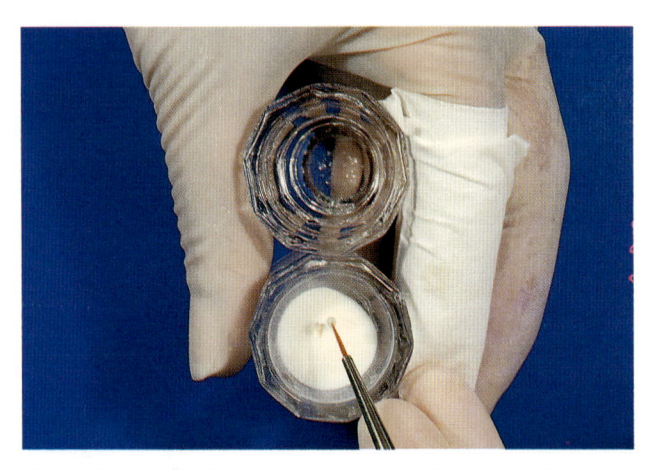

Abb. 8.2m Bereitstellung von zwei Dappengläsern, mit Monomerflüssigkeit und Polymerpulver. Das Tuch über dem Finger dient zum Trocknen des Pinsels. Ein Marderhaarpinsel der Größe 00 wird in die Lösung getaucht und nimmt aus der Mitte des Polymerpulvers eine kleine Menge auf. Der Pinsel darf den Rand des Dappenglases nicht berühren.

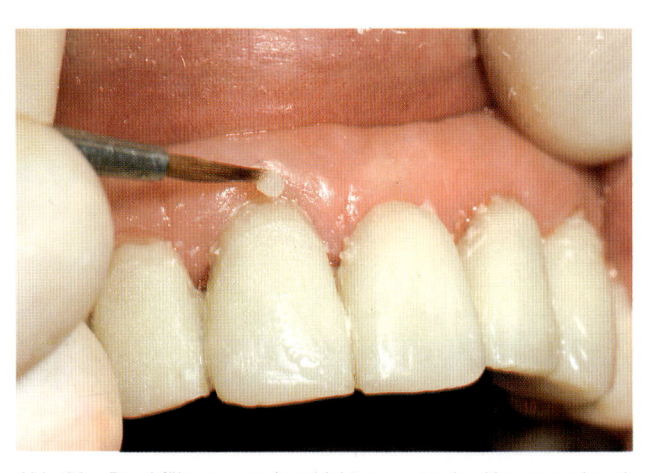

Abb. 82n Durchführung von Anschichtungen an den Kronenrand nach erfolgter Parodontalbehandlung und der damit verbundenen Schrumpfung der Gingiva. Die Ränder wurden unter Verwendung einer Schablone (Abb. 8.2p) verlängert; letzte Anschichtungen werden im Munde mit portionsweiser Schichttechnik vorgenommen.

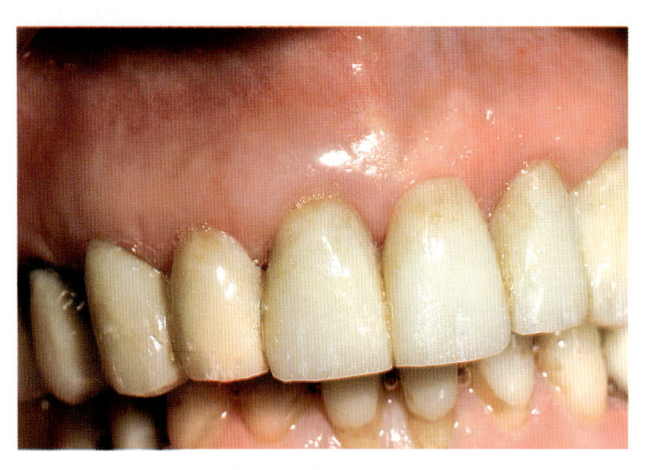

Abb. 8.2o Nach labormäßiger Verlängerung und Anschichtung.

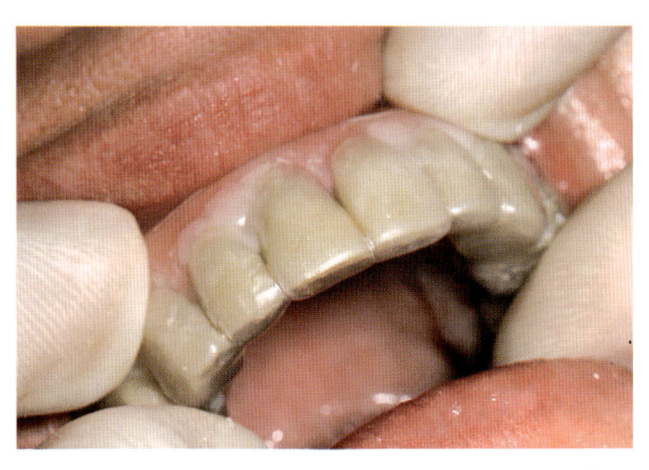

Abb. 8.2p Anschichtungen mittels einer im Labor hergestellten Schablone.

den mit einer Lichtquelle polymerisiert. Den Pinsel reinigt man mit einer Papierserviette, wäscht ihn in Monomer aus, und der Vorgang wiederholt sich. Diese Technik ist schwierig durchzuführen, wenn die Ergänzungen rings um den Zahn vorgenommen werden müssen

- **Ergänzungen mittels einer labormäßig hergestellten Schablone**
  Auf einem Studienmodell wird eine Schablone hergestellt, welche die rückverlagerten Gingivalränder überdeckt. Die provisorische Brücke wird, wie zuvor, gereinigt in den Mund zurückgesetzt und die Schablone in den erforderlichen Bereichen mit selbsthärtendem Kronen- und Brücken-Acrylkunststoff angefüllt und über die provisorische Brücke gesetzt. Bei beginnender Polymerisation, wird diese abgenommen, in heißes Wasser gelegt und anschließend getrimmt und poliert. Auch dies ist eine kniffelige Technik (Abb.- 8.2p).

- **Labormäßige Erweiterungen**
  Von den erweiterten Präparationen wird ein Abdruck genommen und mit einer 50/50 Mischung von Abdruckgips und Hartgips ausgegossen. Die Provisorien werden sodann im Labor umgearbeitet. Dies ist die beste Methode. Möglicherweise müssen im Munde einige kleinere Korrekturen vorgenommen werden (Abb. 8.2-o).

Abänderung bestehender Brücken

Vorhandene Brücken können manchmal durch vertikales Auftrennen der Kronen abgenommen werden, indem man die Kronenflächen auseinanderspreizt. Die Brücke wird aus dem Munde entfernt, mit Acryl-Kunststoff oder lichthärtendem Kunstharz einschließlich der Schlitze ausgebessert und mit temporärem Zement wiedereingesetzt. Wenn das

Zementsiegel der Brücke teilweise gelöst ist, kann man anfangs mit einem Higa Brückenentferner (Higa Manufac. Ltd), siehe Seite 162, die Abnahme versuchen. Wenn dies erfolgreich verläuft, ist die Brücke als temporäre Restauration möglicherweise wiederzuverwenden.

Vorbereitung für Wurzelbehandlungen

Werden Wurzelbehandlungen erforderlich, ist es allgemein günstiger, den Zugang zum Zahnstumpf nach Abnahme der Brücke vorzunehmen. Dies gewährt besseren Überblick und Abdichtung als eine Behandlung durch die Brücke hindurch. Folgende Hilfsmittel können den Fachkollegen für Endodontie unterstützen:

Deckprothesen

Eine abnehmbare Deckprothese im Verlauf von Wurzelbehandlungen kann endodontische Maßnahmen erleichtern, indem leichter Zugang zu den Wurzelstümpfen hergestellt wird. Abdichtung und Längenkontrolle der Wurzelinstrumente werden jedoch möglicherweise schwieriger.

Abnehmbare Brücken

Provisorische Brücken sollten so konstruiert sein, daß sie bei endodontischen Behandlungsterminen ohne weiteres abgenommen werden können.

Stumpfkappen

Das Einzementieren einzelner, gegossener Stumpfkappen mit offenen Kopfenden erleichtert das Anlegen von Kofferdam und den Zugang für die Wurzelbehandlung. Dies ist besonders wichtig, wenn abgebrochene Zähne mit kurzen klinischen Kronen vorliegen. Am besten zementiert man solche Kappen mit extrahartem Zinkoxidzement (IRM: De Trey) ein, um Leckagen zu vermeiden. Die provisorische Brücke wird, wie zuvor beschrieben, über die Kappen zementiert.

Freiend Brückenglieder

Manchmal kann die Erhaltung eines Zahnes, der wurzelbehandelt werden muß, schwierig sein, insbesondere, wenn zur Verankerung einer temporären Restauration unzureichend Zahnsubstanz vorhanden ist. In solchen Situationen kann man den Wurzelkanal abfüllen, die klinische Krone abtragen und eine provisorische Freiendbrücke auf die benachbarten Zähne setzen, deren Freiendglied die Krone des wurzelbehandelten Zahnes ersetzt (Abb. 8.3a). Diese Brücke wird bei jedem Behandlungstermin abgenommen. Das Freiendglied paßt exakt auf die präparierte Abschluß-kante des behandelten Zahnes und weist einen Hohlraum zur Aufnahme eines Stumpfaufbaus auf. Nach Beendigung der Wurzelbehandlung wird dieser in die provisorische Brücke eingearbeitet (siehe Pfosten für provisorische Restaurationen).

Amalgamaufbauten

Einzementierte Retentionsstifte in die Wurzeloberfläche ergeben zusammen mit Amalgamaufbauten häufig einen brauchbaren Zahnstumpf, durch den eine Wurzelbehandlung durchgeführt werden kann. Wichtig ist, daß während der Amalgamkondensation die Matrize fest anliegt. Manchmal erfordert dies die Abstützung mit grüner Compoundmasse (Abb.8.6b). Selbstschneidende Gewindestifte sollte man nicht verwenden, weil durch den Wurzelkanalzugang die Zahnstärke reduziert wurde und selbstschneidende Retentionsstifte unnötige Spannungskonzentrationen einleiten. Die Stiftvertiefungen sollten ein wenig vergrößert und die Retentionsstifte mit Glasionomerzement einzementiert werden. Die Anwendung von Amalgam Haftvermittlern (All Bond-Bisco oder Amalgam-Bond-Parkell Co) können die Retention des Amalgams erhöhen und Mikroleckagen verhindern.

Orthodontische Röhrchen (Abb. 8.3b)

Bei Vorliegen einer weitgehend zerstörten klinischen Krone gelingt es manchmal, den Wurzelkanal bis auf 2/3 mm Tiefe aufzubohren, und ein orthodontisches Röhrchen einzupassen, das weit genug ist für das größte endodontische Aufbereitungsinstrument, das voraussichtlich zur Anwendung gelangt. Nach dem Anrauhen der Außenseite des Röhrchens wird ein eng sitzendes Setzinstrument bzw. eine Sonde in das Röhrchen gesteckt und dieses mit extrahartem Zinkoxid-Eugenolzement (IRM, De Trey) einzementiert. Die Sonde, die den Kanal offen hält, wird nach dem Abbinden des Zementes entfernt. Nun können Retentionsstifte mit Glasionomerzement in die Wurzeloberfläche verankert werden. Ein Wattepellet wird in das Röhrchen eingelegt und dieses in Vorbereitung für die Herstellung einer Aufbaufüllung aus Kompositharz mit Zinkoxid-Eugenol verschlossen. Die unvermeidlich rings um den Kompositaufbau[26] eintretende Leckage kann durch die Verwendung eines Haftvermittlers herabgesetzt werden; sie beeinträchtigt jedoch nicht die Wurzelkanalbehandlung, weil das in den Wurzelkanal führende Röhrchen beiderseits, wurzelwärts wie auch am koronalen Eingang, durch den Zinkoxidzement versiegelt ist.

Die Abnahme temporärer und provisorischer Brücken

Die Brücken sollten mit einer Mischung aus Temp-Bond und Vaseline oder Temp-Bond allein einzementiert werden, so daß funktionell eine ausreichende Retention gewährleistet ist. Sie darf aber nicht so groß sein, daß bei Abnahme

Kapitel 8 – Prämedikation, Elektrochirurgie, temporäre und provisorische Restaurationen

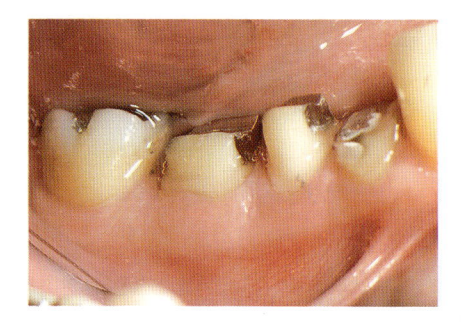

Abb. 8.3a Anhängeglied 44, um Zugang für die Wurzelkanalbehandlung zu behalten. Die provisorische Brücke wird durch die Zähne 46 und 45 gehalten und stützt sich auf dem Kronenrand des 44 ab. Diese Methode ist einfacher, als die Anfertigung einer temporären Restauration auf Zahn 44.

Abb. 8.3b Einzementiertes, angerauhtes, orthodontisches Röhrchen mit großem Wurzelkanalinstrument, das zur Kanalaufbereitung benötigt wird und den Kanal offen hält. O – orthodontisches Röhrchen, mit Zinkoxid-Eugenolzement befestigt; R – stiftverankerter Kernaufbau aus Kompositharz; C – Krone; E – Wurzelkanalinstrument, um das Röhrchen während des Einzementierens gängig zu halten. Das orthodontische Röhrchen begrenzt die Weite der Wurzelkanalpräparation.

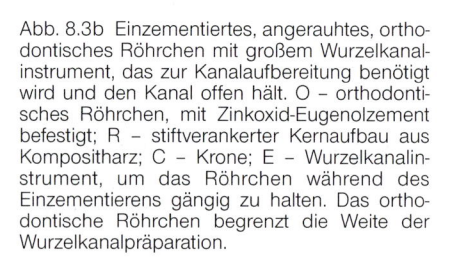

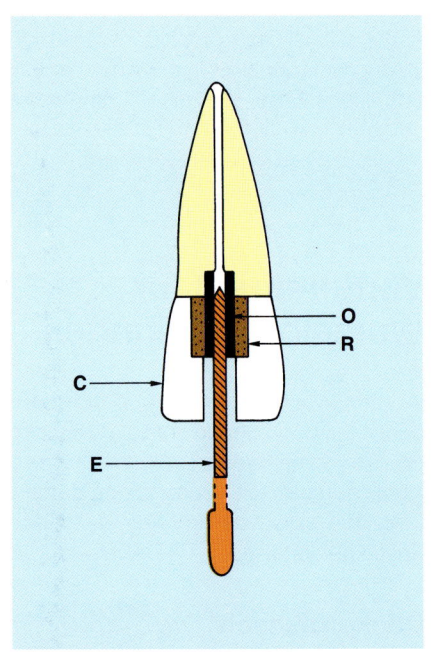

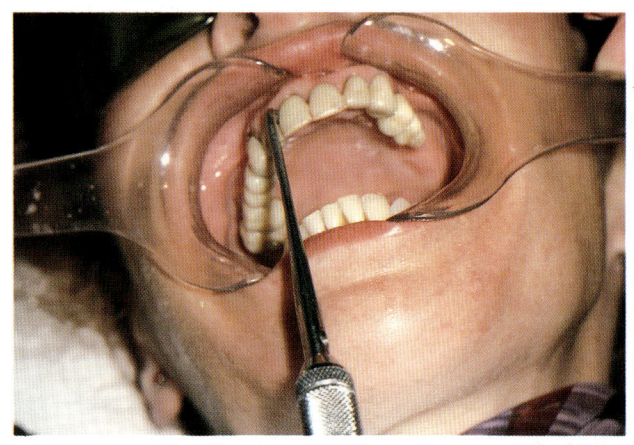

Abb. 8.3c Schlaginstrument zum Entfernen von Brücken. Die Ansatzspitze wird approximal eingesetzt und axial belastet. Mit Federn ausgestattete Geräte sind zweckmäßig, weil sie kontrollierte Kräfte mit geringer Schlagkraft übertragen, die normalerweise zum Lösen der Brücke ausreicht. Die Ansatzspitze wird durch den Finger des Behandlers gehalten, damit sie nicht vom Brückenglied abgleitet. In anderen Fällen kann 0,5 mm Weichdraht an einer Verbindungsstelle durchgefädelt und zu einer Schlaufe zusammengedrillt werden, in die die Ansatzspitze des Gerätes eingreift.

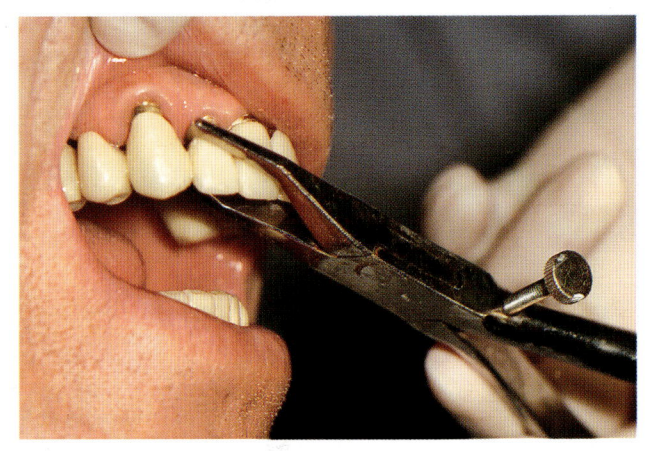

Abb. 8.3d Kronenabnehmzange im Zahnzischenraum angesetzt. Eine Schraube zwischen den Griffen ermöglicht eine feste Einstellung der Zangenenden, damit beim Zusammendrücken der Handgriffe die Brücke nicht zwischen den Branchen beschädigt wird. Die Handgriffe werden nach apikal bewegt und der Zangenkörper stützt sich auf der inzisalen oder oklusalen Fläche einer Frontzahnkrone ab, die bei axialgerichteter Kraftanwendung auf die Brücke als Widerlager dient. Es besteht jedoch die Gefahr der Fraktur der Frontzahnkrone und daher ist es besser, wenn die Abnahme ohne Abstützung auf diese als Widerlager erfolgen kann. Die Polsterung der Schneidekante mit einer Watterolle vermindert dieses Risiko. Benutzen Sie NIEMALS einen natürlichen Zahn oder dessen Krone als Unterstützungspunkt.

Frakturen an der Brücke oder den Zahnstümpfen zu erwarten sind.
Das richtige Mischungsverhältnis des Zementes muß sich auf klinische Erfahrung gründen. Es ist besser, anfangs irrtümlich im Sinne von eher zu wenig als zu viel Retention anzustreben und den Patienten von der Möglichkeit der Lösung des Zementsiegels in Kenntnis zu setzen. Die Abnahme kann mit jedem beliebigen Instrument zur Kronenentfernung (Abb. 8.3c) vorgenommen werden. Die Ansatzspitze sollte approximal eingesetzt werden. Bei weitspannigen Brücken empfiehlt sich jedoch die Anwendung von Kronenabnehmzangen (Abb. 8.3d) (V. Pollard Co). Die adhäsiv wirkende Kronen- und Brückenabnahmemasse nach Richwil (Almore Int.) kann in Situationen wirkungsvoll eingesetzt werden, in denen nicht das Risiko besteht, daß gleichzeitig gegenüberliegende Restaurationen gelöst werden.

Abb. 8.3e Die erweichte Richwil Kronenabnahmemasse wurde zwischen die obere provisorische und die untere temporäre Brücke gelegt. Der Patient schließt die Zahnreihen und mit kaltem Wasser wird die Masse abgekühlt.

Abb. 8.3f Der Patient öffnet ruckartig, wobei sich die weniger fest zementierte Brücke abhebt.

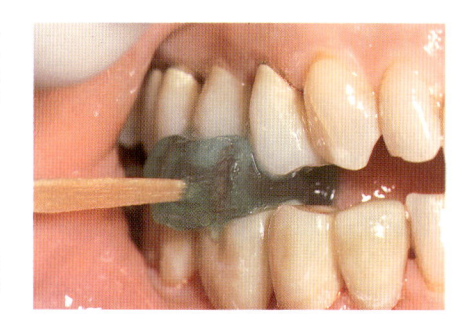

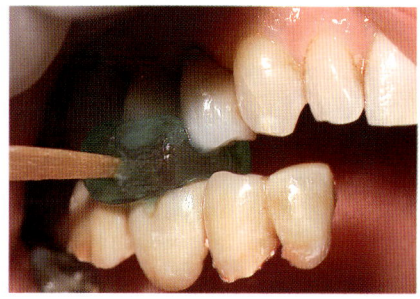

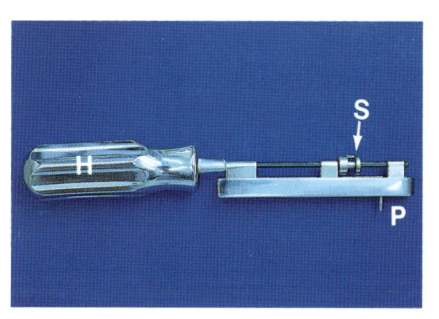

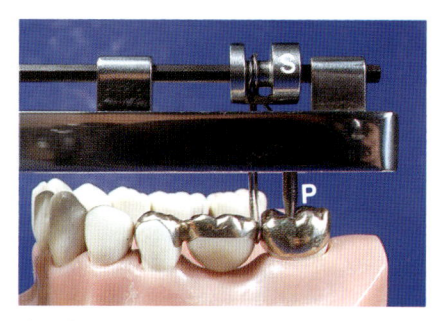

Abb. 8.3g+h Brückenabnahmegerät nach Higa. Ein Stift (P) wird in eine Zugangsöffnung eingesetzt, die durch die okklusale Kaufläche hindurch bis auf den darunterliegenden Zahnstumpf eines zementierten Brückenpfeilers angelegt wurde. Die Abbildung 8.3h zeigt den eingesetzten Stift. Man kann einen zusätzlichen Stift anbringen, der in die Zugangsöffnung eines weiteren Brückenpfeilers eingreift. Ein 0,5 mm Weichdraht wird unter der Verbindungsstelle hindurchgeführt und an der Spindel (S) befestigt. Dabei ist genügend Draht vorzusehen, damit die Ankoppelung extraoral erfolgen kann. Durch Drehen am Handgriff (H) strammt der Draht und wickelt sich auf die Spindel. Mit dem Straffen verkürzt sich der Draht und die Brücke wird abgehoben. Die Stifte sind über den Zugangsöffnungen positioniert und die zunehmende Spannung überträgt eine axiale Kraft auf die Pfeilerzähne und eine nach okklusal gerichtete Kraft auf die Brücke. Diese Kräfte brechen das Zementsiegel.

Die Richwil Kronen- und Brückenabnahmemasse
(Almore International Inc.) (Abb. 8.3 e+f)

Diese besteht aus kleinen Würfeln wasserlöslichen, geschmeidigen Kunstharzes mit stark klebenden Eigenschaften. Die Anwendung vollzieht sich in drei Stufen:

- Erklärung der Maßnahmen
  Der Patient wird instruiert, daß er zunächst die Zahnreihen schließen, die Masse zusammenpressen und anschließend den festen Zusammenbiß beibehalten muß. Schließlich soll er mit einer raschen, kräftigen Bewegung den Mund öffnen. Dem Patienten muß auch gesagt werden, daß diese Maßnahme möglicherweise mehrmals wiederholt werden muß.

- Zubereitung der Abnahmemasse
  Die Abnahmemasse wird in ihrer Verpackung für ein bis zwei Minuten in etwa 55°C heißes Wasser gelegt. Sie ist fertig zubereitet, wenn sie durch festen Druck zwischen Daumen und Zeigefinger leicht komprimiert werden kann. Ein hölzerner Zahnstocher dient als Handgriff und wird in die Masse gespießt. Die Masse wird nochmals mehrere Sekunden in heißes Wasser getaucht. Nach dem Herausnehmen entfernt man das Oberflächenwasser mit einer Papierserviette (Kleenex) ohne die Masse jedoch vollständig zu trocknen. Kommt es zu einer übermäßigen Erweichung der Abnahmemasse, kann man sie durch Eintauchen in kaltes Wasser rekonditionieren.

- Abnahme der Krone
  Die erweichte Abnahmemasse wird auf die Restauration gelegt, welche abgenommen werden soll und mit kräftigem Fingerdruck verteilt, bis sie fest haftet. Anschließend bittet man den Patienten zu schließen, bis die Masse auf 2/3 ihrer originalen Dicke komprimiert ist. Bei Seitenzähnen wird der Patient angewiesen, in zentrische Relation zu schließen; bei Frontzähnen in eine Schneidekante-zu-Schneidekante Position.

Der Patient hält ohne weiter zu schließen fest zusammengebissen, während die Abnahmemasse mit kaltem Wasser umspült wird. Sodann öffnet der Patient die Zahnreihen rasch und ruckhaft, während der Behandler das Hölzchen festhält, um Verschlucken oder Inhalation der Objekte zu vermeiden.

Die Richwil Abnahmemasse ist sehr nützlich zum Entfernen teilweise gelöster Pfeiler, die „wackeln", oder Pfeilerzähne, die abgetrennt wurden, sich aber immer noch einer Abnahme widersetzen. Sie ist besonders zum Herausnehmen provisorisch einzementierter Brücken geeignet. Der Hersteller weist darauf hin, daß die Abnahmemasse unbeabsichtigt auch lockere Zähne und Restaurationen mit begrenzter Retentionskraft entfernt; daher ist Vorsicht geboten.

Das Brückenabnahmegerät nach Higa
(Abb. 8.3g+h) (Higa Manufacturing Ltd)

Dies ist ein brauchbares Gerät zur Abnahme provisorischer Brücken, die sich nicht ohne weiteres von den Pfeilerzähnen lösen lassen. Es ist auch sehr brauchbar zum Herausnehmen von Brücken, mit gelöstem Zementsiegel an einem oder mehreren Stützpfeilern. Man bohrt in die okklusalen Flächen der festzementierten Pfeilerzähne Öffnungen, um die darunterbefindlichen Zahnstümpfe freizulegen. Die Stifte werden so eingestellt, daß sie in die Kavitäten eingreifen. Unter die approximalen Verbindungen wird 0,5 mm starker Weichdraht hindurchgeführt der aus dem Munde ragt.

Der Draht wird an der Spindel angebracht und mit dem Schraubgriff gespannt. Dies zieht das Abnahmegerät an die Brücke heran. Daraufhin erfolgt die Einstellung der Stifte in die okklusalen Öffnungen. Weiteres Spannen überträgt über die Stifte eine axiale Kraft auf die Zahnstümpfe und über den Draht eine okklusal gerichtete Kraft auf die Brücke. Der Bruch des Zementsiegels ist häufig von einem lauten „Geräusch" begleitet.

Ist nur noch ein Pfeilerzahn fest zementiert, wird lediglich ein Stift eingesetzt und der Draht an der benachbarten approximalen Verbindungsstelle angebracht. Man kann verhindern, daß das Abnahmegerät auf die Brücke kippt, indem man einen Block aus DuraLay-Kunststoff zwischen Brücke und okklusaler Kaufläche aufbaut.

Wärmeanwendung

Wenn sich mit einer dieser Techniken Schwierigkeiten einstellen, sollte man rotes oder grünes Stangenkompound bis zum Schmelzstadium erhitzen und rasch auf die äußeren Kronenflächen der oder des Stützpfeilers der Brücke, die entfernt werden soll, auftragen. Man wartet 60 Sekunden, damit sich die Hitze in der Restauration ausbreiten kann. Die Wärme dehnt die Restauration aus und erleichtert die Abnahme. Es ist sicherzustellen, daß die Weichgewebe gegen Verbrennungen durch das Compound geschützt werden und wenn sich der Patient zurückneigt, daß es nicht in das Gesicht insbesondere in die Augen gelangt, die ohnehin durch Sicherheitsgläser stets geschützt werden müssen.

Restauration des wurzelbehandelten Zahnes
Gegossene Stiftaufbauten
Einzelstift und Aufbau (Abb. 8.4a)

Oft ist es notwendig, direkte Stiftaufbaufüllungen für Zähne mit annehmbaren Wurzelfüllungen herzustellen, um einen Stumpfaufbau zu schaffen, über den eine Krone gesetzt werden kann. Die Durchsicht der Literatur zeigt, daß der parallelwandige Stift mit gegossenem Aufbau eine sehr große Erfolgsrate aufweist[27-32] und meine eigenen detaillierten Aufzeichnungen über Mißerfolge besagen, daß dies die Methode der Wahl ist, wenn ein Wurzelstiftaufbau erforderlich wird.

Bei einer Einzelzahnrestauration führt ein Zementierungsfehler dazu, daß die Krone herausfällt. Bei Verblockten Restaurationen können solche Defekte zunächst durchaus unentdeckt bleiben, weil die Restauration durch andere Pfeiler am Ort gehalten wird, so daß der ausgewaschene Zement zum Verlust der Zahnkrone durch Karies führt. Um ein Maximum an Festigkeit zu gewährleisten, ist ein Stift wünschenswert, der die Kräfte über einen großen Bereich verteilt. Konische Stifte erzeugen spaltende Kräfte, wenn sie axial belastet werden und führen zu Wurzelfrakturen, wenn sie schräg belastet werden[33]. Bei ovalen Wurzelkanälen sollte der Gußaufbau weitgehenst die ovale Form des Kanals nachbilden, andernfalls wird ein runder Stift im Endergebnis von einem „Zementsee" umgeben.

Gewindestifte werden nicht empfohlen. Obgleich sie über ein hohes Maß an Retention verfügen kennzeichnen sie sich beim Einsetzen und während der Funktion durch ungünstige Spannungsverteilung.[34-37] Retentionstests durch direkten axialen Zug sind unrealistisch, da es wahrscheinlich ist, daß die Stifte sich durch Biegeermüdung des Zementes lösen, oder die Ausbreitung von Mikrosprüngen im Dentin führt zur Wurzelfraktur, Beides sind Erscheinungen infolge schräger Krafteinwirkung. Untersuchungsergebnisse müssen mit Vorsicht interpretiert werden, da viele die Belastbarkeit am nicht-überkronten Zahn ermitteln. Die Lasteinwirkung auf einen nicht-überkronten Zahn mit Stift erzeugt eine Rotation rings um den Apex des Stiftes; die Eingliederung einer Krone über den Stiftaufbau verändert jedoch die Belastung. Der hohe Elastizitätsmodul und die umschließende Eigenschaft der Krone ergibt eine Belastungsebene, die in Höhe des Kronenrandes durch das Dentin verläuft. Weiterhin basieren viele Berichte auf Ergebnissen aus Modellsystemen, die kein künstliches Parodont einbeziehen, die trockene Zähne benutzen und unterschiedliche Belastungsparameter ausweisen. All diese Dinge können die Art und Weise, die Lage und den Eintritt eines Mißerfolgs beeinflussen. Was immer die Gesamtbiegung des Systems verändert, verzerrt auch die Meßwerte (Abb. 8.4a (iii); 8.4b). Obgleich Meßwerte aus in vitro-Studien informativ sind, sollten sie stets in Verbindung mit Ergebnissen aus klinischen Untersuchungen betrachtet werden[38]. Die unten beschiebenen Maßnahmen sind daher zu empfehlen.

Wenn irgend möglich, ist die Erfüllung folgender Forderungen wünschenswert:

- Der Stift sollte direkt im Munde modelliert und anschließend gegossen werden, um eine möglichst innige Paßform des Stiftes zum Kanal sicherzustellen.
- Es sollten keine temporären Stifte eingesetzt werden, da eine unzureichende Paßform Spannungskonzentrationen erzeugt und zur Wurzelfraktur führt.
- Der Originalstift sollte am gleichen Tag der Modellierung einzementiert werden.
- Der Stift sollte mit der geringstmöglichen Kraftanwendung

Abb. 8.4a (i) Die Belastung eines Wurzelstiftaufbaus (L) resultiert in der Bukkalrotation des Stiftes um einen Drehpunkt, der an der Spitze des Stiftes liegt (R1). Das setzt voraus, daß keine Wurzelbewegung stattfindet und daß die Durchbiegung des Stiftes (die von dem Elastizitätsmodul und der Form des Längs- und Querschnittes abhängt), geringer als die des Wurzeldentins ist.

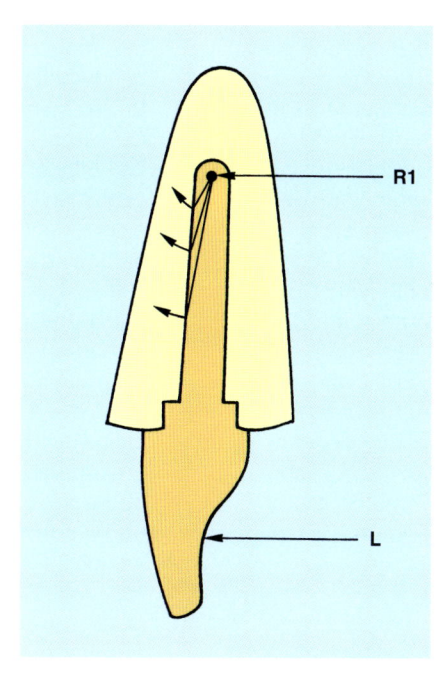

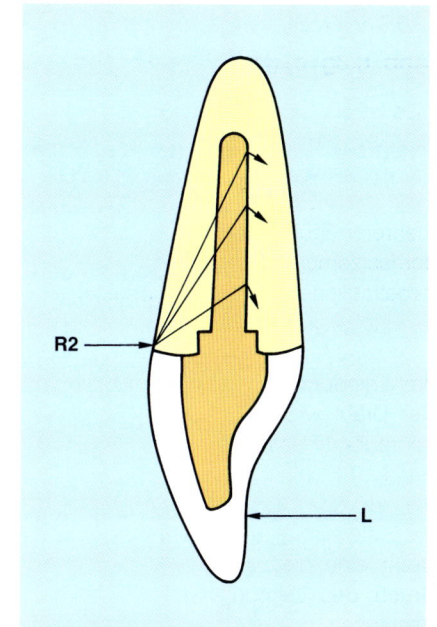

Abb. 8.4a (ii) Das Aufzementieren einer Krone verlagert die Rotationsachse nach R2.

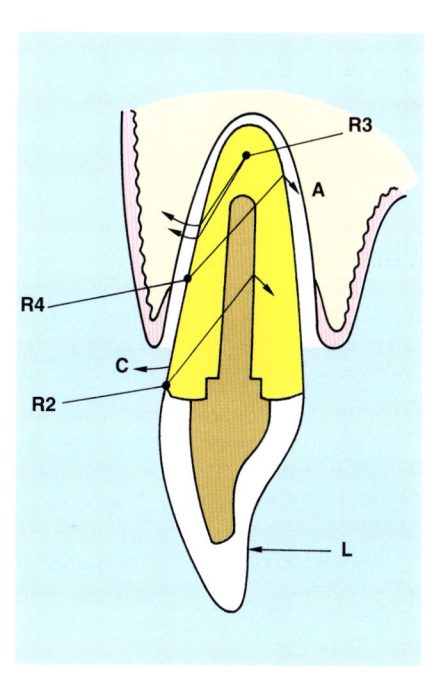

Abb. 8.4a (iii) Da der Zahn in das alveoläre Umfeld (Periodontium und Knochen) eingebettet ist, kann eine Rotation um den Kronenrand solange nicht stattfinden, bis sich der Zahn unter Belastung bewegt hat (L). Die Bewegung beginnt mit der Rotation um einen Punkt nahe der Wurzelspitze (R3); ihr wird unmittelbar Widerstand durch Flüssigkeitsverlagerung innerhalb des Periodontiums im bukkalen Bereich entgegengesetzt und durch die Anspannung periodontaler Fasern, die im Lingualbereich auf den Knochen übertragen wird. Anschließend wirkt sich der Widerstand aus, der durch die Verdrängung der bukkalen Knochenplatte entsteht. Der Bewegungswiderstand aus dem alveolären Umfeld resultiert aus der Rotationsachse, die nach R4 wandert und deren genaue Lage von der Elastizität des alveolären Knochens abhängt. Der Rotation um eine Achse zwischen R3 und R4 wird auch durch die linguoalveolären Gegebenheiten (A) Widerstand entgegengesetzt und durch den bukkalen Knochen koronal zum Zug auf die periodontalen Fasern apikal von R4. Das koronal zu R4 liegende Dentin weicht nach bukkal (C) aus. Der Elastizitätsmodul der Krone koronal von R2 ist größer als derjenige des Dentins apikal von R2 und daher ergibt sich eine Rotationsachse bei R2. Das linguale Dentin koronal von R4 steht unter Zugspannung.

in seine Endposition zementiert werden, um die Belastung der Wurzel zu vermindern. Dabei darf der Patient keinesfalls auf ein Adaptierungsholz beißen.

Werden zum Einzementieren nur geringe Kräfte angewandt, entsteht unvermeidlich zwischen Stiftaufbau und Dentin eine Zementfuge. Daher sollte in den Stiftaufbau keine Wurzelkappe (umfassende Verstärkung) integriert werden, es sei denn, sie müßte als Prothesenanker dienen. Eine ringförmige Einfassung kann man an der darübergesetzten Krone vorsehen. Die Berichte von Rosen und Partida-Rivera (1986)[39] sowie Sorensen et al. und Loney et al. (1990)[40-41] weisen darauf hin, daß eine Ringkappe für Seitenzähne von Wert ist, weil sie axialen Keilkräften widersteht. Ihr Wert für Frontzähne, die in erster Linie Horizontalkräften ausgesetzt werden, ist jedoch fraglich. Sorensen et al. (1988 und 1990)[40,42] berichteten, daß die Einbeziehung von Ringkappen an Frontzähnen den Widerstand gegen Zahnfrakturen bei schrägen Krafteinwirkungen nicht verbesserte, währenddessen die Retention von mindestens 1 mm Dentin zwischen der Kronenpräparationsschulter und der Zahnstumpfgrenze den Widerstand gegen Frakturen nahezu verdoppelte. Aus einer photoelastischen Studie[41] ging hervor, daß ringförmige Einfassungen die Spannungen innerhalb der Restwurzel verstärkten, wenn die Stifte schrägwinkelig belastet wurden. Bei Frontzähnen sollte daher die Gestaltung der Randabschlusses vielmehr durch die Erfordernisse der Krone bestimmt werden, als durch die Absicht einer ringförmigen Verstärkung. Gewiß darf der approximale Epithelansatz nicht durch kritiklos in diesen Bereich verlegte Abschrägungen gefährdet werden und dabei die normale Konturierung der Schmelz-Zementgrenze ignorieren. Die Verletzung des approximalen Zahnfleischsaums kann zur Rezession der bukkalen Gingiva führen. Bei einem einzelnen Frontzahn gibt es gute Gründe, eine Keramik-Jacketkrone zu begünstigen. Diese ist ästhetisch absolut befriedigend und im Falle einer traumatischen Einwirkung auf den Zahn frakturiert wahrscheinlich nur die Krone. Eine metallkeramische Restauration könnte andererseits die Krafteinwirkung in die Wurzel einleiten und deren Fraktur herbeiführen.

Präparationsregeln:
1. Messen Sie den Wurzelkanal anhand von Langtubus-Röntgenaufnahmen in Parallelprojektion.
2. Falls möglich, legen Sie Kofferdam an.
3. Versehen Sie einen Gates-Gliddenbohrer mit einem Endo-Stopper und räumen die Wurzelfüllmasse bis zu einer Restlänge von 4 bis 5 mm aus. Der Bohrer sollte mit der höchsten Geschwindigkeit eines langsam laufenden Winkelstückes (2000 UpM) betrieben werden, um die Guttapercha zu plastifizieren anstatt sie aus dem Kanal zu ziehen[43]. Die oben genannten Autoren erwähnen, daß man auch erwärmte Wurzelkanalstopfer anstelle von rotierenden Instrumenten benutzen kann.
4. Präparieren Sie mit einem zylindrischen Bohrer (Parapost System – Whaledent) unter Belassung von 4 bis 5 mm des Wurzelfüllmaterials einen Stiftkanal.[44-45] Anschließend erfolgt das Glätten der Kanalwände durch Einsenken des Bohrers bis in die Tiefe des Stiftkanals und anschließendes Zurückziehen des rotierenden Bohrers entlang der Kanalwand. Der Kanal kann ohne das Risiko der Überextension oder Perforation geglättet und das apikale Drittel bis auf die Stärke des Spiralbohrers präpariert werden (versuchen Sie jedoch einen ovalen Kanalquerschnitt nicht in einen runden Stiftkanal umzuwandeln).
5. Wenn möglich, präparieren Sie den Stiftkanal so, daß der Stift die gleiche Länge wie die restaurierte Krone mißt[28]. Wenn kein Dentinstumpf oberhalb der Wurzeloberfläche mehr vorhanden ist, oder wenn das Dentin des jeweils verbliebenen koronalen Stumpfes peripher zum Stiftkanal weniger als 2 mm Dicke in jeder Richtung aufweist, wird die Stiftlänge von der Wurzeloberfläche bis zum Ende des Stiftkanals gemessen; andernfalls mißt man die Stiftlänge von der inzisalen Kante des Kronenstumpfes
6. Versuchen Sie die Länge des Stiftkanals nicht in Höhe des Alveolarrandes aufhören zu lassen, weil dieser Bereich der größten Biegebeanspruchung der Wurzel mit möglicher Spannungskonzentration und Bruchgefahr unterliegt (Abb. 8.4b).
7. Präparieren Sie eine parallelwandige etwa 2 mm tiefe Kavität mit sicherer horizontaler Versenkung in die Wurzeloberfläche und kürzen den Stift, nachdem er gegossen ist, apikal um 0,5 mm. Der Zement besitzt einen niedrigeren Elastizitätsmodul als der Stift und deformiert sich daher bei Belastung stärker als der Stift. Der apikale Zement verhindert den direkten Kontakt des Stiftendes mit dem Dentin, gestattet jedoch den Kontakt bzw. annähernden Kontakt mit der horizontalen Versenkung und fördert auf diese Weise die Übertragung der Axiallast auf den größten Masseanteil der verbliebenen Zahnsubstanz (Abb. 8.4c+d).
8. Präparieren Sie in die obenbeschriebene parallelwandige Kavität eine Sicherung gegen Rotation entweder als Kerbe oder unrunde Ausbuchtung (Abb. 8.4e).
9. Versehen Sie die Präparation an Seitenzähnen apikal zur Wurzeloberfläche mit einer Abschrägung (Ringanker), um bei vertikaler Belastung die Keilwirkung einzudämmen
10. Bei Frontzahnrestaurationen richtet sich die Gestaltung der Wurzeloberfläche nach der Art der darübergesetzten Krone.
11. Erhalten Sie am Kronenstumpf soviel als möglich an Substanz (Abb. 8.4f).
12. Überprüfen Sie den Sitz des gewählten Edelmetallstiftes und kürzen diesen auf etwa 3 mm koronal über die Wurzeloberfläche bzw. über den Dentinstumpf, falls vorhanden.
13. Entfernen Sie den Kofferdam.
14. Setzen Sie den Patienten im Stuhl aufrecht, inserieren den Stift und fixieren ihn mit einem kleinen Wattepellet am Kanaleingang.
15. Überprüfen Sie die Okklusion, um sicherzugehen, daß der Stift zu den gegenüberliegenden Zähnen freisteht.
16. Legen Sie sicherheitshalber erneut den Kofferdam an.
17. Benetzen Sie den Stiftkanal mit einem ungiftigen Wachs-Separiermittel, z.B. Isolit (Degussa).

Subjektiv gesehen, scheinen die folgenden Kriterien für einen Erfolg notwendig:

- Ein Edelmetallstift von mindestens 1 mm Durchmesser (andernfalls treten Verbiegungen auf).
- Anguß an den Stift, damit dieser auch in einem ovalen Kanalquerschnitt exakt sitzt.
- Stiftlänge mindestens so lang wie die Krone
- Versenken des Wurzelaufbaus in die Wurzeloberfläche
- Der Wurzelaubau mißt bukkolingual 3 mm bei einer Höhe von 3 mm, 2 mm bei weiteren 2 mm Höhe und er verjüngt sich bis zu 1 mm an der Schneidekante.
- Koronales Dentin ist bei genügender Festigkeit zu erhalten

Vorausgesetzt, daß innerhalb des Kanals keine Unterschnitte vorhanden sind, kann die Modellierung des Stiftkanals mit DuraLay folgendermaßen ablaufen:

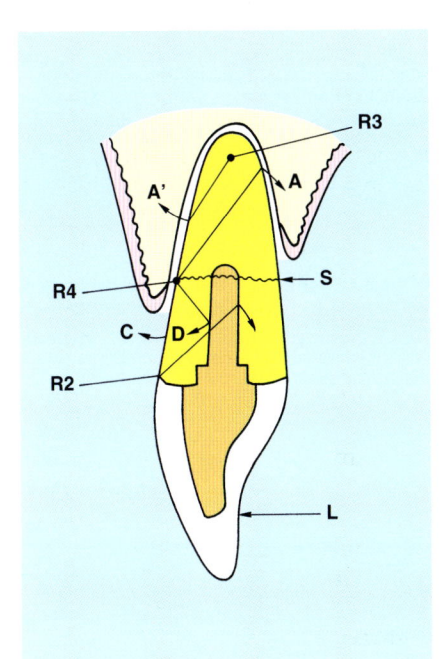

Abb. 8.4b Bei der Herstellung eines Stiftaufbaus für einen ungelockerten Zahn mit verkürzter alveolärer Verankerung darf man die Länge des Stiftes nicht in Höhe des Alveolarrandes aufhören lassen, da dieser Bereich innerhalb des Dentins einen Ort der Spannungskonzentration darstellt. Bei nicht axial gerichteter Belastung (L) ergibt die Rotation um einen Drehpunkt zwischen R3 und R4 eine stärkere Durchbiegung des freiliegenden koronalen Dentins (C und D) als des apikal umschlossenen Dentins (A und A'). Das Ergebnis ist eine Biegemoment im Bereich der Spannungslinie S. Die Rotation um R2 belastet zudem das koronale Dentin mehr als das apikale Dentin und erhöht die Differenz quer durch S. Ein längerer Stift würde die Belastungen breiter verteilen.

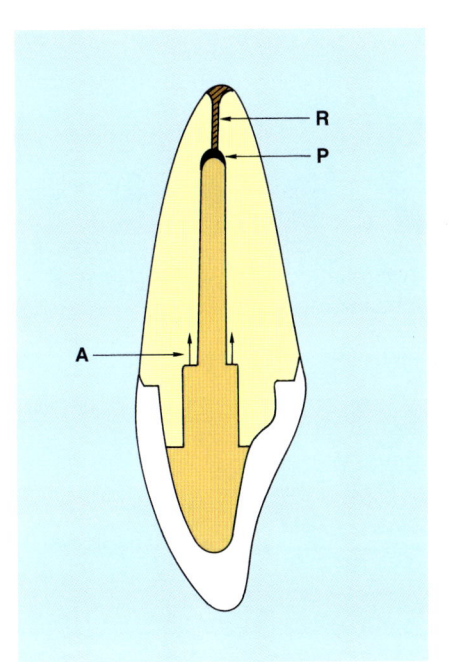

Abb. 8.4c Eine sichere, horizontale Stufe im massivsten Teil des verbliebenen Zahnes widersteht axialen Kräften (A). Das apikale Ende des Stiftes wurde um einen halben Millimeter gekürzt (P), um zu verhindern, daß er am Wurzelende anstößt und damit die horizontale Stufe aufsitzen kann. Der Zement am Stiftende besitzt einen niedrigeren Elastizitätsmodul als der Stift und wird daher unter Belastung stärker deformiert. Auf diese Weise wird die horizontale Stufe stärker belastet als die Wurzelspitze. Das koronale Dentin ist soweit als möglich zu erhalten, um Rotationen zu widerstehen, die von nicht axial gerichteten Belastungen ausgehen. 4 bis 5 mm apikale Versiegelung des Wurzelkanals bleiben bestehen (R).

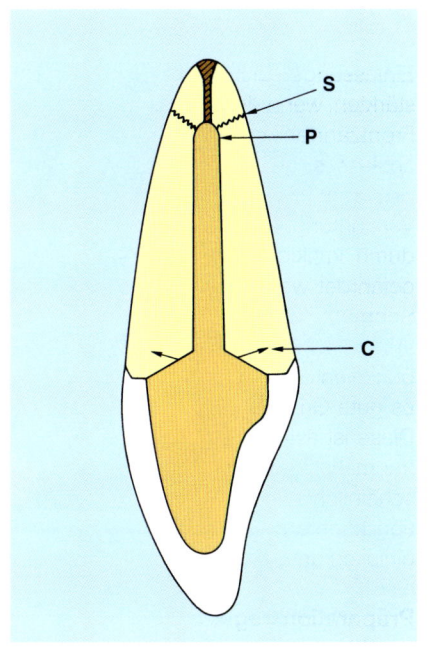

Abb. 8.4d Wie bei 8.4c, jedoch ohne horizontale, versenkte Stufe; der Stift sitzt dem Apex auf (P). Dies erzeugt bei axialen Belastungen des Stiftes apikale, schrägverlaufende Spannungen innerhalb der Wurzel (S). Die an der Berührungsfläche des koronalen Dentinaufbaus geneigte Ebene erzeugt im koronalen Dentin ebenfalls schräggerichtete Spannungen (C).

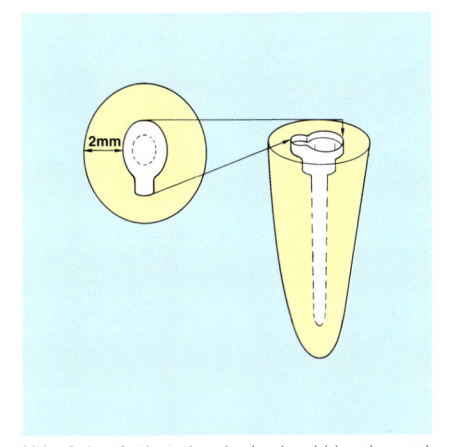

Abb. 8.4e Antirotationskerbe in okklusaler und lateraler Ansicht. Eine ovale Zugangskavität dient dem gleichen Zweck. Wenigstens 2 mm Dentin muß zwischen der äußeren Zahnoberfläche und dem äußeren Rand der okklusalen Kavität verbleiben.

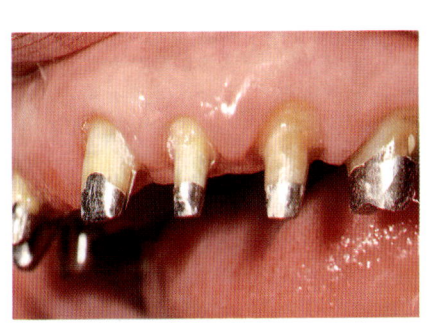

Abb. 8.4f Ein beträchtlicher Anteil der koronalen Zahnstümpfe blieb erhalten und wurde mit den Wurzeloberflächen nicht bündig abgetragen. Beachten Sie den Zementrand. Dieser tritt auch auf, wenn eine Abflußrinne entlang des Stiftes vorhanden ist, zumal der Stift nicht mit Gewalt an seinen Platz gesetzt wird. Wenn daher Stift und Aufbau mittels einer indirekten Methode hergestellt werden, dürfen die Krone und der Stiftaufbau nicht zusammen angefertigt werden, weil der mangelnde Randschluß des Stiftaufbaus dazu führt, daß ein offener Kronenrand entstehen würde.

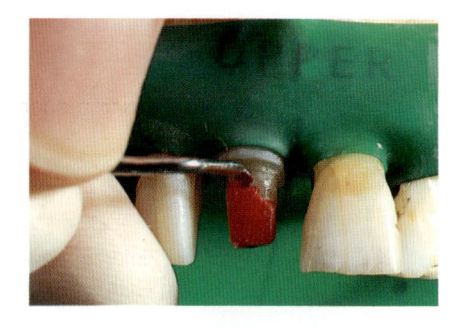

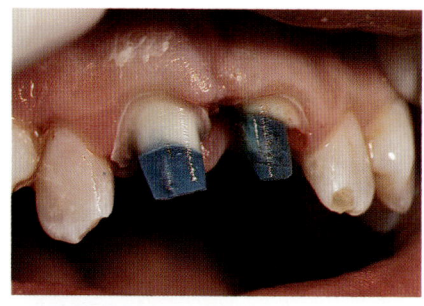

Abb. 8.4g Entfernen einer festsitzenden DuraLay-Modellierung durch Einsatz eines Exkavators in eine Horizontalkerbe, die am Rand des Zahnstumpfes präpariert wurde. Der Exkavator wird gegen die Wurzeloberfläche gedreht.

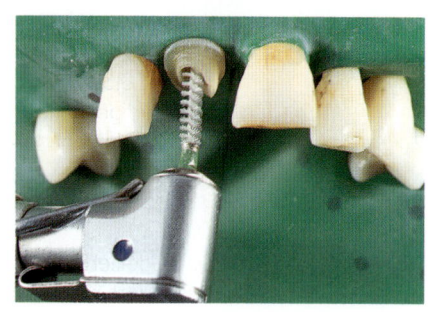

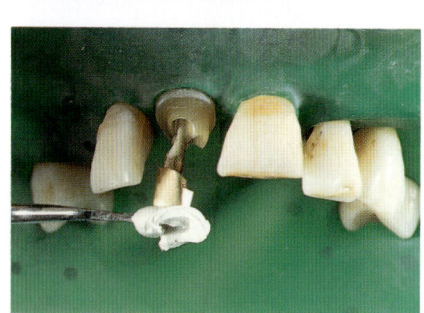

Abb. 8.4h Lichtgehärtete Palavitfüllungen. Aufbauten für frakturierte Schneidezähne.

Abb. 8.4i Reinigung des Stiftkanals mit einem Identoflexbürstchen und Alkohol.

Abb. 8.4j Mittels Wachs oder weißer Guttapercha auf ein Instrument gehefteter Aufbaupfosten.

Der Vorteil einer Modellform aus DuraLay (Reliance Dental Manuf.) liegt darin, daß die nachfolgende Präparation des DuraLay-Aufbaus mit der Luftturbine und wassergekühlten Diamantschleifern nicht dazu führt, daß der Stift innerhalb des Kanals Rotationsbewegungen ausführen kann.

1. Setzen Sie den Stift in den Wurzelkanal.
2. Tauchen Sie einen Marderhaarpinsel Größe 00 in Super C-Flüssigkeit (Amco composite liquid) und nehmen damit DuraLay-Pulver aus einem Dappenglas auf. Schichten Sie das DuraLay auf den Stift und wiederholen den Vorgang allmählich, um den Spalt zwischen dem Stift und den gegenüberliegenden Dentinwänden aufzufüllen. Super C-Flüssigkeit polymerisiert das DuraLay schneller als DuraLay-Monomer; damit ist es härter, sehr genau und brennt im Vorwärmeofen aus. Im Jahre 1993 brachte die Reliance Dental Manufacturing Co das DuraLay II auf den Markt. Dieses besitzt verbesserte Verarbeitungseigenschaften, und einige Behandler bevorzugen dieses Material gegenüber DuraLay und Super C. Während das DuraLay noch flüssig ist, hält man den Stift in einer Pinzette und bewegt ihn rasch auf und ab, um das DuraLay in den Kanal zu befördern.
3. Nach etwa 2 Minuten entfernt man den Stift und vergewissert sich, daß die DuraLay-Masse den Stiftkanal hinreichend nachgebildet hat.
4. Wenn der Stiftaufbau nicht entfernt werden kann, präparieren Sie mittels eines wassergekühlten Fissurenbohrers Nr. 700 einen kleinen horizontalen Schlitz zwischen Aufbau und Wurzeloberfläche. Mit einem in den Schlitz gesetzten schmalen Exkavator wird der Modellaufbau aus der Wurzel gelöst (Abb. 8.4g)
5. Wenn weiterhin Schwierigkeiten bestehen, den Stiftaufbau zu entfernen, bohrt man das DuraLay-Material mit einem wassergekühlten Tungsten carbide-Bohrer vollständig aus und überprüft den Stiftkanal auf Unterschnitte. Beim Ausbohren ist darauf zu achten, daß der Bohrer stets im DuraLay-Material läuft und nicht in die Zahnwurzel bohrt.

Befinden sich Unterschnitte in dem Stiftkanal kann anstelle von DuraLay-Kunststoff auch Wachs innerhalb der Wurzel in folgender Weise benutzt werden:

1. Halten Sie den Stift mit einer feststellbaren Pinzette (oder Moskitoklemme), so daß die Pinzette an der Wurzeloberfläche aufsitzt, wenn der Stift vollständig eingesetzt ist.
2. Erhitzen Sie den Stift und belegen ihn mit einer dünnen Schicht Klebewachs, indem Sie den Stift gegen das Wachs streichen.
3. Füllen Sie Gußkanalwachs in den Stiftkanal.
4. Nun wird der Stift erneut erhitzt und bis zur vollen Tiefe in das Gußkanalwachs eingetaucht.
5. Fügen Sie am koronalen Ende des Stiftkanals ein wenig Inlaywachs zu dem Gußkanalwachs, um es zu härten und zu verhindern, daß der Stift sich beim Herausnehmen aus dem Kanal verformt und um das Gußkanalwachs an den Stift zu schmelzen. Ein elektrisches Wachsmesser ist hierbei ein sehr nützliches Instrument. Man berührt mit der erhitzten Spitze den Stift und ermöglicht auf diese Weise eine gute Adaptation des Wachses an die Kanalwand.
6. Lassen Sie den Stift abkühlen und entfernen ihn dann.
7. Inzisal zur Wurzeloberfläche muß das Wachs gänzlich von dem Stift entfernt werden, sonst haftet das DuraLay-Material nicht und löst sich von dem Stift, während man den Wurzelaufbau mit dem Bohrer bearbeitet.
8. Denken Sie daran, daß etwas Wachs aus der okklusalen Versenkbohrung entfernt wird, damit formfestes Dura-

Laymaterial hineinfließt, und den Wurzelaufbau während der nachfolgenden Präparation stabilisiert.
9. Nun wird der DuraLay-Stiftaufbau präpariert, wobei darauf zu achten ist, daß dessen Form sich in den Grenzen der Originalkrone hält. Dies wird außerordentlich erleichtert, wenn man eine Stripkrone benutzt, die auf dem Studienmodell vorgefertigt wurde.

Alternativ kann zur Herstellung eines Stiftaufbaus auch lichthärtendes Material (Palavit GLC – Kulzer GmbH) verwendet werden. Dieser Werkstoff ist in zwei Viskositätsformen erhältlich. Das Material niedriger Viskosität wird auf die Grenzfläche des Wurzelpfostens aufgetragen und mit dem zähflüssigen Material formt man den Aufbau (Abb. 8.4h). Die Lichtaushärtung dauert 60 Sekunden, wobei man vorzugsweise zwei Lichtquellen (eine bukkal und eine lingual) einsetzt. Wichtig ist daran zu denken, daß dieses Material nicht innerhalb des Stiftkanals polymerisiert werden kann.

Darstellung der Fertigung der Modellform:
1. Präparien Sie den Stiftaufbau mit wassergekühlten, konischen und rundendigen Diamant-Schleifkörpern (Densco IDT) in einem Schnellaufhandstück.
2. Entfernen Sie den Kofferdam, wenn nicht bereits geschehen.
3. Überprüfen Sie die Okklusion.
4. Abdrucknahme für temporäre und provisorische Restaurationen.
5. Die Modellierung wird zum Guß (Gold Typ III) in das Labor gegeben und steht nach eineinhalb Stunden zur Verfügung (s. Anhang).
6. Zwischenzeitlich wird kein temporärer Stift eingesetzt.
7. Nach dem Guß tragen Sie 0,5 mm vom Apex des Stiftes ab, so daß beim Einsetzen der Kontakt an der Versenkstufe, die an der Wurzeloberfläche angelegt wurde, zustande kommt und nicht am Stiftende (Abb. 8.4c+d).
8. Vergewissern Sie sich, daß der Stiftaufbau sandgestrahlt wurde, um die Retention zu verbessern und alle Oberflächenverunreinigungen zu beseitigen.
9. Der Stiftaufbau sollte sich passiv einfügen und absolut ohne Kraftanwendung an seinen Platz setzen lassen.
10. Mit Spiritus absolutus und einem Identoflexbürstchen (Polydent Ltd) (Abb. 8.4i) wird der Wurzelkanal gereinigt.
11. Trocknen Sie den Kanal mit Papierspitzen.
12. Heften Sie den Stiftaufbau mit erwärmter Guttapercha (Hygienic Co) auf einen flachen Kunststoffspatel (Abb. 8.4i).
13. Mit dem Lentulo und einem langsamlaufenden Handstück wird Zinkphosphatzement oder Glasionomerzement in den Kanal rotiert.
14. Bestreichen Sie den Stift mit dem gleichen Zement und inserieren ihn mit leichtem Fingerdruck und ohne Kraftanwendung.
15. Unvermeidlich zeigt sich ein Zementrand, selbst wenn eine Abflußrinne entlang des Stiftes vorgesehen wurde, zumal es sehr wichtig ist, keine Gewalt anzuwenden, die den Wurzelanteil sprengen könnte (Abb. 8.4f).

Divergierende Stifte und Aufbaufüllungen

Wenn in divergierenden Wurzelkanälen eines Molaren oder Prämolaren zwei Stifte eingebracht werden müssen, kann man einen davon als herausnehmbaren Hilfsstift einsetzen. Folgende Technik kommt hierbei zur Anwendung:
1. Führen Sie im Hauptkanal (gewöhnlich distal bei Unterkieferzähnen und palatinal bei Oberkieferzähnen) eine Stiftpräparation durch, passen einen Stift ein und überprüfen seine Länge wie zuvor.
2. Präparieren Sie, vorausgesetzt es steht genügend Zahnsubstanz zur Verfügung, eine Stiftverankerung von 1 mm Durchmesser in den Hilfskanal (Abb. 8,5a).
3. Setzen Sie einen 1 mm starken, glattwandigen Silber-Nickelstift, der mit einer dünnen Vaselineschicht bedeckt ist, in den Hilfskanal und lassen ihn über die Okklusalfläche der vorgesehenen Aufbaufüllung hinausragen (Abb. 8.5b).
4. Sodann wird der Stiftaufbau wie zuvor modelliert.
5. Ziehen Sie den Silber-Nickelstift heraus und belassen den Kunststoffaubau im Zahn. Mit einem wassergekühlten Diamantschleifer in einem Schnellaufhandstück wird der Aufbau präpariert.
6. Überprüfen Sie den okklusalen Freiraum des Wurzelaufbaus.
7. Entfernen Sie die Aufbaufüllung mit dem verbliebenen Stift; sie weist einen schrägverlaufenden Kanal auf, in dem zuvor der Silber-Nickelstift steckte.
8. Über die erforderlichen Laborverrichtungen, informiert der Anhang.
9. Im Anschluß an den Guß wird der Stiftaufbau eingesetzt und ein 1 mm starker Hilfsstift aus Titan (Parapost-Whaledent) wird durch den Hilfskanal zur Probe in die Tiefe gesenkt. Eine Kerbmarkierung an dem Titanstift auf gleicher Höhe mit der Okklusalfläche des Aufbaus ist eine nützliche Tiefenmessung und erleichtert das Ablängen des herausragenden Pfostens (Abb. 8.5c)
10. Zementieren Sie den Stiftaufbau und senken den Hilfsstift in seine Position, während der Zement noch weich ist.
11. Mit einer Moskitoklemme hält man den Titanstift fest und trennt vor dem Erhärten des Zementes den Überhang mit der Kante eines umgekehrten Diamantkegels ab. Benutzen Sie einen Amalgamkondenser, um den Hilfsstift vollständig in seine Position zu schieben.

Amalgamaufbauten in devitalen Zähnen

In vitro-Studien haben gezeigt, daß unter Goldlegierungen Korrosionserscheinungen an Amalgamen auftreten, auch wenn eine Zementschicht beide Materialien voneinander trennt [46]. Gemäß dieser Tatsache ist es nicht ratsam, sich zur Versorgung umfangreicher, neu hergestellter Rekonstruktionen auf Amalgamaufbauten zu verlassen.

Für einen Brückenpfeiler ist daher das Einzementieren eines gegossenen Stiftaufbaus vorzuziehen, es sei denn, daß noch

Kapitel 8 – Prämedikation, Elektrochirurgie, temporäre und provisorische Restaurationen

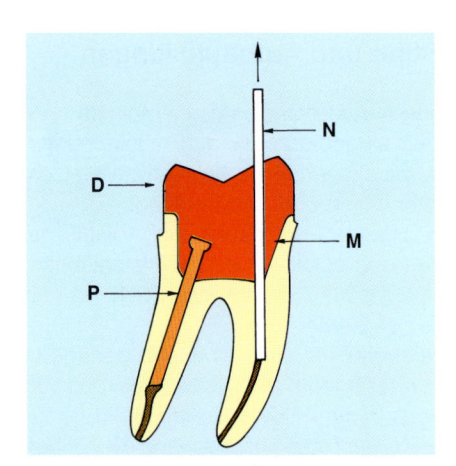

Abb. 8.5a Divergierende Stifte. Ein Edelmetallstift (P) wird in den distalen Kanal gesetzt und ein Silber-Nickelstift (N) mit Vaseline isoliert, wird in den mesialen Kanal eingelassen. Anschließend erfolgt die Aufbaufüllung mit DuraLay (D). Nach dem Herausziehen des Silber-Nickelstiftes hinterläßt dieser einen Kanal durch den Aufbau hindurch. Achten Sie darauf, daß die mesiale Kavitätenwand (M) parallel zum distalen Stiftkanal steht, damit der Modellaufbau entfernt werden kann.

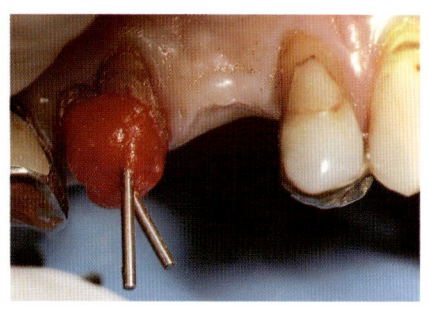

Abb. 8.5b DuraLay-Aufbaupräparation – die Hilfsstifte werden zur Präparation des Aufbaumodells herausgezogen.

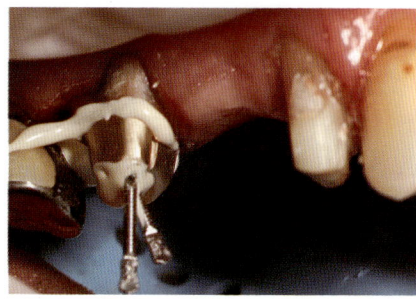

Abb. 8.5c Zementierung. Die Titan-Hilfsstifte werden mit der Oberkante des Aufbaus plangeschliffen.

ein intakter koronaler Dentinstumpf von nicht weniger als 3 mm Höhe und 2 mm Breite verblieben ist. In diesem Falle ist, insbesondere für kurzspannige Brücken, ein Amalgamaufbau annehmbar. Mehr als viergliedrige Brücken erfordern Stiftaufbauten. Für Zähne, die nicht als Brückenpfeiler dienen und akzeptable Wurzelfüllungen aufweisen, können Amalgamaufbauten verwendet werden. In einen größeren Kanal wird ein Titanstift (Parapost-Whaledent) zementiert und darüber der Aufbau unter Verwendung einer sphärischen Amalgamlegierung fertiggestellt[47]. Wenn später eine Wurzelbehandlung im Bereich des Wahrscheinlichen liegt, ist es sicherer, anstelle der Verwendung von Stiften Amalgam in die Wurzelkanäle zu füllen. Die Prognose hierfür ist im wesentlichen gut,[48-49] aber das Abfüllen von Amalgam in die Wurzelkanäle erhöht den Bruchwiderstand nur, wenn die Höhe der Pulpenkammer weniger als 4 mm beträgt[50].

Haftvermittler wie Amalgambond (Parkell) und Allbond (Bisco) können die Retention und Widerstandsfähigkeit des Amalgamaufbaus erhöhen.[51-55] Bei Allbond wird das devitale Dentin der Wurzel und des Stumpfes 15 Sekunden lang mit 10%iger Orthophosphorsäure angeätzt, der Haftvermittler aufgetragen und das Amalgam sofort kondensiert. Ein wenig des Kunstharzes quillt unvermeidlich an die Oberfläche, aber da die gegossene Restauration ohnehin über den Amalgamansatz hinaus bis in das gesunde Zahnbein reicht, wird der Kunststoffrand überdeckt.

Man kann auch einzementierte Hilfsstifte verwenden. Gewindestifte (TMS Minkin-Whaledent) sind jedoch nicht zu empfehlen, weil sie in der verbliebenen Zahnsubstanz nachteilige Spannungszustände schaffen.[56] Verwendet man dennoch selbstschneidende Stifte, wird ein Loch gebohrt und mit dem Bohrer leicht erweitert. Der Retentionsstift wird entweder mit Zinkphosphatzement oder Glasionomerzement einzementiert. Obgleich Retentionsstifte die Druckfestigkeit des Amalgams vermindern,[57] erwachsen daraus keine klinischen Probleme, wahrscheinlich weil dessen Beständigkeit von größerer Wichtigkeit ist. Beim Auftreten nicht axial gerichteter Belastungen, widerstehen die Retentionstifte der Rotation eines Amalgamaufbaus. Das Amalgam kann durch Bedecken der Stifte mit Panavia Ex oder 4-Meta widerstandsfähiger werden.[57]

Eine sphärische Amalgamlegierung kann etwa 30 Minuten nach der Applikation präpariert werden, obgleich 24 Stunden Wartezeit zu bevorzugen sind. Daraufhin werden die Abdrücke zur Herstellung temporärer bzw. provisorischer Restaurationen genommen. In Vorbereitung zur Kondensierung des Amalgams ist es häufig notwendig, die Matrize zu verstärken und fest zu verankern, indem man rundum grünes Stangenkompound anfügt (Abb. 8.6b). Copalite-Lack auf die angrenzenden Zähne aufgetragen, erhöht die Adhäsion der Kompoundmasse. Als brauchbare Matrizen für Amalgamaufbauten eignen sich Caulk Automatrices (LD Caulk Co) (Abb. 8.6a). Wenn bereits eine provisorische Krone vorhanden ist, kann sie als Matrize benutzt werden, indem man eine okklusale Zugangskavität anlegt.

Amalgamaufbauten für vitale Zähne

Manchmal ist es erforderlich, den koronalen Stumpf vitaler Zähne mit Amalgam aufzubauen. Einzementierte Retentionsstiftchen, die 2 mm in das Dentin und 2 mm in das spärische Amalgam hineinragen, unterstützen den Aufbau eines akzeptablen Stumpfes. Bei einem großen Zahn können

Abb. 8.6a Caulk Automatrix-Matrize angelegt. Die Befestigung wird mit dem beiliegenden Befestigungsinstrument vorgenommen.

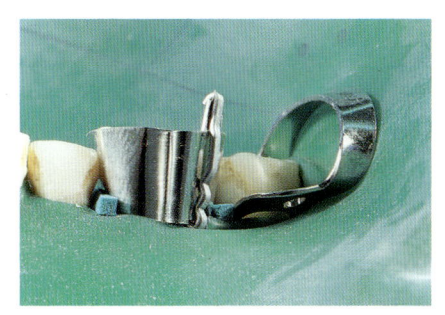

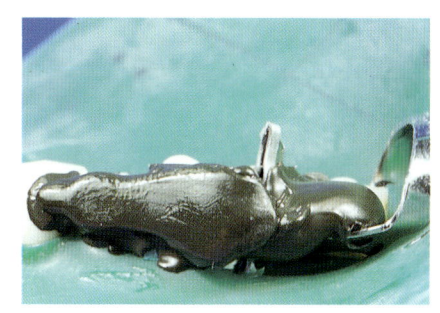

Abb. 8.6b Umschichtung der Matrize mit grünem Stangenkompound. Auf die benachbarten Zähne wird Copalite-Lack aufgetragen, um die Retention der Kompoundmasse zu unterstützen.

selbstschneidende Retentionsstifte verwendet werden. Nach meiner 20jähriger Erfahrung haben sich ohne mir bekannte Mißerfolge zementierte wie unzementierte Whaledent TMS Minkin-Stifte als geeignet erwiesen, obgleich in der Literatur Minim pins eine bessere Retention nachgesagt werden.[58-62] Bedeutungsvoller ist aber wahrscheinlich die Feststellung,[56] daß je größer der Stift, desto mehr besteht die Wahrscheinlichkeit, daß das umgebende Dentin mit dem Ergebnis nachfolgender Mikroleckagen krakeliert und zerspringt. Wenn Retention und Widerstandsfähigkeit von TMS Minkin-Stiften ausreichen, ist die Frage erlaubt, ob eine vermehrte Retention und Widerstandsfähigkeit, die größere Stifte bieten, tatsächlich notwendig sind. Minkinstifte sollten nicht dichter als 3 mm voneinander entfernt gesetzt werden, um die Spannung im Dentin zu vermindern[63].

Unter gewissen Umständen kann man einen Amalgamstift verwenden, zumal dieser weniger innere Spannung als ein selbstschneidender Stift erzeugt und die gleiche Widerstandsfähigkeit wie gewöhnliche TMS-Stifte besitzt.[59] Dabei werden 3 mm tiefe Stiftkanäle von 1 mm Durchmesser gebohrt (557 Bohrer), die wenigstens 0,5 mm von der Schmelz-Dentingrenze entfernt angelegt werden. Schwierigkeiten können auftreten, wenn das Matrizenband nicht fest anliegt und der Stift vom Amalgamaufbau abbricht. Auf jeden Fall ist es daher wichtig, daß das Matrizenband während der Aushärtungszeit des Amalgams gut fixiert ist. Eine Absicherung mit grünem Stangenkompound kann, wie oben bereits beschrieben, erforderlich sein. Eine sphärische Amalgamlegierung wird in die Stiftkanäle kondensiert. Sowohl bei TMS-Stiften als auch bei amalgamstiftretinierten Aufbauten können Haftvermittler eingesetzt werden, indem das vitale Dentin mit 10%iger Orthophosphorsäure 10 Sekunden lang angeätzt wird. Tiefreichende Präparationen schützt man mit einer Kalziumhydroxid-Unterfüllung (Dical-Kerr), die mit einer unlöslichen Adhäsivschicht (Vitrabond-3M) bedeckt wird. Die Erfahrungen mit Stiften in der oben beschriebenen Weise sind gut. Vorsicht ist allerdings bei Anwendung von Haftvermittlern ohne die Verwendung von Stiftretentionen geboten, solange nicht ausreichende in vivo-Erkenntnisse vorliegen. Daher ist es wichtig, nur erprobte, untersuchte und verläßliche Methoden anzuwenden. Die Eigenheit des Amalgams, einen Frontzahn zu korrodieren und zu verfärben sollte immer bedacht werden.[32]

Aufbauten aus Kompositharzen

Infolge hydrolytischer Instabilität dieser Materialien werden sie für dauerhafte Stumpfaufbauten nicht empfohlen.[64-66] Gegebenenfalls müssen diese wenigstens 6 Tage aushärten, bevor man die Kronenstümpfe präpariert, um der hydrolytischen Dimensionsänderung Rechnung zu tragen. Oft dienen sie jedoch für einen gewissen Zeitraum als ausreichende Interimslösung. Zum Einsatz gelangen mit Füllkörpern stark angereicherte Kunstharze (z.B. Denmat Aufbaumaterial); das Komposit darf jedoch nicht bis an die Winkelkante der Kavitätenoberfläche reichen.

Durch die Verwendung von Dentin-Haftvermittlern kann eine zuerst auf die Wurzeloberfläche aufgetragene, lichtgehärtete Glasionomerschicht die Retention verstärken und Mikroleckagen verringern. Aber die Annahme, daß diese Mittel zuverlässig die Polymerisationsschrumpfung des Kunstharzes weg vom Zahn in Richtung Lichtquelle, oder bei Systemen ohne Lichthärtung, in Richtung der größten Materialstärke verhindern, ist nach den Erkenntnissen der jüngsten Forschung nicht gerechtfertigt. Unabhängig von dem Vorhandensein einer darübergesetzten Krone führt jeder marginale Randspalt als Ergebnis dieses Schrumpfungsprozesses zu Mikroleckagen.

Cermet Zemente

Unter der Voraussetzung, daß etwa 60% des Stumpfdentins verblieben sind, kann man Cermet-Zemente verwenden. In die Kanäle devitalisierter Zähne werden Pfosten oder Retentionsstifte einzementiert. Das Dentin devitaler Zähne wird mit 25%iger Polyacrylsäure konditioniert. Ein dünn mit Silikonseparator (z.B. Non Stick – Hager und Werken) isoliertes Matrizenband wird um den Zahn gelegt und fixiert und der Cermet-Zement (Ketac Silber – Espe) eingespritzt. Wenn erforderlich, können vor dem Abbinden noch Ergänzungen vorgenommen werden.

Den Zement läßt man vor der Zahnpräparation wenigstens 6 Minuten lang, idealerweise 24 Stunden abbinden. Cermet-Zement verklebt mit dem Dentin und besitzt den Vorzug der Fluoridfreigabe. Die Befunde von Taleghani und Leinfelder, 1988[19] weisen darauf hin, daß dies eine brauchbare Methode ist, insbesondere bei Prämolaren, die nicht als Brückenpfeiler Verwendung finden.

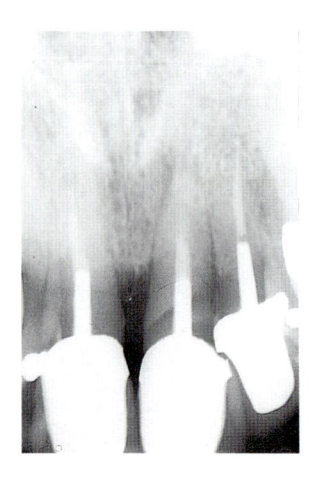

Abb. 8.7a Kurze Stifte ohne Gewinde müssen entfernt werden, um die Wurzelfüllungen zu erneuern und die Stifte zu verlängern.

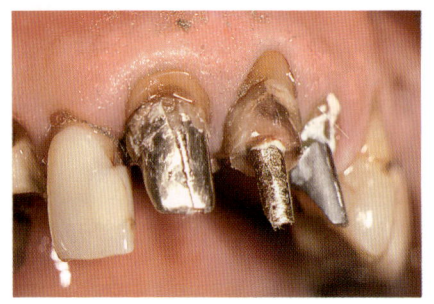

Abb. 8.7b (i) Der Aufbau des Zahnes 21 wurde zurückgeschliffen, um bukkale und linguale ebene Oberflächen zu erhalten, die senkrecht zur Wurzeloberfläche stehen. Ursprünglich glich der Aufbau dem des Zahnes 11. Der Aufbau wurde mesial und distal begradigt und die Wurzeloberfläche wurde in der Weise präpariert, daß mesiale und distale Flächen entstanden, die mindestens 2 mm breit und auf gleicher Höhe rechtwinkelig zum Wurzelaufbau verlaufen.

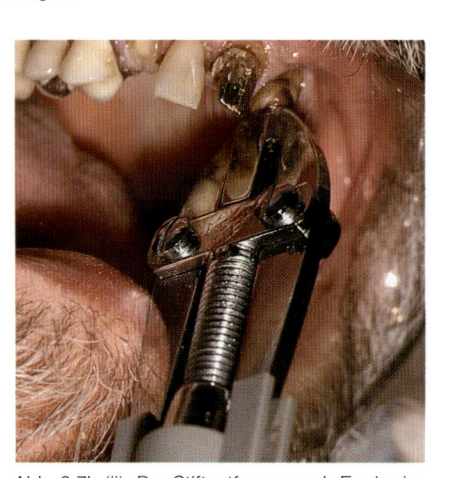

Abb. 8.7b (ii) Der Stiftentferner nach Eggler im Munde angelegt. Wichtig ist, daß sowohl die mesiale und distale Strebe auf einer ebenen Wurzeloberfläche aufsetzt, andernfalls könnten sie auf einer schiefen Ebene abgleiten, den Stift abdrehen und zur Fraktur der Wurzel führen. Die große Schraube am Handgriff befestigt die Zangen an dem Stiftaufbau; die kleinere Schraube verlängert die Streben auf der Wurzeloberfläche und überträgt ein abziehendes Kraftmoment auf den Stift.

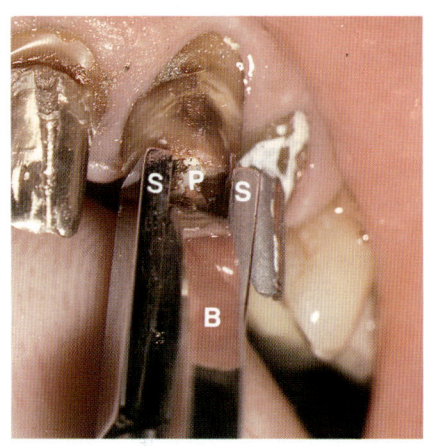

Abb. 8.7b (iii) Der entfernte Stift P. Beachten Sie, daß die vertikalen Streben S auf der Wurzeloberfläche aufsitzen und die Zange B sich nach koronal bewegt und den Stift aus der Wurzel gezogen hat.

Frakturierte Stiftaufbauten

Vor dem Versuch, einen Stift zu entfernen, werden zwei Röntgenbilder mit unterschiedlichen vertikalen Anstellwinkeln aufgenommen, um festzustellen, ob es sich um einen Einzel- oder Doppelpfosten (Abb.4.30c) handelt, der zylindrisch oder konisch ausgebildet und unter Umständen mit einem Schraubgewinde ausgestattet ist. „Zugtechniken" zur Entfernung eignen sich für Einzel- oder Mehrfachstifte, die parallelwandig, oval oder zylindrisch und ohne Gewinde ausgeformt sind, während für zylindrische Schraubpfosten, Schraubwerkzeuge geeignet sind. Häufig kommt es vor, daß ein frakturierter oder mangelhaft konzipierter Stiftaufbau (Abb. 8.7a) entfernt werden muß. Folgende vier Methoden eignen sich hierfür:

(i) Ultraschall

Als erste Maßnahme bei Entfernung eines Pfostens ist es sinnvoll, durch die Übertragung von Vibrationen auf den Zement entweder dessen Auflösung oder Nachgiebigkeit zu erreichen. Vier Startvertiefungen werden an den mesiobukkalen, distobukkalen, mesiolingualen und distolingualen Winkelkanten des Pfostens mittels eines halbrunden Hartmetall-Bohrers in einem Schnellaufhandstück gebohrt. Das Ende einer entsprechend kräftigen Reibahle wird in die Startvertiefungen eingesetzt und die Spitze eines Ultraschallreinigers an allen vier Stellen mit der Reibahle in Berührung gebracht. Falls kein Kofferdam angelegt wurde, bindet man zur Sicherheit ein langes Stück Dental Floss an den Griff der Reibahle. Alternativ kann auch ein Endo-Ultraschallansatz benutzt werden.

Restauration des wurzelbehandelten Zahnes

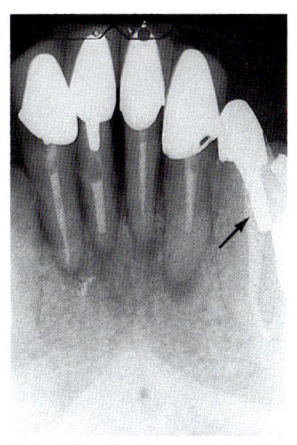

Abb. 8.7c (i) Der zylindrische Stift des Zahnes 33 muß entfernt werden.

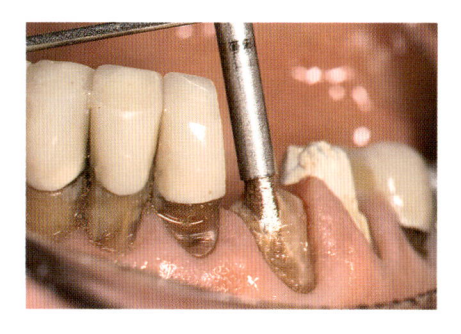

Abb. 8.7c (ii) Masseran-Satz. Meßzylinder zur Bestimmung des richtigen Trepanbohrers, um den Stift zu entfernen. Der Aufbau wurde bis auf die Stärke des Stiftes abgetragen.

Abb. 8.7c (iii) Der Trepanbohrer legt den Stift frei. Anschließend dreht der um eine Nummer kleinere Trepan den Stift gegen den Uhrzeigersinn heraus.

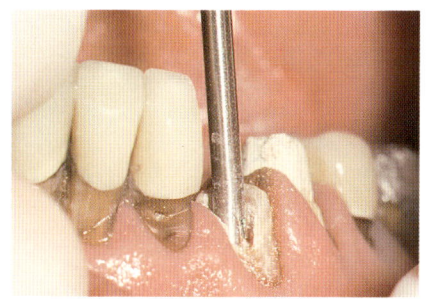

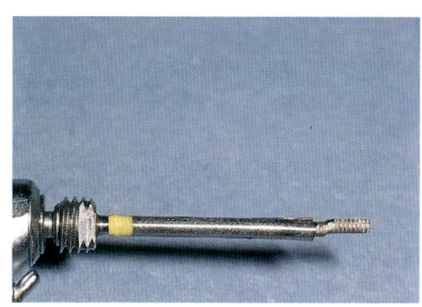

Abb. 8.7 (iv) Der in dem Trepanbohrer verkeilte Stift.

(ii) **Stiftentferner nach Eggler** (Automaton-Vertriebsgesellschaft – Gerät zum Entfernen von Stiften ohne Gewinde) (Abb. 8.7b)

Das Gerät besitzt zwei zangenförmige Greifarme, die den Aufbau umfassen. Umdrehungen an der großen Schraube ziehen die Greifarme an dem Aufbau fest, der so vorbereitet werden muß, daß er senkrecht zur Wurzeloberfläche flache Seitenwände bietet. Stehen die flachen Seitenwände nicht senkrecht zur Wurzeloberfläche, wird das Gerät die abziehende Kraft nicht auf die Längsachse der Wurzel übertragen, und dieser Umstand könnte zur Fraktur der Wurzel führen. Die Wurzeloberfläche wird in der Weise präpariert, daß sie mesial und distal oder bukkal und lingual wenigstens 2 mm breite, auf gleicher Höhe liegende, horizontalverlaufende Auflagen aufweist. Nachdem die Backen den Aufbau fest fixiert haben, dreht man die kleinere Schraube im Uhrzeigersinn. Diese bewegt zwei flachendige Streben, die auf der ebenen Wurzeloberfläche aufsetzen. Weiteres Drehen der Schraube verlängert diese Streben, und überträgt eine abziehende Kraft auf den Stiftaufbau. Wichtig ist, daß dabei der Pfostenentferner festgehalten wird, da jedes Verkanten den Stift abdreht und eine Wurzelfraktur herbeiführt. Wenn die ausfahrenden Streben nicht auf flache, breite Stufen an der Wurzeloberfläche aufsetzen, können sie von der Wurzel abgleiten, den Stift verbiegen oder das Dentin unterhalb der aufsitzenden Strebe frakturieren.

(iii) **Der Masseran-Satz** (für zylindrische, glattwandige Stifte oder Stifte mit Gewinde) (Abb. 8.7c)

Dieser Satz enthält eine Reihe kurzer und langer Trepane und ist zur Entfernung einzelner, zylindrischer Stifte besonders geeignet, seien sie glatt oder gewindeförmig. Dabei wird folgendermaßen vorgegangen: Tragen Sie den Aufbau bis zum Durchmesser des Stiftes ab. Hierfür wird ein Diamantschleifer benutzt, um Schlagrotationen gegen den Stift zu vermeiden, die eine Wurzelfraktur herbeiführen könnten. Mittels eines Meßzylinders bestimmt man den passenden Trepanbohrer, der in ein niedertouriges Winkelstück eingesetzt wird. Der Bohrer wird dazu benutzt, einen etwa 2 mm tiefen Kanal rings um den Stift auszubohren (Abb. 8.7c [iii]). Daraufhin wird der um eine Nummer kleinere Trepan entweder in das Winkelstück oder das dem Instrumentensatz beigefügte Handinstrument eingesetzt, gegen das Ende des Stiftes gehalten und in Achsenrichtung gegen den Uhrzeigersinn gedreht. Der Trepan soll sich dabei in den Stift verkeilen und ihn herausdrehen bzw. das Zementsiegel sprengen (Abb. 8.7c [iv]).

(iv) **Tungsten Carbide-Bohrer**

Wenn z.B. die oben beschriebenen Techniken versagen, oder wenn zu befürchten steht, daß mit einer dieser Anwendungen der Pfosten verbogen werden könnte und zur Wurzelfraktur führt, bohrt man besser den Stift aus. Dabei wird der Bohrer soweit als möglich nach der Mitte des Stiftes ausgerichtet, um größere Verletzungen des Dentins zu vermeiden. Hierfür wird ein (kopfschneidender) Tungsten Carbide Versenkbohrer Nr. 557 verwendet. Das Ausfräsen sollte unter Wasserkühlung, Lupenvergrößerung und optimaler, fiberoptischer Beleuchtung erfolgen. Gelegentlich leitet man die fiberoptische Beleuchtung in den bukkalen Sulkus und schaltet die OP-Leuchte aus, um eine bessere Darstellung des Wurzelkanals und des Stiftes zu erreichen.

Herstellung des Stiftaufbaus

Nach der Entfernung des Stiftes sind folgende Untersuchungen vorzunehmen:

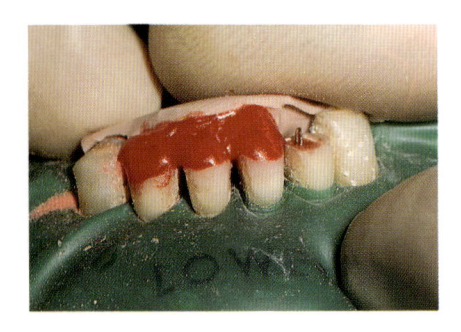

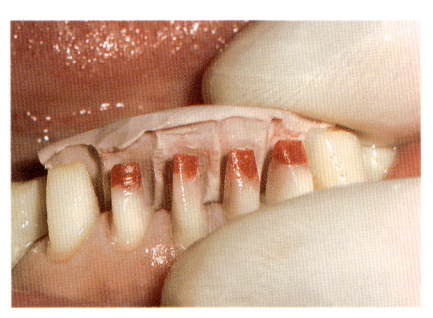

Abb. 8.8a Auftragen von DuraLay in einen Vorwall der Original Kronen, um den Aufbau zu erleichtern. Das DuraLay gibt die originale Kronenform wieder, die anschließend wie für eine normale Krone präpariert wird. Dabei ist genügend Platz für die Keramikverblendungen vorzusehen, Abb. 8.8b.

- Isolierung des Wurzelbereichs, sorgfältige Trockenlegung und vorsichtiges Sondieren entlang des Stiftkanales mit Hilfe eines Vergrößerungsglases und ausreichender fiberoptischer Beleuchtung, um eventuelle Sprünge oder Perforationen festzustellen (Teleskoplinsen, Zeiss 2X, sind besonders geeignet).
- Legen Sie Papierspitzen festgepackt in den Stiftkanal und belassen diese 10 Minuten vor Ort. Danach erfolgt die Untersuchung auf Blutspuren an den Papierspitzen als Hinwies auf eine Perforation.
- Leiten Sie die fiberoptische Beleuchtung in den bukkalen Sulkus, schalten das Raumlicht und die OP-Leuchte aus und untersuchen den Stiftkanal mittels des Vergrößerungsglases auf Sprünge und Perforationen.
- Legen Sie einen röntgenundurchlässigen, abgemessenen Stift in den Kanal und nehmen ein Röntgenbild auf, um die Raumverhältnisse und die endodontischen Gegebenheiten zu überprüfen.

Ist der Zustand der Wurzelfüllung akzeptabel und der Zahn restaurierbar, kann ein neuer Stiftaufbau und anschließend eine neue Krone hergestellt werden. Der Stiftaufbau wird direkt im Munde, wie zuvor beschrieben, modelliert. Ein DuraLay-Aufbau kann freihand modelliert werden. Falls eine erneuerungsbedürftige Krone vorhanden ist, kann man vor deren Abnahme einen Silikonvorwall herstellen. Das DuraLay wird daraufhin in den Vorwall modelliert und liefert auf diese Weise eine genaue Ausformung des Aufbaus (Abb. 8.8a). Mit einem wassergekühlten Diamantschleifer erfolgt die Nachpräparation des DuraLay-Aufbaus und danach die Hydrocolloid-Abdrucknahme. Eineinhalb Stunden später wird der gegossene Stiftaufbau und eine laborgefertigte temporäre Krone eingegliedert (technische Arbeitsgänge s. Anhang). Während der Herstellung des Stiftaufbaus ist keine temporäre Versorgung vorgesehen. Stattdessen legt man einen Wattepellet in den Stiftkanal und verschließt mit temporärem Zinkoxid-Eugenolzement. Auf diese Weise wird das Risiko eines provisorischen Stiftes vermieden, der durch Spannungskonzentrationen in einer bereits vorgeschädigten Wurzel Risse verursachen könnte.

Einarbeiten von Stiften in provisorische Restaurationen

Oft ist es erforderlich, Wurzelbehandlungen an Zähnen mit provisorischen Kronen vorzunehmen. Nachfolgend muß ein direkter Stiftaufbau anhand der provisorischen Krone hergestellt werden. Dieser wird dann gegossen und einzementiert und gestattet, daß die ursprüngliche provisorische Restauration an ihrem Platz bleibt. Der Behandlungsablauf ist wie folgt:

1. Sorgen Sie dafür, daß die Abschlußränder der Zahnstümpfe in dem Abdruck zur Herstellung der provisorischen Restaurationen erfaßt sind.
2. Wenn auf dem Gipsmodell, auf dem die provisorische Restauration hergesstellt werden soll, ein nicht tragfähiger Zahnstumpf vorliegt, wird dieser vor der Herstellung der provisorischen Restauration im Labor mit DuraLay aufgebaut (s. Anhang – provisorische Restaurationen über DuraLay-Aufbauten).
3. Der Innenraum der provisorischen Restauration stimmt somit mit der Form des nachfolgenden Stiftaufbaus überein. Bei Anpassung des Stiftes im Munde wird die provisorische Restauration aufgesetzt, um sicherzugehen, daß der Edelmetallstift nicht deren Sitz beeinträchtigt.
4. Die Innenfläche der provisorischen Restauration wird mit einer dünnen Vaselineschicht überzogen.
5. Der eigentliche Stiftaufbau wird im Munde modelliert
6. Mit einer dünnflüssigen Mischung aus DuraLay und Super C-Flüssigkeit füllt man den Innenraum der provisorischen Restauration (Abb. 8.9a).
7. Die provisorische Restauration wird im Munde aufgesetzt (Abb. 8.9b und 8.10i-l).
8. Nach dem Auspolymerisieren erfolgt die Abnahme der provisorischen Restauration (Abb.8.9c). Danach wird der Aufbau mit einem Diamant-Schleifkörper finiert und schließlich nimmt man den Stiftaufbau vom Zahn ab und veranlaßt den Guß.
9. Manchmal bleibt der Stiftaufbau in der provisorischen Restauration stecken. In diesem Falle hält man das Stiftende in einer Moskitoklemme fest und klopft mit einem Metallinstrument leicht gegen die Klemme; die provisorische Restauration löst sich daraufhin von dem Stiftaufbau.
10. Üblicherweise wird der Stiftaufbau morgens gegossen und am Nachmittag einzementiert.

Restauration des wurzelbehandelten Zahnes

Abb. 8.9 Herstellung eines Stiftaufbaus in eine provisorische Brücke.

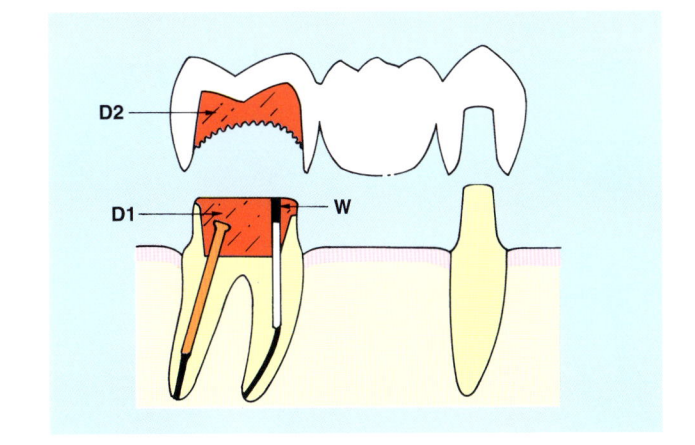

Abb. 8.9a Zu Anfang wird ein niedriger DuraLay-Aufbau modelliert (D1). Die Innenseite der Brücke wird dünn mit Vaseline ausgestrichen und mit einer dünnfließenden Mischung aus DuraLay (D2) angefüllt. Wurde ein divergierender Hilfsstift benutzt, so wird dieser zunächst entfernt und die Durchtrittsöffnung vor dem Aufsetzen der mit Kunstharz angefüllten Brücke mit Wachs verschlossen (W).

Abb. 8.9b Die Innenseite des Brückenpfeilers wurde mit einer dünnen Schicht Vaseline isoliert und die Brücke aufgesetzt.

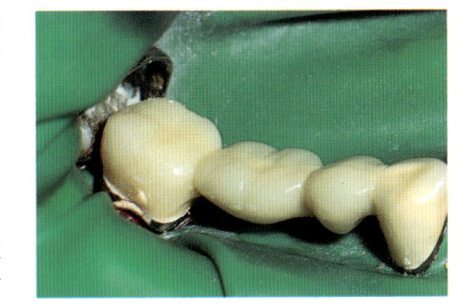

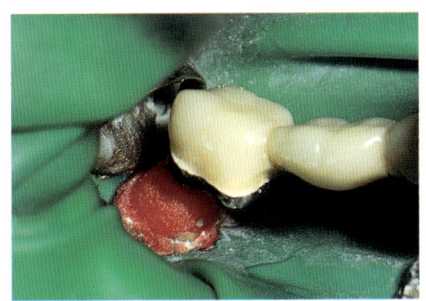

Abb. 8.9c Nach dem Erhärten des DuraLay, entfernt man die Brücke, und finiert die Modellierung mit einem wassergekühlten Diamantschleifkörper.

Abb. 8.9d Von der Unterseite der Aufbaumodellierung bohrt man entlang des Kanals des Hilfsstiftes mit einem Spiralbohrers gleichen Durchmessers wie der Stiftkanal und der Silber-Nickelstift. Beachten Sie, das Wachs (schwarz) ist nun im Duralay-Aufbau eingeschlossen. Das Loch wird durch die okklusale Oberfläche hindurch gebohrt.

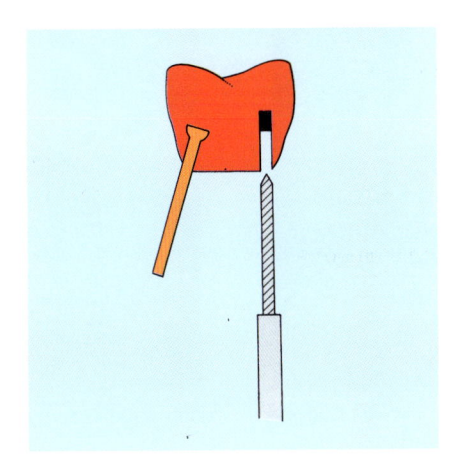

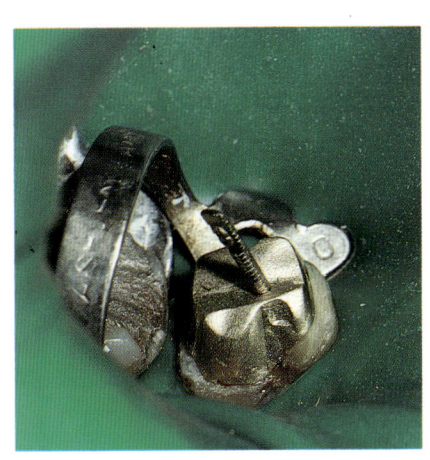

Abb. 8.9e Der einzementierte Stiftaufbau; der Hilfsstift wurde mit der Oberfläche des Aufbaus glattgeschliffen.

Schwierigkeiten mit divergierenden Stiften

Divergierende Stifte können in der zuvor beschriebenen Weise benutzt werden. Der Hilfsstift behindert jedoch das Aufsetzen der provisorischen Restauration. Daher ist folgendes Vorgehen zu wählen:
1. Stellen Sie den Stiftaufbau wie oben beschrieben her, modellieren jedoch den Aufbau nur auf halbe Höhe
2. Entfernen Sie den Hilfsstift und verschließen das Loch in dem Aufbau mit weichem Wachs (Abb. 8.9a).
3. Füllen Sie die provisorische Restauration mit DuraLay und setzen die Restauration auf.
4. Nehmen Sie die provisorische Restauration ab, reinigen den Aufbau und entfernen den Stiftaufbau.
5. Im Labor wird der Kanal des Hilfsstiftes durch den Aufbau durchgebohrt (Abb. 8.9d), (labormäßige Herstellung s. Anhang).
6. Einzementieren wie oben beschrieben (Abb. 8.9e).

Temporäre Restaurationen, die durch direkte Stiftaufbauten gestützt werden; provisorische Restaurationen über Kronenkappen; Kappen, in welche Stiftaufbauten eingearbeitet werden

Der Behandlungsablauf wird in den Abbildungen 8.10 dargestellt.

Abb. 8.10 Die Versorgung defekter Restaurationen, wenn provisorische Brücken, Kronenkappen und Stiftaufbauten erforderlich werden.

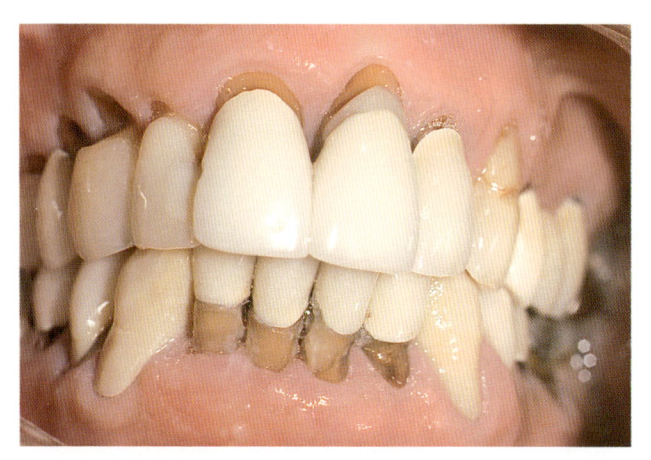

Abb. 8.10a Defekte Restaurationen – siehe Röntgenbilder Abb. 8.7c (i).

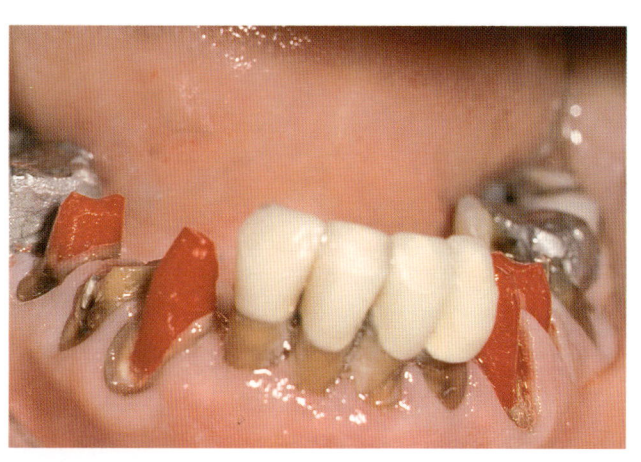

Abb. 8.10b Einige der vorhandenen Wurzelkanalfüllungen waren akzeptabel. In diese Kanäle wurden direkte Stiftaufbauten modelliert. Zwei Abdrücke wurden genommen und zusammen mit den Stiftaufbauten in das Labor überstellt. Ein Abdruck – für die temporären Kronen – wurde mit einer Mischung Abdruckgips und Hartgips 50/50 und der andere für die provisorischen Restaurationen mit Hartgips ausgegossen. Die Zähne 42–32 wurden auf dem Modell radiert. Mittels elektrochirurgischer Maßnahmen erfolgte die Freilegung gesunden Dentins.

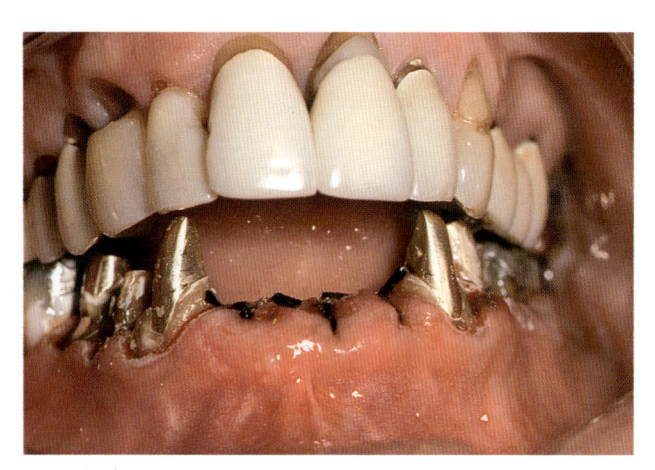

Abb. 8.10c Zweieinhalb Stunden später wurden die Zähne 42–32 extrahiert und die Stiftaufbauten einzementiert.

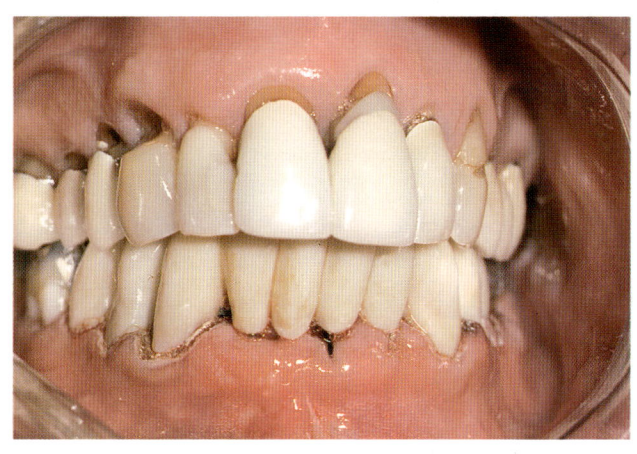

Abb. 8.10d Die eingegliederte temporäre Versorgung.

Abb. 8.10e Mit Zinkphosphat einzementierte Kronenkappen.

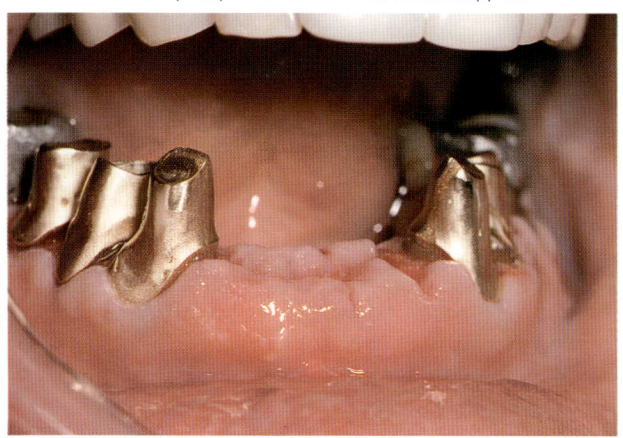

Abb. 8.10f Die gleiche Behandlung erfolgte im oberen Zahnbogen; in beiden Kiefern wurden provisorische Restaurationen eingegliedert.

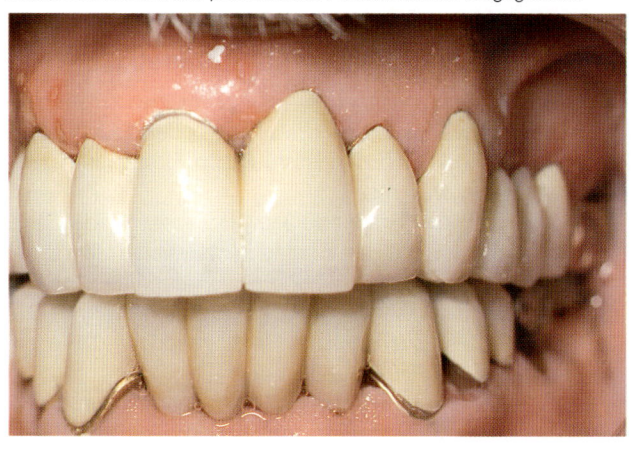

Restauration des wurzelbehandelten Zahnes

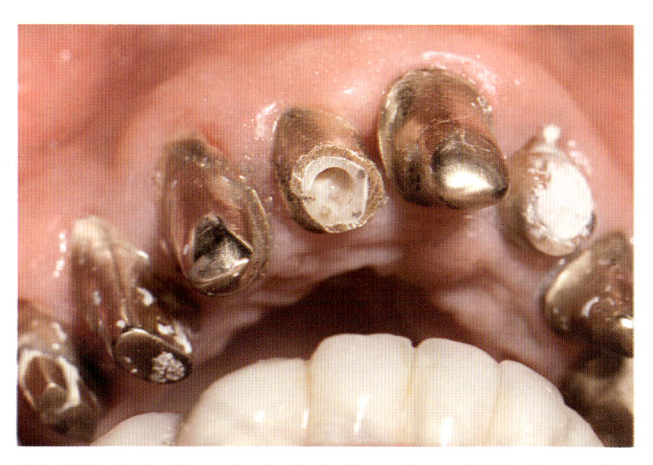

Abb. 8.10g Zahn 12 wurde durch die Kronenkappe hindurch wurzelbehandelt. Die Kappe ist bis auf 2mm Dentin zwischen präpariertem Stiftkanal und Kronenkappe abgetragen.

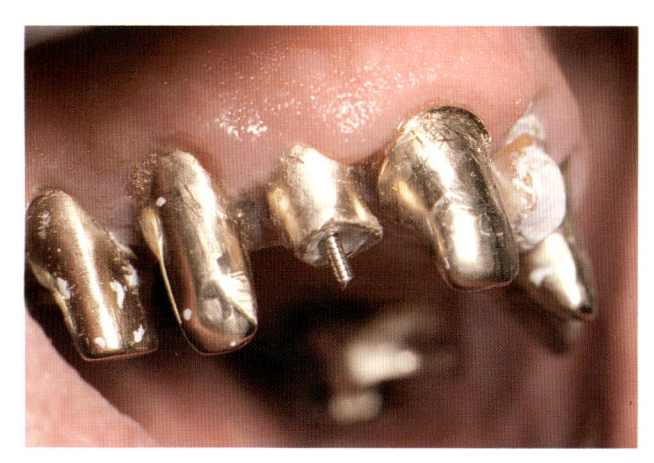

Abb. 8.10h Der in den Stiftkanal eingesetzte direkte Stift.

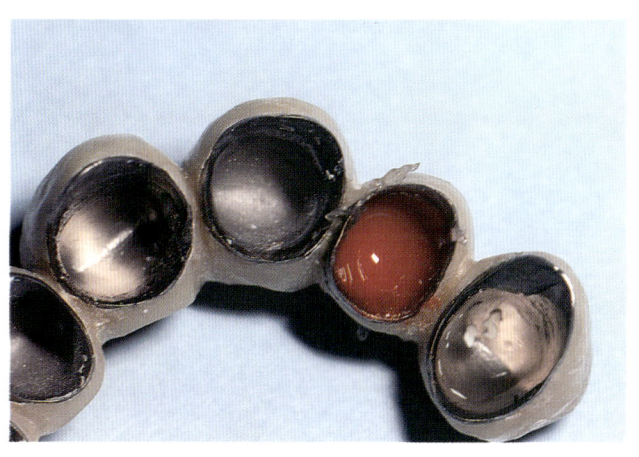

Abb. 8.10i Die Kronenkappe wurde mit einer dünnen Vaselineschicht isoliert und ebenso die Inneseiten der provisorischen Brücke. Die Krone wird mit einer dünnfließenden Mischung aus DuraLay und Super C-Flüssigkeit (Annco) gefüllt.

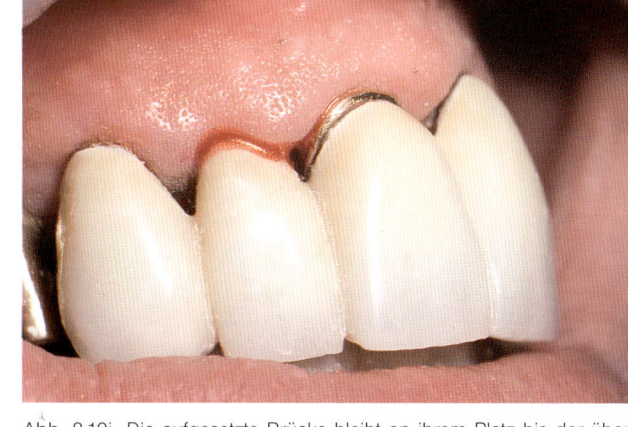

Abb. 8.10j Die aufgesetzte Brücke bleibt an ihrem Platz bis der überschüssige DuraLay-Kunststoff aushärtet.

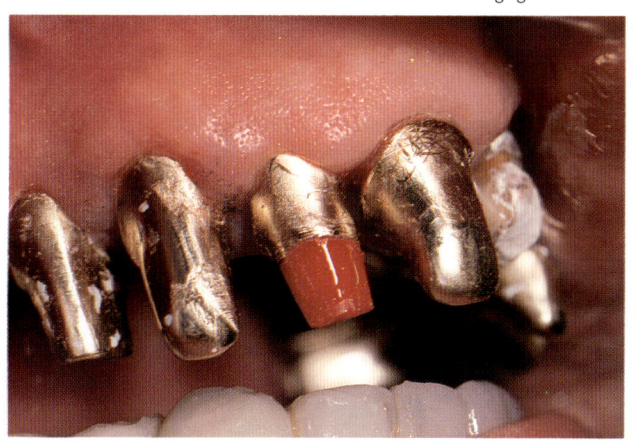

Abb. 8.10k Nach Abnahme der Brücke haftet der Stiftaufbau in dem Zahn. der Aufbau wird finiert und zum Guß in das Labor gegeben.

Abb. 8.10l Der einzementierte Stiftaufbau. Die provisorische Brücke sitzt paßgenau darüber. Im Anschluß an die nachfolgende Parodontaltherapie werden die Kronenpäparationsränder unterhalb der Kronenkappen im Dentin nachpräpariert. Sollten dabei Kronenkappen perforiert werden, entfernt man sie. Im Unterkiefer sind im Frontsegment osseointegrierte Implantate vorgesehen.

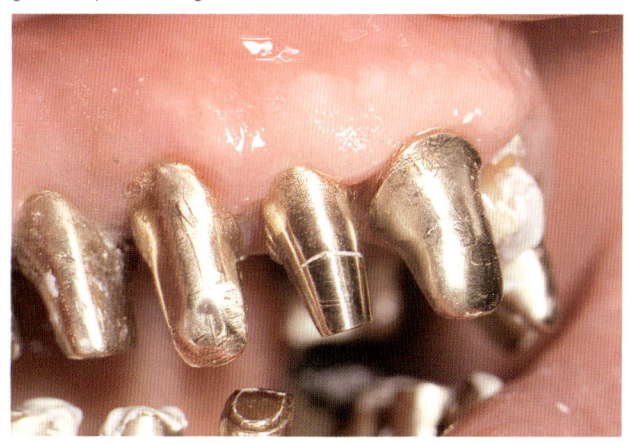

175

Literaturhinweise

1. Harris M. The general and systemic aspects of endodontics in Endodontics in Clinical Practice. Ed. Harty F J, J. Wright and Sons, Bristol. 1976; pp 11.
2. Ferreira S H. Prostaglandins, aspirin like drugs and analgesia. Nature (New Biology) 1972; 240: 200.
3. Harris D, O'Boyle C, Barri H. Oral sedation with temazepam. Brit Dent J 1987; 162: 297-301.
4. Fields M. Intravenous sedation: The risk to the patient. Brit Dent J 1990; 169: 297-301.
5. Maness W L, Roeber B S, Clark R E, Cataldo E, Riis D, I laddad AW. Histological evaluation of electrosurgery with varying frequency and waveform. J Prosthet Dent 1978; 40: 304-308.
6. Flocken J E. Electrosurgical management of soft tissue and restorative dentistry. Dental Clin of N Amer 1980; 24: 247-269.
7. Harrison J D, Kelly W J. Tissue response to electrosurgery in Electrosurgery and Dentistry. Ed. Oringer M J. 2nd Edition. W. B. Saunders, Philadelphia, 1975; pp 186-190.
8. Krejci R F, Reinhardt R A, Wentz F A, Harot A B, Shaw D H. Effects of electrosurgery on dog pulps under crevicular metallic restorations. Oral Surg Oral Med Oral Pathol 1982; 54: 575-582.
9. Kalkwarf K T, Kreijci R, Edison A, Reinhard M R. Subajacent heat production during tissue excision with electrosurgery. J Oral Maxillofacial Surgery 1983; 41: 653-657.
10. Klug R G. Gingival regeneration following electrical retraction. J Prosthet Dent 1966; 16: 955-962.
11. Armstrong S R, Podshadley A G, Lundeen H C, Scrivener E I. The clinical response of gingival tissues to electrosurgical displacement procedures. J of Tennessee State Dent Assoc 1968; 48: 271 -276.
12. Coelho D H, Cavallero J, Rothchild E A. Gingival recession with electrosurgery for impression making. J Prosthet Dent 1975; 33: 422-426.
13. Stark M M, Nicholson D J, Soelberg K B, Kampler D, Pelzner R B. The effects of retraction cord and electrosurgery upon blood pressure and tissue regeneration in rhesus monkeys. J Dent Res 1977; 56: 881-886.
14. Ruel J, Schuessler P J, Malament K, Mori D. Effects of retraction procedures on the periodontium in humans. J Prosthet Dent 1980; 44: 501-508.
15. Azzi R, Tsao T F, Carranza F A, Kenney E B. Comparative study of gingival retraction methods. J Prosthet Dent 1983; 50: 561-565.
16. De Vitre R, Galburt R B, Maness W J. Biometric comparison of bur and electrosurgical retraction methods. J Prosthet Dent 1985; 53: 179-182.
17. Wilhelmsen N R, Ramfjord S P, Blankenship J R. Effects of electrosurgery on the gingival attachment in rhesus monkeys. J Periodontol 1976; 47: 160-170.
18. Pogue W L, Harrison J D. Absorption of epinephrin during tissue retraction. J Prosthet Dent 1967; 18: 242-247.
19. Taleghani M, Leinfelder K F. Evaluation of a new glass ionomer cement with silver as a core buildup under a cast restoration. Quintessence Int 1988; 19: 19-24.
20. Kao C, Hart S, Johnston W M. Fracture resistance of four core materials with incorporated pins. Int J of Prosthodont 1989; 2: 569-577.
21. Donaldson D. Gingival recession associated with temporary crowns. J of Periodontol 1973; 44: 691-696.
22. Lang N P, Keil R A, Anderhalden K. Clinical and microbiological effect of subgingival restorations with overhanging or clinically perfect margins. J Clin Periodontol 1983; 10: 563-578.
23. Ramfjord S. Periodontal considerations of operative dentistry. Operative Dent 1988; 13: 144-158.
24. Muhler H P. The effect of artificial crown margins at the gingival margin and the periodontal conditions in a group of periodically supervised patients treated with fixed bridges. J Clin Periodontol 1986; 13: 97-102.
25. Cohen R B, Hallman W, Culliton C R, Herbold E T. Bacteriostatic effect of tetracycline in a temporary cement. J Prosthet Dent 1989; 62: 607-610.
26. Tjan A H, Chiu J. Microleakage of core materials for complete cast gold crowns. J Prosthet Dent 1989; 61: 659-664.
27. Sorrensen J A, Martinoff J T. Intracoronal reinforcement and coronal coverage: A study of endodontically treated teeth. J Prosthet Dent 1984; 51: 780 784.
28. Sorrensen J A, Martinoff J T. Clinically significant factors in dowel design. J Prosthet Dent 1984; 52: 28-35.
29. Brandal J L, Nicholls J I, Harrington G W. A comparison of three restorative techniques for endodontically treated anterior teeth. J Prosthet Dent 1987; 58: 162-165.
30. Greenfeld R, Roydhouse R H, Marshall F J, Schoner B. A comparison of two post systems under applied compressive sheer loads. J Prosthet Dent 1989; 61: 17 24.
31. Hunter A J, Feiglin B, Williams J F. Effects of post placement on endodontically treated teeth. J Prosthet Dent 1989; 62: 166-172.
32. Sorrensen J A. Current perspectives in the restoration of endodontically treated teeth. Alpha Omegan 1988; 81: 65-72.
33. Sorrensen J A, Engleman M J. Effect of post adaptation on fracture resistance of endodontically treated teeth. J Prosthet Dent 1990; 64: 419-424.
34. Standlee J P, Caputo A A, Hanson E C. Retention of endodontic dowels: effects of cement dowel length, diameter and design. J Prosthet Dent 1978; 39: 410-405.
35. Ruemping D R, Lund M R, Schnell R J. Retention of dowels subjected to tensile and torsional forces. J Prosthet Dent 1979; 41: 159-162.
36. Henry P I. Photoelastic analysis of post core restorations. Aust Dent J 1977; 22: 157159.
37. Standlee J P, Caputo A A, Holcomb J, Trabert K C. The retentive and stress distributing properties of a threaded endodontic dowel. J Prosthet Dent 1980; 44: 398404.
38. Assif D, Bitenski A, Pilo R, Oren E. Effect of post design on resistance to fracture of endodontically treated teeth with complete crowns. J Prosthet Dent 1993; 69: 36-40.
39. Rosen H, Partida-Rivera M. Iatrogenic fracture of roots reinforced for the cervical collar. Operative Dent 1986; 11: 46-50.
40. Sorrensen J A, Engleman M J. Effect of ferrule design and fracture resistance of endodontically treated teeth. J Prosthet Dent 1990; 63: 529-536.
41. Loney R W, Kotowick W E, McDowell G C. Three dimensional photoelastic stress analysis of the ferrule effect in cast post and cores. J Prosthet Dent 1990; 63: 506-512.
42. Sorrensen J A, Engleman M J. Effect of ferrule design on fracture resistance of pulpless teeth. J Dent Res 1988; 66: 343-347.
43. Haddix J, Mathison G D, Shulman C A, Pink F E. Post preparation techniques and their effect on apical seal. J Prosthet Dent 1990; 64: 515-519.
44. Camp L R, Todd M J. The effect of dowel preparation on the apical seal of three common obturation techniques. J Prosthet Dent 1983; 50: 664-666.
45. Mattison G D, Deivanis P D, Thacker R W, Hassell K J. Effect of post preparation on the apical seal. J Prosthet Dent 1984; 51: 785-789.
46. Dewald T P, Arcoria C I, Marker V A. Evaluation of the interactions between amalgam, cement and gold castings. J Dent 1992; 20: 121-127.
47. Kern S B, von Fraunhofer J A, Mueninghoff L A. An in vitro comparison of two dowel and core techniques for endodontically treated molars. J Prosthet Dent 1984; 51: 509514.
48. Michelich R, Nayyar A, Leonard L. Mechanical properties of amalgam core buildups for endodontically treated premolars. J Dent Res 1981; 60: 26 4.
49. Nayyar A, Walton R E, Leonard L. An amalgam coronal-radicular dowel and core technique for endodontically treated posterior teeth. J Prosthet Dent 1980; 43: 511-515.
50. Kane J J, Burgess J O, Summitt J B. Fracture resistance of amalgam coronal-radicular restoration. J Prosthet Dent 1990; 63: 607-613.
51. Shimizu A, Ui T, Kwakami M. Bond strength between amalgam and tooth hard tissues with application of fluoride, glass ionomer cement and adhesive resin cement in various combinations. Dent Mater J (Japan) 1986; 5: 225-232.

52. Shimizu A, Ui T, Kwakami M. Microleakage of amalgam restorations with adhesive resins, cement linings, glass ionomer cement base and fluoride treatment. Dent Mater J (Japan) 1987; 6: 64-69.

53. Staninec M, Holt M. Bonding of amalgam to tooth structure: tensile adhesion and microleakage test. J Prosthet Dent 1988; 59: 397-402.

54. Covey D A, Moon P C. Shear bond strength of dental amalgam bonded to dentin. Am J Dent 1991; 4: 19-22.

55. De Scheppar E J, Cailleteau J G, Roeder L, Powers J M. In vitro tensile bond strengths of amalgam to treated dentin. J Esthetic Dent 1991; 4: 117-120.

56. Webb E L, Siraka W F, Phillips C. Tooth crazing associated with threaded pins: A three dimensional model. J Prosthet Dent 1989; 61: 624-628.

57. Tjan A H, Dunn J, Grant B. Fracture resistance of composite and amalgam cores retained by pins coated with new adhesive resins. J Prosthet Dent 1992; 67: 752-760.

58. Savoca D E, Schmidt J R. Comparative stress effects of vented and nonvented selfthreading retentive pins. J Prosthet Dent 1984; 52: 190-193.

59. Davis S P, Summit J B, Mayhew R B, Hawley R J. Self threading pins and amalgams compared in resistance form for complex amalgam restorations. Operative Dent 1983; 8: 88-93.

60. Nieuwenhusen J P, Vreven J. Retention and depth of insertion of two self-shearing pins. J Prosthet Dent 1985; 54: 496-500.

61. Webb E L, Siraka W F, Phillips C. Retention of self-threading pins with reduced stress from insertion. J Prosthet Dent 1986; 56: 684-688.

62. Podshadley A G. Retention of threaded pins and amalgam. J Prosthet Dent 1990; 63: 47-51.

63. Khera S C, Chan K C, Rittmann B R J. Dentinal crazing and interpin distance. J Prosthet Dent 1978; 40: 538-542.

64. Oliva R A, Lowe J A. Dimensional stability of composite used as a core material. J Prosthet Dent 1986; 56: 554-561.

65. Oliva R A, Lowe J A. Dimensional stability of silver amalgam and composite used as core materials. J Prosthet Dent 1987; 57: 554-559.

66. Misra P N, Bowen R L. Sorption of water filled resin composites. J Dent Res 1977; 56: 603-612.

67. Paul S J, Schärer P. Intrapulpal pressure and thermal cycling: Effect on shear bond strength of eleven modern dentin bonding agents. J Esthet Dent 1993; 5: 179-185.

Kapitel 9

ZAHNPRÄPARATION, ZAHNFLEISCHRETRAKTION, TECHNIK DES HYDROCOLLOIDABDRUCKS, MEISTERMODELL-SYSTEME, LÖTVERFAHREN

Grundlagen der Zahnpräparation für festzementierte Restaurationen

Folgende Themen werden erörtert:

- Retention
- Festigkeit
- Abschlußränder
- Parallelität
- Okklusale Abtragung
- Funktionelle Höckerabschrägung

Retention

Die Retentionsform kennzeichnet diejenigen Präparationsmerkmale, die okklusalgerichteten Schubkräften entgegenwirken. Mittels konventioneller Techniken erreicht man Retention durch gegenüberliegende parallele Wände. Je länger und paralleler die Wände zueinander stehen, desto größer ist die Retention. Grundsätzlich ist eine Konvergenz von 10°, das entspricht 5° Abschrägung, anzustreben (s. weiter unten). Obgleich neuere Zemente mit adhäsiven Eigenschaften auf dem Markt sind, sollten die Grundregeln der Zahnpräparation nicht vernachlässigt werden. Hilfsmittel, wie horizontale Retentionsstifte, können von Wert sein, aber nur allzu leicht läßt man sich in falsche Sicherheit wiegen, um darüber prinzipielle Grundsätze zu vergessen.

Festigkeitsform (Abb. 9.1)

Die Festigkeitsform kennzeichnet diejenigen Präparationsmerkmale, die verschiebenden Kräften in allen, außer in okklusalen Richtungen entgegenwirken.
Diese verschiebenden Kräfte sind gewöhnlich Drehkräfte (Abb. 9.1a) und man muß die möglichen Rotationen in Betracht ziehen und darauf achten, welche Zahnflächen bzw. welche Zementbereiche diesen Rotationen ausgesetzt sind (Abb. 9.1a). Die Präparation muß daher so gestaltet werden, daß der Zement mehr unter Kompressionsbelastung als unter Scheerbeanspruchung steht. Der Zahnarzt sollte daher die Präparationen auf entsprechende Festigkeitsformen überprüfen.

Faktoren, die die Festigkeitsform beeinflussen

- **Stärke der einwirkenden Belastung** – Bruxismus auf einem Balanceseitenkontakt überträgt starke Lasteinwirkungen.
- **Die Richtung der Lasteinwirkung auf Balanceseitenkontakte** – Bruxen auf einen Molaren hat z.B. bukkalgerichtete Kräfte auf den unteren Zahn und palatinal gerichtete Kräfte auf den oberen Zahn zur Folge.
- **Die Präparationshöhe** – je länger die Präparationswände, desto größer der Oberflächenbereich, der voraussichtlich Rotationskräften widersteht Abb. 9.1b-c).
- **Die Weite der Präparation** – andere Faktoren sind ebenbürtig; je schmaler die Basis, desto größer ist der Bogen der möglichen Rotationsbewegung, d.h. je kleiner der Radius des Kreises, desto größer ist die Festigkeitsform Abb. 9.1d-e).
- **Lage des Rotationspunktes** – je weiter dieser zervikal liegt, desto besser, weil die Rotation von der Krone ausgeht, die den darunterliegenden Zahn umschließt, welcher der Rotation entgegenwirkt (Abb. 9.1f).
- **Festigkeit und Unversehrtheit des Zahnes** – ein stabiler Stumpfaufbau z.B. aus Gold widersteht der Rotation besser als ein dünner elastischer Stumpf, der Mikrosprünge enthalten könnte, beispielsweise in Verbindung mit einer großen Zugangskavität für eine Wurzelfüllung, .
- **Konizität des Zahnstumpfes** – der Grad der Verjüngung beeinflußt das Vermögen des Zahnstumpfes einer potentiellen Drehbewegung durch die Restauration Widerstand zu leisten (Abb. 9.1g-h). Man kann feststellen, daß gewölbte oder sich verjüngende Zahnoberflächen mögliche Rotationen nicht aufnehmen können und daher keinen Widerstand aufbieten[1]. Mit zunehmender Präparationshöhe in Abhängigkeit zur Weite des Zahnstumpfes kann jedoch die Konizität zunehmen und trotzdem Widerstand bieten.

Daraus ist zu schließen, daß die erforderliche Abschrägung von dem Höhe-zu-Weite-Verhältnis des präparierten Zahnstumpfes abhängt und die Forderung, daß alle Präparationen für eine ausreichende Festigkeitsform eine Abschrägung von 5° (das entspricht einer Konvergenz von 10°) aufweisen sollten, weiterer Überlegungen bedarf. Jeder Zahn muß daher vor und während der Präparation individuell beurteilt werden.

Abb. 9.1 Faktoren, welche die Festigkeit beeinflußen

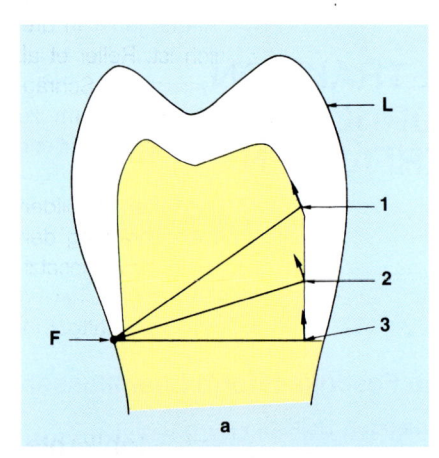

Abb. 9.1a Die Festigkeitsform muß Rotationskräften entgegenwirken. Rotation vollzieht sich an einer Achse bei (F), welche eine formfeste Oberfläche berührt, die am weitesten von der Lasteinwirkung entfernt liegt (L). Die mögliche Rotation erfolgt bei (F). Die Innenfläche der Krone steht über den Zement mit der Zahnpräparation in Verbindung. Die Bewegung jedes Punktes, z.B. 1, 2, 3, liegt auf dem Bogen, dessen Radius von (F) ausgeht. Die Bewegung bei 1 und 3 läuft praktisch parallel zur Präparation und bietet wenig, wenn überhaupt Widerstand. Die Bewegung an Punkt 2 verläuft in die Präparation und erzeugt Widerstand.

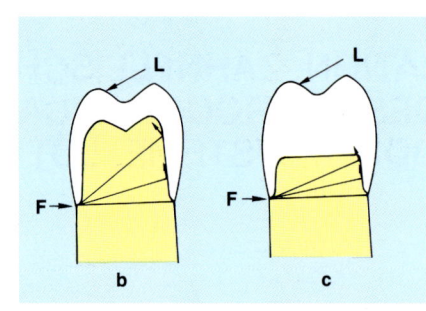

Abb. 9.1b Auswirkungen der Stumpflänge. Eine lange Stumpfpräparation widersteht der Rotation.

Abb. 9.1c Eine kurze Präparation ist weniger imstande, Rotationskräften zu widerstehen.

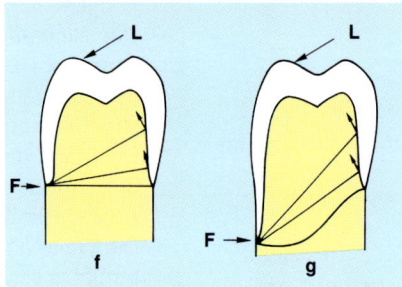

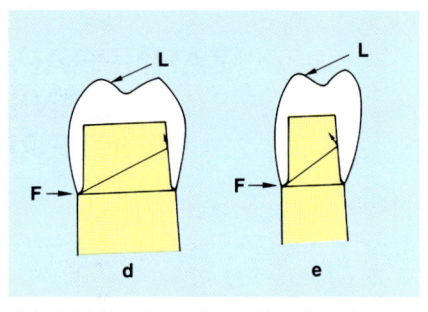

Abb. 9.1d Eine breite Basis. Diese bewirkt einen großen Rotationsradius; das bedeutet, daß der Rückhalteweg fast parallel zur axialen Präparationswand verläuft. Der Zahn hat keine gute Festigkeitsform.

Abb. 9.1e Eine schmale Basis. Diese schafft einen kürzeren Radius und eine größere Festigkeitsform.

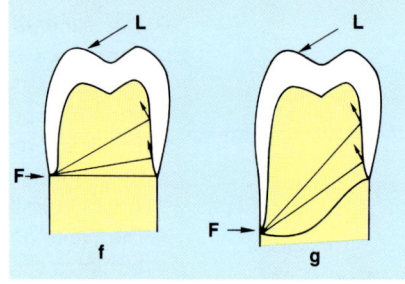

Abb. 9.1f/g Die Lage des Kronenrandes. Je weiter zervikal der Rand verläuft, desto größer ist die Festigkeit.

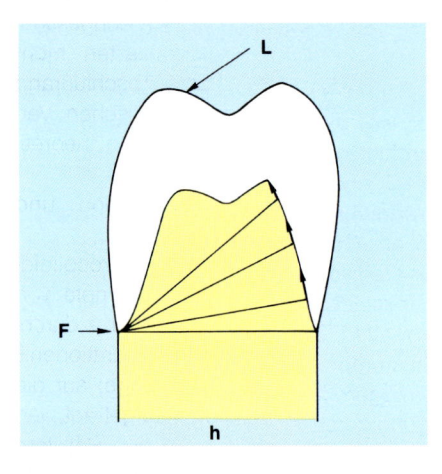

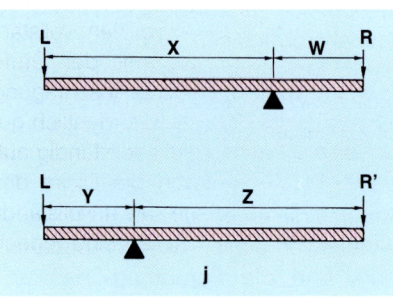

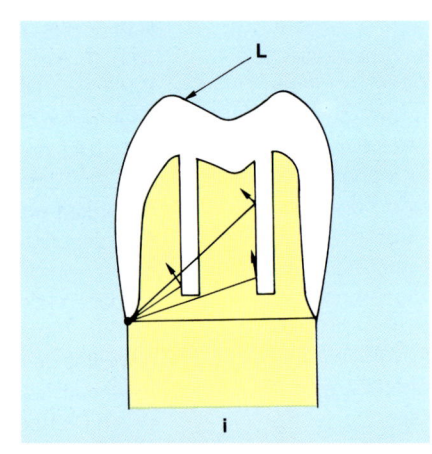

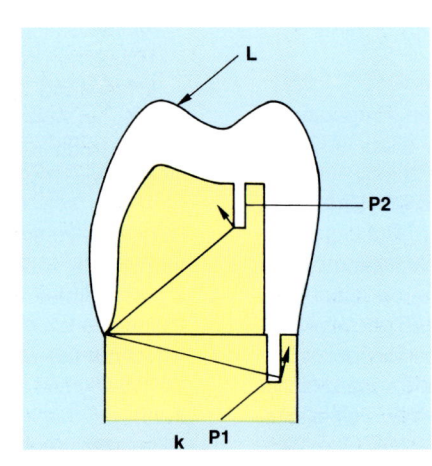

Abb. 9.1h Parallelwandige Präparationen bieten guten Widerstand (Abb. 9.1f). Eine abgeschrägte Präparation kann Rotationskräften nicht widerstehen.

Abb. 9.1i Rillen – je entfernter eine Rille von der Rotationsachse angebracht wird, desto wahrscheinlicher verläuft der Rotationsweg an der Längsachse der Rille. Beachten Sie, daß der okklusale Anteil der Rille besser als der zervikale einwirkt.

Abb. 9.1j Last (L). Je näher der Widerstand (R) an der Rotationsachse liegt, desto ungünstiger wirken sich die Hebelkräfte aus.

$$LX = RW; \quad R = \frac{LX}{W}; \quad LY = R'Z; \quad R' = \frac{LY}{Z}$$

Beispielsweise muß R größer als R' sein, um der gleichen Belastung zu widerstehen.

Abb. 9.1k Ein senkrechter Retentionsstift widersteht der Rotation. Er darf nicht in der Nähe des Zervikalrandes plaziert werden (P1) weil Spannungskonzentrationen in einer dünnen Dentinschicht zur Fraktur des Zahnes führen. Der Retentionsstift P2 ist hinsichtlich der vorgegebenen Lasteinwirkung günstiger positioniert.

Faktoren, die die Festigkeitsform verbessern können

- **Verlängerung der Präparation** – diese verlegt den Rotationspunkt weiter nach zervikal und vergrößert die Stumpflänge.
- **Verminderung der Abschrägung** – diese Maßnahme vergrößert die vorhandene Präparationsoberfläche, um Rotationen zu widerstehen.
- **Anbringen axialer Rillen** – diese tragen dazu bei, Rotationen zu verhindern (Abb. 9.1i). Je weiter die Rille vom Rotationspunkt entfernt, desto wahrscheinlicher verläuft der Rotationsweg entsprechend der Längsachse der Rille. Je näher die Rille am Rotationspunkt, desto größerer Widerstand ist gewährleistet. Wie man in Abbildung 9.1i sehen kann, ist es der okklusale Anteil der Rille, der am besten positioniert ist, um Rotationen zu widerstehen. Die approximale Rille nahe der bukkalen Zahnfläche liegt in der Nähe des bukkalen Rotationspunktes und wird einer bukkal gerichteten Belastung widerstehen; sie wird jedoch einer lingualen Rotation weniger Widerstand entgegensetzen. Je näher also die Widerstandsfläche am Rotationspunkt liegt, desto ungünstiger wirken sich die Hebelkräfte aus (Abb. 9.1j). Vorausgesetzt die Rille widersteht der angenommenen Rotation, dann ist insgesamt gesehen deren entfernte Anbringung infolge günstigerer Hebelkräfte vorteilhafter. Die möglichen Rotationen müssen daher vorausgesehen und die Präparation dementsprechend gestaltet werden:
  - Einzelne Seitenzahneinheiten neigen dazu, bukkolingual zu rotieren.
  - Einzelne obere Frontzahneinheiten neigen dazu, nach bukkal zu rotieren.
  - Einzelne untere Frontzahneinheiten neigen dazu, nach lingual zu rotieren.
  - Brücken neigen dazu, wie oben, in beide Richtungen und nach mesiodistal zu rotieren.
- **Retentionsstifte** – vertikale Stifte können helfen, Rotationen zu widerstehen (Abb. 9.1k), sie sollten jedoch nicht in der Nähe des zervikalen Präparationsrandes angebracht werden, da sie aller Voraussicht nach hohe Spannungen im Zahn erzeugen, die zu Sprüngen oder Frakturen führen können[2]. Horizontal angebrachte Stifte verstärken die Festigkeitsform (s. Seite 423 Whaledent RX 90 Satz).

Abschlußränder

Rosner bezeichnete 1963[3] den Fasenwinkel als den Winkel, der durch die präparierte Schulter mit der Fläche gebildet wird, die abgeschrägt wird, d.h. wo keine Schrägfläche vorhanden ist, beträgt der Winkel 0 (Abb. 9.2a). Der Schulterwinkel ist der Winkel, der zwischen der axialen Wand und der Ausprägung der Schulter geformt wird (Abb. 9.2a).
Schulterwinkel zwischen 90° und 135° (oder ausgeprägte Kehlung) mit einem Fasenwinkel von 60° bzw. 15° stellen nützliche und praktikable Präparationen dar. Geeignete Schleifkörper zur Anlage der Abschrägung sind Premier Two Striper 292 und 285 (Abb. 9.2c-d) von denen jeder in drei Körnungen – 45, 25 und 10 μm erhältlich ist. Reller et al. (1989)[4] berichteten, daß abschließendes Finieren der Schrägkanten am besten mit Finierern der Körnung 25 μm zu bewerkstelligen ist. Die 10 μm-Schleifkörper sollten nicht verwendet werden, weil sie sich zusetzen.

Wenn ästhetische Belange im Vordergrund stehen, bilden eine bukkale Schulter und eine linguale Abschrägung den Randabschluß und die Grenzlinie der Wahl[5], vorausgesetzt, daß die anatomischen Verhältnisse des Zahnes günstig sind und bukkal keine ausgeprägte Gingivarezession stattgefunden hat.

Die 90°-Schulter oder ausgeprägte Hohlkehle mit einer Fasung von 60° oder eine 135°-Schulter mit einer Fasung von 15°

Folgende Eigenschaften sind von Vorteil:

- Sie gewährleisten ausreichend Metallanteil.
- Mit einer Fasung ist es leichter, eine ebenmäßige Präparation und eine deutliche Abschlußlinie herzustellen, als mit anderen Präparationstechniken. Nach meiner Erfahrung ist dies der entscheidenste Faktor. Eine glatte Fase ist beim Trimmen der Modellstümpfe sichtbar und kann vom Techniker genau bearbeitet werden. Mit einer sorgfältigen Technik kann man ausgezeichnete Kronenpassungen erreichen. Wenn andere Finierungsarten nicht routinemäßig einen glatten und sichtbaren Abschlußrand erzeugen, werden, ungeachtet ihrer theoretischen Versprechen, die klinischen Ergebnisse nicht den theoretischen Erwartungen entsprechen.
- Der marginale Spalt zwischen Restauration und Präparation ist gut geschlossen (Abb. 9.2e).[6-7]
- Diese Präparationsformen sind für die Hydrocolloid-Abdrucktechnik sehr gut geeignet. Modellstümpfe von reversiblen Hydrocolloid-Abdruckmaterialien sind durchschnittlich 20 μm enger als die Originalpräparationen.[8] Wenn man 35 μm Platzhalterlack (7 Überzüge) auf die axialen Oberflächen des Modellstumpfes aufträgt, verbleiben 15 μm Platz für den Zement. An den Rändern wird der Guß beiderseits um durchschnittlich 10 μm zu eng sein. Der Abschlußrand wird daher vor dem vollständigen Aufsetzen der Krone bündig mit der Stufe abschließen (Abb. 9.2e). Eine lange flache Abschrägung sorgt dafür, daß der marginale Rand außerordentlich gut geschlossen ist, obgleich die Krone nicht vollständig aufsitzt und die tatsächliche Weite durch die Dicke des Zementfilms bestimmt wird. Die infolge des unvollständigen Sitzes einbezogenen Ungenauigkeiten sind jedoch klinisch unbedeutend.
- Shillingburg et al. (1973)[9] berichteten über minimale Verformungen des Metallgerüstes durch den Keramikbrand, während McLean und Wilson (1980)[10] entweder eine flache Schulter oder eine Kehlung mit einem 1 mm Goldkragen empfahlen.

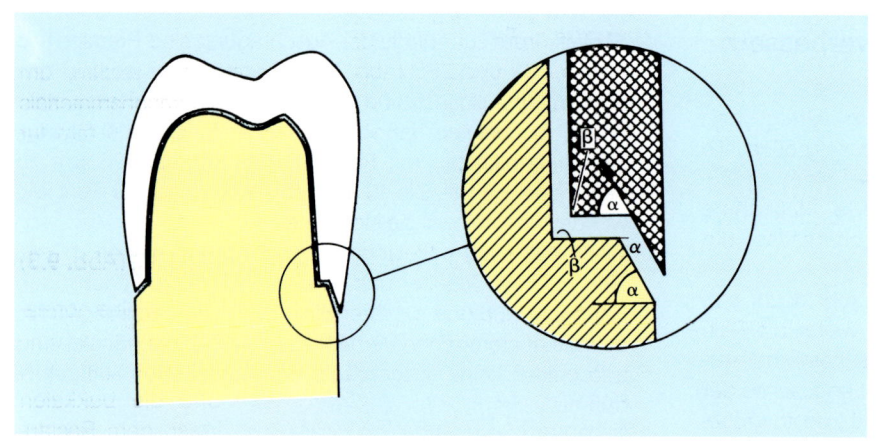

Kapitel 9 Zahnpräparation, Zahnfleischretraktion, Technik des Hydrocolloidabdrucks, Meistermodell-Systeme, Lötverfahren

Abb. 9.2a Der Fasenwinkel ist der Winkel, der zwischen der präparierten Schulter mit der Fläche, die abgeschrägt wurde, gebildet wird, d.h. keine Abschrägung = Fasenwinkel null. Der Schulterwinkel ist der Winkel, der zwischen der axialen Wand und der Schulterschräge zustande kommt. Diese Präparation hat einen Schulterwinkel von 90° und einen Fasenwinkel von 60°.

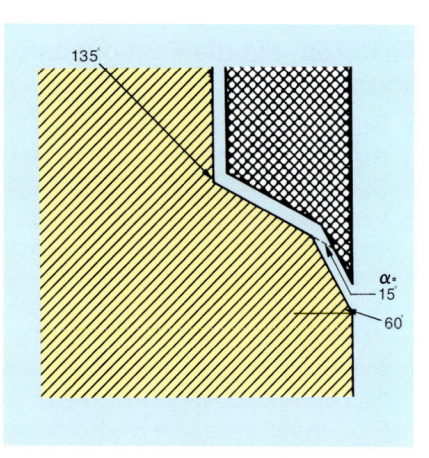

Abb. 9.2b 135° Schulter mit einer Abschrägung von 15°. Bei einem Schulterwinkel von 90° würde diese Abschrägung einen Fasenwinkel von 60° repräsentieren.

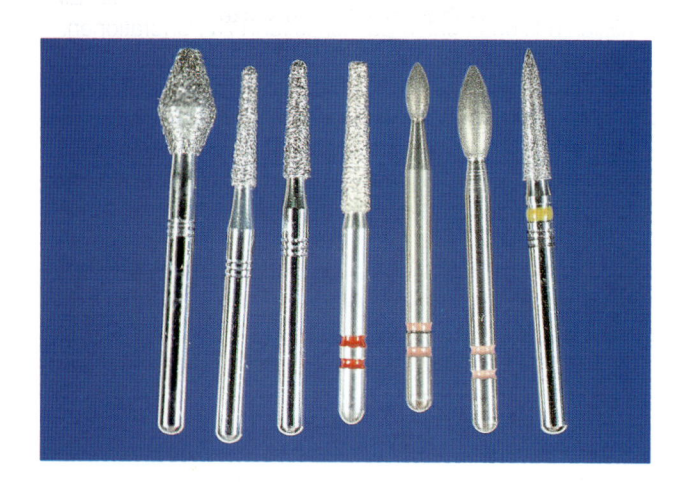

Abb. 9.2c Densco-Diamantschleifkörper: Nr. 461 zum Abtragen der okklusalen Fläche; 1/2 DT und 1 DT zur axialen Abtragung. Diese sind in grober, normaler und feiner Körnung verfügbar. Premier 703.8f zur Schulterpräparation. Premier Two Striper, Nr. 292 und 285 sind Kompositfinierer. Sie dienen zur Anlage der Fasen. Dafür werden die 45 µm- (roter Ring) und die 25 µm- (rosa Ring) Körnungen verwendet. Densco 1 ASF verwendet man zur Verlegung der Fasen in begrenzt zugängliche Bereiche.

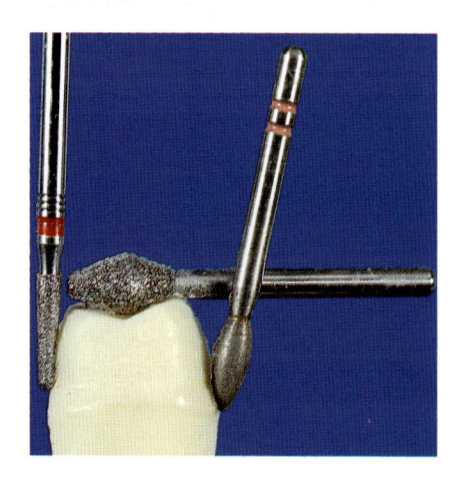

Abb. 9.2d Die Zahnpräparation zeigt den Einsatz eines Densco DTF, um die axiale Abtragung (vorpräpariert mit einem 1 DTX) und die Kehlung zu glätten; weiterhin einen Densco 461 zur okklusalen Abtragung und einen Premier 292, um die Abschrägung an der Kehlung herzustellen. Das Handstück muß, wie hier gezeigt, abgewinkelt zum Zahn geführt werden, damit der Schleifkörper keine, axialen Unterschnitte produzieren kann.

Abb. 9.2e Guter Randschluß an der Präparationsgrenze. Wenn das Gußobjekt am Abschlußrand eng ist, an den axialen Wänden jedoch einen Platzhalter Raum schafft, dann wird der Gußkörper dennoch an der Abschrägung dicht abschließen. Der Kronenrand befindet sich oberhalb im Bereich der Abschlußlinie.

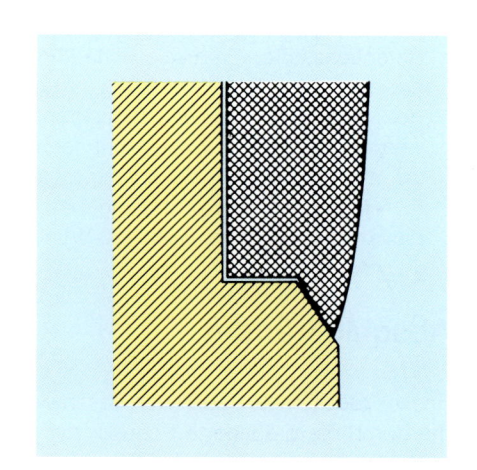

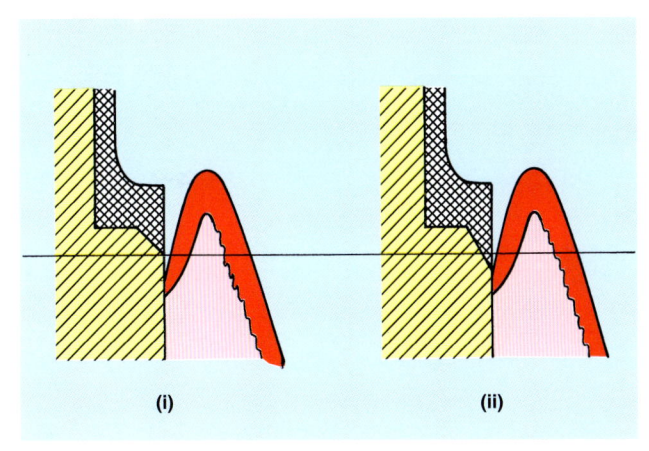

Abb. 9.2f Eine 45°-Fase (i) reicht weniger in den Sulkus als eine 60°-Fase (ii) (nach McLean et Wilson, 1980). Je größer der Fasenwinkel desto weiter reicht die Extension in den Sulkus.

Folgende Eigenschaften sind von Nachteil:

- Da der Rand der Fase sehr dünn ist, bereiten das Aufwachsen und der Guß Schwierigkeiten
- Der Abschluß kann auch zu weit in das Saumepithel hineinreichen.[10]
- Wenn dieser Bereich der Restauration mit Keramik abgedeckt wird, kann er sich verformen. Dies beschränkt sich jedoch auf ein Mindestmaß, wenn man dafür sorgt, daß der Goldkragen wenigstens 1 mm hoch ist.
- Ein 1 mm hoher Goldrand verursacht möglicherweise eine unästhetisch wirkende metallkeramische Restauration.

Okklusale Abtragung

Genügend Zahnsubstanz muß abgetragen werden, um okklusal für ausreichende Stärke des Restaurationsmaterials zu sorgen; das ist 1 mm für Goldkronen und 1,5 mm für Metallkeramikkronen.

Funktionelle Höckerabschrägung (Abb. 9.3)

Besteht zwischen gegenüberstehenden Zähnen eine normale bukkolinguale Beziehung, muß die Päparation eine funktionelle Höckerabschrägung berücksichtigen: die palatinalen Abhänge bei oberen Präparationen und die bukkalen Abhänge bei unteren Präparationen müssen dem Restaurationsmaterial genügend Platz lassen. Wird eine funktionelle Höckerabschrägung unterlassen, resultiert hieraus häufig eine „zu hohe" Restauration, da der Techniker gezwungen ist, die Wachsstärke ausreichend dick zu modellieren, um einen einwandfreien Guß zu erhalten. Nachfolgendes Einschleifen des überhöhten Bereiches führt zu Perforationen.

Kronenpräparationstechnik

Die Präparation sollte in der Weise ausgeführt werden, daß eine optimale Stärke des Restaurationsmaterials gewährleistet ist. Weiterhin sollte die Restauration, besonders im zervikalen Drittel, eine gefällige anatomische Form aufweisen. Werden die Abschlußränder subgingival verlegt, ist es zwingend notwendig, daß der Winkel der Krone zum Zahnfleisch korrekt eingehalten (Abb. 9.4) und die Krone nicht zu gewölbt, gestaltet wird.[11] (9.4a-b). Als generelle Regel gilt, daß

Abb. 9.3 Funktionelle Höckerabschrägung. Darstellung des bukkolingualen Querschnittsdiagramms (BU = bukkal, L = lingual) durch die ersten Molaren.

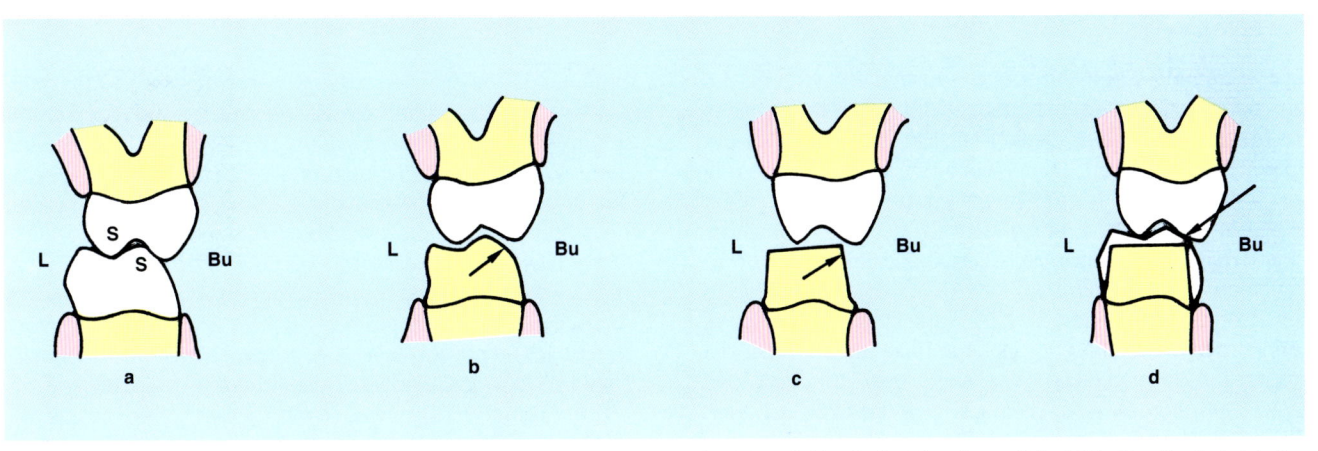

Abb. 9.3a Stützhöcker S – unten bukkal, oben palatinal.

Abb. 9.3b Präparation mit funktioneller Höckerabschrägung, s. Pfeil.

Abb. 9.3c Fehlende funktionelle Höckerabschrägung, s. Pfeil.

Abb. 9.3d Das Ergebnis ist eine zu hohe Krone, da der Techniker eine Mindestwachsdicke benötigt. Die Perforation wird beim Einschleifen eintreten, s. Pfeil.

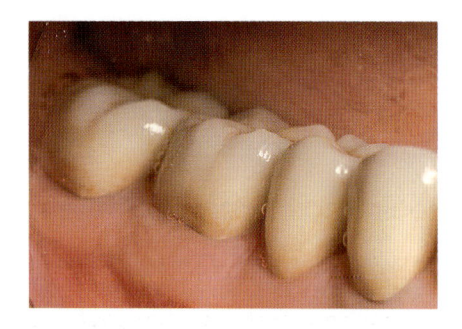

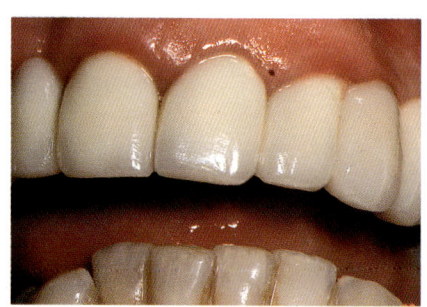

Abb. 9.4a Flache zervikale Kontur – beachten Sie das gesunde Zahnfleisch.

Abb. 9.4b Mangelhafte Konturierung der Kronen – übermäßig gewölbt. Beachten Sie die vorliegende Zahnfleischentzündung und den zugemauerten Zahnzwischenraum zwischen 22 und 23.

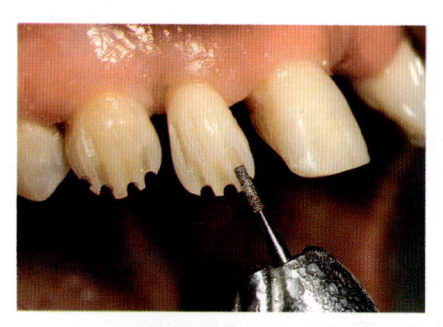

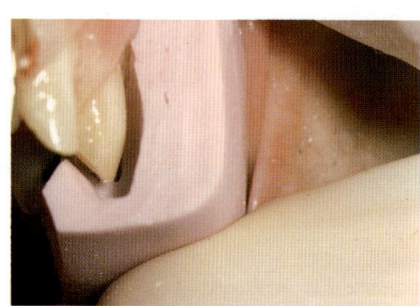

Abb. 9.4c Tiefenrillen unter Verwendung eines Diamant-Schleifkörpers von 1 mm Durchmesser. Beachten Sie, daß die Rillen der Wölbung des Zahnes folgen. Die Präparation der mesialen Hälfte läßt die distale Hälfte zunächst unversehrt; deren Profil dient als Anhalt für eine gleichmäßige Abtragung.

Abb. 9.4d Ein vor der Präparation hergestellter Silikon-Bißwall wurde senkrecht durchgeschnitten. Das Profil des unpräparierten Zahnes dient als Anhalt zum Beschleifen des Zahnes. Beachten Sie die gleichmäßige Abtragung, die der originalen Zahnkontur entspricht.

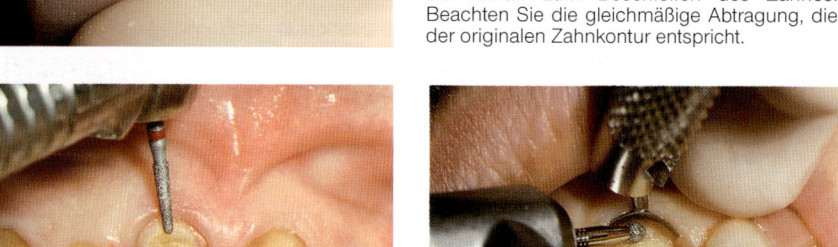

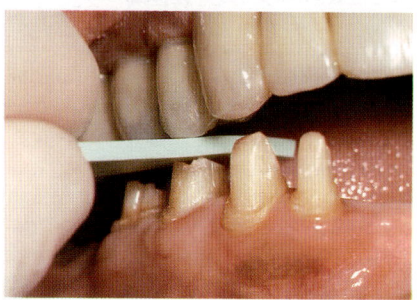

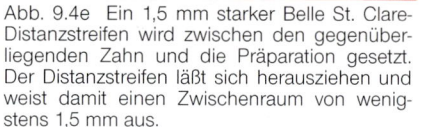

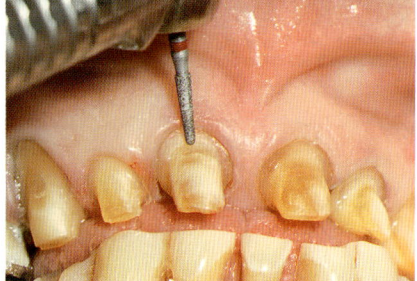

Abb. 9.4e Ein 1,5 mm starker Belle St. Clare-Distanzstreifen wird zwischen den gegenüberliegenden Zahn und die Präparation gesetzt. Der Distanzstreifen läßt sich herausziehen und weist damit einen Zwischenraum von wenigstens 1,5 mm aus.

Abb. 9.4f Finieren der Schulter mit dem Schleifkörper von bukkal.

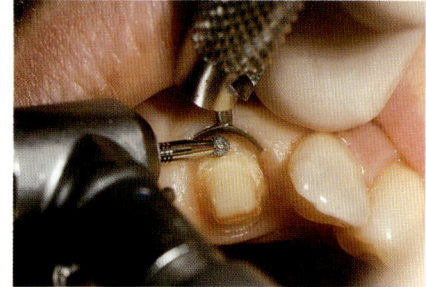

Abb. 9.4g Vor dem Finieren des Abschlußrandes wurde ein Zekyra Gingivalprotektor angelegt.

eine Abtragung von 1 mm bei Goldrestaurationen und 1,5 mm bei metallkeramischen und heißpolymerisierten Kompositrestaurationen erforderlich ist. Es besteht ein großer Unterschied zwischen einem 'dentalen Millimeter' (das ist der Millimeter, den der Zahnarzt dafür hält) und einem tatsächlichen Millimeter. Aus diesem Grund ist es daher empfehlenswert, zu Beginn mittels des Schleifkörpers Nr. 557, der einen Durchmesser von 1 mm aufweist, Tiefenrillen in den Zahn zu präparieren. Der Diamantschleifer wird in den Zahnkörper bis in die erforderliche Tiefe versenkt. Da die Präparation der natürlichen Winkelung der Zahnoberfläche folgen muß, werden zweckmäßigerweise drei Schnittebenen auf den bukkalen und lingualen Flächen angebracht (Abb. 9.4c).

Die okklusale Abtragung wurde bereits mit einem Densco Diamantschleifkörper Nr. 461 (Abb. 9.2c-d) vollzogen. Dieser reduziert die bukkalen und lingualen Abhänge gleichzeitig Der okklusale Zwischenraum wird mit farbcodierten Einmal-Gummidistanzstreifen (Belle St. Clare Co) (Abb. 9.4e) überprüft. Ein Distanzstreifen entsprechender Dicke (1 mm oder 1,5 mm) wird zwischen die Zähne gesetzt und der Patient angewiesen, die Zahnreihen in IP-Stellung zu schließen. Jeder Widerstand den Distanzstreifen herauszuziehen, weist auf ungenügenden Abstand hin. Ist der IP-Zwischenraum hergestellt, werden die Lateralbewegungen überprüft.

Densco-Diamantschleifkörper 1/2 DTX, 1/2 DT, 1/2 DTF (1/2 mm an der Spitze und in drei Körnungen) (Abb. 9.2c-d) und Densco Diamantschleifkörper 1 DTX, 1 DT, 1 DTF (1 mm an der Spitze) sind zur axialen Abtragung sehr gut geeignet. Beide sind in extralangen Ausführungen erhältlich (z.B. 1 DTLF). Zuerst wird entweder die mesiale oder die distale Hälfte des Zahnes präpariert, indem man die Tiefenrillen zum Anhalt nimmt. Die Präparation der einen Hälfte des Zahnes beläßt die übrige Hälfte als Richtschnur. Falls die Reposition der Krone erforderlich ist, muß die präparierte Hälfte sich nach dem Profil der unpräparierten Hälfte richten, um ausreichendes Beschleifen der Zahnhartsubstanz zu gewährleisten. Die Präparation wird entweder mit einem 1/2

DTF oder 1 DTF in einem langsam laufenden Handstück geglättet, gefolgt von besonders drucklosem Finieren mittels eines Jet-Tungsten-Carbide Finierers Nr. 7664 mit 12 Schneiden (Jet Ltd) mit Hilfe eines Turbinen-Winkelstücks. Umfang und Kontur der Abtragung kann man anhand eines Silikon-Bißwalles (Abb. 9.4d) kontrollieren.

Ist eine Fasung angezeigt, wird sie mit einem Premier Two Striper, Nr. 292 oder 285, Körnung 40 μm (roter Ring) (Abb. 9.2c-d) durchgeführt. Die Glättung erfolgt mit einem 25 μm gekörnten Schleifkörper (rosa Ring) im Turbinen-Winkelstück.

Gelegentlich sind die Premier-Schleifkörper zur approximalen Anwendung zu groß und würden den Nachbarzahn beschädigen. In diesen Fällen ist ein schmalerer Densco ASF-Schleifkörper (Abb. 9.2c) nützlich. Es sollte jedoch die Tatsache bedacht werden, je größer der Durchmesser des Schleifkörpers, desto glatter das Endergebnis. Verlagert sich der Abschlußrand in den Sulkus gingivalis, wird vor der Fasenpräparation ein Retraktionsfaden Nr. 00 Ultrapack (Ultradent Co) in den Sulkus eingelegt (Technik s. unten).

Ist eine Schulterpräparation indiziert, wird diese entweder mit einem 1 DT Schleifkörper oder einem flachendigen Premier 703.8C vorgenommen und mit dem feineren Densco 1 DTF bzw. 703.8F oder einem runden Diamantschleifkörper (Abb. 9.2c) finiert. Bei Verwendung des 703.8C Schleifkörpers ist große Vorsicht geboten, daß an der Schulter kein Stufeneffekt entsteht. Letztere sollte koronal bis auf das gwünschte Niveau präpariert und anschließend mit einem runden Schleifkörpßer von 1 mm Durchmesser finiert werden. Die Schulter wird dann mit Gingivalrandschrägern geglättet. Ausreichenden Zugang vorausgesetzt, präpariert man eine glattere Schulter wie folgt: In den Sulkus gingivalis wird einen Ultrapack-Retraktionsfaden Größe 00 gelegt und ein Densco 1 DTF-Schleifkörper in das Turbinen-Winkelstück eingesetzt. Der Diamantschleifer präpariert senkrecht zur bukkalen Zahnfläche (Abb. 9.4f). Durch intermittierendes Betätigen der Turbinenluft-Fußtaste läßt man den Schleifkörper mit niedriger Tourenzahl laufen und sorgt dafür, daß die Schleifkörperspitze nicht die axiale Oberfläche der Präparation aushöhlt. Auf diese Weise wird die Schulter vorsichtig geglättet.

Obgleich Tungsten-Carbide-Finierer mit 12 und 40 Schneiden sehr glatte Randabschlüsse[4] ergeben, geht meine Erfahrung dahin, daß diese häufig gefurcht sind und im allgemeinen ein glatterer, weniger gefurchter Randabschluß mit feinen Diamantschleifkörpern vorzugsweise großen Durchmessers zu erreichen ist. Ein sehr nützlicher Zahnfleischretraktor und Protektor (Zekyra Gingival Protector – Maillefer) ist in Abbildung 9.4g dargestellt. Dieser gestattet zwar nicht einen bukkalen Zugang zum Finieren der Schulter, schützt jedoch das Zahnfleisch.

Im Anschluß an die Beendigung der Präparation, wird der Zahn vorsichtig mit einer Mischung aus Bimsteinpulver und Wasser von Belägen gereinigt. Hierfür eignet sich ein Gummikelch in einem langsamlaufenden Winkelstück (grüner Ring). Weitere Einzelheiten erfährt der Leser bei Pameijer (1985) in Kapitel 8.[12]

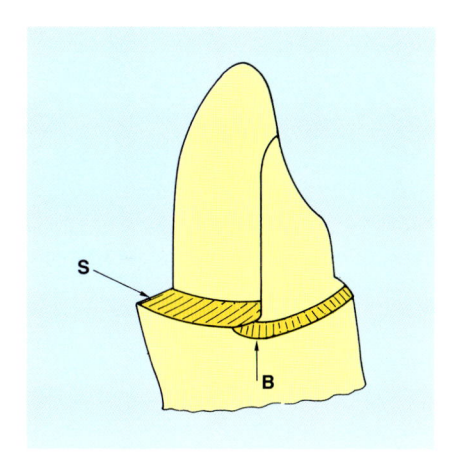

Abb. 9.5 Präparation für aufgesetzten Keramik-Randabschluß. Die Schulter (S) sollte weiter nach lingual als für den Keramikrand beabsichtigt, präpariert werden. Eine Fase (B) wird angelegt, die ein wenig von dieser Schulter abträgt. Der bukkale Anteil der Präparation erfährt eine stärkere axiale Abtragung als der linguale.

Aufgesetzte Keramik-Randabschlüsse
(Abb. 9.5)

Vorausgesetzt ein Schulterwinkel zwischen 90° und 135° kann präpariert werden (besser 90°) und ein Goldkragen würde an einer metallkeramischen Restauration unästhetisch wirken, dann sollte ein aufgesetzter Keramik-Randabschluß vorgesehen werden.

Dabei ist es notwendig, an der bukkalen Fläche eine Schulter und nach lingual verlaufend eine abgeschrägte Abschlußlinie zu präparieren. Der Übergang von einer labialen Abschlußlinie in einen nach lingual anders verlaufenden Randabschluß gestaltet sich schwierig und auch für den Techniker ist die Herstellung des Wachsmodells problematisch. Entscheidet man sich für einen derartigen Randabschluß, muß die Schulter weiter als es notwendig erscheint, nach lingual geführt werden (Abb. 9.5). Anschließend präpariert man eine Fase, die mesial und distal an die bukkale Schulter anschließt. Dies beseitigt einen Teil der Schulter, schafft jedoch einen glatten Übergang von der Fase zur Schulter. Der Metallanteil wird auf diese Fase modelliert und nach aufwärts und vorwärts verstrichen.[5,13-14] (Technische Einzelheiten s. Anhang)

Lage des Kronenrandes

Aus der parodontologischen Literatur ergibt sich, daß alle Kronenabschlußränder idealerweise supragingival verlaufen sollten.[15] Die folgenden Faktoren müssen bei der Entscheidung der Plazierung des Abschlußrandes bedacht werden.

- Ästhetik
- parodontale Gesundheit und Gewebsreaktion
- Karies
- Randschluß

- Schutz des supragingivalen Dentins und des Schmelzes
- Frakturen
- Krankengeschichte

Ästhetik

Die hauptsächlichen Faktoren, welche die Lage des labialen/bukkalen Kronenrandes in Bezug auf die Ästhetik beeinflussen, sind:

- Lippenlinie
- Dicke des Zahnfleisches
- Erwartungen des Patienten.

Lippenlinie

Die Sichtbarkeit des Kronenrandes hängt von der Funktion der Lippen ab. Sie sollten daher anhand einer Reihe von Beobachtungen sorgfältig ermittelt werden. Diese Feststellungen müssen vor Verabreichung irgendwelcher Lokalanästhetika getroffen werden. Eine tief verlaufende obere Lippenlinie gestattet, daß Oberkiefer-Abschlußränder supragingival verlaufen und die Restaurationen Metallränder aufweisen, währenddessen eine hochverlaufende Lippenlinie die subgingivale Verlegung mit Metallrand oder Keramik-Randabschluß erfordert. Manchmal ist es möglich, einen Keramikrand vorzusehen, der an der Zahnfleischgrenze endet. Man muß auch daran denken, daß hochverlaufende Lippenlinien alle bukkalen Abschlußränder, nur die vorderen Ränder, oder auch nur die seitlichen Ränder bloßlegen können. Es ist daher sinnvoll, Polaroid-Fotos von der Lachlinie aufzunehmen. Das Foto wird dem Labor zugestellt, um die Entscheidung über die Breite des Metallkragens an metallkeramischen Kronen zu erleichtern. Eine niedrige untere Lippenlinie bringt die gleichen Probleme mit sich, wie eine hochverlaufende obere Lippenlinie.

Dicke des Zahnfleisches

Dünnes Zahnfleisch bedeckt häufig darunterliegenden ausgedünnten oder gefensterten Knochen. Entzündungen des Zahnfleischrandes, sind oft die Folge der Instrumentierung während der Kronenpräparation, der Zementierung und bedingt durch das Vorhandensein des Kronenrandes. Sie können zu einer Vereinigung der oralen und sulkulären Gewebsformation führen und verursachen den Abbau des Epithels mit nachfolgender Taschenbildung und Freilegung des Kronenrandes. Darunter leidet in solchen Fällen das ästhetische Erscheinungsbild und es ist von vornherein realistischer, den Abschlußrand an der Zahnfleischgrenze zu präparieren. Die Gewebsstärke kann ermittelt werden, indem man eine Parodontalsonde vorsichtig in den Sulkus senkt und die Gewebsverdrängung beobachtet, insbesondere, wie stark die Sonde durch das Zahnfleisch hindurchscheint. Dickes Gewebe läßt sich nur wenig oder überhaupt nicht verdrängen und die Sonde ist kaum sichtbar.

Die Höhe des Knochenrandes ist manchmal auf periapikalen Langtubus-Röntgenaufnahmen zu erkennen. Selbst wenn sie nicht sichtbar ist, kann der Randverlauf anhand der approximalen Knochenranddarstellung projiziert werden. Gelegentlich benutzt man die Tiefensondierung. Unter Lokalanästhesie wird eine gerade Sonde durch das Zahnfleisch geführt, um die Lage der darunterliegenden Hartgewebe wie Knochen bzw. Zahnhartsubstanz zu ermitteln.

Erwartungen des Patienten

Wenn dem Patienten die Nachteile subgingivaler Verlegung des Abschlußrandes in Bezug auf die Gesundheit des Zahnfleisches erklärt werden, entscheiden sie sich oft für ästhetische Zugeständnisse.[16] Es sollte jedoch an dieser Stelle erwähnt werden, daß die gleichen Autoren berichten, der häufigste Grund für Unzufriedenheiten des Patienten waren sichtbare Kronenränder. Wenn der hauptsächliche Grund eines Mißerfolgs in der Ästhetik begründet liegt, dürfen sicherlich nur mit großer Vorsicht dem Patienten weitere ästhetische Kompromisse zugemutet werden. Es empfiehlt sich daher, vor der Anlage eines supragingivalen Abschlußrandes zweimal zu überlegen.

Parodontale Gesundheit und Gewebsreaktion

Wenig Zweifel herrscht darüber, daß die gingivale und parodontale Gesundheit sicherlich durch eine subgingivale Verlagerung des Abschlußrandes beeinträchtigt wird,[17-18] insbesondere durch subgingivale Überhänge.[19-20] Dies bedeutet allerdings nicht, daß alle Abschlußränder supragingival gelegt werden müssen. Freilich et al. 1992[11] berichteten, daß im Vergleich zu nicht-restaurierten Zähnen, gutsitzende Abschlußränder von festsitzenden Brückenpfeilern, die bis 1 mm unter das Zahnfleisch reichten, keinen Einfluß auf parodontale Tiefensondierung oder Blutungen nach Sondierung hatten. Abschlußränder von Pfeilerzähnen, die jedoch vom Zahnfleischrand 2 mm bis 3 mm tief nach apikal reichten, wiesen deutliche parodontale Veränderungen auf. Vom parodontologischen Standpunkt steht jedoch die *parodontale Anfälligkeit* als hauptsächlicher Faktor im Vordergrund der Betrachtungen.

Bei Patienten, die parodontales Stützgewebe eingebüßt haben und offensichtlich für diese Erkrankung anfällig sind (Abb. 9.6a), dürfen keine Kompromisse eingegangen werden. Hier sollten die Abschlußränder, woimmer möglich, supragingival enden. Andererseits ist der Patient mit dickem, festen Zahnfleisch, dichtem, darunterliegendem Knochen und ohne Attachmentverluste (Abb- 9.6b) gegenüber Parodontalerkrankungen wahrscheinlich immun. Obgleich eine subgingivale Randlage gewisse marginale Entzündungen hervorrufen kann, besteht kein Grund zu der Annahme, daß dies den Patienten in ein parodontitisanfälliges Individuum umwandelt. Offenbar gibt es auch Patienten zwischen diesen beiden Extremen. Lang et al. 1983[21] berichteten, daß die subgingivale Lage außerordentlich gutsitzender Goldrestaurationen die Bakterienflora nicht veränderten, während gleiche Restaurationen mit Überhängen die Mundflora in Richtung gramnegativer melaninproduzierender Organismen veränderten, die mit der Parodontitis verge-

Kronenpräparationstechnik

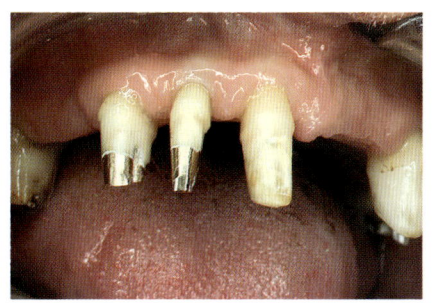

Abb. 9.6 Parodontale Gesundheit und die Verlegung des Abschlußrandes.

Abb. 9.6a Ein PA-anfälliger Patient, der bereits parodontales Stützgewebe eingebüßt hat, kann hinsichtlich des Parodonts keine Kompromisse in Kauf nehmen. Die Abschlußränder sollten supragingival enden.

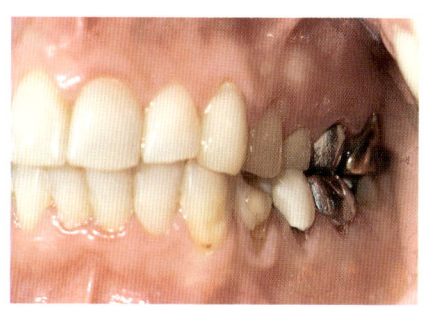

Abb. 9.6b Ein PA-unempfindlicher Patient mit dickem, festen Weichgewebe und einer darunterliegenden dichten Knochenstruktur (wie auf dem Röntgenbild festzustellen), sowie ohne Attachmentverlust. Die Abschlußränder des Zahnersatzes können ohne Sorge subgingival untergebracht werden.

sellschaftet sind. In dieser gezielten Studie nahm an gutsitzenden, subgingivalen Restaurationen die Blutungsneigung allmählig zu, aber es waren keine Attachmentverluste zu verzeichnen. Daher muß aus parodontaler Sicht eine marginale Adaptation so sorgfältig wie irgend möglich vorgenommen werden, wenn aus bestimmten Gründen subgingivale Abschlußränder indiziert sind. Es wurde darüber berichtet, daß klinisch akzeptable Pfeilerzähne mit klinisch feststellbaren Abweichungen in Bezug auf eine leichte Über-oder Unterkonturierung der Abschlußränder deutlich höhere gingivale Indexwerte aufwiesen, als angepaßte, nichtrestaurierte Zähne.[11] Newcomb teilte 1974 mit, daß je näher der Kronenrand an der Basis des Zahnfleischfurche lag, desto größer war der Grad der Zahnfleischentzündung.[22] Entzündetes Zahnfleisch ist in der Tat der Grund für ein mangelhaftes ästhetisches Erscheinungsbild (Abb. 9.7).

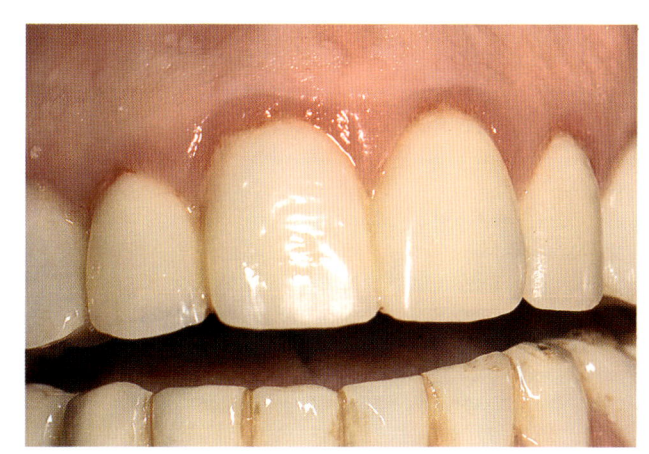

Abb. 9.7 Entzündetes Gewebe ist Anlaß für mangelhafte Ästhetik.

Karies

Wenig Zweifel besteht darüber, daß Karies ein hauptsächlicher Grund für gescheiterte Restaurationen ist.[23-25] Black befürwortete 1947 subgingivale Randabschlüsse, da dieser Bereich 'eine Karies-Immunzone'[26] darstellt. Blacks Rückschlüsse gründeten sich auf die Beobachtung, daß der Schmelz extrahierter Prämolaren von 14-Jährigen gingival unter den Kontaktpunkten keine Dekalzifizierungen aufwies. Er übersah dabei jedoch das vorliegende Saumepithel, das bei 14-Jährigen noch immer dem Schmelz anhaftet und bemerkte nicht, daß der Schmelz, den er untersuchte, überhaupt noch nicht dem oralen Umfeld ausgesetzt war, solange er von dem anhaftenden Epithel geschützt wurde. Von Valderhaug et al. wurde 1976 behauptet, daß subgingivale Abschlußränder keine geringere Kariesanfälligkeit als supragingivale aufwiesen.[18] Daher bestünde vom kariesverhindernden Standpunkt keine Indikation zur subgingivalen Randverlegung. Diese Auffassung ist jedoch bisher nicht hinreichend geklärt.

Ramfjord (1988) erklärte zum Beispiel, daß von der subgingivalen Verlegung des Abschlußrandes kein kariesverhindernder Nutzen ausgeht; trotzdem behauptete er auch, eine der Folgen nach der Beseitigung von Taschen sei eine zunehmende Empfänglichkeit für Wurzelkaries.[15] Wenn dem so ist, gilt der Umkehrschluß, daß die Zahnfleischtasche der Wurzeloberfläche Kariesresistenz verleiht. Die Einlagerung des Abschlußrandes in eine Zahnfleischtasche würde daher in einen weniger kariesanfälligen Bereich erfolgen. Diese Beobachtung bedarf offensichtlich weiterer Untersuchungen und wird zur klinischen Anwendung nicht empfohlen.

Randschluß

Zwischen dem Sitz des Kronenrandes und wiederkehrender Karies besteht ein direkter Zusammenhang.[24] Supragingivale Abschlußränder zu finieren, einen Abdruck zu nehmen, zu kontrollieren und zu reinigen ist einfacher, als diese Verrichtungen an subgingivalen Rändern vorzunehmen. Dies

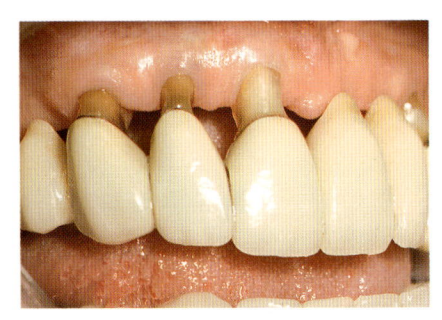

Abb. 9.8a Supragingival freiliegendes Dentin durch Zähneputzen beschädigt. Beachten Sie die verschmälerten Wurzeln, die bereits frakturanfällig sind.

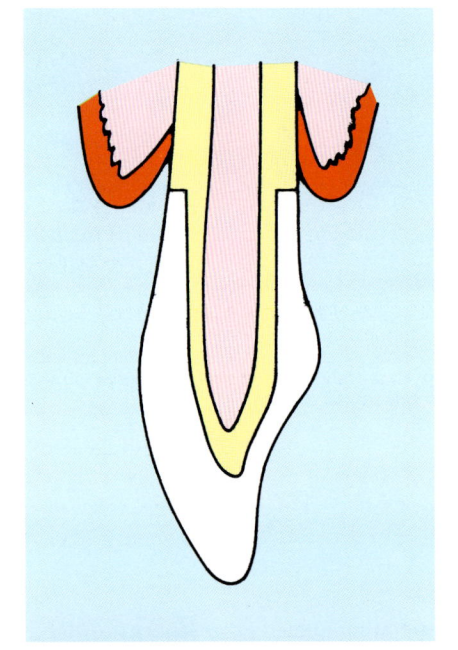

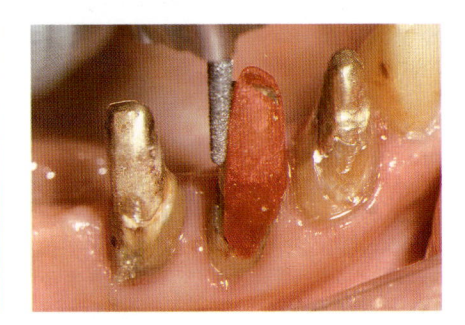

Abb. 9.8b Mit zunehmender Zahnfleischrezession wird die konische Wurzel freigelegt. Die Schulterpräparation am Zahnfleischrand kann sich für die Zahnsubstanz äußerst zerstörerisch auswirken und die Pulpa gefährden. Bedenken Sie, daß sich die Pulpenkammer gewöhnlich bukkolingual weiter als mesiodistal ausdehnt. Die röntgenologische Beurteilung kann irreführend sein.

Abb. 9.8c Korrektur geringer Unstimmigkeiten der Parallelität. Die distale Fläche des Zahnes 44 ist im Verhältnis zum Zahn 43 unterschnitten.

Abb. 9.8c (i) Die im Labor hergestellte DuraLay-Kappe sitzt auf dem Stumpf; der Zahnanteil, der durch die Fensterung ragt, wird abgetragen.

Abb. 9.8c (ii) Zur Korrektur wird ein Diamantschleifkörper 1 DTX benutzt.

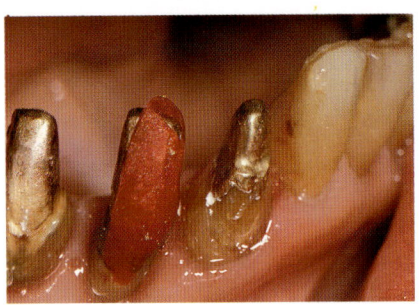

bedeutet jedoch nicht, daß es unmöglich ist, die erforderliche Qualität ebenso an subgingivalen Randabschlüssen zu erreichen. Das Ergebnis wird bestimmt durch:

- Den Zugang
- Die Stärke des Weichgewebes (nach meiner klinischen Erfahrung wird dickes Gewebe seltener unwiderruflich geschädigt und neigt weniger zu Blutungen als dünnes Gewebe).
- Die Fähigkeit des Behandlers. Dies ist vielleicht der wichtigste Faktor, der nicht unterbewertet werden darf. Es ist unerläßlich, daß der Zahnarzt seine eigenen Fähigkeiten realistisch einschätzt.

Schutz des supragingivalen Dentins und des Schmelzes

Die Bearbeitung von Abschlußrändern am Zahnzement und Dentin ist äußerst schwierig. Diese Hartgewebe sind relativ weich und werden durch Polierarbeiten beschädigt. Aus dem gleichen Grunde wird jedoch auch freiliegendes Dentin durch Zähneputzen (Abb. 9.8a) oder instrumentelle Pflegemaßnahmen lädiert. Ein Schmelzrand läßt sich leichter glätten, aber Schmelz, der unterhalb des Abschlußrandes freiliegt, kann durch Erosion angegriffen werden. In manchen Fällen ist es daher am besten, alle supragingivalen Strukturen abzudecken. Bei ausgedehnten Zahnfleischrezessionen kann es manchmal wegen verjüngender Wurzeln unmöglich sein, die Präparation subgingival oder an den Zahnfleischrand zu verlegen (Abb. 9.8b), ohne daß eine ungerechtfertigte Zerstörung der restlichen Wurzel und Gefahr für die Pulpa die Folge wäre.

Frakturen

Zahnfrakturen, die bis in den subgingivalen Raum reichen, erfordern klinisch die Verlegung des Kronenrandes nach subgingival. Die Verlängerung der klinischen Krone (Kapitel 20) durch forcierte kieferorthopädische Extrusion (Kapitel 24) ist gelegentlich angezeigt. In anderen Fällen ist es besser, den Zahn zu extrahieren und ein osseointegriertes Implantat, eine festsitzende Brücke oder abnehmbare Teilprothese einzugliedern.

Krankengeschichte

Eine Krankengeschichte, die Hinweise zuläßt, daß der Patient für eine bakterielle Endokarditis anfällig ist, gebietet alle subgingivalen Instrumentierungen, sowie alle Faktoren, die marginale Entzündungen hervorrufen, auf ein Minimum zu beschränken

Parallelität – die Korrektur kleiner Unstimmigkeiten

Bei festsitzenden Brücken ist es erforderlich, parallele oder annähernd parallele (10°-15° Divergenz) Präparationen durchzuführen, es sei denn, daß Schrauben als Verbindungselemente benutzt werden. Da Geschiebe die Laborarbeit und das Einzementieren komplizieren, – jede kleine Unstimmigkeit zwischen Schraube und Gewindekanal führt zu einem nicht passiven Sitz der Brückenteile oder zu Randspalten infolge unpassender Teilstücke – ist es ratsam, fast parallele Präparationen anzustreben. Manchmal stellt sich im Stadium der provisorischen Restauration heraus, daß die Präparationen leicht disparallel sind. Diese Korrekturen können im Labor vorgenommen werden (s. Anhang). DuraLay-Kappen werden hergestellt, um die nachfolgende Pfeilerkorrektur im Munde zu unterstützen. Unmittelbar vor dem Einsetzen der provisorischen Brücke, wird die DuraLay-Kappe auf die Päparation aufgesetzt. Durch vorsichtiges Nachschleifen des präparierten Pfeilers, der durch die gefensterte Kappe hervortritt (Abb. 9.8c) erfolgt die Korrektur. Diese Maßnahme ermöglicht die Eingliederung der provisorischen Restauration und berichtigt zugleich die Pfeilerpräparation.
Obgleich man Brücken in parodontalgefährdeten Fällen mit gelockerten Zähnen in festsitzend/bewegliche Sektionen unterteilen kann, kommt es zum Verschleiß der Geschiebe und zu zunehmender Beweglichkeit der Zähne. Dies ist unerwünscht und erweist sich als funktionell unannehmbar. Es ergeben sich daher Situationen, in denen eine festsitzende Brücke erwünscht ist und die oben beschriebene Technik sich als hilfreich erweist (s. Kapitel 18).

Zahnfleischretraktion

Wenn die Abschlußränder entweder an den Zahnfleischrand oder subgingival verlegt werden, ist vor dem Finieren der Ränder und vor der Abdrucknahme eine Retraktion des Zahnfleisches erforderlich. Ogleich einige Autoren bezüglich der adrenalinimprägnierten Retraktionsfäden[27] über deutliche kardiovaskuläre Reaktionen berichteten, stellten andere fest, daß die Adrenalinabsorption eines etwa 2,5 cm langen Retraktionsfadens die empfohlene systemische Dosis für kardiovaskulär gefährdete Patienten um das Zehnfache überschritt.[28] Weiterhin sind Untersuchungen mit Aussagen über durchschnittliche Blutdruck- und Pulsfrequenzwerte ohne Angabe der Standardwerte[27] irreführend. Bei der Abwägung lebensbedrohlicher Zwischenfälle sollte der Behandler immer von der Möglichkeit des schlimmsten Vorkommnisses ausgehen, beispielweise ein dramatischer, systolischer Blutdruckanstieg, der zu einem kardiovaskulären Infarkt führen könnte – Durchschnittswerte erteilen diese Auskunft nicht. Da eine ausreichende Retraktion und Gewebsbehandlung durch adstringierende Chemikalien, wie 20%iges Aluminiumchlorid in gepufferter Glycollösung (Styptin – Van R Co) erreicht werden kann, besteht kein Grund, diese nicht anstelle des Adrenalins zu benutzen.
Selbstverständlich sollten Verletzungen der Schleimhaut vermieden werden, versehentliche Läsionen innerhalb des Sulkus des gesunden Zahnfleisches heilen gut, solange die Verletzung nicht die Beseitigung der Sharpey´schen Fasern, die am Zahnzement ansetzen, mitsichbringt.[29] Werden diese durchtrennt, erfolgt die Heilung nicht über ein Bindegewebsattachment, sondern durch epitheliale Einscheidung.[30-31]
Sorgfältig gelegte Retraktionsfäden schaden dem Attachmentapparat mit gesundem Periodont[32] nicht; dauerhafter Attachmentverlust stellt sich bei der Retraktion entzündeten Zahnfleisches ein, oder wenn die Fäden fest gepackt, über längere Zeiträume einliegen (mehr als 5 Minuten).
Ultrapack, geflochtene Fäden der Größen 00, 0, 1 und 2 (Ultradent Products) (Abb. 9.9a) erweisen sich als zweckmäßig. Diese Fäden sind:

- nicht imprägniert
- leicht einzubringen
- zum Aufnehmen von Adstringentien vorgesehen
- farbkodiert
- leicht von der Schleimhaut zu unterscheiden.

Das Fadensetzinstrument von Hartzell Nr. 12/13 (Hartzell Co) besitzt ein abgewinkeltes Ende (Abb. 9.9b), das atraumatisches Einlegen zuläßt. Wo möglich, werden mit Assistenz der Helferin zwei Instrumente zum Einsatz gebracht (Abb. 9.9c). Der Arbeitsablauf vollzieht sich wie folgt:

1. Die Präparation wird, falls indiziert, in den Zahnfleischsaum verlegt
2. Fäden entsprechender Länge werden abgemessen, abgeschnitten und in einem Behältnis aufbewahrt (Abb. 9.9a). Geeignete Längen sind:
   - 30 mm für Oberkiefer-Frontzähne
   - 25 mm für Oberkiefer-Prämolaren
   - 40 mm für Oberkiefer-Molaren
   - 17 mm für Unterkiefer-Frontzähne
   - 25 mm für Unterkiefer Prämolaren
   - 40 mm für Unterkiefer-Molaren
3. Nr. 1- oder 2-Fäden (s. unten unter 11.) werden in ein Dappenglas gelegt, das Styptinlösung enthält (gepuffertes 20%iges Aluminiumchlorid) (Van R). Mindestens 10 Minuten sollen die Fäden darin liegen, weil die Absorption glycolhaltiger Lösungen sehr langsam erfolgt. Kurz vor dem Gebrauch wird der Retraktionsfaden mit einem Tempotaschentuch in Berührung gebracht, um überschüssige Lösung aufzunehmen. Alternativ kann man die Fäden in dem Aufbewahrungsbehälter nach der Styptinaufnahme ansammeln.

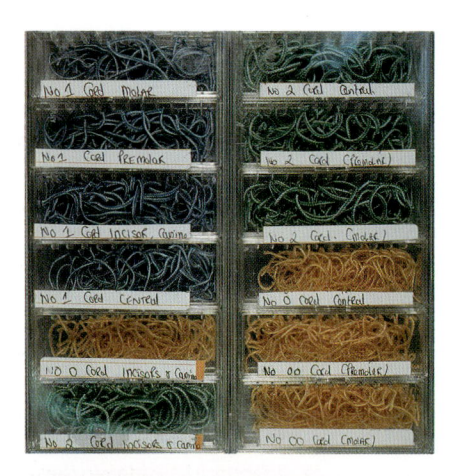

Abb. 9.9a Ultrapack-Retraktionsfäden auf Längen geschnitten und in einer Bohrerbox aufbewahrt.

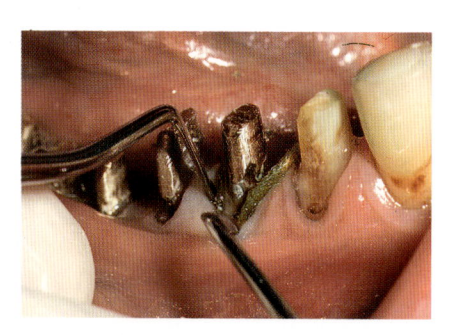

Abb. 9.9b Ein Retraktionsfaden Größe 00 wird in einer arretierbaren Klemme an den distalen Zahnfleischrand gehalten. Das Einlegen beginnt distal mittels eines Hartzell-Packers Nr. 12. Öffnen der Klemme. Bei Erreichen der distobukkalen Winkelkante hält die Stuhlassistenz den Faden mit einem zweiten Hartzell-Instrument am Ort und das Belegen wird entlang des bukkalen Zahnfleischrandes fortgesetzt.

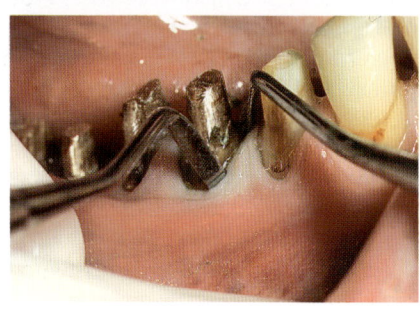

Abb. 9.9c Bis zum Erreichen der mesiobukkalen Winkelkante hält die Helferin den Faden fest am Ort und das Einlegen des Retraktionsfadens wird sodann mesial fortgesetzt.

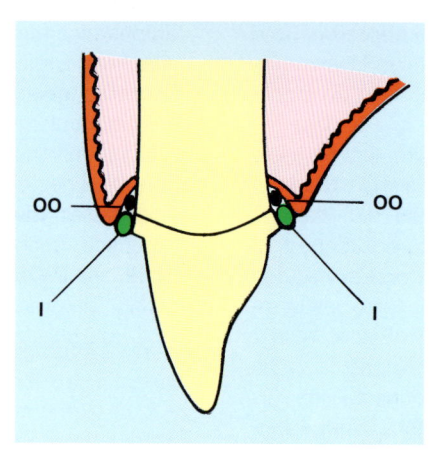

Abb. 9.9d Ein Faden Nr. 1 wird bis zur Hälfte seiner Dicke eingelegt, so daß der Faden Nr. 00 unter den Abschlußrand gedrängt wird. Der Faden Nr. 1 eröffnet den Sulkus; er wird zur Abdrucknahme entfernt, während der Faden Nr. 00 an seinem Platz bleibt.

4. Eventuell notwendige elektrochirurgische Erweiterungen des Sulkus gingivalis oder anderweitige Veränderungen werden nun vorgenommen.
5. Die Helferin nimmt einen nicht imprägnierten Faden der Größe 00 mit einer Pinzette auf und hält ihn an den Zahnfleischrand. Am besten beginnt man an der mesialen oder distalen Zahnfläche, verlegt den bukkalen Anteil zuerst (Abb. 9.9b) und achtet darauf, daß keine überlappenden Fadenenden im bukkalen Sulkus übereinanderliegen, denn die überlappte Region trägt mehr auf, als an anderer Stelle.
6. Der Zahnarzt verlegt den Faden mit einem Hartzell-Packer und die Assistenz öffnet die Pinzette, sobald der Faden im Sulkus Halt findet (Abb. 9.9b).
7. Sobald die mesiale oder distale Winkelkante erreicht ist, hält die Assistenz den Faden an der Winkelkante mit einem zweiten Hartzell-Packer fest und verhindert damit, daß der Faden sich aus dem Sulkus zieht (Abb. 9.9c). Der Faden wird unter den Abschlußrand geschoben und gleitet leicht in die unterschnittene Wurzelregion. Während des Finierens der Abschlußlinie und der Abdrucknahme bleibt der 00-Faden vor Ort liegen. Hierbei dient er als:
   - Schutz gegen rotierende Schleifinstrumente, die das Saumepithel traumatisieren.
   - Barriere gegen die Einlagerung von Schleifrückständen und Abdruckmaterial (die Lage des Fadens gestattet jedoch noch eine gewisse Ausbreitung des Abdrucks über die Präparationsgrenze hinaus).
   - Zahnfleischretraktionsmittel während der Abdrucknahme.
8. Wo angebracht, wird der Präparationsrand finiert (häufig ist es einfacher, vor der Fadenverlegung die labialen und approximalen Abschlußränder unter Zuhilfenahme des Gingivalprotektors zu finieren).
9. Wurde der Faden im Zuge des Finierens zerrissen, wird er entfernt und ein neuer eingelegt.
10. Treten Blutungen aus dem Zahnfleisch hervor, genügt häufig, dünnfließendes Hydrocolloid-Abdruckmaterial fünf Minuten lang mit dem Gewebe in Kontakt zu bringen. Dies kann auf verschiedene Art und Weise geschehen:
    - Man nimmt einen Abdruck für provisorische Restaurationen. Der Kühleffekt durch die wassergekühlten Abdrucklöffel ist bei der Eindämmung leichter Blutungen sehr hilfreich.
    - Man spritzt Hydrocolloidmaterial rings um die Präparationen.
    - Man füllt eine Ellman-Schablone mit Hydrocolloid.
11. Fäden der Stärke 1 oder 2 werden getränkt und wie oben beschrieben, eingebracht, jedoch nur bis zur Hälfte ihrer Stärke (Abb. 9.9d)

12. Der dickere Faden bleibt 4 Minuten lang an seinem Platz und wird dann sofort unmittelbar vor der Abdrucknahme entfernt. Ist der Faden angetrocknet, wird er mit einem Luft/Wasserspray vor dem Herausnehmen angefeuchtet, andernfalls würde das Anhaften des Fadens am Zahnfleisch wieder zu einer Blutung führen.

Abdrücke

Vorteile des reversiblen Hydrocolloid-Abdruckmaterials

Obgleich jedes elastomere Präzisions-Abdruckmaterial verwendet werden kann, bevorzuge ich reversibles Hydrocolloid aus folgenden Gründen:

- Es ist sauber und leicht zu verarbeiten, ohne daß Basismaterial und Katalysator dosiert und gemischt werden müssen.
- Es besitzt eine ausgezeichnete Gewebsverträglichkeit. Dies ist einer der Hauptgründe für die Anwendung von Hydrocolloid. Während bei gummielastischen Abdruckmaterialien Mehrfachabdrücke oft Blutungen hervorrufen, die schwer zu stillen sind, erweisen sich die Weichgewebe mit jedem Hydrocolloidabdruck immer weniger blutungsanfällig. Wenn daher Abdrücke für mehrfache Präparationen getätigt werden und der erste Abdruck ist fehlerhaft, bedeutet es keinen Nachteil, im Anschluß weitere Abdrücke vorzunehmen. Dieser günstige Effekt ist wahrscheinlich auf die hämostatischen und hydrophilen Eigenschaften des Hydrocolloids und zusätzlich auf die Gewebekühlung zurückzuführen, die dadurch zustande kommt, daß Wasser durch den Abdrucklöffel geleitet wird. Dies ist besonders bei alten, mangelhaft konturierten Brücken von Vorteil. In solchen Fällen treten häufig beträchtliche Blutungen auf, die eine Abdrucknahme für temporäre und provisorische Restaurationen schwierig gestalten. Trotzdem sind gutsitzende Restaurationen notwendig, wenn am Ende gesunde Zahnfleischverhältnisse erreicht werden sollen.
- Mehrere Abdrücke können genommen und die besten Modellstümpfe ausgewählt werden, zumal Ungenauigkeiten durch Dosierungs- oder Mischfehler nicht auftreten. Wachsmodellierungen sind unter den Modellstümpfen austauschbar (s. unten Modelle). Die Sorge, eines mißglückten Randabschlusses, ist damit ausgeschaltet.
- Mit etwa nur 20 µm Schrumpfung quer durch den Modellstumpf ist das Material sehr genau.[8] Sachkundige Autoren berichteten, daß Modellstümpfe von Hydrocolloidabdrücken geringfügig enger (20 µm) und geringfügig länger als die Originalpräparationen sind. Daher sollte auf die axialen Zahnflächen ein Platzhaltelack von etwa 35 µm aufgetragen werden, um ein Verkeilen des Gußobjektes zu vermeiden und Platz für die Zementfuge zu lassen. Der Durchmesser des Gußobjektes im Bereich des Abschlußrandes ist etwa 20 µm kleiner als die Originalpräparation, weil am Abschlußrand kein Platzhalter aufgetragen wird. Diese Diskrepanz beträgt 10 µm auf jeder Seite. Wo immer möglich, sollte eine lang abgeschrägte Präparation durchgeführt werden. Der Gußrand setzt auf der Fase auf, kurz bevor er die Präparationsgrenze erreicht und schließt auf diese Weise den Spalt zwischen Gußobjekt und Präparation, obgleich man darüber streiten mag, daß die Restauration geringfügig 'zu hoch' ist und eine winzige negative Einziehung am Randabschluß entsteht, sind diese Abweichungen jedoch so klein, daß sie klinisch als belanglos gelten. Der Marginalspalt wird durch die Dicke der Zementschicht bestimmt.
- Die meisten Thiokol-gummielastischen Materialien ergeben einen Modellstumpf, der geringfügig weiter und kürzer als die Originalpräparation ist und ebenso verhalten sich kondensationsvernetzende Silikonmaterialien. Additionsvernetzende Silikone liefern Modellstümpfe, die mit der Präparation faktisch übereinstimmen,[36] währenddessen Polyäther ähnliche Ergebnisse wie die Hydrocolloide[8] hervorbringen. Diese Eigenschaften müssen bedacht werden, wenn Anweisungen an das Labor ergehen.
- Gipsmodelle können, ohne die Gefahr Modellstümpfe abzubrechen, leicht aus den Abformungen gelöst werden.
- Obgleich anfangs Investitionen für Wasserbäder und Abdrucklöffel anstehen, ist das Material selbst relativ preiswert.

Nachteile reversibler Hydrocolloid-Abdruckmassen

- Geringe Ungenauigkeiten entstehen in den Abständen zwischen den Präparationen,[8] so daß die Brückeneinheiten anstelle des Einstückgusses, verlötet werden müssen. Das Löten bringt auch bestimmte Vorteile mit sich, die später noch erörtert werden.
- Die Kantenfestigkeit ist gering und es kann deshalb zu Einbrüchen im Bereich des Sulkus gingivalis kommen, wenn letzterer nicht durch Retraktion oder elektrochirurgische Maßnahmen entsprechend verbreitet wird.
- Die Modelle müssen innerhalb einer Stunde ausgegossen werden, da andernfalls Verformungen des Abdrucks vonstatten gehen.
- Hydrocolloid kann mit einigen Gipsarten reagieren und weiche Oberflächen ausbilden. Entsprechende Materialien müssen ausgewählt werden.
- Die Temperaturen der Wasserbäder müssen genau überwacht werden und die Einhaltung der Reihenfolge ist wichtig.
- Versilberte Modellstümpfe können nicht direkt hergestellt werden – bislang habe ich aber auch solche Modellstümpfe nicht als notwendig erachtet.
- Strikte Hygiene muß eingehalten werden, um eine Kontamination der Wasserbäder zu vermeiden.

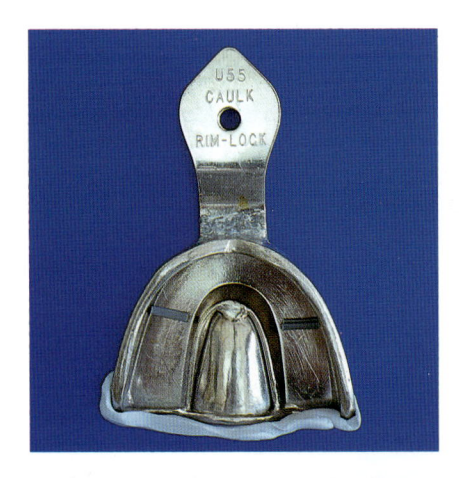

Abb. 9.10a Blutackmasse am hinteren Rand des Abdrucklöffels dient als Abschlußdamm. Platzhalterstops bilden einen Freiraum, der das Aufsetzen des Löffels auf die Präparationen verhindert.

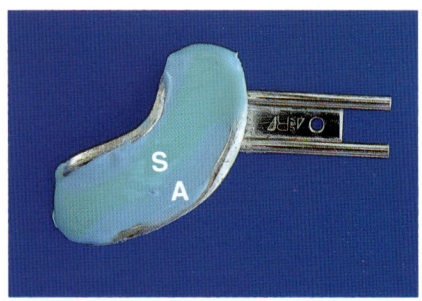

Abb. 9.10b Blue-argaloid (A) und spritzenloses Material (S) in einem Quadrantenlöffel.

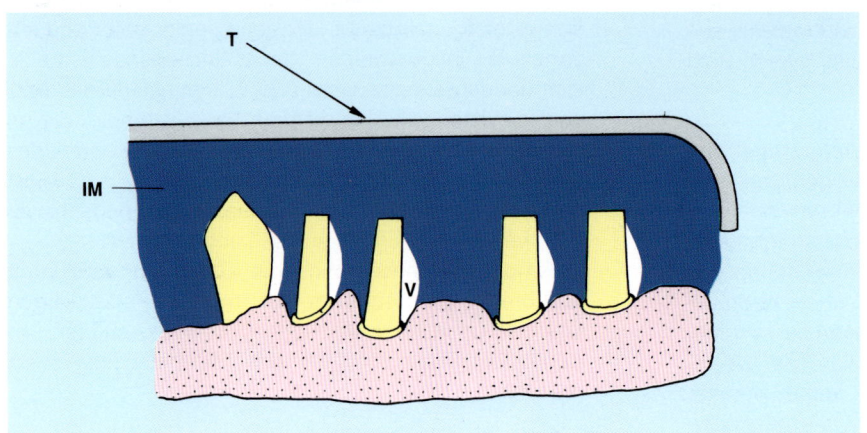

Abb. 9.10c Schatteneffekt, hervorgerufen durch lange Präparationen und nicht senkrechtes Einbringen des Abdrucklöffels (T). Dadurch entstehen im Abdruck distale Hohlräume (V). (IM) – Abdruckmaterial.

Hydrocolloid-Abdrucktechnik

Ziel ist die Abnahme eines Quadrantenabdrucks, von dem individuelle Modellstümpfe gewonnen werden und eines Abdrucks über den ganzen Zahnbogen zur Herstellung eines ungesägten Meistermodells (s. Meistermodell-Systeme).

1. Wassergekühlte Rimlock-Abdrucklöffel sind unerläßlich.
2. Die Materialien (Van R – Blue-argaloid heavy body; spritzenloses Material; Pink light bodied in Spritzen; Pink backloader) werden 10 Minuten lang gekocht, in einem Wasserbad wenigstens 10 Minuten bei 65° C aufbewahrt und sind dann fertig zum Gebrauch.
3. Die Helferin wechselt entweder die Handschuhe oder wäscht sich mit den Handschuhen unter Verwendung eines Antiseptikums. Sie legt in Anlehnung an die Studienmodelle die geeigneten Löffel zurecht. Die Abdrucklöffel dürfen nicht im Mund einprobiert und dann in das Wasserbad getaucht werden. Wenn ein Studienmodell nicht zur Verfügung steht, wird ein entsprechender Löffel im Mund einprobiert und ein zweiter, gleicher Größe, zum Abdruck benutzt.
4. Blutack-Material (untoxische Knetmasse – Bostik) wird am Ende des oberen Voll-Löffels als Abschlußdamm aufgetragen, der das Abfließen des Hydrocolloids nach hinten verhindert (Abb. 9.10a).
5. Selbsthaftende Stops (Van R) (Abb. 9.10a) werden an geeigneten Stellen in den ganzen wie in den halben Abdrucklöffeln angebracht, um zu verhindern, daß der aufgesetzte Löffel die Präparationen berührt, damit genügend Zwischenraum über den unpräparierten Zähnen verbleibt.
6. Ein Teillöffel wird mit Blue-argaloid heavy bodied Abdruckmaterial beschickt und mit dem spritzenlosen Material bedeckt (Abb. 9.10b). Daraufhin legt man den Löffel 4 Minuten lang in das 42° C warme Vorbereitungsbad.
7. Nach 3 3/4 Minuten von Anfang der Temperierung, entfernt man den dickeren Retraktionsfaden aus dem Sulkus, umspült die Zähne vorsichtig mit Wasser, trocknet mit Luft und betupft sie mit einem Wattepellet, der mit einer Lösung zur Reduzierung der Oberflächenspannung (Prepwet – Van R Co) angefeuchtet ist.
8. Es ist darauf zu achten, daß der 00-Faden noch unterhalb der Abschlußlinie liegen bleibt.
9. Der zuerst temperierte Abdrucklöffel wird entnommen.
10. Die Schlauchanschlüsse taucht man ein wenig in Rasiercreme, – als Gleitmittel – und befestigt die Kühlschläuche.

11. 5 Minuten lang leitet man Wasser durch die Schläuche.
12. Wichtig ist, auf Wassertemperatur und Fließvermögen zu achten, damit sich eine allmähliche und vollständige Gelierung des Hydrocolloids vollzieht. Schockartige Abkühlung durch sehr kaltes Wasser ist zu vermeiden, da hierdurch Spannungen im Abdruck zustandekommen. Die Wassertemperatur sollte zwischen 18° C und 22° C liegen und das Wasser muß ständig aus dem Auslaufschlauch fließen und auf eine Länge von etwa 2 cm am Ende des Schlauches austreten.
13. Inzwischen wird ein ganzer Löffel, 1 1/2 Minuten nach Beginn der Kühlphase, mit Blue-argaloid und spritzenlosem Material beschickt und in das Wärmebad für 4 Minuten gelegt.
14. Fünf Minuten nach dem Einsetzen des Teillöffels in den Mund, wird der Abdruck mit einem kräftigen, axial geradegerichteten Zug und nicht durch Rütteln herausgenommen.
15. Der Abdruck wird vorsichtig mit Wasserspray aus der Dreiwegespritze abgewaschen und in Augenschein genommen.
16. Durch 20minütiges Einlegen in eine Lösung von Domestic bleach[37] 1:10 wird der Abdruck desinfiziert.
17. Nach dem Transport in das Labor wird er dort mit Wasser ausgewaschen, 5 Minuten (nicht länger als 20 Minuten) lang in eine Kaliumsulfatlösung (Van R Soaking solution) gelegt und anschließend ausgegossen (s. Anhang). Wurden mehrere Abdrücke genommen, bleibt der erste in der Domestic bleach-Lösung länger liegen als der letzte. Für die Praxis hat das jedoch keine Bedeutung, vorausgesetzt, daß die Abdrücke innerhalb einer Stunde ausgegossen werden.
18. Der 00-Faden wird überprüft. Falls er aus dem Bereich unterhalb des Abschlußrandes herausgezogen wurde, wird er erneuert. Ebenso erfolgt eine Überprüfung des Sulkus gingivalis, um sicherzugehen, daß keine Reste des Abdruckmaterials zurückgeblieben sind.
19. Zum Schluß erfolgt die Abdrucknahme des Vollabdrucks über den gesamten Zahnbogen.
20. Inzwischen hat die Helferin, falls noch ein zusätzlicher Abdruck erforderlich ist, den nächsten Quadrantenlöffel vorbereitet.
21. Schließlich wird der 00-Faden entfernt.

Lange Präparationen oder Fälle, bei denen die Gefahr eines Schatteneffektes besteht, indem sich im Abdruck an den distalen Zahnflächen zu wenig Abdruckmaterial anlagert

An distalen Zahnflächen langer Präparationen können Lufträume entstehen, wenn der Abdrucklöffel von vorn anstatt in axialer Richtung eingebracht wird (Abb. 9.10c). Daher spritzt man dünnfließendes Abdruckmaterial um den Zahn herum, um dieser Schwierigkeit zu begegnen. Obgleich die Hersteller behaupten, das dünnfließende Material brauchte nur okklusal auf die Präparationen verteilt zu werden, dann würde es durch das zähfließende Material an seien Bestimmungsort geschoben, ist es sicherer, falls dieser Schatteneffekt zu erwarten ist, die Abschlußränder zu umspritzen, um sicherzugehen, daß keine Lufteinschlüsse entstehen. Das spritzenlose Material wurde bereits auf die zähfließende Abdruckmasse aufgetragen. Der Abdrucklöffel wird mittels eines Hakens am Arbeitstisch gesichert, um zu verhindern, daß er auf den Boden fallen kann. Ein trockener Gazestreifen deckt das Hydrocolloid ab und nimmt das Oberflächenwasser auf, damit das dünnfließende Abdruckmaterial anhaftet. Nun entnimmt man das dünnfließende Material dem Wärmebad, drückt es aus der Spritze an eine Stelle, die von den Präparationen entfernt liegt, z.B. am Gaumen und zieht es unter ständigem Materialfluß rasch an die präparierten Zähne heran. Dies entfernt die Anfangsmasse des Abdruckmaterials, die am kühlsten ist und möglicherweise bereits geliert. Das Spritzenmaterial kann entweder mittels einer mit Stangen-Hydrocolloid gefüllen Plastikspritze appliziert, oder aus einer Lokalanästhesiespritze verteilt werden, die mit einer Hydrocolloidnadel versehen und eine mit Hydrocolloid gefüllte Zylinderampulle (Cartriloid – Van R) enthält. Der Vorteil der Plastikspritze liegt in dem Isoliereffekt, der die Abkühlung des Abdruckmaterials verlangsamt. Während das Spritzenmaterial appliziert wird, reicht die Helferin den Abdrucklöffel an den Mund; nach Entfernen der Gaze wird der Abdrucklöffel eingesetzt.

Kontrollbißlöffel (Abb. 9.11)

Diese Löffel ermöglichen eine Abdrucknahme, die zugleich die Präparationen und die gegenüberstehenden Zähne mit dem Unterkiefer in Interkuspidalposition abformt. Ein geeigneter Löffel wird ausgewählt und im Munde einprobiert, um sicherzugehen, daß er nicht übermäßig in das retromolare Schleimhautpolster einsinkt, wenn der Patient zusammenbeißt. Der Patient wird angewiesen zu schließen, bis die Zähne am besten zusammenpassen (Abb. 9.11b). Diesen Vorgang übt man vor der Abdrucknahme und erklärt dem Patienten, weshalb es wichtig ist, nach dem Zusammenbiß den Kiefer nicht zu bewegen.
Den ersten Abdrucklöffel legt man beiseite und verwendet einen zweiten, gleicher Größe. Die Einlage zur Fixierung des Abdruckmaterials wird angebracht und eine Tube Blue-argaloid sowie eine Tube spritzenloses Abdruckmaterial werden temperiert. Nach drei Minuten erfolgt das Auffüllen des Löffels beiderseits der Einlage, wobei darauf zu achten ist, daß die Perforationen gut durchdringen sind (Abb. 9.11c). und der Löffel weitere 2 Minuten erwärmt wird. Nach 5 Minuten folgt die Abdrucknahme und anschließend die Überstellung in das Labor zum Ausgießen (s. Anhang). Dieses ist ein brauchbares Verfahren speziell für konformierende Techniken (Kapitel 12).

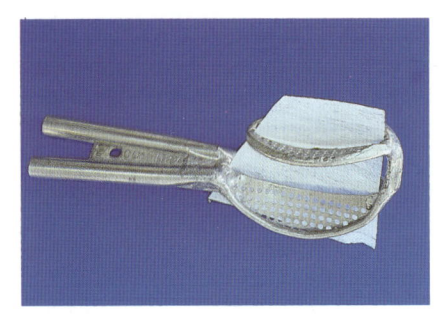

Kapitel 9 Zahnpräparation, Zahnfleischretraktion, Technik des Hydrocolloidabdrucks, Meistermodell-Systeme, Lötverfahren

Abb. 9.11a Kontrollbißlöffel mit Einsatz, um das Hydrocolloid-Abdruckmaterial abzustützen.

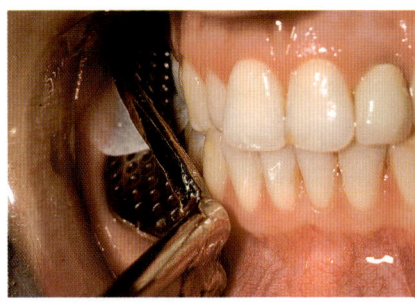

Abb. 911b Ein Kontrollbißlöffel im Munde ohne Hydrocolloid-Abdruckmaterial zeigt, wie der Löffel über die Oberkiefer- und Unterkieferzähne greift.

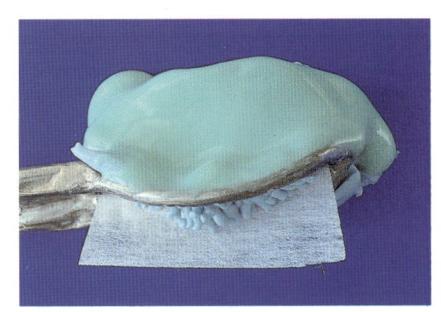

Abb. 9.11c Der beschickte Löffel.

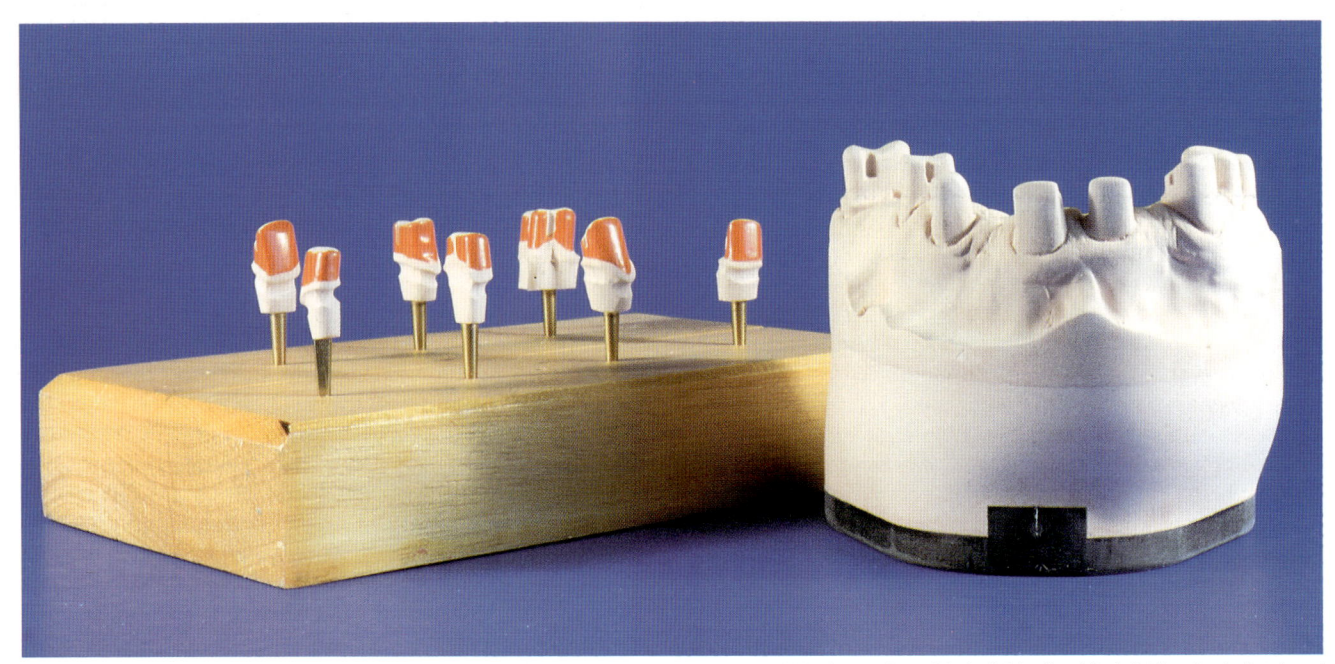

Abb. 9.12a Ungeteiltes Kompaktmodell über den ganzen Zahnbogen mit reproduzierten Weichgeweben. Die individuellen Modellstümpfe sind anhand eines Quadrantenabdrucks hergestellt.

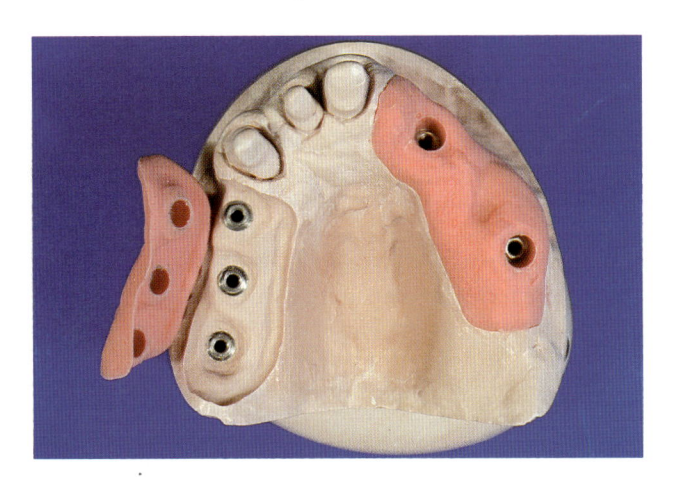

Abb. 9.12b Weichgewebe-Modell. Am rechten Quadranten wurde die abnehmbare Weichgewebspartie entfernt.

Meistermodell-Systeme

Im allgemeinen werden folgende Unterlagen zusammengestellt:

- Ein Abdruck des gesamten Zahnbogens, um ein kompaktes Meistermodell herzustellen, das alle Weichgewebsdetails darstellt und keine herausnehmbaren Modellstümpfe besitzt (Abb. 9.12a).
- Quadrantenabdrücke, um individuelle Modellstümpfe herzustellen (Abb. 9.12a), die im Anhang beschrieben werden.
- Weichgewebemodelle (Abb. 9.12b). Manchmal ist es von Vorteil, die Ästhetik und die Kronenkonturierung aufzuzeigen, indem man elastomere, weichbleibende Materialien auf dem Meistermodell einsetzt, um die tatsächlichen gingivalen Weichgewebskonturen und deren Anordnung darzustellen und gleichzeitig den Zugang zu den subgingivalen Abschlußrändern auf den Modellstümpfen zu behalten. Einzelheiten der Labortechnik sind im Anhang beschrieben.

Vorteile des Gebrauchs kompakter Meistermodelle und individueller Modellstümpfe

- Die Zahnstellungen können am Kompaktmodell durch eine fehlerhafte Positionierung eines herausnehmbaren Modellstumpfes in das Modell nicht verändert werden.
- Die Weichgewebe bleiben auf dem Modell erhalten. Diese geben einen Hinweis auf die Ästhetik und die Konturen im zervikalen Drittel der Kronen.
- Obwohl wünschenswert, ist es nicht wichtig, daß alle Abschlußränder der Präparationen auf dem Meistermodell wiedergegeben sind. Deshalb fühlt sich der Behandler auch nicht genötigt, einen Abdruck herzustellen, der bei mehrfachen Präparationen sämtliche Abschlußränder unbeschädigt wiedergibt.
- Quadrantenabdrücke werden dazu benutzt, genaue, individuelle Modellstümpfe herzustellen.
- Da mehrfache Quadrantenabdrücke verwendet werden können, falls während des Trimmvorgangs an benachbarten Stümpfen bzw. am gerade bearbeiteten Stumpf Schäden entstehen, erwachsen daraus keine irreparablen Folgen. Wenn nur ein einzelnes Meistermodell benutzt wird, können Sägeschnitte an angrenzenden Modellstümpfen Schaden anrichten.
- Manchmal wird das Meistermodell beschädigt, wenn Exkursionsbeswegungen im Artikulator durchgeführt werden. Da die individuellen Modellstümpe nicht Teile des Meistermodells sind, ist der entstandene Schaden nicht besonders schwerwiegend.

Auf Modellsystemen mit abnehmbaren Modellstümpfen können klinisch einwandfreie Restaurationen hergestellt werden. Sie können jedoch auch bei falscher Anwendung Fehler enthalten, wenn die Modellstümpfe eine ungenaue Stellung einnehmen. Dies tritt besonders dann auf, wenn unterhalb der abnehmbaren Modellstümpfe Gipsreste eingefangen sind.

Nachteile

- Wenn der Abdruck für das Meistermodell viele Defekte aufweist, ist es schwer, die individuellen Modellstümpfe einzusetzen.
- Während des Aufwachsens muß das Wachsmodell vom Modellstumpf abgenommen, auf das Meistermodell aufgesetzt und zum Anfinieren der Abschlußränder wieder auf den Modellstumpf zurückgesetzt werden. Im Endergebnis verliert die 'Paßfläche' des Wachsmodells etwas von ihrer Glätte. Bei sorgfältiger Handhabung ist dies jedoch unbedeutend (s. Anhang).
- Wenn ein Gußobjekt beiderseits in Kontakt mit unversehrten Zähnen steht, ist auf einem kompakten, ungesägten Modell die Einstellung der approximalen Kontaktflächen schwierig, weil beide Approximalflächen gleichzeitig angepaßt werden müssen. Bei Sägeschnittmodellen kann ein angrenzender Zahn entfernt werden, so daß die Anpassung zunächst auf einer Seite und dann an der anderen Seite erfolgt.

Lötung

Seit 1972 wurden in meiner Praxis alle starren Verbindungen an definitiven Goldbrücken gelötet, nachdem die Gußteile zuvor im Munde einprobiert worden waren. Alle metallkeramischen Einheiten werden anschließend an die Mund-Einprobe der fertiggestellten Keramikbrände verlötet (postkeramische Lötung). Bis heute hatten wir meines Wissens nur zwei Lötpannen. Es muß hierbei betont werden, daß für metallkeramische Arbeiten nur hochgoldhaltige Legierungen verwendet werden (Degudent U – Degussa 77,3% Gold, 9,8% Platin, 8,9% Palladium).

Über Vorteile und Nachteile von Lötungen, insbesondere nach dem Aufbrennen der Keramik und über die Lötung im allgemeinen, ist folgendes zu bemerken:

Vorteile im Labor (s. Anhang)

- Vor der Lötung ist guter Zugang zum Finieren der Abschlußränder sowohl an den Wachsmodellen als auch an den Gußobjekten gegeben (Abb. 9.13a). Angrenzende Einheiten behindern den Zugang nicht.
- Größe und Lage jeder Lötverbindung kann ohne Behinderung durch angrenzende Einheiten leicht überprüft werden (Abb. 9.13a).
- Schiffleger et al. (1985) berichteten, daß bei Einstückgüssen mit wachsender Anzahl von Brückengliedern die Genauigkeit abnimmt.[39] Viergliedrige Brücken und größere Restaurationen wiesen unannehmbare Ausmaße marginaler Spaltbildungen auf. Wenn solche Brücken durch-

Abb. 9.13 Postkeramische Lötung.

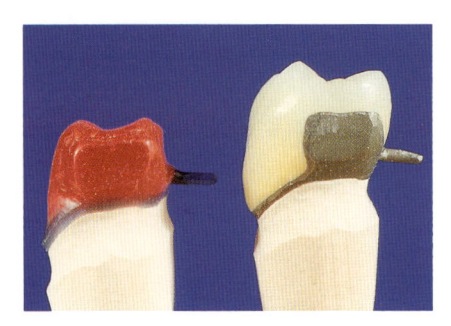

Abb. 9.13a Das Wachsmodell auf dem Modellstumpf; die Metallkeramikkrone vor der Politur, von dem abgebildeten Wachsmodell hergestellt, demonstriert die Lötfläche, deren Größe gemessen werden kann, den leichten Zugang zur Ausarbeitung des Abschlußrandes und die Ummantelung der Keramik unterhalb der Lötverbindung.

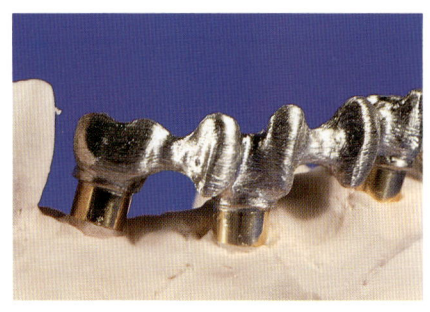

Abb. 9.13b Gußgerüst über den ganzen Zahnbogen (Degudent U – Degussa) auf dem Modell mit Implantat-Analogpfeilern. Achten Sie auf die gutsitzenden Metallkappen.

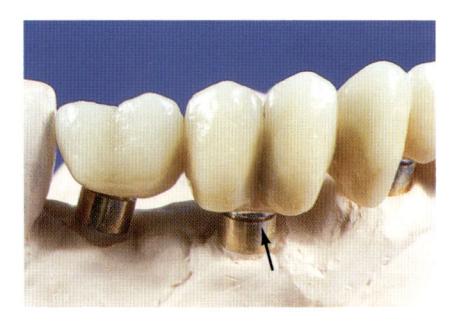

Abb. 9.13c Nach der Keramikverblendung – beachten Sie die mangelhafte Paßform (Pfeile).

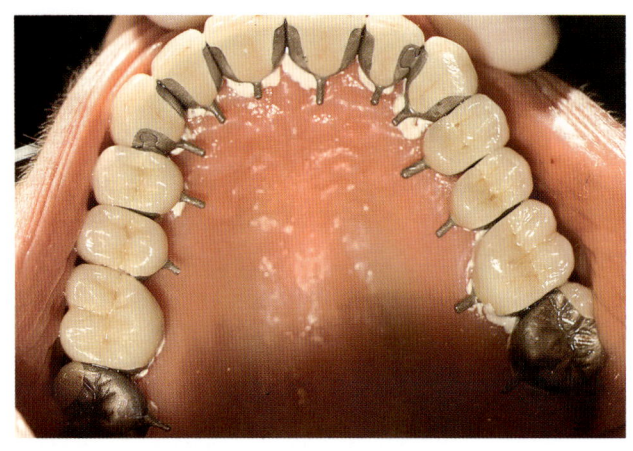

Abb. 9.13d Einprobe der einzelnen Einheiten. Diese vermeiden ein mangelhaft sitzendes Gußteil, das sich mit einem weitspannigen Einstückguß einstellen könnte. Die Einheiten werden mit einer Mischung aus Temp Bond und Vaseline eingesetzt, um vorweg die Verhältnisse der endgültig einzementierten, fertigen Arbeit darzustellen. Beachten Sie, daß das Zwischenglied 25 mit dem distalen Pfeilerzahn (26) fest verbunden ist. Die mesiale Verbindung wird mit 24 verlötet. Die Frontzahneinheiten besitzen nach lingual erweiterte Lötverbindungen, um ihren Masseanteil zu vergrößern.

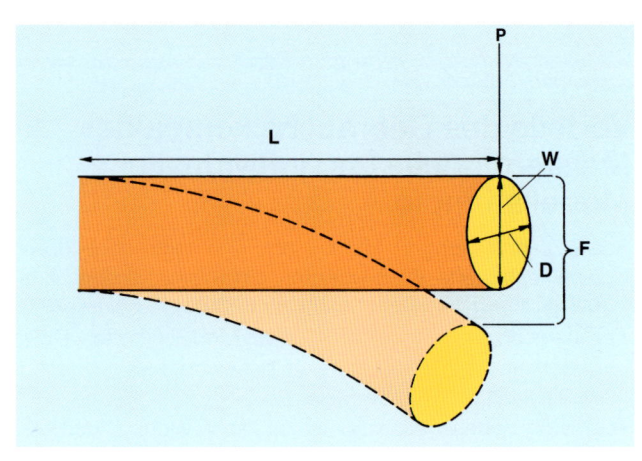

Abb. 9.13e Biegsamkeit eines Tragbalkens. F = Biegung/Krümmung; P = Last; L = Länge; E = Elastizitätsmodul; D = Abmessung senkrecht zur Lasteinwirkung; W = Abmessung parallel zur Lasteinwirkung;

$$F \propto \frac{PL^3}{EDW^3}$$

trennt wurden, verbesserte sich der Sitz auf dem Modellstumpf bei jeder einzelnen Einheit. Das weist darauf hin, daß die Expansion der Einbettmasse, die für eine einzelne Einheit erforderlich ist, sich von derjenigen unterscheidet, die notwendig ist, um eine Einheit mit der anderen zu verbinden.

- Gegauff und Rosenstiel wiesen 1989, im Gegensatz zu Einstückgüssen, auf die verbesserte Paßgenauigkeit viergliedriger Gußobjekte nach Verlötung hin.[40]
- Zum Ausarbeiten der Keramikränder besteht guter Zugang.
- die Keramik kann bis unter die Lötverbindung geführt werden (Abb. 9.13a).

- Ein guter Zugang besteht auch zum Ausarbeiten der approximalen Keramikränder (Abb. 9.13a).
- Wenn es sich um einzelne Brückenglieder handelt, finden während des Keramikbrands nur minimale Gerüstverformungen statt.[41] Güsse verwinden sich während der Entgasung und des Glasurbrandes.[41] Die Verwindung verstärkt sich umso mehr, wenn die Restauration als Einstückguß den ganzen Zahnbogen umfaßt (Abb. 9.13b+c) und damit den Randschluß verliert. Die Kombination von Einstückgußfehlern, zusätzlich zur Verwindung während des Keramikbrands und die Ungenauigkeiten, die von der Abbindeexpansion des Modellgipses herrühren, macht weitspännige Metallkera-

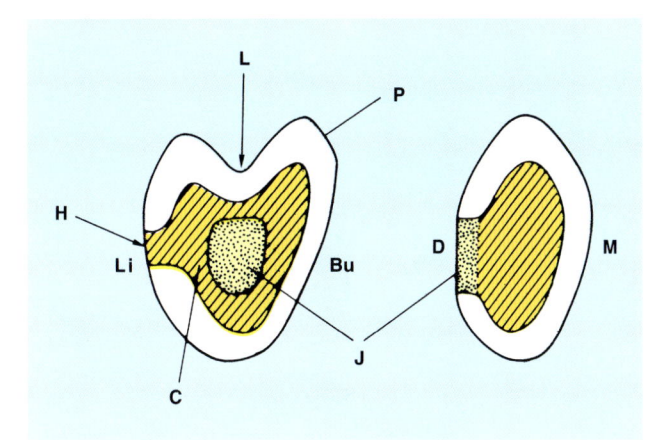

Abb. 9.13f Bukkolinguale (Bu = bukkal; Li = lingual) und mesiodistale (D = distal; M = mesial) Schnitte durch die Metallverbindung eines seitlichen Zwischengliedes. Die Lasteinwirkung erfolgt senkrecht und deshalb hat die Höhe der Verbindung einen größeren Effekt als die Breite. Beachten Sie den Hitzeableiter H, der auf der lingualen Oberfläche austritt und während des Abkühlungsprozesses eine rasche Ableitung der Hitze aus dem zentralen Kern zuläßt (P = Keramik; C = gegossene Unterkonstruktion).

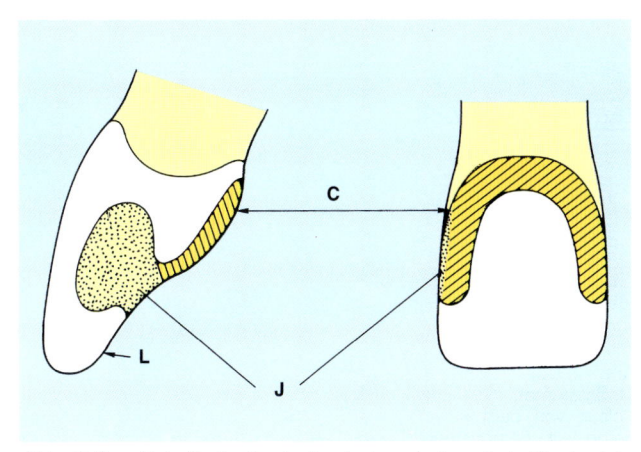

Abb. 9.13g Schnitt durch ein Frontzahnzwischenglied. Die Lasteinwirkung erfolgt hauptsächlich von horizontal und deshalb bringt die bukkolinguale Ausdehnung einen größeren Nutzen als das vertikale Ausmaß. Das Metallgerüst ist daher nach palatinal ausgebaut (L = Last; J = Lotverbindung; C = gegossene Unterkonstruktion)

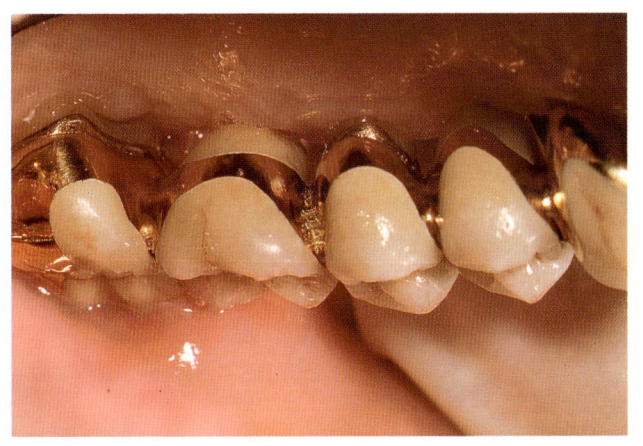

Abb. 9.13h Das äußere Finish der Hitzeableiter an den Zähnen 26 und 24. Die Kronen 25 und 27 sind auf Metallkappen aufzementiert. Nach dem Brand verliert das Metall schneller an Hitze als die Keramik. Daher tendiert die Keramik in Richtung auf das Metall abzukühlen und zieht sich an den zentralen Kern. Die 'Bläschen' zwischen 25 und 26 sind durch Speichel entstanden.

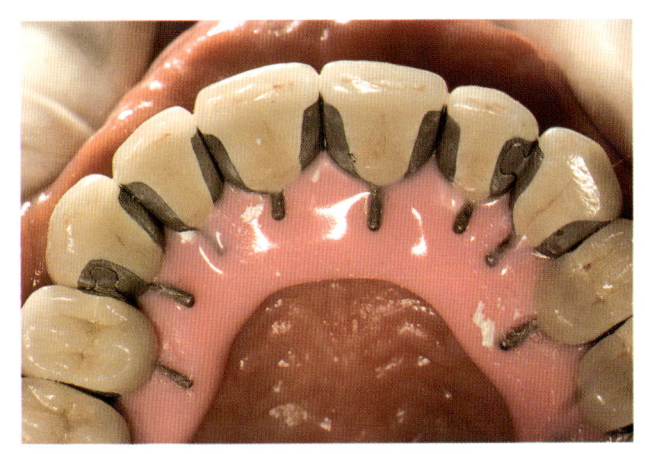

Abb. 9.13i Unterschnitte mit Hydrocolloid ausgeblockt.

mik-Restaurationen aus einem Stück unberechenbar. Dies erweist sich als besonders bedeutsam im Falle implantatgestützter Prothesen, bei denen die Suprastruktur eine passive Beziehung zu den praktisch unbeweglichen Implantaten eingehen muß. Der Guß für die osseointergrierte, implantatgestützte Brücke ist einfacher, als für die zahngestütze Brücke, weil die Goldzylinder auf die Implantatpfeiler bereits angepaßt sind und die Expansion der Einbettmasse deshalb dafür genutzt werden kann, die Schrumpfung des Gerüstgusses auszugleichen, im Gegensatz zur Schrumpfung des Gusses bei einer Gerüst-Kronenkonstruktion. Nach unseren Erfahrungen mit weitspännigen, metallkeramischen Güssen für implantatgestütze Brücken ergeben hochgoldhaltige Legierungen wie Degudent Universal (Degussa) einwandfreie Güsse (Abb. 9.13b), die sich jedoch während der Keramikverblendung unannehmbar verformen (Abb. 9.13c). Niedriger goldhaltige Legierungen mit höherem Palladiumgehalt wie Pal-Bond Nr. 3 (Scimtar) verziehen sich beim Keramikbrand weniger, weisen aber dennoch nach dem Guß beträchtliche Verformungen und mangelhafte Paßformen auf. Beide Legierungstypen erfordern daher ebenso postkeramische Lötungen des Metallgerüstes.

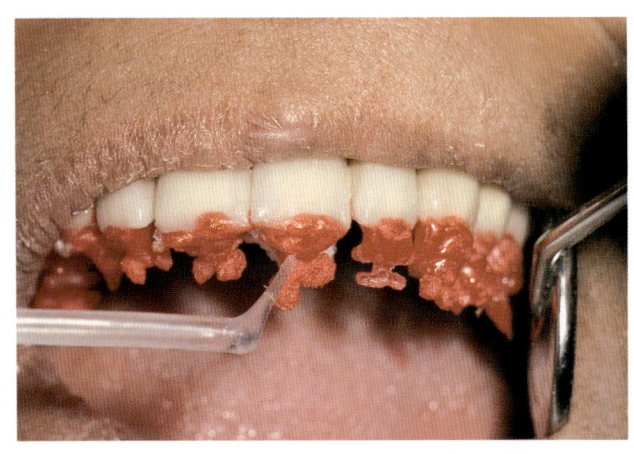

Abb. 9.13i Abdecken und Verblocken der einzelnen Einheiten mit DuraLay und Super C. Die okklusale Oberfläche jedes Gußteils bedeckt eine sehr dünne Vaselineschicht. Mittels der Schichttechnik wird eine DuraLay/Super C-Auflage aufgebaut. Vorgeformte DuraLay-Schildchen werden daraufhin mit Cyanoacrylat aufgeklebt. Dieses härtet sehr schnell in Verbindung mit Super C-Flüssigkeit, die man mit einer Pipette aufgeträgt. DuraLay wird zur Verstärkung der Lötverbindung um die Schildchen herum geschichtet. (Super C kann auch durch DuraLay-Flüssigkeit ersetzt werden.)

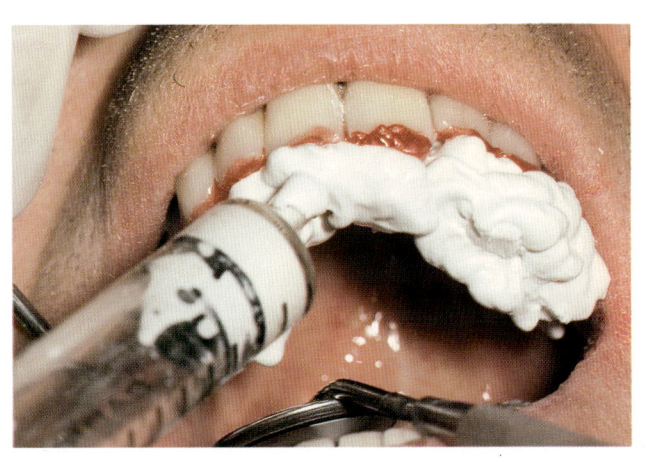

Abb. 9.13k Auftragen von Gnathostone mit einer Einmalspritze, um die Einheiten zu verschlüsseln. Sind die Zähne gelockert, sollten die Kronen (vor dem Verblocken mit Gnathostone) mittels Klebewachs untereinander verbunden werden.

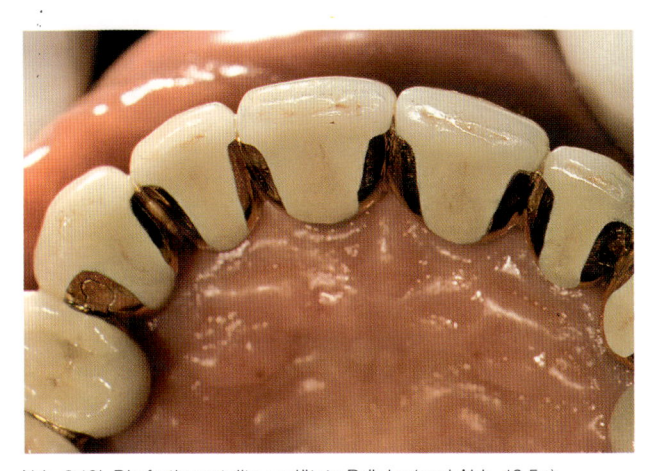

Abb. 9.13l Die fertiggestellte, verlötete Brücke (und Abb. 12.5g)

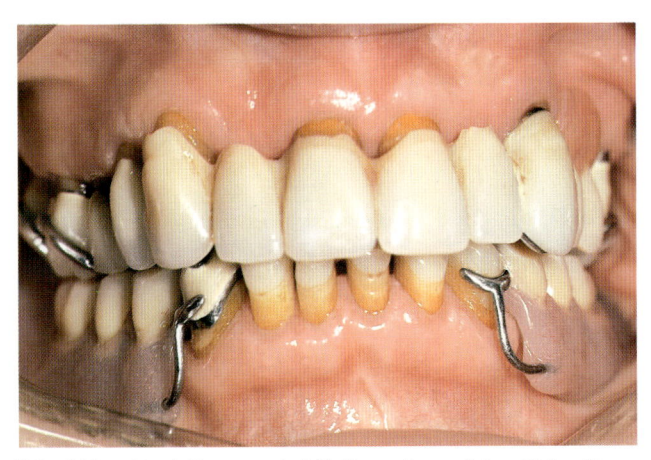

Abb. 9.13m Der Lötvorgang bei Vorliegen beweglicher Pfeilerzähne. Ausgangssituation: mißratene Restaurationen, ästhetisch, mechanisch und parodontal. Achten Sie auf die großen Zahnzwischenräume und den Versuch, diese mit Restaurationen zu schließen.

Nachteile im Labor

- Sprünge oder Blasenbildung können in der Keramik auftreten. Sie sind jedoch unwahrscheinlich, wenn die Keramik gut kondensiert und gebrannt wird, vorausgesetzt, daß vor dem Löten keine inneren Defekte vorhanden waren. Man könnte einwenden, daß das Auftreten von Defekten das Ergebnis des Lötvorgangs ist; obgleich enttäuschend, so ist es immerhin nützlich, weil damit die Keramik unbrauchbar wird. Anfangs waren Sprünge und Blasenbildung in unserem Labor ebenfalls ein Problem; heute treten diese Erscheinungen bei zahngestützten Restaurationen nur noch selten auf. Der Ablauf des postkeramischen Lötens von hochgoldhaltigen Legierungen wird im Anhang beschrieben. Möglicherweise entstehen die Schwierigkeiten durch einen größeren Metallanteil bei osseointegrierten, implantatgestützten Brücken, die zu Keramiksprüngen führen. Dies erfordert weitere Untersuchungen.
- Ein größeres Risiko wolkiger und getrübter Keramik entsteht, wenn die Brückenglieder mehrfache Brände durchlaufen und infolge ausgedehnter Brandführung während des Lötvorgangs die Glasur einbüßen.
- Techniker werden genervt durch Sprünge oder Blasenbildung in der Keramik. Wenn keine standardisierte Technik üblich ist, können die Ergebnisse unberechenbar sein.
- Ungenügender Lotfluß resultiert aus schlechter technischer Durchführung.

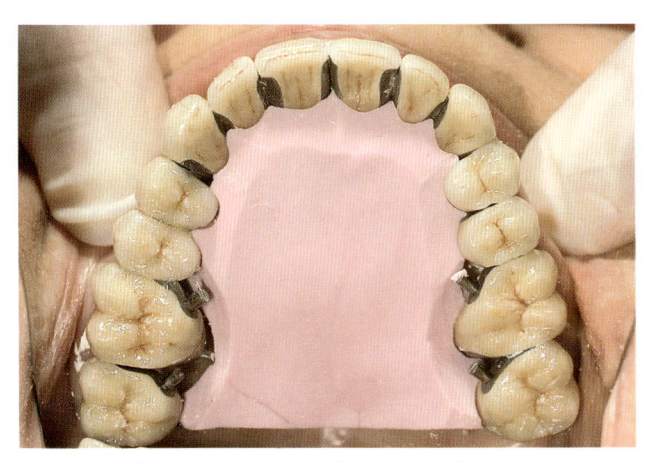

Abb. 9.13n Die Restaurationen wurden mit einer Mischung aus Temp Bond und Vaseline einzementiert. Die Lagebeziehungen müssen wie auf dem Arbeitsmodell eingehalten werden, andernfalls könnte die Zahnbeweglichkeit unschöne sichtbare Stellen des approximalen Metallgerüstes offenlegen und damit auch die Größe der Lötverbindungen beeinträchtigen. Ein Polyvinylsiloxan-Vorwall wurde anhand des Meistermodells hergestellt und wird zur Anordnung der Pfeilerzähne verwendet.

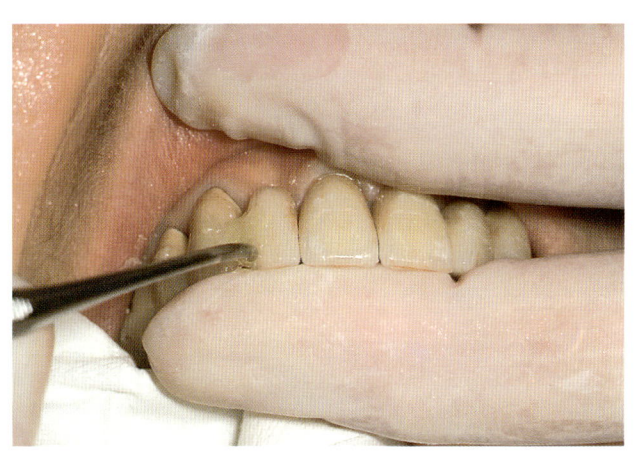

Abb. 9.13o Die Pfeilerzähne werden durch den Vorwall an ihrem Platz gehalten und mit Klebewachs zusammengewachst.

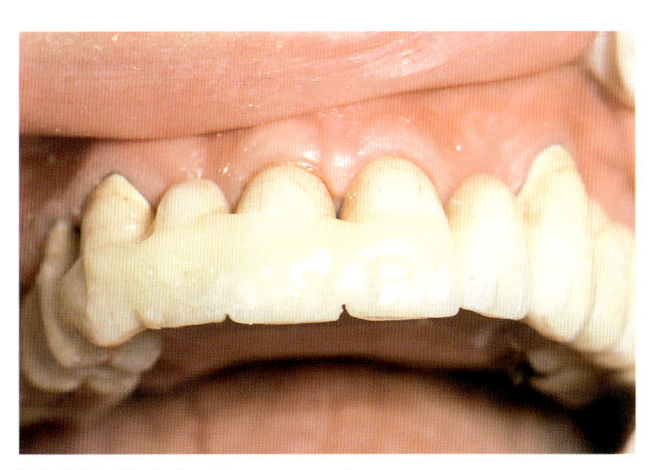

Abb. 9.13p Nach dem Zusammenwachsen.

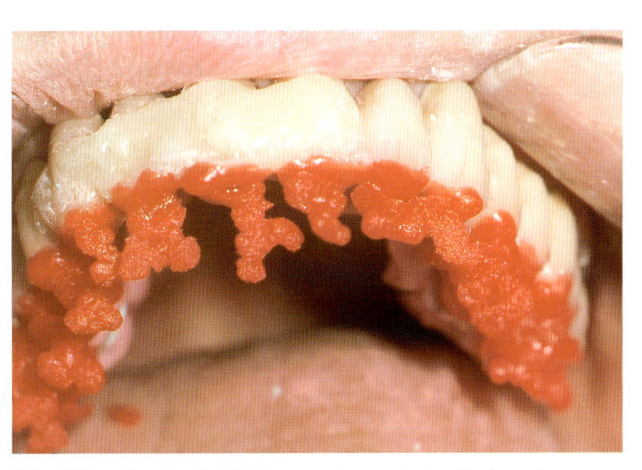

Abb. 9.13q DuraLay-Schildchen werden an jeder Restauration angebracht.

- Die Technik wird unberechenbar mit Legierungen, die weniger als 60% Goldanteil aufweisen. Mißerfolge sind mit hochgoldhaltigen Legierungen (z.B. Degudent U – Degussa) weniger wahrscheinlich, weil an diesen Metallen das Lot gut fließt und hochwertige, nicht poröse Lotverbindungen erreicht werden können, obgleich die Spannungsentlastung an langen, dünnen Schrägkanten Deformationen hervorrufen. (Dies ist jedoch ein Problem, das wir kennen, und alle Güsse werden im Anschluß an das Zurücksetzen auf den Modellstumpf unter 20facher Vergrößerung überprüft).

Klinische Vorteile

- Einzelne Einheiten können im Munde auf ihre marginale Paßform überprüft werden (Abb. 9.13d). Daher besteht nicht die Versuchung, eine weitspannige Brücke zu akzeptieren, wenn ein Brückenglied nicht so optimal sitzt, wie es sollte.
- Zur Konturierung der Keramik besteht guter Zugang.
- Es ist einfach, Farbe und Kontur an einzelnen Einheiten abzuändern.
- Es besteht die Möglichkeit, Einheiten aus Metallkeramik und nichtkeramische Goldgußobjekte in der gleichen Brückenkonstruktion zusammzufassen.
- Bestimmte Zahnbewegungen, die während der Herstel-

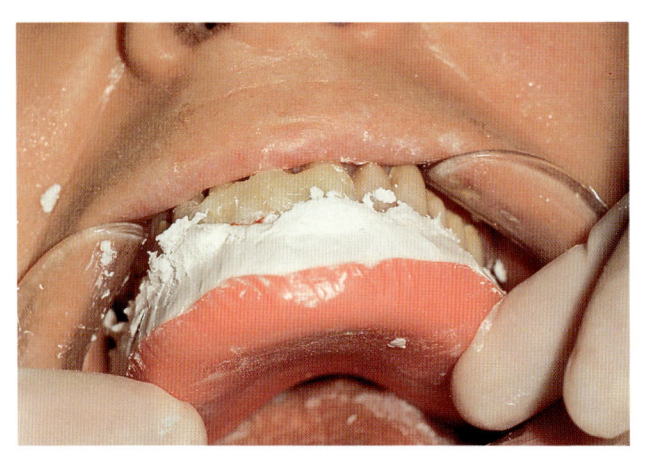

Kapitel 9 Zahnpräparation, Zahnfleischretraktion, Technik des Hydrocolloidabdrucks, Meistermodell-Systeme, Lötverfahren

Abb. 9.13r Aufnahmeabdruck aus Gnathostone.

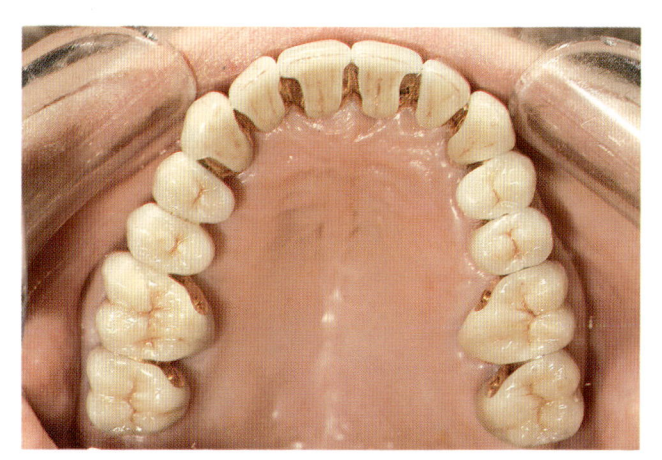

Abb. 9.13s Nach der postkeramischen Lötung. Die Superstruktur ist aufzementiert und mit den zementierten individuellen Metallkappen verschraubt, siehe Abbildung 18.2d (iii).

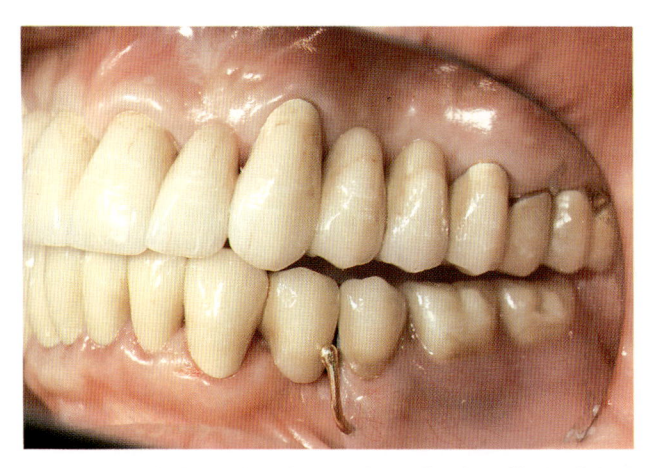

Abb. 9.13t Die fertiggestellten Restaurationen. Beachten Sie den Schluß der Zahnzwischenräume oben wie unten. Trotzdem ist eine Vorsorge gegen Plaque durch den Patienten noch immer möglich. Achten Sie auch auf das Nichtvorhandensein approximaler Metallränder und auf die approximalen Keramikverblendungen, die möglich sind, weil die Keramik vor dem Löten bis an die Lötverbindungen gearbeitet wurde. Der untere Zahnbogen wurde ebenfalls mit metallkeramischen Restaurationen versorgt, die Zähne 43 bis 33 postkeramisch verlötet, mit Anhängegliedern bei 44 und 34, und eine geschiebebefestigte Teilprothese eingegliedert. Die verlängerten Seitenzähne wurden gekürzt, um die Spee'sche Kurve abzuflachen und die Disklusion zu ermöglichen.

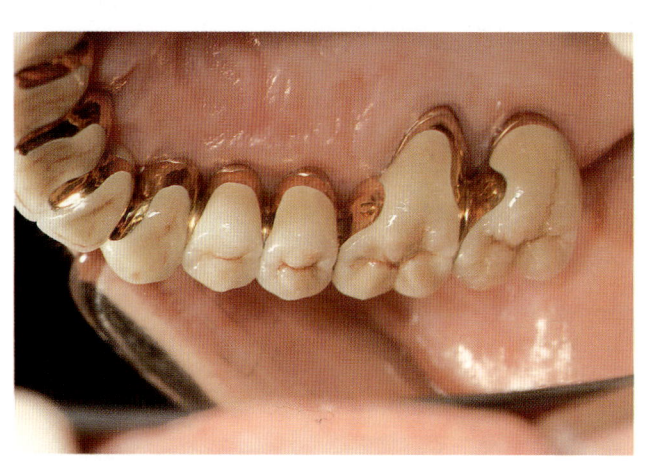

Abb. 9.13u Die Zementierung der Metallkappen erfolgte mit Zinkphosphatzement [Abb. 18.2d(iii)]. Die Superstruktur wurde verschraubt und mit Temp Bond befestigt. Achten Sie auf den Sitz der Superstruktur auf den darunterliegenden metallüberkappten Zähnen 13, 14, 15, 16, 17 mit den zugehörigen Verschraubungen bei 16 und 17. Wenn die Verlötung Ungenauigkeiten mit sich gebracht hätte, würden die Schrauben zwischen der Superstruktur und den Unterkappen nicht einfluchten.

lungsperiode stattfinden, beeinflußt die endgültige Paßform des Gerüstes nicht, weil die Stellungsbeziehungen zwischen den Einheiten bis zum Vorwallstadium noch nicht festgelegt sind.
- Die Zugfestigkeit einer Verbindung ist so groß wie diejenige des verwendeten Gußmetalls.[42]
- Der klinische Erfolg (erfahrungsgemäß hatten wir meines Wissens zwei Mißerfolge).
- Bei osseointegrierten, implantatgestützten Brücken ist es außerordentlich wichtig, daß die Superstruktur den Implantatpfeilern passiv aufsitzt. Diese Passivität scheint jedoch nicht erreichbar zu sein, wenn man weitspännige Einstückgüsse herstellt, weil die Metallgerüste beim Aufbrennen der Keramik sich verformen.[41] Weiterhin ergeben sich aus der Abbindeexpansion des für die Meistermodelle verwendeten Modellgipses ungenaue interimplantäre Abmessungen. Das Zusammenfügen der Einheiten im Munde schaltet diese Fehler aus,[43] ebenso wie der Einsatz von Gips mit extrem niedriger Expansion (Gnathostone), wie im folgenden Technikabschnitt beschrieben.
- Wenn eine Brückenkonstruktion gleichzeitig Kronen auf natürlichen Pfeilern und osseointegrierte Implantate enthält, kann man vor dem Zusammenfügen im Munde in den Kronen der natürlichen Zähne eine Zementschicht als Platzhalter vorsehen. Dies gestattet, daß die fertiggestellte Brücke mit den Implantatpfeilern verschraubt und

Tabelle 9.1 und 9.2 Nachdruck mit freundlicher Genehmigung von Erhardsen S. Swedish Dent. J. Supplement 5 1980. Mindesthöhe (h) und Breite (b) gelöteter Verbindungen und maximale Länge (l) von Brückenspannen bei zulässiger maximaler Belastung von 160 MPa. Wenn die Richtung der Aufbißkraft für die Frontzähne mehr mit der linguofazialen Breite (b) als mit der inzisozervikalen Höhe (h) übereinstimmt, dann müssen Höhe (h) und Breite(b) in der Tabelle ihren Platz tauschen.

Länge (l) der Brückenspanne (mm)	Mindesthöhe (h) einer gelöteten Verbindung				
	Breite (b) 6mm	Breite (b) 5mm	Breite (b) 4mm	Breite (b) 3mm	Breite (b) 2mm
5	2 (3,5)	2 (3,8)	2 (4,2)	2 (4,9)	2,2 (6,0)
7,5	2 (4,2)	2 (4,7)	2 (5,2)	2,2 (6,0)	2,7 (7,4)
10	2 (4,9)	2,0 (5,4)	2,2 (6,0)	2,6 (6,9)	3,1 (8,5)
12,5	2,0 (5,5)	2,2 (6,0)	2,5 (6,7)	2,9 (7,8)	3,5 (9,5)
15	2,2 (6,0)	2,4 (6,6)	2,7 (7,4)	3,1 (8,5)	3,8 –
17,5	2,4 (6,5)	2,6 (7,1)	2,9 (7,9)	3,4 (9,2)	4,1 –
20	2,6 (6,9)	2,8 (7,6)	3,1 (8,5)	3,6 (9,8)	4,4 –
22,5	2,7 (7,4)	3,0 (8,1)	3,3 (9,0)	3,8 –	4,7 –
25	2,9 (7,8)	3,1 (8,5)	3,5 (9,5)	4,0 –	4,9 –
27,5	3,0 (8,1)	3,3 (8,9)	3,7 –	4,2 –	5,2 –
30	3,1 (8,5)	3,4 (9,3)	3,8 –	4,4 –	5,4 –
35	3,4 (9,2)	3,7 –	4,1 –	4,8 –	5,9 –
40	3,6 (9,8)	4,0 –	4,4 –	5,1 –	6,3 –
50	4,0 –	4,4 –	4,9 –	5,7 –	7,0 –

In Klammern: Freiendbrücke
Ohne Klammern: endgestützte Brücke
h < 2,0 wird als 2 notiert
h > 10 ist nicht aufgelistet

Tabelle 1 Brückenspanne im Frontzahnbereich in Okklusion gegen natürliche Zähne. (von Erhardsen, Nachdruck aus Swedish Dent. J. 1980; Suppl 5)

Länge (l) der Brückenspanne (mm)	Mindesthöhe (h) einer gelöteten Verbindung				
	Breite (b) 6mm	Breite (b) 5mm	Breite (b) 4mm	Breite (b) 3mm	Breite (b) 2mm
5	2,1 (6,0)	2,3 (6,6)	2,6 (7,4)	3,0 (8,5)	3,6 –
7,5	2,6 (7,4)	2,8 (8,1)	3,1 (9,0)	3,6 –	4,5 –
10	3,0 (8,5)	3,3 (9,3)	3,6 –	4,2 –	5,1 –
12,5	3,3 (9,5)	3,6 –	4,1 –	4,7 –	5,8 –
15	3,6 –	4,0 –	4,5 –	5,1 –	6,3 –
17,5	3,9 –	4,3 –	4,8 –	5,6 –	6,8 –
20	4,2 –	4,6 –	5,1 –	5,9 –	7,3 –
22,5	4,5 –	4,9 –	5,5 –	6,3 –	7,7 –
25	4,7 –	5,1 –	5,8 –	6,6 –	8,1 –
27,5	4,9 –	5,4 –	6,0 –	7,0 –	8,5 –
30	5,1 –	5,6 –	6,3 –	7,3 –	8,9 –
35	5,6 –	6,1 –	6,8 –	7,9 –	9,6 –
40	5,9 –	6,5 –	7,3 –	8,4 –	– –
50	6,6 –	7,3 –	8,1 –	9,4 –	– –

In Klammern: Freiendbrücke
Ohne Klammern: endgestützte Brücke
h < 2,0 wird als 2 notiert
h > 10 ist nicht aufgelistet

Tabelle 2 Brückenspanne im Seitenzahnbereich in Okklusion gegen natürliche Zähne. (von Erhardsen, Nachdruck aus Swedish Dent. J. 1980; Suppl 5)

auf die natürlichen Zähne zementiert werden kann, ohne daß sich Spannungskonzentrationen an den Implantaten ergeben.

Klinische Nachteile

- Eine zusätzlicher klinischer Behandlungsvorgang wird mit dem Zusammenfügen im Munde erforderlich.
- Gelockerte Zähnen können Schwierigkeiten bereiten; Bewegungen während der Verblockung durch den Vorwall können die Lagebeziehung der Zähne oder die Okklusion beeinflussen.
- Zwischenglieder sind schwierig einzuordnen. – Gießen Sie stets ein Zwischenglied als Einheit mit einer Ankerkrone, so daß es nur an einem Ende verlötet werden muß.
- Da das Zwischenglied ein Ausleger der Ankerkrone ist, wird sich jede kleinste Rotation der Ankerkrone oder des Pfeilers am anderen Ende des Zwischengliedes vergrößern und unästhetisch wirkenden Zwischenräume hervorrufen.

Größe und Form der Metallverbindungen

Erhardsen stellte 1980 eine sehr nützliche Tabelle auf, welche die Brückenspanne zur Größe der Metallverbindung in Beziehung setzt (Tabelle 1 und 2).[44] Im Rückgriff auf diese Tabelle ist der Techniker imstande, die erforderliche Größe der Metallverbindung während der Wachsmodellierung und nach dem Guß zu überprüfen.

Bei der Gestaltung von Metallverbindungen ist es sinnvoll, die Faktoren, welche die Biegsamkeit eines Tragbalkens beeinflussen zu berücksichtigen, weil die Metallverbindung formfest und der Biegung widerstehen muß. Die folgende Gleichung setzt die Biegsamkeit mit der Form eines Tragbalkens in Beziehung[45] (Abb. 9.13e):

$$F \propto \frac{Pl^3}{Edw^3}$$

Dabei ist F = Biegsamkeit, P = Lasteinwirkung, L = Länge des Tragbalkens, E = Elastizitätsmodul, D = Abmessung des Tragbalkens senkrecht zur Lasteinwirkung, W = Abmessung des Tragbalkens parallel zur Lasteinwirkung.

Bei konstanter Belastung kann man sehen, daß L und W die wichtigsten Faktoren sind. Wenn die Brückenspanne vergrößert wird, wächst die Biegsamkeit mit der dritten Potenz. Wenn die parallel zur Last stehende Abmessung herabgesetzt wird, vergrößert sich die Biegsamkeit ebenfalls mit der dritten Potenz.

Daraus folgt, daß für Metallverbindungen im Seitenzahnbereich, in dem okklusale Belastungen so gestaltet werden können, daß sie hauptsächlich axial einwirken, die okklusogingivale Höhe der Metallverbindung entscheidender als die bukkolinguale Breite ist (Abb. 9.13f). Ausnahmen bilden seitliche Anhängeglieder, bei denen horizontale Bewegungen von Bedeutung sein können. Hier muß daher die Metallverbindung in bukkolingualer Richtung vergrößert werden.[25] Möglicherweise werden chirurgische Maßnahmen zur klinischen Kronenverlängerung erforderlich, um vertikal Platz für Metallverbindungen zu schaffen. An frontalen Verbindungen, an denen die Kräfte vornehmlich horizontal einwirken, ist die bukkolinguale Breite entscheidender als die okklusale Höhe (Abb. 9.13g). Manchmal ist es schwierig, an Oberkiefer-Frontzähnen lingual genügend Platz für angemessene Lötverbindungen vorzusehen. Es kann daher notwendig werden, die Unterkiefer-Frontzähne zu intrudieren (s. Seite 363), oder den vertikalen Abstand zu erhöhen. Dabei sollte daran gedacht werden, daß eine Erhöhung des Vertikalabstandes zur Erweiterung des frontalen Platzangebotes führt und ebenfalls die Restauration der Seitenzähne erfordert und umgekehrt. Die Metallverbindung zwischen Eckzahn und Prämolaren stellt eine Übergangssituation dar. Horizontale Kräfte werden auf den Eckzahn übertragen und vertikale Kräfte auf den Prämolaren. Daher sind sowohl die okklusale Höhe als auch die bukkolinguale Breite wichtig.

Obgleich die Biegsamkeit umgekehrt proportional zum Elastizitätsmodul des verwendeten Materials ist, verbietet zum Beispiel die Verdoppelung des Modulus durch Verwendung einer Nickel-Chromlegierung anstelle von Gold, daß eine seitliche Metallverbindung in der okklusalen Höhe halbiert wird (Beziehung der dritten Potenz), obwohl sie in der bukkolingualen Breite halbiert werden könnte.

Als generelle Regel gilt, daß die okklusale Höhe posteriorer Metallverbindungen, ohne den Zahnzwischenraum zu beeinträchtigen, so groß wie möglich gestaltet werden muß und obere Frontzahnverbindungen, ohne die Okklusion zu behindern, nach palatinal zu verbreitern sind (Abb. 9.13d). Untere frontale Metallverbindungen sollten ebenso ohne auffällige Überkonturierung lingual verbreitert werden. Es ist wichtig, daß Lage und Form der Metallverbindung durch eine voll konturierte Wachsaufstellung bestimmt wird, welche die gesamte Krone in Wachs nachbildet. Andernfalls ergeben sich Kompromisse und Kontrolle wie Zuverlässigkeit können nicht mehr gewährleistet werden (Einzelheiten hierüber s. Anhang).

Die Gußlegierungen mit höheren Gießtemperaturen, wie jene mit hohem Palladiumanteil, sind fester als die hochgoldhaltigen Legierungen. Meine Erfahrungen seit 1972 haben jedoch gezeigt, daß die Festigkeit der Letzteren ausreicht.

Hitzeableiter

Zwischenglieder müssen mit einem Hitzableiter versehen werden. Dies ist ein lingualer Ausleger des Metallgerüstes, das die Keramik des Zwischengliedes aufnimmt (Abb. 9.13f, h). Seine Funktion besteht darin, nach dem Lötvorgang der Hitze aus dem Zentrum des Zwischengliedes einen rascheren Abfluß als von seiner Oberfläche zu verschaffen. Metall besitzt eine höhere thermische Leitfähigkeit als Keramik und das Hitzgefälle ermöglicht eine Abkühlung des Zentrums im Zwischenglied vor dessen äußerer Oberfläche. Während die Keramik abkühlt und kontrahiert, wird sie auf die abkühlende Metallfläche gezogen, komprimiert den zentralen Kern und verleiht dem Zwischenglied eine Vorspannung. Wenn man den Hitzableiter wegläßt, kühlt zuerst die Oberfläche der Keramik ab; die Keramik darunter wird gegen diese Oberfläche hin abkühlen und von dem darunterliegenden Zentralkern abheben.

Technik für zahngestütze Restaurationen

1. Die Kronen werden im Rohbrand einzeln im Munde einprobiert und auf Sitz, Farbe und Kontur überprüft.
2. Daraufhin werden alle Einheiten eingesetzt und es erfolgt die Kontrolle der approximalen Kontakte. Diese sollten passiv aneinanderstehen. Wenn eine Krone durch eine andere oder durch einen Zahn verdrängt wird, schleift man die Kontaktbereiche ein.
3. Die Okklusion wird auf grobe Fehler überprüft.
4. Mit einem feinkörnigen Diamantschleifer korrigiert man, wenn notwendig, die Kronen.
5. Die Oberfläche wird ausdrucksvoll gestaltet und poliert (s. Anhang).
6. Kleinere okklusale Unstimmigkeiten gelangen zur Korrektur.
7. Wenn erforderlich, fügt man in geringen Mengen Oberflächenfarben hinzu. Falls eine Krone zu weiß ist – im Helligkeitswert zu hoch liegt –, kann dieser durch Oberflächenbemalung herabgesetzt werden. Ist eine Krone zu grau – im Helligkeitswert zu niedrig –, dann kann sie durch Einfärbung nicht verbessert werden.
8. Die Kronen werden glasiert und eine Stunde später erneut im Munde überprüft.
9. Mit einer Mischung von einem Teil Temp Bond-Grundmasse, einem Teil Temp Bond-Katalysator und zwei Teilen Vaseline, aus einer 5 ml-Spritze beigemischt, werden die Kronen einzementiert. Ziel dieser temporären Zementierung ist die Überprüfung der Auswirkung des Befestigungszementes auf die Beziehungen der Kronen untereinander.[46]
10. Die Kronenbeziehungen werden kontrolliert. Wenn vor dem Verlöten zwei oder mehr Zwischenglieder an einem Pfeilerzahn anhängen, muß der daran angrenzende Ankerzahn eine Nut aufweisen, die einen Ausleger der Zwischenglieder aufnimmt (s. Anhang). Dies verhindert,

daß die Zwischenglieder um den Pfeilerzahn rotieren, an dem sie freiendend angebracht sind. Kleine Rotationen führen zu großen Unstimmigkeiten, die das ästhetische Erscheinungsbild verderben und die Okklusion verändern.

11. Unterschnitte der Kronen und die Bereiche unterhalb der Hilfsstifte an den Kronen werden mit Hydrocolloid-Spritzenmaterial ausgeblockt (Abb. 9.13i).
12. Die okklusalen Oberflächen der Kronen und die Zwischenglieder bedeckt man mit einer dünnen Vaselineschicht.
13. DuraLay-Pulver und Super C-Flüssigkeit (oder DuraLay II) werden schichtweise auf jede okklusale Oberfläche aufgetragen. Dabei wird darauf geachtet, daß der Kunststoff nicht über die Lötverbindungen fließt und daß die Bedeckung jeder Krone sparsam erfolgt (Abb. 9.13j). Ein DuraLay-Vorwall aus einem Stück wird nicht verwandt, weil eine gewisse Polymerisationsschrumpfung stattfindet. Auch besitzt der Kunststoff einen hohen Wärmeausdehnungskoeffizienten und kann daher bei dem Wechsel von Mund- zu Raumtemperatur Dimensionsveränderungen unterliegen.
14. Vorgefertigte DuraLay-Schildchen werden auf die erste DuraLay-Schicht geheftet, indem man das Schildchen mit der Pinzette aufnimmt, die Unterfläche in Cyanoacrylat-Zement taucht und es dann auf die DuraLay-Schicht legt. Die Berührung des Zementes mit einem Tropfen Monomer beschleunigt die Abbindung. Eine geringe Beschichtung mit DuraLay verstärkt die Verbindung (Abb. 9.13j).
15. Abdruckgips mit einer maximalen Abbindeexpansion von 0,02% (Gnathostone – Zeus) wird bei Raumtemperatur in einem Verhältnis von 33 ml Wasser zu 100 g Pulver gemischt. Bei Patienten, die eine extreme Salivation aufweisen und Behandlungsmaßnahmen im Unterkiefer nötig haben, ist die Verordnung von 30 mg Propanthelinhydrochlorid oral (Pro-Banthine) eine Stunde vor dem Behandlungstermin erforderlich.
16. Der Abdruckgips wird in breiigem Zustand auf das DuraLay geschichtet, um die einzelnen Einheiten zusammenzuschließen (Abb. 9.13k).
17. Der Gips kann entweder mit einem schmalen Spatel, aus einer 5 ml-Spritze, oder mittels eines Wachslöffels (Beauty wax – Moyco), der auf einem Studienmodell vorgeformt wurde, aufgetragen werden.
18. Nach dem Abbinden, wird der Vorwall, bestehend aus Abdruckgips und DuraLay-Abdeckungen, entfernt. Alle Kronen, die sich nicht mit dem Vorwall lösen, werden von ihren Stümpfen abgenommen.
19. Alle Kronen, die im Vorwall stecken, werden entfernt, weil die Bereiche der Lötverbindungen im Labor vorzubereiten sind.
20. Danach werden die Kronen in den Vorwall sorfältig zurückgesetzt und auf sicheren Sitz überprüft. Hierbei dürfen die Brückenanker unter Fingerdruck keinesfalls wackeln und es darf auch kein 'Spiel' in ihrem Lager auftreten. Zusätzlich prüft der Techniker den Sitz unter einer Lupe mit 10facher Vergrößerung. Das starre DuraLay unterstützt die Lagerung. Außerdem zerbricht DuraLay nicht, wenn die Kronen abgenommen werden und der Vorwall kann gegebenenfalls erneut benutzt werden.
21. Wenn die Pfeilerzähne gelockert sind, ist es manchmal hilfreich, die Stellung der Brückenglieder mit einem Silikonvorwall zu ermitteln. Dieser wird im Labor auf dem Meistermodell hergestellt. Der Vorwall setzt die Brückenglieder in Beziehung zueinander, wobei infolge der Zahnbeweglichkeit geringfügige Diskrepanzen ausgeglichen werden können. Die Einheiten werden sodann auf der bukkalen Oberfläche vor der oben beschriebenen Verblockung mit Klebewachs fixiert.
22. Die Brückeneinheiten kommen zum Verlöten in das Labor.
23. Bezüglich der einzelnen Laborstadien s. Anhang.
24. Nach dem Lötvorgang erfolgt eine Einprobe der Brücke im Munde
25. Jedes Schaukeln der Brücke auf den Pfeilerzähnen ist nicht akzeptabel. In diesen Fällen wird die Brücke mit einer sehr dünnen Diamantscheibe durchtrennt und erneut über einen Vorwall verblockt. Obgleich das Einzementieren mit einem weichen, temporären Zement eine gewisse Zahnbewegung zuläßt und möglicherweise sogar das Schaukeln beseitigt, ist dieses Vorgehen nicht akzeptabel, weil es nicht feststellbar ist, ob ein Zahn sich bewegt hat, bzw. ein exakter Randschluß des Kronenrandes um den gesamten Kronenumfang vorliegt. Mit der oben beschriebenen Vorwalltechnik und den im Anhang aufgeführten Labormaßnahmen, tritt die Häufigkeit des Schaukelns so selten in Erscheinung, daß sich in dieser Hinsicht kaum Probleme ergeben.

Technik für osseointegrierte implantatgestützte Restaurationen

Die Restaurationen werden mit Hilfe eines Vorwalls auf folgende Weise miteinander verblockt:

1. Die Abdruckkappen werden intraoral unter Anwendung von 10 Ncm Drehkraft auf die Implantate geschraubt.
2. Die Kappen verblockt man mittels Gnathostone (Zeus), wie oben unter Punkt 15 und 17 beschrieben, wobei darauf zu achten ist, daß die Befestigungsschrauben der Abdruckkappen durch den Gips freiliegen.
3. Die Schrauben werden gelöst und der Vorwall in das Labor gesandt.
4. Ein Meistermodell wird aus Gnathostone hergestellt (s. Anhang). Es gewährleistet klinisch akzeptable Beziehungen der Pfeilerabstände untereinander bis 35 mm (s. unten).
5. Restaurationen, die durch zwei oder drei Implantate in einer Reihe gestützt werden, stellt man im Einstückguß her. Bei kurzen Spannen bis 20 mm verhindert der Massenanteil an Metall eine Verformung während des Keramikbrandes.
6. Einander gegenüberliegende Lötflächen müssen eben

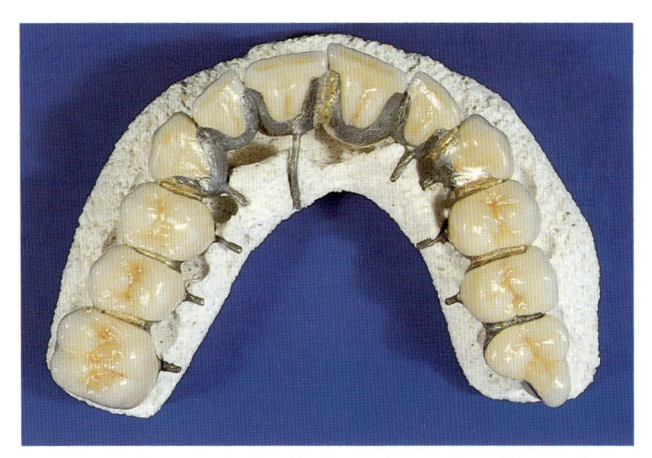

Kapitel 9 Zahnpräparation, Zahnfleischretraktion, Technik des Hydrocolloidabdrucks, Meistermodell-Systeme, Lötverfahren

Abb. 9.14a Postkeramisches Verlöten zahngestützter Restaurationen. Der Lötblock aus Einbettmasse hat die Form eines Hufeisens.

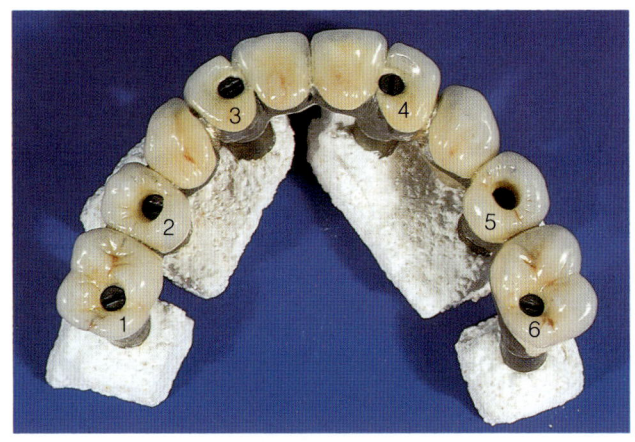

Abb. 9.14b Postkeramisches Verlöten osseointegrierter, implantatgestützter Restaurationen. Das Lötmodell aus Einbettmasse besteht aus kurzen Spannen, die auf jeder Seite der Lötverbindungen Brückenpfeiler tragen. Die Pfeiler 1 und 2 sind in einem Stück gegossen, ebenso 3 und 4, sowie 5 und 6. Die Lötverbindungen liegen distal von den Pfeilern 3 und 4. Weitere Einzelheiten im Text.

und parallel gestaltet sein, um Verformungen zu vermeiden, die durch eine ungleichmäßige Kontraktion des Lotes entstehen.
7. Die Keramik wird nach dem Rohbrand im Munde einprobiert und anschließend fertiggestellt.
8. Brückenteile bis 35 mm Spannweite werden auf dem Gnathoston-Modell wieder zusammengefügt, indem man die Goldschrauben mit 10Ncm Drehkraft anzieht. Größere Spannweiten werden in den Mund zurückgesetzt.
9. Wie oben unter den Punkten 15 – 17 beschrieben, erfolgt die Herstellung eines Vorwalls zur Verblockung.
10. Die Brückenteile werden daraufhin verlötet (s. Anhang).

Es ist wichtig, daß der Lötblock in anderer Weise hergestellt wird als derjenige, den man zur Verlötung zahngestützter Brückenglieder verwendet. Bei Letzterem formt man die Einbettmasse zu einem hufeisenförmigen Block (s. Anhang). Für implantatgestütze Restaurationen werden voneinander getrennte Blöcke aus Einbettmasse über jede Lötverbindung hinweg hergestellt, die an jedem Ende eine Pfeilerrestauration abstützen (Abb. 9.14). Der jeweilige Einbettmassenblock wird zur Minimierung der linearen Ausdehnung kurz gehalten und geradegerichtet, um die nicht lineare Expansion auf ein Mindestmaß zu beschränken. Die Metallteile der Einstückgüsse zwischen den Pfeilern überspannen die Lücken zwischen den Einbettmasseblöcken, um die unverlöteten Komponenten zu vereinigen.

Untersuchungen in unserem Labor ließen unter 10facher Vergrößerung erkennen, daß Komponenten, die auf einem Gnathostonmodell untereinander verbunden wurden, beim Zurücksetzen auf das Originalmodell keine Kappen/Pfeilerunstimmigkeiten aufwiesen. Die Komponenten wurden zuvor auf einem experimentellen Modell mit EsthetiCone-Pfeilern (Nobelpharma), die 50 mm voneinander entfernt standen, mittels eines Gnathostonvorwalls positioniert. Die Verwendung eines formfesten Vorwalls gestattet, daß Analogpfeiler mit 10 Ncm Drehkraft auf die Abdruckkappen geschraubt werden, ohne fürchten zu müssen, daß sich die Abdruckkappen in dem Vorwall bewegen. Ein Abstand von 50 mm zwischen Implantatpfeilern ist weiter, als er intraoral je zustande kommt; und würde technische Fehler vergrößern. Zur Sicherheit werden daher Spannen, größer als 35 mm, zur Verblockung über einen Vorwall in den Mund zurückgesetzt. Die oben beschriebene Löttechnik ergibt auf den Pfeilerreplikaten eine postkeramisch verlötete, passiv aufsitzende, Gerüstlage. In manchen Fällen beobachteten wir jedoch Keramiksprünge, ein Problem, das bei zahngestützten Restaurationen selten vorkommt.

Bei zahngestützten Restaurationen sind wahrscheinlich die winzigen Fehler, die sich durch die größeren, hufeisenförmig geformten Lötblöcke einstellen, für dieserart Restaurationen belanglos, weil sich die Zähne während des Einzementierens bewegen können. An implantatgestützten Restaurationen sind jedoch mehrere Kontrollmaßnahmen erforderlich, weil die Implantate unbeweglich sind.

Technik für eine Kombination aus osseointegrierten, implantatgestützten Restaurationen und zahngestützten Restaurationen

1. Implantatgestützte Einheiten, von zwei oder drei Implantaten in einer Reihe, werden von einem Gnathostone-Meistermodell im Einstückguß hergestellt.
2. Zahngestützte Einheiten werden einzeln auf individuellen Modellstümpfen und einem kompakten Meistermodell gearbeitet, das von einem Abdruck mit elastischem Abdruckmaterial herstammt. Das Meistermodell enthält Pfeilerreplikate, die mittels konischer Übertragungskappen eingefügt wurden. Ungenauigkeiten resultieren aus der Abbindeexpansion des konventionellen Modell-

gipses,[43] der möglicherweise ungenauen Reposition der konischen Übertragungskappen in den Abdruck[47] und der Dicke des Zementfilms der einzementierten zahngestützten Restaurationen. Sie weisen darauf hin, daß ein auf dem Meistermodell hergestellter Lötvorwall ungeeignet ist.

3. Alle Einheiten werden glasiert.
4. Die Restaurationen werden in den Mund zurückgesetzt, implantatgestützte Restaurationen mit einer Drehkraft von 10 Ncm an ihren Platz geschraubt, zahngestützte Restaurationen mit einer Mischung aus Temp Bond und Vaseline (s. oben 9) häufig auf individuelle Metallkappen aufgesetzt, die zuvor mit Zinkphosphatzement einzementiert worden sind.
5. Ein intraoraler Vorwall wird hergestellt, wie oben unter den Punkten 10–20 beschrieben.
6. Der Vorwall und die Restaurationen werden zu Löten in das Labor gesandt.

Literaturhinweise

1. Parker M, Gunderson R, Gardner F, Claverly M. Qualitative determination of taper adequate to provide resistance form: Concept of limiting taper. J Prosthet Dent 1988; 59: 281 -288.
2. Craig R, Farah W. Stress analysis and design of single restorations and fixed bridges. Oral Sciences Review 1977; Suppl.: 45-74.
3. Rosner D. Function, placement and reproduction of bevels for gold castings. J Prosthet Dent 1963; 13: 1160 1166.
4. Reller U, Geiger F, Lutz F. Quantitative investigation of different finishing methods in conventional cavity preparations. Quintessence Int 1989; 20: 453-460.
5. Salem G. Margin design for esthetic posterior metal ceramic crowns. J Prosthet Dent 1988; 60: 418-424.
6. Kashani H, Khere S, Gulkner I. The effect of bevel angulation on marginal integrity. J Amer Dent Asssc 1981; 103: 882-885.
7. Gavelis G, Morency J, Riley E, Sozio R. The effect of various finish line preparations on marginal seal and occlusal seat of various finish line preparations. J Prosthet Dent 1981; 45: 138-145.
8. Hansonn O, Ekland J A. Historical review of hydrocolloids and an investigation of the dimensional accuracy of the new alginates for crown and bridge impressions, when using stock trays. Swed Dent J 1984; 8: 81-95.
9. Shillingburg H T, Hobo S, Fisher D W. Preparation, design and margin distortion in porcelain fused to metal restorations. J Prosthet Dent 1973; 29: 276-284.
10. McLean J W, Wilson A D. Butt joint versus bevelled gold margin in metal-ceramic crowns. J Biomedical Materials Research 1980; 14: 239-250.
11. Freilich M A, Niekrash C E, Katz R V, Simonsen R J. Periodontal effects of fixed partial denture retainer margins: configuration and location. J Prosthet Dent 1992; 67: 184-190.
12. Pameijer J. Periodontal and Occlusal Factors in Crown and Bridge Procedures. Dental Center for Postgraduate Courses. Anthony Fockwerweg 49-10-59 CP Amsterdam, Holland. 1985: pp 162-217.
13. Hagen W. A combination gold and porcelain crown. J Prosthet Dent 1960; 10: 325329.
14. Sozio R, Riley E. A precision ceramic metal restoration with a facial butted margin. J Prosthet Dent 1977; 37: 517-521.
15. Ramfjord S. Periodontal considerations of operative dentistry. Operative Dent 1988; 13: 144-158.
16. Crispin B, Watson J F, Shay K. Margin placement of esthetic veneer crowns. Part IV. Postoperative patient attitudes. J Prosthet Dent 1985; 53: 165-167.
17. Eid M. Relationshi p between overhanging amalgam restorations and periodontal disease. Quintessence Int 1987; 18: 775-781.
18. Valderhaug J, Birkeland J M. Periodontal conditions in patients five years following insertion of fixed prostheses. Pocket depth and loss of attachment. J Oral Rehabil 1976; 3: 237-243.
19. Bjorn A L, Bjorn H, Grkovic B. Marginal fit of restorations and its relation to periodontal bone level. Part I. Metal fillings. Odont Revy 1969; 20: 311-321.
20. Jeffcoat M K, Howell T W. Alveolar bone destruction due to overhanging amalgams in periodontal disease. J Periodontol 1980; 51: 599-602.
21. Lang N P, Kiel R A, Andeshalden K. Clinical and microbiological effects of subgingival restorations with overhangs or clinically perfect margins. J Clin Periodontol 1983; 10: 563-578.
22. Newcomb G. The relationship between the location of margins and gingival inflammation. J Periodontol 1974; 45: 151-154.
23. Schwartz N L, Whitsett L D, Berry T G, Stewart J L. Unserviceable crowns and fixed partial dentures: Lifespan and causes and loss of serviceability. J Amer Dent Assoc 1970; 81: 1395-1401.
24. Karlsson S. A clinical evaluation of fixed bridges 10 years following insertion. J Oral Rehabil 1986; 13: 423-432.
25. Randow K. On the functional deformation of extensive fixed partial dentures. An experimental clinical and epidemiological study. PhD thesis. Univ. Lund 1986.
26. Black G V. Operative Dentistry. 8th Edition. Medico Dental Publishing Co., Chicago 1947.
27. Pelzner R B, Kempler D, Stark M N, Lum L B, Nicholson R J, Soelberg K B. Human blood pressure and pulse rate response to racemic epinephrine retraction cord. J Prosthet Dent 1978; 39: 287-292.
28. Donovan T E, Gandara B K, Memetz H. Review and survey of medicaments used with gingival retraction cords. J Prosthet Dent 1985; 53: 525-531.
29. Dragoo M R, Williams G B. Periodontal tissue reaction to restorative procedures. J Periodontol and Rest Dent 1981; 1: 8-23.
30. Ramfjord S, Costick E R. Healing after simple gingivectomy. J Periodontol 1963; 34: 401-415.
31. Tarno D P. Human gingival attachment responses to subgingival crown placement. Marginal remodelling. J Clin Periodontol 1986; 13: 563-569.
32. Loe H, Silness J. Tissue reactions to string packs used in fixed restorations. J Prosthet Dent 1963; 13: 318-323.
33. Brown D. An update of elastomeric impression materials. Brit Dent J 1981; 157: 3540.
34. Williams P T, Jackson D G, Bergman W. An evaluation of the time dependant dimensional stability of 11 elastomeric impression materials. J Prosthet Dent 1984; 52: 120-125.
35. Johnson G H, Craig R G. Accuracy of four types of rubber impression materials compared with time of pour and repeat pour of models. J Prosthet Dent 1985; 53: 484-490.
36. Wilson H J. Impression materials. Brit Dent J 1988; 164: 221-225.
37. Merchant V A, Radcliffe R M, Herrera S P, Stroster T G. Dimensional stability of reversible hydrocolloid impressions immersed in selected disinfectant solutions. J Amer Dent Assoc 1989; 199: 533-535.
38. Covo L M, Ziebert G J, Balthazar Y, Christensen L V. Accuracy and comparative stability of three removable die systems. J Prosthet Dent 1988; 59: 314-318.
39. Schiffleger B E, Ziebert G J, Dhuru V B, Brantley W A, Sigaroudi K. Comparison of accuracy of multiunit one-piece castings. J Prosthet Dent 1985; 54: 770-776.
40. Gegauff A, Rosensteil S. The seating of one-piece and soldered fixed partial dentures. J Prosthet Dent 1989; 62: 292-297.
41. Bridger D, Nicholls J, Distortion of ceramo-metal fixed partial dentures during the firing cycle. J Prosthet Dent 1981; 45: 506-514.
42. Rosen H. Ceramic/metal solder connectors. J Prosthet Dent 1986; 56: 671-677.

43. Viglo P, Millstein P L. Evaluation of master cast techniques for multiple abutment implant prostheses. Int J Oral Maxillofac Implants 1993; 8: 439-446.
44. Erhardsen S. Fracture mechanics design of dental gold soldered units. Swed Dent J, Suppl. 5; 1980: 59-62.
45. Priest H M. Design manual for high strength steels. United States Steel Corp. 1954; ADVL-215-254.
46. Suthers M D, Wise M D. Influence of cementing medium on the accuracy of the remount procedure. J Prosthet Dent 1982; 47: 377-383.
47. Assif D, Fenton A, Zarb G, Schmitt A. Comparative accuracy of implant impression procedures. Int J Periodont Rest Dent 1992; 12: 113-121.
48. Land M F, Rosenstiel S F, Sandrik J L. Disturbance of the dentinal smear layer by acidic hemostatic agents. J Prosthet Dent 1994; 72: 4-7.

ately # Kapitel 10

ÜBERPRÜFUNG OKKLUSALER KONTAKTE, OKKLUSIONSSCHEMATA, ÄNDERUNG DER VERTIKALEN DIMENSION

Überprüfung okklusaler Kontakte

Okklusale Kontakte von Restaurationen bedürfen der Überprüfung im Munde. Gußobjekte werden mit einer Mischung aus zwei Teilen Vaseline mit jeweils einem Teil Temp Bond-Grundmasse und Katalysator mittels einer 2 ml Einmalspritze einzementiert.[1] Keramikinlays und Onlays kontrolliert man gewöhnlich nach dem Einzementieren, um die Möglichkeit einer Fraktur zu vermeiden. Wenn jedoch vorauszusehen ist, daß eine Politur im Labor notwendig wird, kann man die Restauration auch einprobieren, indem eine Silikonpaste zur Druckstellenermittlung (Fitchecker-G.C. Dental Ind. Co) als tragende Unterlage eingebracht wird. Zwar besteht noch immer die Möglichkeit, daß eine Fraktur zustandekommt, jedoch weniger, als bei Weglassen der Unterlage. Zur Ermittlung von Bißkontakten werden vier Techniken eingesetzt:

- Okklusionspapier
- Shimstockfolien
- sandgestrahlte Oberflächen
- T-Scanning

Okklusionspapier

Gelegentlich ist es hilfreich, eine Stunde vor dem Behandlungstermin 30 mg Propanthelinbromid (Pro-Banthine) zu verordnen, um den Speichelfluß einzudämmen (s. Prämedikation – Kapitel 8).
Die Trocknung der Zähne erfolgt mit einem Kleenex-Tuch (Kleenex Ltd). Es werden 15 µm starke Prüf-Folien schwarz auf schwarz und rot auf rot (Occlusal tape GHM – Occlusions-Prüf-Folie, 22 mm) verwendet. Die Folie hält man mit einer Miller-Pinzette (GHM) zwischen die Zähne und führt den Unterkiefer in die Kontaktposition der zentralen Relation, in die interkuspidale Position, oder in die jeweilige exkursive Position, die überprüft werden soll.
Die Okklusion wird über Markierungen auf den Zähnen überprüft (Abb. 10.1b) und dadurch, daß man das Okklusionspapier gegen das Licht hält. Kleine Perforationen werden in der Farbschicht sichtbar; mit ein wenig Erfahrung können diese auf den Zähnen lokalisiert werden. Kelleher berichtete 1978,[2] daß die Farbintensität der Markierung auf dem Zahn nicht in Relation zur Kontaktkraft steht und daß stärkere Kontakte eher dazu führen, die Markierung peripher von dem eigentlichen Kontaktpunkt abzubilden, der selbst jedoch ohne Farbmarkierung bleibt.
Der Schwierigkeit der Markierung glasierter Keramik kann man begegnen, indem zunächst mit sehr dickem, weichen Artikulationspapier, z.B. Artikulationspapier-blau (Dentsply Ltd), eine blaue Markierung gesetzt wird. Bei anschließender Benutzung der roten GHM-Folie, zeichnet sich diese gut auf der blauen Oberfläche ab (Abb. 10.1c). Verwendet man die GHM-Folie allein, ergeben sich brauchbare Markierungen, wenn sie leicht mit Vaseline eingestrichern wird.

Shimstock-Folien

Diese 12 µm starke Prüf-Folie (GHM) kann in einer Moskitoklemme gehalten und zwischen die Zähne gesetzt werden (Abb. 10.1d). Wird die Folie nach bukkal gezogen, bedeutet Widerstand bei geschlossenen Zahnreihen, daß Zahnkontakt besteht. Sind die Zähne jedoch gelockert, muß man daran denken, daß Prüf-Folien ebenso wie Markierungsfolien Zahnkontakte anzeigen, die nicht zwangsläufig Anfangskontakte sein müssen. Treffen die Anfangskontakte tatsächlich auf gelockerte Zähne, werden diese Zähne niedergedrückt und die sekundären Kontakte auf anderen Zähnen erscheinen als Primärkontakte.

Sandgestrahlte Oberflächen

Sandstrahlen okklusaler Goldoberflächen mit 15 µm Aluminiumoxid erzeugt matte Oberflächen, die ohne Prüf-Folien, Bißkontakte direkt markieren. Die Kontakte erscheinen als glänzende Flächen.

T-Scan (Abb. 10.1e)

Laut Aussage des Herstellers (Tex Scan Inc) gestattet dieses elektronische Gerät die Registrierung von Zahnkontakten auf einem Monitor und ebenso die Messung der relativen Kräfte für jeden einzelnen Kontakt (Abb. 10.1f+g). Die Untersuchung zweier Probanden, Lyons et al. (1992)[3] ergab, daß „die vorgegebene Kraft eines Zahnkontaktes bei jeder Registrierung ein unterschiedliches Säulendiagramm ergab. Dadurch war klar, daß die Säulenhöhen weitgehenst belang-

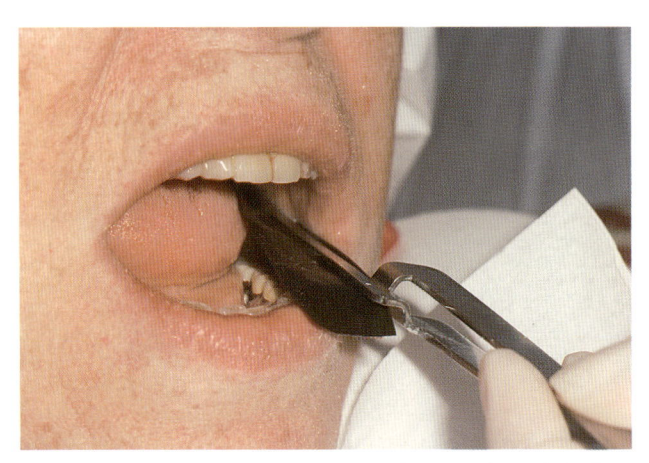

Abb. 10.1a GHM-Folie in der Miller-Pinzette. Beachten Sie, daß die Folie durch die langen Branchen der Pinzette glatt gehalten wird. Die Helferin fixiert die Prüf-Folie, während der Zahnarzt den Unterkiefer führt.

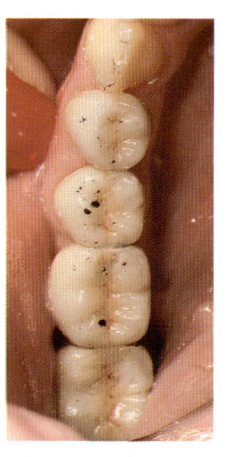

Abb. 10.1b Schwarze Markierungen auf den Zähnen.

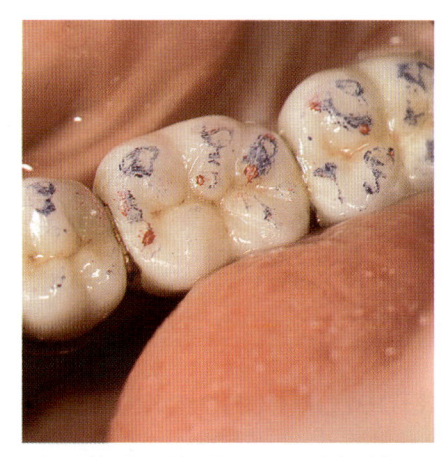

Abb. 10.1c Rote Markierungen auf den blauen Flächen, die von dem Patienten durch Reibbewegungen mit den Zähnen mittels dickem, blauen Artikulationspapier geschaffen wurden. Diese Methode ist zur Markierung von Keramikoberflächen geeignet.

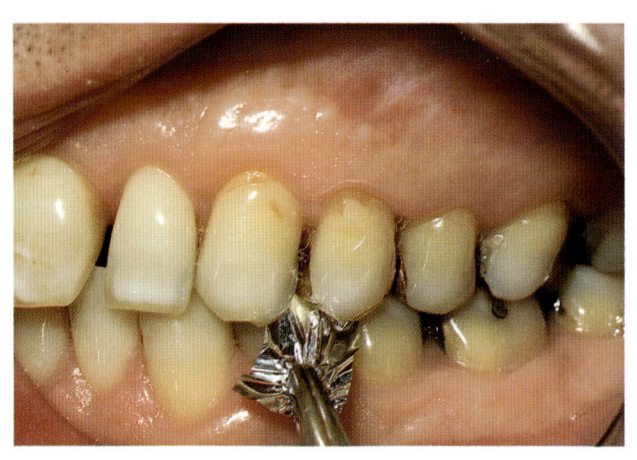

Abb. 10.1d Platzhaltefolie zwischen den Zähnen, in einer Moskitoklemme fixiert. Widerstand bedeutet Zahnkontakt. Gelockerte, benachbarte Zähne können möglicherweise durch Zusammenbeißen niedergedrückt werden und die Testzähne in Kontakt bringen; trotzdem würden kompakte Gipsmodelle die Kontakte nicht darstellen.

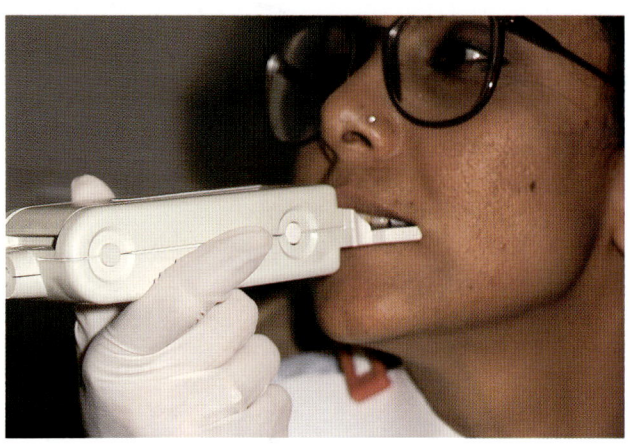

Abb. 10.1e Das T-Scan-Handstück.

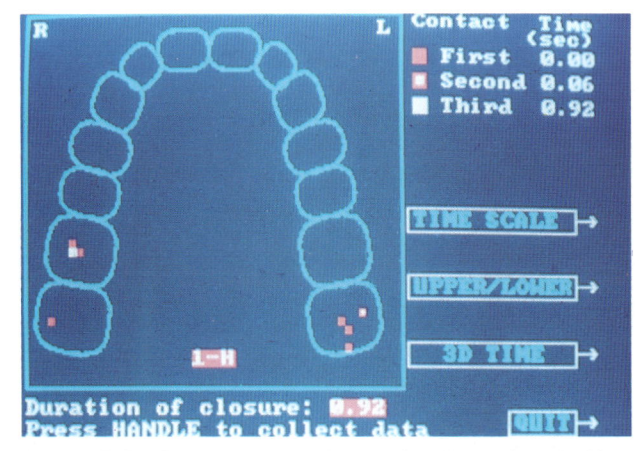

Abb. 10.1f Der Bildschirm zeigt primäre, sekundäre und tertiäre Kontakte und ihre Lokalisation.

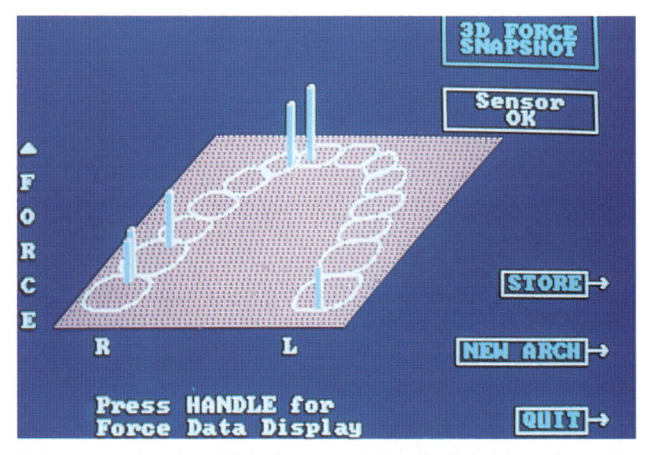

Abb. 10.1g Auf dem Bildschirm erscheint die Darstellungsform der Krafteinwirkung. Je höher der Balken, desto größer die Kraft. Ob eine exakte Korrelation zwischen Balkenhöhe und Krafteinwirkung besteht, bedarf weiterer Untersuchungen. Dieser Modus ist jedoch in seiner dynamischen Funktionsweise speziell für die Ermittlung von Balanceseitenkontakten brauchbar.

los sind und nur dazu dienten, das Zustandekommen eines Kontaktes anzuzeigen, nicht aber die Krafteinwirkung des Kontaktes". Hsu et al. (1992) berichteten, „der Sensor besitzt keine gleichmäßig über die Oberfläche verteilte Sensitivität und ist daher zur Registrierung okklusaler Kontakte nicht zuverlässig.[4] Außerdem variierte die Anzahl registrierter Okklusalkontakte zwischen verschiedenen Sensoren und bei dem gleichen Sensor, zwischen den verschiedenen Versuchsläufen."

Bei Nutzung der dynamischen Wirkungsweise erwies sich dieses Gerät jedoch als zweckmäßig für die Lokalisierung von Balanceseitenkontakten, sowie Arbeitsseitenkontakten zwischen den lingualen Höckern der Unterkieferzähne und den palatinalen Höckern der Oberkieferzähne. Ein Nachteil ist, daß die Größe des Handstücks, das in die Mundhöhle eingebracht wird, am Patienten das natürliche und freie Schließen des Mundes beeinflußt. Der T-Scan identifiziert die annähernde Lage des Kontaktes, aber zur exakten Lagebestimmung ist die Markierung mittels Prüf-Folien unerläßlich. Mit gleichzeitiger Verwendung von Artikulationspapier, Prüf-Folien und sandgestrahlten Oberflächen ist es jedoch ein brauchbares Instrument.[5]

Okklusionsschemata

Der Behandler muß für eine genaue Gestaltung der Okklusalkontakte, die an den Restaurationen vorzusehen sind, Sorge tragen. Da es mehrere Möglichkeiten gibt, muß er auf die Einzelheiten des angestrebten Okklusionsreliefs achten. Gründe für die Überwachung der Okklusion sind:

- Faciale Arthromyalgie; temporomandibuläre Störungen
- Parodontitis
- Lockerungen
- Bruxismus
- Osseointegrierte Implantate
- Zahnstabilität
- Wahrnehmungsfähigkeit
- Technische Mängel an Restaurationen, Zähnen, Implantaten
- Bewahrung der Übersicht und damit die Überwachung eines zweckmäßigen Behandlungsablaufs

Faziale Arthromyalgie

Siehe Kap. 26/27. Es gibt im Schrifttum keinen maßgebenden Beweis, der die traditionelle Anschauung stützen würde, daß okklusale Disharmonien die Kranheitsursache wären, noch daß deren Beseitigung die Symptome wirksamer beeinflussen würden, als ein Plazebo-Bißausgleich. Die Veränderung der Okklusion mit dem Hauptziel der Behandlung der fazialen Arthromyalgie, kann nicht empfohlen werden. Eine Behandlung von Patienten mit fazialer Arthromyalgie, die infolge vorhandener, defekter Restaurationen Neueingliederung von Zahnersatz benötigen, wird in den Kap. 26 – 28 erörtert.

Parodontitis

Siehe Seite 225. Die Änderung der Okklusion mit dem hauptsächlichen Ziel der Behandlung einer Parodontitis kann nicht empfohlen werden.

Lockerungen

Zunehmende Zahnlockerungen oder gelockerte Zähne, die den Patienten beeinträchtigen, können okklusale Korrekturen erfordern (s. Seite 80).

Bruxismus

Wruble et al. (1989) kritisierten die Ungenauigkeiten in vielen veröffentlichten zahnmedizinischen Untersuchungen hinsichtlich Messung und Berichterstattung über Bruxismus welche die Schlußfolgerungen wiederum entkräften.[6] Die Autoren heben auch besonders die zentrale Erkrankungsursache für beginnenden Bruxismus hervor. Holmgren et al. (1993) berichteten, obgleich TMD-Symptome durch eine okklusale Schienentherapie sich besserten, wurde die Knirschgewohnheit auf der Schiene fortgesetzt.[7] Es gibt im Schrifttum keinen maßgebenden Beweis, der die Ansicht untermauert, daß eine Veränderung der Okklusion Bruxismus ausschaltet. Eine Veränderung der Okklusion kann allerdings darauf Einfluß nehmen, in welchen Bereichen der Patient knirscht. Wenn beispielsweise Bruxismus sich am ersten Molaren manifestiert und dieser Zahn wird extrahiert, dann kann er offensichtlich in diesem Bereich nicht mehr ausgeübt werden. Die okklusale Versorgung zielt darauf ab, die durch Bruxismus entstehenden Kräfte auf jene Zahnbereiche, Restaurationen und Implantate zu verlagern, die sie am besten aufnehmen können, um damit mechanisches Versagen, Zahnlockerung und Verschleiß herabzusetzen.

Osseointegrierte Implantate

Siehe Kapitel 33. Patienten können okklusale Kontakte auf Implantaten weniger wahrnehmen als auf natürlichen Zähnen. Eine okklusale Überlastung wird zum mechanischen und biologischen Scheitern der Implantate führen.

Zahnstabilität

Leitkontakte im Seitenzahnbereich oder der Verlust der seitlichen, okklusalen Stützzone führt zur Verschiebung der Oberkiefer-Schneidezähne. Die Bewegung ungeschienter Zähne kann die Öffnung approximaler Kontaktpunkte und Ansammlung von Speiseresten zur Folge haben.

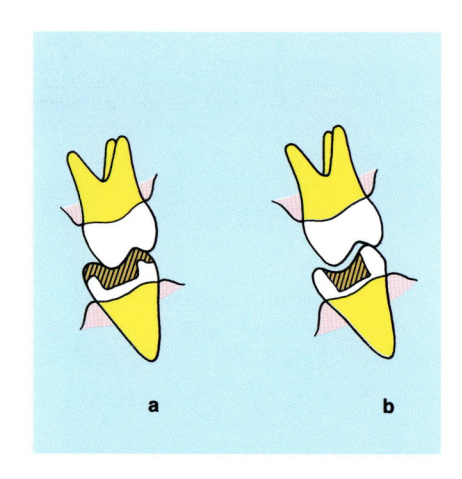

Abb. 10.2 Zahn-auf-Zahn-Stabilität; bukkolinguale Skizze (BU = bukkal, L = lingual).

Abb. 10.2a Stabile Beziehung zwischen einer Restauration und dem gegenüberstehenden Zahn.

Abb. 10.2b Im Vergleich hierzu eine unstabile Zahn-auf-Zahn-Beziehung.

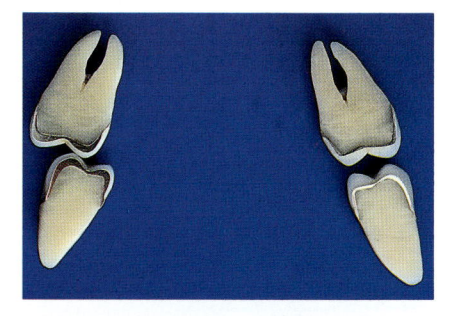

Abb. 10.2c Der Balancekontakt an einer Krone verursacht bei jeder Knirschbewegung Rotationskräfte. Dies kann das Zementsiegel der Krone lösen oder zur Fraktur der Keramik führen, da diese Kräfte horizontal und damit unvorteilhaft einwirken.

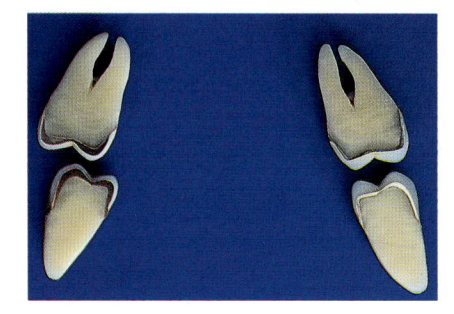

Abb. 10.2d (i) Fehlender Schluß der Zahnreihen (Disklusion) schaltet horizontale Kräfte während des Knirschens aus.

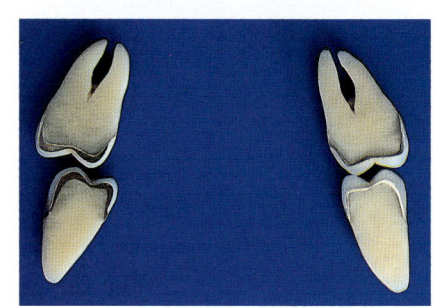

Abb. 10.2d (ii) Okklusionstrennung auf der Balanceseite; aber auf der Arbeitsseite ergibt sich zwischen den lingualen Höckern ein Gleithindernis. Schaut man aus einem bukkalen Blickwinkel, scheint es, als ob auf der Arbeitsseite eine Okklusionstrennung bestünde.

Wahrnehmungsfähigkeit

Es wurde nachgewiesen, daß es möglich ist, an Zähnen bereits 8 – 10 μm starke, okklusale Unterschiede zu bemerken und daß ein 60 μm starker Unterschied stets wahrgenommen wird.[8-9] Die taktile Sensibilität an Implantaten liegt annähernd dreimal niedriger.[10] Okklusale Interferenzen erzeugen Mißbehagen in den Zähnen.[11-12] Daraus ist zu schließen, daß bei einer zahngestützten Restauration kleine okklusale Unterschiede wahrgenommen werden und Mißempfinden auslösen. Das Niveau der Wahrnehmung dürfte von der Empfindungsfähigkeit abhängen; der phlegmatische Patient ist relativ unempfindlich, während der ängstlich, angespannte Patient sehr sensibel reagiert. Wahrnehmung und Mißempfinden sind sehr sachdienliche Hinweise, die Okklusion zu beachten. Sie sollten jedoch nicht mit einer fazialen Arthromyalgie verwechselt werden.

Mechanische Mängel

Es gibt im Schrifttum keinen maßgeblichen Beweis dafür, daß eine besondere Behandlung der Okklusion im restaurierten Gebiß das Auftreten mechanischer Mißerfolge vermindern könnte. Williamson et al. (1983) haben jedoch nachgewiesen, daß die Ausschaltung lateraler Seitenzahnkontakte die Aktivität der Elevatormuskulatur herabsetzt.[13] Weiterhin verhindert eine Okklusionstrennung, daß laterale Kräfte während des Knirschens auf seitliche Restaurationen übertragen werden (s. Seite 290). Bis andererseits dafür Beweise vorliegen, minimiert man vernünftigerweise Kräfte, die mechanische Mißerfolge herbeiführen können, und daher sollte der Okklusion Beachtung zukommen.

Bewahrung der Übersicht

Eine korrekte okklusale Versorgung gibt dem Behandler die Möglichkeit, Kontrolle zu behalten über: die Kieferbeziehungen des Patienten; den Zwischenraum zwischen gegenüberstehenden Restaurationen; die Richtung der auf die Restaurationen einwirkenden Kräfte und die Ortung dieser Kräfte auf der Restauration. Dies ermöglicht die Fortsetzung einer Behandlung in überschaubarer Weise.

Grundlegende Prinzipien

Vor der Restaurierung muß über das anzuwendende okklusale Schema entschieden werden, gleichgültig welcher Art oder der Anzahl der Restaurationen. Die verschiedenen Schemata streben folgende gemeinsamen Ziele an:

- Nach der Restauration muß die Zahnstellung stabil bleiben: die Anordnung der Antagonisten sollte wie in Abbildung 10.2a und nicht wie in Abbildung 10.2b vorgenommen werden, bei der durch Kippen von Zähnen Instabilität entsteht.

Grundlegende Prinzipien

Abb. 10.2e bis j Zustandsdiagramme, die mehrere Möglichkeiten darstellen, wenn Kronenpräparationen vorgenommen werden: (e) CRCP-Anfangskontakt 27 und 37 bei h; (f) IP – der Unterkiefer befindet sich anteriorer als bei (e) und vermeidet den Leitkontakt zwischen 27 und 37; (g) 26 ist zur Krone beschliffen. Der Leitkontakt wurde nicht berührt und daher blieb die IP-Bißlage erhalten; (h) 27 ist zur Krone beschliffen, dabei wurde der Leitkontakt beseitigt; (i) Wird die IP-Bißlage beibehalten, bleibt genügend Platz für die Restauration; (j) Es kann jedoch auch eine Anpassung eintreten; der Unterkiefer bewegt sich auf einem neuen Schließpfad; dadurch entsteht unzureichend Platz für die Restauration.

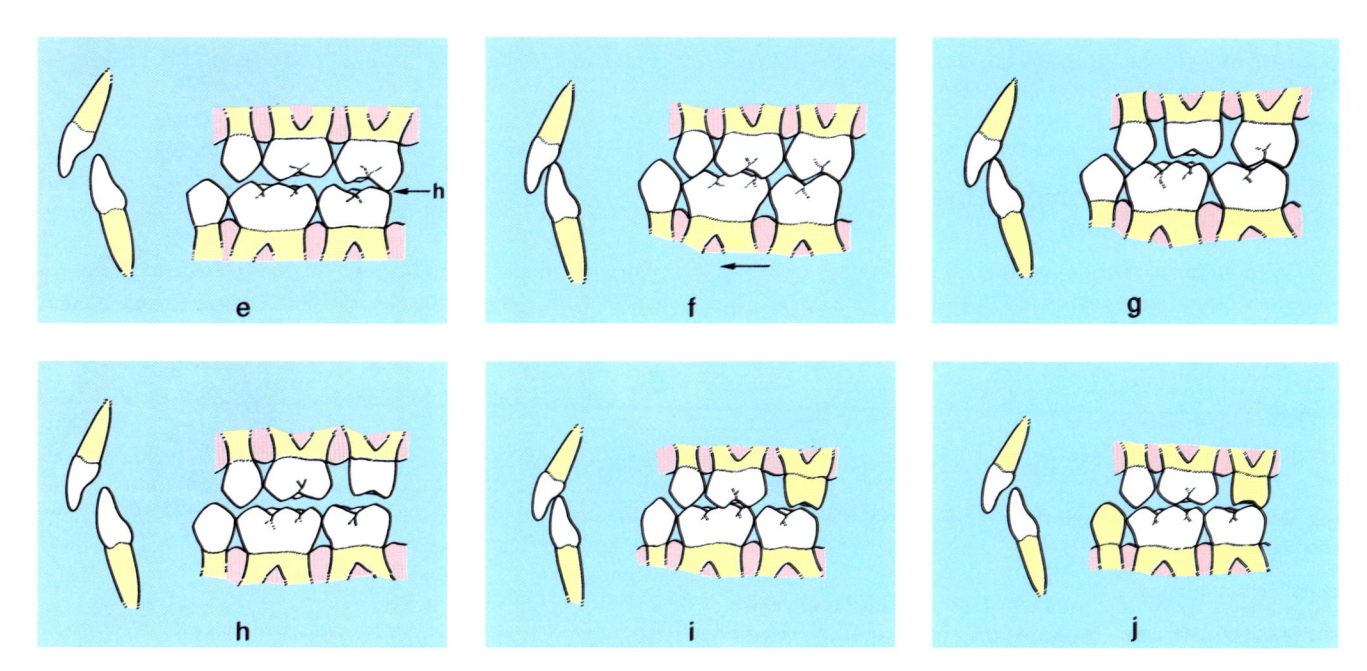

Abb. 10.2k bis m Auswirkungen, wenn ein Balanceseitenkontakt nicht beseitigt wird. Bukkolinguales Diagramm durch drei Ebenen (LC=linker Kondylus; F=linke Fossa; R=rechts; L=links). Schnitt durch 13, 43, 27, 37, sowie den linken Kondylus und die Fossa. Wird ein Balanceseitenkontakt nicht vor der Zahnpräparation beseitigt, steht zu erwarten, daß durch eine Restauration ein neuer Balanceseitenkontakt eingebracht wird. Dies geschieht, weil mit der Rückverlagerung des Kondylus in die Fossa eine Verminderung des interokklusalen Zwischenraums und ein flach verlaufender Bewegungspfad des Unterkiefers einhergeht. Dieser Umstand tritt insbesondere dann ein, wenn im Kieferbogen der an letzter Stelle stehende Zahn präpariert wird. Daher ist zu empfehlen, den Kontakt vor der Präparation zu beseitigen, vorausgesetzt, daß auf der Gegenseite ein Zahnpaar vorhanden ist, das die Frontzahnführung gewährleistet.

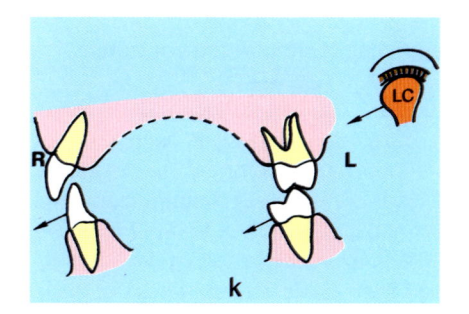

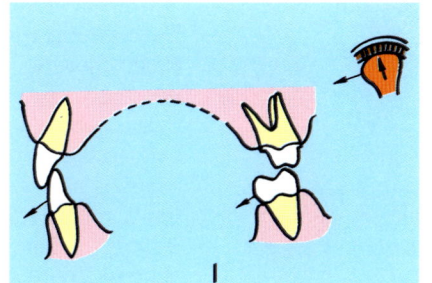

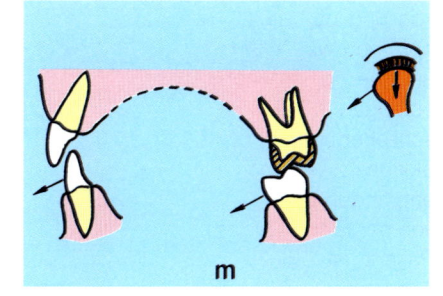

- Die Restauration darf nicht neue Leitkontakte ausbilden.
- In der Interkuspidalstellung sollte zwischen der Restauration und anderen Zähnen gleichzeitiger Kontakt zustandekommen, ohne störende Stellen oder unvollständige Okklusion. Hierbei ist anzumerken, daß kleine störende Stellen von dem Behandler möglicherweise unentdeckt bleiben, weil der Zahn im Anschluß an den Anfangskontakt intrudiert wird.
- An der Restauration dürfen keine Balanceseitenkontakte stattfinden, da diese Rotationskräfte auf den Zahn und die Restauration ausüben (Abb. 10.2c+d). Deren Beseitigung hängt jedoch davon ab, ob Arbeitsseitenkontakte vorhanden sind, welche die Führung „übernehmen."
- An der Restauration dürfen keine Arbeitsseitenbehinderungen auftreten (diese manifestieren sich oft an den lingualen Höckern und sind schwer zu ermitteln).
- Die Frontzahnführung sollte in Übereinstimmung mit den Kiefergelenken und der Muskulatur stehen und darf nicht Anlaß für okklusale Störungen sein.
- Okklusale Kräfte müssen durch die stärksten Anteile des Restaurationsmaterials und des Zahnes geleitet werden.
- Okklusale Kräfte sollten entlang der Längsachse der Zähne ausgerichtet werden.

In der Hauptsache gibt es zwei Behandlungskonzepte:

- das formgetreue (conformative) Behandlungskonzept
- das neugestaltete (reorganized) Behandlungskonzept

Dem Leser wird empfohlen, in Kapitel 4 den Abschnitt betreffend 'Anpassung' nachzulesen, um das Verständnis für die Auswirkung der Beseitigung von Leitkontakten zu vertiefen, bevor er im Text fortfährt.

Das formgetreue (conformative) Behandlungskonzept

Die Restaurationen werden entsprechend den bestehenden Kieferrelationen hergestellt.[14] Mit dieser Behandlungsweise wird dem Patienten wenig, wenn überhaupt, Eingewöhnung abverlangt. Die Restaurationen sollten in die vorhandenen neuromuskulären Bewegungsmuster „hineinpassen". Die Zahnform kann verändert werden. Dabei müssen jedoch folgende Richtlinien beachtet werden:

Die bestehende Interkuspidalposition ist zu erhalten
Ziel ist, die bestehende Interkuspidalposition zu sichern.

Wo immer möglich, müssen Behandlungstechniken eingesetzt werden, welche die Herstellung neuer Restaurationen erleichtern, damit sie sich in die bestehende Interkuspidalposition einfügen.
Techniken zur Wiederherstellung der Interkuspidalposition werden in Kapitel 12 beschrieben.

Anwendung von Methoden, welche die Bewahrung der bestehenden Interkuspidalposition unterstützen (Kapitel 12)
Die neuen Restaurationen sollten sich nicht nur den bestehenden interkuspidalen Verhältnissen anpassen, sondern sie sollten dazu beitragen, diese zu erhalten, d.h. vorhandene Leitkontakte (Kontakte, die den Zahnschluß von einem Pfad auf einen anderen verändern) müssen auf die neuen Restaurationen übertragen werden. Leitkontakte an Zähnen, die nicht durch Erneuerung restauriert werden, bleiben unberührt.
Weist der Patient ein großes horizontal : vertikal-Verhältnis auf, vor allem in Verbindung mit vorangegangenem Gelenkknacken, das bereits beseitigt wurde, erscheint es nicht sinnvoll, die Leitkontakte zu entfernen, da eine Rückverlagerung der Kondylen eine veränderte Kondylus/Meniskus-Beziehung mit möglicherweise wiederkehrenden Gelenkgeräuschen bewirkt. Daher müssen Behandlungstechniken zum Einsatz gelangen, die es ermöglichen, daß die Leitkontakte in die neuen Restaurationen wieder eingearbeitet werden können. Dies erfordert mehr Zeitaufwand in Labor und Sprechzimmer und muß daher vorbedacht werden.

Abtragen von Leitkontakten, wenn nur ein oder zwei Zähne restauriert werden sollen
Leitkontakte verändern den Zahnschluß von einem Pfad auf einen anderen. Ihre Beseitigung bedingt häufig, daß sich ein neuer habitueller Schließweg einstellt, der in eine neue Interkuspidalposition führt (Abb. 10.2e-h). Bei einem Patienten mit einem großen vertikal : horizontal-Verhältnis oder einem großen horizontal : vertikal-Verhältnis, in dem die horizontale Komponente weniger als 1 mm beträgt und dem Patienten okklusal nicht bewußt ist, ob ein oder zwei der Zähne, die restauriert werden sollen, Leitkontakte bilden, ist es sinnvoll, diese Kontakte einige Zeit vor der Restauration zu beseitigen, damit der Unterkiefer einen geringfügig veränderten Schließweg einnehmen kann, wenn die 'Kaumuskulatur danach verlangt', um anschließend in der neuen Interkuspidalposition weiterzuarbeiten. Wird diese Korrektur nicht vorgenommen, besteht die Gefahr, daß eine derartige Veränderung durch die Zahnpräparation, die unvermeidlich zur Abtragung von Leitkontakten führt, während des temporären Behandlungszeitraums stattfindet. Der Aufbiß auf die definitiven Restaurationen unterscheidet sich dann von demjenigen, der im Labor hergestellt wurde. Nur selten gelingt es, die Leitkontakte auf die temporären Restaurationen exakt zu übertragen. Bei einem phlegmatischen Patienten hat das keine Konsequenzen, aber bei jedem okklusal empfindsamen Patienten entstehen zeitraubende Komplikatonen. Es muß betont werden, daß diese Maßnahmen kein okklusaler Ausgleich, oder nur Einschleifen von ein oder zwei Zahnabhängen vor der Restaurierung darstellen. Es ist offensichtlich eine leichte Abänderung des formgetreuen Behandlungskonzeptes, da die Interkuspidalposition, die wiederhergestellt werden soll, sich geringfügig von der originalen Interkuspidalposition unterscheidet. Diese vermeidet jedoch klinische Komplikationen und sollte daher ernstlich in Betracht gezogen werden.

Beseitigung von Balanceseitenkontakten vor neuer Restaurierung
Wie aus den Abbildungen 10.2k-m zu ersehen, neigt ein Balanceseitenkontakt dazu, den Unterkiefer während der Lateralexkursion zu führen. Die Abnahme vorhandener Restaurationen verringert die vertikale Komponente des Bewegungspfades, da nun der Kondylus in der Fossa die Bewegung führt. Die Präparation berührt den gegenüberstehenden Zahn. Bei lateraler Exkursion ist für eine neue Restauration nicht genügend Platz vorhanden, so daß die Zementierung der Restauration einen neuen Balanceseitenkontakt schafft (Abb. 10.2m). Ist der Patient okklusal empfindsam oder unter Streß, wird die Gewöhnung sicherlich nur langsam vonstatten gehen und möglicherweise Unbehagen bereiten, da der originale Kontakt, an den sich der Patient allmählich gewöhnt hatte, wahrscheinlich seit langem bestand. Als Reaktion auf die Beschwerden des Patienten, wird häufig die Restauration beschliffen. Dabei legt sich entweder das Metall unter der Keramik frei, oder das Gußobjekt wird perforiert. Oft wird dem Techniker die Schuld zugeschoben, während der Fehler auf seiten des Behandlers lag, weil er das wahre Problem nicht erkannt hatte.
Balanceseitenkontakte können nur vor einer Restauration beseitigt werden, wenn auf der Arbeitsseite Zähne vorhanden sind, welche die Führung „übernehmen". Sind solche

Grundlegende Prinzipien

Abb. 10.3 Das neugestaltende (reorganized) Behandlungskonzept – alle Seitenzähne und die Oberkiefer-Frontzähne sollen restauriert werden.

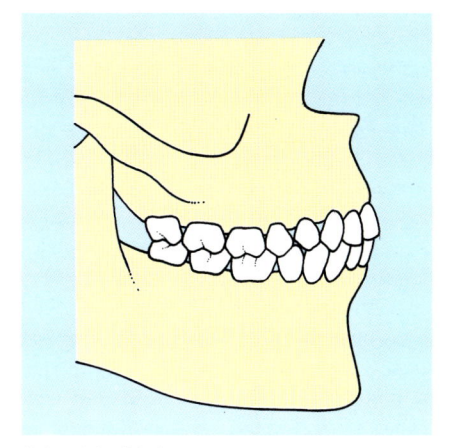

Abb. 10.3a Die Interkuspidalposition.

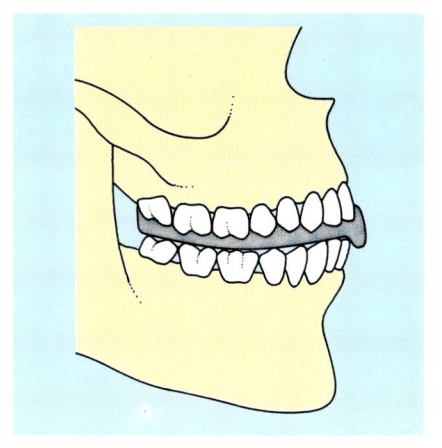

Abb. 10.3b Eingepaßte okklusale Stabilisierungsschiene.

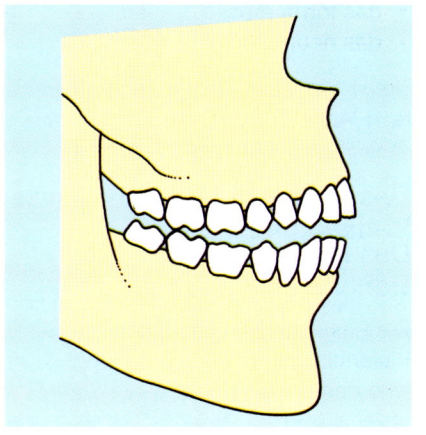

Abb. 10.3c Der Unterkiefer bewegt sich nach distal und die Kondylen nach distokranial. Kleine Bewegungen können große Leitkontakte herbeiführen. Die Abnahme der Schiene zeigt die Leitkontakte auf.

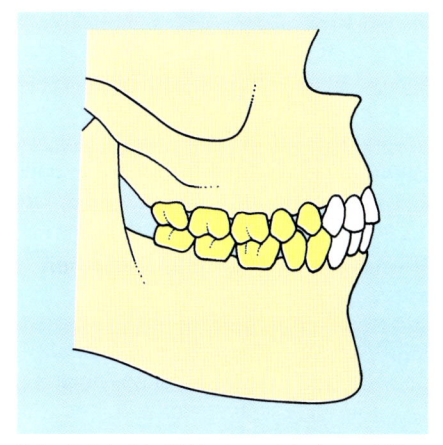

Abb. 10.3d Die Okklusion wird eingeschliffen und der Patient in eine bequeme Bißlage gebracht. Die Seitenzähne werden präpariert und mit temporären Restaurationen versorgt. Im Anschluß daran werden provisorische Restaurationen (gelb) eingegliedert, um die Zahn-zu-Zahn und die mandibulomaxillären Beziehungen zu stabilisieren.

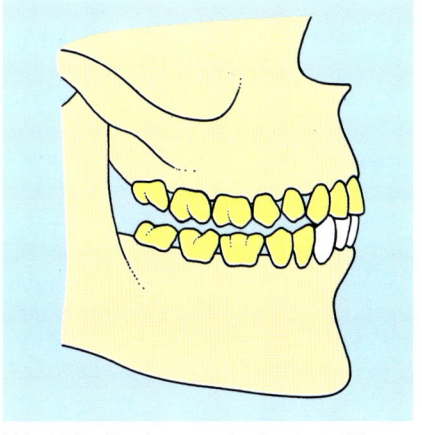

Abb. 10.3e Bestimmung der Frontzahnführung an den provisorischen Restaurationen (gelb).

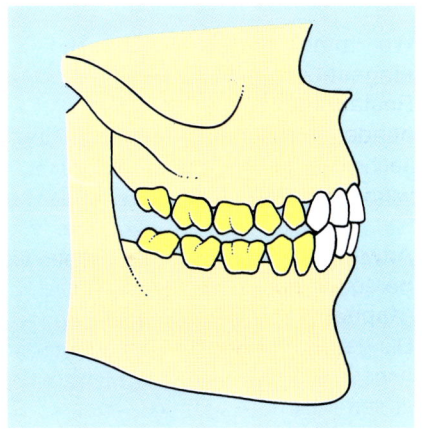

Abb. 10.3f Übertragung der Frontzahnführung auf die definitiven Restaurationen (weiß).

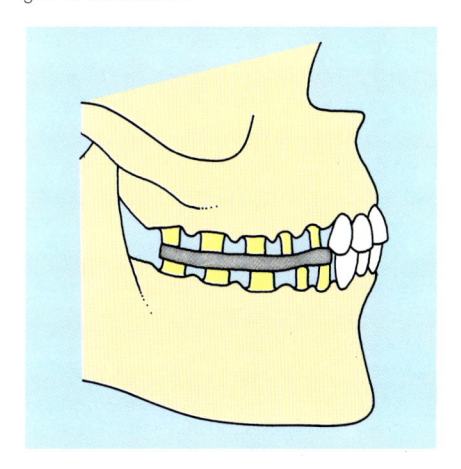

Abb. 10.3g Abnahme der provisorischen Seitenzahnrestaurationen und Herstellung von drei Kieferregistraten in korrektem Vertikalabstand. Dabei ist darauf zu achten, daß im Verlauf des Schließens gegen die Frontzahnkronen keine mandibuläre Ablenkung zustandekommt.

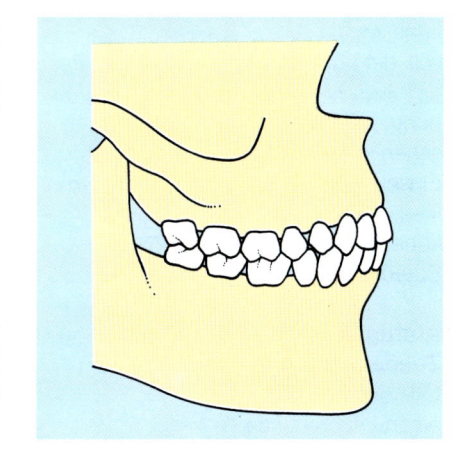

Abb. 10.3h Zementierung der definitiven Seitenzahnkronen. Der Vertikalabstand wird durch die Stützhöcker im Seitenzahnbereich aufrechterhalten. Die Frontzahnkronen sind fast in Kontakt und können die Frontzahnführung übernehmen.

213

Zähne nicht vorhanden, ist die Beseitigung von Kontakten auf der Balanceseite nicht möglich und mehr Zeit sollte darauf verwandt werden, die vorhandenen Balanceseitenkontakte zu kopieren; temporäre Restaurationen herzustellen; anschließend die definitiven Restaurationen fertigzustellen und sie zum Zeitpunkt der Einprobe zu überprüfen.

Das neugestaltete (reorganized) Behandlungskonzept

Leitkontakte und okklusale Gleithindernisse (Kontakte, die eine glatte Bewegung des Unterkiefers verhindern, wenn dieser Exkursionsbewegungen mit geschlossenen Zähnen ausführt) werden beseitigt und gestatten der Kaumuskulatur, den Unterkiefer frei von propriozeptiven Einflüssen solcher Kontakte zu bewegen. Die übliche Aufeinanderfolge von Behandlungsmaßnahmen für neugestaltete Restaurationen umfaßt folgende Schritte:

1) Stabilisierung der Kiefer- und Seitenzahnbeziehungen.
2) Nachkontrolle.
3) Bestimmung der Frontzahnführung.
4) Nachkontrolle.
5) Restauration der Frontzähne.
6) Nachkontrolle.
7) Restauration der Seitenzähne

Wenn Frontzähne ohne Stabilisierung der Kieferbeziehungen restauriert werden, ändern sich mit Beseitigung der seitlichen Leitkontakte als Folge der Zahnpräparation die Kieferbeziehungen und damit die Verhältnisse der Frontzahnführung. Folglich ist es weitaus vernünftiger, zunächst die Leitkontakte und okklusalen Gleithindernisse zu beseitigen und den Unterkiefer seine eigene Relation zum Oberkiefer finden zu lassen. Nach der provisorischen Versorgung der Seitenzähne, wird die Frontzahnführung bestimmt und reproduziert. Anschließend werden die Seitenzähne definitiv restauriert. Da die Abnahme der provisorischen Seitenzahnrestaurationen zum Zwecke der definitiven Versorgung die Kieferbeziehungen nicht verändert, können Kieferregistrate mit dem korrekten Vertikalabstand genommen werden, da dieser durch Kontakt der Frontzähne eingehalten wird.

Dieses Vorgehen schließt ein, daß vor einer erneuten Restauration alle Anpassungsschritte stattgefunden haben und daß die Restaurationen in die veränderten, neu akzeptierten, neuromuskulären Funktionsmuster „hineinpassen". Es beinhaltet ebenso, daß die bestehende Frontzahnführung akzeptabel ist, bzw, daß es möglich ist, die Frontzahnführung wiederherzustellen, so daß in der Folge eine seitliche Disklusion mit den damit einhergehenden mechanischen Vorteilen hergestellt werden kann. Unter Umständen ist eine Frontzahnführung an den Frontzähnen nicht erreichbar. In diesem Fall werden an den Seitenzähnen laterale und protrusive Kontakte soweit wie möglich nach vorn verlegt. Techniken zur Einstellung einer neugestalteten Okklusion werden in Kapitel 13. besprochen.

Fälle, in denen ein formgetreues Behandlungskonzept gewöhnlich angenommen wird

- Bei Einzelzahnersatz mit Zähnen auf beiden Seiten.
- Bei symptomfreien Patienten, die einer Neueingliederung mehrerer Seitenzähne bedürfen, wobei letztere jeweils durch einen Zahn mesial und distal eingegrenzt werden. Diese müssen mit gesicherten okklusalen Stops zur Aufrechterhaltung der Interkuspidalposition ausgestattet sein.
- Bei Restauration eines endständigen Zahnes im Kieferbogen, obwohl kleine Bißkorrekturen der Leitkontakte an dem Zahn durchgeführt werden müssen.
- Bei drei Einheiten am Ende des Kieferbogens, wenn ein großes horizontal : vertikal-Verhältnis vorliegt, da die Beseitigung der Leitkontakte eine Distalbewegung des Unterkiefers zur Folge hat (s. unten).
- Bei mehrfachen Restaurationen, wenn ein großes horizontal : vertikal-Verhältnis vorliegt und in der Vorgeschichte über Gelenkknacken berichtet wurde.
- Bei mehrfachen Restaurationen, wenn ein großes horizontal : vertikal-Verhältnis vorliegt. Das „Zurückfallen" des Unterkiefers würde als Folge der Beseitigung der Leitkontakte eine große horizontale Stufe ausbilden und entweder eine unrestaurierbare Erschwernis (Abb. 10.4b) darstellen, oder die Notwendigkeit der Eingliederung von Frontzahnrestaurationen bedingen, die andernfalls nicht notwendig wären.
- Bei Neuestauration von Frontzähnen eines symptomfreien Patienten, der keiner Ausbesserung der Seitenzähne bedarf.

Vorteile der Restaurierung nach einem formgetreuen Behandlungskonzept

- Keine, oder sehr geringe Eingewöhnung neuromuskulärer Bewegungsbahnen werden dem Patienten auferlegt.
- Die Behandlung erstreckt sich ausschließlich auf Zähne, die behandlungsbedürftig sind.
- Vorwalltechniken können eingesetzt werden.
- Für eine kleine Anzahl von Restaurationen ergeben sich vereinfachte Laborverfahren.

Man muß wissen

- Je größer die Anzahl der restaurationsbedürftigen Einheiten, desto schwieriger ist ein formgetreues Behandlungskonzept durchzuführen.
- Je größer das horizontal : vertikal-Verhältnis, desto mehr ergibt sich die Indikation formgetreu zu restaurieren,[15] obgleich die Behandlungsmaßnahmen komplizierter, zeitaufwendiger und weniger überschaubar werden.
- Obige Erkenntnisse sind wichtig für Behandlungsplanung, Zeitvorgabe und Honorarkalkulation.

Fälle, in denen ein neugestaltetes Behandlungskonzept gewöhnlich angenommen wird

- Bei ausgedehnten, wiederholten Restaurationen, in Gegenwart eines großen vertikal : horizontal-Verhältnisses ist das neugestaltende Behandlungskonzept absolut indiziert.

Grundlegende Prinzipien

Abb. 10.4 Großes horizontal : vertikal-Verhältnis zwischen CRCP und IP.

Abb. 10.4a (i) Interkuspidalposition.

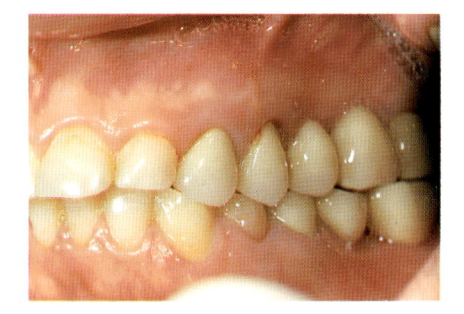

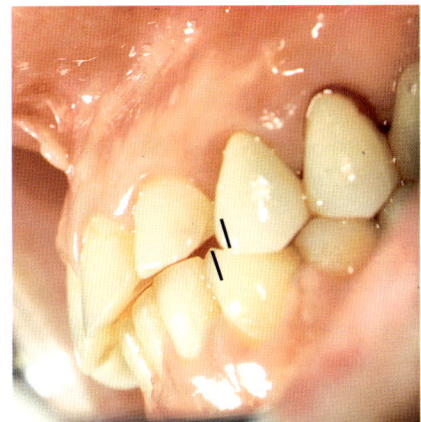

Abb 10.4a (ii) Die inzisale Beziehung in der Interkuspidalposition.

Abb. 10.4b Achten Sie auf die distale Position des Unterkiefers in CRCP-Stellung (s. Markierungsstriche). Die Frontzähne sind außer Kontakt. Wenn die seitlichen Leitkontakte entfernt werden, müssen die Frontzähne mit restauriert werden, um die Frontzahnführung wiederherzustellen. Besser ist formgetreu zu restaurieren.

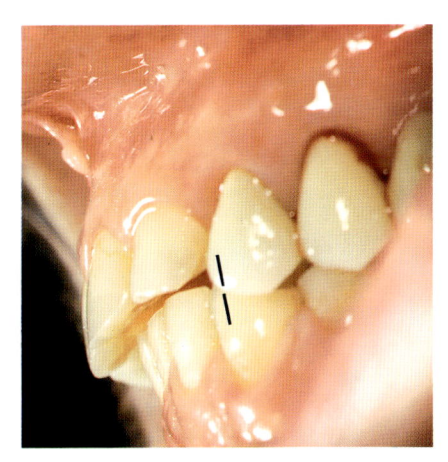

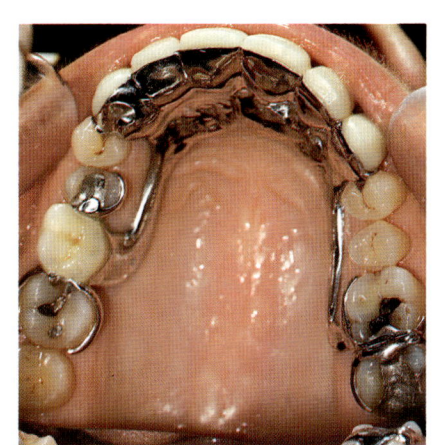

Abb. 10.4c Frontzahnführung an einem herausnehmbaren Zahnersatz eingerichtet.

- Bei einer dreigliedrigen Brücke am Ende des Kieferbogens und einem großen vertikal : horizontal- Verhältnis.
- Bei einer Totalrestauration oder Quadrantenrestauration und einem großen vertikal : horizontal-Verhältnis.
- Bei rechten und linken Quadranten oder posterioren Sextanten und einem großen vertikal : horizontal-Verhältnis.
- Bei ausgedehnter Neuestauration und dem Vorliegen eines großen horizontal : vertikal-Verhältnisses, wobei die Bißführung entweder über die Frontzähne, die Eckzähne, oder Eckzähne und Prämolaren, oder über einen herausnehmbaren Zahnersatz erfolgt (Abb. 10.4c).

Die Vorteile eines neugestalteten Behandlungskonzeptes

- Die Propriozeption von Leitkontakten und Gleithindernissen wird ausgeschaltet.
- Die Präparation der Zähne für Kronenersatz oder die Abnahme provisorischer Restaurationen bewirken keine klinisch bedeutsamen Veränderungen in den Kieferbeziehungen.
- Der Behandler gewinnt eine weitaus größere Kontrolle, und jedes Behandlungsstadium wird besonders überschaubar.

- Eine sichere Okklusion mit gleichzeitig mehrfachen Okklusalkontakten wird hergestellt.
- Es sichert eine Okklusion, die mit den Grenzbewegungen (äußerste Lateral-und Protrusionsexkursionen, die durch Beseitigung von Gleithindernissen leicht erreicht werden können) in Einklang steht
- Es gewährleistet, daß keine iatrogen bedingten Leitkontakte eingebracht werden.
- Es verbessert die Kontrolle über interokklusale Kontakte und vermindert damit nachteilige Auswirkungen ungleichmäßiger Abnutzung zwischen gegenwärtig verfügbaren Restaurationsmaterialien und natürlichen Zähnen.
- Es verleiht Seitenstabilität, die dazu beiträgt, ein frontales Abgleiten zu verhindern

Zur Erinnerung

- Ein starres Festhalten an dem neugestaltenden Behandlungskonzept kann extrem schwierige restaurative Probleme heraufbeschwören, insbesondere wenn ein großes horizontal : vertikal-Verhältnis vorliegt.

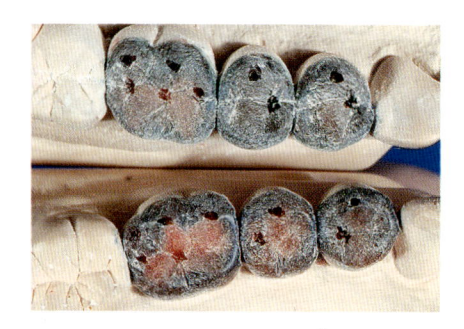

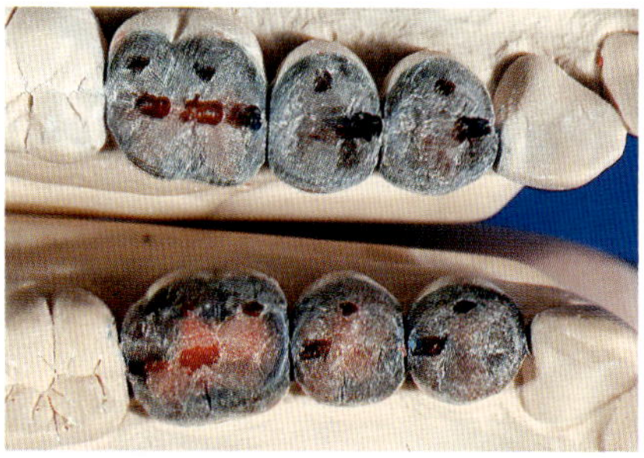

Abb. 10.5a Höckerspitze-zu-Fossa-Okklusion. Die Höckerspitze paßt in die gegenüberliegende Fossa.
Abb. 10.5b Höckerspitze- zu-Fossa plus zentrische Freizone. Der gegenüberstehende Höcker kann in CRCP und in IP-Stellung, sowie in den Bereich dazwischen in kontaktieren, ohne auf einen Höckerabhang zu treffen. Beachten Sie, daß Okklusionstrennung vorgesehen werden muß für Exkursionen, die von jedem beliebigen Punkt der zentrischen Freizone ausgehen. Dies ist schwieriger herzustellen, als eine Disklusion, die von einem einzelnen Punkt in CRCP-Stellung ausgeht.

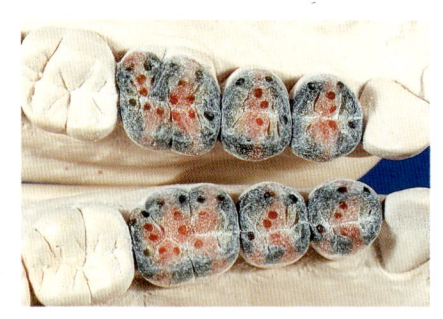

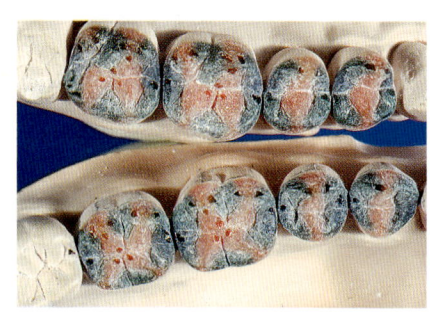

Abb. 10.5c Dreipunktkontakte. Der Höcker paßt in die gegenüberliegende Fossa, aber die Höckerspitze ist außer Kontakt.

Abb. 10.5d Höcker-auf-Randleisten-Kontakte.

Das Wesentliche einiger Empfehlungen für Okklusionsschemata

- seitliche Okklusionsschemata
- frontale Okklusionsschemata
- Kombination von Frontzahn- und Seitenzahnrestaurationen

Seitliche Okklusionsschemata

In Abhängigkeit der Zahnbeziehungen zueinander variiert die Art der vorgesehenen interokklusalen Kontakte. Es gibt wenige wissenschaftliche Begründungen, die den Anspruch auf ein bestimmtes Schema stützen würde, obgleich die Aussage von Williamson et al. (1983) erwähnt werden sollte, daß eine seitliche Okklusionstrennung die Aktivität der Mundschließmuskeln herabsetzt und durch Verminderung der Kräfte auf Zähne und Restaurationen daher ein mechanischer Vorteil eingebracht wird.[13]

Das Schema Höckerspitze-zu-Fossa ohne laterale Kontakte

Hierbei kommt die gegenüberstehende Höckerspitze nur in der CRCP bzw. IP-Position in Kontakt mit der Fossa und verliert bei allen Exkursionen sofort wieder den Kontakt (Abb. 10.5a). Dies ist relativ leicht im Labor herzustellen, aber bei Knirschbewegungen tragen sich diese Kontakte häufig ab, und damit ensteht ein Stabilitätsverlust. Es kann schwierig sein, eine sofortige Trennung der Okklusion zu erreichen und möglicherweise werden „scharf" schneidende Zahnflächen nicht vorgesehen. Die Einstellung wird vereinfacht, indem man am äußersten Ende eines Kauhöckers anstelle eines weiten Kontaktareals nur einen kleinen Kontaktbereich vorsieht, was einige Schwierigkeiten bereiten dürfte. Obgleich die Höckerspitze in die Okklusionsgrube passen mag, müssen die Kräfte nicht notwendigerweise axial einwirken und Kippbewegungen können die Folge sein. Dieses Schema ist daher wegen der Möglichkeit des Verlustes der Stützhöcker besser für geschiente als ungeschiente Einheiten geeignet. Die Verschienung dient der Aufrechterhaltung der Zahnstabilität.

Das Schema Höcker-zu-Fossa mit seitlichen Arbeitskontakten

Dieses ist dem ersten Schema ähnlich. Hierbei werden jedoch, vorausgesetzt es handelt sich nicht um eine Kreuzbißbeziehung, die seitlichen Arbeitskontakte zwischen dem palatinalen Abhang des bukkalen Oberkieferhöckers und dem bukkalen Abhang des bukkalen Höckers im Unterkiefer eingerichtet. Dies ist schwieriger zu erreichen und erfordert entsprechende Arbeitsunterlagen, um den Artikulator in laterale Exkursionsbewegungen einzustellen.

Das Schema Höcker-zu-Fossakontakt in CRCP-Stellung plus anterior eingerichtete IP-Kontakte
(„lange Zentrik", „zentrische Okklusionszone")

In dieser Beziehung berührt die Spitze des Stützhöckers (das ist derjenige Höcker, der in die gegenüberliegende Grube einsetzt und damit den Vertikalabstand aufrechterhält) eine gegenüberliegende flache Fossa sowohl in CRCP- wie IP-Stellung (Abb. 10.5b) und den dazwischenliegenden Bereich zwischen beiden Positionen.

Für die Gestaltung der letzteren ist wichtig, daß bei Kontakt,

Grundlegende Prinzipien

gleich wo zwischen CRCP- und IP eine Verlagerung des Unterkiefers nach vorn nicht eintritt.
Obgleich oft als einfache Technik beschrieben,[16] erfordert diese Anordnung einen beträchtlichen Aufwand informativer Unterlagen über den Bewegungsrahmen zwischen CRCP und IP zur Einstellung in den Artikulator. Ein weiterer Nachteil ist, daß die Spitze des Stützhöckers sich abnutzt mit der Konsequenz des Verlustes okklusaler Abstützung. Dieses Schema ist besonders geeignet für eine neugestaltete Restauration bei einem Patienten mit großem horizontal : vertikal CRCP – IP-Verhältnis.

Dreipunktkontakte

Der Stützhöcker paßt in die gegenüberliegende Fossa, aber die Höckerspitze wird, anstatt auf den Boden der Fossa aufzutreffen, freigestellt, und dabei entstehen drei Kontaktpunkte rund um die Peripherie der Höckerspitze (Abb. 10.5c). In der Theorie wird die Zahnstellung durch die okklusalen Kontakte erhalten und bukkal gerichtete Kräfte erfahren durch lingual angeordnete Kontakte Gegenwirkung und umgekehrt.[17] Vorausgesetzt, daß eine sofortige Okklusionstrennung einsetzt, reduziert sich durch fehlende Kontakte der Höckerspitzen deren Abnutzung. Theoretisch sollen die kleinen vielfachen Kontaktpunkte an spitzen Kauhöckern die Kauleistung verbessern.
Dieses Schema ist für geschiente wie ungeschiente Restaurationen anwendbar, obgleich es nicht möglich ist, damit die Beziehung einer zentrischen Freizone herzustellen.

Das Schema Höcker-zu-Randwulst Kontakte

Häufig müssen Kontakte zwischen Höckern und gegenüberliegenden Randwülsten hergestellt werden. Dies kann jedoch üblicherweise mit einem Höcker-Fossakontakt zur zusätzlichen Stabilität kombiniert werden (Abb. 10.5d).

Formgetreue (conformative) Kontakte

Um das bestehende Okklusionsschema zu kopieren, benutzt man einen Vorwall, der dann modifiziert werden kann, um eines der oben beschriebenen Schemata einzubeziehen.
Es gibt keine kontrollierten Studien, die dem Okklusionstyp eines Schemas in Bezug auf ein anderes eine größere Stabilität bescheinigt oder nachweist, welche Zähne aller Wahrscheinlichkeit zur Unstabilität neigen, wenn sie nicht durch Anordnung anderer okklusaler Kontakte korrigiert werden. Jedoch gibt es einige klinische Anhaltspunkte dafür.
Ausmaß und Typ der Stabilisierung, die von gegenüberliegenden Kontakten gefordert werden, hängen davon ab, ob:

- die Zähne aus einzelnen Einheiten bestehen, oder geschient sind. Theoretisch erfordern geschiente Einheiten weniger Kontakte als eine gleiche Anzahl ungeschienter Einheiten, da sie durch Kontakte stabilisiert werden könnten, die sich nur an jedem Ende der Spanne befinden.

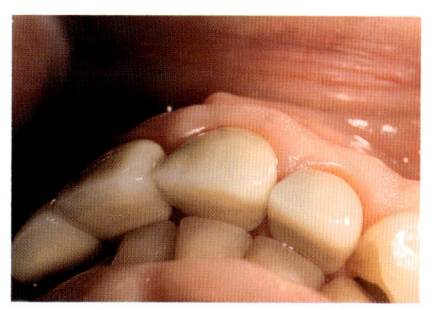

Abb. 10.6 Frontzahnführung bei Vorliegen eines großen horizontal : vertikal-Verhältnisses soweit wie möglich nach vorn verlegt. Der Freiraum befindet sich auf den lingualen Oberflächen der Frontzähne und bewirkt eine sofort einsetzende seitliche Okklusionstrennung.

- erhöhte Lockerung und/oder verminderte knöcherne Abstützung vorliegt. Gelockerte, unzureichend gestützte Zähne neigen dazu, sich okklusal unstabiler zu verhalten, als feste, gut gestützte Zähne.
- der Kieferbogen intakt ist. Approximalkontakte unterstützen die Stabilisierung.
- die Zähne gekippt stehen.

Okklusale Schemata für osseointegrierte, implantatgestützte Restaurationen

Diese werden in Kapitel 33 beschrieben.

Frontale Okklusionsschemata

In CRCP und IP sollten die frontalen Kontakte geringfügig leichter als die seitlichen Kontakte eingerichtet sein. Beim Zusammenschluß der Zahnreihen sollte eine Prüffolie von den Seitenzähnen gehalten werden, sich aber durch die Frontzähne gerade durchziehen lassen. Auf diese Weise wird der Vertikalabstand durch die seitlichen Stützhöcker aufrechterhalten. Dadurch werden horizontal verlagernde Kräfte auf die Frontzähne vermieden. Trotzdem unterstützen sie führende Exkursionsbewegungen. Ob die Frontzähne günstig eingestellt sind oder nicht, hängt sowohl von der Zahn-zu-Zahn-Beziehung als auch von skelettalen Relationen ab. Bei Vorliegen einer großen horizontalen Stufe muß die Frontzahnführung soweit als möglich nach vorn gelagert (Abb. 10.6), oder im Falle einer herausnehmbaren Prothese (Abb. 10.4c), palatinal in die oberen Frontzähne eingearbeitet werden. Bei Behandlungsfällen der Klasse III kann eine Frontzahnführung nicht hergestellt werden; dies scheint aber in derartigen Fällen auch nicht wichtig zu sein.
Wenn eine Führung vorgesehen ist, überträgt man sie vernünftigerweise auf Zähne, die auf jeden Fall imstande sind, diese Funktion zu übernehmen und benutzt keine Zähne, die:

- durch Restaurationen in starkem Maße beeinträchtigt

sind, z.B. einen Eckzahn mit einem unzureichenden Wurzelstift.
- stark gelockert sind, weil deren Beweglichkeit den Führungswinkel weitgehenst abflacht. Außerdem entspricht bei gelockerten Zähnen die Führung auf den Labormodellen nicht der Führung in vivo.

Die Form der palatinalen Konkavität sollte folgende Erfordernisse erfüllen

- Annehmlichkeit für den Patienten
- ästhetische und phonetische Annehmbarkeit
- gleitende Führung, d.h. keine mandibulären Auslenkungen oder Bewegungsstörungen
- minimale Beweglichkeit der Führungszähne
- keine Zementierungsfehler, gleichgültig, welcher Zement verwendet wird, bei Interimsrestaurationen in der Annahme, die Präparationsausführung sei ausreichend.

Gegenwärtig werden die Beziehungen zwischen verschiedenen Merkmalen der Gesichtsform, Kondylenbahnführung und Frontzahnführung erforscht.[18] Die daraus resultierenden computergestützten Daten dürften sich von Anfang an bei der Herstellung der Frontzahnführung als sehr hilfreich erweisen.

Frontzahnführung für neugestaltete (reorganized) Behandlungsfälle mit großem horizontal : vertikal-Verhältnis

Die palatinale Konkavität wird so ausgeformt, daß sie die oben genannten Erfordernisse erfüllt (Bestimmung der Frontzahnführung).

Die Frontzahnführung in der Beziehung als 'zentrische Freizone'

Ramfjord schreibt 1983, Kontakte an Frontzähnen mit Kontakten im Seitenzahnbereich in Übereinstimmung zu bringen, sei eine schwierig durchzuführende Maßnahme.[16] Dawson (1974) beschreibt einen horizontalen Sims auf den palatinalen Flächen der Frontzähne (Abb. 10.6), der eine sofortige Okklusionstrennung herbeiführt, das heißt, die Freizone befindet sich ausschließlich an den Frontzähnen.[19] Dies ist eine mehr praktische Lösung.

Betrachtung der wesentlichen Punkte von fünf Schemata zur Kombination von Frontzahn- und Seitenzahnrestaurationen

Das gnathologische Schema[20-22]

Die Kondylenbewegungen in den Gelenkgruben bestimmen die okklusale Formgebung. Hierfür ist ein voll justierbares Instrumentarium erforderlich. In CRCP sollten gleichzeitige, interokklusale Kontakte aller Seitenzähne mit axial gerichteten Kräften zustandekommen. CRCP und IP fallen zusammen. Der Zusammenschluß der Zahnreihen in CRCP und anschließendes Aufeinanderpressen der Kiefer dürfen keine wahrnehmbaren Verlagerungen oder Gleitbewegungen des Unterkiefers zur Folge haben. Bei jeder Exkursions- oder Protrusionsbewegung muß die Frontzahnführung oder die Eckzahnführung die Seitenzähne trennen (Disklusion). Wenn eine Frontzahnführung nicht hergestellt werden kann, sollte die Führung soweit wie möglich nach vorn verlagert werden. In CRCP treten die Frontzähne nur sehr leicht in Kontakt. Die palatinalen Konkavitäten an den Frontzähnen, werden durch die Kondylenführung bestimmt. Das Aufwachsen der Arbeit geschieht in einem voll justierbaren Artikulator, und Höcker-Fossa-Dreipunktkontakte sind vorzusehen.

Beurteilung

- Dieses Schema ist wegen der Übereinstimmung von CRCP und IP in Fällen eines großen vertikal : horizontal-Verhältnisses geeigneter, als in Fällen eines großen horizontal : vertikal-Verhältnisses. Ein individuell einstellbarer Artikulator ist erforderlich.
- Der Verlaß auf die kondyläre Führung zur Ausbildung der palatinalen Konkavität bedarf wissenschaftlicher Bestätigung. Sie mag ein guter Anhaltspunkt sein, aber klinische Bezugsgrößen sind ebenso erforderlich.
- Dreipunktkontakte sind, besonders bei geschienten Einheiten, nicht notwendig.
- Die technische Durchführung ist anspruchsvoll.
- Mit der Zeit kann ein 'Gleiten' aus der CRCP wiederkehren.[23] In diese Untersuchung waren möglicherweise Fälle mit einem großen horizontal : vertikal-Verhältnis einbezogen, und diese sind wahrscheinlich unstabiler, als Fälle mit einem großen vertikal : horizontal-Verhältnis (s. Kapitel 11).
- Die Okklusionstrennung im Seitenzahnbereich ist ein gutes mechanisches Konzept, weil verhindert wird, daß horizontale, und damit nicht axial gerichtete Kräfte, auf die seitlichen Restaurationen einwirken. Dies erhöht die Widerstandsform der Präparationen und vermindert die auf die Keramikhöcker einwirkenden Scheerkräfte (Abb. 10.2c-d). Die Disklusion reduziert auch die Aktivität der Mundschließermuskeln.[13]
- Zahlreiche Kontaktpunkte in Zusammenhang mit den Höcker/Fossabeziehungen verbessern die Kaufähigkeit.

Anmerkung: die Frontzahnführung, wie sie hier in diesem Text angeführt wird, ist der Einfluß kontaktierender Frontzahn-Oberflächen auf den mandibulären Bewegungsablauf. Sie bezieht sich nicht auf die Führung, die durch Seitenzähne als Frontzahnführung zustandekommt. Die Seitenzahnführung ist der Einfluß kondylärer Determinanten auf die Unterkieferbewegung.

Das Schema der zentrischen Freizone

Ramfjord schreibt 1982: „Diese besteht aus einem kleinen, schmalen Bezirk zwischen CRCP und IP (lange Zentrik) und leitet anhand der okklusalen, funktionellen Führung mehr in die Interkuspidalposition, als in die retrudierte Position."[24] Der Abstand zwischen CRCP und IP ist in diesem Schema nicht entscheidend und beträgt gewöhnlich ungefähr 0,5 mm ± 0,3 mm. Dawson befürwortete 1974, daß der Kontakt anterior zur CRCP nur an den Frontzähnen zustande kommt, ohne daß an den Seitenzähnen, die voneinander getrennt werden, die Einrichtung einer horizontalen Freizone vorgenommen wird.[19]

Beurteilung

- Diese Schema ist anwendbar in Fällen mit großem horizontal : vertikal-Verhältnis.
- Da laterale Exkursionen sowohl aus der CRCP als auch aus der IP erfolgen können, muß die Okklusionstrennung aus beiden Positionen vorgesehen werden; dies kompliziert die Restauration.
- Es muß eine Höckerspitze-zu-Fossa-Okklusion hergestellt werden.
- Die Höckerspitze-zu-Fossa-Okklusion ist einfacher, als Dreipunktkontakte einzurichten.
- Die Höckerspitze-zu-Fossa-Beziehung kann Abnutzungserscheinungen mitsichbringen. Abnutzungsbereiche entstehen zwischen Höckern und Fossae und führen zum Kontaktverlust der Stützhöcker und möglicherweise zur Instabilität.
- Obgleich das Schema als einfache Technik befürwortet wird, ist hinsichtlich der Genauigkeit eine sorgfältige Registrierung der Unterkieferbewegungen erforderlich.

Das Pankey-Mann-Schuyler Konzept[25-27]

Die Frontzahnführung wird funktionell bestimmt. Die oberen und unteren Frontzähne und die unteren Seitenzähne werden zunächst restauriert. Die Technik des funktionell entwickelten Pfades (FGP = functional generated path) wird benutzt, um das Aufwachsen der oberen Seitenzahnrestaurationen zu unterstützen. Die Okklusionsebene wird nach den Vorgaben bestimmt, die sich auf die Monson´sche Kalotte gründen. Ziel ist, gleichzeitige interokklusale Kontakte an allen Seitenzähnen in CRCP mit einer hierzu anterior gelegenen Freizone von nicht mehr als 0,5 mm herzustellen. Dadurch entsteht bei fehlendem Balanceseitenkontakt eine Guppenfunktion auf der Arbeitsseite (obgleich einige Praktiker eine Eckzahndisklusion anstreben).

Beurteilung

- Ein volljustierbarer Artikulator ist nicht erforderlich.
- Während der Durchführung einer FGP-Registrierung, führt die Bewegung der Zähne zu ungenauen Registraten. Es ist möglich, daß die Führungszähne intrudieren, und auf diese Weise treten die präparierten Zähne und deren Antagonisten näher zusammen, als sie auf den in Interkuspidalposition einartikulierten Modellen tatsächlich einander gegenüberstehen.
- Die Biegsamkeit des Unterkiefers unter Muskelkraft kann zu einer ungenauen Registrierung führen.
- Ungenaue Registrierungen beeinträchtigen die Präzision der endgültigen Restaurationen.

Das Yuodelis-Schema für fortgeschrittene Parodontitisfälle[28]

Das Fundament eines gesunden Parodontiums wird ausdrücklich betont. Das Ziel sind gleichzeitige, interokklusale Kontakte der Seitenzähne in CRCP (gewöhnlich übereinstimmend mit IP) mit axial einwirkenden Kräften. Für protrusive Exkursionen wird eine frontale Disklusion hergestellt und für laterale Exkursionen eine Eckzahnfreistellung. Die Höckeranatomie modelliert man in der Weise, daß bei Verlust der Eckzahn-Bißöffnung durch Abnutzung oder Zahnbewegungen, die Seitenzähne in Gruppenfunktion treten (s. Anhang und Kapitel 25). Diagnostische, temporäre Restaurationen sind zur Vermittlung wichtiger Informationen für dieses Schema unentbehrlich.
Voll justierbare und halbjustierbare Artikulatoren werden eingesetzt; „das richtige Instrument für den richtigen Fall". Große Sorgfalt wird auf die Randgestaltung und Kronenkontur verwandt.

Beurteilung

- Dies ist eine vernünftige Kombination praktischer Anwendungen.
- Sie ist hauptsächlich für ein großes vertikal : horizontal-Verhältnis geeignet.

Das Nyman und Lindhe-Schema für besonders weit fortgeschrittene Parodontitisfälle[29]

Dieses eignet sich für Brückenersatz, der durch ein gesundes, zugleich stark reduziertes, Parodontium gestützt wird. In Interkuspidalposition muß ein ausgeglichener Kontakt hergestellt werden, wobei kein besonderer Wert auf die Art der Kontakte gelegt wird. Besteht distale Abstützung, ist eine frontale Disklusion einzurichten. Im Falle von langen, zahngestützten Freiendrestaurationen, wird eine balancierte Okklusion hergestellt, das heißt, auf das Freiendglied wirken gleichzeitige Arbeits- und Balance-Seitenkontakte ein. Alle Restaurationen sollten im halbjustierbaren Artikulator in Mittelwerteinstellung angefertigt werden. Besonderer Wert ist auf eine supragingivale Randlage der Restaurationen zu legen.

Beurteilung

- Empfehlung für Fälle mit beträchtlich gelockerten Zähnen.
- mechanische Gesichtspunkte werden zurückhaltend

beurteilt, das heißt, ihnen wird keine übermäßige Bedeutung beigemessen.

Schlußfolgerung

Eine Entscheidung über das zu verordnende, okklusale Schema sollte vor Herstellung der endgültigen Restaurationen getroffen werden. Gewöhnlich werden Elemente mehrerer Schemata in den gleichen Behandlungsfall einbezogen. Die Verantwortung für die okklusale Gestaltung liegt beim Zahnarzt, nicht beim Techniker. Um die Verordnung abzugeben, muß der Zahnarzt mit den verschiedenen Optionen, den Schwierigkeiten, die durch einen besonderen Behandlungsfall entstehen und den realistischen Möglichkeiten absolut vertraut sein. Wer nicht selbst Okklusionsflächen aufgewachst hat und mindestens an einem Technikkurs über Aufwachstechnik erfolgreich teilgenommen hat, ist in der Tat hierzu höchstwahrscheinlich nicht in der Lage. Kurse in Aufwachstechnik erweisen sich für den Zahnarzt in höchstem Maße sachdienlich und betreffen nicht nur das Fachgebiet des Zahntechnikers (s. Anhang). Unternimmt der Zahnarzt den Versuch eine gescheiterte, umfangreiche Restauration durch Erneuerung zu restaurieren, ist es berufliche Verpflichtung, wenigstens die Grundlagen der Okklusionskonzepte zu beherrschen.
Die Fähigkeit, das richtige okklusale Schema zu verordnen, ist von grundlegender Bedeutung.

Änderung des Vertikalabstandes

Der Vertikalabstand in der Interkuspidalposition kann verkleinert oder vergrößert worden sein. Eine Verringerung des Vertikalabstandes infolge Verschleiß kann durch adaptive Mechanismen kompensiert werden.[30] Die Kompensation muß jedoch nicht abgeschlossen sein, so daß bei starker Abnutzung ein Verlust des okklusalen Vertikalabstands[31] und bei geringfügiger Abnutzung, eine Zunahme der vertikalen Gesichtshöhe eintritt.[32] Werden Restaurationen notwendig, treten Probleme ungleicher Abnutzungserscheinungen in den Vordergrund. Dentale Materialien nutzen sich in unterschiedlichem Maße ab, und keines der gegenwärtig verfügbaren Materialien besitzt einen Abnutzungsgrad, der mit dem von Schmelz und Dentin übereinstimmt. Desgleichen verhält sich kein Material dem gegenüberstehenden Zahn in gleicher Weise, wie die Schmelzsubstanz. Daher ergeben sich ungleichmäßige Abnutzungserscheinungen, wenn Restaurationen intakten Zahnoberflächen oder Restaurationen aus unterschiedlichen Materialien gegenüberstehen (s. Kapitel 17).
Verringerter Vertikalabstand ist gewöhnlich die Folge von Zahnverlust, Abnutzung bzw. Verschleiß, oder Frakturen von Restaurationen. Andererseits ist ein vergrößerter Vertikalabstand üblicherweise iatrogen bedingt und ergibt sich, wenn metallkeramische Restaurationen auf zu kurze Zahnpfeiler gesetzt werden und Platz für die Keramikverblendungen benötigen. Eine Zunahme der Höhe seitlicher Zähne sperrt die Frontzähne, folglich werden diese Zähne ebenfalls restauriert. Eine vorangegangene Verlängerung der klinischen Kronen hätte dazu beigetragen, diese Verkettung der Umstände zu vermeiden.

Werden Veränderungen des Vertikalabstands als Teil einer Neurestauration erwogen, müssen sieben Behandlungsschritte beachtet werden

1) Fallbeurteilung
2) diagnostischer Plattenbehelf
3) diagnostisches Aufwachsen
4) provisorische Restauration
5) klinische Beurteilung der Reaktion
6) Einartikulieren von Modellen der provisorischen Restaurationen
7) Einartikulieren von Arbeitsmodellen im richtigen Vertikalabstand.

1) Fallbeurteilung

Diese Maßnahme wurde bereits zuvor in den Abschnitten Krankengeschichte und Untersuchung, Kapitel 3 und 4 behandelt.

2) Diagnostischer Plattenbehelf

Wenn die Fallbeurteilung eine Vergrößerung des Vertikalabstandes indiziert, wird ein Plattenbehelf aus Kunststoff entweder in der vorgesehenen vertikalen Höhe hergestellt, oder, falls dies in einem Schritt zu groß erscheint, bis zu einer dazwischenliegenden Abmessung. Periodisch werden Erhöhungen vorgenommen, bis der geplante Abstand erreicht ist, oder bis der Patient Unbehagen verspürt. Die Schiene wird in der gleichen Weise wie eine okklusale Stabilisierungsschiene hergestellt und eingeschliffen.
Tests, um die Verträglichkeit der Schiene zu überprüfen, betreffen folgende Feststellungen:

- Bequemlichkeit
- zufriedenstellendes, annehmbares Aussehen
- zufriedenstellende Kaufähigkeit
- keine zunehmende Lockerung der gegenüberstehenden Zähne
- keine Schluckbeschwerden.

In einer Serie von 10 Behandlungsfällen, die einen verringerten Vertikalabstand in der Interkuspidalposition aber einen beträchtlich unterschiedlichen Vertikalabstand in CRCP aufwiesen, erhöhten wir langsam die vertikale Abmessung in der IP. Dabei konnte festgestellt werden, daß die vertikale Höhe der nachfolgenden Restauration mit dem Anfangskontakt der größten okklusalen Schlifffläche in CRCP-Stellung übereinstimmte. Aus diesem Grunde benutze ich generell dies als Ausgangspunkt für den Vertikalabstand des Aufbiß-Plattenbehelfs (Abb. 10.7a).

3) Diagnostisches Aufwachsen

Studienmodelle werden in einen teiljustierbaren Artikulator gesetzt und ein diagnostisches Wachsmodell wird modelliert.

Grundlegende Prinzipien

Abb. 10.7 Erhaltung des Vertikalabstands.

Abb. 10.7a Diagnostischer Plattenbehelf, hergestellt in der vertikalen Abmessung des Anfangskontaktes der größten Schlifffläche in CRCP – d.h. zwischen den Zähnen 27 und 46.

Abb. 10.7b Die seitlichen provisorischen Restaurationen sind abgenommen; die frontalen befinden sich an ihrem Platz. Die Kieferregistrierung erfolgt in korrektem vertikalen Abstand. Es ist darauf zu achten, daß keine schiefe-Ebene-Wirkung von den lingualen Flächen der Frontzähne ausgehen; bei Zahnlockerung werden die Zähne mit den Fingern in Stellung gehalten.

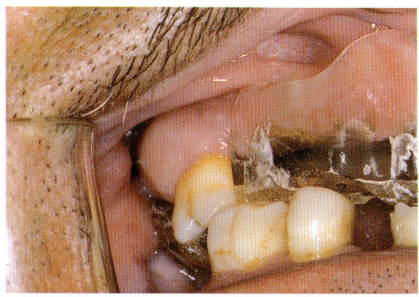

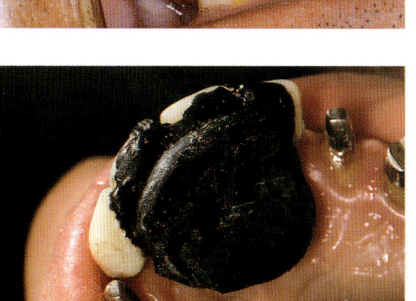

Abb. 10.7c Bei Vorhandensein einer großen horizontalen Stufe kann die Abnahme der seitlichen provisorischen Restaurationen mit dem Verlust der vertikalen Stabilität einhergehen. Die lingualen Flächen der provisorischen Oberkieferrestaurationen werden vor Abnahme der seitlichen Provisorien mit Kerr-grün verbreitert, um den Vertikalabstand zwischen Kerr-Masse und Unterkiefer-Schneidezähnen aufrechtzuerhalten.

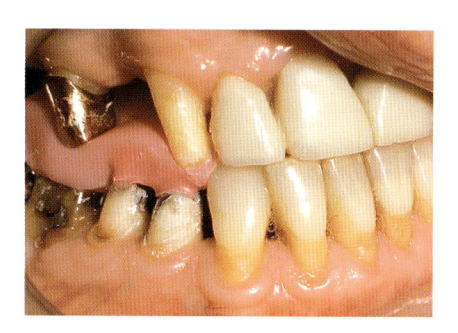

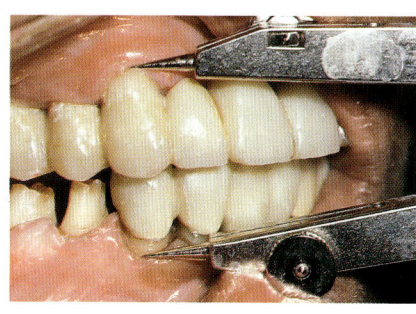

Abb. 10.7d Mit den provisorischen Restaurationen an ihrem Platz und dem Unterkiefer in Interkuspidalposition wird die vertikale Höhe zwischen zwei leicht zugänglichen Orientierungspunkten an den Zahnfleischrändern gemessen (In vorliegendem Falle müssen die Provisorien an den zervikalen Rändern im Anschluß an Nachpräparationen, infolge parodontalchirurgischer Maßnahmen, verlängert werden).

Abb. 10.7e Bei fehlenden Frontzähnen wird ein durch die angrenzenden Zähne gestützter Aufbißbehelf hergestellt.

Abb. 10.7f Metallkappen auf den Frontzähnen zur Wiederherstellung der vertikalen Höhe und zur Stützung des Unterkiefers für die Kieferregistrierung.

Abb. 10.7g Kieferregistrierung mit Bitestone (Whip Mix Co.). Das Auftragen erfolgt mit einer 2 ml Einmalspritze (Patient von Abb. 10.7e).

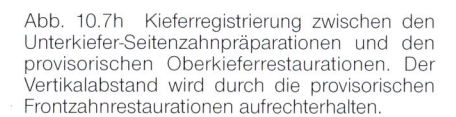

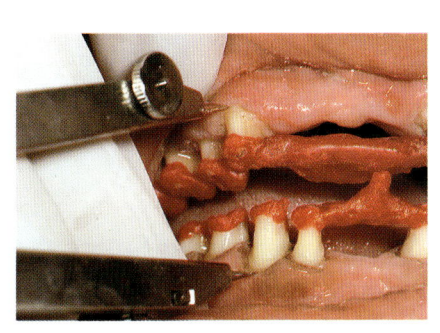

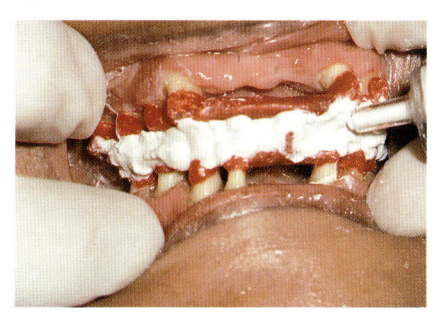

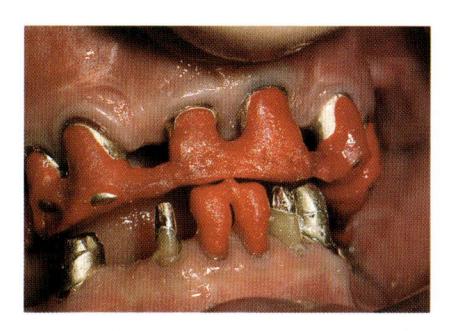

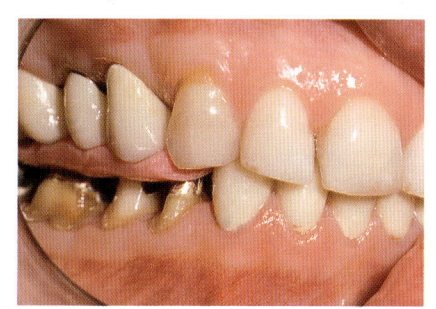

Abb. 10.7h Kieferregistrierung zwischen den Unterkiefer-Seitenzahnpräparationen und den provisorischen Oberkieferrestaurationen. Der Vertikalabstand wird durch die provisorischen Frontzahnrestaurationen aufrechterhalten.

Bei Vorliegen eines verminderten Vertikalabstands
Nachdem die vertikale Dimension anhand des diagnostischen Plattenbehelfs ermittelt wurde, muß sie in folgender Weise auf den Artikulator übertragen werden:
Mit dem im Munde befindlichen diagnostischen Plattenbehelf mißt man mit einem Meßzirkel die vertikale Höhe der IP, durch Bestimmung des Abstands zwischen zwei geeigneten Markierungspunkten (Abb. 10.7d). Dieses Maß überträgt man auf die einartikulierten Modelle und fixiert dementsprechend den Inzisalstift. In Anlehnung an diesen Vertikalabstand wird das diagnostische Wachsmodell hergestellt.

Bei Vorliegen eines vergrößerten Vertikalabstands
Die Modelle müssen entsprechend dem voraussichtlichen Wert abgetragen werden; das Wachsmodell wird danach modelliert.

4) Provisorische Restaurationen

Bei einem Patienten, der einen verringerten Vertikalabstand aufweist, werden provisorische Restaurationen entsprechend der vertikalen Höhe eingegliedert, die durch den diagnostischen Aufbiß-Plattenbehelf eingestellt wurde. Bei Patienten mit einem vergrößerten Vertikalabstand ist es häufig am besten, die vertikale Dimension der Provisorien sehr eng an die der gegenwärtigen Restaurationen anzugleichen. Die temporären Restaurationen können dann in der Höhe reduziert werden und dienen als Richtschnur für den Vertikalabstand der provisorischen Restaurationen, die wiederum während einer „Testperiode" im Verlauf der Tragezeit abgeändert werden können.

5) Klinische Beurteilung der Reaktion

Die Bequemlichkeit, das Erscheinungsbild und die Kaufähigkeit, die durch die provisorischen Restaurationen vermittelt werden, sind zu überprüfen. Es sollten keine zunehmende Lockerung, Schluckbeschwerden oder Empfindlichkeiten der Muskulatur aufgetreten sein. Der Wert des pantographischen Reproduktionsindexes sollte im Bereich von 0 – 12 liegen und keine Fehlfunktionen nachweisen. Die Erscheinungsform der Zähne, Stützung der Lippen und die Gesichtshöhe müssen für den Patienten annehmbar gestaltet sein.
Die provisorischen Restaurationen werden okklusal entweder durch Anfügen oder Abtragen von Kunststoff (bzw. Kompositharz, falls daraus hergestellt) korrigiert. Wenn nötig, können kleinere Veränderungen im Munde vorgenommen werden. Bei intraoralen Anfügungen an provisorische Kunststoffrestaurationen ist es im allgemeinen besser, einige Unterschnitte in okklusalen Kavitäten anzubringen, die zuvor in den Kunststoff präpariert wurden und den Gegenkieferbogen durch Auftragen von Vaseline zu isolieren. In die okklusalen Kavitäten wird ein Kompositharzdamm ungefähr in der gewünschten Höhe aufgebaut, anschließend der Unterkiefer bis zu dem vorgesehenen Vertikalabstand geschlossen, und das Kunstharz lichtgehärtet. Nachdem die vertikale Höhe stabilisiert ist, können mit Akrylkunststoff weitere Ergänzungen vorgenommen werden.

Für größere Aufbauten müssen neue Kieferregistrierungen direkt mit den provisorischen Restaurationen in der beabsichtigten vertikalen Höhe durchgeführt werden. Hierfür nimmt man diese Restaurationen ab, setzt sie in den Artikulator und stellt dort die Ergänzungen her. Wurde Kompositharz verwendet, muß vor dem Aufbau der Ergänzungen zunächst ein Aktivator (z.B. Spezial Bond – Vivadent Co.) aufgetragen werden, um freie Radikale freizusetzen.

6) Einartikulieren von Modellen der provisorischen Restaurationen

Von den provisorischen Restaurationen werden Abdrücke genommen; die Modelle werden aufgrund einer Gesichtsbogenübertragung und einer Kieferregistrierung in den Artikulator einartikuliert.

7) Einartikulieren von Arbeitsmodellen im richtigen Vertikalabstand

Wo immer möglich, sollte der geplante Vertikalabstand anhand von provisorischen Restaurationen getestet und die Kieferregistrierung in der endgültig eingestellten vertikalen Höhe durchgeführt werden (Abb. 10.7). Am Artikulator darf eine Veränderung des Vertikalabstands nicht vorgenommen werden. Dies schließt Irrtümer aus und erspart die Notwendigkeit einer kinematischen Gesichtsbogenübertragung.

Wenn irgend möglich, sollten die Arbeitsmodelle in der Weise einartikuliert werden, daß sie mit den Modellen der provisorischen Restaurationen austauschbar sind

Verfahrensweise

Als erstes werden die Modelle der provisorischen Restaurationen einartikuliert. Unter Einsatz des Gesichtsbogens wird das Oberkiefermodell einartikuliert. Das Unterkiefermodell wird freihand nach dem oberen eingesetzt. Das Einartikulieren der Arbeitsmodelle erfolgt anschließend in folgender Weise:

Wenn genügend Orientierungspunkte vorhanden sind, um das obere Arbeitsmodell in der gleichen Beziehung zum Artikulator wie das Modell des Provisoriums einzuartikulieren:

Manchmal gelingt es, das obere Arbeitsmodell in die gleiche Beziehung zum Artikulator zu setzen, wie das Modell der oberen provisorischen Restaurationen. Dies kann häufig bewerkstelligt werden, indem man von dem Gaumen des Modells der provisorischen Restaurationen eine Silikonform herstellt und diese als Übertragungselement nutzt, um das Meistermodell einzustellen. Die Verfahrensschritte zum Einartikulieren des unteren Modells sind folgende:

(i) Wenn die provisorischen Frontzahnrestaurationen von den provisorischen Seitenzahnrestaurationen getrennt sind:
1) Einartikulieren des oberen Arbeitsmodells – dies steht in Relation zum Modell der unteren provisorischen Restaurationen.
2) Abnahme der oberen und unteren provisorischen Seitenzahnrestaurationen
3) Durchführung der Kieferregistrierung mit den provisorischen Frontzahnrestaurationen in Kontakt. Achten Sie darauf, daß gleichmäßiger Kontaktschluß zustandekommt und keine Neigungsflächen den Unterkiefer nach einer Seite zwingen. Bei Lockerungen werden die Frontzähne mit den Fingern am Platz gehalten (Abb. 10.7b), andernfalls führt das Ausweichen der Zähne nach labial zur Verminderung der vertikalen Höhe, die, obgleich im Munde feststellbar, im Artikulator nicht erscheint. Im Falle einer großen horizontalen Stufe kann die Abnahme der provisorischen Seitenzahnrestaurationen den Verlust der vertikalen Stütze zur Folge haben. Die frontalen Provisorien müssen in diesem Falle vor Abnahme der Seitenzahnrestaurationen mit Kerr-grün lingual verbreitert werden, um den Vertikalabstand zu bewahren (Abb. 10.7c).
4) Das untere Arbeitsmodell wird gegen das obere Arbeitsmodell einartikuliert.

(ii) Wenn die provisorischen Frontzahnrestaurationen Teil der seitlichen Restaurationen und mit ihnen verbunden sind:
1) Einartikulieren des oberen Arbeitsmodells.
2) Messen des Vertikalabstands zwischen zwei leicht zugänglichen Orientierungspunkten am Gingivalrand mit dem Meßzirkel, wobei der Unterkiefer sich in Interkuspidalposition befindet (Abb. 10.7d).
3) Abnahme der provisorischen Restaurationen.
4) Herstellung eines frontalen Aufbißbehelfs zur Stützung der vertikalen Höhe. Bei fehlenden natürlichen Frontzähnen wird der Aufbiß durch die angrenzenden Zähne gestützt (Abb. 10.7e). Bei vorhandenen, natürlichen Frontzähnen besteht der Aufbißbehelf lediglich aus Kappen über den Präparationen (Abb. 10.7f).
5) Anpassung des Aufbißbehelfs an den richtigen Vertikalabstand.
6) Durchführung der Kieferregistrierungen (Abb. 10.7g).
7) Einartikulieren des unteren Modells.

Beide Methoden ermöglichen, die Modelle der provisorischen Restaurationen und die Arbeitsmodelle austauschbar einzusetzen, so daß die Bezugsgrößen, die durch die provisorischen Restaurationen zur Verfügung stehen, in befriedigender Weise auf die definitiven Wachsmodelle übertragen werden können (s. Anhang).

Wenn unzureichende Orientierungspunkte vorhanden sind, um das obere Arbeitsmodell in der gleichen Beziehung zum Artikulator wie das Modell des Provisoriums einzuartikulieren:

(i) Wenn die provisorischen Frontzahnrestaurationen von den provisorischen Seitenzahnrestaurationen getrennt sind:
1) Abnahme der unteren provisorischen Seitenzahnrestaurationen.
2) Durchführung einer Kieferregistrierung, während die unteren Frontzahnrestaurationen an ihrem Platz bleiben und die vertikale Höhe aufrechterhalten (Abb. 10.7h).
3) Einartikulieren des unteren Arbeitsmodells gegen das Modell der oberen provisorischen Restaurationen.
4) Abnahme der oberen provisorischen Seitenzahnrestaurationen.
5) Durchführung einer Kieferregistrierung mit den Frontzahnrestaurationen an ihrem Platz.
6) Einartikulieren des oberen Arbeitsmodells gegen das untere Arbeitsmodell.

(ii) Wenn die provisorischen Frontzahnrestaurationen Teil der seitlichen Restaurationen und mit ihnen verbunden sind:
1) Abmessen der vertikalen Höhe zwischen zwei am Zahnfleischrand gelegenen Orientierungspunkten in Interkuspidalposition.
2) Abnahme der unteren provisorischen Restaurationen.
3) Herstellung eines frontalen Aufbißbehelfs für die unteren Frontzähne im richtigen Vertikalabstand.
4) Durchführung einer Kieferregistrierung gegen die oberen provisorischen Restaurationen, wie oben.
5) Abnahme der oberen provisorischen Restaurationen.
6) Herstellung eines oberen frontalen Aufbißbehelfs im richtigen Vertikalabstand gegen den unteren frontalen Aufbißbehelf (Abb. 10.7e).
7) Durchführung einer Kieferregistrierung (Abb. 10.7g).
8) Die Registrate ermöglichen, daß das untere Meistermodell in Beziehung zum Modell der oberen provisorischen Restaurationen gesetzt wird und anschließend das obere Meistermodell zum unteren Meistermodell.

Wenn die Beziehung zwischen dem Arbeitmodell und dem Modell für die provisorischen Restaurationen nicht erforderlich ist:
1) Registrierung des Vertikalabstands, entweder durch Belassen der provisorischen Frontzahnrestaurationen an ihrem Platz, oder durch Vermessen wie oben und Herstellung eines Aufbißbehelfs.
2) Einartikulieren des oberen Modells mit Hilfe eines Gesichtsbogens.
3) Einartikulieren des unteren Modells mit Hilfe einer Kieferregistrierung.

Literaturhinweise

1. Suthers M D, Wise M D. Influence of cementing medium on the accuracy of the remount procedure. J Prosthet Dent 1982; 47: 3771.
2. Kelleher M. A laboratory investigation of marking materials used for the detection of occlusal contacts. MSc thesis. University of London 1978.
3. Lyons M F, Sharkey S W, Lamey P J. An evaluation of the T-Scan computerized occlusal analysis system. Int J Prosthodont 1992; 5: 166-172.

4. Hsu M-L, Palla S, Gallo L M. Sensitivity and reliability of the T-scan system for occlusal analysis. J Craniomandib Disord Facial Oral Pain 1992; 6: 17-23.
5. Maness W L. Laboratory comparison of three occlusal registration methods for identification of induced interceptive contacts. J Prosthet Dent 1991; 65: 483-487.
6. Wruble M, Lambey M, McGlyn F. Sleep related bruxism and sleep variables. A critical review. J Craniomandib Disord Facial Oral Pain 1989; 3: 152-158.
7. Holmgren K, Sherkhaleslam A, Riise C. Effect of full arch maxillary splint on parafunctional activity during sleep in patients with nocturnal bruxism and signs and symptoms of craniomandibular disorders. J Prosthet Dent 1993; 69: 293-297.
8. Siirila H S, Laine P. The tactile sensibility of the periodontium to slight axial loadings of the teeth. Acta Odont Scand 1963; 21: 415-419.
9. Tryde G, Frydenberg O, Brill N. An assessment of the tactile sensibility in human teeth. An evaluation of quantitative methods. Acta Odont Scand 1962; 20: 233-240.
10. Jacobs R, van Steenberghe D. Comparative evaluation of the oral tactile function by means of teeth or implant-supported prostheses. Clin Oral Impl Res 1991; 2: 75-80.
11. Randow K, Carlsson K, Edlund J, Oberg T. The effect of an occlusal interference on the masticatory system. Odont Revy 1976; 27: 245-256.
12. Magnusson T, Enbom L. Signs and symptoms of mandibular dysfunction after introduction of experimental balancing side interferences. Acta Odont Scand 1984; 42: 129-135.
13. Williamson E H, Lundquist D O. Anterior guidance: Its effect on electromyographic activity of the temporal and masseter muscles. J Prosthet Dent 1983; 49: 816-823.
14. Celenza F V. Litvak H. Occlusal management in conformative dentistry. J Prosthet Dent 1976; 36: 164-170.
15. Wise M D. Movement between centric relation contact position and the intercuspal position: Int J Prosthodont 1992; 5: 333-344.
16. Ramfjord S P, Ash A. Occlusion. 3rd edition. W. B. Saunders, Philadelphia. 1983; p 421.
17. Thomas P K. Syllabus on full mouth waxing technique for rehabilitation, tooth to tooth, cusp-fossa concept of organic occlusion. Produced and distributed by C. E. Stewart, Ventura, Calif. 3rd edition 1967.
18. Hobo S, Takayama H. A new system for measuring condylar path and computing anterior guidance. Part I. Measuring principles. Int J Prosthodont 1988; 1: 99-106.
19. Dawson P E. Evaluation, diagnosis and treatment of occlusal problems. The C. V. Mosby Co., St Louis. 1974; p 152.
20. Stallard H, Stewart C E. Eliminating tooth guidance in natural dentitions. J Prosthet Dent 1961; 11: 474-482.
21. Stewart C E. Why dental restorations should have cusps. J South Cal Dent Assoc 1959; 27: 198-205.
22. Stewart C E. Good occlusion for natural teeth. J Prosthet Dent 1964; 14: 716-724.
23. Celenza F V. Centric position: Replacement and character. J Prosthet Dent 1973; 30: 591-598.
24. Ramfjord S P. Is it really necessary to record jaw movements? Quintessence Int 1982; 13: 187-193.
25. Schuyler C H. Factors of occlusion applicable to restorative dentistry. J Prosthet Dent 1953; 3: 772-779.
26. Mann A W, Pankey L D. Oral rehabilitation. Part I. Use of the P-M instrument in treatment planning and restoring the lower posterior teeth. J Prosthet Dent 1960; 10: 135-142.
27. Pankey L D, Mann A W. Oral rehabilitation. Part II. Reconstruction of the upper teeth using a functionally generated path technique. J Prosthet Dent 1960; 10: 151-160.
28. Schluger S, Yuodelis R A, Page R C. Periodontal disease. Lea and Febiger, Philadelphia 1977; p 684.
29. Lindhe J. Textbook of Clinical Periodontology. Munksgaard, Copenhagen. 1983; pp 451-479.
30. Berry D C, Poole D F G. Attrition: Possible mechanisms of compensation. J Oral Rehabil 1976; 3: 201-206.
31. Murphy T. Compensatory mechanisms in facial height adjustment to functional tooth attrition. Austral Dent J 1959; 4: 312-323.
32. Williamson E H, Woelfel J B, Williams B H. A longitudinal study of rest position and centric occlusion. Angle Orthod 1975; 45: 130-136.

Kapitel 11

OKKLUSALER BISSAUSGLEICH UND EINSCHLEIFMASSNAHMEN

Okklusaler Bißausgleich und okklusales Einschleifen

Unter okklusalem Bißausgleich versteht man die Änderung der okklusalen Oberflächen der Zähne durch den Zahnarzt, um die Beziehung der okklusalen Kontakte zu ändern. Obwohl oft gleichbedeutend benutzt, sollte dieser Begriff jedoch von okklusalem Einschleifen unterschieden werden, worunter man die geplante Umänderung okklusaler Oberflächen versteht, um stabile Kieferbeziehungen mit stabilen, gleichzeitigen, interokklusalen Vielkontakten und glatten Exkursionsbewegungen herzustellen, die nicht durch okklusale Gleithindernisse behindert werden.

Das Einschleifen des Gebisses wird üblicherweise in zwei Schritten durchgeführt, wobei der erste, die Änderung okklusaler Kontakte betrifft und der zweite, die Herstellung der Stabilität sichert. Der Okklusale Bißausgleich (Änderung der Okklusion) ist häufig einfach durchzuführen, aber es ist schwierig, anschließend stabile interokklusale Kiefer-zu-Kiefer-Beziehungen zu schaffen.

Bei wiederholten Restaurationen nach dem formgetreuen Behandlungskonzept (s. Kapitel 12) sind lokalisierte, okklusale Bißausgleichmaßnahmen oft erforderlich. Der Bißausgleich kann von der Abänderung eines einzelnen Zahnes bis zur Abänderung aller Zähne reichen. Wird die gesamte Bezahnung ausgeglichen, ist okklusales Einschleifen grundlegendes Behandlungsziel. Okklusale Einschleifmaßnahmen sind häufig als Vorbereitung zur Neurestauration bei einem neugestaltenden Behandlungskonzept notwendig (Kapitel 13).

Indikationen zum okklusalen Bißausgleich und Einschleifmaßnahmen an Restaurationen werden im einzelnen in den Abschnitten über formgetreue und neugestaltete Behandlungskonzepte von Restaurierungen, Kapitel 12 und 13 erörtert.

Indikationen für okklusalen Bißausgleich und Einschleifmaßnahmen

- um verlängerte Zahnhöcker auszuschalten;
- um Zahnlockerungen, die den Patienten stören, zu vermindern, in der Annahme, daß dies auf dem Wege eines Bißausgleichs möglich ist;
- um die Belastung eines durch Restaurationen gefährdeten Zahnes zu verringern, so zum Beispiel ein Eckzahn als Führungszahn mit unzureichendem Stiftaufbau, oder ein Prämolar mit einer MOD-Restauration, oder ein stark restaurierter Zahn mit Balanceseitenkontakt;
- wenn Zahnwanderungen der oberen Frontzähne stattfinden. Um die mandibulo/maxilläre Beziehung zu stabilisieren, muß eine Frontzahnführung, bei der die unteren Schneidezähne auf die Palatinalflächen der oberen Zähne auftreffen, beseitigt werden;
- um die funktionell gestörte Aktivität der Kaumuskulatur zu beseitigen, bevor ausgedehnte Restaurationen durchgeführt werden;
- um vor Neurestaurationen stabile Kieferbeziehungen herzustellen. Dies ist eine der Hauptindikationen für Bißausgleich und Einschleifmaßnahmen;
- bei der Behandlung der fazialen Arthromyalgie (TMD = temporo-mandibular disorder). Es gibt keine veröffentlichten, hinreichend belegten Aussagen darüber, daß der Okklusionsausgleich die Symptome einer fazialen Arthromyalgie wirksamer lindern könnte als eine Placebomaßnahme (mock) s. Kapitel 26 und 27. Dies ist daher keine Indikation für okklusalen Bißausgleich;
- bei der Behandlung der Parodontitis. Philstrom et al. (1986)[1] und Gilmore (1970)[2] beobachteten keinen größeren Attachmentverlust an Zähnen mit okklusalen Gleithindernissen oder Leitkontakten, als an Zähnen ohne diese Kontakte. Im Anschluß an die Beseitigung von Entzündungserscheinungen kann ein okklusaler Bißausgleich Zahnlockerungen vermindern, jedoch nicht gänzlich beseitigen.[3] Daher können Schienungen notwendig werden. Burgett F. et al. (1992) berichteten über statistisch deutliche Gewinne an Attachmenthöhen bei einer Gruppe von 22 Patienten, wenn okklusales Einschleifen mit chirurgischen Maßnahmen, Unterweisungen in Mundhygiene, Lappenoperationen nach Widman, oder Zahnsteinentfernen und Wurzelglätten kombiniert wurden. Dies stand im Vergleich zu einer Gruppe von 28 Patienten, die in gleicher Weise, jedoch ohne Einschleifmaßnahmen behandelt wurde.[4] Es sollte jedoch erwähnt werden, daß über einen Zeitraum von zwei Jahren der durchschnittliche Gewinn an Attachment bei der Gruppe mit Einschleifmaßnahmen 0,42 mm (SD 0,67) betrug und in der Gruppe ohne Einschleifen 0,02 mm (SD 0,53). Ob diese Unterschiede klinisch von Bedeutung sind, ist

Abb. 11.1 Okklusaler Bißausgleich (Viele Skizzen beruhen auf den von Dawson 1974 und Wise 1986 vorgestellten Diagrammen).

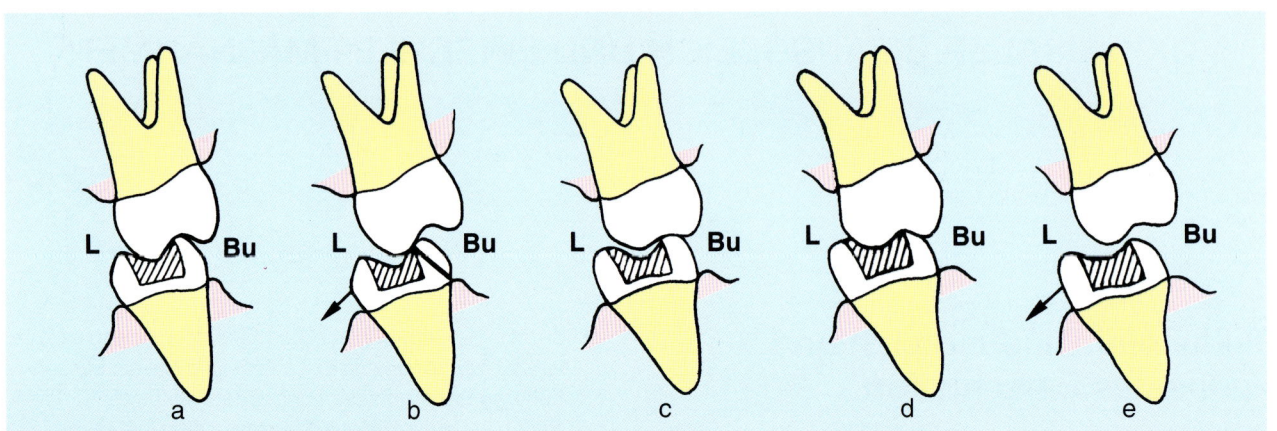

Abb. 11.1a Bukkolinguale Darstellung (BU = bukkal, L = lingual) der Zähne 27,37. Der palatinale Höcker des 27 ist in die ausgehöhlte Restauration des 37 heruntergewachsen.

Abb. 11.1b Der palatinale Höcker des 27 und der bukkale Höcker des 37 bilden einen Balanceseitenkontakt bei der Lateralexkursion nach rechts und bewirken die Fraktur der bukkalen Wand des 37.

Abb. 11.1c Vor der Restauration des 37 sollte der palatinale Höcker des 27 durch Kürzen des Höckers umgeformt werden.

Abb. 11.1d Die Fossa der Restauration wird in der Weise aufgebaut, daß sie mit dem gegenüberliegenden Höcker in der Interkuspidalposition in Kontakt tritt.

Abb. 11.1e Bei der Lateralexkursion nach rechts trennt die Frontzahnführung den jetzt kürzeren Höcker des 27 vom 37; dennoch bleibt ein stabilisierender Kontakt in der Interkuspidalposition bestehen.

umstritten. Außerdem wurde der Gruppe mit den Einschleifmaßnahmen offenbar mehr Sorgfalt und Aufmerksamkeit entgegengebracht; dieser Umstand beeinträchtigt daher das Ergebnis.

Einschleifen aus parodontalen Gründen bei einem großen horizontal : vertikal-Verhältnis ist, wegen des Risikos der Beseitigung der Frontzahnführung und dem daraus resultierenden Unbehagen für den Patienten, nicht zu empfehlen. Im Falle eines großen vertikal : horizontal-Verhältnisses kann es gerechtfertigt sein, aber nur, wenn andere triftige Gründe dafür vorliegen, zum Beispiel Auseinanderdriften der Frontzähne. Die Rolle des Okklusionstraumas bei fortschreitender Parodontitis ist noch immer ungelöst und wird von Burgett et al. (1992)[4] ausführlich beschrieben. Es gibt keinen stichhaltigen veröffentlichen, Beweis, der bestätigt, daß Okklusionstraumen beim Menschen eine Parodontitis herbeiführen oder intensivieren können. Wie zuverlässig beigebrachte Läsionen an Tieren aufgrund von Modellversuchen orts- und zeitbezogenen Läsionen am Menschen entsprechen, bedarf noch immer der Klärung.

Prophylaktische, okklusale Bißausgleichs- oder Einschleifmaßnahmen, zur Vorbeugung der Parodontitis, können nicht empfohlen werden. Bißausgleich und Einschleifen zur Verminderung von Zahnlockerungen, die den Patienten beunruhigen, können gerechtfertigt sein, vorausgesetzt, daß die Parodontitis zuvor behandelt wurde.

Berücksichtigungen
Interkuspidalposition

In ihrer einfachsten Form besteht der okklusale Bißausgleich aus der Veränderung okklusaler Oberflächen von Zähnen in Interkuspidalposition (IP).

In Abbildung 11.1 ist der palatinale Höcker des 27 in die ausgehöhlte Restauration des Zahnes 37 eingetreten. Bei der Lateralexkursion nach rechts (Abb. 11.1b+c) bildet der verlängerte, palatinale Zahnhöcker des 27 einen Balanceseitenkontakt gegen die bukkale Wand des 37. Dem Ersatz der Restauration des 37 sollte eine Kürzung des palatinalen Höckers des 27 vorausgehen (Abb. 11.1d+e), um auf diese Weise die Restaurierung der okklusalen Form zu ermöglichen. Während der Lateralbewegung steht nun der palatinale Höcker des 27 frei zum bukkalen Höcker des 37 und vermindert das Risiko einer Zahnfraktur. Ein solcher Bißausgleich erfolgt in der Interkuspidalposition, wobei die Lateralexkursionen sorgfältig beachtet werden.

Das Vorliegen eines verlängerten Zahnhöckers erfordert okklusales Einschleifen, um das Einkeilen von Speiseresten zu verhindern. Wann immer möglich, sollte der Höcker umgeformt werden, damit Kontakt mit einer gegenüberliegenden Fossa zustande kommt und somit die Möglichkeit der Ansammlung von Speiseresten verhindert wird.

Kontaktposition der zentrischen Relation (CRCP – centric relation contact position)

Es ist möglich, die Höckerabhänge in der CRCP so einzuschleifen, daß bei Kontraktion der Kaumuskeln weder eine anteriore Kraftkomponente den Unterkiefer nach vorn in die

Abb. 11.2a bis c Diagramm der Sagittalebene (M = mesial, D = distal) beispielsweise zwischen dem distobukkalen Höcker des gekippten 36 und dem distopalatinalen Höcker des 26. (a) Kontakt in der CRCP – durchgehende Linie. Wenn der Patient zusammenpreßt, wird der Unterkiefer durch die Einwirkung der Höckerabhänge nach vorn gezwungen und endet in der Interkuspidalposition (punktierte Position). (b) Der Bißausgleich des oberen Höckers kann die Wirkung der schiefen Ebene ausschalten (Pfeil zur punktierten Linie) und/oder (c) der Bißausgleich am unteren Höcker kann ebenfalls die Wirkung der schiefen Ebene ausschalten (Pfeil zur punktierten Linie).

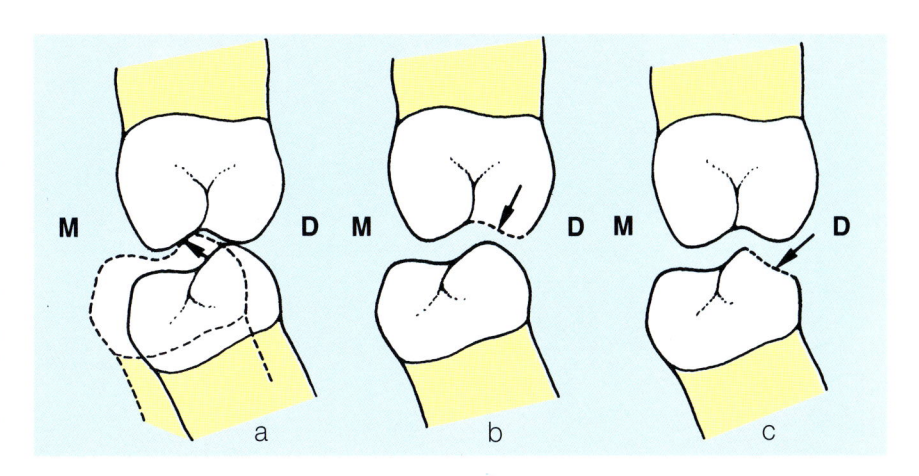

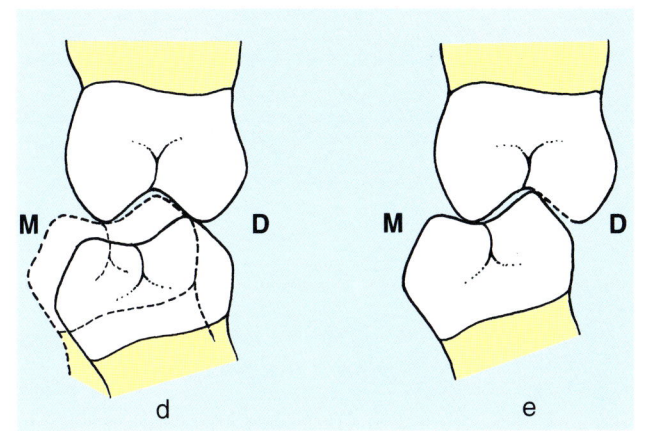

Abb. 11.2d und e Diagramm der Sagittalebene (M = mesial, D = distal). (d) Große vertikale mit kleiner horizontaler Abmessung zwischen CRCP (durchgehende Linie) und IP (punktierte Linie). (e) Die Beseitigung von Leitkontakten (punktierte Linie) führt zu einem veränderten Vertikalabstand in der CRCP mit Bogenbewegung des Unterkiefers. CRCP und originale IP stimmen fast überein.

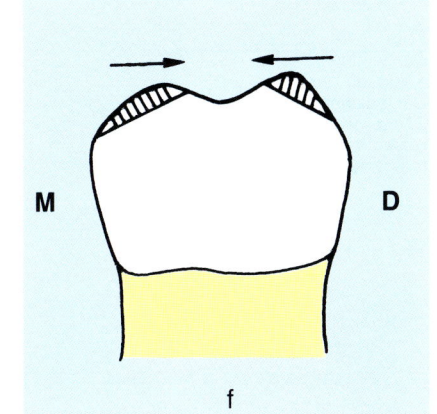

Abb. 11.2f Wird der mesiale Abhang abgetragen (schattiert), bewegt sich die Höckerspitze nach distal. Wird der distale Abhang abgetragen, bewegt sich die Höckerspitze nach mesial (M = mesial, D = distal).

Interkuspidalposition zwingt, noch eine laterale Komponente ihn seitwärts auslenkt (Abb. 11.2a-c).

Die Sagittalebene

Großes vertikal : horizontal-Verhältnis zwischen CRCP und IP
Aus Abbildung 11.2d+e ist ersichtlich, daß mit Verminderung des Vertikalabstands in der CRCP eine augenfällige Anteriorbewegung des Unterkiefers infolge des Bogeneffektes um eine Achse in der Kondylarebene stattfindet. Indem der Vertikalabstand in CRCP sich dem der Interkuspidalposition nähert, bewirkt dieser Effekt, daß beide Positionen zunehmend dichter beieinanderliegen, so daß im Vertikalabstand der IP, oder bei nur sehr leicht geschlossenem Vertikalabstand, beide Positionen fast zusammenfallen. Bei dieser Art des Bißausgleichs ist eine nur geringe Anpassung erforderlich. Insofern ist das Ergebnis zielgerichtet, überschaubar und stabil.
Die Abtragung des distalen Abhangs eines Unterkieferhöckers bewegt die Höckerspitze nach mesial. Wird dagegen der mesiale Abhang abgetragen, bewegt sich die Höckerspitze nach distal (Abb. 11.2f). Durch Verminderung des Vertikalabstands in der CRCP bewegen sich die Unterkiefer-Höckerspitzen nach mesial infolge der Bogenbewegung um die horizontale Rotationsachse. Wird der distale Höckerabhang abgetragen, wandert die Höckerspitze sogar weiter nach mesial. Wird der mesiale Abhang neu geformt, kann die Mesialbewegung der Höckerspitze infolge der Verminderung des Vertikalabstands verringert oder beseitigt und manchmal sogar umgekehrt werden. Unter Einsatz dieser Konzepte ist es oft möglich, die Kauhöcker nicht nur zur Beseitigung von Leitkontakten umzuformen, sondern auch den endgültigen Höcker zur gegenüberliegenden Zahnbeziehung zu bestimmen.
Die Ausformung des distalen Abhangs eines Oberkieferhöckers bewegt die Höckerspitze nach mesial, währenddessen die Ausformung des mesialen Abhangs diese nach distal bewegt. Mit der Verminderung des Vertikalabstands in der CRCP bewegen sich die Oberkieferhöcker relativ zum unteren Zahn nach distal. Die Neuformung der entsprechenden Höckerabhänge bestimmt die Beziehung der Oberkieferhöcker zu den okklusalen Oberflächen des Unterkiefers.
Es muß betont werden, daß für diese CRCP – IP-Diskrepanz

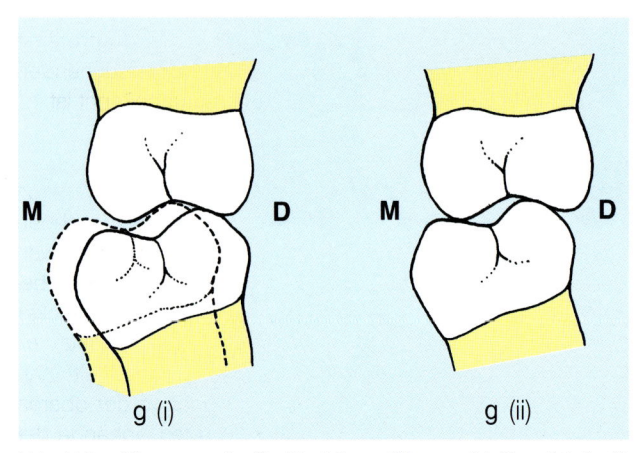

Abb. 11.2g Diagramm der Sagittaalebene (M = mesial, D = distal). (i) Große horizontal- bei kleiner Vertikalbeziehung zwischen CRCP (durchgehende Linie) und IP (punktierte Linie). (ii) Beseitigung des Leitkontaktes mit geringer Änderung der vertikalen Abmessung in der CRCP. Geringe Bogenbewegung des Unterkiefers bewirkt, daß die eingestellte CRCP distal zur IP liegt.

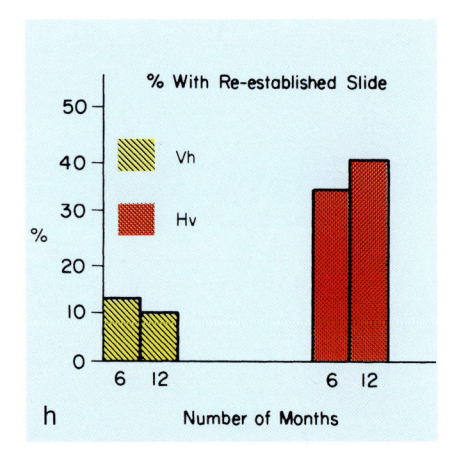

Abb. 11.2h Das Balkendiagramm veranschaulicht in Prozent die Häufigkeit einer rückfälligen Gleitbewegung zwischen CRCP und IP sechs und 12 Monate nach okklusalem Einschleifen bei 30 Patienten mit großer horizontal : vertikal-Beziehung (Hv) und bei 30 Patienten mit großer vertikal:horizontal-Beziehung (Vh). Ein größerer Prozentsatz rückfälliger Gleitbewegungen von CRCP nach IP vollzog sich unter den Patienten mit großer horizontal : vertikal-Beziehung.

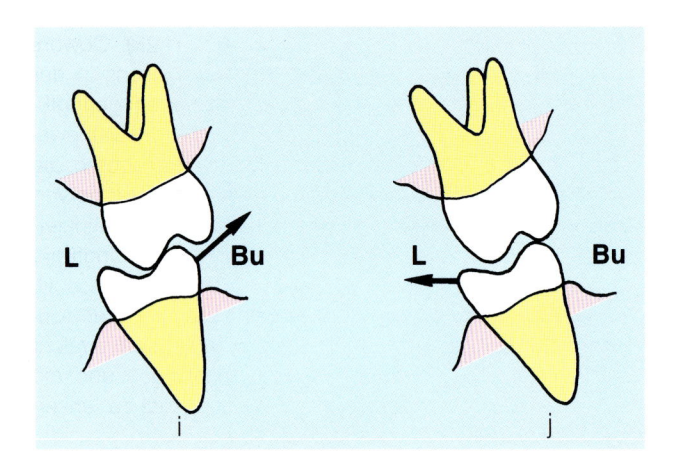

Abb. 11.2i und j Das bukkolinguale Diagramm der Zähne 26, 36 (BU = bukkal, L = lingual) zeigt die Einwirkung der Höckerneigungen, die eine laterale Gleitbewegung herbeiführen. (i) Anfangskontakt in CRCP. Die Einwirkung der Neigungsebene zwingt den Unterkiefer nach der linken Patientenseite (Pfeil). Der Ausgleich erfolgt an den nach bukkal weisenden Abhängen der oberen Zähne und/oder an den nach lingual weisenden Abhängen der unteren Zähne. (j) Wenn der Anfangs-CRCP-Kontakt auf der linken Seite auftritt und eine Gleitbewegung nach der rechten Patientenseite bewirkt, werden die nach palatinal weisenden Abhänge der oberen Zähne und/oder die nach bukkal weisenden Abhänge der unteren Zähne ausgeglichen.

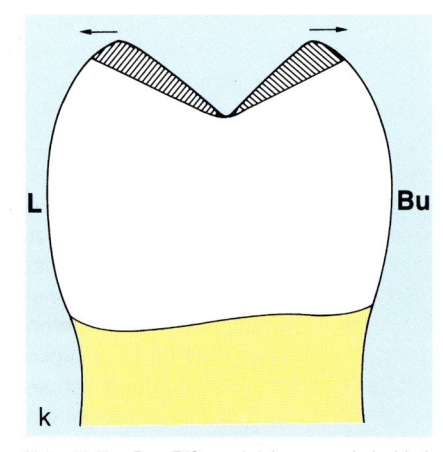

Abb. 11.2k Der Bißausgleich an nach bukkal weisenden Abhängen bewegt die Höckerspitze nach lingual; der Bißausgleich an nach lingual weisenden Abhängen (schattiert) bewegt die Höckerspitze nach bukkal (BU = bukkal, L = lingual).

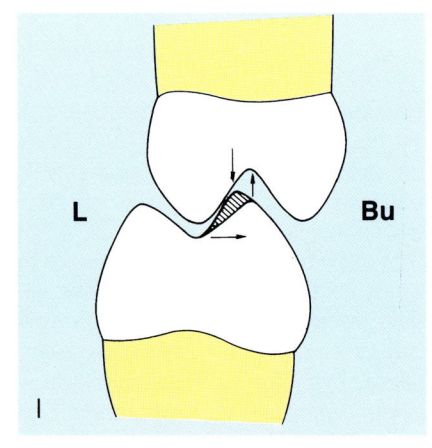

Abb. 11.2l Ein Ziel okklusaler Einschleifmaßnahmen ist, die Krafteinwirkungen so nahe wie möglich nach axial zu lenken. Die Anpassung (schraffiert) bewegt die bukkale untere Höckerspitze nach bukkal und tiefer in die gegenüberliegende obere Fossa (BU = bukkal, L = lingual).

nach Abschluß okklusaler Einschleifmaßnahmen kaum ein Unterschied zwischen den beiden Positionen bestehen bleibt.[5-8]

Große horizontal : vertikal-Beziehung zwischen CRCP und IP
Bei vorliegen einer kleinen vertikalen Komponente im Rahmen unterschiedlicher CRCP-IP ergibt sich ein nur sehr geringer Bogeneffekt, wenn die Leitkontakte entfernt werden. Weiterhin reponiert sich der Unterkiefer im Anschluß an Bißausgleichsmaßnahmen in der CRCP häufig distal zur originalen Interkuspidalposition. Dies hat einen großen Freiheitsgrad zwischen der CRCP und der originalen IP, d.h. ein „zentrisches Okklusionsfeld" zur Folge (Abb. 11.2g) mit dem Ergebnis, daß vormals kontaktierende Frontzähne nicht mehr in Kontakt treten, damit die Frontzahnführung einbüßen und Reibekontakte an den Seitenzähnen mit begleitenden Quietschgeräuschen entstehen. Die Eingewöhnung auf eine derartige „freie Okklusionszone" kann schwierig sein, besonders wenn sie mehr als 1 mm beträgt, der Patient sich besorgt und okklusionsempfindlich erweist und sich gestreßt fühlt. Die Ergebnisse des Bißausgleichs bei einem Patienten mit einer großen horizontal : vertikal-Beziehung sind daher unvorhersehbar und Einschleifmaßnahmen sollten mit äußerster Vorsicht vorgenommen werden.

Zwischengruppen
Einige Patienten lassen sich nicht ohne weiteres in die zuvor beschriebenen Kategorien einordnen. Mangels einer einwandfreien vertikal : horizontal-Beziehung sollte man jedoch davon ausgehen, daß im Anschluß an einen okklusalen Bißausgleich eine freie Okklusionszone verbleibt, die oft weniger als 1 mm beträgt. Die von Dawson (1974)[6] beschriebenen Grundsätze und die Technik von Ramfjord und Ash (1983)[8] werden bei Patienten mit großen und mittleren Horizontalbeziehungen empfohlen

Stabilität nach Einschleifmaßnahmen
In meiner Praxis wurden 30 Patienten mit großer horizontal : vertikal-Beziehung zwischen CRCP und IP und 30 Patienten mit großer vertikal : horizontal-Beziehung auf das Vorliegen von Gleitbewegungen im Anschluß an Einschleifmaßnahmen nach sechs und zwölf Monaten nachuntersucht. Obwohl die Bißausgleiche zuvor von mir vorgenommen wurden, waren die Patientenmerkmale vor der Nachuntersuchung nicht überprüft worden, so daß nicht bekannt war, welchem Beziehungstyp der nachuntersuchte Patient zugehörte. Außerdem entsprachen alle Patienten dem Parodontitis-resistenten Grundtyp, weshalb Zahnbewegungen nicht stattgefunden haben dürften. Abbildung 11.2h zeigt die Ergebnisse. Annähernd 10% der Patienten mit großer vertikal : horizontal-Beziehung hatten nach sechs bis zwölf Monaten Gleitbewegungen wiedererlangt gegenüber 40% solcher Patienten mit großer horizontal : vertikal-Beziehung. Dies weist darauf hin, daß Patienten mit großer vertikal : horizontal-Beziehung im Anschluß an okklusale Einschleifmaßnahmen stabiler eingestellt bleiben und daher mit geringerer Wahrscheinlichkeit eine Gleitbewegung wieder herstellen. Diese Beobachtung bedarf durch eine Blindstudie der Bestätigung, bei der dem Untersuchenden die originale vertikal : horizontal-Beziehung unbekannt ist.

Die Frontalebene
Das Vorliegen einer lateralen Gleitbewegung kann durch Beobachtung der Mittellinie zwischen den Schneidezähnen während der Bewegung von CRCP nach IP festgestellt werden. Wenn vorhanden, kann man eine derartige Gleitbewegung durch Beschleifen der entsprechenden Höcker beseitigen. Wenn die Gleitbewegung z.B. nach links mit Anfangskontakten auf der linken Seite erfolgt, beschleift man entweder die nach bukkal weisenden Abhänge der oberen Höcker und/oder die nach lingual weisenden Abhänge der unteren Höcker auf der gleichen Seite (Abb. 11.2i). Befinden sich die Kontakte auf der linken Seite mit einer Gleitbewegung nach rechts (Abb. 11.2j), müssen die nach palatinal weisenden Abhänge der oberen Höcker und/oder die nach bukkal weisenden Abhänge der unteren Höcker eingeschliffen werden.

Das Beschleifen eines nach bukkal weisenden Abhangs eines Höckers bewegt die Höckerspitze nach lingual (Abb. 11.2k), während das Beschleifen des nach lingual weisenden Abhangs diese nach bukkal bewegt (Abb. 11.2k). Obwohl sich der Vertikalabstand während des Beschleifens in der CRCP ändert, entsteht in der Frontalebene nur ein geringfügiger Bogeneffekt. Dieser ergibt sich aus der Mesialbewegung der unteren bukkalen Höcker relativ zu den oberen, die infolge der Krümmung des Kieferbogens den Effekt hervorruft, diese nach bukkal zu bewegen. Die oberen palatinalen Höcker bewegen sich relativ zu den unteren geringfügig nach lingual. Die Entscheidung, an welcher Fläche geschliffen werden sollte, hängt weitgehend von der Zahn-zu-Zahnbeziehung ab, die durch einen Bißausgleich erreicht werden kann. Ziel ist, Leitkontakte zu beseitigen und die Krafteinwirkung so nahe wie möglich nach axial zu lenken (Abb. 11.2l).

Die von Dawson (1974)[6] beschriebenen Grundsätze sollten dem Behandler geläufig sein, bevor er den Versuch eines Bißausgleichs unternimmt.

Lateralbewegungen

Arbeitsseitenkontakte
Durch okklusales Einschleifen ist es möglich, die Zahnflächen, die während der Lateralexkursion kontaktieren, zu verändern. Die Umgestaltung des lingualen Abhangs eines oberen Zahnes verändert die Zahnführung. Gleichgültig welcher Zahn oder welche Zähne die Lateralexkursion führen, die Bewegung sollte nicht behindert werden und bukkolingual nur eine geringfügige Auslenkung des Führungszahnes zur Folge haben. Die Lateralexkursion kann von einem einzelnen Eckzahn (Eckzahnführung), mehreren Zähnen (Gruppenfunktion) oder allen Zähnen auf der Arbeitsseite (Gruppenfunktion) ausgehen. Der Bißausgleich wird oft erleichtert, wenn die Führung von den Eckzähnen ausgeht. O´Leary et al. (1972)[9] berichteten über geringere Beweglich-

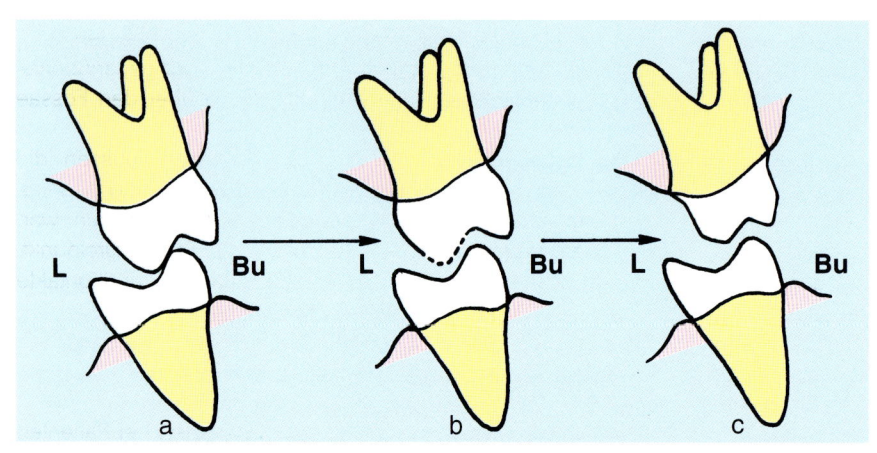

Abb. 11.3a bis c Bukkolinguales Diagramm zur Darstellung der Auswirkung des Bißausgleichs eines Balanceseitenkontaktes vor der Zahnpräparation (BU = bukkal, L = lingual). (a) Zahn 26 soll restauriert werden, weist jedoch einen Balanceseitenkontakt mit 36 auf. (b) Der Kontakt wird vor der Präparation abgetragen, vorausgesetzt, daß auf der Gegenseite zur Aufrechterhaltung der Frontzahnführung Zähne vorhanden sind. (c) Der Zahn wird durch plane Abtragungen gekürzt. Auf diese Weise entsteht ausreichend Platz für das Restaurierungsmaterial, ohne daß sich erneut ein Balanceseitenkontakt einstellt.

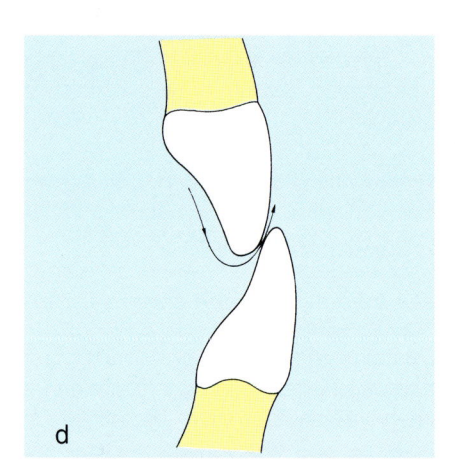

Abb. 11.3d Wenn die unteren Frontzähne über die Schneidekanten der oberen Zähne gleiten, sollte der Übergang glatt erfolgen.

keit von Zähnen in Gruppenfunktion als bei Okklusionen mit Eckzahnführung, obgleich bei beiden die Beweglichkeit sich innerhalb normaler Grenzen hielt. Es gibt keinen überzeugenden Beweis, der die Behauptung stützen würde, daß eine Form der lateralen Exkursionsführung physiologisch überlegener als eine andere wäre.[10] Die Übertragung der Führung an einen geschwächten Zahn, z.B. an einen Eckzahn mit mangelhaftem Stiftaufbau oder einen Prämolaren mit ungestützten bukkalen Höcker wäre jedoch töricht. Jedenfalls ist dies in der Regel unnötig, weil die Führung im allgemeinen an einem geeigneteren Zahn eingerichtet werden kann.

Balanceseitenkontakte

Oft ist es möglich, Kontakte auf der Balanceseite durch okklusales Einschleifen auszuschalten. Restaurationen sollten keine neuen Balanceseitenkontakte einrichten und Zähne, die Restaurationen mit okklusalen Flächen erfordern, bedürfen entsprechender Vorbereitung, daß derartige Kontakte vor der Präparation beseitigt werden (Abb. 11.3a-c). Diese Kontakte können jedoch nur beseitigt werden, wenn Zähne auf der Arbeitsseite vorhanden sind, die den Interkuspidalkontakt und die Zahnführung gewährleisten. Obgleich es auch viele Veröffentlichungen über die Wirkungsweise von Balancekontakten gibt, hat es nicht den Anschein, daß genügend wissenschaftliche Beweise für die Behauptung vorliegen, diese Kontakte müßten aus parodontalen oder neuromuskulären Gründen entfernt werden. In der oft zitierten Studie von Yuodelis und Mann (1965)[11] wurden für die Messungen durchschnittliche Taschentiefen benutzt. Daraus folgt jedoch, daß möglicherweise Zähne in einem Bereich tiefe Taschen aufwiesen und in einem anderen Bereich flache Taschen vorlagen. Dennoch ergibt sich daraus im Mittel die gleiche Taschentiefe wie bei Zähnen mit mäßiger Taschenbildung in allen Bereichen. Außerdem könnten parodontal geschädigte Zähne aus ihren Alveolen getreten sein, um Balanceseitenkontakte auszubilden, so daß letztere mehr das Ergebnis einer parodontalen Erkrankung als deren Ursache darstellten. Im Hinblick auf die Neuromuskulatur wurden die Untersuchungen von Ramfjord (1961)[12] nicht nachvollzogen und Minaji (1990)[13] berichtete über eine direkte Beziehung zwischen fehlenden Balanceseitenkontakten und zunehmenden Gelenkgeräuschen (s. auch Seite 69 sowie Kapitel 4 und 26). Gleichzeitig gibt es vom restaurativen Standpunkt aus triftige Gründe, derartige Kontakte, wo immer möglich, zu beseitigen, um nicht-axial gerichtete Belastungen auf Restaurationen auszuschalten, die zu mechanischen Defekten führen könnten, wie beispielsweise Zementsiegelbrüche oder Keramikfrakturen.

Protrusionsausgleiche

Oft ist das Einschleifen einer Okklusion schwierig, um gleichzeitige, mehrfache frontale Kontakte herzustellen, ohne daß ästhetische Belange beeinträchtigt werden. Klinisch gerechtfertigt sollte jedoch das Ziel sein, alle seitlichen Kontakte zu beseitigen, außer in der sogenannten Klasse III, in der dies nicht durchführbar ist. Ziel der Maßnahme ist:

- Eine unbehinderte Bewegungsfreiheit mit minimaler Auslenkung der Frontzähne
- Bei 'geradegerichteter Protrusion' kontaktieren ohne Unterbrechung die unteren Schneidezähne die beiden oberen mittleren Schneidezähne von dem Moment des Anfangskontaktes in die Schneidekanten-zu-Schneidekantenstellung (Kontakt der aufeinanderpassenden Schneidekanten).
- In der Lateralprotrusion kontaktieren die unteren Schneidezähne und Eckzähne die oberen Schneidezähne und Eckzähne und zu keinem Zeitpunkt nur die oberen seitli-

chen Schneidezähne, weil diese infolge ihrer kurzen Wurzeln sich wahrscheinlich lockern bzw. bewegen würden. Diese Kontakte stehen auch vom Anfangskontakt an in Gruppenbeziehung zu den 'aufeianderpassenden Schneidekanten'.[14]

Überkreuzen

Während die Unterkieferzähne sich über die oberen Eckzähne im Verlauf ihrer lateralen und lateroprotrusiven Exkursionen hinausbewegen, sollten die Frontzähne an ihren Schneidekanten in Kontakt bleiben und dürfen nicht durch irgendwelche Seitenzahnkontakte weder auf der Arbeitsseite noch auf der Balanceseite voneiander getrennt werden.[14] Wenn der Übergang aus dem Kontakt zwischen den Schneidekanten der unteren Frontzähne und den Palatinalflächen der oberen Frontzähne erfolgt, um zwischen den lingualen Flächen der unteren Zähne und den bukkalen Flächen der oberen Zähne in Kontakt zu treten (Abb. 11.3d), muß die Zahnführung unbehindert ablaufen. Die unteren Zähne dürfen nicht über die Schneidekante 'fallen'.

Einschleifen

Wird die Restaurierung nach einem neugestaltenden Behandlungskonzept durchgeführt, ist es erforderlich, Leitkontakte zu beseitigen, so daß gleichzeitige vielfache Zahn-auf-Zahnkontakte die Krafteinwirkung durch die Längsachsen aller Seitenzähne leiten, falls CRCP und IP nicht übereinstimmen. Bei Einleitung muskulärer Belastungen in der CRCP dürfen keine frontalen oder lateralen Kraftkomponenten den Unterkiefer zu einer Gleitbewegung veranlassen. Im Verlauf von Lateralexkursionen muß eine unbehinderte Zahnführung von der Arbeitsseite ohne Balanceseitenkontakte ausgehen. In Protrusionsstellung ergeben sich keine Seitenzahnkontakte. Derartige Einschleifmaßnahmen sollten stabile Zahn-zu-Zahn und Kiefer-zu-Kieferbeziehungen herstellen. Bei einer mißlungenen, umfänglichen Gebißsanierung ist es gewöhnlich nicht möglich, alle diese Zielvorstellungen allein durch Umformung der Zähne zu erreichen. Während mit dem Bißausgleich eine Kiefer-zu-Kieferstabilität herstellbar ist, erfordert eine Zahn-zu-Zahnstabilität restaurative Maßnahmen.

Stabilität

Die meisten Autoren stimmen darin überein, daß zur Herstellung von Stabilität folgende Forderungen erfüllt werden müssen:

- Zahnhöcker dürfen weder in CRCP noch in IP einzelne Zahnabhänge kontaktieren.
- Kontakten auf Zahnabhängen, falls vorhanden, sollte jeweils ein Kontakt auf der Gegenseite des Abhangs gegenüberstehen.
- Zwischen CRCP und IP darf keine Gleitbewegung stattfinden.
- Okklusale Kräfte müssen nach axial gelenkt werden.
- Höckerkontakte sollten in den Zentren der gegenüberliegenden Fossae, oder dreipunktförmig über den Fossae zustande kommen.
- Besonders bei unverblockten Einheiten müssen die Zahnstellungen durch Approximalkontakte und gegenüberliegende Kontaktbeziehungen aufrechterhalten werden, beispielsweise Höckerspitze zu Fossa, Dreipunktkontakt oder Höckerspitze auf Approximalrandkontakte (Kapitel 10).

Patientenfaktoren

Eingriffe an der Okklusion sind kontraindiziert bei Patienten mit:

- kürzlich eingetretenen, bedeutenden Veränderungen der Lebensumstände;
- streßbedingten Begleitumständen;
- Schmerzen oder Unbehagen psychogenen Ursprungs (Kapitel 3 und 27);
- Beschwerden gegenüber einem früheren Zahnarzt, die Anlaß zur gerichtlichen Auseinandersetzung sind oder wahrscheinlich werden;
- unrealistische Erwartungen;
- Restaurationen, die durch einen Bißausgleich verändert werden, wenn der Patient nicht schriftlich bestätigt hat, daß er über diese Behandlungsmöglichkeit aufgeklärt wurde (und damit einverstanden ist).

Zahnarztfaktoren

- Ein okklusaler Bißausgleich bzw. Einschleifmaßnahmen sind schwierig und erfordern Schulung und Praxis. Häufig fehlt den Zahnärzten das Wissen über die Zusammenhänge von Kieferbewegungen; trotzdem nehmen sie okklusale Veränderungen vor. Die Notwendigkeit der Fortbildung (für den Zahnarzt) steht außer Frage.
- Die Aneignung der Fähigkeit, den Unterkiefer in die CRCP zu leiten, braucht geraume Zeit. Ohne diese Fertigkeit sind ein okklusaler Bißausgleich bzw. Einschleifmaßnahmen unmöglich.

Okklusaler Bißausgleich – Einschleiftechniken

Prämedikation

Wenn exzessiver Speichelfluß Schwierigkeiten bereitet, und vorausgesetzt daß keine Kontraindikationen bestehen, empfiehlt sich 15 mg oder 30 mg Propanthelinbromid-Tabletten (Pro-Banthine) eine Stunde vor Behandlungsbeginn zu verordnen (Kapitel 8).

Instrumentierung

- Sieben Miller-Pinzetten werden gebraucht, um doppelseitige, 15μm starke GHM-Markierungsfolie, schwarz auf schwarz (3x) und rot auf rot (3x), sowie dickes, blaues Artikulationspapier (1x) zu fixieren.
- Aus einem Behälter in erreichbarer Position werden Kleenex-Tücher entnommen, um vor dem Markieren die Okklusalflächen zu trocknen.
- T-Skan-Darstellung, falls verfügbar.
- Vaseline. Manchmal lassen sich Keramikoberflächen besser markieren, wenn die Markierungsfolie mit einer dünnen Vaselineschicht bedeckt wird. Wenn sich keine Markierungen mit unbehandelter Folie abzeichnen, kann diese Methode versucht werden.
- Shimstockfolie. Okklusale Kontakte sollten mit Shimstockfolie überprüft werden.
- Moskitoklemmen zum Fixieren von Shimstockfolien. Zwei Paar werden gebraucht, damit jeweils ein unbenutztes Stück Shimstockfolie bereit liegt.
- Absaugung. Zum Trockenhalten des Arbeitsfeldes ist eine leistungsfähige Absaugvorrichtung erforderlich.
- Watterollen. Manchmal ist es angebracht, diese in den bukkalen Mundvorhof einzulegen.
- Maschineninstrumente. Densco-Diamantschleifkörper 1 DT, 460; Jet Tungsten carbide 7404; Shofu Schmelz-Politursatz.
- Handstücke. Zwei Turbinenhandstücke kommen zum Einsatz. Der grobe Bißausgleich wird mit einem Diamantschleifkörper ohne Wasserspray vorgenommen, indem man die Oberfläche nur sehr leicht berührt, um übermäßige Hitzeentwicklung zu vermeiden. Die Oberfläche wird unmittelbar anschließend mit dem Tungsten-carbide-Bohrer im zweiten Handstück geglättet. Nach Beendigung des Bißausgleichs erfolgt die Politur der beschliffenen Flächen mit Shofu-Gummipolierern, angefangen mit dem ringfreien Bohrerschaft, danach mit dem einfach beringten Schaft und abschließend mit dem zweifach beringten Schaft mittels eines konventionellen Handstücks mit blauer Kennzeichnung.

Die Aufgabe der Helferin am Stuhl

Der Helferin obliegen Handreichungen wie:

- Die Bereitstellung eines Vorrates neuer Markierungsfolien und Shimstockfolien in den entsprechenden Haltern.
- Das Einlegen der Folien zwischen die Zähne.
- Die Betätigung der Absaugung.
- Gelegentliches Trocknen der Zähne mit der Dreiwegespritze, obwohl dies gewöhnlich nicht erforderlich ist, wenn Kleenextücher verwendet werden.
- Anreichen der Moskitoklemmen mit Shimstockfolie, wobei dafür zu sorgen ist, daß die Folie in die entsprechende Richtung weist und somit leicht zwischen die Zähne gelegt werden kann.
- Wechsel der T-Scanningregistrate, wenn erforderlich.

Der Vorgang des Einschleifens

1) Die Krankengeschichte weist daraufhin, ob in jüngster Zeit bedeutendere Lebensveränderungen eingetreten sind. Wenn dies der Fall ist, wird die Behandlung zurückgestellt.
2) Dem Patienten wird das Behandlungsziel erklärt, wonach die Zähne vorsichtig eingeschliffen werden, so daß sie 'im Biß ein wenig gleichmäßiger zusammentreffen'.
3) Die Überprüfung der Einstellung in die CRCP erfolgt in zurückgelehnter Position.
4) Der Patient wird gefragt, wo er den ersten Zahnkontakt spürt, jedoch nicht im Sinne eines bestimmten Zahnes, sondern des generellen Zahnbereichs. Es ist ein Fehler, dabei den Patienten zu stark zu beanspruchen. – Fragen Sie nicht zu oft und fragen sie nicht nach der genauen Lagebeziehung – Es könnte sonst unmöglich werden, die Einschleifmaßnahmen zum Abschluß zu bringen.
5) Der Patient wird gebeten, die Zähne zusammenzupressen. Dabei untersucht man die Gleitbewegung von der CRCP in die IP. Es ist wichtig daran zu denken, daß vor der Bißausgleichsbehandlung eine Analyse an einartikulierten Studienmodellen stattgefunden haben muß.
6) Die anhand der einartikulierten Studienmodelle zuvor getroffene Entscheidung, ob der Bißausgleich die Änderung einer großen vertikal : horizontal-Beziehung in eine Punktzentrik mit übereinstimmender CRCP und IP herbeiführen, oder eine große horizontal : vertikal-Beziehung mit einem Freiheitsbereich ausstatten sollte, wird endgültig festgelegt..
7) Falls verfügbar, wird T-Skan im dynamischen Darstellungsmodus genutzt, um Balanceseitenkontakte festzustellen.

Vorgehensweise bei großer vertikal : horizontal-Beziehung

Es muß nicht der Versuch unternommen werden, die originalen IP-Kontakte beizubehalten.

1. Die Zähne werden getrocknet und mittels der schwarzen Markierungsfolie in der CRCP markiert.
2. Die Kontakte werden überprüft, um sicherzugehen, daß gegenüberliegende Kontakte sich erkennbar abzeichnen. Denken Sie daran, daß nach mesial weisende Kontakte auf dem Gegenzahn nach distal weisende Flächen berühren; bukkal weisende Kontakte treffen auf gegenüberliegende linguale Flächen usw.
3. Es ist zu entscheiden, welcher Höckerabhang beschliffen werden soll (s. oben), um:
   - den Leitkontakt zu beseitigen;
   - den Höcker in das passendste Verhältnis zum Gegenzahn umzuformen;
   - Krafteinwirkungen nach axial zu lenken;
   - die Unterkieferhöcker, wie die allgemeingültige Regel

Okklusaler Bißausgleich – Einschleiftechniken

Abb. 11.4a Eine Unterkiefer-Höckerspitze, die in die gegenüberliegende mesiale Fossa okkludiert (i), kann bei einer lateralen Balanceseitenexkursion mühelos ausweichen. Tritt sie jedoch in die distale Fossa (ii), komt es zur Kollision mit dem palatinalen Höcker, falls die Frontzahnführung nicht ausreichend steil einsetzt, um eine Okklusionstrennung herbeizuführen.

Abb. 11.4b Okklusale Markierungen auf blauem Untergrund. Schwarz = CRCP; rot = laterale Kontakte.

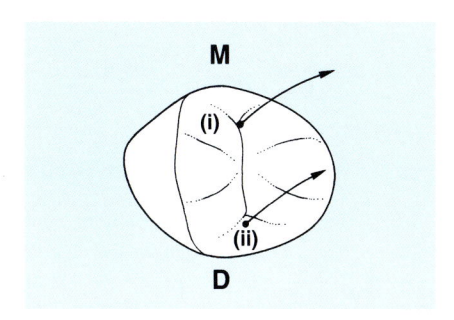

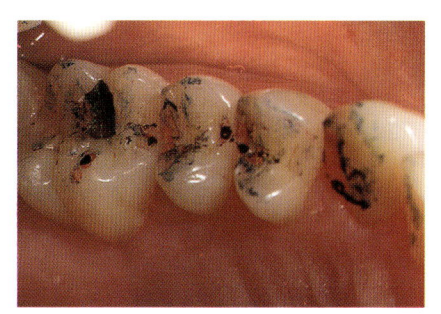

vorschreibt, in die mesialen oberen Fossae zu positionieren und die Oberkieferhöcker in die distalen Unterkieferfossae. Dies erleichtert störungsfreie Lateralexkursionen (Abb. 11.4a).
4. Der Höckerabhang wird eingeschliffen.
5. Der Höckerabhang wird poliert.
6. Die Einschleifmaßnahmen werden solange fortgesetzt, bis die Gleitbewegung zwischen der CRCP und der IP beseitigt ist.
7. Die Gleichzeitigkeit und Gleichmäßigkeit der interokklusalen Kontakte wird mittels Shimstockfolien und durch Befragung des Patienten kontrolliert.
8. Zur Überprüfung der Kontakte setzt man den Patienten aufrecht. Wenn der Patient spürt, daß der Aufbiß nunmehr schwerer auf den Frontzähnen lastet, ist die Indikation gegeben, an diesen Zähnen ein freies Okklusionsfeld zu schaffen.[6] Die Frontzähne werden daher in der rückgelagerten CRCP mit schwarzer Markierungsfolie markiert und danach bei aufrechtsitzendem Patienten in freier Schließbewegung mit roter Folie gekennzeichnet. Eine rote Marke, die sich etwas anterior zur schwarzen abzeichnet, weist auf die Notwendigkeit hin, den Vertikalabstand zu verringern, um infolge des entstandenen Bogeneffektes, die Markierungen zur Deckung zu bringen. Dieses Ergebnis kann man keinesfalls nur durch geringfügiges posteriores und anteriores Einschleifen erzielen, vielmehr erweist es sich als notwendig, den Bereich zwischen den Markierungen ein wenig auszuhöhlen, um einen stabilen Frontzahnkontakt zu erreichen. Im wesentlichen sollte man daran denken, daß Frontzahnkontakte niemals stabil sind, wenn unstabile Seitenzahnbeziehungen vorherrschen.
9. Die Lateralexkursionen werden beobachtet und die Kontakte mittels T-Scan und/oder Markierungsfolien gekennzeichnet. Die Markierung vollzieht sich folgendermaßen:
   i. Nützlich hierfür ist die Bereitstellung einer blaugefärbten Unterlage; der Patient reibt zu diesem Zweck mit den Zähnen auf Blaupapier.
   ii. Sodann legt man rote Folie zwischen die Zähne und veranlaßt den Patienten ebenfalls darauf zu reiben.
   iii. Schwarze Folie wird eingelegt und der Unterkiefer in die CRCP geführt.
   iv. Die Markierungen werden analysiert.
   v. Schwarze Markierungen auf roten stellen CRCP-Kontakte dar, während ausschließlich rote Markierungen die Lateralkontakte anzeigen (Abb. 11,4b).
   vi. Die Einschleifmaßnahmen werden vorgenommen.
   vii. Die CRCP-Kontakte sollten belassen werden. Lateralkontakte sollten eingeschliffen werden, um entweder eine Frontzahnführung mit seitlicher Okklusionstrennung, oder eine Gruppenfunktion mit seitlicher Okklusionstrennung auf der Balanceseite herzustellen. Schlagen Sie nach in Kapitel 10 über die Faktoren, welche die Lage der Zahnführung bestimmen. Denken Sie daran, daß Balanceseitenkontakte nicht beseitigt werden können, wenn keine Zähne verfügbar sind, die die Zahnführung 'übernehmen'.
   viii. Die gleichen Maßnahmen werden bei protrusiven und lateroprotrusiven Kieferbewegungen durchgeführt. Generell gilt, daß distalweisende Abhänge von Oberkieferzähnen und mesialweisende Abhänge von Unterkieferzähnen eingeschliffen werden, dabei jedoch die stützenden Höckerkontakte in der CRCP erhalten bleiben.
   ix. Die Kontakte werden so eingerichtet, daß beim Zusammenbiß in die CRCP die Maximalbelastung auf die Seitenzähne und eine etwas geringere Last auf die Frontzähne einwirkt. Dies wird mittels Shimstockfolie überprüft.
   x. Die Zähne werden abschließend mit Gummipolierern geglättet.

Vorgehensweise bei großer horizontal : vertikal-Beziehung

Die Analyse einartikulierter Studienmodelle weist darauf hin, welches der beiden möglichen Konzepte vorzuziehen ist:

1) Der Bißausgleich erfolgt wie oben beschrieben, aber nach dessen Beendigung sind die Fossae in allen Dimensionen leicht vergrößert und die Frontzahnkontakte ausgehöhlt. und gewähren ausgehend von der CRCP einen Freiheitsbereich. Es ist wichtig dafür zu sorgen, daß der Stützhöckerkontakt aufrechterhalten bleibt. Dieses Konzept ist für denjenigen Behandlungsfall anwendbar, der relativ kleine Größenverhältnisse aufweist. Der größte Anteil des Freiheitsbereichs wird an den Frontzähnen geschaffen und geht mit einer Seitenzahntrennung einher, die innerhalb von 0,5 mm Exkursionsbewegung einsetzt.

2) Die originalen IP-Kontakte werden beibehalten und ein Freiheitsbereich wird zwischen stabilen CRCP-Kontakten und der originalen Interkuspidalposition geschaffen. Dieses Behandlungskonzept ist für den Fall eines größeren horizontal : vertikal-Verhältnisses anwendbar (Abb. 11.2g).

Vorgehensweise für den Behandlungsfall mit großem horizontal : vertikal-Verhältnis, wenn die originale IP beibehalten wird (Freiheitsbereich)

Die originalen IP-Kontakte müssen, zusätzlich zu den CRCP-Kontakten, markiert werden. Es ist zu entscheiden, welche Höckerabhänge zu beschleifen sind, um in beiden Positionen stabile Kontakte aufrechzuerhalten. Alle Behandlungsaussichten sind weitaus schwieriger als im Falle eines großen vertikal : horizontal-Verhältnisses. Die Reaktion des Patienten ist ungewisser.

1) Die Kontakte in der IP als auch in der CRCP werden ermittelt.
2) Trocknen der Zähne.
3) nach entsprechender Vorübung, bittet man den Patienten die Zähne auf die rote Markierungsfolie aufeinanderzuschlagen, um die IP-Kontakte zu markieren.
4) Kontrolle der Kontakte.
5) Die CRCP- Kontakte werden schwarz markiert und im Auge behalten.
6) Die Markierungen werden nun weggewischt und mit roter Markierungsfolie zwischen den Zähnen, führt man den Unterkiefer in die CRCP.
7) Der Patient wird aufgefordert, die Zähne in der IP-Position zusammenzupressen.
8) Die CRCP-Kontakte werden mit schwarzer Folie markiert. Manchmal ist es nützlich zuvor, wie bereits beschrieben, einen blauen Untergrund aufzutragen.
9) Nun erfolgt die Ermittlung der Gleitbewegung und der Zahnkontakte.
10) Über die notwendigen Einschleifmaßnahmen ist zu entscheiden. Die Grundsätze zur Umformung der Höcker gelten nach wie vor, die IP-Kontakte müssen jedoch beibehalten werden. Generell gilt, daß sich die Einschleifmaßnahmen hauptsächlich auf die distalen Anteile der Oberkieferfossae, die mesialen Anteile der Unterkieferfossae, die mesialen Abhänge der Oberkieferzähne und die distalen Abhänge der Unterkieferzähne erstrecken. Diese Maßnahmen wurden von Ramfjord und Ash (1983)[8] ausführlich beschrieben.
11) Das Einschleifen der Exkursionsbewegungen erfolgt wie zuvor beschrieben, aber der Bißausgleich wird sowohl in CRCP als auch in IP durchgeführt. Auf den Oberkieferzähnen liegen die Exkursiongleitwege aus der CRCP distal von denen aus der IP, während sie auf den Unterkieferzähnen mesial liegen. Beide Gleitwege sollten verbunden werden, um unbehinderte Lateralbewegungen aus beiden und aus dem Bereich zwischen CRCP und IP zu gewährleisten.

Zeitplanung

Vor Beginn von Bißausgleichsmaßnahmen wird ein Zeitplan aufgestellt. Der Patient muß darüber informiert werden, daß nach einer Behandlung der Biß sich relativ gleichmäßig anfühlt. Mit eintretender Muskelentspannung ändert sich jedoch aller Wahrscheinlichkeit nach dieses Gefühl. Daher werden Termine vereinbart, um dieser Möglichkeit zu begegnen. Die übliche Behandlungfolge gliedert sich folgendermaßen:

1) Einartikulieren der Studienmodelle und Vornahme des Bißausgleichs.
2) Eine Stunde – Einschleifen der CRCP-Kontakte, um die Leitkontakte zu beseitigen, jedoch nicht notwendigerweise, um bereits Stabilität zu erreichen. Einschleifen der groben lateralen und protrusiven Gleithindernisse.
3) Zwei Tage Zwischenraum.
4) Eine Stunde – Vervollständigung des Bißausgleichs.
5) Eine Woche Zwischenraum.
6) Eine halbe Stunde – Nachkontrolle und Verfeinerung des Bißausgleichs.
7) Zwei Wochen Zwischenraum.
8) Eine halbe Stunde – Nachkontrolle und Verfeinerung.
9) Einen Monat Zwischenraum.
10) Eine halbe Stunde – Nachkontrolle.

Checkliste zum okklusalen Bißausgleich durch Einschleifen

- Verstehe ich die Prinzipien?
- Habe ich an Fortbildungskursen teilgenommen?
- Würde ich aufgefordert, die Bewegungen der Höckerspitzen über den gegenüberliegenden Zähnen während der Exkursionsbewegungen des Unterkiefers darzustellen, wäre ich dazu imstande?
- Wenn nicht, wäre ich berechtigt, meine Unerfahrenheit einem Patienten anzudienen?
- Weiß ich, wann eingeschliffen werden muß?
- Weiß ich wann nicht eingeschliffen werden darf?
- Habe ich versuchsweise an einartikulierten Studienmodellen einen Bißausgleich durchgeführt?
- Habe ich den Patienten über die Behandlungsziele aufgeklärt?
- Ist mit klar, daß eine steigende Zahl von Rechtsstreitigkeiten aus falschen okklusalen Einschleifmaßnahmen herrühren?

Denken Sie daran: falls im Zweifel, lassen Sie die Okklusion unangetastet.

Literaturhinweise

1. Pihlstrom B L, Anderson D A, Aeppli D, Schaffer E M. Association between signs of trauma from occlusion and periodontitis. J Periodontol 1986; 57: 1-6.
2. Gilmore N D. An epidemiologic investigation of vertical osseous defects in periodontal disease. PhD thesis. University of Michigan 1970.
3. Volmer W H, Rateitschak K H. Influence of occlusal adjustment by grinding on gingivitis and mobility of traumatized teeth. J Clin Periodontol 1975; 2: 113-125.
4. Burgett F G, Ramfjord S P, Nissle R R, Morrison E C, Charbeneau T D, Caffesse R G. A randomized trial of occlusal adjustment in the treatment of periodontitis patients. J Clin Periodontol 1992; 19: 381-387.
5. Schluger S, Yuodelis R, Page R C. Periodontal Disease – Basic Phenomena, Clinical Management and Occlusal and Restorative Interrelationships. Lea and Febiger, Philadelphia. 1977; pp 392-400.
6. Dawson P E. Evaluation, Diagnosis and Treatment of Occlusal Problems. C V Mosby, St Louis. 1974; pp 80-99.
7. Arnold N R, Frumker S C. Occlusal Treatment. Lea and Febiger, Philadelphia 1976.
8. Ramfjord S P, Ash M. Occlusion. 3rd edition. W. B. Saunders Co., Philadelphia. 1983; pp 384-425.
9. O'Leary T J, Ley D B, Drake R B. Tooth mobility in cuspid protected and group occlusion. J Prosthet Dent 1972; 27: 21-26.
10. Thornton L J. Anterior guidance; group function/canine guidance. A literature review. J Prosthet Dent 1990; 64: 479-482.
11. Yuodelis R A, Mann M V. The prevaleXce and possible role of non-working contacts in periodontal disease. J Periodontol 1965; 3: 219-223.
12. Ramfjord S P. Bruxism. A clinical and electromyographic study. J Amer Dent Assoc 1961; 62: 21-44.
13. Minagi S, Watanabe H, Sato T, Tsuru H. The relationship between balancing side occlusal patterns and temporomandibular joint sounds in humans: proposition of the concept of balancing side protection. J Cran Mandib Disord Facial Oral Pain 1990; 4: 251-256.
14. Anderson J A, Isaacson D, O'Bannon J, Wipf H. Consolidated committee report on centric relationships, in Occlusion, the State of the Art Ed. Celenza F V, Nasedkin J N. Quintessence, Chicago. 1978; pp 142-145.

Kapitel 12

FORMGETREUE (CONFORMATIVE) BEHANDLUNGSTECHNIKEN

Folgende Vorkehrungen sind zu treffen:

- Vorwälle
- Herstellung von Kieferregistraten bei geschlossenen Zahnreihen.
- Präparation und Restauration alternierender Zähne d.h. nicht alle Zähne eines Quadranten gleichzeitig.
- Werden benachbarte Zähne präpariert, die beide Leitkontakte aufweisen, beschleift man zuerst einen Zahn und stellt hierfür eine Kappe her, um die interkuspidale Beziehung aufrechtzuerhalten, bevor man den anderen präpariert.
- Funktionell erzeugte Gleitbahntechniken.
- Beseitigung von Balanceseitenkontakten an unpräparierten Zähnen des Arbeitsmodells.
- Erhaltung eines distalen Stops, wenn der hinterste Zahn im Kieferbogen präpariert wird.
- Herstellung exakter temporärer Restaurationen.
- Die Möglichkeit der künftigen Beseitigung von Leitkontakten, die auf eine Veränderung in der IP hinauslaufen im Falle einer umfangreichen, formgetreuen Neurestauration.

Der Einsatz von Vorwällen

Wenn die okklusale Oberfläche einer defekten Restauration in zufriedenstellender Funktion steht und der einzige Grund für die Erneuerung beispielsweise eine marginale Karies ist, sollte von den vorliegenden Okklusalflächen ein Vorwall, entweder direkt im Munde oder von einem Studienmodell hergestellt werden, um sicherzugehen, daß die Einstellung der Arbeitsmodelle in exakter Lagebeziehung erfolgt (s. Anhang). Der Zahn oder die Zähne werden präpariert, Abdrücke genommen und die neuen Restaurationen bzw. temporären Ersatzzähne werden entsprechend dem Vorwall hergestellt (s. Anhang)[1]. Bei Eingliederung der Restaurationen sollten nur geringfügige Korrekturen erforderlich sein. Die Abbildung 12.1 veranschaulicht die Anwendung eines Vorwalls, um Zahn 34 im Zahnbogen zu erneuern, das 19 Jahre zuvor restauriert wurde. Abbildung 12.2 zeigt den Einsatz von Vorwällen zur Wiederherstellung einer Brückenarbeit.

Kieferregistrierung bei geschlossenen Zahnreihen

Wenn man nach dem formgetreuen Behandlungskonzept arbeitet, ist es wichtig, daß die interkuspidale Lagebeziehung durch Registrierung gesichert wird. Manchmal gelingt dies am besten, wenn man die Modelle mit der Hand zueinander in Beziehung setzt.[2] Oft ist jedoch eine zusätzliche Führungshilfe wünschenswert, insbesondere, wenn mehr als ein Zahn präpariert wurde. Zu diesem Zweck sind endständige DuraLay-Kappen nützlich, die nach der Schichtmethode mit abschließenden Ergänzungen aufgebaut werden (Abb. 12.3a).

Es sollte notiert werden, welche Zähne im Munde die Shimstockfolie festklemmen. Die Gegenprobe erfolgt im Labor an einartikulierten Modellen. Es ist außerordentlich schwierig, genau die gleichen Ergebnisse im Labor wie im Munde zu erzielen, teils weil klinisch die Zähne sich beim Zusammenbiß ein klein wenig bewegen, teils weil schon winzige Ungenauigkeiten auf dem Modell ausreichen, die okklusalen Beziehungen zu verändern und damit verhindern, daß die Shimstockfolie festgehalten wird (s. Anhang). Polyvinylsiloxan-Registrate können zwischen den Zähnen mittels selbstmischender Spritzen (B.R. Stat – Kerr oder Blue Mousse – Parkell) hergestellt werden (Abb. 12.3b). Sie sind besonders bei Präparationen wertvoll, die mesial und distal von unpräparierten Zähnen eingegrenzt werden. Wird der im Zahnbogen stehende, letzte Zahn präpariert, ist eine formfestes Registrat erforderlich, z.B. DuraLay oder dicke (3 mm oder mehr) Polyvinylsiloxanmasse. Es besteht jedoch die Gefahr, daß sich das elastische Polyvinylsiloxan während des Einartikulierens der Modelle verformt. Der Techniker muß daher sehr sorgfältig darauf achten, dies zu vermeiden (Abb. 12.3c).

Kontrollbißlöffel (Kapitel 9) dienen ebenfalls als geeignetes Registrierungssystem. Alternativ kann man das Gegenmodell durch direkten Gipsausguß eines gut adaptierten und gestützten Polyvinylsiloxan-Kieferregistrates herstellen.

Das Wachsmodell wird in Anlehnung an einen Vorwall entweder des originalen Zahnes oder der temporären Restauration modelliert, und das Gegenmodell dient zur Überprüfung der interkuspidalen Kontakte. Kleine intraorale Korrekturen während lateraler Exkursionen sind häufig notwendig. Eine Bißnahme aus Plattenwachs über den gesamten Zahnbogen ist für formtreue Registrierungen ein ungeeignetes Material, zumal die Registrierungsmasse nur zwischen die präparierten Zähne und nicht über den gesamten Zahnbogen plaziert werden darf und kleine Wachsstücke nicht mit hinreichender Genauigkeit auf das Meistermodell übertragen werden können. Erstreckt sich das Registrierungsmaterial über den gesamten Zahnbogen, ist keine Garantie gegeben, daß die tatsächliche interkuspidale Lagebeziehung erfaßt wird, weil die interkuspidale Propriozeption durch die Wachsauflage ausgeschaltet wird. Außerdem

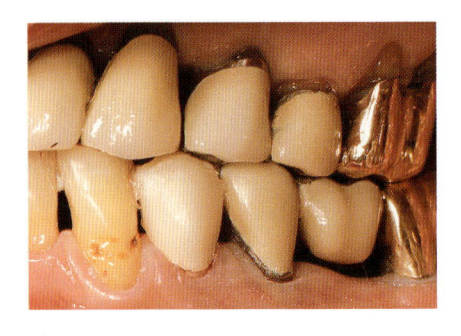

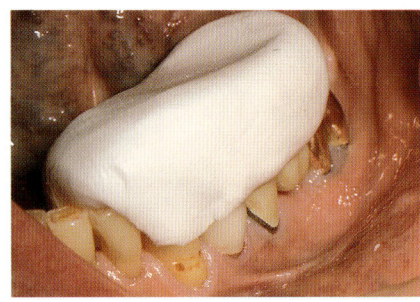

Kapitel 12 Formgetreue (conformative) Techniken

Abb. 12.1a Die Anwendung eines Vorwalls um eine vor 19 Jahren eingegliederte Krone zu ersetzen. Zahn 34 – die Krone ist funktionell befriedigend, weist jedoch eine zervikale Karies auf. Der Patient wünscht nur diese Krone ersetzt.

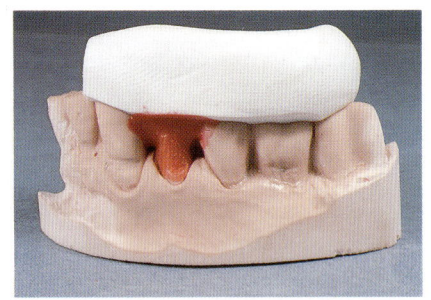

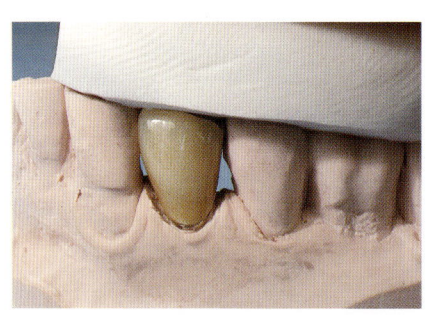

Abb. 12.1b Der Vorwall im Munde.

Abb. 12.1c Vorwall und Wachsmodell auf dem Quadrantenmodell. Die Ränder werden auf einem individuellen, separaten Modellstumpf ausgearbeitet, der von einem zweiten Hydrocolloidabdruck des Quadranten hergestellt wird.

Abb. 12.1d Die in den Vorwall eingearbeitete Keramikmasse. Wenn die okklusale Oberfläche aus Keramik besteht, werden im Munde geringfügige Einschleifmaßnahmen mit erneutem Glasurbrand oder Politur erforderlich. In diesem Fall besteht die Okklusalfläche aus Gold, um die originale okklusale Formgebung exakt nachzubilden.

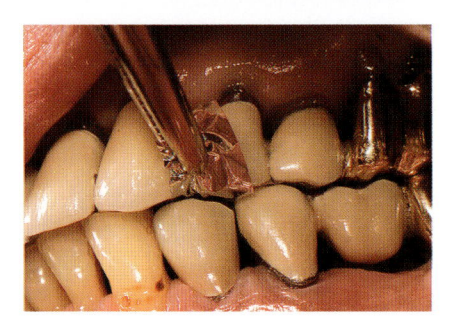

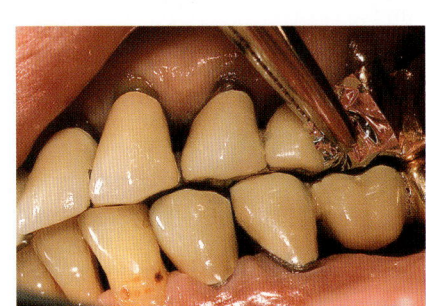

Abb. 12.1e Die fertiggestellte Krone hält die Shimstockfolie in der Interkuspidalposition fest.

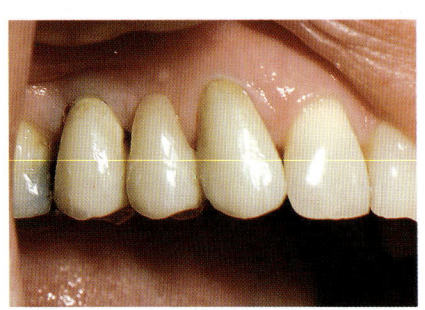

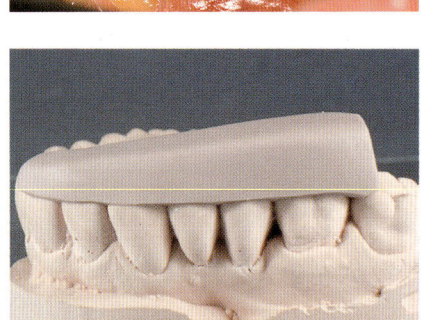

Abb. 12.1f Auch die hinteren Zähne fixieren in der IP die Shimstockfolie.

Abb. 12.2 Die Verwendung eines Vorwalls zum Ersatz einer Brücke.

Abb. 12.2a Die originale Brücke über die Zähne 13, 14, 15.

Abb. 12.2b Herstellung eines Vorwalls von einem Studienmodell der originalen Brücke.

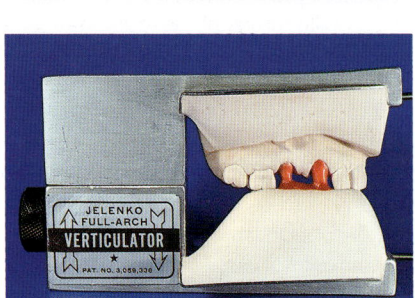

Abb. 12.2c Der Silikonvorwall wurde mit Abdruckgips und Velmix (Mischungsverhältnis 50:50) 'untermauert' und in einen Vertikulator eingestellt. Die Brücke wird in den Vorwall aufgewachst.

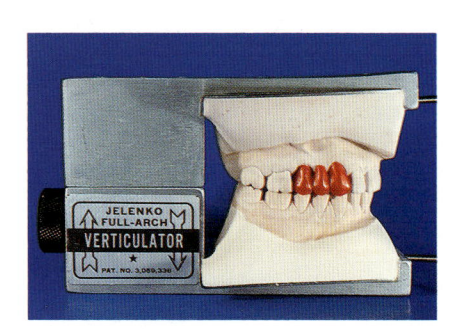

Abb. 12.2d Ausgearbeitete Wachsmodellierung auf einartikulierten Modellen. Vollkonturiertes Wachsmodell, um die korrekte Lage der Lötverbindung und die Gestaltung des Metallgerüstes zu erhalten (bzgl. Labortechnik s. Anhang – Einarbeitung von Keramik in einen Vorwall).

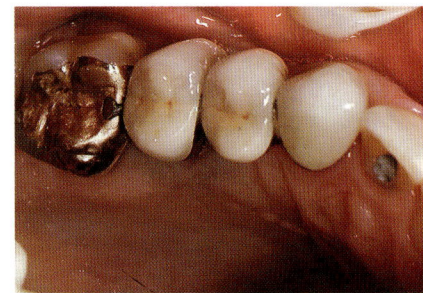

Abb. 12.2e Eingegliederte Brücke. Die okklusale Oberfläche ist die Kopie der originalen Brücke.

Formgetreue (conformative) Techniken

Abb. 12.3 Kieferregistrierung bei geschlossenen Zahnreihen.

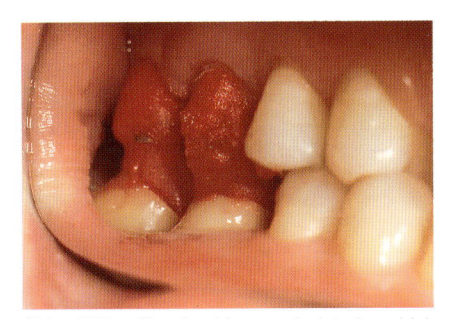

Abb. 12.3a DuraLay-Kappen in Interkuspidalposition. Achten Sie auf die Fensterungen im DuraLay zur Kontrolle eines einwandfreien Sitzes intraoral und auf dem Modellstumpf.

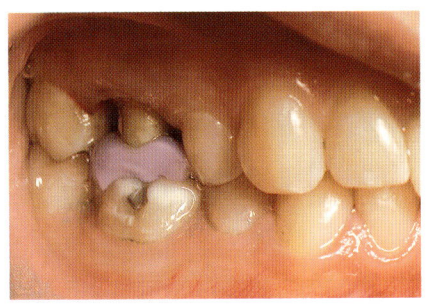

Abb. 12.3b Polyvinylsiloxan-Registrierung. Diese ist insbesondere anwendbar bei eingegrenzten Einheiten mit wenigstens 1,5 mm interokklusalem Freiraum.

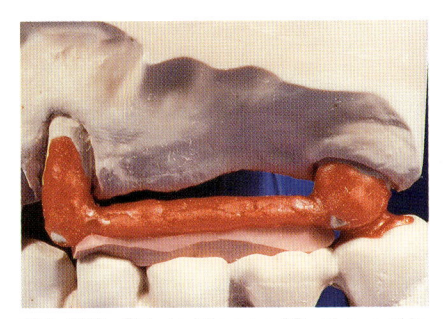

Abb. 12.3c Polyvinylsiloxan auf DuraLay zur Unterstützung. Beachten Sie den distalen Stop auf der Kappe. Der DuraLay-Kunststoff verhindert die Durchbiegung des Polyvinylsiloxans, das mit einem Silikonkleber befestigt wird.

Abb. 12.4 Präparation alternierender Zähne, wenn bei Vorliegen eines großen horizontal : vertikal-Verhältnisses die Seitenzähne restauriert werden müssen.

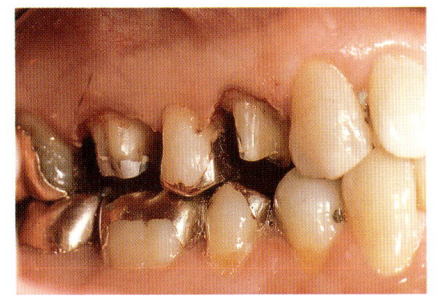

Abb. 12.4a Präparation der Zähne 14 und 16.

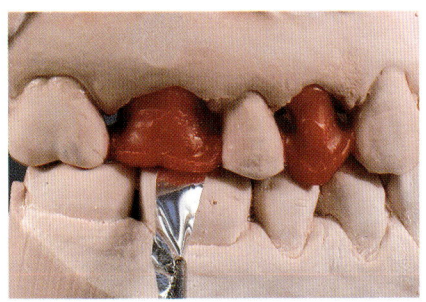

Abb. 12.4b Die einartikulierten Modelle. Die Zähne 15 und 17 halten die Kieferbeziehungen aufrecht. Zuerst werden die Kronen in einen Vorwall der originalen Kronen aufgewachst und anschließend auf einartikulierten Modellen ausgearbeitet.

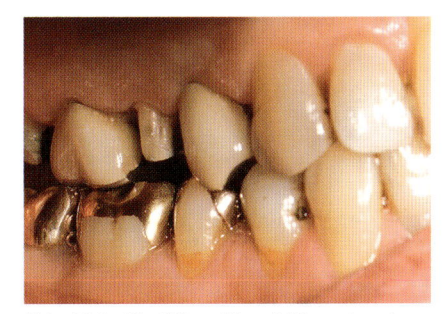

Abb. 12.4c Die Zähne 14 und 16 wurden einzementiert und halten die Kieferbeziehungen aufrecht. Nun werden die Zähne 15 und 17 bearbeitet.

ergeben sich Fehler durch Änderungen des Vertikalabstands, die im Labor zustandekommen, wenn nach Entfernen des Registrates die Modelle zusammengefügt werden.

Die Modelle werden normalerweise unter Vornahme einer gewöhnlichen Gesichtsbogenübertragung und eines Protrusionsgegistrates zur kondylären Einstellung in einen halbjustierbaren Artikulator montiert. Weiteres in Bezug auf Registrierungen werden in den Kapiteln 14 und 15 erörtert.

Präparation und Restauration alternierender Zähne, d.h. nicht ganzer Quadranten

Bei der Präparation eines über den anderen Zahn in einem Quadranten oder Sechstanten, bleiben häufig genügend Zähne zur Aufrechterhaltung der vertikalen und horizontalen mandibulo/ maxillären Beziehungen übrig (Abb. 12.4). Diese Methode ist besonders bei einer großen horizontal : vertikal-Beziehung zwischen CRCP und IP anwendbar, wenn keine Indikation zur Restaurierung der Frontzähne besteht.

Die Anwendung dieser Technik im Rahmen einer umfangreichen Restaurierung wird durch den nachfolgenden Fall dargestellt (Abb. 12.5). Es sollte erwähnt werden, daß eine umfangreiche Neueingliederung üblicherweise durch die Anwendung formgetreuer Techniken vorgenommen wird. Es entwickeln sich jedoch Situationen, in denen ein neugestaltendes Behandlungskonzept übernommen wird.

Bei der Patientin lag hinsichtlich der CRCP-IP-Unstimmigkeit eine große horizontal : vertikal-Kieferbeziehung vor. Achtzehn Jahre zuvor wurde das Gebiß mit Teilkronenersatz aus Gold restauriert, den man gegenüber Vollkronenersatz als eine weniger destruktive Methode bevorzugte (Abb. 12.5a). Damals wurde die Patientin darauf hingewiesen, daß in Zukunft infolge Abnutzung der labialen Oberflächen eine erneute Restauration erforderlich werden könnte. Sie fühlte sich derzeit sehr wohl, lieferte jedoch in ihrer Krankengeschichte Anhaltspunkte, daß im Anschluß an die vorherige

Kapitel 12 Formgetreue (conformative) Techniken

Abb. 12.5 Methode alternierender Zahnpräparationen für eine ausgedehntere, formgetreue Restauration bei Vorliegen eines großen horizontal : vertikal-Verhältnisses. Die Patientin war lange Zeit beschwerdefrei. Die Krankengeschichte enthielt jedoch Anhaltspunkte über vormals okklusales Mißbehagen und Symptome psychogenen Ursprungs.

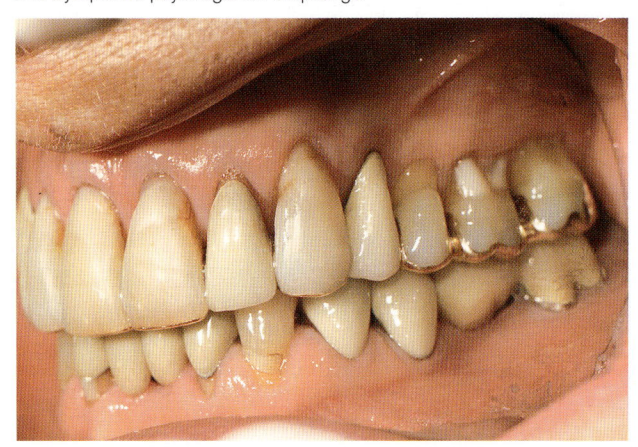

Abb. 12.5a (i) Behandlungsbeginn, bukkale Ansicht.

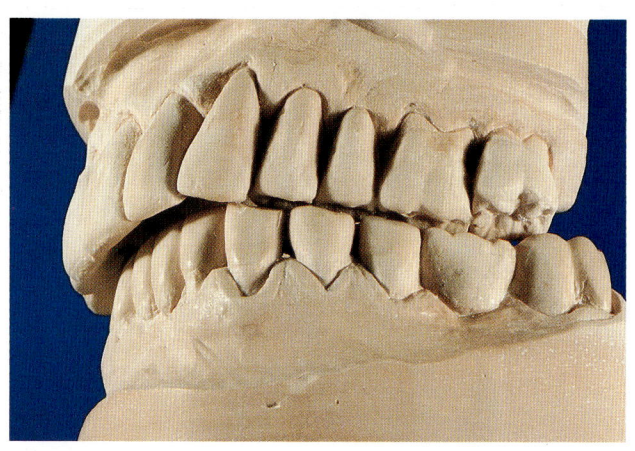

Abb. 12.5a (ii) Studienmodelle in der CRCP. Achten Sie auf die horizontale Stufe mit fehlenden anterioren Kontakten.

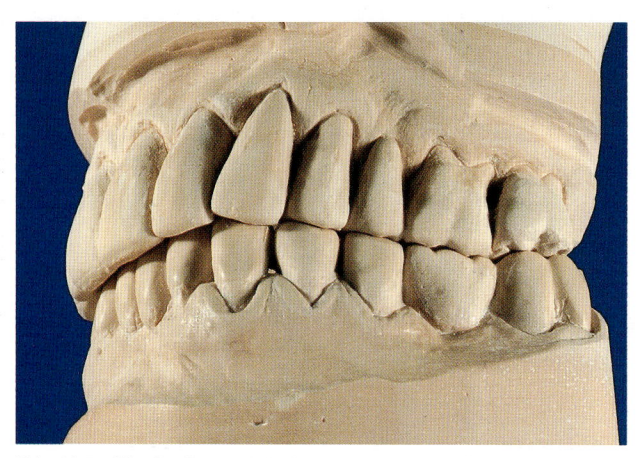

Abb. 12.5a (iii) Studienmodelle in der IP. Beachten Sie die Horizontalverschiebung in die IP. Die Beseitigung aller seitlichen Leitkontakte hätte zur Folge, daß der Unterkiefer nach distal in die CRCP gleitet. Wenn dies stattfindet, geht die Frontzahnführung verloren und restaurative Schwierigkeiten würden nachfolgend heraufbeschworen. Da die Patientin beschwerdefrei war und in der Krankengeschichte sich Anhaltspunkte über frühere okklusale Mißempfindungen ergaben, war ein formgetreues Behandlungskonzept indiziert.

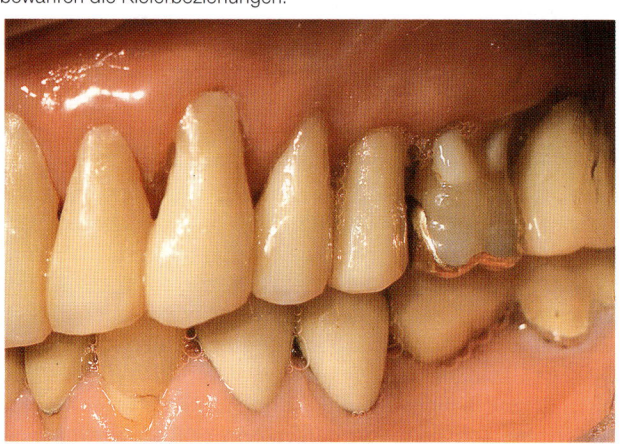

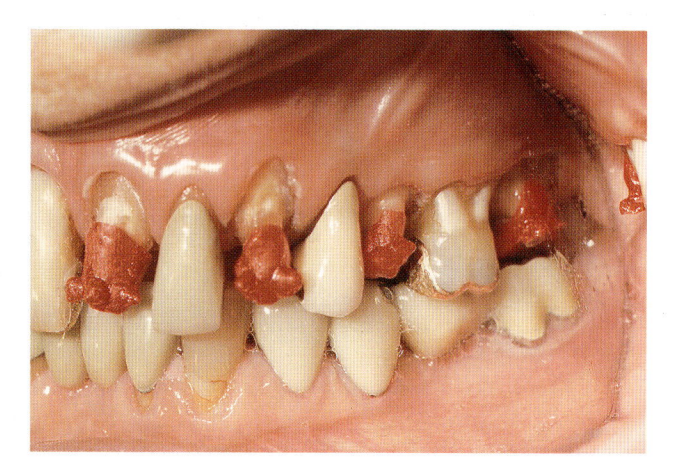

Abb. 12.5b Alternierende Zahnpräparation und Kieferregistrierung in IP – die restlichen Zähne erhalten die Kieferbeziehungen. Leitkontakte wurden beibehalten.

Abb. 12.5c Alle Zähne bis auf 26 und 17 sind präpariert und temporäre Kronen wurden in kürzester Zeit hergestellt. Die Zähne 26 und 17 bewahren die Kieferbeziehungen.

Abb. 12.5d Präparation von 26 und 17. Die temporären Restaurationen auf den anderen Zähnen erhalten die IP. Für 26 und 17 werden temporäre Kronen hergestellt und es erfolgt die Abdrucknahme aller Präparationen.

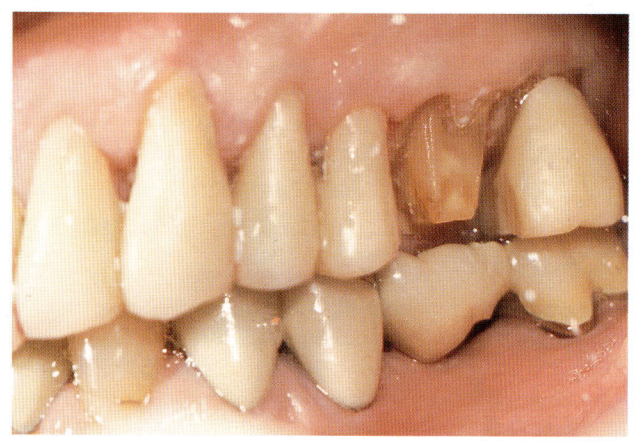

Formgetreue (conformative) Techniken

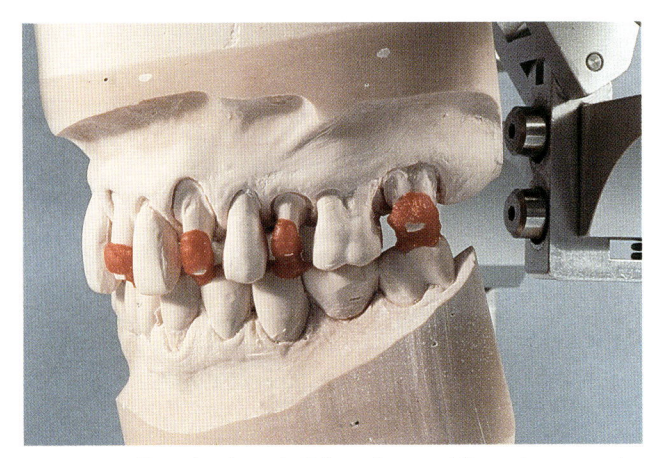

Abb. 12.5e Das alternierende Präparationsmodell wurde gegen das untere Modell einartikuliert.

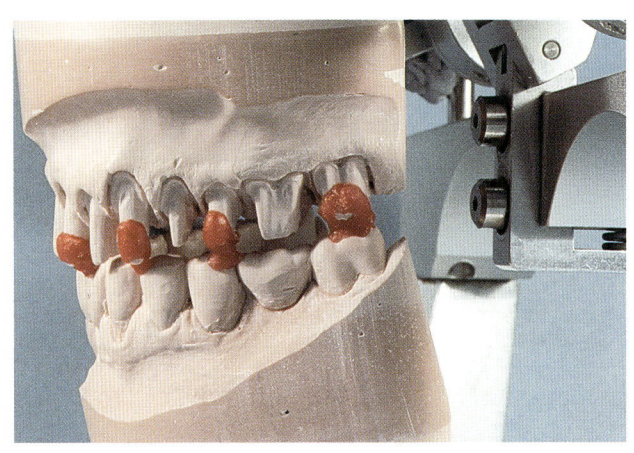

Abb. 12.5f Die Meistermodelle wurden mit der gleichen Registrierung wie das alternierende Präparationsmodell einartikuliert. Das alternierende Präparationsmodell wird dafür verwendet, die vollständigen Wachskonturen zu modellieren. Diese Wachsmodelle werden auf das Meistermodell gesetzt und die übrigen Modellierungen hergestellt. Die Bestimmung der Frontzahnführung erfolgt durch einen Frontzahn-Führungsteller, der von den einartikulierten Modellen der originalen Restaurationen stammt, und durch Aufwachsen auf das alternierende Präparationsmodell, wobei die benachbarten Kronen zur Zahnführung genutzt werden.

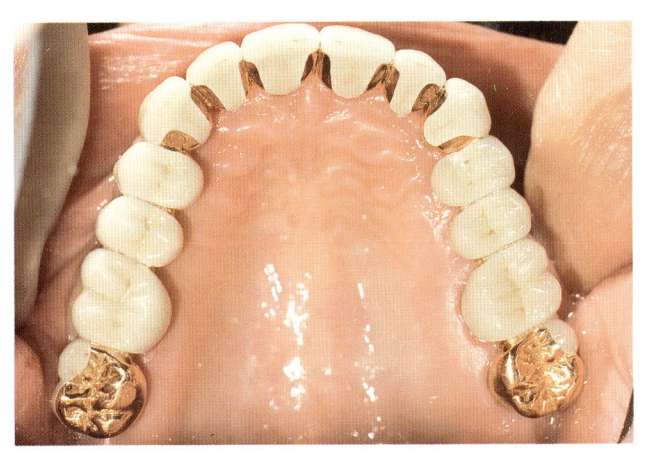

Abb. 12.5g Die fertiggestellte Okklusion.

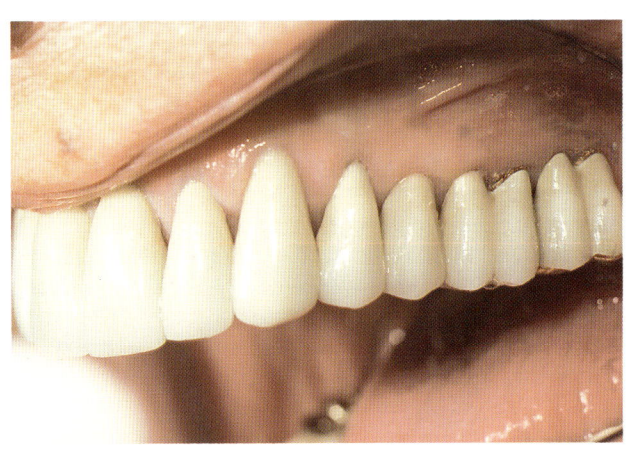

Abb. 12.5h Bukkalansicht der fertiggestellten Arbeit.

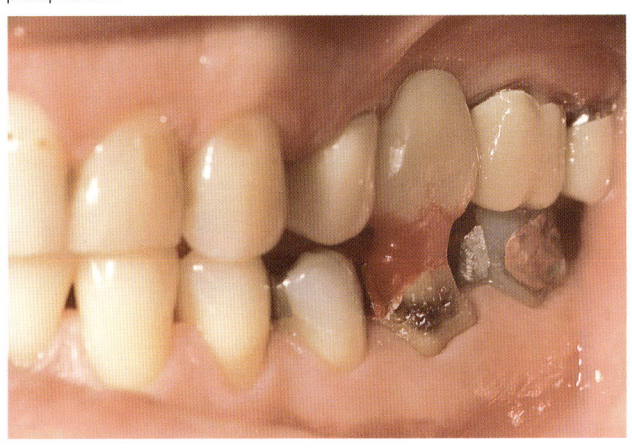

Abb. 12.5i DuraLay-Kappe auf 36. Der Zahn 37 erhält die Interkuspidalposition.

Abb. 12.5j Zahn 37 ist nun präpariert und eine Kappe wird hergestellt, indem man die Kappe des 36 nutzt, den Unterkiefer in die Interkuspidalposition zu leiten.

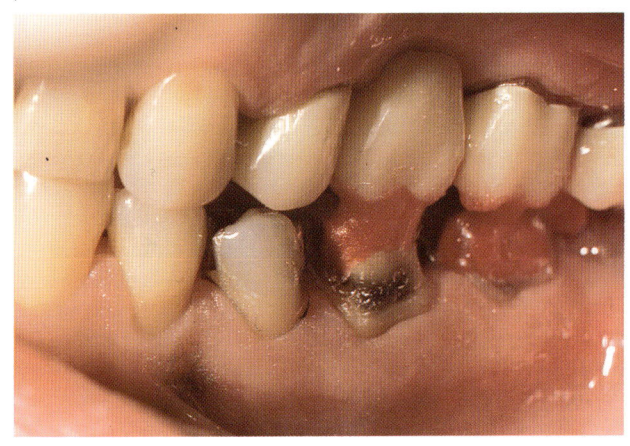

241

Restauration und auch schon nach dem Einzementieren von Restaurationen zuvor, eine 'okklusale Empfindlichkeit' bestand. Auch wies die Krankengeschichte auf Symptome psychogenen Ursprungs (s. Kapitel 27) hin. Die labialen Flächen der Oberkieferzähne erschienen unansehnlich. Der Verlauf einer hohe Lippenlinie und Rezessionen waren festzustellen. Alle vorhandenen Restaurationen waren verblockt, weil 18 Jahre zuvor die Zähne Lockerungsgrade von 2-3 aufwiesen und das Frontsegment nach labial driftete. Obgleich Komposit-Verblendungen ziemlich geglückt erschienen, wurde beschlossen, den Oberkiefer-Zahnbogen neu zu restaurieren, um:

- die Ästhetik verläßlicher zu gestalten;
- bei einer älteren Patientin, die noch rüstig genug ist, entsprechende Behandlungsmaßnahmen zu tolerieren, eine Rekonstruktion durchzuführen;
- ein Behandlungsergebnis zu gewährleisten, das künftig nur wartungstherapeutische Nachkontrollen erfordert.

Nach dem Behandlungsplan war eine formgetreue Neurestaurierung vorgesehen, um die notwendige Eingewöhnung zu minimieren und somit auch die Möglichkeit der Wiederkehr okklusaler Mißempfindungen als Ergebnis einer mandibulären Rückverlagerung bei einer Patientin mit großer horizontal : vertikal-Kieferbeziehung und psychogenen Problemen möglichst gering zu halten. Studienmodelle von der vorhandenen Bezahnung wurden in einen Denar D5A-Artikulator gesetzt. Alternierende Zähne wurden im Bereich sichtbarer Zahnfleischränder für keramische Randabschlüsse präpariert (Abb. 12.5b) und Hydrocolloidabdrücke genommen. Die Kieferregistrierung erfolgte in Interkuspidalposition, so daß das Gipsmodell gegen das bereits im Artikulator vorhandene Unterkiefermodell montiert werden konnte (Abb. 12.5b, e). Die hauptsächlichen Leitkontakte lagen bei 26 und 17. Es wurden Kappen hergestellt, über die präparierten Zähne gesetzt und nach dem Zusammenschluß in die IP wurde Kunststoff hinzugefügt. Danach erfolgte die Präparation der übrigen Zähne außer 26 und 17 und die Abdrucknahme. Abschließend stellte das Labor temporäre Kronen her (s. Anhang). Im Verlauf der Laborherstellung wurden die Kappen in den Mund zurückgesetzt, um die interkuspidale Propriozeption zu bewahren. Sodann erfolgte die Einprobe der temporären Restaurationen im Munde mit geringfügigen Anpassungen, wobei 26 und 17 als vertikale und horizontale Führungszähne dienten. Nach der Feststellung, daß die temporären Restaurationen mit 26 und 17 übereinstimmten und die Leitkontakte wiederhergestellt waren (Abb. 12.5c), konnten diese Zähne ebenfalls präpariert werden (Abb. 12.5d). Schließlich erfolgte die Abdrucknahme zur Herstellung der Modellstümpfe und für ein über den ganzen Zahnbogen reichendes, oberes Meistermodell. Nachfolgend wurde dieses in Beziehung zum Unterkiefer gesetzt, mit Hilfe der gleichen Registrate, die zum Einartikulieren des Modells mit den 'alternierenden Zahnpräparationen' Verwendung fanden (Abb. 12.5f). Nach der Herstellung temporärer Kronen für 26 und 17 wurden die Restaurationen einzementiert. Die Herstellung der Kronen in einzelnen Einheiten erfolgte im Labor. Als Arbeitshilfen dienten:

- ein Vorwall von dem originalen Modell;
- ein Frontzahnführungsteller, eingerichtet anhand der Einstellung der originalen Studienmodelle (s. Kapitel 13);
- das Modell der 'alternierenden Zahnpräparation'.

Vor dem Aufwachsen erfolgte eine Vermessung der Modellstümpfe, damit die endgültige Entscheidung getroffen werden konnte, welche Einheiten verlötet und welche infolge Unparallelität, durch intrakoronale Geschiebe miteinander verbunden werden mußten. Die Geschiebe wurden in die Wachsmodelle handgearbeitet (s. Anhang).

Darauf erfolgte die Einprobe der Kronen im Munde und soweit erforderlich, die Korrektur kleiner Unstimmigkeiten der Okklusion und Konturierung. Anschließend an den Glasurbrand wurden sie zum Zwecke eines Lötabdrucks mit einer Mischung aus Tempbond und Vaseline einzementiert. Die Verlötung der Einheiten erfolgte postkeramisch (Kapitel 9) und am nächsten Tag die Zementierung mit Zinkphosphatzement (Abb. 12.5g+h). Die Herstellung einer okklusalen Stabilisationsschiene in Interkuspidalposition wurde vorsorglich für streßbelastete Zeitabschnitte vorgesehen.

Wenn benachbarte Zähne mit Leitkontakten präpariert werden müssen

Die folgende Technik ist nützlich insbesondere im Falle eines großen horizontal : vertikal-Verhältnisses zwischen CRCP und IP und speziell bei reziprokem Gelenkknacken in der Vorgeschichte

Es empfiehlt sich, vorerst einen Zahn zu präparieren, eine DuraLay-Kappe herzustellen und durch Auftragen von DuraLay die bestehende interkuspidale Position unverrückbar zu sichern (Abb. 12.5i). Für den präparierten Zahn wird anschließend eine temporäre Restauration hergestellt, die gleichfalls die interkuspidale Position reproduziert. Die temporäre Restauration wird nun wieder abgenommen und die DuraLay-Kappe zurückgesetzt. Danach präpariert man den benachbarten Zahn. Dabei wird der Unterkiefer immer wieder in den Zahn/DuraLay-Kontakt geführt, um das propriozeptive 'Gedächtnis' zu bewahren und die originale Interkuspidation zu erhalten. Im Anschluß an die Präparation erfolgt zur Erweiterung der Registrierung die Fertigung einer weiteren DuraLay-Kappe (Abb. 12.5j). Dann entfernt man die Kappen, setzt die erste temporäre Restauration wieder zurück und stellt die zweite temporäre Restauration her.

Diese Technik kann eine exakte Formtreue in Bezug auf die bestehenden Kieferbeziehungen nicht garantieren; sie erzielt jedoch gute Ergebnisse.

Aussagen zur Anwendung der Technik des funktionell erzeugten Gleitweges

(FGP = functionally generated path technique)

Diese Technik ist im Rahmen formgetreuer Behandlungsmaßnahmen nützlich, vorausgesetzt, die Zähne sind nicht gelockert. Die Führungszähne, die im Verlauf eines funktio-

Formgetreue (conformative) Techniken

Abb. 12.6 Funktionell erzeugter Gleitweg.

Abb. 12.6a Bosworth Tacky Wax auf die DuraLay-Kappe aufgetragen. Das Wachs wird aus Stabilitätsgründen in die approximalen Zahnzwischenräume eingepreßt.

Abb. 12.6b Alle Exkursionen wurden durch den gegenüberliegenden Zahn in das Wachs eingegraben. Ein Vorguß aus Abdruckgips wird hergestellt; er bedeckt das Wachs und die angrenzenden Zähne; als Alternativlösung entfernt man vorsichtig die Kunststoffkappe vom Zahn und gibt sie in das Labor.

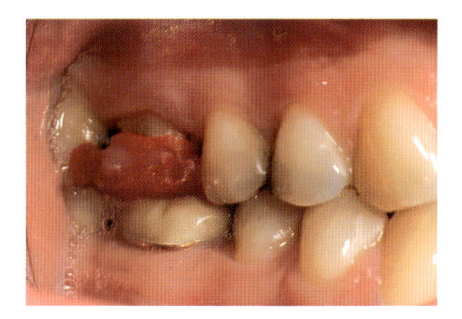

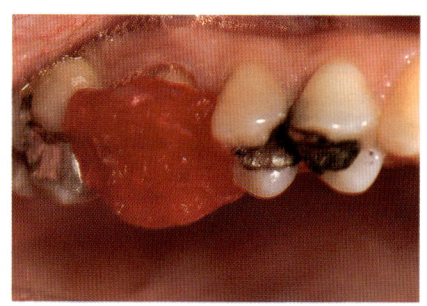

nell erzeugten Gleitweges entsprechende Bewegungen ausführen, rücken den präparierten Zahn näher an den gegenüberliegenden Zahn, als dies der Fall ist, wenn Arbeitsmodelle mit einer durch die beiden Montagen bedingten Ungenauigkeit in Interkuspidalposition einartikuliert werden.

Technik der FGP

Die einzelnen Schritte sind:
1) Der gegenüberliegende Zahn wird während der Lateralexkursion beobachtet und eingeschliffen, falls Interferenzen oder verlängerte Kauhöcker vorliegen.
2) Der zu restaurierende Zahn wir so präpariert, daß er bei allen Exkursionsbewegungen zum gegenüberliegenden Zahn freigestellt ist.
3) Eine Kappe aus DuraLay oder anderem Dentalmaterial wird für den präparierten Zahn oder die Zähne hergestellt. Bei Verwendung von DuraLay muß die Präparation mit Vaseline gut eingefettet werden und das DuraLay darf man nur in sehr kleinen Portionen hinzufügen, um Überhitzungen zu vermeiden.
4) Weichwachs (Tacky wax – H. Bosworth) wird auf die okklusale Oberfläche der Kappe aufgetragen und durch Einpressen in die approximalen Unterschnitte fixiert (Abb. 12.6a).
5) Der Patient mahlt in allen Exkursionsbewegungen, so daß der gegenüberliegende Zahn Gleitwege in das Wachs graviert. Dabei ist sicherzustellen, daß das Wachs fest an dem präparierten Zahn haftet.
6) Es folgt die Feststellung, daß in allen Exkursionsbewegungen das Wachs ausgeformt wurde (Abb. 12.6b).
7) Anschließend mischt man unter kräftigem Spateln 100 g 'Bitestone' (Whip-Mix), mit 30 ml Wasser von 35° C, um eine rasche Abbindung zu erreichen.
8) Der Gips wird in eine Einmalspritze gefüllt.
9) Nunmehr spritzt man den Gips über das Wachs und die Zähne beiderseits von dem präparierten Zahn.
10) Abwarten des Abbindevorgangs.
11) Der Gipsvorguß wird aus dem Munde genommen und das Wachs von der Unterseite des Gipses entfernt.
12) Alternativ kann man die DuraLay-Kappe, wenn sie exakt eingepaßt wurde, von dem präparierten Zahn zusammen mit dem unbeschädigten Wachs lösen und nachfolgend auf das Arbeitsmodell zurücksetzen; der Gipsvorguß wird dann im Labor hergestellt (s. Anhang).
13) Nun folgt die Abdrucknahme der Präparation und des Gegenkiefers. Vollabdrücke sind im Hinblick auf die Genauigkeit bei der Montage erforderlich. Alternativ kann auch die Methode mit Kontrollbiß-Löffeln (s. Kapitel 9) durchgeführt werden.
14) Eine interkuspidale Kieferregistrierung wird vorgenommen. Bei Verwendung eines Kontrollbißlöffels ist sie unnötig, weil der Löffel die gegenüberliegenden Zähne in der IP zusammenführt.
15) Die Modelle werden in einen Vertikulator oder einfachen Scharnierachsen-Artikulator eingestellt.
16) Das gegenüberliegende Modell wird entfernt, der FGP-Gipsvorguß eingestellt und in dem Vertikulator oder Artikulator fixiert (s. Anhang).
17) Daraufhin erfolgt die Herstellung der Restauration (s. Anhang).

Beseitigung von Balanceseitenkontakten an unpräparierten Zähnen auf den Modellen

Wenn nach der Modellmontage in einen Artikulator festgestellt wird, daß unpräparierte Zähne Balanceseitenkontakte bilden, werden letztere an den Modellen abgetragen, so daß später im Falle ihres Verlustes (z.B. durch Extraktion oder Neuanfertigung von Kronen oder Fraktur eines Zahnhöckers [Abb. 12.7] s. Anhang) die neuen Restaurationen selbst nicht zu Balanceseitenkontakten werden. Achten Sie darauf, die Modellzähne nur allmählich abzutragen, weil die Beseitigung eines Balanceseitenkontaktes unter Umständen nur eine unzureichend gekürzte Zahnpräparation im Kontakt zum Gegenzahn zuläßt. Stoppen Sie daher das Einschleifen der Modellzähne bevor Platzprobleme eintreten.

Bei der Präparation des hintersten Zahnes im Kieferbogen ist ein distaler Stop zu erhalten

Besondere Vorsicht ist geboten, wenn der hinterste Zahn im Kieferbogen präpariert wird, da die Abtragung von okklusaler Zahnsubstanz den Widerstand gegen eine kondyläre Rückverlagerung herabsetzt und zu veränderten Kieferbeziehungen führen kann.

Wird der hinterste Zahn präpariert, denken Sie daran, einen

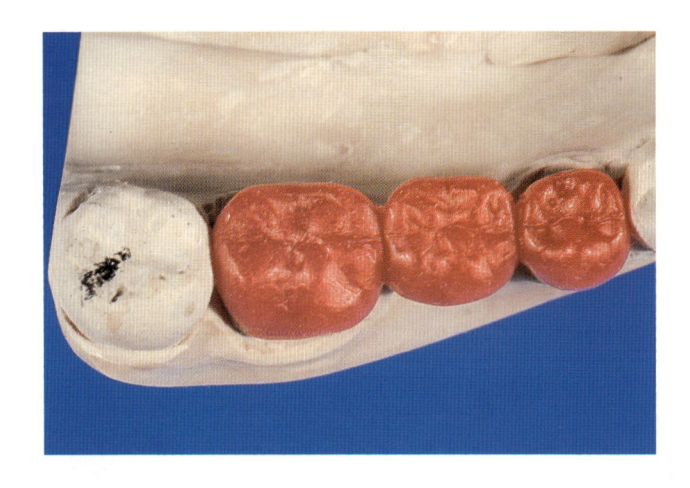

Kapitel 12 Formgetreue (conformative) Techniken

Abb. 12.7 Beseitigung eines Balanceseitenkontaktes auf dem Modell. Der Balanceseitenkontakt des Zahnes 47 wird auf dem Modell, NICHT im Munde abgetragen, so daß man die Brücke aufwachst in Voraussicht auf den Zeitpunkt, in dem 47 möglicherweise frakturiert oder restauriert werden muß. Wenn dieser Umstand eintritt, würde die Zahnführung der Balanceseite beseitigt und die Krone auf dem Zahn 47 wäre plötzlich einem starken Balanceseitenkontakt unterworfen, und das könnte zu einem Mißerfolg führen. Das Einschleifen auf dem Modell verhindert, daß die überkronten Zähne in einem solchen Fall zu Balanceseitenkontakten werden.

Abb. 12.8 Erhaltung eines distalen Stops, wenn der hinterste Zahn im Kieferbogen präpariert wird.

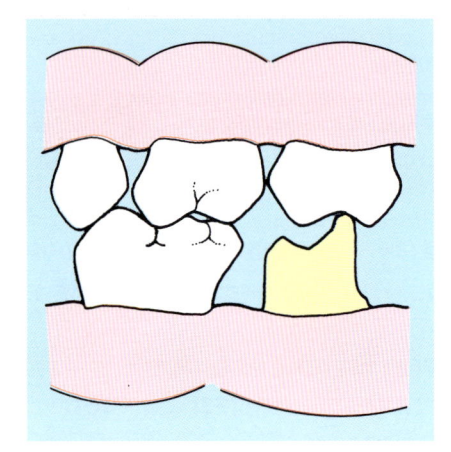

Abb. 12.8a Kronenpräparation unter Belassung eines distalen Stops.

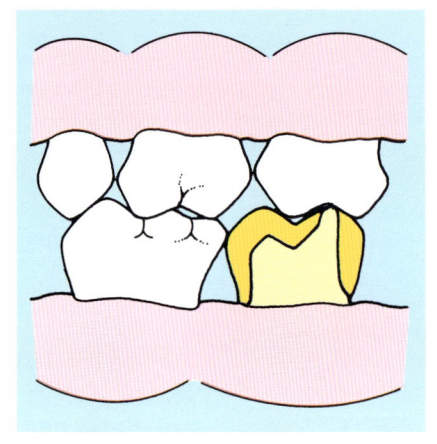

Abb. 12.8b Provisorium mit distalem Stop, der durch die Krone hindurchtritt.

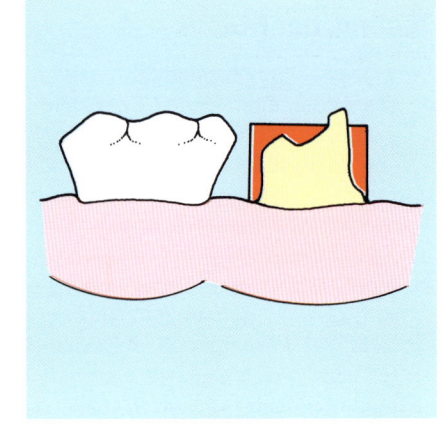

Abb. 12.8c Auf dem Meistermodell wird unter Verwendung einer DuraLay-Kappe zur örtlichen Festlegung der okklusale Stop abgetragen. Dann erfolgt die Herstellung der Krone. Im Munde wird der okklusale Stop durch die DuraLay-Kappe hindurch abgeschliffen und die Krone eingepaßt.

distalen okklusalen Bezirk unberührt zu lassen, um an den einartikulierten Modellen einen vertikalen Stop zu erhalten (Abb. 12.8). Der Behandlungsablauf ist wie folgt:
1) Suchen Sie nach dem am weitesten distal gelegenen Stop.
2) Präparien Sie die Zähne, lassen jedoch den Stop stehen (Abb. 12.8a).
3) Abdrucknahme für das Meistermodell.
4) Kieferregistrierung in der Interkuspidalposition.
5) Abdrucknahme für die Modellstümpfe.
6) Herstellung einer temporären Restauration mit einer okklusalen Öffnung, die den distalen Stop freilegt (Abb. 12.8b).
7) Einartikulieren der Modelle.
8) Auf dem Meistermodell wird eine DuraLay-Kappe hergestellt (s. Anhang).
9) Zurücksetzen der DuraLay-Kappe auf das Meistermodell.
10) Der distale Stop wird abgetragen, indem die Höhe der DuraLay-Kappe und der darunter befindliche Zahnstumpf gekürzt werden.
11) Abnahme der DuraLay-Kappe.
12) Aufsetzen der DuraLay-Kappe auf den Modellstumpf.
13) Kürzen des okklusalen Stops auf dem Modellstumpf; dieser ragt durch den DuraLay-Kunststoff hindurch und wird bis zur Kappenoberfläche plan abgetragen. Verglichen mit dem Meistermodell ist diese Abtragung etwas geringer.
14) Durchführung der Wachsmodellierung auf dem Modellstumpf.
15) Übertragung des Wachsmodells auf das Meistermodell und Aufwachsen bis zur vollständigen Zahnkontur. Da der Modellstumpf geringfügig weniger reduziert wurde, läßt sich das Wachsmodell mühelos übertragen.
16) Bearbeiten der Ränder auf dem Modellstumpf.
17) Unter Verwendung der DuraLay-Kappe als Führungsschablone wird der Stop im Munde abgetragen und die Krone eingepaßt (Abb. 12.8c).
18) Ausarbeitung.

Formgetreue (conformative) Techniken

Abb. 12.9 Ausgedehnte, formgetreue Restauration bei Vorliegen eines großen horizontal : vertikal-Verhältnisses mit der Möglichkeit des künftigen Verlustes des Leitkontaktes, der zu einer Veränderung in der Interkuspidalposition führen würde.

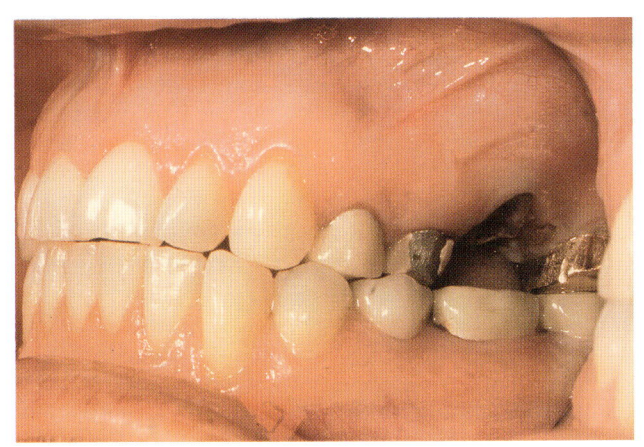

Abb. 12.9a Ausgangssituation – wiederholte Frakturen von Keramik und Zähnen. Die Leitkontakte zwischen den Zähnen 23 und 33, sowie 13 und 43 führen in eine IP, die horizontal nach vorn vor der CRCP liegt. Dennoch würde die Beseitigung dieser Kontakte die Behandlung übermäßig komplizieren.

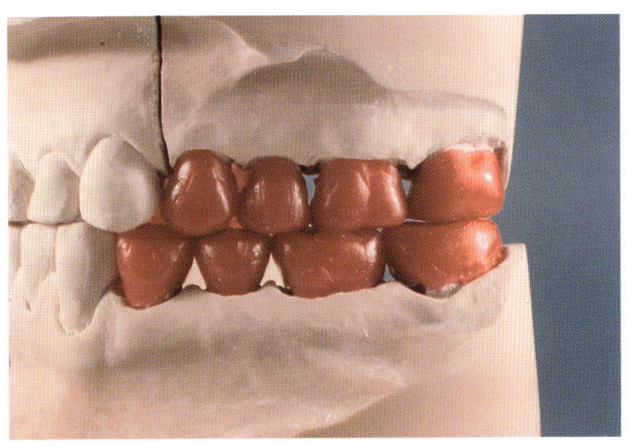

Abb. 12.9b Aufwachsen in der IP. Die Interkuspidalposition wird durch die Kontakte zwichen den Zähnen 13 und 43, sowie 23 und 33 aufrechterhalten.

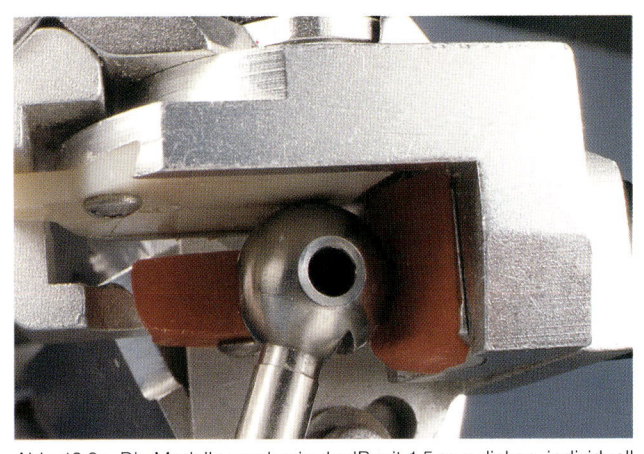

Abb. 12.9c Die Modelle wurden in der IP mit 1,5 mm dicken, individuell gefertigten, kondylären Distanzeinsätzen einartikuliert. (An manchen Artikulatoren können hierfür Extensionsschrauben verwendet werden.) Die chirurgische Verlängerung der klinischen Kronen wurde bereits durchgeführt.

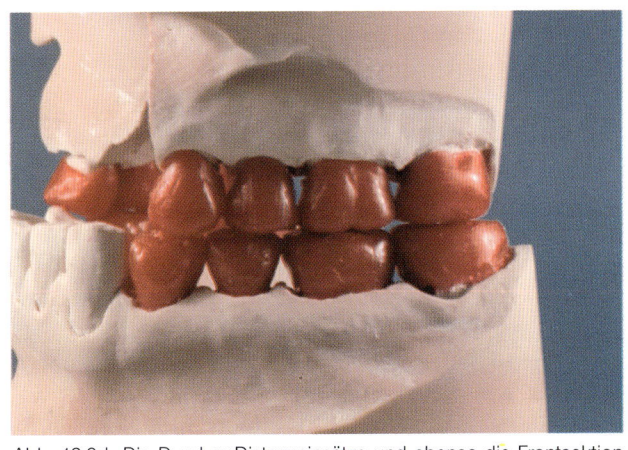

Abb. 12.9d Die DuraLay-Distanzeinsätze und ebenso die Frontsektion des Modells wurden entfernt und ermöglichen damit dem Unterkiefermodell eine posteriore Horizontalbewegung in die CRCP.

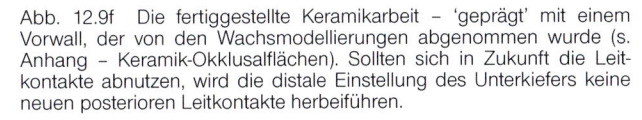

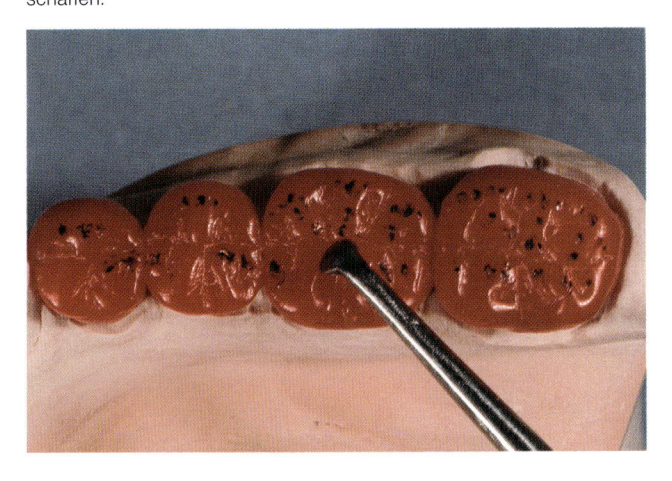

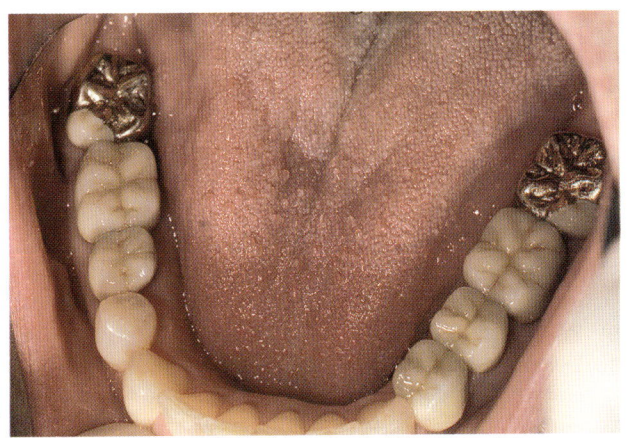

Abb. 12.9e Die Wachsmodellierung wird erweitert, um ein freies Okklusionsfeld (area of freedom) zwischen der CRCP und der IP zu schaffen.

Abb. 12.9f Die fertiggestellte Keramikarbeit – 'geprägt' mit einem Vorwall, der von den Wachsmodellierungen abgenommen wurde (s. Anhang – Keramik-Okklusalflächen). Sollten sich in Zukunft die Leitkontakte abnutzen, wird die distale Einstellung des Unterkiefers keine neuen posterioren Leitkontakte herbeiführen.

Herstellung exakt sitzender, temporärer Restaurationen

Es ist wichtig, daß geeignete Matritzen zur Herstellung von temporären Kronen verwendet werden, daß sie so genau wie möglich die originalen okklusalen Flächen wiedergeben und die interkuspidalen Kontakte sowie die Leitkontakte erhalten. Silikonabdrücke der Zähne, quadrantenweise vor der Präparation genommen, ergeben zur intraoralen Herstellung von temporären Restaurationen brauchbare Matritzen. Die Provisorien sollten idealerweise im Labor aus hartem Kunstharz unter Anwendung von Hitze und Überdruck während des Polymerisationsvorgangs gefertigt werden. Eine Preßform (Ellman) ist eine sehr geeignete Matritze für derartige Fertigungsverfahren (s. Anhang).

Die Möglichkeit künftiger Beseitigung von Leitkontakten, aus der sich eine Änderung in der Interkuspidalposition ergibt in Fällen, in denen eine ausgedehnte formgetreue Neurestauration erforderlich ist (Abb. 12.9)

Dies ist besonders wahrscheinlich im Falle eines großen horizontal : vertikal-Verhältnisses zwichen CRCP und IP. In die Restauration sollte ein freies, zentrisches Okklusionsfeld ('area of freedom in centric') einbezogen werden, um künftige Änderungen den Leitkontakten anzupassen. Dies wird durch den folgenden Fall veranschaulicht:

Der Patient hatte eine entzündungsfreie, fest aufliegende Schleimhaut mit 1 bis 2 mm tiefen Zahnfleischfurchen und zeigte keinerlei Anhaltspunkte für eine Parodontitis. Zudem waren kurze klinische Kronen, frakturierte Zähne und zerbrochene Restaurationen festzustellen (Abb. 12.9a). Der Unterkiefer ließ sich leicht führen und es bestand ein großes horizontal : vertikal-Verhältnis zwischen CRCP und der IP. Der Interkuspidalabstand war durch den Kontakt zwischen 13 und 43, sowie zwischen 23 und 33 einwandfrei aufrechterhalten. Die Auswertung einartikulierter Studienmodelle verdeutlichte, daß die Beseitigung der Leitkontakte eine derart große horizontale Verschiebung des Unterkiefers herbeiführen würde, daß die Frontzahnführung verloren ginge. Dies würde wiederum die restaurative Therapie außerordentlich komplizieren, eine Restauration der Frontzahneinheiten erfordern und möglicherweise die Eingliederung einer herausnehmbaren oberen anterioren Führungsplattform bedingen. Es wurde daher ein formgetreues Behandlungskonzept beschlossen mit dem Versuch, die bestehende interkuspidale Position aufrechtzuerhalten. Dem Patienten wurden jedoch schriftlich die besonderen Gegebenheiten mitgeteilt. Sollten die Frontzähne sich abnutzen, bestünde die Gefahr, daß eine Bißänderung eintritt, die zu erneutem Handeln zwingt, so daß in Zukunft möglicherweise eine weitere, ausgedehnte Behandlung ansteht. Der Patient akzeptierte dies und bat, mit der Behandlung auf der vorgesehenen Grundlage fortzufahren.

Zunächst erfolgte die Eingliederung provisorischer Restaurationen in Interkuspidalposition und im Anschluß die chirurgische Verlängerung der klinischen Kronen (Kapitel 20). Sechs Monate später wurden alle, außer den am weitesten distal gelegenen Restaurationen, entfernt. Eine Kieferregistrierung in der Interkuspidalposition wurde durchgeführt, wobei darauf zu achten war, daß die Eckzähne und die am weitesten distal stehenden provisorischen Kronen in Kontakt blieben, um die Kieferbeziehung aufrechtzuerhalten.

Weil die Wachsmodellation zwischen CRCP und IP vorzunehmen war (Abb. 12.9b,e) und eine flache Frontzahnführung vorlag, wurde ein volljustierbarer Artikulator benutzt (Kapitel 14). Die Montage des oberen Modells erfolgte mittels Gesichtsbogenübertragung. Vor dem Einartikulieren des Unterkiefermodells mit Hilfe der Wachsregistrate wurde ein 2 mm starker DuraLay-Distanzhalter hinter den Kondylen des Artikulators eingelegt (Abb. 12.9c). Nach dem Entfernen der Distanzhalter ließ sich das Unterkiefermodell in Beziehung zu dem Oberkiefermodell nach posterior bewegen, aber der Kontakt zwischen den Eckzähnen erzeugte auch eine gewisse Öffnungskomponente. Das obere Frontzahnsegment des Meistermodells war daher mit einer Stiftbasis versehen, damit man es entfernen konnte, wenn das Unterkiefermodell nach distal bewegt werden sollte (Abb. 12.9d). Sodann wurden die Zähne in Interkuspidalposition mit den Distanzhaltern und dem Frontzahnsegment an ihrem Platz in Wachs modelliert. Anschließend entfernte man die Distanzhalter und das Frontzahnsegment, um dem Unterkiefermodell die Bewegung nach posterior zu ermöglichen, so daß kleine Änderungen an den Wachsmodellierungen vorgenommen werden konnten, und ein freies Okklusionsfeld in der Zentrik einzurichten. Sollten in Zukunft die Frontzähne sich abnutzen, wären keine Leitkontakte an den Seitenzahnrestaurationen erforderlich (Abb. 12.9d+e). In diesem Falle würden nur die Frontzähne restauriert werden müssen. Von den Wachsmodellierungen wurden Vorwälle hergestellt und dementsprechend die unteren Keramikverblendungen gefertigt (s. Anhang), im Munde einprobiert, überarbeitet und glasiert. Die Okklusalflächen der oberen Wachsmodellierungen erhielten ihre endgültige Form in Anlehnung an die untere Keramik. Es erfolgte der Guß des Gerüstes und die Keramik wurde mit Hilfe der Vorwälle aufgebaut; die Bearbeitung der Kronen geschah in üblicher Weise (s. Kapitel 17). Die Abbildung 12.9f zeigt die fertiggestellten Restaurationen.

Literaturhinweise

1. Celenza F V, Litvak H. Occlusal management in conformative dentistry. J Prosthet Dent 1976; 36: 164-170.

2. Strohaver R A. A comparison of articulator mountings made with centric relation and myocentric position records. J Prosthet Dent 1972; 28: 379-390.

Kapitel 13

NEUGESTALTETE (REORGANIZED) BEHANDLUNGSTECHNIKEN

Generell sollten neugestaltete Behandlungsfälle entsprechend den unten aufgeführten und in Abbildung 10.3 skizzenhaft dargestellten Behandlungsstadien versorgt werden. Nicht unbedingt müssen alle Stadien in jedem Behandlungsfall anfallen, aber die Auflistung bietet eine Basis, auf der gearbeitet werden kann und wandelt häufig ein kompliziert erscheinendes Problem in eine relativ einfache Lösung.

Behandlungsstadien

1) Stabilisieren Sie die Kiefer- und Seitenzahnbeziehungen.
2) Nachkontrolle.
3) Bestimmen Sie die Frontzahnführung.
4) Nachkontrolle.
5) Kopieren Sie die Frontzahnführung.
6) Nachkontrolle.
7) Restaurieren Sie die Seitenzähne.

Stabilisierung der Kiefer- und Seitenzahnbeziehungen (Abb. 13.1a-d)

Durch Änderung der mandibulo/maxillären Beziehungen beeinflussen seitliche Leitkontakte und Veränderungen des Vertikalabstands die Frontzahnbeziehungen und damit die Frontzahnführung. Solange die Seitenzahnbeziehungen nicht stabilisiert sind, ist es daher nicht möglich, die endgültige Frontzahnführung zu bestimmen. Umgekehrt kann man keine definitiven okklusalen Seitenzahnformen einrichten, solange nicht die Frontzahnführung etabliert ist. Daher ist zur Bestimmung der Frontzahnführung notwendigerweise die Herstellung einer zwischenzeitlichen Seitenstabilität erforderlich.

Diese einstweilige Stabilität wird üblicherweise entweder mittels Amalgamfüllungen oder durch provisorische Gold- und Kunststoffrestaurationen geschaffen. In letzterem Falle müssen zuerst temporäre Restaurationen eingegliedert werden, bis die provisorischen Restaurationen im Labor hergestellt sind (s. Kapitel 8 und Anhang). Vor Fertigstellung der Interimsversorgung wird oft eine okklusale Stabilisierungsschiene eingesetzt, um die zahnbestimmten, propriozeptiven Reflexe auszuschalten und eine Beurteilung der Leitkontakte zu ermöglichen. Sodann erfolgt der okklusale Bißausgleich, der möglicherweise Einschleifmaßnahmen (s. Kapitel 11) erfordert. Nachfolgend findet die Interimsversorgung statt. In diesem Stadium ist es notwendig, nicht nur die Kieferbeziehungen, sondern auch Zähne und Parodont zu stabilisieren, weil Instabilität in diesen Strukturen auch zur Instabilität in den Kieferbeziehungen führt. Gleichermaßen müssen die Probleme einer bestehenden fazialen Arthromyalgie behandelt werden (s. Kapitel 26).

Nachkontrolle

Der Patient sollte ein bequemes Gefühl haben und spüren, daß gleichzeitiger Kontakt mit gleichmäßiger Belastung auf den Seitenzähnen ruht, wenn die Kiefer sowohl in aufrechter, als auch in zurückgeneigter Position geschlossen werden. Wird der Unterkiefer in den CRCP-Schlußbiß geführt und der Patient gebeten, die Zähne zusammenzupressen, darf der Unterkiefer keine Gleitbewegung ausführen. In der CRCP sollten die Seitenzähne eine Shimstockfolie gleichmäßig festhalten; bei verblockten Provisorien ist es jedoch durchaus tolerabel, wenn einige Bereiche außer Kontakt stehen, vorausgesetzt, daß an jeder Sektion der Provisorien ein posteriorer und ein anteriorer Kontakt vorherrscht.

Bestimmung der Frontzahnführung (Abb. 13.1d; 13.2a+b)

Die Kontaktbeziehungen zwischen den Frontzähnen beeinflussen die Gleitbahnen der Unterkieferbewegung. Die Kriterien für die Akzeptanz der Frontzahnführung wurden in Kapitel 10 (Frontale Okklusionsschemata) aufgeführt. Wenn die Bestimmung der Frontzahnführung für Interimsrestaurationen notwendig ist, werden diese gewöhnlich aus Akrylharz, oder Kompositharzen auf ein Goldgerüst gearbeitet. Die Herstellung der Anfangsform erfolgt mittels einer Zelluloidschablone, die auf dem Modell einer diagnostischen Wachsmodellierung gefertigt wurde. Die Provisorien werden nachfolgend im Munde korrigiert, um klinischen Erfordernissen zu entsprechen wie:

- ästhetische und phonetische Belange;
- unbehinderte Zahnführung;
- minimale Bewegung der Führungszähne;
- keine zunehmende Beweglichkeit der Führungszähne;
- keine Zementierungsdefekte der Interimsrestaurationen.

Kapitel 13 Neugestaltete (reorganized) Techniken

Abb. 13.1 Neugestaltete (reorganized) Behandlungstechnik.

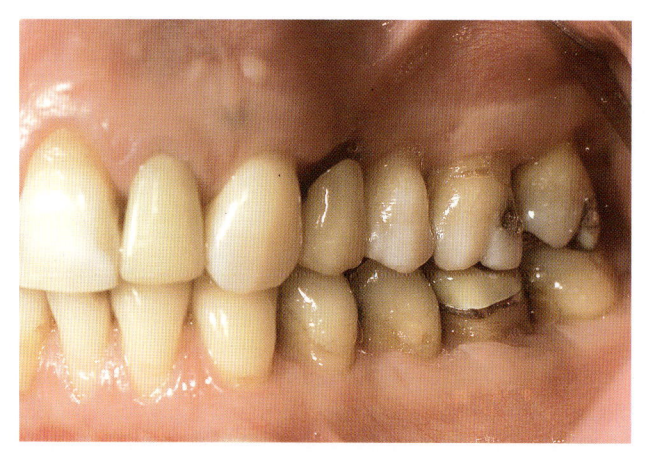

Abb. 13.1a Ausgangssituation.

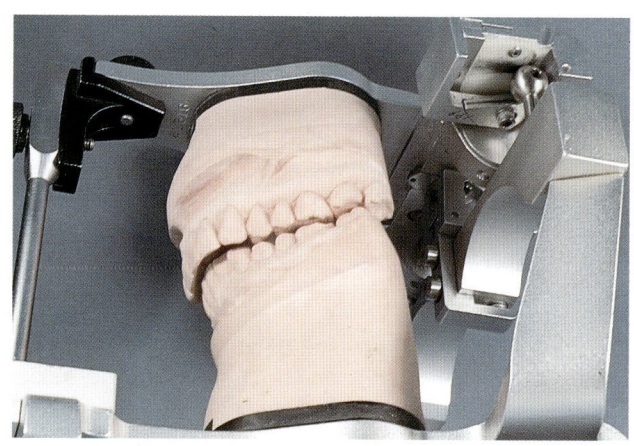

Abb. 13.1b Modelle in der CRCP.

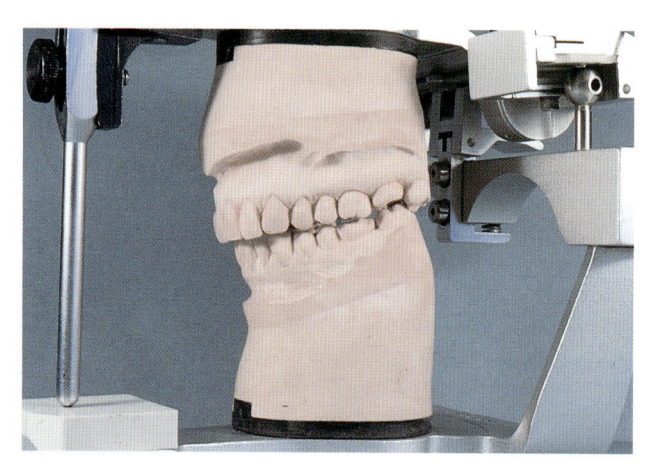

Abb. 13.1c Modell in der IP. Die einleitende Therapie bestand in der Eingliederung einer okklusalen Stabilisierungsschiene, gefolgt von PRI- und Muskeluntersuchungen. Als der PRI (pantographischer Reproduzierbarkeits Index) keine Funktionsstörungen und keine Muskelempfindlichkeiten auswies, erfolgte okklusales Einschleifen, um die Kieferbeziehungen zu stabilisieren. PRI und muskuläre Empfindlichkeiten wurden erneut kontrolliert.

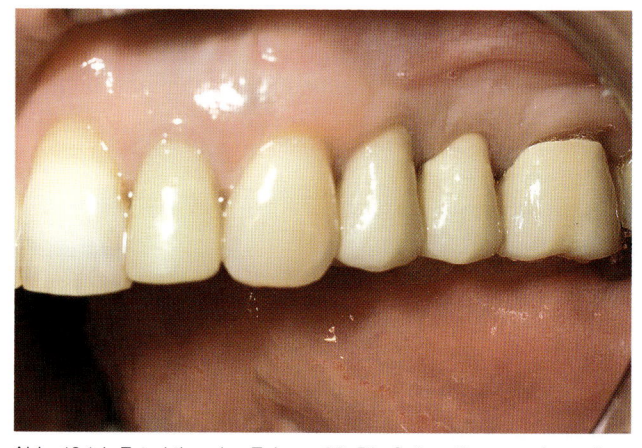

Abb. 13.1d Extraktion des Zahnes 28. Die Seitenzähne wurden präpariert und temporär versorgt. Anschließend erfolgte die Herstellung provisorischer Restaurationen (Zähne 24–27). Kontrolle des PRI und der Muskulatur.

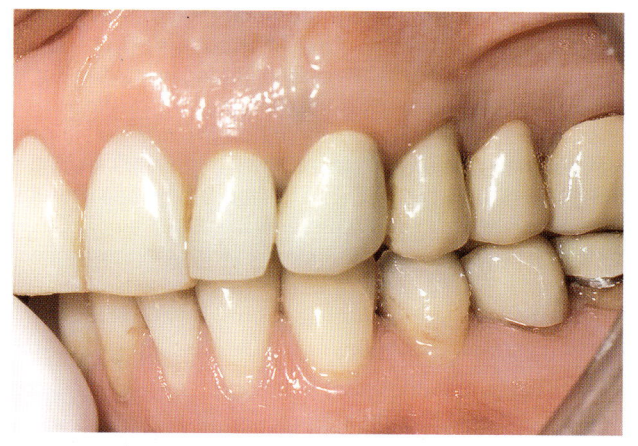

Abb. 13.1e Die Frontzähne (13, 12, 22, 23) wurden präpariert. Die temporären Kronen (22, 23) stehen an ihrem Platz. Beachten Sie die provisorischen Seitenzahnrestaurationen. Kontrolle des PRI und der Muskulatur.

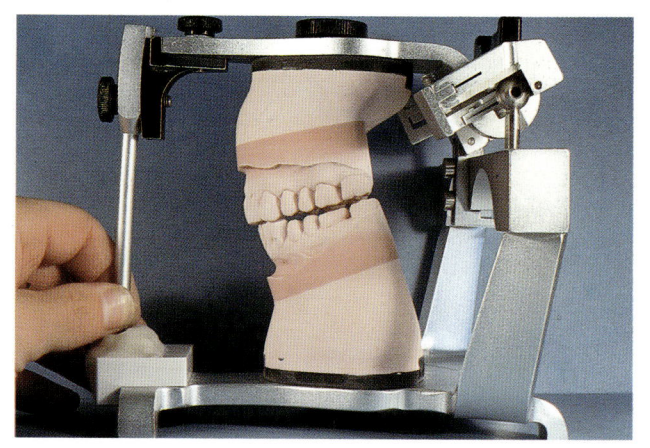

Abb. 13.1f Einartikuliertes Modell mit den provisorischen Restaurationen und den temporären Frontzahnkronen. Der Frontzahnführungsteller wurde dementsprechend eingerichtet.

Behandlungsstadien

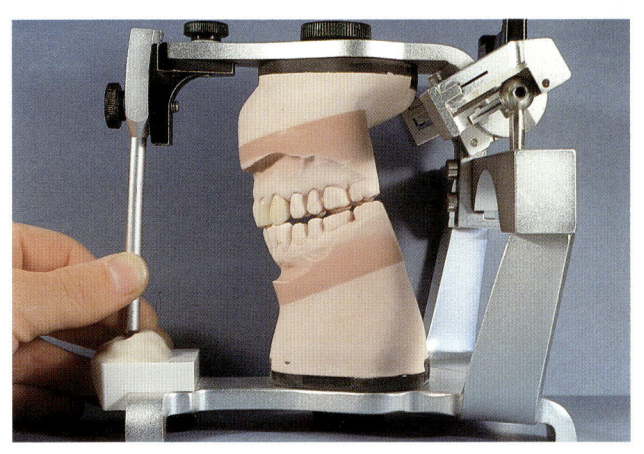

Abb. 13.1g Arbeitsmodelle. Diese sind mit den Modellen der provisorischen Restaurationen auswechselbar. Herstellung der Frontzahn-Keramikrestaurationen.

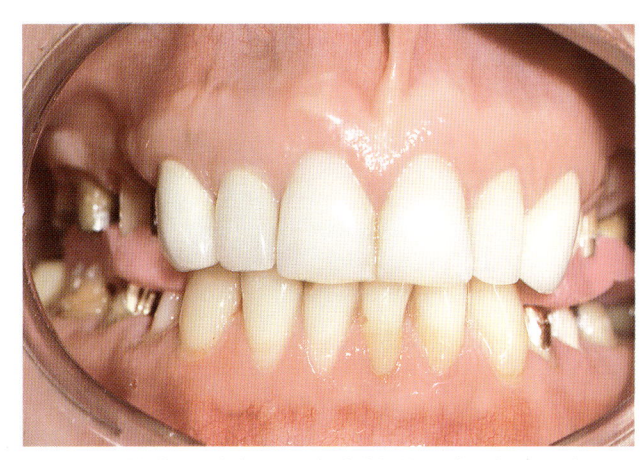

Abb. 13.1h Die Frontzahnkronen 13, 12, 22, 23 wurden einzementiert und die provisorischen Seitenzahnrestaurationen abgenommen. Nach Überarbeitung der Päparationen wurden neue Abdrücke genommen und in CRCP eine Kieferregistrierung mit exaktem Vertikalabstand durchgeführt. Hierbei traten die Zähne 43, 33 mit 13, 23 in Kontakt und es war darauf zu achten, daß auf den Lingualflächen der oberen Frontzähne keine Schrägen vorhanden waren, die den Unterkiefer auslenken oder nach palatinal absinken ließen, wodurch sich der Vertikalabstand verkleinert hätte.

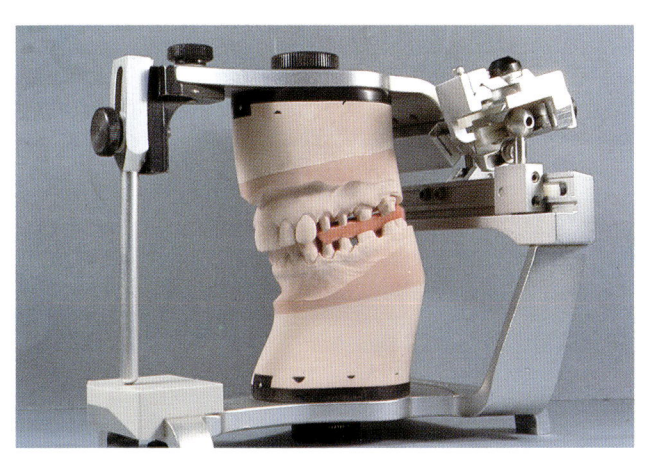

Abb. 13.1i Die Arbeitsmodelle wurden einartikuliert, wobei man das obere mittels Gesichtsbogenübertragung und das untere über eine Kieferregistrierung montierte. Die Artikulation wurde mittels der Vericheck-Registriereinrichtung überprüft.

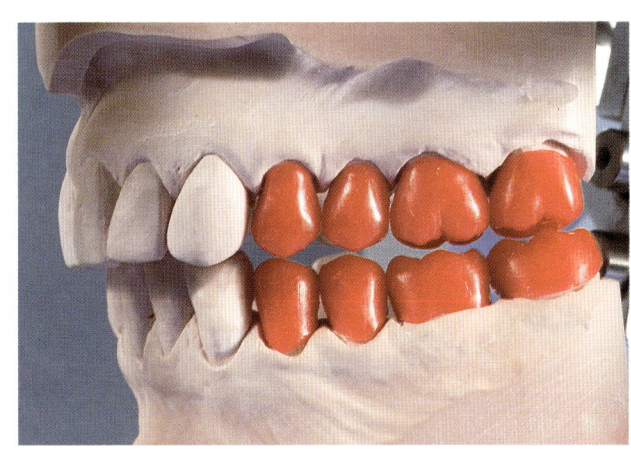

Abb. 13.1j Die vollständig konturierte Wachsmodellierung.

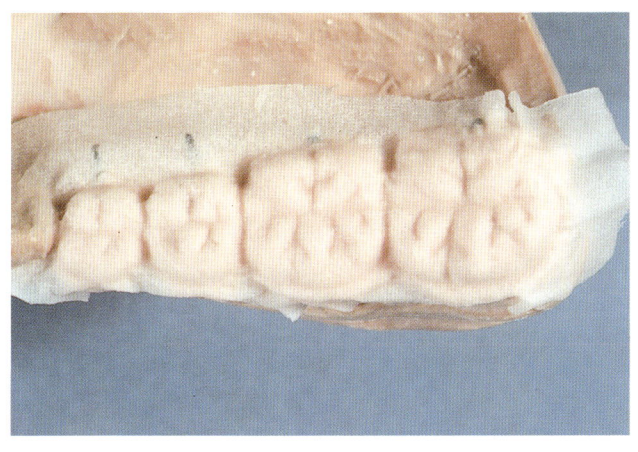

Abb. 13.1k Keramikprägung durch Verwendung eines Vorwalls, der von den Wachsmodellierungen abgenommen wurde.

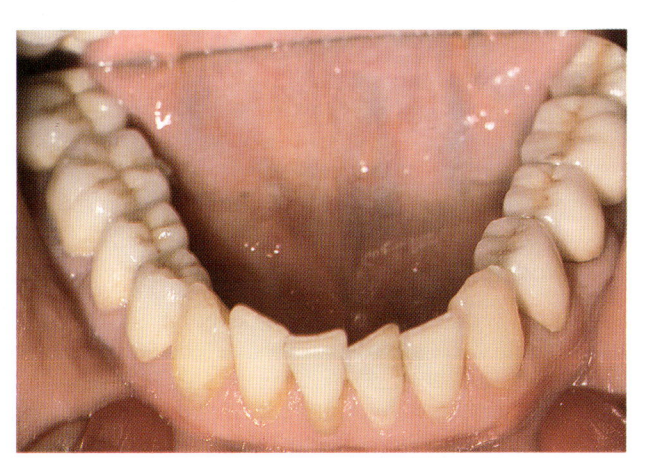

Abb. 13.1l Einprobe der fertiggestellten unteren Keramikarbeiten und letzter Schliff.

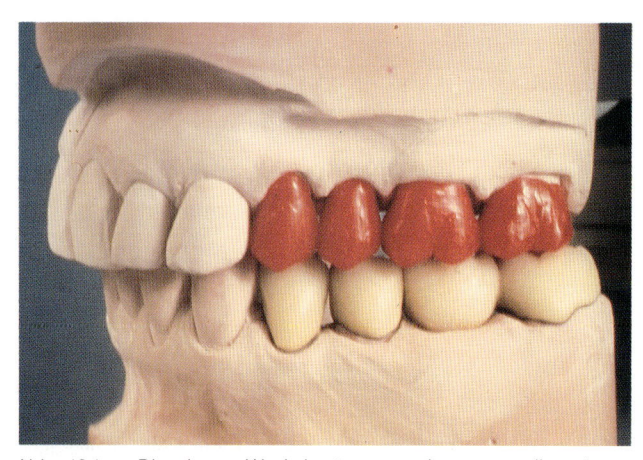

Abb. 13.1m Die oberen Wachskonturen wurden gegen die unteren Keramikkronen modelliert. Anschließend wurde ein Vorwall hergestellt und die oberen Keramikoberflächen geprägt. Die interkuspidalen Stops auf den oberen okklusalen Keramikoberflächen werden leicht überbaut und anschließend an dem Rohbrand gegen die unteren eingeschliffen. Einprobe im Munde und Korrekturen, je nach Erfordernis. Abschließend erfolgten Einfärbungen und Glasurbrand.

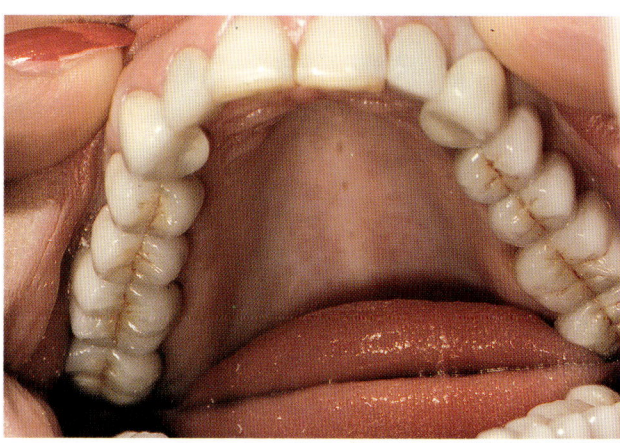

Abb. 13.1n Die fertiggestellte obere Keramikarbeit (im Bild: Finger der Patientin).

Die computergestütze Bestimmung von Frontzahnführungswinkeln dürfte in Zukunft praktikabler werden. Die Restaurationen werden im Munde einprobiert und auf leichte Kontakte in zentrischer Relation überprüft. Eine Shimstockfolie darf sich gerade zwischen den Frontzähnen durchziehen lassen, muß jedoch zwischen den Seitenzähnen festhalten. Der Patient wird angewiesen, den Unterkiefer in verschiedene Exkursionsrichtungen zu bewegen, wobei die obengenannten Erfordernisse überprüft werden. Die Bewegungsbahnen beobachtet man unter Verwendung von Okklusionsfolien (Abb. 13.2a+b). Ziel ist, unbehinderte, zusammenhängende, ziemlich flache Gleitbahnen (etwa 1–2 mm weit) einzurichten, wobei die Gleitbahn nicht unbedingt an einem einzelnen Zahn durchgehend verlaufen muß. Manchmal wechselt der Kontakt z.B. von den oberen mittleren Schneidezähnen auf die seitlichen Schneidezähne. Dies ist akzeptabel, solange daraus eine unbehinderte Zahnführung hervorgeht. Oft hilft es, den Zeigefinger auf die labiale Kronenoberfläche zu legen, so als ob man jede Zahnbewegung verhindern oder fühlen wollte, welche Zähne sich verschieben und deshalb nicht richtig markieren. Gewöhnlich ist es einfacher, mit einer gerinfügig steileren Zahnführung als vorgesehen zu beginnen, so daß Änderungen durch Abtragen des Kunststoffs erfolgen, welches sich viel müheloser als Auffütterungen durchführen läßt.

Nachkontrolle

Der Patient wird in gleicher Weise, wie im Anschluß an die Stabilisierung der Seitenzahnbeziehung überprüft. Zusätzlich werden die Kriterien für eine annehmbare Frontzahnführung, wie oben aufgeführt, nachkontrolliert und gegebenenfalls wird die Zahnführung geändert. Während der Unterkieferbewegungen müssen die Seitenzähne außer Kontakt treten. Die Muskeln werden palpiert – Empfindlichkeiten indizieren, die definitive Restauration aufzuschieben. Falls verfügbar, wird ein PRI (pantographischer Reproduzierbarkeits Index) erstellt. Wenn dieser Bewegungstest Funktionsstörungen offenlegt, wird die endgültige Versorgung aufgeschoben. Bei Aufschub der definitiven Restauration müssen weitere Ausgleichsmaßnahmen an den vorhandenen Restaurationen erfolgen, bis die zuvor erwähnten Kriterien erfüllt sind. Wenn dem nicht entsprochen werden kann, erweisen sich künftige Behandlungsstadien in ihrer Auswirkung unüberschaubar und ein größerer Zeitaufwand muß einkalkuliert werden, um dieser Eventualität zu begegnen.

Kopie der Frontzahnführung

Nach Einrichtung der Frontzahnführung an den provisorischen Restaurationen, ist es nunmehr möglich, alle Kronen, außer den Seitenzahnrestaurationen abzunehmen und die Form der provisorischen Frontzahnrestaurationen zu kopieren. Die endgültigen Frontzahnrestaurationen können dann einzementiert werden. Die erforderlichen Labormethoden zur Nachbildung der Frontzahnführung werden im Anhang beschrieben. Das klinische Vorgehen vollzieht sich wie folgt:

Einrichtung eines Frontzahnführungstellers
(Abb. 13.1f+g)

1) Stellen Sie sicher, daß die Seitenzahnbeziehungen stabil sind, indem Sie die obengenannten Punkte überprüfen. Nehmen Sie nicht das Frontzahnsegment in Angriff, bevor nicht Stabilität erreicht ist.
2) Bestimmen Sie die Zahnfarbe.
3) Nehmen Sie einen vollen Abdruck von den provisorischen Restaurationen und von dem Gegenkiefer.
4) Führen Sie eine Gesichtsbogenübertragung durch.

Abb. 13.2 Bestimmung der Frontzahnführung.

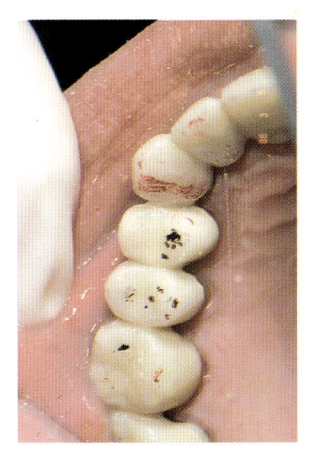

Abb. 13.2a Die Zahnführung kennzeichnet sich an den vorderen Provisorien.

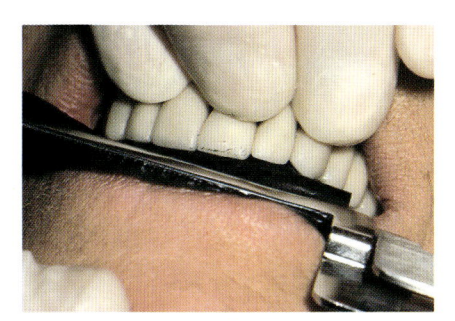

Abb. 13.2b Auflegen der Finger auf die Frontzähne, um Zahnverlagerungen aufzuspüren.

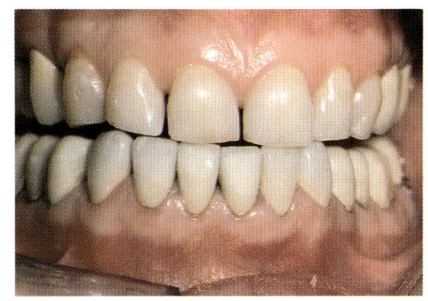

Abb. 13.2c Einschleifen der Schneidekanten der unteren Schneidezähne im Stadium des Rohbrands. Vorsicht ist geboten, daß nicht die CRCP/IP-Kontakte weggeschliffen werden. Diese können fast die gleichen, wie die protrusiven Kontakte sein.

5) Erstellen Sie protrusive und laterale Registrate oder pantographische Registrierungen, je nach Wahl der instrumentellen Gegebenheiten.
6) Überarbeiten Sie die Frontzahnpräparationen und nehmen die Endabdrücke.
7) Wenn die Frontzähnen nur eines Kieferbogens restauriert werden müssen, nehmen Sie im richtigen Vertikalabstand eine Kieferregistrierung in CRCP vor, d.h. die provisorischen Seitenzahnrestaurationen stehen dabei in Kontakt. Das Arbeitsmodell kann dann gegen das bereits montierte vollständige Gegenkiefermodell einartikuliert werden (Abb. 13.1f-g).
8) Wenn sowohl obere als auch untere Frontzähne restauriert werden müssen:
   - entfernen Sie die oberen provisorischen Restaurationen;
   - führen Sie in CRCP eine Kieferregistrierung durch;
   - montieren Sie das obere Arbeitsmodell gegen das untere Modell mit den Provisorien;
   - entfernen Sie die unteren provisorischen Frontzahnrestaurationen und führen eine Kieferregistrierung in Anlehnung an die oberen Frontzahnpräparationen in CRCP durch;
   - montieren Sie das untere Arbeitsmodell gegen das obere Arbeitsmodell.
9) Die Herstellung eines Frontzahnführungstellers geschieht im Labor anhand der Modelle der provisorischen Restaurationen. In der Folge werden die endgültigen Restaurationen angefertigt. Dazu dient der Führungsteller, um die Bewegungsbahnen festzulegen (Abb. 13.1g). Nähere Einzelheiten hierüber s. Anhang.

Die Technik der 'alternierenden Zähne'

wie von Dawson 1974 beschrieben (Abb. 13.3).[1]

1) Bestimmen Sie die Zahnfarbe.
2) Überarbeiten Sie die Präparationen der alternierenden Zähne (Abb. 13.3b).
3) Nehmen Sie Abdrücke für ein Arbeitsmodell und für das Gegenkiefermodell.
4) Erstellen Sie die erforderlichen Registrate, um den entsprechenden Artikulator einstellen zu können.
5) Nehmen Sie eine Gesichtsbogenregistrierung vor.
6) Führen Sie eine Kieferregistrierung in zentrischer Relation durch.
7) Präparieren Sie die übrigen Zähne (Abb. 13.3c).
8) Nehmen Sie einen Abdruck.
9) Führen Sie eine Kieferregistrierung durch.
10) Im Labor (Abb. 13.3d-e) werden beide Modelle einartikuliert und das Modell der alternierenden Zahnpräparationen wird zur Bestimmung der mesio-distalen sowie okkluso-zervikalen Zahnkonturen benutzt. (Die von den nichtpräparierten Zähnen erhaltene Zahnführung bestimmt die Zahnführung der Kronen auf den präparierten Zähnen.) Diese Zähne werden abwechselnd in der gleichen Weise für die Herstellung der Kronen auf den übrigen Zähnen herangezogen (Abb. 13.3f), siehe Anhang.
11) Die Technik der alternierenden Zähne kann in Verbindung mit einem Frontzahnführungsteller durch Kombination der Verfahrensweisen eingesetzt werden.

Der Einsatz von Vorwällen

Vorwälle von provisorischen Frontzahnrestaurationen können die Herstellung der definitiven Restaurationen außerordentlich erleichtern (s. Anhang). Die Vorwälle werden aus Silikon-Abdruckmaterial entweder im Munde oder von Studienmodellen abgenommen (s. Anhang).

Zur Zementierung (Abb. 13.1h)

1) Probieren Sie die Kronen im Munde ein und korrigieren

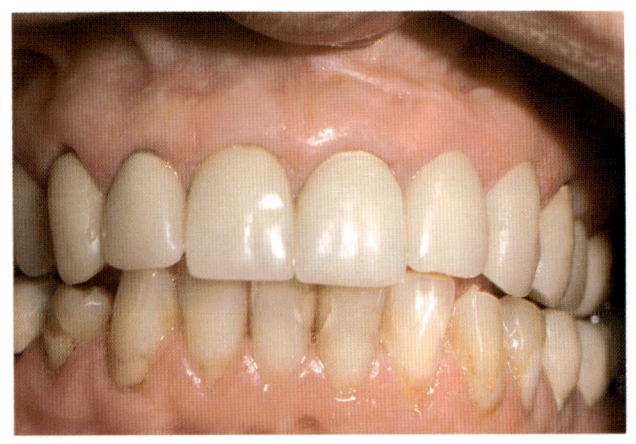

Kapitel 13 Neugestaltete (reorganized) Techniken

Abb. 13.3a Kopie der Frontzahnführung – alternierende Präparationsmethode der Zähne (nach Dawson, 1974). Ausgangssituation.

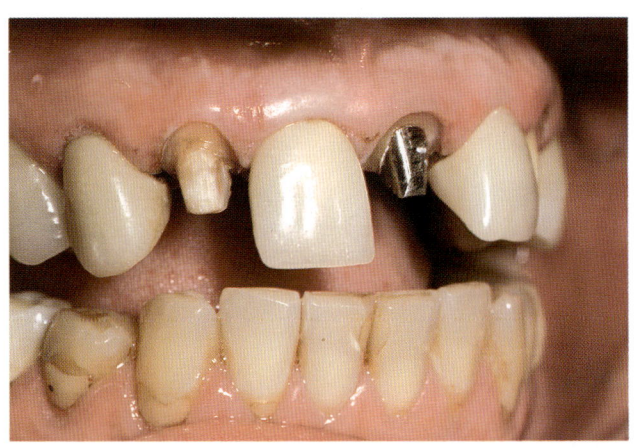

Abb. 13.3b Überarbeitung der alternierenden Zahnpräparation; Abdrucknahme und Kieferregistrierung. Beachten Sie, daß die Zähne neben den originalen Kronen übermäßig stark präpariert wurden und Zahn 21 devital ist.

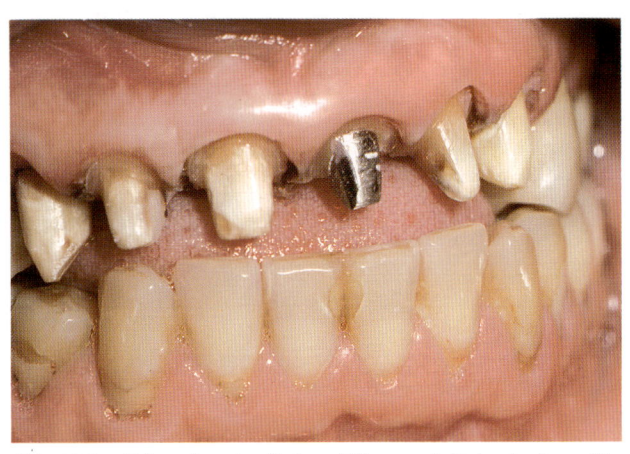

Abb. 13.3c Präparation der übrigen Zähne und Abdrucknahme. Die Kieferregistrierung anhand der alternierenden Zahnpräparationen wird zur Einartikulierung des Modells benutzt.

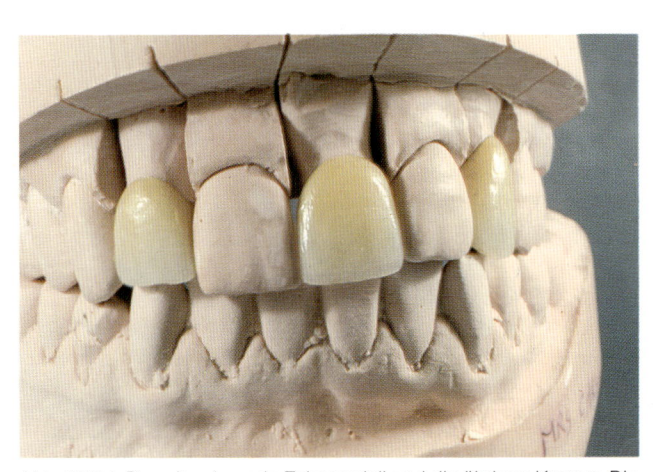

Abb. 13.3d Das alternierende Zahnmodell und die übrigen Kronen. Die benachbarten Zähne dienen als Anhalt für die äußere Form der Keramikkronen und liefern auch die Form für die Gestaltung der lingualen Konkavitäten.

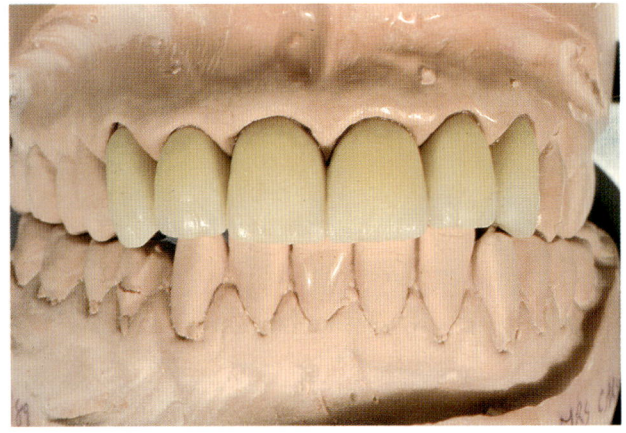

Abb. 13.3e Die Modelle aller präparierten Zähne. Die Kronen von dem alternierenden Zahnmodell dienen als Anhalt für die übrigen Kronen.

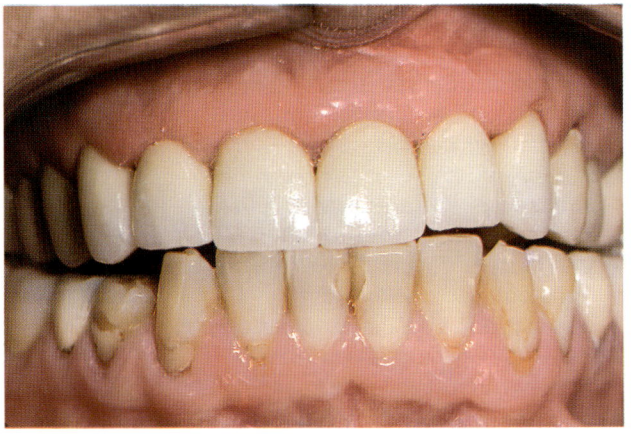

Abb. 13.3f Die Kronen im Munde.

die palatinalen Konkavitäten, wie zuvor für die provisorischen Restaurationen beschrieben. Wenn eine gewisse Zahnlockerung vorliegt, legen Sie mehrere Finger auf die labialen Oberflächen der Kronen, um sie zu stabilisieren (Abb. 13.2b). Sind untere Kronen zu versorgen, geschieht das Einschleifen auf den labialen Abhängen der Schneidekanten und es ist wichtig, daß man in der zentrischen Relation versucht, den leichten Kontaktschluß an den Schneidekanten beizubehalten (Abb. 13.2c).

2) Farbkorrekturen und Glasuren erfolgen je nach Erfordernis.
3) Lötabdrücke. Wenn die Kronen verlötet werden müssen, siehe Kapitel 9.
4) Einzementieren.

Nachkontrolle

Folgende Einzelheiten sind nachzuprüfen:

- Bequemlichkeit;
- keine muskulären Empfindlichkeiten auf Palpation;
- keine Funktionsstörungen, die durch PRI-Test (falls verfügbar) festzustellen sind;
- keine Gleitbewegung von der CRCP in die IP;
- Okklusionstrennung im Seitenzahnbereich;
- keine zunehmende Lockerung beliebiger Zähne

Nehmen Sie entsprechende Abänderungen vor.

Restaurierung der Seitenzähne
(Abb. 13.1l-n)

Im Anschluß an das Einzementieren der Frontzahnrestaurationen gestaltet sich die Restauration der Seitenzahnsegmente relativ einfach, vorausgesetzt, daß anhand der oben genannten Nachkontrollen keine Notwendigkeit für weitere Einschleifmaßnahmen an den Seitenzähnen besteht.

Behandlungsablauf

1) Benutzt man einen volljustierbaren Artikulator, sind die entsprechenden Registrate bereitzustellen, wenn dies nicht bereits geschehen ist.
2) Entfernen Sie die in Betracht kommenden, seitlichen, provisorischen Restaurationen
3) Überarbeiten Sie die seitlichen Zahnpräparationen.
4) Nehmen Sie Abdrücke für die oberen und unteren Arbeitsmodelle.
5) Führen Sie die entsprechende Gesichtsbogenübertragung durch.
6) Stellen Sie in zentrischer Relation drei Kieferregistrate in korrektem Vertikalabstand her, d.h. mit den Frontzähnen in leichtem Kontakt (Abb. 13.1h). In diesem Stadium ist es wichtig darauf zu achten, daß weder Auslenkungen noch Gleitbewegungen der Frontzähne stattfinden, da diese mandibuläre Verlagerungen verursachen könnten. Wird der Vertikalabstand nicht durch die Frontzähne gestützt, schaffen Sie eine Art Stützvorrichtung (Abb. 10.7c, siehe Kapitel 10).
7) Vorausgesetzt, daß keine Funktionsstörung vorliegt, ist eine Kieferregistrierung in zentrischer Relation einfach und wird unter Anwendung sanfter, bilateraler Manipulation bei leicht rückwärtsgeneigtem Patienten vorgenommen. Der Behandler darf absolut nicht versuchen, die mandibulo-maxillären Beziehungen zu forcieren, noch sollte er den Patienten auffordern, irgendwelche Muskelkräfte einzusetzen, da sich gezeigt hat, daß durch Biegung[2] eine Distorsion des Unterkiefers eintritt und eine korrekte Übertragung des Registrates auf das Modell unmöglich macht.[3]

Materialien zur okklusalen Registrierung:

(1) Moyco Extrahard Beauty Wax (Abb. 13.1h+i, 13.4a)
Nach Präparation der beiden rechten und linken Sextanten ermöglicht Moyco Extrahard Beauty Wax eine sehr genaue Registrierung,[4-6] vorausgesetzt, daß es wie unten beschrieben, angewandt wird und nicht als einzelne Rechts- und Linkssegmente.[7]

Behandlungsablauf:
i) Stellen Sie eine okklusale Wachsplatte her (Abb. 4.35);
ii) erwärmen Sie diese im Wasserbad auf 55° C;
iii) Letzteres besteht aus einer äußeren Wanne und einer separaten, inneren, mit Wasser gefüllten Schale. Das Wachs wird in die innere Schale gelegt, die man für den nächsten Patienten auswechselt.
iv) Legen Sie die erwärmte Wachsplatte in den Mund und adaptieren diese, distal von den Eckzähnen, an die oberen Seitenzähne.
v) Entfernen Sie das Wachs und trimmen es mit einer Schere entlang der Linie der bukkalen Kauhöcker.
vi) Nochmaliges Erweichen des Wachses im Wasserbad.
vii) Adaptieren Sie das Wachs erneut an die Oberkieferzähne.
viii) Führen Sie den Unterkiefer bis sich Kontakte zwischen den oberen und unteren Schneidezähnen einstellen, vorausgesetzt, daß diese existieren (Abb. 13.1h).
ix) Kühlen Sie mit dem Luftstrom aus der Dreiwegespritze.
x) Entfernen Sie den Wachsbiß aus dem Munde und kühlen ihn in Eiswasser.
xi) Setzen Sie diesen nochmals gegen die Oberkieferzähne und achten darauf, daß keine Verformung stattgefunden hat.
xii) Entfernen Sie den Wachsbiß aus dem Munde und füttern die zentrale Fläche mit Tempbond auf.
xiii) Zerbrechen des Tempbond während der Rücklagerung oder im Verlauf des Einartikulierens weist auf Verformungen hin (Abb.13.4a).
xiv) Stellen Sie drei dieser Bißregistrate her.
xv) Überprüfen Sie die Reproduzierbarkeit im Labor, indem Sie hierfür ein Kontrollsystem einsetzen (s. Anhang).

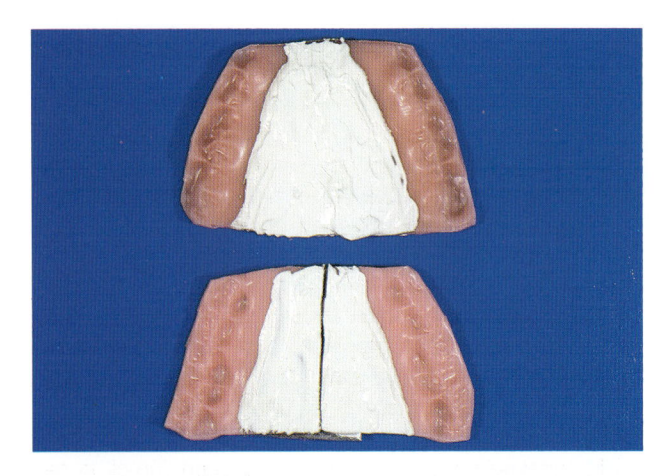

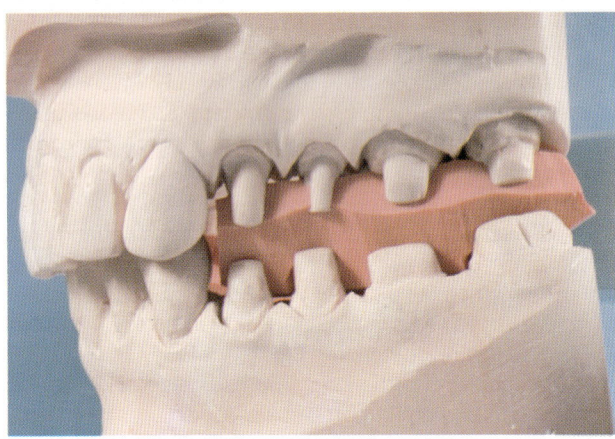

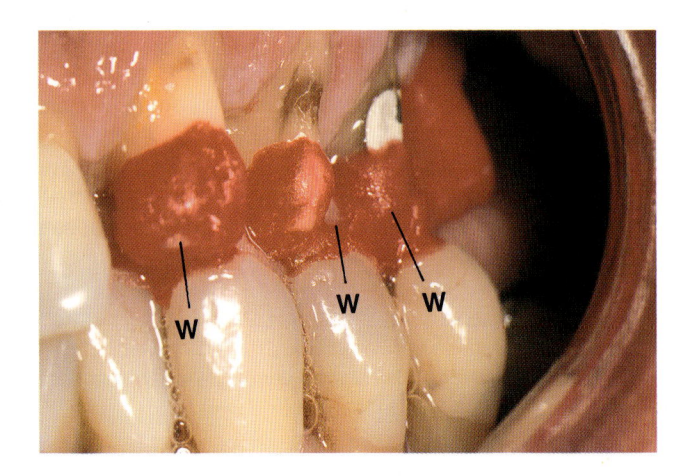

Abb. 13.4a Kieferregistrierungen für neugestaltete (reorganized) Okklusionen, siehe auch Abb. 13.1h+i. Die Moyco Extrahard Beauty Pink Wax-Registrate zeigen, daß sie hinter den Eckzähnen bis an die Spitzen der bukkalen Kauhöcker abgetragen und mit Tempbond verstärkt wurden. Ein Registrat hat sich verformt und beim Aufsetzen auf das Modell ist die Tempbondauflage gerissen.

Abb. 13.4b DuraLay-Kappen an ihrem Platz mit Fensterungen (W), um deren Sitz zu überprüfen. Die Kappen wurden zum Gegenzahn hin schichtweise aufgebaut und stehen in breitem Kontakt, der jedoch nicht zu tief ausgebildet ist.

Abb. 13.4c Polyvinylsiloxanregistrat zwischen den Modellen. Wenn das Registrat ungenügend dick ist (wenigstens 3 mm) führen dessen elastische Eigenschaften zu einer ungenauen Montage, insbesondere wenn der im Kieferbogen am weitesten distal stehende Zahn fertig präpariert wurde und deshalb nicht als distaler Stop dienen kann.

(2) DuraLay Kunststoffkappen (Abb. 13.4b)
Diese sind nicht ganz so genau wie das Moyco-Wachs,[5,6] jedoch immer noch akzeptabel. Sie sind insbesondere in folgenden Situationen brauchbar:
- bei langen Spannweiten;
- bei wenig Zähnen zur Lagebestimmung;
- bei Präparationen nur auf einer Seite des Kieferbogens.

Behandlungsablauf:
i) Herstellung von Kappen mit Fensterungen anhand von Reserve-Modellstümpfen, so daß deren Sitz sowohl im Munde als auch auf den Modellstümpfen überprüft werden kann.
ii) Die Kappen werden auf die Zähne gesetzt und sorgfältig mit dem Vergrößerungsglas überprüft, um sicherzugehen, daß sie vollständig aufsitzen (Abb. 13.4b).
iii) Die gegenüberstehende Kappe oder, je nach Fallsituation, der Zahn wird dünn mit Vaseline bedeckt.
iv) Der Patient wird in CRCP (an den Frontzähnen) geleitet.
v) Mittels Schichttechnik schichtet man DuraLay auf die Kappe; die Helferin legt ein Kleenex um ihren Mittelfinger und hält ein Dappenglas mit DuraLay-Pulver und ein anderes mit Super C- oder DuraLay-Flüssigkeit bereit.
vi) Ein Marderhaarpinsel Größe 00 wird in die Flüssigkeit getaucht und anschließend unter Vermeidung des Randbereichs (durch Kapillarattraktion würde in diesem Falle die Flüssigkeit rund um das Pulver geleitet und dieses unbrauchbar machen) in die Mitte des Pulvers geführt, um eine kleine Portion angefeuchteten DuraLay-Pulvers aufzunehmen.
vii) Kleine Portionen werden auf die Kappe geschichtet.
viii) Wenn die Schichtdicke etwa 3 mm erreicht hat, läßt man den Kunststoff abbinden, bevor weitere Schichten hinzugefügt werden, um die Auswirkungen der Polymerisationsschrumpfung möglichst gering zu halten.
ix) Es wird solange Kunststoff aufgetragen, bis der Kontakt zum Gegenzahn oder der Kappe erreicht ist. Der Kontakt sollte sich über einen weiten Bereich erstrecken, um dem Gegenmodell genauen und sicheren Sitz zu bieten; der Gegenzahn sollte jedoch keinen tiefen Einbiß erzeugen.
x) Der Patient öffnet auf Anweisung und wird anschließend mit Shimstockfolie zwischen den Kappen

in den Schlußbiß geführt; die Folie testet den gleichmäßigen Kontakt mit dem DuraLay-Kunststoff.
xi) Diese Maßnahme wird wiederholt, um überprüfbare Ergebnisse zu erhalten.
xii) Bei großen Spannweiten ist es häufig nützlich, die Kappen vor dem Einsetzen in den Mund auf einem Modell untereinander zu verbinden. Die Verbindungen werden mittels Schichttechnik hergestellt.

(3) Polyvinylsiloxan Registrierungsmaterialien (Abb. 13.4c)
Diese Materialien sind in selbstmischenden Spritzen erhältlich. Sie sind in der Anwendung teuer, aber sehr genau. Wenn distale Zähne präpariert werden ist es wichtig, daß man harte und nicht hochelastische Materialien verwendet (Abb. 13.3c, 13.4c), andernfalls können beim Einartikulieren infolge Verformung des Registrates sich ungenaue Modellbeziehungen einstellen. Die Verwendung von Polyvinylsiloxanregistraten ist bei minimalen okklusalen Abtragungen allgemein schwierig, weil es sich auf dem Meistermodell nicht sicher fixieren läßt. Die Erfahrung hat gezeigt, daß nach Beseitigung der seitlichen Stützzone die Polyvinylsiloxanregistrate eine Dicke von 3 mm oder stärker aufweisen müssen, um eine Verformung während des Einartikulierens der Modelle zu vermeiden.

Behandlungsablauf:
i) Man leitet den Patienten wie oben in die CRCP.
ii) Das Material wird zwischen die Präparationen gespritzt.

(4) Abdruckgips
- Dieser ist genau und beständig.
- Gnathostone (Zeus) oder Bitestone (Whip Mix) sind hierfür geeignet.

Behandlungsablauf:
i) Achten Sie darauf, daß der Mund trocken ist. Gegebenenfalls verordnen Sie oral 30 mg Propanthelinbromid (Pro-Banthine) 1 Stunde vor der Registrierung.
ii) Infolge der langen Abbindezeit muß man den Kiefer gut abstützen (Abb. 10.7g).
iii) Zur Beschleunigung der Abbindung mischt man den Gips mit 55° C warmen Wassers an.
iv) Bereiten Sie eine sahnige Mischung (30 ml Wasser auf 150 g Pulver).
v) Füllen Sie damit eine 2 ml-Einmalspritze.
vi) Spritzen Sie den Gips zwischen die Präparationen bzw. Kappen.
8) Wird ein halbjustierbarer Artikulator benutzt, sind die lateralen Kieferbewegungen durch entsprechende Verfahren zu registrieren (s. Kapitel 14).
9) Die provisorischen Restaurationen werden wieder einzementiert.
10) Nun erfolgt im Labor die Fertigstellung der Seitenzahnrestaurationen wie geplant, siehe Anhang (Abb. 13.4i-n).

11) Einprobe der Restaurationen im Munde unter Beachtung folgender Kriterien:
- Paßform
- approximale Kontakte
- Konturierungen
- Ästhetik
- okklusale Kontakte
- okklusale Zahnführung

i) Wenn keramische Okklusalflächen vorgesehen sind, stellen Sie die unteren Restaurationen nach der Einprobe fertig (Abb. 13.1l).
ii) Entweder zementiert man die unteren Restaurationen fest ein, fertigt hiervon ein neues Modell und montiert es in den Artikulator, oder gebräuchlicher:
iii) Man setzt die unteren Restaurationen zurück in den Artikulator und modelliert die gegenüberliegenden Wachskonturen, um die okklusalen Kontakte einzurichten (Abb. 13.1m).
iv) Ein Vorwall wird von der Wachsmodellierung abgenommen und die Keramik in den Vorwall eingearbeitet. (s. Anhang, Kapitel 17).
v) Nehmen Sie die Rohbrandeinprobe der oberen Restaurationen gegen die fertiggestellten unteren Keramikkronen vor.
vi) Nach Verfeinerung der oberen Restaurationen erfolgt deren Fertigstellung.
vii) Nachkontrolle
12) Einzementieren. Nur selten setzt man die definitiven Restaurationen mit temporärem Zement ein, da die Befolgung der beschriebenen Behandlungsabläufe vorhersehbare, exakte Ergebnisse zeitigt. Wenn eine provisorische Zementierung notwendig wird, bietet sich ein temporärer Zement an (Opotow – Teledyne Getz).
13) Müssen die einzelnen Einheiten verbunden werden, nehmen Sie vor dem Einzementieren einen Lötabdruck (siehe unten).
14) Die Verlötung wird durchgeführt, siehe Anhang.
15) Einzementieren (Abb. 13.1n).
16) Wenn bei Durchführung der Kieferregistrierungen Schwierigkeiten auftreten, wird möglicherweise eine Remontage notwendig, um etwaige okklusale Unstimmigkeiten zu korrigieren. Dies ist jedoch selten der Fall.

Bei Eingliederung ausgedehnter Restaurationen

Häufig ist es günstiger, die beschriebene Reihenfolge etwas abzuändern:

- Stabilisieren Sie die Kieferbeziehungen und die Seitenzähne.
- Nachkontrolle.
- Bestimmen Sie die Frontzahnführung.
- Nachkontrolle.
- Kopieren Sie die Frontzahnführung und stellen Sie nach der Einprobe die unteren Seitenzahnrestaurationen fertig (Abb. 13.5).

Kapitel 13 Neugestaltete (reorganized) Techniken

Abb. 13.5 Behandlungsmaßnahmen für eine ausgedehnte Neugestaltung, die alle Zähne einschließt.

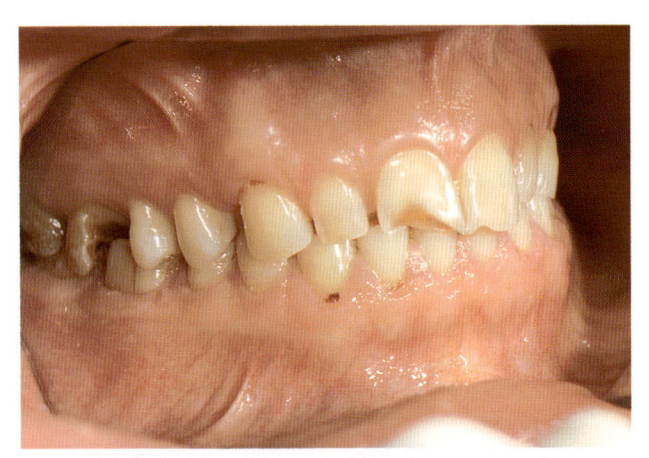

Abb. 13.5a Ausgangssituation. Die Seitenzahnrestaurationen frakturierten wiederholt, labiale Verblendungen bei 11 und 21 sind mißlungen; die Pulpen liegen infolge okklusalen Substanzverlustes nahezu frei.

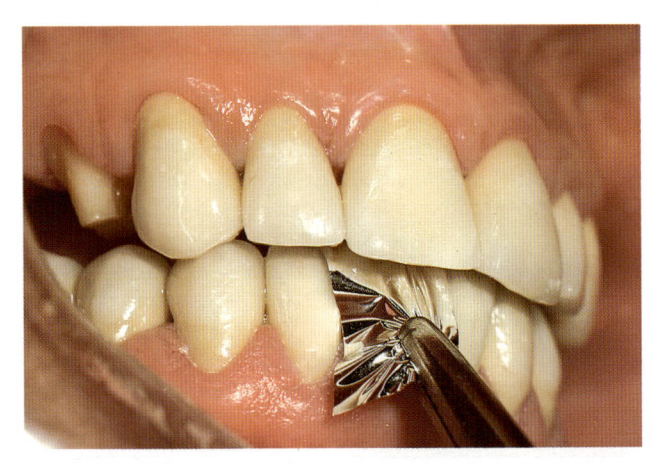

Abb. 13.5b Die Behandlungsfolge ist wie zuvor beschrieben die gleiche, außer daß bei der ersten Einprobe die oberen und die unteren Frontzahnkronen, sowie die unteren Seitenzahnkronen einprobiert und fertiggestellt werden.

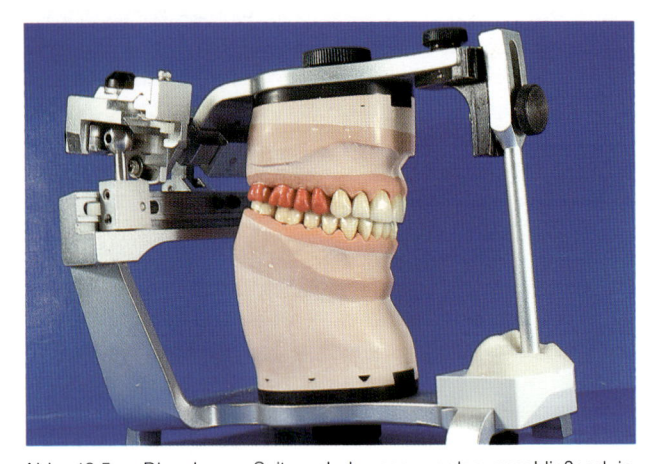

Abb. 13.5c Die oberen Seitenzahnkronen werden anschließend in Wachs gegen die fertiggestellten unteren modelliert und in Keramik umgesetzt.

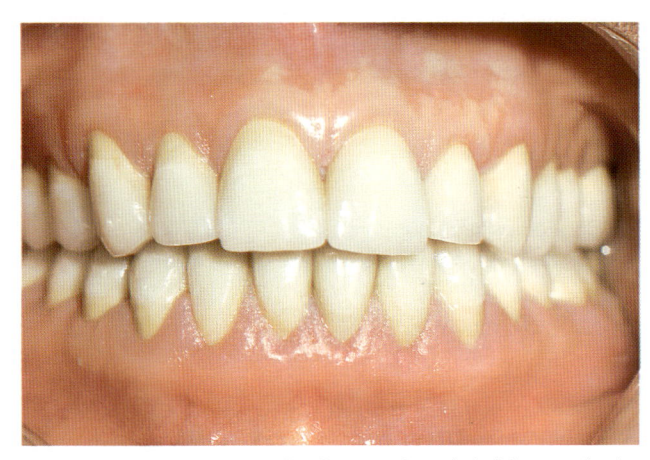

Abb. 13.5d Die fertiggestellte Restauration drei Jahre nach der Eingliederung.

- Nachkontrolle.
- Restaurieren Sie die oberen Seitenzähne (Abb. 13.5).

Verfahrensweise der Remontage

Anhang (Abb. 13.6)[8-11]

Wenn irgend möglich, ist dieses Verfahren zu vermeiden, weil es die Vornahme neuer Kieferregistrierungen bei vergrößertem Vertikalabstand, das Einfügen der Gußobjekte in einen Vorwall und die Herstellung eines Meistermodells beinhaltet. Alle diese Schritte erhöhen das Risiko zusätzlich eingeschleuster Fehler. Wenn sich jedoch an der Okklusion bestimmte Schwierigkeiten einstellen, ist dies eine brauchbare, wenn auch anspruchsvolle Verfahrensweise. Eine der Methoden verläuft wie folgt:

1) Stellen Sie auf Studienmodellen okklusale DuraLay-Vorwälle her (s. Anhang).
2) Setzen Sie die Gußobjekte mit temporärem Zement oder temporärem Zement plus Vaseline in den Mund ein (Abb. 13.6a).
3) Gesichtsbogenübertragung.
4) Drei Kieferregistrate werden mit Moyco Extrahard Beauty Wax unter Verwendung einer Frontzahn-Bißsperre (schiefe Ebene) hergestellt, um Berührungen zwischen allen Seitenzahn-Leitkontakten auszuschalten. Alternativ ist das Woelfel-System (Abb. 13.6b) brauchbar, mit folgenden Behandlungsschritten:
   i) Wählen Sie das geeignete Milar-Registrat aus.
   ii) Lassen Sie den Patienten die Zähne in die Platte zusammenschließen, um sie auszuformen.
   iii) Schneiden Sie ausreichend Papierstreifen zurecht, um die Seitenzahntrennung zu erreichen.
   iv) Legen Sie die Papierstreifen zwischen die Milar-Platte.
   v) Tragen Sie Polyether-Haftmittel auf.
   vi) Schichten Sie Tempbond auf das Haftmittel.
   vii) Führen Sie die Registrierung durch.

Abb. 13.6 Remontageverfahren.

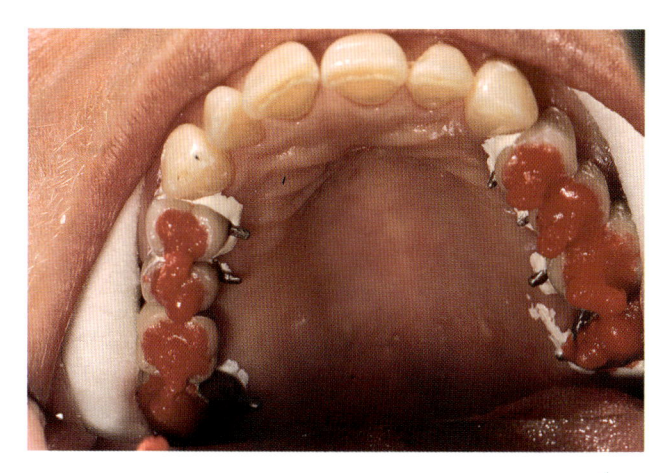

Abb. 13.6a Einzementieren der Gußobjekte mit einer Mischung aus Tempbond und Vaseline; über jeder Restauration befindet sich eine DuraLay-Abdeckung.

Abb. 13.6b Abstandshalter bei der Kieferregistrierung, um die Zahntrennung herbeizuführen und die Kondylen einzustellen. Kiefer-Registrierungsplatte (Woelfel).

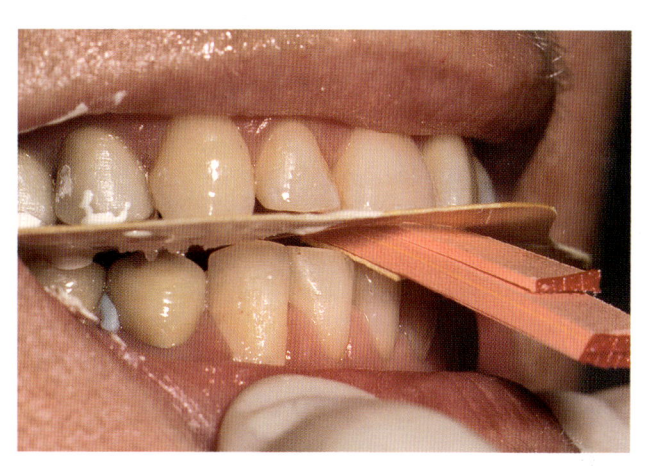

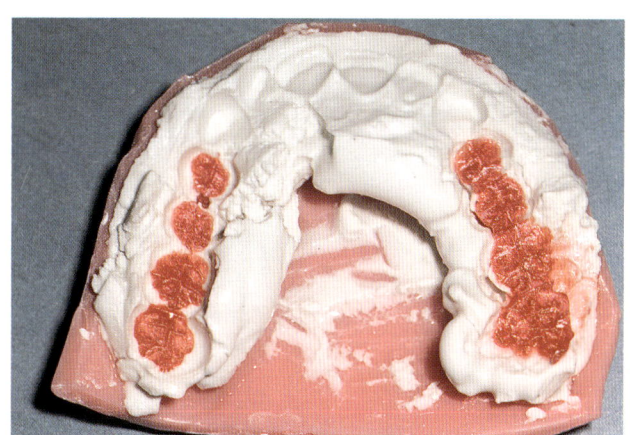

Abb. 13.6c Gipsvorwall. Ein Modell der Frontzähne kann in die Frontsektion und die Gußobjekte können in die DuraLay-Kappen eingesetzt und in den Vorwall aufgenommen werden.

5) Unterfüttern Sie die Vorwälle im Munde, entweder mit Tempbond oder leichtfließendem DuraLay, wobei zuerst eine dünne Schicht Vaseline auf die okklusalen Flächen der Restaurationen aufgetragen wird.
6) Vollziehen Sie die Abdrucknahme mit Silikon- oder Hydrocolloidmaterial und nehmen darin die DuraLay-Vorwälle zusammen mit den Kronen auf. Oft ist es leichter, ohne einen umfassenden Abdruck die Kronen und Modellstümpfe in den Vorwall zu setzen und manchmal kann man den Abdruck ganz weglassen (Abb. 13.6c). Abschnitte nichtüberkronter Zähne können aus Modellen, die von einem Abdruck stammen, herausgesägt und in den Vorwall eingesetzt werden (s. Anhang).
7) Überstellen Sie die Unterlagen dem Labor zur Remontage, siehe Anhang.
8) Einprobe und Einzementieren.

Schlußfolgerungen

Die vorgenannten Leitlinien sind besonders für Fälle anwendbar, in denen es möglich ist, eine Frontzahnführung einzurichten. Ist diese nicht vorhanden, sollte die Zahnführung soweit vorn wie möglich vorgesehen werden und nötigenfalls sind herausnehmbare Behelfe einzugliedern, um die Zahnführung sicherzustellen (s. Kapitel 16). Man muß daran erinnern, daß der hier aufgezeigte Überblick sich auf klinische Erfahrung stützt und wissenschaftlich nicht überprüft wurde. Es besteht nicht die Absicht, dogmatische Standpunkte zu vertreten und es ist auch nicht notwendig, alle Patienten in dieses Schema einzuordnen, insbesondere wenn hierfür keine klinischen Gründe vorliegen.

Generell sind Fälle mit einem großen vertikal : horizontal-Verhältnis zwischen CRCP und IP nach den oben genannten Leitlinien leichter zu behandeln, als Behandlungsfälle mit großen horizontal : vertikal-Verhältnissen, weil in den zuvor genannten Fällen im Anschluß an die Beseitigung von Leitkontakten und möglicherweise geringfügigen Änderungen im Vertikalabstand CRCP und IP zusammenfallen. Fälle mit einem großen horizontal : vertikal-Verhältnis sind schwieriger zu behandeln, da gewöhnlich ein freies Okklusionsfeld zumindest an den Frontzahnführungsflächen erforderlich ist.

Wenn die zwischen den Behandlungsschritten durchgeführten Nachkontrollen die Notwendigkeit nachweisen, die definitiven Restaurationen hinauszuschieben, dann muß dem entsprochen werden. Eine Fortsetzung der Behandlung bei Auftreten von Symptomen und negativen Anzeichen führt häufig zu Komplikationen, die Zeitvorgaben, Behandlungsergebnis und Kostenplanung unberechenbar werden lassen.

Literaturhinweise

1. Dawson P E. Occlusal Problems. C V MosbyCo, StLouis. 1974; p 177.
2. Omar R, Wise M D. Mandibular flexure associated with applied muscle force in the retruded axis position. J Oral Rehabil 1981; 8: 209-220.
3. Holland A R. Muscle force and jaw registrations. MSc thesis. University of London 1981.
4. McAllister C P. A clinical study of wax and resin interocclusal records. MSc thesis. University of London 1984.
5. O'Connor M. An in vitro study of jaw registration materials. MSc thesis. University of London 1982.
6. Pierce J W. Effects of early changes in interocclusal records. MSc thesis. University of London 1983.
7. Muller J, Gotz G, Horz W, Kruft E. An experimental study on the influence of the derived casts on the accuracy of different recording materials. Part I: Plaster, impression compound and wax. J Prosthet Dent 1990; 43: 263-269.
8. Lucia V O. Modern Gnathological Concepts. C. V. Mosby Co., St Louis. 1961; p 421.
9. Huffmann R W, Regenos J W. Principles of Occlusion. H and R Press, London, Ohio. 1973; p VIII - B-1.
10. Walker P M. Remounting multiple castings prior to final cementation. J Prosthet Dent 1981a; 46: 145-150.
11. Walker P M. A technique for the adjustment of castings in a remount procedure. J Prosthet Dent 1981 b; 46: 263-271.

Kapitel 14

GRUNDLAGEN UND TYPEN VON ARTIKULATOREN UND MODELLHALTERN

Im Folgenden werden die hauptsächlichen Artikulatortypen und deren Anwendung besprochen. Die Art der Kieferregistrierung, die zum Einartikulieren von Modellen in einen Artikulator verwendet wird, hängt teils davon ab, ob die Montage für diagnostische Zwecke, oder zu Restaurationszwecken genutzt wird – Registrierungen zur Diagnosestellung wurden bereits in den Kapiteln 12 und 13 beschrieben. Ein zahntechnischer Artikulator wird in dem 'Glossary of Prosthodontic Terms' (1987)[1] beschrieben als „mechanisches Gerät, welches temporomandibuläre Gelenk- und Kieferbestandteile darstellt und in das Oberkiefer- und Unterkiefermodelle eingestellt werden können".

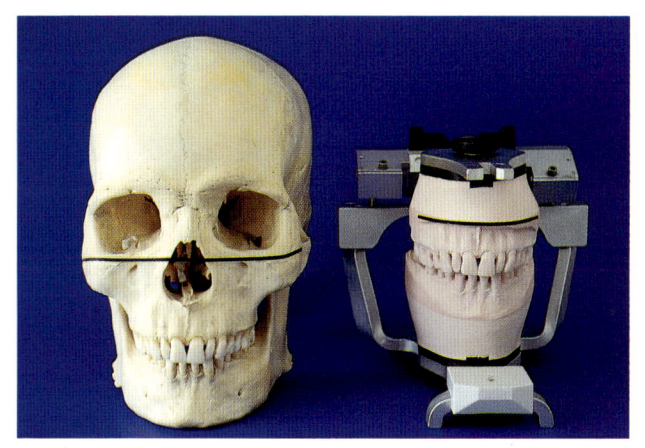

Abb. 14.1 Ästhetische Perspektive. Die Modelle werden mittels eines Gesichtsbogens montiert, so daß der obere Teil des Artikulators in etwa mit der Ebene übereinstimmt, die durch den Gehörgang und den Infraorbitalrand verläuft. Die Ausrichtung der Schneidekanten nach der Horizontalen kann hier beobachtet werden.

Der Gebrauch zahntechnischer Artikulatoren

Artikulatoren werden eingesetzt zur:

Diagnosestellung

Sie ermöglichen dem Zahnarzt, verschiedene okklusale Beziehungen zu beobachten. Mit deren Hilfe können auf den Modellen auch diagnostisches Aufwachsen und Zahnrepositionen durchgeführt werden.

Restauration

Sie leisten Hilfestellung bei der Gestaltung der Okklusion und Ästhetik.

Okklusion

Der Artikulator gestattet Zahnarzt und Zahntechniker, vorgeschriebene okklusale Oberflächenformen exakt herzustellen. Der Umfang, in dem dieses Gerät genutzt wird, hängt von Anzahl und Kompliziertheit der Restaurationen und der Erfahrung von Zahnarzt und Zahntechniker ab. Eine einzelne Restauration auf Modellen gefertigt, die freihand zusammengefügt wurden, benötigt zum Einschleifen im Munde möglicherweise fünf Minuten. Vier auf gleiche Weise hergestellte Restaurationen können eine Stunde in Anspruch nehmen und trotzdem die okklusalen Erfordernisse exakter Restaurationen nicht erfüllen. Bei sechzehn Restaurationen ist es unmöglich, im Munde zufriedenstellende Bißverhältnisse zu erreichen.

Solange der Zahnarzt nicht imstande ist, ebenmäßige Zahnpräparationen, genaue Abdrücke, eine angemessene Weichgewebsversorgung und exakte Kieferregistrierungen zu liefern und der Zahntechniker nicht ebenso exakt konturierte und genau passende Gußobjekte auf sorgfältig vorbereiteten Modellstümpfen und präzise einartikulierten Kiefermodellen (s. Anhang) herstellen kann, sollte der Einsatz von anspruchsvollen Artikulatoren und die Durchführung komplizierter Behandlungsfälle unterbleiben. Zahnarzt und Zahntechniker sollten zunächst unter Einsatz einfacher Gerätschaften zusammenarbeiten und, indem sie zugleich verschiedenartige Geräte kennenlernen, allmählich zu schwierigeren Behandlungsfällen übergehen.

Ästhetik

Durch Einstellung der Arbeitsmodelle in die Horizontalebene (vorausgesetzt der Patient sitzt aufrecht: Abb. 14.1) gewinnt der Zahntechniker eine bessere Orientierung, und kann die Herstellung von Restaurationen unter falschen okklusalen Voraussetzungen vermeiden.

Registrierung für diagnostische Zwecke

Die Hauptgründe zur Montage von Studienmodellen für diagnostische Zwecke bestehen in der Feststellung:

- des ersten Zahnkontaktes in CRCP;
- der Gleitbewegung von CRCP nach IP;
- der lateralen und protrusiven Okklusalkontakte.

In den ersten beiden Fällen ist es wichtig, Kieferregistrierungen gegen Ende des Bewegungsbogens vor dem Zahnkontakt vorzunehmen, das bedeutet Kieferregistrierung bei getrennten Zähnen. Diese beseitigt den propriozeptiven Effekt interokklusaler Kontakte. Die Beobachtung lateraler und protrusiver Kontakte erfordert laterale Registrierungen. Die Ausführung diagnostischer Registrierungen wurde in Kapitel 4 beschrieben.

Registrierung für Restaurationen

Die gebräuchlichste Registrierung für restaurative Zahnbehandlungen ist die interkuspidale Position, gleichgültig, ob es sich dabei um die bestehende interkuspidale Position, oder die interkuspidale Position im Anschluß an Einschleifmaßnahmen handelt, insbesondere in Fällen einer großen vertikal : horizontal-Beziehung zwischen CRCP und IP. In diesen Fällen stimmt die CRCP mit der IP nach dem Einschleifen überein. Wo immer möglich, sollten sich die Maßnahmen des Zahnarztes darauf konzentrieren, die interkuspidale Beziehung zu nutzen. Die Registrierung der IP erfolgt unter Zahnschluß im richtigen Vertikalabstand. Diese Registrierungstechniken wurden in den Kapiteln 12 und 13 beschrieben.

Anforderungen an Artikulatoren

Nunmehr ist zu überlegen, wann Artikulatoren zu Diagnosezwecken und wann für Restaurationen eingesetzt werden.

Diagnose

- **Die Einstellbarkeit des Vertikalabstands zur Wiederherstellung der Kontaktposition der zentrischen Relation (CRCP)**

Da eine diagnostische Kieferregistrierung mit vergrößertem Vertikalabstand vorgenommen werden muß, um Seitenzahnkontakte zu vermeiden, ist es notwendig, daß man anschließend den Artikulator entsprechend der Dicke des Registrierungsmaterials schließt, bis der Zahnkontakt zustandekommt. Der während dieser Schließbewegung durch das Artikulatoroberteil beschriebene Weg muß den Gegebenheiten entsprechen. Wenn in der CRCP die Rotationsachse des Artikulators mit der des Patienten nicht die gleiche räumliche Beziehung zu den Zähnen einnimmt (Abb. 14.2a), erzeugt dieser Schließweg am Artikulator einen anderen Zahnkontakt als den, der im Munde stattfindet.

- **Reproduktion lateraler und protrusiver Kieferbewegungen**

Für die meisten Fälle ist eine übermäßige Genauigkeit nicht erforderlich. Das Gerät sollte jedoch größere Balanceseiten- und Arbeitsseitenkontakte, sowie seitliche, protrusive Interferenzen nachvollziehen können.

Restaurationen

- **Die Einstellbarkeit der vertikalen Dimension**

Das Ausmaß an Genauigkeit, das nach Änderungen des Vertikalabstands erforderlich ist, hängt von den Techniken ab, die der Behandler benutzt. Wenn jedoch Registrate in interkuspidal/zentrischer Relation den gleichen Vertikalabstand wie die nachfolgenden Restaurationen aufweisen, besteht gewöhnlich keine Notwendigkeit, Änderungen des Vertikalanstands im Labor vorzunehmen.

- **Die Stabilität der einartikulierten Position**

Der Artikulator muß die Modelle exakt in der einartikulierten Position halten können, wenn das Kieferregistrierungsmaterial entfernt wird. Im Anschluß an Bewegungen des Artikulators müssen die Modelle präzise in die Originalposition zurückkehren.

- **Die Interkuspidalposition**

Wenn diese sich von der einartikulierten Position unterscheidet, sollte der Artikulator dafür eingerichtet sein, daß die Modelle in Interkuspidalposition zueinander in Beziehung gesetzt werden können.

- **Die Lateralexkursion**

Die angewendete Technik und die Anzahl der zu ersetzenden Restaurationen entscheiden darüber, wie exakt laterale Exkursionen reproduziert werden müssen. Dies wird im Folgenden erörtert.

- **Ästhetische Gesichtspunkte**

Wenn das Artikulatoroberteil die Achsen-Orbitalebene repräsentiert, kann der Techniker dies bei der Herstellung von Frontzahnrestaurationen nutzen und die Kronen auf die Horizontalebene ausrichten, da diese normalerweise mit der Achsen-Orbitalebene fast übereinstimmt.

Artikulatortypen und Modellhalter

Gestützt auf die vorangegangenen Betrachtungen, werden nunmehr verschiedene allgemeingebräuchliche Artikulatortypen vorgestellt. Viele Geräte, die allgemein als Artikulatoren bezeichnet werden, sind tatsächlich nichts mehr als Modellhalter und simulieren keine Unterkieferbewegungen.

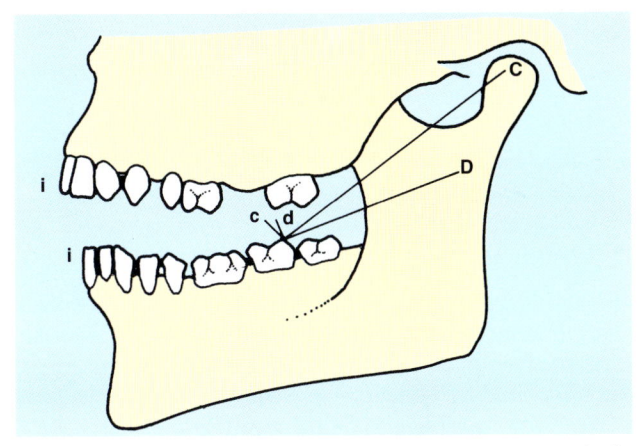

Abb. 14.2a Der Effekt des 'Durchbeißens' durch ein Registrat. i – i = Dicke des Registrats im Schneidezahnbereich. Achten Sie auf die Position des distalen Höckers des elongierten 37. Wenn die horizontale Rotationsachse des Artikulators mit der Horizontalachse des Patienten übereinstimmt (C), bewirkt die Entfernung des Registrats einen Kieferschluß entlang Pfad c; der Zahn 37 tritt mit 28 nicht in Kontakt. Wenn die Achsen nicht übereinstimmen (D), verläuft der Kieferschluß entlang Pfad d, und der distale Höcker des Zahnes 37 tritt mit 28 in Kontakt.

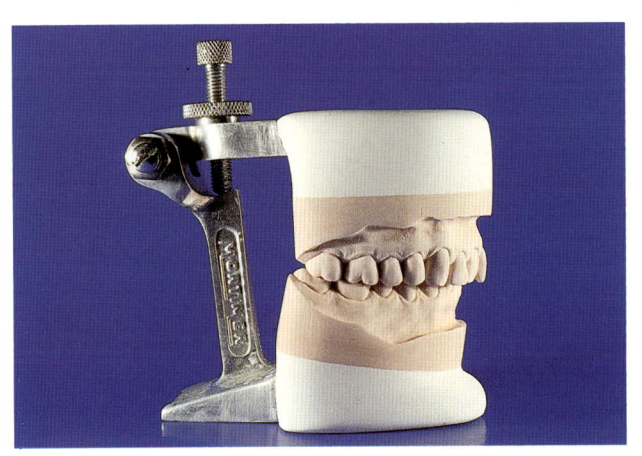

Abb. 14.2b Einfacher Modellhalter. Das Gerät wirkt als Scharnier. Die Rotationsachse liegt nahe bei den Zähnen und gibt nicht die wahren Entfernungen zwischen den horizontalen Rotationsachsen und der Bezahnung wieder.

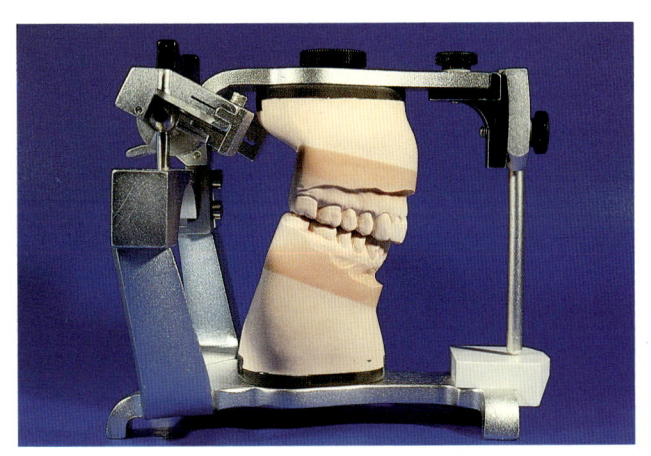

Abb. 14.2c Arcon-Artikulator (Denar Mark II). die Fossae befinden sich im Oberteil, die Kondylen im unteren Artikulatorteil. Die Kondylen werden in den Fossae nicht starr gehalten und können sich daher aus den Fossae bewegen, wenn dies durch okklusale Kontakte erforderlich wird. Das untere Modell wurde gegen das obere Modell mittels Kieferregistrierung einartikuliert. Das obere Modell wurde mit Hife einer Gesichtsbogenübertragung montiert, siehe Abb. 14.3a und b.

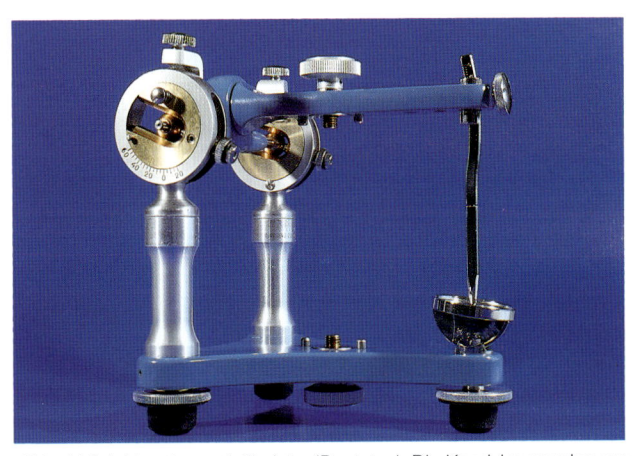

Abb. 14.2d Non-Arcon-Artikulator (Dentatus). Die Kondylen werden am Oberteil durch Schlitzöffnungen repräsentiert, die Fossae durch Kugeln am unteren Artikulatorteil. Die Kugel sitzt im Schlitz fixiert und kann sich daher nicht herausbewegen. Sie ist deshalb nicht imstande, die CRCP/IP-Bewegung, die zahnbestimmt abläuft, zu reproduzieren.

Handgeführte Modelle

Die Vorteile und Nachteile handgeführter Modelle sind:

- sie können die CRCP nicht wiedergeben, da man sie nicht mehr genau zusammenfügen kann, nachdem die Registrate entfernt worden sind;
- sie können die IP wiedergeben, wenn genügend Zahnkontakte für eine eindeutige Verzahnung der Modelle ohne Schaukelbewegungen vorhanden sind;
- alle lateralen und protrusiven Exkursionen werden ohne Einfluß der temporomandibulären Gelenke durch die Zähne geführt: Grenzbewegungen könne nicht wiedergegeben werden. (Grenzbewegung wird definiert als jede extreme Ausweitung einer mandibulären Bewegung, die durch Knochen, Bänder oder Weichgewebe begrenzt wird – Glossary of Prosthodontic Terms, 1987[1]);
- Während der Herstellung von Restaurationen ist es schwierig, präzise Kontakte einzurichten, besonders bei keramischen Arbeiten, weil die ungebrannte Keramikmasse dazu neigt, 'abzubrechen,' wenn sie zu hoch ist. Restaurationen, die auf handgeführten Modellen gefertigt werden, stehen daher unvermeidlich außer Okklusion;
- für mehrfache Restaurationen sind handgeführte Modelle nicht hinreichend genau, weil die Okklusion während der

Herstellung und der nachfolgenden Fertigstellung nicht entsprechend überprüft werden kann;
- weil man die Modelle relativ zur Horizontalebene nicht exakt orientieren kann, ist eine zuverlässige Beurteilung ästhetischer Belange nicht möglich.

Schlußfolgerung

Im Falle einer mißlungenen, umfangreich restaurierten Bezahnung sind handgeführte Modelle nur zur Begutachtung der interkuspidalen Position brauchbar. Selbst hierzu gilt als Voraussetzung, daß sie in dieser Position einander exakt zugeordnet werden können.

Einfache Scharnierartikulatoren

Der einfache in Abb. 14.2b dargestellte Scharnierartikulator ist ein Modellhalter und kein Artikulator. Seine Nachteile und seine Vorzüge sind:

- Nach Abnahme der Kieferregistrate kann er nicht exakt geschlossen werden, weil die Beziehung seiner Rotationsachse zu den Zähnen von derjenigen in vivo abweicht; er ist auch zur Feststellung von CRCP-Leitkontakten unbrauchbar.
- Er verfügt über keine Einrichtung für eine gezielte Änderung der vertikalen Dimension.
- Er behält die interkuspidale Position bei, wenn die Modelle im richtigen Vertikalabstand einartikuliert werden und findet daher zum Aufwachsen in Interkuspidalposition Verwendung, insbesondere, wenn er in Zusammenhang mit der Technik der funktionell erzeugten Gleitbahn, wie in Kapitel 12 beschrieben, zum Einsatz gelangt.
- Laterale und protrusive Exkursionen sind ungenau, weil bei Lockerung des Scharniers, um eine gewisse Lateralbewegung zuzulassen, die relative Position der 'Kondylen' nicht mit derjenigen übereinstimmt, die von den Kondylen des Patienten ausgeht.
- Er gestattet keine Einschätzung ästhetischer Belange, da er ohne Gesichtsbogen benutzt wird.

Schlußfolgerungen

Der Scharnier-Modellhalter hat keinen diagnostischen Wert, außer zur Begutachtung interkuspidaler Beziehungen. Gelegentlich kann man ihn zur Herstellung von Einzelkronen benutzen, vorausgesetzt, daß laterale Exkursionen im Munde eingeschliffen werden, oder die Krone mittels der funktionell erzeugten Gleitbahntechnik hergestellt wird. Er kann bei der Fertigung temporärer Kronen von Nutzen sein. Da zum Einsatz eines halbjustierbaren Artikulators nur wenig mehr Zeit erforderlich ist, hat das obige Gerät nur geringen Wert bei der Behandlung einer defekten, umfangreich restaurierten Bezahnung.

Halbjustierbare Artikulatoren

Hier sind zwei unterschiedliche Typen halbjustierbarer Artikulatoren zu nennen:

- Der Arcon-Artikulator (Abb. 14.2c), an dem die Gelenkgruben sich am Oberteil befinden und
- der non-Arcon-Artikulator (Abb. 14.2d), an dem die Gelenkgruben sich am Artikulatorunterteil befinden.

Arcon-Artikulatoren verfügen gewöhnlich über ein abnehmbares Oberteil und sind gute Lehrgeräte, weil die Lage der Gelenkgruben mit derjenigen am Patienten übereinstimmt. Wenn man Modelle dagegen in einen non-Arcon-Artikulator mittels eines Registrates in zentrischer Relation einartikuliert, kann es schwierig sein, diese nachfolgend in die interkuspidale Position einzustellen, weil die Kondylarelemente durch die Grubenschlitze begrenzt werden und daher eine korrekte Kondylenbewegung, die zwischen CRCP und IP stattfindet, nicht zulassern.

Gesichtsbogen

An beiden halbjustierbaren Artikulatortypen kann man den Schlußbiß nach Entfernung der Kieferregistrate leicht und für diagnostische Zwecke hinreichend genau einstellen, vorausgesetzt, daß eine Gesichtsbogenübertragung vorgenommen wurde. Es gibt zwei Arten von Gesichtsbögen: einfache und kinematische. Bei jedem Gesichtsbogentyp entspricht die Beziehung des montierten oberen Modells zu den Artikulatorgelenken der Beziehung zwischen den oberen Zähnen und den temporomandibulären Gelenken des Patienten. Der Gesichtsbogen ist ein Gerät, mit dessen Hilfe folgende Meßwerte übertragen werden:

- die Entfernung der zentrisch eingestellten Rotationsachse der Kiefergelenke zu den oberen Zähnen;
- die Beziehung der Achsen-Orbitalebene, welche die horizontale Rotationsachse mit dem unteren Orbitalrand verbindet und die obere Okklusalebene, welche sich nach den Spitzen der Oberkieferzähne ausrichtet. Die Erstere entspricht näherungsweise der Frankfurter Ebene;
- bei manchen Gesichtbögen wird die Entfernung zwischen den Kondylen wiedergegeben.

Der einfache Gesichtsbogen

Als Beispiel zählt der Denar Slidematic Facebow (Denar Corp,). Er besteht aus Bißgabel, Tastbogen, Ohrstücken und einem Zeiger zur Übertragung eines dritten Referenzpunktes (Abb. 14.3a). Die Bißgabel wird erwärmt, mit Wachs beschickt und gegen die oberen Zähne gesetzt. Es ist wichtig, daß sich nur die Höckerspitzen in das Wachs eindrücken. Die übrigen Teile des Gesichtsbogens werden entsprechend den Angaben des Herstellers zusammengefügt. Bei dem Denarsystem wird die Bißgabel mittels einer Übertragungsvorrichtung (Abb. 14.3b) in den Artikulator gesetzt. Im Anhang ist beschrieben, wie man das obere Modell in Beziehung zur

Artikulatortypen und Modellhalter

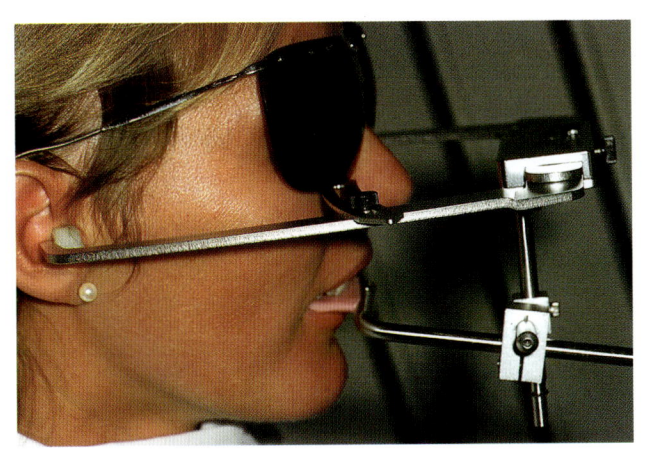

Abb. 14.3a Denar Slidematic Facebow an einem Patienten angelegt. Der Gesichtsbogen fluchtet in etwa mit der Achsen-Orbitalebene.

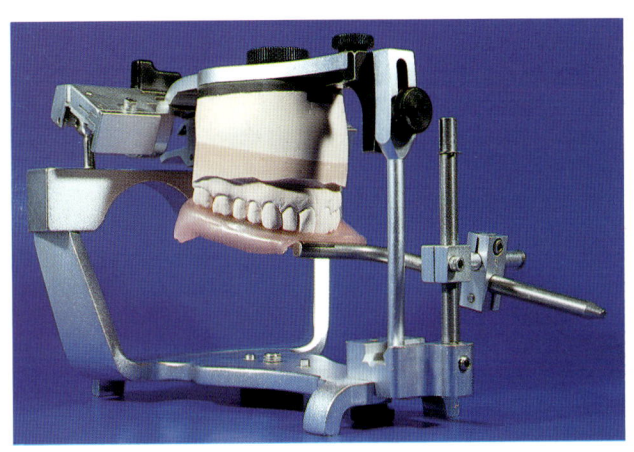

Abb. 14.3b Montagevorrichtung am Artikulator. Diese orientiert das Oberkiefermodell in das Oberteil des Artikulators in der gleichen Beziehung, wie die Oberkieferbezahnung des Patienten zur Achsen-Orbitalebene steht. Unter die Bißgabel kann man eine Stütze stellen, die eine Verlagerung durch das Gewicht des Gipsmodells verhindert, siehe Abb. 14.3g.

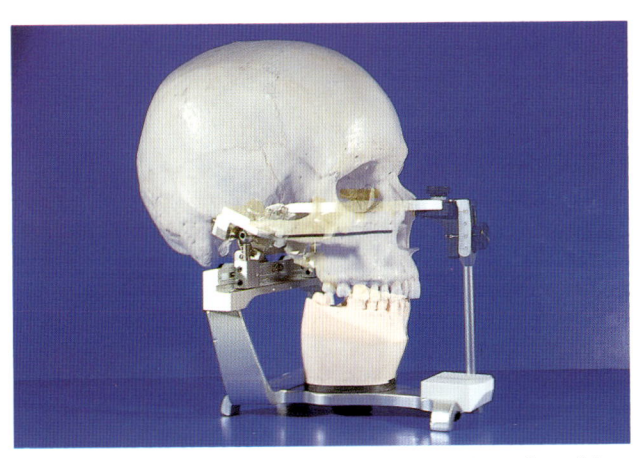

Abb. 14.3c Die Abbildung zeigt, daß der obere Artikulatorteil parallel zur Achsen-Orbitalebene (schwarze Linie) eingerichtet ist und daß die Beziehung der Zähne zum Schädel derjenigen der Modelle zum Artikulator entspricht.

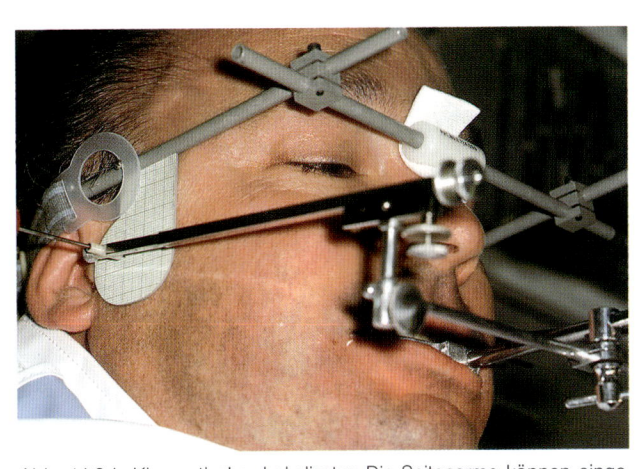

Abb. 14.3d Kinematischer Lokalisator. Die Seitenarme können eingestellt werden, bis die horizontalen Schreibstifte keinen Bogen mehr beschreiben, wenn der Unterkiefer um die Horizontalachse öffnet und schließt.

Abb. 14.3e Die transversal verlaufende, horizontale Rotationsachse wird markiert.

Rotationsachse des Artikulators positioniert. Auf diese Weise nehmen das obere Modell und die Kondylarelemente des Artikulators annähernd die gleiche räumliche Anordnung ein, wie die oberen Zähne und Kondylen des Patienten; dabei steht das Oberteil des Artikulators parallel zur Achsen-Orbitalebene (Abb. 14.3c). Im Anschluß an die Montage des oberen Modells benutzt man ein Registrat in zentrischer Relation, um das untere Modell gegen das obere zu orientieren. Das untere Modell wird dann mit Gips in den unteren Artikulatorteil montiert (Abb. 14.2c), siehe Anhang, so daß dessen Beziehung zu den Kondylarelementen des Artikulators mit der Beziehung zwischen den unteren Zähnen und den Kondylen des Patienten übereinstimmt.

Bei einem halbjustierbaren Artikulator, der mit einem einfachen Gesichtsbogen benutzt wird, stimmen die Zahnkontakte weitgehend mit denen im Mund überein, vorausge-

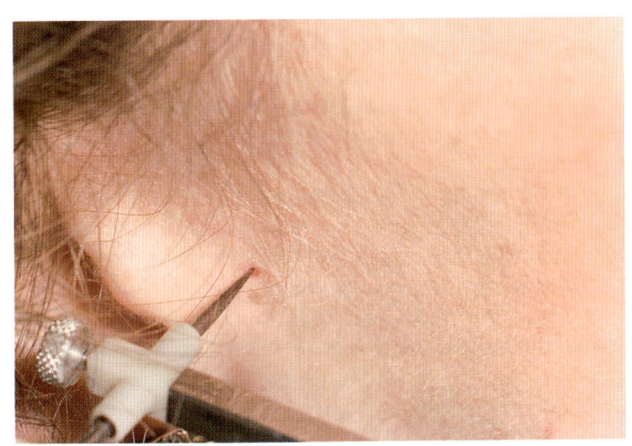

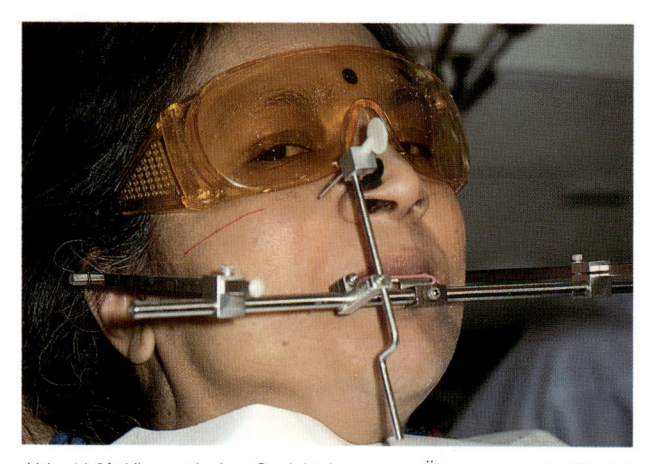

Abb. 14.3f Kinematischer Gesichtsbogen zur Übertragung der Einstellungen auf den Artikulator. Die Achsen-Orbitalebene (rote Linie) verläuft von der posterior gelegenen horizontalen Rotationsachse bis zum Infraorbitalstift.

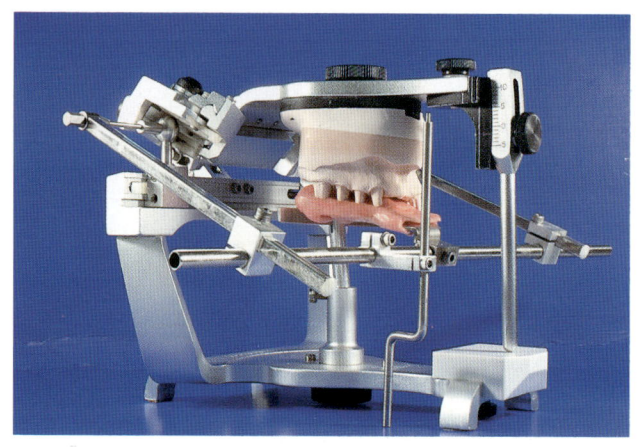

Abb. 14.3g Der kinematische Gesichtsbogen an dem Artikulator. Die Achsen-Orbitalebene wird durch den oberem Artikulatorteil repräsentiert. Die Bißgabelstütze ist ebenfalls montiert.

setzt, daß die Verminderung des Vertikalabstands nach Entfernung des Wachsregistrates minimal ist.

Kinematischer Lokalisator und Gesichtsbogen

Der kinematische Lokalisator wird benutzt, um die zentrisch angeordnete horizontale Rotationsachse zu bestimmen und die Beziehungen zwischen den oberen Zähnen, der Achsen-Orbitalebene und den horizontalen Achsenpositionen auf den Artikulator zu übertragen (Abb. 14.3d+e).

Die Befestigung des Lokalisators geschieht an den unteren Zähnen und der Unterkiefer wird entlang des Bewegungsbogens der zentrischen Relation geführt. Auf einer Seite erfolgt mit einem Schreibstift die Lokalisation eines Punktes auf der horizontalen Rotationsachse, dessen Bewegung durch einen verstellbaren Seitenarm kontrolliert werden kann. Dann bestimmt und markiert man auf der anderen Gesichtsseite die Lage eines zweiten Punkts (Abb. 14.3e). Computergestützte Geräte sind heute bereits verfügbar,[2] mit denen eine Lichtquelle auf eine lichtempfindliche Platte gelenkt wird. Die Informationen über die Lichtpunkte, welche die Rotationsachse repräsentieren, gehen an den Komputer, und die Einstellungen der Seitenarme können daraufhin über den Bildschirm erfolgen.

Es wird hierzu ein gesonderter Bogen benutzt, um die räumlichen Beziehungen auf den Artikulator zu übertragen. Die beiden ermittelten Punkte werden in der Weise eingestellt, daß sie mit der Horizontalachse des Artikulators übereinstimmen (Abb. 14.3f+g).

Bei Verwendung eines halbjustierbaren Artikulators in Verbindung mit einem kinematischen Gesichtsbogen entsprechen die Zahnkontakte in zentrischer Relation weitgehend denen im Munde. Die Kontakte ergeben sich nach Entfernung des Registrates der zentrischen Relation und dem vollständigen Zusammenschluß des Artikulators. Es ist überdies fraglich, ob eine derartige Genauigkeit für die meisten diagnostischen Montagen überhaupt erforderlich ist. Für Restaurationen ist sie nur dann erforderlich, wenn an dem Artikulator eine Änderung der vertikalen Dimension vorgenommen werden muß. Sie ist auch erforderlich, wenn pantographische Aufzeichnungstechniken zur Einstellung eines Artikulators zum Einsatz gelangen (s. unten).

Belegen der Bißgabel des Gesichtsbogens

Die metallene Bißgabel wird mit dem entsprechenden Material belegt und gegen die Oberkieferzähne gepreßt, wobei flache Eindrücke genügen. Für diagnostische Montagen reicht Basisplattenwachs. Zum Einartikulieren von Meistermodellen ist Moyco Extrahard Beauty Wax besonders gut geeignet; eine deutliche Abformung im Wachs weist auf ein einwandfreies Modell hin.

Lateralbewegungen

Die Leitung der Lateralbewegung wird gewöhnlich durch flache kondyläre Führungen und gerade oder gekrümmte Sideshift-Führungen besorgt. Einige Systeme ermöglichen durch Einfügen vorgefertigter Analogformen die Reproduktion von Fossagleitbahnen. Die Leistungsfähigkeit solcher Systeme bedarf jedoch noch der wissenschaftlichen Überprüfung.

Bei Lateralexkursionen ist es notwendig, daß zwei Bewegungskomponenten betrachtet werden: die Anfangsbewegung von 1 – 2 mm und die Bewegung darüber hinaus.

Die Anfangsbewegung

In einigen Fällen entspricht die Lateralbewegung näherungsweise einer einfachen Rotation um eine vertikale Achse durch den Kondylus auf der Arbeitsseite (Abb. 14.4a), während in anderen Fällen sich dieser Kondylus seitwärts verschiebt (Abb. 14.4b) und eine körperhafte Bewegung des Unterkiefers nach der Seite hervorruft. Neben dieser Seitwärtsbewegung kann sich der Kondylus ebenso aufwärts und seitwärts, rückwärts, oder vorwärts und seitwärts, oder in jeder Kombination hierzu bewegen. Offenbar beeinflußt jede dieser Bewegungen die Zahnkontakte.[3-5] Über Ursache, Bedeutung und Beschaffenheit haben viele Diskussionen stattgefunden, insbesondere, ob diese Bewegungen physiologischer oder pathologischer Natur sind. Einige Patienten entfalten in der Anfangsbewegung eine Kombination von Rotation und körperhafter Seitverschiebung.

Die Bewegung jenseits der anfänglichen 1 – 2 mm (oder die vollständige Bewegung, wenn kein körperhafter Sideshift vorliegt)

Nach Lundeen und Wirth (1973)[3] findet diese Bewegung um eine Vertikalachse im Bereich des Arbeitsseiten-Kondylus statt. Die Bewegung des Balanceseiten-Kondylus relativ zur Sagittalebene kann man aufzeichnen und den Winkel an dem Artikulator einstellen, so daß das Gerät die progressive Seitverschiebung (progressive sideshift) erzeugt. Diese Seitverschiebung kennzeichnet sich in Form einer Seitwärtsbewegung des Unterkiefers, welche direkt proportional im Verhältnis oder Umfang zur Bewegung des umkreisenden (Balanceseiten) Kondylus steht, der sich um den rotierenden (Arbeitsseiten) Kondylus dreht.

Protrusionsbewegungen

Protrusionsbewegungen werden durch flache kondyläre Gleitbahnen geführt und geben daher die tatsächlichen Bewegungen nur grob wieder.
Die Bewegungen eines halbjustierbaren Artikulators entsprechen näherungsweise lateralen und protrusiven Bewegungen; Fehler können jedoch auftreten infolge:

- der begrenzten Möglichkeit eine progressive Seitverschiebung (progressive sideshift) einzustellen;
- keiner, oder nur einer eingeschränkten Vorrichtung zur Reproduktion körperhafter Seitverschiebungen (bodily sideshift);
- begrenzter Möglichkeiten für protrusive Einstellungen;
- keiner, oder nur begrenzter Einstellmöglichkeiten der Entfernung zwischen den Kondylen.

Der Einsatz von halbjustierbaren Artikulatoren

Für diagnostische Zwecke

mit jedem Gesichtsbogen ist ein halbjustierbarer Artikulator für diagnostische Zwecke durchaus brauchbar. Insbesondere die halbjustierbaren Arcon-Artikulatoren können nach dem Entfernen des Kieferregistrats der zentrischen Relation die interkuspidale Position wiedergeben, weil sie so konstruiert sind, daß sich die Kondylen, wenn notwendig, aus den Fossae bewegen können (Abb. 14.2c). Non-Arcongeräte halten die kondylären Komponenten umschlossen und gestatten diese Bewegungen nicht (Abb. 14.2d).

Für Restaurationen

Für die Mehrzahl der restaurativen Behandlungsfälle sollte ein halbjustierbarer Artikulator Verwendung finden. Er ist insbesondere für Restaurationen geeignet, die beiderseits von intakten Zähnen eingegrenzt werden. Durch die Verwendung eines Gesichtsbogens ermöglicht der halbjustierbare Artikulator die Beurteilung ästhetischer Belange, weil das Oberteil mit der Achsen-Orbitalebene übereinstimmt.

Die Anwendung des halbjustierbaren Artikulators in der restaurativen Therapie erfordert Kenntnisse der Okklusionslehre, wenn es gilt, die Probleme exkursiver Ungenauigkeiten zu bewältigen. Dieser Artikulatortyp muß wohlüberlegt in Behandlungsfällen mit Abnutzungserscheinungen, flacher kondylärer Führung und flacher Frontzahnführung eingesetzt werden. Er ist besonders für Totalrestaurierungen geeignet, wenn die Behandlung in die zuvor schon beschriebenen vier Behandlungsphasen gegliedert wird:

1) Stabilisierung der Kiefer- und Seitenzahnbeziehungen;
2) Bestimmung der Frontzahnführung unter Aufrechterhaltung der Seitenzahnstabilität;
3) Restauration des Frontzahnsegmentes unter Beibehaltung der Seitenzahnstabilität;
4) Restauration der Seitenzahnsegmente.

Volljustierbare Artikulatoren

Diese Artikulatoren verfügen über ein weites Feld dreidimensionaler Einstellmöglichkeiten (diesbezüglich werden zwei Geräte in Abb. 14.4c gezeigt). Deren Vorteile liegen darin, daß sie sehr genau:

- Änderungen in der vertikalen Dimension der zentrischen Relation wiedergeben können;
- laterale Grenzbewegungen wiedergeben können (alle Geräte können körperhafte und progressive Seitverschiebungen reproduzieren);
- das Zurücksetzen der Modelle in die einartikulierte Beziehungsposition ermöglichen (und in die Interkuspidalposition, falls diese verschieden ist);
- das ästhetische Erscheinungsbild beeinflussen können. Wenn jedoch bei aufrecht sitzendem Patienten die kinematisch ermittelte Achse nicht dicht an der Horizontalebene liegt, könnten sich Schwierigkeiten ergeben.

Der Einsatz volljustierbarer Artikulatoren

Volljustierbare Artikulatoren sind für die Durchführung diagnostischer und restaurativer Aufgaben brauchbar. In vielen Fällen gescheiterter, umfangreich restaurierter Gebißsituationen sind sie jedoch unnötig. Indikationen für ihre Anwendung werden nachfolgend aufgelistet. Keine Indikation ist absolut, aber eine Kombination von Indikationen bringt vermehrte Schwierigkeiten mit sich, die durch den Einsatz eines volljustierbaren Artikulators bewältigt werden können. Diese Faktoren in Verbindung mit einem verminderten interokklusalen Freiraum während exkursiver Bewegungen, verdienen besondere Berücksichtigung.

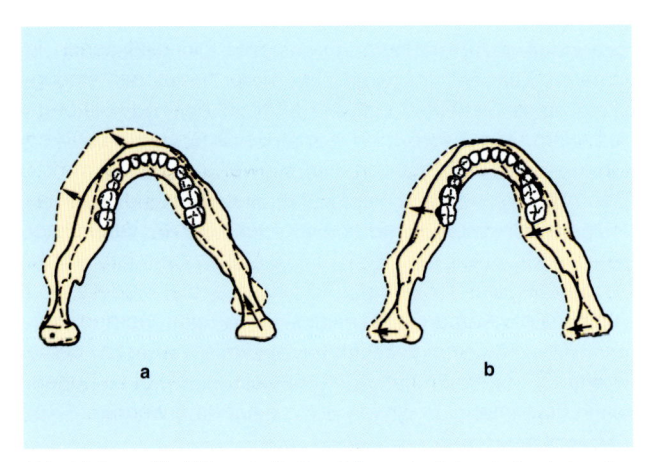

Kapitel 14 Grundlagen und Typen von Artikulatoren und Modellhaltern

Abb. 14.4a und b Skizzenhafte Darstellung der linken Lateralexkursion (a) als einfache Rotation durch den linken Kondylus. (L = neue Position, unterbrochene Linie.) Beachten Sie die Bewegung des rechten Kondylus R (b). Die körperhafte Seitverschiebung weist eine unmittelbare Seitwärtsbewegung auf. Die neue Position (unterbrochene Linie) zeigt die Bewegung von R.

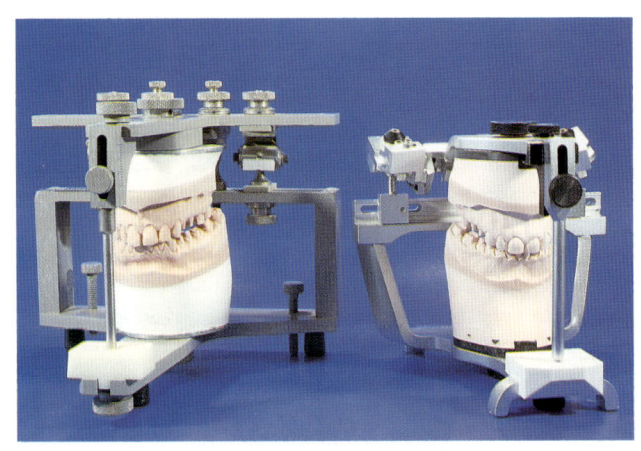

Abb. 14.4c Stuart-Artikulator und Denar D5A. Dieses sind volljustierbare und durch pantographische Registrierungen programmierbare Geräte.

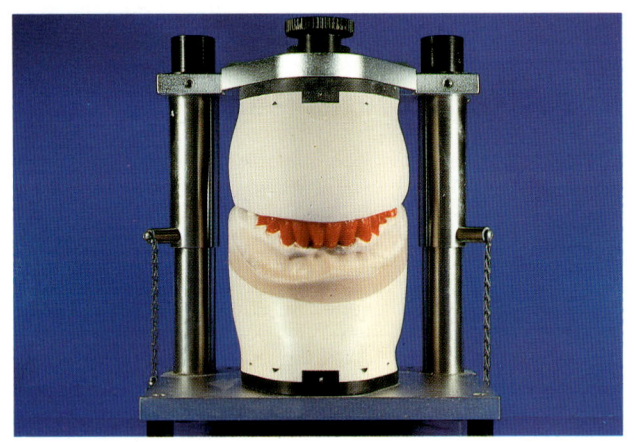

Abb. 14.4d Co-Relator (Denar). Mittels der Montageplatte des Artikulators wird das Oberkiefermodell umgekehrt in das untere Co-Relatorteil eingegipst. Ein Vorwall von den Wachsmodellierungen wird in das obere Co-Relatorteil montiert. Dieses läßt sich senkrecht auf-und-ab bewegen. Der Vorwall dient zur Prägung der Keramikmasse, um die originale Wachsmodellierung zu kopieren. Das Gerät kann nur vertikale Bewegungen ausführen.

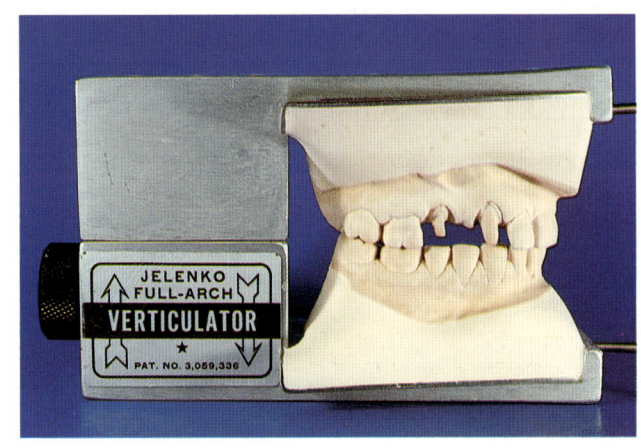

Abb. 14.4e Der Jelenko Vertikulator kann nur vertikale Bewegungen ausführen. Ein Bißwall hat die Beziehung der Arbeitsmodelle übertragen.

Mögliche Indikationen für einen volljustierbaren Geräteeinsatz (ergänzend behandelt in Kapitel 17)

Die Indikationen für den Einsatz eines volljustierbaren Artikulators umfassen:
- festsitzende Totalrestaurierungen;
- Behandlungsfälle mit Verschleißerscheinungen;
- flache kondyläre Führung und/oder körperhafte Seitverschiebung;
- flache Frontzahnführung, insbesondere bei gelockerten Führungszähnen; die Tatsache, daß diese auf dem Modell unbeweglich sind, verkleinert den Führungswinkel zusätzlich;
- steile Spee'sche Kurve;
- steile Winkelung der Okklusalebene;
- steile Wilson'sche Kurve;
- kurze klinische Kronen;
- okklusionsbewußte Patienten; tatsächlich besteht die große Gefahr, daß durch eine Konzentrierung auf die Okklusion sich die Schwierigkeiten verschlimmern können;
- Balanceseiten-Interferenzen;
- die Notwendigkeit die vertikalen Abmessungen im Labor zu verändern, wenn dies nicht bereits an den provisorischen Restaurationen vorgenommen wurde (derartige Änderungen bevorzuge ich stets an den provisorischen Restaurationen durchzuführen);

- Kombinationen obengenannter Befunde in Verbindung mit Bruxismus unterstreichen den Einsatz eines volljustierbaren Artikulators;
- Kombinationen obengenannter Befunde in Verbindung mit Restaurationen auf natürlichen Zähnen und osseointegrierten, implantatgestützten Restaurationen, empfehlen den Einsatz eines volljustierbaren Artikulators, weil Zahnimplantate relativ unbeweglich sind und daher keine okklusalen Ungenauigkeiten tolerieren.

Die Notwendigkeit für eine volljustierbare Intrumentierung kann oft nur durch diagnostisches Aufwachsen anhand eines halbjustierbaren Artikulators bestimmt werden. Dabei stellt sich möglicherweise heraus, daß der interokklusale Abstand zwischen den Seitenzähnen so beschaffen ist, daß eine Disklusion nur schwerlich zu erreichen ist und jeder Einstellfehler am Artikulator würde das Endergebnis dadurch gefährden, daß Interferenzen auftreten, wenn die Restaurationen in den Mund zurückgesetzt werden. Darüber wurde berichtet,[7] daß bei flacher Frontzahnführung die Auswirkung auf die Höckerbewegung während lateraler Exkursionen an einem falsch eingestellten Artikulator am größten ist, wenn die körperhafte Seitverschiebung falsch eingestellt wird. Nach der Rangordnung ergibt sich folgende Gewichtung: körperhafte Seitverschiebung, progressive Seitverschiebung, interkondylärer Abstand, kondyläre Neigung.

Faktoren, welche die Anwendung halbjustierbarer Geräte rechtfertigen

Eine Kombination aller oben beschriebenen Indikationen würde faktisch den Einsatz eines volljustierbaren Artikulators vorschreiben. Gegensätzliche Befunde lassen jedoch volljustierbare Geräte sowohl für Teilrestaurationen als auch für Totalrestaurationen unnötig erscheinen. Hierzu zählen:

- eine steile kondyläre Führung;
- keine körperhafte Seitverschiebung;
- eine steile, nicht veränderliche Frontzahnführung in Einklang mit der Muskeltätigkeit;
- eine flache Spee´sche Kurve;
- eine flache Winkelstellung der Okklusalebene;
- eine flache Wilson´sche Kurve;
- lange klinische Kronen;
- keine Verschleißerscheinungen;
- phlegmatischer Patient;
- keine Balanceseitenkontakte, die beseitigt werden müßten;
- keine Änderung des Vertikalabstands an den definitiven Restaurationen;
- kein bestehender Bruxismus;
- keine osseointegrierten, implantatgestützten Restaurationen.

Vertikal-Relatoren

Manchmal ist ein Gerät von Nutzen, das die Kiefermodelle bei vergrößertem Vertikalabstand in einer vertikalen Beziehung hält und senkrecht in die IP schließen kann. So zum Beispiel zum Aufbau keramischer Okklusalflächen in einen Vorwall (Abb. 14.4d), oder bei der funktionell erzeugten Gleitbahntechnik. Diese Geräte sind keine Artikulatoren, weil sie in keiner Weise kondyläre Bewegungen ausführen können. Sie sind jedoch bei Anwendung bestimmter Techniken wertvoll und werden hier der Vollständigkeit halber erwähnt. Beispiele hierfür sind der Jelenko Vertikulator (Jelenko Co.) (Abb. 14.4e) und der Denar Co-relator (Abb. 14.4d). Letzterer bietet den Vorteil, daß die Modelle von einem halbjustierbaren Artikulator übertragen werden können und umgekehrt. Bedauerlicherweise werden beide Vertikal-Relatoren nicht mehr hergestellt. Es bleibt zu hoffen, daß künftig ähnliche Geräte wieder eingeführt werden.

Schlußfolgerung

Die Wahl eines Artikulators zur restaurativen Therapie hängt teils von der Art der Restaurationen, der Beschaffenheit der klinischen Gegebenheiten und der Erfahrung von Zahnarzt und Techniker ab. Die meisten restaurativen Behandlungen können mit einem halbjustierbaren Artikulator durchgeführt werden, während ein einfacher Scharnierartikulator unter Anwendung der funktionell erzeugten Gleitbahntechnik für ein bis drei Einheiten benutzt werden kann. Bei der Behandlung komplizierter Fälle, gestattet jedoch der Einsatz eines volljustierbaren Artikulators, daß die Hauptarbeit im Labor und nicht im Munde des Patienten erfolgt, wodurch sich die Zeit, die man für die Programmierung des Gerätes aufwendet absolut ausgleicht. Wenn nur geringfügige okklusale Korrekturen an Restaurationen vorzunehmen sind, die mit Hilfe eines volljustierbaren Artikulators hergestellt wurden, so geschieht dies schneller und wesentlich genauer, als wenn 32 Gußobjekte im Munde des Patienten eingeschliffen werden müssen, die auf unpräzisen Geräten gefertigt wurden.

Der Befund der körperhaften Seitverschiebung

Der Verdacht auf körperhafte Seitverschiebung liegt nahe, wenn an den Zähnen ausgeprägte Schlifffacetten, besonders an den ersten und zweiten Molaren feststellbar sind. Der Nachweis der Seitverschiebung erfolgt mit Hilfe eines:

- Quick Analysers oder eines
- Pantographen.

Quick Analysers

Diese Geräte liefern Annäherungswerte körperhafter Seitverschiebungen. Eine Vorrichtung wird, ähnlich dem kinematischen Lokalisator, am Unterkiefer befestigt. Ein oberer Bogen trägt im Bereich der Horizontalachse senkrechte Referenzplatten (Abb. 14.5). Die Lateralexkursionen setzen den am Unterkiefer befestigten Schreibgriffel in Bewegung; daraufhin kann die Seitwärtsbewegung gemessen werden.

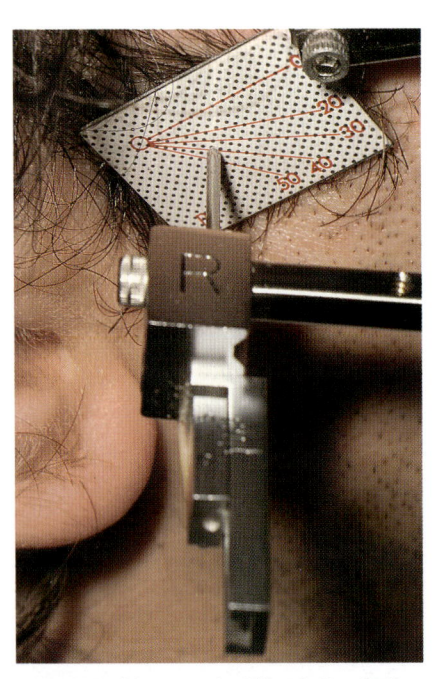

Abb. 14.5 Diagnose der körperhaften Seitverschiebung durch den Quick Analyser (Denar). Lateralbewegungen bewirken, daß sich der Schreibstift nach dem Unterkieferbogen bewegt. Auf diese Weise kann man, je nach Wahl des Systems, das Ausmaß der Seitwärtsbewegung entweder mittels einer graduierten Skala oder einer Meßuhr (Sam-Artikulator) bestimmen. Der Protrusionswinkel läßt sich an der senkrechten Platte ablesen.

Pantographische Registrierung

Diese wird weiter unten beschrieben. Gegenwärtig ist diese Art der Registrierung die beste Methode, das Vorhandensein oder Fehlen einer körperhaften Seitverschiebung zu bestimmen. Sie ist jedoch in gewisser Weise zeitaufwendig (fast 20 Minuten).

Exkursionsregistrate zur Einstellung an Artikulatoren

Handgeführte Modelle

Man kann versuchen, die Schlifffacetten an gegenüberstehenden Zähnen nachzufahren. Alle Bewegungen sind dabei zahngeführt. Diese Methode ist jedoch in höchstem Maße ungenau.

Der einfache Scharnierartikulator

Hierbei können nur die aufeinander eingeschliffenen Facetten als Anhalt dienen. Das Ergebnis ist weniger genau, als bei handgeführten Modellen, weil das 'Gelenk' des Artikulators die Bewegung einschränkt. Dieser Bewegungsablauf ist so ungenau, daß ihm keinerlei klinische Bedeutung zukommt.

Der halbjustierbare Artikulator

Von den lateralen und protrusiven Bißlagen werden Wachsbisse genommen (Abb. 14.6a). Die Registrate überträgt man auf die in den Artikulator einartikulierten Modelle (s. Anhang). Entsprechend den zwischen die Modelle gesetzten Registraten werden die Kondylarelemente eingestellt. Dies ergibt jeweils zwischen zwei Registraten einen gerade verlaufenden Bewegungspfad. Man erhält jedoch keine Auskunft über den tatsächlichen Bewegungsablauf zwischen diesen beiden, der möglicherweise nicht linear verläuft. Analyser-Systeme (die relativ einfache Registriervorrichtungen darstellen und die kondyläre Führung, sowie die körperhafte Seitverschiebung anzeigen) können die Einstellung des Artikulators unterstützen.(Abb. 14.5).

Die Herstellung der Wachsbisse erfolgt mit Hilfe folgenden Instumentariums: Basisplattenwachs oder Moyco Beauty Pink Extrahard Wax, Schere, thermostatgeregeltes Wasserbad und Metallfolie (Stärke 10). Man erwärmt das Wachs im Wasserbad auf 55° C fertigt eine Registrierplatte, wie zuvor. Wenn die Modelle bereits einartikuliert sind, setzt man den Wachsbiß gegen das obere Modell und führt den Artikulator etwa 4 mm in laterale Richtung, um von den unteren Zähnen Eindrücke in das Wachs zu gewinnen. Anschließend wird das Wachs entfernt, mit der Schere bis an die oberen bukkalen Höcker getrimmt und nochmals erweicht. Daraufhin wird der Wachsbiß in den Mund übertragen und der Patient in die Lateralposition geführt, um die Wachseindrücke zu verfeinern. Nach Abkühlung setzt man den Wachsbiß zwischen die Modelle und justiert die gegenseitige Kondylarneigung, sowie die Sideshift-Führung. Auf diese Weise wird für die linke Lateralexkursion das rechte Kondylarelement eingestellt und umgekehrt (s. Anhang).

Volljustierbare Artikulatoren

Diese Geräte können mittels zwei Registriermethoden programmiert werden:

Die pantographische Registriermethode

Der Einsatz des pantographischen Registriergeräts erfolgt, um Grenzbewegungen und protrusive Exkursionen aufzuzeichnen. Die Registrierungen werden auf den Artikulator übertragen, der entsprechend den Meßwerten eingestellt wird.

Inzwischen wurden computerunterstützte Systeme entwickelt, die das Transferstadium erübrigen[8-10] (Abb. 14.6b), siehe auch Kapitel 4 und Anhang. Man erhält einen Computerausdruck, der zur Programmierung des Artikulators dient. Die Angaben beziehen sich auf die Achsen-Orbitalebene und es ist wichtig, diese Werte zu notieren. Im Idealfall bedarf es der örtlichen Festlegung der Horizontalachse der kondylären Rotation. Diese Information wird vor der Registrierung von Kieferbewegungen eingegeben. Computer-

Abb. 14.6 Einstellen des Kodylarelements, um Grenzbewegungen wiederzugeben.

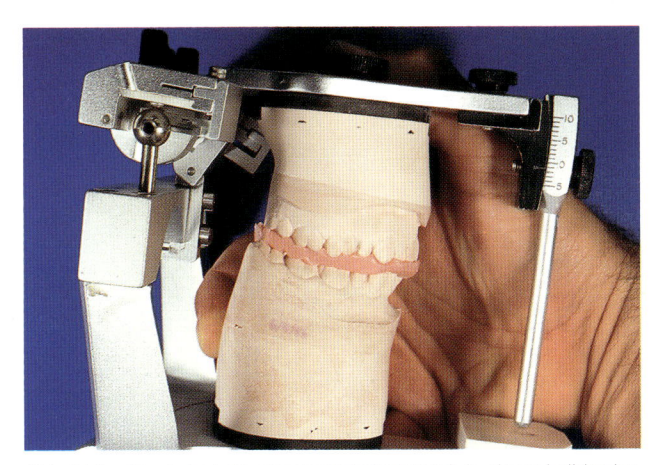

Abb. 14.6a Das linke Lateralregistrat befindet sich in einem halbjustierbaren Artikulator an seinem Platz. Das rechte Kondylarelement wird eingestellt, wie im Anhang beschrieben.

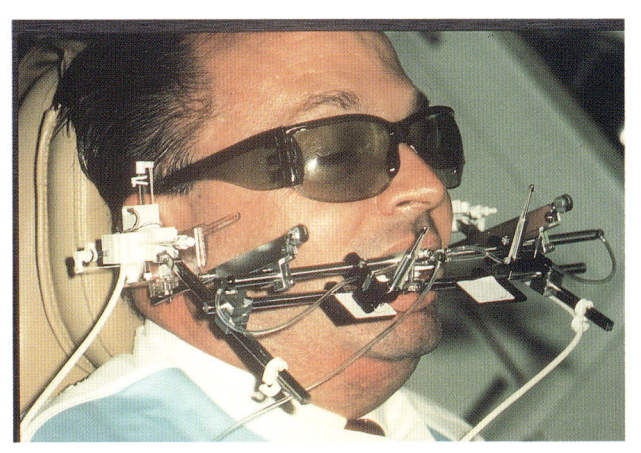

Abb. 14.6b Pantronic-Instrumentierung zur Registrierung von Grenzbewegungen. Der Komputerausdruck wird zur Einstellung des Artikulators benutzt.

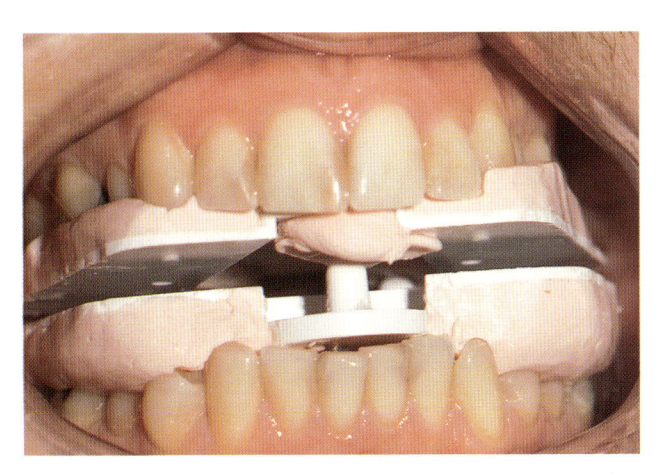

Abb. 14.6c Stereographische Registrierung. Die Trägerplatten wurden auf die Zahnreihen gesetzt und der Patient angeleitet, Grenzbewegungen auszuführen. Ein Markierungsstift an der unteren Trägerplatte graviert Gleitbahnen in den Kunststoff der oberen Trägerplatte.

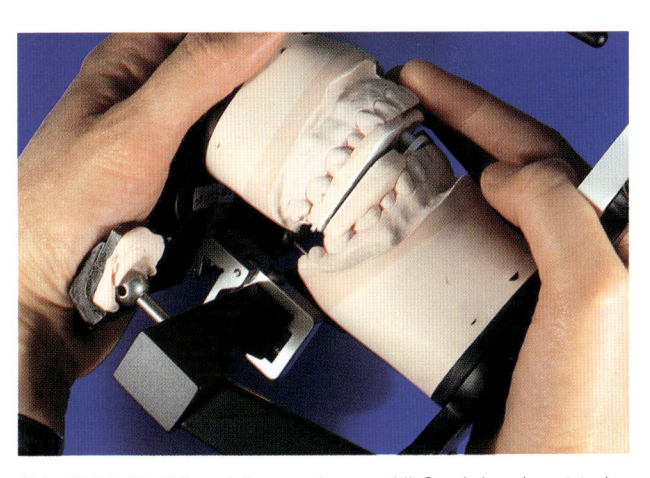

Abb. 14.6d Die Trägerplatten werden anschließend dazu benutzt, das Oberteil zu führen, während die Gelenkgruben durch die Kondylarkugeln mit selbsthärtendem Kunststoff ausgeformt werden.

unterstützte Systeme ähneln weitgehend dem manuellen Pantographen und sind hinsichtlich des Zeitaufwands wesentlich ökonomischer.

Die stereographische Methode
Zunächst werden die Trägerplatten, den Zähnen angepaßt. Der Patient führt laterale und protrusive Exkursionen aus, während der Stift einer Trägerplatte die Bewegungen in die gegenüberliegende Trägerplatte eingraviert (Abb. 14.6c-d). Nach der Übertragung der Trägerplatten auf den Artikulator (Combi-Artikulator, Denar Corp.) wird das Artikulatoroberteil entlang den eingravierten Bahnen geführt, wobei die Kondylarelemente gleichzeitig selbsthärtenden Kunststoff ausformen, der zuvor in die Artikulatorfossae eingebracht wurde. Nach Abnahme der Trägerplatten ermöglicht diese Methode die Reproduktion der originalen Kieferbewegungen.

Schlußfolgerung

In meiner Praxis wird die Mehrzahl der Restaurationen auf dem halbjustierbaren Denar Mark II-Artikulator hergestellt. Dies ist ein relativ robuster Artikulator, der zugleich eine hervorragende Einrichtung – den Vericheck – zur Überprüfung der Reproduzierbarkeit von Kieferregistrierungen anbietet. Hinzu kommt, daß die einartikulierten Modelle auf den Corelator und wieder zurück übertragbar sind, womit ein brauchbares System der Prägung von Keramik-Okklusalflächen durch die Vorwälle zur Verfügung steht.

Wenn es die Indikationen gebieten, sind volljustierbare Artikulatoren wie der Denar D5A oder gelegentlich der Stuartartikulator (bei außergewöhnlich großer, körperhafter Seitverschiebung) unerläßlich. Es trifft jedoch zu, wie Dawson (1979)[11] ausführte, „je einfacher die Artikulationsvorrichtung, desto mehr Ausgleichsmaßnahmen müssen für deren Unzulänglichkeiten in Kauf genommen werden. Wenn jedoch die Korrekturmaßnahmen einfach und sorgfältig durchgeführt werden können, liegt der praktische Wert darin, die Instrumentierung so einfach wie möglich zu halten."

Literaturhinweise

1. Preston J. Glossary of Prosthodontic Terms. J Prosthet Dent 1987; 5: 717-762.

2. Slavicek R. Clinical and instrumental functional analysis for diagnosis and treatment planning. Part 7: Computer aided axiography. J Clin Orthod 1988; 22: 776-787.

3. Lundeen H C, Shyrock E F, Gibbs C H. An evaluation of mandibular border movements: Their character and significance. J Prosthet Dent 1978; 40: 442-450.

4. Guichet N. Occlusion. The Denar Corp., Anaheim. 1970; p 61.

5. Aull A E. Condylar determinants of occlusal patterns. J Prosthet Dent 1965; 15: 826-831.

6. Lundeen H C, Wirth C G. Condylar movements patterns engraved in plastic blocks. J Prosthet Dent 1973; 30: 866-875.

7. Price R B, Killing J N, Clayton J A. Effects of changes in articulator sideshift, intercondylar distance and rear and top wall settings. J Prosthet Dent 1991; 65: 377-382.

8. Beard C C, Donaldson K, Clayton J A. A comparison of an electronic and a mechanical pantograph. Part I. Consistency of an electronic computerized pantograph to record articulator settings. J Prosthet Dent 1986; 55: 570-575.

9. Price R B, Gerrow J D, Ramier W C. Potential errors when using a computerized pantograph. J Prosthet Dent 1989; 61: 155-160.

10. Price R B, Gerrow J D, Ramier W C. A comparison of articulator settings obtained using a computerized pantograph with settings obtained using a lateral checkbite recording. Quintessence Int 1988; 19: 423-430.

11. Dawson P E. Evaluation, Diagnosis and Treatment of Occlusal Problems. C. V. Mosby, St Louis. 1979; pp 133-135.

Kapitel 15

ALLGEMEINE RICHTLINIEN FÜR LABORGEFERTIGTE RESTAURATIONEN

Wenn Seitenzähne mit gegossenen Metall- oder Keramikrestaurationen neu versorgt werden, sollte man folgende Punkte beachten:

- Ob vor der Eingliederung einer Restauration die Okklusion eingeschliffen werden muß (s. formgetreue und neugestaltete Okklusionen, Kapitel 12 und 13).
- Welche Art der Kieferregistrierung anzuwenden ist (Kapitel 12 und 13).
- Ob eine Genauigkeitsüberprüfung der Registrierung durchgeführt werden sollte (s. unten).
- Welcher Artikulatortyp für die Restauration erforderlich ist.
- Die okklusale Form und die Kontakte (Kapitel 10).

Überprüfung der Kieferregistrierungen

Werden mehrfache Restaurationen hergestellt, beruhigt Zahnarzt und Techniker die Gewißheit, daß bei der Modellmontage in den Artikulator ein System zur Überprüfung der Genauigkeit der Kieferregistrierung zum Einsatz gelangte. Die Nachvollziehbarkeit mehrerer Registrate zeigt an, daß die Modelle eiwandfrei sind, daß Irrtümer, wie Modellbewegungen während des Montagevorgangs nicht stattgefunden haben, daß sich die Kondylen des Patienten in den Gelenkgruben nicht verschoben haben und daß sich das okklusale Registrat vor der Montage des Modells nicht verformt hat.

Die vier gebräuchlichen Überprüfungsmethoden sind: die Verwendung von Shimstockfolien, geteilte Modellsockeltechnik (split cast), okklusale Kappen und das Vericheck-System.

Shimstockfolien (Abb. 15.1a)

Man legt eine Shimstockfolie im Mund zwischen die Zähne und notiert nur die gegenüberliegenden Kontakte, welche die Folien halten (Abb. 15.1a). Die gleichen Zahnpaare werden nachfolgend an den einartikulierten Modellen überprüft (s. Anhang). Dies ist weitaus schwieriger als es scheint, da bereits kleine Ungenauigkeiten an den Modellen durch okklusale Artefakte, oder durch die Bewegung gelockerter Zähne während der Abdrucknahme,[1] oder während der Registrierung der Kontakte mittels der Shimstockfolie, Unterschiede zwischen der intraoralen Situation und der Artikulatorbeziehung zur Folge haben. Trotzdem ist dies noch immer eine brauchbare Markierungsweise, die dazu führt, daß Techniker wie Zahnarzt sehr kritisch auf Oberflächenungenauigkeiten der Modelle achten.

Geteilte Modellsockeltechnik (split cast)[2]
(Abb. 15.1b und Anhang)

Der Sockel des oberen Modells wird in zwei Teilen hergestellt: ein Primärteil mit tiefen V-förmigen Einschnitten und ein Sekundärteil, der in diese Einschnitte (s. Anhang) hineinpaßt und mit dem Artikulator verbunden wird, wenn man das obere Modell anhand der Gesichtsbogenübertragung montiert, siehe Anhang.

Drei Kieferregistrate werden in der Position der zentrischen Relation genommen. Eines davon setzt man zwischen das montierte obere Modell und das untere Modell, wobei Letzteres mit dem Artikulator verbunden wird. Nach dem Entfernen des Registrates setzt man das zweite Registrat auf die Okklusalflächen des unteren Modells. Das obere Modell wird nunmehr von seinem Sekundärteil getrennt und in dieses Registrat eingefügt. Das Oberteil des Artikulators, welches das Sekundärteil trägt, wird daraufhin gegen das obere Modell geschlossen. Nur wenn das erste und das zweite Registrat identisch sind, werden die geteilten Segmente genau aufeinanderpassen. Es wurde nachgewiesen, daß bereits eine Unstimmigkeit von 25,4 µm zwischen der Dicke der Registrate dazu führt, daß die Segmente nicht aufeinanderpassen.[3]

Wenn das zweite Registrat nicht mit dem ersten übereinstimmt, sollte das Dritte getestet werden. Wenigstens zwei Registrate müssen übereinstimmen, wenn eines davon als brauchbar betrachtet werden soll. Es muß jedoch betont werden, alles Gesagte bedeutet nur soviel, daß zwei Registrate von der gleichen Kieferposition genommen wurden, die nicht notwendigerweise die richtige sein muß.

Wie nachgewiesen, erfordert das System des geteilten Modellsockels (split cast) bei korrekter Anwendung eine kinematische Gesichtsbogenübertragung, es sei denn, alle Kieferregistrierungen werden im exakt gleichen Vertikalabstand durchgeführt. In diesem Falle kann ein arbiträrer Gesichtsbogen verwendet werden.[4]

Kapitel 15 Allgemeine Richtlinien für laborgefertigte Restaurationen

Abb. 15.1 Überprüfung der Genauigkeit von Modellmontagen.

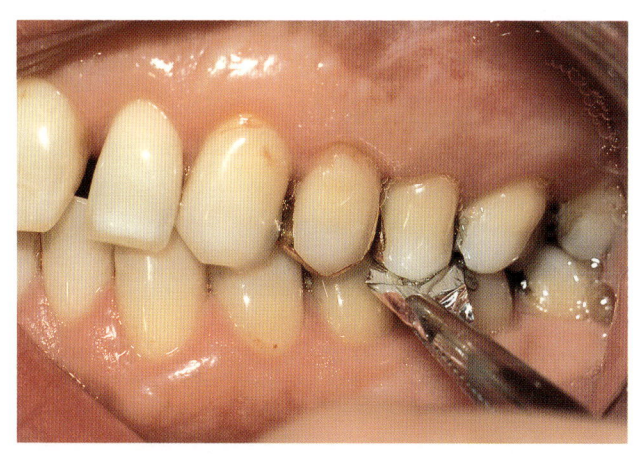

Abb. 15.1a Shimstockfolie zwischen den Zähnen. An den einartikulierten Modellen müssen die gleichen Zahnpaare die Folie fixieren.

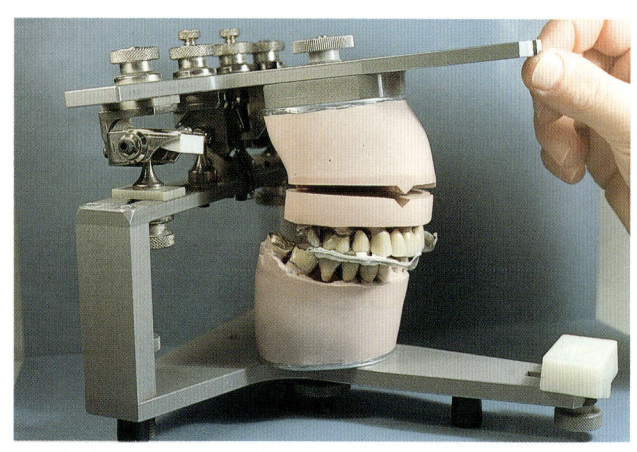

Abb. 15.1b Technik des geteilten Modellsockels (split cast). Das obere Modell wird mit einer geteilten Basis hergestellt. Dann montiert man die Modelle mit geschlossenem Sockel und trennt anschließend die Basis. Ein neues Registrat wird zwischen die Modelle gesetzt und das Oberteil des Artikulators auf das obere Modell abgesenkt. Wenn das Registrat mit dem ersten identisch ist, schließt der Sockel exakt in seine andere Hälfte.

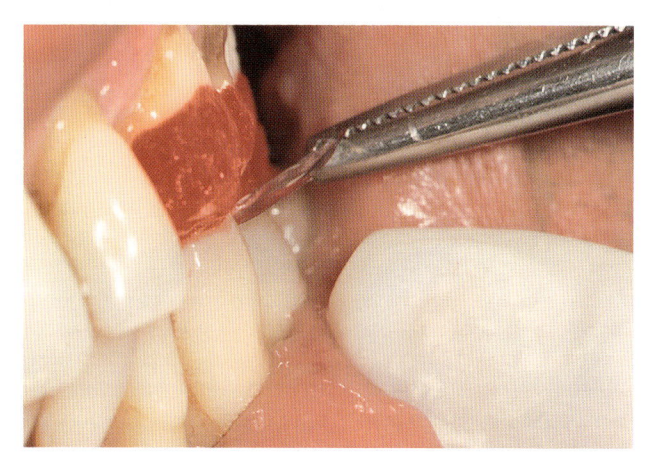

Abb. 15.1c DuraLay-Kappen wurden auf den einartikulierten Modellen hergestellt und halten eine Shimstockfolie mit den Gegenzähnen fest. In den Mund gesetzt, erfolgt die Gegenprobe, wobei die Kappen die Shimstockfolie festhalten und auf diese Weise die Modellmontage überprüfen.

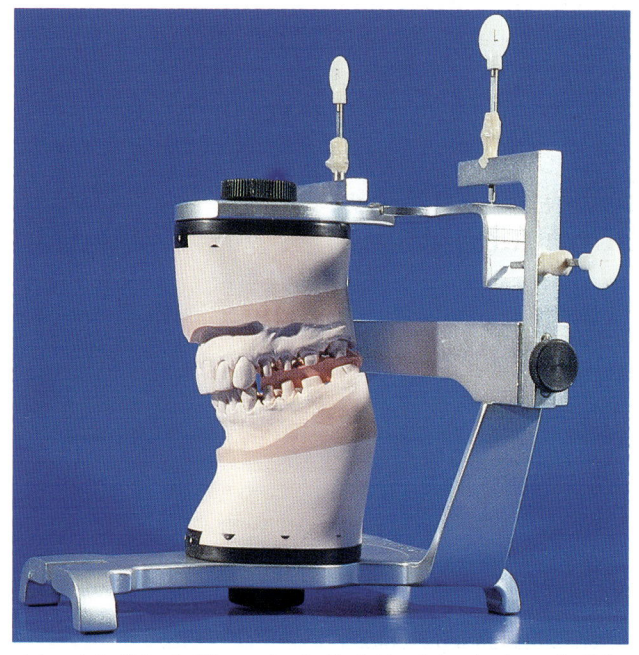

Abb. 15.1d Denar Vericheck. Das erste Registrat wird zwischen die Modelle gesetzt und die Schreibstifte werden in Kontakt auf das druckempfindliche Papier gedrückt. Ein zweites Registrat wird zwischen die Modelle gesetzt und die Schreibstifte werden wieder betätigt. Identische Registrate erzeugen identische Markierungen. Beachten Sie, daß die Schreibstifte abgeflacht und die tubulären Führungen mit Kunststoff verlängert wurden, um eine Rotation der Schreibspitzen zu vermeiden.

Okklusale Kappen (Abb. 15.1c)

Diese sind insbesondere anwendbar, wenn rechte und linke Sextanten für Restaurationen präpariert wurden. Die Arbeitsmodelle werden in einen Artikulator einartikuliert und auf einigen Zähnen kleine Akrylkappen (z.B. aus DuraLay) hergestellt. Stehen die Frontzähne in Kontakt und sind klinisch nicht gelockert, fertigt man auf jeder Seite an dem jeweils hintersten Zahn eine Kappe. Andernfalls werden vier Kappen hergestellt: auf jeder Seite je eine im vorderen und eine im hinteren Bereich. Um eine Verletzung der Meistermodellstümpfe zu vermeiden, sollten diese zur Kappenherstellung nicht benutzt werden, siehe Anhang. Die Kappen erhöht man mittels der Schichttechnik, bis sie die Gegenzähne berühren und überprüft den Kontakt mit Shimstockfolien. Anschließend werden die Kappen auf die Päparationen im Munde gesetzt und ebenfalls mit Shimstockfolie kontrolliert.

Wenn die Shimstockfolie zwischen Kappe und Gegenzahn leicht hindurchgleitet, ist dies ein Zeichen dafür, daß zwischen der Stellung im Artikulator und derjenigen im Munde ein Unterschied besteht.

Das Vericheck-System (Anhang u. Abb. 15.1d)

Bei Verwendung des Denar-Systems können mit dem Vericheck mehrfache Registrierungen miteinander verglichen werden. Die Modelle werden von dem Artikulator auf den Vericheck übertragen. Man setzt ein Registrat zwischen oberes und unteres Modell und bewegt die horizontalen und vertikalen Schreibstifte, um das Milimeterpapier zu markieren. Anschließend setzt man ein zweites Registrat zwischen die Modelle und benutzt die Schreibstifte zur Herstellung einer zweiten Markierungsserie, um sie mit der ersten zu vergleichen. Die Möglichkeit, daß sich die Schreibstifte drehen und veränderte Markierungen aufzeichnen, wird ausgeschlossen, indem man die Stifte abflacht und die Führungsröhrchen mittels Kunststoff modifiziert, siehe Anhang.

Ziele der restaurierten okklusalen Formgebung

Während man über die ideale Formgebung der restaurierten Okklusalfläche unterschiedlicher Meinung sein kann, scheint Übereinstimmung darin zu bestehen, daß die Kauhöcker, wo irgend möglich, sich in die gegenüberliegenden Fossae in Interkuspidalposition einfügen sollten und, wo angebracht, in der Position der zentrischen Relation.[5-6] Häufig müssen die Kauhöcker neu ausgeformt werden, um eine Höcker/Fossabeziehung herzustellen und gewöhnlich ist Letzteres nur möglich, wenn mehrere benachbarte Zähne und deren Gegenzähne in die Restauration einbezogen sind. Ist das nicht ohne weiteres zu erreichen, sollten Höcker/Randleistenkontakte eingerichtet werden. Dies wird in der Regel bei der Restaurierung von einzelnen Zähnen der Fall sein.

Die meisten Kliniker sind bemüht, bei Lateralbewegungen eine sofortige Disklusion auf der Balanceseite zu erreichen und auf der Arbeitsseite entweder Eckzahnführung oder Gruppenfunktion (Abb. 15.2). In der Protrusion ist das Ziel die sofortige Disklusion anterior zur Interkuspidalposition.

Höckerkontakt in der Interkuspidalposition

Zahnhöcker werden gekennzeichnet als funktionelle, oder stützende und nicht funktionelle.[7] Die Stützhöcker (oben palatinal, unten bukkal, außer bei Kreuzbiß) okkludieren in die gegenüberliegenden Fossae oder gegen die Randleisten und stützen in Okklusion die vertikale Dimension. Nichtfunktionelle Höcker (oben bukkal, unten lingual) bilden eine Seite einer okklusalen Fossa und dienen zur Fixierung der Nahrung während des Kauens.

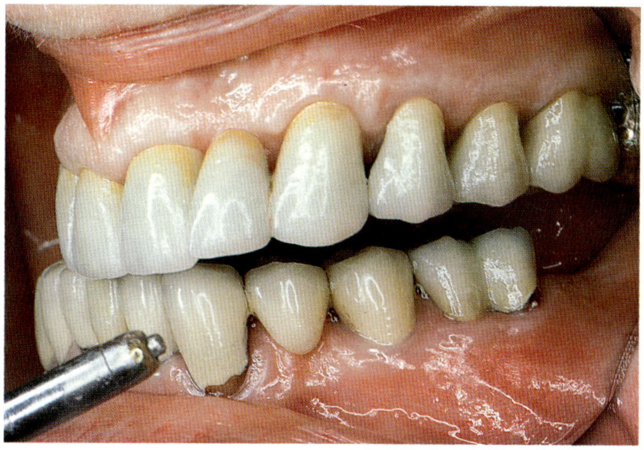

Abb. 15.2 Rechte Lateralexkursion. Auf der linken Seite bestehen keine Balanceseitenkontakte, d.h. die seitliche Bißtrennung wurde dahingehend eingerichtet

Geschiente – nicht-geschiente Zähne

Die Anzahl der zur Stabilität erforderlichen okklusalen Kontakte ist bei geschienten Einheiten geringer, als bei ungeschienten. Kontakte vorn und hinten an gegenüberliegenden Brücken können die Stabilität aufrechterhalten, während bei einzelnen Zähnen mehrfache Punktkontakte auf jedem Zahn notwendig sind, um einer späteren Kippung vorzubeugen.

Aufwachsen

Das Aufwachsen geschieht am besten mittels der additiven Aufwachstechnik. Die Okklusalform wird in einzelnen Schritten aufgebaut, und die okklusalen Kontakte werden systematisch mit einem weißen, rückstandslosen Pulver (EKM Puder, Erkodent) überprüft. Man stäubt das Wachs mit dem Pulver ein und okkludiert mit dem Gegenmodell. Die Kontakte erscheinen als schwarze Markierungen in dem weißen Pulverüberzug. Das Pulver brennt im Ofen rückstandslos aus. Gegenüberstehende Zähne sollten gleichzeitig aufgewachst werden. Diese Technik wird im Anhang beschrieben.

Die Versorgung spezieller Gold- und Keramikrestaurationen werden nachfolgend erörtert.

Die eingegrenzte, einzelne Einheit
(Abb. 15.3a)
Okklusales Einschleifen

Wenn beiderseits des neu zu restaurierenden Zahnes intakte Zähne stehen, benutzt man üblicherweise die Interkuspidalposition (eine formgetreue Okklusion). Das okklusale Einschleifen vor der Präparation der Zähne beschränkt sich gewöhnlich auf:

1) den Gegenhöcker. Wenn der Gegenhöcker in eine vorhandene, okklusal mangelhaft gestaltete Restauration eingewandert ist, muß dieser vor der Präparation des Zahnes gekürzt werden, um ihn davor zu bewahren, daß er sich später zu einem Balanceseitenkontakt (Kapitel 11) ausbildet. Es ist besser, den Gegenhöcker zu kürzen und die Fossa des neu-restaurierten Zahnes anzuheben, um in der Interkuspidalposition einen guten Kontakt und eine unbehinderte Lateralexkursion herzustellen, als daß man sich nach dem verlängert durchgebrochenen Zahn richtet und die Fossa der Restauration vertieft.

2) den Frühkontakt in der Kontaktposition der zentrischen Relation an dem Zahn, der präpariert werden soll. Aus den in Kapitel 11 genannten Gründen, wäre es notwendig, diesen Kontakt einzuschleifen oder zu beseitigen, um unerwünschte Konsequenzen zu vermeiden, es sei denn, der Patient weist eine große horizontal : vertikal-Beziehung auf, bei der die Beseitigung des Leitkontaktes zum Verlust der Frontzahnführung führen würde. Dies kommt bei einer einzelnen eingegrenzten Einheit selten vor.

Wahl der Registrierung

Die Interkuspidalposition sollte registriert werden. Häufig können die Modelle jedoch manuell positioniert werden, ohne daß eine Registrierung notwendig ist. Gelegentlich, wenn die zu ersetzende Krone okklusal einwandfrei ist, kann man einen Vorwall herstellen, der es ermöglicht, die Krone zu kopieren, oder man fertigt eine temporäre Krone, schleift sie sorgfältig ein und kopiert diese. Wenn irgendwelche Zweifel über die genaue Nachbildung der Originalform bestehen, oder wenn eine Änderung der Originalform erforderlich ist, muß eine interkuspidale Registrierung durchgeführt werden. Das Registrat darf nur den präparierten Zahn und den Gegenzahn kontakten und sollte nicht auf die Okklusalflächen der benachbarten Zähne übergreifen (s. Kapitel 12 – formgetreue Techniken).

Instrumentierung
Handgeführte Modelle
Manchmal lassen sich einzelne Gold- oder Kompositharzrestaurationen auf handgeführten Modellen zufriedenstellend fertigen. Es können jedoch bei dem Versuch, Höckerkontakte herzustellen, Schwierigkeiten auftreten.

Beispielsweise ist es schwierig, eine okklusale Keramikoberfläche während der Schichtung auszuarbeiten, denn ist die Oberfläche zu hoch, bricht die Keramikmasse besonders bei Überprüfung der Lateralkontakte ab.

Einfacher Scharnierartikulator
Die Nachteile dieses Gerätes wurden bereits in Kapitel 14 erörtert.

Modellhalter und funktionell erzeugte Gleitweg-Technik (FGP)
Diese wurde in Kapitel 12 beschrieben.

Der Mittelwertartikulator
Modelle können unter Verwendung eines Gesichtsbogens schnell montiert werden, indem man eine mittlere Einstellung der Kondylen wählt und ein interkuspidales Registrat benutzt. Mittelwerteinstellungen beziehen sich auf die Achsen-Orbitalebene und sind in dem Moment wertlos, wenn das Artikulator-Oberteil nicht parallel auf diese Ebene ausgerichtet wird; – ein Gesichtsbogen ist unerläßlich. Für die meisten Patienten sollte die kondyläre Führung sehr flach (etwa 20°) und die Führung der progressiven Seitverschiebung[8] auf etwa 12° eingestellt werden, so daß der in die Restaurationen eingebaute Spielraum bei lateralen und protrusiven Exkursionen im Munde sogar etwas größer als im Artikulator in Erscheinung tritt (vorausgesetzt, der Patient besitzt eine steilere kondyläre Führung). Auf diese Weise wird ein Aufeinanderstoßen der Höcker vermieden. Wenn an unpräparierten Zähnen Balancekontakte bemerkt werden, sollten diese auf den einartikulierten Modellen entfernt werden (Kapitel 12, Abb. 12.7 und Anhang). Erfolgt die Herstellung der Restauration dann ohne Balancekontakte, werden diese im Munde sichtbar, da die Balancekontakte an den unrestaurierten Zähnen klinisch immer noch vorhanden sind. Sollte der Gegenzahn mit dem Balancekontakt in Zukunft restauriert werden müssen, wird überdies die zuvor eingegliederte Restauration selbst keinen Balanceseitenkontakt schaffen, weil bei deren Herstellung die künftige Beseitigung des bestehenden Balancekontaktes berücksichtigt wurde. Balancekontakte an unpräparierten Zähnen dürfen im Artikulator nicht übermäßig stark gekürzt, oder die kondyläre Führung nicht übermäßig abgeflacht werden, ohne daß zunächst der Freiraum zwischen der Präparation und dem Gegenzahn überprüft wurde. Beträgt dieser Zwischenraum beispielsweise nur 0,5 mm, könnte der präparierte Zahn unter Umständen seinen Gegenzahn berühren, wenn der Artikulator in Exkursionsstellung gebracht wird und die obengenannten Änderungen durchgeführt werden.

Überprüfung der Kontakte

Durch die Restauration dürfen in der CRCP keinen neuen Leitkontakte geschaffen werden. Vor dem Einzementieren sollte eine Einprobe der Restauration im Munde erfolgen. Vor Überprüfung der Okklusion muß die Restauration voll in ihre

Abb. 15.3a Eingegrenzte Einzeleinheit – zur formgetreuen Restaurierung.

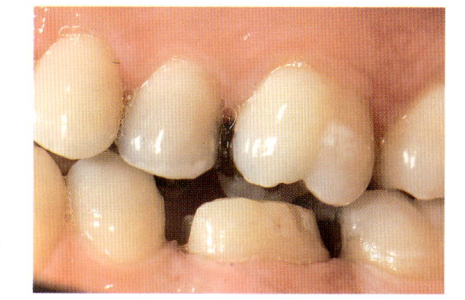

Abb. 15.3b Einzeleinheit am Ende des Kieferbogens – zur formgetreuen Restaurierung; örtliches Einschleifen erfolgt, falls erforderlich.

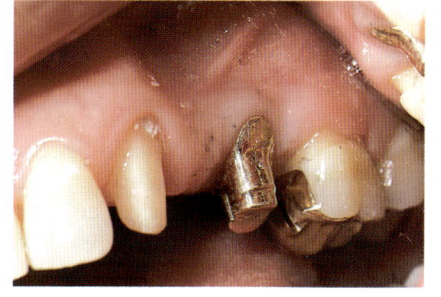

Abb. 15.3c Drei Einheiten, auf beiden Seiten durch Zähne eingegrenzt – zur formgetreuen Restaurierung.

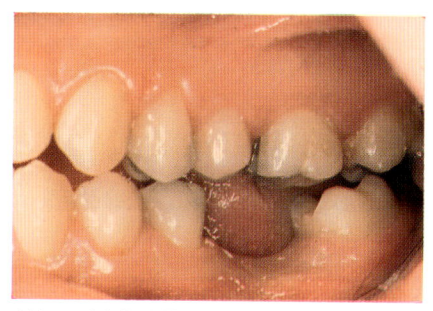

Abb. 15.3d Drei Einheiten am Ende des Kieferbogens – bei Hv = formgetreue Restaurierung; bei Vh = zur Restaurierung nach neugestaltendem Behandlungskonzept.

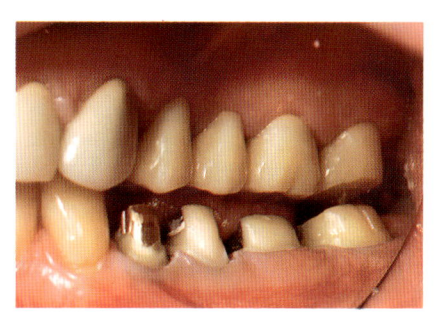

Abb. 15.3e Seitenzahnbereich – Restaurierung wie unter 15.3d, aber eine Hv, die nur geringfügig größer als H = V ist, kann nach dem neugestaltenden Behandlungskonzept restauriert werden.

Endposition gesetzt werden. Frühkontakte können auf den Restaurationen leichter entdeckt werden, wenn die okklusalen Oberflächen zuvor mit einem feinen Schleifmittel abgestrahlt wurden. Die Kontakte erscheinen dann als glänzende Bezirke.

Frühkontakte auf Keramikmassen sind schwieriger zu sehen und werden am besten mit Hilfe von dickem, blauen Artikulationspapier (als Untergrund) gekennzeichnet. Anschließend werden dünne Okklusalfolien (GHM) oder Indikatorwachs von Kerr über die Kauflächen gelegt. Das Wachs untersucht man daraufhin auf Perforationen. Die Kontrolle an Kompositharz-Restaurationen erfolgt mit Okklusalfolien.

Der T-Scan ist bei Überprüfung exkursiver, okklusaler Kontakte nützlich und kann als Wegbereiter für eine nachfolgende, genauere Lokalisierung mit Folien dienen.

Die Restaurationen müssen mit Shimstockfolien kontrolliert werden, um sicherzugehen, daß sie nicht 'zu hoch' sind. Die Folie wird hierbei durch die Restauration und durch die Gegenzähne festgehalten. Die gleiche Probe kann von dem Techniker an den einartikulierten Modellen durchgeführt werden. Schleifkorrekturen an Goldobjekten werden unmittelbar mit weißen Schleifsteinchen in einem Luftmotorhandstück vorgenommen. Keramik kann man mit Shofu-Keramikschleifkörpern (Shofu Corp.) einschleifen und anschließend mit Diamantpaste (Dia-Glaze – Albert Hansotte) polieren oder vorzugsweise durch einen abschließenden Glasurbrand glasieren. Komposit-Kunstharzrestaurationen können nach dem Einzementieren mit Kompositfinierern eingeschliffen und mit Diamant-Polierpaste oder Komposit-Gummipolierern von Vivadent (Vivadent Co) poliert werden.

Keramikinlays und Onlays schleift man nach dem Einzementieren mit Diamantschleifkörpern ein. Sie sollten mit Shofu-Polierern und anschließend mit Diamant-Polierpaste bearbeitet werden. Die Schleifkorrekturen können vor dem Einzementieren vorgenommen werden, wenn man die Restauration temporär mit einem Silikon Fit-Checker (GC Fit Checker . GC Corp.) zementiert. Dies ist jedoch eine riskante Methode und kann zu Frakturen der Keramikrestaurationen führen.

Oft muß der gegenüberliegende Höcker gekürzt werden, wenn die Fossa einer Restauration zu hoch ist, denn ein Vertiefen der Fossa der Restauration würde die Wahrscheinlichkeit erhöhen, daß ein Balanceseitenkontakt entsteht, weil der gegenüberliegende Höcker sich tiefer in die Restauration einlagert.

Eine einzelne Einheit am Ende des Kieferbogens (Abb. 15.3b)
Okklusales Einschleifen

Die Vorgehensweise erfolgt wie bei einer eingegrenzten Einheit. Wenn der neu zu restaurierende Zahn in der CRCP einen Frühkontakt darstellt, muß er vor der Restaurierung eingeschliffen werden, außer im Falle einer großen horizontal : vertikal-Beziehung, bei der der Kliniker feststellt, daß die Beseitigung des Frühkontaktes zum Verlust der Frontzahnführung führen würde. In diesen Fällen erhält man Leitkontakte, wie in Kapitel 12 (Abb. 12.8) beschrieben. Ebenso müssen vor der Zahnpräparation die Lateralexkursionen überprüft und die Aufmerksamkeit auf die Beseitigung von Balanceseitenkontakten gelenkt werden (Abb. 11.3). Die Beseitigung derartiger Kontakte an dem am weitesten distal stehenden Zahn im Kieferbogen hat eine größere Wirkung, als deren Beseitigung an einer eingegrenzten Zahneinheit. Ein Balanceseitenkontakt wird sich wahrscheinlich wieder einstellen, wenn man ihn nicht vor der Restaurierung entfernt (Abb. 10.2k–m). Das Wiederauftreten eines solchen Kontaktes kann die Restauration mechanisch gefährden und deren Eingliederung schwierig gestalten, besonders wenn der Patient sehr empfindlich auf Okklusionsänderungen reagiert, oder unter psychischer Belastung, beispielsweise nach größeren Lebensveränderungen, steht (s. Kapitel 27). Für den phlegmatischen Patienten trifft dies offenbar nicht zu. Es muß jedoch nochmals betont werden, daß Balanceseitenkontakte nur dann entfernt werden können, wenn ausreichend Zähne auf der Arbeitsseite vorhanden sind, welche die Frontzahnführung gewährleisten. Ist dies nicht der Fall, steht man vor der Wahl:

- entweder die vorhandenen Balanceseitenkontakte zu kopieren oder
- mit anderen Mitteln ein gewisses Maß an Frontzahnführung herzustellen.

Kopieren der bestehenden Balanceseitenkontakte

Diese Maßnahme kann extrem schwierig und manchmal unmöglich sein. Hierfür gibt es keine unumstößlichen und schnellen Regeln, aber die folgenden Richtlinien sind zu empfehlen, wenn diese Methode angewandt werden soll:

- Bei phlegmatischen Patienten, besteht keine Sorge.
- Bei okklusionsempfindlichen oder myalgischen Patienten ist Vorsicht geboten. Hier ist absolute Präzision erforderlich. Komplizieren Sie jedoch nicht unnötig die Maßnahmen und versuchen Sie nicht diesbezüglich das Bewußtsein des Patienten unnötig auf die Okklusion zu lenken.
- Bedenken Sie, daß zusätzliche Zeit erforderlich ist und kalkulieren Sie dementsprechend die Kosten.
- Erwägen Sie zum Zeitpunkt der Zahnpräparation eine Prämedikation, z.B. Temacepam 20 mg, um die Muskelhyperaktivität und die damit verbundene Änderung in den Kondylen/Fossae-Beziehungen zu dämpfen.
- Denken Sie an Muskelübungen, um die bestehenden Führungsmuster zu verstärken.
- Verwenden Sie besondere Sorgfalt auf die Zahnpräparation, sowie die Restauration und beschränken Sie den Zeitraum auf ein Minimum, in dem der Patient ohne den Balanceseitenkontakt auskommen muß, auf folgende Weise:
    1) Stellen Sie einen Vorwall von der bestehenden okklusalen Oberfläche her.
    2) Präparieren Sie den Zahn für die Krone und lassen die Balanceseitenführung unangetastet.
    3) Nehmen Sie Abdruck und gießen diesen mit einer Mischung von 50% Hartgips und 50% Abdruckgips aus, um ein rasch abbindendes, hartes Modell herzustellen.
    4) Reduzieren Sie den Balanceseitenkontakt auf dem Modell (d.h. der noch unpräparierte Anteil der Krone), siehe Anhang.
    5) Fertigen Sie anhand des Vorwalls eine temporäre Krone.
    6) Führen Sie die Kieferregistrierung durch.
    7) Tragen Sie im Munde den Balanceseitenkontakt ab und gliedern sofort die temporäre Krone ein. Gewisse kleine Änderungen werden nötig sein, wenn die Eingliederung behindert wird, weil gegenüber der Laborvorgabe der Zahn zu wenig gekürzt wurde.
    8) Stellen Sie so schnell wie möglich die definitive Restauration her.
    9) Montieren Sie Studienmodelle der vorhandenen Restaurationen und stellen einen Frontzahn-Führungsteller her. setzen Sie das Arbeitsmodell gegen das Gegenkiefermodell in den Artikulator und benutzen den Frontzahn-Führungsteller und den Originalvorwall, um den Balanceseitenkontakt auf der Krone auszuformen, siehe Anhang.

Eine alternative Vorgehensweise ist die Entfernung des Balanceseitenkontaktes zum Zeitpunkt des Einzementierens der definitiven Krone. Die Behandlungsstadien wurden auf Seite 243 (Erhaltung eines distalen Stops) erörtert. Der Hauptunterschied liegt darin, daß man den Balanceseitenkontakt erst zum Zeitpunkt der endgültigen Einzementierung abträgt. Die temporäre Krone wird mit einer okklusalen Öffnung versehen, um dem Balanceseitenkontakt des Zahnes Platz einzuräumen. Diese Behandlungstechnik benutzt man bei okklusionsempfindlichen Patienten.

Einrichtung einer gewissen Frontzahnführung durch andere Mittel

Dies ist gewöhnlich keine Dauerlösung. Größere Neueingliederungen von Frontzahnsegmenten, oder die Versorgung mit herausnehmbarem Frontzahnersatz, um eine Frontzahnführung einzurichten, wenn nur ein einzelner Seitenzahn restauriert werden soll, sind normalerweise nicht gerechtfertigt. Sehr selten muß jedoch in den Fällen daran gedacht werden, wo sich Symptome einstellen, wie die zunehmende Lockerung des Zahnes, der restauriert werden soll. Ebenso sollten alle protrusiven Gleithindernisse an dem zu restaurierenden Zahn in Augenschein genommen und durch okklusales Einschleifen entsprechend behandelt werden.

Gerätschaften und Kieferregistrierung

Freihändiges Einartikulieren von Modellen ist schwierig, und eine Kieferregistrierung in der Interkuspidalposition ist unerläßlich. Wichtig ist daher die Verwendung eines starren Registrierungsmaterials, um das Abkippen der Modelle zu verhindern. Hierfür können zuvor beschriebene Techniken eingesetzt werden. Wie üblich, erfolgen Bißkontrollen mit Shimstockfolien. Aus den gleichen Gründen verwendet man auch die gleichen Artikulatoren, wie oben beschrieben, und führt vor dem Einzementieren auch die gleichen Überprüfungen durch.

Drei Einheiten, die durch Zähne von beiden Seiten eingegrenzt sind (Abb. 15.3c)

Okklusales Einschleifen

Die Indikationen zum Einschleifen sind die gleichen wie für eine einzelne Einheit. Es muß jedoch sorgfältiger darauf geachtet werden, daß der Gegenkieferbogen eine ausgeglichene Okklusalebene aufweist.

Wahl der Registrierung

Die Interkuspidalposition ist zu bevorzugen und die Registrate werden nach einer der zuvor beschriebenen Techniken gewonnen. Kontrolle mittels Shimstockfolie, wie oben.

Instrumentierung

Zur Wahl steht der halbjustierbare Artikulator. Die Einrichtung eines Freiheitsgrades (area of freedom) aus der zentrischen Relation könnte sich als notwendig erweisen (Kapitel 12).
Man kann auch die in Kapitel 12 beschriebene Methode des funktionell erzeugten Gleitweges anwenden, vorausgesetzt, daß eine annehmbare Frontzahnführung vorliegt (Kapitel 16). Alle Aufwachsarbeiten werden, gleichgültig nach welcher Methode, in der Interkuspidalposition vorgenommen und anschließend in lateralen, protrusiven und retrosiven Exkursionen überprüft.

Drei Einheiten am Ende des Kieferbogens (Abb. 15.3d)

Okklusales Einschleifen

Da die Präparation die okklusalen Orientierungspunkte auf einer Seite des Kieferbogens größtenteils beseitigt, ist es häufig einfacher, im voraus die gesamte Okklusion auszugleichen (Equilibrierung). Dies trifft besonders zu, wenn die zur Präparation anstehenden Zähne in der zentralen Relation Leitkontakte bilden und der Patient eine große vertikal : horizontal-Beziehung zwischen CRCP und IP aufweist, zumal sich diese leicht einschleifen läßt.

Dies ist jedoch nicht für den Fall, daß eine große horizontal : vertikal-Beziehung zwischen CRCP und IP besteht. Als Behandlung sollte stattdessen entweder:

- ein lokalisierter Bißausgleich oder
- kein Einschleifen vorgenommen werden.

Lokalisierter Bißausgleich

Wenn die Beseitigung der Leitkontakte an den Zähnen, die präpariert werden sollen möglich erscheint, sollte folgendermaßen vorgegangen werden:

1) Entfernen Sie die Leitkontakte an den Zähnen, die präpariert werden sollen und belassen die Zähne so für mehrere Wochen, um Bequemlichkeit für den Patienten zu erreichen.
2) Falls erforderlich, wiederholen Sie diese lokale Einschleifmaßnahme, bis sich der Patient bequem fühlt.
3) Präparieren Sie nun einen Zahn und fertigen eine DuraLay-Kappe in Interkuspidalposition.
4) Anschließend präpariert man die benachbarten Zähne und benutzt die DuraLay-Kappe dazu, die Interkuspidalposition wiederherzustellen, so daß eine Okklusion vorgesehen werden kann, die der eingeschliffenen Beziehung entspricht.

Als Nachteil dieser Methode gilt, daß schwer vorherzusehen ist, ob das Einschleifen nur auf die zu präparierenden Zähne beschränkt werden kann, obgleich dies bei phlegmatischen Patienten mit ausgeprägten Leitkontakten an diesen Zähnen gewöhnlich durchführbar ist. Wenn darüber Zweifel bestehen, sollte nach folgender Methode vorgegangen werden:

Kein Einschleifen

Die Leitlinien empfahlen gegebenenfalls das Kopieren von Balanceseitenkontakten bei einzelnen Einheiten am Ende des Kieferbogens. Weiterhin sollte ein Zahn präpariert und sofort eine DuraLay-Kappe hergestellt werden, um den propriozeptiven Reflex zu erhalten. Dann wird der nächste Zahn präpariert und man bittet den Patienten, wiederholt auf das DuraLay-Registrat zu beißen, um die originale Interkuspidalposition aufrechtzuerhalten (Abb. 12.5):

1) Mit der ersten DuraLay-Kappe an ihrem Platz stellen Sie die zweite für die Kieferregistrierung her.
2) Entfernen Sie eine Kappe und fertigen die temporäre Krone.
3) Entfernen Sie die andere Kappe und fertigen die andere temporäre Krone.
4) Wiederholen Sie diesen Vorgang für die dritte Einheit.

Wahl des Registrates

Wenn die Okklusion zuvor durch Einschleifen ausgeglichen wurde, erfolgt eine Registrierung in der zentrischen Relation in korrektem Vertikalabstand für die Restauration, d.h. mit allen unpräparierten Zähnen in okklusalem Kontakt. Hatte der Patient ursprünglich eine große vertikal : horizontal-Beziehung zwischen CRCP und IP, dann wird die CRCP praktisch mit der IP zusammenfallen.

Wenn zwischen CRCP und IP ein horizontaler Bereich verbleibt, ist es wichtig, daß die Bewegung von CRCP nach IP auf dem Artikulator, der für die Restauration verwendet wird, nachvollzogen werden kann. Werden halbjustierbare Artikulatoren benutzt, entspricht diese Bewegung nur näherungsweise derjenigen, die klinisch vorliegt, und ein gewisses Maß an okklusalem Einschleifen ist zu erwarten. Wird die Restauration formgetreu hergestellt, erfolgen die hierfür geeigneten Registrierungen (Kapitel 12).

Kontrollen werden mit Shimstockfolien, geteilten Modellen, Kunststoffkappen, oder dem Vericheckgerät durchgeführt.

Instrumentierung und Methoden

Im allgemeinen wird ein halbjustierbarer Artikulator benutzt.

Der halbjustierbare Artikulator

Um die Kondylenneigung einzustellen, müssen Registrierungen der lateralen Kieferbewegungen vorgenommen werden (Kapitel 14). Es ist ratsam, den Winkel der Kondylenführung um etwa 5° zu verkleinern, um die Ungenauigkeiten eines halbjustierbaren Artikulators zu kompensieren. Zahnhöcker, die mit einer flachen Einstellung aufgewachst werden, ergeben im Munde einen größeren Freiheitsgrad und räumen dem Zahnarzt mehr Fexibilität ein.

Alternativen

Man kann z.B. die Technik des funktionell erzeugten Gleitweges (FGP) einsetzen, besonders, wenn ein Bißausgleich durchgeführt wurde. Verwendet man das FGP-System, vergewissern Sie sich, daß das Wachs standfest an den Präparationen haftet. Das FGP-System sollte nicht bei gelockerten Zähnen verwendet werden, weil sich das Wachs nicht dementsprechend durch die Gegenzähne ausformt und die Führungszähne sich bewegen können. Sorgen Sie dafür, daß die Schneidezahnführung annehmbar ist.

Hobo beschrieb 1986 eine Technik, bei der ein Lateralregistrat benutzt wird, um den Bennet-Winkel einzustellen (der Winkel zwischen der Sagittalebene und einem Punkt auf dem lateralen Bewegungspfad, der sowohl die progressive als auch die körperhafte Seitverschiebung [sideshift] vereinigt) und ein protrusives Registrat zur Einstellung der Kondylenbahnneigung.[9] Diese beiden Werte werden von dem Artikulator erfaßt und anhand vorgegebener Tabellenwerte genutzt, um die Einstellungen des Kondylenbahnwinkels, der progressiven und körperhaften Seitverschiebung an dem Artikulator zu bestimmen. Es hat den Anschein, daß zur Justierung des Artikulators hiermit eine genauere Methode zur Verfügung steht. Die Tabellenwerte, sind jedoch gegenwärtig nur für die japanische Population verfügbar, auf die sich einstweilen diese Methode beschränkt.

Quadrant oder Sextant (Abb. 15.3e)

Beide Bereiche werden in gleicher Weise wie drei Einheiten am Ende des Kieferbogens behandelt. Die Indikation für einen Bißausgleich vor der Restaurierung ist in stärkerem Umfange gegeben und die Verwendung eines volljustierbaren Artikulators sollte in Betracht gezogen werden. Zur Programmierung der Lateralexkursionen werden hierfür pantographische oder stereographische Vermessungen erforderlich (Kapitel 14).

Zwei Quadranten oder Sextanten an gegenüberliegenden Seiten des Kieferbogens, oder drei Quadranten oder Sextanten

Einschleifen

Fast alle Fälle erfordern vor der Restaurierung okklusale Einschleifmaßnahmen, um die Gleitbewegung von der CRCP in die IP auszuschalten. Der Patient wird nach der neugestaltenden Behandlungsmethode versorgt (Kapitel 13). Die Präparation der Zähne unterbleibt solange, bis der Unterkiefer sich mehrmals mit Leichtigkeit manipulieren läßt. Bei Vorliegen eines großen horizontal : vertikal-Verhältnisses, fehlender Indikation zur Restaurierung der Frontzähne und insbesondere einer Vorgeschichte von TMJ-Knackgräuschen, sollte eine umfangreiche Neueingliederung in formgetreuer Behandlungsweise durchgeführt werden, die genügend okklusale Kontakte bewahrt, um den propriozeptiven Input zu erhalten und die Interkuspidalposition zu sichern.

Wahl der Registrierung

Die Kontaktposition der zentrischen Relation wird registriert, es sei denn, man wählt das formgetreue Behandlungskonzept. Laterale und protrusive Registrate müssen je nach Artikulatortyp, erstellt werden. Die Überprüfung der Kieferregistrierungen erfolgt nach den zuvor beschriebenen Methoden.

Instrumentierung

Obgleich der volljustierbare Artikulator vorzuziehen ist, kann auch ein halbjustierbarer Artikulator benutzt werden, besonders in Fällen, die folgende Merkmale aufweisen (s. Kapitel 17 bezüglich weiterer Einzelheiten):

- keine krankhaften Symptome
- steile kondyläre Führung ohne körperhafte Seitverschiebung
- steile Frontzahnführung, die daher mehr Spielraum für eine arbiträre, kondyläre Führung zuläßt
- große, gegenüberliegende, geschiente Einheiten, da die Notwendigkeit für vielfache Höcker-zu-Fossakontakten etwas herabgesetzt ist und mehr Spielraum für die Anordnung der Höcker bleibt. Dies ist jedoch keine Indikation für eine Verblockung.
- flache Spee´sche Kurve (anterioposteriore Kurve)
- flacher Winkel der Okklusalebene zur Achsen-Orbitalebene
- flache Wilson´sche Kurve (mediolaterale Kurve)
- fehlende Balanceseitenkontakte
- große klinische Kronen.

Die Indikation zur Verwendung eines volljustierbaren Artikulators ist ratsam, wenn sich eine Kombination folgender Befunde ergibt:

- vorangegangene, krankhafte Symptome;
- flache kondyläre Führung;
- körperhafte Seitverschiebung (bodily sideshift);
- flache Frontzahnführung, weil der Spielraum für die Unterbringung der Höcker geringer als bei einer steilen Führung ist;
- ziemlich flache Frontzahnführung mit der Wahrscheinlichkeit künftiger Verschleißerscheinungen, die in eine noch flachere Frontzahnführung münden;

Tabelle 1 Zusammenfassung der Maßnahmen für laborgefertigte Seitenzahnrestaurationen

Art der Restauration	Einschleifen	Registrierung	Überprüfung	Ausstattung
(1) einzelne, eingegrenzte Einheit	gegenüberliegende Höcker plus der zu restaurierende Zahn, wenn der Anfangskontakt in der CRCP auf der Balanceseite kontaktiert	manchmal keine, aber normalerweise IP und manchmal FGP	mit Shimstockfolie im Munde und auf den Modellen mit und ohne aufgesetzte Restaurationen	Gipsvorwall; handgeführte Modelle für Gold oder Komposit. Keramik, Gold oder Komposit: Modellhalter plus FGP oder Vorwall plus Modellhalter oder halbjustierbaren Artikulator
(2) einzelne Einheit am Ende des Kieferbogens	Lateralexkursionen, besonders Balanceseiten- und protrusive Kontakte, wenn Anfangskontakt in CRCP	IP, manchmal FGP	Shimstockfolie	wie bei Keramik unter (1)
(3) drei eingegrenzte Einheiten	wie für Einzelkrone, jedoch mehr eine Indikation zum Einschleifen	normalerweise IP. Wenn der Artikulator die Gleitbewegung von CRCP nach IP zuläßt, ist die Bewegung nur ein Annäherungswert zur klinischen Situation. Laterale Wachsregistrate oder FGP	Shimstockfolie und/oder geteilte Modelle oder Vericheck	wie oben; (verkleinern Sie den Kondylenbahnwinkel um 5°)
(4) drei Einheiten am Ende des Kieferbogens	Einschleifen der gesamten Bezahnung, wenn in CRCP ein Leitkontakt auftritt, besonders bei großer vertikal : horizontal-Beziehung. Andernfalls nur an den zu präparierenden Zähnen	IP/CRCP wenn eingeschliffen; IP, wenn nicht eingeschliffen plus ein CRCP-Registrat, um CRCP-Kontakte zu überprüfen. Laterale Wachsregistrate	geteilte Modelle oder Vericheck; oder Kunststoffkappen plus Shimstockfolie	halbjustierbarer Artikulator
(5) Quadrant/Sextant	wie unter (4) jedoch mehr eine Indikation für ganzheitliches Einschleifen	wie unter (4)	wie unter (4)	wie unter (4), aber erwägen Sie den Einsatz eines volljustierbaren Artikulators
(6) zwei gegenseitige Quadranten/Sextanten, d.h. beide oberen oder beide unteren, oder drei und mehr Quadranten	vorzugsweise ganzheitliches Einschleifen, besonders, wenn eine große vertikal : horizontal-Beziehung vorliegt	CRCP. Laterale Wachs- oder pantographische Registrate	geteilte Modelle oder Vericheck plus Kappen und Shimstockfolie	vorzugsweise volljustierbarer Artikulator, aber durchführbar auch mit halbjustierbarem Gerät, wenn keine krankhaften Symptome, steile Frontzahnführung und große, verblockte Einheiten vorliegen. Volljustierbarer Artikulator ist unerläßlich, wenn eine Kombination von flacher Frontzahnführung, vorangegangene krankhafte Symptome, einzelne Einheiten, steile Spee´sche oder Wilson´sche Kurve, flacher Winkel der Okklusionsebene, kurze Zahnkronen, körperhafte Seitverschiebung vorliegen.

- vielfache, einzelne Einheiten, da es für die Stabilität wichtig ist, Höcker/Fossakontakte zu erreichen;
- steile Spee'sche Kurve: kurze Höcker müssen verwendet werden;
- steiler Winkel der Okklusalebene zur Achsen-Orbitalebene;
- steile Wilson'sche Kurve;
- vorherrschende Balanceseitenkontakte, insbesondere, wenn deren Beseitigung unmöglich ist;
- kurze klinische Kronen.

Schlußfolgerung

Die grundlegenden Maßnahmen für verschiedenen Seitenzahnrestaurationen wurden beschrieben und sind in Tabelle 1 zusammengefaßt.

Literaturhinweise

1. Picton D C A, Creasey S J. Some causes of failure of crowns, bridges and dentures. J Oral Rehabil 1989; 16: 109-118.

2. Lauritzen A G, Wolford L W. Occlusal relationships: the split cast method for articulator techniques. J Prosthet Dent 1964; 14: 256-260.

3. Lucia V O. Modern Gnathological Concepts. 1st edition. C. V. Mosby Co., St Louis 1961; pp 16-17, 114-115.

4. Laing D P, Wise M D. Split cast discrepancies and arbitrary axis dental cast articulator mounting. J Oral Rehabil 1978; 5: 249-259.

5. Schluger S, Yuodelis R A, Page R C. Periodontal Disease, Basic Phenomena, Clinical Management and Occlusal and Restorative Inter-relationships. Lea and Febiger, Philadelphia 1977; pp 403-691.

6. Celenza F V. Consolidation committee reports in Occlusion, the State of the Art. Ed. Celenza F V, Nasedkin J N. Quintessence Publishing Co., Chicago 1978; pp 139-150.

7. Shillingburg H T, Hobo S, Whitsett L D. Fundamentals of Fixed Prosthodontics. Quintessence Publishing Co., Chicago 1978; p 75.

8. Lundeen H C, Shyrock E F, Gibbs C H. An evaluation of mandibular border movements, their character and significance. J Prosthet Dent 1978; 40: 442-452.

9. Hobo S. Formula for adjusting the horizontal condylar path of the semi-adjustable articulator with interocclusal records. Part I. Correlation between the immediate side shift, the progressive side shift and the Bennett angle. J Prosthet Dent 1986; 55: 422 426. Part II. Practical evaluation. J Prosthet Dent 1986; 55: 582-588.

Kapitel 16

FRONTZAHNRESTAURATIONEN

Es ist wichtig, die Wirkung kontaktierender Flächen der Frontzähne auf die Unterkieferbewegung (frontale Führung) zu verstehen, bevor man diese Zähne restauriert (Abb. 16.1a-b). Der Ausdruck 'frontale Führung' kann im Gegensatz zur Seitenzahn- oder kondylären Führung verwendet werden, um die Wirkungen jeder beliebigen Zahnführung auf die Unterkieferbewegung zu beschreiben. In diesem Text wird der Ausdruck 'frontale Führung' benutzt, um die Wirkung kontaktierender Flächen der Frontzähne auf die Unterkieferbewegung zu kennzeichnen. Restaurationen mit einer flachen Frontzahnführung können folgende Ergebnisse aufweisen:

- Interferenzen zwischen gegenüberliegenden Seitenzähnen
- mangelhafte Ästhetik
- mechanische Defekte an Frontzahnrestaurationen
- Beschwerden für den Patienten

Zur Zeit gibt es wenige experimentelle Unterlagen, die den Zahnarzt bei der Forderung zur Einrichtung einer Frontzahnführung unterstützen, aber es bestehen gewisse klinische Leitlinien, die nun im einzelnen erörtert werden.[1-6]

Wenn man Frontzähne restauriert, ist zu entscheiden, ob in der Interkuspidalposition ein leichter Kontakt zwischen oberen und unteren Schneidezähnen und Eckzähnen vorgesehen werden soll, oder nicht. Ein leichter Kontakt erleichtert die Frontzahnführung, während Lücken zwischen den oberen und unteren Frontzahnsegmenten eine derartige Führung nur schwer erreichbar machen. Es hat verschiedene mechanische Vorteile, wenn man für exkursive Bewegungen eine Frontzahnführung vorsieht:

- Im Munde lassen sich Korrekturen in der Front einfacher vornehmen, als im hinteren Bereich.
- Eine ungehinderte Unterkieferbewegung ohne geräuschvolle Beeinträchtigung durch die Seitenzähne kann erzielt werden.
- Die Ausschaltung lateraler Seitenzahnkontakte vermindert die Aktivität der Levatormuskeln und verringert damit das Risiko mechanischer Defekte an Restaurationen.[7]
- Schwere okklusale Belastungen einzelner Zähne können während exkursiver Bewegungen vermieden werden, weil man die Führungsflächen leicht sehen und einschleifen kann.
- Die Stabilität der Frontzähne kann durch Mehrfachkontakte vergrößert werden.

- Bei exkursiven Mahlbewegungen ohne körperhafte Seitverschiebung kann man den Unterkiefer, seine Muskeln (speziell den Masseter) und die TM-Gelenke praktisch als einarmigen Hebel mit Lastangriff außerhalb des Kraftangriffs betrachten. Daher ist die Lasteinwirkung auf die Frontzähne, die am weitesten vom Drehpunkt (TMJ) entfernt stehen, bei einer gegebenen Kraftanspannung geringer, als auf die Seitenzähne. Außerdem wird bei gleicher Drehung des Kondylus (Abb. 16.1c) ein unterer Frontzahn sich weiter und damit auch schneller bewegen, als ein Seitenzahnhöcker. Dies gewinnt bei parafunktionellen Aktivitäten, z.B. Bruxismus, an Bedeutung, weil Abrasion direkt proportional zur Größe der Belastung und umgekehrt proportional zur Geschwindigkeit stattfindet, vorausgesetzt, daß standardisierte, abrasive Verhältnisse vorliegen. Die Frontzahnführung trägt daher mehr zur Politur der Frontzähne bei und im Seitenzahnbereich zur Abnutzung.

Es ist jedoch nicht immer möglich noch erwünscht, eine Frontzahnführung einzurichten. Frontzähne können, ohne daß sie sich in der Interkuspidalposition berühren, in ihrer Stellung beharren, die durch die Zunge, Lippen oder gelegentliche 'funktionelle Zahnkontakte aufrechterhalten wird. Schwierigkeiten treten auf, wenn die originale Führung durch Restaurationen verändert wird. Die plötzliche Änderung einer funktionell adaptierten Führung kann sich als unerträglich erweisen. Wenn andererseits gelockerte oder auseinanderdriftende Frontzähne, oder Frakturen bzw. Verschleißerscheinungen an Frontzahn- oder Seitenzahnrestaurationen auftreten, muß über die Ursache und die eventuelle Notwendigkeit zu Änderungen der Frontzahnführung nachgedacht werden.

Wenn eine Frontzahnführung verändert werden muß, sollten die in Kapitel 10 erörterten Forderungen möglichst erfüllt werden. Diese kann man wie folgt zusammenfassen:

Lateralexkursionen
Arbeitsseite

- Bequemlichkeit für den Patienten;
- annehmbare Ästhetik und Phonetik;
- Eckzahnführung oder Gruppenfunktion, oder Eckzahnführung mit der Möglichkeit in eine Gruppenfunktion zu

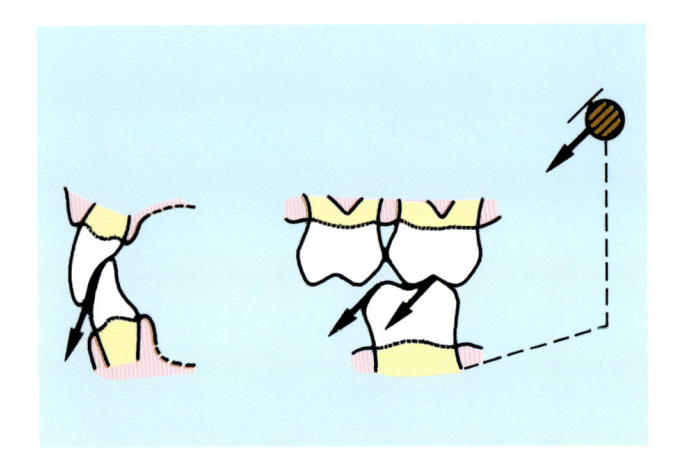

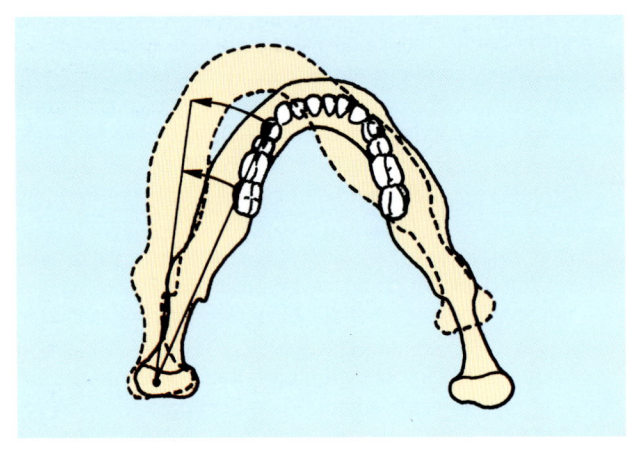

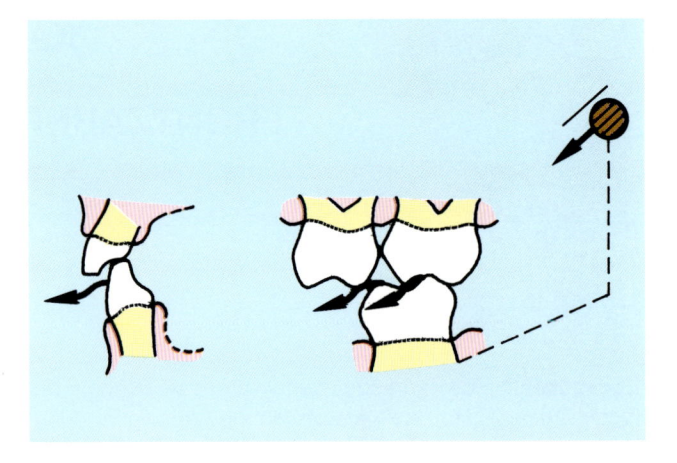

Abb. 16.1 Frontzahnführung.

Abb. 16.1a/b Die Diagramme der Sagittalebene (Kondylen schraffiert) veranschaulichen die Protrusionsbewegung (Pfeile); (a) steile Frontzahnführung; (b) flache Frontzahn-führung bei gleicher kondylärer Führung wie (a). Beachten Sie den verminderten Zwischenraum zwischen den Seitenzähnen während der Protrusion, der zu Kollisionen der Zahnhöcker führt.

Abb. 16.1c Bei gleicher Rotation der Kondylen bewegt sich der Eckzahn weiter und daher schneller als der Molar (unter der Voraussetzung, daß keine körperhafte Kieferbewegung stattfindet).

wechseln, wenn Verschleißerscheinungen oder Bewegungen der Führungszähne auftreten;
- der oder die Führungszähne sollten möglichst mechanisch stabil sein und z.B. keinen Zahn mit einem unzulänglichen Stiftaufbau einbeziehen;
- unbehinderter Bewegungsablauf;
- minimale Ablenkung des/der Führungszahnes/zähne;
- keine zunehmende Beweglichkeit des Führungszahnes;
- keine Zementierungsfehlschläge an den temporären Restaurationen.

Balanceseite
- keine Kontakte

Es sollte Einigkeit darüber herrschen, daß man eine Eckzahnführung in der Regel nicht einrichten kann, um die Okklusionstrennung auf der Balanceseite herzustellen. Stattdessen müssen die tatsächlichen Balanceseitenkontakte reduziert werden. Vor dieser Maßnahme muß man jedoch überprüfen, ob auf der Arbeitsseite brauchbar angeordnete Zähne stehen, welche die Führung übernehmen können.

Protrusion und Lateroprotrusion
- Im wesentlichen gilt das gleiche wie für laterale Exkursionen;
- die Ästhetik darf nicht darunter leiden;
- möglichst viele Frontzähne sollten miteinander in Kontakt treten, soweit dies angebracht ist, ohne daß die Ästhetik oder das Zahnfleisch durch übermäßig stark gewölbte Kronen in Mitleidenschaft gezogen wird, und der Kontakt sollte, wenn möglich, nicht nur an einem oberen seitlichen Schneidezahn zustandekommen;
- keine Seitenzahnkontakte, ausgenommen Klasse III-Okklusionen, die dem entgegenstehen.

Einzelne Frontzahnkronen

Vorausgesetzt, es gibt keine Hinderungsgründe, dann sollte die Restauration mit der bestehenden Okklusion harmonieren. Wenn Restaurationen frakturierten, muß die Seitenzahnokklusion untersucht werden. Seitliche Leitkontakte verursachen eine nach anterior gerichtete Gleitbewegung des Unterkiefers (Abb. 4.19) und der sich daraus ergebende Kontakt zwischen den unteren und oberen Schneidezähnen, besonders an den frakturierten Restaurationen, weisen auf

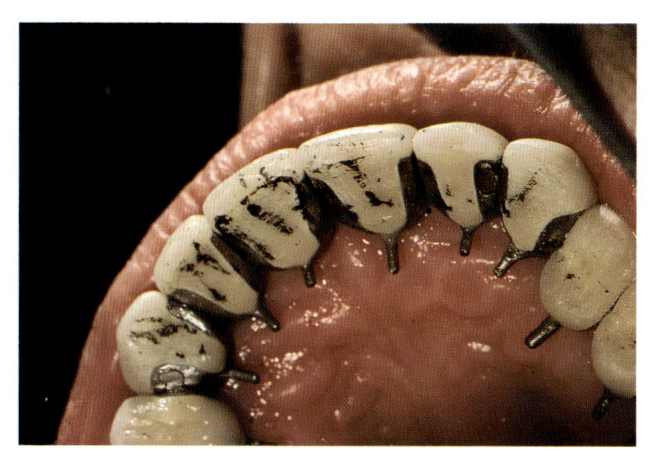

Abb 16.1d Einschleifen protrusiver und lateraler Exkursionen im Rohbrand. Beachten Sie die ununterbrochenen, glatten Kontakte. Da die Einheiten postkeramisch verlötet werden, ist der fehlende protrusive Kontakt an 22 unbedeutend; aber achten Sie auf den vorhandenen interokklusalen Stop, der eine Verlängerung des Gegenzahnes verhindert.

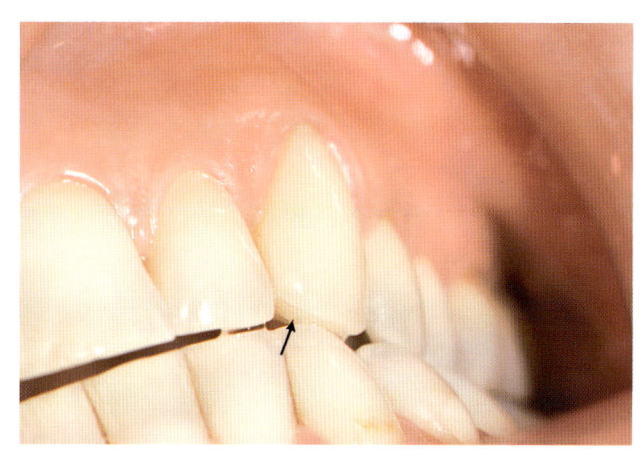

Abb. 16.1e Keramische Verblendrestauration mit steiler Führung an dem natürlichen Zahn bei einem bruxismusfreien Patienten. – An der labialen Fläche (Pfeil) wurde ein stumpfer Ansatz vorgesehen, d.h. die Keramik bordet nicht über die Schneidekante. Die Gruppenfunktion vermindert die Gefahr der Durchbiegung des Eckzahns mit der damit verbundenen Beanspruchung der Verblendung. Von bukkal kann man die Stoßstelle zwischen Verblendung und Schmelz nicht sehen.

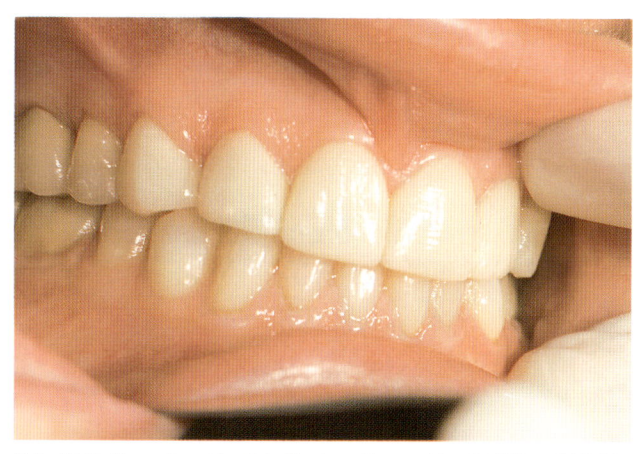

Abb. 16.1f Keramikverblendete Restaurationen 14 – 24 (13 und 23 fehlen). – Die Zähne wurden verlängert, daher sind die Schneidekanten einbezogen. Die provisorische Versorgung der Zähne erfolgte mit Komposit-Verblendungen. Diese wurden eingeschliffen, bis sie für den Patienten bequem waren. Es traten weder Frakturen des Kunstharzes noch Zahnlockerungen auf. Ein Studienmodell wurde dann von den Verblendungen hergestellt. Anschließend erfolgte die Nachpräparation der Zähne durch Anschleifen des Komposits.

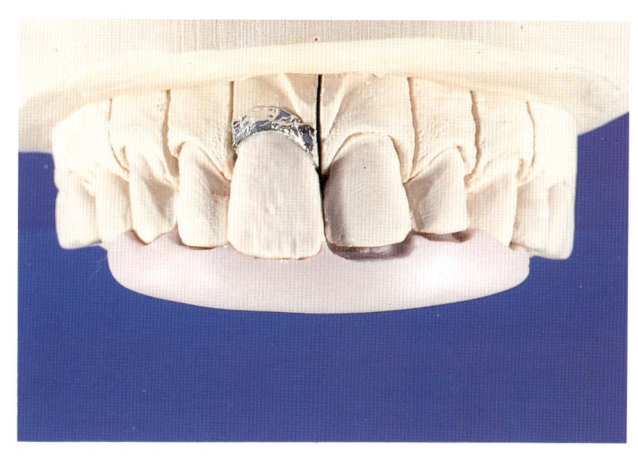

Abb. 16.1g Die Zahnform wurde auf die Keramikverblendungen mittels Vorwällen übertragen; deren Herstellung erfolgte auf den Studienmodellen der provisorischen Kompositverblendungen. Obgleich die Verklebung auf Reste des Komposit-Kunstharzes die Haftkraft verringern kann, war dies nie ein klinisches Problem.

die Notwendigkeit okklusaler Einschleifmaßnahmen hin, die vor der Restaurierung durchgeführt werden müssen. Wenn der Gleitweg aus der Kontaktposition der zentrischen Relation in die Interkuspidalposition mit einer großen vertikal : horizontal-Komponente einhergeht, ist der okklusale Bißausgleich, wie schon zuvor erwähnt, einfach und zuverlässig durchzuführen und muß aller Wahrscheinlichkeit nach vorgenommen werden.

Balanceseitenkontakte oder protrusive Seitenzahnkontakte, die mit dem zu restaurierenden Frontzahn in Kontakt treten, weisen auf die Notwendigkeit lokaler, okklusaler Einschleifmaßnahmen im Seitenzahngebiet hin. Dies geschieht vor der Restaurierung, besonders wenn Muskelsymptome vorliegen.

Das Versäumnis die Seitenzahnführung zu berücksichtigen, führt zu einer unnötig steilen Frontzahnführung, die sich nachteilig auswirken würde, wenn erstere später zur Änderung anstünde (Abb. 4.17b).

Wahl der Registrierung

- Wie für eine einzelne Seitenzahneinheit; d.h, die Zähne werden in Interkuspidalposition leicht zusammengefügt und mit Shimstockfolie wird überprüft, welche Zähne aufeinandertreffen und welche nicht. Das Registrat darf nur mit der Präparation und dem Gegenzahn in Kontakt treten.

Instrumentierung

- wie für eine einzelne Seitenzahneinheit.

Zwei Frontzahnkronen

Wenn keine Beschwerden vorliegen, sollten die Restaurationen mit der bestehenden Okklusion harmonieren. Mit vormals frakturierten Restaurationen, wie oben beschrieben, wäre jedoch vor der Restaurierung über einen Bißausgleich durch Beschleifen zu entscheiden. Bei einer durchweg gestörten Okklusion und einem älteren Patienten, der daran gewöhnt ist, erscheint es vernünftig, wenn man die bestehende, funktionell adaptierte Okklusion in Kauf nimmt, als sich auf ausgedehnte Einschleifmaßnahmen und/oder Restaurationen einzulassen.

Ein einfaches Verfahren Frontzahnkronen harmonisch in die bestehende Okklusion (formgetreu) einzugliedern, besteht in der Anwendung der alternierenden Zahnpräparationstechnik,[4] siehe Kapitel 13.

Wahl der Registrierung

- die für diese Technik verwendete Kieferregistrierung besteht aus einem interkuspidalen Registrat in korrekter vertikaler Dimension. Möglicherweise ist es unnötig, eine Registrierung vorzunehmen, wenn die Modelle mit der Hand zusammengefügt werden können.

Instrumentierung

- wie für eine einzelne Einheit.

Mehrfache Frontzahnkronen (Abb. 16.1d)

Die Formgebung der vorhandenen Zähne ist annehmbar

Es ist zu entscheiden, ob vor der Restaurierung die Seitenzahnokklusion eingeschliffen werden soll oder nicht. Wenn sich die Frontzahnführung im wesentlichen auf einen Frontzahn beschränkt, ist es ratsam, zunächst geringfügige Anpassungen vorzunehmen, um die Führung wieder auf mehrere Zähne zu verteilen. Die Anwendung der alternierenden Präparationstechnik vereinfacht die technischen Behandlungsabläufe und gibt dem Techniker genauere Anhaltspunkte für die Ausformung der Zahnkonturen, als wenn alle Frontzähne gleichzeitig präpariert werden.

Die bestehende Formgebung ist nicht annehmbar

Infolge fortgeschrittener Abnutzung, umfangreichen Zahnverlustes, Trauma oder Karies, bzw. dürftiger Zahnbehandlungen kann die Zahnform unannehmbar geworden sein. Daher empfiehlt sich bei Herstellung der definitiven Restaurationen, entsprechend ausgeformte, temporäre Restaurationen zu kopieren. Um eine korrekte Formgebung für die temporären Frontzahnkronen zu bestimmen, ist es wünschenswert, daß die Seitenzahnokklusion stabil ist, ohne daß Balanceseitenkontakte und seitlich protrusive Kontakte (außer bei Klasse III Okklusionen) auftreten. Wenn nicht bereits geschehen, werden diese Erfordernisse durch okklusales Einschleifen, oder temporäre Restaurierung des Seitenzahnbereichs erreicht.

Sind letztere Maßnahmen angezeigt, müssen die temporären Restaurationen aus Gründen der Haltbarkeit vorzugsweise mit einer gegossenen Metallunterkonstruktion sorgfältig hergestellt werden. Es sollte klar sein, daß es schwierig ist, wenn vorhandene Leitkontakte im Seitenzahnbereich eine anteriore Gleitbewegung oder Verlagerung des Unterkiefers ohne festen Endpunkt hervorrufen, mit hinreichender Sicherheit die Gestaltung der palatinalen Flächen an den Frontzähnen zu bestimmen. Im Falle einer großen horizontal : vertikal-Beziehung sollte man jedoch die Verlagerung akzeptieren, weil eine Änderung in der Seitenzahnokklusion zum Kontaktverlust auf die Frontzähne führen würde. In solchen Fällen ist es immer möglich, Stabilität durch die Einrichtung einer stabilen Interkuspidalposition zu erreichen.

Kopieren der Zahnführung von temporären Restaurationen

Diese Techniken wurden bereits in Kapitel 12 beschrieben.

Wahl der Registrierung

Unter Verwendung eines starren Registriermaterials, wie DuraLay, oder Moyco Extra Hard Beauty Pink Wax, wird ein Registrat in Interkuspidalposition hergestellt. Dies verhindert jegliches Schaukeln der Modelle während der Montage

Instrumentierung

Mindestens ein halbjustierbarer Artikulator muß verwendet werden.

Unakzeptable vorangehende Formgebung und gegenwärtig fehlende Einheiten

Zuerst ist die Einstellung einer stabilen Seitenzahnokklusion erforderlich. Anschließend werden temporäre Frontzahnrestaurationen hergestellt, entweder in Form einer Prothese oder als temporäre Brücke. Die Behandlung erfolgt wie oben beschrieben (nicht annehmbare, bestehende Formgebung).

Mehrfache Frontzahnpinledges und Dreiviertelkronen

Ist die Ausformung der palatinalen Konkavität unzuverlässig, wird deren Rekonstruktion mittels diagnostischer, temporärer Restaurationen notwendig. Wiederum ist eine stabile Seitenzahnokklusion wünschenswert.

Von DuraLay-Modellierungen werden gegossenen Interimsrestaurationen hergestellt. Die Gußobjekte sollten aus Gründen der Handlichkeit untereinander verbunden werden. Die Zahnführung wird wie zuvor kopiert.

Der Behandlungsmodus, der für die Restauration von Frontzähnen dargestellt wurde, ist funktionell orientiert, d. h. wenn die bestehende Form nicht akzeptabel ist, wird die Bestimmung der neuen Formgebung der palatinalen Konkavität im Munde vorgenommen.

Keramik-verblendete Frontzahnrestaurationen

Die Okklusion erfordert eine sorgsame Überprüfung. Bei fehlender inzisaler Facettierung, oder bestehendem tiefen Überbiß, oder auch einer großen horizontalen Stufe ist es unwahrscheinlich, daß eine Schneidekanten-zu-Schneidekanten-Okklusion zustande kommt. Die Verblendung sollte sich daher auf die labiale Oberfläche beschränken, – mit aufgesetztem Abschluß auf die Labialfläche an der Schneidekante (Abb. 16.1e). Wenn die Zähne jedoch Abnutzungserscheinungen aufweisen und verlängert werden müssen, ist es besser, die Schneidekante mit in die Präparation einzubeziehen, da dies zu einer breiteren Lastverteilung beiträgt (Abb. 16.1f)[8]. Der Patient muß über die Möglichkeit der Fraktur unterrichtet werden. Weitere Einzelheiten, siehe Anhang.

Vollständige Neukonstruktion im gesamten Mundbereich

Durch Verwendung eines programmierten, volljustierbaren Artikulators kann man die palatinale Konkavität ausformen. Es werden hierzu Arbeitsmodelle einartikuliert, und die Form der Frontzähne bestimmt sich entsprechend ästhetischer Erfordernisse und durch die Bewegung der kondylären Elemente. Die Kronen müssen für einige Zeit provisorisch einzementiert werden, um die funktionelle Verträglichkeit zu überprüfen. Vorzugsweise wird jedoch die Führung an temporären oder provisorischen Restaurationen definiert, um auf diese Weise vor Herstellung der endgültigen Restaurationen deren Akzeptanz abzusichern.

Die Frontzahnführung an herausnehmbaren Prothesen

Gelegentlich kann bei einer großen horizontalen Stufe die Frontzahnführung nicht entsprechend eingerichtet werden. In diesen Fällen wird eine herausnehmbare Chrom-Kobalt-Prothese hergestellt, um die Führung zu kopieren, die zuvor an einer herausnehmbaren Kunststoffprothese, oder an großen palatinalen Extensionen temporärer/provisorischer Restaurationen etabliert war. Ein individuell hergestellter Frontzahn-Führungsteller und entsprechende Vorwälle werden zur Ausformung der Modellgußprothese benutzt (Abb. 10.4c).

Zusammenfassung

Die Vorteile, der palatinalen Ausformung der Frontzähne entsprechende Aufmerksamkeit zu widmen liegen darin, daß:

- an der endgültigen Restaurierung nur minimale Schleifkorrekturen erforderlich sind;
- Akzeptanz und Bequemlichkeit für den Patienten vor der Herstellung der definitiven Restaurationen erzielt werden;
- durch die Okklusion verursachtes Driften der Frontzähne, oder zunehmende Lockerungen verhütet werden können;
- Frakturen an Restaurationen als Folge der Okklusionsverhältnisse vermieden werden können;
- nachfolgend keine unkontrollierte Veränderung in der Frontzahnführung eintritt, welche die Okklusion der Seitenzähne beeinträchtigen würde, so daß die seitlichen Okklusalflächen mit entsprechender Sicherheit restauriert werden können.

Insgesamt gesehen, betrifft die erste Entscheidung, die getroffen werden muß, ob die bestehende Seitenzahnokklusion und die palatinale Frontzahnkonkavität übernommen werden kann oder nicht. Wenn ja, ist diese sorgfältig zu kopieren. Werden Veränderungen vorgenommen, sollte Folgendes sichergestellt sein:

- Seitenzahnstabilität;
- keine protrusiven und lateroprotrusiven Seitenzahnkontakte;
- keine Balanceseitenkontakte;
- klinische Annehmbarkeit der Frontzahnführung;
- Ausgestaltung der Frontzahnkontakte, um unterschiedliche Abnutzung zu minimieren;
- die Entscheidung ist zu treffen, ob die laterale Führung als Eckzahnführung oder als Gruppenfunktion eingerichtet wird; oder im Falle der Eckzahnführung die Möglichkeit besteht, in die Gruppenfunktion zu wechseln, wenn eine Änderung stattfindet.

Literaturhinweise

1. Weinberg L A. The occlusal plane and cuspal inclination in relation to incisal-condylar guidance for protrusive excursions. J Prosthet Dent 1959; 9: 607-618.

2. Schuyler C H. The function and importance of incisal guidance in oral rehabilitation. J Prosthet Dent 1963; 13: 1011-1029.

3. Lee R L. Anterior guidance in Advances in Occlusion. Ed. by Lundeen H C, Gibbs C H. Postgrad Dental Handbook Series. J Wright & Sons, Boston 1982; 14: 51-80.

4. Dawson P E. Evaluaton, Diagnosis and Treatment of Occlusal Problems. C V Mosby, St Louis 1974; pp 177-180.

5. Stuart C E, Stallard H. Principles involved in restoring occlusion to natural teeth. J Prosthet Dent 1960; 10: 304-313.

6. Hobo S, Takayama H. A new system for measuring condylar path and computing anterior guidance. Part I. Measuring principles. Int J Prosthodont 1988; 1: 99-106.

7. Williamson E H, Lundquist D O. Anterior guidance: Its effect and electromyographic activity of the temporal and masseter muscles. J ProsthetDent 1983; 49: 816-823.

8. Highton R, Caputo A, Matyas J. A photoelastic study of the stressors on porcelain laminate preparations. J Prosthet Dent 1987; 58: 157-161.

Kapitel 17

DIE WAHL OKKLUSALER MATERIALIEN FÜR DIE NEUEINGLIEDERUNG VON SEITENZAHNRESTAURATIONEN

Über das Material für die okklusalen Oberflächen definitiver Restaurationen müssen Entscheidungen getroffen werden. Als Wahlmöglichkeiten stehen zur Verfügung:

- Amalgam
- Komposit-Kunstharz
- Akryl-Kunststoff
- Unedelmetalle
- Gold
- Keramik

Das Bestreben dieses Kapitels ist, die Materialien ihren physikalischen Eigenschaften, aber auch hinsichtlich ihrer klinischen Anwendung, entsprechend zu bewerten.

Amalgam
Dieses ist speziell für Interimsrestaurationen oder zur Erhaltungstherapie geeigneter als für die endgültige Versorgung großer defekter Restaurationen.

Komposit-Kunstharze
Diese Materialien können gesondert, oder mit einer Metall-Unterkonstruktion verwendet werden. Der Erfolg laborgefertigter Inlays und Onlays ist jedoch noch immer ungewiß; dies ist zu berücksichtigen, wenn mißlungene Restaurationen, besonders in größerem Umfang, ersetzt werden. Die Frage ist gerechtfertigt, ob ein relativ unerprobtes Material für Neurestaurationen verwendet werden sollte, wenn ein erprobtes Material verfügbar ist.

Akryl-Kunststoffe
Akryl-Kunststoff ist für eine definitive Therapie nicht ausreichend beständig, bewährt sich jedoch während provisorischer Behandlungsstadien.

Nichtedelmetalle
Ich habe in der Anwendung nichtedler Metalle keine Erfahrung; vom okklusalen Standpunkt gesehen, werden diesen Metallen jedoch gleichwertige Eigenschaften wie dem Gold zugesprochen. Wegen ihrer größeren Härte sind sie aber schwieriger zu verarbeiten. Auch lassen sich diese Metalle schwerer als Edelmetallegierungen verlöten.

Gold und Keramik
Die beiden Materialien, die am gebräuchlichsten für die Versorgung einer mißlungenen, umfangreichen Restauration des Kauorgans Anwendung finden, sind Gold und Keramik. Sie werden an dieser Stelle im einzelnen genauer betrachtet.

Abb. 17.1a zeigt die Okklusalflächen eines Zahnbogens, der hauptsächlich mit Keramik restauriert wurde und zugleich mit Gold auf den Kauflächen der distalen Pfeilerzähne. Die Materialauswahl für die okklusale Restauration sollte sich nicht nach Laune und Mode richten, sondern auf der logischen Beurteilung der Zweckmäßigkeit beruhen. Diese Zielsetzungen richten sich nach:

- Gesundheit
- Funktion
- mechanischer Unversehrtheit
- Ästhetik
- Kontrolle

Diese Zusammenstellung ist eine solide Basis für die Beurteilung eines Restaurationsmaterials. In erster Linie richtet sich die Diskussion auf die Wahl zwischen Gold und Keramik, obgleich auch den anderen oben aufgelisteten Materialien eine gewisse Aufmerksamkeit zukommt.

Gesundheit

Zielvorstellung sollte die Erhaltung der Gesundheit folgender Details sein:

- koronales Hartgewebe
- Pulpa
- Gingiva
- Parodont
- Wechselbeziehung zwischen osseointegrierten Implantaten und Knochen
- Neuromuskulatur

Koronales Hartgewebe

Die Hartsubstanz des präparierten Zahnes

Es gibt keinen Zweifel, daß die kleinste gegossene Restauration, ein Kompositinlay oder Keramikinlay bzw. Onlay mehr koronales Hartgewebe erhalten, als eine metallkeramische Restauration, zumal letztere die Abtragung beträchtlicher Anteile axialer Hartsubstanz erfordert. Gutsitzende, sorgfältig einzementierte Gold- und metallkeramische Kronen weisen eine geringe Frequenz für Sekundärkaries auf. Komposit- und Keramik-Onlays sind technisch sehr empfindlich und verlassen sich auf einen hydrolytisch unbeständigen Zement. Langzeit Mikroleckageeffekte sind bei Kompositen und Keramik unbekannt und desgleichen langfristig gesehen auch die Möglichkeit, einer Folgekaries in der verbliebenen Zahnhartsubstanz.

Koronale Hartsubstanz des Gegenzahnes und die Unversehrtheit der gegenüberstehenden Restauration

Es gibt sehr wenig Forschungsergebnisse, die den Kliniker bei der Beurteilung der Wirkung einer okklusalen Restauration auf den Gegenzahn Rat geben. Es scheint nach den Erhebungen von Monasky et Taylor 1971[1] und Locke 1976,[2] Land 1978[3] und Fisher et al. 1979,[4] daß die Wirkung, die glasierte Keramik auf intakten Schmelz des Gegenzahnes ausübt, gleich derjenigen von Schmelz-auf-Schmelz ist. Angerauhte Keramik bedingt einen nachteiligen Abnutzungseffekt auf den gegenüberliegenden Schmelz, während hochglanzpolierte Keramik wahrscheinlich die gleiche Wirkung wie glasierte Keramik besitzt. Nach Klausner et al. 1982[5] ist die Verwendung des Shofu Keramik-Poliersystems (Shofu Corp.) die beste Art, eine beschädigte Keramikglasur zu polieren, Nach Monasky et Taylor 1971,[1] erzeugt Keramik, die gegen Gold okkludiert, nachteilige Wirkung mit zunehmendem Goldverschleiß. Von einer in vivo-Studie berichteten Ekfeldt et Oilio 1990, daß die Abnutzungsraten von Gold und Keramik gegenüber einer Keramikrestauration annähernd gleich waren.[6] Ein Mikrofiller enthaltendes Kunstharz wies jedoch unter ähnlichen Bedingungen einen etwa drei bis viermal größeren Verschleiß auf. Es empfiehlt sich daher, wenn möglich, gleichartige Materialien einander gegenüberzusetzen, um den Verschleiß auszugleichen. Man sollte auch daran denken, daß es weitaus einfacher ist, Keramik im Anschluß an Schleifmaßnahmen, im Labor anstatt im Munde zu polieren.

Wenn man bestrebt ist, die Unversehrtheit des gegenüberliegenden koronalen Hartgewebes zu erhalten, können bessere und überschaubarere Ergebnisse erzielt werden, wenn auf den okklusalen Oberflächen Gold anstelle von Keramik zur Anwendung gelangt. Wird Keramik verwendet, sollte diese, solange die Forschung nichts anderes empfiehlt, im Labor glasiert oder hochglanzpoliert werden, anstelle von Schleif- und Politurmaßnahmen im Munde. Die Auswirkung von Kompositharz auf den gegenüberliegenden Schmelz muß noch geklärt werden. Unglasierte, gegossenen Glaskeramiken üben einen ähnlichen Effekt wie glasierte Keramik auf den gegenüberliegenden Schmelz aus, jedoch führen gießfähige, eingefärbte Keramiken zu stärkerer Abnutzung, und ihre Verwendung ist daher in Bereichen, in denen Verschleiß ein Problem darstellen könnte, nicht zu empfehlen.[7]

Pulpa

Weder Gold noch Keramik üben eine direkte Wirkung auf die Pulpa aus. Je größer jedoch der Verlust an Zahnsubstanz während der Zahnpräparation ist, desto größere Gefahr droht der Pulpa.[8-10] Weiterhin, je dünner die verbleibende, pulpenumgebende Dentinschicht ist, desto größer ist die Wahrscheinlichkeit für eine Beschädigung der Pulpa.[11] Metallkeramische Restaurationen erfordern mehr Abtragung an Zahnsubstanz als Goldrestaurationen (1,5 mm gegenüber 0,75–1,0 mm) und wirken sich deshalb traumatischer aus. Wenn man z.B., wie Shillingburg et Grace 1973[12] beschrieben haben, die Dimensionen eines unteren ersten Prämolaren betrachtet, befindet sich an der Basis der okklusalen Fissur im Durchschnitt 3,24 mm Schmelz und Dentin. Die Präparation für eine okklusale Keramikkaufläche würde die Pulpa mehr gefährden, als eine Ausführung in Gold. Die Präparation für eine zervikale Keramikgestaltung würde die Pulpa ebenfalls mehr gefährden als eine Präparation für Gold. Der untere erste Prämolar ist in diesem Zusammenhang besonders relevant, weil die okklusale Fläche beim Öffnen des Mundes sogleich sichtbar wird, und daher wird dieser Zahn möglicherweise aus rein ästhetischen Gründen geschädigt, ohne der Pulpa entsprechende Beachtung zu schenken. Doyle et al. 1990[13] empfahlen aus Gründen der Anatomie, für Dicor-Kronen eine okklusale Konvergenz von 10° einzuhalten; 5° schwächt den Kronenersatz und 15–20° gefährdet die Pulpa, so daß die Toleranzgrenze sehr schmal bemessen ist.

Gingiva

(i) Kontur der Restauration

Eine Kronenrestauration, die stärker als die natürliche Krone gewölbt ist, wird gewöhnlich eine größere Neigung für blutendes Zahnfleisch erkennen lassen[14] und damit einen höheren Grad gingivaler Entzündung aufweisen. Metallkeramische Restaurationen sind häufig voluminöser als Goldrestaurationen, weil die Zähne oft an entscheidenden Stellen, wie dem zervikalen Drittel, ungenügend präpariert werden und die Techniker Gipsformationen, die das Weichgewebe repräsentieren, an den Modellen abtragen, so daß wichtige Anhaltspunkte verloren gehen.

(ii) Verbindungen zwischen den Restaurationen

Eine Verbindungsstelle mit ungenügendem Zahnzwischenraum führt zu Zahnfleischentzündungen. Die Frage, die sich von selbst stellt, ist: sind bei okklusalen Goldoberflächen oder Keramik die Zahnzwischenräume möglicherweise zu schmal? Betrachten Sie Abbildung 17.1b. Wenn diese Einheiten verbunden werden, kann man bei Verwendung von Goldkauflächen die Verbindungsstellen an den marginalen Randleisten vorsehen und die Zahnzwischenräume so groß wie möglich halten. Werden fälschlicherweise Keramik-

Gesundheit

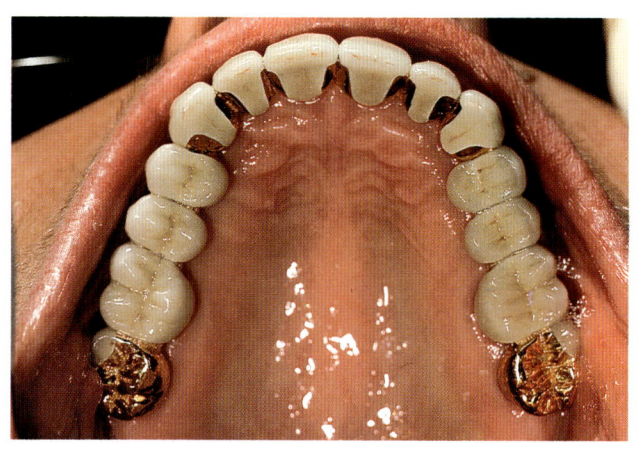

Abb. 17.1a Restauration mit okklusalen Keramikoberflächen und Goldkronen an den hinteren Zähnen.

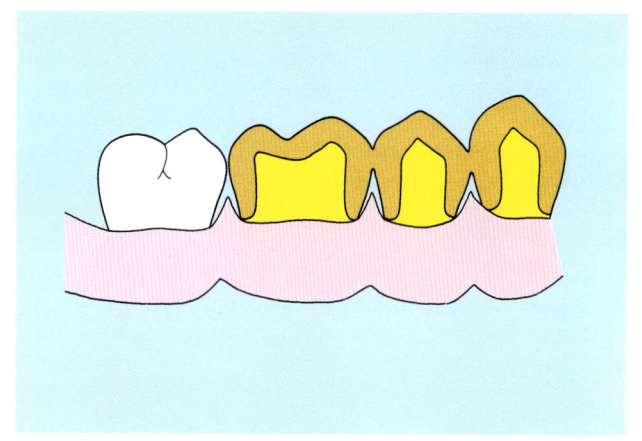

Abb. 17.1b Bedenken Sie die Situation, wenn die vier Zähne verschient werden müssen. Goldkauflächen mit Randleisten aus Gold gestatten, daß die Lötverbindungen, relativ zum Gingivalrand, am weitesten okklusal zustandekommen.

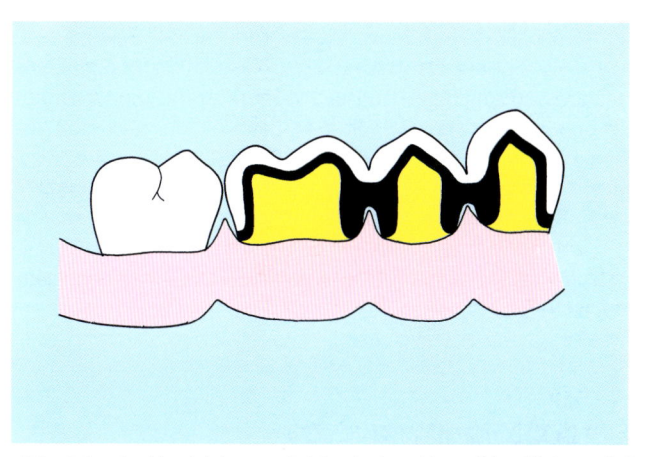

Abb. 17.1c Im Vergleich zum Gold erfordern Keramikkauflächen, daß die Lötverbindungen 1 mm weiter apikal eingerichtet werden müssen.

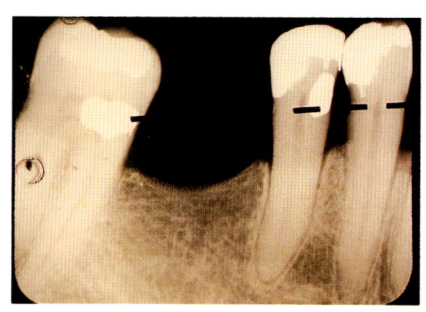

Abb. 17.1d Messung des Knochenverlustes mittels Langtubus-Röntgenaufnahmen. Der Abstand der Schmelz-Zementgrenze (punktierte Linie) zur Knochenoberkante dividiert durch den Abstand der Schmelz-Zementgrenze zum Apex multipliziert mit 100 = Prozentsatz des Knochenverlustes. Sechzig gegenüberstehende Zähne an 30 Patienten. Ein Zahn jeweils mit okklusaler Goldfläche, und Keramik am Gegenzahn.

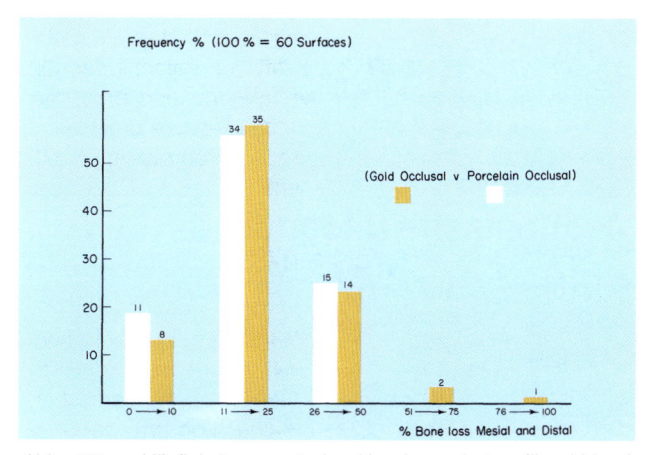

Abb. 17.1e Häufigkeitsprozent des Knochenverlustes für okklusale Keramik- und Goldkauflächen. 30 gegenüberstehende Kronen, wobei eine Kaufläche aus Keramik und die gegenüberliegende aus Gold besteht. Auswahl von 30 Patienten aus einem Patientengut von 500 Personen (Chi-Quadrat, $P > 0,05$ – keine deutlichen Unterschiede).

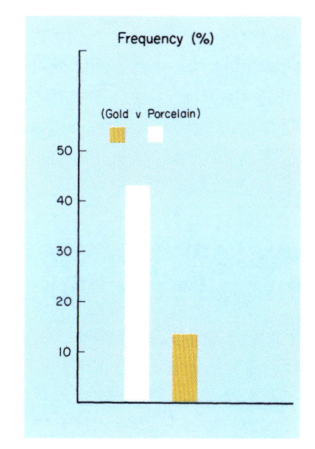

Abb. 17.1f Häufigkeitsprozent mechanischer Defekte für Keramik- und Goldkauflächen. 30 gegenüberstehende Kronen, wobei eine Kaufläche aus Keramik und die gegenüberliegende aus Gold besteht. Auswahl von 30 Patienten aus einem Patientengut von 500 Personen.

kauflächen verordnet, dann rücken bei 1 mm starken okklusalen Keramikverblendungen die Verbindungsstellen um 1 mm näher an das Zahnfleisch (Abb. 17.1c). Wenn der Techniker ein Modell mit herausnehmbaren Modellstümpfen benutzt, ist das Modell im Bereich des Weichgewebes radiert worden und der Techniker wird die Schwierigkeiten nicht erkennen. Bei sorgfältiger Planung kann dies jedoch vermieden werden, indem man für die Lötverbindung eine Metallstrebe bis an die okklusale Oberfläche führt. Als generelle Regel gilt jedoch, daß an Goldkauflächen die Lötverbindungen von der Gingiva weiter entfernt, als an Keramikkauflächen angelegt werden können.

Parodontium

Es gibt keine veröffentlichen, kontrollierten Untersuchungen über die Frage, ob eine Kaufläche aus Gold im Sinne parodontaler Gesundheit besser ist, als eine aus Keramik.

An meiner Praxis zugewiesenen Patienten war es möglich, 30 sich gegenüberstehende Kronen zu untersuchen, an denen eine Kaufläche aus Gold, die andere aus Keramik bestand. Mittels Langtubus-Röntgenaufnahmen wurde der Prozentsatz des Knochenverlustes für mesiale und distale Flächen berechnet, die von der Schmelz-Zementgrenze an den approximalen Alveolarrand und zur Wurzelspitze reichten (Abb. 17.1d). Entsprechend Abbildung 17.1e zeigten sich im gleichen Mund hinsichtlich der beiden Restaurationstypen in der Häufigkeit des Knochenverlustes keine Unterschiede. Offenbar sind diese Ergebnisse anfechtbar, da über keine Plaquewerte berichtet wurde, noch ist bekannt, ob Knochenverluste vor oder nach Eingliederung der Restaurationen eingetreten sind. Scheinbar gibt es jedoch keinen Grund, weshalb die okklusale Materialbeschaffenheit die parodontale Gesundheit schädigen sollte, zumal die Befunde diese Meinung stützen. Auch ist darauf hinzuweisen, daß an vielen Restaurationen mit Goldkauflächen die bukkalen Verblendflächen aus Keramik bestanden und daher ausgeprägte Wölbungen wie bei vollen Keramikrestaurationen aufwiesen. Schließlich existieren zur Zeit nur unzulängliche Unterlagen, die entscheiden könnten, ob der parodontalen Gesundheit eine Keramik- oder eine Goldkaufläche zuträglicher ist.

Wechselbeziehungen zwischen osseointegrierten Implantaten und Knochen

Übereinstimmend forderten die Schulen von Gøteborg und Toronto, daß auf okklusalen Kauflächen implantatgestützter Restaurationen Akryl-Kunststoffe verwendet werden und Keramik kontraindiziert ist. Diese Empfehlungen stützten sich auf Mißerfolge, die bei Verwendung von Keramik beobachtet wurden. Parel et Sullivan 1990[15] beschrieben jedoch den Einsatz von Keramik auf Okklusalflächen, wobei sie größten Wert auf die Verlötung derartiger Brücken legten, um eine passive Passung der Superstruktur zu erreichen, ein Erfordernis, das alle Autoren besonders betonen. Wie von Davis et al. 1988[16] beschrieben, sorgt eine Keramik/Metall-Superstruktur außerdem für eine breitere Lastverteilung, als eine Akryl/Metall-Superstruktur und vermindert die Belastung einzelner Pfeiler und Verankerungsschrauben während des Zusammenpressens der Zähne. Akryl-Kunststoff federt den Pfeiler lediglich ab, wenn er plötzlich auf etwas sehr Hartes aufbeißt. Bei der Kombination osseointegrierter, implantatgestützter Restaurationen mit natürlichen oder restaurierten Zähnen sollte Keramik vorgezogen werden. Metallarmiertes Komposit-Kunstharz könnte als ästhetisches und haltbares Material eine mögliche Alternative darstellen. Diese Möglichkeit wird außerdem in Kapitel 33 erörtert.

Neuromuskulatur

Es ist zu überlegen, ob bei Patienten mit neuromuskulären Problemen besser Gold, Keramik oder Komposit-Kunstharz auf Okklusalflächen verwendet werden sollte. Bislang sind keine klinischen Forschungsergebnisse verfügbar, die uns gestatten, diese Frage zu beantworten. Wenn die okklusale Empfindsamkeit eines Patienten darauf hindeutet, daß die Herstellung akzeptabler, ausgeglichener, okklusaler Kontakte schwierig sein wird, dann erscheint es in solchen Fällen vernünftig, okklusale Gold-Kauflächen vorzusehen, zumal es auf Gold einfacher ist, okklusale Kontakte zu markieren und einzuschleifen. Zudem sind Komposit- oder Keramikinlays vor dem Einzementieren, ohne ein Bruchrisiko einzugehen, schwierig zu markieren.

Schlußfolgerung

Aus der Sicht der Erhaltung des Gesundheitszustands ist es leichter, okklusale Goldoberflächen vorzusehen.

Funktion

Es gibt keine Untersuchungen, die über funktionelle Vorteile des einen Materials gegenüber dem anderen berichten.

Mechanische Integrität

Fünf Faktoren erfordern Berücksichtigung:

- Retention
- Festigkeit
- Frakturen
- Verschleiß
- Altbewährtes

Festigkeit und Frakturen werden zusammen erörtert. Alle über die Keramik getroffenen Feststellungen sind auch auf Komposit-Kunstharz, das durch eine Substruktur aus Metall gestützt wird, anwendbar.

Retention

Die Retention leitet sich aus Faktoren her, die der Abnahme der Krone vom Zahn durch Kräfte in der Präparationslängsachse widerstehen. Ausgenommen Hilfsvorrichtungen, wie horizontale Stifte, wird die Retention durch Präparation gegenüberliegender paralleler Wände am Zahnstumpf erreicht (Kapitel 9). Da eine Restauration mit okklusaler keramischer Kaufläche eine Präparation mit größerem okklusalen Freiraum, als für eine Goldrestauration erfordert, gestalten sich die gegenüberliegenden parallelen Wände für metallkeramische Restaurationen mit Keramikkauflächen kürzer, als für solche mit Goldkauflächen. Daher bieten Restaurationen mit Keramikkauflächen infolge kurzer klinischer Kronen weniger Retention als diejenigen mit Goldkauflächen.

Festigkeit

Diese kennzeichnet die Fähigkeit der Restauration der Entfernung durch Kräfte aus allen Richtungen, außer axialgerichteten, zu widerstehen (Kapitel 9). Diese Kräfte sind naturgemäß Rotationskräfte.

Frakturen

Frakturen sind die Hauptsorge bei Keramik und Komposit-Kunstharzrestaurationen. Von den zuvor erwähnten 30 sich gegenüberstehenden Kronen war die Frakturhäufigkeit in der Keramikgruppe höher, als in der Goldgruppe (Abb. 17.1f). Die Haftkraft der Keramik an dem darunterliegenden Metall ist größer als die von Komposit-Kunstharz.[17-18]

Festigkeit und Fraktur

Das Risiko eines Mißerfolgs von Seitenzahnrestaurationen durch Fraktur oder mangelhafte Festigkeit kann herabgesetzt werden, wenn man dafür sorgt, daß okklusale Kräfte durch die Längsachse der Restauration übertragen werden und daß die Seitenzahnrestaurationen bei allen Exkursionsbewegungen sich unmittelbar trennen, d.h. seitlich diskludieren (Abb. 17.2c-d). Dies verhindert, daß im Verlaufe bruxomaner Knirschbewegungen horizontale Kräfte an den Restaurationen entstehen. Dadurch verringert sich das Risiko eines Zementierungsdefektes durch Rotation der Krone oder eine Fraktur infolge Einwirkung horizontaler Kräfte auf die Keramik oder den Zahnstumpf. Keramikkauflächen, die durch eine fachgerechte Metall-Substruktur abgestützt sind, können möglicherweise horizontalen Kräften widerstehen, aber die flache Abdeckung einer Metallkappe, wie sie häufig fehlerhaft vorkommt, ergibt eine ungestützte Keramik, die für Horizontalfrakturen verantwortlich zeichnet. Um die Disklusion zu gewährleisten ist es notwendig, daß bei allen exzentrischen Unterkieferbewegungen genügend Platz zwischen den gegenüberstehenden Restaurationen und folglich zwischen den Präparationen vorhanden ist. Für die Disklusion an Keramik-Restaurationen ist mehr Platz erforderlich, als für Gold (metallarmiertes Komposit-Kunstharz erfordert den gleichen Platzbedarf wie Keramik).

Acht Faktoren beeinflussen das Platzangebot, das zwischen Seitenzahnrestaurationen während exkursiver Bewegungen verfügbar sein sollte:

- kondyläre Führung
- Frontzahnführung
- Spee'sche Kurve
- Winkelung der Okklusalebene
- Wilson'sche Kurve
- Interferenzen auf der Balanceseite
- Kronenhöhe
- mandibulo-maxilläre Stabilität

Kondyläre Führung

Zwei Aspekte sind von Bedeutung:

- die Steilheit der kondylären Führung
- die körperhafte Seitverschiebung (bodily sideshift).

(i) Eine steile kondyläre Führung bietet mehr Platz für die seitliche Disklusion (Abb. 17.2a). Eine flache kondyläre Führung verringert den Zwischenraum (Abb. 17.2b). Daher ist eine steile kondyläre Führung für die Anwendung von Keramik geeignet, während die flache kondyläre Führung die Verwendung von Gold erfordert.

(ii) Eine körperhafte Seitverschiebung verringert die kondyläre Führung und verengt den Zwischenraum.

Frontzahnführung

Die Frontzahnführung zeitigt einen unmittelbaren Effekt und einen Langzeiteffekt:

(i) Der unmittelbare Effekt
Eine steile Frontzahnführung bedeutet mehr Platz für die seitliche Disklusion (Abb. 16.1a). Eine flache Frontzahnführung beinhaltet weniger Zwischenraum für die seitliche Disklusion (Abb. 16.1b). Daher gestattet die steile Frontzahnführung die Verwendung von Keramik, während die flache Frontzahnführung die Notwendigkeit für Goldkauflächen gebietet.

(ii) Der Langzeiteffekt
Eine Frontzahnführung, die kaum eine seitliche Disklusion zuläßt und infolgedessen durch Abnutzung flacher wird, bedingt zunehmend weniger seitlichen Disklusionsraum, ein Umstand, der zur Einwirkung horizontaler Kräfte auf die Restaurationen führt und mechanische Defekte zur Folge hat. Daher wird eine wenig ausgeprägte seitliche Disklusion in Verbindung mit Abnutzung der Frontzähne den Einsatz okklusaler Goldkauflächen erfordern.

Abb. 17.2 Faktoren, die den Zwischenraum zwischen den Okklusalflächen der Präparationen beeinflussen (zur Frontzahnführung s. Abb. 16.1a).

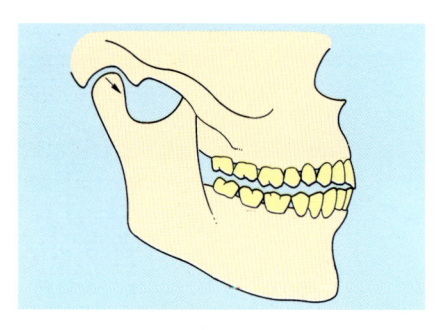

Abb. 17.2a Steile kondyläre Führung = Zwischenraum vorhanden.

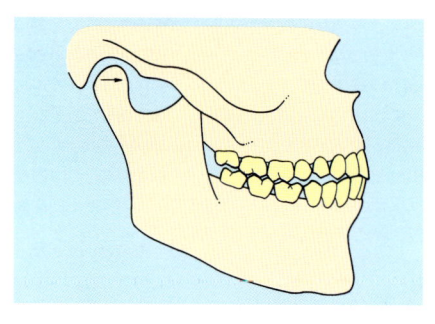

Abb. 17.2b Flache kondyläre Führung = verminderter Zwischenraum.

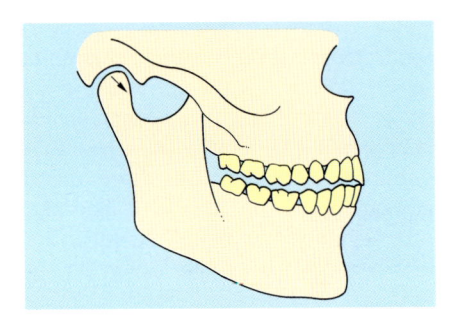

Abb. 17.2c Flache Spee'sche Kurve (anteroposteriore Kurvatur) = Zwischenraum vorhanden.

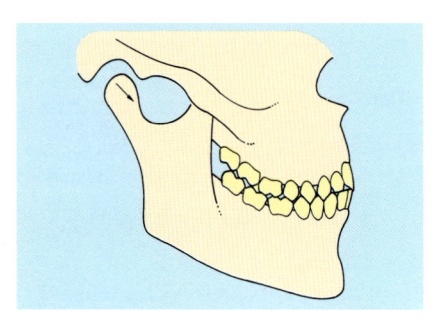

Abb. 17.2d Steile Spee'sche Kurve = verminderter Zwischenraum, trotz steiler kondylärer Führung.

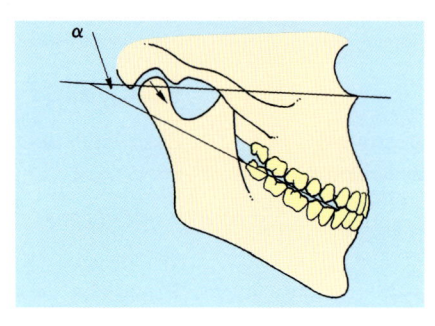

Abb. 17.2e Steile Winkelung zwischen Okklusionsebene und Achsen-Orbitalebene = verminderter Zwischenraum.

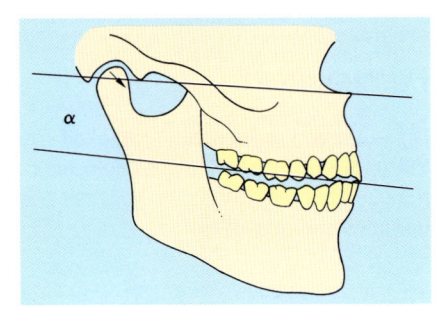

Abb. 17.2f Flache Winkelung zwischen Okklusionsebene und Achsen-Orbitalebene = Zwischenraum vorhanden.

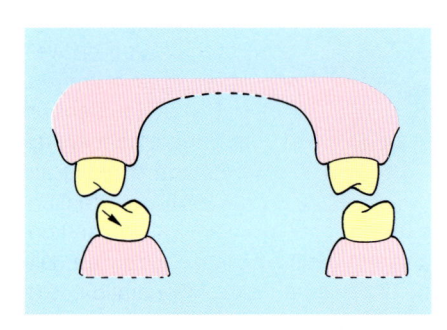

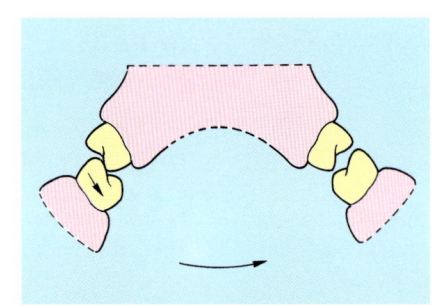

Abb. 17.2g Flache Wilson'sche Kurve (mediolaterale Kurvatur) = Zwischenraum vorhanden.

Abb. 17.2h Steile Wilson'sche Kurve = verminderter Zwischenraum.

Spee'sche Kurve (anteroposteriore Kurve)

Die Spee'sche Kurve ist die anteroposteriore Kurve, welche die bukkalen Höckerspitzen der oberen Zähne tangiert. Sie kann flach (Abb. 17.2c) oder steil (Abb. 17.2d) ausgebildet sein. Exzentrische Bewegungen des Unterkiefers führen bei einer eher steilen Spee'schen Kurve aller Wahrscheinlichkeit nach zu Kollisionen der Seitenzähne. Eine steile Spee'sche Kurve ist daher die Indikation für okklusale Goldkauflächen, während eine flache Spee'sche Kurve die Verwendung von Keramik zuläßt.

Winkelung zwischen Okklusionsebene und Achsen-Orbitalebene

Sie kennzeichnet den Winkel, der in der Sagittalebene sich zwischen der Okklusionsebene und der Gelenkachsen-Orbitalebene ergibt. Die Okklusionsebene kennzeichnet sich durch eine Linie, welche die Spitze des oberen Eckzahns mit der mesiobukkalen Höckerspitze des oberen zweiten Molaren verbindet (vorausgesetzt, daß keine größeren Zahnfehlstellungen vorliegen). Der Winkel kann steil oder flach ausgebildet sein (Abb. 17.2e-f). Eine steil gewinkelte Okklusionsebene bedingt einen verminderten Zwischenraum für die Seitenzahndisklusion, während eine flach gewinkelte

Mechanische Integrität

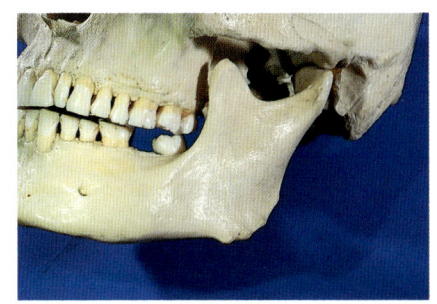

Abb. 17.2i Bestehender Balanceseitenkontakt. Dessen Beseitigung erzeugt einen horizontaleren Bewegungspfad und Platzmangel zwischen der Präparation und dem gegenüberstehenden Zahn, siehe Abb. 10.2k-m.

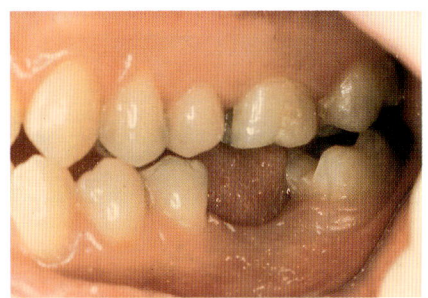

Abb. 17.2j Zahn 37 mit ausreichend Zwischenraum in Arbeitsseitenexkursion für okklusale Keramikoberfläche präpariert.

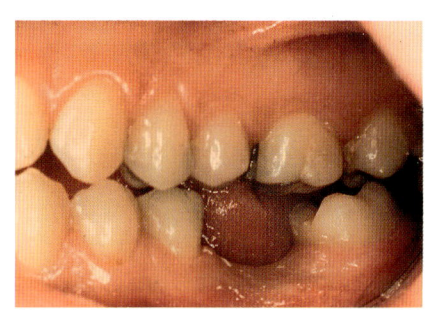

Abb. 17.2k Balanceseitenexkursion – die Präparation kollidiert mit dem gegenüberstehenden Zahn – unzureichender Zwischenraum.

Abb. 17.2l Lange klinische Krone bei 36 – diese kann gekürzt werden, um ausreichend Platz für die Keramik zu schaffen.

Abb. 17.2m Kurze klinische Kronen – Unterkieferzähne. Die Opakerschicht und das darunterliegende Metall waren auf der okklusalen Fläche des Zahnes 36 freigelegt. Diese Zähne können für Keramikkauflächen nicht ausreichend abgetragen werden, wenn man die klinischen Kronen nicht chirurgisch verlängert, oder die Gegenzähne kürzt. Die okklusale Abtragung von 1,5 mm Zahnsubstanz würde die Festigkeitsform und Retentionsform des verbleibenden Zahnstumpfes erheblich beeinträchtigen.

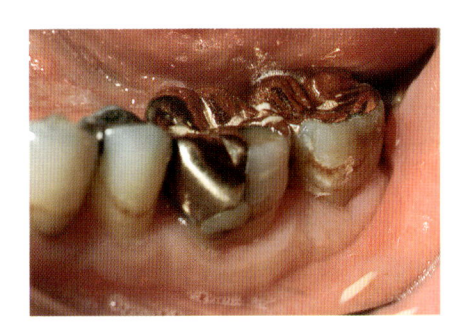

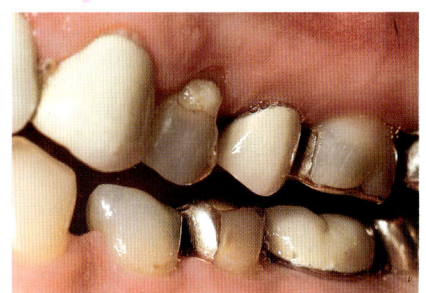

Okklusionsebene mehr Platz gewährt. Daher indiziert ein steiler Okklusionsebenenwinkel die Verwendung von Gold, während eine flache Winkelung der Okklusionsebene die Verwendung von Keramik begünstigt.

Wilson'sche Kurve (mediolaterale Kurve)

Sie repräsentiert die Kurve in der Frontalebene, die sich aus der Bukkalneigung der oberen Seitenzähne ergibt und wird ausgeformt durch Extension der Bukkalneigung der palatinalen Höcker der oberen Zähne (Abb. 17.2g). Diese Kurve kann flach (Abb. 17.2g) oder steil (Abb. 17.2h) verlaufen. Eine steile Kurve schränkt den Disklusionszwischenraum ein und indiziert daher die Verwendung von Gold, während eine flache Kurvatur einen größeren Disklusionszwischenraum vorgibt und damit für den Einsatz von Keramik geeigneter ist.

Balanceseitenkontakte

Im Verlauf der Lateralexkursion kann die Unterkieferbewegung im Gegensatz zum Kondylus in der Gelenkgrube durch einen Balanceseitenkontakt geführt werden. Die Beseitigung des Balanceseitenkontaktes könnte eine horizontalere Bewegung des Unterkiefers zur Folge haben, weil die Führung nunmehr von Kondylus, Meniskus und Gelenkgrubenanordnung bestimmt wird (Abb. 10.2k-m und 17.2i). Bei fehlender Frontzahnführung auf der gegenüberliegenden Seite des Mundes kann es jedoch unmöglich werden, die Balanceseitenkontakte genügend abzutragen, damit eine Disklusion zustande kommt. Das Vorhandensein von Balanceseitenkontakten, die nicht eliminiert, oder ausreichend beschliffen werden können, indiziert daher okklusale Goldkauflächen, während in Fällen von Balanceseitenkontakten, die, um Platz zu gewinnen, abgetragen werden können, die Möglichkeit besteht, Keramik zu verarbeiten. Die Abbildungen 17.2j-k zeigen eine untere Präparation. Obgleich genügend Zahnsubstanz für die interkuspidale Unterbringung von Keramik abgetragen wurde, ergibt sich während der Balanceseitenbewegung, daß der distobukkale Höcker mit dem gegenüberliegenden palatinalen Höcker kollidiert und zu einem Schleifkontakt führt. Hier besteht eine unzureichende Frontzahnführung auf der gegenüberliegenden Seite, um eine Disklusion eintreten zu lassen.

Kronenhöhe

Kurze klinische Kronen limitieren das Ausmaß der Abtragung okklusaler Hartsubstanz und begrenzen damit den Zahnzwischenraum. Eine kurze klinische Krone (Abb. 17.2m) indiziert die Verwendung von Gold, währenddessen eine lange klinische Krone (Abb. 17.2l) die Verwendung von Keramik zuläßt.

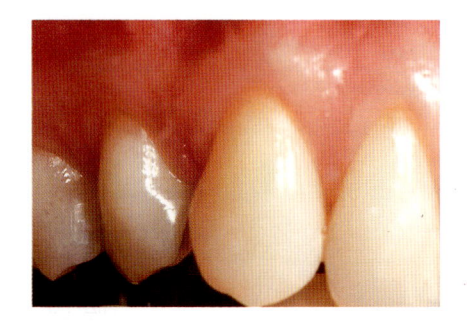

Abb. 17.3a Dreiviertel-Goldkrone auf 14 aufzementiert. Wenn die bukkale Oberfläche eines Zahnes intakt ist (14), kann die sorgfältige Gestaltung des Randabschlusses eine sehr ästhetische Goldrestauration zum Ergebnis haben. Nicht alle ästhetischen Restaurationen erfordern die Verwendung von Keramik. Wichtig ist, daß die Präparationskante parallel zur Goldkante verläuft und diese Goldkante mattiert wird.

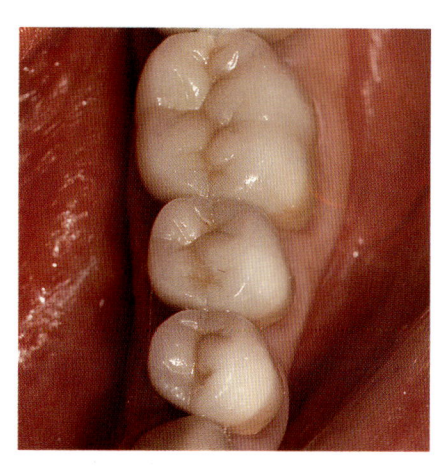

Abb. 17.3b Bei Unterkieferrestaurationen sind die okklusalen und die mesiobukkalen Oberflächen von besonderer Relevanz für die Ästhetik.

Mandibulo/maxilläre Stabilität

Liegt eine flache Frontzahnführung vor, kann sich eine frontale Gleitbewegung aus der CRCP entwickeln und dazu führen, daß Schleifkontakte und daraus resultierende horizontale Kräfte auf die Randleisten der Restaurationen einwirken, weil die Frontzahnführung die Seitenzähne nicht diskludiert. Zum Beispiel würde der palatinale Höcker des Zahnes 25, der in die distale Fossa des 35 eingreift, mit dem nach mesial weisenden Abhang des distalen Randwulstes des 35 in Kontakt treten, wenn der Unterkiefer nach vorn gleitet. Eine Fraktur tritt ein, wenn letzterer aus Keramik besteht. Keramische Okklusalflächen sind daher besser bei Patienten mit einem großen vertikal : horizontal-Verhältnis zwischen CRCP und IP einzurichten, als bei Patienten mit einem großen horizontal : vertikal-Verhältnis, zumal die erstere Konstellation nach einem Bißausgleich stabiler ist, siehe Kapitel 11.

Verschleiß

Die Prognose für okklusale Keramikrestaurationen ist bei einer verschleißanfälligen Bezahnung ungünstig, besonders wenn der Patient mit den Zähnen knirscht und eine unzureichende Seitenzahndisklusion vorliegt.

Altbewährtes

Wenn eine vollständige Neurestauration erforderlich wird, ist es vernünftiger, einen erprobten und getesteten Werkstoff zu verwenden, als Risiken mit neueren Materialien einzugehen.

Ästhetik

Eine ästhetische Restauration bedeutet nicht, daß man unbedingt einen metallkeramischen Zahnersatz auswählt. Vor der Entscheidung ist eine sorgfältige, systematische Untersuchung erforderlich. Es muß nicht immer Keramik eingesetzt werden, um ein ästhetisches Erscheinungsbild zu erreichen, obgleich die Keramik in vielen Fällen das Material der Wahl ist.

Obere Seitenzähne

Bereiche von ästhetischer Relevanz sind die mesiobukkalen und die mesiopalatinalen Zahnflächen.

- **Mesiobukkal.** Wenn die bukkale Oberfläche des Zahnes intakt ist, kann eine sorgfältige Verlegung des Abschlußrandes die Verwendung von Gold auf der Okklusalfläche zulassen und trotzdem der Ästhetik gerecht werden (Abb. 17.3a). Wichtig ist, daß der bukkale Präparationsrand parallel zur okklusalen Abschlußkante der Restauration steht und daß man das Gold mattiert. Auf diese Weise verschwindet das Metall im Mundschatten.
- **Mesiopalatinal.** Bei Vorhandensein eines tiefen Überbisses und langer Zähne, tritt der mesiopalatinale Bereich der oberen Zähne oftmals gar nicht in Erscheinung, so daß dieser Teil einer Goldrestauration außer Sicht ist.

Untere Zähne

Bereiche ästhetischer Auffälligkeit sind die okklusalen Oberflächen und die mesiobukkalen Zahnanteile (Abb. 17.3b). Offenbar sind die okklusalen Oberflächen der unteren Zähne von besobnderer Bedeutung und wenn es die Ästhetik erfordert, muß Keramik zum Einsatz gebracht werden.

Kurzfristige Kontrollmöglichkeiten

Folgende Faktoren sind zu beachten:

- Gibt es Techniken, um Kontrollen durchzuführen?
- Mühelose Feststellung von Kontakten
- Ausbesserungsmöglichkeit – aufbauen und abtragen
- Vereinfachung und Kosten

Sind Techniken verfügbar?

Der Einsatz der Aufwachstechnik ermöglicht, vor dem Goldguß okklusale Oberflächen exakt aufzubauen. Takahashi et al. 1983[19] berichteten jedoch, daß unter Verwendung einer phosphatgebundenen Einbettmasse eine Zunahme der okklusalen Höhe des Gold-Gußobjektes um etwa 30 µm gegenüber der Wachsmodellierung stattfand und bei einer gipsgebundenen Einbettmasse eine Abnahme von etwa 50 µm. Bennetts et Hobo 1980[20] und Hobo 1982[21] teilten mit, daß die Veränderung der Höhe einer polierten Keramik-Höckerspitze im Anschluß an den Glasurbrand etwa 40 µm ausmacht. Wenn man daher einen Keramik-Zahnbogen vor der Ausarbeitung des gegenüberliegenden Zahnbogens fertigstellt, kann die Genauigkeit okklusaler Keramikoberflächen derjenigen okklusaler Goldkauflächen sehr nahe kommen. Unter Verwendung eines Vorwallsystems zum Aufbau der Keramik kann man die originalen Aufwachsmuster formgetreu kopieren (Abb. 13.1 und Anhang) und damit sehr genaue okklusale Keramikkauflächen herstellen. Somit gibt es Techniken, die der Fertigung genauer okklusaler Oberflächen sowohl für Keramik als auch für Gold dienen, wobei die Arbeitsgänge für Keramik aufwendiger zu Buche schlagen.

Abfolge der Einzelmaßnahmen für Keramik (Kapitel 13):

1) Stabilisieren der Kieferbeziehungen;
2) Bestimmung der Frontzahnführung;
3) Montage der Modelle für provisorische Restaurationen und Herstellung eines Frontzahnführungstellers;
4) Aufwachsen der oberen und unteren Zähne mit voller Konturierung in Anlehnung an die Frontzahnführung;
5) Herstellung der Vorwälle über die unteren Wachsmodellierungen und die oberen Frontzähne;
6) Prägen der unteren Keramik und der oberen Frontzähne mit Hilfe der Vorwälle;
7) Einprobe der unteren Keramikarbeit und der oberen Frontzahnkronen(Abb. 13.5b);
8) Ausarbeitung der Frontzahnführung und gegebenfalls ästhetische Korrekturen an den unteren Zähnen;
9) Politur, Einfärbungen und Glasurbrand;
10) Zurücksetzen in den Artikulator;
11) Ausarbeitung der oberen Wachsmodellierungen (Abb. 13.5c).
12) Herstellung eines Vorwalls über die oberen Wachsmodellierungen;
13) Ausstanzen der oberen Keramik;
14) Durchführung notwendiger kleiner Änderungen, um die okklusalen Kontakte herzustellen;
15) Einprobe aller Restaurationen im Munde;
16) Ausarbeitung der oberen Keramik;
17) Farbkorrekturen und Glasurbrand;
18) Wiederholung der Einprobe;
19) Einzementieren (Abb. 13.5d).

Die Einzelheiten der verschiedenen Stadien werden im zahntechnischen Anhang beschrieben.

Im Falle von Keramikinlays bzw. Onlays ist es schwierig, exakte, okklusale Kontakte herzustellen, obgleich Vorwallsysteme sich als hilfreich erweisen. Vor dem Zementieren ist es unmöglich, die Okklusion genau zu überprüfen, so daß die Keramik nach dem Einschleifen im Munde poliert werden muß. Die Genauigkeit der Paßform ist unterschiedlich und bei Mängeln neigt die Zementschicht zur Auflösung. Ist eine Probezementierung erforderlich, sollten die Restaurationen durch Fitchecker (G.C. Dental Corp.) abgestützt werden.

Für Kompositinlays gibt es keine genauen Arbeitsverfahren, um exakte okklusale Kontakte herzustellen, und die Einzementierung ist technisch sehr heikel.

Mühelose Feststellung von Kontakten

Auf feuchter, glasierter Keramik[22] ist die Markierung okklusaler Kontakte sehr schwierig, jedoch viel einfacher auf sandgestrahlten Goldrestaurationen. Daher ist die Verwendung von Gold angezeigt, wenn eine Darstellung der Kontakte besonders wichtig ist, zumindest am Ende des Zahnbogens.

Ausbesserungsmöglichkeit

Gold wie Keramik können durch Abtragen okklusalen Materials eingeschliffen werden, jedoch nur die Keramik läßt vor dem Einzementieren und vor der postkeramischen Lötung Anfügungen zu.

Vereinfachung und Kosten

Exakte Goldrestaurationen sind leichter herzustellen als Keramikrestaurationen und daher entsprechend billiger.

Langfristige Kontrollmöglichkeiten okklusaler Kontakte

Fünf Faktoren erfordern Aufmerksamkeit:

- Stabilität;
- Erkennen okklusaler Veränderungen;
- Verschleiß
- Einschleifmöglichkeit
- Altbewährtes

Stabilität

Es existieren keine Untersuchungen über die Langzeitstabilität okklusaler Kontakte sowohl für Keramik wie für Gold. Möglich ist, daß Keramiken mit niedrigerer Brenntemperatur, die imstande sind, während des Brennvorgangs Metallverformungen zu verringern, im Munde schwinden.[23]

Erkennen okklusaler Veränderungen

Gold weist Schlifffacetten auf, Keramik zeigt gewöhnlich Frakturen. Eine Veränderung in der Okklusion kann auf die Notwendigkeit für eine okklusale Schiene, oder für einen okklusalen Bißausgleich hindeuten. Wenn es jedoch keine Methode zum Erkennen einer solchen Veränderung gibt, können Fehlschläge eintreten, noch bevor Korrekturen vorgenommen werden. Daher sind Fälle von Bruxismus eine Indikation zur Eingliederung einer Goldrestauration, zumindest am hinteren Ende des Zahnbogens, um eventuelle Veränderungen feststellen zu können.

Verschleiß

Wie schon zuvor erörtert, besteht in der Einwirkung auf die Gegenzähne wenig Unterschied zwischen glasierter Keramik und Gold, aber jede unpolierte Keramikrestauration erzeugt auf der gegenüberliegenden Zahnoberfläche beschleunigten Verschleiß.

Einschleifmöglichkeit

Es ist leichter, Gold einzuschleifen und zu polieren, als Keramik.

Altbewährtes

Die Bewährung eines Materials aus der Vergangenheit ist sehr wichtig. Es kann keinen Zweifel geben, daß eine gut hergestellte, sorgfältig zementierte, gegossene Goldrestauration eine großes Vermächtnis an Verläßlichkeit aufzuweisen hat. Die Metallkeramik-Restauration besitzt etwa eine 20jährige Lebensdauer und ist bei mißbräuchlicher Anwendung anfälliger als eine vollständige Goldrestauration. Sie ist mit größter Wahrscheinlichkeit zu stark gewölbt, infolge Gußfehlern und Verformungen durch den Keramikbrand schlecht sitzend und pulpenschädlich, weil der Zahn stärker beschliffen werden muß. Kompositrestaurationen mit oder ohne Metallarmierung sind klinisch relativ wenig getestet. Verhältnismäßig unerprobt sind ebenso kompositgeklebte Keramikinlays/Onlays. Diese Tatsachen müssen bedacht werden, wenn man Anordnungen für die Neueingliederung bereits einmal gescheiterter Restaurationen trifft. Inwieweit Kompromisse in jedem besonderen Fall eingegangen werden können und sollten, muß stets hinterfragt werden.

Schlußfolgerung

Aus den Unterlagen geht hervor, daß die Entscheidung, welches Material zu verwenden ist, nicht eindeutig getroffen werden kann. Nur unzureichende Forschungsunterlagen stehen zur Verfügung, um alle auftretenden diagnostischen Gesichtspunkte abzuklären. Der Klinker muß jedoch eine sorgfältige Beurteilung vornehmen und seine Entscheidung nach gegenwärtigen Erkenntnissen treffen. Auf Grund des aktuellen Wissensstandes, können die Indikationen für die verschiedenen Materialien wie folgt zusammengefaßt werden:

Indikationen für okklusale Goldoberflächen

- Keine ästhetischen Bedenken;
- flache Frontzahnführung;
- bestimmende kondyläre Faktoren, die eine Disklusion nicht zustandekommen lassen;
- kurze klinische Kronen – große Pulpen;
- Bruxismus;
- unerfahrener Techniker, der exakte okklusale Kontakte in Keramik kaum zustandebringt.

Indikationen für okklusale Keramikoberflächen

Unter folgenden Umständen kann Keramik in Betracht gezogen werden:

- ästhetische Einwände;
- steile Frontzahnführung;
- bestimmende kondyläre Faktoren, die eine Disklusion herbeiführen;
- lange klinische Kronen;
- vielflächige Zähne;
- keine Neigung zu Bruxismus;
- der Techniker ist erfahren in der Herstellung exakter okklusaler Kontakte in Keramik.

Die oben genannten Kriterien treffen für jedes Material zu, das für eine Restaurierung in Betracht gezogen wird.

Materialwahl – Gold oder Keramik – für Frontzahnrestaurationen

Es gelten dieselben Kriterien wie für Seitenzahnrestaurationen.

Gesundheitszustand des koronalen Hartgewebes

(i) am präparierten Zahn
Ein Pinledge, Dreiviertelkrone oder säuregeätzte Verblendschale wirken sich für die natürliche Zahnkrone weniger destruktiv, als eine Keramikkrone aus (Abb. 17.4).

(ii) am Gegenzahn
Aufgrund der wenigen verfügbaren Erkenntnisse scheint, daß an gegenüberliegenden Schmelzflächen in den Auswirkungen wenig, wenn überhaupt, Unterschiede zwischen Gold oder glasierter Keramik bestehen. Gewisse Meinungsverschiedenheiten erheben sich hinsichtlich des Effektes

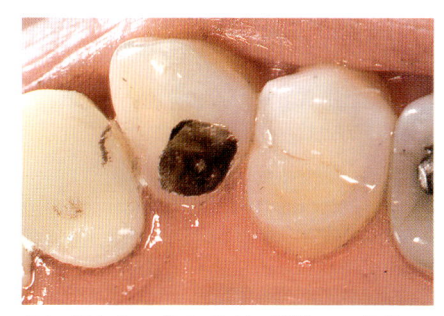

Abb. 17.4 Angeätzte Goldgußfüllung mit Panavia einzementiert, um die Eckzahnführung zwischen oberem und unterem Eckzahn wiederherzustellen. Zwei auf den Schmelzbereich beschränkte 1 mm Stifte trugen beim Einzementieren zur Orientierung bei.

polierter Keramik. Nach meiner Erfahrung verursacht unglasierte oder unpolierte Keramik sicherlich einen größeren Verschleiß, als hochglasierte Keramik oder Gold, wenn am Gegenzahn Dentin freiliegt (wie es an unteren Eck- und Schneidezähnen häufig vorkommt). Vernünftigerweise wird man bei vorhandenen Keramikrestaurationen, den Gegenzahnbereich bei Eingliederung neuer Restaurationen ebenfalls in Keramik ausführen.

Die Pulpa

Präparationen für Pinledges oder Dreiviertelkronen gefährden möglicherweise durch die erforderlichen Stiftverankerungen bzw. Hohlkehlen die Pulpa. Mit der gebotenen Vorsicht kann man sie jedoch relativ atraumatisch anlegen. Die Präparation für eine Keramikkrone ist für die Pulpa eines intakten Zahnes ein traumatischer Eingriff. Da aber die zur Diskussion stehenden Fälle mißratene Restaurationen darstellen, ist es sehr wahrscheinlich, daß die Zähnen nur nachpräpariert werden. Unter diesen Umständen sollten der Pulpa kaum weitere Schäden entstehen, vorausgesetzt man führt eine vorsichtige Präparation unter genügend Wasserkühlung durch.

Zahnfleisch

Keine Restauration beeinträchtigt das Zahnfleisch, soweit die Abschlußränder supragingival angelegt werden, aber wahrscheinlich werden Keramikrestaurationen stärker gewölbt ausgebildet.

Parodontalgewebe

Es gibt keine Untersuchungen, daß vom parodontalen Standpunkt ein Material vor einem anderen zu bevorzugen wäre. Die Auswirkungen auf das Zahnfleisch sind jedoch, wie oben ausgeführt, zu berücksichtigen.

Neuromuskulatur

Hinsichtlich der Funktion gibt es keine Anhaltspunkte, einem Material vor einem anderen den Vorzug zu geben.

Mechanische Unversehrtheit

Retention

Es ist weitaus schwieriger eine retentive Präparation für ein Pinledge oder eine Dreiviertelkrone vorzunehmen, als für eine keramische Restauration, besonders, wenn der Zahn bereits restauriert wurde. Bei ausreichend gesundem Schmelz können möglicherweise, ohne den ganzen Zahn zu präparieren, säuregeätzte, kunstharzverhaftete Goldgußobjekte oder Keramik-Verblenschalen vorgesehen werden (Abb. 17.4). Der Langzeitnutzen derartiger Restaurationen wurde bislang nicht untersucht.

Festigkeit

Wenn der Zahn bereits restauriert wurde, ist es im Hinblick auf die Retention mühevoller, für Gold eine gute Festigkeitsform als für Keramik herzustellen.

Frakturen

Schäden treten treten mit größerer Wahrscheinlichkeit an der Keramik auf. Es wurde nachgewiesen, daß metallkeramische Gußlegierungen und Keramik sich in unterschiedlichem Ausmaß abnutzen.[4] Daher erscheint es vernünftig, kontaktierende Oberflächen gänzlich in Keramik herzustellen, anstatt einen Übergang von Metall zu Keramik einzurichten. Ein derartiger Übergang führt an Frontzahnkronen wegen unterschiedlicher Abnutzung zur Stufenbildung, da vorauszusehen ist, daß die palatinale Fläche innerhalb der 2 mm interkuspidalen Kontaktes den Bereich darstellt, der am meisten Schleifkontakten ausgesetzt ist, die in diesem Gebiet zu einem stärkeren Materialverschleiß führen, als weiter entfernt davon. Wenn sich zwischen Keramik und Metall eine Stufe herausbildet, könnte dies zur Fraktur ungestützter Keramik-Schneidekanten führen. Außerdem ist der Umkleidungseffekt über die Metallkappe für die mechanische Unversehrtheit wichtig.[23-24] Bei einer metallkeramischen Frontzahnrestauration ist es daher sinnvoll, die Keramik über die palatinale Fläche auszudehnen (unter Beibehaltung der Zahnführung), um auf diese Weise die mechanische Verschlüsselung zwischen Keramik und Metallkappe zu verstärken.

Wenn keine verlöteten Einheiten erforderlich sind, kann man für Frontzahnrestaurationen hochfeste Vollkeramikkronen (In-Ceram – Vita Zahnfabrik) einsetzen, somit das Metall gänzlich ausschließen und die Ästhetik verbessern.

Verschleiß

Langfristige Verschleißerscheinungen dieser Materialien wurden bislang nicht untersucht.

Ästhetik

Wenn die labiale Oberfläche des Zahnes intakt ist, können Goldrestaurationen sehr gute ästhetische Ergebnisse erzielen, vorausgesetzt, sie werden im wesentlichen auf die palatinale Fläche beschränkt und labial nicht in die Kontaktbereiche einbezogen (Abb. 17.3a). Wichtig ist, daß die Schneidekante des Goldes parallel zur Schneidekante der Präparation verläuft und mattiert ist, so daß sie im Mundschatten verschwindet. In den hier zur Dikussion stehenden Fällen wurden die Frontzähne meistens bereits restauriert, so daß voraussichtlich Keramikrestaurationen wünschenswert waren, um ästhetischen Erfordernissen zu entsprechen.

Überprüfung okklusaler Kontakte

Kontrollmöglichkeiten

Mit Vorwallsystemen können sowohl bei Gold als auch bei Keramik sehr genaue palatinale Konturen hergestellt werden. Weitere Einzelheiten, siehe Anhang.

Einschleifmöglichkeit

Beide Materialien können durch okklusales Einschleifen angepaßt werden, aber nur an der Keramik kann man Ergänzungen vornehmen.

Feststellung von Kontakten

An Goldrestaurationen sind Führungskontakte leicht festzustellen. Dies gilt auch für Frontzahn-Keramik, da sie im Zustand des Rohbrands zur Einprobe kommt (Abb. 16.1d). Anschließend erfolgt die Hochglanzpolitur vor einem matten Glasurbrand.

Stabilität okklusaler Kontakte

Es gibt keine Untersuchungen, die nachweisen, welches Material stabiler als das andere ist. Keramik ist jedoch offensichtlich für mechanische Pannen anfälliger als Gold.

Zusammenfassung

Indikationen zur Verwendung von Gold an den Palatinalflächen von Frontzähnen

- keine ästhetischen Vorbehalte;
- kleinstmögliche Restauration;
- gegenüberliegende Gold oder Dentinoberflächen;
- Bruxismus;
- Fähigkeit des Zahnarztes, Präparationen für Pinledge- oder Frontzahn-Dreiviertelkronen durchzuführen;
- Möglichkeit der Unterbringung kunstharzgeklebter, palatinaler Gußeinlagefüllungen.

Indikationen zur Verwendung von Keramik an den Palatinalflächen von Frontzähnen

- ästhetische Erfordernisse;
- umfangreich restaurierte Zähne;
- gegenüberliegende Schmelz- oder Keramikoberflächen;
- keine Veranlagung zu Bruxismus;
- der Zahnarzt ist nicht imstande, Präparationen für Pinledge- oder Frontzahn-Dreiviertelkronen durchzuführen;
- Möglichkeit zur Unterbringung kunstharzgeklebter Keramikeinlagen.

Literaturhinweise

1. Monasky G E, Taylor D F. Studies on the wear of porcelain, enamel and gold. J Prosthet Dent 1971; 25: 299-310.
2. Locke J C. Method of testing the wear properties of porcelain and human tooth enamel. MSD thesis. Indiana University 1976.
3. Land M F. Wear testing of human tooth versus different types of dental porcelain of varying surface finish. MSD thesis. Indiana University 1978.
4. Fisher R M, Moore B K, Swartz M L, Dykema R W. The effects of enamel wear on the metal porcelain interface. J Prosthet Dent 1983; 50: 627-630.
5. Klausner L H, Cartwright C D, Chabeneau G T. Polished versus autoglazed porcelain surfaces. J Prosthet Dent 1982; 47: 157-162.
6. Ekfeldt A, Oilio G. Wear of prosthodontic materials – an in vivo study. J Oral Rehabil 1990; 17: 117-129.
7. Palmer D S, Barco M T, Pelleu G B, McKinney J E. Wear of human enamel against a commercial castable ceramic restorative material. J Prosthet Dent 1991; 65: 192-195.
8. Langland K, Langland L. Pulp reactions to cavity and crown preparations. Austral Dent J 1970; 15: 261-276.
9. Langland K. Biologic considerations in operative dentistry. Dent Clin N Amer 1967; 11: 125.
10. Collett H A. Protection of the dental pulp in construction of fixed partial denture prostheses. J Prosthet Dent 1974; 31: 637-641.
11. Stanley H R, Conti A J, Graham C. Conservation of human teeth by controlling cavity depth. Oral Surg 1975; 39: 151-156.
12. Shillingburg H, Grace C. Thickness of enamel and dentin. J South Calif Dent Assoc 1973; 41: 33-52.

13. Doyle M G, Goodacre C J, Munoz C A, Andres C J. The effect of tooth preparation design on the breaking strength of Dicor crowns. Part III. Int J Prosthodont 1990; 3: 327-341.

14. Freilich M A, Niekrash C E, Katz R V, Simonsen R J. Periodontal effects of fixed partial denture retainer margins: configuration and location. J Prosthet Dent 1992; 67: 184-190.

15. Parel D S, Sullivan D. Esthetics and Osseointegration. O.S.I. Publications, San Antonio, Texas 1990.

16. Davis D, Rimrott R, Zarb G A. Studies on frameworks for osseointegrated prostheses: Part II. The effect of adding acrylic resin or porcelain to form the occlusal superstructure. Int J Oral Maxillfac Implants 1988; 3: 275-280.

17. Jones D W. The strength and strengthening mechanisms of dental ceramics in Dental Ceramics – Proceedings of the First International Symposium of Ceramics. Ed. by McLean J W. Quintessence Publishing Co., Chicago 1983; pp 83-141.

18. Barzillary I, Myers M, Cooper L, Glazer G. Mechanical and chemical retention of laboratory cured composite to metal surfaces. J Prosthet Dent 1988; 59: 131-136.

19. Takahashi J, Okazarki M, Kimura H, Hiraiwa K, Iwakawa Y, Mori S. The accuracy of occlusal cusp height in cast crowns. J Prosthet Dent 1983; 50: 392-397.

20. Bennetts M P. The influence of autogenous glazing upon the occlusal accuracy of full porcelain veneer restorations. MSc thesis. University of London 1980.

21. Hobo S. Distortion of occlusal porcelain during glazing. J Prosthet Dent 1982; 47: 154-160.

22. Kelleher M G, Setchel D. Investigation of marking materials used in occlusal adjustment. Brit Dent J 1984; 156: 96-102.

23. McLean J W. The future of dental porcelain in Dental Ceramics, Proceedings of the First International Symposium on Ceramics. Ed. by McLean J W. Quintessence Publishing Co., Chicago 1983: p 18.

24. Craig R C, El-Ebrashi M K, Peyton F A. Experimental stress analysis of dental restorations. Part II. Two dimensional photoelastic stress analysis of crowns. J Prosthet Dent 1967; 17: 292-345.

Kapitel 18

TELESKOPEINHEITEN UND VORTEILE SOWIE NACHTEILE FESTSITZEND/FESTSITZENDER UND FESTSITZEND/BEWEGLICHER BRÜCKENKONSTRUKTIONEN

Teleskopeinheiten

Teleskopeinheiten sind auf natürliche Zähne aufzementierte Einzelkappen mit getrennten, gegossenen Überteleskopen, welche Teil der darübersitzenden Brückenkonstruktion sind (Abb. 18.1a-c). Man verwendet sie bei provisorischen wie auch bei definitiven Restaurationen (Herstellung, s. Anhang).

Provisorische Restaurationen

(Einzelheiten hierzu s. Kapitel 8)

- Bei kariesanfälligen Patienten schützen Teleskopkappen den darunter befindlichen Zahnstumpf. Die Kappen werden mit Zinkphosphat-, Glasionomer- oder verstärktem Zinkoxid-Eugenolzement aufzementiert. Die Überteleskope werden mit einer Mischung von einem Teil Vaseline aus einer 2 ml Einmalspritze mit zwei Teilen Tempbond + Katalysator einzementiert.
- Die Zähne werden parallel zueinander ausgerichtet, wobei die Unterkappen eventuelle Unterschnitte ausgleichen können und damit die Herstellung einer provisorischen Brücke in einem Stück ermöglichen, im Gegensatz zu kleineren, weniger geeigneten und oft schlechter haftenden Sektionen.
- Sorgen Sie für abgeschlossene Wurzelbehandlungen. Die Zementierung der Unterkappe erfolgt mit verstärktem Zinkoxid-Eugenolzement, um eine wirksame Versiegelung gegen Leckagen zu erreichen.
- Verbessern Sie die Retention provisorischer Restaurationen. Ist der verbliebene Zahnstumpf sehr kurz, kann eine Unterkappe, die man länger und paralleler als den darunter befindlichen Stumpf gestaltet, die Festigkeit und die Verankerung der darübergesetzten provisorischen Restauration verbessern. Die Unterkappe muß mit einem haftfähigeren Zement als dem, der für die provisorischen Restaurationen verwendet wird, einzementiert werden; diese müssen leicht abnehmbar sein. Benutzt man für den kurzen Zahnstumpf selbst einen temporären Zement, ist das möglicherweise der Grund für eine unbrauchbare, provisorische Brücke, die sich ständig ablöst.

Definitive Restaurationen

Teleskopeinheiten sollten für folgende Fälle in Betracht gezogen werden:

- unterschiedliche Beweglichkeit von Pfeilerzähnen;
- weitspannige Freiendbrücken;
- gerinfügige Zahnfehlstellungen;
- Planung für künftige Änderungen;
- Verbindung natürlicher Zähne und osseointegrierte Fixturen.

Unterschiedliche Beweglichkeit von Pfeilerzähnen

Die Verwendung starrer Verbindungen zwischen mehreren Komponenten weitspanniger Brücken führt dazu, daß bei unterschiedlichen Lockerungsgraden der Pfeilerzähne die lockersten Zähne im Zuge des Einzementierens des Gußobjektes hydrostatisch niedergedrückt werden.[1] Dies geschieht vornehmlich, wenn zwei endständige Pfeiler unbeweglich fest sind, aber ein dazwischenliegender Pfeiler gelockert ist. Das Gußobjekt wird den endständigen Pfeilern aufsitzen, der dazwischenliegende Pfeiler wird jedoch im Zahnfach niedergedrückt.[1] Einzelnes Einzementieren von Unterkappen bietet die Gewähr, daß an jeder Kappe die optimale marginale Unversehrtheit bewahrt bleibt. Das Einzementieren der Überkonstruktion kann zu marginalen Diskrepanzen zwischen Superstruktur und Unterkappen führen, die jedoch keine Konsquenzen haben (Abb.18.1d).

Weitspannige Freiendbrücken

Werden weitspannige Freiendbrücken auf unbeweglich feste Pfeilerzähne gesetzt, können Spannungen auftreten, die mechanische Defekte zur Folge haben, d.h. Fraktur der Brücke, der Keramik, des Zementsiegels, oder des darunter befindlichen Zahnes. Bei derartigen Restaurierungen ist die Herstellung einzelner, paralleler Unterkappen für die Pfeilerzähne vorzuziehen. Die Superstruktur wird, wie zuvor, mit einer Mischung aus Tempbond und Vaseline einzementiert. Spannungskonzentrationen würden Zementierungsdefekte zwischen Superstruktur und Unterkappen herbeiführen, wobei unter Spannungsabbau das mechanische Scheitern der Brückenkonstruktion verhindert wird (s. Kapitel 19).

Geringfügige Zahnfehlstellungen

Geringfügige Zahnfehlstellungen von Pfeilerzähnen können manchmal durch Herstellung ausgleichender Unterkappen korrigiert werden. Man darf jedoch nicht glauben, daß alle

Abb. 18.1 Teleskopeinheiten.

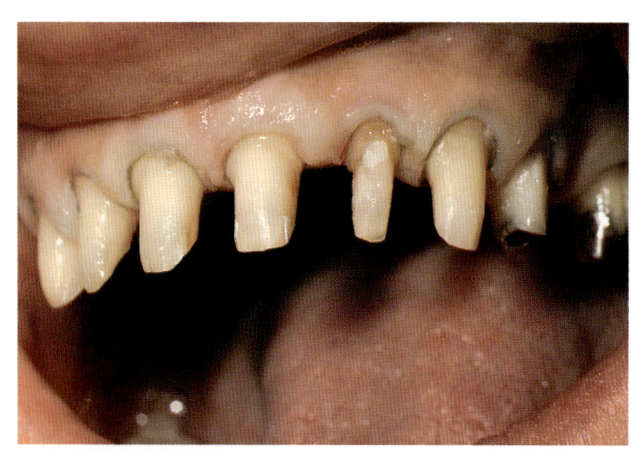

Abb. 18.1a Die Präparation muß entsprechend durchgeführt werden, um genügend Platz zu schaffen (Retraktionsfäden wurden bereits eingelegt).

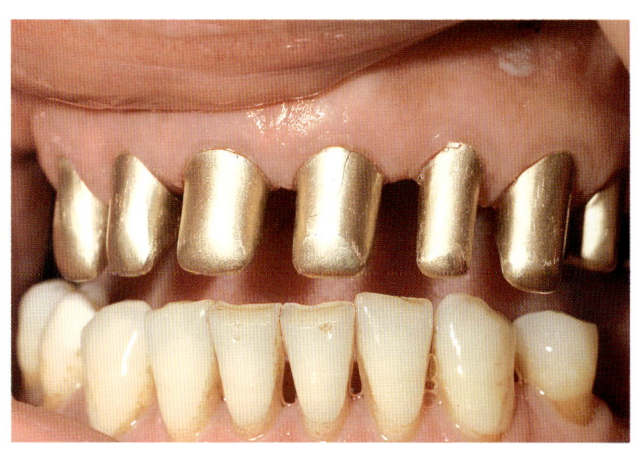

Abb. 18.1b Die eingesetzten Unterkappen. Die Ränder sind poliert, der Rest wurde sandgestrahlt. Die Ränder besitzen einen schmalen Abschluß (ca 0,25 mm) für die Superstruktur. Achten Sie darauf, daß die Konturierung der Kappen genügend Platz für die Superstruktur läßt.

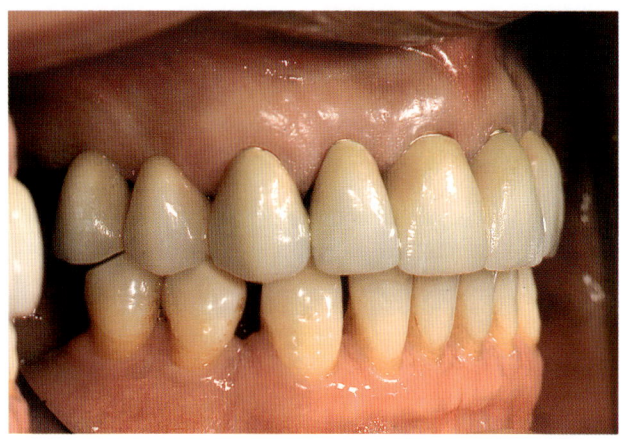

Abb. 18.1c Superstruktur mit seitlichen Freiendgliedern 14 und 15 mittels Tempbond über die Unterkappen einzementiert. Die funktionelle Lippenlinie bedeckt die Goldränder. Zustand acht Jahre nach dem Einzementieren.

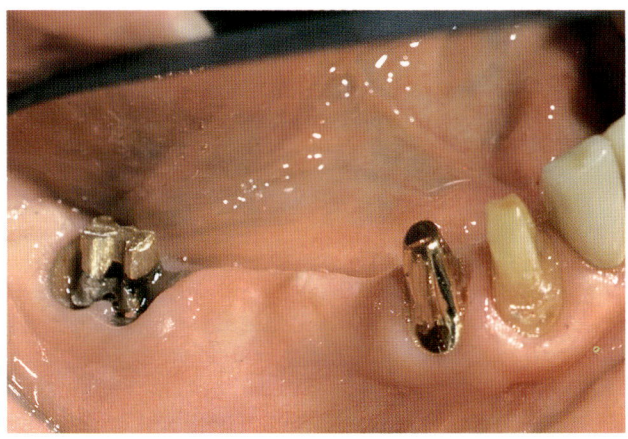

Abb. 18.1d Unterschiedliche Mobilität der Pfeilerzähne. Der am meisten gelockerte Zahn schiebt sich beim Einzementieren durch den hydraulischen Druck des Zementes aus dem Gußobjekt. Hier stellte sich an der ursprünglichen Brücke ein Zementierungsdefekt ein. Es war nicht möglich, den Stiftaufbau des Zahnes 47 zu entfernen. Die Zähne 47 und 43 waren nicht beweglich; Zahn 44 wies jedoch eine Lockerung II. Grades auf. Eine Taschenbildung lag nicht vor, aber 44 hatte an Attachment eingebüßt. Daraufhin wurde eine Unterkappe aufgesetzt. Falls der Zahn 44 beim Einzementieren der Brücke hydraulisch verschoben würde, entstünde der offene Rand zwischen Superstruktur und Unterkappe und nicht zwischen Brücke und Pfeilerzahn.

Fehlstellungen durch die Verwendung von Unterkappen im Labor korrigiert werden können. Starke Kippungen bedingen unannehmbare Überhänge an den Kappen und unzureichende Festigkeits- und Retentionsverhältnisse (Abb. 18.1e).

Planung für künftige Änderungen

Die Möglichkeit zur Abnahme einer Brücke im Falle eines Mißerfolgs ist wünschenswert, jedoch nicht immer notwendig (s. Kapitel 25). Nicht erwünscht ist jedoch, eine temporär einzementierte Brücke regelmäßig von den Unterkappen zu lösen. Dieses Unterfangen ist schwierig und kann zu Frakturen der Keramik, oder der darunterbefindlichen Zahnstümpfe führen.

Das Risiko gelöster Zementierungen bei Verwendung temporärer Zemente kann man durch die Einarbeitung von Verschaubungen (Cendres et Métaux Screw and Tube System Nr. 143.08.2) in die Superstruktur und die Unterkappen verringern (Abb. 18.1f).

Bei neu sich einstellenden Patienten mit defekten Brücken, die keine exakt gefrästen Unterkappen und temporären Zement vorweisen, lehrt die klinische Erfahrung, daß ver-

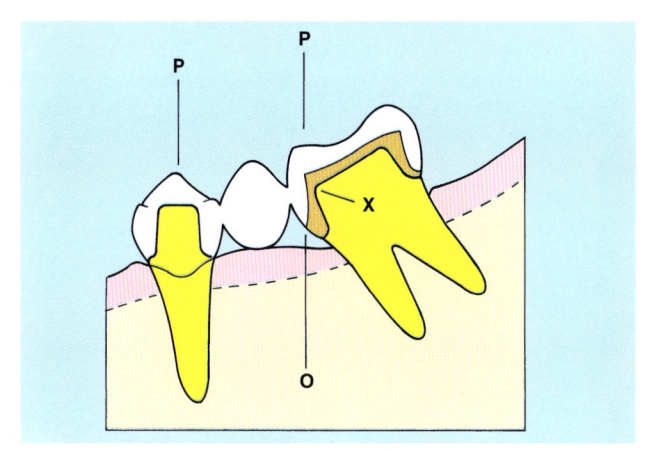

Abb. 18.1e Starke Kippung erzeugt einen Überhang an der Unterkappe und dem Überteleskop (Ö). Parallel zur Präparation des Zahnes 35 kennzeichnet P die Einschubrichtung. Die mesialen und distalen Kappenwände müssen hierzu fast parallel verlaufen. Beachten Sie, daß die mesiozervikale Stärke der Unterkappe durch die Stärke bei X bestimmt wird.

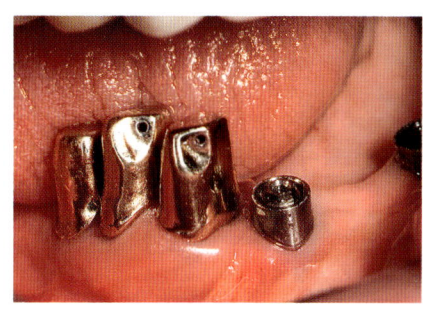

Abb. 18.1f Unterteleskope mit horizontalen Cendres-et-Métaux-Schrauben und Röhrchen (Nr. 143:08:2). Die Superstruktur wird mit Vaseline und Tempbond einzementiert und an Ort und Stelle verschraubt. Die zahngestützte Sektion ist nicht mit der Fixtur verbunden.

schraubte Brücken durch den Verlust der Schrauben, die sich unter der funktionellen Belastung gelöst hatten, zum Mißerfolg neigen.

Die Verbindung natürlicher Zähne und osseointegrierte Fixturen

Wenn natürliche Zähne mit Implantaten verbunden werden, gestatten die auf die Zähne mit Zinkphosphat- oder Glasionomerzement aufzementierten Unterkappen, daß die Superstruktur mit einem temporären Zement befestigt wird. Auf diese Weise kann der implantatgestützte Brückenabschnitt, falls erforderlich, abgenommen werden (s. Kapitel 33).

Festsitzend/festsitzende oder festsitzend/bewegliche Brückenarbeiten

Es ist die Entscheidung zu treffen, ob die Brückenarbeit festsitzend gearbeitet werden soll, oder ob sie bewegliche Verbindungselemente enthalten soll. Die relativen Vor- und Nachteile jedes Systems werden zusammengefaßt. Jeder Fall muß individuell beurteilt werden.

Vorteile festsitzend/festsitzender Brückenarbeiten
- Die Herstellung erfolgt als starre Brückenkonstruktion;
- einfache Handhabung;
- Verschienung quer über den Zahnbogen;
- Rotationswiderstand durch entfernt stehende Einheiten;
- ästhetischere Erscheinungsform, da keine okklusal auffälligen Verbindungselemente hervortreten;
- schonendere Zahnpräparationen möglich;
- die Lasteinwirkung wird weitläufiger verteilt;
- keine Verbindungselemente, die verschleißen können.

Nachteile festsitzend/festsitzender Brückenarbeiten
- Mögliche Biegung der Brücke im Bereich intermediärer Brückenpfeiler;
- die Präparationen dürfen zueinander keine Unterschnitte aufweisen;
- Änderung der Erfordernisse für die Festigkeitsform;
- Einstückguß oder Verlötung;
- unterschiedliche Beweglichkeit der Pfeilerzähne kann zu offenen Randspalten führen;
- alle Kroneneinheiten müssen gleichzeitig einzementiert werden;
- keine Möglichkeit für spätere Änderungen.

Vorteile beweglicher Verbindungen innerhalb der Brückenarbeit
- die Biegung des Unterkiefers wird berücksichtigt;
- die Lasteinwirkung auf die schwächsten Ankerelemente und Pfeiler wird verringert;
- gestattet eine reduzierte okklusale Bedeckung des kleineren Ankerelements;
- Kompensation bei geringer Pfeilerfehlstellung;
- Möglichkeit, Brückeneinheiten in einzelnen Sektionen einzusetzen;
- Erhaltung der Eigenbeweglichkeit der Sektionen während der Funktion;
- Zementierungsschwierigkeiten bei Pfeilern mit unterschiedlicher Beweglichkeit werden verringert;
- spätere Änderungen sind möglich.

Nachteile beweglicher Verbindungen
- Für die Restauration wird mehr Platz benötigt;
- im Bereich der beweglichen Verbindung wird okklusal Metall sichtbar;
- nicht immer können Zahnfehlstellungen ausgeglichen werden;
- Verschleiß der Verbindungselemente hat zur Folge, daß Brückenteile zu „freitragenden" Anhängern und somit funktionell unbrauchbar werden, oder sich durch Fraktur des Zementsiegels lösen;
- manchmal ist die Kronenhöhe für eine widerstandsfähiges Verbindungselement unzureichend;
- gelegentlich ist der Zahn für das erforderliche Präparationsausmaß zu klein, wodurch übermäßig gewölbte Kronen und verschlossene Zahnzwischenräume entstehen.

Wenn festsitzend/festsitzende Brücken vorgesehen werden, setzt man das Zwischenglied mit einer Seite an einen Ankerzahn und verlötet die andere Seite, wenn Keramikeinheiten einbezogen sind, stets postkeramisch (s. Kapitel 9). Bei Einarbeitung beweglicher Verbindungen, werden diese gewöhnlich im Labor hergestellt (s. Einzelheiten hierüber im Anhang). Natürlich können vorgefertigte Geschiebe benutzt werden; handgefertigte Attachments erleichtern jedoch eine bessere Konturierung der Restaurationen. Alle obengenannten Kriterien werden noch im einzelnen erörtert.

Vorteile der festsitzenden Brückenarbeit

Starre Konstruktionen

Eine starre Konstruktion ist bei Freiendbrücken erforderlich und in Fällen, in denen das Ausmaß der Zahnlockerung funktionell unannehmbar ist. In diesen Behandlungsfällen wirkt die Brückenkonstruktion als Schiene.

Leichtigkeit der Handhabung

Eine starre Brückenkonstruktion ist leichter zu handhaben, als eine, die zusammgefügte Teile enthält.

Verschienung über den Zahnbogen

Ein funktionell unakzeptabler Lockerungsgrad der Zähne kann häufig durch querverstrebte Verschienung innerhalb der Brückenkonstruktion auf ein funktionell akzeptables Niveau gebracht werden. Eine starre Konstruktion erfüllt diese Funktion besser.

Widerstand gegen Rotationskräfte an entfernt stehenden Zahneinheiten

Das Hebelgesetz besagt, daß zur Stabilität die Last x Abstand zum Drehpunkt = der Kraft x Abstand zum Drehpunkt entsprechen muß (Abb. 18.2a). Daraus folgt, je weiter die Haftbelastung vom Drehpunkt entfernt liegt, desto geringere Kraft ist erforderlich, um die Lasteinwirkung zu kompensieren. Eine starre Prothesenkonstruktion ermöglicht zum Beipiel, daß die zweiten Molaren den Lasteinwirkungen auf die mittleren Schneidezähne widerstehen (Abb.18.2b). Man muß jedoch daran denken, daß der vergrößerte Abstand vom Drehpunkt eine weniger gekrümmte Abzugsbahn am distalen Pfeiler erzeugt, so daß eine Lasteinwirkung auf die Frontzähne die distale Krone normalerweise entlang ihrer Längsachse von der Präparation abziehen wird, – die ungünstigste Richtung im Sinne der Widerstandsleistung. Dem kann man durch eine nach distal ausgerichtete Präparation entgegenwirken (Abb. 18.2c), aber dies ist nur möglich, wenn z.B. die Frontzähne fehlen und das Frontsegment aus Zwischengliedern besteht (Abb. 18.2c). Alternativ erzeugt eine durch die distale Krone in eine Unterkappe eingedrehte horizontale Schraube (Cendres Métaux Screw and Tube System, Nr 143.08.2) eine sehr wirkungsvolle Retention, besonders, wenn die Längsachse der Präparation für die Unterkappe nach distal geneigt ist und daher Rotationskräften widerstehen kann, nachdem die Kappe integraler Bestandteil der Brücke geworden ist (Abb. 18.2d).

Wenn für die Unterkappe nicht genügend Platz vorhanden ist, kann man den hinteren Brückenteil mit einer Distalneigung präparieren. Die Brückensektion paßt man in ein Ankerelement ein (Cendres et Métaux 21:03:02 oder handgefertigt), welches in die distale Oberfläche des Zwischengliedes verschraubbar eingelassen wird (s. Anhang). Das Zwischenglied muß durch Pfeilerzähne gut abgestützt werden (Abb. 18.2e). Auf diese Weise wird aus der Distalneigung der Molarenpräparation wirkungsvoller Nutzen gezogen.

Bessere Ästhetik

Vielleicht weniger wichtig, bei Unterkieferrestaurationen mit okklusalen Keramikkauflächen sollte man aus ästhetischen Gründen ein okklusales Verbindungselement möglichst vermeiden.

Weniger Zahnpräparation ist erforderlich

Bei Einsatz beweglicher Verbindungen muß die Präparation genügend Platz für deren Unterbringung innerhalb der Krone schaffen. Somit erfordern bewegliche Verbindungselemente mehr Abtragung von Zahnsubstanz als nichtbewegliche Verbindungen. Häufig kann jedoch ein bewegliches Verbindungselement in ein Freiendbrückenglied inkorporiert werden, so daß eine spezielle Zahnpäparation nicht erforderlich ist.

Größere Verteilung der Lasteinwirkung

Da die Brückenkonstruktion starr ist, wird sich die Last breiter und gleichmäßiger verteilen, anstatt sich nur auf eine Einheit zu konzentrieren. Dies ist zur Vermeidung von Zementierungs- oder Pfostendefekten, Frakturen der Keramik oder geschwächten Zahnwurzeln[2] wichtig.

Festsitzend/festsitzende oder festsitzend/bewegliche Brückenarbeiten

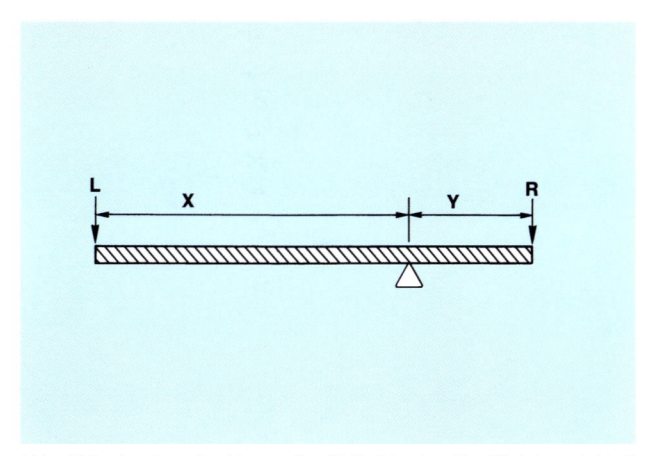

Abb. 18.2a L = Lasteinwirkung; R = Haftwiderstand im Gleichgewicht; R = LX/Y. Je größer der Wert von Y, desto niedriger ist der erforderliche Haftwiderstand, um der Lasteinwirkung entgegenzuwirken.

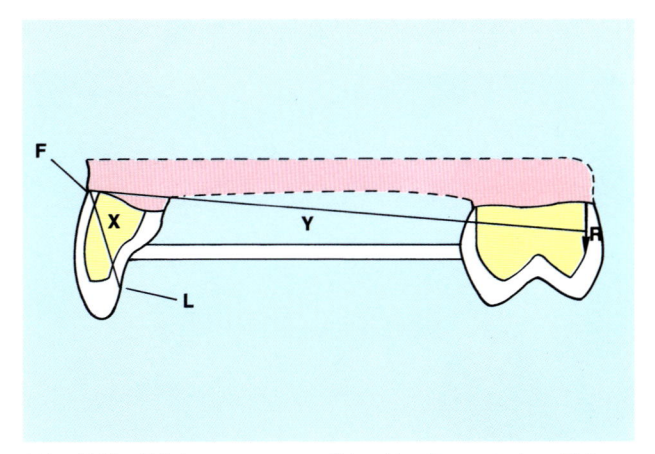

Abb. 18.2b Brückenspanne vom Schneidezahn nach dem Molaren. Einer nach labial gerichteten Belastung (L) auf den Frontzahn wird durch den Molaren Widerstand entgegengesetzt (R); F = Rotationsachse. Y ist sehr lang; daraus ergibt sich ein wirksamer Widerstand. Die Abzugsbahn verläuft jedoch parallel zur distalen Fläche des Molaren. Die Festigkeitsform des Molaren mag für eine Einzelkrone ausreichen, aber nicht für den Anteil einer weitspannigen Brücke. Es liegt auf der Hand, daß eine Brücke von einem Schneidezahn nach dem zweiten Molaren ohne stabile Pfeiler nicht überlebensfähig ist – die Skizze verdeutlicht das Prinzip.

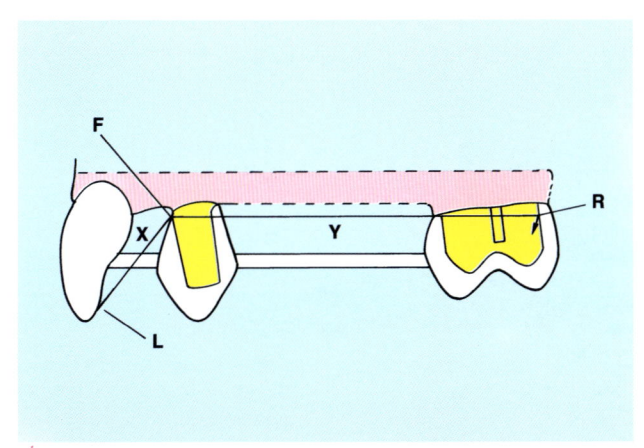

Abb. 18.2c Die nach distal ausgerichtete Präparation bietet besseren Widerstand als diejenige in Abb. 18.2b. Bukkal und lingual angebrachte, nach distal geneigte Hohlkehlen können in die Präparation einbezogen werden. Bestehen die Frontzähne aus Zwischengliedern, kann man die Präparationen nach distal ausrichten, vorausgesetzt, die Pulpa wird dabei nicht beeinträchtigt.

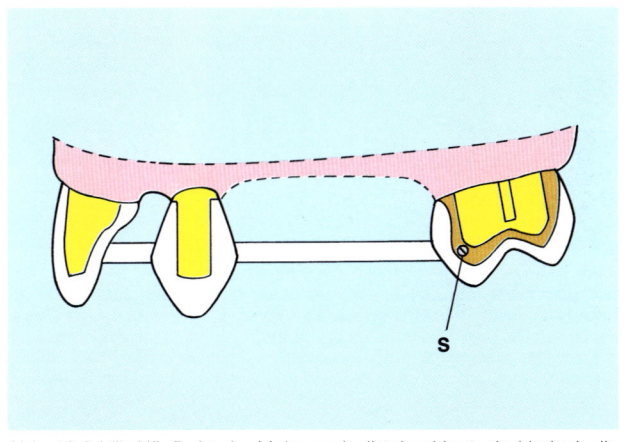

Abb. 18.2d (i) Häufig ist der Molar nach distal gekippt; sind jedoch die Frontzähne noch vorhanden, gestattet eine nach distal geneigte Molarenpräparation nicht, daß die Brücke eingesetzt werden kann. Mittels einer zur Frontzahnpräparation parallel gefrästen Unterkappe kann die Brücke eingegliedert und verschraubt (S) werden; sie nutzt gleichzeitig den Vorteil der nach distal geneigten Präparation. Die Schraube ist erforderlich, weil die distale Wand der Unterkappe häufig sehr kurz ist. Die Restaurationen sollten nicht übermäßig stark gewölbt werden.

Keine verschleißgefährdeten Verbindungselemente

Siehe Verschleiß der Verbindung, Seite 310.

Nachteile festsitzend/festsitzender Brückenarbeiten

Biegung

Standlee und Caputo 1988[2] berichteten, daß die Belastung einer Brücke mit einem intermediären Brückenpfeiler z.B. bei 47, 45, 43, zur Verbiegung führt, die an beiden Enden der Brücke eine Kraft zum Lösen der Zementierung entstehen läßt (Abb. 18.2f). Die Folge ist die Beschädigung der Gußkonstruktion oder der Pfeiler. Diese Tatsache, in Verbindung mit einer verstärkten Belastung, die auf endodontisch behandelte Zähne ausgeübt wird,[3] könnte teilweise der Grund für die hohe Mißerfolgsrate wurzelbehandelter, endständiger Pfeilerzähne sein.[3] Daher ist es bei weitspannigen Brücken besonders wichtig, daß die endständigen Pfeilerzähne Präparationen mit einwandfreier Retentions- und Festigkeitsform aufweisen und die Brückenkonstruktion sorgfältig einzementiert wird.

Kapitel 18 Teleskopeinheiten und Vorteile sowie Nachteile festsitzend/festsitzender und festsitzend/beweglicher Brückenkonstruktionen

Abb. 18.2 Superstruktur durch Schrauben und temporären Zement befestigt. Darunter befinden sich einzeln einzementierte Unterkappen.

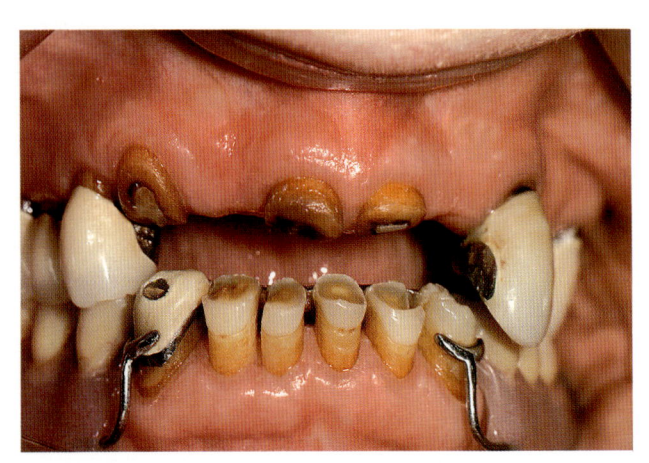

Abb. 18.2d (ii) Ausgangssituation.

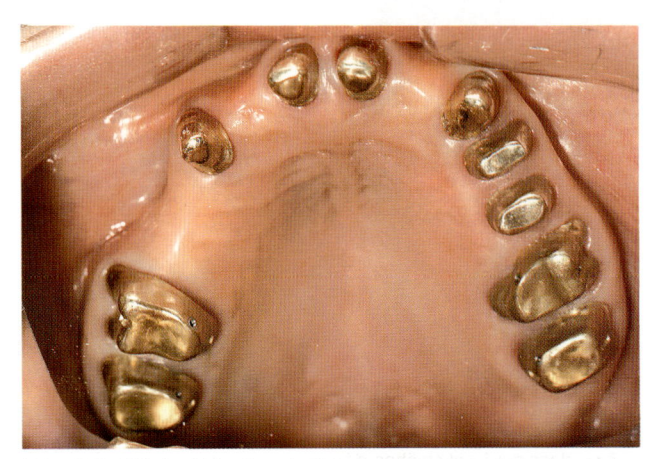

Abb. 18.2d (iii) Individuelle, mit Zinkphosphatzement befestigte Unterkappen. Die Präparationen 16, 17, 26, 27 sind nach distal geneigt, stehen jedoch geradegerichtet in den Unterkappen. Horizontalschrauben verankern die Superstruktur und durch die nach distal geneigten Präparationen wird die Festigkeitsform verbessert.

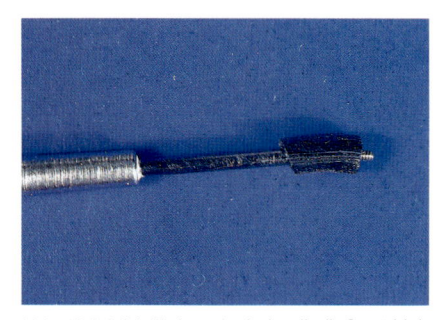

Abb. 18.2d (iv) Es ist schwierig, die äußerst kleinen Schrauben intraoral anzubringen. Dies wird erleichtert, wenn man ein kurzes Stück von dem Ansatz einer Mehrfunktionsspritze abtrennt. In das eine Ende wird der Schraubenkopf versenkt und ein Schraubendreher in das andere Ende.

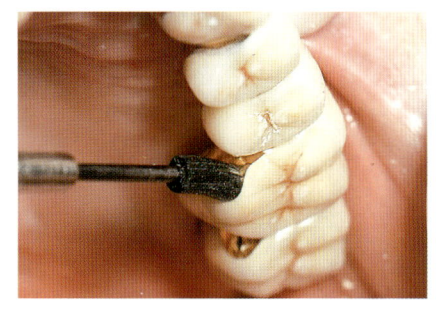

Abb. 18.2d (v) Die Schraube kann hiermit, ohne Sorge sie zu verlieren, in den Mund transportiert werden. Nachdem das Gewinde gefaßt hat, kann man den Schraubendreher weiterhin in dem Röhrchen führen, oder dieses entfernen und die Endbefestigung so durchführen.

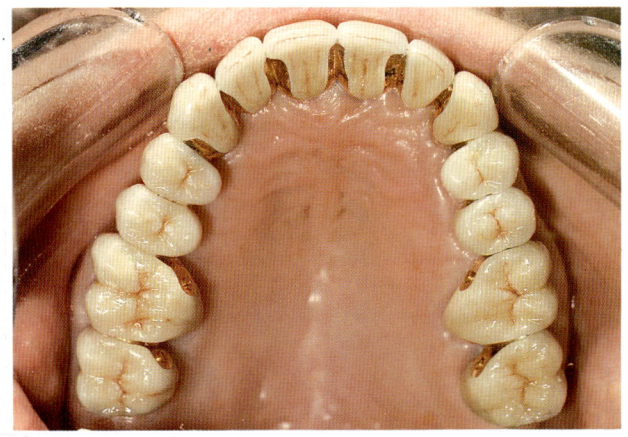

Abb. 18.2d (vi) Die eingegliederte Restauration. Die Superstruktur wurde mit Tempbond einzementiert und mittels der Schrauben befestigt. Die Schraubenköpfe läßt man ein wenig über die Oberfläche herausragen, um den Schraubenschlitz nicht durch zu starkes Kürzen zu beschädigen. Der Patient nimmt den herausragenden Teil kaum wahr.

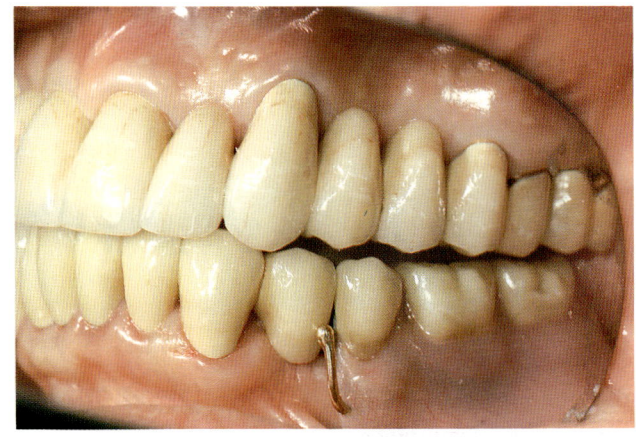

Abb. 18.2d (vii) Die endgültigen Restaurationen (s. auch Abb. 9.13s).

Festsitzend/festsitzende oder festsitzend/bewegliche Brückenarbeiten

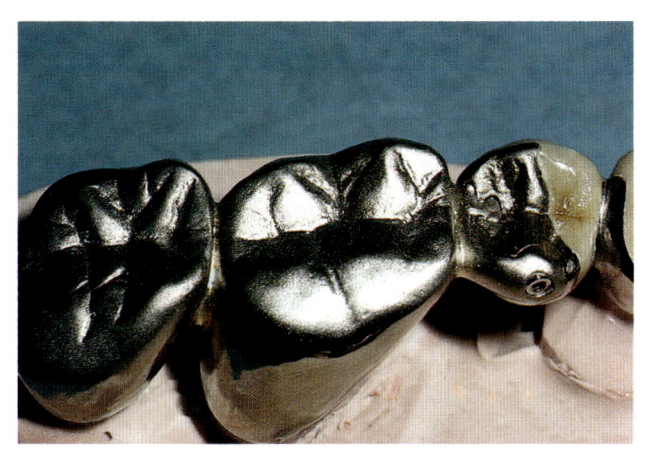

Abb. 18.2e (i) Vorzugsweise bringt man ein Verbindungselement in einem Zwischenglied als in einem Ankerzahn unter, vorausgesetzt, daß wenigstens zwei Ankerzähne das Zwischenglied abstützen. Die Verbindung befindet sich im distalen Anteil des Zwischengliedes bei 15. Das Zwischenglied wird durch die Kronen 13–23 abgestützt. Ein palatinaler Arm, ausgehend von 16, wird in den palatinalen Anteil des Zwischengliedes eingelassen und eine horizontale Schraube sichert die Verbindung und wandelt die Brücke in eine festsitzend/festsitzende Konstruktion. Das Gußteil, welches aus dem Arm und dem Geschiebe besteht, wurde mit Hilfe eines Lötabdrucks an die Krone 16 angelötet, um eine passive Paßform zu erzielen. Setzt man die Schraube nicht ein, befindet sich die Brücke in festsitzend/beweglichem Zustand.

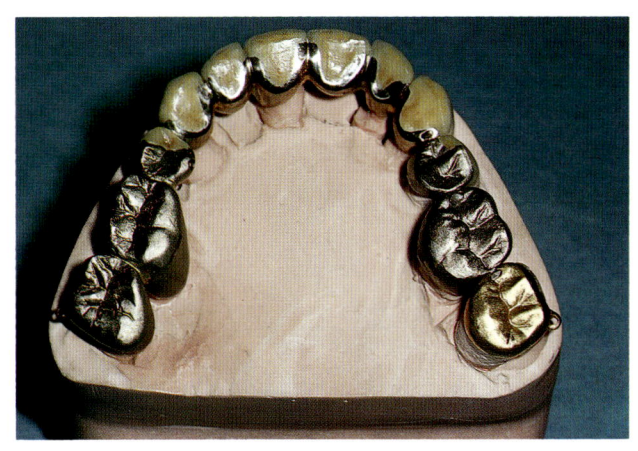

Abb. 18.2e (ii) Ansicht der vollständigen Restaurierung. Beachten Sie das Zwischenglied bei 15, welches durch 13–23 abgestützt wird.

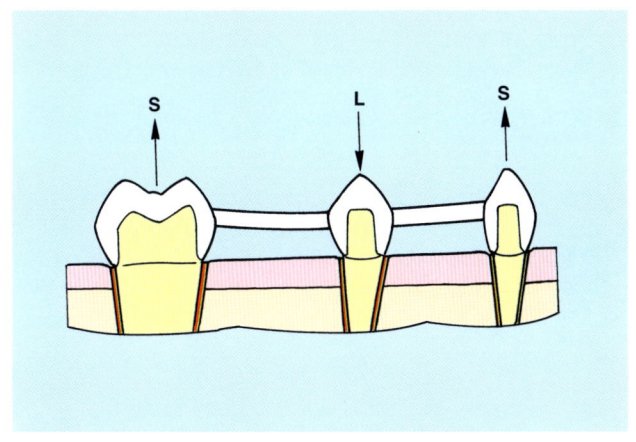

Abb. 18.2f Die Belastung eines gelockerten Zwischenpfeilers (L) verbiegt die Brückenkonstruktion und erzeugt innere Zugspannungen (S) in den endständigen Ankerzähnen, die möglicherweise zum Bruch des Zementsiegels führen.

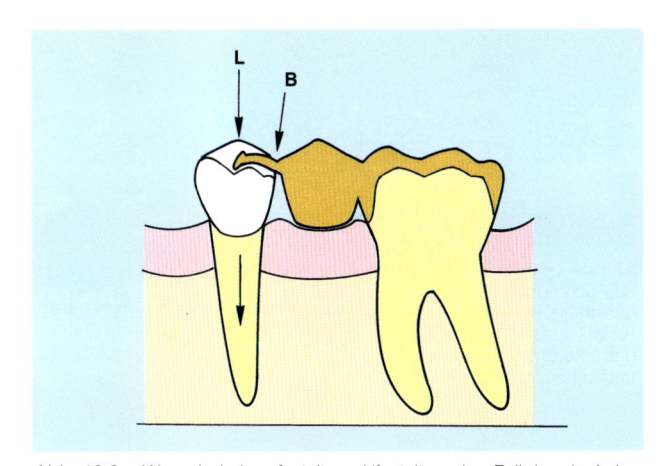

Abb. 18.2g Wenn bei einer festsitzend/festsitzenden Brücke ein Ankerelement die Kaufläche okklusal nicht vollständig abdeckt, kann die okklusale Lasteinwirkung (L) auf den umgebenden Schmelz den Zahn vom Ankerelement ablösen. Das Vorhandensein einer beweglichen Verbindung bei (B) würde zulassen, daß der Zahn, unhabhängig von dem Ankerelement, niedergedrückt werden kann.

Präparationserfordernisse ohne relative Unterschnitte zueinander

Bei fest/festsitzenden Brückenarbeiten ist es offenbar wichtig, daß die Pfeilerpräparationen im Verhältnis zueinander keine Unterschnitte aufweisen. Weiterhin muß jede einzelne Präparation für sich retentiv und widerstandsfähig ausgeführt werden. Ausgeprägte Konizität, um das Einsetzen der Brücke zu ermöglichen, ist unakzeptabel.

Veränderte Festigkeitserfordernisse

Da die Ankerelemente Teil einer einzigen Einheit bilden, entstehen während der Belastung entfernter Brückenpfeiler Rotationspunkte, die sich von denen unterscheiden, welche an einer Einzelkrone auftreten. Daher werden zementablösende Kräfte entlang verschiedener Bewegungsbögen einwirken. Eine Präparation mit ausreichender Festigkeitsform für eine Einzelkrone genügt gegebenenfalls nicht, wenn sie

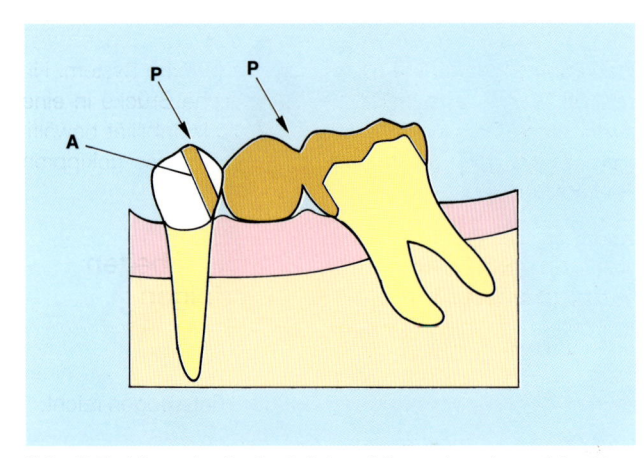

Abb. 18.2h Wenn ein distaler Brückenpfeiler stark nach mesial gekippt ist, bewirkt die Einarbeitung eines Geschiebes (A) in den distalen Anteil des vorderen Ankerzahns, daß sich der okklusale Geschiebeanteil bis an die mesiale Fläche des vorderen Ankerzahns erstreckt, weil das Geschiebe parallel zur Einschubrichtung (P) der Molarenkrone verlaufen muß. Dies kann das ästhetische Erscheinungsbild beeinträchtigen.

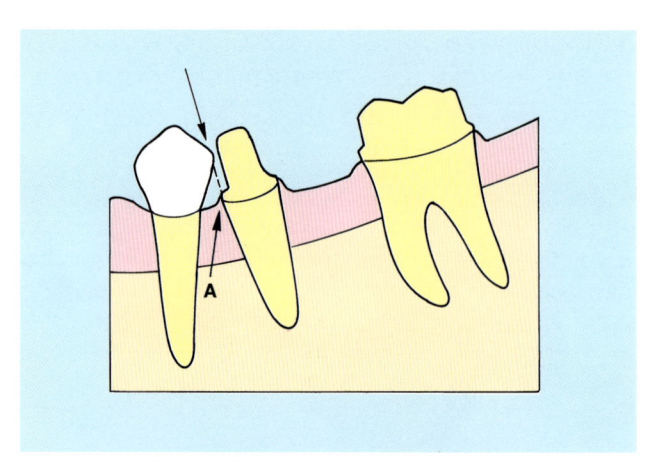

Abb. 18.2i Die Einschubrichtung verlegt den Präparationsrand unter die ausladende Kontur des benachbarten, unpräparierten Zahnes. Verwendet der Techniker herausnehmbare Modellstümpfe, wird er den unpräparierten Zahn entfernen und die Krone herstellen. Zur Einprobe im Munde, läßt sich die Brücke jedoch nicht einsetzen. Punkt A bewegt sich entlang des Weges parallel zur Präparation und trifft auf die Konvexität des Nachbarzahns.

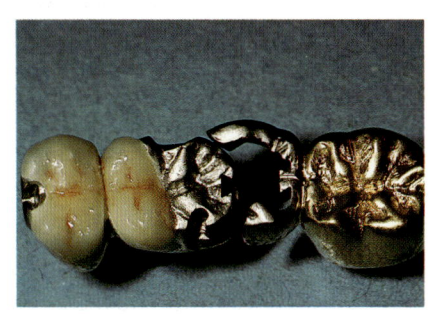

Abb. 18.2j (i) Eine horizontale Schraube und ein vertikales Geschiebeteil stabilisieren einen schräggestellten Zahn (37 ist stark gekippt). Beachten Sie den bukkalen und lingualen Arm, die distale Matritze in dem Zwischenglied und den Schlitz im Zwischenglied in dem sich die Patritze auf- und abbewegen kann (linguale Sicht).

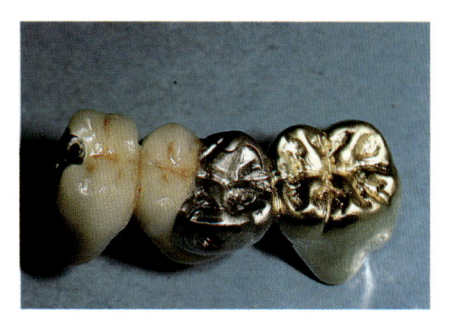

Abb. 18.2j (ii) Die zusammengefügten Komponenten. Beachten Sie die horizontale Verschraubung (bukkale Sicht).

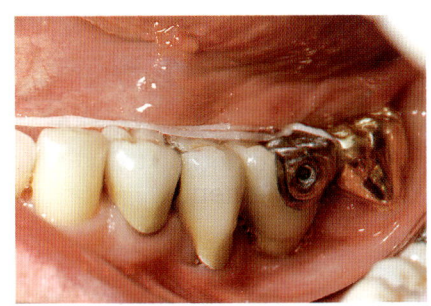

Abb. 18.2j (iii) Einprobe der Einheiten im Munde vor dem Einzementieren.

Teil einer fest/festsitzenden Brücke ist, insbesondere bei großen Spannweiten (Abb. 18.2b).

Einstückguß oder verlötet

Es ist notwendig, alle die Einheiten miteinander zu verbinden, die Komplikationen bereiten könnten. Häufig scheuen Techniker postkeramische Lötungen. Diese Furcht ist bei sorgfältiger Technik und Verwendung von Edelmetallen nicht gerechtfertigt.

Pfeilerzähne unterschiedlicher Beweglichkeit

Stark gelockerte Zähne können während des Einzementierens aus ihren gegossenen Kronenankern heruntergedrückt werden. Wie zuvor beschrieben, kann dies durch Verwendung von Unterkappen vermieden werden.

Gleichzeitiges Zementieren mehrerer Einheiten

Unter Erhaltung eines trockenen Arbeitsfeldes muß der Zement angemischt werden. Alle Ankerelemente sind zu bestreichen, um deren gleichzeitige Zementierung zu ermöglichen. Dies kann manchmal Schwierigkeiten bereiten.

Keine künftigen Änderungsmöglichkeiten

Bei fest/festsitzenden Brückenarbeiten ist es nicht üblich, ein Halteelement intrakoronal oder im Zwischenglied vorzusehen, das eine künftige Änderung im Falle einer defekten Einheit erleichtern könnte, es sei denn, daß Schraubverbindungen in die Brückenkonstruktion mit einbezogen werden.

Vorteile beweglicher Verbindungen innerhalb der Brückenkonstruktion

Die Biegung des Unterkiefers wird berücksichtigt

Es wurde berichtet, daß sich der Unterkiefer während der Funktion verformt.[4-5] Diese Biegung kann über den Zahnbogen verschiente Brücken unter Spannung setzen und zu mechanischen Defekten, Unbehagen und einem Gefühl der „Beengung" führen. Eine bewegliche Verbindung, um die linke von der rechten Seite zu trennen, kann vorteilhaft sein, speziell, wenn der Patient eine kräftig ausgeprägte Kaumuskulatur aufweist. Besonders wichtig kann sich dies für beidseitig osseointegrierte Fixturen erweisen, die den Brückenersatz abstützen. Die Auswirkungen mandibulärer Verformungen auf Implantate ist unbekannt.

Verminderung der Lasteinwirkung auf die schwächsten Ankerelemente und Pfeiler

Zum Beispiel wird bei einer festsitzenden Brücke 47, 45, 43 eine Lasteinwirkung auf 47 oder 45 den Zahn 43 stärker belasten, wenn distal bei 45 eine bewegliche Verbindung vorhanden wäre.[2] Wenn 43 beispielsweise ein geschwächter Zahn mit außerordentlich großem Stiftaufbau wäre, ist es besser, die Belastung dieses Zahnes einzuschränken.

Reduzierte okklusale Bedeckung des kleineren Ankerelements

Der kleinere Ankerzahn kann mit einer partiellen, okklusalen Abstützung versehen werden. Wenn diese Teil einer fest/festsitzenden Brücke wäre, könnte die Verankerung aus der Brücke „herausgebissen" werden (Abb. 18.2g). Die Einarbeitung einer beweglichen Verbindung ermöglicht jedoch das Herabdrücken des Pfeilerzahns, ohne daß die Zementierung Schaden nimmt.

Kompensation bei geringer Pfeilerfehlstellung

Ein gewisses Maß an Zahnkippung kann durch die Einarbeitung einer beweglichen Verbindung kompensiert werden. Es ist jedoch gründlich zu überlegen, ob man eine festsitzend/bewegliche Brückenkonstruktion nutzt. Wenn zum Beispiel ein distaler Pfeilerzahn extrem stark nach mesial gekippt steht, könnte sich ergeben, daß die mesiale Kante des Verbindungselementes fast an die mesiale Randleiste des vorderen Pfeilerzahnes angrenzt (Abb. 18.2h). Dies wäre ästhetisch unannehmbar und würde auch jede anatomische Kauflächengestaltung stören.
Ebenso notwendig ist es, die Winkelung der angrenzenden Zähnen in Betracht zu ziehen; letztere könnte die Eingliederung der Brücke durch die vorgegebene Einschubrichtung verhindern (Abb. 18.2i). Es ist daher unvernünftig, einfach dem Zahntechniker zu sagen: „Verwenden Sie wegen mangelnder Parallelität eine bewegliche Verbindung", ohne daß der Fall zuvor sorgfältig analysiert wurde. Die Einarbeitung einer Verbindung einschließlich horizontaler Schraube (Cendres et Métaux Screw and Tube System, Nr. 143.08.2) kann eine festsitzend/bewegliche Brücke in eine festsitzende Brücke umwandeln und die Instabilität bewältigen, die von der zusätzlichen Bewegung eines gekippten Pfeilerzahnes ausgeht (Abb. 18.2j).

Das Einzementieren der Kroneneinheiten kann in einzelnen Sektionen erfolgen

Diese Möglichkeit überwindet die Schwierigkeiten des gleichzeitigen Einzementierens aller Kroneneinheiten einer starren Brücke, die über den gesamten Kieferbogen reicht.

Während der Funktion ist die Eigenbewegung in verschiedenen Sektionen gewährleistet

Es wird gewöhnlich behauptet, Zähne müssen sich unabhängig voneinander bewegen können und Zähne sollten sich unabhängig von osseointegrierten Implantaten bewegen, obgleich die physiologische Notwendigkeit hierfür bislang nicht nachgewiesen wurde. Gunne et al. 1992[6] berichten, daß bei Seitenzahnrestaurationen im Unterkiefer, und vollprothetischer Versorgung im Gegenkiefer, eine günstigere Knochenreaktion rundum die Implantatpfeiler stattfand, wenn diese mit natürlichen Zähnen verbunden waren.

Erleichterung von Zementierungsschwierigkeiten bei Pfeilern mit unterschiedlicher Beweglichkeit

Da die Brückenkonstruktion aus einzelnen Sektionen besteht, können die Brückenteile, die auf gelockerten Zähnen stehen, von denen auf weniger gelockerten Zähnen, getrennt einzementiert werden.

Spätere Änderungen sind möglich

Die Einbeziehung beweglicher Verbindungselemente gestattet spätere Änderungen, siehe Kapitel 25: Vorausschauende Planung.

Nachteile beweglicher Verbindungen bei Brückenarbeiten

Für die Restauration wird mehr Platz benötigt

Wird die bewegliche Verbindung innerhalb des Ankerzahns angebracht, benötigt man für die Präparation mehr Platz. Derartige bewegliche Verbindungen können jedoch auch häufig in Freiend-Zwischenglieder eingearbeitet werden (Abb. 18.2e). Dies ist einfacher, gewährleistet eine stabilere Verbindung und schont die Zahnsubstanz.

Sichtbares Metall auf der Okklusalfläche an der Stelle der beweglichen Verbindung

Im Bereich der Verbindung muß Metall verwendet werden. Dies kann sich ästhetisch nachteilig auswirken, wenn keramische Okklusalflächen vorgesehen sind. Ist der Zweck der Verbindung jedoch lediglich die Korrektur einer gekippten Zahnstellung oder die Stellungssicherung eines Zahnes ohne Gegenbiß, besteht keine Notwendigkeit für eine gelenkige Verbindung. Die Metallkante kann man vertiefen, Kofferdam anlegen, die Keramik mit Fluorwasserstoffsäure anätzen und Komposit-Kunstharz über eine Opakerabdeckung schichten, um auf dem Wege der Silanisierung eine chemische Verbindung zwischen Metall und Keramik herzustellen (4 META, Parkell, oder All Bond, Bisco). Auf diese Weise wird die Metallkante verkleidet

Zahnfehlstellungen können nicht immer kompensiert werden

Wie schon zuvor erwähnt, darf man nicht ohne weiteres annehmen, daß die Verbindung Zahnfehlstellungen ausgleichen wird.

Verschleiß der Verbindung

Besonders in parodontalgeschädigten Fällen stellen sich Bewegungen innerhalb des Verbindungselementes ein und die Verbindung wird durch Abnutzung unbrauchbar. Die Sektionen der Zwischenglieder der Brückenarbeit werden in jeder Hinsicht zu freitragenden Anhängern und lockern sich zunehmend, wodurch die Brücke funktionell unbrauchbar wird, oder es treten Zementierungsdefekte auf. In diesen Fällen ist es ratsam, einen lingualen Klammerarm in die Konstruktion einzubeziehen, um die Oberfläche der Verbindung zu vergrößern (Abb. 18.2e), siehe Anhang. Selbst unter diesen Umständen können sich Abnutzungserscheinungen einstellen. Falls dies geschieht, besteht die Möglichkeit, daß an dem Arm eine Schrauben-Querfixation angebracht wird.

Manchmal ist die Kronenhöhe für ein widerstandsfähiges Verbindungselement nicht ausreichend

Kurze klinische Kronen bieten für eine bewegliche Verbindung keine ausreichende Höhe und würden zu übermäßiger Beweglichkeit führen. Man kann keine absoluten Empfehlungen über die erforderliche Höhe für Verbindungselemente abgeben, da diese von Fall zu Fall variiert und von Okklusion und Lockerungsgrad abhängt. Als generelle Regel gilt, daß die Matritze der Verbindung wenigstens 3 mm hoch sein sollte.

Gelegentlich ist der Zahn für das Ausmaß der erforderlichen Präparation zu klein

Wenn im Rahmen der Präparation unzureichend Platz vorgesehen wird, gestaltet sich der Ankerzahn plump und blockiert die Zahnzwischenräume.

Schlußfolgerung

Weite Spannen in Verbindung mit parallelen, beweglichen Pfeilern sollten normalerweise mit festsitzend/festsitzenden Brücken versorgt werden, um den Zahnersatz funktionell annehmbar zu gestalten, wobei es vernünftig ist, im Unterkiefer zwischen der rechten und der linken Seite bewegliche Verbindumgselemente vorzusehen oder zwei getrennte Brücken einzugliedern. Beim festen Pfeilerzähnen können festsitzend/festsitzende oder festsitzend/bewegliche Brücken eingesetzt werden. Andere Faktoren, die darauf Einfluß nehmen, ob man bewegliche Verbindungselemente verwendet oder nicht, betreffen:

- Zahnstellung;
- Lockerung verschiedener Pfeilerzähne;
- Kronengröße;
- osseointegrierte Fixturen, besonders wenn sie im Seitenzahnbereich und beidseitig im Unterkiefer lagern.

Literaturhinweise

1. Sornkul E, Martel M, Stannard J. In vitro study of cementation of cast splints on non-mobile and mobile teeth. Int J Prosthodont 1990; 3: 449-456.
2. Standlee J, Caputo A. Load transfer by fixed partial dentures with three abutments. Quintessence Int 1988; 19: 403-410.
3. Randow K, Glantz P-O. Cantilever loading of vital and non-vital teeth. An experimental study. Acta Odont Scand 1986; 44: 271-277.
4. Goodkind R J, Herringlake C P. Mandibular flexure in opening and closing movements. J Prosthet Dent 1973; 30: 134-138.
5. Omar R, Wise M D. Mandibular flexure associated with applied muscle force in the retruded axis position. J Oral Rehabil 1981; 8: 209-220.
6. Gunne J, Astrand P, Ahlen K, Borg K, Olsson M. Implants in partially edentulous patients. A longitudinal study of bridges supported by both implants and natural teeth. J Clin Oral Implant Res 1992; 3: 49-56.

Kapitel 19

ANHÄNGEGLIEDER IM SEITENZAHNBEREICH

Betrachtungen

Wenn herausnehmbare Teilprothesen nicht in Frage kommen und osseointegrierte Implantate keine Alternative sind, dann ist die Verwendung von Anhängegliedern im Seitenzahnbereich manchmal vorteilhaft (Abb. 19.1). Hierbei sind folgende Punkte zu beachten:

Konzentration hoher Belastung und Beanspruchung

Glantz et al. 1984[1] berichteten, daß die Gefahr mechanischer Defekte in Form von Zementierungsfehlern, Pfeilerversagen, Keramikfrakturen am Freiendteil einer Konstruktion viel geringer ist, als an den Teilen, die an die distale Pfeilerkrone unmittelbar angrenzen. Insbesondere wurden mesial von dieser Krone 'hohe Verformungspotentiale registriert'. Wenn man die möglichen Rotationen betrachtet, die vermutlich bei axialer Belastung des Freiendgliedes auftreten, kann festgestellt werden, daß sich die Rotationsachse im Bereich des distalen Gingivalrandes der am weitesten distal stehenden Ankerkrone befindet (Abb. 19.1a[i]), vorausgesetzt, daß dieser distale Pfeilerzahn nicht beweglich ist (beispielsweise im Falle eines Implantates, wenn Belastungen die Halteschraube gelockert haben und diese nicht wieder festgezogen wurde [s. Kapitel 33]). Die Rotation um eine distale Achse (Abb. 19.1a[i]) bewirkt, daß die mesiale Fläche der Ankerkrone auf die mesiale Fläche des Pfeilerzahnes einwirkt. Entsprechend dem Hebelgesetz ist Lx = Ry (Abb. 18.2a) und R = Lx/y. Daher gilt, je näher der Ansatz der Widerstandskraft an die Rotationsachse rückt, d.h. je kleiner der Wert y, desto größer ist die angewandte Kraft. Folglich dürfte die maximale Belastung und Verformung an der mesialen Seite des distalen Pfeilerzahnes entstehen, das ist der am nächsten liegenden Widerstandspunkt zur Drehachse. Mit zunehmender Beweglichkeit des Pfeilerzahnes wandert der Ort der Rotationsachse nach mesial (Abb. 19.1a[ii, iii])[2] und kann im Bereich der Verbindung mesial vom Pfeilerzahn oder irgendwo zwischen dieser und der distalen Lage angesiedelt sein. Befindet sich die Drehachse im Bereich der mesialen Verbindung, dann ist dies ein Ort hoher Belastung, da sich die Konstruktion um diese Achse biegt. Etwaige Mängel an der Verbindung können deren mechanischen Zusammenbruch durch Ausbreitung von Rissen zwischen den Korngrenzen der Metallegierung beschleunigen. Die axiale Belastung des Freiendgliedes erzeugt auch eine Lingualrotation, bedingt durch die Bewegung des distalen Pfeilerzahnes.[3]

Obgleich das Risiko eines mechanischen Zusammenbruchs am Freiendglied nicht besonders groß ist, setzen metallkeramische Restaurationen voraus, daß die Substruktur ausreichend formfest ist, um Durchbiegungen und damit Keramikbrüchen zu widerstehen. Der Freiendteil sollte zunächst wie für eine massive Goldkonstruktion in voller Größe aufgewachst und anschließend gleichmäßig um 1 mm abgetragen werden, um ein Metallgerüst von optimaler Stärke herzustellen, (s. Anhang).

Festigkeitsform

Die axiale Belastung des Freiendabschnitts erzeugt eine Rotation um den distalen Pfeilerzahn. Drei Faktoren sollten bedacht werden:

- Krafteinwirkung
- Widerstandswinkel
- Widerstandskräfte

Krafteinwirkung

Je weiter die Krafteinwirkung von der Rotationsachse entfernt einsetzt, desto größer wird das Biegemoment, das bedeutet Kraft x Länge des Hebelarms von der Krafteinwirkung bis zur Rotationsachse (Abb. 18.2a). Weiterhin, je posteriorer der Ort der Krafteinwirkung liegt, desto näher befindet er sich an den Kaumuskeln und umso größer ist daher die Kraft, die entwickelt werden kann. Jedoch bei fehlenden Leitkontakten nehmen die Okklusalkräfte auf zweigliedrige Freiendabschnitte in distaler Richtung ab, wenn sie von einer gegenüberliegenden natürlichen Bezahnung oder festsitzenden Brücke ausgehen.[4] Achzig μm Infraokklusion am distalen Freiendglied erzielen wenig Wirkung auf die Stärke der Krafteinwirkung, während achzig μm Supraokklusion, – die vom Patienten kaum wahrgenommen wird – verstärken die Krafteinwirkung erheblich.[4] Die Kraftverminderung ergibt sich als Folge der Biegung des Freiendabschnitts.[5] Es wurde berichtet, daß im Gegensatz zu einer gegenüberliegenden natürlichen Bezahnung ein

Kapitel 19 Anhängeglieder im Seitenzahnbereich

Abb. 19.1 Freiendglieder im Seitenzahnbereich.

Abb. 19.1a (i) Bei einer axialen Lasteinwirkung (L) auf das Freiendglied (C) und auf ein Implantat oder einen Zahn, der praktisch keine klinische Lockerung aufweist, liegt die Rotationsachse am distalen Rand der Ankerkrone (F). Nach mesial weisende Flächen der Seitenzähne (P) und nach labial weisende Flächen der Frontzähne (A) widerstehen der Längsachsen-Belastung des Freiendgliedes. Je größer der Radius von (F) zur widerstandleistenden Fläche, desto geringer ist die Belastung auf die Ankerkrone/Pfeilerzahn, weil die mögliche Bewegung sich der Längsachse der Präparation nähert – vergleiche A gegenüber P – und weil nach dem Hebelgesetz für eine vorgegebene Last bei unveränderlichem Abstand von der Rotationsachse gilt, je weiter die Widerstandskraft von der Achse entfernt liegt, desto kleiner kann sie sein, um das Gleichgewicht zu erhalten. Je näher also die widerstandleistende Fläche an der Drehachse liegt, desto größer ist die Belastung auf diese Fläche. Je weiter die widerstandleistende Fläche von der Achse entfernt liegt, desto kleiner ist die widerstandleistende Kraft, die erforderlich ist, um die angewandte Belastung zu kompensieren. An der Drehachse besteht ein Biegemoment.

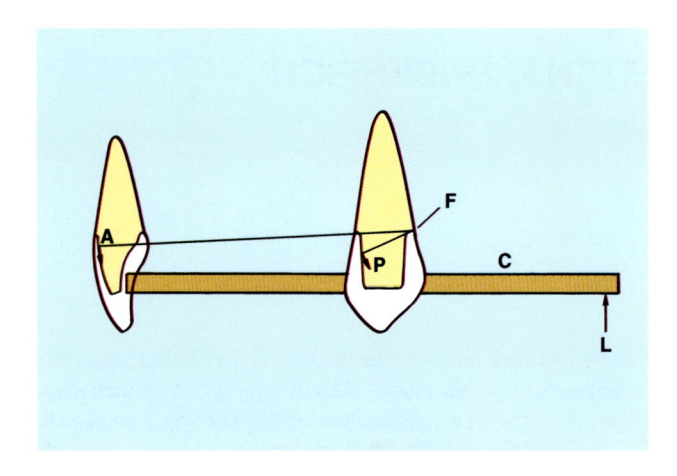

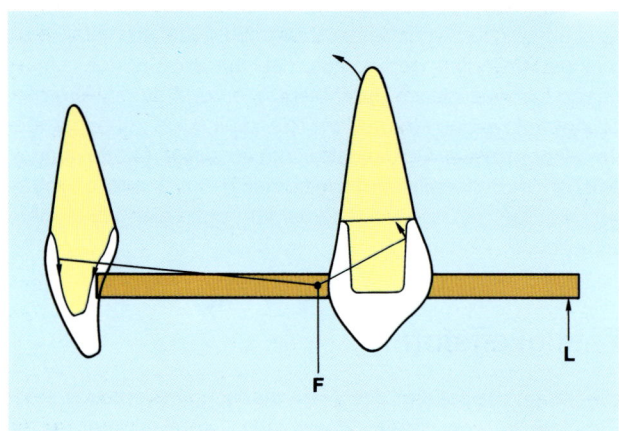

Abb. 19.1a(ii) Mit zunehmender Lockerung des Zahnes bewegt sich die Rotationsachse nach mesial und siedelt im Bereich der Verbindung mesial vom distalen Pfeilerzahn (Glantz, 1993). Beachten Sie, daß der distale Komplex Ankerkrone/Pfeilerzahn sich um diese Achse deht. Diese Bewegung der Rotationsachse bezieht sich nur auf Zähne und nicht auf Implantate.

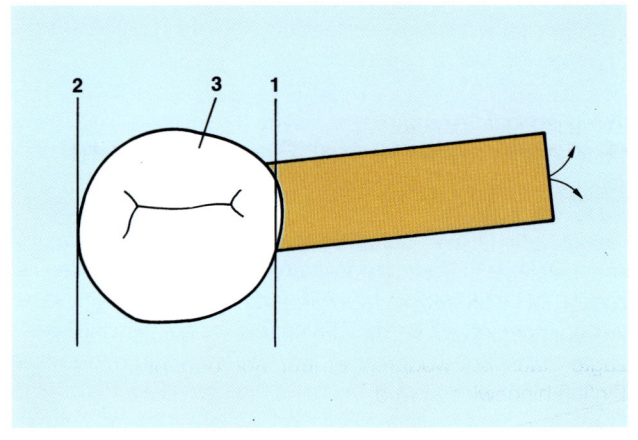

Abb. 19.1a(iii) Die Rotationsachse kann in Abhängigkeit vom Lockerungsgrad des Zahnes bei 1 oder 2 liegen oder an jedem Punkt dazwischen, z.B. bei 3. Indem die Achse nach mesial wandert, enthält die Rotationsrichtung des Freiendgliedes gewöhnlich eine bukkolinguale Komponente.

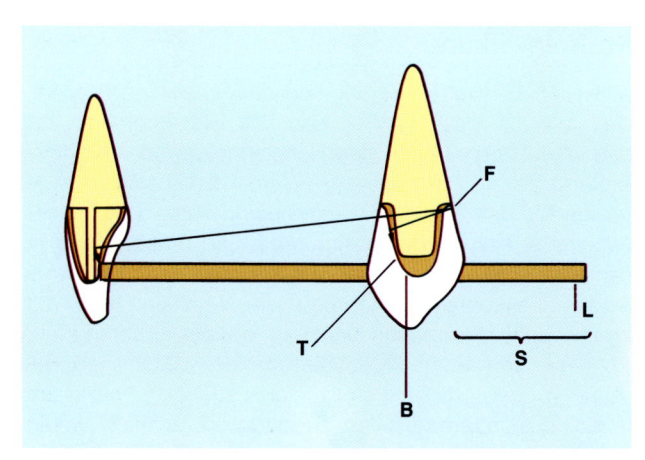

Abb. 19.1b Mesiale/distale Rillen an Frontzähnen leisten Rotationen Widerstand, die aus axial längsgerichteten Belastungen des Anhängegliedes (L) resultieren. Voraussetzung ist eine distale Rotationsachse (F) und die distal gerichtete Winkelung der mesialen Fläche am distal stehenden Pfeilerzahn (T), um die Belastung auf diesen Zahn zu verringern. Die Länge des Freiendabschnittes (S) wurde gekürzt, um die Hebelwirkung zu vermindern (B = Brücke über Unterkappen gefertigt).

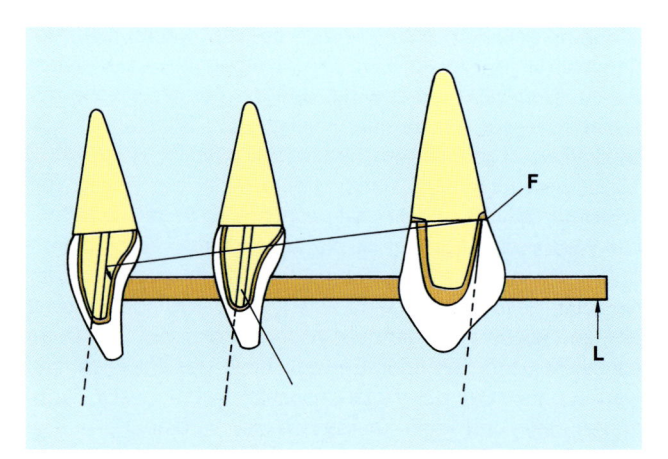

Abb. 19.1c Mesiale Einschubrichtung über Unterkappen bewerkstelligt, d.h. die distale Wand neigt sich nach mesial. Dies erleichtert eine mesiale Einschubrichtung für die Frontzähne (mesial geneigte Rillen) und bietet größeren Widerstand, der durch die Frontzähne bei distaler, mesialer oder intermediärer Lage der Rotationsachse geboten wird.

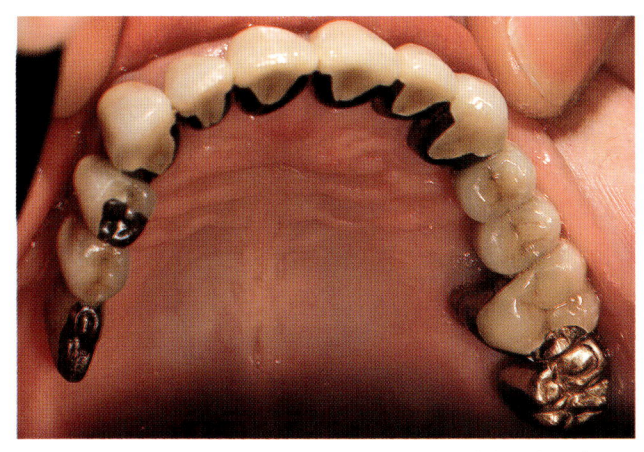

Abb. 19.1d Freiendglieder 15, 16. Das Anhängeglied bei 16 besteht aus ästhetischen Gründen im wesentlichen aus einer bukkalen Fassade und verkürzt auf diese Weise die funktionelle Länge des Freiendteils.

zweigliedriger Freiendteil, gegenüber einer Vollprothese, keine Kraftminderung an den Freiendgliedern aufwies. Dies mag durch fehlende Propriozeption und/oder durch Kippung der Prothese bedingt sein. Propriozeption kann das Ausmaß der Krafteinwirkung beeinflussen, da die Belastung von Freiendgliedern mit vermindertem Wurzelhautanteil an den Pfeilerzähnen abnimmt.[7] In Gegenwart eines unilateralen Freiendgliedes ist die Seite ohne Freiendteil die bevorzugte Kauseite, wodurch erneut auf den propriozeptiven Einfluß hingewiesen wird.[7]

Widerstandswinkel

Die Rotation um die Achse in der Nähe des distalen Pfeilerzahns vorausgesetzt, kann der mögliche Bewegungspfad der Ankerkrone berechnet werden (Abb. 19.1a[i]). Man kann feststellen, daß nach mesial weisende Flächen von Seitenzahnpräparationen und nach labial weisende Flächen von Frontzähnen der Rotation widerstehen. Diejenigen Flächen, die zur Rotationsachse am nächsten stehen, besitzen den kleinsten Radius und daher die größte Krümmung auf ihren Bewegungspfaden. Diejenigen Flächen, die am weitesten vom Rotationspunkt entfernt sind, weisen eine geringere Kurvatur zu ihrer Bewegung auf, die annähernd in der Längsachse der Präparation verläuft.

Die Festigkeitsform von Frontzähnen kann durch eine mehr nach labial als nach axial ausgerichtete Einschubrichtung erhöht werden (Abb. 19.1c). Indem sich die Rotationsachse nach mesial in Richtung auf die Verbindungsstelle zubewegt, ändern sich daraus entstehende Rotationen um die frontalen Ankerkronen zwar leicht in der Richtung, aber die Mesialneigung der frontalen Ankerkronen bleibt wirksam.

Rotationen, die in der Horizontalebene stattfinden, wird Widerstand durch die axialen Wände der Zahnpräparationen entgegengesetzt, hauptsächlich auf der Seite des Kieferbogens gegenüber dem Freiendglied.

Widerstandskräfte

Die der Rotationsachse näher stehenden Flächen der Gußobjekte beanspruchen die Präparationsoberfläche unmittelbarer. Außerdem unterliegen sie, da sie näher an der Rotationsachse stehen, größeren Spannungskonzentrationen als Frontzahneinheiten. Umgekehrt werden Frontzahneinheiten axialen Kräften im Freiendabschnitt mit niedrigeren Spannungskonzentrationen widerstehen können, als Zähne horizontalen Kräften auf der Seite des Kieferbogens gegenüber dem Freiendglied.

Größe der Verbindung

Verbindungen müssen groß genug sein, um unter Belastung nicht zu brechen oder zu verbiegen. Erhardson 1980[8] berechnete die Größe von Verbindungen, die erforderlich ist einem maximalen Kaudruck von 700 N standzuhalten, der, wie er meinte, in 24 Stunden einmal vorkommen könne. Dies ist ein beträchtlich höherer Wert als die 83 N, die von Lundgren et Laurell 1986[6] für parodontal beeinträchtigte Fälle ermittelt wurden, oder 121 N für natürliche Bezahnungen ohne parodontale Schäden.[4] Bis das Gegenteil bewiesen ist, muß angenommen werden, daß die Berechnungen von Erhardson[8] sich auf Kräfte bezogen, die für den Fall ohne parodontale Beeinträchtigung oder den Fall mit osseointegrierten Implantaten angewandt werden könnten. Diese Annahme wird durch die Ergebnisse von Glantz et al. 1984 und Carlsson et al. 1985[1,9] konkretisiert. Erhardson veröffentlichte praktikable Tabellen, welche die Mindesthöhe und die entsprechende Breite von Lötverbindungen für verschiedene Längen von Brückenspannen angeben (Kapitel 9).[8]

Der parodontal beeinträchtigte Fall erzeugt keine Platzprobleme an der Verbindung, weil hier eine vorbedingte Vergrößerung der Tiefe der Zahnzwischenräume vorliegt, die eine große Fläche im Bereich der Verbindung bereitstellt. Außerdem werden die Krafteinwirkungen wesentlich weniger als 700 N ausmachen.[5,7]

Der parodontal gesunde Fall stellt ein viel größeres Problem dar, weil höhere Kräfte einwirken und die engen Approximalräume für die Verbindung viel weniger Platz einräumen. Daher muß in diesem Falle große Sorgfalt bei der Gestaltung der Verbindungen aufgewendet werden. Insofern sollte man sich an die von Erhardson 1980[8] vorgeschlagenen Verbindungsgrößen halten. Die postkeramische Lötung gibt die Möglichkeit, eine exakte Überprüfung der Größe der Lötverbindung vor deren Durchführung vorzunehmen (s. Anhang).

Folgende Faktoren verringern die Höhe der Verbindung im Seitenzahnbereich

- kurze Zähne;
- hochansetzendes, approximales Zahnfleisch;
- okklusale Keramikoberflächen.

Folgende Faktoren verringern die Breite von Frontzahnverbindungen:

- tiefer Überbiß;
- bukkolingual dünne Zahnformen;

- hochansetzendes, approximales Zahnfleisch;
- linguale Keramikoberflächen;
- geringer, sagittaler Überbiß.

Die in Kapitel 9 besprochenen Lötverfahren sollten in diesem Zusammenhang rekapituliert werden.

Gestaltung von Freiendbrückenarbeiten

Mit Blick auf die vorangegangenen Erörterungen ist es möglich, einige Empfehlungen zur Gestaltung von Freiendbrückenarbeiten zu geben:

Formfestigkeit
- Sorgen Sie dafür, daß das Metallgerüst der Freiendabschnitte und der Verankerungskronen ausreichend starr konstruiert wird, um Verbiegungen standzuhalten, insbesondere bei Metallkeramikeinheiten an denen die Keramik absplittern kann. Sorgen Sie dafür, daß die Metallverbindungen ausreichend starr konstruiert werden, um Verbiegungen standzuhalten, die zur Ausbreitung von Mikrosprüngen und zu Frakturen führen können.

Biegung wird formuliert: $F \propto \dfrac{Pl^3}{Edw^3}$

wobei F = Biegung, P = Kraft, l = Abstand vom Punkt der Krafteinwirkung zur Rotationsachse, E = Elastizitätsmodul, d = Dicke senkrecht zur Krafteinwirkung, w = Dicke parallel zur Krafteinwirkung bedeuten.[10] Hieraus ergibt sich, daß eine Verdoppelung des Elastizitätsmoduls (E) durch Verwendung unedler Metallegierungen anstelle von Gold nicht etwa die Halbierung der Dicke des Metallgerüsts oder der Kappe (w) zuläßt.

Aus der Biegungsformel läßt sich ablesen, daß die Abmessung einer Metallverbindung parallel zur okklusalen Krafteinwirkung (w) die Biegsamkeit, und damit die Starrheit, umgekehrt proportional in der dritten Potenz beeinflußt. Die Abmessung senkrecht zur okklusalen Krafteinwirkung (d) beeinflußt die Starrheit umgekehrt proportional. Daher hat eine Zunahme oder eine Abnahme der Abmessung parallel zur Krafteinwirkung eine viel größere Wirkung, als die gleiche Zu- oder Abnahme senkrecht zur Krafteinwirkung. Wenn Disklusion eintritt, dann wirken posteriore Kräfte hauptsächlich axial, wobei w sich auf die Höhe bezieht; Krafteinwirkungen auf frontale Verbindungen wirken hauptsächlich nicht-axial, wobei w sich auf bukkolinguale Abmessungen bezieht; Krafteinwirkungen auf die Verbindung mesial vom distalen Pfeilerzahn wirken sowohl axial als auch nicht-axial,[3] wobei w sich auf die Höhe und bukkolinguale Abmessungen bezieht; Krafteinwirkungen auf die Verbindung zwischen Eckzahn und erstem Prämolaren wirken sowohl axial wie auch nicht-axial, wobei w sich auf die Höhe und bukkolinguale Abmessungen bezieht. Das Obengenannte stellt eine Vereinfachung hinsichtlich der Richtung von Krafteinwirkungen dar, dient jedoch als Richtschnur zur Gestaltung von Brückenkonstruktionen, weil möglicherweise Platz geschaffen werden muß, zum Beispiel durch Maßnahmen der Verlängerung klinischer Kronen oder durch Vergrößerung vertikaler Abmessungen.

Festigkeitsform
- Je weiter von der Rotationsachse entfernt, desto geringere Kräfte sind erforderlich, um der Belastung des Freiendgliedes standzuhalten. Mesiale und distale Rillen an Frontzähnen werden einer solchen Belastung mit weniger Spannung auf den Pfeilerzahn standhalten, als die mesiale Oberfläche des am weitesten distal stehenden Pfeilers (Abb. 19.1b). Zu erwägen ist auch die Präparation der mesialen Oberfläche einer distal stehenden Pfeilerkappe mit distaler Neigung (Abb. 19.1b), um die Rotationskräfte auf diese Fläche zu vermindern. Unter günstigen Umständen können in der Eckzahnregion tiefe Rillen angelegt werden, die für ein starres Metallgerüst und sehr sichere Pfeilerpräparationen gegen Rotationen sorgen. Die Passung des Gußobjektes anhand der Rillen verhindert Rotationen, und die größere Dicke des Gußobjektes, als Ergebnis dieser Rillen, verleiht dem Metallgerüst mehr Widerstand gegen Biegung zugleich mit der geringeren Möglichkeit von Keramikfrakturen.

Mesiale Einschubrichtung
- Die nach mesial geneigte Oberfläche einer distal stehenden Pfeilerkappe gestattet eine mesiale Einschubrichtung, die größeren Widerstand gegen Rotationen auf die Frontzähne überträgt (Abb. 19.1c).

Verkleinerung der Okklusionsfläche
- Über die Kraftverminderung entlang einer Freiendkonstruktion, die einer natürlichen Bezahnung gegenübersteht, wurde nur im Hinblick auf zwei Freiendglieder berichtet.[4] Solange keine anderen Beweise vorliegen, ist es sinnvoll, die Freiendglieder auf diese Ausdehnung zu beschränken. Die funktionelle Länge der Okklusionsfläche von Freiendabschnitten kann man reduzieren und trotzdem die Ästhetik bewahren, indem man eine okklusale Kaufläche nur an ein oder zwei Zähnen vorsieht und in weiter distal liegenden Bereichen bukkale Facetten modelliert (Abb. 19.1d). Da 80 μm Bißhöhung von dem Patienten nicht wahrgenommen werden und das Biegemoment an der Verbindungsstelle[4] verstärken könnten, ist es unerläßlich, daß die Okklusion sorgfältig überprüft, und falls erforderlich, eingeschliffen wird. Dies sollte zum Zeitpunkt der Eingliederung der Brückenarbeit und im Zuge nachfolgender Recall-Termine vorgenommen werden. Die subjektive Beurteilung der Okklusion durch den Patienten ist kein verläßliches Kriterium. Es sollte ein gleichzeitiger und ausgeglichener Kontakt aller Seitenzahneinheiten bestehen. Ausgenommen ist das am weitesten distal stehende Freiendglied, welches man leicht aus dem Biß nimmt (80μm), vorausgesetzt, daß damit nicht die Extrusion eines ungeschienten Gegenzahns herausgefordert wird.

Während der Exkursionsbewegungen ist die Disklusion im Seitenzahnbereich unerläßlich (s.u. 'Unterkappen' für Fälle mit minimaler parodontaler Abstützung).

Schutz des distalen Pfeilerzahnes

- Hinsichtlich der vorhergehenden Erörterungen ist festzustellen, daß es bei Zweifeln bezüglich der Widerstandskraft am besten ist, am distalen Pfeilerzahn eine konische Präparation für eine Unterkappe vorzunehmen, anschließend die Rotationskräfte zu reduzieren und eine mehr nach mesial ausgerichtete Einschubrichtung zu ermöglichen. Dies trifft insbesondere auf einen wurzelbehandelten Zahn zu, der infolge veränderter Propriozeption größere Belastungen, als ein Zahn mit vitaler Pulpa zuläßt[11] und damit auch der weitaus größeren Gefahr eines Mißerfolgs unterliegt. Dies bezieht sich aber auch auf einen gut gestützten, nicht gelockerten distalen Pfeilerzahn, wenn die Rotationsachse möglicherweise distal gelagert ist. Gleichzeitig wird die Ankerkrone durch eine konische Präparation anfälliger für Zementierungsdefekte, deshalb muß die Verwendung von Unterkappen bedacht werden und falls genügend Platz vorhanden ist, sollte die Zahnpräparation nur minimale Konizität aufweisen.

Unterkappen

- In Fällen ohne parodontale Beeinträchtigung können Krafteinwirkungen mechanisch bedingte Mißerfolge herbeiführen in Form von Zementierungsdefekten, Pfeilerfrakturen, Keramikfrakturen, oder Fehlschlägen an Verbindungen. Mit Zinkphosphatzement einzementierte Unterkappen und eine gesonderte, mit Tempbond befestigte Superstruktur, bilden ein Spannungs-Entlastungssystem. Das Tempbond bricht im Bereich hoher Spannungskonzentration, ohne ein vollständiges Scheitern der Zementierung der Brücke herbeizuführen. Vorausgesetzt, daß die Flächen der Unterkappen tatsächlich parallel ausgerichtet sind und axiale Rillen aufweisen, – mit Verjüngung des distalen Pfeilerzahns, wenn indiziert – wird die Superstruktur ohne Zement sich fast selbsttragend verankern. Man kann eine Horizontalschraube an einem Molaren-Pfeilerzahn vorsehen, wenn die Sorge besteht, daß ein totale Lösung der Zementierung eintreten könnte.
- In Fällen mit parodontaler Beeinträchtigung kann man die Superstruktur, wegen geringerer Kraftentfaltungen,[5] zur Eingliederung direkt auf die Pfeilerzähne ohne die Verwendung von Unterkappen, herstellen. Der von Nyman et al. 1975[12] beschriebene klinische Erfolg unterstützt diese Behandlungsmethode. Bei einer besonders beweglichen Brückenarbeit wird empfohlen, daß ausgleichende Seitenkontakte auf die Freiendglieder stattfinden, um die distalen Pfeilerzähne zu stabilisieren und mechanische Pannen zu vermeiden. Wenn jedoch genügend Platz verfügbar ist, sollte man trotzdem die Verwendung von Unterkappen erwägen, insbesondere bei verschiedenen Lockerungsgraden der Pfeilerzähne und den damit verbundenen Zementierungskomplikationen

Ästhetik

- Es ist wichtig, darauf zu achten, daß Freiendglieder in ästhetisch zufriedenstellender Weise auf dem verbliebenen Kieferkamm aufsitzen. Häufig ist eine Einprobe der künstlichen Zähne entweder über eine provisorische Brücke oder über eine Prothesen-Basisplatte erforderlich.

Behandlungsschritte bei der Herstellung einer Freiendbrückenkonstruktion über Unterkappen

1) Stabilisierung der Zahnposition;
2) Präparation der Zähne;
3) Kiefer- und Gesichtsbogenregistrierung;
4) Abdrucknahme;
5) Herstellung temporärer Restaurationen auf schnell abbindenden Gipsmodellen;
6) Endabdrücke;
7) Einzementieren der temporären Restaurationen;
8) Herstellung der Unterkappen auf einartikulierten Modellen;
9) Aufsetzen der Unterkappen auf das Meistermodell und zweimaliges Dublieren:
   a) für Modelle zur Anfertigung der provisorischen Restaurationen;
   b) für die Herstellung der Modellstümpfe;
10) Anfertigung der provisorischen Restaurationen;
11) Einzementieren der Unterkappen;
12) Kieferregistrierung in korrekter vertikaler Abmessung;
13) Eingliederung der provisorischen Restaurationen über die Unterkappen;
14) Einprobe der definitiven Kronen;
15) Abdrucknahme für Lötungen;
16) Einzementieren der definitiven Brückenkonstruktion mittels Tempbond;
17) Versorgung mit einer Schutzschiene bei Ausübung von Kontaktsportarten und einer okklusalen Stabilisationsschiene (s. Kapitel 25).

Prognose

Relativ wenige Studien wurden über das Langzeitverhalten von Freiendbrücken veröffentlicht. Himmel et al. 1992[13] lieferten hierzu einen guten Überblick. Randow et al. 1986 berichteten, daß sich bei Freiendkonstruktionen eine größere Anzahl von Mißerfolgen als bei abgestützten Einheiten einstellten, insbesondere wenn bei Ersteren der distale Pfeilerzahn wurzelbehandelt wurde.[14] Strub et al. 1989[15] berichteten, daß bei Patienten mit geringgradiger Parodontitis eine biologische Mißerfolgsrate von 23,3% (eingeschlossen 3% Sekundärkaries, 14,7% endodontische Komplikationen, 4% parodontale Komplikationen und 1,6 % Pfeilerfrakturen) und eine technische Mißerfolgsrate von 12,7% zu verzeichnen war. Die hohe Anzahl endodontischer Mißerfolge muß besonders erwähnt werden. Nyman et al. Lindhe 1979[16] berichteten über eine Häufigkeit von 2,2% mechanischer Pannen bei parodontal behandelten Patienten und Bergenholtz et Nyman 1984[17] verzeichneten eine 15%ige Häufigkeit endodontischer Komplikationen an Pfeilerzähnen. Es ist daher nicht unwahrscheinlich, daß im späteren Verlauf Probleme auftreten. Der Patient muß deshalb eingehend informiert werden, bevor die Behandlung fortgesetzt wird.

Checkliste für Freiendeinheiten

- Können die Freiendglieder ästhetisch gestaltet werden?
- Verläuft die Lippenlinie hoch oder niedrig?
- Ist eine Kieferkammaugmentation erforderlich?
- Wie lang sollte das Freiendglied gestaltet werden?
- Ist der distale Pfeilerzahn kräftig genug, ausreichende Festigkeit zu bieten, oder sollten spannungsabbauende Elemente in die Konstruktion einbezogen werden?
- Ist genügend Platz für Metallverbindungen vorhanden?
- Können Unterkappen verwendet werden und bleiben damit ästhetische Belange im Bereich des Gingivalrandes gewahrt?
- Kann eine mesiale Einschubrichtung bewerkstelligt werden?
- Sollten Unterkappen vorgesehen werden?
- Kann in die Konstruktion eine Horizontalschraube einbezogen werden?

Literaturhinweise

1. Glantz P, Nyman S, Strandman E, Randow K. On functional strain in fixed mandibular reconstructions. Part II. An in vivo study. Acta Odont Scand 1984; 42: 269-276.
2. Glantz P. Personal communication. 1993.
3. Randow K. On the functional deformation of extensive fixed partial dentures. An experimental clinical and epidemiological study. PhD thesis. University of Lund 1986.
4. Laurell L, Lundgren D. Influence of occlusion on posterior cantilevers. J Prosthet Dent 1992; 67: 645-652.
5. Lundgren D, Laurell L. Occlusal force patterns during chewing and biting in dentitions restored with fixed bridges of cross-arch extension. Part II. Unilateral posterior two-unit cantilevers. J Oral Rehabil 1986; 13: 191-199.
6. Lundgren D, Falk H, Laurell L. The influence of number and distribution of occlusal cantilever contacts on closing and chewing forces in dentitions with implant supported fixed prostheses occluding with complete dentures. Int J Oral Maxillofac Implants 1989; 4: 277-283.
7. Laurell L, Lundgren D. Periodontal ligament areas and occlusal forces in dentitions restored with cross-arch unilateral posterior two-unit cantilever bridges. J Clin Periodontol 1986; 13: 33-38.
8. Erhardson S. Brottmekanisk Dimensionering Av Dentala, Guldlodningar. Swedish Dent J. Supplement5 1980; 5-57.
9. Carlsson G E, Haraldson T. Functional response in Tissue-Integrated Prostheses. Osseointegration in Clinical Dentistry. Ed. Brånemark P-I, Zarb G, Albrektsson T. Quintessence Publishing Co., 1985; pp 156-157.
10. Priest H M. Design Manual for High Strength Steels. Research and Technology, United States Steel Corp. 1954; Publ. No. ADVL 215-254.
11. Randow K, Glantz P-O. On cantilever loading of vital and nonvital teeth. An experimental clinical study. Acta Odont Scand 1986; 44: 271-277.
12. Nyman S, Lindhe J, Lundgren D. The role of occlusion for the stability of fixed bridges in patients with reduced periodontal support. J Clin Periodontol 1975; 2: 53-66.
13. Himmel R, Pilo R, Assif D, Aviv I. The cantilever fixed partial denture – a literature review. J Prosthet Dent 1992; 67: 484-487.
14. Randow K, Glantz P-O, Zoger B. Technical failures and some related clinical complications in extensive fixed prosthodontics. An epidemiological study of long-term ·clinical quality. Acta Odont Scand 1986; 44: 241-255.
15. Strub J R, Linter H, Marinello C. Rehabilitation of partially edentulous patients using cantilever bridges, a retrospective study. Int J Periodontol and Rest Dent 1989; 9: 365-375.
16. Nyman S, Lindhe J. A longitudinal study of combined periodontal and prosthetic treatment of patients with advanced periodontal disease. J Clin Periodontol 1979; 4: 163-170.
17. Bergenholtz G, Nyman S. Endodontic complications following periodontal and prosthetic treatment of patients with advanced periodontal disease. J Periodontol 1984; 55: 63-70.

Kapitel 20

PARODONTALCHIRURGIE

Es muß betont werden, daß mit diesem Abschnitt nicht beabsichtigt ist, einen umfassenden parodontalen Lehrtext niederzulegen. Ziel ist, mit einem Überblick den restaurativ tätigen Zahnarzt über die Möglichkeiten parodontaler Chirurgie zu informieren und auf einige Schwierigkeiten hinzuweisen. Die hauptsächlichen Indikationen für parodontalchirurgische Maßnahmen sind:

- um Zugang für offenes Wurzeldebridement zu erreichen;
- zur Taschenbeseitigung:
    damit die Plaqueentfernung durch den Patienten erleichtert wird;
    zur Behandlung von Furkationsproblemen;
    um Zugang zu Karies und gesunder Zahnsubstanz zu schaffen;
    um Zugang zu einer frakturierten Wurzel herzustellen;
- um neues Attachment zu gewinnen;
- um klinische Kronen zu verlängern;
- um ästhetische Belange zu verbessern;
- um eine Zone befestigter Gingiva herzustellen.

Im Hinblick auf Einzelheiten zur chirurgischen Technik wird der Leser auf die Fachliteratur verwiesen.[1-5]

Zugang für Wurzeldebridement

Eine Reihe von Studien haben gezeigt, daß bei Taschenbildung von weniger als 4 mm kaum ein Unterschied im Heilungsprozeß besteht, wenn im Anschluß an ein Wurzeldebridement nach Anhebung des Lappens mit direkter Sicht (offenes Debridement), oder ohne direkte Sicht (geschlossenes Debridement), d.h. durch Instrumentierung innerhalb der parodontalen Tasche, vorgegangen wird.[6-10] Tiefere Taschen, so wird berichtet, bringen bei offenem Debridement bessere Ergebnisse. Es ist jedoch schwierig, die Untersuchungsbefunde richtig einzuschätzen. Da die Parodontitis ortsspezifisch und ihrer Natur nach zyklisch[11] verläuft, ist es wahrscheinlich, daß die meisten in den klinischen Studien untersuchten Gebiete frei von akuten Erkrankungen waren. Tatsächlich stellten Sokransky et. al. (1984)[11] fest, daß 95 bis 97% der Bereiche inaktiv waren, d.h. Anzeichen für vergangene, jedoch keine akuten Krankheitsaktivitäten aufwiesen. Außerdem berichteten Eaton et al. (1985),[12] daß sogar bei offenem Debridement die Ablagerungen nicht völlig von der Wurzeloberfläche entfernt werden, trotzdem tritt Heilung ein.

In der Tat ist lediglich die Beseitigung von Ablagerungen auf der Wurzeloberfläche erforderlich und energisches Wurzelglätten mit Abtragungen an der Wurzeloberfläche sind unnötig.[13] Somit befindet sich der Kliniker im Zwiespalt, welche Behandlungsweise anzuwenden ist. Die Tatsache, daß eine Neurestaurierung erforderlich ist, löst gewöhnlich diesen Zwiespalt. Der Grund für eine Erneuerung von Restaurationen ist häufig, daß diese unzulänglich, unter Standard (d.h. schlechtsitzend, plump, ästhetisch mangelhaft), oder mit kariösen Defekten, oder mechanischen Mängeln behaftet sind. Es ist daher notwendig, daß man Zugang zu einer gesunden Wurzeloberfläche erlangt, um eine neue Restauration herstellen zu können.

Zahnfleischtaschen, weniger als 4 mm tief

Die Ausheilung einer Entzündung vollzieht sich gewöhnlich auf konservativem Wege, ohne chirurgische Maßnahmen und wo angebracht, mit der Nachbearbeitung vorhandener Restaurationen, oder mit der Herstellung sorgfältig konturierter und gut sitzender temporärer bzw. provisorischer Restaurationen. Es ist einfach, Lippenbekenntnisse zur erforderlichen Sorgfalt bei der Anfertigung dieser Interimsrestaurationen abzulegen, anschließend jedoch eine entsprechende Paßform und Konturierung nicht durchzusetzen. Man muß daran erinnern, daß dies therapeutische Restaurationen sind, die häufig mehr Zeit in Anspruch nehmen, als man ursprünglich für notwendig erachtete (Abb. 20.1a-c). Anweisungen zur Plaquebeseitigung sollten erteilt und die Gewebereaktion ausgewertet werden. Zahnfleischtaschen, die weniger als 3 mm tief sind, sollte man nicht instrumentell behandeln, da der Verlust von Attachment häufig von Verletzungen durch Instrumentierungen herrührt.[14] In diesem Kontext ist die Mitteilung von Glavind (1977)[15] interessant, daß im Anschluß an chirurgische Maßnahmen diejenigen Bereiche mit flachen Zahnfleischtaschen im gleichen Mund, die nicht professionell gereinigt wurden, ebenso gute Ergebnisse brachten wie jene, die anzeigten, daß Patientenmotivation der wichtigste Faktor sei. Feststellbare harte Beläge müssen jedoch entfernt und prophylaktisch behandelt werden. Bei tieferen Taschen fördert das Debridement der Wurzeln einen Attachmentgewinn, weil die Auswirkungen der instrumentellen Verletzung durch die Rückführung der Entzündung, durch Lösen und Neubildung eines langen Epithelansatzes ausgeglichen werden.[7] Man

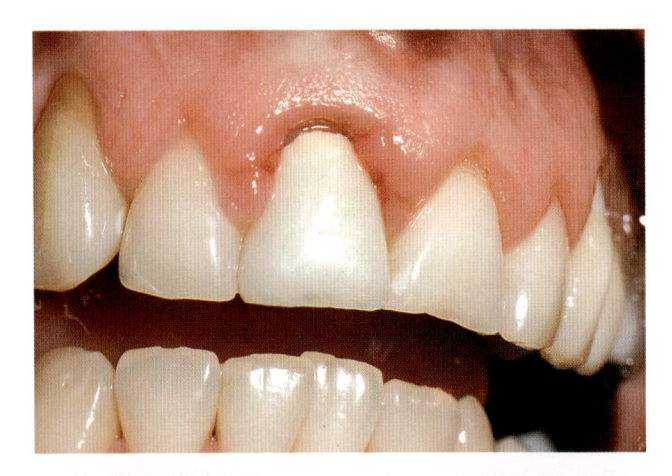

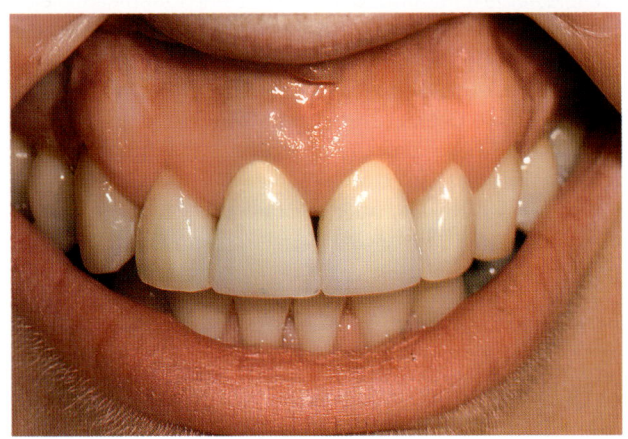

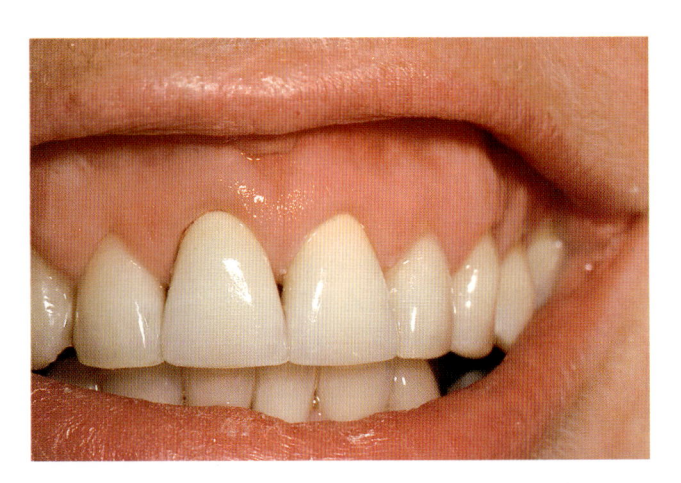

Abb. 20.1a Entzündung in Zusammenhang mit einer Krone; hier lag eine Kombination von mangelhaftem Kronenrand und künstlich herbeigeführter Verletzung vor (s. Kapitel 27). Rezession der Gingiva bei 13 und 23.

Abb. 20.1b Es wurden Ratschläge zur Mundhygiene erteilt, und nachdem die Angewohnheit aufgedeckt war, wurde der Patient unterrichtet, die Traumatisierung des Gewebes zu unterlassen (s. Kapitel 27). Die Behandlung sah nach koronal verschobene Lappen und Bindegewebstransplantate vor, um die Wurzeln der Zähne 13 und 23 abzudecken (chirurg. Maßnahmen durch Mr. J.S. Zamet). Für einen Zeitraum von 6 Monaten wurden sorgfältig konturierte und gutsitzende, temporäre Kronen mit supragingivalen Abschlußrändern auf die Zähne 11 und 21 eingegliedert. Die Einzementierung für 6 Monate erfolgte mit einer Mischung aus Tempbond und 1%iger Aureomycin-Augensalbe mit monatlichem Wechseln des Zementes. Nachfolgend wurden die Kronen mit Tempbond festzementiert.

Abb. 20.1c Die endgültigen Kronen, 1 Jahr nach dem Einzementieren. Beachten Sie die leichte marginale Entzündung, die an 11 noch immer vorhanden ist, aber auch an den angrenzenden, nicht überkronten Zähnen vorherrscht.

muß jedoch daran denken, daß ein Attachmentgewinn bis zu 2 mm kein echter Gewinn ist, weil mit dem Rückgang der Entzündung, die Sondenspitze die am weitesten apikal gelegenen Zellen des dentogingivalen Epithelansatzes nicht mehr durchdringen kann.[16-17]

Blutende Bereiche repräsentieren nicht notwendigerweise akute Schädigungen[18-21] und sollten allgemein auf progressive Anzeichen beobachtet werden, bevor durchgreifende Maßnahmen, wie offenes Wurzeldebridement zur Durchführung gelangen. Falls jedoch ein Zahn restauriert wird und die Gingiva dem Präparationstrauma von Retraktion und/oder subgingivaler Verlegung des Abschlußrandes unterliegt, werden die lokalen Gewebeabwehrkräfte nachteilig beeinflußt. Eine periodische Beobachtung ist nicht länger gerechtfertigt, sondern das Zahnfleisch muß, vornehmlich im Hinblick auf Blutungen, in einen entzündungsfreien Zustand, versetzt werden. Abgesehen von anderen Überlegungen, kann blutendes Zahnfleisch die Abdrucknahme behindern und eine entsprechende Terminplanung für restaurative Behandlungsmaßnahmen erschweren.

Obgleich die subgingivale Irrigation mit einer Vielfalt von Wirkstoffen die progressive Parodontitis nicht unter Kontrolle bringen kann,[22-24] wurde berichtet, daß diese Wirkstoffe, vornehmlich 3%iges Wasserstoffperoxid, einen günstigen Kurzzeiteffekt auf gingivale Blutungen ausüben und brauchbare Hilfsmittel während Abdrucknahme und Zementierungsvorgängen darstellen. Dies betrifft Patienten mit mäßiger Mundhygiene, besonders in frühen Behandlungsphasen, wenn temporäre und provisorische Restaurationen eingegliedert werden. Obgleich die Anwendung eines dieser zahlreichen Haus-Mundspülmittel durch den Patienten sich vorteilhaft auswirken kann, so hält dieser Zustand nur für kurze Zeit an. Wie Untersuchungen gezeigt haben, vollzieht sich die Eindämmung der Blutung nur vorübergehend und kehrt ungefähr innerhalb eines Monats nach dem Absetzen wieder zurück.[22-24] Deshalb könnten bei fehlerhafter Planung die restaurativen Maßnahmen zu einem Zeitpunkt vorgesehen werden, wenn diese günstige Phase vorüber ist.

Zahnfleischtaschen, tiefer als 4 mm

Diese werden anfangs ebenso mit konservativen Mitteln behandelt und die Motivation des Patienten wird gefördert, sowie die Gewebereaktion beobachtet. Häufig findet ein Schrumpfungsprozeß des Gewebes statt. Wenn Sondierungsbluten nicht mehr auftritt und kein weiterer Attachmentverlust feststellbar ist, sind weitere Behandlungsmaßnahmen nicht erforderlich. Sie werden jedoch notwendig, wenn nach etwa 6 Monaten Resttaschen von mehr als 4 mm Tiefe zurückbleiben, insbesondere wenn bei 4 Untersuchungen im Monat jedesmal Sondierungsbluten auftritt.[21,25] Ist aus ästhetischen Gründen eine subgingivale Verlegung der Abschlußränder erforderlich und ist die häusliche Mundpflege des Patienten zufriedenstellend, wird ein offenes Debridement durchgeführt mit dem Versuch, ein rasches Ergebnis zu erzielen und somit die Voraussetzung zu schaffen, daß die restaurative Phase in einem überschaubaren Umfeld einsetzt.[26] Demgegenüber steht ein längerer Behandlungszeitraum und eine weniger vorhersehbare Reaktion des Zahnfleischsaumes, die aus einem langwierigen, geschlossenen Debridement hervorgeht. Wird eine chirurgische Methode angestrebt, sollten, wenn möglich, schonende Techniken wie der modifizierte Widman-Lappen zum Einsatz kommen, um gingivales Gewebe zu erhalten.[27] Interdentale Papillen sollten bewahrt werden; die Opferung von Zahnfleisch und Papillen kann unnötige ästhetische Komplikationen heraufbeschwören.

Die Apikalverlagerung des Alveolarrandes kann notwendig werden, um Zugang zu kariösen Defekten oder Wurzelfrakturen zu erlangen. Ästhetische Komplikationen sind damit nicht ausgeschlossen.

Mechanisches Debridement ohne Einsatz systemischer Antibiotika ist das Mittel der Wahl für Patienten mit chronisch verlaufender Altersparodontitis.[28-29] Systemische Antibiotika sind jedoch erforderlich zur Behandlung der rasch fortschreitenden Parodontitis mit Einbußen von ≥ 3 mm an 8 oder mehr Zähnen, in wenigstens 3 Quadranten, über einen Zeitraum von 6 Monaten oder weniger und bei einer refraktären Parodontitis mit fortlaufendem Attachmentverlust nach entsprechendem, mechanischen Debridement.[29] Wenn möglich, sollte die Auswahl der Antibiotika nach Auswertung geeigneter Kulturen erfolgen. Diese Kulturen werden nur angesetzt, wenn auf eine konventionelle Therapie keine Reaktion zu beobachten ist.[29]

Der Prothetiker muß sicher sein, daß das Niveau des gingivalen Kieferkammes stabil ist, besonders wenn eine hohe maxilläre oder niedrige mandibuläre Lippenlinie vorliegt. Bei einem gut versorgten Patienten stellt sich diese Stabilität gewöhnlich innerhalb von 6 Monaten nach chirurgischen Maßnahmen ein.[30] Die Ausheilung nach geschlossenem Debridement kann viel länger in Anspruch nehmen; es gibt jedoch keine Angaben, wie lange abgewartet werden muß, wenn diese Methode zum Einsatz gelangt. Bei Patienten mit unzuverlässiger Mundpflege ist ein offenes Debridement kontraindiziert.[31] Während Taschen, die flacher als 4 mm ausgebildet sind, kaum ein offenes Debridement erfordern (obleich es nötig werden kann, wenn Sondierungsbluten bei Vorhandensein provisorischer Restaurationen und guter Mundhygiene fortbesteht), sind die Ergebnisse von Zahnsteinbeseitigung und Wurzelglätten bei Taschen, tiefer als 5 mm, weniger sicher.[32]

Die vorangehenden Maßnahmen bieten eine Grundlage für die Behandlungsplanung. Das Kriterium der Taschentiefe sollte man jedoch lediglich als Richtschnur betrachten. Der Unterschied zwischen Sondierungsbluten, als Zeichen einer progressiven Parodontitis, oder als Komplikation im Verlauf restaurativer Behandlungsmaßnahmen, d.h. während Abdrucknahme und Zementierung, muß erkannt werden. Obgleich Blutungen künftige Krankheitsaktivitäten nur unzureichend voraussagen,[19-21] sind fehlende Blutungen selten mit einer progressiven Parodontitis in Verbindung zu bringen.[19-20] Die Ausschaltung von Blutungen dürfte schon ein vernünftiges Ziel bei der Behandlung des 'terminalen' Parodontitis-Patienten darstellen, der bereits mit umfangreichen Restaurationen versehen ist, oder versehen werden soll, und für den ein Parodontoserückfall zum Verlust der Restaurationen führen würde.

Obgleich Studien über geringe Unterschiede zwischen verschiedenen chirurgischen Techniken berichteten und Forschungsberichte, auf ein genetisches 'Gedächtnis' bezüglich der Gewebsdicke hinweisen,[33-35] darf nicht vergessen werden, daß die für Messungen verwendeten Parameter, diejenigen waren, die auch verwendet wurden, um eine Parodontitis zu beurteilen. Eine weiter zurückliegende Studie[18] besagt, daß die meisten der zuvor untersuchten Bereiche wahrscheinlich krankheitsfrei waren und daher müßten vom restaurativen Standpunkt die Ergebnisse neu beurteilt werden. Während diese Studien großen Einblick in vergleichende Therapien zuließen, so muß man doch auch deren Grenzen erkennen, daß nämlich zum Zeitpunkt der Untersuchung die Erkrankung sich eher ruhend als aktiv dargestellt haben könnte. Die Befunde der Studien können sich auf die Auswirkungen verschiedener chirurgischer Methoden auf zuvor geschädigtes Gewebe bezogen haben und nicht auf ihre Wirksamkeit bei der Beseitigung der Erkrankung. Sie könnten auch mehr die Wirksamkeit verschiedener chirurgisch-plastischer Techniken zur Wiederherstellung zuvor geschädigter Gewebe zum Ausdruck bringen. Vom restaurativen Standpunkt ist wichtig zu wissen, welche chirurgischen Techniken schaffen ein geeignetes Umfeld in Bezug auf Ästhetik, Retraktion, Blutungskontrolle und marginale Stabilität auf lange Sicht, ebenso wie die Aufrechterhaltung einer funktionstüchtigen parodontalen Abstützung für den Rest des Lebens des Patienten. Weitere Untersuchungen sind daher angezeigt.

Der Kliniker muß bei der Behandlung der Parodontitis, was die Rolle der Chirurgie und das 'geschlossene' Wurzel-Debridement anbetrifft, aufgeschlossen bleiben, weil künftige Studien die Konzepte der Ätiologie, der Klassifizierung und Behandlung dieser Erkrankung dramatisch verändern könnten. In Kapitel 25 werden die Verordnungen zur Nachsorgetherapie erörtert.

Beseitigung von Zahnfleischtaschen

Mitarbeit bei der Plaquebeseitigung durch den Patienten

Ähnliche Ergebnisse können mit oder ohne Taschenbeseitigung erreicht werden.[33] Die Beseitigung der Taschen im Hinblick auf eine Erkrankungsvorsorge ist sicherlich schwer zu rechtfertigen. Langzeituntersuchungen sind

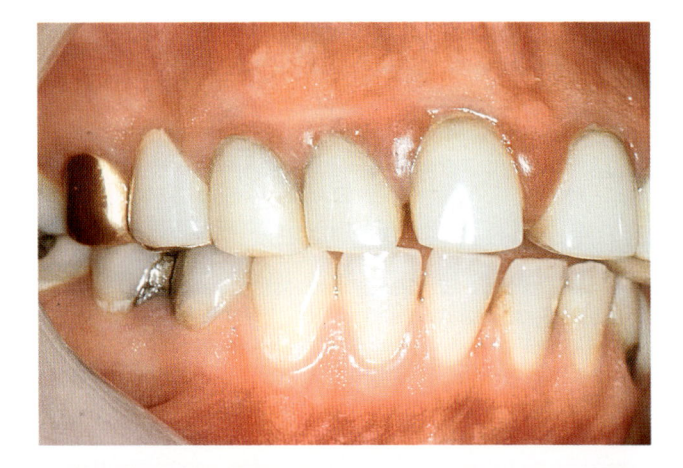

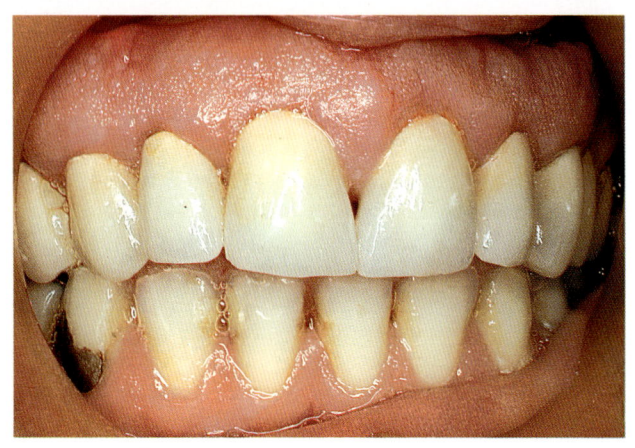

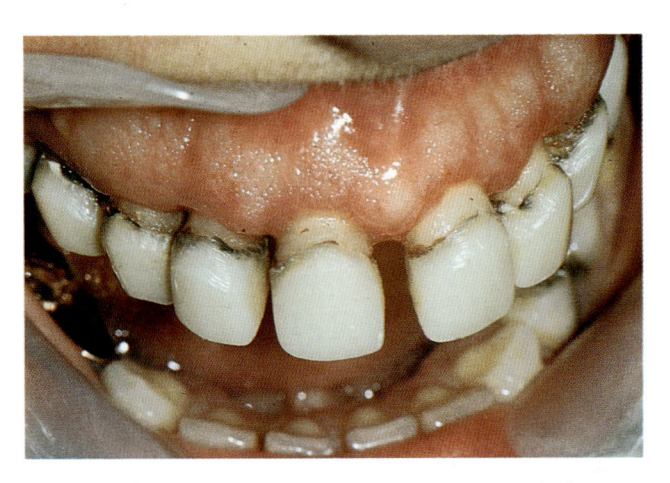

Abb. 20.2 Ästhetische Konsequenzen chirurgischer Maßnahmen (mit freundlicher Genehmigung von Mr. J.B. Kieser und Butterworth Heinman. Auszug aus Periodontics: A Practical Approach, Butterworth Heinman, 1991).

Abb. 20.2a Ausgangssituation. Achten Sie auf das Diastema in der Mittellinie, ausgefüllt mit Weichgewebe.

Abb. 20.2b Postchirurgischer Zustand. Beachten Sie die elongierten Zähne, offenen Zahnzwischenräume und fehlenden Interdentalpapillen.

Abb. 20.2c Die einzementierten Kronen. Die Patientin verließ das Land und konnte die Kronen nicht in ihrem Heimatland herstellen lassen. Die Keramikkronen wurden innerhalb von 24 Stunden vor Ausheilung der Weichgewebe eingegliedert. Achten Sie auf den unästhetisch wirkenden, umgekehrten Zahnfleischbogen; normalerweise liegt der Gingivalrand des Eckzahns apikal von dem des seitlichen Schneidezahns. Zeitmangel ließ eine Modifizierung des chirurgischen Ergebnisses nicht zu.

jedoch erforderlich, die eine Beurteilung zulassen. Die Studien von Morrison et al. und Ramfjord et al. (1982)[36] zeigen in etwa, daß mit einem professionellen Debridement in dreimonatigen Abständen, Zähne mit tiefen Taschen für einen langen Zeitraum ohne die Vornahme einer vollständigen Taschenbeseitigung erhalten werden können und vermeiden eine chirurgische Beseitigung oder Verflachung für Taschen ≤ 3 mm. Die Ergebnisse müssen jedoch mit Vorsicht gedeutet werden, zumal Durchschnittsangaben zur Beurteilung individueller Bereiche nicht vorliegen. Außerdem berichteten Claffey et al. (1990),[21] daß die diagnostische Vorhersehbarkeit weiteren Attachmentverlustes über einen dreieinhalbjährigen Zeitraum bei Patienten, die an einem Vorsorgeprogramm teilnahmen, mit zunehmender Tiefe der restlichen Taschenbildung nach der Eingangstherapie zunahm. 50% der Bereiche mit Taschen ≥ 7 mm, hatten in 42 Monaten Attachmentverluste aufzuweisen. Dies wuchs bis auf 67%, wenn gleichzeitg Blutungen auftraten, bis 75% bei dreimonatigen Recall-Terminen.
Die ästhetischen Konsequenzen der Taschenbeseitigung müssen vor Einleitung chirurgischer Maßnahmen bedacht werden (Abb. 20.2).

Behandlung von Furkationsproblemen

Taschen, die mit Attachmentverlusten zwischen den Zahnwurzeln einhergehen, müssen durch Resektion oder neuartige attachmentfördernde Methoden beseitigt werden (s. Seite 429).

Zugang zu Karies und angenzender, gesunder Zahnsubstanz

Im Zuge der Restaurierung von Zähnen ist die Beseitigung von Zahnfleischtaschen oft unentbehrlich, um Zugang zu gesunder Zahnsubstanz zu gewinnen, und eine beständige Zahnfleischrandlage zu erhalten (Abb. 20.3). Mit Sorgfalt ist darauf zu achten, daß durch eine derartige Behandlung keine unannehmbaren ästhetischen Beeinträchtigungen entstehen.

Zugang zu einer frakturierten Wurzel

Die Taschenbeseitigung ist zusammen mit einer Knochenresektion unter Umständen erforderlich. Ohne eine kieferorthopädische Extrusionsbehandlung (s. Kapitel 24) können ästhetische Komplikationen nachfolgen.

Abb. 20.3 Zugang zu Karies und angrenzender, gesunder Zahnsubstanz.

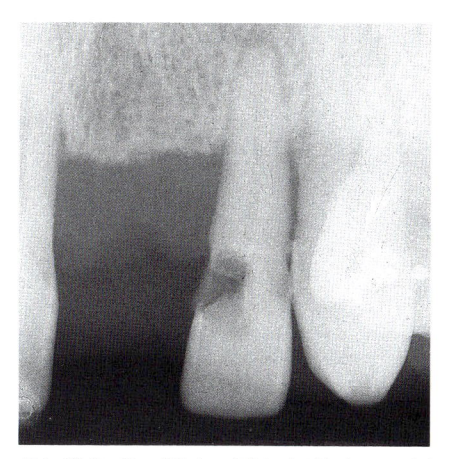

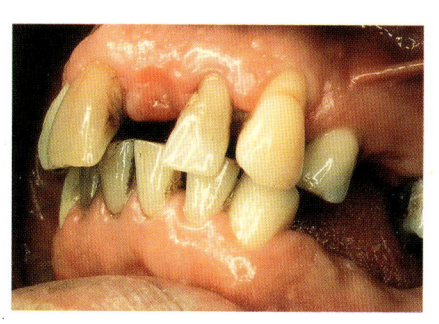

Abb. 20.3a Das Röntgenbild zeigt Karies mesial bei 11 und 22.

Abb. 20.3b Ausgangssituation.

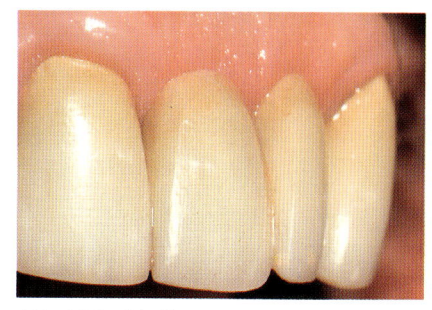

Abb. 20.3c Die Kronen, sechs Jahre nach dem Einzementieren. Der Kronenrand des Zahnes 22 wurde auf kariesfreies Dentin gelagert, befindet sich jedoch nach der Taschenbeseitigung am Gingivalrand. Die subgingivale Verlegung des Kronenrandes bei 11 geht mit einer marginalen Entzündung einher.

Neuartige, attachmentfördernde Maßnahmen

Untersuchungen, welche die Wirksamkeit von Debridementtechniken zur knöchernen Auffüllung parodontaler Knochendefekte ohne Verwendung von Knochentransplantaten bestätigen, wurden von Lindhe (1983)[1] und Kieser (1990)[2] diskutiert. Der Einsatz sogenannter Ausschlußmembranen, um neues Attachment mittels gesteuerter Geweberegeneration zu erhalten, wurde beschrieben.[32-42] Bei dieser Technik werden gewisse Zellelemente ausgeschlossen, um anderen Zellen bevorzugte Proliferation zu ermöglichen. Sie ist besonders geeignet für die Behandlung von Klasse II Furkationsdefekten und parodontaler Läsionen an der Seite des Zahnes, an der guter Zugang besteht (Abb. 20.4).

Der Einsatz gesteuerter Gewebe-Regenerationstechniken kann unter folgenden Umständen in Betracht gezogen werden:
- gute Mundhygiene;
- bei Attachmentverlust von mehr als 4 mm. Alle geringeren Verluste können unter Einsatz konventionellerer Techniken wirksam behandelt werden;
- Furkationsbefunde der Klasse II. Auch bei Furkationszuständen der Klasse III können Besserungen und manchmal Heilungen eintreten;
- wenn der Abstand von der Schmelz-Zementgrenze oder vom Kronenrand zur Furkation mehr als 2 mm beträgt;
- bei vitalen oder erfolgreich wurzelbehandelten Zähnen;
- wenn ausreichend befestigte Schleimhaut verfügbar ist, um die zellausschließende Membran abzudecken. Rezession der Gingiva kann zu Schwierigkeiten führen;
- bei angemessenem chirurgischen Zugang;
- bei entsprechender Vorgeschichte. Die Maßnahme wird nicht für Patienten empfohlen, die endokardiale Veränderungen, schlecht eingestellten Diabetes oder ein geschwächtes Immunsystem aufweisen;
- bei lokalisierten Defekten;
- bei parodontalem Knochendefekt an einer einzelnen, zugänglichen Wurzelfläche;
- bei kooperativen Patienten, die den notwendigen Pflegeanweisungen nachzukommen gewillt sind;
- wenn der Behandler an anerkannten Fortbildungskursen teilgenommen hat;
- eine sorgfältige chirurgische Vorgehensweise, die hohe Anforderungen stellt, läßt wenig Raum für Fehler und hängt von einem subtilen Debridement an Wurzel- und Erkrankungsherd, präziser Membranpositionierung und Nahttechnik ab.

Unter folgenden Umständen sollte diese Technik nicht generell angewandt werden:
- bei Fehlen aller obengenannten Voraussetzungen;
- bei extrem umfangreichen Läsionen mit wenig oder kaum noch intaktem Parodont;
- bei Defekten, die ausreichend Platz für die Unterbringung der Membran ausschließen, z.B. Horizontaldefekte;
- falls während des chirurgischen Eingriffs Lappenperforationen oder Beeinträchtigungen der Lappenpräparation eintreten;
- bei Mehrfachbehandlungen, in denen mehr als zwei nebeneinanderliegende Membranstücke implantiert werden müßten.

Immer wenn eine lokale Parodontitis vorhandene Restaurationen gefährdet, oder wenn eine Neueingliederung erforderlich wird, muß ernstlich über den Einsatz der gesteuerten Geweberegeneration nachgedacht werden (Abb. 20.4). Resorbierbare Membranen, z.B. Vicryl, welche zur Entfernung die Notwendigkeit des zweiten chirurgischen Eingriffs ersparen, sind bereits verfügbar. Die Resorptionsrate muß jedoch der Rate der Knochenanlagerung entsprechen; und diese Forderung macht diese Membranen in ihrer Wirksamkeit unberechenbar.[43-44] Wenn die Entfernung einer resorbierbaren Membran notwendig wird, kann deren teilwei-

Abb. 20.4 Maßnahmen zur Neubildung von Attachment.

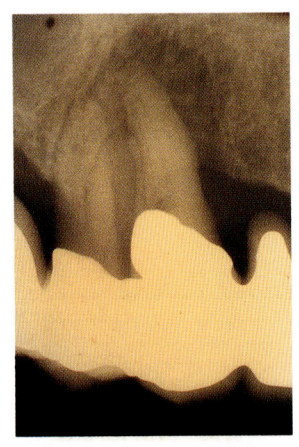

Abb. 20.4a Knochenverlust im Bereich der Wurzel des Zahnes 13 und an der mesialen Seite des 14, an der sich eine 12 mm tiefe Tasche gebildet hatte.

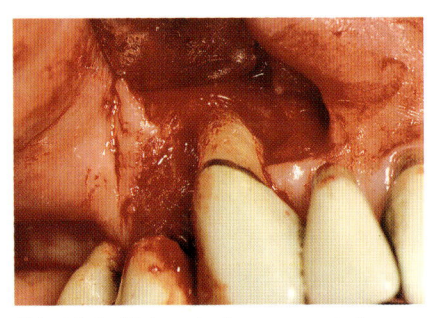

Abb. 20.4b Mukoperiostlappen angehoben zur Freilegung der Wurzeln bei 13, 14. Achten Sie auf die Schnittführung, welche die Papille zwischen der distalen Fläche des Zwischengliedes für den Zahn 12 und der mesialen Fläche des Zahnes 13 bewahrt.

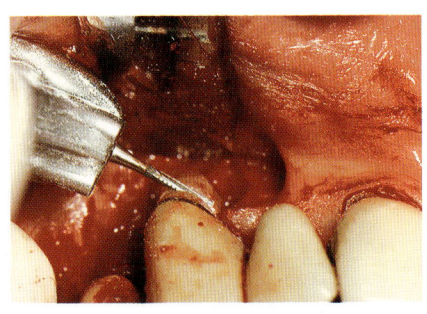

Abb. 20.4c Horizontales Durchtrennen der Wurzel mit einem Tungsten Carbide-Bohrer Nr. 557.

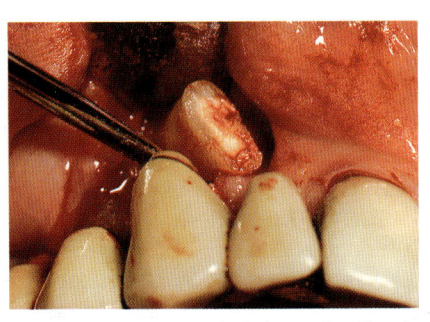

Abb. 20.4d Die Wurzel wird aus der Alveole gehebelt und die Knochenoberfläche kürettiert.

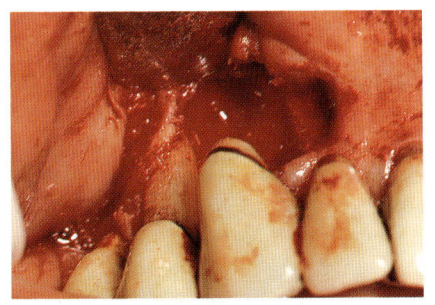

Abb. 20.4e Achten Sie auf den Knochenverlust am Apex der mesialen und bukkalen Fläche des Zahnes 14.

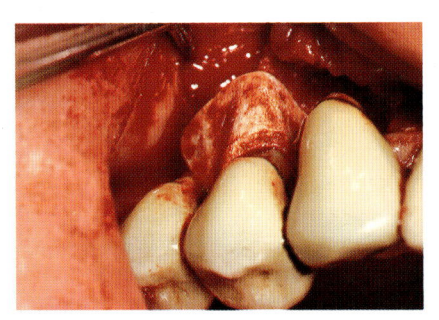

Abb. 20.4f Anpassen einer breiten Gore-Tex-Einzelzahn-Membrane an 14. Es erschien nicht notwendig, eine Membran über die Alveole des Zahnes 13 zu legen, da der Schleimhautlappen ohne zusammzufallen geschlossen werden konnte, und eine Membran hätte 14 gefährdet.

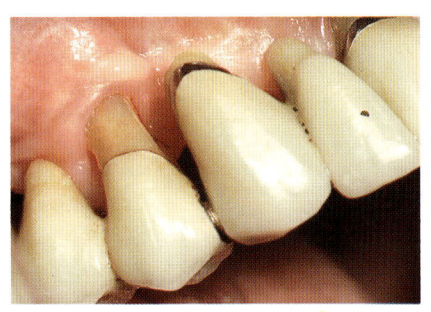

Abb. 20.4g Die Weichteile 24 Monate nach Entfernung der Gore-Texmembran. Diese wurde bereits nach 6 Monaten herausgenommen. Die Zahnfleischtasche des 14 ergab eine Sondierungstiefe von nur 2 mm. Beachten Sie die Beziehung zwischen Weichgewebe und den Zwischengliedern bei 12 und 13.

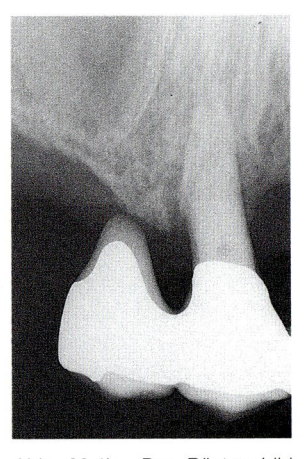

Abb. 20.4h Das Röntgenbild zeigt den Zustand des Knochens mesial an 14 zwei Jahre nach der Behandlung.

se aufgelöster Zustand diese Maßnahme außerordentlich schwierig gestalten.

Verlängerung der Höhe klinischer Kronen (Abb. 20.5)

Patienten mit mißratenen Restaurationen und/oder Verschleißerscheinungen an den verbliebenen Zähnen erfordern häufig eine chirurgische Verlängerung der klinischen

Verlängerung der Höhe klinischer Kronen

Abb. 20.5 Kurze klinische Kronen.

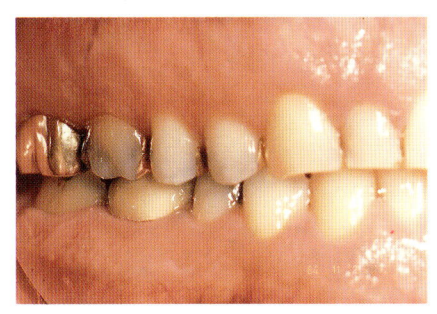

Abb. 20.5a Kurze klinische Kronen, verdicktes Zahnschleisch und Verschleißerscheinungen. Der Patient verwies auf eine Vorgeschichte mit ausgebrochenen Zähnen und Restaurationen. Die Zahnfleischbreite und die Lage des mukogingivalen Übergangs sind für eine Gingivaresektion mit Rekonturierung des Knochens günstig. Eine Apikalverschiebung der Gingiva ist nicht erforderlich.

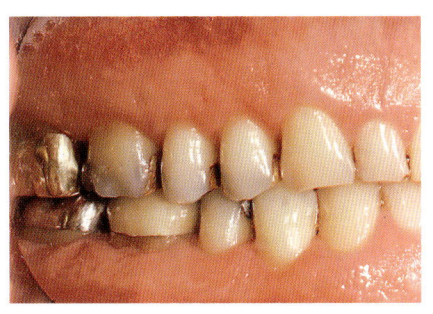

Abb. 20.5b Zustand nach erfolgter chirurgischer Verlängerung der klinischen Kronen. Der Zahn 47 trägt eine temporäre Krone (chirurgische Betreuung durch Mr. J.S. Zamet).

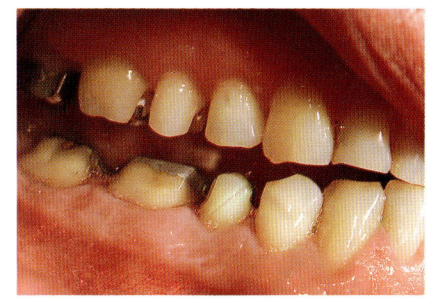

Abb. 20.5c Zahnpräparation. Beachten Sie, daß selbst nach der chirurgischen Korrektur die Kronenpräparationen an den Zähnen im Unterkiefer kurz sind.

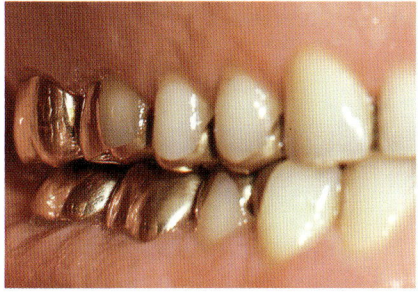

Abb. 20.5d Die endgültige Restaurierung. Der Patient war Zahnarzt und wünschte Goldrestaurationen. Achten Sie darauf, daß die Okklusalebene angehoben wurde, um anatomische Verhältnisse zu schaffen, die eine Disklusion ermöglichen. Wären die Zähne im Oberkiefer nicht in ihrem Kronenanteil verlängert worden, dann hätte die Kürzung der Zahnstümpfe Präparationen mit ungenügender Festigkeitsform zur Folge gehabt.

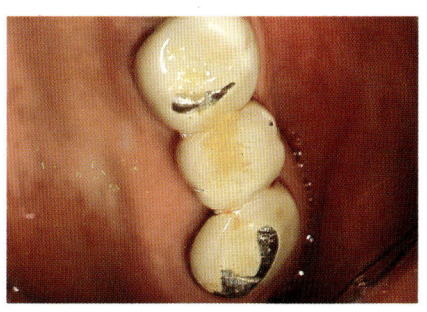

Abb. 20.5e(i) Metallkeramikrestaurationen auf kurzen klinischen Kronen. Die Kronen sind unförmig, ebenso wie das Zwischenglied. Das Unvermögen, die okklusale Fläche der Präparation ausreichend abzutragen führte dazu, daß Metall sichtbar wurde, wahrscheinlich im Anschluß an Einschleifmaßnahmen.

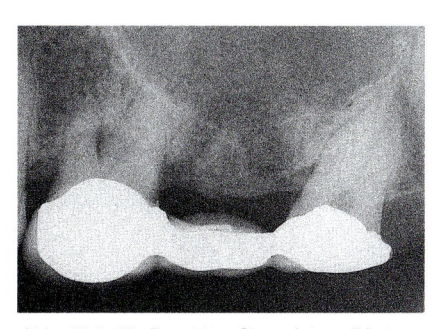

Abb. 20.5e(ii) Beachten Sie auf dem Röntgenbild den Furkationsbefund an 26, den mesialen Knochenverlust an 28 und die schwache Metallverbindung mesial am 28. Keine der Kennzeichen dieser Brückenkonstruktion sind der parodontalen Gesundheit zuträglich.

Kronen als vorbereitende Maßnahme für die definitive Restaurierung. Diese Patienten weisen oft folgende Befunde auf:
- kurze klinische Kronen;
- dicke, feste Gingiva;
- geringe Taschentiefen;
- Widerstandsfähigkeit gegen parodontale Erkrankungen;
- dicke, dichte Knochensubstanz;
- mangelhaft konturierte Restaurationen (Abb. 20.5e);
- lokalisierte Zahnfleischentzündungen, insbesondere in Verbindung mit mangelhaft konturierten Restaurationen;
- ausgebrochene Restaurationen und/oder Zähne;
- nicht festzementierte Restaurationen;
- Verschleißerscheinungen, so daß die Pulpa freiliegt, oder in ihren Umrissen sichtbar ist;
- keine Zahnlockerungen;
- mangelhafte Ästhetik, besonders wenn Keramik zur Verblendung der okklusalen Flächen benutzt wurde;
- Einbuße des Vertikalabstands, häufig bis zu einem gewissen Grade durch 'kompensatorische' Mechanismen abgeschwächt (s.unten);
- Bruxismus in der Vorgeschichte;
- ernährungsbedingte Verschleißerscheinungen in der Krankengeschichte.

Obgleich häufig ein Verlust an vertikaler Dimension stattfindet, sorgen fortgesetzter Zahndurchbruch und knöcherne Umbauprozesse für eine gewisse Kompensation.[45] Es ist daher nicht immer möglich, den Vertikalabstand zu vergrößern, um Platz für das restaurative Material zu gewinnen. Die Vergrößerung des Vertikalabstands um den Betrag, der für das restaurative Material z.B. am letzten Molaren erforderlich ist, führt oft zu mangelhafter Ästhetik im Frontzahnbereich, weil die Rotation um die kondyläre Horizontalachse bei einer posterioren Öffnung von 2 mm einer anterioren Öffnung von annähernd 8 mm gleichkommt. Selbst wenn eine Vergrößerung des Vertikalabstands möglich ist, wird der

Kapitel 20 Parodontalchirurgie

Abb. 20.6 Umstände, die vor einer Verlängerung der klinischen Krone berücksichtigt werden müssen.

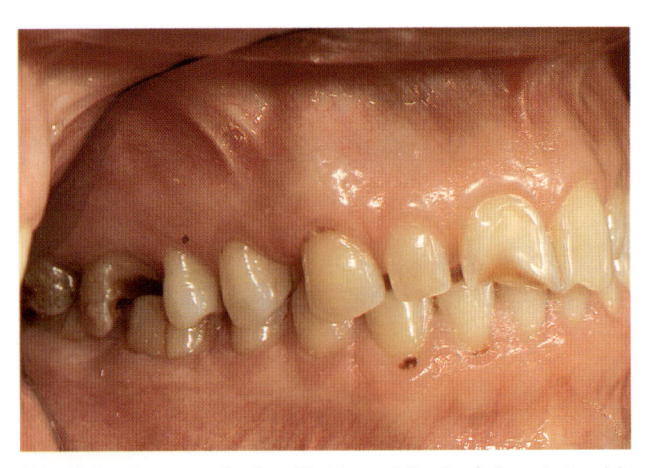

Abb. 20.6a Ausgangssituation. Die Kronenhöhe im Seitenzahnbereich ist kurz bemessen. Der Knochenrand der Linea obliqua externa liegt niedrig, so daß die Gingiva nach apikal verlagert werden kann.

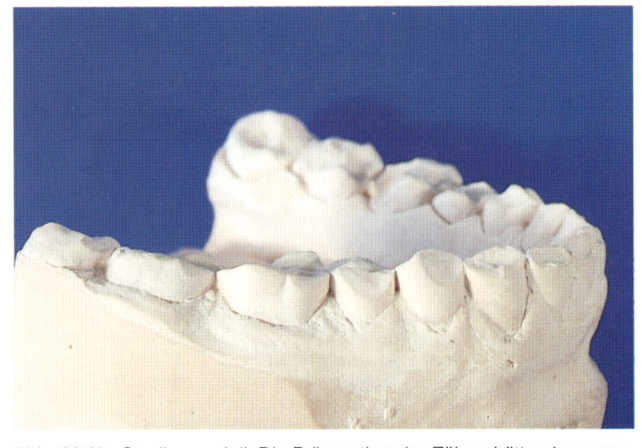

Abb. 20.6b Studienmodell. Die Präparation der Zähne hätte eine unzureichende Retentions- und Festigkeitsform zur Folge. Wenn man durch Vergrößerung des Vertikalabstands okklusal Platz für das Restaurationsmaterial schafft, gestaltete sich die Festigkeitsform sogar noch ungünstiger, weil der Punkt der Krafteinwirkung fern vom Unterstützungspunkt läge, – der mechanische Vorteil würde sich verstärken. Dennoch lägen die kurzen Retentionsflächen nahe dem Unterstützungspunkt und würden damit ihren mechanischen Vorteil wieder einbüßen. Eine Abtragung der Kronenhöhe würde vermehrt die Retention und Festigkeit herabsetzen. Wurzelfüllungen der Zähne und die Eingliederung von Stift-Aufbaufüllungen könnten das Problem nicht lösen, da die Kernaufbauten die Präparationshöhe nicht vergrößern, es sei denn, man würde den Vertikalabstand beträchtlich erhöhen. Damit könnten jedoch unannehmbare ästhetische Beeinträchtigungen im Frontzahnbereich auftreten.

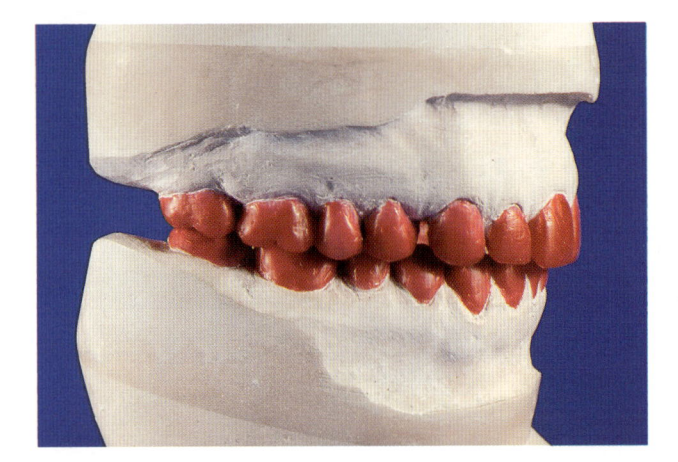

Abb. 20.6c Diagnostisches Aufwachsen zeigt, daß 1 mm Anhebung des Vertikalabstands im Seitenzahnbereich (0,5 mm für jeden Kieferbogen) annehmbare ästhetische Verhältnisse in der Frontzahnregion schaffen würde.

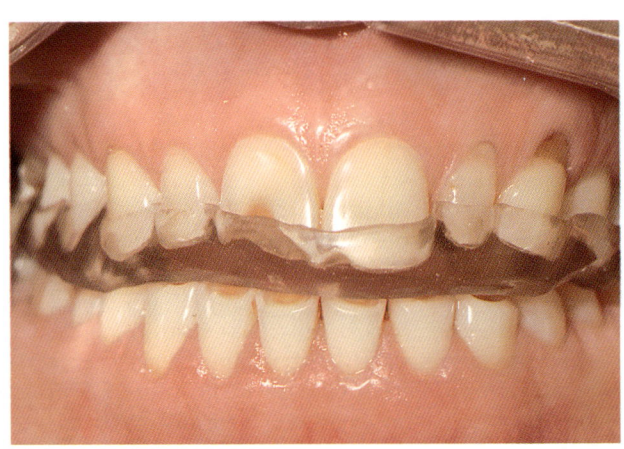

Abb. 20.6d Eine okklusale Stabilisierungsschiene mit 2 mm seitlicher Öffnung zeigt deutlich, daß die Länge der endgültigen Frontzahnrestaurationen unannehmbar wäre und bestätigt damit das Ergebnis des Aufwachsens. Die Seitenzähne müssen in ihrer Höhe abgetragen werden. Daher ist eine Verlängerung der klinischen Kronen unerläßlich.

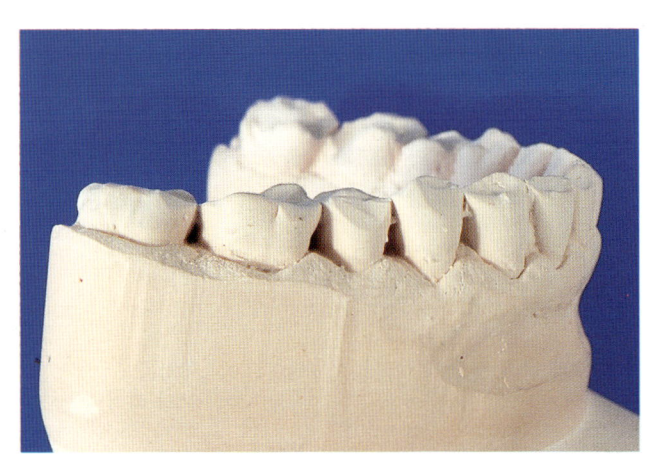

Abb. 20.6e Studienmodell anschließend an die chirurgische Kronenverlängerung. – Verleichen Sie dieses Bild mit Abb. 20.6b.

Verlängerung der Höhe klinischer Kronen

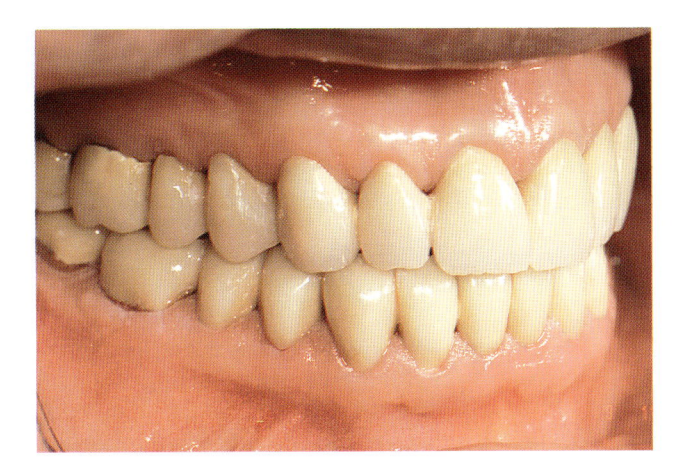

Abb. 20.6f Provisorische Restaurationen, um den Vertikalabstand und die Kieferbeziehungen zu testen und den Weichgeweben die Möglichkeit zur Ausheilung einzuräumen.

Abb. 20.6g Das Arbeitsmodell als abnehmbares Weichgewebsmodell. – Beachten Sie, daß Präparationen mit angemessenen Retentions- und Festigkeitsformen möglich waren.

Abb. 20.6h Die endgültigen Restaurationen 2 Jahre nach dem Einzementieren (chirurgische Kronenverlängerung wurde von Mr. J.S. Zamet durchgeführt).

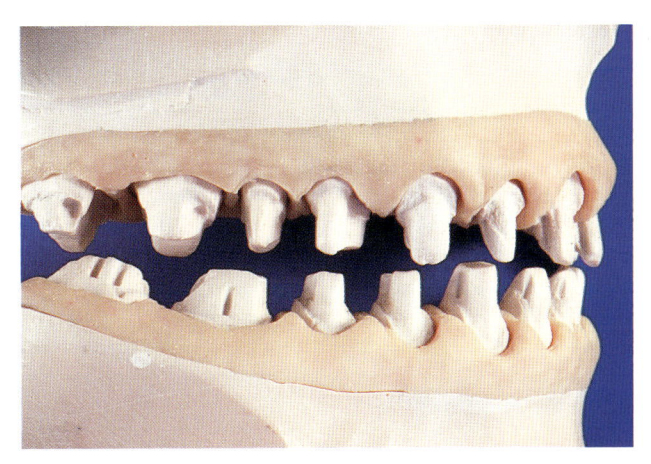

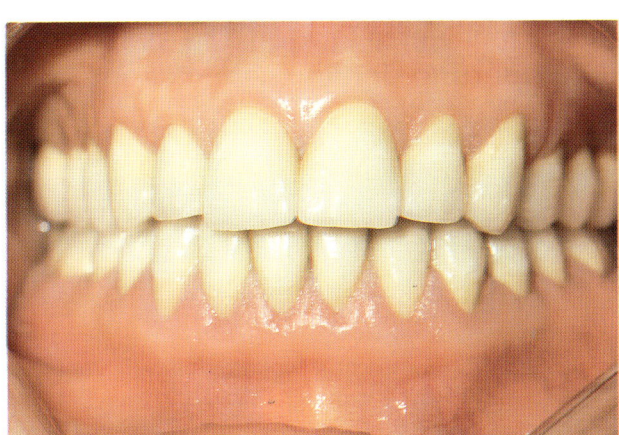

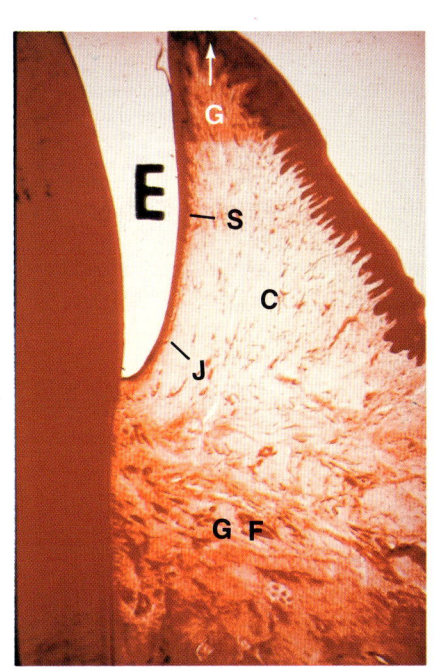

Abb. 20.6i Längsschnitt durch Zahn und Gingivaansatz. Zahnfleischrand (G) an der Schmelz-Zementgrenze = 0,5 bis 2 mm; E = Schmelz; C = Bindegewebe; S = inneres Saumepithel; J = Epithelansatz von der Basis der Zahnfleischfurche bis an die Schmelz-Zementgrenze; GF = gingivales Fasergeflecht ersteckt sich koronal von der Schmelz-Zementgrenze nach apikal an den Alveolarrand.

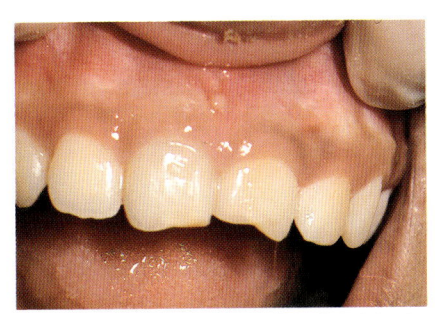

Abb. 20.6j Der Fundus der Zahnfleischfurche liegt an der Schmelz-Zementgrenze, d.h. die gesamte keratinisierte Schleimhaut befindet sich über der Krone. Eine Resektion würde keine befestigte Gingiva zurücklassen. Dieser Patient soll hier nur die Situation illustrieren.

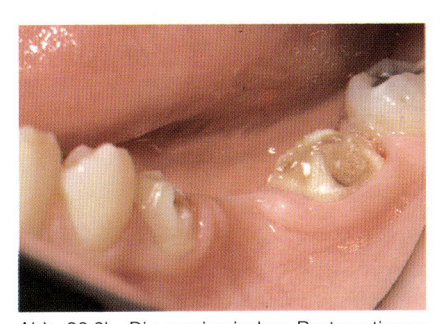

Abb. 20.6k Die provisorischen Restaurationen wurden zum Zwecke eines besseren chirurgischen Zugangs entfernt. Die Zähne 35 und 37 erhielten Stiftaufbaufüllungen. Darüber erfolgte die Herstellung einer provisorischen Brücke, die bis an die vorliegenden Zahnfleischgrenzen reichte. Für die chirurgischen Maßnahmen wurde die Brücke abgenommen.

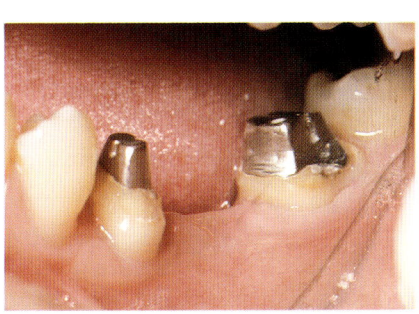

Abb. 20.6l Zustand nach chirurgischer Kronenverlängerung (chirurgische Maßnahmen durch Mr. J.S. Zamet).

325

niedrige Zahnstumpf, der sich unter der ursprünglichen Restauration befindet, für eine angemessene Festigkeitsform der neuen Restauration häufig zu kurz sein. Je breiter die Basis und je kürzer die Präparationshöhe, desto mangelhafter die Festigkeitsform (Kapitel 9).

Die Festigkeitsform kann man durch Vergrößerung der Präparationshöhe bedeutend verbessern. Dies kann jedoch nur durch Abtragung des Parodonts erreicht werden, um die klinische Krone zu verlängern. Die durchschnittlichen, sondierbaren Taschentiefen im Anschluß an chirurgische Kronenverlängerungen sind mit Kontrollzähnen vergleichbar, an denen keine chirurgischen Maßnahmen durchgeführt wurden.[46]

Beachtenswerte Fragen, die sich vor Verlängerung der klinischen Krone stellen (Abb. 20.6)

Vertikale Dimension

Kann man den Vertikalabstand vergrößern, um Restaurationsmaterial okklusal unterzubringen? Eine Öffnung von 1 mm im Bereich des zweiten Molaren bedingt ungefähr eine 3-4 mm große frontale Öffnung. Müssen die Frontzähne überkront werden und, wenn ja, kann man diese verlängern, so daß sie noch ästhetisch ansprechend sind? Diagnostisches Aufwachsen ist erforderlich (Abb. 20.6b).

Diagnostisches Aufwachsen

Kann man erwarten, daß diagnostisches Aufwachsen auf die Notwendigkeit zur Kronenverlängerung hinweist (Abb. 20.6a-c)?

Krankengeschichte

Wird der Patient eine langwierige chirurgische Maßnahme tolerieren? Kronenverlängerungen an sämtlichen Zähnen können mehr als 4 Stunden in Anspruch nehmen. Bei manchen Patienten werden ausgedehnte Kronenverlängerungen besser unter Vollnarkose vorgenommen, weil die Entfernung dichten Knochens eine ziemlich unangenehme Maßnahme darstellt. Wenn möglich, sollten jedoch Lokalanästhesien in Verbindung mit Sedierung zur Anwendung gelangen. Gibt es für den chirurgischen Eingriff irgendwelche medizinischen Kontraindikationen?

Größenverhältnisse der klinischen Krone

Werden die Kronenpräparationen ein Höhe/Basis-Verhältnis aufweisen, das ausreicht, um Rotationsdefekte der Ersatzkrone zu vermeiden?

Pulpengröße

Kann die okklusale Dentinschicht abgetragen werden, ohne die Pulpa zu eröffnen? Wenn nicht, dann besteht eine unbedingte Indikation für chirurgische Maßnahmen, denn ohne chirurgische Intervention ergibt sich nach der Wurzelbehandlung wahrscheinlich eine unzureichende Stumpfhöhe, um den Kernaufbau plus Restauration unterzubringen, es sei denn, der okklusale Vertikalabstand wurde vergrößert (Abb. 20.6b).

Lage der Furkation

Würde eine Kronenverlängerung Furkationsprobleme schaffen? Patienten mit Verschleißerscheinungen sind gewöhnlich gegen Parodontitis resistent.[47] Die klinische Erfahrung zeigt, daß eine herbeigeführte Klasse-I-Furkation bei derartigen Patienten keine Konsequenzen nachsichzieht, obgleich klinische Langzeituntersuchungen notwendig sind, um dies zu bestätigen. Während des chirurgischen Eingriffs kann man eine Furkationsplastik durchführen, um die Plaquebeseitigung zu erleichtern.

Taschenbildung

Besteht eine Kombination von Parodontitis und kurzen klinischen Kronen, könnte bereits die chirurgische Taschenbeseitigung allein die klinischen Kronen hinreichend verlängern.

Zone befestigter Gingiva

Eine breite Zone befestigter Gingiva gestattet, daß Kronenverlängerungen ohne Apikalverlagerung des Gingivalgewebes durchgeführt werden, wobei immer noch eine Zone befestigter Gingiva verbleibt. Obwohl Untersuchungen behaupten, das Fehlen einer solchen Zone sei nicht nachteilig[48-49] und diese könnte ohne weiters nach der chirurgischen Verkleinerung wieder regenerieren,[50] ist eine vorsätzliche Beseitigung der gesamten befestigten Schleimhaut kaum zu rechtfertigen. Wenn der Zahn mit einer Krone versorgt werden soll, ist es daher wünschenswert, eine wenigstens 2 mm breite Zone zu belassen.

Möglichkeit der Apikalverschiebung des Weichgewebes

Wenn die Zone befestigter Gingiva zu schmal ist und eine Kronenverlängerung nicht zuläßt, muß das Gingivalgewebe chirurgisch nach apikal verschoben werden, um dieses Ziel zu erreichen.

Ausprägung des Knochenrandes an der Linea obliqua externa

Obwohl in den meisten bukkalen Regionen des Unterkiefers die Kronenverlängerung eine unkomplizierte Maßnahme darstellt, kann ein hochverlaufender Knochenrand an der Linea obliqua externa die Apikalverschiebung der Schleimhaut verhindern. Das Gewebe würde nach horizontal und nicht nach apikal verlagert. Ein niedrigverlaufender Knochenrand an der Linea obliqua externa erleichtert die Apikalverschiebung.

Veränderter passiver Zahndurchbruch

Ainamo et Loe (1966)[52] beschreiben das normale Gingivalrandniveau bei Erwachsenen an voll durchgebrochenen Zähnen. Dieses verläuft am Zahnschmelzansatz etwa 0,5 bis 2 mm okklusal zur Schmelz-Zementgrenze. Der Epithelansatz zieht sich von der Basis der Zahnfleischfurche bis an die Schmelz-Zementgrenze. Das gingivale Fasergeflecht strahlt von seiner zementalen Verhaftung nach außen in die Gingiva und den Alveolarknochen; es ist koronal zwischen der Schmelz-Zementgrenze und apikal dem Alveolarrand angeordnet. Die Mukogingivalgrenze liegt apikal vom Alveolarrand (Abb. 20.6i).

Der veränderte passive Durchbruch wurde von Goldman et Cohen (1968)[53] beschrieben und als verzögerter passiver Zahndurchbruch von Volchansky et Cleaton-Jones (1974)[54] übernommen. Dieser Begriff definiert eine dentogingivale Beziehung, bei der im Erwachsenenalter der Gingivalrand inzisal oder okklusal auf der anatomischen Krone lagert und sich der Schmelz-Zementgrenze nicht nähert. Volchansky und Cleaton-Jones beobachteten diese Beziehung an 12% der 1025 untersuchten Patienten.

Der veränderte passive Zahndurchbruch bei Erwachsenen unterscheidet zwei Typen:[55]

a) Überschüssige Gingiva (Abb. 20.5a). In diesen Fällen ist die Breite der befestigten Gingiva größer als die von Ainamo et Loe[52] dokumentierte, durchschnittliche Breite. Diese Erscheinung betrifft gewöhnlich den Genotyp mit unförmig verdickten, weniger bogenförmig verlaufenden Zahnfleischrändern. Derartige Patienten erscheinen unempfindlich gegen parodontale Erkrankungen. Wenn der Fundus der Zahnfleischtasche mit den Niveau der Schmelz-Zementgrenze zusammenfällt, und die Lage der mukogingivalen Grenze günstig ist, dann ergibt die Resektion des Gingivalgewebes, koronal zur Schmelz-Zementgrenze durch Gingivektomie eine Schleimhautbreite, die innerhalb der von Ainamo und Loe[52] beschriebenen durchschnittlichen Breite liegt.
b) Keratinisiertes Gewebe, das der anatomischen Krone vollständig aufliegt.

Die durchschnittliche gingivale Breite kann sich innerhalb der von Ainamo und Loe[52] beschriebenen Grenzen halten und dennoch liegt die keratinisierte Schleimhaut ungeschmälert auf der anatomischen Krone (Abb. 20.6j). In diesen Fällen befindet sich die mukogingivale Grenze mit der Schleimhaut von durchschnittlicher Breite gewöhnlich auf gleicher Höhe wie die Schmelz-Zementgrenze. Eine Gingivektomie würde die vollständige Beseitigung des keratinisierten Gewebes mitsichbringen und daher muß in diesen Fällen durch Lappenoperation die Apikalverschiebung der Gingiva vollzogen werden.

Die Beziehungen des Alveolarrandes zur Schmelz-Zementgrenze unterscheiden zwei Typen:

1) Der Alveolarrand liegt 1,5 mm apikal von der Schmelz-Zementgrenze entfernt, was als normal angesehen wird.
2) Der Alveolarrand liegt auf gleicher Höhe wie die Schmelz-Zementgrenze. Diese Beziehung beobachtet man häufig im Wechselgebiß während des aktiven Zahndurchbruchs. Gelegentlich zeigt sich dieser Befund auch bei Erwachsenen. Wenn dies der Fall ist, muß genügend alveolärer Knochen abgetragen werden, um ausreichend Platz für die biologische Breite vorzusehen (chirurgisches Vorgehen, s.u.), so daß sich im Anschluß an die Kronenpräparation und Eingliederung ein gesundes Parodont ausbilden kann.

Einstellung des Patienten

Ist der Patient hinreichend motiviert, um der Notwendigkeit der chirurgischen Maßnahmen beizupflichten? Es muß daran erinnert werden, daß diese oft schmerzhafter, als andere Formen parodontachirurgischer Eingriffe sind. Der Patient sollte daher bis ins einzelne von der Notwendigkeit, den Zielen und dem Nutzen des chirurgischen Vorgehens unterrichtet werden.

Geschicklichkeit des Chirurgen

Kronenverlängerungen bei parodontal widerstandsfähigen Patienten sind sehr anspruchsvolle Unternehmungen. Die Wurzeloberflächen dürfen während der Knochenresektion nicht verletzt werden. Geschicklichkeit und Erfahrung des Chirurgen bestimmen weitgehenst das Ergebnis, von dem letztlich der restaurative Erfolg abhängt. Es ist wichtig, daß der Chirurg die Beziehung zwischen der freigelegten Wurzellänge, der alveolären Versorgungslage und der biologischen Breite richtig einschätzt, so daß postoperativ die Höhe des Zahnfleischrandes stabil bleibt und nicht koronal überwuchert.

Zugang

Die Leichtigkeit des Zugangs zu den Zähnen wird das Ergebnis beeinflussen. Zwei Aspekte sollten bedacht werden:

- Zugang zur Mundhöhle im allgemeinen;
- Zugang zum Knochen in bezug auf verschiedene Wurzelflächen. Der Zugang kann durch nahe beieinanderliegende Wurzeln behindert werden, die eine interdentale Knochenresektion unmöglich machen.

Behandlungsablauf

Entweder behandelt man innerhalb eines Operationstermins unter Vollnarkose den gesamten Kieferbereich, oder versorgt bei jedem Besuch ein oder zwei Quadranten unter Lokalanästhesie. Vorhandene Restaurationen sollten von vornherein durch provisorische Restaurationen ersetzt werden. Letztere werden, falls erforderlich, während des Eingriffs

Abb. 20.7 Maßnahmen zur Kronenverlängerung.

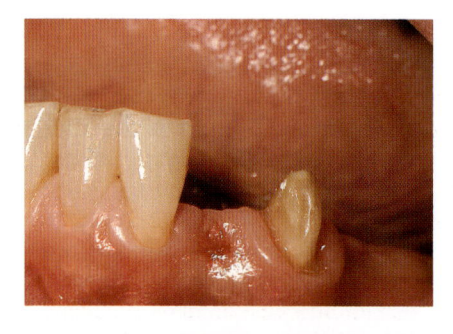

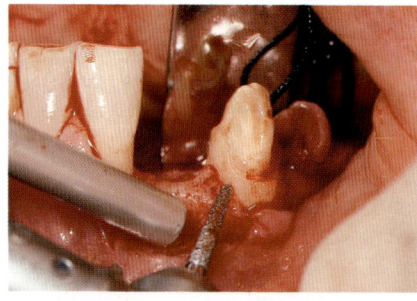

Abb. 20.7a Die Krone des Zahnes 33 soll verlängert werden.

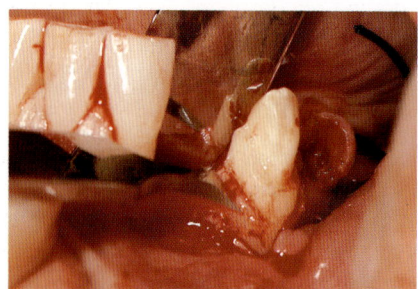

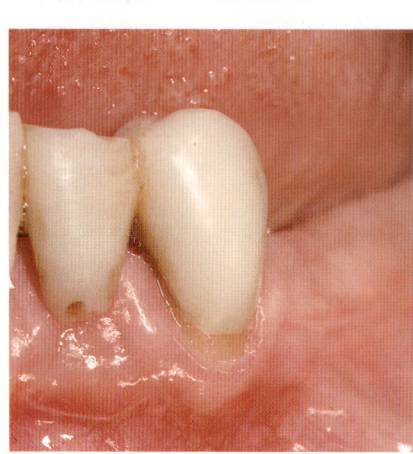

Abb. 20.7b Knochenkonturierung mittels eines DTX Densco Diamantschleifkörpers und reichlicher Kühlung mit Kochsalzlösung.

Abb. 20.7c Mit einem Oschenbein-Meißel wird der Knochen nach Resektion von 4 mm geglättet.

Abb. 20.7d Die eingegliederte provisorische Krone nach der Abheilung. Im Zuge der chirurgischen Kronenverlängerung wurden zur gleichen Zeit distal von 33 osseointegrierte Implantate eingebracht.

abgenommen, um interdental, bukkal und lingual besseren Zugang zu gewinnen (Abb. 20.6k-l). Leider ist die Fertigung provisorischer Restaurationen wegen ungeeigneter Zahnstümpfe oft nicht möglich.

Zwischen den chirurgischen Maßnahmen und der Eingliederung der definitiven Restaurationen sollten sechs Monate vergehen, damit sich das Niveau des Zahnfleischrandes stabilisieren kann.[31,47]

Modifizierung der provisorischen Restaurationen

Wenn die Restaurationen durch den chirurgischen Eingriff ästhetisch unansehnlich geworden sind, kann man sie nach Ablauf von etwa sechs Wochen neu anpassen. Die Präparationen werden nachgearbeitet, Abdrücke genommen und die Kronen entsprechend abgeändert (Kapitel 8).

Chirurgische Methoden zur Verlängerung der klinischen Kronen (Abb. 20.7)

Die chirurgischen Einzelheiten wurden ausführlich von Loughlin (1992)[56] beschrieben. Da die Maßnahmen zur Kronenverlängerung wichtiger Bestandteil in der Versorgung von Patienten mit Verschleiß, Schwund und kurzen klinischen Kronen sind, wird an dieser Stelle ein kurzer Überblick über die chirurgischen Ablaufphasen gegeben.

Gargiulo et al. (1961)[57] unterbreiteten genau dimensionierte Beziehungen zwischen der Höhe des Alveolarrandes, der Länge des Bindegewebsattachments, dem Epithelansatz und der Tiefe des Zahnfleischsulkus. 325 Messungen wurden an klinisch normalen Autopsiepräparaten durchgeführt. Die Sulkustiefe betrug im Mittel 0.69 mm mit nur geringen Schwankungen. Der Epithelansatz betrug im Mittel 0,97 mm und unterlag den größten Schwankungen. Das Bindegewebsattachment betrug im Mittel 1,07 mm und zeigte die geringsten Schwankungen. Die Kombination aus Bindegewebsattachment und Epithelansatz betrug im Mittel 2,04 mm und wurde als sogenannte 'biologische Breite' beschrieben. Die Zielsetzung, die biologische Breite zu erhalten, bestimmt letztendlich den Umfang der Knochenresektion während der Maßnahmen zur Verlängerung der klinischen Krone. Man muß genügend Knochen abtragen, um eine biologische Breite von etwa 2 mm, zusätzlich 1 mm zur Ausbildung des Zahnfleischsulkus zu erhalten. Wenigstens 3 mm sind daher koronal zum Alveolarrand notwendig, um ein normales Parodontium zu etablieren. Zur zuverlässigen Einrichtung einer ausreichenden Kronenhöhe für restaurative Zwecke muß diese Vorgabe auf 4 bis 6 mm vergrößert werden.

In Studien von Fenati et al. (1985)[58] und Tal et al. (1988)[59] werden akute Zahnfleischentzündungen und Knochenresorptionen nachgewiesen, wenn im Zuge von Lappenoperationen Amalgamfüllungen in Höhe des Alveolarrandes eingebracht wurden. Kontrollgebiete, in denen die biologische Breite nicht verletzt wurde, zeigten keine gleichartigen Reaktionen.

Mittels eines Bard Parker-Skalpells Nr. 12 oder 15 wird auf der bukkalen bzw. labialen Oberfläche ein horizontaler, umgekehrter Schrägschnitt durchgeführt und in girlandenförmiger Weise 2 bis 3 mm vom Gingivalrand fortgeführt. Wo schmales Zahnfleisch, wie beispielsweise im Unterkiefer, vorliegt, wird eine sulkuläre Inzision durchgeführt. Wichtig ist, daß die Eingangsinzision zur Ausdünnung, insbesondere des interdentalen Gingivalgewebes, genutzt wird. Der umgekehrte Schrägschnitt sollte bis in die gingivalen Zahnfleischfurchen der angrenzenden 1 bis 2 unbehandelten Zähne weitergeführt werden. Je nach klinischer Gegebenheit wird auf der palatinalen Seite eine der beiden folgenden, unterschiedlichen Methoden angewendet:

a) Umgekehrter Schrägschnitt: Mit einem Bard Parker-Skalpell Nr. 12 oder 15 erfolgt ein umgekehrter Schrägschnitt. Der girlandenförmige Bogen wird ausgeprägter und konischer als die vorhandenen Gingivalränder um die Zahnhälse der Zähne geführt. Dies berücksichtigt die Verjüngung der Wurzeln und die resultierende Verbreiterung der apikalen Interdentallücken. Die Eingangsinzision stoppt kurz vor dem Knochen, erstreckt sich jedoch etwa 3 bis 4 mm in das Bindegewebe. Sie wird gefolgt von einer zweiten Inzision mittels eines Goldman Fox-Skalpells Nr. 7, das die Ausdünnung des palatinalen Gewebes ermöglicht. Diese zweite Inzision wird herunter bis auf den palatinalen Knochen geführt.

b) Sulkusinzision: Die alternative Methode besteht aus einer sulkulären Schnittführung entlang der Palatinalflächen der einbezogenen Zähne. Ein Ganzhautlappen wird aufgeklappt und die notwendige Knochenresektion durchgeführt. Nach dem Zurückklappen des Lappens erfolgt eine zweite girlandenförmige Inzision entsprechend der neuen Lage des Alveolarrandes, um die biologische Breite wieder herzustellen.

Chirurgische Eingriffe am Knochen werden unter Verwendung grobkörniger Diamantschleifkörper und reichlicher Spülung mit Kochsalzlösung ausgeführt (Abb. 20.7b). Am einfachsten beginnt man interdental. Der Knochen wird mit runden Diamantschleifkörpern ausgedünnt und der interdentale Rand mit einem spitzen oder konisch abgerundeten Diamantschleifer pyramidenförmig abgetragen. Den marginalen Knochen auf der bukkalen und palatinalen Seite dünnt man, soweit erforderlich, mit runden Diamanten aus und kürzt ihn anschließend auf die vorgesehene Höhe mit Oschenbeinmeißeln (Hu Friedy Co). Eine Parodontalsonde überprüft, daß von okklusal 4 bis 6 mm Zahnsubstanz Richtung Alveolarrand und apikal vom vorgesehenen Kronenrand an allen Zahnseiten freiliegt.

Es wurde festgestellt, daß in Bezug auf die parodontale Morphologie zwei Biotypen in Erscheinung treten.[35-36,60-61] Der ersteTypus mit verdickter, leicht girlandenförmig verlaufender, marginaler Gingiva und der andere mit dünner Gingiva und stark ausgeprägten Zahnfleischgirlanden. Wenn knochenchirurgische Maßnahmen zum Zwecke der klinische Kronenverlängerungen durchgeführt werden, sollte nicht der Versuch unternommen werden, die grundlegende Morphologie zu verändern. Die Weichgewebsmorphologie folgt während des Heilungsvorgangs gewöhnlich der ursprünglichen Anlage.

Distal von den letzen Molaren, das heißt im Tuberbereich bzw Retromolargebiet, müssen die bukkalen und palatinalen oder lingualen Inzisionen in keilförmige Schleimhautlappen übergehen. Wenn erforderlich, wird in diesen Bereichen die Knochenresektion eingeschränkt, so daß die Lappen apikal eingestellt werden können. Wenn Maßnahmen zur Kronenverlängerung an Sattelbereiche angrenzen, präpariert man einen Keillappen, um die Abtragung des Knochens querüber die Zahnbegrenzung zur anderen Seite des Sattels zu ermöglichen.

Fortlaufende Nähte sollten verwendet werden, indem man an der mesialen Seite der Inzision beginnt und zunächst den bukkalen und dann den palatinalen bzw. lingualen Lappen rundum die Zahnhälse der Zähne anheftet. Die fortlaufende- oder Stütznaht gestattet, daß die Lappen in Beziehung zum Knochenrand behutsam in ihre richtige Lage gebracht werden. Unterbrochene Nähte verwendet man im Tuberbereich und den retromolaren Sattelgebieten, sowie bei nicht nach apikal verlagerten Lappen. Oft ist der Nahtverschluß einfacher, wenn die provisorischen Kronen eingegliedert sind, so daß die zwischen den Zähnen wiedergewonnenen Kontaktpunkte das Umfeld deutlicher darstellen und eine exakte Rückverlagerung der Zahnfleischlappen erleichtern. Ein Coe-Pak-Zahnfleischverband (Coe Co.) wird für eine Tragezeit von einer Woche angelegt.

Verbesserung der Ästhetik

Gelegentlich werden sich Rezessionen oder eine Spaltbildung über einer Wurzelfläche einstellen und Anlaß für ästhetische Probleme geben (Abb. 20.1a-c). Vorzugsweise wird man diese Mängel mit parodontalplastisch-chirurgischen Maßnahmen korrigieren, anstatt die Abschlußränder der künstlichen Kronen zu verlängern, die sich im Endresultat gewöhnlich als ästhetisch minderwertig erweisen (Abb. 20.8a). Korrektive Techniken sind:

- koronal und lateral verschobene Lappen;
- palatinal entnommene Autotransplantate, oft als freie Gingivatransplantate bezeichnet, weil sie vollständig aus dem Spendergebiet gelöst werden. Man darf sie nicht mit frei verschieblicher Gingiva verwechseln, die als unbefestigte Schleimhaut einen Zahn umschließt und nicht für Transplantationen genutzt wird. Palatinale Autotransplantate schließen die obenliegende Epithelschicht mit ein, oder bestehen allein aus subepithelialem Bindegewebe.[62] Die Technik hierfür besteht aus der Kombination eines gestielten Hautlappens (gespaltener Hautlappen im Bereich des Gingivadefekts) und einem freien Bindegewebstransplantat, welches teilweise von dem gestielten Lappen abgedeckt wird und eine zuverlässige Methode zur Wurzelbedeckung darstellt. Diese Methode geht einher mit guter farblicher Anpassung und minimalen Beschwerden im Spendergebiet (Abb 20.8b-j).[63]

Die Gingiva erfordert möglicherweise Formkorrekturen, um ästhetische Erfordernisse zu erfüllen (Abb. 20.8k-l). Hierfür

Kapitel 20 Parodontalchirurgie

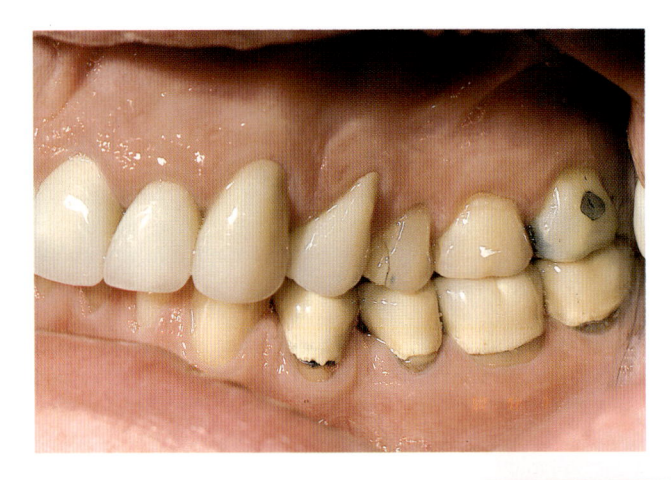

Abb. 20.8a Dem Patienten gefiel das Aussehen der Frontzahnkronen nicht. Die Zähne 23 und 24 wurden zum Ausgleich einer Zahnfleischrezession verlängert. Dies brachte übermäßig lange Kronen und eine gingivale Stufenbildung bei 25 und 26 mit sich. Die Stufenbildung hätte durch Weichgewebsresektion am 25 beseitigt werden können. Das hätte jedoch noch immer nicht das Problem der überlangen Kronen gelöst. Vergleichen Sie diesen Befund mit Abb. 20.1. Hier wurde die gingivale Einstellung für die Zähne 13 und 23 korrigiert.

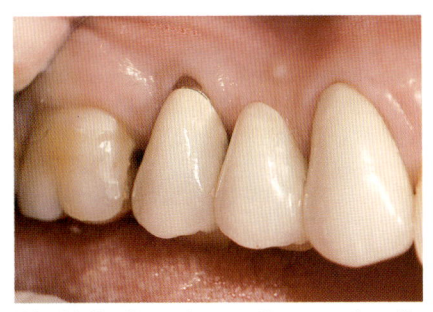

Abb. 20.8b Rezession an 15, vorgesehen für ein Bindegewebstransplantat.

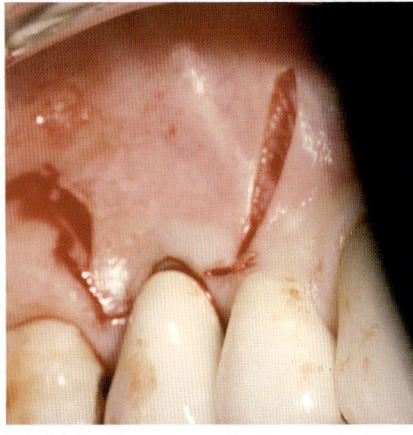

Abb. 20.8c Der nahe am Periost angehobene, trapezförmige Spaltlappen. Die Inzision wurde in einem Abstand von mindestens 0,5 mm zum benachbarten Zahn 16 vorgenommen (14 ist ein Zwischenglied).

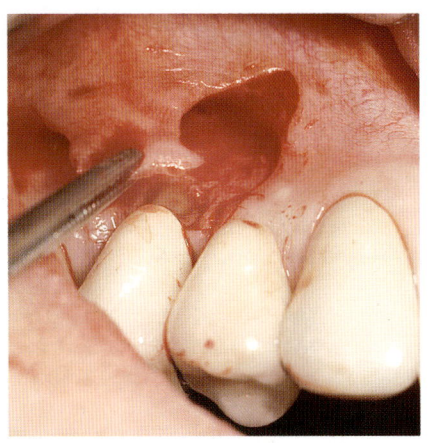

Abb. 20.8d Der mobilisierte Lappen. Die Wurzeloberfläche wurde geglättet und mit Tetracyclin blankpoliert (125 mg/ml Kochsalzlösung).

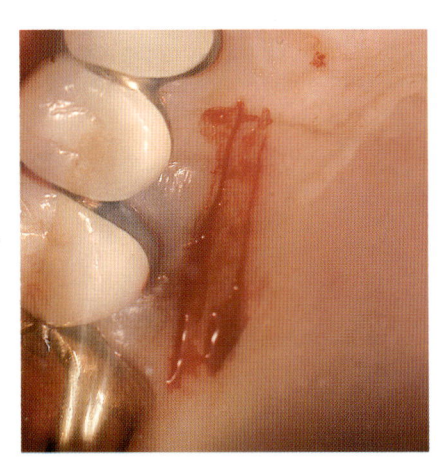

Abb. 20.8e Parallele Inzisionen am Gaumen, 3 mm vom Zahnfleischrand entfernt, 1,5 mm breit und 10 mm lang.

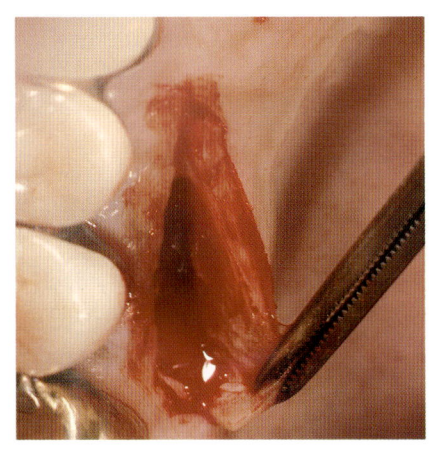

Abb. 20.8f Bindegewebstransplantat entnommen.

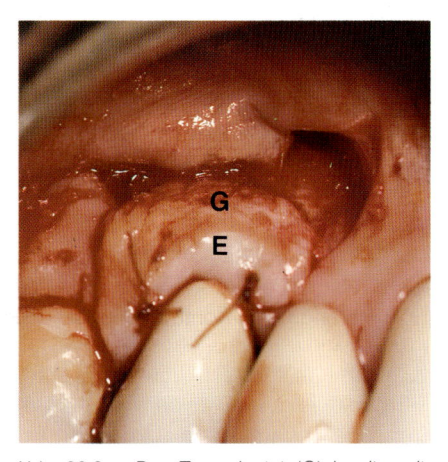

Abb. 20.8g Das Transplantat (G) in situ mit Chromic 5/0 Nähten fixiert. Der epitheliale Rand (E) wurde reduziert, jedoch nicht gänzlich entfernt. Beachten Sie, daß das Transplantat okkluso-zervikal lang und genügend breit ist, um aus einem geräumigen Gewebebett mit Blut versorgt zu werden.

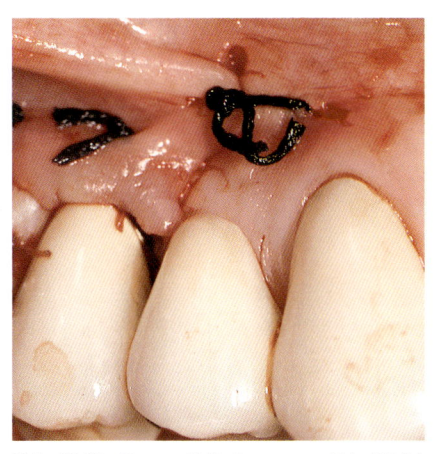

Abb. 20.8h Der gestielte Lappen – Abb. 20.8d – wurde darübergelagert, um das Transplantat abzudecken und mit Nähten (3/0 schwarze Seide) fixiert. Das Transplantat erhält eine ausgezeichnete Blutversorgung aus dem darunterliegenden Bindegewebsbett und dem darüberliegenden Zahnfleischlappen. Die interdentalen Anteile des Lappens wurden mit Chromic 5/0 Nähten fixiert.

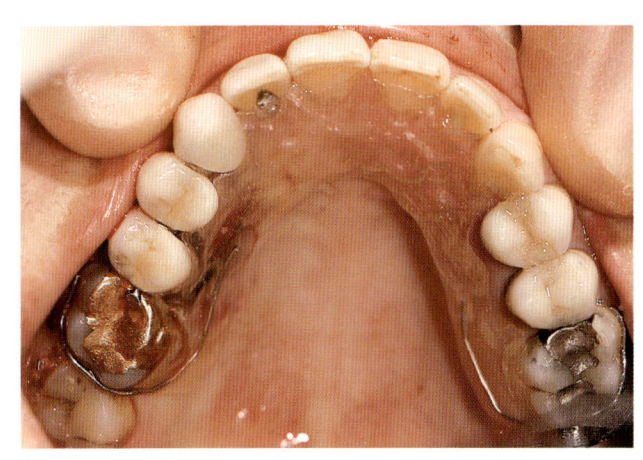

Abb. 20.8i Chirurgische Gaumenplatte, um die vernähte Spenderzone zu schützen.

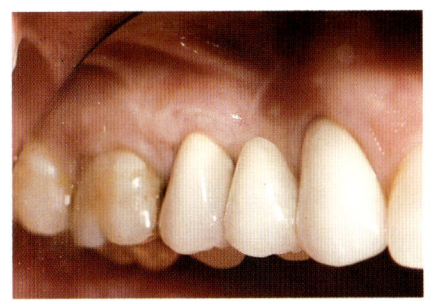

Abb. 20.8j Sechs Monate nach der Transplantation. Das Gewebe am 15 zeigt eine kleine Demarkation; die Wurzel ist jedoch bedeckt und die Zahnfleischfurche ist bis in eine Tiefe von 2 mm sondierbar.

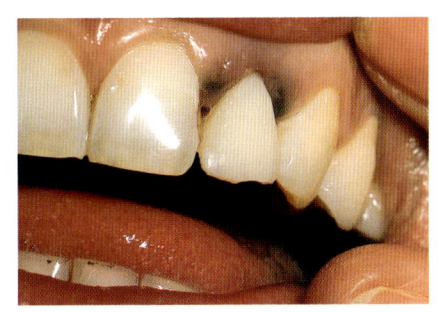

Abb. 20.8k Verfärbung der Gingiva durch Korrosion der Restauration. Eine Rekonturierung des Gingivalgewebes wäre ästhetisch nicht akzeptabel.

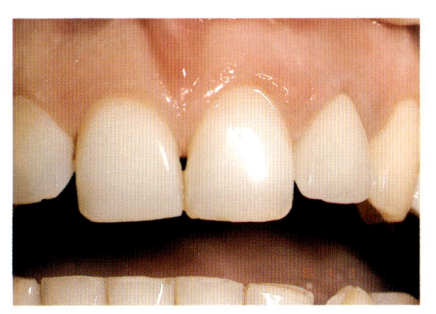

Abb. 20.8l Im Anschluß an eine kieferorthopädische Extrusion (s. Kapitel 24) wurden die Zähne elektrochirurgisch konturiert und überkront.

gelangen Skalpell oder Elektrochirurgie zum Einsatz. Ein Grund für ästhetische Einwände kann durch einen Stufeneffekt zwischen Gingivalrändern bedingt sein. Man muß daran denken, daß zum Beispiel eine bukkale Rezession rund um die Krone von dem Verlust des normalen, approximalen Attachments herrühren kann. Die Korrektur erfolgt, indem man die originalen Konturen in einer apikaleren Position wiederherstellt (über klinische Einzelheiten der chirurgischen Technik berichten Langer et Langer,[64] Miller,[65] Harris,[63] Tarnow[66]).

Herstellung einer Zone befestigter Schleimhaut

Die Verordnung chirurgischer Maßnahmen zur Erfüllung des Glaubenssatzes, daß eine 'angemessene' Zone befestigter Schleimhaut vorzusehen sei, scheint ungerechtfertigt. 1979 verlautbarten Lang und Loe, daß die Anwesenheit von weniger als 2 mm befestigter Schleimhaut stets mit einer entzündlichen Reaktion einhergeht.[52] Die Ausbildung von wenigstens 2 mm Schleimhautattachment entwickelte sich daher zum erklärten Behandlungsziel. Andere Autoren haben jedoch in Tierexperimenten nachgewiesen, daß mit konsequenter Plaqueentfernung diese Minimalzone befestigter Schleimhaut nicht erforderlich ist. Desgleichen ergeben sich bei mangelhafter Plaquebeseitigung keine Anhaltspunkte für den Nachweis, daß zur Vermeidung von Entzündungen eine breite Zone befestigter Schleimhaut wirksamer ist, als eine schmale.[67] Außerdem gibt es keine Belege, die nachweisen, daß die Entzündung in einer minimalen Zone befestigter Schleimhaut zur Parodontitis fortschreitet.

Unter besonderen Umständen unterstützt das Vorhandensein einer Zone befestigter Gingiva die Eingliederung neuer Restaurationen und die Vorsorge. Beispiele hierfür sind:

- Wurzelkaries und mangelhafte subgingivale Kronenränder: Es ist einfacher, die Zahnflächen für Restaurationen

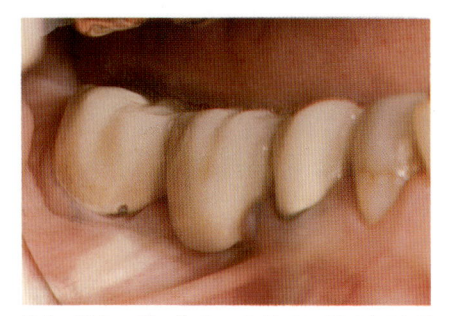

Abb. 20.9a Ein flacher bukkaler Mundvorhof erschwert den Zugang. Beachten Sie die mukogingivale Grenzlinie bukkal zum 47 und zum Zwischenglied bei 46.

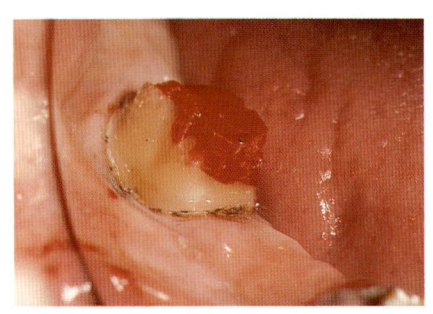

Abb. 20.9b Abnahme der originalen Brücke und Herstellung eines direkten Stiftaufbaus in Vorbereitung für eine provisorische Brücke. Achten Sie auf den flachen bukkalen Mundvorhof. In diesem Stadium war es nicht möglich, entsprechenden Zugang zur subgingivalen Karies zu erlangen, die sich an der distobukkalen Zahnfläche ausgebildet hatte.

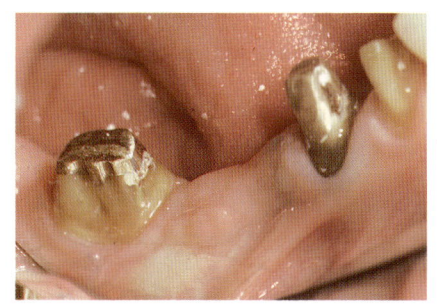

Abb. 20.9c Im Anschluß an die Vertiefung des Mundvorhofs durch Transplantation (chirurgische Ausführung Mr. J.S. Zamet) wurde in diesem Bereich ein verbesserter Zugang zur Bearbeitung des 47 und für den Patienten zur Mundhygiene geschaffen. Der unter dem Zwischenglied gelegene Kieferkammabschnitt wurde verbreitert, um günstigere Zwischenglied/Kieferkammverhältnisse zu erreichen.

zu präparieren, Retraktionsfäden einzulegen, Abdrucknahme und Überprüfungen des Abschlußrandes, sowie die Entfernung überschüssigen Zementes vorzunehmen, wenn eine straffanliegende Zone befestigter Gingiva anstelle einer beweglichen Mukosa vorliegt (Abb. 4.27a-b).

- Ästhetische Problemstellungen – der Mangel an befestigter Schleimhaut kann ästhetische Belange beeinträchtigen (Abb. 20.1a). Dies betrifft ebenso implantatgestützte Restaurationen. Wenn ein Implantat sofort nach der Extraktion eingebracht wird, ist es wichtig, daß der Behandler die mukogingivale Grenzlinie nicht verändert und bei dem Versuch die Wunde zu schließen, befestigte Schleimhaut keinesfalls ablöst (Abb. 4.27g). Wenn dies dennoch geschieht, wird die Wiederherstellung der originalen Mukogingivalgrenze unumgänglich.
- Flacher bukkaler Mundvorhof: Ein sehr flacher Vorhof kann dem Behandler Zugangsschwierigkeiten und dem Patienten Mundhygieneprobleme bereiten (Abb. 20.9a-c). Die Vertiefung des Mundvorhofs mittels einer Zone befestigter Gingiva schafft Abhilfe.
- Deckprothesen: Die Pfeilerzähne sollten von einer Zone befestigter Schleimhaut umgeben sein, andernfalls lagert die Prothese funktionell in der Nähe beweglicher Schleimhaut und erzeugt Druckstellen.
- Osseointegrierte Implantate: Obgleich bereits erwähnt wurde, daß Implantate durch eine Zone alveolärer Mukosa gut in Funktion treten, ist deren Erhaltung und Überwachung, sowie die Versorgung mit nicht-traumatisierendem Zahnersatz einfacher, wenn eine Zone mit befestigter Gingiva die Implantate umgibt. Gunne et al. (1992)[68] berichteten, daß Mißerfolge mandibulärer Implantate bei teilbezahnten Kiefern nur in Bereichen mit geringer oder fehlender, befestigter Gingiva auftraten und nicht in Bereichen, die bukkal und lingual befestigte Gingiva aufwiesen.

Es muß betont werden, daß in keinem der obigen Beispiele das Vorhandensein einer Zone befestigter Gingiva zwingend notwendig ist. Wenn jedoch Restaurationen erforderlich sind und eine solche Zone praktisch als Produkt einer anderen notwendigen Maßnahme mühelos geschaffen werden kann, sollte man diese Möglichkeit in Betracht ziehen.

Literaturhinweise

1. Lindhe J. Textbook of Clinical Periodontology. Munskgaard, Copenhagen 1983a; pp 353-433, 1983b; p 410, 1983c; p 397.
2. Kieser J B. Periodontics: A Practical Approach. J. Wright and Sons, London 1990a; pp 141-343, 1990b; p 142; 1990c; pp 480-482.
3. Genco R J, Goldman H M, Cohen D W. Contemporary Periodontics. C. V. Mosby, St Louis 1990.
4. Rosenberg M. Periodontal and Prosthetic Management for Advanced Cases. Quintessence Publishing Co. Inc., Chicago, London, Berlin 1988.
5. Wilson T, Kornman K, Newman M. Advances in Periodontology. Quintessence Publishing Co., Chicago, London, Berlin 1992.
6. Pilhstrom B L, McHugh R B, Oliphant T H, Ortiz-Campos C. Comparison of surgical and non-surgical treatment of periodontal disease. A review of current studies and additional results after six and a half years. J Clin Periodontol 1983; 10: 524-541.
7. Lindhe J, Westfelt E, Nyman S, Socransky S S, Heijl L, Bratthall G. Healing following surgical/non-surgical treatment of periodontal disease. A clinical study. J Clin Periodontol 1982; 9: 115-128.
8. Lindhe J, Nyman S, Karring T. Scaling and root planing in shallow pockets. J Clin Periodontol 1982; 9: 415-418.
9. Isidor F, Karring T, Attstrom R. The effect of root planing as compared to that of surgical treatment. J Clin Periodontol 1984; 11: 669-681.
10. Isidor F, Karring T. Long-term effect of surgical and non-surgical periodontal treatment: A 5-year clinical study. J Periodontol Res 1986; 21: 462-472.
11. Sokransky S, Haffajee A, Goodson J, Lindhe J. New concepts of destructive periodontal disease. J Clin Periodontol 1984; 11: 21-32.
12. Eaton K, Kieser J B, Davis R. The removal of root surface deposits. J Clin Periodontol 1985; 12: 141-152.
13. Smart G, Wilson M, Davies E, Kieser J B. The assessment of ultrasonic root surface debridement by determination of residual endotoxin levels. J Clin Periodontol 1990; 17: 174-178.
14. Badersten A, Nilveus R, Egelberg J. Scores of plaque bleeding, suppuration and probing depth to predict probing attachment loss. 5 years of observation following nonsurgical periodontal therapy. J Clin Periondontol 1990; 17: 102-107.

15. Glavind L. Effect of monthly professional tooth cleaning on periodontal health in adults. J Clin Periodontol 1977; 4: 100-106.
16. Listgarten M A, Mao R, Robinson P J. Periodontal probing and the relationship of the probe tip to periodontal tissue. J Clin Periodontol 1976; 47: 511-513.
17. Armitage GC, Svanberg GK, Loe H. Microscopic evaluation of clinical measurements of tissue attachment levels. J Clin Periodontol 1977; 4: 173-190.
18. Goodson J M. Clinical measurements of periodontitis. J Clin Periodontol 1986; 13: 446-455.
19. Haffajee A D, Socransky S S, Goodson J M. Clinical parameters as predictors of destructive periodontal disease activity. J Clin Periodontol 1983; 10: 257-265.
20. Lang N P, Adler R, Joss A, Nyman S. Absence of bleeding on probing – an indicator of periodontal stability. J Clin Periodontol 1990; 17: 714-721.
21. Claffey N, Nylund K, Kiger G, Garrett S, Egelberg J. Diagnostic predictability of scores, of plaque bleeding, suppuration and probing depth for probing attachment loss. 3.5 years of observation following initial periodontal therapy. J Clin Periodontol 1990; 17: 108-114.
22. Newman H N. Modes of application of anti-plaque chemicals. J Clin Periodontol 1986; 13: 965-974.
23. Wennstrom J L, Heijl L, Dahlen G, Grondahl K. Periodic subgingival antimicrobial irrigation of periodontal pockets. I. Clinical observations. J Clin Periodontol 1987; 14: 541-550.
24. Wennstrom J L, Heijl L, Dahlen G, Grondahl K. Periodic subgingival antimicrobial irrigation of periodontal pockets. II. Microbiological and radiographic observations. J Clin Periodontol 1987; 14: 573-580.
25. Lang N P, Joss A, Orsanic C, Gosberti F, Sigrest B E. Bleeding on probing. A predictor for progression of periodontal disease? J Clin Periodontol 1986; 13: 590-596.
26. Ramfjord S P. Periodontal considerations of operative dentistry. Operative Dent 1988; 13: 144-151.
27. Ramfjord S P. Present status of the modified Widman flap procedure. J Clin Periodontol 1977; 48: 558-565.
28. Gordon J M, Walker CB. Current status of systemic antibiotic usage in destructive periodontal disease. J Clin Periodontol 1993; 64: 760-771.
29. Rosenberg E S, Torosian J P, Hammond B F, Cutler S A. Routine anaerobic bacterial culture and systemic antibiotic bacterial culture and systemic antibiotic usage in the treatment of adult periodontitis: A 6-year longitudinal study. Int J Periodont Rest Dent 1993; 13: 213-243.
30. Wise M D. Stability of the gingival crest after surgery and before anterior crown placement. J Prosthet Dent 1985; 53: 20-23.
31. Nyman S, Lindhe J, Rosling B. Periodontal surgery in plaque infected dentitions. J Clin Periodontol 1977; 4: 240-249.
32. Ciancio S G. Review of non-surgical periodontal treatment in Proceedings of the World Workshop in Clinical Periodontics. American Academy of Periodontology 1989; II p 4.
33. Rosling B, Nyman S, Lindhe J, Jern B. The healing potential of the periodontal tissues, following different techniques of periodontal surgery in plaque free dentitions. A 2-year study. J Clin Periodontol 1976; 3: 233-255.
34. Seibert J & Lindhe J. Aesthetics and Periodontal Therapy; in: Textbook of clinical periodontology. Ed. Lindhe J. 2nd edition, ch. 19. Copenhagen, Munksgaard 1989.
35. Seibert J S. Surgical management of osseous deformity and defects in Periodontal Therapy. Ed. Goldman H M, Cohen D W. 6th edition, pp 944-1007. C. V. Mosby Co., St Louis 1980.
36. Morrison E C, Ramfjord S P, Burgett F G, Nissle R R, Shick R A. The significance of gingivitis during the maintenance phase of periodontal treatment. J Clin Periodontol 1982; 53: 31-34.
37. Melcher A H. On the repair potential of periodontal tissues. J Clin Periodontol 1976; 47: 256-260.
38. Gottlow J, Nyman S, Karring T, Lindhe J. New attachment formation as the result of controlled tissue regeneration. J Clin Periodontol 1984; 11: 494-503.
39. Gottlow J, Nyman S, Karring T, Lindhe J, Wennstrom J. New attachment formation in the human periodontium by guided tissue regeneration. J Clin Periodontol 1986; 13: 604-616.
40. Becker W, Becker B E, Pritchard J F, Caffesse R, Rosenberg E, Gian Grasso J. Root isolation for new attachment procedures. A surgical and suturing method: 3 case reports. J Clin Periondontol 1987; 58: 819-826.
41. Pontoriero R, Lindhe J, Nyman S, Karring T, Rosenberg E, Sanavi F. Guided tissue regeneration in degree 2 furcation involved mandibular molars. J Clin Periodontol 1988; 15: 247-254.
42. Pontoriero R, Lindhe J, Nyman S, Karring T, Rosenberg E, Sanavi F. Guided tissue regeneration in the treatment of furcation defects in mandibular molars. J Clin Periodontol 1989; 16: 170-174.
43. Card S. New attachment following the use of a resorbable membrane in the treatment of periodontitis in dogs. Int J Periodontics and Rest Dent 1989; 9: 59-69.
44. Schult A, Gager A. Guided tissue regeneration using an absorbable membrane (Polygalactin) and osseous grafting. Int J Periodontics and Rest Dent 1990; 10: 9-17.
45. Murphy T. Compensatory mechanisms in facial height adjustment to functional tooth attrition. Aust Dent J 1959; 4: 312-323.
46. Bragger U, Lauchenauer D, Lang N P, Surgical lengthening of the clinical crown. J Clin Periodontol 1992; 19: 58-63.
47. Ainamo J. Relationship between occlusal wear of the teeth and periodontal health. Scand J Dent Res 1972; 80: 505-510.
48. Wennstrom J L, Lindhe J, Nyman S. The role of keratanized gingivae for gingival health. J Clin Periodontol 1981; 8: 311-328.
49. Wennstrom J L, Lindhe J, Nyman S. The role of keratanized gingivae in plaque associated gingivitis in dogs. J Clin Periodontol 1982; 9: 75-85.
50. Westfelt E, Bragd L, Socransky S S, Haffajee A D, Nyman S, Lindhe J. Improved periodontal conditions following therapy. J Clin Periodontol 1985; 12: 283-293.
51. Lang N P, Loe H. The relationship between the width of keratanized gingivae and gingival health. J Periodontol 1972; 43: 623627.
52. Ainamo J, Loe H. Anatomical characteristics of gingivae. A clinical and microscopic study of the free and attached gingivae. J Periodontol 1966; 37: 5-13.
53. Goldman H M, Cohen D W. Periodontal Therapy. 4th edition. C. V. Mosby, St Louis 1968.
54. Volchansky A, Cleaton-Jones P. The position of the gingival margin as expressed by clinical crown height in children aged 6-16 years. J Dent 1975; 4: 116-122.
55. Coslet J G, Vaanarsdall R, Weisgold A. Diagnosis and classification of delayed passive eruption of the dentogingival junction in the adult. Alpha Omegan 1977; December: 24-28.
56. Loughlin D M. Moderate Chronic Adult Periodontitis, Clinical Applications in Advances; in: Periodontics. Ed. Wilson T, Kornman K, Newman M. Chapter 10. Quintessence Publishing Co. Inc., Chicago, London, Berlin 1992.
57. Gargiulo A W, Wentz F M, Orban B. Dimensions of the dentogingival junction in humans. J Periodontol 1961; 32: 261-267.
58. Pama-Benfenati S, Fugazzotto P A, Rubin M P. The effect of restorative margins on the post surgical development and nature of the periodontium Part I. Int J Periodontol and Rest Dent 1985; 5: 31-51.
59. Tal H, Soldinger M, Dreiangel A, Pitaru S. Responses to periodontal injury in the dog: Removal of gingival attachment and supracrestal placement of amalgam restorations. Int J Periodontol and Rest Dent 1988; 8: 44-45.
60. Weisgold A. Contours of the full crown restoration. Alpha Omegan 1977; 70: 77-89.
61. Olsson M, Lindhe J. Periodontal characteristics in individuals with varying form of the upper central incisors. J Clin Periodontol 1991; 18: 78-82.
62. Langer B, Langer L. Subepithelial connective tissue graft technique for root coverage. J Clin Periodontol 1985; 56: 715.

63. Harris R J. The connective tissue and partial thickness double pedicle graft: A predictable method of obtaining root coverage. J Clin Periodontol 1992; 63: 477-486.
64. Langer L, Langer B. Mucogingival surgery: Esthetic treatment of gingival recession in Advances in Periodontics. Ed. Wilson T, Kornman K, Newman M. Quintessence Publishing Co. Inc., Chicago, London, Berlin 1992.
65. Miller P. Using periodontal plastic surgery techniques. J Amer Dent Assoc 1990; 121: 485-488.
66. Tarnow D P. Semilunar coronally repositioned flap. J Clin Periodontol 1986; 13: 182-185.
67. Migasato M, Crigjer M, Egelberg J. Gingival conditions in areas of minimal and appreciable width of keratanized gingivae. J Clin Periodontol 1977; 4: 200-209.
68. Gunne J, Astrand P, Ahlen K, Borg K, Olsson M. Implants in partially edentulous patients. A longitudinal study of bridges supported by both implants and natural teeth. Clin Oral Imp Res 1992; 3: 49-56.

Kapitel 21

STRATEGISCH BEDINGTE EXTRAKTIONEN

Die Extraktion eines Zahnes, der offensichtlich nicht mehr erhalten werden kann, sollte im Rahmen des Behandlungsplanes so früh wie möglich durchgeführt werden, um vor der definitiven Neurestauration die Ausheilung, sowie die damit verbundene Gewebsumbildung zu berücksichtigen. Idealerweise sollten neun Monate zwischen Extraktion und Neueingliederung verstreichen.

Wenn der Zahn durch ein osseointegriertes Implantat ersetzt werden soll, muß vor der Implantation eine Entscheidung hinsichtlich der erforderlichen Einheilungszeit getroffen werden. In nicht-infizierte Gebiete kann das Implantat sofort implantiert werden.[1] Dies erschwert jedoch möglicherweise die Schließung des Weichgewebsdefektes, da ein speicheldichter Verschluß über dem Implantat notwendig ist. Eine vier bis sechswöchige Heilungszeit vor der Implantation bedingt, daß eine Epithelisierung der Zahnfleischränder stattfindet und erleichtert den Lappenverschluß. In Gegenwart einer Infektion ist es besser, vor der Implantation sechs bis neun Monate abzuwarten (S. Kapitel 33).

Mehrere Behandlungsmöglichkeiten sind in Betracht zu ziehen, so zum Beispiel:

i) Kein Brückenersatz vorhanden; eine festsitzende Brücke ist jedoch erforderlich

1) Präparieren Sie die Zähne beiderseits des Zahnes, der extrahiert werden soll, oder wenigstens zwei Zähne auf einer Seite, wenn das Brückenglied als Freiendglied in Funktion genommen wird.
2) Nehmen Sie Abdruck für eine provisorische Immediatbrücke.
3) Fertigen Sie für die präparierten Zähne temporäre Kronen.
4) Extrahieren Sie den Zahn und gliedern die provisorische Brücke ein.

ii) Kein Brückenersatz vorhanden und der Zahn wird durch ein osseointegriertes Implantat ersetzt (Abb. 21.1a-d)

1) Der Zahn kann durch eine einfache Teilprothese ersetzt werden.
2) Alternativ kann man des Zahn im Anschluß an die Extraktion und Sofortimplantation durch eine säuregeätzte, kompositverhaftete Brücke ersetzen. Der Rochette-Typ ist der Marylandbrücke vorzuziehen, weil er durch Auftrennen der lingualen Kompositretentionen sich leichter wieder entfernen läßt. Die Brückenretention beschränkt sich auf die palatinalen/lingualen Flächen der Pfeilerzähne. Die Brücke wird im Zuge des II. chirurgischen Eingriffs abgenommen, zugleich wird der Implantatpfeiler mit einer temporären Krone versorgt (Abb. 21.1c und 21.1d [endgültige Krone]).

iii) Vorhandener, erneuerungsbedürftiger Brückenersatz (Abb. 21.1e-h)

1) Entfernen der Brücke.
2) Nacharbeiten der Präparationen beiderseits des Zahnes, der extrahiert werden soll.
3) Abdrucknahme für die temporäre Brücke.
4) Abdrucknahme für die provisorische Brücke.
5) Extraktion des Zahnes.
6) Einsetzen der temporären Brücke.
7) Ersetzen der temporären Brücke durch die provisorische Brücke.
8) Wenn der zu extrahierende Zahn keine krankhaften pulpalen oder periapikalen Symptome zeigt und dessen Entfernung auch nicht dringlich erforderlich ist, kann man nach Vorschlag (i) verfahren, d.h. die provisorische Brücke wird hergestellt und dann der Zahn extrahiert.

iv) Vorhandener erhaltungswürdiger Brückenersatz (Abb. 20.4)

1) Mobilisierung eines Schleimhautlappens.
2) Mit einem weitreichenden Schnitt wird die Wurzel von der Krone getrennt und aus der Alveole herausgehebelt.
3) Isolieren Sie den Bereich mit Gaze.
4) In den Stumpfrest wird eine retrograde Füllung eingebracht, die den eröffneten Wurzelkanal verschließt.
5) Falls indiziert, applizieren Sie über die leere Alveole eine Membranbarriere (Kapitel 22).
6) Nahtverschluß.
7) Wenn zum Einbringen einer retrograden Füllung in den eröffneten Wurzelkanal nicht ausreichend Platz zur Verfügung steht, verschließen Sie den Pulpenkanal mit einer Füllung, die durch eine okklusale Zugangskavität eingesetzt wird.

Kapitel 21 Strategisch bedingte Extraktionen

Abb. 21.1 Strategische Extraktionen.

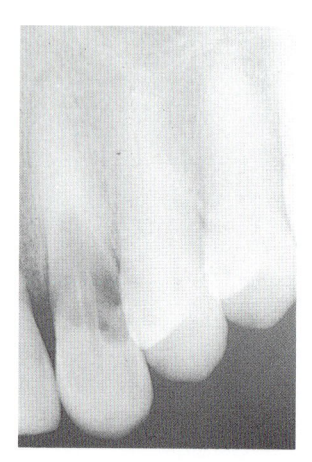

Abb. 21.1a (i) Zahn 23 mit Resorptionserscheinung soll extrahiert und durch ein osseointegrierte Fixtur ersetzt werden.

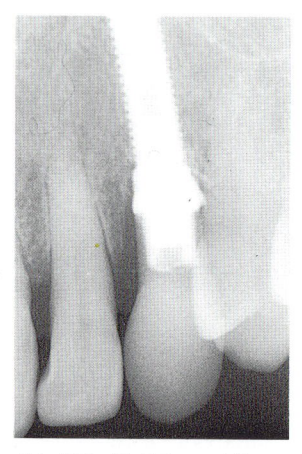

Abb. 21.1a (ii) Fixtur und Krone. Seitenzahnrestaurationen waren erforderlich und daher war eine frühzeitige Extraktion ratsam, um die Integration des Implantatkörpers und die Abheilung der Weichgewebe einzuleiten.

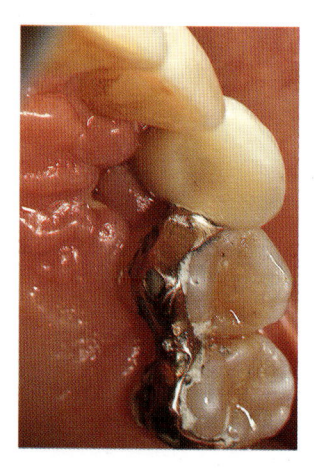

Abb. 21.1b Eine temporäre Rochette-Brücke wurde nach der Implantation der Fixtur eingegliedert. Man kann die Rochette-Brücke leicht durch Auftrennen der lingualen Kompositretentionen entfernen. Die Verankerungen beschränken sich auf die palatinalen Flächen der Pfeilerzähne.

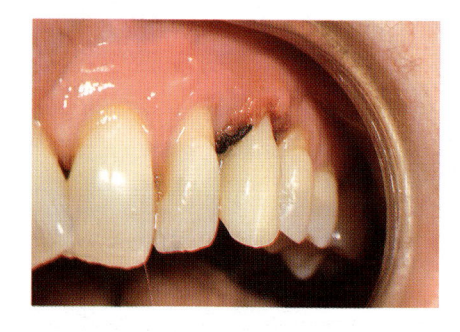

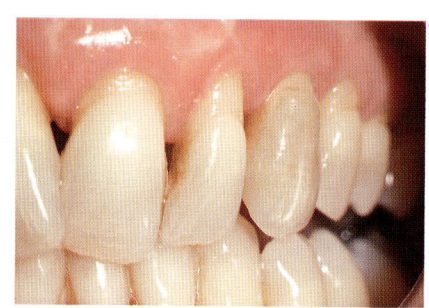

Abb. 21.1c Eine temporäre Krone wurde während der II. chirurgischen Behandlungsphase eingesetzt. Nach Überstellung des Abdrucks in das Labor konnte die temporäre Krone bereits eine Stunde später eingepaßt werden.

Abb. 21.1d Die endgültige Krone.

Abb. 21.1e Parodontal-endodontische, krankhafte Veränderungen bei 47 und 37. Die linke Oberkieferbrücke hat sich gelockert und die Metallverbindung an den Zwischengliedern ist frakturiert.

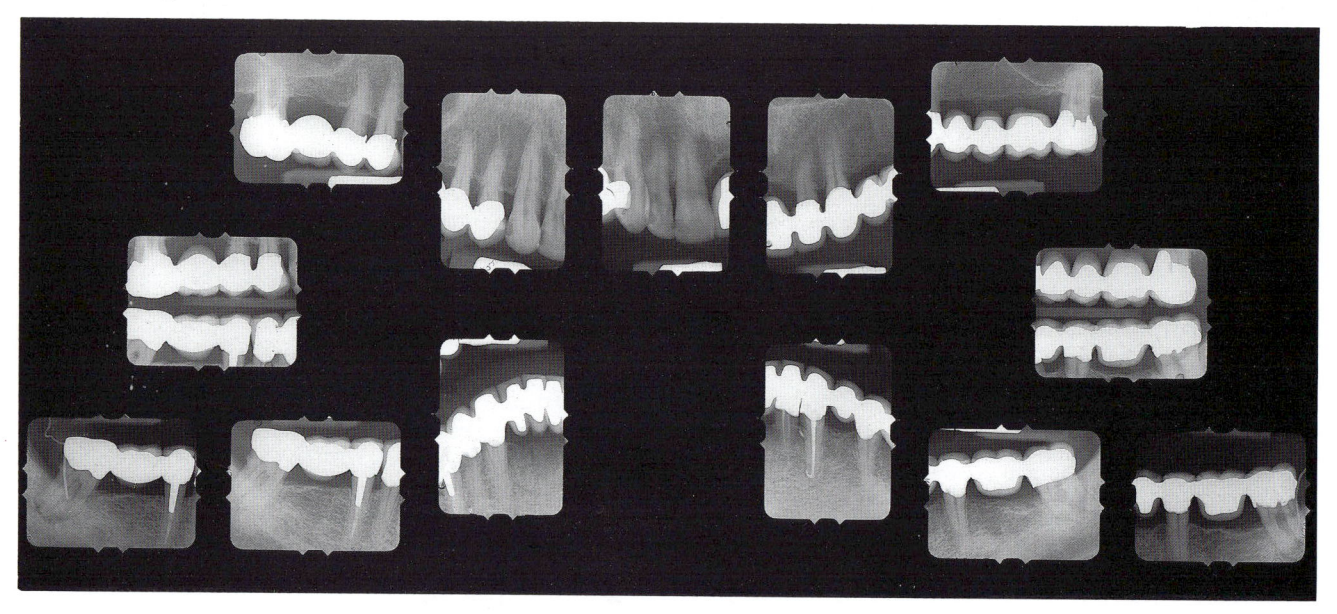

Strategisch bedingte Extraktionen

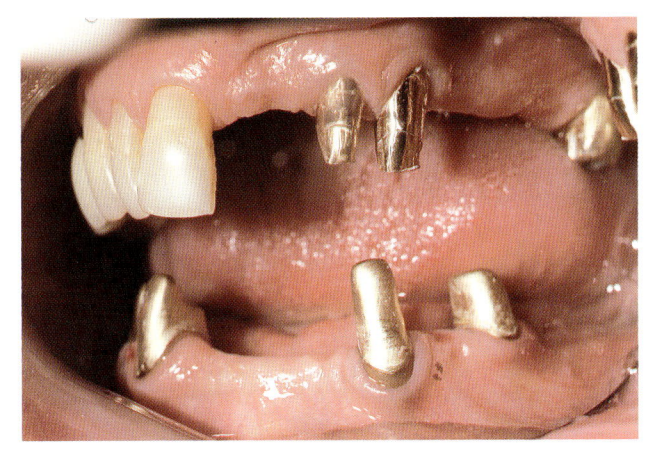

Abb. 21.1f Die Brücke wurde abgenommen, die Zähne 47 und 37 extrahiert und Metallkappen wurden einzementiert.

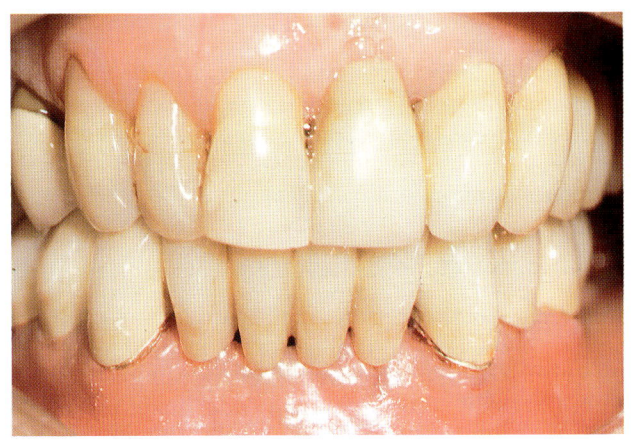

Abb. 21.1g Provisorische Brücken über den gesamten Unterkieferbogen und im Oberkiefer von 21–27.

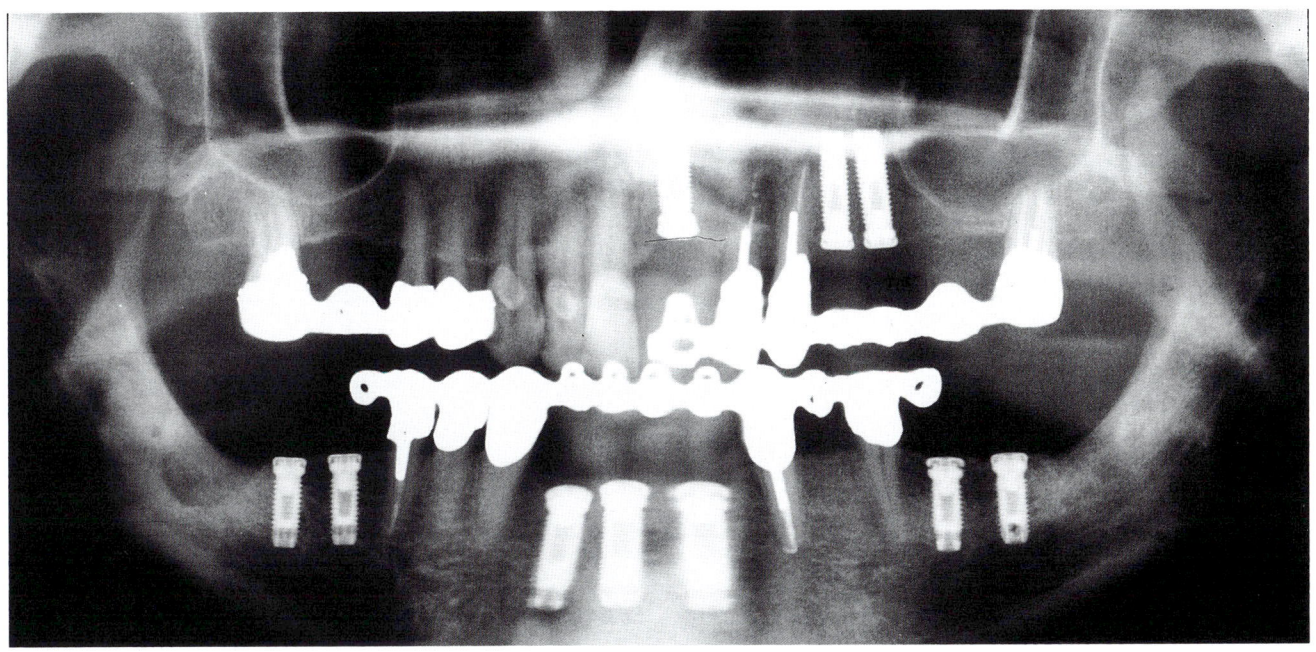

Abb. 21.1h Nach Abnahme der provisorischen Brücken erfolgte die Implantation der Fixturen. Die definitiven Restaurationen im Unterkiefer werden durch die natürlichen Zähne von 45–43 und 33–35 getragen, unabhängig von den implantatgestützten Brücken im Front- und Seitenzahnbereich. Im Oberkiefer ist 21 eine implantatgestützte Einzelkrone. Die Zähne 22 und 23 sind eigene Kronen und eine implantat-zahngestützte Seitenzahnbrücke (chirurgische Maßnahmen durch Mr. B. O'Riordan).

Abb. 21.2a Pulpal-parodontale Erkrankung. Wenn eine Extraktion notwendig wird, sollte sie frühzeitig durchgeführt werden, um entweder vor der Eingliederung des Brückenersatzes oder der Implantation eines osseointegrierten Implantates die Ausheilung zu ermöglichen.

Abb. 21.2b Geschiebeverbindung bei 45 wegen fraglicher Prognose des 46. Wenn 46 extrahiert werden muß, ist es einfach, diesen Zahn mit einer festsitzend-beweglichen Brückenkonstruktion formgetreu zu ersetzen. Die Ankerkrone trägt der 47, die bewegliche Verbindung liegt weiterhin bei 45.

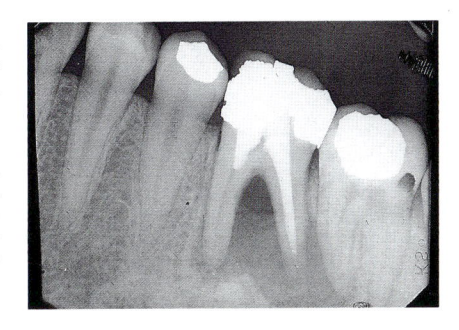

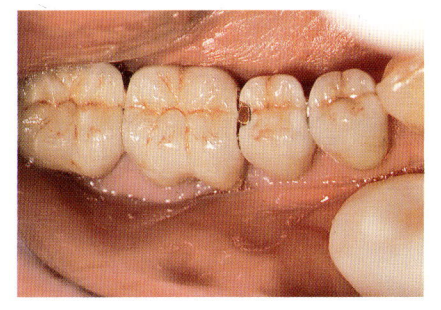

v) Krankhafte Pulpale/parodontale Veränderungen (Abb. 21.2a)

Jede notwenige Extraktion sollte als strategische Extraktion betrachtet und im Rahmen des Behandlungsplanes so früh wie möglich durchgeführt werden, um die Ausheilung vor Eingliederung des Brückenersatzes oder eines osseointegrierten Implantates zu ermöglichen.

vi) Nachträgliche Extraktionen

Wenn die Langzeitprognose für einen Zahn fraglich erscheint, ist es sinnvoll, in die angrenzenden Restaurationen Geschiebeverbindungen einzuarbeiten, so daß eine künftige Extraktion einfach durchzuführen ist (Abb. 21.2b).

vii) Furkationsbeteiligung

Die Beurteilung und Bedeutung von Furkationen wurden in Kapitel 4 erörtert und die allgemeine Behandlung derartiger, krankhafter Veränderungen wird in Kapitel 29 abgehandelt. Die Entfernung von Wurzeln sollte man als strategische Extraktionen betrachten und daher im Rahmen des Behandlungsplanes so früh wie möglich durchführen.

Literaturhinweis

1. Gelb D A. Immediate implant surgery: Three-year retrospective evaluation of 50 consecutive cases. Int J Oral Maxillofac Implants 1993; 8: 388–399.

Kapitel 22

DEFEKTE IM BEREICH DER ZWISCHENGLIEDER

Formveränderungen unterhalb von Zwischengliedern verursachen ästhetische Probleme. Seibert (1983)[1] klassifizierte Kieferkammdefekte wie folgt:

- Klasse I – faziolingualer Gewebeverlust bei normaler apikokoronaler Kieferkammhöhe.
- Klasse II – apikokoronaler Gewebeverlust bei normaler faziolingualer Kieferkammbreite.
- Klasse III – kombiniert faziolingualer und apikokoronaler Gewebeverlust, wobei die normale Höhe und Breite verlorengegangen sind.

Die Versorgung der Deformität hängt ab von:

- Größe und Typ der Deformation;
- der Feststellung, wie auffällig diese während der Funktion in Erscheinung tritt;
- der Frage, ob die Deformation hauptsächlich das Weichgewebe, den Knochen oder das Zwischenglied betrifft;
- der Beziehung zu den benachbarten Zähnen;
- der Beschaffenheit des Weichgewebes – dick, dünn, zerklüftet;
- der vorgesehenen prothetischen Versorgung und deren Beziehung zum Gegenkiefer bzw. zahnlosen Kieferkamm;
- den Belangen des Patienten, dessen Erwartungen und Wünschen;
- der Fähigkeit des Behandlers und der Verfügbarkeit fachärztlicher Unterstützung.

Vorbeugung gegen die Entstehung von Defekten

- Zähne sollten so wenig traumatisch wie möglich extrahiert werden. Dabei sind die labialen, sowie lingualen Knochenplatten zu bewahren. Es müssen vor der Anwendung von Zahnzangen Luxatoren (S.S. White, Hu Friedy) zur Alveolenerweiterung eingesetzt werden, die das Wurzelbett mäßig erweitern und im weiteren Verlauf mit schaukelnden Bewegungen und axialer Krafteinwirkung die Extraktion durchführen. Der Entfernung eines Zahnes, der bereits die labiale kortikale Knochenplatte eingebüßt hat, folgt der Kollaps des Weichgewebes in die Alveole und nachfolgend die Ausbildung eines Defektes.

- Einpflanzen von Autotransplantaten oder Allotransplantaten, z.B. Hydroxylapatit-Kristalle, in die Alveole. Der Behandler sollte über die biologische Begrenztheit der Hydroxylapatit-Implantate unterrichtet sein. Deren Inkorporation in den Alveolarknochen kann dauerhaft eine Region mit herabgesetzter Blutzirkulation und verminderter Abwehrkraft hinterlassen. Osseointegrierte Implantate haben eine ungünstige Prognose, wenn sie nachfolgend in diese Bereiche implantiert werden. Außerdem können die Kristalle mit der Zeit abwandern und eine veränderte Kieferkammformation hinterlassen.[2-4]
- Zellausschließende Membrantechniken mit oder ohne alveolenfüllende Transplantate (Abb. 22.1a-e).[5] Nach der Extraktion wird ein trennendes Membranstück über den Defekt gelegt (Abb. 21.1c). Die Steifheit der Membran führt gewöhnlich automatisch dazu, daß eine gewölbte Form entsteht, die den Defekt abdeckt. Wenn es den Anschein hat, daß der vernähte Lappen die Membran nicht am Ort hält, ist es ratsam, diese mit Knochenschrauben (Memphis screws – Straumann Inst.) zu fixieren. Normalerweise ist nach der Extraktion ein raumfüllendes Material unter der Membran nicht erforderlich. Die Membran verhindert das Tiefenwachstum des Epithels und ermöglicht das Auffüllen der Alveole ausgehend von der Basis.

Chirurgische Korrektur (Abb. 22.1)

Seibert (1983)[1] beschrieb eine Reihe von chirurgischen Maßnahmen, um solche Defekte zu korrigieren. Die Techniken wurden von Rosenberg et al. (1988)[6] und Bahat et Handelsman (1992)[7] besonders gut illustriert. Der interessierte Leser wird auch auf Garber (1981)[8] verwiesen.
Die Techniken kann man in vier Hauptkategorien einteilen.[9] Indikationen, Vorteile und Nachteile jeder einzelnen wurden von Bahat und Handelsman (1992)[7] beschrieben.

- Subepitheliale, submuköse oder subperiostale Inlay-Transplantate bestehend aus Bindegewebe, Knochen oder Biomaterialien, wie Hydroxylapatit oder Trikalziumphosphat (Abb. 22.1f+h).
- Onlay-Transplantate – dicke, aus palatinalem Epithel und Bindegewebe bestehende Transplantate (Abb. 22.1i).

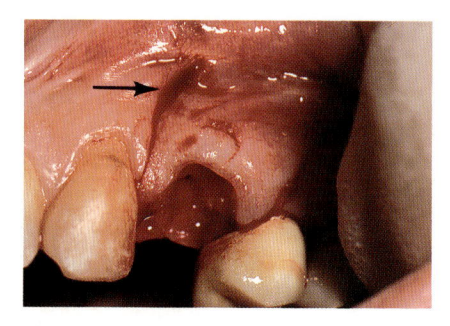

Kapitel 22 Defekte im Bereich der Zwischenglieder

Abb. 22.1a Verhütung eines Kieferdefektes am Zwischenglied. Im Verlauf eines Verkehrsunfalls wurde der Zahn 24 durch die labiale Knochenplatte hindurch verlagert. Der nach bukkal gedrängte 24 wurde extrahiert. Die bukkale Knochenplatte war frakturiert. Zwei vertikale Inzisionen erstreckten sich bis an die mukobukkale Umschlagfalte. Die Inzisionswinkel liefen in Höhe der Umschlagfalte aufeinander zu und änderten die Richtung zum Vertikalschnitt mit etwa 100° (Pfeil). Der Mukoperiostlappen wurde mobilisiert. Beachten Sie, daß die interdentale Papille nicht in den Lappen einbezogen wurde.

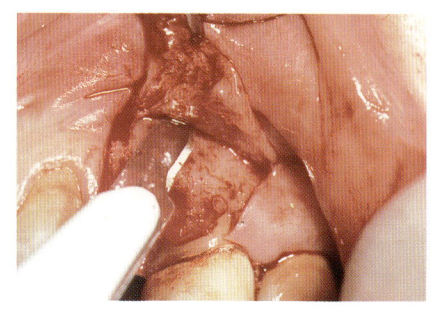

Abb. 22.1b Durchtrennen des Periosts. Der Lappen kann nun über die Alveole verschoben werden.

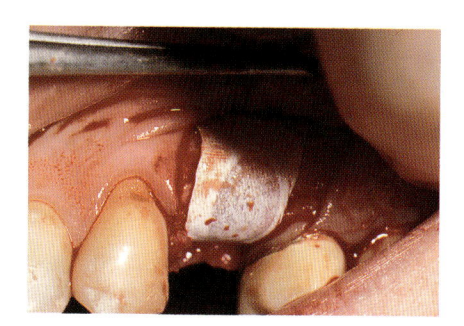

Abb. 22.1c Gore-Tex Oval 4-Membran über die Alveole gebreitet. Ein kleiner palatinaler Vollhautlappen wird angehoben und die Gore-Texkante unter das Periost geschoben. Dies reicht aus, um die Membran zu verankern und zeltförmig auszustellen, wenn sie über die labiale Knochenplatte ausgebreitet wird.

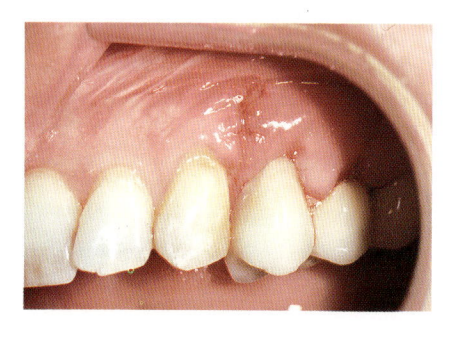

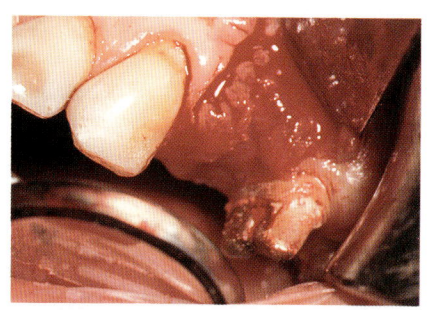

Abb. 22.1d Der Lappen wurde zurückverlagert, mit Nähten fixiert und die provisorische Brücke wurde eingesetzt. Eine Woche danach erfolgte die Nahtentfernung.

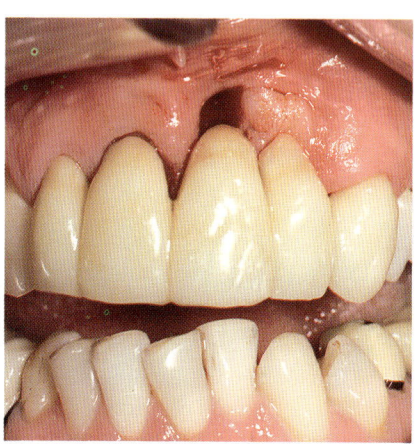

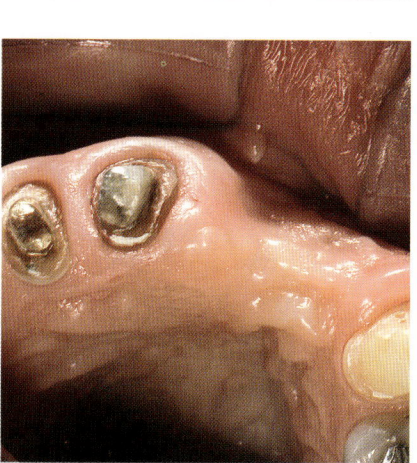

Abb. 22.1e Sechs Monate später – Entfernen der Gore-Tex-Membran. Die Form des Kieferfortsatzes wurde bewahrt.

Abb. 22.1f (i) Ausgangssituation.

Abb. 22.1f (ii) Faziolingualer Defekt der Klasse I.

Defekte im Bereich der Zwischenglieder

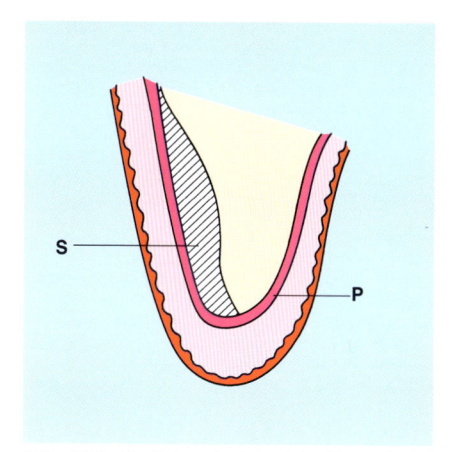

Abb. 22.1g (i) Subperiostales Inlay-Transplantat (S). Die farbliche Angleichung ist gut, aber es besteht das Risiko des Transplantatverlustes durch Sequestrierung, insbesondere, wenn das darüberliegende Gewebe dünn ausgebildet ist.

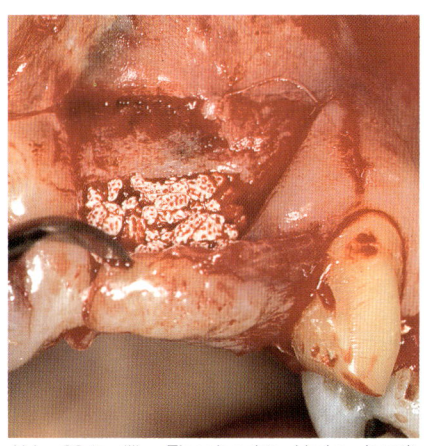

Abb. 22.1g (ii) Eingebrachte Hydroxylapatit-granula (Interpore 200). Die Basis des Lappens liegt palatinal. Er ist als Vollhautlappen ausgebildet bis auf die apikalen 5 mm gespaltene Dicke, wodurch der Lappen nach koronal gleiten kann, Abbildung 22.1g (iii).

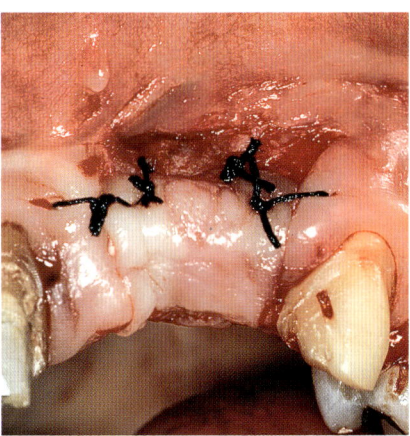

Abb. 22.1g (iii) Der Lappen ist vernäht und die Hydroxylapatitgranula werden durch das apikal und koronal hierzu aufliegende Periost befestigt. Diese Ausbildung des Lappens bewahrt zwar die Mukogingivalgrenze, aber sie liefert nicht viel Weichgewebe zur Korrektur der Deformität.

Abb. 22.1g (iv) Beachten Sie die Auffüllung des Defektes (chirurg. OP durch Mr. J.S. Zamet).

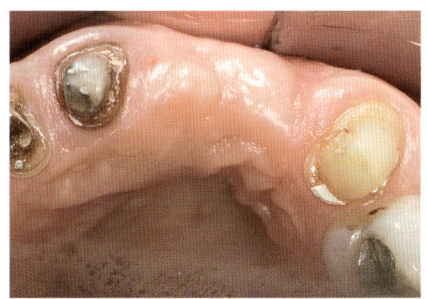

Abb. 22.1g (v) Die für den neugebildeten Zwischengliedbereich geänderte, provisorische Brücke.

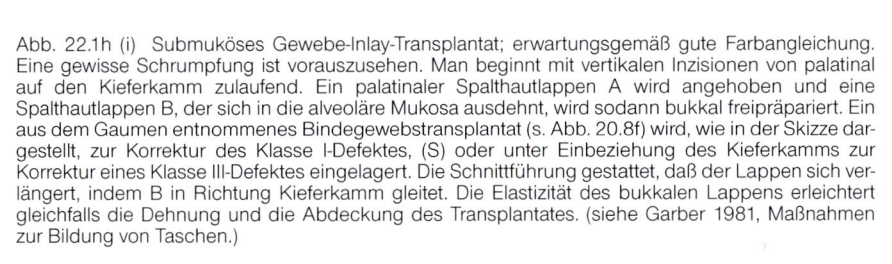

Abb. 22.1h (i) Submuköses Gewebe-Inlay-Transplantat; erwartungsgemäß gute Farbangleichung. Eine gewisse Schrumpfung ist vorauszusehen. Man beginnt mit vertikalen Inzisionen von palatinal auf den Kieferkamm zulaufend. Ein palatinaler Spalthautlappen A wird angehoben und eine Spalthautlappen B, der sich in die alveoläre Mukosa ausdehnt, wird sodann bukkal freipräpariert. Ein aus dem Gaumen entnommenes Bindegewebstransplantat (s. Abb. 20.8f) wird, wie in der Skizze dargestellt, zur Korrektur des Klasse I-Defektes, (S) oder unter Einbeziehung des Kieferkamms zur Korrektur eines Klasse III-Defektes eingelagert. Die Schnittführung gestattet, daß der Lappen sich verlängert, indem B in Richtung Kieferkamm gleitet. Die Elastizität des bukkalen Lappens erleichtert gleichfalls die Dehnung und die Abdeckung des Transplantates. (siehe Garber 1981, Maßnahmen zur Bildung von Taschen.)

Abb. 22.1h (ii) Ausgangssituation.

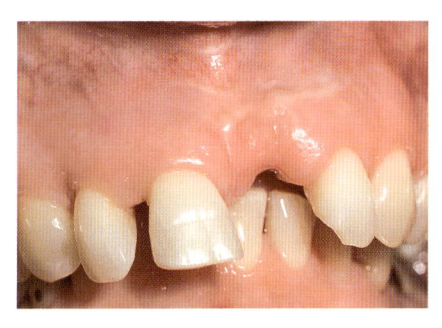

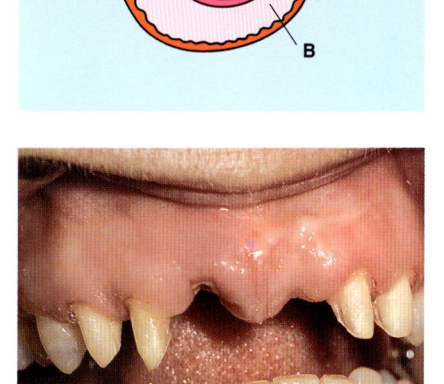

Abb. 22.1h (iii) Nach der Extraktion des 11 ergab sich eine Defekt der Kasse III.

Kapitel 22 Defekte im Bereich der Zwischenglieder

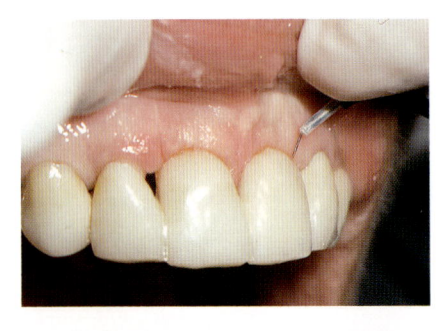

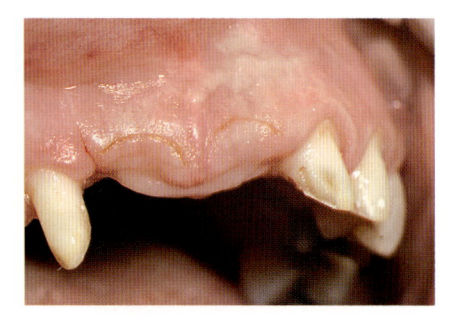

Abb. 22.1h (iv) Markieren der Halsansätze der Zwischenglieder der provisorischen Brücke mittels einer Drahtelektrode. Vier Monate nach Transplantation des Bindewebstransplantates aus dem Gaumen (chirurg. OP durch Mr. J.S. Zamet).

Abb. 22.1h (v) Markierungen der Halsansätze der Zwischenglieder der provisorischen Brücke mittels einer elektrochirurgischen Drahtelektrode.

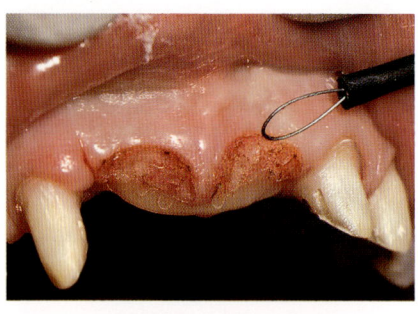

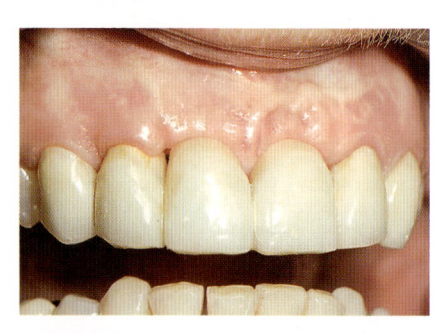

Abb. 22.1h (vi) Elektrochirurgisches Rekonturieren mit einer Schlingenelektrode.

Abb. 22.1h (vii) Die provisorische Restauration wurde verlängert, poliert und für drei Monate einzementiert.

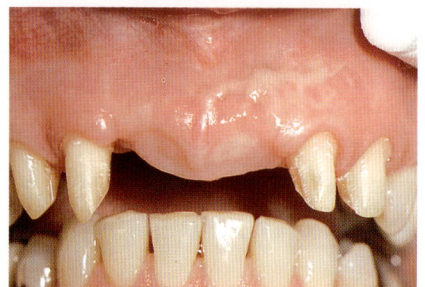

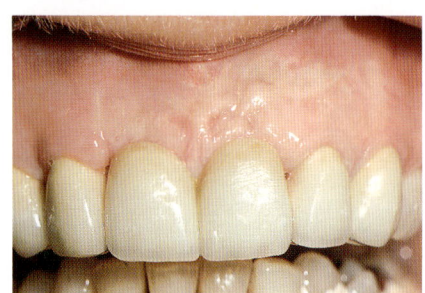

Abb. 22.1h (viii) Achten Sie auf das abgeheilte und konturierte Gewebe, das eine Mittellinienpapille ausgebildet hat. Beachten Sie die gute Farbangleichung.

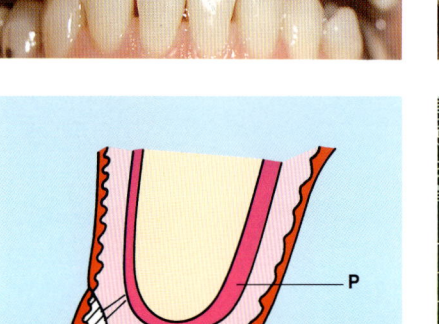

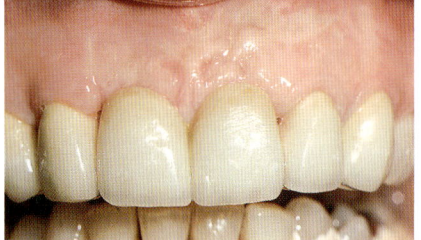

Abb. 22.1h (ix) Die endgültige Restaurierung mit ovoiden Zwischengliedern. Säuberung erfolgt mit Superfloss. Der Patient war mit dem Aussehen sehr zufrieden und wollte keine weitere chirurgische Korrektur des Papillendefektes mesial an 12.

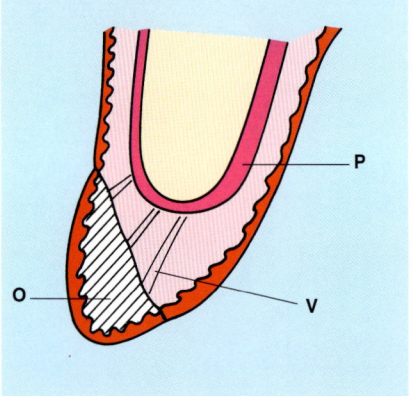

Abb. 22.1i Onlay-Transplantat (O). Das Epithel über dem Defekt wird abgetragen und ein aus dem Gaumen oder dem Tuber im Oberkiefer entnommenes Transplantat wird über das entblößte, jedoch nicht ausgedünnte Bindegewebe gelagert. Vertikale Schnitte in das Bindegewebe (V) verstärken das Einsprossen von Kapillaren. Farbe und Gewebsstruktur aus dem Tuberbereich sind gewöhnlich gut (P = Periost).

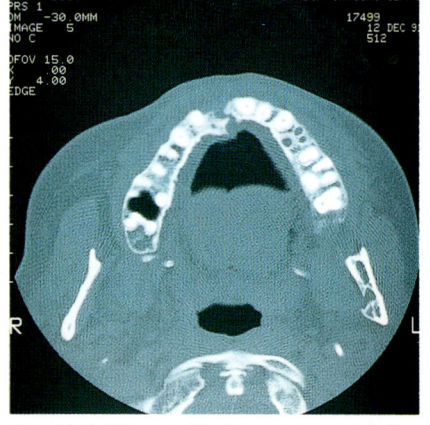

Abb. 22.1j CT nach Straßenverkehrsunfall. Beachten Sie die deformierende Fraktureinstellung. Im Bereich des Zahnes 11 fehlte Knochensubstanz. Der Patient wünschte keine Reposition des Oberkiefers.

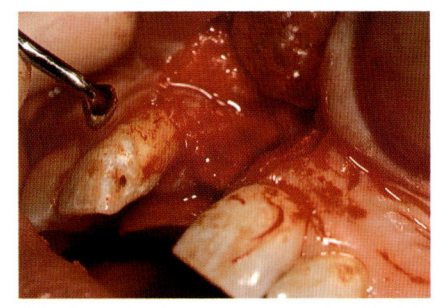

Abb. 22.1k Nach der Entfernung des 11 sieht man den V-förmigen Defekt und den fehlenden Knochen über der Alveole, sowie den unvereinigten Bruchspalt.

Defekte im Bereich der Zwischenglieder

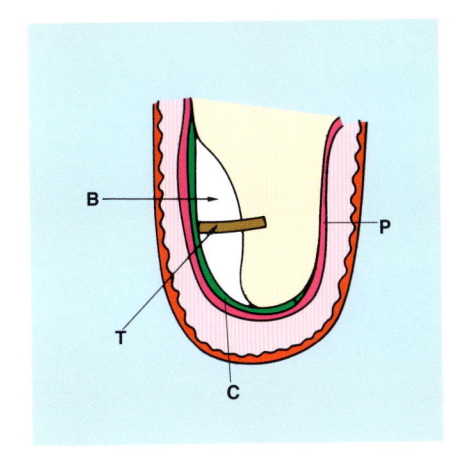

Abb. 22.1l Zellausschluß-Membran zur Rekonstruktion eines Defektes. Die Membran (M) muß von dem darunterliegenden Knochen ferngehalten werden, entweder durch eine pfostenähnliche Stütze (T), oder durch biokompatibles, vorzugsweise knochenstimulierendes Material, im Idealfall autogener Knochen (B), der die Membran abstützt. Bei diesem Patienten wurde ein Stäbchen autogenen Knochens als 'Zeltpfosten' benutzt. Ein Lappen mußte mobilisiert werden, um einen Verschluß über der Membran zu erreichen (P = Periost).

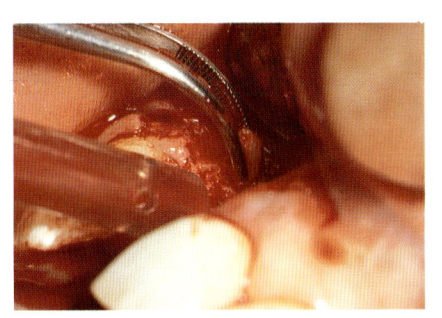

Abb. 22.1m Das aufgestellte Knochenstäbchen wird hier von der Pinzette gehalten. Mit einem 3 mm Spiralbohrer (Nobelpharma) wurde ein horizontales Bohrloch von 3 mm Ø angelegt. Aus dem palatinalen Gebiet des dislozierten Zahnfachs entnahm ein Trepanbohrer ein 3 mm Ø Knochenstäbchen. Dieses Stäbchen wurde in das 3 mm Ø Bohrloch eingefügt und diente der Gore-Tex Oval 6-Membran als Stütze. Alternativ kann man auch eine nichtrostende Schraube (Memphis screw – Straumann) dazu benutzen, die Gore-Texmembran auszustellen. Das Narbengewebe wurde von der Knochenoberfläche entfernt, um angefrischten Knochen offenzulegen.

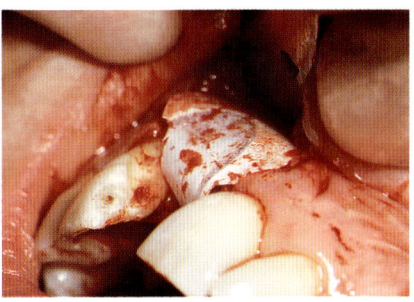

Abb. 22.1n Die vor der endgültigen Versorgung adaptierte Gore-Texmembran. Ein Mukoperiostlappen wurde durch Lösen des Periostes wie in Abb. 22.1b darübergeklappt.

Abb. 22.1o Rochette-Brücke, als provisorische Restauration eingegliedert. Zustand drei Wochen nach OP.

Abb. 22.1p Entfernen der Gore-Texmembran sechs Monate später. Man sieht, daß sich der Defekt gefüllt hat.

Abb. 22.1q (i) Röntgenbild vor der Behandlung; s = Mittelliniennaht; f = Frakturspalt.

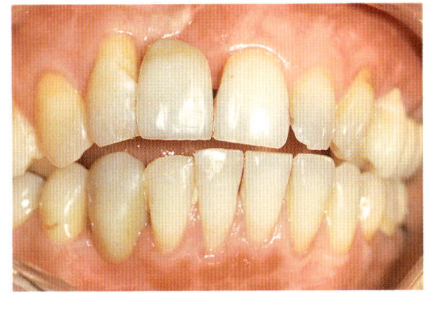

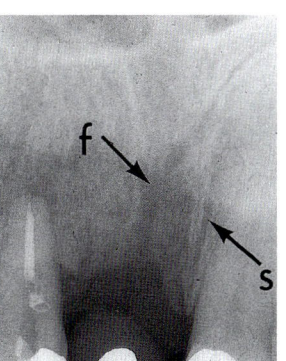

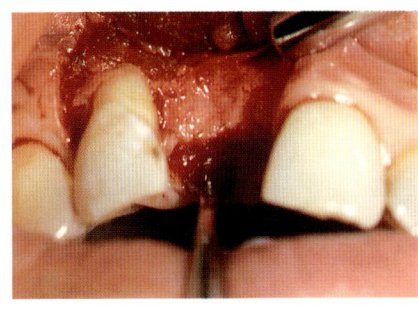

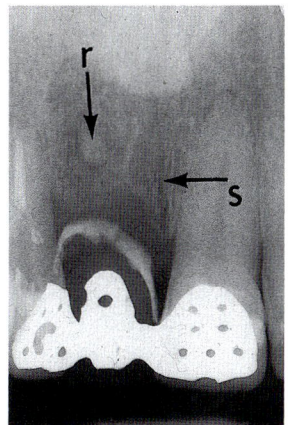

Abb. 22.1q (ii) Zustand zum Zeitpunkt der Entfernung der Gore-Texmembran; s = Mittelliniennaht; r = horizontales Knochenstäbchen. Achten Sie darauf, daß kein Frakturspalt mehr zu sehen ist. Die Winkelung des Strahlengangs verläuft zwar anders, als in Abb. 22.1q (i), jedoch ist die Röntgenstrahlendurchlässigkeit einer Frakturlinie nicht erkennbar.

343

Kapitel 22 Defekte im Bereich der Zwischenglieder

Abb. 22.2 Prothetische Korrektur eines Zwischengliederdefektes.

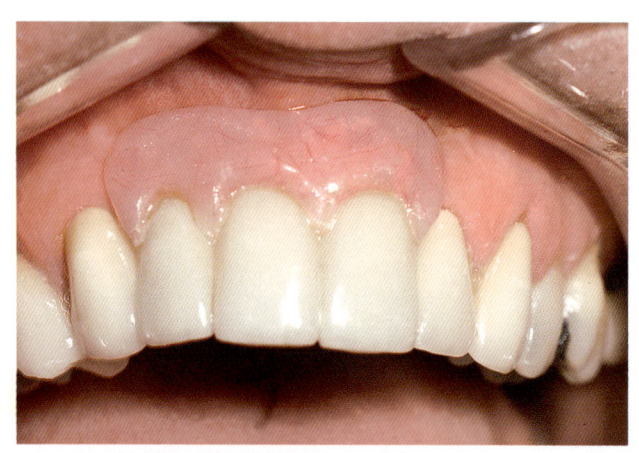

Abb. 22.2a Prothesen-Gingiva an einer abnehmbaren Brückenkonstruktion. Die Zähne sind metallkeramische Restaurationen, die Gingiva besteht aus Akrylkunststoff.

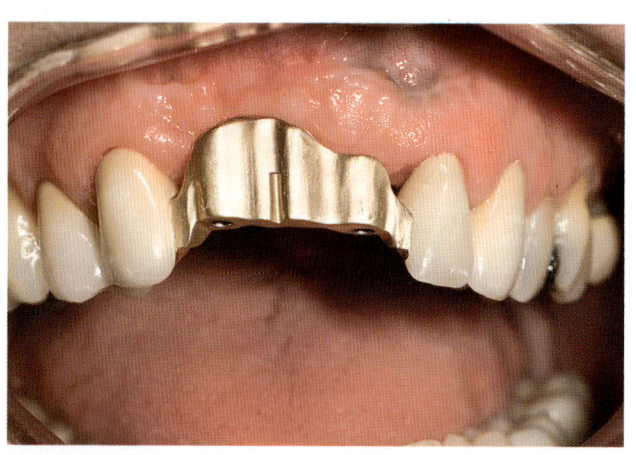

Abb. 22.2b Die heruntergenommene Brücke zeigt deren Verankerung durch einen gefrästen Steg mit Cekaankern in der Okklusalfläche des Steges (Cendres et Metaux). Die Ceka-Patritze wurde nach der Keramikverblendung mit dem Gerüst verlötet.

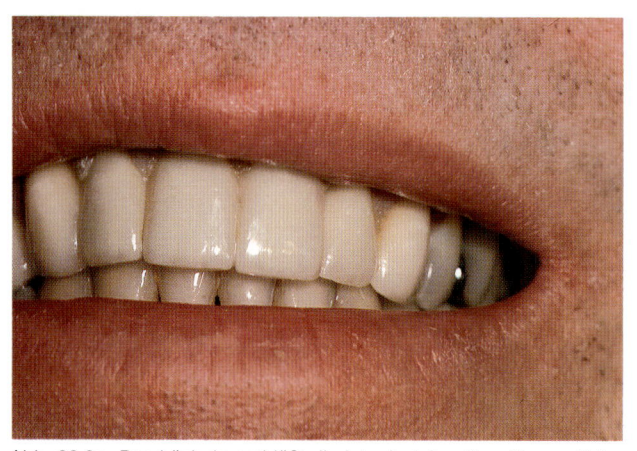

Abb. 22.2c Das Lächeln entblößt die Interdentalpapillen. Der restliche Kunststoff wird durch die Lippe verdeckt.

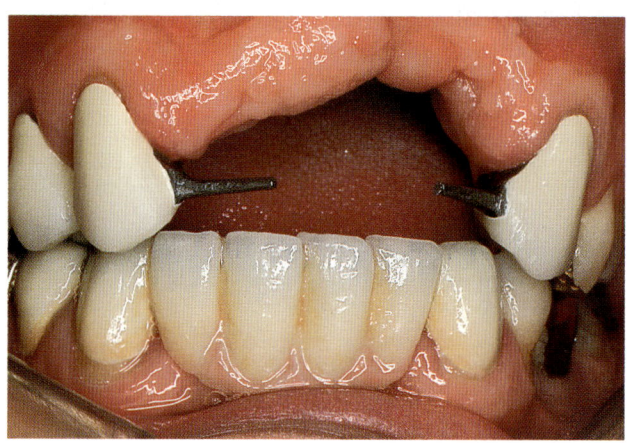

Abb. 22.2d Defekt nach Entfernung eines gescheiterten Blattimplantates, Abb. 1.1g+h. Der Patient wünschte keine chirurgische Korrektur und wollte auch keinen herausnehmbaren Zahnersatz (Kroneneinprobe).

- Gestielte Lappentransplantate – diese können als Rotationslappen zum Einsatz kommem, d.h. der Lappen wird um einen Drehpunkt geschwenkt oder er wird verschoben, d.h. der Lappen erreicht seine endgültige Lage ohne Rotation.[7]
- Ausschlußmembranen. Diese werden von dem darunterliegenden Knochen durch Schrauben, Titanimplantate, Titankörbchen, oder raumfüllende Materialien mit dem Ziel der Knochenregeneration in Abstand gehalten (Abb. 22.1j–q).[10]

Ein Problem bei diesen Techniken ist die Ausbildung des Lappens, da genügend Weichgewebe zur Verfügung stehen muß, um das abzudecken, was jeweils auf den Kieferkamm gesetzt wurde. Entweder muß man den Lappen mobilisieren, oder das Weichgewebe vor der Augmentation strecken.[11]

Prothetische Korrektur

Manchmal sind chirurgische Augmentationen nicht durchführbar. In diesen Fällen müssen prothetische Mittel genutzt werden. Diese beinhalten:

- künstliches Zahnfleisch an einer abnehmbaren Prothese (Abb. 22.2a–c);
- eine abnehmbare labiale Blende (s. Kapitel 29, Abb. 29.9).
- eine zahnfleischfarbene Keramikextension. Die Abbildungen 22.2d–f zeigen einen besonders schweren Defekt, der von einem Blattimplantat-Mißerfolg stammte. Der Patient verweigerte die chirurgische Korrektur des Defektes. Hinsichtlich der labormäßigen Einzelheiten, siehe Anhang.

Defekte im Bereich der Zwischenglieder

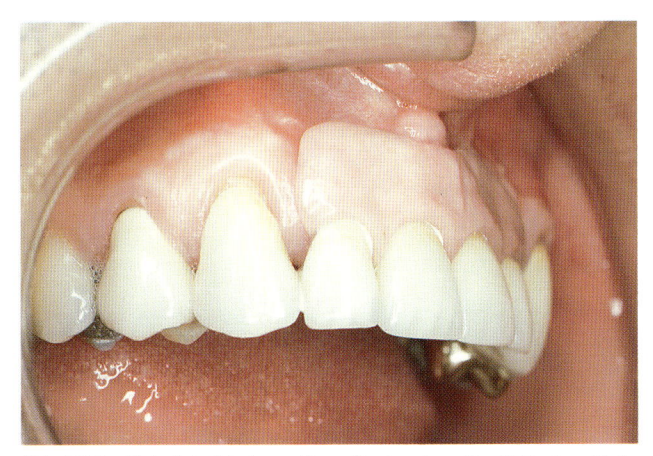

Abb. 22.2e Zahnfleischfarbene Keramikextension. Der Patient verfügte über eine tiefverlaufende Lippenlinie und entblößte die Interdentalpapillen, jedoch nicht den Rest der Zwischenglieder. Um der Schwierigkeit zu entgehen, größere Keramikmengen brennen und sowohl rosafarben als auch zahnfarben einfärben zu müssen, wurden Brücke und Kronen als getrennte Einheiten hergestellt. Die Kronen wurden auf das zahnfleischfarbene Metallkeramikgerüst aufzementiert. Der Kontakt der Zwischenglieder mit dem Zahnfleisch kam nur entlang des zervikalen Randes der pinkfarbenen Keramik zustande. Der Rest des zahnfleischfarbenen Keramikteils berührte das darunterliegende Gewebe nicht, und der Patient konnte diesen Bereich mit Superfloss reinigen.

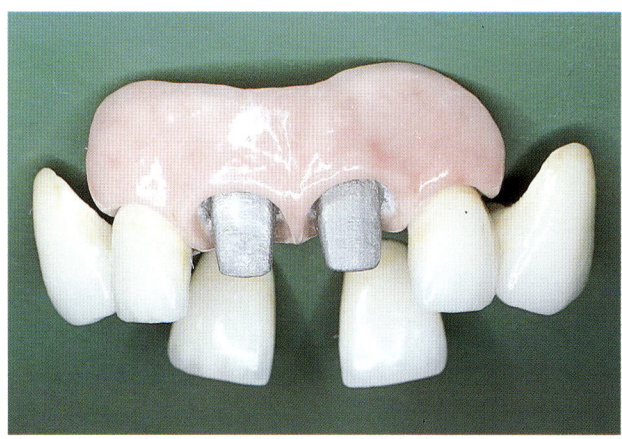

Abb. 22.2f Die Brücke mit den abgenommenen Keramik-Jacketkronen zur Darstellung der Präparationen.

Entscheidungen zur Versorgung

Größe und Typ der Deformität

- Kleine, Klasse I oder Klasse II-Defekte können mit Onlay-Transplantaten versorgt werden.
- Je größer der Defekt, desto größer ist die Indikation für Inlay-Transplantate mit Lappenmobilisierung, um den Defekt zu decken.
- Klasse III-Defekte erfordern ein Inlay-Transplantat wie zur Behandlung des Klasse I-Defektes, das nach Einheilung durch ein Onlay-Transplantat, wie für Klasse II, ergänzt wird.
- Für alle obengenannten Defekte sind ebenso die zellausschließenden Membrantechniken anwendbar, vorausgesetzt, daß man genügend Gewebe mobilisieren kann, um die Membran abzudecken und daß die Membran in korrekter, 'ausgestellter' Form fixiert werden kann. Die Membranen lassen sich einfacher bei Defekten der Klasse I einlagern und abdecken, als in Fällen der Klasse II oder III (Abb. 22.1k-l).
- Je größer der Defekt, desto wahrscheinlicher ist es, daß mehrere chirurgische Maßnahmen erforderlich werden. Patient und Zahnarzt sollten sich dessen bewußt sein.

In welchem Umfang treten Deformitäten in Erscheinung

- Das Ausmaß der Rekonstruktion einer Deformität hängt davon ab, in welchem Umfang dieser Defekt in Erscheinung tritt, obgleich manchmal eine Indikation gegeben ist, auch nicht sichtbare Deformitäten zu rekonstruieren, um beispielsweise Sprechbehinderungen und Flüssigkeitsaustritten vorzubeugen.

Besteht die Deformität hauptsächlich aus Weichgewebe, Knochen oder aus beidem

- Weichgewebsdefekte sind einfacher zu behandeln als kombinierte Defekte. Die meisten Defekte bestehen jedoch aus Kombinationen von Hart- und Weichgewebsdeformierungen

Die Beziehung zu den angrenzenden Zähnen

- Eine Deformität, welche die Interdentalpapille des benachbarten Zahnes einschließt, ist schwieriger zu korrigieren, als eine, bei der dies nicht der Fall ist. Papillen sind äußerst schwierig erfolgreich zu rekonstruieren.
- Zähne mit Fehlstellungen, die an den Defekt angrenzen, komplizieren chirurgisch- rekonstruierende Maßnahmen und erweisen sich als weniger überschaubar.

Eigenheiten der Weichgewebe

- Dickes Gewebe kann zuverlässiger wiederaufgebaut werden, als dünne und verletzliche Weichteile.

Die vorgesehene prothetische Restaurierung und deren Beziehung zum Gegenkiefer und zahnlosen Kieferkamm

- Wenn eine abnehmbare Prothese indiziert ist, beispiels-

weise, weil die potentiellen Pfeilerzähne eine festsitzende Brücke nicht tragfähig abstützen können, ohne deren Beweglichkeit zu verstärken, kann die Deformität mit der Prothese ausgeglichen werden.
- Wird ein Klasse II-Defekt durch eine festsitzende Brücke restauriert und die Zähne müssen anterior zur Deformität aufgestellt werden, dann ist eine sowohl horizontale wie auch vertikale Rekonstruktion notwendig. Was in der Tat als Klasse II-Defekt erscheint, ist in Wirklichkeit ein Defekt der Klasse III, oder die Originalzähne standen ursprünglich in einer ästhetisch wenig ansprechenden Beziehung zum Gegenkiefer.
- Ist eine Restaurierung mit osseointegrierten Fixturen vorgesehen, dürfte die Weichgewebskorrektur allein einer knöchernen Deformität nicht ausreichen.

Die Belange, Erwartungen und Wünsche des Patienten

- Der Zahnarzt ist sich der chirurgischen Möglichkeiten bewußt, aber der Patient ist mit der prothetischen Rekonstruktion zufrieden,

oder

- der Patient behauptet, ungeachtet der Anzahl der chirurgischen Maßnahmen unnachgiebig, daß die prothetische Rekonstruktion nicht ausreicht. Im Falle größerer Defekte ist Vorsicht geboten, da postchirurgische Schrumpfungsprozesse ein Ergebnis bescheren, das die Forderungen des Patienten nicht immer vollständig erfüllt.

Die Fähigkeit des Behandlers und die Verfügbarkeit fachärztlicher Unterstützung

- Die Ergebnisse chirurgischer Rekonstruktionen von Kieferkammdefekten können nicht absolut vorausgesagt werden; der Sachverstand des Chirurgen beeinflußt das Ergebnis. Wenn Sie Mißerfolge zu behandeln haben, denken Sie daran, je vorhersehbarer das Behandlungsergebnis, desto besser ist es für Patient und Zahnarzt.

Literaturhinweise

1. Seibert J. Reconstruction of formed, partially edentulous ridges using fullthickness onlaygrafts. Compend Contin Educ 1983; 5: 437.
2. Nery E B, Lynch K L, H irthe W M, Mueller K H. Bioceramic implants in surgically produced infrabony defects. J Periodontol 1975; 46: 328-335
3. Kent J N, Zide M F, Jarcho M, Quinn J H, Finger I M, Rothstein S S. Correction of alveolar ridge deficiencies with non-resorbable hydroxylapatite. J Amer Dent Assoc 1982; 105: 993 1001.
4. Chang C, Matukas V J, Lemons J E. Histologic study of hydroxylapatite as an implant material for mandibular augmentation. J Oral Maxillofac Surg 1983; 41: 729-735.
5. Dahlin C, Linde A, Gottlow J, Nyman S. Healing of bone defects by guided tissue regeneration. J Plast and Reconstructive Surg 1988; 81: 672-676.
6. Rosenberg M, Keough B, Holt R. Periodontal and Prosthetic Management for Advanced Cases. Chapter 4: p 173. Quintessence Publishing Co. Inc., Chicago, London, Berlin 1988.
7. Bahat O, Handelsman M. Esthetic reconstruction of alveolar ridge defects; in: Advances in Periodontics. Ed. by Wilson T, Kornman K, Newman M. Quintessence Publishing Co. Inc., Chicago, London, Berlin 1992.
8. Garber D A. The edentulous ridge in fixed prosthodontics. Alpha Omegan 1981; 2: 212-223.
9. Seibert J, Nyman S. Localized ridge augmentation in dogs: A pilot study using membranes and hydroxyapatite. J Periodontol 1990; 61: 157-165.
10. Nyman S, Lang M, Buser D, Bragger U. Bone regeneration adjacent to titanium dental implants using guided tissue regeneration: A report of two cases. Int J Oral Maxillofac Implants 1990; 5: 9-14.
11. Bahat O, Handelsman M. Controlled tissue expansion in reconstructive periodontal surgery. Int J Periodontics and Restor Dent 1991; 11:33-47.

Kapitel 23

ENDODONTISCHE THERAPIE ZUR WAHL

Im Verlauf der Neueingliederung von Restaurationen muß man oft entscheiden, ob ein anscheinend vitaler Zahn wurzelbehandelt, oder ob eine vorhandene Wurzelfüllung chirurgisch revidiert werden sollte. Pulpenlose Zähne mit oder ohne apikale krankhafte Erscheinungen müssen auf jeden Fall behandelt werden.

Beispiele, für die eine wahlweise endodontische Therapie eines anscheinend vitalen Zahnes gerechtfertigt erscheint

Viele radiologische Anzeichen sind schwierig zu deuten, und Röntgenbilder müssen entprechend sorgfältig untersucht werden auf:

- Pulpeneröffnung;
- sehr tiefe Karies, oder sehr tiefreichende Restaurationen (Abb. 23.1a), insbesondere, wenn diese mit einzelnen der untengenannten Befunden in Beziehung stehen;
- überpräparierte Zahnstümpfe (Abb. 23.1b);
- sklerosierte Pulpenkanäle. Bei Sklerosen in fortgeschrittenem Stadium dürften nichtchirurgische, endodontische Behandlungsmaßnahmen unmöglich sein (Abb. 23.1c);
- Hyperzementose (obwohl diese auch idiopathisch bedingt sein kann) plus: (i) sehr tiefe Karies; (ii) eine sehr tiefreichende Restauration; (iii) ein überpräparierter Zahnstumpf (Abb. 23.1a);
- klinisch in Erscheinung tretende, rot durchschimmernde Zahnpulpa (Abb. 23.1d), die sich nicht innerhalb einer Woche wieder normalisiert, wenn der Stumpf sofort 10 Minuten lang mit einer Steroid-Paste, z.B. Ledermix (Lederle) umkleidet und anschließend mit Zinkoxid-Eugenolzement bestrichen wird. Diese Empfehlung basiert auf klinischen Ergebnissen an 35 Zähnen, die duchschnittlich über 9 Jahre in einem Zeitraum von 4 bis 16 Jahren beobachtet wurden. Nur einer dieser Zähne bereitete endodontische Probleme. Die Empfehlung bedarf jedoch der Bestätigung durch kontrollierte Tierstudien;
- apikale Wurzelresorption oder undeutliche Wurzelabgrenzung und: (i) tiefe Karies; (ii) tiefreichende Restauration; (iii) Überpräparation (Abb. 23.1e);
- radiologisch feststellbarer Verlust der Kontinuität der kortikalen Platte einschließlich eines der obengenannten Symptome (Abb. 23.1f);
- periapikale Sklerose einschließlich eines der obengenannten Symptome (Abb. 23.1c,e);
- intern/externe Wurzelresorption (Abb. 23.1g und Abb. 4.27e);
- Zahnstumpf mit ungenügender Retentions- oder Festigkeitsform (Abb. 23.1b). Bei mißgebildetem Zahnstumpf schafft ein Stiftaufbau Abhilfe;
- Parallelitätsprobleme, die ohne Eingliederung eines Stiftaufbaus nicht bewältigt werden können;
- Furkationsprobleme, die der Resektion oder Hemisektion bedürfen;
- fortwährende Schmerzen nach Zahnpräparationen.

Faktoren, welche die Entscheidung beeinflussen, ob Wurzelbehandlung oder nicht, wenn obengenannte Befunde vorliegen

- Die Qualität des zu erwartenden, endodontischen Ergebnisses. Diese hängt ab von:
  - der Geschicklichkeit, Ausbildungsstand, Einstellung und Erfahrung des Zahnarztes. Falls erforderlich, sollte eine Überweisung erfolgen;
  - dem Zugang;
  - der Kooperation des Patienten;
  - der Möglichkeit, den Zahn zu isolieren (Kofferdam);
  - der Anatomie des Pulpenkavums;
- ob Einzelrestaurationen oder verblockte Einheiten anstehen: künftige endodontische Probleme sind einfacher zu behandeln, wenn eine einzelne Einheit zur Behandlung ansteht. Verblockte Einheiten verursachen Probleme, die den Zugang, die Isolierung und die Wiederherstellung im Anschluß an eine endodontische Behandlung betreffen. Reuter et Brose (1984)[1] berichteten, daß die Mißerfolgsrate am höchsten lag, wenn endodontische Behandlungen durch vorhandene Brückenkonstruktionen vorgenommen wurden. Bei ungewisser Diagnose ist für Einzelzähne die Dauerüberwachung gerechtfertigt, aber ausgewählte Wurzelbehandlungen für verblockte Einheiten.

Kapitel 23 Endodontische Therapie zur Wahl

Abb. 23.1 Indikationen für ausgewählte Endodontie-Therapien.

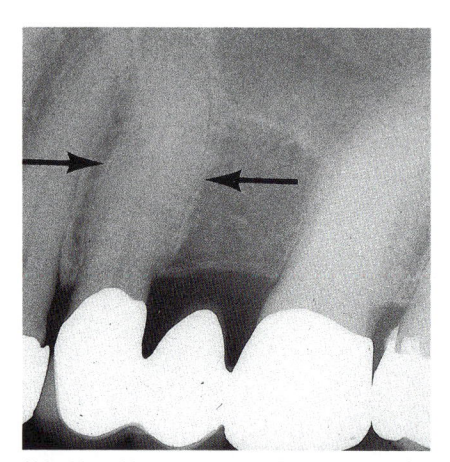

Abb. 23.1a Hyperzementose. Die Brücke mußte nicht entfernt werden, daher wurde der Zahn unter Beobachtung gestellt. Zwei Jahre später entwickelte sich eine akute Pulpitis. Wenn der Ersatz der Brücke bereits beim ersten Besuch des Patienten notwendig geworden wäre, hätte im Zuge dieser Maßnahme der Zahn 25 wurzelbehandelt werden müssen.

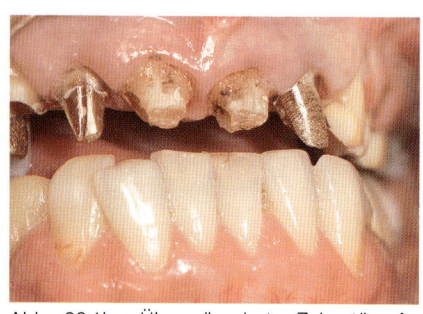

Abb. 23.1b Überpräparierte Zahnstümpfe. Nach Entfernung der Kronen zeigen sich sehr kurze Präparationen, welche die Pulpen gefährden und keine verläßliche Retentions- und Festigkeitsform aufweisen. Wurzelfüllungen und Stiftaufbauten sind indiziert. Beachten Sie, daß die seitlichen Kronen ebensfalls entfernt wurden. Daher sind die Frontzähne tiefer im Biß als in korrektem Vertikalabstand.

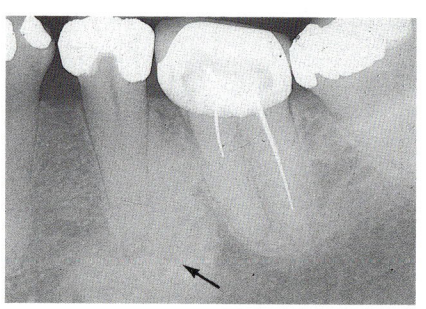

Abb. 23.1c Zahn 35 – tiefreichende Restauration, distale Karies, knöcherne Sklerose (Pfeil). Zahn 36 – unvollständige Silberstift-Wurzelfüllungen mit sklerosierten Kanälen. Eine Neurestaurierung des Kauorgans war erforderlich. Zahn 35 sollte wurzelbehandelt und 36 untersucht werden. Wenn an dem Zahn 36, entweder durch konventionelle Wurzelkanalbehandlungen oder chirugische Maßnahmen keine Verbesserung zu erzielen ist, sollte man ihn extrahieren, oder distal in die Ankerkrone des 35 ein Geschiebe einarbeiten. Im Falle, daß 36 verlorengeht, wäre es einfach, den Seitenzahnbereich formgetreu neu zu versorgen.

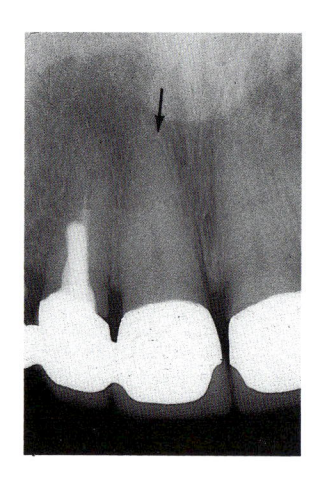

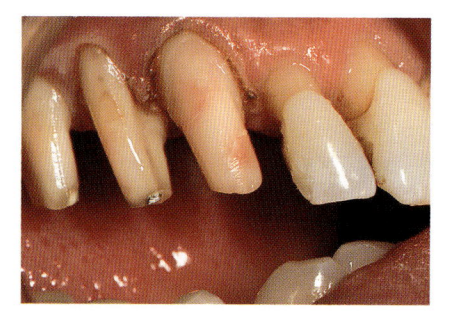

Abb. 23.1d Rotfärbung während der Präparation. Der rote Blutfarbton im Dentin kann an den Zähnen 13 und 14 beobachtet werden.

Abb. 23.1e Die Wurzelspitze des 11 erscheint abgestumpft und verkürzt. Der Zahn ist röntgenologisch kürzer als 12 und 21. der apikale Bereich ist sklerosiert. Es ist nicht festzustellen, ob die periapikale Radioluzenz von dem Zahn 12 oder von 11 ausgeht. Die Wurzelfüllung an 12 ist unvollständig und mangelhaft kondensiert. Die periapikale Radioluzenz erscheint mit 11 und 12 verbunden. Der Aufbaustift in 12 steht nahe der äußeren Wurzelwand. Dessen Entfernung birgt das Risiko, daß die Wurzel splittert oder perforiert wird, es sei denn, man könnte den Stift leicht durch Rotation mit den Fingern entfernen. In diesem Falle muß Zahn 12 chirurgisch behandelt werden. Vor der Erneuerung der frakturierten Brücke, ist Zahn 11 mit einer konventionellen Wurzelkanalfüllung zu versorgen. Zahn 11 erwies sich als devital mit nekrotischen Pulpenresten.

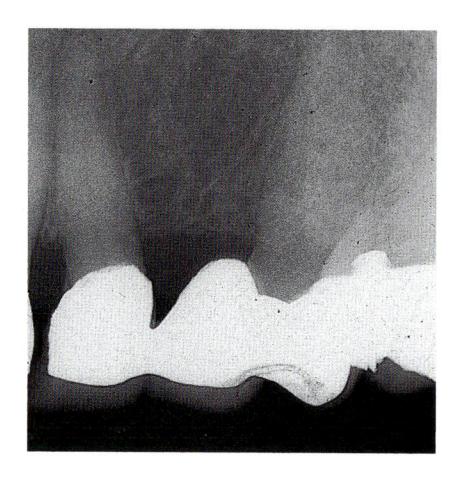

Abb. 23.1f Verlust der Kontinuität der kortikalen Platte mit geringer apikaler Radioluzenz an 22. Die vorliegende umfangreiche Restauration muß ersetzt werden.

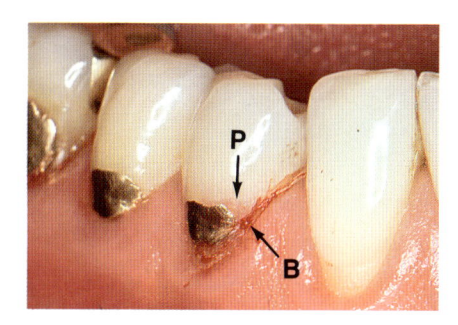

Beispiele, für die eine wahlweise endodontische Therapie eines anscheinend vitalen Zahnes gerechtfertigt erscheint

Abb. 23.1g (i) Interne Resorption. Achten Sie auf den rötlichen Farbton (P) mesiookklusal vom Inlay. Das Blut (B) stammt aus einer Dentinperforation. Der Zahn war klopfempfindlich und schmerzte auf heiß und kalt.

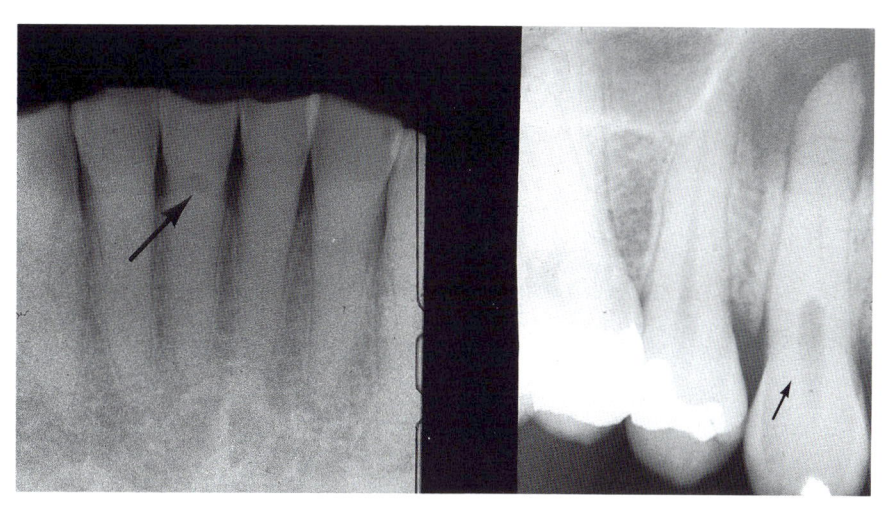

Abb. 23.1g (ii) Intern/externe Resorptionen an den Zähnen 41 und 13. Die Zähne wiesen keine Füllungen, Kavitäten oder zervikale Abrasionen auf. Achten Sie auf die apikale Radioluzenz bei 13.

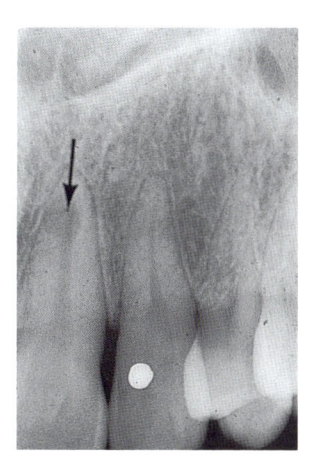

Abb. 23.1g (iii) Wichtig ist, zwischen interner Resorption und anatomisch, normalen radiographischen Befunden zu unterscheiden. Achten Sie auf die Radioluzenz oberhalb des Apex des Zahnes 21; siehe Abb. 23.1g (iv).

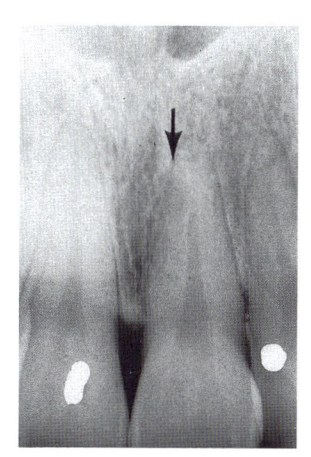

Abb. 23.1g (iv) Ein anderer Einstellwinkel zeigt, daß die Radioluzenz den Umriß des Canalis incisivus darstellt, der sich in die Wurzel projiziert hatte.

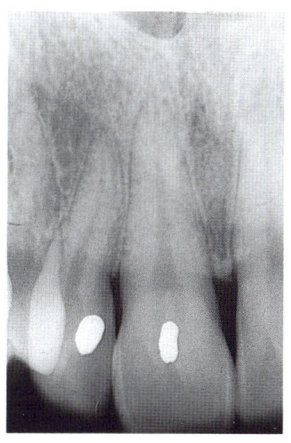

Abb. 23.1g (v) Der unterschiedliche Einstellwinkel 2 Jahre später – eine Radioluzenz ist nicht zu erkennen.

Abb. 23.1g (vi) Zahn 45 trägt eine zervikale Füllung. Die Radioluzenz stammt nicht von einer internen Resorption, sondern resultiert aus der Füllung. An dem Zahn 47 sind im Bereich der perforierenden Schraube keine nachteiligen Knochenveränderungen oder unvollständige Wurzelfüllungen feststellbar. Beide Befunde bestehen seit 12 Jahren. Deren Beseitigung würde wahrscheinlich Probleme heraufbeschwören. Die Restaurierung dieses Quadranten war wegen fortgeschrittener Abnutzung erforderlich. Zahn 47 sollte unabhängig davon restauriert werden, so daß im Falle künftig auftretender Probleme der Versuch zu einer Korrektur unternommen werden könnte. Andernfalls wird der Zahn extrahiert, oder durch Hemisektion teilerhalten. Ein Geschiebe sollte für künftige Änderungen in die Krone des 46 eingearbeitet werden.

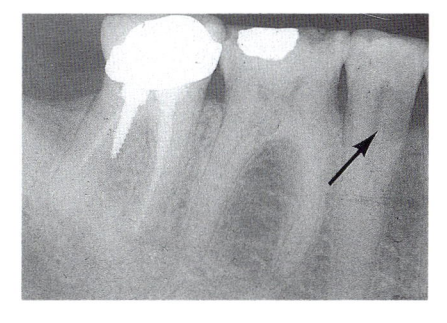

Kapitel 23 Endodontische Therapie zur Wahl

Abb. 23.2 Indikationen zur Erneuerung der chirurgischen Revision vorhandener Wurzelfüllungen (siehe Abb. 23.1e).

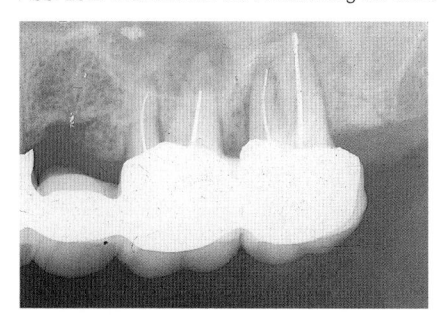

Abb. 23.2a (i) Mißlungene Silberstift-Wurzelfüllungen. Die distobukkalen Wurzeln der Zähne 26 und 27 wurden nicht wurzelgefüllt. Vor der Restaurierung ist die Korrektur unter Beachtung der periapikalen, krankhaften Befunde erforderlich.

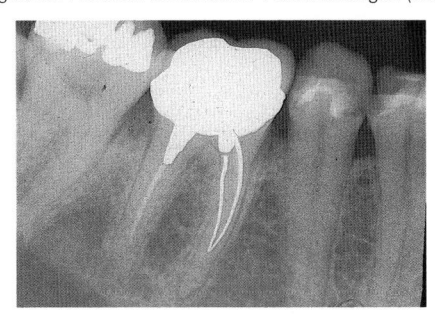

Abb. 23.2a (ii) Unvollständige Wurzelfüllung mit leichter periapikaler Verbreiterung und Sklerose. Der sklerosierte apikale Anteil der mesialen Wurzel ergibt für einen Behandlungsversuch eine schlechte Prognose. Die Möglichkeiten sind Hemisektion mit erneuter Behandlung der distalen Wurzel oder Extraktion mit nachfolgend dreigliedriger Brücke. In Anbetracht einer umfangreichen Neurestaurierung hat der Behandlungsversuch der mesialen Wurzel die schlechteste Prognose.

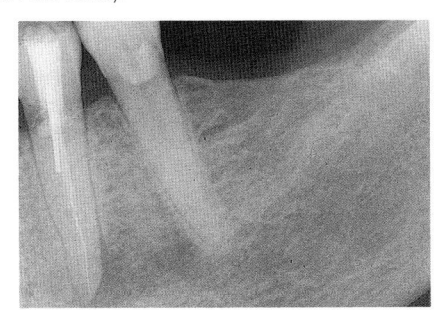

Abb. 23.2b Abgebrochenes Kanalinstrument in einem von zwei Wurzelkanälen; – im zweiten Kanal befindet sich eine Zementfüllung.

- ob der Zahn als endständiger Brückenpfeiler dient:
- Randow et al. (1986 und 1988)[2-3] berichteten über eine hohe Mißerfolgsquote an endständigen Brückenpfeilern. Wenn nach einer Wurzelbehandlung nur ein kleiner Stumpf übrigbleibt, besteht Anlaß zu besonderer Aufmerksamkeit;
- ob der Zahn Auffälligkeiten gezeigt hat;
- Honorarüberlegungen:
- Der Zahn, der endodontisch behandelt, anschließend mit einem Stiftaufbau und einer darübergesetzten Krone restauriert wird, stellt eine teure Investition dar.

Fälle, in denen eine Erneuerung oder chirurgische Revision vorhandener Wurzelfüllungen in Betracht kommen

- Auffälligkeitden und/oder Symptome periapikaler oder parodontaler Erkrankungen endodontischen Ursprungs (Abb. 23.2a). Wenn möglich, sollten frühere Röntgenbilder angefordert werden, um festzustellen, ob periapikale Radioluzenzen fortschreiten oder sich auflösen;
- unvollständige Wurzelfüllungen, insbesondere, wenn der Zahn Teil einer komplizierten Restauration ist (Abb. 23.1e);
- abgebrochenes Wurzelkanalinstrument (Abb. 23.2b);
- Perforation. Zur Diagnose werden häufig zwei aus unterschiedlichen Winkeln aufgenommene Röntgenbilder benötigt (Abb. 23.2c);

Abb. 23.2c Der Zahn 21 reagierte bißempfindlich; eine Neuanfertigung der Restaurationen des gesamten Oberkiefers war erforderlich.

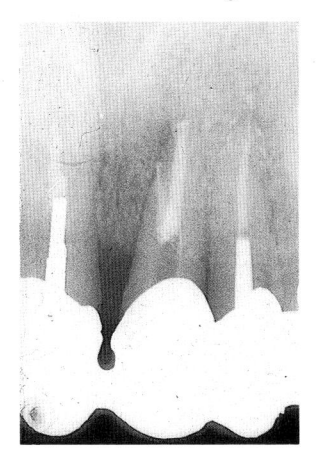

Abb. 23.2c (i) Das Röntgenbild zeigt eine Perforation, die entweder mesial oder palatinal gelegen ist.

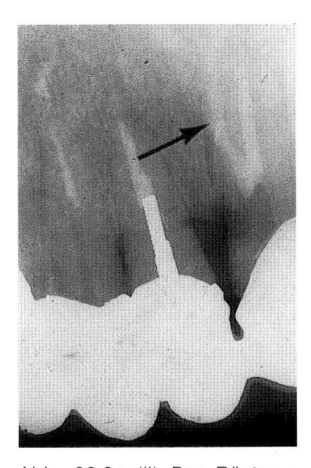

Abb. 23.2c (ii) Der Röntgentubus wurde mehr von distal angewinkelt und es zeigte sich, daß die Perforation an der palatinalen Fläche lag. Die Prognose für eine chirurgische Revision ist schlecht, während die Prognose für die Extraktion und nachfolgenden Brückenersatz als Teil der erforderlichen Neurestaurierung eine wesentliche bessere Erfolgsaussicht bietet.

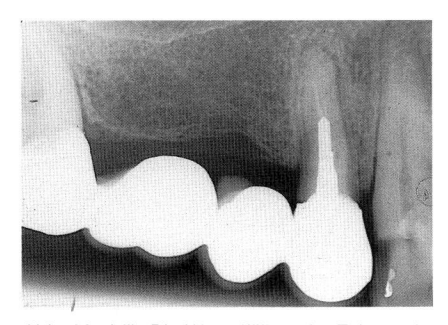

Abb. 23..d (i) Die Wurzelfüllung im Zahn 14 ist mangelhaft kondensiert und enger als man erwarten würde. Periapikaler Verlust der Lamina dura ist festzustellen.

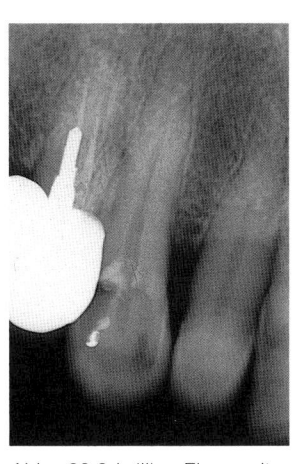

Abb. 23.2d (ii) Ein zweites Röntgenbild, wobei der Tubus mehr von mesial angewinkelt wurde, ließ einen zweiten Kanal erkennen, der ebenfalls mangelhaft abgefüllt war. Die Wurzelspitzenresektion ist die Behandlung der Wahl. Beachten Sie, daß bei 13 eine Wurzelbehandlung notwendig ist.

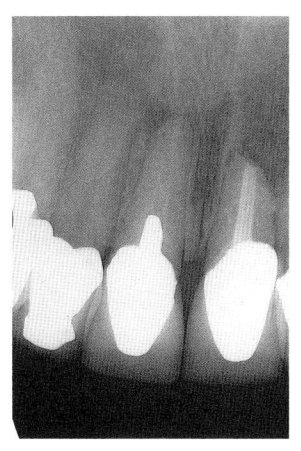

Abb. 23.2e Pastöse Wurzelkanalfüllung in Zahn 11, der einer Stiftaufbaufüllung bedarf. Die Wurzelfüllpaste wurde resorbiert. Zahn 21 besitzt eine Pastenfüllung und wurde chirurgisch behandelt. Beide Zähne müssen vor der Zementierung von Stiftaufbaufüllungen erneut wurzelbehandelt werden.

- interne/externe Wurzelresorption;
- mangelhaft kondensierte Wurzelfüllung (Abb. 23.2d);
- pastöse Wurzelfüllung, besonders wenn ein Stift eingebracht werden soll (Abb. 23.2e);
- Wurzelfüllung, die röntgenologisch schmaler als erwartet in Erscheinung tritt (Abb. 23.2d) an einem Zahn, der als Teil einer ausgedehnten, festsitzenden Rekonstruktion vorgesehen ist.

Faktoren, die Einfluß nehmen, ob eine Korrektur zu empfehlen ist

- Qualität des zu erwartenden Ergebnisses – wie zuvor;
- chirurgische Maßnahmen: Vorgeschichte des Patienten; chirurgischer Zugang. Es besteht ein großer Unterschied im Schwierigkeitsgrad und der Erfolgsaussicht der chirurgischen Korrektur zwischen einem oberen Schneidezahn oder der distobukkalen Wurzel eines oberen Molaren;
- Gegenwart eines bereits vorhandenen Stiftes: dessen Enfernung kann zur Wurzelfraktur führen. Der Schwierigkeitsgrad der Stiftentfernung muß erwogen werden. Kurze, runde Goldstifte sind einfacher zu entfernen, als lange, ovoidförmige Stifte aus Basismetall (Kapitel 8);
- Einzelzähne oder verblockte Einheiten;
- ob ein Stiftaufbau erforderlich ist: Wenn ein Stift nicht erforderlich ist, kann eine Wurzelbehandlung aufgeschoben werden, bis sie sich als unumgänglich erweist. Das Einzementieren eines Stiftes schließt die Möglichkeit nachfolgender nichtchirurgischer, endodontischer Maßnahmen aus;
- periapikale Reaktion auf die vorhandene Wurzelfüllung: Die Füllung ist akzeptabel, wenn keine periapikale oder nur eine mäßig, sklerosierende Reaktion feststellbar ist;
- Länge der Liegedauer: Eine weniger ideale Wurzelfüllung, die symptomlos, bereits seit 20 Jahren liegt, ist wahrscheinlich akzeptabel, es sei denn, ein Stiftaufbau wird eingesetzt, der den Status quo beeinträchtigt, z.B. durch Lockerung einer Silberstifteinlage. Man kann keinen absoluten Zeitraum benennen, der für die Liegedauer der originalen Wurzelfüllung angemessen wäre.

Wichtig ist, sich ins Gedächtnis zu rufen, daß die definitiven Restaurationen nur so gut sein können, wie die darunterliegenden Wurzelfüllungen. Es ist daher sinnlos, über die Qualität der Wurzelfüllungen wirklichkeitsfremd hinwegzusehen, gleichgültig, wer die Behandlung vorgenommen hat.

Literaturhinweise

1. Reuter J, Brose M. Failure in full crown retained dental bridges. Brit Dent J 1984; 157: 61–63.
2. Randow W K, Glantz P O. Cantilever loading of vital and non-vital teeth. An experimental study. Acta Odont Scand 1986; 44: 271–277.
3. Randow W K, Glantz P O, Zoger B. Technical failures and some related clinical complications in extensive prosthodontics. An epidemiological study of long-term clinical quality. Acta Odont Scand 1988; 44: 341–255.

Kapitel 24

KIEFERORTHOPÄDISCHE TECHNIKEN

Im Verlauf der Behandlung eines Mißerfolgs im umfangreich restaurierten Gebiß ist es oft nützlich, Zähne kieferorthopädisch einzustellen. Eine Anzahl verschiedener Behandlungsmethoden werden empfohlen und dem interessierten Leser wird nachdrücklich die Lektüre von Miller (1989a und b.)[1] et Miller empfohlen, worin die Prinzipien und Techniken kieferorthopädischer Maßnahmen beschrieben werden. Letzterer befaßt sich weitgehend mit der Anwendung von verseiltem, rostfreiem Stahl und von Titandrähten.

Obgleich es oft hilfreich und manchmal sogar wichtig ist, besonders bei vorhandenen Restaurationen, die Unterstützung eines Kieferorthopäden in Anspruch zu nehmen, handelt der Prothetiker vernünftiger, wenn er einfache kieferorthopädische Behandlungen selbst durchführt. Nachfolgend werden einige Fälle einschließlich der Behandlungsbehelfe beschrieben, die bei jeder Maßnahme benutzt wurden.

Wichtig ist die Berücksichtigung fünf grundlegender Faktoren:

- Diagnose;
- Platzverhältnisse;
- Verankerung;
- Retention;
- schwache Krafteinwirkungen.

Diagnose

Vor der Verordnung einer kieferorthopädischen Behandlung ist eine genaue Diagnosestellung wichtig. Diese umfaßt:

- klinische Untersuchung;
- Studienmodelle;
- Röntgenaufnahmen;
- üblicherweise eine Versuchsanordnung der Zähne auf duplizierten Studienmodellen;
- die Überlegung alternativer Therapieformen, z.B. Extraktion und nachfolgender Brückenersatz, oder Extraktion und Restauration mittels osseointegrierter Fixturen.

Platzverhältnisse

Der Platz, an den der Zahn oder die Zähne bewegt werden, muß in Bezug auf den Gegenkieferbogen nicht nur in der Horizontalebene, sondern auch in der Vertikalebene groß genug sein.

Platz kann geschaffen werden durch: Extraktion, Verminderung der mesiodistalen Breite angrenzender Zähne, entweder durch Schmelzabtragung oder Reduzierung der Größe vorhandener Restaurationen und durch Zahnbewegungen in eine bestehende Lücke, um mesial oder distal mehr Raum zu gewinnen.

Verankerung

An dem Ankerzahn wird eine gleichgerichtete und eine gegengerichtete Kraft auftreten. Daher muß ausreichend Verankerung vorgesehen werden, um sicherzugehen, daß die stattfindende Zahnbewegung geplant war und nicht eine ungewollte Bewegung des Ankerzahns darstellt.

Retention

Im Anschluß an die Behandlung ist eine Retentionsphase erforderlich. Oft sind für den betreffenden Restaurierungsfall festsitzende Restaurationen vorgesehen, welche die Zähne in ihrer neuen Stellung retinieren.

Schwache Krafteinwirkungen

Für die meisten Zahnbewegungen sollten schwache Kräfte zur Anwendung kommen. Bei beschleunigten Extrusionen werden jedoch größere Kräfte eingesetzt. In den nachfolgend angeführten Fällen wurde die Zahnbewegung gewöhnlich unter Verwendung von polymerplastischen Gummiketten (Alastik – Unitech) oder mittels konventioneller, kieferorthopädischer Leichtgummiringe durchgeführt.

Bei der Versorgung von Mißerfolgen in restaurierten Gebissen hat sich die Kieferorthopädie in folgenden Anwendungsfällen allgemein als wertvoll erwiesen:

- Kippung, einschließlich der Änderung des Vertikalabstands:
- beschleunigte Extrusion;
- Kippen;
- Aufrichtung von Molaren;
- Rotation;
- körperhafte Bewegung;
- Intrusion – Änderung des Vertikalabstands.

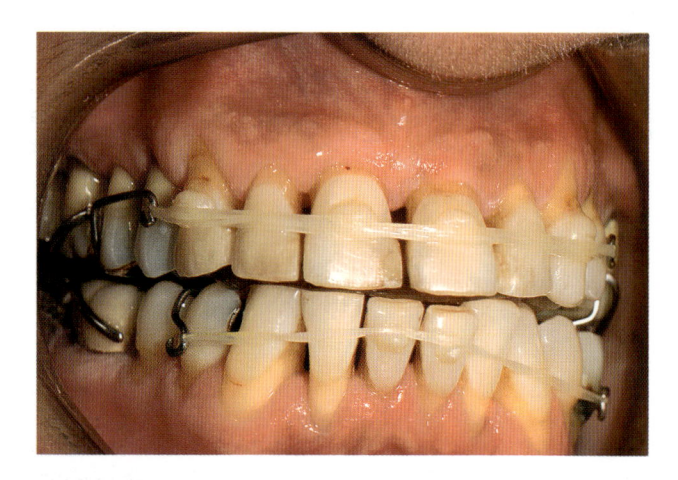

Abb. 24.1 Kippung plus Änderung des Vertikalabstands.

Abb. 24.1a Ausgangssituation. Die Zähne 12 – 22 weisen eine Lockerung III. Grades auf. Die Kombination aus verringertem Vertikalabstand und Attachmentverlust bewirkte die Zahnbewegung der Frontzähne. Kompositharzerhebungen auf den Frontzähnen verhindern, daß die Gummizüge nach vertikal abrutschen, die Zähne jedoch intrudiert und nach lingual gekippt werden.

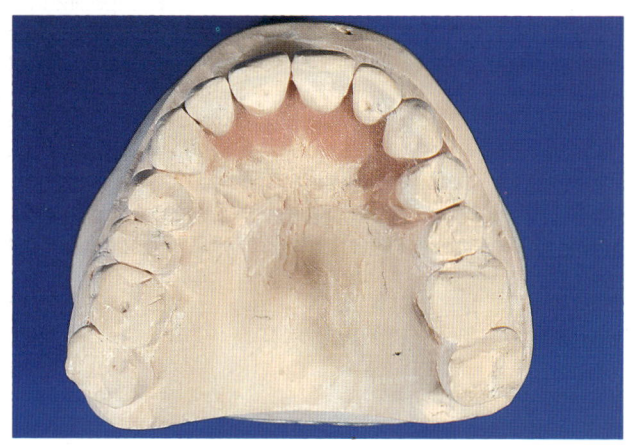

Abb. 24.1b Herstellung des Plattenbehelfs. Die Zähne wurden rückverlagert.

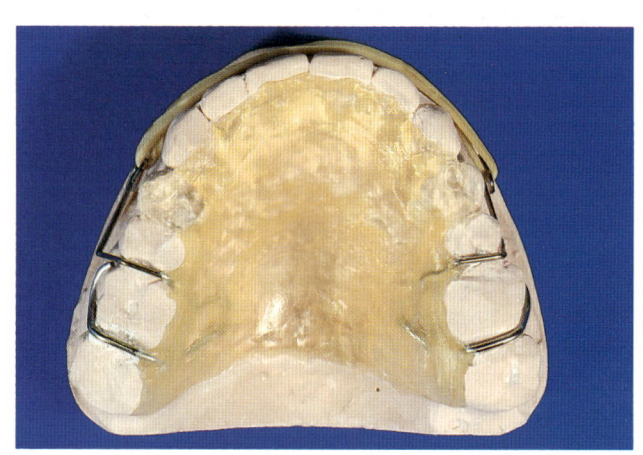

Abb. 24.1c Von den rückverlagerten Zähnen wurde ein Duplikatmodell hergestellt. Anhand dieses Modells erfolgte die Anfertigung des Plattenbehelfes, um die Zähne in die vorausgeplanten Zahnstellungen zu retrahieren, die Frontzähne zu intrudieren und die Eruption der Seitenzähne zuzulassen.

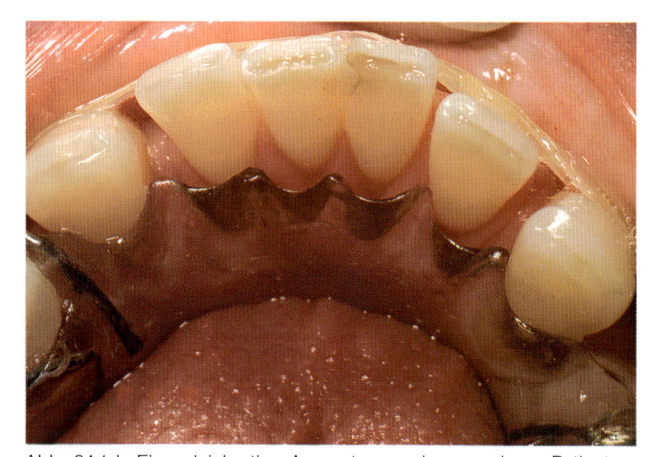

Abb. 24.1d Eine gleichartige Apparatur an einem anderen Patienten. Beachten Sie, wie die Kunstharzplatte, die auf dem Studienmodell der rückverlagerten Zähne hergestellt wurde, die Zähne in die vorausgeplante Zahnstellung leitet.

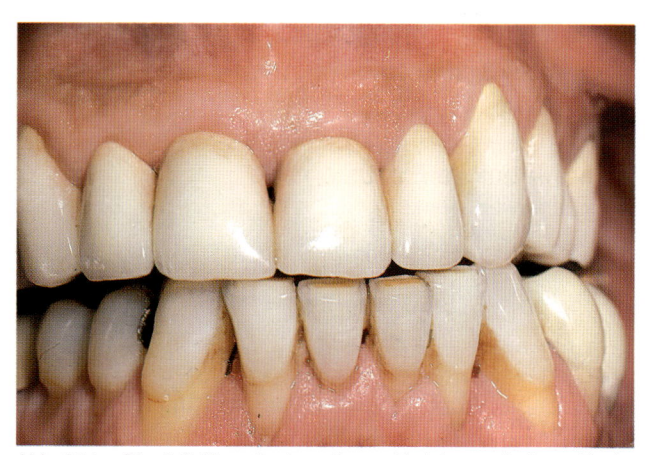

Abb. 24.1e Die definitiven Restaurationen 11 Jahre nach deren Fertigstellung. Achten Sie darauf, daß 43-33 nicht geschient sind, und beachten Sie auch den Verlust der Detailzeichnung der Keramikoberflächen, die infolge wöchentlicher Applikation eines sauren Fluorphosphat-Gels entstanden war. Dieses Präparat hat die Oberflächen angeätzt.

Nachfolgend werden einige Beispiele anhand klinischer Fälle dargestellt, um diese Punkte zu erläutern.

Kippung plus Änderung des Vertikalabstands
(Abb. 24.1)

Die oberen Frontzähnen wiesen eine Lockerung III. Grades auf und es kam zu wiederholten Brüchen der Kunstharzschiene. Die unteren Frontzähne waren nach labial gewandert, und ein augenfälliger Verlust an vertikaler Höhe hatte stattgefunden. Eine Retraktion der oberen Frontzähne vor der Restaurierung war ohne die Retraktion der unteren Frontzähne nicht möglich. Außerdem mußte ein gewisser, verlorengegangener Anteil an vertikaler Höhe zurückgewonnen werden. Die Zähne wurden auf einem diagnostischen Studienmodell rückverlagert. Hiervon wurde ein Abdruck genommen und ein neues Modell hergestellt. Anschließend erfolgte die Fertigung einer Hawley-Apparatur mit lingualer Frontzahnausformung, die der rückverlagerten Stellung der Zähne auf dem neuen Modell entsprach (Abb. 24.1a-d) (s. Anhang). Der untere Plattenbehelf wurde in gleicher Weise konstruiert. Beim Einsetzen der Platten in den Mund verhinderten Kompositharzerhebungen an den labialen Oberflächen der Frontzähne, daß die Gummizüge nach gingival abglitten. Zudem bewirkten sie auch ein gewisses Maß an Intrusion und Kippung nach lingual (Abb. 24.1a). Die entsprechend der Studienmodelle rückverlagerte Zahnstellung an den Akryl-Plattenbehelfen leiteten die Zähne in die vorgeplanten Positionen (Abb. 24.1d) (anderer Patient). Neben einer gewissen Intrusion der unteren Frontzähne, bewirkten die Plattenbehelfe auch die Extrusion der Seitenzähne und konnten ein wenig von der verlorengegangenen vertikalen Höhe zurückgewinnen. Die Seitenzahnokklusion wurde nachfolgend eingeschliffen, um jede Gleitbewegung zwischen CRCP und IP auszuschalten. Anschließend erfolgte die Retention der Frontzähne mittels säurgeätzter Komposit-Kunstharzverblockungen und die Herstellung einer nachts getragenen Stabilisierungsschiene. Nach Ablauf von drei Monaten Retentionszeit wurden die oberen Zähne restauriert und verblockt (Abb. 24.1e), um ihre Position beizubehalten. Desgleichen wurden die unteren Seitenzähne mit Kronenersatz versorgt.

Beschleunigte Extrusion

Diese Technik wurde erstmals von Ingber (1974)[2] und nachfolgend von anderen Autoren beschrieben.[2-6] Sie wird eingesetzt, wenn z.B. durch Karies oder Zahnfrakturen ein Verlust gesunden Dentins okklusal am Kieferkamm eingetreten ist. Wenn man die verbliebene Wurzel rasch extrudiert, wird sie die Gingiva und den Knochen 'mitsichziehen' und damit die Zone der befestigten Gingiva verbreitern und/oder den unterhalb der Knochengrenze liegenden Defekt ausfüllen. Diese Technik kann vor einer Extraktion benutzt werden, um günstigere Verhältnisse für die Implantation einer osseointegrierten Fixtur zu schaffen.[6] Wenn man andererseits vor der Extraktion eine Umschneidung der transzeptalen Fasern innerhalb der Zahnfleischfurche vornimmt, wird der Zahn durch die Gewebeformationen durchbrechen und diese mehr oder weniger in ihrer Originallage belassen. Beide Techniken sind brauchbar. Diese Art kieferorthopädischer Bewegung ist besonders nützlich, daher werden hier mehrere Beispiele angeführt, um die verschiedenen verfügbaren Techniken zu erläutern.

Die beschleunigte Extrusion ohne Perizision
(Abb. 24.2)

Der Patient trug eine Krone mit einer äußerst unansehnlichen Korrosionserscheinung, die den Zahnfleischsaum dunkel tätowierte. Konventionelle chirurgische Maßnahmen waren kontraindiziert, weil der Gingivalrand danach unannehmbar hoch liegen und sich beträchtlich von den angrenzenden Zähnen unterscheiden würde. Auf den benachbarten, angeätzten Zähnen wurde ein Stück 0,4 x 0,45 mm Vierkantdraht (Unitech Katalog Nr. 500-165) mittels Kompositkunstharz befestigt. Vor der Befestigung wurde ein Gummikette auf den Draht geschoben. Der seitliche Schneidezahn erhielt eine provisorische Krone, mit einem kleinen, bukkal angebrachten Häkchen. Die Einzementierung der Krone erfolgte mit Tempbond. Die Gummikette war an dem Häkchen befestigt und innerhalb von 20 Tagen hatte sich die Zahnextrusion vollzogen und das Zahnfleisch mitgenommen. Generell sollte der Zug durch das Gummiband so eingestellt werden, daß es eine ovale Form annimmt, ohne beide Seiten zu berühren (Abb. 24.2b). Die Krone wurde gekürzt, um okklusale Traumen zu vermeiden (Abb. 24.2c). Die Extrusion schritt weiter voran, bis genügend befestigte Gingiva für eine günstige Zahnfleischrandgestaltung nach Beseitigung der Tätowierung und der nachfolgend, postchirurgischen Schrumpfung zur Verfügung stand. Die überschüssige Gingiva wurde elektrochirurgisch exzidiert. Nach Abheilung entsprach die neue gingivale Konturierung ohne dunkle Tätowierung dem ursprünglichen Zahnfleischverlauf. Im Anschluß an eine sechswöchige Stabilisierungszeit des Zahnes in seiner neuen Position, erfolgte die Eingliederung einer temporären Krone und sechs Monate später die Herstellung einer neuen Keramikkrone (Abb. 24.2d).

Die beschleunigte Extrusion mit Perizision
(Abb. 24.3)

Der Zahn 24 war frakturiert und nachfolgend entstand subgingivale Karies auf der Wurzeloberfläche (Abb. 24.3a). Die Restauration ohne Extrusion hätte einen subossären Kronenrand zur Folge gehabt. Es wurde daher ein gegossenes Chrom-Kobaltgerüst hergestellt. Die Stiftverankerung in der Wurzel diente zur Aufnahme einer temporären Krone mit bukkaler Häkchenvorrichtung. Mittels einer Gummikette vollzog sich die beschleunigte Extrusion. Die Verankerung des Chrom-Kobaltgerüstes erfolgte durch Einzementieren auf die benachbarten Zähne mittels temporären Zementes. Das Gummiband war an der Hakenextension des Gerüstes (Abb. 24.3b-c) befestigt. Perizisionen in Abständen von 14 Tagen

Abb. 24.2 Beschleunigte Extrusion ohne Perizision.

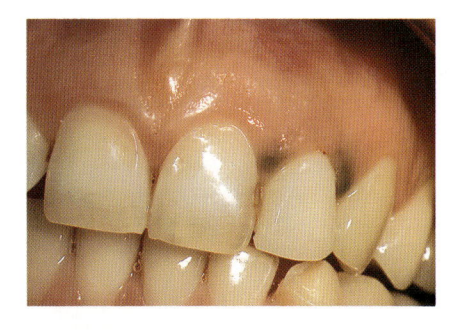

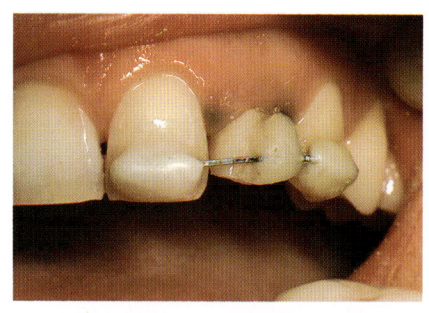

Abb. 24.2a Ausgangssituation – achten Sie auf die Verfärbung des Zahnfleischrandes durch Korrosion des Metallanteils der Restauration.

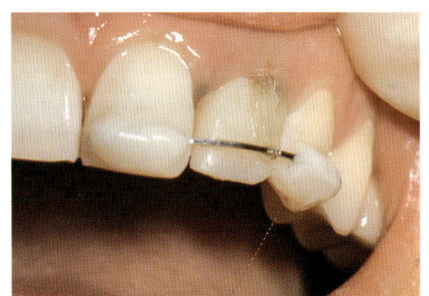

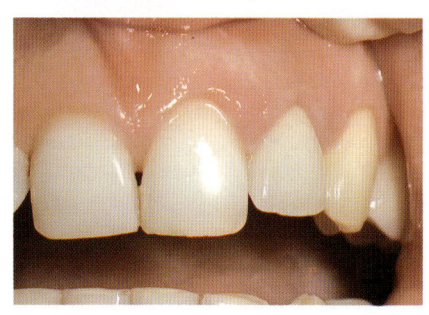

Abb. 24.2b Die Extrusionsvorrichtung vor Ort – bezüglich der Einzelheiten, siehe Text. Beachten Sie, daß der Gummi, ohne beide Seiten zu berühren, zu ovaler Form gedehnt wurde.

Abb. 24.2c Der Zahn wurde extrudiert und hatte das Zahnfleisch mitgezogen. Die Krone wurde in der Höhe abgetragen, um nicht durch die Okklusion traumatisiert zu werden. Achten Sie auf die Zunahme der Zone befestigter Gingiva. Die Verbindung der provisorischen Krone mit dem Vierkantdraht erfolgte mittels Akrylkunststoff. Die Gingiva wurde elektrochirurgisch rekonturiert.

Abb. 24.2d Der Zahn wurde 6 Wochen lang geschient; danach erfolgte die Herstellung einer neuen Krone.

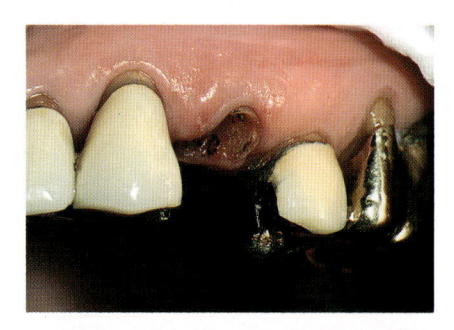

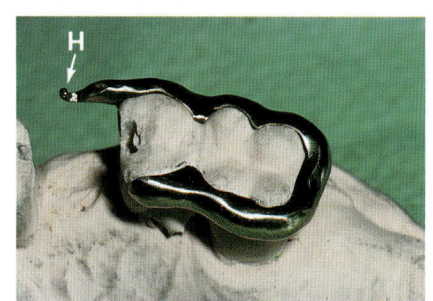

Abb. 24.3 Die beschleunigte Extrusion mit Perizision.

Abb. 24.3a Ausgangssituation – subgingivale Karies auf der Wurzeloberfläche des Zahnes 24.

Abb. 24.3b Chrom-Kobalt-Vorrichtung mit bukkalem Haken (H).

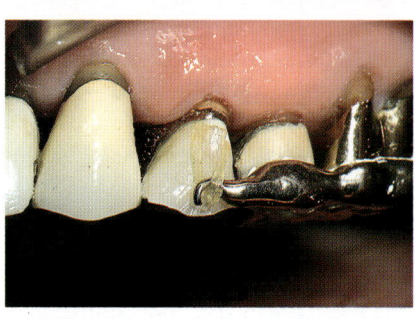

Abbl 24.3c Chrom-Kobalt-Vorrichtung (bukkale Ansicht). Die Vorrichtung wurde als Verankerung für die beschleunigte Extrusion mit Tempbond auf die Seitenzahnkronen aufzementiert. Der Zahn 24 erhielt eine temporäre Krone. Ein Gummiband wurde zwischen dem zervikalen Häkchen der Krone und dem Haken an der Vorrichtung gespannt. Die Extrusion vollzog sich innerhalb von 8 Wochen und die Retention des Zahnes erstreckte sich über weitere 6 Wochen.

Abb. 24.3d Die definitive Restauration. Beachten Sie, daß die Randabschlüsse supragingival enden, da der Zahn hinreichend extrudierte, um kariesfreies Dentin freizulegen.

Kieferorthopädische Techniken

Abb. 24.4 Beschleunigte Extrusion plus Perizision, plus Verankerung durch provisorische Restaurationen.

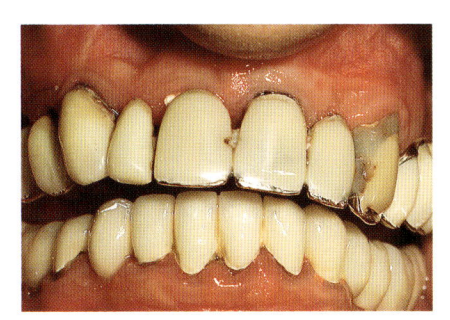

Abb. 24.4a Ausgangssituation – Die Restaurationen wurden 4 Jahre zuvor eingegliedert.

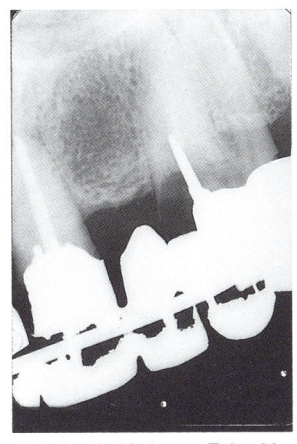

Abb. 24.4b Karies an Zahn 23.

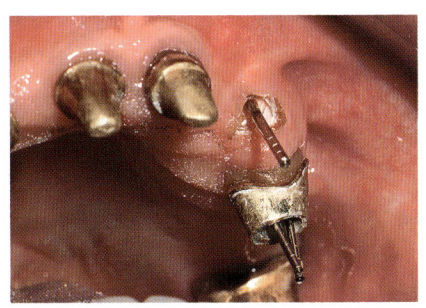

Abb. 24.4c Die defekte Brücke wurde entfernt und es erfolgte die Herstellung einer provisorischen Brücke über Metallunterkappen. Für den Zahn 23 wurde ein direkter Wurzelstiftaufbau gefertigt. Achten Sie auf das Zahnfleischniveau.

Abb. 24.4d Die an der Innenfläche der provisorischen Brücke befestigte Gummikette.

Abb. 24.4e Der Gummizug wurde an dem Haken des Stiftaufbaus eingehängt. Beachten Sie den Zahnfleischrand rundum 23 nach 4-wöchiger Behandlung.

Abb. 24.4f Die extrudierte Wurzel zur Freilegung der bereits entfernten Karies. Die Wurzelposition wurde sechs Wochen lang retiniert, der provisorische Pfosten entfernt, die Wurzelkanalbehandlung abgeschlossen und ein neuer Stiftaubau hergestellt.

Abb. 24.4g Die endgültigen Restaurationen, hergestellt über Unterkappen, 7 Jahre nach dem Einzementieren. Der Patient verfügte über eine tief verlaufende Lippenlinie und somit waren die Kronenränder nicht sichtbar.

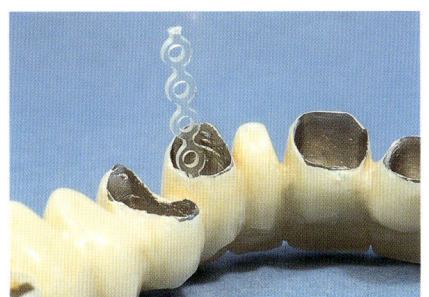

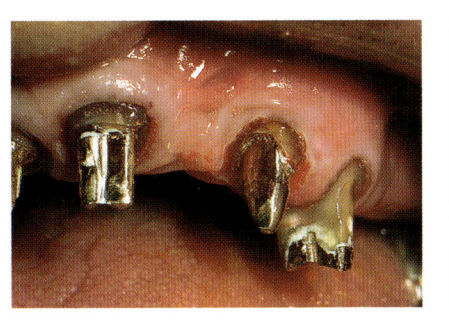

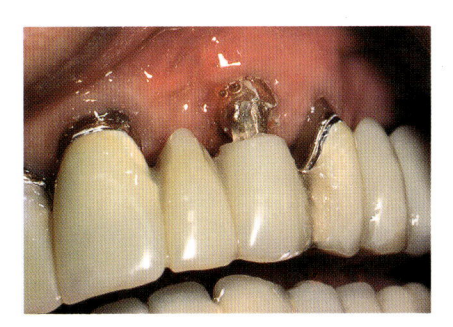

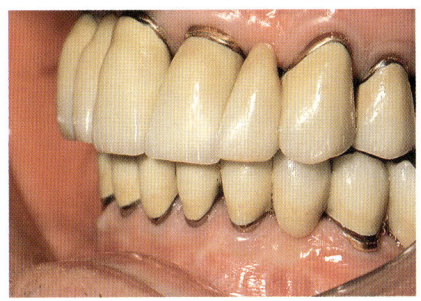

ermöglichten die Eruption der Wurzel ohne Ortsveränderung des Gingivalrands und beförderten binnen 8 Wochen die kariösen Defekte der Wurzel aus dem subossären Bereich in eine supraossäre Position. Im Anschluß an die Extrusion wurde die Karies von der Wurzeloberfläche entfernt und der Zahn in seiner extrudierten Position für weitere 6 Wochen retiniert. Danach erfolgte die Herstellung der definitiven Krone (Abb. 24.3d). Wahlweise hätte man auch einen Vierkantdraht mit Kompositkunstharz auf die benachbarten Keramikkronen mittels Hydrofluorid-Säureätzung und Silanisierung verhaften können. Die Restaurationen wären jedoch bei der Entfernung des Kompositkunstharzes beschädigt worden.

Die beschleunigte Extrusion plus Perizision – die Verankerung wird durch eine provisorische Restauration erreicht (Abb. 24.4)

Der Patient stellte sich mit einer frakturierten, unästhetisch wirkenden Brückenarbeit und Karies auf der Wurzeloberfläche des Zahnes 23 (Abb. 24.4a-b) vor. Es wurde ein direkter Stiftaubau hergestellt (Abb. 24.4c), der mit einem Häkchen auf der bukkalen Seite des Aufbaus versehen war. Die Befestigung eine Gummikette auf der inneren Fläche der provisorischen Brücke erfolgte in der Weise, daß nach deren Eingliederung in den Mund die Gummikette an das Häkchen gehängt werden konnte, um die beschleunigte Extrusion herbeizuführen (Abb. 24.d-e). Nachfolgend konnte die definitive

Abb. 24.5 Beschleunigte Extrusion plus Perizision plus Verankerung durch provisorische Brücke, jedoch unzureichende Höhe für die Unterbringung eines Gummizugs.

Abb. 24.5a Ausgangssituation – subgingivale Karies an 13.

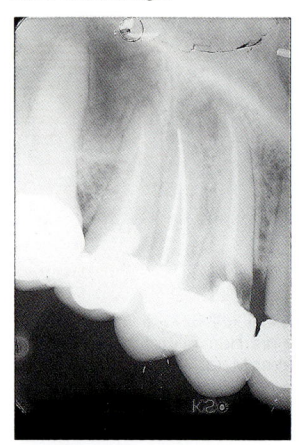

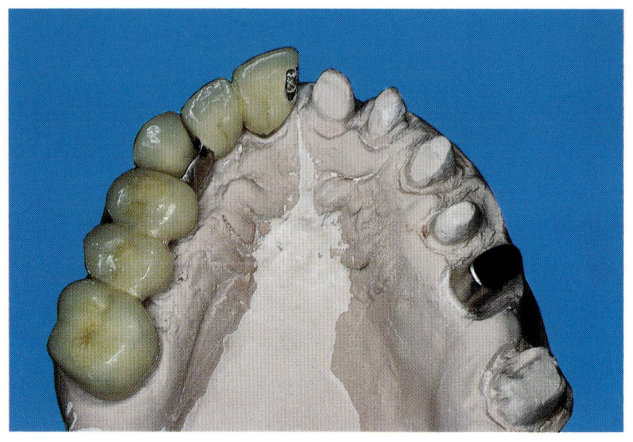

Abb. 24.5b Provisorische Brücke – Zahn 13 ist eine Einzelkrone; ein Metallsteg verbindet 12 mit 14.

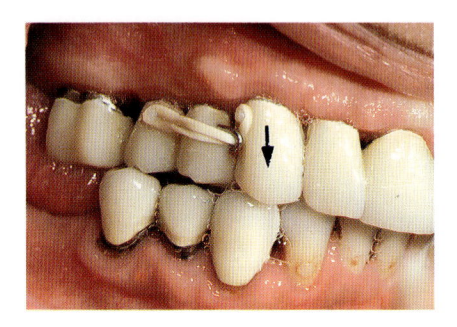

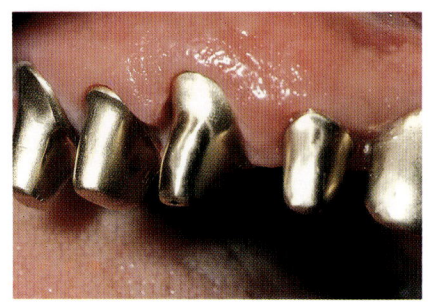

Abb. 24.5c Die Drahtschlaufe mesial an 14 bewirkt, daß ein an 15 befestigter, horizontaler Gummizug um 90° umgelenkt wird und eine vertikale Zugkraft auf den Zahn 13 ausübt. Hierzu dient die bukkale Knopfverankerung auf dessen Oberfläche.

Abb. 24.5d Im Anschluß an die Extrusion – die einzementierten Goldkappen.

Restauration bei gesunden Dentinverhältnissen hergestellt werden (Abb. 24.4f-g).

Beschleunigte Extrusion plus Perizision – die Verankerung erfolgt durch eine provisorische Restauration, deren Höhe jedoch für einen Gummizug nicht ausreicht (Abb. 24.5)

Manchmal ist zur Durchführung der Extrusion die Zahnhöhe der provisorischen Restauration nicht ausreichend. In diesen Fällen muß der Gummizug um 90° umgelenkt werden, um distal oder mesial auf die provisorische Einzelzahnrestauration einzuwirken. Der Zahn 13 war subgingival kariös (Abb. 24.5a). Die Herstellung der provisorischen Restaurationen erfolgte in der Weise, daß Zahn 13 von den übrigen getrennt gefertigt wurde. Lingual zur Krone 13 verlief ein Steg, so daß die Kontinuität der Zähne 11-17 gewährleistet war (Abb. 24.5b). Eine kleine Drahtschlaufe mesial des Zahnes 14 lenkte den Gummizug um 90° und übertrug die axial gerichtete Krafteinwirkung auf den Zahn 13. Abbildung 24.5d zeigt die einzementierten Goldkappen nach der Extrusion.

Beschleunigte Extrusion plus Perizision – die Verankerung erfolgt durch eine Teilprothese (Abb. 24.6)

Sind keine Seitenzähne mehr vorhanden, ist die Verankerung ein Problem, das man gelegentlich folgendermaßen lösen kann. Zahn 23 war subgingival kariös (Abb. 24.6a). Ein temporärer Wurzelstift (Whaledent Company) wurde an seinem Ende hakenförmig umgebogen und in den Wurzelkanal einzementiert. Ein Gummizug wurde an dem Haken befestigt und durch die Öffnung an der palatinalen Fläche des darüberstehenden künstlichen Eckzahns gezogen, den man an die vorhandene Prothese angefügt hatte (Abb. 24.6b-c). Diese Aufgabe übernahm der Patient, indem er mit Hilfe eines kleinen Dahthäkchens den Gummizug an dem Haken befestigte, der an der Prothese weiter hinten angebracht war (Abb. 24.6d). Im Anschluß an die Extrusion konnte das Zahnfleisch elektrochirurgisch exzidiert und eine gesunde Wurzeloberfläche freigelegt werden. Daraufhin erfolgte die Präparation der Wurzel für eine gegossene Wurzelstiftkappe mit Dalbo-604-Ankerelement (Cendres et Metaux), welches in die Teilprothese inkorporiert werden sollte. Nach der Extrusion verging ein Zeitraum von zwei Monaten, bevor das Dalbo-Ankerelement in Funktion gesetzt wurde.

Abb. 24.6 Beschleunigte Extrusion plus Perizision plus Verankerung durch eine Teilprothese.

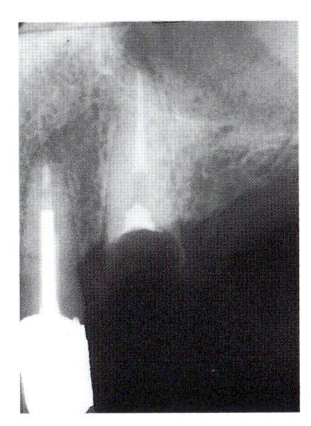

Abb. 24.6a Fehlende Seitenzähne bereiten Schwierigkeiten bei der Verankerung. Karies an 23; das Dentin steht bündig mit dem Knochenrand.

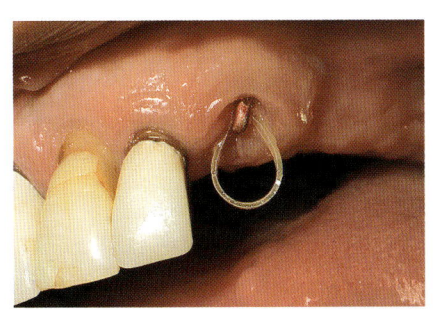

Abb. 24.6b Gummizug an dem temporären Wurzelstift befestigt.

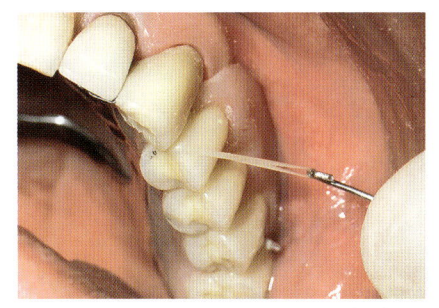

Abb. 24.6c Der Zahn 23 wurde als Deckprothese an die vorhandene Teilprothese angefügt. Der Patient benutzte ein kleines Drahthäkchen, um den Gummizug durch eine okklusale Öffnung zu ziehen.

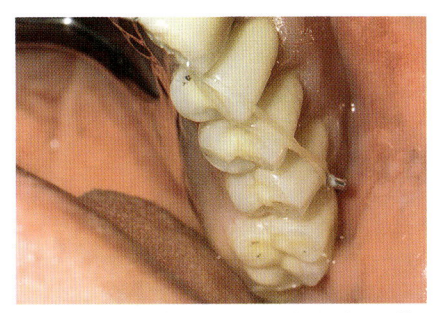

Abb. 24.6d Der Gummizug wird an einem Haken am hinteren Ende der Prothese befestigt.

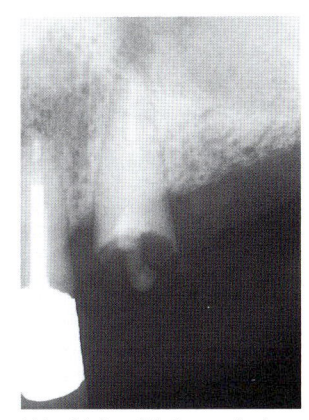

Abb. 24.6e Röntgenaufnahme im Anschluß an die Extrusion.

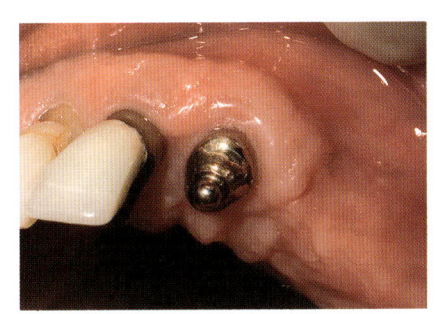

Abb. 24.6f Wurzelkappe plus Dalbo-Verankerungselement auf dem extrudierten Eckzahn.

Kippen (Abb. 24.1; 24.7)

Kippen sowohl der Frontzähne als auch der Seitenzähne kann erforderlich werden.

Frontzahnkippung (Abb. 24.1e)

Die Stellungsänderung von Zähnen mittels eines Plattenbehelfs, der anhand einer diagnostischen Zahnaufstellung hergestellt wurde, ist eine nützliche Behandlungstechnik.

Seitenzahnkippung (Abb. 24.7a-b)

Zahn 44 wurde vor einiger Zeit extrahiert; als Ergebnis stellte sich eine Kippung der Zähne 45 und 46 ein. Gescheiterte obere Restaurationen waren der Anlaß, daß der Patient um Behandlung nachsuchte. In der Furkation beider Zähne 46 und 47 und an der mesialen Wurzeloberfläche des 45 war Karies feststellbar. Mesial an 47 zeigte sich eine 10 mm tiefe Tasche.

Die mesiale Wurzel des Zahnes 46 wurde durch Hemisektion entfernt und die distale Wurzel wurzelbehandelt, mit einem Stiftaufbau und einer temporären Krone versorgt. Die Kippung des Zahnes 45 nach distal in den entstandenen Freiraum erfolgte unter Anwendung eines herausnehmbaren Plattenbehelfs (Abb. 24.7c). Nachfolgend wurde 47 extrahiert und eine Brückenkonstruktion eingegliedert.

Aufrichtung eines Molaren (Abb. 24.8)

Der Patient stellte sich mit einer gebrochenen Brücke 35-37 vor. Das Röntgenbild zeigte, daß der Zahn 37 nach mesial gekippt stand und für eine Neueingliederung nicht ohne weiteres geeignet war (Abb. 24.8a). Zahn 38 wurde extrahiert, um Platz für die Aufrichtung des 37 zu schaffen. Für 37 und 35 wurden provisorische Kronen und eine Aufrichtungsvorrichtung hergestellt, bestehend aus 0,9 mm rundem Stahldraht und einem 0.48 x 0,64 mm Molarenröhrchen, wie von Simon (1984)[8] beschrieben. Die Vorrichtung war an der provisorischen Krone so angebracht, daß sie in deaktiviertem Zustand parallel zu okklusalen Oberfläche der provisorischen Restauration stand. Auf diese Weise mußte nach dem Aufrichten des Zahnes der Draht horizontal verlaufen und der Zahn in seiner gewünschten Position stehen. Nach dieser

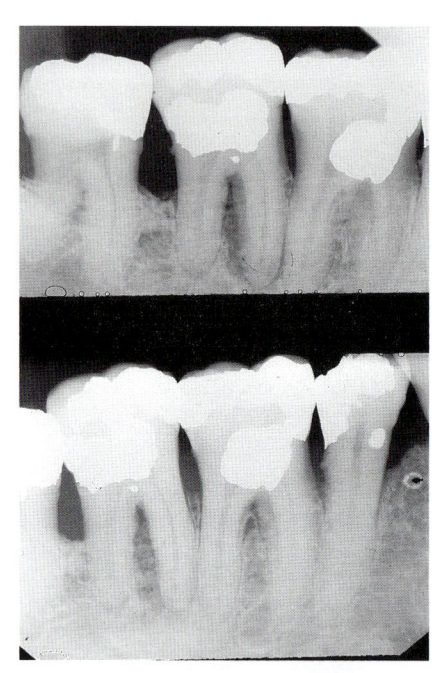

Abb. 24.7 Seitenzahnkippung.

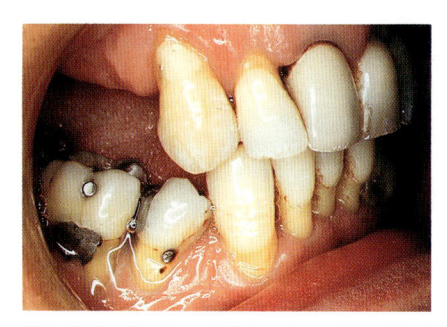

Abb. 24.7a Der Zahn 45 ist nach mesial gekippt und mesiodistal kariös. Ebenso fand sich Karies in den Furkationen der Zähne 46 und 47.

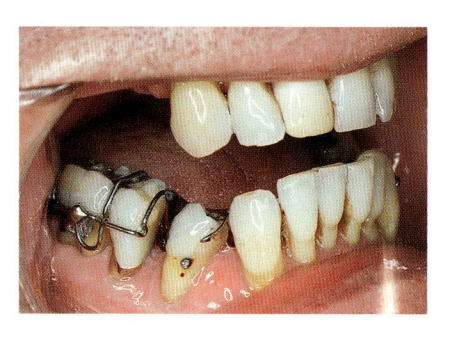

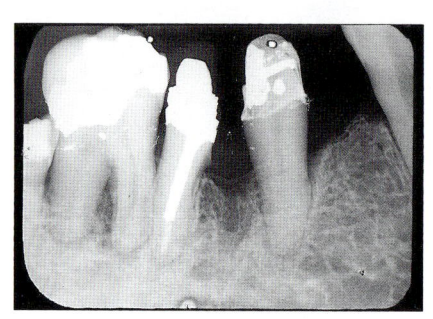

Abb. 24.7b Die Röntgenbilder.

Abb. 24.7c Der Zahn 46 wurde durch Hemisektion zerteilt. Unter Verwendung eines herausnehmbaren Plattenbehelfs mit einer 0,6 mm Ø Drahtfeder richtete sich der Zahn 45 in den distal gelegenen Freiraum auf (Kieferorthopädie durch Mr.N. Bass).

Abb. 24.7d Das Röntgenbild zeigt die Aufrichtung und den gewonnenen Platz mesial zum 45. Nachfolgend wurde der Zahn 47 extrahiert und eine Brücke hergestellt.

Technik darf die Verankerung jedoch nicht nur, wie in Abb. 24.8b dargestellt, von den Zähnen in dem behandelten Sechstanten ausgehen, sondern sie muß auch durch die Verwendung eines lingualen Bogendrahtes unterstützt werden, der in diesem Falle von Zahn 34 nach Zahn 44 verlief und den Frontzähnen mittels Ätztechnik aufgeklebt wurde.

Eine Aufrichtung kann gewöhnlich in 90 bis 120 Tagen durchgeführt werden und bedingt, wie Brown (1973)[9] beschreibt, eine Verringerung der mesialen Taschenbildung an dem aufgerichteten Zahn. Brown hat nicht die Auswirkung auf die distale Fläche gemessen. Es scheint jedoch, daß keine distale Intrusion erfolgt und die Rotation irgendwo im Bereich des vertikalen Zentrums stattfindet.

Nach dem Aufrichten wurden die Zähne präpariert (Abb. 24.8d) und mit einer provisorischen Brücke versorgt. Nach zwei Monaten erfolgte die Herstellung der definitiven Keramikbrücke (Abb. 24.8e). Während der Aufrichtung ist wichtig dafür Sorge zu tragen, daß genügend Platz zwischen dem behandelten Zahn und dem Gegenzahn zu Verfügung steht und oft ist es notwendig, letzteren beträchtlich zu kürzen. In dem hier beschriebenen Fall wurden daher die oberen provisorischen Restaurationen vor der Aufrichtung eingegliedert.

Rotation (Abb. 24.9)

Manchmal sind einfache Rotationen notwendig, die aber innerhalb einer vorhandenen provisorischen Brücke durchgeführt werden müssen. Dem restaurativ tätigen Zahnarzt ist nicht oft der Luxus beschieden, mit unrestaurierten Zähnen arbeiten zu können.

Zahn 22 (Abb. 24.9a) war gedreht und stand in engem Kontakt mit 21. Es war unmöglich, beide Zähne in dieser Stellungsbeziehung zu restaurieren. Für den Zahn 22 wurde daher eine Metallkappe mit einem mesiopalatinalen Häkchen gefertigt. Die provisorische Brücke war in einem Stück von 26 nach 17 gearbeitet und trug an Zahn 22 eine Facette, die durch eine metallene Unterkonstruktion verstärkt war. Die Facette bei 22 berührte die distobukkale Winkelkante der Metallkappe dieses Zahnes, war jedoch nicht mit ihm verbunden. Ein Gummizug wurde an dem mesialen Häkchen der Metallkappe auf 22 angebracht und zu einem Haken auf

Kieferorthopädische Techniken

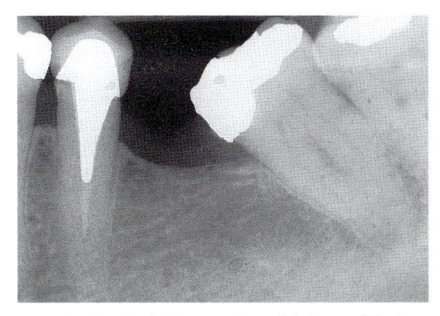

Abb. 24.8a Aufrichtung eines Molaren. Die festsitzend/bewegliche Brücke 35-37 war zerbrochen und das Zwischenglied verlorengegangen.

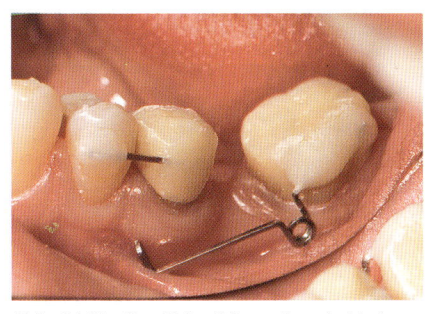

Abb. 24.8b Der Zahn 38 wurde extrahiert, um Platz für die Aufrichtung des 37 zu schaffen. Hier die deaktivierte Vorrichtung als Teil der provisorischen Krone. Der Draht verläuft parallel zur okklusalen Oberfläche der provisorischen Krone. Das Verankerungsdrähtchen wurde von 34 nach 35 aufgeklebt. Mittels Ätztechnik erfolgte die Befestigung eines lingual verlaufenden Bogendrahtes von 34 nach 44.

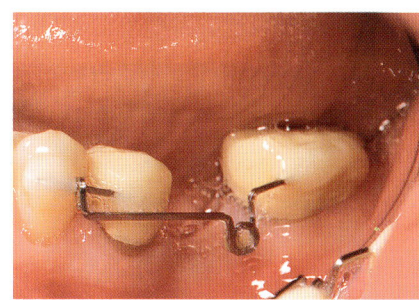

Abb. 24.8c Der aktivierte und aufgerichtete 37.

Abb. 24.8d Die präparierten Kronen.

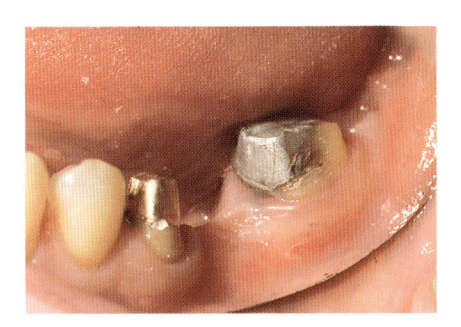

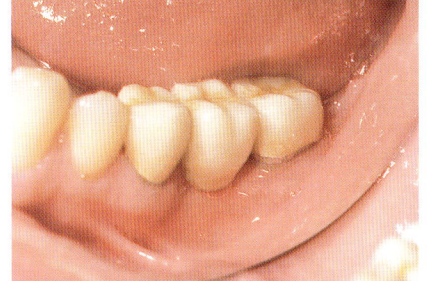

Abb. 24.8e Die eingegliederte Brückenarbeit.

Abb. 24.9 Rotation.

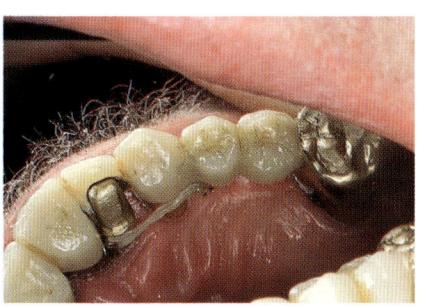

Abb. 24.9a Ausgangssituation – Zahn 22 wird rotiert und steht in Kontakt mit 21. Die provisorische Restauration ist eingegliedert. Ein Gummizug spannt sich zu dem Häkchen an der mesialen Seite der Metallkappe des 22. Die Rotation vollzog sich rund um die distobukkale Winkelkante, die mit einer Facette an der provisorischen Brücke in Kontakt stand.

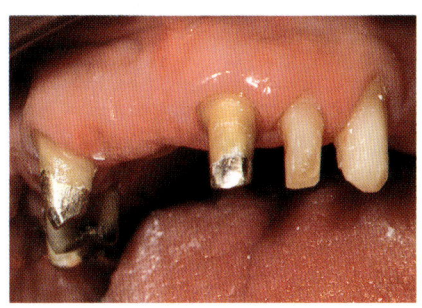

Abb. 24.9b Nach der Rotation hatte sich die Lücke zwischen 21 und 22 geöffnet. Dies erleichterte die Konturierung der Kronen und trug zu gesunden gingivalen Verhältnissen bei. Die Metallkappe wurde bereits abgenommen.

361

Abb. 24.10 Körperliche Bewegung.

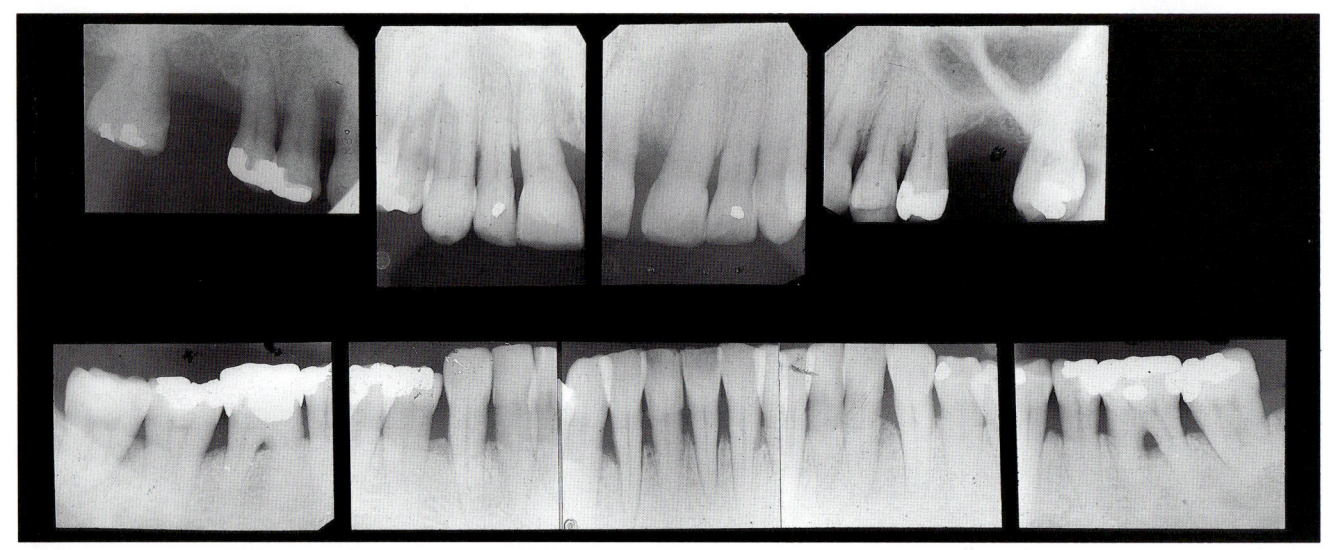

Abb. 24.10a Die Zähne 12-23 wiesen Lockerungen II. – III. Grades auf. Zur Stützung ihrer Funktion mußten sie geschient werden (im Jahre 1985). Achten Sie auf das Mittellinien-Diastema.

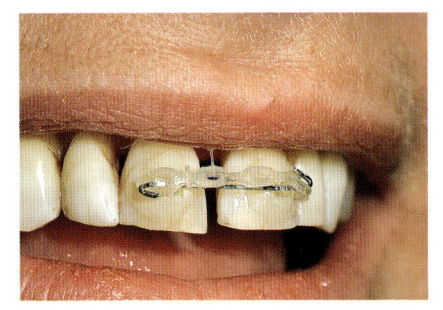

Abb. 24.10b Vorrichtung zum Schließen des Mittellinien-Diastemas. Ein Vierkantdraht gleitet paßgenau in den Schlitzen der Brackets. Die Zahnbewegung wird durch eine Gummikette aktiviert.

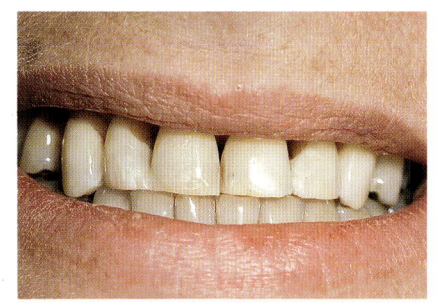

Abb. 24.10c Nach der Zahnbewegung.

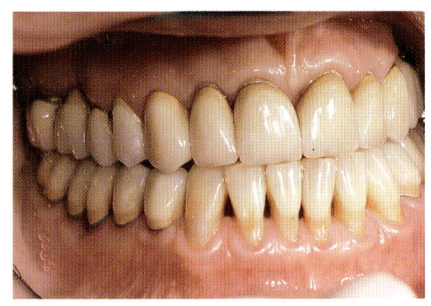

Abb. 24.10d Die definitive Restauration.

der mesiolingualen Oberfläche des Zahnes 24 gespannt. Infolgedessen vollzog sich die Rotation des Zahnes 22 um seine distobukkale Kante und nachfolgend ergab sich der erwartete Platzgewinn für die Restauration (Abb. 24.9b). Da rotierte Zähne leicht rückfällig werden, müssen sie entweder sofort in den Brückenverband einbezogen, oder über das Maß hinaus rotiert und retiniert werden.

Zahnbewegungen (Abb. 24.10)

Das Scheitern der vorhandenen Restauration (Abb. 24.10a) führte zu einem Frontzahndiastema und Lockerung III. Grades aller oberen Zähne. Anschließend an parodontaltherapeutische Maßnahmen war es notwendig, die verbliebenen Zähne zu schienen, um sie funktionell zu stützen. Damit hätte man jedoch übermäßig breite Frontzähne geschaffen und das bestehende Diastema erhalten (Abb. 24.10b). Ein in zwei Kunststoffbrackets (Unipoint 007134) geführter Vierkantdraht (0,4 x 0,45 mm, Unitech Nr. 500-165), wurde auf die Zähne mit Hilfe der Säureätztechnik befestigt. Die Verwendung einer Gummikette bewirkte die Zahnbewegung. Nach dem Lückenschluß (Abb. 24.10c) wurde Kompositharz auf die mesialen Flächen der seitlichen Schneidezähne aufgetragen und die Zähne mit einer okklusalen Stabilisierungsschiene retiniert. Die nachfolgende definitive Restauration verschiente alle Zähne untereinander (Abb. 24.10d-e und 24.10f-g).

Manchmal ist es notwendig, Zähne innerhalb bestehender, provisorischer Restaurationen körperhaft zu bewegen. Der in Abb. 24.11a gezeigte Behandlungsfall demonstriert diese Maßnahme. Eine Bebänderung mit einem bukkalen Geschieberöhrchen wurde für den Zahn 14 gefertigt, der innerhalb der provisorischen Restauration frei beweglich stand (Abb. 24.11b). Die Restaurationen erschienen beim Lächeln des Patienten (Abb. 24.11c) in ästhetischer Hinsicht akzeptabel trotz der Tatsache, daß ein horizontal verlaufender

Kieferorthopädische Techniken

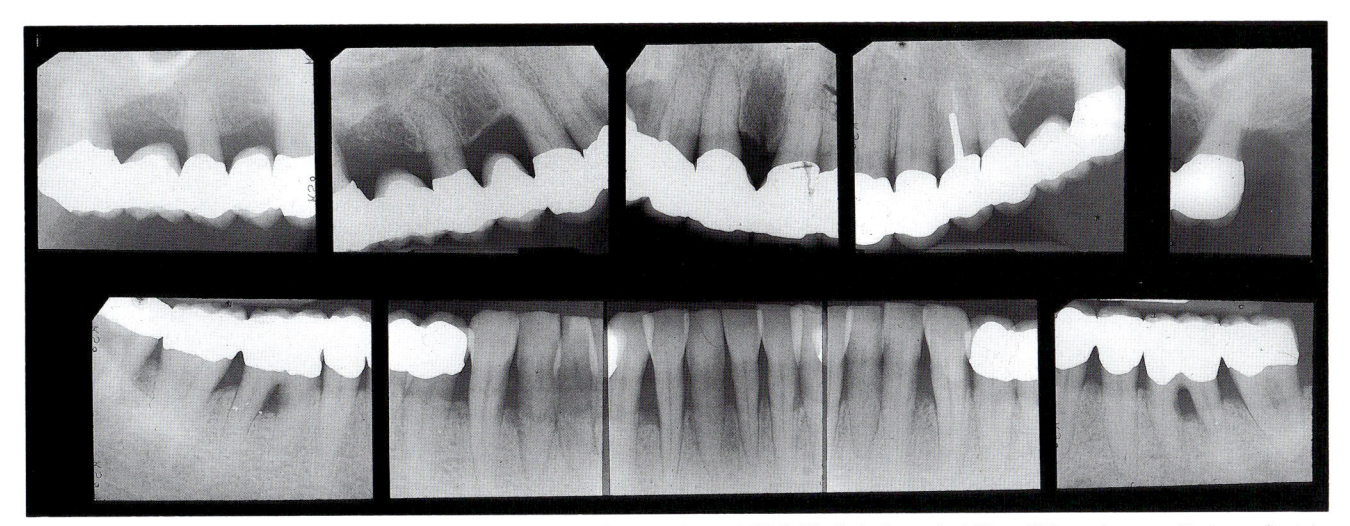

Abb. 24.10e Röntgenbilder, 6 Jahre nach dem Einzementieren der Restaurationen (1991). Die Furkationen bei 46 und 36 werden zuverlässig gepflegt. In die distalen Kronenanteile bei 45 und 35 wurden jedoch Geschiebeverbindungen eingearbeitet, um die Herstellung neuer Restaurationen zu erleichtern, wenn sich künftig die Notwendigkeit hierfür ergeben sollte; s. Abb. 21.2b.

Abb. 24.10f Zähne mit Lockerungen II. und III. Grades nach dem Verlust von Seitenzahnrestaurationen und Seitenzähnen. Eine Schienung würde eine extrem breite Zahnform des 12 bedingen.

Abb. 24.10g Die Zähne wurden mittels einer Vorrichtung, wie in Abb. 24.10b dargestellt, körperlich bewegt. Anschließend erfolgte die Herstellung verblockter Kronen über Unterkappen. Achten Sie auf die Größe der Zähne 12 und 11, die ohne kieferorthopädische Bewegung in dieser Form nicht möglich gewesen wäre.

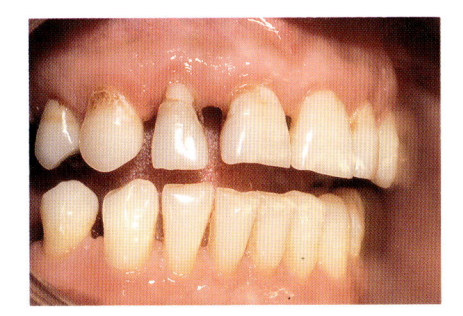

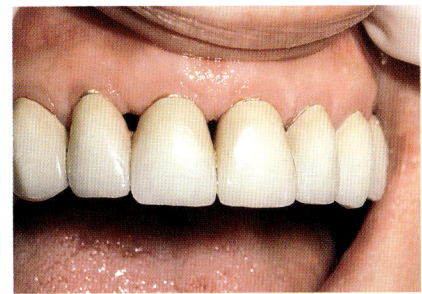

Vierkantdraht von dem Brückenglied bei 16 durch das Geschieberöhrchen bei 14 glitt (Abb. 24.11b). Dieses Erfordernis konnte erfüllt werden, indem man eine Facette in die provisorische Brücke einarbeitete, um den Zahn 14 abzudecken. Die Facette berührte die Unterkonstruktion nicht. Ein Gummizug spannte sich, ausgehend von dem Brückenglied bei 16, um die mesiale Fläche des Zahnes 14, so daß dessen körperhafte Bewegung in distaler Richtung innerhalb der provisorischen Brücke stattfinden konnte. Abbildung 24.11d zeigt den Zahn in seiner korrigierten Stellung vor der endgültigen Restaurierung. Die fertiggestellte Restauration ist in Abbildung 24.11e wiedergegeben.

Intrusion – Änderung der vertikalen Dimension (Abb. 24.12)

Obwohl obere Frontzähne wegen Verschleißerscheinungen häufig eine palatinale Restaurierung erfordern, bleibt oft nicht genügend Platz für die Präparation. Daraus ergibt sich das Risiko, die Pulpa zu eröffnen, oder die Zähne derartig zu schwächen, daß sie keinen Kronenersatz aufnehmen können. Platz kann man durch Erhöhung des Vertikalabstands schaffen, aber dies würde eine Rehabilitation der gesamten Bezahnung erfordern.

Abbildungen 24.12a-b: In diesem Fall hatte Erosion, infolge Säureeinwirkung durch Reflux, die Pulpen der seitlichen Schneidezähne fast freigelegt. Die mittleren Schneidezähne trugen mangelhaft konturierte und lingual sehr dünn gehaltene Metallkeramikkronen. Zwischen den unteren Schneidezähnen und den palatinalen Zahnflächen der oberen Frontzähne war kein Platz vorhanden. Die in Abbildung 24.12c-d dargestellte, dünn gearbeitete Chrom-Kobaltplatte (1,5 mm dick) wurde eingesetzt, um innerhalb von 6 Wochen durch Intrusion der unteren Schneidezähne und Anreiz zur Eruption der Seitenzähne, vertikal Platz zu gewinnen, wie Dahl et al. (1975)[10] und (1985)[11] beschrieben haben. Ein

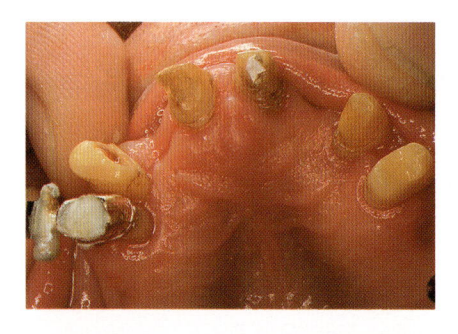

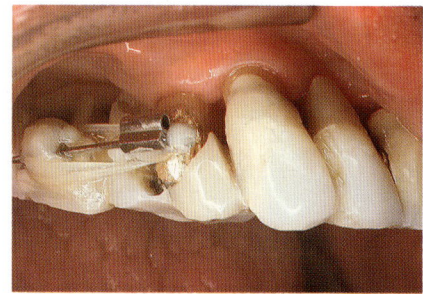

Abb. 24.11 Körperliche Bewegung innerhalb einer provisorischen Brücke.

Abb. 24.11a Ausgangssituation – der Zahn 14 steht in enger Nachbarschaft zum 13 ist jedoch von strategischer Wichtigkeit und wird für die Restauration benötigt. Die Bebänderung des 14 trägt eine bukkales Geschieberöhrchen.

Abb. 24.11b Horizontalverlaufender Vierkantdraht von dem Brückenglied bei 16, gleitet durch das Geschieberöhrchen bei 14. Ein Gummizug umspannt ausgehend von 16 die mesiale Fläche des 14.

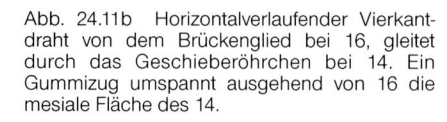

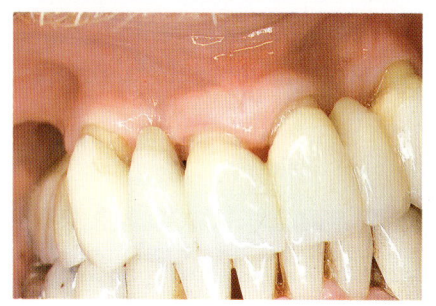

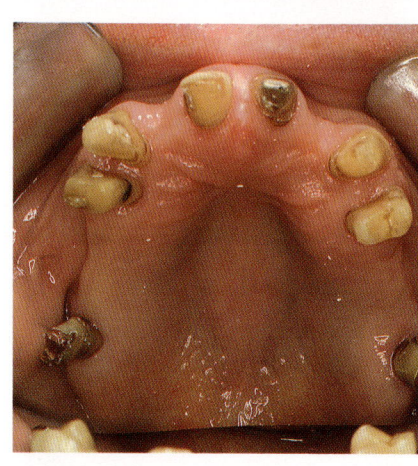

Abb. 24.11c Die ästhetisch, akzeptable provisorische Brücke. 14 war als Facette gearbeitet und verbarg den darunterliegenden, freigestellten, bebänderten Zahn.

Abb. 24.11d Die korrigierte Zahnstellung vor der Restaurierung.

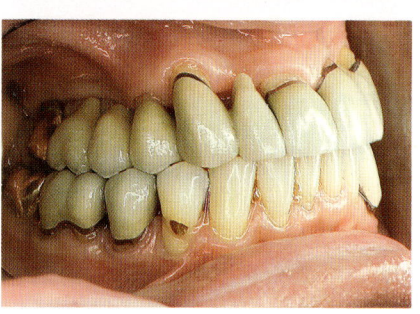

Abb. 24.11e Die endgültige Restauration – beachten Sie den Zahnzwischenraum zwischen 13 und 14.

Zwischenraum von 1 mm stand für die nachfolgenden Restaurationen zur Verfügung (Abb. 24.12e-f).

Schlußfolgerung

Die vorgestellten Behandlungsfälle zeigten verschiedene Befunde, in denen eine kieferorthopädische Behandlung sinnvoll war. Da häufig Interimsrestaurationen notwendig sind, wäre es nicht nur unnötig, sondern auch wegen der erforderlichen Zusammenarbeit schwierig, die Assistenz eines Kieferorthopäden in Anspruch zu nehmen. Andererseits gibt es offenbar viele Fälle, in denen der Beistand eines Kieferorthopäden wünschenswert wäre.

Literaturhinweise

1. Miller T. Orthodontic therapy for the restorative patient. Part I. The biomechanic aspect. J Prosthet Dent 1989a; 61: 268-276 and Part II. The esthetic aspect. J Prosthet Dent 1989b; 61: 402-411.

2. Ingber J. Forced eruption, Parts I and II. A method of treating isolated one and two wall infrabony osseous defects – rationale and case report. J Periodontol 1974; 45: 199, and J Periodontol 1976; 47: 203-216.

3. Ingber J. Forced eruption: Alteration of soft tissue cosmetic deformations. Int J Periodontol Restor Dent 1989; 9: 4173. Ingber J. Forced eruption: Alteration of soft tissue cosmetic deformations. Int J Periodontol Restor Dent 1989; 9: 417-425.

4. Ross S, Dorfman H S, Palcanis K G. Orthodontic extrusion: A multidisciplinary treatment approach. J Amer Dent Assoc 1981; 102: 189-191.

Kieferorthopädische Techniken

Abb. 24.12 Intrusion.

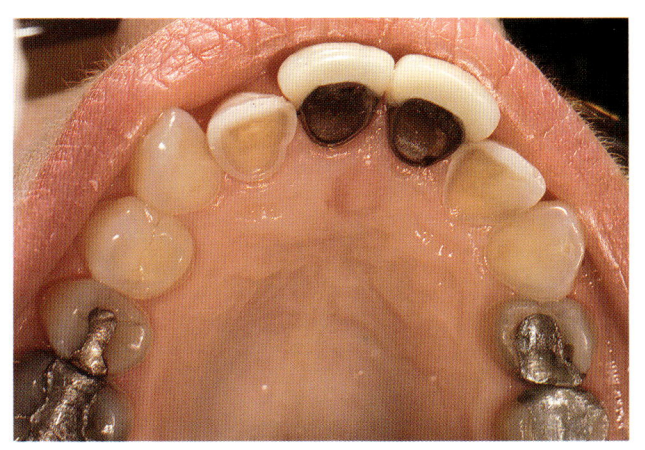

Abb. 24.12a Ausgangssituation – Erosion an den lingualen Flächen der oberen Frontzähne. Die unteren Frontzähne treten hierzu in Kontakt und für restauratives Material bleibt kein Platz. Eine Zahnpräparation würde die Zähne unverhältnismäßig stark abtragen.

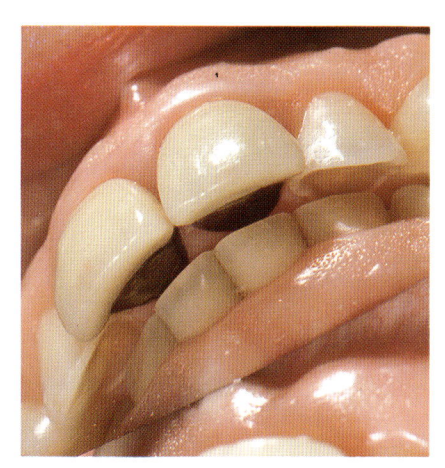

Abb. 24.12b Die Interkuspidalposition; achten Sie auf den Platzmangel.

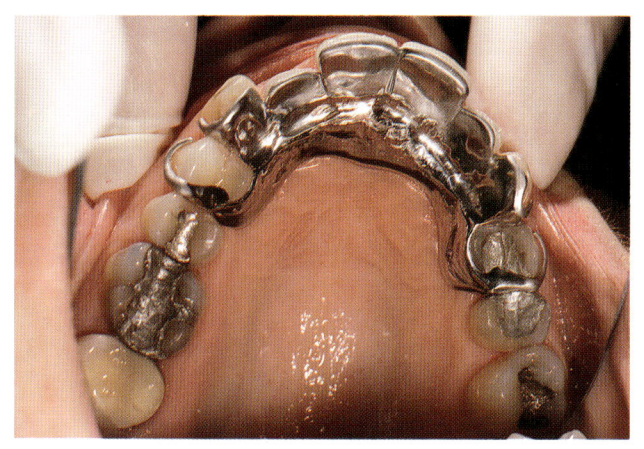

Abb. 24.12c Eine Dhal'sche Platte aus Chrom-Kobalt gefertigt – den unteren Schneidezähnen steht eine 1,5 mm dicke Plattform gegenüber.

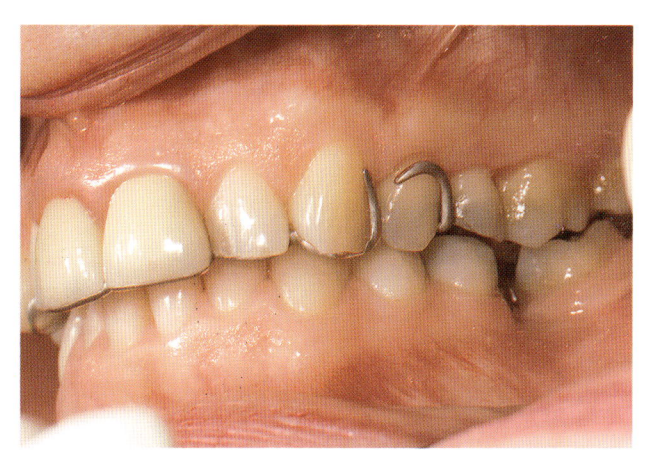

Abb. 24.12d Die Platte wird durch Klammern gehalten.

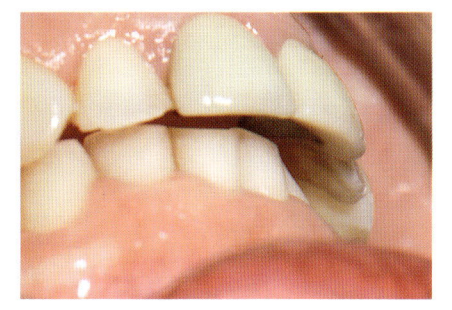

Abb. 24.12e Der durch Intrusion der unteren Schneidezähne und Eruption der Seitenzähne geschaffene Platz.

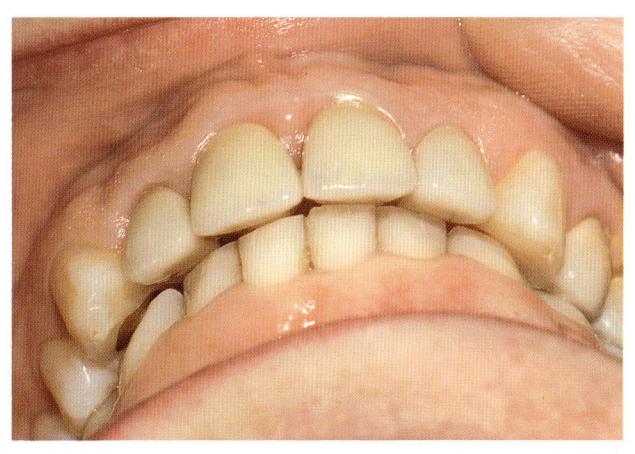

Abb. 24.12f Die endgültige Restauration. Zur Vergrößerung des Vertikalabstands war es nicht erforderlich, die Seitenzähne zu überkronen.

5. Biggerstaff R H, Sinks H, Carazola L. Orthodontic extrusion and biologic width realignment procedures: methods for reclaiming non-restorable teeth. J Amer Dent Assoc 1986; 112: 345-348.
6. Ivey D W, Calhoun R L, Kemp W B, Howard S, Dorfman S, Wheless J E. Orthodontic extrusion, its use in restorative dentistry. J Prosthet Dent 1980; 43: 401-407.
7. Salama H, Salama M. The rule of orthodontic extrusive remodelling in the enhancement of soft and hard tissue profiles prior to implant placement: A systematic approach to the management of extraction site defects. J Periodont Rest Dent 1993; 13: 313-333.
8. Simons R L. Rationale and practical technique for uprighting mesially inclined molars. J Prosthet Dent 1984; 52: 256-259.
9. Brown S. The effect of orthodontic therapy on certain types of periodontal defects. 1-Clinical findings. J Periodontol 1973; 44: 742-755.
10. Dahl B L, Krogstad O, Karlsson K. An alternative treatment in cases with advanced localized attrition. J Oral Rehabil 1975; 2: 209-214.
11. Dahl B L, Krogstad O. Long-term observations of an increased occlusal face height obtained by a combined orthodontics/prosthodontics approach. J Oral Rehabil 1985; 12: 173-176.

Kapitel 25

VORAUSSCHAUENDE PLANUNG

Die an dieser Stelle erörterten Fälle betreffen restaurative Behandlungen, die gescheitert sind. Vorausschauendes Planen ist daher angebracht, um über Änderungen nachzudenken, die in der Zukunft erforderlich werden könnten. Im Folgenden werden einige Beispiele für in die Zukunft gerichtete Planungen erörtert.

Allgemeine Überlegungen
Gebißschutz

Nach Eingliederung von Frontzahn-Keramikkronen oder Brücken, ist es sinnvoll, sofort eine Gebißschutzschiene herzustellen. Dies betrifft haupsächlich den Fall, wenn der Patient sich einer Vollnarkose unterziehen muß. Der Anästhesist kann gegebenenfalls vor der Intubation den Zahnschutz einsetzen, um die Kronen zu schützen. Die Gebißschutzschiene ist auch dann besonders wertvoll, wenn der Patient Kontakt-Sportarten betreibt.

Erhaltung von Wurzeln

Karies- und parodontitisfreie Wurzeln können erhalten werden, um:

- Abstützung für eine Prothese zu schaffen (Abb. 25.1);
- Alveolarknochen zu erhalten;
- künftige Restaurationen zu ermöglichen, wenn benachbarte Zähne verloren gehen.

„Schlafende" Implantate

Man kann osseointegrierte Fixturen einbringen, – beispielsweise während parodontalchirurgischer Eingriffe – die erst später freigelegt werden, wenn ihr Einsatz benötigt wird. Diese Maßnahme kann zu einem späteren Zeitpunkt drei bis sechs Monate Behandlungszeit einsparen (Abb. 25.2).

Restaurative Gesichtspunkte

Nachfolgend werden einige Beispiele für Besonderheiten, die man unter dem Gesichtspunkt künftiger Änderungsmöglichkeiten nutzbringend in Restaurationen einbeziehen kann, erörtert. Diese Liste erhebt jedoch nicht den Anspruch der Vollständigkeit.

Aus der Eckzahnführung in die Gruppenfunktion

Da der Caninus, nächst den Frontzähnen, leicht zugänglich ist und über eine lange klinische Krone verfügt, erscheint er bei der Restaurierung des Kauorgans zur Einrichtung einer ungehinderten Führung besonders geeignet. Obgleich es keine überzeugenden klinischen Untersuchungen gibt, die diese Form der Frontzahnführung gegenüber einer anderen begünstigen, sind derartige klinische Überlegungen durchaus sinnvoll, vorausgesetzt, der Zahn ist fest und z.B. nicht durch eine unzureichende Stiftkrone beeinträchtigt. Markierungen durch Okklusionsfolien lassen sich im Frontbereich des Mundes leichter feststellen und es ist einfacher, eine ungehinderte Bewegung an einem einzelnen Zahn, als an mehreren Zähnen (z.B. bei Gruppenfunktion) einzurichten. In der Voraussicht möglicher Verschleißerscheinungen oder einer Lockerung zu einem späteren Zeitpunkt ist es angebracht, eine Gruppenfunktion mit einer flacheren Frontzahnführung einzurichten, als sie durch den Eckzahn vorgegeben ist.[1] Hierbei geht man wie folgt vor: Nach Herstellung der Eckzahnführung, wird der Eckzahn aus dem Arbeitsmodell entfernt und das Seitenzahnsegment bei flacherer Frontzahnführung in Gruppenfunktion (Abb. 25.3a-b) gesetzt (s. Anhang). Dabei ist es wichtig, daß auf dem Arbeitsmodell keine Balanceseitenkontakte entstehen. Sollte sich der Eckzahn später abnutzen oder lockern, wird die Okklusion in die eingeplante Gruppenfunktion anstatt in eine wahllose Führung übergehen und beispielsweise exzessive Belastungen ungestützter Keramiken oder bereits geschwächter Pfeilerzähne vermeiden.

Okklusale Stabilisierungsschiene

Im Anschluß an die Eingliederung umfangreicher metallkeramischer, oder keramischer Restaurationen bei Patienten mit kraftvoller Kaumuskulatur und Bruxismus-Vorgeschichte ist es sinnvoll, eine okklusale Stabilisierungsschiene herzustellen. Diese wird in Zeitabschnitten mit hohen Belastungen

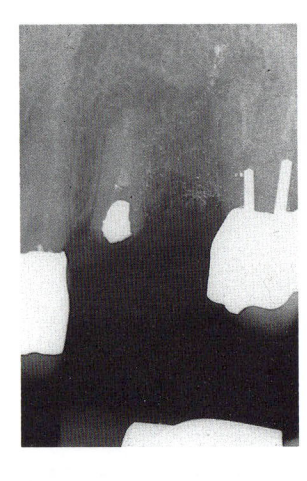

Abb. 25.1a Erhaltene Wurzel zur späteren Verwendung und Stützung einer Prothese. Der Patient wünschte keine Implantate. Die Brücke von 22 nach 23 war gescheitert.

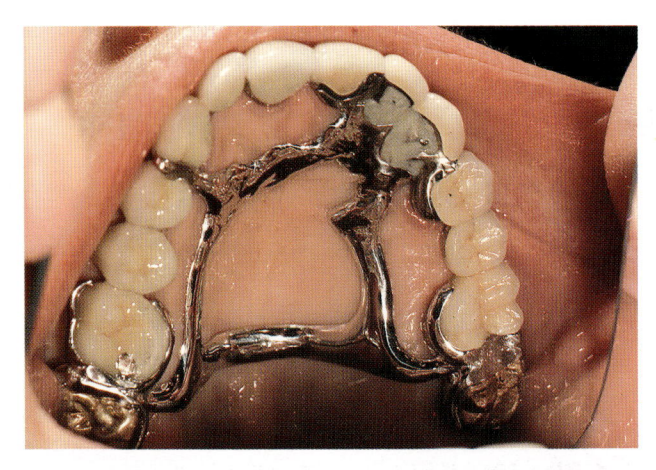

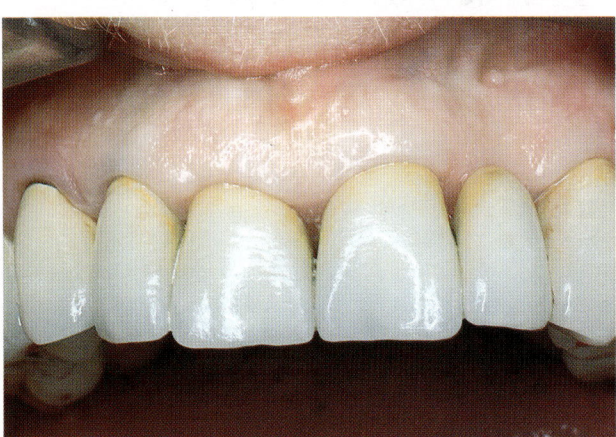

Abb. 25.1b Das Prothesengerüst.

Abb. 25.1c Ersetzen des 22 und 23 durch die Prothese. Die Wurzel des 22 erhält den Knochen.

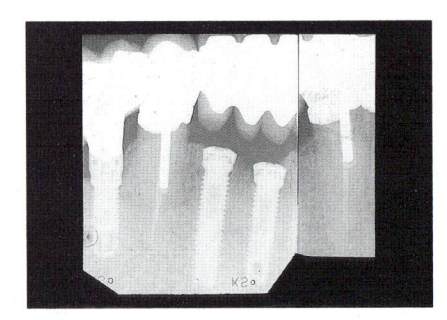

Abb. 25.2 „Schlafende" Implantate zur späteren Verwendung, wenn erforderlich.

getragen, um das Risiko von Keramikfrakturen herabzumindern. Ebenso wichtig ist es, bei Kronen mit kurzen Pfosten oder stark unterschiedlichen Lockerungsgraden zwischen den Pfeilerzähnen, die einwirkenden Kräfte so weit als möglich zu verteilen. Eine Stabilisierungsschiene kann hierbei helfen.

Besteht zwischen CRCP und IP ein großes horizontal : vertikal-Verhältnis sollten in die Schiene Leitkontakte eingearbeitet werden, um einer Rückverlagerung des Unterkiefers vorzubeugen (Kapitel 4).

Der Patient sollte bereits vor Eintritt bedrohlicher Situationen, sowohl mit einem Zahnschutz für sportliche Zwecke, als auch mit einer Stabilisierungsschiene versorgt sein, so daß diese Geräte sofort verfügbar sind.

Metallkappen

In Bezug auf eine in die Zukunft gerichtete Planung verfügen Metallkappen über zwei Vorteile und zwar:

- sie ermöglichen künftige Änderungen;
- sie 'dulden' Zementierungsfehler.

Restaurative Gesichtspunkte

Abb. 25.3 Eckzahnführung mit der Möglichkeit in Gruppenfunktion 'einzutreten', wenn der Eckzahn sich lockern oder abnutzen sollte. Sorgen Sie dafür, daß durch Entfernung des Eckzahns keine Balanceseitenkontakte zustandekommen.

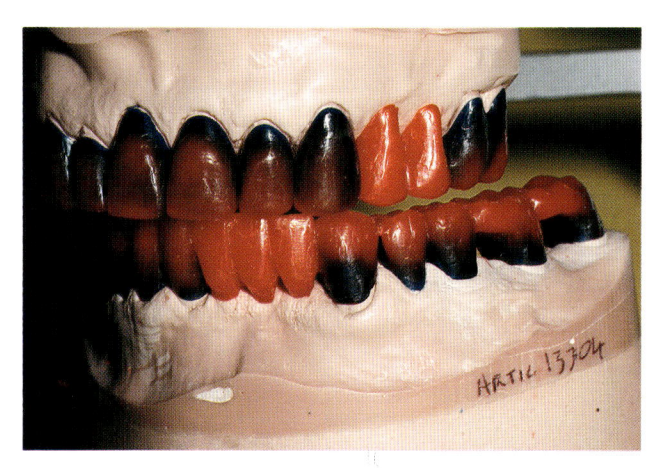

Abb. 25.3a Die aufgewachste Eckzahnführung.

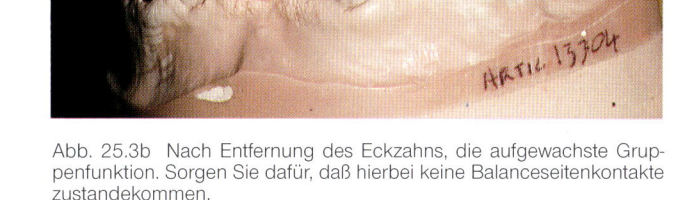

Abb. 25.3b Nach Entfernung des Eckzahns, die aufgewachste Gruppenfunktion. Sorgen Sie dafür, daß hierbei keine Balanceseitenkontakte zustandekommen.

Die hauptsächlichen Nachteile von Unterkappen betreffen die Eingliederung einer plump wirkenden, metallkeramischen Superstruktur, die:

- ästhetische Schwierigkeiten mitsichbringt und
- gingivale Probleme bereitet.

Nachteile müssen gegenüber Vorteilen erwogen werden. Hierbei ist die ästhetische Wahrnehmung des Patienten offensichtlich von erheblicher Bedeutung.

Künftige Änderungen

Wenn man daran denkt, daß ein Brückensegment später entfernt und abgeändert werden muß, beispielsweise, um einen Zahn bzw. dessen Wurzel zu entfernen, oder Zugang für ein osseointegriertes Implantat (Kapitel 33) zu gewinnen, werden Metallkappen auf Pfeilerzähnen in Verbindung mit temporären Zementierungen diese Möglichkeit schaffen.

Wie schon zuvor in Kapitel 18 erwähnt, muß man bedenken, daß es häufig schwierig ist, solche Brücken herunterzunehmen und eine regelmäßige Brückenabnahme ist kontraindiziert, wenn metallkeramische Ankerkronen verwendet wurden. Diese Brückenarbeiten sollten daher mit einer Mischung aus Tembond und Vaseline (1 Länge Basismaterial : 1 Länge Katalysator und 1/2 Länge Vaseline aus einer 2 ml Einmalspritze) einzementiert werden. Wenn sich die Brücke löst, muß der Vaselineanteil reduziert werden, bis die Retention ausreicht.

Zementierungsfehler

Zementierungsfehler sind zu erwarten:

(i) Wenn lange Spannen und kurze klinische Kronen vorliegen. Manchmal ist eine chirurgische Verlängerung der klinischen Krone nicht durchführbar, weil sie entweder die Furkation freilegt, oder bei hochverlaufender Linea obliqua externa das Gingivalgewebe mehr in die Wangenschleimhaut als in den Sulkus verlegen würde. Auch könnte der gesundheitliche Zustand des Patienten eine derartige Maßnahme verbieten, oder der Patient verweigert eine chirurgische Intervention. In diesen Fällen wird man vorzugsweise die Brücke über Metallunterkappen mit temporärem Zement befestigen, so daß sich eventuelle Zementierungs'pannen weitgehend zwischen Superstruktur und Unterkappen, als zwischen Brücke und Zahn einstellen (Abb. 25.4).

(ii) Wenn langspannige Freiendglieder mit festen Pfeilerzähnen (s. Kapitel 19) verbunden sind. In diesen Fällen sind gelöste Zementierungen oder mechanische Defekte der Restaurationen wahrscheinlich. Einzementieren der Superstruktur mit temporärem Zement führt gewöhnlich innerhalb von drei Jahren an ein oder zwei Stellen zwischen Superstruktur und Unterkappen zum Lösen der Zementierung, ohne daß jedoch die gesamte Retention dabei verlorengeht. Vermutlich resultiert diese Tatsache aus der Entlastung der Beanspruchung des normalen Zementes zwischen Kappe und Zahn und der darübergesetzten Keramikbrücke. Interessant ist, daß sich keine Halitosis einstellt.

(iii) Wenn Fälle mit unterschiedlicher Beweglichkeit zwischen Brücke und Pfeilerzähnen vorliegen, insbesondere, wenn ein Mittelpfeiler stärker gelockert ist, als die endständigen Brückenpfeiler. Der hydrostatische Druck während der Zementierung drängt die beweglichere Einheit aus dem Brückengerüst (Kapitel 18). Eine einzeln einzementierte Unterkappe auf diesem Pfeiler bedingt eher einen offenen Randabschluß zwischen Unterkappe und Superstruktur, als zwischen Ankerkrone und Zahn.[2]

(iv) Wenn provisorische Brücken eingesetzt werden. Besteht eine hohe Kariesanfälligkeit, empfiehlt es sich, die provisorische Brücke über Unterkappen zu setzen, so daß ein

Abb. 25.4 Teleskopbrücke. Das Risiko von Zementierungspannen ist nicht auszuschließen.

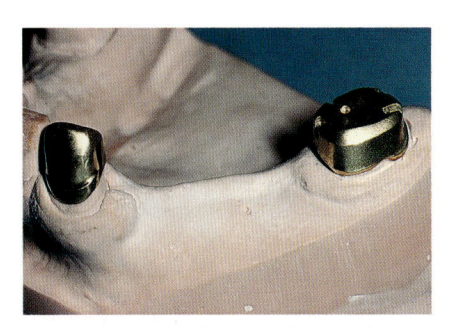

Abb. 25.4a Langspännige Brücke mit kurzen klinischen Kronen. Eine chirurgische Verlängerung der klinischen Kronen ist wegen der hochverlaufenden Knochenkante der Linea obliqua externa nicht möglich.

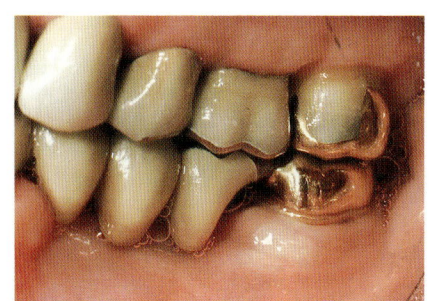

Abb. 25.4b Die mit Tempbond einzementierte Brücke über Unterkappen, welche mit Zinkphosphatzement befestigt wurden. Eine Zementierungs'panne tritt höchstwahrscheinlich eher zwischen der Superstruktur und den darunterbefindlichen Metallkappen, als zwischen Kappen und Pfeilerzähnen auf.

Zementierungsfehler zwischen Kappe und Superstruktur und nicht zwischen der Superstruktur und dem darunterbefindlichen Pfeilerzahn eintritt (Kapitel 8). Wenn sich die Brücke an einem Pfeilerzahn löst, wird sie durch die anderen Ankerzähne gehalten; an dem gelösten Pfeiler wird jedoch keine Karies entstehen.

Intrakoronale Geschiebe

Vorausplanung für Zahnverlust und Brückenerneuerungen unter Verwendung mesialer und distaler Pfeilerzähne

Wenn die Wahrscheinlichkeit besteht, daß ein Zahn verloren geht, dann sollte ein intrakoronales Geschiebe (laborgefertigt, oder als genormtes Fertigteil, z.B. Stern-Mini oder Cendres et Métaux 21:03:2) in die distale Zahnfläche anterior zum anfälligen Zahn eingearbeitet werden (Abb. 21.2b). Zur späteren Verwendung wird von den Restaurationen ein Abdruck genommen und ein Modell hergestellt. Ist der Zahn verloren gegangen, kann man unter Verwendung von Vorwällen anhand des Modells direkt eine formgetreue festsitzend/bewegliche Brückenkonstruktion in das Geschiebe einarbeiten (s. Anhang).

Vorausplanung für Zahnverlust und Ersatz durch eine Teilprothese (insbesondere für den erwarteten Verlust eines distalen Brückenabschnitts)

Wenn zu erwarten ist, daß der distale Brückenabschnitt durch eine Teilprothese ersetzt werden muß, dann werden vier Besonderheiten in dem Zwischenglied anterior zu den fraglichen Brückenpfeilern vorgesehen:

- intrakoronales Geschiebe,
- lingualer Klammerarm,
- Führungsflächen,
- bukkaler Unterschnitt.

Die Abbildungen 25.5a-b veranschaulichen diese Komponenten (s. Anhang).

Intrakoronales Geschiebe
Ist an eine künftige Teilprothese gedacht, wird man vorzugsweise ein genormtes Geschiebeteil verwenden z.B. das Beyeler-Geschiebe (Cendres et Métaux 21:03:2), weil dieses über ausgeprägte Führungsflächen verfügt.

Lingualer Klammerarm
In das Zwischenglied wird ein linguale Auflage gefräst, so daß ein lingualer Klammerarm an der distal stehenden Ankerkrone angebracht werden kann (Abb. 25.5). Dieser Ausleger verleiht der Geschiebeverbindung laterale Stabilität, verhütet vorzeitigen Verschleiß des intrakoronalen Geschiebes und ist von besonderer Bedeutung für Pfeilerzähne mit schwindender parodontaler Abstützung und Lockerung. Zusätzliche Stabilität kann durch Einarbeitung einer lingualen Schraube erzielt werden. Bei der Einprobe der Ankerkronen im Munde, wird man vorzugsweise das Gußteil, welches aus der intrakoronalen Geschiebepatrize und dem lingualen Klammerarm besteht, von den Ankerkronen getrennt arbeiten. Im Munde wird von diesem Teil ein Lötabdruck genommen, und anschließend wird das Geschiebeteil mit der Ankerkrone verlötet. Die Lötverbindung ist in Abb. 25.5c dargestellt.

Führungsflächen
An der distalen und lingualen Seite werden Führungsflächen vorgesehen (Abb. 25.5b), die den Friktionswiderstand zwischen den Komponenten verstärken und als Führungsflächen für eine künftige Prothese dienen.

Bukkale Unterschnitte
Für die künftige Klammeranlage wird an dem Zwischenglied ein mesiobukkaler oder distobukkaler Unterschnitt angebracht. Wenn die Brücke später entfernt und durch eine

Restaurative Gesichtspunkte

Abb. 25.5 Vorausplanung für den Verlust von Seitenzahneinheiten.

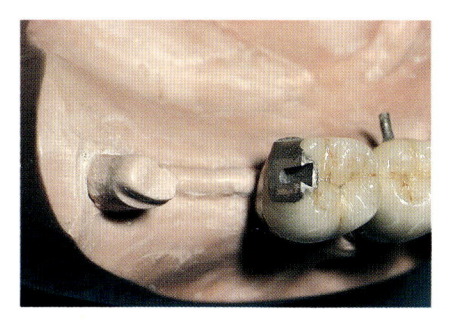

Abb. 25.5a Planung für den Ersatz durch eine Prothese oder neue Seitenzahnbrücke. Intrakoronales Geschiebe innerhalb des Zwischengliedes, gefräste Klammerauflage, um einen Klammerarm aufzunehmen, Führungsflächen, distobukkale Unterschneidung.

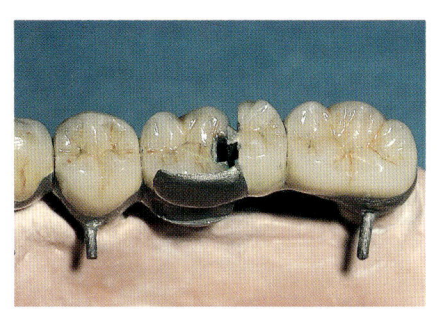

Abb. 25.5b Seitenzahnrestauration unmittelbar vor dem Einsetzen.

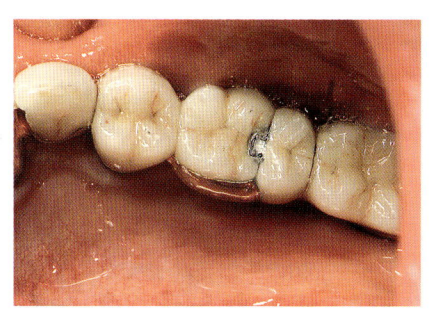

Abb. 25.5c Lötverbindung mesial vom lingualen Klammerarm. Auf den Klammerarmausleger wurde Antiflux aufgetragen. Wenn sich ein Mißerfolg einstellt, wird die Lötstelle durchtrennt, die hintere Brückensektion entfernt und ein neuer Ersatz angefertigt.

Abb. 25.6 Bidirektionale Geschiebe.

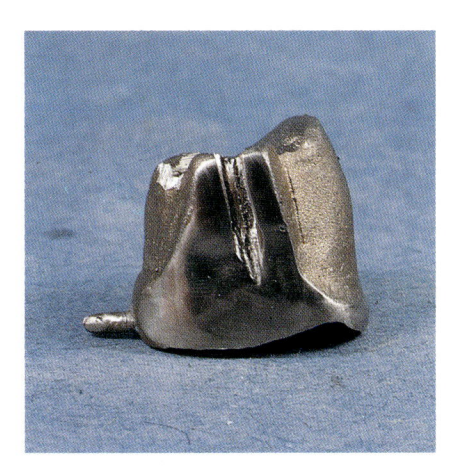

Abb. 25.6a Krone mit Matrize, die es ermöglicht, daß die Patrize durch die offene Basis des Geschiebeschlitzes abgenommen werden kann.

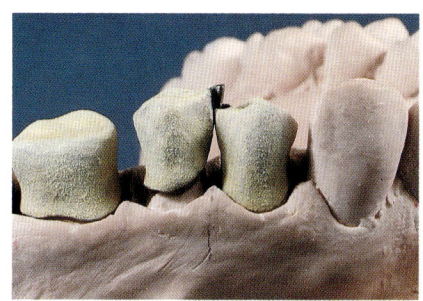

Abb. 25.6b Die Matrize befindet sich in 24, die Patrize ist an 25 angebracht. Der Zahn 25 kann durch Herausgleiten der Patrize nach okklusal entfernt werden. Der Zahn 24 kann entfernt werden, indem die Patrize durch die basale Öffnung der Matrize herausgleitet (s. Abb. 25.6a). Beide Kronen werden über Metallunterkappen zementiert.

Teilprothese ersetzt wird, sind alle obengenannten Vorrichtungen für Sitz und Retention der Prothese vorhanden. Die Klammerarmretention mit einem einfachen intrakoronalen Geschiebe ist einstellbaren intrakoronalen Ankerelementen vorzuziehen, weil die erstere eine größere Anpassungsfähigkeit für künftige Veränderungen bietet.

Da es sich um eine starre Verankerung handelt, ist wichtig, daß man zur Prothesenherstellung eine andere Gußtechnik anwendet. Die intrakoronale Patrize wird zunächst nicht angebracht, bis die Prothesenbasis sich stabil eingelagert hat (s. Kapitel 32 und Anhang). Das Zwischenglied, welches die Geschiebematrize enthält, muß durch eine entsprechende Anzahl von Halteelementen mit geeigneter Festigkeit und Retention versorgt werden.

Bidirektionale Geschiebe

Manchmal ist ungewiß, welcher von zwei Zähnen die schlechtere Prognose hat und infolgedessen könnte die falsche Wahl getroffen werden, welcher Zahn das Matrizenteil eines Geschiebes aufnimmt. Die Erweiterung der Matrizenbasis zu einer weiteren Öffnung ermöglicht, daß sowohl die Krone mit dem Patrizenteil, als auch die Krone mit dem Matrizenteil abgenommen werden kann (Abb. 25.6b). Hinsichtlich des labormäßigen Vorgehens, siehe Anhang.

Teleskopierende Zwischenglieder

Die Herstellung des Zwischengliedes erfolgt in zwei Teilen, wobei dessen Substruktur mit einer Ankerkrone und die Superstruktur mit dem unsicheren Pfeilerzahn verbunden wird. Falls erforderlich, lassen sich die Extraktion dieses

Kapitel 25 Vorausschauende Planung

Abb. 25.7 Teleskopierendes Zwischenglied, das eine spätere Brückenerweiterung zuläßt.

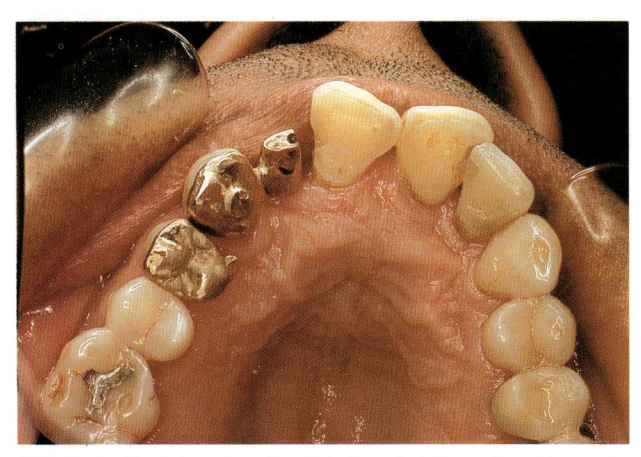

Abb. 25.7a Die Substruktur. Der Zwischengliedpfosten für 12 ist an die Ankerzähne als Freiendglied angefügt und besitzt eine mesiale Nut für zusätzliche Retention und Festigkeit.

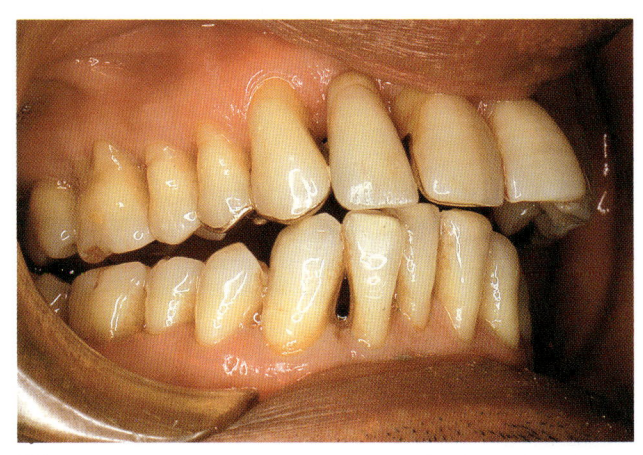

Abb. 25.7b Die zementierte, teleskopierende Brücke nach 10 Jahren. Die Zahnblende 12 kann später, wenn erforderlich, entfernt, und die Brücke erweitert werden, ohne die Kronen 13 und 14 herunternehmen zu müssen.

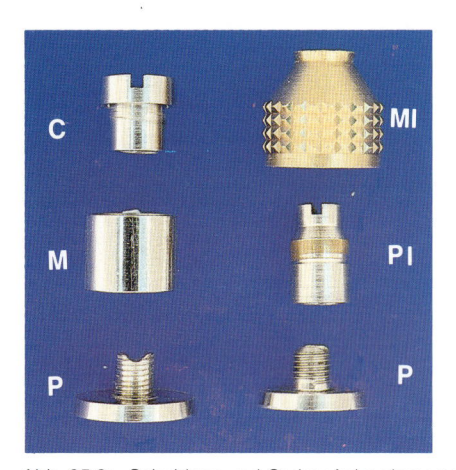

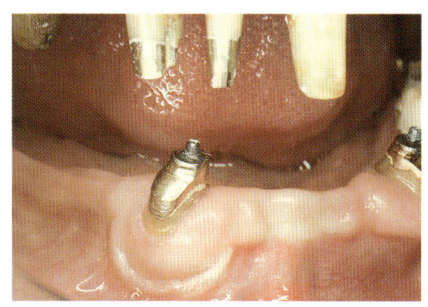

Abb. 25.8b Schubiger-Ankerelement; der Gewindepfosten wurde auf die Wurzelkappe gelötet.

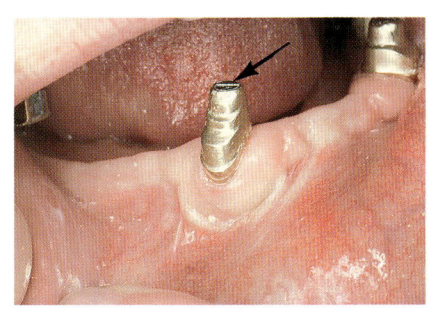

Abb. 25.8c Die Buchse, welche über den Gewindepfosten paßt, wurde durch Anguß zu einer Kappe ausgeformt. Die Kappe wurde einzementiert und mit dem Gewindepfosten verschraubt, wobei die Schraube für zusätzliche Retention und Stabilität sorgt.

Abb. 25.8a Schubiger- und Gerber-Ankerelemente. P = Patrize – Lötbasis mit Gewindepfosten. Die Basis wird auf die Wurzelstiftkappe gelötet. Die Schubiger- und die Gerber-Basis sind beide gleich. Pl = Patrize des Gerber-Ankers; MI = Gerber-Matrize, die über die Patrize schnappt und als Retentionselement der Teilprothese dient. M = Matrizenbuchse des Schubiger-Ankers, die über die Patrize gleitet und Gold-angußfähig ist. C = Schraubhülse, welche sich durch die Matrizenbuchse auf die Patrize aufschrauben läßt.

Zahnes und die Erweiterung der Brücke zu einem späteren Zeitpunkt wesentlich einfacher durchführen, ohne daß die Ankerkronen abgenommen werden müssen (Abb. 25.7).

Das Schubiger-Schraubankerelement
(Cendres et Métaux 33.02.5, 33.02.8) (Abb. 25.8)

Dieses ist ein nützliches Ankerelement aus drei Teilen:

- einer Patrize mit Lötbasis und Gewindepfosten. Der Anker wird auf eine Wurzelstiftkappe gelötet;
- der Matrizenbuchse; diese gleitet über die Patrize und ist angußfähig;
- der Schraubhülse; diese schraubt sich auf die Patrize und hält Patrize sowie Matrize zusammen.

Als Beispiel für dessen Brauchbarkeit könnte sich folgende Situation ergeben: Eine festsitzende Brücke soll auf wurzelbehandelte Pfeiler gesetzt werden; möglicherweise ist jedoch die

Restaurative Gesichtspunkte

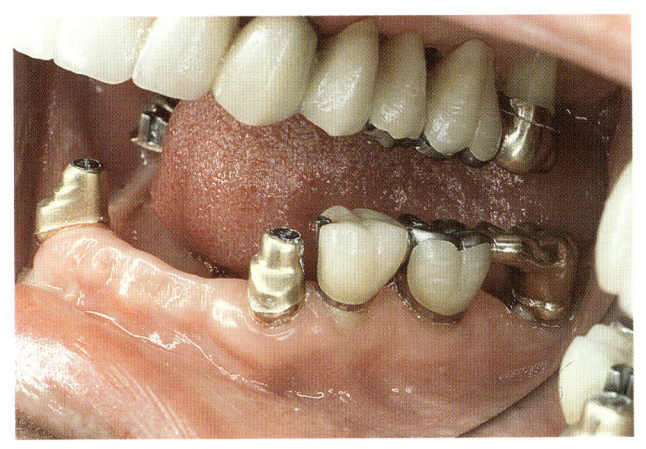

Abb. 25.8d Mesiale Geschiebematritzen bei 34 und 47 und Kappen auf 33 und 43.

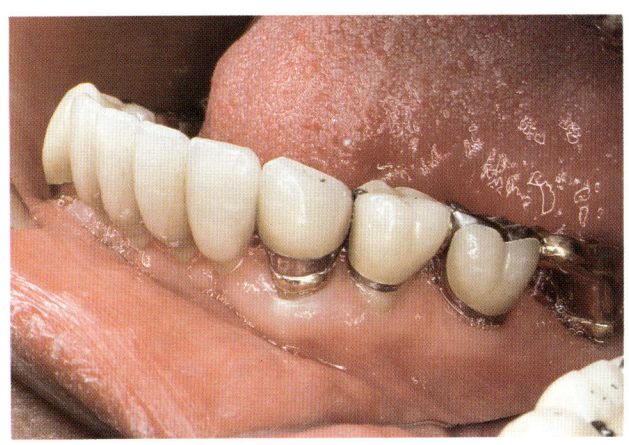

Abb. 25.8e Die mit Tempbond einzementierte Brücke. Sollte die mangelhaft gestützte Seitenzahneinheit scheitern, kann die Brücke heruntergenommen, die Kappen abgeschraubt und eine durch Stegreiter befestigte Steg-Prothese hergestellt werden.

Abb. 25.8f Schubiger/Gerber-Gewindepfosten auf die Wurzelkappe gelötet (der Pfosten kann die Buchse und die Schraubhülse des Schubiger-Ankerelementes aufnehmen, oder die Patrize des Gerber-Resilienzankers).

Abb. 25.8g Die Patrize des Gerber-Ankers wurde auf den Gewindepfosten aufgeschraubt.

Abb. 25.8h Die Matrize schnappt über die Patrize; sie wird in die Prothese eingearbeitet.

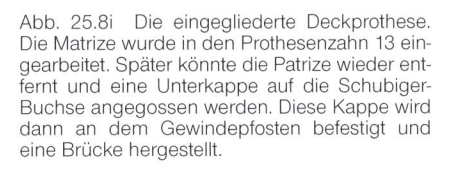

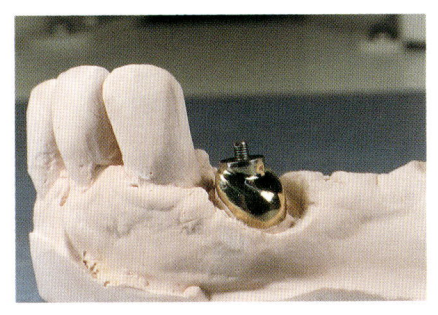

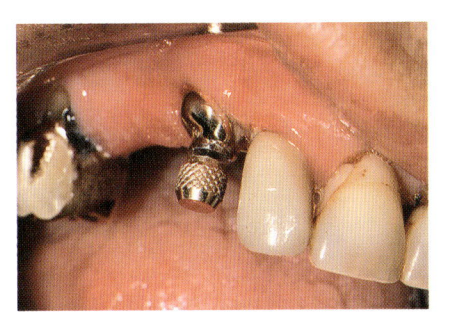

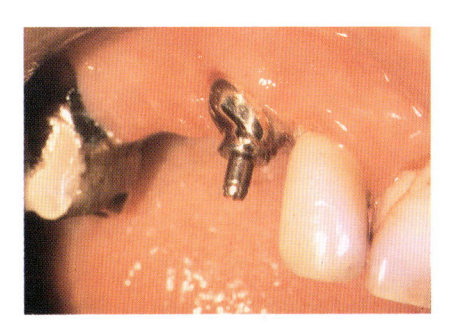

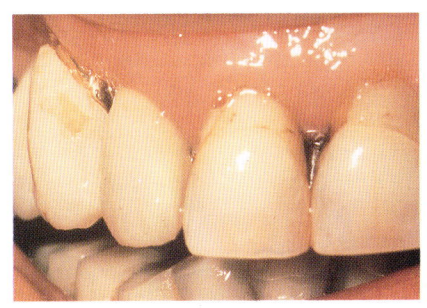

Abb. 25.8i Die eingegliederte Deckprothese. Die Matrize wurde in den Prothesenzahn 13 eingearbeitet. Später könnte die Patrize wieder entfernt und eine Unterkappe auf die Schubiger-Buchse angegossen werden. Diese Kappe wird dann an dem Gewindepfosten befestigt und eine Brücke hergestellt.

Umwandlung in eine Deckprothese zu erwarten (Abb. 25.8b). Die Patrize wird auf die Oberfläche der Wurzelkappe gelötet und eine Metallkappe durch Anguß an die Matrizenbuchse hergestellt. Beide Kappen werden durch die Schraubhülsen und Zement befestigt (Abb. 25.8b+c). Die Brückenkonstruktion wird mit temporärem Zement einzementiert (Abb. 25.8d+e). Sollte die Brücke an einem Seitenzahn defekt werden, kann man sie herunternehmen, die Kappen auftrennen und abschrauben, sowie neue Kappen herstellen, die eine Stegverankerung mit Stegreitern aufnehmen (s. Kapitel 31).

Schubiger-Ankerelement plus Gerber-Resilienzanker (Cendres et Métaux 42.02.5, 42.02.8) (Abb. 25.8)

Einer der Vorteile des Schubiger-Ankerelementes besteht darin, daß es mit dem Gerber-Resilienzanker austauschbar ist. Letzterer besteht aus einer Lötbasis, die, identisch mit der Schubigerpatrize, einen senkrechten Gewindepfosten trägt und einen Patrizenaufbau, der sich auf den Gewindepfosten aufschrauben läßt. Die Matrize lagert auf der Patrize und dient als Retentionsanker für eine Teilprothese (Ab. 25.8f-i). Bei Abnahme des Patrizenaufbaus erscheint der Gewindepfosten, auf den eine Schubiger-Matrizenbuchse mittels der Schraubhülse befestigt werden kann. In dem in Abb. 25.8e dargestellten Behandlungsfall ist schrittweise der Ersatz der defekten Brücke durch eine neue Brückenkonstruktion vorgesehen. Demzufolge kann man auf die Eckzähne zunächst Gerber Resilienzanker einschließlich einer Deckprothese aufsetzen. Zu einem späteren Zeitpunkt können die Gerber-Resilienzanker abgenommen und Schubiger-Ankerelemente aufgeschraubt werden, die dann als Pfeilerstützen für eine neue festsitzende Brücke dienen. Alternativ könnte die Brücke zunächst auf Schubiger-Ankerelementen abgestützt werden mit der Aussicht auf späteren Ersatz durch eine Deckprothese unter Verwendung von Gerber-Resilienzankern.

Es ist besser, wenige Ankerelemente wirksam einzusetzen, als viele unwirksam.

Lötverbindungen und Geschiebe

In Bereichen, in denen eine hohe Spannungskonzentration zu erwarten ist, empfiehlt es sich, eine laborgefertigte vertikale Matrize und Patrize einzuarbeiten. Dies vergrößert die Oberfläche der Lötverbindung und bietet auch ein mechanisches Halteelement, sollte die Lotstelle später versagen. (in über 20 Jahren hatte ich meines Wissens nur zwei Lotstellendefekte; das leugnet jedoch nicht das Prinzip, daß Lotstellenbrüche vorkommen.)

Gerüstkonstruktion unter der Keramik

In Erwartung hoher okklusaler Belastungen sollte das Metallgerüst so gestaltet werden, daß die darüberbefindliche Keramik wirksam gestützt wird. Von der diagnostischen Wachsaufstellung werden daher Vorwälle gefertigt und das Metallgerüst wird mit ausreichend Platz für die Keramik formgetreu, entsprechend dem Vorwall hergestellt (s. Anhang).

Überlegungen zur Überwachung von Zahnerkrankungen
Karies

Für alle Patienten mit natürlichen Zähnen sollte eine Vorsorgetherapie eingleitet werden, insbesondere aber für kariesanfällige Patienten (siehe Seiten 105 und 441). Diese Therapie sollte folgende Maßnahmen einschließen:

- Anleitungen zur Mundhygiene;
- Ernährungsberatung;
- Verordnung zuckerfreien (Xylit) Kaugummis, wo angebracht (Vorsicht ist geboten bei Magenulzera, weil bei leerem Magen der Kauakt die Magensaftproduktion stimuliert);[3-5]
- Fluoridspülungen (0.05% NaF tägl.);[6-8]
- fluoridierte Zahnpasten;[9]
- Lactobacillus und Streptococcus mutans-Zähltests (Dentocult – LB und SM) für kariesanfällige Personen.[10-13]

Parodontitis

Ein Vorsorgeprogramm sollte für alle Patienten eingerichtet werden. Ziele und Verordnungen sind hierbei in Beziehung zu setzen mit:

- der Krankheitsanfälligkei;
- dem Risikofaktor, d.h. wie anfällig ist der Patient hinsichtlich einer widerkehrenden Parodontitis. Gegenwärtig gibt es hierüber keine verläßlichen Erhebungen. Je größer jedoch die Anzahl restlicher parodontaler Taschen von ≥ 4 mm, desto größer ist das Risiko künftigen Attachmentverlustes;[14] und je tiefer die restlichen Taschen, desto größer das Risiko künftigen Attachmentverlustes.[15] Außerdem steht der vorangegangene Attachmentverlust sehr in Zusammenhang mit dem Risiko künftigen Attachmentverlustes.[14] Wie nachteilig würde sich das spätere Wiederauftreten auswirken? Ein Patient, der im Alter von 45 Jahren durchbehandelt wird und 2 mm tiefe Zahnfleischfurchen ohne margialen Knochenverlust aufweist, ist wenig gefährdet. Derjenige 45-jährige, der jedoch an allen, oder den meisten Zähnen bereits 75% an Attachment eingebüßt hat und zahnärztlich durchbehandelt wurde, stellt ein hohes Risiko dar, denn schon geringe Attachmentverluste nach einem Rückfall können zum totalen Scheitern der Restaurationen führen. Patienten mit hohen Risiken müssen daher am Anfang monatlich nachkontrolliert werden. Wenn sie gut auf die Behandlung ansprechen, können die Intervalle zwischen den Nachkontrollen auf alle drei Monate ausgedehnt werden.

Als generelle Regel gilt:

- Der Patient sollte die Unterseite von Stegen unter Anwendung von Zahnseide, oder mittels Gazestreifen nach Art der Hochglanzpolitur beim Schuheputzen 'aufpolieren.'
- Die Zwischenräume von Frontzahnbrücken oder Kronen sollten so oft wie möglich gereinigt werden, indem, anstelle von Zahnhölzchen, die Borsten einer weichen Interdentalbürste von lingual schräg in die Zahnzwischenräume geführt werden, um die Interdentalpapillen zu erhalten (Abb. 25.9a).
- Die Wichtigkeit der Teilnahme des Patienten an Vorsorgeprogrammen, kann nicht genug betont werden. Wilson et al. (1987)[16] berichteten, daß von den 162 Patienten, die sich einer Parodontaltherapie unterzogen, keine derjenigen 58 Personen, die rückhaltlos die verordneten Nachsorgeintervalle einhielten, irgendwelche Zähne verloren hatten, während diejenigen, die dem nicht folgten, den Verlust von Zähnen zu beklagen hatten. Je häufiger sich ein Patient zur Nachsorgetherapie einfand,

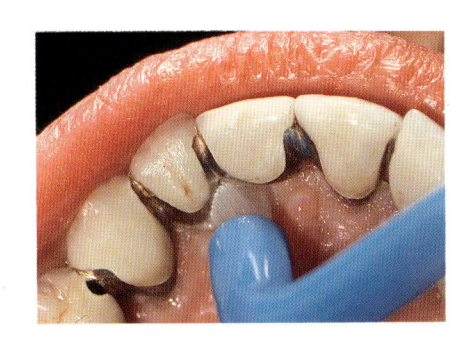

Überlegungen zur Überwachung von Zahnerkrankungen

Abb. 25.9a Reinigung einer Frontzahnbrücke oder Kronen von der lingualen Seite. Die Bürstenspitze wird schräg in die Zahnzwischeräume geführt, um die Papillen auf der labialen Seite zu erhalten, anstatt sie mit einem Zahnhölzchen von labial zu bearbeiten, denn dies könnte die interdentalen Papillen schädigen.

NAME

DATE	PRODUCT	TEETH	PRESCRIPTION	COMMENTS	LIST OF PRODUCTS
					CORSODYL MOUTHWASH
					CORSODYL GEL
					ORAL B WOODSTICKS
					DURAPHAT VARNISH
					TANDEX DENTAL FLOSS (WAXED)
					REACH DENTOTAPE
					FLOSS THREADER
					FLUORIGARD DAILY MOUTHWASH
					FLUORIGARD WEEKLY MOUTHWASH
					GAUZE SQUARES
					TANDEX SOLO INTERSPACE BRUSH
					SENSODYNE INTERDENTAL BRUSH
					KITTY WATER PIK
					MOUTH MIRROR
					PROXA BRUSH (BUTLER)
					ORAL B 30 PLUS INDICATOR BRUSH
					SENSODYNE PERIO BRUSH
					DENTURE BRUSH

Abb. 25.9b Verordnungsblatt der Prophylaxehelferin. Dieses wird bei allen Patienten in dem Behandlungsplanungs-Ordner aufbewahrt. Für jeden Zahn werden entsprechend der Verordnung die Eintragungen vorgenommen.

desto weniger wahrscheinlich mußte er Zähne einbüßen. (betreffend die Wilsonstudie ist es jedoch möglich, daß den unkooperativen Patienten der Verlust von Zähnen nichts ausmachte und sie aus diesen Gründen so handelten, während kooperative Patienten eine Weiterbehandlung wünschten. Das bedeutet, möglicherweise war es mehr die Einstellung des Patienten, die das Resultat bestimmte, als die Therapie. Hierzu sind weitere Untersuchungen notwendig.)
- Nicht parodontitisanfällige Patienten können in drei bis sechsmonatigen Abständen durch die Prohylaxehelferin betreut werden.
- Patienten mit einer Parodontitis-Vorgeschichte, jedoch gut erhaltener Abstützung, werden in dreimonatigen Recalls von der Prophylaxehelferin und sechsmonatigen Recalls vom Zahnarzt versorgt.[17]
- Stark anfällige Patienten, für die ein Rückfall sich katastrophal auf ihre Zähne und damit auch auf die Rekonstruktion auswirken würde, sollten anfangs auf monatlicher Basis sowohl von der Prophylaxehelferin als auch vom Zahnarzt behandelt werden. Wenn eine günstige Reaktion zu beobachten ist, können diese Besuche bei der Prophylaxehelferin auf alle drei Monate und beim Zahnarzt auf alle sechs Monate eingeschränkt werden.[18]
- Flache, nichtblutende Taschenbereiche sollten nicht instrumentell behandelt werden.
- Progressiver Attachmentverlust und/oder fortgesetzte Blutungen, besonders im Bereich einer tiefen, oder sich

vertiefenden Tasche,[13] sind Indikationen für öftere Nachsorgebehandlungen und Debridement unter direkter Sicht durch Lappen-OP und zusätzliche Antibiotikatherapie (s. Seite 437).
- Der Mundhygiene-Verordnungsbogen (Abb.25.9b) wird dem Behandlungsplanordner beigefügt. Dieser beinhaltet eine durch EDV-Textverarbeitung auf den neuesten Stand gebrachte Auflistung aller in der Praxis durchgeführten, oralen Hygienemaßnahmen. Die Verordnung kann für jeden Patienten in Bezug auf die Recall-Häufigkeit und für jeden einzelnen Zahn entsprechend der besonderen oralhygienischen Erfordernisse eingetragen werden.
- Hinsichtlich spezieller Techniken bei der Versorgung parodontitisanfälliger Patienten wird der Leser auf die Literatur von Schuger et al. (1977)[1] Kapitel 30 und auf Khristoffersen et Meyer (1983)[19] hingewiesen.

Gingivalränder

Wenn das frontale Gingivalgewebe dünn ausgebidet ist, besteht ein deutliches Risiko zu apikalgerichtetem Abbau der Gingiva mit Freilegung von Kronenrändern, besonders bei Dehiszenz oder nach chirurgischer Korrektur z.B. einer lateralen Perforation. Das Zahnfleischniveau muß alle zwei bis drei Monate kontrolliert werden. Wenn man Rezessionen beobachtet, wird der Patient dahingehend unterwiesen:

- den bestimmten Bereich eine Woche lang nicht zu bürsten;
- Chlorhexidin-Gel oder 1%ige Aureomycin-Augensalbe zwei Wochen lang, dreimal täglich auf den Zahnfleischrand aufzutragen. Bei Anwendung von Chlorhexidin müssen angrenzende Kompositrestaurationen mit Vaseline abgedeckt werden, um Verfärbungen zu verhindern;
- beim Zähneputzen nur koronale Bewegungen mit der Zahnbürste auszuführen (diese Behandlungsmethoden bedürfen jedoch des Nachweises wissenschaftlicher Stichhaltigkeit).
- Wenn Kronenränder unverändert zwei bis drei Monate freiliegen und den Patienten beunruhigen, sollte eine chirurgische Korrektur erwogen werden (Kapitel 20, Seite 329).

Zahnbeweglichkeit

Diese ist gewöhnlich Zeichen von Attachmentverlust oder Okklusionstraumen; sie sollten, wie in Kapitel 33 beschrieben, entsprechend behandelt werden.

Prothesen, gestützt durch osseointegrierte Fixturen

Im Hinblick auf Behandlungsplanung, siehe Kapitel 33.

Neuromuskulatur

(siehe Kapitel 26-28)
Palpatorische, muskuläre Empfindlichkeit und Muskelsymptome sollten regelmäßig überprüft werden. Vorliegende Anzeichen und/oder Symptome verweisen auf die Notwendigkeit für:

- Aufklärung über orale Angewohnheiten, z.B. exzentrisches Knirschen, Bleistiftbeißen usw.
- Aufklärung über Streßbewältigung, z.B. Meditation, Lebensweise, Ratschläge für Entspannungstechniken;
- eine okklusale Stabilisierungsschiene;
- eine Medikation, zum Beispiel trizyklische Antidepressivatherapie (s. Kapitel 27).
- Muskelübungen.

Temporomandibuläres Gelenk

(s. Kapitel 28)
Die Ausprägung reziproker Knackgeräusche oder Reibegeräusche verweisen auf die Notwendigkeit für:

- Aufklärung über Angewohnheiten;
- die Vermeidung weiter Mundöffnung, z.B. durch Faust unter das Kinn beim Gähnen;
- eine okklusale Stabilisierungsschiene in dem Versuch, Schaden zu begrenzen und den Heilungsprozeß einzuleiten;
- die Verordnung einer trizyklischen Antidepressivatherapie;
- weitere Untersuchungen, z.B. Kernspinntomographie, oder bei besonders hartnäckigen und nicht abklingenden Gelenkbeschwerden, eine Arthroskopie.

Die Entwicklung eines frontal offenen Bisses ist Hinweis für eine Lageveränderung des Gelenkkopfes, zum Beispiel bei rheumatoider Arthritis; sie begründet die Notwendigkeit für:

- eine Blutuntersuchung auf Rheumafaktoren;
- Röntgenaufnahmen des Kiefergelenks – lateral-transkraniale Darstellungen oder vorzugsweise koronale Tomographien oder CT-Schichtaufnahmen;
- einen okklusalen Plattenbehelf, um die Lücke 'auszufüllen'.

Generelle Regeln

Der Patient sollte regelmäßig untersucht werden und sämtliche Kronen- und Brückenarbeiten müssen hierbei sondiert und durch Zug überprüft werden, „so wie Sie es auch bei Arbeiten anderer Kollegen praktizieren."
Der Patient sollte alle zwei bis drei Jahre so gründlich untersucht werden, als wäre er ein Neuzugang, um seitens des Patienten, der Prophylaxehelferin oder des Zahnarztes keine Gleichgültigkeit aufkommen zu lassen.

Überlegungen zur Finanzplanung

Die finanziellen Folgen eines späteren Mißerfolgs kann die Auseinandersetzung mit dem Patienten schwierig gestalten und die Art und Weise wie das geschieht, wird jeder einzelne Praktiker unterschiedlich handhaben. Sowohl Zahnarzt wie auch Patient müssen erkennen, daß die Behandlung eines anfälligen Individuums ansteht, zumal ein Mißerfolg bereits eingetreten war. Der Zahnarzt, der die Zahnersatztherapie durchführt, ist nicht für die Anfälligkeit des Patienten verantwortlich. Es ist der Patient, der durch seine Anfälligkeit die Erkrankung und damit das Problem in den Vordergrund rückt,- nicht der Zahnarzt. Der Behandler versucht guten Glaubens zu helfen. Die Schwierigkeiten beginnen, wenn die eigene Arbeit mißlingt, und in einigen Fällen erweist sich dies als unvermeidbar. Die Frage erhebt sich, wer für die Heilkosten aufkommt. Wenn der Zahnarzt aufrichtig der Meinung ist, daß spezielle Mängel nicht auf eine minderwertige Behandlung zurückzuführen sind, muß für die Bemühungen ein Honorar erhoben werden. Eine Möglichkeit besteht darin, das Honorar für die originale Arbeit mit einer ausreichend großen Gewinnspanne in Rechnung zu stellen, so daß künftige Nachbesserungen damit gedeckt sind. Der Zahnarzt muß sich darüber im klaren sein, daß er in diesem Fall als Versicherer auftritt. Diese Erkenntnis ist wichtig, denn je mehr hochriskante Patienten betreut werden, desto größer ist für den Praktiker das Risiko finanzieller Einbußen. Es ist auch möglich, daß die originalen Gewinne bereits verbraucht, anstatt angelegt wurden und daß zwischenzeitlich die Kosten angestiegen sind. Folgende Lösungen sollten daher als Alternativen in Betracht gezogen werden.

Der Mißerfolg innerhalb des ersten Jahres

Ohne Frage muß jeder Mißerfolg innerhalb des ersten Jahres, den der Behandler als klinischen Fehler erachtet, ohne Kosten für den Patienten korrigiert werden. Mängel innerhalb des ersten Jahres, die sich aus anderen Gründen einstellen, werden berechtigterweise gegen eine Gebühr beseitigt. Gelegentlich werden auch als Akt guten Willens keine Gebühren erhoben. Im allgemeinen sollte man jedoch eine Vergütung einfordern, zum Beispiel für endodontische Behandlungen, lokale parodontalchirurgische Maßnahmen usw. Seien Sie darauf vorbereitet, daß der Patient betroffen reagieren kann, wenn beträchtliche Kosten in die Originalbehandlung einbezogen wurden. Wichtig ist, dem Patienten jederzeit aufrichtig zu begegnen und auf jede Unzufriedenheit einzugehen.

Der Mißerfolg nach Ablauf des ersten Jahres

Mißerfolge nach einem Jahr aufgrund von Fehlern seitens des Behandlers, sollten kostenlos korrigiert werden, selbst wenn es infolge Besserung der Erkrankung nach dem ersten Jahr gerechtfertigt erscheinen würde, eine Gebühr zu erheben. Wenn diese Maßnahmen den teilweisen Ersatz der originalen Arbeit einschließen, werden einige Behandler erneut Honorar fordern und die ursprünglichen Kosten um den Betrag für die anteilige Arbeit rückvergüten. Dies muß jedoch als eine individuelle Entscheidung gewertet werden.

Wenn die Gewinnspannen bei 25% liegen, erfordert jede ohne Honorar neugefertigte Krone kostenmäßig drei liquidationsfähige Kronen, um eine Neueingliederung abzudecken. Diesen finanziellen Sachverhalt muß man gegen das Bemühen aufwiegen, durch Wohlwollen ein gutes Verhältnis mit dem Patienten zu bewahren.

Versicherungssysteme

Einige Patienten möchten eine Versicherungspolice abschließen, die einen etwaigen, späteren Mißerfolg abdeckt, obwohl lohnende Policen teuer sind. Praktiker, die sorgfältige Aufzeichnungen über Mißerfolge führen, befinden sich in der besseren Position, um Patienten über die Möglichkeit eines derartigen Mißerfolgs zu beraten und ermöglichen damit dem Patienten, eine fundierte Entscheidung zu treffen.

Neue Techniken

Wenn nach einer Behandlung neue Techniken verfügbar werden, die das Ergebnis verbessert hätten, wenn sie früher zur Verfügung gestanden hätten, dann sollte sich der Zahnarzt nicht schuldig fühlen – vorausgesetzt, er hat mit den Entwicklungen durch Lesen und Fortbildung Schritt gehalten und ist in der Lage, diese alternative Behandlung den Patienten anzubieten, die daraufhin um Rat und Behandlung nachsuchen.

Checkliste der Planung für die Zukunft

- Bedenke ich mögliche künftige Komplikationen oder bin ich der Meinung, daß mit dem Einzementieren der Brücke die Behandlung beendet ist?
- Verfüge ich über einige Techniken, die ich gut nutzen kann, um spätere Änderungen vorzunehmen, ?
- Ist der Zahntechniker, mit dem ich zusammenarbeite imstande, diese Techniken umzusetzen?
- Habe ich den Patienten über mögliche Änderungen in der Zukunft hinreichend aufgeklärt?
- Versorge ich den Patienten mit einem Zahnschutz für sportliche Aktivitäten?
- Bezieht sich meine Planung für die Zukunft auf die Kompensation von Unzulänglichkeiten meiner Behandlung, oder ist sie auf die Probleme des Patienten ausgerichtet? (letzteres sollte der Fall sein)
- Wenn meine Arbeit scheitert, kann ich mein Gewissen erforschen und sagen, dies geschah durch die Erkrankung des Patienten und nicht durch meinen, meines Technikers, oder meiner Prophylaxehelferin Fehler?
- Habe ich vor Eintritt der Ereignisse die finanziellen Konsequenzen eines Mißerfolgs der umfangreichen und daher kostspieligen Arbeit bedacht?
- Denken Sie daran, wiederholte Mißerfolge umfangreicher restaurativer Behandlungen sind eine sehr abschüssige Bahn mit erheblichen Belastungen und finanziellen Katastrophen.
- Bin ich mir sicher, daß ich dergleichen Arbeiten wirklich ausführen möchte?

Literaturhinweise

1. Schluger S, Yuodelis R A, Page R C. Periodontal Disease. Lea and Febiger, Philadelphia 1977; pp 684.
2. Sornkul E, Martel M, Stannard J. In vitro study of cementation of cast splints on nonmobile and mobile teeth. Int J Prosthodontics 1990; 3: 449-456.
3. Scheinin A, Makinen K K, Tammisalo E, Rekola M. Turku sugar studies XVII – Incidence of dental caries in relation to 1-year consumption of xylitol chewing gum. Acta Odont Scand 1975; 33: 269-278.
4. Scheinin A, Markinen K K, Ylitalo K. Turku sugar studies I-XXI. Acta Odont Scand 1975; 30: suppl. 70.
5. Edgar W, Geddes D A. Chewing gum and dental health – a review. Brit Dent J 1990; 4: 173-176.
6. Rekola M. A planimetric evaluation of approximal caries progression during one year of consuming sucrose and xylitol chewing gums. Proc Fin Dent Soc 1986; 82: 213-218.
7. Ogaard B, Ariends J, Rolla G. Action of F. on development of root surface caries in vivo. Abstracts of papers, presented at the 36th Orca Congress. Caries Res 1986; 20: 270 277.
8. Indiana University. Specific Recommendations for Fluoride in Adults. Department of Preventive Dentistry, DPD/IUSD 4/86.
9. Jensen M. The effect of fluoridated dentifrice on root and coronal caries in an older adult population. J Amer Dent Assoc 1988; 117: 829-835.
10. Crossner C G. Salivary lactobacillus counts in the prediction of caries activity. Com Dent Oral Epidem 1981; 9: 182-190.
11. Crossner C G., Hagberg C. A clinical and microbiological evaluation of the Dentocult dipslide test. Swed Dent J 1977; 1: 85-94.
12. Larmas M. A new dipslide method for the counting of salivary lactobacilli. Proc Fin Dent Soc 1975; 71: 31-35.
13. Anderson M H, Bales D, Karl-Ake Omnell. Modern management of dental caries: The cutting edge is not the dental bur. J Amer Dent Assoc 1993; 124: 37-44.
14. Haffajee A D, Socransky S, Lindhe J, Kent R L, Okamoto H, Yoneyoma T. Clinical risk indicators for periodontal attachment loss. J Clin Periodontol 1991; 18: 117-125.
15. Claffey N, Nylund K, Kiger R, Garrett S, Egelberg J. Diagnostic predictability of scores of plaque, bleeding suppuration and probing depth for probing attachment loss. 3.5 years of observation following initial periodontal therapy. J Clin Periodontol 1990; 17: 108-114.
16. Wilson T, Glover M, Malik A, Schoen J, Dorsett D, Tooth loss in maintenance patients in a private periodontal practice. J Periodontol 1987; 58: 231-235.
17. Ramfjord S P, Morrison E C, Burgett F G, Nissle R R, Shick R A, Zann G J, Knowles J W. Oral hygiene and maintenance of periodontal support. J Clin Periodontol 1982; 53: 26-30.
18. Lindhe J, Nyman S. Long-term maintenance of patients treated for advanced periodontal disease. J Clin Periodontol 1984; 11: 504-514.
19. Kristoffersson T, Meyer K. The maintenance phase of periodontal therapy; in: Textbook of Periodontology. Ed. Lindhe J. Munksgaard, Copenhagen 1983.

Teil 3 –
TEMPOROMANDIBULÄRE STÖRUNGEN UND DENTALE PROBLEME PSYCHOGENEN URSPRUNGS

Die zahnärztliche Literatur ist reichlich bedient mit Hinweisen über die möglichen Krankheitsursachen und die Behandlung temporomandibulärer Störungen (TMD = tempormandibular disorder). Es gibt jedoch nur spärliche Hinweise zur Behandlung jener Patienten, die restaurative Zahnbehandlungen notwendig haben und infolge einer TMD bereits unter Beschwerden litten, oder gegenwärtig leiden. Bislang wurde anhand kontrollierter Untersuchungen kein spezielles Zahnführungsschema nachgewiesen, das zur Beseitigung oder Verhütung von TMDs als Anleitung dienen könnte. Trotzdem muß der restaurativ tätige Zahnarzt vor Beginn einer Behandlung sich über seine Ziele klar werden. Patienten die jeweils Symptome aufweisen, oder über Symptome aus der Vergangenheit als Folge einer TMD berichten, können auf geringfügige Änderungen ihrer Okklusion sehr empfindlich reagieren. Außerdem können Okklusionsinterferenzen Änderungen der Kieferbeziehungen heraufbeschwören und die Herstellung einer oklusalen Stabilität erschweren (siehe Seite 62–68). Das okklusale Mißempfinden, das diese Patienten erfahren, ist keine faziale Arthromyalgie, trotzdem kann es ihnen schwerfallen, sich an ihre Restaurationen zu gewöhnen. Faziale Arthromyalgie und interne Derangements sind beides temporomandibuläre Funktionsstörungen. Ansätze zur Versorgung derartiger Fälle werden nachfolgenden dargestellt.

Folgende Patientengruppen, die restaurative Versorgungen notwendig haben, werden besprochen:

1. jene Gruppe, mit vorausgegangener fazialer Arthromyalgie, oder interner Störungen des temporomandibulären Gelenkes (TMJ = temporomandibular joint), die jedoch gegenwärtig symptomfrei ist (Kapitel 26);
2. jene Gruppe mit fazialer Arthromyalgie (Kapitel 26);
3. jene Gruppe mit Zahnproblemen psychogenen Ursprungs (Kapitel 27);
4. jene Gruppe mit internen Störungen des TMJ (Kapitel 28)

Literaturhinweise

1. Seligmann D, Pullinger A G. The role of functional occlusal relationships in temporomandibular disorders: a review. J Craniomandib Disord Facial Oral Pain 1991; 5: 265–279.

Kapitel 26

RESTAURATIVE VERSORGUNG VON PATIENTEN MIT VORANGEGANGENER FAZIALER ARTHROMYALGIE ODER INTERNER STÖRUNGEN DES TMJ

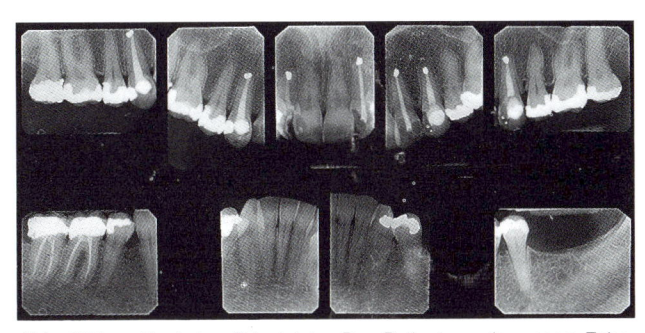

Abb. 26.1a Atypische Odontalgie. Der Patient wurde wegen Zahnschmerzen behandelt, die sich von einer Seite auf die andere verlagerten und durch Behandlungsmaßnahmen auch in diesem Bereich nicht beseitigt werden konnten. Beachten Sie die fehlenden Zähne, Wurzelfüllungen und resezierten Zahnwurzeln.

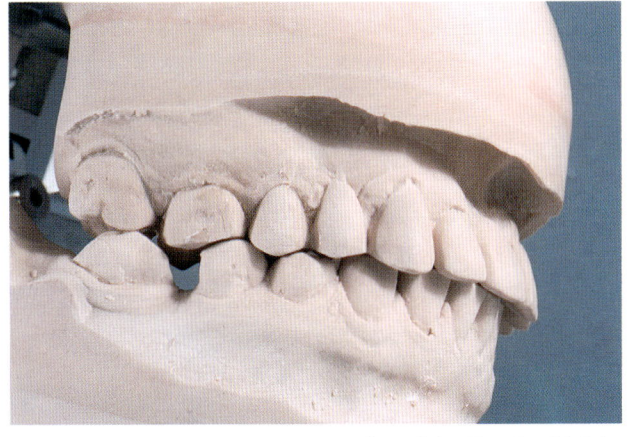

Abb. 26.1b Kiefermodelle in IP – achten Sie auf den Kontaktschluß der unteren Frontzähne mit den oberen Frontzähnen.

Abb. 26.1c Die eingesetzte Schiene. Große horizontal : vertikal-Beziehung zwischen CRCP und IP. Achten Sie auf den großen horizontalen Überbiß zwischen unteren und oberen Schneidezähnen. Bei abgenommener Aufbißschiene empfand der Patient im Hinblick auf die Okklusion starkes Mißbehagen.

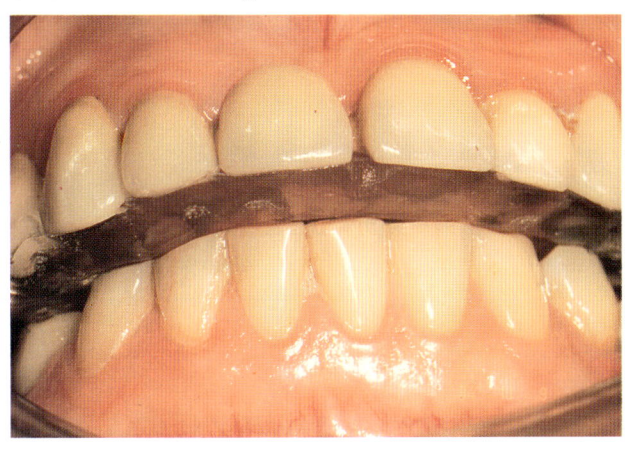

Der Patient, der gegenwärtig symptomfrei ist

Eine vorangegangene faziale Arthromyalgie, oder interne Kiefergelenkstörungen kompliziert die Behandlung auf verschiedene Weise, nämlich:

- der Patient hat Schwierigkeiten, sich an neue Restaurationen zu gewöhnen. Besondere Sorgfalt ist im Verlauf der Behandlung erforderlich;
- wenn nach der restaurativen Versorgung Gesichtsschmerzen auftreten, sucht der Patient unter Umständen gerichtliche Auseinandersetzungen anzustrengen;
- der Zahnarzt versucht über restaurative Maßnahmen die Gesichts- oder Zahnschmerzen zu behandeln, obgleich der wahre Grund für die Beschwerden psychogenen Ursprungs ist (Abb. 26.1a). Wenn auch die Plazebowirkung auf die Behandlung und Zuwendung zunächst zur Beseitigung der Symptome führt, können diese sogar in weitaus schwererer Form zurückkehren. Dies provoziert möglicherweise einen Rechtsstreit wegen nicht beseitigter Symptome im Anschluß an eine zeitraubende und kostspielige Restaurierung;
- gewisse Behandlungsmaßnahmen (z.B. frontale Repositions-Plattenbehelfe) können temporäre Erleichterungen bringen, dürften jedoch die Notwendigkeit für eine umfangreiche restaurative Versorgung mit anschließenden schlechten Langzeitergebnissen heraufbeschwören (s. Kapitel 28);
- bei Patienten mit einem großen horizontal : vertikal-Verhältnis zwischen CRCP und IP kann manchmal eine

okklusale Stabilisierungstherapie zur Distalverschiebung des Unterkiefers mit Verlust der Frontzahnführung, zu Mißbehagen, und äußerst schwierigen Behandlungsproblemen führen (Abb. 26.1b-c).

An dieser Stelle muß betont werden, daß die nachfolgend aufgeführten Empfehlungen für Patienten gedacht sind, die einer restaurativen Versorgung bedürfen und nicht zur Schmerzbehandlung vorstellig wurden.

Folgende Aspekte werden hierbei erörtert:

- Krankengeschichte
- Untersuchung
- Versorgung
- Restauration – wenn minimale Neurestaurationen erforderlich sind
- Restauration – wenn umfangreiche Neurestaurationen erforderlich sind.

Krankengeschichte

Der Leser wird auf Kapitel 2 hingewiesen, in dem die grundlegenden Einzelheiten der Befunderhebung dargestellt wurden.

Aus folgenden Gründen ist es wichtig, den speziellen Hintergrund einer früheren fazialen Arthromyalgie, oder internen TMJ-Störung zu ermitteln:

Vermeidung auslösender Reize

Es ist ratsam, alle spezifischen Reize zu vermeiden, welche die Symptome ursprünglich auslösten, z.B. unnötig lange Behandlungszeiten, Abdrucknahmen mit langsam abbindenden Materialien und weite Mundöffnung beim Zugang zu den Seitenzähnen.

Wahl des günstigsten Behandlungszeitpunktes

Sollte der Patient berichten, daß vorangegangene Symptome sich zu einem Zeitpunkt starker Belastungen, oder im Anschluß an bedeutendere Lebensereignisse einstellten, z.B. berufliche Beförderung, Abqualifizierung, oder Wohnungswechsel, dann wird die Behandlung so geplant, daß solche Umstände möglichst umgangen werden.

Prognose

Al Hasson et al. (1986)[1] stellten fest, daß sich die Hauptsorge der Patienten, die um Behandlung nachsuchten, darauf richtete „wird sich ihre Situation verschlimmern?" Sind die meisten Patienten sieben Jahre nach der Eingangsuntersuchung symptomfrei,[2] ist die Prognose gut und man kann einem Patienten mitteilen, daß „bei den meisten Patienten mit gleichen Beschwerden dieses Ergebnis sich als sehr günstig erwiesen hat." Einschränkend muß jedoch auch gesagt werden, daß die faziale Arthromyalgie möglicherweise zyklisch auftritt. Deshalb muß der Patient dahingehend informiert werden, daß eine Wiederkehr möglich ist, besonders bei chronischer Erkrankung.[3] Vor Behandlungsbeginn ist damit der Patient völlständig in Kenntnis gesetzt.

Arzt und Recht

Wichtig ist, die Krankengeschichte des Patienten aufzuzeichnen, damit, falls Symptome nach einer Behandlung wieder auftreten, der Zahnarzt nachweisen kann, daß diese zuvor bestanden haben und es daher unwahrscheinlich ist, daß sie durch die restaurative Zahnbehandlung verursacht wurden. Ebenso wichtig ist die Aufzeichnung psychogener Aspekte aus der Krankengeschichte, um sicherzustellen, daß Zahnbehandlungen nicht vorgenommen werden, um Symptome psychogenen Ursprungs zu behandeln.

In die Erhebung der Krankengeschichte sollte folgendes einbezogen werden:

- Vor wie langer Zeit trat das letzte Schmerzereignis und/oder die letzte Mißempfindung auf?
  Offenbar ist ein Schmerzanfall vor kürzerer Zeit bedeutsamer, als einer, der sich vor langer Zeit ereignete.
- Handelt es sich um ein wiederkehrendes Ereignis?
  Eine einzelne Attacke vor einiger Zeit unterscheidet sich von wiederkehrenden Beschwerden. Nicht die gegenwärtige Symptomfreiheit, sondern eine Vorgeschichte mit wiederkehrenden Symptomen kennzeichnen eine Remissionsperiode. Es ist wichtig, daß eine restaurative Therapie die Symptome nicht wieder herbeiführt. Der Patient muß begreifen, daß die Wiederkehr von Symptomen Teil des natürlichen Zyklus seines Zustands ist und nicht die Folge der Behandlung. Dies bedeutet jedoch keinen Freibrief für mangelhafte restaurative Versorgungen
- Wann traten die Beschwerden auf?
  Die Antwort gibt nähere Auskunft über eine Zeitplanung.
- Hat irgendein Umstand die Symptome ausgelöst? So zum Beispiel:
  Trauma – Die Extraktion von Weisheitszähnen steht oft in Zusammenhang mit dem Beginn einer Myalgie. Wenn eine derartige Extraktion Symptome hervorgerufen hat, sollten gleichartige Behandlungen mit Vorsicht vorgenommen werden.
  Restaurative Zahnbehandlung – Steht der Beginn der Arthromyalgie in Zusammenhang mit einer ausgedehnten Zahnbehandlung, oder der Eingliederung neuer Restaurationen, ist bei wiederholten Behandlungsmaßnahmen Vorsicht geboten (s. unten, Grundsätze der Versorgung).
  Stress – Wurden im Leben des Patienten während einer Periode mit großen Belastungen Symptome der fazialen Arthromyalgie ausgelöst? Wenn dies der Fall war, sollte eine Behandlung nur unter Umgehung belastender Lebensphasen geplant werden.
  Gravierende Lebensereignisse – Hinterfragen Sie familiä-

re Vorkommnisse und die Krankengeschichte des Patienten. Ereigneten sich zu dem Zeitpunkt, als die Symptome auftraten, oder in den vergangenen 6 Monaten ein Todesfall, Wohnungswechsel, berufliche Veränderungen (Beförderungen können sich ebenso belastend wie Zurückstufungen auswirken), familiäre Umbrüche/Erkrankungen, eine Ehescheidung etc? Informieren Sie sich über Erziehung und Kindheit und ob die Schulzeit erfreulich war. Erkundigen Sie sich kurz über den beruflichen Werdegang und suchen Sie Auskünfte über soziale Beziehungen einzuholen. Belastende Faktoren müssen notiert werden. Zutreffend auf jeden Patienten wäre es unklug, während einer gravierenden Lebenskrise mit einer restaurativen Versorgung zu beginnen, insbesondere bei jemandem, der in dieser Beziehung bereits nachteilige Reaktionen unter Beweis gestellt hat.

Bruxismus – Hat der Patient zum Zeitpunkt des Beginns der Symptome Knirschen oder Zusammenpressen der Zähne wahrgenommen? Wenn ja, muß die Therapie möglicherweise in Richtung auf eine Bruxismusbehandlung geändert werden. Es gibt jedoch keine kontrollierten, nachvollziehbaren Untersuchungen, die beweisen, daß eine Veränderung der Okklusion Bruxismus beseitigen könnte.[4-5] Umbildung der Zahnkonturen können jedoch die Flächen, an denen Bruxismus sich kennzeichnet, so verändern, daß in einigen Fällen durch die Änderung der Zielrichtung die Angewohnheit sich weniger destruktiv auswirkt.

- Begleitsymptome
Nacken- und Rückenschmerzen, Migräne, Hautjucken, Verdauungsbeschwerden (Reizkolon) und menstruelle Funktionsstörungen können mit einer psychogenen Krankheitsursache in Zusammenhang stehen.[6]

Untersuchung

Alle Patienten sollten einer systematischen Untersuchung unterzogen werden, um Anzeichen gestörter Muskelfunktion aufzudecken und zwischen myogenem und intrakapsulärem Schmerz zu unterscheiden. Diese Befunde wurden bereits zuvor in Kapitel 4 beschrieben.

Röntgenbilder

Röntgenaufnahmen der temporomandibulären Gelenke dienen dazu, mögliche Knochenerkrankungen auszuschließen. Ihr Wert für die Diagnose inkorrekter Kondylen-Fossa-Beziehungen, ist jedoch fraglich. Pullinger et al. (1983, 1985 und 1987) berichteten, daß eine Reihe von Beziehungen einer symptomfreien Gruppe sich mit denjenigen einer symptomatischen Gruppe überschnitten.[7-9] Daher ist es nicht möglich, anhand einer Schichtaufnahme festzustellen, ob eine Beziehung normal oder abnormal ist. Somit kann man auf der Basis von Röntgenaufnahmen gewiß keine Repositionstherapie verordnen, um eine abnormale Beziehung zu korrigieren. Ferner sind transkraniale Röntgenaufnahmen ungenau und neigen zu Fehldeutungen[10] und dürfen daher nicht für eine verläßliche Diagnose der Kondylen-Fossa-Beziehungen eingesetzt werden (Kapitel 4). Sie könnten jedoch zur Feststellung knöcherner Veränderungen des lateralen Kondylenpols nützlich sein.

Grundsätze der Versorgung

- **Muskeln oder Gelenke dürfen nicht überdehnt werden:**
Wichtig ist, daran zu denken, wenn der Patient in seiner Krankengeschichte über eine vorangegangene faziale Arthromyalgie, oder interne Gelenkbeschwerden berichtet hat, daß nur vorsichtige Manipulationen des Unterkiefers im Verlauf der Behandlung zulässig sind.

- **Verwendung einer Mundstütze während der Zahnpräparation:**
Der Unterkiefer sollte während der Zahnpräparation gestützt werden, indem man den Patienten auf eine Mundblock aufbeißen läßt, anstatt ihn zu veranlassen, den Mund fortwährend offen zu halten. Der Vacujet (Whaledent Co) ist hierfür ein geeignetes Gerät, welches nicht nur als Stütze, sondern auch als Zungenschutz und Speichelsauger dient. Da der Patient nicht ständig kämpfen muß, seine Zunge von der Luftturbine fernzuhalten, werden nicht nur Überanstrengungen der Kaumuskulatur sondern auch der Zungenmuskulatur vermieden.

- **Terminvereinbarungen:**
Im Verlauf der Behandlung sollten entsprechende Pausen eingelegt werden.
Terminvereinbarungen sollten nicht zu häufig wiederholt werden.
Sie sollten insbesondere nicht während eines für den Patienten belastenden Lebensabschnitts stattfinden.

- **Sedierung:**
Für ängstliche oder gestreßte Patienten ist Temazepam 20-30 mg, 45 Minuten vor Behandlungsbeginn, eine nützliche Medikation. Sie entspannt den Patienten und besitzt eine Halbzeit von annähernd 4 Stunden. Der Patient darf für wenigstens 24 Stunden kein Kraftfahrzeug führen und sollte nach Hause begleitet werden. Aus der medizinischen Krankengeschichte des Patienten sind andere Medikationen und eventuelle Lebererkrankungen in Erfahrung zu bringen (Kapitel 8).

- **Wärmeanwendung:**
Während langer Behandlungsphasen ist es hilfreich, von Zeit zu Zeit feuchtwarme Umschläge auf die Kaumuskulatur zu applizieren, besonders wenn man Fibrillationen in den Muskeln feststellen kann. Wärme kann leicht zugeführt werden, indem man Papierhandtücher im Speicherbad des Hydrocolloidcontainers anfeuchtet.

Behandlung bei geringfügigen Neurestaurationen

Nach dem formgetreuen Restaurationskonzept, wenn möglich

Da der Patient eine Prädisposition für eine faziale Arthromyalgie aufweist, zur Zeit jedoch symptomfrei ist, empfiehlt sich, die Kieferbeziehungen möglichst wenig zu stören. Wenn irgend möglich, sollten die Restaurationen nach dem formgetreuen Behandlungskonzept hergestellt werden, d.h. die bestehenden interkuspidalen Beziehungen werden beibehalten. Dieses Vorgehen schließt ein, daß vorhandene Leitkontakte kopiert werden müssen.

Techniken

Techniken zur formgetreuen Restauration wurden bereits in Kapitel 12 beschrieben und sollten nachgelesen werden. Folgende Punkte kennzeichnen die hauptsächlichen Aspekte:

- der Einsatz von Vorwällen;
- Herstellung von Kieferregistrierungen mit geschlossenen Zähnen;
- präparieren und restaurieren Sie alternierende Zähne und nicht einen ganzen Quadranten zur gleichen Zeit;
- Wenn nebeneinander stehende Zähne mit ihren Leitkontakten restauriert werden müssen, präparieren Sie erst einen hiervon und stellen eine Kunststoffkappe her, um die interkuspidalen Beziehungen aufrechtzuerhalten;
- erwägen Sie gegebenenfalls die Anwendung der Technik des funktionell erzeugten Gleitpfades;
- bei der Präparation des endständigen Zahnes im Kieferbogen, ist ein distaler Stop zu erhalten;
- bestimmen Sie Balanceseitenkontakte an den Zähnen, die restauriert werden sollen;
- entfernen Sie die Balanceseitenkontakte von nicht einbezogenen Zähnen auf dem Modell;
- fertigen Sie die temporären Restaurationen mit großer Sorgfalt.

Behandlung bei umfangreichen Neurestaurationen

Im Folgenden werden verschiedene Gebißverhältnisse betrachtet und Leitlinien zu deren Versorgung aufgezeigt. An dieser Stelle muß betont werden, daß dogmatisches Festhalten an einer unbegründeten Behandlungsphilosophie nicht zu vertreten ist. Vielmehr ist zwingend erforderlich, daß der Kliniker im Hinblick auf das Behandlungsergebnis einen systematischen wie zweckmäßigen Arbeitsablauf einhält, wenn er diese besonderen Behandlungsfälle übernimmt.

Gegebenheiten, die beachtet werden müssen
- großes vertikal : horizontal-Verhältnis zwischen CRCP und IP mit oder ohne vorangegangenem reziproken Gelenkknacken;
- großes horizontal : vertikal-Verhältnis zwischen CRCP und IP mit vorangegangenem Gelenkknacken;
- großes horizontal : vertikal-Verhältnis zwischen CRCP und IP ohne vorangegangenem Knacken und ohne Indikation zur Restauration der Frontzähne;
- großes horizontal : vertikal-Verhältnis Zwischen CRCP und IP ohne vorangegangener Knackgeräusche und der Notwendigkeit, die Frontzähne zu restaurieren.

Dysfunktion
Zum Zeitpunkt des Beginns der Restaurierung sollten keine Anzeichen für Muskelbeschwerden vorliegen. Der pantographische Reproduzierbarkeitsindex (PRI) sollte keine Funktionsstörungen ausweisen. Dieser Index ist für den Zahnarzt eine Hilfe, die anzeigt, daß die Abtragung okklusaler Zahnsubstanz zu keinen unkontrollierten Veränderungen in den mandibulo/maxillären Beziehungen führen wird. Er ist kein Maßstab für das Ausmaß einer fazialen Arthromyalgie. Wenn dieses Instrumentarium nicht verfügbar ist, darf die Kaumuskulatur jedenfalls keine Empfindlichkeit auf Palpation aufweisen.

Wahl des Instrumentariums
Werden mehrere Restaurationen hergestellt, ist die Verwendung eines Artikulators unerläßlich. Der für die Disklusion zur Verfügung stehende Zwischenraum von Seitenzahnrestaurationen bei Lateralexkursionen bestimmt auf einfache Weise die Auswahl des erforderlichen Instrumentariums (siehe Kapitel 17 hinsichtlich der Merkmale, die diesen Zwischenraum bestimmen). Wenn der Zwischenraum bereits vorhanden ist, kann ein halbjustierbarer Artikulator verwendet werden. Ist der Zwischenraum eingeschränkt, wird man sinnvollerweise volljustierbares Instrumentarium einsetzen. Wenn jedoch weder Zahnarzt noch Techniker imstande sind, einfache Restaurationen von hoher Qualität herzustellen, wird selbst eine kostenaufwendige, voll justierbare Instrumentierung die Qualität der endgültigen Restaurationen nicht verbessern. Wird der Vertikalabstand im Labor verändert, muß die Gelenkachse kinematisch ermittelt und eine entsprechende Gesichtsbogenübertragung vorgenommen werden. Grundsätzlich gilt, daß jegliche Änderung der vertikalen Dimension zunächst an den provisorischen Restaurationen durchgeführt werden sollte, bevor die endgültige Registrierung des korrekten Vertikalabstands erfolgt.

Großes vertikal : horizontal-Verhältnis zwischen CRCP und IP mit oder ohne vorangegangenem reziproken Gelenkknacken (Abb. 4.10a, b, f, g)

Die Präparation aller Seitenzähne beseitigt die Leitkontakte, wodurch eine mandibuläre Rückverlagerung eintreten kann. Da okklusales Einschleifen bei diesem Behandlungstyp überschaubar und relativ einfach ist, erscheint es sinnvoll, vor Behandlungsbeginn die Leitkontakte zu beseitigen, um

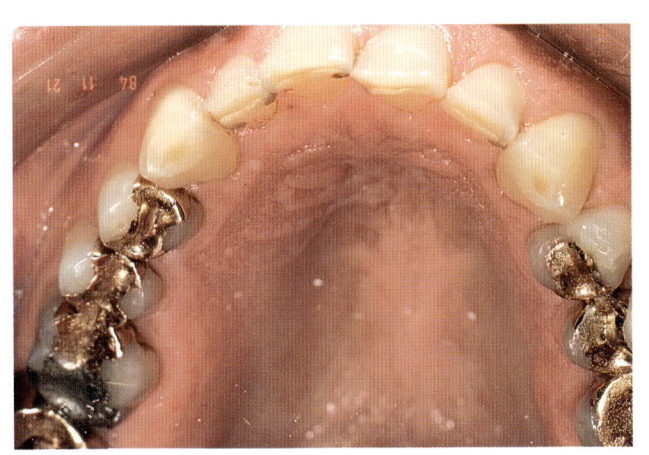

Abb. 26.2a Ausgangssituation – Bezahnung mit Abnutzungserscheinungen und großer vertikal : horizontal-Beziehung zwischen CRCP und IP. Faziale Arthromyalgie und Bruxismus.

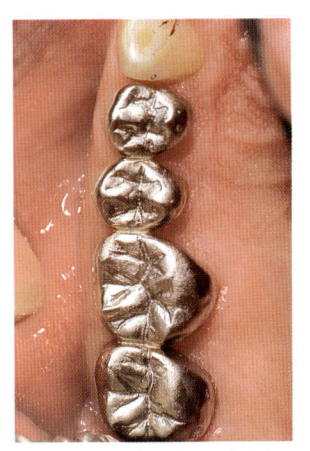

Abb. 26.2b Provisorische Restaurationen aus einer Weißgoldlegierung gleicher Härte wie die späteren definitiven Restaurationen.

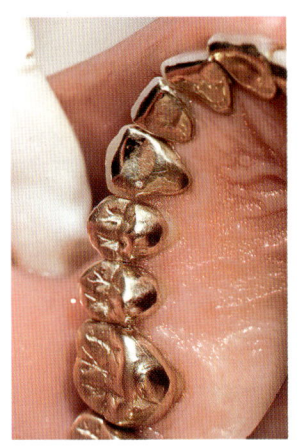

Abb. 26.2c Definitive Restaurationen aus einer Gelbgoldlegierung.

dem Unterkiefer zu ermöglichen, seine ungehinderte räumliche Position in Beziehung zum Oberkiefer vor der Zahnpräparation zu finden. Der Bißausgleich ist verhältnismäßig einfach, weil zahlenmäßig wenige Höcker beteiligt und leicht festzustellen sind. Der Bißausgleich ist einschätzbar, weil der Unterkiefer durch die Änderung der vertikalen Dimension einen Bogen beschreibt (Kapitel 11), wodurch die unteren Frontzähne in der CRCP wie in der originalen IP wieder fast die gleiche Position einnehmen, obgleich dabei eine geringe Seitverschiebung eintreten kann. Im wesentlichen bleibt die Frontzahnführung unverändert. Anschließend an einen solchen Bißausgleich wird die Abtragung der okklusalen Zahnsubstanz keine mandibuläre Rückverlagerung zur Folge haben, so daß die Restaurationen ohne weiteres hergestellt werden können.

Man könnte geltend machen, daß die obengenannte Restaurierung möglicherweise Symptome interner Gelenkstörungen heraufbeschwört. Pullinger et al. (1988) berichteten in einer Studie von 222 Probanden, daß das Auftreten von Gelenkknacken im TMJ am größten war, wenn die retrudierte Kontaktposition (RCP) und die Interkuspidalposition zusammenfielen.[11] Sie berichteten aber auch, daß diese Personen muskuläre Empfindlichkeiten aufwiesen und offenbar vor der Untersuchung auch keine okklusalen Stabilisierungsbehelfe benutzt hatten. Es ist daher kaum feststellbar, ob sie mit Sicherheit die retrudierte Kontaktposition beachteten und darauf vertrauen konnten, daß keine Gleitbewegungen stattfanden. Wenn man dafür Sorge trägt, daß bei der Versorgung des Behandlungsfalls mit großer vertikaler : horizontaler Beziehung Übereinstimmung zwischen CRCP und IP geschaffen wird, dann ist die oben beschriebene Methode annehmbar.

Behandlungsablauf bei großer vertikal : horizontal-Beziehung

In Kapitel 13 wurde folgender Behandlungsablauf vorgeschlagen:

1. Stabilisierung der Kiefer- und Seitenzahnbeziehungen;
2. Einrichtung der Frontzahnführung;
3. Restauration der Frontzähne;
4. Restauration der Seitenzähne

Die Behandlung sollte nicht in das nächste Stadium geführt werden, wenn Symptome oder Anzeichen wiederkehren. Wenn der Patient kürzlich unter Stress stand, oder gegenwärtig steht, kann während der Behandlung eine Medikation z.B. mit trizyklischen Wirkstoffen erforderlich sein und gegebenenfalls vor und nach der Behandlung über einen Zeitraum von 6 oder mehr Wochen (s. Kapitel 27) verabfolgt werden. Die Herstellung der provisorischen Restaurationen erfolgt aus Materialien, deren Härte derjenigen der definitiven Restaurationen gleichkommt (Abb. 26.2b-c), wie z.B. eine Weißgoldlegierung oder Kompositkunstharz auf einer Metallunterkonstruktion.

Natürlich wird man das Behandlungsstadium der Einrichtung einer Frontzahnführung übergehen, wenn die bestehende Frontzahnführung zufriedenstellt und/oder eine Restauration der Frontzähnen nicht erforderlich ist. Es gibt keinen wissenschaftlichen Beweis, um den obengenannten Behandlungsablauf zu begründen, aber in Anbetracht fehlender, kontrollierter, klinischer Studien wird er als logische Vorgehensweise erachtet. Hinsichtlich weiterer Einzelheiten, wird der Leser auf Kapitel 13 verwiesen.

Großes horizontal : vertikal-Verhältnis zwischen CRCP und IP mit vorangegangenem Gelenkknacken (Abb. 4.10c, d, g, h)

Die formgetreue Restauration ist zu empfehlen, um eine Distalverlagerung des Unterkiefers zu vermeiden, die eintreten kann, wenn alle Seitenzähne gleichzeitig präpariert werden (Abb. 26.3).[12] Dieses Konzept ist jedoch spekulativ und bedarf der wissenschaftlichen Überprüfung. In Ermangelung solcher Unterlagen, erscheint es jedoch vernünftig, dieser

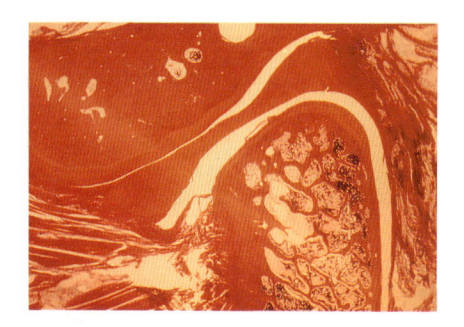

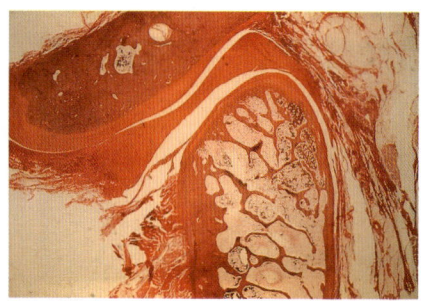

Abb. 26.3a Kondylus-Meniskus-Fossa-Beziehung in Interkuspidalposition (mit freundlicher Genehmigung von Dr. W. K. Solberg).

Abb. 26.3b Im Falle eines großen horizontal : vertikal-Verhältnisses zwischen CRCP und IP kann die Präparation der Seitenzähne in eine Distalbewegung des Unterkiefers münden (Kapitel 4) und die Gelenkmechanik verändern. Wenn der Meniskus sich noch weiter nach vorn bewegt, als in diesem Schnittbild, wird möglicherweise ein Knackgeräusch verursacht. Diese Auffassung ist spekulativ und bedarf wissenschaftlicher Überprüfung.

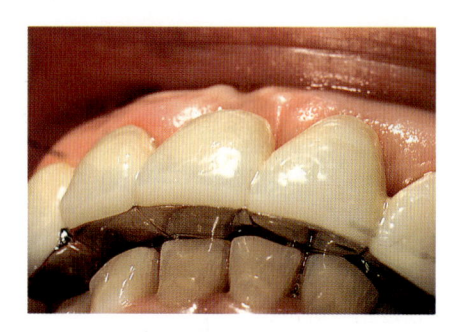

Abb. 26.3c Der Patient wurde mittels einer okklusalen Stabilisierungsschiene vergeblich auf faziale Arthromyalgie behandelt. Das Ergebnis war die Distalverlagerung des Unterkiefers und eine vergrößerte horizontale Stufe, da der Patient ohnehin eine große horizontal : vertikal-Beziehung zwischen CRCP und IP aufzuweisen hatte. Nach Weglassen der Schiene konnte der Patient nicht mehr bequem in die Interkuspidalposition zurückkehren. Eine abnehmbare Frontzahnführungsplatte wurde eingegliedert, um wieder eine Zahnführung einzurichten und okklusale Bequemlichkeit zurückzugewinnen. Diese Maßnahmen besserten jedoch nicht die Arthromyalgie. Diese wurde schließlich erfolgreich mit einem trizyklischen Antidepressivum und entsprechender Beratungstherapie (s. Kapitel 27) behandelt.

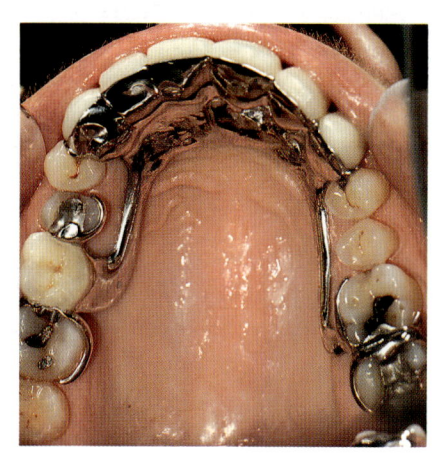

Abb. 26.3d Die abnehmbare Frontzahnführungsplatte.

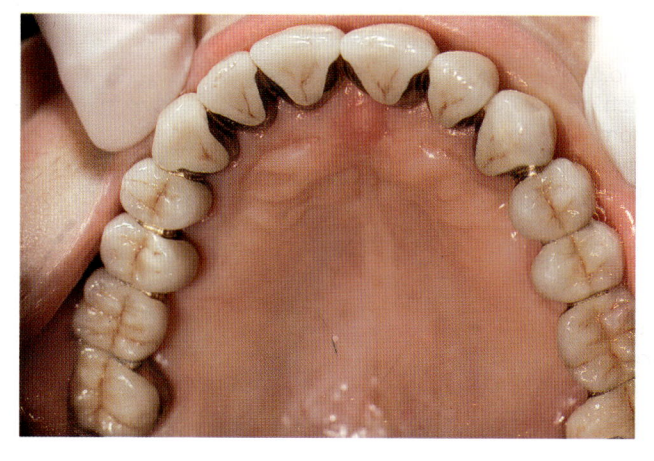

Abb. 26.3e Der Patient berichtete über eine frühere faziale Arthromyalgie. Es bestand eine große horizontal : vertikal-Beziehung zwischen CRCP und IP. Die palatinalen Zahnflächen von 13–23 wurden „ausgebaut," um einen Kontaktbereich anterior zur CRCP zu schaffen, der keine laterale oder anteriore Gleitbewegung zuläßt, wenn der Patient die Zähne zusammenschließt und fest aufeinanderbeißt. Eine Exkursionsbewegung leitet jedoch in die Frontzahnführung.

Empfehlung zu folgen. Eine deratige Distalbewegung könnte den Gelenkmechanismus verändern und Gelenkknacken wieder herbeiführen.

Die Grundsätze für eine solche Restauration wurden in Kapitel 12 beschrieben. Es muß betont werden, daß eine umfangreiche Restauration sehr zeitraubend und schwierig durchzuführen ist, wenn man nach dem formgetreuen Behandlungskonzept vorgeht. Daher ist eine sehr sorgfältige Zeitplanung erforderlich, um die annähernden Behandlungskosten für eine Restaurierung dieser Art zu ermitteln.

Großes horizontal : vertikal-Verhältnis zwischen CRCP und IP ohne vorangegangenes Gelenkknacken und ohne Indikation zur Restauration der Frontzähne

Der Zahnarzt muß sich unbedingt im klaren darüber sein, daß die Präparation der Seitenzähne die Leitkontakte beseitigt und, wenn nicht darauf geachtet wird, dem Unterkiefer gestattet, mit sehr wenig Bogeneffekt sich nach distal zu bewegen. Der Kontakt zwischen den oberen und unteren Frontzähnen geht verloren und mündet in den Verlust der

Frontzahnführung. Es gibt keine Erkenntnisse darüber, ob dieser Verlust der Frontzahnführung die Symptome einer Arthromyalgie wieder herbeiführen kann. Wenn dieser Fall jedoch eintritt, dürfte es sehr schwierig sein, die Seitenzähne zu restaurieren, um entweder eine glatte Frontzahnführung herzustellen, oder die originale Zahnführung zu kopieren. Außerdem macht der Verlust der Frontzahnführung eine Seitenzahndisklusion unmöglich und erhöht daher das Risiko eines mechanischen Mißerfolgs dieser Restaurationen erheblich. Abbildung 26.3c zeigt die Bezahnung eines Patienten mit großem horizontal : vertikal-Verhältnis, der mit einer Stabilisierungsschiene auf eine in Wirklichkeit psychogen bedingte, faziale Arthromyalgie behandelt wurde. Die Symptome gingen nicht zurück, aber der Unterkiefer verlagerte sich nach distal und es bildete sich eine große horizontale Stufe aus; der Patient erfuhr eine okklusale Sensibilisierung (Phantombiß, s. Kapitel 27). Die Behandlung erforderte die Eingliederung einer abnehmbaren Frontzahnführungsschiene (Abb. 26.3c-d). Diese empfand der Patient als okklusal angenehm, die faziale Arthromyalgie wurde damit jedoch nicht beseitigt. Deren Besserung konnte durch beratenden Beistand und die Verordnung trizyklischer Medikamente (Kapitel 27) erreicht werden. Daraufhin war es möglich, die erforderliche, restaurative Routineversorgung durchzuführen.

Es scheint naheliegend, daß in Fällen, in denen eine Restaurierung erforderlich ist, zunächst die Symptome beseitigt werden. Den symptomfreien Zustand des Patienten darf man jedoch nicht gefährden, und zu diesem Zweck sollten die bestehenden Kieferbeziehungen beibehalten werden, indem man zur Restaurierung das formgetreue Behandlungskonzept anwendet.

Großes horizontal : vertikal-Verhältnis zwischen CRCP und IP ohne vorangegangene Knackgeräusche und der Notwendigkeit, die Frontzähne zu restaurieren (Abb. 26.3e)

Wenn das Verhältnis zwischen CRCP und IP in der Weise geprägt ist, daß eine Frontzahnführung in der CRCP ohne Schwierigkeiten so eingerichtet werden kann, wie sie auf den einartikulierten Studienmodellen vorbestimmt wurde, ist es einfacher, wenn man nach dem neugestaltenden Behandlungskonzept (reorganized approach), anstatt nach dem formgetreuen Behandlungskonzept (conformative approach) die Restaurierung durchführt. Die seitlichen Leitkontakte werden vor der Restaurierung entfernt, um der nunmehr unbehinderten Muskulatur die Möglichkeit zu geben, den Unterkiefer in zwanglose Beziehung zum Oberkiefer zu setzen. Es empfiehlt sich, anterior vor der CRCP ein freies Bewegungsfeld einzurichten, damit der Unterkiefer auf eine ebene, nicht abschüssige, anterior gelegene Fläche aufbeißen kann. (Kapitel 10). Dieser Freiheitsgrad wird gewöhnlich an den palatinalen Flächen der oberen Frontzähne eingerichtet.

Der Arbeitsablauf der Restaurierung entspricht dem, der für die große vertikal : horizontal-Beziehung beschrieben wurde, außer daß die Einrichtung einer horizontalen Aufbißkante an den Palatinalflächen der Frontzähne für die Frontzahnführung einen flachen Winkelverlauf annimmt. Im Gegensatz zu dem Glauben, daß ein freies Bewegungsfeld die Restauration der Seitenzähne vereinfacht,[13] wird in Wirklichkeit ein derartiges Vorgehen erschwert und erfordert häufig den Einsatz komplexerer Artikulatorsysteme, um seitliche Interferenzen zu vermeiden. Obgleich es keine hinreichend kontrollierten, klinischen Studien gibt, die aufzeigen, daß Interferenzen erneut muskuläre Probleme heraufbeschwören, erscheint es sinnvoll, diese zu vermeiden, da sie zwangsläufig ungeordnete Unterkieferbewegungen hervorrufen.

Wenn eine Frontzahnführung vorliegt und die Kieferbeziehung führt im Anschluß an die mandibuläre Reposition nicht zur Einrichtung einer neuen Frontzahnführung, muß das weitaus zeitraubendere formgetreue Behandlungskonzept übernommen werden. Dieses verhindert die Distalbewegung des Unterkiefers und den damit verbundenen Verlust der Frontzahnführung.

Der Patient mit fazialer Arthromyalgie, der eine restaurative Zahnbehandlung nötig hat

Es ist nicht Zweck dieses Abschnitts, die Behandlung der fazialen Arthromyalgie zu beschreiben, sondern die restaurativen Zusammenhänge mit diesem Zustand hervorzuheben.

Krankengeschichte und Untersuchung

Diese Erhebungen wurden bereits zuvor in den Kapiteln 3 und 4 beschrieben.

Grundlegende Überlegungen

Drei Typen der fazialen Arthromyalgie werden in Bezug auf ihre Zusammenhänge mit Restaurierungen betrachtet:

- der traumatische,
- der idiopathische,
- der psychogene.

Folgende allgemeine Prinzipien finden bei der Behandlung Anwendung:

- Wo möglich, beseitigen Sie die Symptome und behandeln daraufhin den Patienten als symptomfreie Person mit einschlägiger Vorgeschichte.
- Wenn die Beseitigung der Symptome nicht möglich ist, restaurieren Sie nur, wenn absolut notwendig.
- Eine Krankengeschichte, die andere chronische Erkrankungen ausweist, ergibt eine schlechte Prognose für faziale Symptome.[3]
- Die Restaurierung wird die Symptome nicht beseitigen, außer im Falle idiopathischer Schmerzen in Verbindung

mit fehlenden Seitenzähnen. In solchen Fällen kann die okklusale Wiederherstellung im Seitenzahnbereich zur Beseitigung von einer fazialen Arthromyalgie erforderlich sein. Franks (1965) berichtete jedoch über Fälle mit sechswöchiger Beobachtungszeit und einjähriger Nachsorge, daß eine nachts getragene, okklusale Schutzschiene zur Erleichterung der Symptome wirkungsvoller beitrug, als Zahnersatz.[14]

Differentialdiagnose der traumatischen, idiopathischen und psychogenen, fazialen Arthromyalgie

In den meisten Fällen ergibt sich die Differentialdiagnose aus der Krankengeschichte des Patienten.

Traumatisch

Der Patient wird in seiner Krankengeschichte über Traumen berichten, häufig in Form von Weisheitszahnextraktionen unter Vollnarkose, oder umfangreiche Zahnbehandlungen mit langandauernden Mundöffnungsperioden. Diese Form der fazialen Arthromyalgie kommt jedoch vergleichsweise selten vor.

Idiopathisch

Dieser Typ fazialer Arthromyalgie wird oft ohne traumatische Vorgeschichte oder psychogenen Hintergrund durch vermehrte Muskelaktivitäten ausgelöst. Sie scheint als Resultat parafunktioneller Tendenzen aufzutreten, z.B. Bruxismus, exzentrisches Zusammenpressen der Zähne, oder Angewohnheiten wie Bleistiftkauen, die Mikrotraumen verursachen.

Psychogen

Aus der Krankengeschichte ergeben sich gewöhnlich Streßzustände oder ein bedeutenderes Lebensereignis meistens mit anderen Symptomen gekoppelt, z.B. Migräne, Nacken- und Rückenschmerzen, Hautjucken, Darmbeschwerden und Menstruationsstörungen.
Patienten mit psychogen bedingten Schmerzen kann man in 4 Hauptgruppen unterteilen:[15]

- ansonsten emotional normale Personen, die unter Streß stehen;
- Personen mit vorübergehenden emotionalen Erkrankungen, wie beispielsweise Neurosen oder Depressionen;
- Personen mit Persönlichkeitsmerkmalen wie Hypochondrie, die lebenslänglich bestehen bleiben;
- Personen mit Psychosen.

Restaurative Zusammenhänge
Die Rolle des okklusalen Bißausgleichs bzw. Einschleifens

Die Fragestellung ist wichtig, ob ein okklusaler Bißausgleich oder Einschleifen irgend eine Rolle bei der Behandlung dieser Patienten spielt. Solange nichts Gegenteiliges bewiesen ist, sollten die Empfehlungen der Dental Association in ihrem 'Report of the President´s Conference on the Examination, Diagnosis and Management of Temporomandibular Disorders' befolgt werden.[16] Nach sorgfältiger Abwägung unterstreicht dieser Bericht die Wichtigkeit begrenzter reversibler Behandlungsformen und betont nachdrücklich die Notwendigkeit der wissenschaftlichen Überprüfung jeder Behandlungsmethode. Die Auswirkung des okklusalen Bißausgleichs wird zweifellos als irreversibel betrachtet. Eine solche Behandlung kann zu gravierenden Problemen führen, besonders in Fällen mit großer horizontal : vertikal-Beziehung und bei Patienten mit Schmerzen psychogenen Ursprungs, die eine faziale Arthromyalgie in einen Phantombiß umwandeln. Der folgende kurze Überblick über die einschlägige Literatur unterstreicht den Mangel an umfassend dokumentierten, wissenschaftlichen Grundlagen zur Befürwortung okklusaler Bißausgleichs- bzw. Einschleifmaßnahmen.

Ramfjord (1961)[17] berichtete, daß okklusale Bißausgleichsmaßnahmen Bruxismus beseitigten und die elektromyographische Aktivität bei Patienten mit TMJ-Symptomen veminderte. Es gab jedoch keine Kontrollgruppe, und die Messungen wurden tagsüber anstatt im Verlaufe der Nacht vorgenommen, während der die Knirschertätigkeit weitaus häufiger stattfindet. Die Studie war zeitlich kurz bemessen und die Ergebnisse wurden nicht nachvollzogen. Im Jahre 1989 wiesen Wrubel et al.[4] in einem hervorragenden Rückblick auf die Unzulänglichkeit vieler Studien hin, die Schlußfolgerungen über Bruxismus aufstellten. Dies unterstreicht auch die Schwierigkeit, die Ergebnisse der Ramfjord-Studie zu interpretieren.[17]

Goodman et al. (1976) schilderten, daß im Anschluß an einen vorgetäuschten okklusalen Bißausgleich 16 von 25 Patienten (64%) über totale oder fast totale Remissionen ihrer Symptome berichteten.[18] 36% wiesen noch Symptome auf und obgleich 13 Remissions-Patienten über 6 bis 29 Monate beobachtet wurden, ist nicht belegt, wie viele hiervon über 6 und wie viele über 29 Monate. Forsell et al. (1985) berichteten über 96 Patienten mit Kopfschmerz, die man zufallsbedingt in zwei Gruppen unterteilte – eine Behandlungsgruppe, die einem okklusalen Bißausgleich unterzogen und eine Placebogruppe, an der ein vorgetäuschter Bißausgleich vorgenommen wurde.[19] Die Auswertung der Ergebnisse erfolgte durch einen unabhängigen Beobachter, dem nicht bekannt war, welcher Gruppe der jeweilige Patient angehörte. Statistisch zeigte sich eine deutliche Besserung der Kopfschmerzen in Häufigkeit und Intensität bei denjenigen Patienten, die an Muskelkontraktions-Kopfschmerz, oder einer Kombination von Migräne und Muskelkontraktions-Kopfschmerz litten und an denen ein okklusaler Bißausgleich vorgenommen worden war. Die Behandlungsgruppe hatte im Zuge der Behandlung 4 bis 14 Termine während einer Beobachtungszeit von 5 bis 20 Monaten, wohingegen die Placebogruppe nur 3 Behandlungstermine wahrnahm mit einer Beobachtungszeit von 2 bis 6 Monaten. Der Zeitraum, in dem die Behandlungsbesuche, oder die Placebobesuche stattfanden, wurde nicht angegeben. Außerdem, hätte man die Placebogruppe mit dem gleichen Zeitaufwand, wie die Behandlungsgruppe verfolgt, dann hätte vielleicht der natürliche Gang der Dinge die Lösung herbeigeführt. Forsell et al. (1986) berichteten ferner über 91 Patienten mit Kopfschmerz und Symptomen, sowie Anzeichen mandibulärer Funktionsstörungen.[20] 43 Patienten wurden zufallsbedingt einer Gruppe zur Durchführung vorgetäuschter Einschleifmaßnahmen zugeordnet und 48 einer Gruppe zur Durchführung realer okklusaler Einschleifmaßnahmen. Ein unabhängiger Beobachter registrierte die Reaktionen über durchschnittlich 4 Monate für die Placebogruppe und über im Durchschnitt 8 Monate für die Behandlungsgruppe. Beide Gruppen wiesen den gleichen Rückgang an Symptomen mandibulärer Funktionsstörungen auf, obgleich statistisch bei der Gruppe mit Einschleifmaßnahmen ein deutlich höherer Rückgang der Anzeichen festzustellen war. Ein Drittel hiervon zeigte keine Besserung. Da die Beseitigung der Symptome im Interesse der Patienten lag, besteht die Möglichkeit, daß die Placebo-'Therapie' ebenso wirksam (oder unwirksam) wie okklusales Einschleifen ist.

Kirveskari et al. (1986) berichteten über die Rolle des vorbeugenden Bißausgleichs bei temporomandibulären Funktionsstörungen.[21] 62 Studenten der Zahnheilkunde wurden zufallsbedingt in zwei Gruppen unterteilt, von denen eine Gruppe einem okklusalen Bißausgleich, und die andere einem vorgetäuschten Bißausgleich unterzogen wurde. Nach zwei Jahren berichtete die Gruppe mit realem Bißausgleich über weniger Symptome und zeigte geringere Auffälligkeiten, als die Gruppe mit vorgetäuschtem Bißausgleich. Hierzu sollte folgendes gesagt werden: Die erwähnten Unterschiede sind klinisch unbedeutend; die Probanden waren Zahnmedizinstudenten und von den Autoren selbst wurde vorgetragen: „wir glauben, daß die zahnmedizinische Ausbildung, die während des Untersuchungszeitraums vermittelt wurde, die Wahrnehmung geringfügiger Symptome verstärkt hat und somit die Möglichkeiten des statistischen Tests erhöhten." Folglich waren die Symptome schwach bzw. subklinisch ausgeprägt und die Probanden repräsentierten in diesem Sinne keine Patienten mit TMD´s. Außerdem ist allgemein bekannt, daß Zahnmedizin- oder Medizinstudenten, die in Pathologie unterrichtet werden, oftmals annehmen, sie befänden sich selbst in diesem oder jenem Zustand. Zahnmediziner könnten versucht sein, in einer Weise zu reagieren, daß sie meinen, sie müßten ihren Lehrern gegenüber besonders gefällig erscheinen. Bei der Nachuntersuchung nach zwei Jahren, so wurde berichtet, waren in der Bißausgleichsgruppe wiederkehrende okklusale Leitkontakte festzustellen. Da die Gruppe nicht regelmäßig untersucht wurde, war nicht sicher, wie lange diese okklusalen Unstimmigkeiten bereits bestanden. Somit ist durchaus möglich, daß vom okklusalen Gesichtspunkt für einen langen Zeitraum kein Unterschied zwischen den beiden Gruppen bestanden hat. Die Wirksamkeit eines prophylaktischen, okklusalen Bißausgleichs kann aus dieser Studie daher nicht abgeleitet werden.

Tsolka et al. (1992) schilderten, daß nach einem einzigen Behandlungstermin mit vorgetäuschtem okklusalen Bißausgleich an 23 TMD-Patienten und mit tatsächlichem Bißausgleich an 28 Patienten, beide Gruppen annähernd übereinstimmend eine Besserung der Symptome bestätigten, als sie von einem unabhängigen Kliniker untersucht wurden, dem die therapeutischen Maßnahmen nicht bekannt waren.[22] Dies zeigt erneut die Wirksamkeit eines Placebos und wie schwierig es für den Klinker ist, Patienten mit chronischen Schmerzen zu behandeln und wahrheitsgetreu zu unterscheiden, ob die Behandlung per se, oder der Placeboeffekt für die Besserung der Symptome verantwortlich waren. Je fester der Kliniker an die Wirksamkeit der Behandlung 'glaubt', desto weniger wird er oder sie gewillt sein, die mögliche Wirksamkeit des Plazebos in die Überlegungen einzubeziehen. Birgt die Behandlung keine Risiken, würde das keine Rolle spielen. Wenn jedoch ein Risiko besteht, müssen die Ergebnisse hinreichend kontrollierter klinscher Studien berücksichtigt werden, besonders wenn solche Studien nachweisen, daß andere Behandlungsmodalitäten wirksam sind. Der Einwand, daß Einschleifmaßnahmen zur Beseitigung von Erkrankungsanzeichen künftige Rückfälle verhindern, ist nicht gerechtfertigt, solange nicht zuverlässig gesicherte Studien die Wirksamkeit einer derartigen Behandlung nachweisen. Außerdem sind gewissenhaft kontrollierte Studien erforderlich, um die Sensitivität, Spezifität und Zuverlässigkeit dieser Anzeichen nachzuweisen,[23-25] bevor man sie nutzt, um irreversible Behandlungsmaßnahmen zu rechtfertigen.

Wenneberg et al. (1988) konnten nachweisen, daß die Beseitigung klinischer Anzeichen von Funktionsstörungen bei zwei Gruppen von jeweils 15 Patienten nach zweimonatiger, okklusaler Schienentherapie wirksamer war, als okklusale Bißausgleichsmaßnahmen.[26] Moffet (1980) berichtete über die gleiche Wirksamkeit (80% Erfolg) einer Oberkiefer-Schienentherapie bei zwei Patientengruppen, von denen in der einen okklusale Interferenzen vorkamen und in der anderen nicht.[27]

Kerstein und Farrell (1990) äußerten, daß über einen Zeitraum von 4 Jahren durch okklusale Bißausgleichsmaßnahmen die Symptome bei 46 von 53 Patienten gebessert wurden – eine hohe Erfolgsrate (87%).[28] In dieser Studie waren keine Blindkontrolle, keine Kontrollmaßnahmen und keine Einzelheiten der Nachsorgetherapie enthalten. Wie bei den meisten okklusalen Bißausgleichsstudien, ist unmöglich zu entscheiden, ob die Befunde tatsächlich auf die Behandlung zurückzuführen waren, oder die Ergebnisse einer Placeboreaktion bzw. dem natürlichen Zyklus des Zustands zuzuschreiben waren.

Viele Autoren empfehlen die Beseitigung der Balanceseitenkontakte im Rahmen der Behandlung temporomandibulärer Gelenkprobleme und des Bruxismus.[17,29-32] Minagi

et al. (1990) berichteten jedoch über eine absolut eindeutige Beziehung zwischen fehlenden Balanceseitenkontakten und dem vermehrten Auftreten von Gelenkgeräuschen.[33] Sie setzten als gegeben voraus, daß gewisse Formen von Balanceseitenkontakten sich schützend auf das temporomandibuläre Gelenk auswirken können.
In den Jahren 1978 brachten Crispin et al.[34] und 1983 Ledermann in Erfahrung, daß im Anschluß an eine Schienentherapie der okklusale Bißausgleich wertvoll sein kann, wenn damit ein geringeres Maß an mandibulärer Inkoordinierung erreicht wird, das bedeutet, ein verringerter PRI-Wert (pantographic reproducibility index, s. Seite 107). Die Langzeitreaktion bei fehlendem Bißausgleich blieb ungetestet. Der verkleinerte PRI gewinnt an Bedeutung, wenn Restaurationen erforderlich sind, weil es einfacher und überschaubarer ist, Restaurationen einzugliedern, wenn keine Unstimmigkeiten vorherrschen. Das bedeutet jedoch nicht notwendigerweise, daß auch keine faziale Arthromyalgie vorliegt.
An symptomfreien Patienten wurden künstliche Interferenzen und Leitkontakte angebracht, um deren Wirkung zu erforschen. Bei allen Studien ergeben sich zumeist experimentelle Schwierigkeiten, indem okklusale Kontakte sofort wirksam sind und daher keine langsam sich entwickelnden, natürlichen Störkontakte repräsentieren, obgleich sie die Eingliederung einer mangelhaft gestalteten Restauration darstellen können. Die Probanden wurden vor dem Experiment dem Faktor ausgesetzt, der getestet werden sollte, d.h. Leitkontakten, und sie tolerierten diese nach einiger Zeit. Bei einer Gruppe von 10 Personen registrierte man in einem Beobachtungszeitraum von 10 bis 21 Nächten Masseter-Muskelaktivitäten, als Zeichen von Bruxismus.[36] Die Leitkontakte reduzierten die nächtlichen Masseter-Muskelaktivitäten.
In einer anderen Studie[37] wurden an 12 zahnärztlichen Helferinnen und Prophylaxehelferinnen Balancekontakte eingerichtet und deren Auswirkungen verglich man mit einer anderen Gruppe, die sich einer Placebobehandlung unterzogen hatte. Nach zwei Wochen klagten die Personen mit Balancekontakten über mehr Unbequemlichkeitssymptome als die Placebogruppe, die ebenfalls über aufgetretene Symptome berichtete. Da alle Personen informiert waren, daß entsprechende Beschwerden sich entwickeln können, waren die Probanden voreingenommen, und somit hat die Bedeutung der Befunde keine Aussagekraft. Randow et al. (1976) berichteten gleichfalls, daß ein 250 μm starker Leitkontakt bereits nach einer Woche Symptome hervorrief.[38] Die geringe Anzahl der Probanden waren jedoch Zahnmedizinstudenten und daher subjektiv befangen; die Kontakte waren groß, und es existierte keine Kontrollgruppe. Karlsson et al. (1992) setzten für eine Woche an 12 gesunden Personen einen Balanceseitenkontakt.[39] Die individuelle Reaktion war unterschiedlich, aber am Ende der Versuchszeit war die Adaptation der Neuromuskulatur augenfällig. Die widersprüchlichen Beobachtungen, die in Bezug auf okklusale Interferenzen gemacht wurden, können deshalb der Adaptation zugerechnet werden. Daher sind diese Studien ohne Beweiskraft.

Viele Untersuchungen versuchten, unterschiedliche okklusale Störungen festzustellen, um zu ermitteln, ob zwischen diesen und dem Auftreten von Symptomen eine Beziehung besteht. Diese Untersuchungen wurden umfassend von Seligman et al. (1989)[40] überprüft. Pullinger et al. (1993) berichteten, daß frontal offener Biß und Kreuzbiß deutlich häufiger bei TMD-Patienten, als bei unauffälligen Kontrollpersonen auftraten.[41] Sie führten weiterhin aus, daß ein Gleitweg von CRCP nach IP von mehr als 5 mm notwendig wäre und der Zahnverlust 5 Einheiten übertreffen müßte, um bedeutsame Beziehungen nachzuweisen. In allen diesen Studien wurden jedoch in den symptomatischen Gruppen die okklusalen Beziehungen erhoben, wenn Symptome bereits vorhanden waren. Jede Myalgie – ob primär oder sekundär von einer intrakapsulären Veränderung ausgehend – wird die mandibulo/maxillären Beziehungen verändern und damit auch die okklusalen. Unterschiede, oder fehlende Unterschiede, die zwischen den Gruppen beobachtet wurden, sind daher in Bezug auf den Zustand wahrscheinlich von sekundärer Bedeutung, und dies dürfte die Befunde durcheinanderbringen.
Die diagnostische Aussagekraft okklusaler Beziehungen kann festgestellt werden, indem man asymptomatische Kontrollgruppen mit symptomatischen Gruppen vergleicht, die asymptomatisch wurden, so daß die myalgischen Beschwerden aussetzten. Alternativ sollten asymptomatische Gruppen in Langzeitstudien verfolgt werden, um festzustellen, ob sich die Symptome nur in einer speziellen Gruppe einstellen. Sind statistisch deutliche Unterschiede zu beobachten, wären weitere Untersuchungen wünschenswert. Bis heute wurde über keine derartigen Untersuchungen berichtet.
Im Jahre 1991 unterbreiteten Seligman und Pullinger einen ausgezeichneten Überblick über die Rolle funktioneller, okklusaler Beziehungen bei temporomandibulären Störungen.[42] Sie folgerten daraus:

- daß kontrollierte Studien den Zusammenhang zwischen okklusalen Interferenzen und temporomandibulären Funktionsstörungen bislang nicht nachgewiesen haben;
- daß okklusale Interferenzen zu häufig und unterschiedlich auftreten, als daß sie hinreichend Sensitivität und Spezifität bieten, um eine Gruppe mit bestehenden, oder möglichen temporomandibulären Funktionsstörungen zu kennzeichnen;
- daß okklusale Zahnführungsmuster das Maß der Muskelaktivität und das Muster der Kieferbewegung zu beeinflussen scheinen; aber die meisten Untersuchungen bestätigen nicht, daß irgendeine spezielle Zahnführung temporomandibuläre Störungen provozieren kann, oder umgekehrt der Zahngesundheit zuzuordnen wäre;
- daß die Parafunktion anscheinend Universalität erlangt. Die zurückliegende Forschung hat bislang versäumt, bei gesunden Individuen bleibende schädliche Wirkungen durch Bruxismusaktivität nachzuweisen. Ferner gibt es zunehmend Beweise dafür, daß eine Parafunktion nicht durch seit langer Zeit bestehende, natürlich vorkommende, okklusale Variationen ausgelöst wird.

Zusammenfassend gesagt, ist es nicht gerechtfertigt, zur Behandlung einer fazialen Arthromyalgie einen okklusalen Bißausgleich bzw. Einschleifmaßnahmen durchzuführen. Hierbei sollten nur reversible Methoden zum Einsatz gelangen. Der Bißausgleich kann in manchen Fällen jedoch zur Erhaltung reproduzierbarer, mandibulärer Bewegungen vorteilhaft beitragen, wenn eine restaurative Zahnbehandlung notwendig ist. Es ist nicht anzunehmen, daß keine Unstimmigkeit fehlenden Symptomen gleichkommt, noch daß eine bestimmte Zahnführung geeigneter wäre, die Symptome einer fazialen Arthromyalgie zu beseitigen oder zu verhüten.

Die Auswirkung der Abnutzung

In einem umfassenden Überblick folgerten Seligman und Pullinger (1991), daß nicht entschieden werden kann, ob Abnutzung die primäre Ursache von Muskel- und/oder Gelenksymptomen ist, oder ob sie infolge Muskel- oder Gelenkveränderungen sekundär auftritt.[42] Da sie außerdem bei normalen Personen kaum durch Anzeichen oder Symptome besonders in Escheinung tritt, ist die Behandlung der Abnutzung zur Verhinderung der Entwicklung einer TMD (faziale Arthromyalgie) bei Symptomfreiheit nicht gerechtfertigt. Die Sensitivität und Spezifität der Abnutzung als Zeichen einer fazialen Arthromyalgie muß feststehen, bevor eine restaurative Therapie als präventive Maßnahme empfohlen werden kann. Bis heute wurden diese Kriterien noch nicht ermittelt.

Die Auswirkungen der Abnutzung können Korrekturen erfordern, die das ästhetische Erscheinungsbild verbessern, eine Pulpeneröffnung verhindern, die Überempfindlichkeit behandeln, frakturierte Zähne und Restaurationen versorgen und die Kaufunktion verbessern. Da die Abnutzung jedoch auch eine Sekundärerscheinung von Muskel- und Gelenkveränderungen darstellen kann, wäre es unklug, wenn man die Okklusion wiederherstellt, um deren Einwirkung zu korrigieren, solange nicht eine Stabilisierung der Muskeln und/oder des Gelenkzustands erreicht wurde.

Traumatische faziale Arthromyalgie

Restaurationen sollten nicht versuchsweise vorgenommen werden, solange die Symptome nicht beseitigt sind. Um weitere Schmerzen und Funktionsstörungen zu verhindern, ist besonders wichtig, sich an das zuvor beschriebene Behandlungskonzept zu halten.

Der fortgesetzte Gebrauch einer okklusalen Stabilisierungsschiene hat hinsichtlich der Erleichterung statischer Schmerzen, die nach Traumen auftreten können, eine dürftige Erfolgsrate (20% Rückgang), verglichen zur nächlichen Anwendung (57% Rückgang).[43]

Idiopatische faziale Arthromyalgie

Die Behandlung schließt gewöhnlich beratenden Beistand ein, um die körperlichen Auswirkungen des Krankheitszustands zu erklären, und die therapeutischen Maßnahmen zu erläutern.[44]

Die Eingliederung einer okklusalen Stabilisierungsschiene (Kapitel 4) ist, besonders bei muskulären Schmerzen, angezeigt.[26-27,45] Dies kann zu unterschiedlichen Ergebnissen führen, jedes mit entsprechenden restaurativen Konsequenzen.

Die okklusale Stabilisierungsschiene

Der Einsatz während der Nacht reicht aus, die Symptome myogener Schmerzen zu lindern;[43] sie kann eine Distalverlagerung des Unterkiefers verhindern, weil die originale Interkuspidalposition unter Tage sich wieder einstellt. Folgende Auswirkungen sind möglich:

(1) Der Unterkiefer kann sich nach distal verlagern, wie von Carrosa et al. (1990)[46] berichtet wurde. Die klinische Beobachtung bestätigt, daß mit einer oberen Stabilisierungsschiene der ungeführte Kieferschluß, unmittelbar nach Entfernen des Plattenbehelfs, gewöhnlich distal und/oder höher zur originalen Interkuspidalposition zustande kommt. Ob dies die Position der zentrischen Relation ist, d.h. mit den Kondylen in ihren höchsten Stellungen in den Fossae, oder ob dies eine muskuläre Position mit den Kondylen nicht in ihren höchsten Positionen darstellt, ist bislang nicht festgestellt worden. Es wurde auch nicht ermittelt, welche Patienten in dieser Position bleiben und welche nach dem Herausnehmen der Schiene in die originale Interkuspidalposition zurückkehren. Eine Minderheit von Patienten besitzt anfänglich eine Distallage der Kondylen, die sich später nach anterior verlagert. Es ist interessant zu wissen, wie Pullinger et al. (1986) berichteten, daß mit dem Unterkiefer in der Interkuspidalposition, tomographisch die Kondylenposition bei der Mehrzahl von Myalgiepatienten im Zentrum der Fossa lagerte, während bei denjenigen Patienten mit internen Gelenkstörungen die Kondylen gewöhnlich in den Fossae distal lagerten.[9] Weitere Untersuchungen sind erforderlich, um den exakten Standort jeder Kondylarbewegung, nach der Beseitigung myalgischer oder gelenkbezogener Symptome nachzuweisen.

(2) Die Symptome bestehen fort; in diesem Falle sollte nach einer psychogenen Ätiologie gesucht werden.

(3) Die Symptome sind beseitigt, und das Nachlassen der Krankheitserscheinung hält an, nachdem die Schiene nicht mehr benutzt wurde. Dies ist eine häufige Reaktion auf die Schienentherapie. Bleibt der Patient für drei Monate symptomlos, wird er wie ein Patient mit der Vorgeschichte einer fazialen Arthromyalgie weiterbehandelt.

(4) Die Symptome können nachgelassen haben, kehren jedoch nach Beendigung der Schienentherapie zurück, um abermals zu verschwinden, sobald die Schiene wieder getragen wird. Wenn der Patient bereit ist, die Schiene wenn nötig zu tragen, kann eine restaurative Zahnbehandlung entspre-

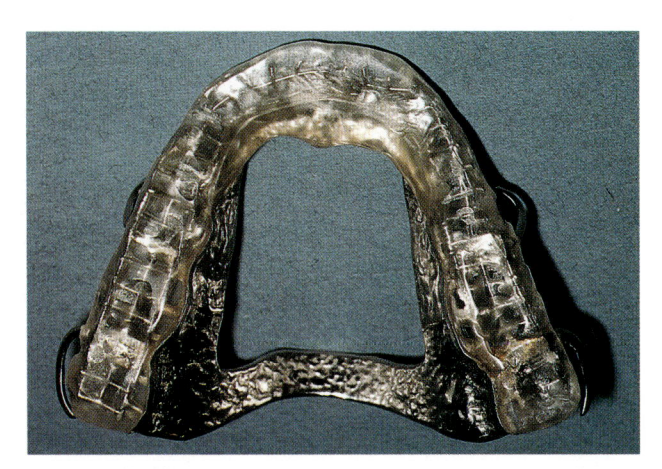

Abb. 26.4 (i) Stabilisierungsschiene mit Chrom-Kobalt-Unterkonstruktion. Achten Sie auf die Abschlußlinien und die bukkalen Klammern bei 15, 25, 17 und 27.

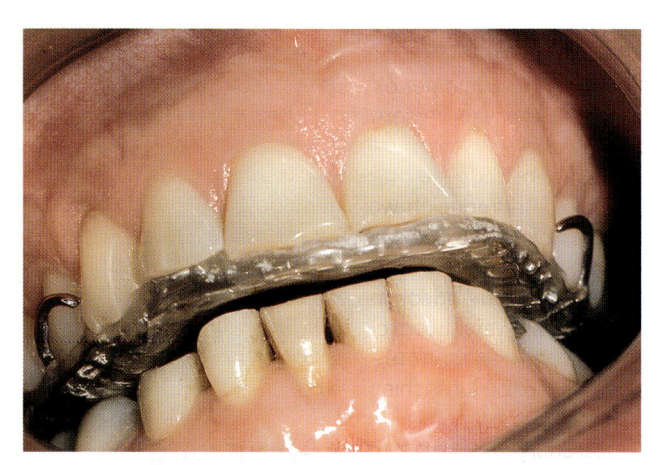

Abb. 26.4 (ii) Die Schiene im Munde in rechter Lateralexkursion. Beachten Sie die Klammern.

chend den Grundsätzen, die für Patienten mit vorangegangener fazialer Arthromyalgie gelten, durchgeführt werden. Sodann wird eine neue Schiene für den Langzeitgebrauch hergestellt. Häufig ist hierfür eine Chrom-Kobaltbasis zweckmäßig (Abb. 26.4). Wenn sich der Kunststoff abnutzt, ersetzt man ihn je nach Erfordernis. Die Schiene wird erneut aufgewachst und der neue Kunststoff aufpolymerisiert. Die einzelnen Laborschritte sind im Anhang beschrieben. Folgende klinische Maßnahmen stehen an:

i) Abdrucknahme für die Stabilisierungsschiene vor der Restaurierung.
ii) Kiefer- und Gesichtsbogenregistrierung.
iii) Einartikulieren der Modelle in einen Artikulator und Herstellung eines inzisalen Führungstellers, indem man das Modell der Schiene benutzt, um die Zahnführung einzurichten.
iv) Fertigstellung der Restaurationen.
v) Abdrucknahme und Kieferregistrierung.
vi) Herstellung des Chrom-Kobalt-Gußgerüstes mit inneren Abschlußlinien und Klammern im Seitenzahngebiet.
vii) Einprobe.
viii) Erneute Kieferregistrierung auf dem Modellgußgerüst.
ix) Remontieren der Modelle, falls Diskrepanzen auftreten.
x) Aufwachsen der okklusalen Oberflächen der Schiene unter Einsatz des inzisalen Führungstellers für die Frontzahnführung.
xi) Einprobe und Einschleifen der Schiene soweit erforderlich.
xii) Zurücksetzen in den Artikulator; Herstellung eines Vorwalls und Fertigstellung.
xiii) Einpassen der Schiene.
xiv) Wenn der Kunststoff sich später abnutzt, kann man ihn von der Chrom-Kobaltbasis abtragen, das Modellgußgerüst in den Artikulator setzen und neuen Akrylkunststoff auftragen.

Ein Patient mit derartigen Reaktionen wird, wenn irgend möglich, formgetreu (conformative approach) versorgt, um die Kieferbeziehungen so wenig wie möglich zu verändern.

(5) Die Symptome können verschwinden, jedoch wieder zurückkehren, wenn die Schiene nicht mehr länger getragen wird. Setzt der Patient die Schiene wieder ein, gehen die Symptome auch wieder zurück. Der Patient ist auf die fortgesetzte Benutzung der Schiene nicht vorbereitet. Dies ereignet sich jedoch nur bei einem sehr kleinen Prozentsatz der Patienten.

Die Anwendung der Stabilisierungsschiene hat gezeigt, daß eine oder mehrere Maßnahmen zur Beseitigung der Symptome beigetragen haben und zwar:

- Der Placeboeffekt
- Der Effekt okklusaler Abdeckung:
  Änderung der horizontalen Beziehungen;
  Beseitigung von Leitkontakten;
  Einrichtung vielfacher, gleichmäßiger Kontakte;
  Einrichtung einer ausgewogenen Frontzahnführung;
  Einrichtung einer Disklusion im Seitenzahnbereich;
  Verminderung der Belastung einzelner Zähne mittels gleichmäßigerer Belastung des resilienteren Materials der Stabilisierungsschiene;
  Unterbrechung von Angewohnheiten;
  Veränderung des Bruxismus
- Änderung der vertikalen Dimension

Der Placeboeffekt

Wenn die Krankengeschichte in irgendeiner Weise Anhalt gibt, daß die faziale Arthromyalgie psychogen bedingt ist, erfolgt die Remission der Symptome wahrscheinlich aufgrund eines Placeboeffektes und kann nicht der Wirkung der okklusalen Abdeckung, oder einer Änderung der vertikalen Dimension zugeschrieben werden. Der Patient sollte wie in Kapitel 27 dargestellt, behandelt werden.

Der Effekt okklusaler Abdeckung
Änderungen der Kieferbeziehungen und/oder der okklusalen Kontakte

Wenn die Krankengeschichte des Patienten keinen Anhalt

für psychogene Ursachen bietet, ist es nicht falsch, wenn man die Resultate der okklusalen Abdeckung bei der späteren restaurativen Versorgung nutzt, so daß die Restaurationen die relevanten Beziehungen der Stabilisierungsschiene wiedergeben. Vor der Restaurierung kann ein okklusaler Bißausgleich erforderlich werden, falls Leitkontakte und okklusale Interferenzen nach Abnahme der Schiene zutage treten. Untersuchungen sind erforderlich, um festzustellen, welche der okklusalen Abdeckungswirkungen für die Entlastung der Symptome verantwortlich sind. Zum Beispiel berichteten Naeije und Hansonn (1991), daß nach 4 bis 6 Wochen okklusaler Stabilisationsschienen-Therapie bei 26 Patienten mit kraniomandibulären Störungen hiervon 20 Patienten einen deutlichen Rückgang der Symptome zu verzeichnen hatten, oder völlig symptomfrei waren, während 6 Patienten keine Erleichterungen verspürten. Trotzdem zeigten die Amplitudenveränderungen im EMG und die EMG-Asymmetrie, als Beweis für das Tragen der Schienen, keinen deutlichen Unterschied zwischen den erfolgreich und den erfolglos behandelten Patienten.[45] Möglicherweise waren die Muskelveränderungen von den Änderungen der Symptome unabhängig. Erst wenn man die Mechanismen zur Beseitigung der Symptome besser verstehen wird, können für die spätere restaurative Versorgung gezieltere Empfehlungen gegeben werden.

Interessant ist, wie Gray et al. (1991) feststellten, daß sowohl okklusale Stabilisierungsschienen als auch örtlich begrenzte Okklusionsschienen, welche die Belastung auf 4 Zähne beschränkten, annähernd die gleiche Entlastung der Symptome (72%) herbeiführten.[47] Patienten, die höchstwahrscheinlich darauf ansprachen, verfügten über:

- eine unausgeglichene Okklusion in der zentralen Relation;
- Balanceseitenkontakte;
- keine bilaterale, glatte Frontzahnführung.

Folgendes sollte berücksichtigt werden:

Großes vertikal : horizontal-Verhältnis zwischen der Position nach Schienentherapie und der IP – mit oder ohne Gelenkknacken

Empfehlungen zur restaurativen Versorgung:
1) analysieren Sie die Kieferbeziehungen nach der Schienentherapie anhand einartikulierter Studienmodelle;
2) schleifen Sie die Okklusion ein, so daß CRCP und IP zusammenfallen. Dies trägt zur Aufrecherhaltung reproduzierbarer mandibulärer Bewegungen bei. Wenn Zähne für Kronenersatz präpariert werden, bleiben auf diese Weise konstante Kieferbeziehungen erhalten und gewährleisten einen überschaubaren Behandlungsablauf.
3) überzeugen Sie sich, daß der Patient symptomfrei ist;
4) überprüfen Sie den Bewegungsspielraum und den PRI (pantographischer Reproduzierbarkeits-Index), oder die Reaktion auf Muskelpalpationen;
5) behandeln Sie, wie zuvor erwähnt, mit dem Ziel, den Patienten symptomfrei zu halten;
6) überprüfen Sie jedes Behandlungsstadium.

Großes horizontal : vertikal-Verhältnis zwischen der Position nach erfolgter Schienentherapie und der IP

Die Beseitigung der Symptome mittels einer okklusalen Stabilisierungsschiene kann in eine distale und laterale Rückverlagerung des Unterkiefers münden. Durch Herstellung einer modifizierten Stabilisierungsschiene, welche die Bewegung in die CRCP-Position (Kapitel 4) nicht zuläßt, kann diese Möglichkeit auf ein Mindestmaß beschränkt werden. Besser wäre es jedoch, die Behandlung der fazialen Arthromyalgie mit anderen Mitteln, als mit einer okklusalen Stabilisierungsschiene, zu versuchen. Falls dies erfolgreich verläuft, könnten die Restaurationen formgetreu eingegliedert werden, unbeschadet der Überlegung, ebenfalls die Frontzähne zu restaurieren. Überdies ist es möglich, daß eine Schiene die faziale Arthromyalgie bessert, obgleich die Gelenkmechanik durch eine distale Rückverlagerung nachteilig beeinflußt wird; doch dies bedarf der wissenschaftlichen Überprüfung.

Im Anschluß an die Schienentherapie könnte es erforderlich werden, die Frontzähne lingual auszubauen, um eine Zahnführung, annähernd wie an der Schiene, herzustellen. Anhand der Modelle der Stabilisierungsschiene wird ein Frontzahnführungsteller gefertigt, und durch Kopieren der Zahnführung erfolgt die Restauration der Zähne unter Einbeziehung eines Freiraums anterior zur CRCP. Wenn jedoch die Tendenz zu einer beträchtlichen distalen Rückverlagerung vorherrscht, kann die Einrichtung einer derartigen Zahnführung mit festzementierten Restaurationen sich als unmöglich erweisen. In diesen Fällen dürfte die Eingliederung eines abnehmbaren Chrom-Kobalt-Plattenbehelfs im Oberkiefer mit der gleichen Zahnführung wie an der originalen Stabilisierungsschiene für den Patienten akzeptabel erscheinen (Abb. 26.3c).

Verminderung der Belastung einzelner Zähne durch gleichmäßigere Belastung des resilienteren Materials der Stabilisierungsschiene

Wenn dies der Grund für die Beseitigung der Symptome ist, besteht die Möglichkeit, daß im Anschluß an die restaurative Therapie die Symptome wiederkehren, weil die Resilienz der Restaurationen nicht derjenigen der Stabilisierungsschiene entspricht.

Unterbrechung von Angewohnheiten

Wird die Schiene weggelassen, ist es möglich, daß Angewohnheiten wieder aufgenommen werden und die Symptome zurückkehren.

Veränderung des Bruxismus

Aufgrund kontrollierter Studien gibt es keinen Beweis, daß eine Schiene Bruxismus beseitigt. Holmgren et al. (1993) berichteten über nachlassende Kopfschmerzen bei 31 Patienten durch Schienentherapie; der Bruxismus bestand jedoch weiter.[48] Es ist möglich, daß Schienen Verhaltensmuster und Angriffsort des Bruxismus ändern, und dies kann für das Nachlassen der Symptome der Grund sein. Diese Hypothese ist bislang ungetestet.

Änderung der vertikalen Dimension

Sollte die Distalisierung des Unterkiefers zu viele restaurative Probleme schaffen, ist es sinnvoll zu testen, ob eine Änderung der vertikalen Dimension die Symptome lindert. Dies wird durch Herstellung einer modifizierten Stabilisierungsschiene (Kapitel 4) erreicht, die versuchsweise die Interkuspidalposition in vergrößerter vertikaler Dimension bewahrt. Manns et al. (1983)[49] und Drago et al. (1979)[50] berichteten, daß dickere Schienen – 4,42 mm – 8,15 mm an den Schneidezähnen – sich als wirksamer zur Beseitigung der Symptome erwiesen, als dünnere Schienen (1 mm). Die Diagnose 'Verlust der vertikalen Dimension' ist schwierig zu stellen, zumal darüber berichtet wurde, daß eine gewisse Einbuße durch kontinuierlichen Zahndurchbruch und knöchernes Remodeling ausgeglichen wird.[51] Es gibt keine verläßlichen diagnostischen Testverfahren, die festlegten, wie viel, wenn überhaupt, an vertikalem Abstand wiederhergestellt werden muß. Die Größenordnung des freien Interokklusalabstands, ergibt nur einen groben Anhaltspunkt, zumal der Muskeltonus, der den freien Zwischenraum bestimmt, variabel ist. Es ist eine traurige Tatsache, daß wahrscheinlich der beste Test das Ausprobieren ist. Die Schiene kann man auffüttern, um die originalen antero-posterioren und lateralen, mandibulär-maxillären Beziehungen zu erhalten. Durch langsames Verringern der vertikalen Dimension kann sie zunehmend verändert werden. Wenn der Punkt erreicht ist, an dem die Symptome wiederkehren, ist die Annahme sicher nicht falsch, daß der ein wenig größere Vertikalabstand davor der akzeptabelste war, der zur Beseitigung der Symptome beitrug. Natürlich ist hierfür ein entsprechender Beobachtungszeitraum notwendig, wobei 3 Monate angemessen erscheinen. Mittels der Ätztechnik kann man auch eine Okklusionsschiene aus Komposit oder sandgestrahltem Akrylkunststoff direkt mit den Zähnen verhaften. Sollte der Patient bei diesem Vertikalabstand der originalen antero-posterioren Kieferbeziehungen symptomfrei bleiben, können kunststoffverblendete, provisorische Restaurationen für dieses Verhältnis gefertigt werden, denen vorzugsweise härtere provisorische Restaurationen nachfolgen. Vorausgesetzt, die Symptome kehren nicht wieder, erfolgt anschließend die Herstellung der definitiven Restaurationen.

Wenn die Symptome wieder auftreten, muß die originale okklusale Stabilisierungsschiene erneut ausgetestet werden, wodurch eine distalisierte Unterkieferlage zurückkehrt. Dieses Ergebnis ist jedoch unbefriedigend. Gewöhnlich ist es sicherer, einen Behandlungsfall mit großem horizontal : vertikal-Verhältnis mittels der modifizierten Stabilisierungsschiene auszutesten, bevor man eine Distalisierung riskiert, die mit einer konventionellen Schiene eintreten könnte.

Sind festzementierte Rekonstruktionen erforderlich, kompliziert eine Änderung des Vertikalabstands die Behandlung beträchtlich. Bei notwendigen Seitenzahnrestaurationen wird die Änderung der vertikalen Dimension die Frontzähne mit einbeziehen, um die Frontzahnführung aufrechtzuerhalten. Wenn die Frontzähne Restaurationen erfordern, müssen auch die Seitenzähne zur Aufrechterhaltung des okklusalen Kontaktes restauriert werden. Der Patient muß über diese Erfordernisse sehr eingehend unterrichtet werden, damit er Gelegenheit bekommt, einfachere Lösungen in Betracht zu ziehen, vorausgesetzt, die Stabilisierungsschiene wird in dem erforderlichen Maße getragen. Die provisorischen Restaurationen werden durch definitive Restaurationen ersetzt; deren Herstellung erfolgt anhand von Kieferregistrierungen im korrekten Vertikalabstand.

Schlußfolgerung

Der restaurativ tätige Zahnarzt kann nicht sicher gehen, daß die Befreiung von Symptomen, die durch eine Stabilisierungsschiene erreicht wurde, im Anschluß an die Restaurierung weiterhin fortbesteht. Der Patient muß hierüber informiert werden und auch darüber, daß in Zukunft eine Schienentherapie möglicherweise nicht zu vermeiden ist. Besser ist, wenn man diese Information schriftlich in einem Brief niederlegt und dem Patienten vor Beginn der restaurativen Behandlung übermittelt.

Faziale Arthromyalgie psychogenen Ursprungs

Diagnose und Behandlung restaurativer Probleme psychogenen Ursprungs werden in Kapitel 27 erörtert.

Literaturhinweise

1. Al-Hasson H, Ismail A, Ash M. Concerns of patients seeking treatment for TMJ dysfunction. J Prosthet Dent 1986; 56: 217-221.
2. Mejersjo C, Carlsson G. Long-term results of treatment for temporomandibular joint pain dysfunction syndrome. J Prosthet Dent 1983; 49: 809-815.
3. Mejersjo C, Carlsson G. Analysis of factors influencing the longterm effect of treatment of TMJ pain dysfunction. J Oral Rehab 1984; 11: 289-297.
4. Wruble M K, Lambey M A, McGlynn F D. Sleep related bruxism and sleep variables. A critical review. J Craniomandib Disord Facial Oral Pain 1989; 3: 152-158.
5. Marbach J J, Varosack J R, Blank R T, Lund P. „Phantom Bite" Classification and Treatment. J Prosthet Dent 1983; 49: 556-559.
6a. Feinmann C, Harris M. Psychogenic facial pain. Part I. The clinical presentation. Brit Dent J 1984; 156: 165-168.
6b. Feinmann C, Harris M. Psychogenic facial pain. Part II. Management and prognosis. Brit Dent J 1984; 156: 205-208.
7. Pullinger A G, Hollander L, Solberg W K. Radiographic condyle position: TMJ patients and a screened control population. J Dent Res 1983; 62: 188.
8. Pullinger A G, Hollander L, Solberg W K, Petersson A. A tomographic study of mandibular condyle position in an asymptomatic population. J Prosthet Dent 1985; 53: 706-713.
9. Pullinger A G, Solberg W, Hollander L, Guichet D. Tomographic analysis of mandibular condyle position in diagnostic subgroups of temporomandibular disorders. J Prosthet Dent 1986; 55: 723-729.
10. Aquilano S, Matterson S, Holland G, Phillips C. Evaluation of condylar position from temporomandibular joint radiographs. J Prosthet Dent 1985; 53: 88-99.

11. Pullinger A G, Seligman D A, Solberg W K. Temporomandibular Disorders. Part II: Occlusal factors associated with temporomandibular joint tenderness and dysfunction. J Prosthet Dent 1988; 59: 363-367.

12. Wise M D. Movement between centric relation contact position and the intercuspal position. Int J Prosthodont 1992; 5: 333-344.

13. Ramfjord S P, Ash M. Occlusion. W. B. Saunders, Philadelphia. 3rd edition, 1983: pp 469.

14. Franks A. Conservative treatment of temporomandibular joint dysfunction: A comparative study. Dent Prac 1965; 15: 205-210.

15. Harris M, Feinmann C. Psychosomatic disorders in Oral Manifestations of Systemic Disease. Ed. Jones J H, Mason J K. 2nd Edition. Bailliere Tindal, London, Philadelphia, Toronto, Sydney, Tokyo. 1990 pp 30-60.

16. Griffiths R H. Report of the President's conference on the examination, diagnosis and management of temporomandibular disorders. J Amer Dent Asssc 1983; 106: 75-79.

17. Ramfjord S P. Bruxism, a clinical and electromyographic study. J Amer Dent Assoc 1961a; 62: 21-44.

18. Goodman P, Greene C, Laskin D. Response of patients with myofascial pain dysfunction syndrome to mock equilibration. J Amer Dent Assoc 1976; 92: 755-758.

19. Forsell H, Kiveskari P, Kangasniemi P. Changes in headache after treatment of mandibular dysfunction. Cephalagia 1985; 5: 229-236.

20. Forsell H, Kiveskari P, Kangasniemi P. Effect of occlusal adjustment on mandibular dysfunction – a double blind study. Acta Odont Scand 1986; 44: 63-69.

21. Kirveskari P, Le Bell Y, Salonen M, Forssell H, Grans L. Effect of elimination of occlusal interferences on signs and symptoms of craniomandibular disorder in young adults. J Oral Rehab 1989; 16: 21-26.

22. Tsolka P, Morris R W, Prieskel H W. Occlusal adjustment therapy for craniomandibular disorders: A clinical assessment by a doubleblind method. J Prosthet Dent 1992; 68: 957-964.

23. Haffajee A D, Socransky S S, Goodson J M. Clinical parameters as predictors of destructive periodontal disease activity. J Clin Periodontol 1983; 10: 257-265.

24. Levitt S R. Predictive values of the TMJ scale in detecting clinically significant symptoms of temporomandibular disorders. J Craniomandib Disord Facial Oral Pain 1990; 4: 177-185.

25. Dworkin S F. Research diagnostic criteria for temporomandibular disorders. J Craniomandib Disord Facial Oral Pain 1992; 6: 302-354.

26. Wenneberg B, Nystrom T, Carlsson G. Occlusal equilibration and other stomatognathic treatment in patients with mandibular dysfunction and headache. J Prosthet Dent 1988; 59: 478-482.

27. Moffet B. Classification and diagnosis of temporomandibular joint disturbance in Temporomandibular Joint Problems. Biologic Diagnosis and Treatment. Ed. Solberg W K. Quintessence Publishing Co., Chicago, London. 1980 pp 26.

28. Kerstein R, Farrell S. Treatment of myofascial pain dysfunction syndrome with occlusal equilibration. J Prosthet Dent 1990; 63: 695-700.

29. Ramfjord S P. Dysfunctional temporomandibular joint and muscle pain . J Prosthet Dent 196 1 b; 11: 353-374.

30. Dawson P E. Evaluation, Diagnosis and Treatment of Occlusal Problems. C. V. Mosby Co., St Louis, 1974: pp 80.

31. Okeson J . Fundamentals of Occlusion and Temporomandibular Disorders. The C. V. Mosby Company, St Louis, 1985a: pp 333-358, 1985b: pp 413.

32. Clark G, Mohl N D, Riggs R R. Occlusal adjustment therapy; in: A Textbook of Occlusion. Ed. Mohl N D, Zarb G A, Carlsson G E, Rugh J D. Quintessence Pub. Co., Chicago, London 1988: pp 285.

33. Minagi S, Watenabe H, Sato T, Tsuru H. Relationship between balancing side occlusal contact patterns and temporomandibular joint sounds in humans. Proposition of the concept of balancing side protection. J Craniomandib Disord Facial Oral Pain 1990; 4: 251-256.

34. Crispin B J, Myers G E, Clayton J A. Effects of occlusal therapy in pantographic reproducibility of mandibular border movements. J Prosthet Dent 1978; 40: 29-34.

35. Lederman K, Clayton J. Patients with restored occlusions, part III: The effect of occlusal splint therapy and occlusal adjustment on TMJ dysfunction. J Prosthet Dent 1983; 50: 95-100.

36. Rugh J D, Barghi N, Drago C J. Experimental occlusal discrepancies and nocturnal bruxism. J Prosthet Dent 1984; 51: 548-553.

37. Magnusson T, Enbom L. Signs and symptoms of mandibular dysfunction after introduction of experimental balancing side interferences. Acta Odont Scand 1984; 42: 129-135.

38. Randow K, Carlsson K, Edlund J, Oberg T. The effect of an occlusal interference on the masticatory system. Odont Revy 1976; 27: 245-256.

39. Karlsson S, Cho S A, Carlsson G E. Changes in mandibular masticatory movements after insertion of non-working side interferences. J Craniomandib Disord Facial Oral Pain 1992; 6: 177-183.

40. Seligman D A, Pullinger A G. Association of occlusal variables among refined TM patient diagnostic groups. J Craniomandib Disord Facial Oral Pain 1989; 3: 227-236.

41. Pullinger A G, Seligman D A, Cornbein J A. A multiple logistic regression analysis of the risk and relative odds of TMDs as a function of common occlusal features. J Dent Res 1993; 72: 968-979.

42. Seligman D A, Pullinger A G. The role of functional occlusal relationships in temporomandibular disorders: A review. J Craniomandib Disord Facial Oral Pain 1991; 5: 265-279.

43. Wilkinson T, Hansson T L, McNeill C, Marcel T. A comparison of the success of 24hour occlusal splint therapy versus nocturnal occlusal splint therapy in reducing craniomandibular disorders. J Craniomandib Disord Facial Oral Pain 1992; 6: 64-70.

44. Hansson T L, Christensen Minor C A, Wagnon Taylor D L. Physical Therapy in Craniomandibular Disorders. Quintessence Publ. Co. Inc., Chicago, Berlin, London. 1992.

45. Naeije M, Hansson T L. Short-term effect of the stabilization appliance on masticatory muscie activity in myogenous craniomandibular patients. J Craniomand Disord Facial Oral Pain 1991; 5: 245-250.

46. Carrosa S, Barri E D, Lombardi M, Preti G. A graphic evaluation of the intermaxillary relationship before and after therapy with the Michigan splint. J Prosthet Dent 1990; 63: 586-592.

47. Gray R, Davies S, Quayle A, Wastell D. A comparison of two splints in the treatment of TMJ pain dysfunction syndrome. Can occlusal analysis be used to predict success of splint therapy? Brit Dent J 1991; 170: 55-58.

48. Holmgren K, Sheikholesam A, Riise C. Effect of full arch maxillary splint on parafunctional activity during sleep in patients with nocturnal bruxism and signs and symptoms of craniomandibular disorders. J Prosthet Dent 1993; 69: 293-297.

49. Manns A, Miralle R, Santander H, Valdivia J. Influence of vertical dimension in the treatment of myofascial pain dysfunction syndrome. J Prosthet Dent 1983; 50: 700-708.

50. Drago C, Rugh J D, Berghi N. Nightguard vertical thickness effects on nocturnal bruxism. J Dent Res 1979; 58: Special Issue A: 317.

51. Murphy T. Compensatory mechanisms in facial height adjustment to functional tooth attrition. Aust Dent J 1959; 4: 312-323.

Kapitel 27

RESTAURATIVE PROBLEME PSYCHOGENEN URSPRUNGS

Folgende Symptome und Anzeichen psychogenen Ursprungs sind für den restaurativ tätigen Zahnarzt von Bedeutung:

- faziale Arthromyalgie,
- atypischer Gesichtsschmerz,
- atypische Odontalgie,
- Spannungskopfschmerz,
- Phantombiß,
- Dysmorphophobie,
- Anorexia nervosa und Bulimie,
- selbstbeigebrachte Verletzungen,
- orale Dysästhesie (Mißempfindungen),
- Konversionshysterie.

Die klinischen Erscheinungsformen sind in den Kapiteln 1, 3 und 4 auf den Seiten 20-23, 40, 92 beschrieben.

Der für Restaurierungen vorgesehene Patient mit Schmerzen oder körperlichen Beschwerden psychogenen Ursprungs

Diagnose

Die Diagnose ergibt sich in erster Linie aus der Krankengeschichte (Kapitel 1, 3) des Patienten, aber Anzeichen, wie z.B. atypische Odontalgie, vielfache Wurzelfüllungen, Wurzelspitzenresektionen und fehlende Zähne, tragen zur Sicherung der Diagnose bei (Kapitel 4). Ergibt sich ein positiver Befund, sollten manipulative zahnärztliche Untersuchungen, z.B. Abnahme von Restaurationen, um den darunterbefindlichen Zahn zu überprüfen, auf ein Minimum beschränkt werden. Wo jedoch Zweifel bestehen, müssen ohne Frage zusätzliche diagnostische Mittel zum Einsatz gelangen. Die Differentialdiagnose ist jederzeit zu beachten (Kapitel 1, 3, 4). Falls sich pathologische Veränderungen einstellen, ist es angebracht, die Diagnose erneut zu überprüfen, während der Patient unter Beobachtung steht.

Die meisten Patienten mit orofazialen Schmerzen oder Beschwerden psychogenen Ursprungs, leiden nicht unter einer psychiatrischen Erkrankung und erfordern auch keine Überweisung zu einem Psychiater (s. Überweisung, Seite 402).[1] Diese Patienten sind gefühlsbetont, verletzlich und als Reaktion auf emotional bedingte Störungen entwickeln sie Endorganveränderungen, die als Schmerzen und Funktionsstörungen in den temporomandibularen Gelenken, Muskeln oder Zähnen zutage treten.

Versorgung
Beratung

Ein Hauptmerkmal der Symptome, die sich nicht durch organische Erkrankungen erklären lassen, ist der Glaube des Patienten, daß die Anzeichen auf einem körperlichen Leiden beruhen. Man bezeichnet dies als Attribution. Kliniker hoffen, daß allein die Untersuchungen den Patienten beruhigen, trotzdem empfinden die Patienten diese Untersuchungen als Beweis für ihre Befürchtung einer Erkrankung.[2] Ziel der Beratung ist, die Überzeugungen des Patienten über den Ursprung und das Wesen der Symptome zu ändern. Dies wird als Reattribution bezeichnet.

Goldberg (1992)[3] beschrieb im klinischen Zusammenhang drei Stadien:

- Vermittlung des Gefühls des Verstandenseins
- Änderung der Einstellung
- Herstellung der Verbindung

Goldberg (1992)[3] führt hierzu weiterhin aus:

Gefühl des Verstandenseins

Der Prozeß der Reattribution ist wahrscheinlich erfolgreicher, wenn der Patient fühlt, daß seine/ihre Probleme verstanden werden. Der Behandler sollte daher:

(i) eine umfassende Darstellung des Schmerzes aufnehmen und andere Begleitsymptome erfragen;
(ii) auf Gemütslagen reagieren: Beanstandungen abklären und entschiedene Stellungnahmen abgeben;
(iii) familiäre- und soziale Umstände erkunden;
(iv) das Gesundheitsbewußtsein ergründen;
(v) notwendige physische Untersuchungen durchführen und Nachforschungen nur dann anstellen, wenn sie angezeigt sind.

Änderung der Einstellung

Die Untersuchungsbefunde sollten zusammengefaßt und die Realität des Schmerzes in verständnisvoller Weise anerkannt werden, zum Beispiel: „Ihre Gesichtsmuskulatur ist ziemlich empfindlich, aber abgesehen davon, konnte ich an Ihren Zähnen oder Bißverhältnissen nichts anormales feststellen, aber Sie hatten sicherlich ziemliche Beschwerden, nicht wahr?"

Der Behandler fährt daraufhin fort, die Beschwerden zusammenzufassen, indem er andere Symptome hinzufügt und Lebensereignisse erwähnt, so zum Beispiel:

„Der gleiche Schmerz kann bei Personen auftreten, wenn sie unter Streß stehen, und es ist interessant festzustellen, seitdem Sie aus Ihrem Beruf entlassen wurden und einen Wohnungswechsel vorgenommen haben, ergaben sich die Schmerzen in Gesicht, Magen und Rücken."

Goldberg betont, daß es drei Stufen gibt, von denen keine übergangen werden darf:[3]

(i) Rückkopplungsergebnisse aus der ärztlichen Untersuchung;
(ii) Anerkennung der Realität des Schmerzes;
(iii) Zusammenfassen der Beschwerden des Patienten durch Erwähnung anderer Symptome und etwaiger Lebensereignisse.

Herstellung der Verbindung

Ziel ist, dem Patienten auseinanderzusetzen, auf welche Weise Streß oder Funktionsstörungen derartige Symptome hervorrufen können:

„Einige Menschen leiden zum Beispiel vor einem Examen oder Interview unter Durchfallserscheinungen. Dies ist eine Streßreaktion. In Ihrem Falle führt Streß zur Bildung bestimmter chemischer Substanzen in Ihrem Körper, welche auf die Blutgefäße einwirken und Grund für die Beschwerden in Ihren Muskeln und Mundbereich sind. Es ist etwa so wie Migräne im Gesicht bzw. in den Zähnen."

Der Patient sollte die Notwendigkeit verstehen, daß diese Beschwerden eingedämmt werden müssen, bevor man Restaurationen eingliedert und daß Restaurationen nicht dafür vorgesehen sind, den Schmerz zu behandeln. Ein Informationsblatt ist nützlich (s. unten). Die Prophylaxehelferin kann, sofern sie entsprechend geschult ist, während der Mundhygienebehandlungen in diesem Sinne Beratungen durchführen. Somit braucht der Zahnarzt bei jedem Behandlungstermin nur für kurze Zeitspannen präsent zu sein. Dies ist daher ein sehr effizienter Weg, die Versorgung sicherzustellen. In vielen Fällen ist eine weitergehende Therapie nicht erforderlich.

Medikamententherapie

Die Wirksamkeit trizyklischer Antidepressiva bei der Behandlung der fazialen Arthromyalgie, des atypischen Gesichtsschmerzes, der atypischen Odontalgie und des Spannungskopfschmerzes ist inzwischen bewiesen,[4] obgleich in akuten Phasen dieser Erkrankungen auch einfache Analgetika eingesetzt werden. Da in den meisten Fällen eine Sedierung nicht erforderlich ist, wird eine Medikation mit geringfügig sedativen und niedrigen anticholinergischen Nebenwirkungen, wie z.B. Nortriptyline, empfohlen. Die Therapie beginnt mit einer Mengenabgabe von 10 mg zur Nacht für 10 Tage und erhöht sich, je nach Erfordernis, alle 10 Tage um weitere 10 mg – bis zu 40 mg. Bei stationärer Behandlung kann diese Dosis bis auf 100 mg heraufgesetzt werden. Bei Patienten mit Schlaflosigkeit kann man zur Nacht anstelle des Nortriptyline 25 bis 50 mg eines Sedativums, z.B. Dothiepin, verabreichen (25 mg, ansteigend um jeweils 25 mg alle 10 Tage bis zu einer Höchstdosis von 100 mg bei stationärem Aufenthalt). Als Kontraindikationen für trizyklische Antidepressiva gelten: ein kürzlich überstandener Herzinfarkt, da hierbei Tachykardien auftreten können, Schwangerschaft, während der Stillperiode und eine Medikation mit Monoaminoxydase-Hemmern. Patienten mit kardiovaskulären Erkrankungen, Hyperthyroidismus oder auf Thyroidmedikation gesetzte Personen müssen von einem Arzt wegen der Tendenz zu Herzarrhythmieen und verlängerter Reizleitungszeit beaufsichtigt werden. Auch kann die Wirkung mancher Antihypertensiva herabgesetzt werden. Bei älteren Patienten mit Darmträgheit oder Glaukom, sowie bei Patienten mit Harnstauungen, z.B. Männern mit Prostatahypertrophie, steht Nortriptyline, das über eine niedrige anticholinergische Wirkung verfügt, zur Wahl, wobei auch hier eine strikte Kontrolle erforderlich ist. Obstipation kann mit Laktulose, jeweils 10 ml zur Nacht, behandelt werden. Patienten mit Anfallsleiden sollten streng überwacht werden, da die krampfauslösende Schwelle herabgesetzt sein kann. Auch müssen die Patienten gewarnt werden, daß die Möglichkeit der Beeinträchtigung von Tätigkeiten, wie das Führen eines Kraftfahrzeugs und die Bedienung gefährlicher Maschinen besteht. Zudem verstärkt Alkohol diese Wirkungen. Zahnärzte müssen die Verschreibungsbestimmungen des Landes, in dem sie praktizieren, beachten, und es ist zu empfehlen, daß sie sich anhand des Arzneimittelverzeichnisses über weitere Vorsichtsmaßregeln und Gegenreaktionen informieren. Ohne unterstützende Beratung dürfen keine Medikamente verordnet werden. Trotz des Vorerwähnten sind Nebenwirkungen selten und klingen, wenn sie auftreten, gewöhnlich wieder rasch ab. Der Kliniker sollte daher nicht zögern, eine angemessene Medikation zu verschreiben.

Wenn unter der Anwendung von Nortriptylene oder Dothiepin die Gewichtszunahme zum Problem wird, können diese Medikamente durch Fluoxetinhydrochloridgaben, täglich 20 mg (Prozac – 5-Hydroxytryptymin) ersetzt werden, jedoch nicht bei Nierenerkrankungen, während der Stillzeit, bei Epilepsie, Leberschäden, Herzerkrankungen, Diabetes, oder Schwangerschaft. Dieses Medikament ist relativ neu und seine Wirkungen müssen in erster Linie durch einen Arzt gewissenhaft überwacht werden.

Werden höhere Dosierungen, wie die hier beschriebenen notwendig, so ist deren Verordnung am besten durch einen praktischen Arzt vorzunehmen. Viele Zahnärzte bevorzugen, daß auch schon bei geringeren Dosierungen der Hausarzt die Medikamente verschreibt und überwacht. Häufig ist es erforderlich, die Medikation über 3 bis 6 Monate auszudehnen und daraufhin, wie anfangs ansteigend, in umgekehrter Reihenfolge die Dosierung wieder zu verringern. Die zeitlichen Vorgaben, therapeutisch wirksame Plasmaspiegel zu erreichen, sind unterschiedlich. Daher sollte man keine sofortigen Ergebnisse erwarten. Eine Behandlung darf nicht vorzeitig abgebrochen werden, da die Symptome sich wahrscheinlich dann wieder einstellen. Eine ausbleibende Reaktion nach 9 Wochen weist entweder auf eine unzureichende Dosierung hin, bzw. auf das Erfordernis, das Medikament zu wechseln (s. unten), oder auf die Notwendigkeit für weitere Nachforschungen. Der Rückgang der Symptome eröffnet dem Zahnarzt die Möglichkeit, die erforderliche restaurative Behandlung durchzuführen, indem er nach den in Kapitel 26 empfohlenen Grundsätzen vorgeht. Die therapeutischen Medikamentenspiegel sollten nach der Fertigstellung für weitere 6 bis 8 Wochen aufrechterhalten werden. Häufige Befragungen über irgendwelche Nebenwirkungen, wie Schläfrigkeit, Mundtrockenheit, oder Obstipation sollten besonders in den ersten Behandlungswochen vorgenommen werden. Der Patient ist zur Fortdauer der Behandlung zu ermuntern, ungeachtet von Nebenwirkungen, gegenüber denen sich anscheinend eine gewisse Eingewöhnung entwickelt, außer wenn selten vorkommende kardiale Arrhythmien auftreten. Herzklopfen, entweder durch Beklemmungszustände ausgelöst, oder als Folge der Antidepressiva-Medikamententherapie, kann man mit einem Betablocker, z.B. Propranalol 20-40 mg zwei oder dreimal täglich, beeinflussen, wobei der Hausarzt die Verschreibung und Überwachung vornehmen sollte. In der Studie von Feinmann und Harris (1984)[4] entwickelten sich bei denjenigen Patienten, die Placebotabletten einnahmen, mehr Nebenwirkungen, als bei anderen, denen trizyklische Antidepressiva verabreicht wurden. Die beste Prognose ergibt sich für solche Patienten, die eine Schmerzbeseitigung innerhalb von 9 Therapiewochen erlangen und die in ihrer Krankengeschichte über ein bedeutendes Lebensereignis berichteten, das in einem Zeitraum von 6 Monaten dem Beginn der Symptome vorausging.[4]

Wenig oder keine Reaktion nach zweimonatiger Behandlung, oder fortbestehende Schmerzen mit extremen Angstzuständen, oder bizarren Symptomen, sind Gründe für eine Überweisung und alternative Medikation. Diese besteht möglicherweise in Phenothiazin, d.h. Trifluoperazinhydrochlorid 2-4 mg morgens, oder Flupenthixol 0,5-1,0 mg zweimal täglich, als Ergänzung zur trizyklischen Therapie. Diese Medikation kann sich als besonders nützlich bei der Behandlung von Patienten mit Phantombiß-Syndrom erweisen, obgleich solche Patienten oft weder der Medikamenteneinnahme nachkommen, noch dem Rat folgen, einen Psychiater zu konsultieren. Behandlungsresistente Patienten erfordern eine Umstellung auf einen Monoaminoxidasehemmer, z.B. Phenelzine (Nardil), 1 Tablette alle 4 Stunden (etwa 8.00, 12.00 und 16.00 h). Die meisten Patienten benötigen keine psychiatrische Unterstützung, aber im Hinblick auf psychotische Patienten, d.h. bei Personen, die den Bezug zur Realität verloren haben, wird diese Unterstützung am besten durch einen spezialisierten Zahnarzt in Zusammenarbeit mit einem Psychiater empfohlen.

Der Zweck der Medikation sollte dem Patienten erklärt werden. Nützlich ist die Versicherung, daß das Antidepressivum nicht suchterzeugend wirkt und nicht zur Behandlung von Depressionen verordnet wird, sondern der Produktion derjenigen Wirkstoffe im Körper entgegenwirken soll, welche den Schmerz erzeugen. Es muß betont werden, daß die trizyklischen Antidepressiva sich als hochwirksame Substanzen, sowohl zur Schmerzregulierung, wie auch als Muskelrelaxans bei nicht depressiven Patienten erwiesen haben. Es ist auch wichtig hervorzuheben, daß viele Arzneimittel mehrfache Wirkung aufweisen, in Analogie zum Aspirin, das zwei nicht miteinander verwandte therapeutische Eigenschaften aufweist, die eine, um Schmerzen zu lindern und die andere, um bei Patienten mit überstandenen Koronarthrombosen das Risiko einer erneuten Thrombusbildung herabzusetzen. Verschiedene Schwierigkeiten können entstehen: erstens, Patienten, die natürlich nur ungern Medikamente einnehmen wollen für etwas, das sie als 'Zahnproblem' betrachten und zweitens, Behandler, die allzu ängstlich sind, entsprechende Medikamentendosen für einen angemessenen Zeitraum zu verordnen und sich damit zufriedengeben, die Schmerzensäußerungen des Patienten als unbehandelbar hinzunehmen. 75% der Patienten, die zur stationären Behandlung überwiesen werden, sprechen in einem Zeitraum bis zu 12 Wochen auf die Medikamentenbehandlung an.[4] In Fällen, in denen eine Mundöffnung von weniger als 30 mm besteht, sollte man eine Arthroskopie in Betracht ziehen.[5] Etwa 15 % der Patienten erfordern eine ständige Überwachung und Medikamentengaben, um schmerzfrei zu bleiben. Die verbleibenden 10% scheinen unter wechselnden Intensitätsgraden schwer zu beeinflussender Schmerzen zu leiden.[4-5] Trotzdem sind diese Patienten für die Unterstützung dankbar, die ihnen durch kurze, aber regelmäßige Konsultationen zuteil wird und vor allem für den Schutz vor unnötigen chirurgischen Eingriffen. Unwirksame Medikationen sollten jedoch eingestellt werden.

Gelegentlich kann es zu Konflikten führen, wenn der Zahnarzt eine derartige Medikation verordnet, ohne vorher konsultativ einen Facharzt für Allgemeinpraxis einzubeziehen. Es ist daher empfehlenswert, an den Arzt zu schreiben, um sich seines/ihres Beistandes zu versichern, indem man ihn/sie üblicherweise bittet, die Verordnungen und deren Überwachung vorzunehmen. Wenn andere als trizyklische Antidepressiva erforderlich sind, sollten diese selbstverständlich von einem praktischen Arzt verschrieben werden. Gewöhnlich ist der Allgemeinpraktiker für die Diagnose dankbar und mehr als hilfsbereit. Ein Anschreiben folgenden Inhalts kann sich dabei als hilfreich erweisen:

> Sehr geehrter Herr Kollege/Kollegin,
> Kürzlich hat mich unser gemeinsamer Patient, Herr..., aufgesucht, bei dem in beträchtlichem Umfang restaurative Zahnbehandlungen notwendig sind, und der außerdem über Gesichtsschmerzen klagt. Aus seiner Krankengeschichte konnte ich entnehmen, daß in jüngster Zeit mehrere gravierende Lebensereignisse, wie z.B. (Beispiele) stattgefunden haben und daß der Beginn der Schmerzen mit diesen Vorkommnissen zusammenfällt. Diesbezüglich

ergaben sich noch andere Begleitsymptome, und daher halte ich die Diagnose einer fazialen Arthromyalgie, bzw. atypischer Gesichtsschmerz, oder atypische Odontalgie (je nach Lage des Falls) für durchaus gegeben. Unter diesen Umständen, haben Sie sicher nichts dagegen, wenn ich Ihre Aufmerksamkeit auf einen Artikel von Harris et al. (1993)[5] lenke (Fotokopie zu Ihrer Verfügung beiliegend). Viele dieser Patienten reagieren auf kleine Dosen einer Therapie mit trizyklischen Antidepressiva ausgesprochen gut. Wäre eine solche Reaktion festzustellen, könnte damit die Durchführung der restaurativen Zahnbehandlung sicherlich unterstützt werden. Daher würde ich gern wissen, ob bei Herrn/Frau... für eine Medikation dieserart Kontraindikationen bestehen und ob Sie mir gegebenenfalls mit der Verordnung und Überwachung Beistand leisten wollten. Gern sehe ich Ihrer Antwort entgegen, mit freundlichen Grüßen...

Die Wirkung trizyklischer Antidepressiva

Diese wurden umfassend von Kreisburg (1988)[6] untersucht. Die Unterlagen deuten darauf hin, daß Hirn- und Rückenmarkzellen, welche Serotonin als eigenen Transmitterstoff benutzen, bei normalen Schmerzreaktionen intensiv beteiligt sind, und mindestens einige der Wirkungen analgetischer Drogen vermitteln. Zunahmen serotoninergischer Neurotransmissionen stehen mit verminderter Schmerzempfindung, gesteigerter Endorphinaktivität und erhöhter analgetischer Drogenwirkung in Zusammenhang. Trizyklische Antidepressiva sind starke Blocker der Serotoninresorption, wodurch erhöhte Spiegel besonders im Mittelhirn mit der damit verbundenen therapeutischen Wirkung entstehen. Diese Drogen erzeugen keine Gewöhnung oder Sucht und lindern Schmerzen, wenn keine Depression vorliegt, sind jedoch bei der Behandlung akuter Schmerzen unwirksam. Im Gegenteil, die Benzodiacepine hemmen die Serotoninausschüttung und können daher die Schmerzempfindung verstärken.

Harris et al. (1993)[5] haben folgende Hypothese den Schmerz betreffend aufgestellt:

Emotionaler oder körperlicher Streß fördert bei einem biochemisch anfälligen Individuum die Freisetzung von Neuropeptiden, so z.B. die Substanz P und Kalcitonin-Genverwandte Peptide (CGRP) in der Gelenkkapsel,[7-8] in den Muskeln, oder an Stellen, wie der Periodontalmembran und der Zahnpulpa. Diese Neuropeptide können Gefäßerweiterungen und entzündliche Reaktionen verursachen, indem sie freie Radikale aus Leukozyten bilden.[9] Die lokale Schädigung freier Radikale der Zellmembranen können dann eikosanoid-algetische Wirkstoffe, wie das PGE_2 und 15-HPETE produzieren.[10] Obgleich nicht-steroidale, antiinflammatorische Substanzen, wie das Aspirin, schmerzproduzierende Prostaglandine, zum Beispiel PGE_2, blockieren können, beeinträchtigen sie nicht Neuropeptide oder Leukotriene, wie 15-HPETE. Dies mag erklären, weshalb einfache schmerzlindernde Mittel unter diesen Umständen nur wenig Erleichterung schaffen. Diese biochemischen Wandlungen können daher die peripheren Gewebe sensibilisieren. Herabgesetzte Serotoninspiegel im Mittelhirn vermindern die Widerstandsfähigkeit und daher empfindet der Patient Schmerzen. Den 'Gesichtsschmerz-Patienten' kann man an einer verringerten Harnexkretion von konjugiertem Tyraminsulfat erkennen, das man auch bei Patienten mit endogenen Depressionen findet.[11] Diese Tyraminkennzeichnung tritt jedoch bei Patienten mit Gesichtsschmerzen ohne jedes Anzeichen einer Depression auf und erklärt, weshalb trizyklische Antidepressiva bei nicht depressiven Patienten die Schmerzen lindern können.

Marbach (1986)[12] und Graff-Radford et al. (1992)[13] glauben, daß die atypische Odontalgie durch Nervenabtrennung infolge Pulpentrauma entsteht. Dies würde jedoch weder das Übertreten des Schmerzes über die Mittellinie auf die Gegenseite erklären, noch dessen Auftreten an gesunden Zähnen, noch dessen konsequente Persistenz trotz Lokalanästhesie, noch dessen positive Reaktion auf trizyklische Antidepressiva und Beratung.

Trizyklische Antidepressiva verringern auch die Zeitspanne des REM-Schlafs (rapid eye movement) und erhöhen die Zeitspanne des Delta-Schlafs. Letzterer steht in Zusammenhang mit einem niedrigen, gleichmäßigen Stoffwechsel und mit Herzfrequenz und Blutdruck auf unterstem Tagesniveau. Der pharmakologische Erschöpfungszustand des Hirnserotonins bedeutet eine Herabsetzung des non-REM-Schlafs, Schlaflosigkeit und sogar totalen Bewußtseinsverlust. Nächtliches Zähneknirschen mit schweren Anzeichen einer fazialen Arthromyalgie trat nachweislich in erster Linie während der REM-Schlafphase auf.[14] Bei steigenden Serotoninspiegeln können die trizyklischen Antidepressiva den non-REM-Deltaschlaf verstärken und somit den Bruxismus eindämmen. Es ist daher möglich, daß eine Störung des Serotonin-Stoffwechsels einen ätiologischen Faktor für nächtlichen Bruxismus darstellt.

Manipulationen der Therapie dürfen dem Patienten nicht gestattet werden

Patienten mit psychogenen Störungen, besonders wenn sie unter Psychosen oder Neurosen leiden, können auf zweierlei Weise versuchen die Therapie zu manipulieren, sei es im Hinblick auf den Zeitablauf oder im Hinblick auf den Behandlungsmodus. Es ist unbedingt notwendig, daß der Behandler die Übersicht behält und Ziel, Dauer, Zeitfolge, sowie Aufwand der Behandlung bestimmt. Wenn erst die Kontrolle verloren gegangen ist, dürfte es unmöglich sein, die notwendigen Restaurierungen durchzuführen. Terminvereinbarungen sind pünktlich einzuhalten, und dem Patienten darf nicht gestattet werden, neue Probleme einzubringen, wenn die Behandlungszeit sich dem Ende zuneigt. Letzteres passiert häufig bei Patienten mit Schmerzen psychogenen Ursprungs und obgleich es abweisend erscheint, den Behandlungstermin pünktlich abzuschließen, ist dies wichtig. Wenn der Zahnarzt die Steuerung aufgibt und sich manipulieren läßt, ist dem Patienten nicht geholfen. Ebenso darf der Patient auch nicht die Sekretärin am Empfang nach seinem Willen beeinflussen. Obgleich es manchmal vorkommen kann, daß Terminvereinbarungen geändert werden müssen, um den Planungen des Patienten entgegenzukommen, muß man diesbezüglich sehr wachsam sein, und eine feste Haltung einnehmen.

Aufzeichnungen

Aus rechtsmedizinischen Gründen sind gewissenhafte Aufzeichnungen wichtig. Wenn möglich, sollten diese von der Stuhlassistenz gegengezeichnet werden, insbesondere bei Patienten mit Phantombiß.

Restaurative Therapie

Nur unbedingt erforderliche restaurative Versorgungen werden durchgeführt. Wichtig ist, sich darüber bewußt zu sein, daß der Patient mit Symptomen psychogenen Ursprungs häufig unter Empfindungsstörungen leidet. So ist zum Beispiel die Okklusion für den Patienten absolut unerträglich, die für einen anderen Patienten vollkommen akzeptabel erscheint. Es wurde berichtet, daß Patienten mit Depressionen und fazialer Arthromyalgie auf eine Therapie mit trizyklischen Antidepressiva gut ansprechen und sogar noch besser auf medikamentöse Verabreichungen in Verbindung mit okklusaler Schienentherapie.[15] Eine Schienen-Therapie bei depressiven Patienten mit absolut notwendigen Restaurationen, besonders wenn ein neugestaltendes Behandlungskonzept (reorganized approach) erforderlich ist, kann sich als hilfreich erweisen. Wenn restaurative Maßnahmen nicht unbedingt notwendig sind, besteht die Gefahr, daß diejenigen Patienten, die auf eine derartige Schienen-Therapie nicht ansprechen, der Meinung sind, daß nur ein zahnärztlicher Eingriff ihre Probleme mit allen damit verbundenen Begleiterscheinungen lösen wird, und daher könnte eine Kombination von Medikamenten- und Schienentherapie Probleme mit sich bringen. Jeder Fall muß deshalb individuell beurteilt werden. Clark et al. (1989)[16] berichteten, daß Zahnärzte bei der Feststellung psychologischer Probleme unglücklicherweise nur über unzureichende Kenntnisse verfügen, und daher ist die Zusammenarbeit mit einem praktischen Arzt und mehr Schulung in der Verhaltensforschung zu fordern.

Merkblatt über den Gesichtsschmerz

Es ist sinnvoll, wenn man für Patienten mit Schmerzen psychogenen Ursprungs ein Merkblatt bereithält. Dieses Merkblatt hilft ihnen, abseits von der verwirrenden Umgebung der zahnärztlichen Praxis, das Untersuchungsgespräch besser zu 'verdauen'. Ein geeignetes Formblatt wurde von Feinmann und Harris (1988)[17] entwickelt und enthält folgendes:

Gesichtsschmerz-Probleme

„Sie wurden soeben davon unterrichtet, daß die Schmerzen, die Sie in Ihrem Gesicht empfinden, steßbedingt sind. Wahrscheinlich fühlen Sie sich etwas beunruhigt, und deshalb wurde dieses Informationsblatt, das zum Verständnis für Ihre Beschwerden beitragen soll, zusammengestellt. Zahnschmerzen und andere Zahnbeschwerden treten ziemlich direkt auf. Sie reagieren sofort auf einfache Behandlungsmaßnahmen und kehren nicht zurück; aber andere Schmerzen, die sich als Reaktion auf Streß entwickeln, sind komplizierter.

Faziale Arthromyalgie

Dies ist ein dumpfer Schmerz mit gelegentlichen, heftigen Anfällen, die sich auf Ihr Kiefergelenk und die Muskulatur erstrecken. Sie können aber auch andere Symptome feststellen, z.B. Gelenkknacken, erschwerte Mundöffnung und Verkrampfungen der Kiefermuskeln, die sich bis in den Kopf und herab in die Halsregion ausdehnen. Ohrsymptome, wie Taubheitsgefühl, oder Summgeräusche und Schwindel sind ebenfalls möglich.

Atypischer Gesichtsschmerz

Dies ist ein dumpfer, oder scharfer Schmerz, der in Wangen, Augen, Kinn und allen muskulären Gesichtsbereichen auftritt. Der Schmerz kommt und geht und kann sich verstärken, wenn Sie müde sind und unter Streß stehen.

Atypische Odontalgie

Dies sind Schmerzen, oder heftige Beschwerden an den Zähnen, bzw im Zahnfach, gewöhnlich ohne ersichtlichen Grund. Durch eine Zahnbehandlung kann sich der Schmerz verstärken und von Zahn zu Zahn wandern. Auch diese Schmerzen kommen und gehen, wenn Sie unter Streß stehen. Die auftretenden Beschwerden sind auf langfristig angelegte Probleme zurückzuführen, wie Schulschwierigkeiten der Kinder, Wohnungsmisere, Eheprobleme, Einsamkeit, Erkrankungen in der Familie, oder tiefgreifendere, bestürzende Ereignisse z.B. ein Trauerfall, Scheidung oder Wohnungswechsel. Es mag Sie überraschen, daß Heirat, die Geburt eines Kindes, eine Beförderung, ebenso Begebenheiten sind, die Sie unter Streß setzen können. Viele Leute klagen auch darüber, daß sie unter anderweitigen, streßbedingten Gegebenheiten, wie Spannungskopfschmerzen, Nackenschmerzen und Migräne leiden.

Behandlung

Zur Diagnosestellung müssen wir eine detaillierte Krankengeschichte erheben, gelegentlich sind auch Bluttests und Röntgenuntersuchungen notwendig. Wichtig für Sie ist, daß die Beurteilung dieser Schmerzen uns nicht veranlaßt zu glauben, Sie würden sich Ihre Schmerzen einbilden. Der Schmerz ist real und tritt in verkrampften Muskeln und erweiterten Blutgefäßen als Reaktion auf Belastungen auf.

Wir verordnen auch antidepressive Medikamente, nicht weil wir der Meinung sind, daß Sie depressiv wären, sondern weil wir erfahren konnten, daß diese Medikamente zur Erleichterung, derartiger Schmerzen beitragen. Es ist möglich, daß Sie die Arzneien einige Monate lang einnehmen müssen, um

sich Erleichterung zu verschaffen. Diese Medikamente sind nicht suchterzeugend und haben auch keine ernsten Nebenwirkungen.
Wenn Sie irgendwelche Fragen haben, bitte zögern Sie nicht und sprechen Sie mit Ihrem Arzt."

Unterrichtung des Patienten, daß Restaurationen nicht darauf abzielen, Schmerzen zu beseitigen

Wichtig ist die Einsicht des Patienten, daß die Restaurierung wegen des Scheiterns der vorangegangenen Restaurationen notwendig ist und daß die Schmerzbehandlung durch die Verabreichung von Medikamenten und nicht durch Restaurationen erreicht werden kann. Solange dies nicht absolut klar ist, können Probleme entstehen, die zu Unzufriedenheit und Konflikten führen.

Es muß betont werden, daß eine Behandlung ohne beratenden Beistand und entsprechender Medikation gewöhnlich nicht zufriedenstellend durchgeführt werden kann, wenn es sich um Patienten mit Gesichtssymptomen, haupsächlich psychogenen Ursprungs handelt, die restaurative Zahnbehandlungen notwendig haben. Dies gilt besonders, wenn ein Phantombiß vorliegt. Die Durchführung der restaurativen Zahnbehandlung mit begleitender Medikation ist schwierig; das Erreichen eines zufriedenstellenden Endresultates ohne Medikation ist gewöhnlich unmöglich.

Schulung zur Behandlung chronischer Schmerzen

Zahnärzte sind auf die Behandlung akuter Schmerzen geschult, jedoch nicht auf die Therapie chronischer Schmerzen. Wir wissen, daß gewisse Reize Schaden verursachen, indem sie auf eine Nervenendigung treffen, die eine zentrale Schmerzreaktion hervorruft. Die Behandlung zielt darauf, die Symptome zu beseitigen und wenn möglich, den Grund hierfür festzustellen und zu beheben. Gelingt dies nicht, wird der Patient üblicherweise von einem Spezialisten zum anderen geschickt, häufig ohne Erfolg. Der Zahnarzt muß erkennen, daß die Gegenmaßnahmen, die für den akuten Schmerz gelehrt werden, nicht auf die Behandlung des chronischen Schmerzes anwendbar sind, besonders wenn es sich unter dieser Voraussetzung, um eine kaum erkannte, periphere Hyperalgesie zentralen Ursprungs handelt.

Der restaurativ tätige Zahnarzt muß wissen, daß vorliegende okklusale Unstimmigkeiten oder fehlende Zähne absolut keine Beziehung zu den auftretenden Symptomen haben können und unter den oben beschriebenen, besonderen Voraussetzungen eine Behandlung nicht rechtfertigen.

Überweisung

Der Patient sollte an einen Fachkollegen überwiesen werden, wenn folgende Gegebenheiten vorliegen:

- Zweifel hinsichtlich der Diagnose;

- auftretende Sensibilitätsstörungen (Parästhesie bzw. Anästhesie), oder motorische Störungen;
- Anzeichen für psychiatrische Störungen, z.B. Psychosen (der Patient hat keinen Bezug zur Realität), oder Depressionen, die nicht schmerzbedingt sind. Diese erfordern die Behandlung durch einen Arzt mit besonderem Interesse an Verhaltensstörungen, oder die Verbindung zu einem Psychiater. Eine lächelnde Fassade und die Abrede inneren Elends, verbergen oft depressive Symptome. Diese manifestieren sich als Energiemangel, Erschöpfung, ungenügender Schlaf, Reizbarkeit;
- die Notwendigkeit einer Medikation, die über niedrige Dosen trizyklischer Antidepressiva hinausreicht.

Restaurative Zusammenhänge von psychogenem Schmerz und Funktionsstörung

Wenn Probleme vornehmlich psychogenen Ursprungs auftreten, sind eine Restaurierung, oder Eingriffe in die Okklusion mit der Zielrichtung den Schmerz zu behandeln, unverantwortlich und können sogar Rechtsstreitigkeiten heraufbeschwören. Es ergeben sich jedoch Umstände, unter denen der Patient Schmerzen, oder Unzuträglichkeiten psychogenen Ursprungs aufweist und unabhängig davon müssen außerdem Restaurationen vorgenommen werden. Die folgenden Fallberichte helfen, diese Schwierigkeiten zu verdeutlichen:

Fälle, in denen scheinbar die Notwendigkeit für restaurative Maßnahmen vorliegt, um Schmerzen oder körperliche Beschwerden zu bewältigen

Eine Vorgeschichte, die auf Schmerzen bzw. Beschwerden psychogenen Ursprungs hindeutet, ist ein ausdrücklicher Hinweis, prinzipiell keine Restaurationen einzugliedern, um die Symptome zu behandeln.

Fall 1
Der Patient, betreffend Abb. 27.1, war seit 5 Jahren in prothetischer Behandlung. Ursprünglich suchte er seinen Zahnarzt auf mit der Bitte um Zahnersatz, der ihm die Nahrungsaufnahme erleichtern könnte; kein unzumutbares Ansinnen. Drei Jahre später versuchte der Zahnarzt noch immer, den 'Biß richtig einzustellen' und gab schließlich verärgert auf. Der Patient bekam dann Schmerzen in den Kiefergelenken und darum herum. Daraufhin wurde eine Okklusionsschiene eingegliedert, die seine Schmerzen erleichterten. Er stand kurz vor einer Rekonstruktion, um die bestehenden Kieferbeziehungen zu erhalten, als die Schmerzen zurückkehrten. Der Patient begab sich dann zu einem dritten Praktiker, der eine frontale Repositionsschiene herstellte. Dies half anfänglich. Eine Rekonstruktion wurde empfohlen, doch die Symptome stellten sich erneut ein, glücklicherweise vor dem Beschleifen der Zähne. Bis zu diesem Zeitpunkt hatte kein

Abb. 27.1 Atypischer Gesichtsschmerz und faziale Arthromyalgie.

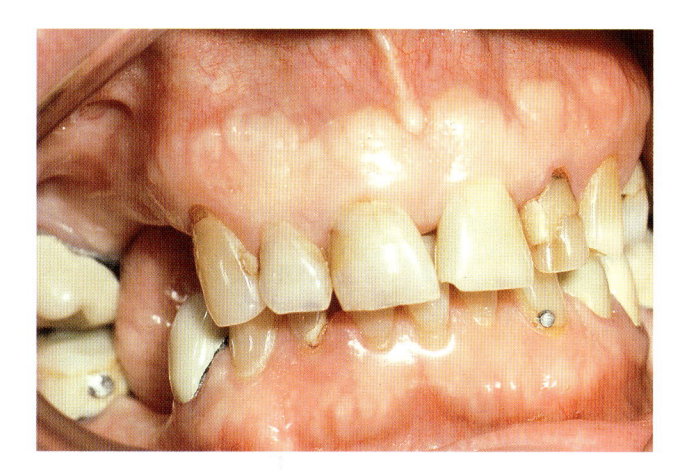

Abb. 27.1a Ausgangssituation.

Abb. 27.1b Orthopantomogramm.

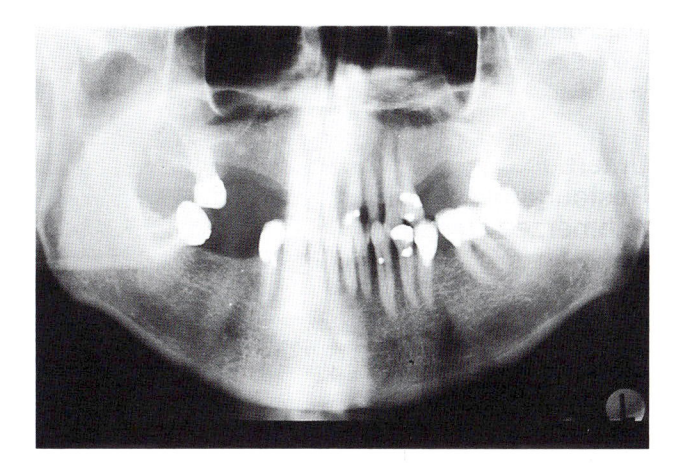

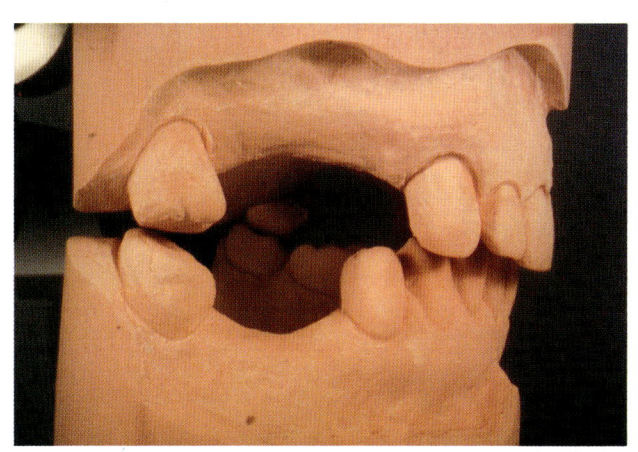

Abb. 27.1c Einartikulierte Modelle.

Abb. 27.2 Atypischer Gesichtsschmerz, faziale Arthromyalgie und atypische Odontalgie.

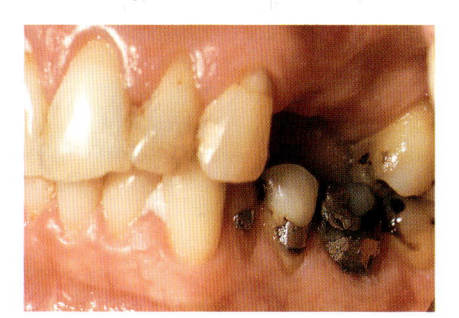

Abb. 27.2a Der klinische Zustand.

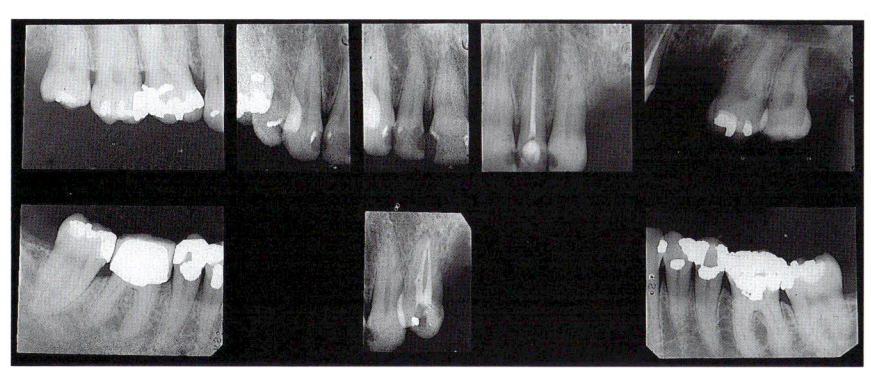

Abb. 27.2b Zahn 24 wurde kürzlich wegen Schmerzen extrahiert (das Röntgenbild des 24 erscheint in dem Einschub der unteren Schneidezahnregion). Beachten Sie das Umfeld der vor einiger Zeit vorgenommenen Extraktion des Zahnes 25. Die Patientin bat nunmehr um die Extraktion des Zahnes 23 und chirurgische Maßnahmen an 22.

Abb. 27.3 Faziale Arthromyalgie psychogenen Ursprungs. Die Therapie mittels einer okklusalen Stabilisierungsschiene führte zur Distalbewegung des Unterkiefers und zu einer unbequemen Okklusion, wenn die Schiene abgenommen wurde. Die Distallage schaltete die Frontzahnführung aus und schuf weitere Probleme. Die Patientin fühlte sich in der CRCP unbequem und konnte nicht ohne weiteres in die IP zurückkehren.

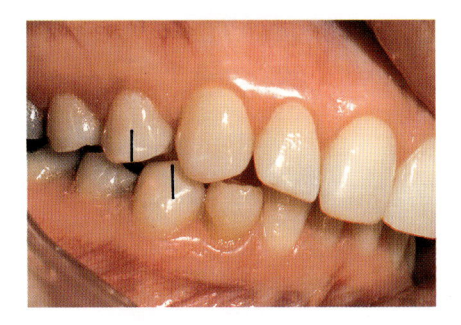

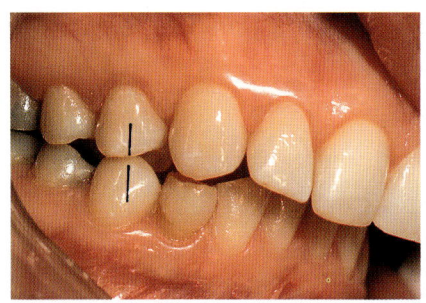

Abb. 27.3a Interkuspidalposition.

Abb. 27.3b CRCP. Beachten Sie anhand der Markierungslinien, daß der Zahn 44 fast um eine halbe Prämolarenbreite distal zur Interkuspidalposition steht.

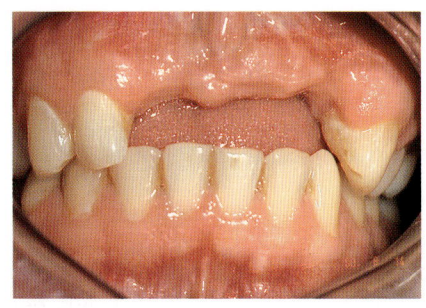

Abb. 27.4a Der Patient wurde zur Implantatversorgung für die fehlenden Oberkiefer-Frontzähne überwiesen und auch zur okklusalen Entlastung des schmerzhaften Zahnes 12. Die Krankengeschichte wies auf eine faziale Arthromyalgie hin.

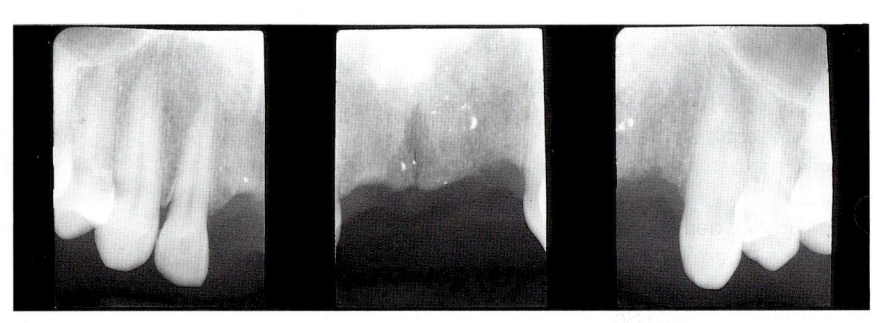

Abb. 27.4b An Zahn 12 waren keine krankhaften Anzeichen feststellbar. Im zahnlosen Kieferkammbereich fanden sich Amalgamreste. Aus der Krankengeschichte war zu entnehmen, daß Schmerzen von einem Zahn zum anderen übergingen. Die Folge waren Wurzelkanalbehandlungen, retrograde Wurzelfüllungen und nachfolgende Extraktionen.

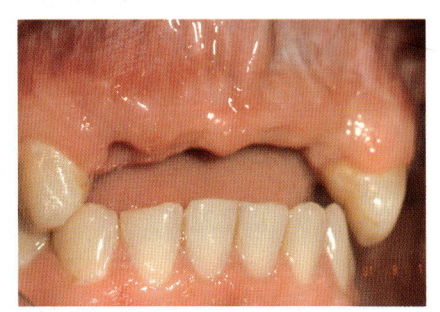

Abb. 27.4c Der Patient akzeptierte anfangs die Diagnose einer atypischen Odontalgie nicht. Er kehrte 6 Monate später zurück, nachdem 12 extrahiert worden war und nunmehr Schmerzen an 13 auftraten. Jetzt akzeptierte er die Diagnose und konnte erfolgreich behandelt werden.

Zahnarzt eine Krankengeschichte der sozialen Verhältnisse aufgenommen.
Im Jahre 1980 schied der Patient als rangältester Leiter einer Handelsgesellschaft im Norden Englands aus. Er zog in den Süden und eröffnete ein kleines Beratungsbüro, das jedoch scheiterte. Ungefähr um diese Zeit stellten sich Darmbeschwerden und Hautausschläge ein und er glaubte, wenn seine Verdauung gebessert werden könne, würden auch die Darmbeschwerden verschwinden. Anzumerken ist, daß er in mehr als neun Jahren keinerlei Zahnbehandlungen durch-

führen ließ und trotz der fehlenden Zähne gut zurecht kam. Der Patient wurde auf Darmerkrankungen mit negativem Befund untersucht.
Als Diagnose ergab sich atypischer Gesichtsschmerz und faziale Arthromyalgie. Nachdem er über die streßbedingte Entwicklung seines Zustands aufgeklärt worden war, reagierte er innerhalb von 8 Wochen positiv auf eine Nortriptyline-Medikation und blieb symptomfrei mit einer täglichen Erhaltungsdosis von 30 mg Nortriptyline ohne die Notwendigkeit einer zahnärztlichen Intervention. Höchstwahrscheinlich wäre eine Zahnbehandlung kostspielig, umfangreich und nutzlos verlaufen.

Fall 2
Die Patientin, betreffend Abb. 27.2, unterzog sich infolge Gesichts- und Zahnschmerzen, Extraktionen, Wurzelkanalbehandlungen und einer Schienentherapie. Keine dieser Maßnahmen beseitigten ihre Schmerzen. In der Krankengeschichte wurde angegeben, daß die Symptome als schmerzloses Zucken unter dem linken Auge begannen und nach etwa 4 Monaten sich als Schmerz über die gesamte linke Gesichtshälfte ausbreiteten. Der Schmerz kreuzte dann die Mittellinie. HNO-Untersuchungen waren negativ und auch eine Kieferhöhlenoperation konnte den Schmerz nicht beseitigen. Komputertomographische und kernspintomogra-

Abb. 27.5 Atypische Odontalgie mit der Notwendigkeit restaurativer Maßnahmen als Folge erfolglose Zahnbehandlungen, zur Beseitigung der Schmerzen.

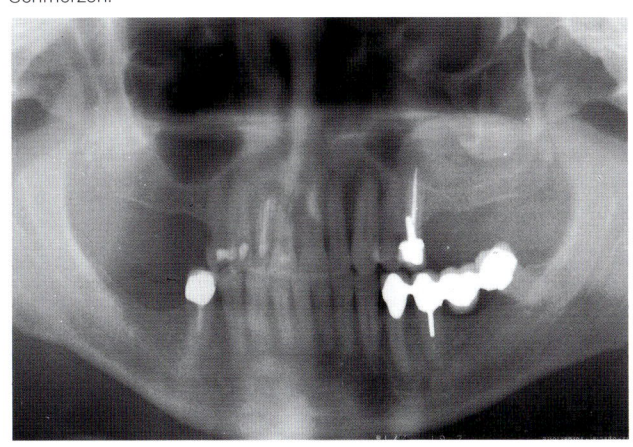

Abb. 27.5a Röntgenaufnahme. Beachten Sie die fehlenden Zähne und die Wurzelfüllungen.

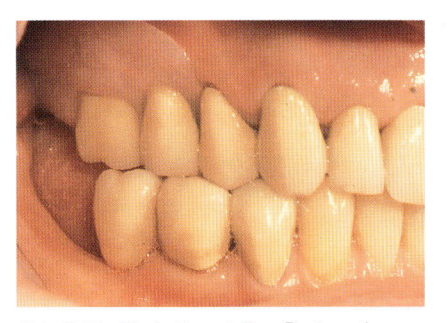

Abb. 27.5b Die fertiggestellten Restaurationen.

phische Untersuchungen erwiesen sich ebenfalls als negativ. Weiterhin ergab sich aus der Krankengeschichte, daß gynäkologische und dermatologische Probleme vorlagen und daß die Gesichtssymptome begannen, kurz nachdem bei ihrem Bruder, dem sie sehr nahe stand, Gesichtsschmerzen auftraten. Sie ermutigte ihn, sich untersuchen zu lassen. Als ein Parotistumor diagnostiziert wurde, traten bei der Patientin auf der gleichen Seite Schmerzen auf. Der Tumor wurde entfernt und nunmehr kreuzten bei der Patientin die Schmerzen über die Mittellinie. Die Krankengeschichte berichtete auch noch über andere Ereignisse, so z.B., daß die Patientin häufiger ihre Wohnung wechselte. Als Diagnose ergaben sich atypischer Gesichtsschmerz, faziale Arthromyalgie und Konversionssymptome. Die Behandlung bestand aus begleitender Beratung und Nortriptyline-Medikation.

Fall 3

Der Patientin, betreffend Abb. 27.3, wurde eine Stabilisierungsschiene eingegliedert, um temporomandibuläre Gelenkschmerzen zu behandeln. Die Schmerzen traten zu einem Zeitpunkt auf, als sie Schwierigkeiten mit ihrem Freund bekam und verschwanden mit der Lösung dieser Probleme. Diagnostisch lag eine faziale Arthromyalgie psychogenen Ursprungs vor. Die Abnahme der Schiene bewirkte eine Distalbewegung des Unterkiefers mit Verlust der Frontzahnführung und deutlichem okklusalen Mißbehagen (Abb. 27.3b). Die faziale Arthromyalgie wandelte sich in einen Phantombiß. Da bei der Patientin ein großes horizontal : vertikal-Verhältnis zwischen CRCP und IP vorlag, war eine okklusale Stabilisierungsschiene kontraindiziert, mit Sicherheit jedoch, als erste Therapiemaßnahme. Die Behandlung wurde durch beruhigende Einflußnahme wirkungsvoll eingeleitet, aber die Patientin empfand das Bedürfnis, die Schiene die meiste Zeit des Tages und nachts zu tragen hauptsächlich wegen der okklusalen Unbequemlichkeit, die bei deren Abnahme stets auftrat.

Fall 4

Die 44jährige Patientin, betreffend Abb. 26.1a, klagte über Schmerzen, die bereits im Alter von 14 Jahren einsetzten und von Zahn zu Zahn wanderten. Der Schmerz blieb unbeeinflußt durch Extraktionen, Wurzelkanalbehandlungen oder Wurzelspitzenresektionen. Er trat immer dann auf, wenn sich Familienstreß einstellte, besonders in den letzten Jahren, wenn die Kinder aus dem Internat heimkehrten. Aus der Krankengeschichte ergaben sich Migräne, sowie Rückenschmerzen und gynäkologische Probleme. Als Diagnose ergab sich atypische Odontalgie, die durch beratenden Beistand und der Verabreichung von Dothiepin mit einer Erhaltungsdosis von 75 mg täglich über ein Jahr behandelt wurde. Beruhigender Einfluß wurde besonders durch die Prophylaxehelferin vermittelt. Die Patientin blieb inzwischen 8 Jahre schmerzfrei und benötigte während dieser Zeit, außer prophylaktischer Pflegemaßnahmen, keine anderweitigen Zahnbehandlungen.

Fall 5

Der 34 jährige Patient, betreffend Abb. 27.4, litt unter Schmerzen ausgehend von Zahn 12 und wurde zur Implantatversorgung überwiesen, um eine gelockerte Prothese zu ersetzen und Zahn 12 zu entlasten. Beachtenswert waren die Amalgamreste in dem zahnlosen Kieferbereich (Abb. 27.4b). Die sorgfältig aufgenommene Krankengeschichte eröffnete Angaben über Schmerzen in den Frontzähnen seit 15 Jahren, begleitet von Restaurationen, Wurzelkanabehandlungen, Wurzelspitzenresektionen und retrograden Wurzelfüllungen. Als Diagnose ergab sich atypische Odontalgie, und der Patient wurde dementsprechend unterrichtet. Er wies diese Diagnose zurück und suchte weiteren Rat bei einem anderen Praktiker, kehrte jedoch nach Wurzelbehandlung des 12 und letztendlich nach dessen Extraktion zurück, diesmal mit Übertragung der Schmerzen auf den Zahn 13 (Abb. 27.4c). Nunmehr willigte er in die Behandlung ein und blieb seit 3 Jahren schmerzfrei mit Hilfe einer Erhaltungsdosis von 30 mg Nortriptyline im Anschluß

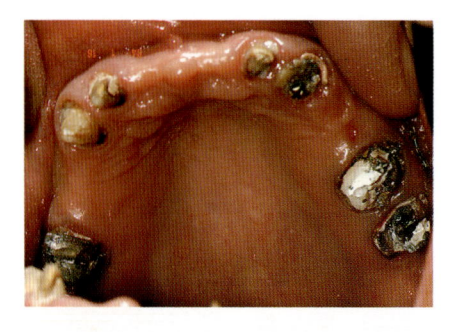

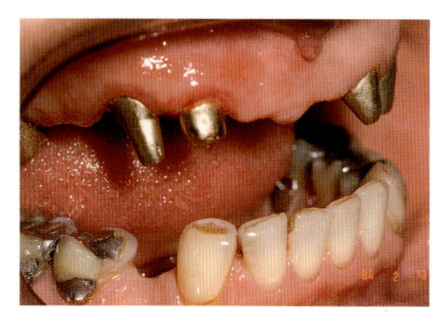

Abb. 27.6 Faziale Arthromyalgie psychogenen Ursprungs, Phantombiß und gelöste Zementierung.

Abb. 27.6a Ausgangssituation. Die verbliebenen Zahnstümpfe nach Abnahme der defekten, gelösten Brücke. Beachten Sie die Karies und reduzierten Kronenhöhen.

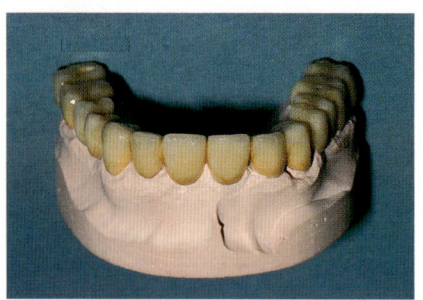

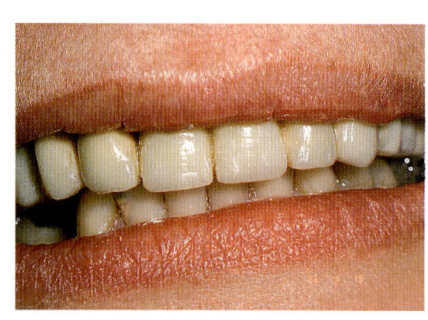

Abb. 27.6b Unterkappen.

Abb. 27.6c Die Superstruktur. Die okklusalen Akryl-Kunststoffoberflächen der teleskopierenden Brücke erübrigten die Notwendigkeit für besondere Details. Nachteil war, daß der Akryl-Kunststoff alle drei bis vier Jahre erneuert werden mußte.

Abb. 27.6d Die ästhetische Gestaltung war für die Patientin akzeptabel, obgleich der Zahnersatz nicht die gleiche Vitalität und Haltbarkeit wie eine Keramikbrücke aufwies.

an eine zweimonatige therapeutische Dosis von 80 mg (50 mg zur Nacht, 20 mg morgens und 10 mg mittags). Er war einverstanden, die Prothese zu behalten und drängt nicht auf eine Änderung des status quo durch Implantate.

Fall 6

Der 55jährige Patient, betreffend Abb. 27.5, unterzog sich Zahnextraktionen, Wurzelkanalbehandlungen, zwei Wurzelspitzenresektionen am gleichen Zahn; ihm wurde außerdem eine untragbare Prothese eingegliedert, alles Maßnahmen zur Behandlung der Schmerzen, die sich beidseitig im Mund und im Gesicht von einer Seite auf die andere bewegten. Die Schmerzen ließen sich auch durch Zahnbehandlungen nicht lindern. Eine sorgfältig erhobene Krankengeschichte wies darauf hin, daß die Schmerzen immer mit einer Krisensituation der Mutter des Patienten in Zusammenhang standen. Die Diagnose lautete auf atypische Odontalgie mit atypischem Gesichtsschmerz. Der Patient reagierte teilweise auf eine Nortriptyline-Therapie, wurde jedoch von seinem Hausarzt auf Motival eingestellt, 1 Dosis täglich (1,5 mg Fluphenazinhydrochlorid, ein Phenothiazinderivat, und 30 mg Nortriptyline). Aus ästhetischen und funktionellen Gründen wurde die Restauration der Zähne vorgenommen, wobei CRCP und IP zusammenfielen, da der Patient ein großes vertikal : horizontal-Verhältnis zwischen CRCP und IP aufwies (Abb. 27.5b). Die Medikation wurde allmählich zurückgenommen, indem man täglich zwei Tabletten und dann 1 Tablette Motival verabfolgte (Fluphenazinhydrochlorid 0,5 mg und Nortriptyline 10 mg). Etwa 18 Monate nach der Behandlung, kehrte der Schmerz an der Wurzel des 21 wieder zurück. Es gab keinerlei Anzeichen für zahnbedingte Ursachen, aber die Mutter war gerade zu diesem Zeitpunkt ins Krankenhaus eingeliefert worden. Die Schmerzen wurden erneut 3 Wochen lang mit Motival behandelt und anschließend an die Erholung der Mutter wurde die Medikation wieder herabgesetzt und schließlich eingestellt, ohne daß die Schmerzen zurückkamen. Eine zahnärztliche Intervention wäre falsch gewesen. Der Patient wird von der Prophylaxehelferin alle drei Monate hauptsächlich mit beratenden Anweisungen versorgt. Dieser Fall zeigt die Notwendigkeit einer restaurativen Versorgung, die durch eine Fehldiagnose verursacht wurde.

Ein Behandlungsfall, in dem restaurative Maßnahmen tatsächlich notwendig waren und ohne besondere Beachtung der Okklusion durchgeführt wurden, ohne den Empfindlichkeitssgrad im Kauorgan der Patientin zu steigern

Fall 7

Die Patientin (Abb. 27.6) litt unter fazialer Arthromyalgie psychogenen Ursprungs einschließlich Phantombiß. Diese Störungen wurden mit einer Medikation (4 Monate lang Nortriptyline aufbauend bis zu einer Tagesdosis von 60 mg und anschließend langsam abbauend bis zu einer täglichen Erhaltungsdosis von 30 mg), sowie durch beratende Unterstützung behandelt. Die gelöste Zementierung ihrer Brücke erforderte jedoch eine restaurative Versorgung. Diese wurde durch das Einsetzen individueller Unterkappen auf die Pfeilerzähne und zwei kunststoffverblendete Goldbrücken sichergestellt, von denen die eine mit Tempbond einzementiert und die andere in Reserve gehalten wurde. Aufgrund dieser Konzeption erforderte die restaurierte Okklusion weniger Detailtreue, weil etwaige Unstimmigkeiten an dem Kunststoff sofort eingeschliffen werden konnten und teilweise auch durch Anpassung des Akrylkunststoffs oder durch örtlich beschränktes Lösen der Zementierung absorbiert wurden. Das Verlangen der Patientin nach ständigen, okklusalen Bißkorrekturen konnte erfüllt werden und 4 Jahre nach der Versorgung und beratenden Unterstützung anerkannte sie

Abb. 27.7 Faziale Arthromyalgie psychogenen Ursprungs, die mit der Rekonstruktion okklusale Änderungen zur Folge hatte.

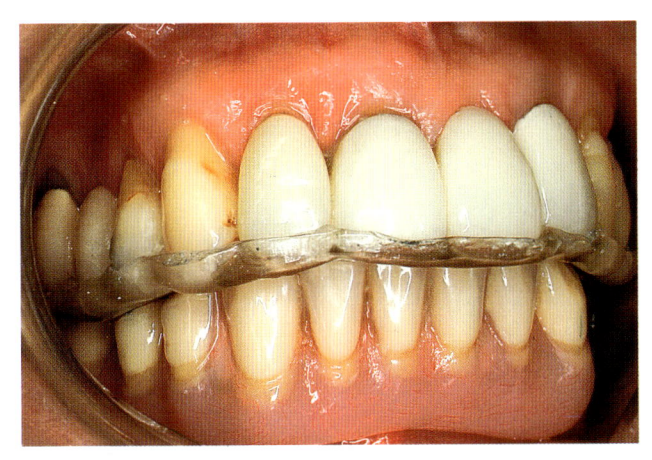

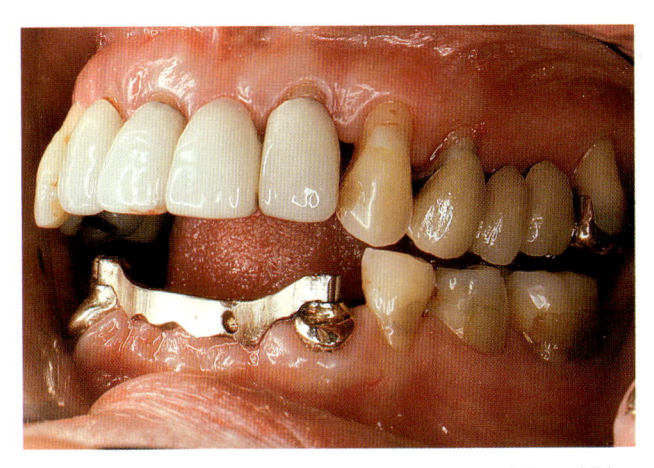

Abb. 27.7a (i) und (ii) Ausgangssituation. Die Frontzahnbrücke war gelockert und an den Wurzelkappen, die den Steg trugen, hatte sich Karies gebildet.

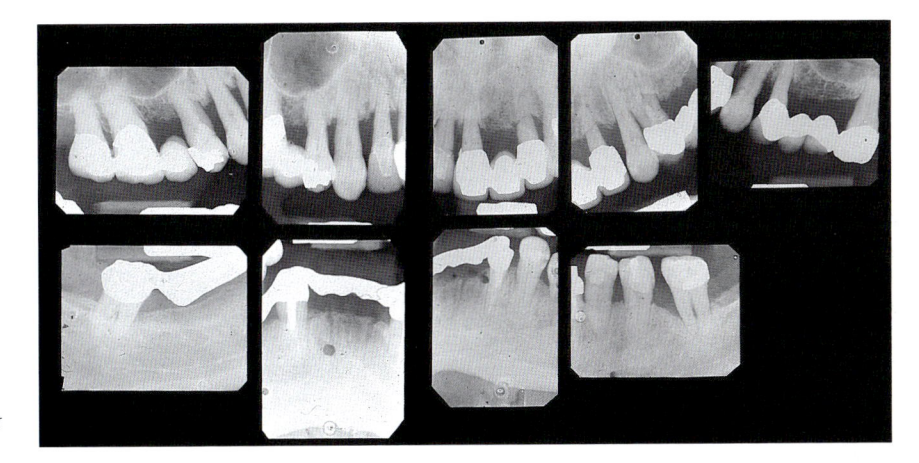

Abb. 27.7b Röntgenaufnahmen zu Beginn der Behandlung.

die Notwendigkeit psychiatrischen Beistands. Der Nachteil war, daß die Brücke sich langsam lockern konnte (obgleich sie in 7 Jahren niemals herunterfiel) und daß die Akryl-Kunststoffverblendung periodisch alle 3 bis 4 Jahre erneuert werden mußte. Zu diesem Zweck wurde jeweils die zweite Brücke einzementiert und das Original wiederhergestellt.

Ein Behandlungsfall, in dem restaurative Maßnahmen tatsächlich notwendig waren, die Achtsamkeit bis ins Detail erforderten
Fall 8
Die Patientin, betreffend Abb. 27.7, klagte über Schmerzen im Gesicht und in den Kiefergelenken. Ihr früherer Zahnarzt diagnostizierte temporomandibuläre Gelenkschmerzen, die eine 'Bißstabilisierung' erforderten, und führte eine entsprechende Restaurierung durch. Beachtenswert in Abb. 27.7a und b sind die parodontalen, krankhaften Veränderungen, die frakturierte Wurzel bei 22 und die mangelhafte Ästhetik. Die Patientin bemängelte die gelockerte Brücke und fortdauernde Gesichtsschmerzen. Die Krankengeschichte ergab, daß ihr Ehemann 4 Monate vor Beginn der Schmerzen einen

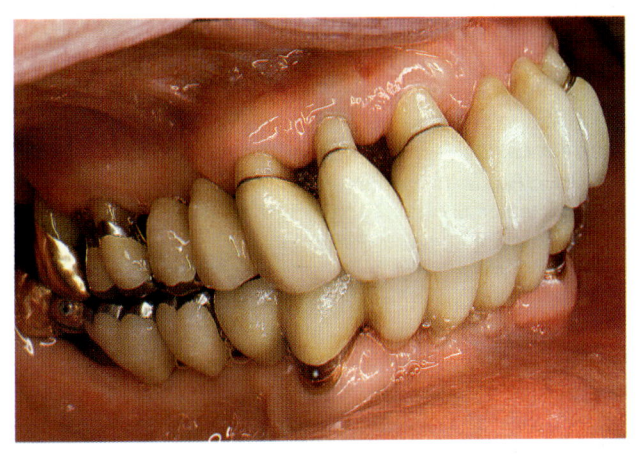

Abb. 27.7c Die Restaurationen im Jahre 1982.

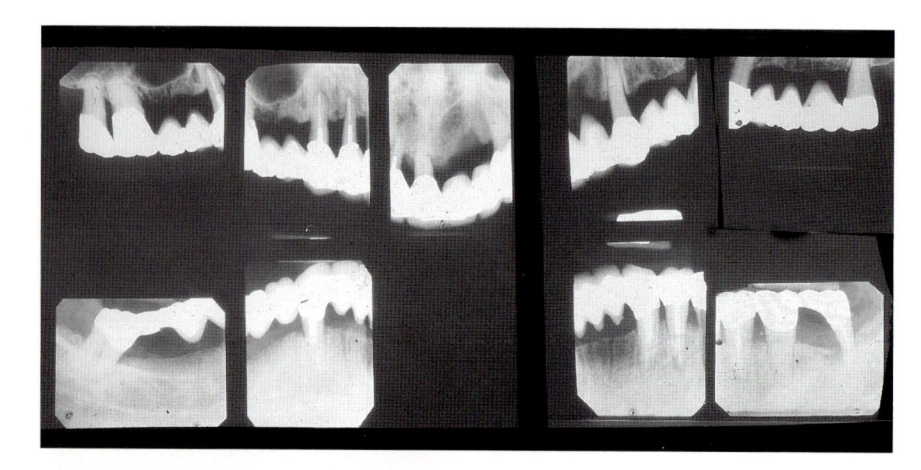

Abb. 27.7d Röntgenbilder nach Fertigstellung.

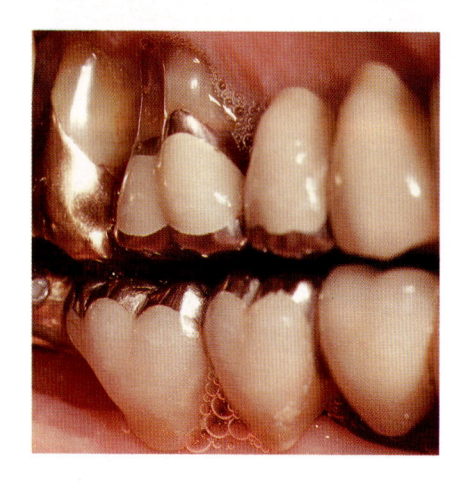

Abb. 27.7e Elf Jahre später. Die Okklusionsänderung ereignete sich, als der Ehemann der Patientin Herzprobleme bekam und die Mutter einen Schlaganfall erlitt. Das Resultat war der okklusale Kontakt nur auf dem palatinalen Höcker des zweiten Molaren. Beachten Sie, daß der erste Molar und die Prämolaren außer Kontakt standen. Die Symptome konnten durch die Einnahme trizyklischer Antidepressiva gebessert werden, und im Anschluß an die Beendigung der Probleme glitt die Okklusion wieder in ihre originale Kieferbeziehung zurück.

Herzanfall erlitt. Die Patientin hatte keine Kinder und sorgte sich um ihr Älterwerden. Der Gesichtsschmerz wurde durch eine Stabilisierungsschiene, die der frühere Allgemeinpraktiker eingegliedert hatte, nicht gelindert. Als Diagnose ergab sich atypischer Gesichtsschmerz mit Arthromyalgie, zusätzlich die Notwendigkeit einer Neurestauration, wegen der vorangegangenen, unzulänglichen prothetischen Versorgung. Die Schmerzen wurden zu Beginn mit 25 mg Dothiepin, jeweils in 7-Tage-Intervallen um 25 mg zunehmend, bis zu einer Höchstdosis von 100 mg/Tag, behandelt. Darauf erfolgte die Eingliederung der neugestalteten Restaurationen (Abb. 27.7c-d). Die Behandlung wurde im Jahre 1983 abgeschlossen und das Dothiepin über einen Zeitraum von 2 Monaten graduell verringert und abgesetzt. Seither ereigneten sich in dem Zeitraum bis 1993 fünf Episoden mit rückfälligen Schmerzen, die beispielsweise in Zusammenhang standen mit einer notwendigen Angioplastik an dem Ehemann, dann ein weiterer Herzinfarkt und der Schlaganfall der Mutter. Jedes Ereignis wurde begleitet durch die Verordnung von Dothiepin für 6 Wochen mit zunehmenden Dosen um täglich 25 mg alle 7 Tage. Das bedeutete: eine Woche lang 25 mg/Tag, eine Woche 50 mg/Tag, eine Woche 75 mg/Tag und anschließend alle 7 Tage um 25 mg abnehmend. Während jeder Episode waren gravierende Veränderungen der Okklusion festzustellen, wobei ausschließlich die zweiten Molaren im Biß standen (Abb. 27.7e). Es erfolgte jedoch kein okklusaler Bißausgleich, sondern während der Medikation wurde nachts eine Stabilisierungsschiene getragen, um die Belastungen zu verteilen, und später wieder abgesetzt. Bis jetzt waren keine weiteren Behandlungen notwendig, außer monatlichen Prophylaxeterminen (zur Beratung ebenso wie zur Plaquebeseitigung) und einigen Glasionomerfüllungen in die Wurzelanteile der Oberkiefer-Schneidezähne, an denen durch übertriebenes Bürsten Abrasionen aufgetreten waren.

Die wichtige Besonderheit dieses Falles lag in dem tatsächlichen Erfordernis für restaurative Maßnahmen in Zusammenhang mit der notwendigen Behandlung psychogen bedingter Schmerzen. Während der Streßperioden beeinträchtigten muskuläre Veränderungen die Okklusion, aber deren Modifizierung war nicht angezeigt. Würde man zur Entlastung die Okklusion korrigieren, würde sich die Muskellage ändern und die Okklusion würde abermals nicht stimmen und weitere Modifizierungen erfordern; ein nie endender Kreislauf, der sich nach dem Ergebnis orientiert und nicht nach der Ursache. Die Patientin versteht nunmehr ihr Problem und erbittet von ihrem Hausarzt Nortriptyline, immer wenn ein gravierenderes Lebensereignis vorherzusehen ist, z.B. als

Abb. 27.8 Atypische Odontalgie, atypischer Gesichtsschmerz und Phantombiß.

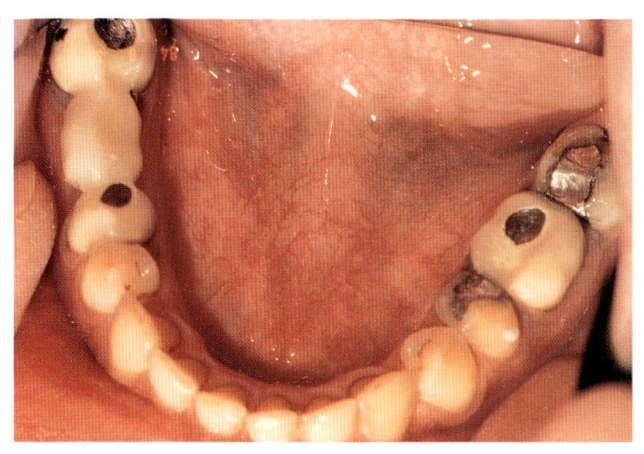

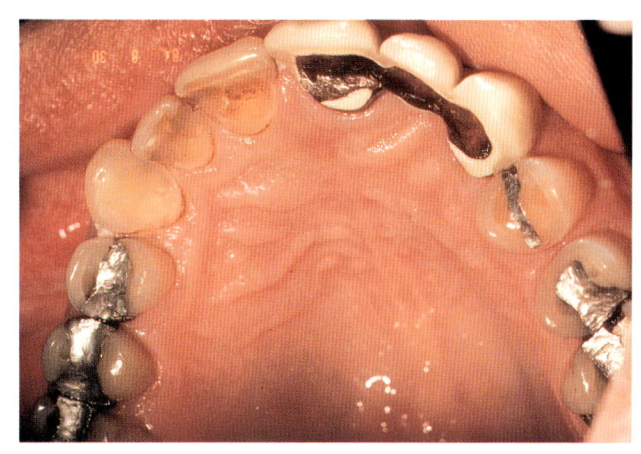

Abb. 27.8a und b Die Abbildungen zeigen die Zähne nach 40 Behandlungsterminen und Bemühungen um okklusalen Bißausgleich. Die Einschleifmaßnahmen hatten die Frontzahnbrücke perforiert, die okklusale Formgebung abgetragen, die Kauflächenkeramik durchgeschliffen, den Vertikalabstand verkleinert, überempfindliche Zähne geschaffen und die Zahnzwischenräume zwischen den unteren Frontzähnen geöffnet. Die eigentlichen Symptome waren nicht behoben, und der Patient obsiegte in einem Rechtsstreit gegen den Zahnarzt.

Abb. 27.8c Studienmodell vor dem Bißausgleich, von dem Patienten herbeigeschafft.

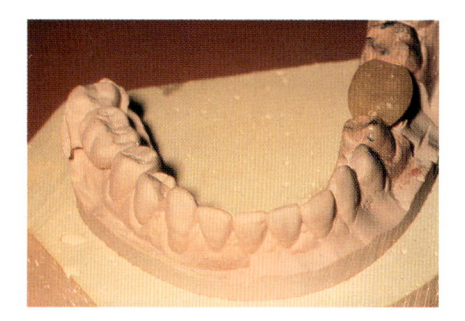

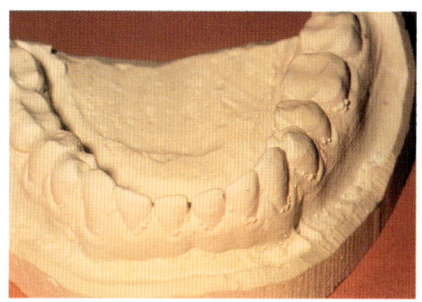

Abb. 27.8d Studienmodell im Anschluß an die Bißausgleichsmaßnahmen.

der Zustand der Mutter sich verschlimmerte. Auf diese Art und Weise ist sie imstande, Rückfällen vorzubeugen.

Phantombiß

In Fällen von Phantombiß ist eine Zahnbehandlung absolut kontraindiziert und man sollte nicht versucht sein zu glauben etwas besser machen zu können, als der Zahnarzt zuvor. Häufig ist Flupenthixol hilfreich. Medikamente, die Mundtrockenheit verursachen, sollten vermieden werden, z.B. Amitriptylin. Eine psychiatrische Begutachtung ist zu empfehlen (s. Fall 7).

Fall 9

Der Patient, betreffend Abb. 27.8, bat um Zahnbehandlung im Hinblick auf seine Schmerzen im Gesicht und in den Zähnen. Nach 40 Behandlungsterminen für okklusales Einschleifen, waren die Schmerzen immer noch vorhanden. Der Zahnarzt, der ein durchaus kompetenter Praktiker war, hatte niemals eine vollständige Krankengeschichte erhoben und immer den ständigen Bitten des Patienten nachgegeben: „noch ein bißchen einschleifen", „ich weiß, Sie kriegen das hin", „mit diesem Höhenausgleich hier zwischen den Zähnen, fühlt es sich gut an"...
Die Krankengeschichte offenbarte, daß bei dem Patienten die Schmerzen mit der Abreise aus dem Iran während der Revolution begonnen hatten. Der Patient fühlte sich in Großbritannien aus dem seelischen Gleichgewicht gebracht. Als Diagnose ergab sich atypischer Gesichtsschmerz, atypische Odontalgie und Phantombiß. Es lag auf der Hand, daß ohne restaurative Behandlungsmaßnahmen ein Verfall des Kauorgans stattfinden würde, zumal die Frontzahnbrücke durch das Einschleifen perforiert war und an vielen Zähnen das Dentin freilag. Der Patient obsiegte in einem Rechtsstreit gegen den vorhergehenden Zahnarzt.

Dysmorphophobie

In diesem Fall besteht das Problem eines Patienten in dessen exzessiver Sorge und Zwangsvorstellung in Bezug auf sein Aussehen. Häufig können diese Patienten kleine Unzulänglichkeiten in ihrem Leben nicht akzeptieren. Der Zahnarzt sollte auf alle Fälle die Restaurationen begutachten, aber daran denken, daß hintergründig 'Schönheit im Auge des Betrachters' agiert. Während einige Zahnärzte ein angeborenes künstlerisches Verständnis aufbringen, sollte bei anderen Kollegen die Untersuchung abklären:

- ob die Restaurationen die Erfordernisse der normalen Zahnanatomie erfüllen. Manchen Zahnärzten mangelt es an der Kenntnis normaler Zahnformen;

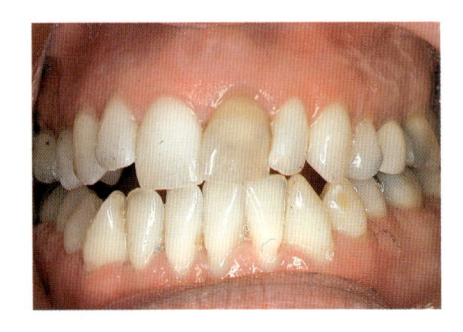

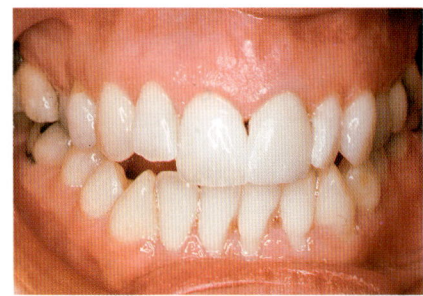

Abb. 27.9 Dysmorphophobie.

Abb. 27.9a Ausgangssituation.

Abb. 27.9b Die letzte endgültige Krone. Nach der Eingliederung von 11 Kronen war die Patientin immer noch unzufrieden (genauere Einzelheiten, s. Fall 10).

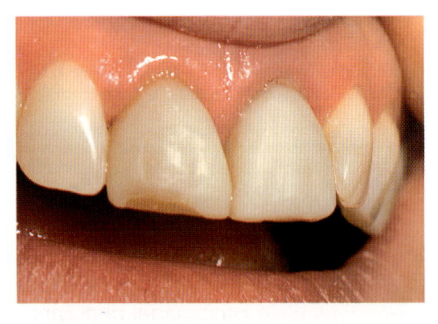

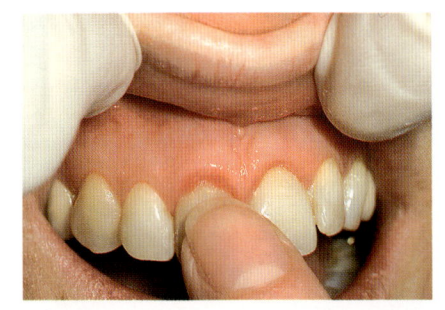

Abb. 27.10 Künstlich beigebrachte Verletzung.

Abb. 27.10a Ausgangssituation.

Abb. 27.10b Nach dem Einzementieren entwickelte sich eine marginale Läsion, die durch konventionelle Mundhygienemaßnahmen nicht abheilen wollte. Die Patientin wurde auf Phantombiß-Syndrom behandelt und man vermutete eine künstlich beigebrachte Läsion. Sie benutzte zur Verletzung des Zahnfleischrandes einen Fingernagel.

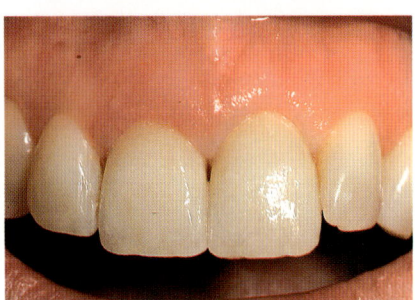

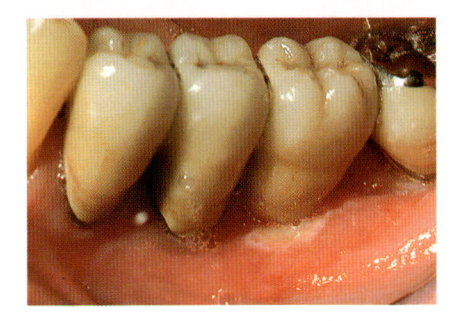

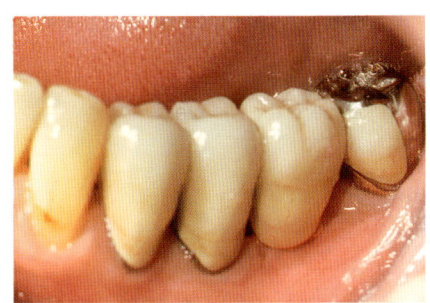

Abb. 27.10c Abschließendes Ergebnis, nachdem durch Aufklärung die künstlich herbeigeführte Verletzungsursache abgestellt wurde.

Abb. 27.10d Ulzeration unterhalb des Brückengliedes.

Abb. 27.10e Abgeheiltes Weichgewebe. Die Verletzung heilte erst ab, als die Angewohnheit ans Licht kam und der Patient durch Beratung überzeugt wurde, davon Abstand zu nehmen.

- ob die Konturierung der Restaurationen im Munde von vorn nach hinten in ansprechender Weise entlang der Spee'schen Kurve verläuft;
- ob die Restaurationen eine gefällige Seit-zu-Seitbeziehung entsprechend der Wilson´schen Kurve einnehmen;
- ob die Restaurationen in angemessener anatomischer Beziehung zum Weichgewebe stehen. Der Zahnarzt muß den Winkel beachten, der normalerweise zwischen der labialen Oberfläche der Krone und der labialen Ausprägung des Zahnfleisches besteht;
- ob die Restaurationen den angrenzenden intakten Zähnen entsprechen und zwar im Farbton (Grundfarbe), Farbsättigung und im Helligkeitswert der Zahnkronen; weiterhin, ob der Patient, der Zahntechniker, oder der Zahnarzt farbenblind sind;
- ob das Zahnfleisch normal ist. Hochrotes, geschwollenes Weichgewebe kann das ästhetische Erscheinungsbild beeinträchtigen.

Die Behandlung

Wahrscheinlich ist der wichtigste Grundsatz, sich von den Schmeicheleien des Patienten nicht beeinflussen zu lassen. Unternehmen Sie keine Neurestaurierung, wenn die 'Alarmglocken' in der Krankengeschichte auf eine Dysmorphophobie hinweisen. Dies trifft besonders zu, wenn der Patient zuvor von jemandem behandelt wurde, der Ihnen persönlich als kompetent bekannt ist. Wenn die Restaurationen die Erfordernisse hinsichtlich einer normalen Formgebung und Zahnfarbe in angemessener Weise erfüllen und die Vorgeschichte auf psychogene Ursachen für die Unzufriedenheit hindeuten, seien Sie auf der Hut! Eine Restaurierung kann oftmals erfolgreich verlaufen, aber dies ist vielmehr der Änderung der Lebensumstände des Patienten zuzuschreiben, als den Restaurationen. Dieser scheinbare Erfolg kann dazu verleiten, einen ähnlichen Fall eines anderen Patienten zu behandeln, aber bei dieser Gelegenheit mit frustrierendem Endresultat. So werden möglicherweise andere

Patienten durch zeitliche Abstriche in der Behandlung benachteiligt, für den Zahnarzt stellt sich Streß ein, und oftmals kommt es zu Rechtsstreitigkeiten. Die Befunde aus der Krankengeschichte sollten nicht ignoriert und nicht jedermann darf für kurierbar gehalten werden. Unglücklicherweise ist für diese Patienten eine Psychotherapie oft nicht sehr hilfreich. Wenn irgend möglich, sollte jedoch psychiatrische Hilfe in Anspruch genommen werden. Es ist auch bedauerlich, daß Zahnärzte in einem um Perfektion bemühten Berufsstand psychologische Probleme häufig ignorieren und diese stattdessen in einer mechanistischen Weise zu lösen suchen. Außerdem kann die Sucht zur Perfektion dazu führen, daß der Zahnarzt nicht erkennt, was für ein ungeübtes Auge akzeptabel ist, d.h. für das Auge eines Patienten. Eine Medikation z.B. mit Flupenthixol, zweimal täglich 0.5–1,5 mg ist zur Bekämpfung von Unausgeglichenheit hilfreich; auch kann eine alternative Antidepressiva-Therapie indiziert sein.

Offenbar ist es extrem schwierig festzustellen, ob die Wünsche eines Patienten angemessen sind oder nicht, insbesondere weil es scheinbar unmöglich ist zu erkennen, wie sie die Dinge selbst sehen. Wenn hierüber Zweifel bestehen, ist es besser, eine Behandlung nicht einzuleiten und den Patienten möglicherweise einem Praktiker zu überweisen, dem nicht nur ein angeborenes künstlerisches Talent gegeben ist, sondern der auch imstande ist, diejenigen Patienten zu erkennen, für die Veränderungen des Äußeren sinnlos sind.

Fall 10
Die Patientin, betreffend Abb. 27.9, ließ die Krone auf Zahn 21 insgesamt 11 mal neu anfertigen und war immer noch unzufrieden. Sie war nicht etwa mit der verkürzten Interdentalpapille unzufrieden, sondern mit dem sichtbaren lingualen Rand, den sie sehen konnte, wenn sie einen Spiegel in den Mund hielt und damit in den Badezimmerspiegel blickte. An diesem Punkt anglangt, ergab sich aus der Vorgeschichte, daß sie von ihrem Ehemann getrennt war, er jedoch nach einer Eheberatung nach Hause zurückkehrte und das Haus renovieren ließ. Die Patientin nötigte unterdeß die Dekorateure die Tapeten in einem Raum 12 mal zu wechseln.

Die Krone erfüllte die Erfordernisse einer soliden Restauration und der Patientin wurde mitgeteilt, daß ein Ersatz nicht vorgenommen würde. In Fällen wie diesem, bewegt sich der Patient außerhalb jeder Realität (Psychose) und es ist höchstwahrscheinlich, daß er nicht akzeptieren wird, was man sagt. Weitere restaurative Behandlungsmaßnahmen werden dieses Problem nicht lösen. Unglücklicherweise erkennt man solche Patienten aber erst, wenn die Behandlung bereits durchgeführt wurde. In diesem Stadium hilft es, den Patienten an einen Kollegen mit solider restaurativer Erfahrung und Verständnis für psychogene Probleme zum Einholen einer zweiten Meinung zu überweisen, bevor man von weiteren Behandlungsbemühungen Abstand nimmt.

Anorexia nervosa und Bulimie
Patienten, die unter diesen Erkrankungsformen leiden, haben ein gestörtes Wahrnehmungsvermögen. Häufig bedürfen sie der restaurativen Versorgung infolge von Säureerosionen, die oft an den lingualen Flächen der oberen Frontzähne auftreten. Die Behandlung erfordert die Kooperation des Patienten, einen auf restaurativem Gebiet tätigen Zahnarzt, den Hausarzt und häufig einen Psychiater. Die Schwierigkeit mangelnden Platzes für das Restaurationsmaterial zwischen den oberen und unteren Frontzähnen kann durch die Verwendung einer Dahl'schen Platte zweckmäßig gelöst werden (s. Kapitel 24, Seite 363, Abb.24.12).[18]

Künstliche Verletzungen
Diese selbst beigebrachten Verletzungen können aus der Verordnung unangebrachter restaurativer Behandlungen resultieren. Dies wird durch die folgenden Fallberichte dargestellt:

Fall 11
Die Patientin, betreffend Abb. 20.1, erhielt eine Reihe von Kronen auf ihrem mittleren Schneidezahn ausgewechselt, ohne daß die Zahnfleischentzündung abheilte. Die gründliche Erhebung der Krankengeschichte offenbarte die Gewohnheit, daß die Patientin mit einer Stricknadel den Zahnfleischrand bearbeitete. Nachdem sie auf die Folgen aufmerksam gemacht wurde, konnte die Entzündung abheilen und eine neue Krone eingesetzt werden.

Fall 12
Die Patientin, betreffend Abb. 27.10, testete den Kronenrand mit ihrem Fingernagel. Die Abheilung der Zahnfleischentzündung konnte erst erreicht werden, nachdem diese Gewohnheit ans Licht gebracht und die Patientin angewiesen wurde, davon Abstand zu nehmen.

Fall 13
Der Patient, betreffend Abb. 27.10d-e, auch in Abb. 27.4 erwähnt, wurde wegen atypischer Odontalgie und atypischem Gesichtsschmerz behandelt. Zwei Jahre nach der Behandlung stellte er sich mit einer Ulzeration unter der Brücke vor; er wurde gebeten, die Brücke abnehmen und wiedereinzementieren zu lassen. Aus der Vorgeschichte ergaben sich außerdem Schwierigkeiten mit seiner Mutter und ein 'befriedigendes' Gefühl, wenn er eine Nagelfeile unter die Brücke brachte. Nachdem der Patient entsprechend aufgeklärt worden war, heilte die Verletzung ab (Abb. 27.10e). Die Erneuerung der Brücke wäre ein unangemessener Behandlungsaufwand gewesen.

Orale Dysästhesie
Der Patient könnte über schlechten Geschmack, ausgehend von den Restaurationen, oder über wunde Stellen z.B. auf der Zunge klagen. Restaurationen müssen auf Leckagen und rauhe oder scharfe Stellen überprüft und mögliche allergische Reaktionen durch das Restaurationsmaterial in Betracht gezogen werden. Letztere sind ziemlich selten und lassen sich durch Läppchenprobe bzw. einen Lymphozyten-

Transformationstest feststellen, die am besten von dem entsprechenden Facharzt durchgeführt werden. Wenn von Bedeutung, sollte in Abstimmung mit dem praktischen Arzt ein Blutbild mit Blutkörperchenzählung, Eisenbestimmung, Blutserum und Blutsenkung, sowie der Serum-Vitamin B_{12}-Gehalt veranlaßt werden. Die Frage hormoneller Störungen ist zu bedenken, einschließlich Diabetes und Hypothyroidismus, die Mundtrockenheit und damit veränderte Empfindungen erzeugen, vor allem jene Erscheinungen, die mit der Menopause in Zusammenhang stehen und Mundbrennen verursachen. Wenn sich keine positiven Befunde ergeben und Anzeichen einer psychogenen Vorgeschichte vorliegen, sollte auf den Patienten beruhigend eingewirkt werden und, wenn die Symptome schwerwiegend sind, kann man in manchen Fällen eine trizyklischen Antidepressiva-Therapie einleiten. Neurestaurierungen zur symptomatischen Behandlung sind kontraindiziert. Der Patient muß weiterhin in Beobachtung bleiben.

Literaturhinweise

1. Feinmann C, Harris M. Psychogenic Facial Pain, Part 1. The Clinical Presentation. Brit Dent J 1984; 156: 165-168.
2. Creed F. A model of non-organic disorders in Medical Symptoms not Explained by Organic Disease. Ed. Creed F, Mayou R, Hopkins A. Royal College of Psychiatrists and Royal College of Physicians of London, 1992; pp 47-52.
3. Goldberg D. The management of medical out-patients with non-organic disorders: The reattribution model in Medical Symptoms not Explained by Organic Disease. Ed. Creed F, Mayou R, Hopkins A. Royal College of Psychiatrists and Royal College of Physicians of London, 1992; pp 53-59.
4. Feinmann C, Harris M. Psychogenic Facial Pain, Part 2. Management and Prognosis. Brit Dent J 1984; 156: 205-208.
5. Harris M, Feinmann C, Wise M, Treasure F. Temporomandibular joint and orofacial pain: Clinical and medicolegal management problems. Brit Dent J 1993; 174: 129-136.
6. Kriesberg M. Tricyclic antidepressants: Analgesic effects and indications in orofacial pain. J Craniomand Disord Facial Oral Pain 1988; 2: 171-177.
7. Holmlund A, Ekblom A, Hansson P, Lind J, Lundberg T, Theodorsson E. Concentrations of neuropeptide substance P, neurokinin A, calcitonin gene-related peptide, neuropeptide Y and vasoactive intestinal polypeptide in synovial fluid of the human temporomandibular joint. A correlation with symptoms, signs and arthroscopic findings. Int J Oral Maxillofac Surg 1991; 20: 228-231.
8. Aghabeigi B, Henderson B, Hopper C, Harris M. Temporomandibular joint synovial fluid analysis. Brit J Oral Maxillofac Surg 1993; 31: 15-20.
9. Hartung H P, Tokya K V. Activation of macrophages by substance P: Induction of oxidative burst and thromboxane release. Eur J Pharm 1983; 89: 301-305.
10. Wasil M, Aghabeigi B, Henderson B, Harris M. Measurement of hyperalgesic eicosanoids in the temporomandibular joints of patients with facial arthromyalgia. J Dent Res 1991; 71 (IADR Abstracts) 841. p 620, and Pain 1993; in press.
11. Aghabeigi B, Wasil M, Hannah P, Goodwin B, Feinmann C, Glover V, Sandler M, Harris M. Tyramine conjugation deficit in patients with chronic idiopathic temporomandibular joint and orofacial pain. Pain 1993; 54: 159-163.
12. Marbach J J. Deafferentation neuralgia. Phantom tooth pain: an atypical facial neuralgia. TMJ Clinics 1986; 4: 35-38.
13. Graff-Radford S B, Solberg W K. Atypical odontalgia. J Craniomandib Disord Oral Facial Pain 1992; 6: 260-266.
14. Ware J, Rugh J. Destructive bruxism: Sleep stage relationship. Sleep 1988; 2: 172-181.
15. Tversky J, Reade P C, Gersham J A, Holwill B J, Wright J. Role of depressive illness in the outcome of treatment of temporomandibular joint pain – dysfunction syndrome. Oral Surg Oral Med Oral Pathol 1991; 71: 696-699.
16. Clark G T, Solberg W K, Pullinger A G. Dentists' ability to detect psychological problems in patients with temporomandibular disorders and chronic pain. J Amer Dent Assoc 1989; 118: 727-730.
17. Feinmann C, Harris M. Facial pain problems – a handout for patients. Eastman and University College Dental Hospitals, 1988.
18. Dahl B L, Krogstad O, Karlsson K. An alternative treatment in cases with advanced localized attrition. J Oral Rehab 1975; 2: 209-214.

Kapitel 28

RESTAURATIVE BEGLEITERSCHEINUNGEN INTERNER GELENKSTÖRUNGEN

Interne Störungen des Kiefergelenkes gehen mit Veränderungen der Bewegung des Meniskus innerhalb der Gelenkkapsel einher. Sie verursachen mechanische Behinderungen und beeinträchtigen die normale Kieferfunktion. Folgende Anzeichen können sich einstellen:

- Knackgeräusche
- Kiefersperre
- Reibegräusche
- Hypomobitität
- Entwicklung eines frontal offenen Bisses.

Knackgeräusche

Wechselseitiges Knacken kennzeichnet sich durch Knackgeräusche beim Öffnen und Schließen und wird einer veränderten Kondylus/Meniskus-Beziehung zugeschrieben, wobei in Ruhe bei geschlossenem Mund der Gelenkkopf hinter dem Seitenband liegt.[1] Dies führt beim Öffnen zum Knacken, wenn der Gelenkkopf auf den dazwischenliegenden Bereich des Meniskus 'aufspringt'. Eine dauerhaft anteromediale Lage des Meniskus bewirkt, daß der Gelenkkopf von der hinteren Kante des Meniskus beim Schließen abgleitet und das weichere Schließgeräusch veranlaßt. Dieses tritt bei geringerer Mundöffnung auf, als das Öffnungsgeräusch (Abb. 26.3a-b). Es bestehen unterschiedliche Meinungen darüber, ob die anteromediale Verlagerung des Meniskus eine Folge des Zuges des lateralen Pterygoidmuskels ist, oder durch einen veränderten Reibungswiderstand zwischen Kondylus und Fossa zustandekommt. Wilkinson (1988) äußerte, daß der obere Ansatz des Pterygoidmuskels sowohl am Gelenkkopf als auch am Meniskus inseriert.[2] Man ist der Meinung, daß sich während der Öffnung dieser Muskel entspannt, so daß der Meniskus über den Kondylenkopf nach rückwärts rutschen kann, ohne das hintere Attachment zu staffen. Wenn der obere Anteil des lateralen Pterygoidmuskels bei geöffnetem Mund sich kontrahiert, wird das hintere Attachment gestrafft und führt nachfolgend zur Verlagerung des Meniskus.
Ebenso wahrscheinlich ist, daß eine Änderung der Gleitfähigkeit der Synovialflüssigkeit und Schäden am Faserknorpel das Ergebnis der Freigabe freier Radikale (s. Seite 400) sind. Dies führt zu einer veränderten Kondylus/ Meniskus-Beziehung und der Ausbildung von Adhäsionen, welche die Beweglichkeit des Meniskus zunehmend einschränken. Diese Adhäsionen kann man arthroskopisch darstellen.
Häufig wird behauptet, daß wechselseitiges Knacken des Meniskus sich verstärken kann und den Meniskus vollständig nach anterior verlagert, wodurch schließlich eine Kiefersperre auftritt. Dieser natürliche Verlauf dient als Basis zur Untersuchung der Behandlung von Knackgräuschen.[3] Lundh (1987)[4] berichtete jedoch anhand einer Reihe von 70 Fällen, daß die meisten wechselseitigen Knackgeräusche nicht zu Blockaden führen. Diejenigen, die aber höchstwahrscheinlich weiter fortschreiten stehen in engem Zusammenhang mit:

- mangelnder Abstützung durch Molaren,
- einseitigen Abnutzungserscheinungen,
- Empfindlichkeit in der Gelenkkapsel,
- Knackgeräuschen während des Kauens.

Seligman und Pullinger (1991)[5] behaupteten jedoch im Rahmen einer Untersuchung von Frauen mit unveränderbaren Meniskusverlagerungen, daß kein Unterschied des Abnutzungsniveaus zwischen symptomatischen Patienten und asymptomatischen Kontrollpersonen bestand.
Viele Autoren haben geäußert, daß knackende Kiefergelenke den Patienten meistens nicht stören und sich mit der Zeit bessern.[6-7] Solberg (1986) berichtete, daß Knackgeräusche, die bei einer inzisalen Öffnung größer als 20 mm auftreten, auf konservative Behandlungen nicht ansprechen.[8]
Zusammenfassend kann daher festgestellt werden:

- Gelenkknacken tritt infolge einer Veränderung der 'Lubrikation' innerhalb des Kiefergelenks auf, die zur Verklebungsbereitschaft des Meniskus und zu Ahäsionsbildungen in der verlagerten Position führt.
- Knackgeräusche treten auf als Folge einer muskulären Überdehnung des hinteren Attachments und führen zur anteromedialen Verlagerung des Meniskus und zur Beschädigung des hinteren Bandes.
- Die meisten Knackgeräusche verlieren sich wieder, oder stören den Patienten nicht mehr.
- Gelenkknacken ist nur von geringer prognostischer Bedeutung und sollte nicht als Indikation für eine okklusale Therapie gewertet werden.
- Mögliche Ausnahmen zu den obigen Feststellungen sind Fälle mit Knackgeräuschen beim Kauen, die voraussichtlich fortschreiten, weil sie keine Abstützung durch Molaren erfahren, sowie einseitige Abnutzungserschei-

nungen und schmerzempfindliche Gelenkkapseln aufweisen.

Indikationen zur Behandlung

- Ungewöhnlich schmerzhaftes Knacken, das sich nicht bessert. Man sollte jedoch mit Patienten vorsichtig sein, die dem unverhältnismäßig große Bedeutung zumessen. Derartige Fälle einer monosymptomatischen hypochondrischen Neurose sind für eine restaurative Therapie nicht geeignet, und es ist wahrscheinlich besser, auf diese Patienten beratend einzuwirken, oder sie in fachärztliche Behandlung zu überweisen.
- Schmerzloses Knacken, das den Patienten stört und nicht von selbst wieder abklingt.
- Schmerzhaftes oder auch schmerzloses Knacken, ohne Abstützung durch Molaren, einseitige Abnutzungserscheinungen, Empfindlichkeit der Gelenkkapsel und Knackgeräusche während des Kauens.[4] Man muß jedoch wissen, daß diese Anzeichen und Symptome in Bezug auf die interne Funktionsstörung zweitrangig sind. Eine Restauration der Okklusion kann daher zur Verhinderung weiterer Veränderungen unwirksam sein.

Behandlung

Es muß die Entscheidung getroffen werden, ob bei vorliegendem Gelenkknacken restauriert, oder eine Behandlung des Knackgeräusches vor der Restauration versucht werden soll.

Behandlungsmethoden

Diese schließen folgendes ein:
- beschwichtigende Beratung;
- okklusale Stabilisierungsschiene;
- manipulative Therapie;
- frontale Repositionsschiene;
- chirurgische Maßnahmen.

Die okklusale Stabilisierungsschiene

Die Herstellung dieser Schienen wurde in Kapitel 4 beschrieben. Es gibt einige wenige Hinweise im Hinblick auf ihre Wirksamkeit bei der Behandlung von Knackgeräuschen. Immerhin sind diese Schienen vor einer neugestaltenden Restaurationstherapie (reorganized approach) zur Einstellung der Kieferbeziehungen erforderlich. Vorsicht ist geboten in Fällen mit großem horizontal : vertikal-Verhältnis. Hier erfolgt die Herstellung einer modifizierten Stabilisierungsschiene, um einer Distalisierung des Unterkiefers vorzubeugen.
Im Folgenden wird ein kurzer Überblick über die einschlägige Literatur gegeben:

Lundh et al. (1985)[9] berichteten über abklingende Empfindlichkeit des Kiefergelenks, jedoch über keine Besserung der Knackgeräusche, oder der Muskelsensibilität mit Hilfe einer nachts getragenen Schiene. Die Symptome kehrten wieder, wenn die Schiene nicht mehr benutzt wurde. Anderson et al. (1985)[10] berichteten, daß 8 von 10 Patienten mit einer flachen Stabilisierungsschiene keine Besserung erzielten und 2 von 8 bis zur Kiefersperre fortschritten. Die Schiene wurde allerdings nur 90 Tage lang getragen und es gab keine Beschreibung über die Schwere der Symptome bzw. den Grad der Mundöffnung. Maloney (1986) beschrieb nachlassende Symptome durch Verwendung von Stabilisierungsschienen, veröffentlichte jedoch in der Folge keine Langzeitergebnisse.[11] Teil der Therapie von Maejersto und Carlsson (1983)[6] schloß die Versorgung mit okklusalen Stabilisierungsschienen ein; sie erklärten, daß über einen Zeitraum von 7 Jahren die meisten Knackgeräusche nachließen und der Rest sich nur in sehr geringem Umfang verschlechterte. Solberg et al. (1985) behaupten, daß dem meniskalen Gewebe ein Heilungspotential innewohnt und durch die Anwendung einer Stabilisierungsschiene die Möglichkeit besteht, daß eine derartige Heilung stattfinden kann.[12]
Lundh et al. (1985) berichteten jedoch, daß nach 52 Wochen kein Unterschied in den Symptomen zu verzeichnen war zwischen einer mit Stabilisierungen behandelten Gruppe und einer unbehandelten Kontrollgruppe.[9] Lundh et al. (1988) beobachteten, daß im Vergleich zu einer unbehandelten Kontrollgruppe 6 Monate langes, nächtliches Tragen einer flachen okklusalen Stabilisierungsschiene keine statistisch signifikanten Unterschiede hinsichtlich der Symptome oder Anzeichen brachte.[13]
Wilkinson et al. (1992) verlautbarten, daß Patienten mit Schmerzen arthrogenen Ursprungs nach 8 wöchiger Stabilisierungstherapie eine gewisse Erleichterung verspürten vorausgesetzt, daß die Schiene täglich 24 Stunden und nicht nur zur Nacht getragen wurde.[14] Die Schiene beseitigte jedoch keine Gelenkgeräusche.

Manipulative Therapie

Sagami et al. (1990) schilderten eine Besserung der Symptome und Anzeichen im Anschluß an manipulative Behandlungen. Dennoch wurde der Meniskus nicht auf den Gelenkkopf rückverlagert.[15] Manipulative Techniken können helfen, Adhäsionen zu lösen. Sie sind althergebracht, jedoch nicht so wirksam, wie die Lösung und Ausspülung durch Arthroskopie unter Vollnarkose.

Die frontale Repositionsschiene (Abb. 28.1a)

Die Herstellung dieser Schienen wurde in Kapitel 4 beschrieben. Das Ziel ist die Reposition des Kondylus nach anterior auf den Meniskus in der Erwartung, daß damit das Gelenkknacken beseitigt wird. Nach dem Einschleifen bewirkt die Schiene, daß sich der Kondylus nach rückwärts und langsam aufwärts bewegt, während der Meniskus in seiner Position auf dem Kondylenkopf gehalten wird. Wenn eine

Abb. 28.1a Frontale Repositionsschiene. Die Behandlung des Patienten erfolgte wegen Gelenkknackens, das ihn jedoch nicht besonders störte.

Abb. 28.1b Ein Zwischenraum verblieb zwischen den Seitenzähnen, wenn die Schiene abgenommen wurde. Dies bereitete ein schwerwiegendes restauratives Problem. Zu diesem Zeitpunkt empfand der Patient das Gelenkknacken bewußt, da es sich immer dann einstellte, wenn die Schiene nicht getragen wurde.

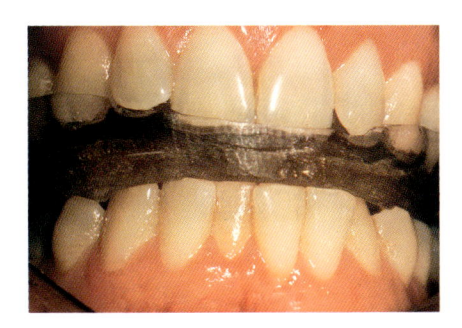

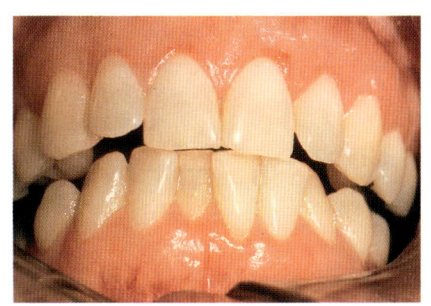

derartige Einschleifmaßnahme jedoch die Symptome wieder herbeiführt, würde der Grad der Vorverlagerung des Unterkiefers, der notwendig ist, um das Knacken zu beseitigen, zur Trennung der gegenüberliegenden Seitenzähne führen (Abb. 28-1b); dies würde schwerwiegende restaurative Komplikationen herbeiführen. Möglicherweise hängt die Befreiung von Symptomen mehr mit einer Verbesserung der Gelenkbeweglichkeit durch Lösen der Adhäsionen zusammen, als mit dem 'Wiedereinfangen' des Meniskus.
Im Folgenden wird ein kurzer Überblick über die einschlägige Literatur gegeben:
Clark (1984) behauptet, daß von 25 Patienten, die mit einer frontalen Repositionsschiene behandelt wurden, 12 über eine Besserung der Symptome berichteten. Aber nach 1 bis 3 Jahren stellten sich bei 11 von 12 Patienten die Symptome wieder ein.[16]
Während einer Studie an 24 Patienten stellten Lundh et al. (1985)[9] fest, daß die frontale Repositionstherapie Erfolg hatte, um Gelenkschmerzen in Ruhe und während des Kauens herabzusetzen und wechselseitige Knackgeräusche zu beseitigen. Unglücklicherweise war die Besserung nur von kurzer Dauer. Die Mehrzahl der Patienten klagten über Schmerzen und Knackgeräusche und wiesen nach dem Entfernen der Schiene nach 6-wöchiger Tragezeit TMJ-Beschwerden auf. Maloney et al. (1986)[11] berichteten, daß über den Zeitraum eines Jahres frontale Repositionsschienen die Symptome beseitigten, aber abschreckenderweise war die Mißerfolgsrate innerhalb einer Dreijahresperiode hoch, selbst wenn anschließend an die Schienentherapie die Patienten durch andere Behandlungsmaßnahmen, z.B. kieferorthopädische, orthognath-chirurgische und Rundumrestaurationen versorgt wurden, um die anteriore Position zu erhalten. Für alle diejenigen, die sich nach nur kurzfristiger Reduzierung der Symptome mittels Schienentherapie auf kostspielige und umfangreiche Neurestaurationen mißlungener Behandlungsfälle einlassen, sollten diese Ergebnisse Anlaß für eine Pause zum Nachdenken sein.
Im Gegensatz zur Studie von Maloney et al. (1986),[11] berichteten Lundh und Westesson (1989)[17] über eine hohe Erfolgsrate in einer Gruppe von 15 Patienten nach 3-jähriger Behandlung der Symptome wechselseitiger Knackgeräusche. Die Behandlung erfolgte entweder durch Restauration oder kieferorthopädische Maßnahmen zur Erhaltung der Kieferbeziehungen, die man zuvor mittels einer frontalen Repositionsschiene eingestellt hatte. Die Patienten wurden sorgfältig ausgewählt. Als Kriterien für die Einbeziehung in die Studie galten: ein verlagerter Meniskus, der wieder in eine normale Beziehung zum Kondylus zurückgeführt und darin gehalten werden konnte; Beschwerdefreiheit während der Rückführung durch die Schienentherapie; und eine zuvor erfolglose Behandlung mit anderen Mitteln. Patienten mit nur geringfügigen oder keinen Schmerzen wurden ausgeschlossen. Die Autoren berichteten, daß innerhalb von 3 Jahren bei allen Patienten die horizontale Rückverlagerung und annähernd bei der Hälfte der Patienten die vertikale Rückverlagerung erreicht worden war, und sie behaupten, daß die Rückführung wahrscheinlich durch Bewegungen der Zähne und der Kiefer verursacht wurde. Die prothetischen Folgen auf lange Sicht aus diesen Beobachtungen erfordern weitere Untersuchungen. In Ermangelung einer entsprechenden Kontrollgruppe, ist es nicht möglich zu entscheiden, ob der psychologische Effekt der Versorgung und die Betreuung, oder die restaurative Therapie der Grund für die günstigen Ergebnisse waren. Auch wurden die Behandlungsergebnisse nicht unabhängig voneinander erhoben.
Clark et al.(1988) gliederten bei 25 Patienten mit Gelenkknacken Schienen ein und folgerten, daß Gelenkknacken nicht weiterhin mit Repositionsschienen auf ganztägiger Basis behandelt werden sollte.[18] Sie empfehlen, daß es realistischer sei, die Herabsetzung der Häufigkeit des Gelenkknackens und der sekundären Schmerzsymptome anzustreben, indem man Repositionsschienen auf intermittierender Basis zum Einsatz bringt. Okesson (1988) berichtete, daß die Behandlung mit frontalen Repositionsschienen durch geringfügiges Einschleifen in eine Rückwärts-Aufwärtsrichtung dazu beitrug, die Schmerzen eines knackenden Kiefergelenks zu beheben.[19] Er empfahl diese Behandlung nicht für knackende Gelenke, die keine Schmerzreaktionen aufweisen.
Lundh et al. (1988) verzeichneten eine statistisch signifikante Besserung von Patienten in einer Gruppe mit nach anterior verlagerten Menisken, die zur Rückverlagerung durch einzementierte Silberonlays behandelt wurden, im Vergleich zu Patienten einer Gruppe, die mit flachen Stabilisierungsschienen versorgt wurden und eine unbehandelte Kontrollgruppe.[13] Die tatsächlichen Unterschiede hinsichtlich der Beseitigung der Symptome bei beiden Gruppen waren jedoch geringfügig, obschon statistisch signifikant. Die Unterschiede in den Anzeichen waren bedeutsamer. Im

Anschluß an die Entfernung der Onlays nach 6 Monaten kehrten die Symptome wieder zurück.

Tallents et al. (1990) berichteten über die Wirksamkeit frontaler Repositionsschienen bei 68 Patienten, verglichen mit 18 unbehandelten Kontrollpatienten.[20] Durch Arthrographien wurden bei allen Patienten Meniskusverlagerungen diagnostiziert. Nachkontrollen erfolgten nach 1 Jahr (15 Patienten), nach 2 Jahren (39 Patienten) und nach 3 Jahren (14 Patienten). Die Autoren berichteten, daß im Anschluß an die Behandlung die Symptome in der Behandlungsgruppe mit geringerer Wahrscheinlichkeit auftraten, als in der Kontrollgruppe. Die Ergebnisse unterscheiden jedoch nicht zwischen Patienten mit wiederkehrenden Symptomen nach einem Jahr gegenüber denen nach drei Jahren. Wenn sich daher die Wiederkehr generell nicht eher als drei Jahre nach der Behandlung ereignete, ist es möglich, daß Patienten, die nach einem Jahr als symptomlos beurteilt wurden, erst später Symptome entwickelt haben könnten. Das bedeutet, in einer unbestimmten Zahl der Fälle könnte die Nachuntersuchungszeit in Bezug auf die Wiederkehr der Symptome zu kurz gewesen sein. Außerdem klagte ein ziemlich hoher Prozentsatz behandelter Patienten noch immer über Symptome, so z.B. 42% über frontalen Kopfschmerz, 40.3% über Gelenkgeräusche und 55,6% über Schmerzen vor dem Ohr. Da die meisten behandelten Patienten nachfolgend durch restaurative Maßnahmen in der protrusiven Kieferposition gehalten wurden, kann daraus geschlossen werden, daß solche Methoden noch immer in vielen Fällen scheitern. Die Kontrollgruppe bestand nicht aus Patienten, die bereit waren eine Behandlung auf sich zu nehmen, sondern aus jenen, die sie tatsächlich verweigerten. Daher repräsentierte diese Gruppe keine randomisierte Vergleichskontrolle – ein kritisches Urteil, das vielen okklusionsbezogenen Untersuchungen zukommt.

Daraus ist zu schließen, daß diese Behandlungsform eine große Rolle in der symptomatischen Behandlung knackender Kiefergelenke spielt. Der Patient wird angewiesen, die Schiene für kurze Zeitspannen von jeweils 2 bis 3 Wochen fortwährend zu tragen, um sich Erleichterung zu verschaffen, jedoch ohne in eine weiter anterior gelegene Kieferbeziehung zu geraten. Die Restaurierung wird, wie in den vorangegangenen Kapiteln beschrieben, durchgeführt.

Sind umfangreiche Restaurationen erforderlich, ist die Behandlung des Gelenkknackens angezeigt. Zuerst sollten eine konventionelle Therapie mit Stabilisierungsschienen (Kapitel 4), Beratung und manipulative Behandlungen versucht werden. Wenn das keinen Erfolg hat, kann eine frontale Repositionsschiene eingesetzt werden. Wenn durch dieses Gerät in den folgenden 2 bis 3 Monaten fortwährender Benutzung die Symptome zurückgehen, wird die Schiene daraufhin für einen Zeitraum von 6 bis 8 Wochen so eingeschliffen, daß der Unterkiefer in eine etwas distalere Lage zurückkehren kann. Bleibt der Patient für weitere 8 Wochen symptomfrei, wird die Restauration in Anlehnung an diese Kieferbeziehung durchgeführt. Unter Umständen kann man die Schiene aus Kompositkunstharz, oder sandgestrahltem Akrylkunststoff herstellen und mittels Säure-Ätztechnik auf den Zähnen befestigen. Wenn jedoch der Bißausgleich die Symptome wiederkehren läßt, sollte der Patient nicht in der vorhergehenden anterioren Kieferbeziehung restauriert werden. In diesen Fällen erfolgt die Restaurierung wie früher beschrieben, und die Schiene wird zeitweilig getragen, um Symptomfreiheit wieder zu erlangen.

Alternativ kann man den Patienten vor einer Restaurierung zur Arthroskopie überweisen. Hinsichtlich der Behandlungsfolgen ist es wichtig, nochmals folgende Hinweise zu beherzigen:

- Bislang gibt es keine verläßlichen, klinischen Langzeituntersuchungen über die Wirksamkeit der frontalen Repositionsschienen-Therapie.
- Viele Untersuchungen weisen darauf hin, daß nur ein kurzfristiger Rückgang der Symptome eintritt.
- Nach Entfernen der Schiene scheinen die Symptome wiederzukehren.
- Die erzwungene Retention in einer anterioren Bißlage zur Verhinderung von Gelenkknacken, erzeugt einen Zwischenraum zwischen den Molaren. Die Erhaltung des okklusalen Kontaktes in dieser Position auf dreijähriger Basis hat keine hohe Erfolgsaussicht.
- Die Behandlungsfolgen bei der Neueinstellung okklusaler Kontakte in der rückverlagerten Beziehung sind beträchtlich.
- Greene und Laskin (1988)[7] folgerten: für eine normale Funktion ist eine normale Lage des Meniskus absolut erforderlich, während Menisken in anormalen Positionen, wie sich herausstellte, ein Zustand sind, an den sich viele Kiefergelenke anpassen können. Diese Untersuchungen und die anderer Autoren weisen nach, wenn keine Behandlung stattfindet, daß unerwünschte Folgeerscheinungen (z.B. Kiefersperre, Arthrose), im allgemeinen nicht vorkommen.

Chirurgische Intervention

Eine arthroskopische Untersuchung zum Spülen und Lösen von Adhäsionen wird verordnet. Wenn fortdauernd schmerzhaftes Gelenkknacken den Patienten beeinträchtigt und er auf eine Arthroskopie nicht anspricht, sind weitere chirurgische Maßnahmen gerechtfertigt, obgleich sich diese ebenfalls als unwirksam erweisen können. Es scheint daher sinnvoll, zunächst eine Behandlungsperiode mit nicht-chirurgischen Maßnahmen einzuleiten, die von anderer Seite, als dem Kieferchirurgen durchgeführt werden sollte.[21] Die Weiterentwicklung nicht-invasiver, diagnostischer Methoden, wie die Kernspintomographie, können in Zukunft die Diagnose verbessern.

Es scheint, daß zur Beseitigung von Schmerzen und Funktionsstörungen eine normale kondylär/meniskale Beziehung nicht das Entscheidende ist.[7] Der wichtige Faktor ist vielmehr die Bewegungsfreiheit des Meniskus gegenüber dem Gelenkkopf, der Gelenkgrube und dem Gelenkhöcker. Folglich sind chirurgische Maßnahmen, die Adhäsionen lösen, möglicherweise vollkommen ausreichend.

Restaurative Zusammenhänge

- Wenn Gelenkknacken behandelt werden muß, sollte das vor einer restaurativen Therapie durchgeführt werden, da eine Veränderung der Kondylen-Menikus-Beziehung, die in Zusammenhang mit einer erfolgreichen Beseitigung des Gelenkknackens steht, auch die okklusalen Beziehungen ändert.
- Untersuchungsergebnisse aus drei Jahren über die Wirksamkeit der Einstellung einer anterioren Position zur Beseitigung von Knackgeräuschen weisen darauf hin, daß eine solche Behandlung unzuverlässig ist. Der Zahnarzt darf hierbei nicht die kurzfristige Befreiung von Symptomen mit der langfristigen Wirksamkeit einer Behandlung verwechseln.
- Wechselseitiges Gelenkknacken bringt eine veränderte Kondylus-Meniskus-Beziehung mit sich. Die Entwicklung solcher Knackgeräusche im Anschluß an die Versorgung mit Restaurationen, wird wahrscheinlich auch zu veränderten okklusalen Beziehungen führen.
- Zurückliegendes oder präsentes Gelenkknacken bedeutet gleichzeitig Adhäsionen und mögliche Meniskusschäden. Es ist klinisch vernünftig, eine weitere Distalverlagerung der Kondylen in den Gelenkgruben während restaurativer Behandlungsmaßnahmen zu verhindern, da sie die Gelenkmechanik nachteilig verändern könnten, solange nicht durch kontrollierte Studien nachgewiesen wird, daß diese Sorge unbegründet ist. Pullinger et al. (1986)[22] berichteten, daß die Kondylen bei Patienten mit Glenkknacken in der Gelenkgrube gewöhnlich etwas distaler lagern, als bei Patienten, die unter einer Myalgie leiden oder symptomfrei sind. Es ist unmöglich zu sagen, ob der Zusammenhang zwischen Gelenkknacken und Distalllage der Kondylen Ursache oder Wirkung ist. Aufgrund dieser Erkenntnis erscheint es sinnvoll, die Situation nicht dadurch zu verschlimmern, daß die Kondylen eine noch distalere Rücklage einnehmen.
- Wenn man eine konservative Behandlung einleitet, – besonders bei einem Patienten mit großem vertikal : horizontal-Verhältnis zwischen geführter Kontaktposition und Interkuspidalposition – wird man vernünftigerweise zunächst eine Stabilisierungsschienen-Therapie versuchen mit dem Ziel, die Heilung zu unterstützen, zumal die Folgen einer frontalen Repositionsschienen-Therapie beträchtlich sind. Bei einem Patienten mit großem horizontal : vertikal-Verhältnis muß mit der Möglichkeit der Distalverlagerung des Unterkiefers im Anschluß an eine Stabilisierungsschienen-Therapie gerechnet werden.

Behandlungsprinzipien, wenn Restaurationen in kleinerem Umfang erforderlich sind

- Als generelle Regel gilt: Patienten mit schmerzlosen Knackgeräuschen sollte von einer Behandlung dieser Erscheinungen abgeraten werden.
- Vorausgesetzt, daß die zu restaurierenden Zähne keine Leitkontakte bilden, sollten die neuen Restaurationen solche Leitkontakte nicht einführen, da sie theoretisch die mandibulo/maxillären Beziehungen verändern könnten. Wo immer möglich, sind die Restaurationen formgetreu nachzuarbeiten.
- Wenn die zu restaurierenden Zähne Leitkontakte bilden, kann deren Beseitigung eine mandibuläre Rückverlagerung bewirken. Bei großem vertikal : horizontal-Verhältnis ist die Gefahr, daß es zu dieser Reposition kommt, wahrscheinlich ziemlich gering. Daher dürfte die Entfernung der Leitkontakte keine Folgen haben und die Behandlung kann in einfacher Weise fortgesetzt werden. Jedoch bei einem großen horizontal : vertikal-Verhältnis besteht ein beträchtliches Risiko der Rückverlagerung im Anschluß an die Beseitigung der Leitkontakte. Es ist daher ratsam, formgetreu vorzugehen, indem man den Leitkontakt auf die definitive Restauration überträgt.

Behandlungsprinzipien für umfangreiche Restaurationen

Patienten mit schmerzlosen Knackgeräuschen sollte generell von einer Behandlung dieser Erscheinungen abgeraten werden. Eine bestehende Kombination aus Molarenverlust, Knackgeräuschen beim Kauen, einseitigen Abnutzungserscheinungen und Empfindlichkeit der Gelenkkapsel weisen auf die Notwendigkeit umfangreicherer Restaurationsmaßnahmen hin, um gegebenenfalls zu verhindern, daß die Symptome in Richtung Kiefersperre fortschreiten. Nach dem gegenwärtigen Wissensstand ist es jedoch nicht möglich zu entscheiden, ob die obengenannten Anzeichen und Symptome den Patienten für Kiefersperren anfälliger machen, oder ob sie das Ergebnis einer internen Gelenkstörung sind, wobei in diesem Falle eine Korrektur künftige Blockaden nicht verhindern wird. Weitere Untersuchungsergebnisse sind notwendig, um dem Kliniker Leitlinien aufzuzeigen.

Großes vertikal : horizontal-Verhältnis zwischen CRCP und IP

Da die Zahnpräparation für Restaurationen zu einer veränderten Propriozeption führt, empfiehlt es sich anfangs, eine okklusale Stabilisierungsschiene herzustellen um:

- alle mit der internen Funktionsstörung zusammenhängenden Muskelsymptome auszuschalten;
- die Möglichkeit zu schaffen, daß eine Ausheilung stattfindet, vorausgesetzt, daß dies möglich ist.

Eine solche Schiene sollte etwa 7 Monate lang dauerhaft getragen werden.[23] Der Behandler muß die Aussicht auf Mitarbeit des Patienten realistisch beurteilen. Wenn es schwierig ist, die Einwilligung des Patienten zu erreichen, was häufig der Fall ist, genügt manchmal auch nur das nächtliche Tragen der Schiene. Der Schweregrad der Symptome und die Behinderung in Abhängigkeit zur inter-

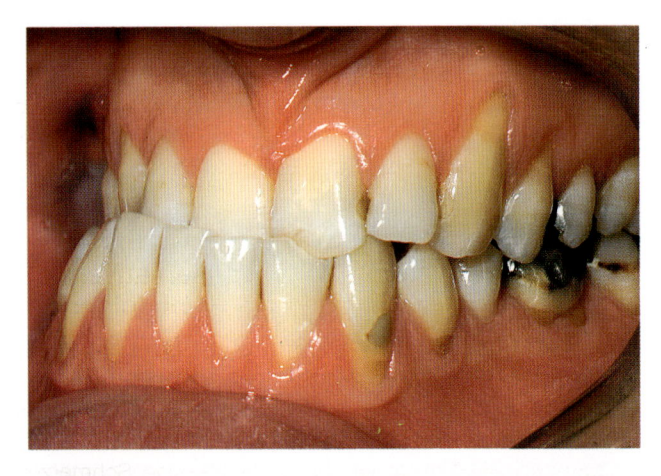

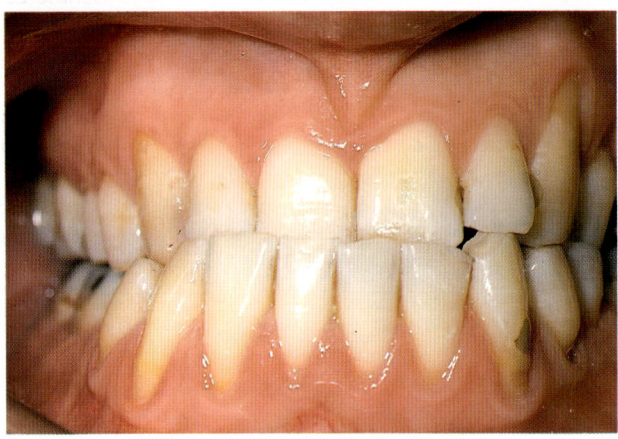

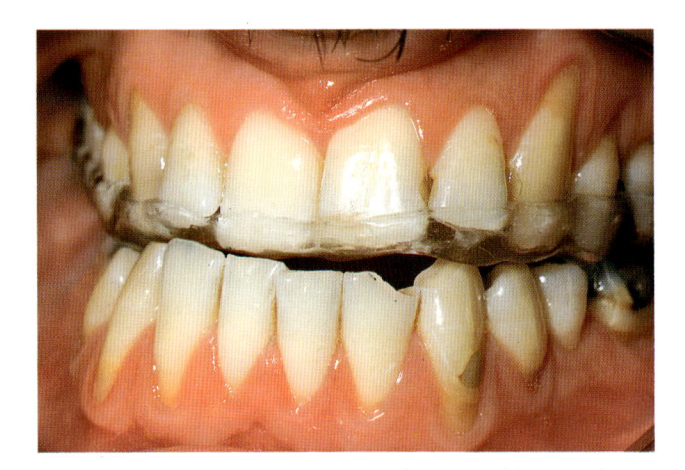

Abb. 28.2 Leitkontakte verursachen eine Distalverlagerung des Kondylus (klinisch befundet, nicht röntgenologisch).

Abb. 28.2a Ausgangssituation. Leitkontakte zwangen den rechten Kondylus nach posterior.

Abb. 28.2b Stabilisierungsschiene.

Abb. 28.2c Nach der okklusalen Stabilisierungs-Behandlung. Der rechte Kondylus bewegte sich nach vorn und die Okklusion wurde eingeschliffen. Beachten Sie die Verschiebung der Mittellinie nach links.

nen Funktionsstörung bestimmen, wie nachdrücklich diese Behandlungsmaßnahme durchgesetzt wird. Dringliche Restaurationen sollten vor der zeitaufwendigen Schienentherapie als Provisorien eingegliedert werden. Die Symptome können hierbei abklingen, möglicherweise aber auch nicht.

Abgeklungene Symptome

Die Okklusion muß entsprechend der neuen mandibulomaxillären Beziehungen eingeschliffen werden, falls Veränderungen eingetreten sind. Dies ist besonders wichtig, wenn Leitkontakte die Verlagerung eines Kondylus verursachen. Abbildung 28.2 zeigt die Okklusion eines Patienten im Anschluß an die Stabilisierungsbehandlung. Dieser Patient litt unter wechselseitigen Knackgeräuschen, ausgehend vom rechten Kiefergelenk. Anschließend an die Schienentherapie ergab sich eine antero-laterale Bewegung des Unterkiefers, wobei das Knacken im rechten Kiefergelenk aussetzte. Die Okklusion wurde nach dieser Kieferbeziehung eingeschliffen und die Brücke auf der rechten Seite erneuert.

Nicht abgeklungene Symptome

Falls die Symptome fortbestehen, muß man entscheiden, ob mit der Eingliederung von Restaurationen fortgefahren werden soll. Wenn die Symptome schwerwiegend sind, werden die Restaurationen zurückgestellt. Stattdessen sollte der Patient aufgefordert werden, die Schiene z.B. für ein Jahr weiterhin zu tragen, und zwar ständig. Es erübrigt sich zu erwähnen, daß vor der langwierigen Schienentherapie dringende Restaurationen auf provisorischer Basis eingegliedert werden müssen.

Wenn nach Aufklärung, Stabilisierungsschienen-Therapie und manipulativer Maßnahmen die Knackgeräusche noch immer den Patienten beeinträchtigen, kann, wie zuvor beschrieben, eine frontale Repositionsschienen-Therapie eingeleitet werden.

Ist die Reaktion auf konservative Behandlungsmethoden dürftig, sollte soviel Zeit als möglich für den Heilungsprozeß eingeräumt werden. Sind die Symptome jedoch derart gravierend, daß sie den Patienten schwer belasten, oder wenn es scheint, daß die Erhaltung der frontalen Reposition erforderlich ist, oder der Patient nicht bereit ist, die Zeit aufzubringen, die für eine konservative Therapie notwendig wäre, dann ist eine chirurgische Abklärung angezeigt, bevor man die Restaurierung durchführt.

Großes horizontal : vertikal-Verhältnis zwischen CRCP und IP

Es sollte in der bestehenden Interkuspidalposition eine modifizierte Stabilisierungsschiene hergestellt werden (Kapitel 4) in der Absicht, die intrakapsuläre Ausheilung zu erleichtern. Die Schiene kann mit der Eingliederung folgende Wirkungen ausüben: eine Placeboreaktion; einen vergrößerten Vertikalabstand; gleichmäßigere Kontakte; eine größere Anzahl von Kontakten; eine glatte Frontzahnführung. Wie schon zuvor erwähnt, die Symptome können hierbei abklingen, oder auch nicht.

Abgeklungene Symptome
Mit Beseitigung der Symptome sollte die Neurestauration in formgetreuer Weise (conformative approach) durchgeführt werden, um eine distale Rückführung des Unterkiefers zu verhindern.

Nicht abgeklungene Symptome
Weitere Behandlungsmaßnahmen werden wie bei einem großen vertikal : horizontal-Verhältnis durchgeführt, obgleich hierbei wahrscheinlich die Indikation mehr zur Neurestauration in eine anteriore Beziehung besteht.

Schlußfolgerung

Weitere kontrollierte Studien sind unerläßlich im Hinblick auf die Wirksamkeit der durchgeführten restaurativen Behandlung. Dies betrifft sowohl die Beseitigung der Symptome und Anzeichen interner Funktionsstörungen als auch deren Fortbestand im Hinblick auf die verschiedenen Beziehungen zwischen CRCP / IP und der Kondylen / Fossae.
Der mit gescheiterten, umfangreichen Restaurationen konfrontierte Zahnarzt steht vor einer wenig beneidenswerten Aufgabe, weil er bei der Neurestauration eines Patienten mit Gelenkknacken die Gefahr eines weiterhin knackenden Kiefergelenks nicht ausschließen kann.
Mangels gesicherter Untersuchungsergebnisse muß jede verordnete Behandlung

- soweit wie möglich auf wissenschaftlicher Basis vollzogen werden;
- so umkehrbar wie möglich konzipiert sein;
- so wenig invasiv wie möglich ablaufen.

Wechselseitiges Gelenknacken – Zusammenfassung

Ausschlußgründe gegen eine Behandlung als Vorbereitung für restaurative Maßnahmen

- Der Patient ist sich des Knackgeräusches nicht bewußt, und es bestehen keine Begleitsymptome.
- Der Patient merkt zwar das Knackgeräusch, ist jedoch unbesorgt.
- Seit langer Zeit bestehende Knackgeräusche, die den Patienten jedoch nicht beeinträchtigen.
- Knackgeräusche, die nicht in Verbindung stehen mit fehlenden Molaren, Abnutzungserscheinungen, Schmerzen beim Kauen und Empfindlichkeit der Gelenkkapseln.
- Vorsicht bei großer horizontal : vertikal-Beziehung zwischen CRCP und IP.
- Knackgeräusche, die bei inzisaler Öffnung von mehr als 20 mm auftreten und den Patienten nicht beeinträchtigen.
- Kontraindizierte chirurgische Maßnahmen.

Knackgeräusche bei weniger als 20 mm Mundöffnung können einer konservativen Therapie unterzogen werden, wenn folgende Voraussetzungen gegeben sind:

- Nicht nachlassende begleitende Schmerzen.
- Fehlende Abstützung durch Molaren auf der Seite des Gelenkknackens, zusammen mit Verschleißerscheinungen, Empfindlichkeit der Gelenkkapsel und Schmerzen beim Kauen.
- Patienten, die sich durch das Knackgeräusch belästigt fühlen.
- Eine vorangegangene, inzwischen abgeklungene Kiefersperre, die jedoch ein störendes Knackgeräusch hinterließ.
- Massiver Okklusalkontakt auf der Seite eines plötzlich aufgetretenen Knackgeräusches, als Anzeichen einer höherstehende Kondylenposition.

Indikation für chirurgische Interventionen vor der restaurativen Zahnbehandlung

- Anhaltendes, schmerzhaftes Gelenkknacken.
- Gescheiterte konservative Therapie.
- Auftretende Knackgeräusche bei inzisaler Mundöffnung von mehr als 20 mm, die den Patienten beeinträchtigen.
- Positives Kernspintomogramm oder arthrographische Befunde in Verbindung mit störendem, schmerzhaften Gelenkknacken.

Behandlungsmethoden bei wechselsieitgem Gelenkknacken vor der restaurativen Zahnbehandlung

Konservativ
- Beratungen und abwartende Zurückhaltung.
- Okklusale Stabilisierungsschiene, in gewissen Fällen kombiniert mit trizyklischer Antidepressiva-Therapie.
- Frontale Repositionsschiene. Diese sollte jedoch mit Vorsicht angewendet werden und nur, wenn absolut erforderlich.
- Manipulative Maßnahmen.

Chirurgisch
- Durch Arthroskopie werden Adhäsionen gelöst und die Spülung des Gelenkes vorgenommen. Sie kann auch abklären, ob eine offene Arthrotomie erforderlich ist.
- Reparative Maßnahmen am Meniskus beziehen sich gewöhnlich mehr auf das hintere Attachment, als auf den Meniskus selbst und bewirken dessen Reposition. Ist der Meniskus infolge langfristiger anteriorer Verlagerung per-

foriert oder weitgehend deformiert, wird in der Regel dessen Entfernung durch Menisektomie erforderlich. Ersatz kann durch einen halbinselförmigen, myofaszialen Temporalislappen vorgenommen werden.

Die chirurgische Behandlung muß der definitiven restaurativen Versorgung vorangehen. Dringend notwendige Restaurationen sollten wiederum vor den chirurgischen Maßnahmen vorgenommen werden.

Kiefersperre (anteriore Meniskusverlagerung ohne Rückführung)

Die Kiefersperre manifestiert sich in infolge vollständiger anteromedialer Verlagerung des Meniskus[8] und der Ausbildung von Adhäsionen. Wenn der Patient die Bewegungseinschränkung und den begleitenden, funktionellen Schmerz tolerieren kann, kommt es mit der Zeit zu einer graduellen Besserung. Die mit dauerhafter Kiefersperre einhergehenden Schmerzen können durch Anwendung einer Stabilisierungsschiene abklingen. Gelegentlich sind manipulative Maßnahmen hilfreich.[24,15] Okklusale Stabilisierungsschienen sind zur Beseitigung der Kiefersperre nicht wirksam.[25] Eine dauerhafte Sperre, die den Patienten belästigt, bedarf im Hinblick auf chirurgische Intervention weiterer Untersuchungen. Jede therapeutische Veränderung der Beziehung zwischen Kondylus und Meniskus ändert auch die okklusalen Beziehungen. Daher sollten diese Maßnahmen vor der restaurativen Zahnbehandlung durchgeführt werden.

Osteoarthrose, die Gelenkknirschen verursacht

Gelenkknirschen ist ein mahlendes Geräusch, das sich wie Laufen auf Kies beschreiben läßt und allgemein mit Osteoarthrose in Zusammenhang steht.

Restaurative Zusammenhänge

Gelenkknirschen, das den Patienten nicht beeinträchtigt, sollte konservativ durch Neurestauration, soweit erforderlich, behandelt, und anschließend mit einer okklusalen Stabilisierungsschiene versorgt werden, um zu versuchen, die Belastung des Kiefergelenks zu reduzieren. Gelenkknirschen, das den Patienten belastet, erfordert vor der Neurestauration die Behandlung mit einer Stabilisierungsschiene, um den Heilungsvorgang zu fördern. Die radiologische Untersuchung des Gelenkes ist im Hinblick auf eine mögliche chirurgische Korrektur angezeigt. Natürlich müssen diese Untersuchungen vor der Neueingliederung von Zahnersatz erfolgen, obgleich vor einer etwaigen chirurgischen Intervention provisorische Restaurationen notwendig sein können.

Chronische Hypomobilität des temporomandibulären Gelenkes

Die schmerzlose Einschränkung der Mundöffnung kann folgende Gründe haben:

- Intrakapsuläre Adhäsionen
- Fibrose in der Kaumuskulatur
- Osteoarthritis
- rheumatoide Arthritis
- ankylosierende Spondylitis
- koronoide Hyperplasie
- massives Trauma des TMJ infolge Kieferfraktur
- knöcherne Ankylose des TMJ
- Sklerodermie
- Hysterie
- Neoplasmen.

Patienten mit chronischer Hypomobilität präsentieren häufig eine lange Krankengeschichte mit temporomandibulären Funktionsstörungen, oder systemischen Erkrankungen in Verbindung mit schwindendem interokklusalen Freiraum, reduzierter Mundöffnung mit dem Gefühl harter Begrenzung (abrupter Endschluß der Öffnungsbewegung), muskulärer Versteifung und palpabler, abnormaler Gelenkfunktion. In entspechenden Fällen wird die Diagnose durch röntgenologische Abnormalität erhärtet. Wenn die Adhäsionen und knöchernen Veränderungen chirurgisch nicht behandelt werden können, müssen die Restriktionen in Kauf genommen werden, selbst wenn sie zu ernsten Schwierigkeiten bei der restaurativen Zahnbehandlung führen. Eine hysterische Hypomobilität kann man aus der Krankengeschichte und aufgrund fehlender krankhafter Befunde während der Untersuchung diagnostizieren. Dieser Zustand erfordert spezielle Nachforschungen, einschließlich einer Untersuchung in Vollnarkose. Zur weiteren Behandlung ist psychiatrischer Beistand notwendig.

Es ist unsinnig, etwa neue Kronen- und Brückenarbeiten bei einer inzisalen Mundöffnung von nur 10 mm zu erwägen. Ebenso unrealistisch ist die Hoffnung, daß bei vorliegender Fibrose eine Schienentherapie vor Beginn restaurativer Maßnahmen den Öffnungsabstand vergrößern könnte. Einige Gründe der Hypomobilität sind genau genommen nicht intrakapsulären Ursprungs, wurden jedoch praktischerweise in diesen Abschnitt einbezogen.

Die Entstehung eines frontal offenen Bisses

Neoplasmen sind auszuschließen. Ein frontal offener Biß, der sich als Ergebnis kondylärer Erosion, z.B. bei rheumatoider Arthritis, entwickelt, sollte internistisch behandelt werden, und durch herausnehmbaren Zahnersatz ist die Okklusion wiederherzustellen. Eine Rekonstruktion mit festsitzendem Ersatz und/oder okklusalem Bißausgleich sollte nicht zur Durchführung gelangen.

Checkliste

- Erhebe ich eine umfassende Krankengeschichte?
- Kläre ich nur ungern den sozialen Hintergrund?
- Verfüge ich über gute Untersuchungsmethoden, um die Anzeichen und Symptome einer fazialen Arthromyalgie und/oder internen Funktionsstörung festzustellen?
- Verfüge ich über ein Behandlungskonzept für diese Fälle?
- Nutze ich die Therapie mit okklusalen Stabilisierungsschienen und verfolge eine zuverlässige Planung zur Herstellung und Eingliederung derartiger Geräte?
- Verfügt mein Techniker über verläßliche Einrichtungen zur Herstellung okklusaler Stabilisierungsschienen?
- Werden Patienten mit fazialer Arthromyalgie und/oder interner Funktionsstörungen von mir über- oder unterversorgt?
- Benötige ich Zugang zu verfeinerten Diagnoseverfahren, wie Computertomographie, Kernspintomographie, oder Arthrographie?
- Erwarte ich, daß Neurestaurationen eine Arthromyalgie und/oder eine interne Funktionsstörung ausheilen?
- Führe ich entsprechende Aufzeichnungen, um meine klinischen Langzeitergebnisse auszuwerten?
- Suche ich, wo notwendig, den Beistand des praktischen Hausarztes?
- Bin ich über die atypische Odontalgie hinreichend unterrichtet?
- Widerstehe ich der Versuchung, mechanische Lösungen für nicht-mechanische Problemstellungen vorzunehmen?
- Bin ich imstande, eine Medikation zu verordnen, wenn psychogene Ursachen vorliegen?
- In Anbetracht der spärlichen wissenschaftlichen Unterlagen zur Behandlung dieser Fälle, lese ich regelmäßig die einschlägigen Publikationen, um mich auf dem laufenden zu halten?

Literaturhinweise

1. Wabeke K, Hansson T, Hoogstraten J, Kuy P. Temporomandibular joint clicking: A literature overview. J Craniomandib Disord Facial Oral Pain 1989; 3: 163-173.
2. Wilkinson T. The relationship between the disk and the lateral pterygoid muscle in the human temporomandibular joint. J Prosthet Dent 1988; 60: 715-724.
3. Farrar W B, McCarty W L jr. A Clinical Outline of Temporomandibular Joint Diagnosis and Treatment. Normandie Publications, Montgomery, Alabama 1982.
4. Lundh H, Westesson P L, Kopp S, Tillstrom B. A three year follow up of patients with reciprocal temporomandibular joint clicking. Oral Surg Oral Med Oral Path 1987; 63: 530-533.
5. Seligman D A, Pullinger A G. The role of functional occlusal relationships in temporomandibular disorders. A review. J Craniomandib Disord Facial Oral Pain 1991; 5: 265-279.
6. Mejersjo C, Carlsson G. Long-term treatment of temporomandibular joint pain dysfunction: J Prosthet Dent 1983; 49: 809-815.
7. Greene C, Laskin D. Long-term status of TMJ clicking in patients with myofascial pain and dysfunction. J Amer Dent Assoc 1988; 117: 461-465.
8. Solberg W K. Temporomandibular Disorders. Brit Dent J Handbook, 1986.
9. Lundh H, Westesson P L, Kopp S, Tillstrom B. Anterior repositioning in the treatment of temporomandibular joints with reciprocal clicking: Comparison with a flat occlusal splint and an untreated control group. Oral Surg Oral Med Oral Path 1985; 60: 131-136.
10. Anderson G, Scholte J, Goodkind R. Comparative study of two treatment methods for internal derangement of the temporomandibular joint. J Prosthet Dent 1985; 53: 392-397.
11. Maloney F, Howard J. Internal derangement of the temporomandibular joint (111) anterior repositioning therapy. Aust Dent J 1986; 31: 30-39.
12. Solberg W K, Hansson T L, Nordstrom D. The temporomandibular joint in young adults at autopsy: A morphological classification and evaluation. J Oral Rehab 1985; 12: 303-321.
13. Lundh H, Westesson P L, Jisander S, Erickson L. Disk repositioning onlays in the treatment of temporomandibular joint disk displacement: Comparison with a flat occlusal splint and with no treatment. Oral Surg Oral Med Oral Path 1988; 66: 155-162.
14. Wilkinson T, Hansson T L, McNeill C, Marcell T. A comparison of the success of 24-hour occlusal splint therapy versus nocturnal occlusal splint therapy in reducing craniomandibular disorders. J Craniomandib Disord Facial Oral Pain 1992; 6: 64-70.
15. Sagami N, Murakami K I. Iizuka T. Arthrographic evaluation of disk position following mandibular manipulation technique for internal derangement with ciosed lock of the temporomandibular joint. J Craniomandib Disord Facial Oral Pain 1990; 4: 99-108.
16. Clark G T. Treatment of jaw clicking with temporomandibular repositioning: Analysis of 24 cases. J Cranio Mandib Prac 1984; 2: 264-270.
17. Lundh H, Westesson P L. Long-term follow-up after occlusal treatment to correct abnormal temporomandibular joint disk position. Oral Surg Oral Med Oral Path 1989; 67: 2-10.
18. Clark G T, Lanham F, Flack V. Treatment results for consecutive TMJ clinic patient. J Cranio Mandib Disord 1988; 2: 87-95.
19. Okesson J P. Long-term treatment of disk interference disorder of the temporomandibular joint with anterior repositioning occlusal splints. J Prosthet Dent 1988; 60: 611-615.
20. Tallents R, Katzberg R, Macher D, Roberts C. Use of protrusive splint therapy in anterior disk displacement of the temporomandibular joint: A 1 to 3 year follow up. J Prosthet Dent 1990; 63: 336-341.
21. Clark G T. Three principles of treatment for managing temporomandibular disorders; in: Perspectives in Temporomandibular Disorders. Ed. Clark G., Solberg W. K. Quintessence Publishing Co., Chicago, London 1986: pp 127-138.
22. Pullinger A G, Solberg W K, Hollander L, Guichet D. Tomographic analysis of mandibular condyle position in diagnostic subgroups of temporomandibular disorders. J Prosthet Dent 1986; 55: 723-729.
23. Lederman K, Clayton J. Patients with restored occlusions. Part III. The effect of occlusal splint therapy and occlusal adjustment on TMJ dysfunction. J Prosthet Dent 1983; 50: 95-100.
24. Minagi S. Manipulation technique for treatment of anterior disk displacement without reduction. J Prosthet Dent 1991; 65: 685 691.
25. Lundh H, Westesson P L, Eriksson I, Brooks S L. Temporomandibular joint disk displacement without reduction. Oral Surg Oral Med Oral Path 1992; 73: 655-658.

Teil 4 – BEHANDLUNGSANSÄTZE

Kapitel 29
Wahlmöglichkeit 1: Überweisung
Wahlmöglichkeit 2: Erhaltungsbehandlungen

Wahlmöglichkeit 1: Überweisen

Wenn sich der Zahnarzt den Problemen des Patienten nicht gewachsen fühlt, liegt eine Überweisung in fachärztliche Behandlung im Interesse:

- des Patienten,
- des Zahnarztes,
- der anderen Patienten in der Praxis,
- der Familie des Zahnarztes (durch verminderte Belastung des Zahnarztes)

Wahlmöglichkeit 2: Erhaltungsbehandlungen

Die hauptsächlichen Indikationen für Erhaltungsbehandlungen

- nachteilige medizinische Vorbedingungen;
- finanzielle Umstände;
- Behandlungen in Form von Interims- oder Notfallmaßnahmen;
- Unvermögen des Zahnarztes, kompliziertere restaurative Versorgungen zu übernehmen;
- vorbereitende Maßnahmen vor der Entscheidung über eine weitere geeignete Langzeittherapie;
- wenn der Patient keine Neurestauration wünscht.

Medizinische Vorbedingungen

Bei Patienten in außerordentlich geschwächter Verfassung, z.B. durch fortgeschrittene multiple Sklerose, Parkinson'sche Erkrankung, Herzfehlern, unstabilen Diabetes, oder durch eine maligne Erkrankung, die eine schwächende Chemotherapie erfordert, bzw. sich im Endstadium befindet, sind umfangreiche Neurestaurierungen nicht angezeigt; sie werden daher oft am besten durch erhaltende Maßnahmen therapiert.

Finanzielle Gründe

Oft hat der Patient für die vorhandene umfangreiche restaurative Zahnbehandlung bedauerlicherweise eine Menge Geld ausgegeben und kann sich eine Neurestauration nicht leisten.

Interims- oder Notfallbehandlungen

Im Anfangsstadium einer Neurestauration sind gewisse Instandhaltungsmaßnahmen erforderlich, um akute Probleme, die sich aus der gescheiterten Zahnbehandlung ergeben, zu beherrschen.

Leistungsfähigkeit des Zahnarztes

In vielen Fällen verfügen Praktiker oder deren Mitarbeiter nicht über das Leistungsvermögen, ausgedehntere Neurestaurationen zu übernehmen. Die Beschränkung der Behandlung auf Erhaltungsmaßnahmen kann sich jedoch gefährlich auswirken. Diese Behandlungsweise sollte nur dann erwogen werden, wenn Zahnarzt und Patient sich absolut darüber im klaren sind, daß auf die Zukunft gesehen, weitere Mängel auftreten können und gegebenenfalls Notfallbehandlungen erfordern. Oft wäre eine Überweisung der bessere Weg. Wenn dies jedoch nicht möglich ist, sollte im Falle umfangreicher Mängel an endgültigere Lösungen z.B. durch eine Versorgung mit Deckprothesen gedacht werden.

Vorbereitende Maßnahmen

Häufig ist es nicht möglich, über einen langfristigen Behandlungsplan Entscheidungen zu treffen, bis:

- die Reaktion des Patienten auf die Eingangstherapie festgestellt wurde;
- ein Vertrauensverhältnis zwischen Zahnarzt und Patient sich aufgebaut hat;
- die Entspannung der Kaumuskulatur erreicht wurde.

Bis die obigen Voraussetzungen erfüllt sind, können erhaltende Maßnahmen durchgeführt werden.
Denken Sie daran – eine Erhaltung der Zähne ist nicht immer möglich. Bleiben Sie bei den Tatsachen und versprechen Sie nicht etwas, das Sie nicht erreichen können. Der Zahnarzt muß die Folgen einer zunehmenden Anzahl von Patienten in seiner Praxis, bei denen Notfallbehandlungen anfallen können, klar vor Augen haben.

Patienten, die keine Neurestaurationen wünschen

Unter diesen Umständen müssen dem Patienten die Grenzen von Erhaltungsmaßnahmen deutlich aufgezeigt werden.

Eine bewährte Ausrüstung enthält folgende Hilfsmittel:
Whaledent RX 911 System

Zum Zusammenfügen zweier Sektionen gegossener Restaurationen nach Fraktur der approximalen Verbindung, nach Zementierungsdefekt oder Bruch einer geschienten Einheit. Die wichtigen Bestandteile dieses Systems sind folgende:

Stop Lok Pin (Abb. 29.1a)

Die ist ein vergoldeter, nichtrostender Stahl- oder Titanlegierungsstift mit Gewindeabschnitt und einem glatten, dickeren Schaft. Wenn zwei Teile einer gebrochenen Guß-Restauration miteinender verbunden werden sollen, wird der innere Teil mit einer Gewindebohrung und der äußere Teil mit einer Versenkbohrung versehen. Wenn man daraufhin den Gewindeteil des Stiftes einschraubt, zieht sich der äußere Gußteil gegen den Gewindeteil fest und vereinigt beide untereinander (Abb. 29.1b). Diese Stifte können in direkter oder indirekter Weise verarbeitet werden.

Direkte Technik (Abb. 29.1)

Beiderseits der Bruchstelle wird eine schwalbenschwanzförmige Vertiefung in die Gußteile präpariert. Mit einem hochtourig laufenden, halbrunden Körnerbohrer erfolgt die Anlage einer Startbohrung für den mit Vaseline beschickten Stop Lock-Bohrer. Mit einem scharfen, frei laufenden (goldfarbenen) 0,675 mm Spiralbohrer wird ein Kanal von 1,5 bis 2 mm Tiefe angelegt und mit der dem Bohrsatz beigelegten Tiefenmeßlehre nachgemessen. Mittels des handgeführten Gewindebohrers erfolgt die Präparation der Gewinde in den Kanälen der Gußteile. Bei nicht angelegtem Kofferdam sorgen Sie dafür, daß der Gewindebohrer mit einem Faden gesichert und lingual des Zahnes ein Gazetupfer eingelegt wird, für den Fall, daß der Gewindeschneider ausgleitet; dies besonders im Hinblick auf die Schwierigkeit der Handhabung des Instrumentes, wenn Gummihandschuhe getragen werden. Der Gewindeschneider darf jedesmal nicht mehr als eine halbe Umdrehung vorwärts und muß eine viertel Umdrehung zurückbewegt werden, um die Bohrspäne zu entfernen. Dieser Vorgang wird langsam fortgesetzt, bis das Gewinde in den Kanal geschnitten ist. Große Sorgfalt ist erforderlich, wenn man den leicht abbrechenden Gewindebohrer einsetzt, da es unmöglich ist, eine abgebochene Schneidspitze aus dem Gußteil zu entfernen. Ein gefetteter (Vaseline) Silber-Nickel-Stop-Lok-Technikstift wird verwendet und so weit gekürzt, daß wenigstens 0,5 mm des im Durchmesser dickeren Stiftschaftes sich in die Inlaymodellierung einsenken, die an der Schwalbenschwanzpräparation vorgenommen wird. Der Stop Lok-Technikstift wird in den Kanal eingeschraubt, und mit DuraLay-Kunststoff erfolgt die Modellierung des Inlays. Nach Entfernen des Stiftes kann die Okklusion an dem DuraLay-Muster eingeschliffen und dieses entnommen werden. Die Stop Lok-Techniktifte werden zurückgesetzt, mit dem DuraLay-Muster versiegelt und zum Guß dem Labor überstellt (s. Anhang).

Das schwalbenschwanzförmige Gußinlay wird in die Präparation eingefügt und mittels der Meßlehre mißt man die Kanaltiefe von der Basis der Schulter innerhalb des Gußinlays bis zum äußersten Endes des Kanals. Der Stop Lok-Stift wird mit einer Moskitoklemme festgehalten und längsseits der Tiefenmeßlehre angelegt; den Gewindeteil des Stiftes trennt man etwas kürzer als der Stiftkanal vorgibt, ab. Der gekürzte Stift wird nun durch das schwalbenschwanzförmige Inlay geführt und probeweise eingeschraubt, um sicherzustellen, daß das Inlay nach Beendigung der Reparatur mit dem Gußobjekt fest verbunden ist. Die Schraube wird nochmals entfernt und das Inlay einzementiert. Mittels eines Handschlüssels verschraubt man schließlich die Stop Lok-Stifte solange der Zement noch weich ist. Nach dem Aushärten werden die herausragenden Enden der Stifte in eine Moskitoklemme geklemmt und mit einem umgekehrten Diamantkegel abgetrennt und die Oberflächen poliert.

Indirekte Technik

Die Schwalbenschwanzpräparationen und die Kanäle werden wie zuvor angelegt. Daraufhin wird der Kanal mittels eines 0,7 mm Spiralbohrers (grün) mit einem Durchgang nachgearbeitet. Mit Abdruckstiften in den Kanälen wird ein Elastikabdruck genommen. Die Stifte verbleiben in dem Abdruck, und es erfolgt der Versand in das Labor (s. Anhang). Die nachfolgenden Maßnahmen, nachdem das gegossene Inlay aus dem Labor zurückkommt, wurden bereits zuvor beschrieben. Es ist zu empfehlen, die Gewinde besser vor der Versendung des Abdrucks in das Labor in die Kanäle zu schneiden, als nach dem Guß, falls der Gewindeschneider abbricht.

Thru Lok Pin (Abb. 29.1a)

Dieser Stift besteht aus einer Titanlegierung, oder aus vergoldetem, rostfreien Stahl mit einem gekerbten Abschnitt und einem Gewindeanteil, der im Durchmesser größer ist. Sein Einsatz erfolgt, um Dislokationen von Restaurationen zu verhindern, indem man den äußeren Anteil von zwei Einheiten mit einem Gewinde versieht und einen horizontalen Kanal durch den inneren Anteil bohrt. Der Stift wird eingeschraubt und mit Zement vor Ort fixiert (Abb. 29.1c). Diese Stifte sind weniger für die Anwendung der indirekten Technik als Stop Loks geeignet, weil man den Abdruckstift aus dem Abdruck entfernen muß, bevor dieser aus dem Munde genommen wird – siehe unten. In okkluso-gingivaler Richtung muß ausreichend Platz vorhanden sein, so daß okklusal wenigstens 1 mm Gußmetall über dem horizontalen Kanal zu Verfügung steht.

Direkte Technik

Im inneren Bereich des Gußobjektes wird eine schwalben-

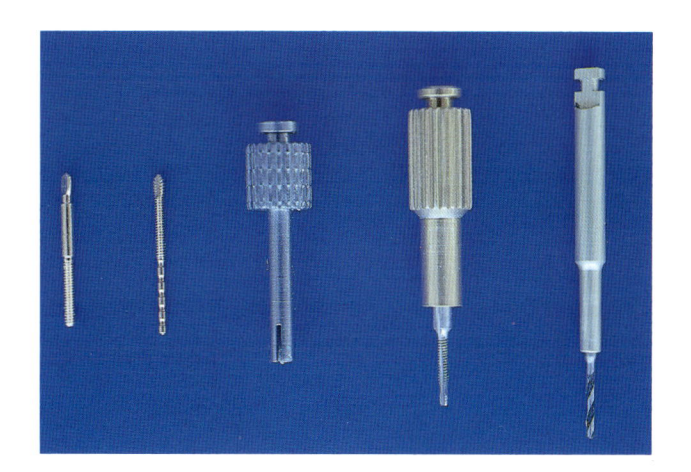

Die hauptsächlichen Indikationen für Erhaltungsbehandlungen

Abb. 29.1a Spiralbohrer, Gewindeschneider und Stifthalter. Thru-Lok-Stift – gekerbter Stiftanteil, dickerer Gewindeschaft. Stop-Lok-Stift – Gewindeanteil mit dickerem, glatten Schaft.

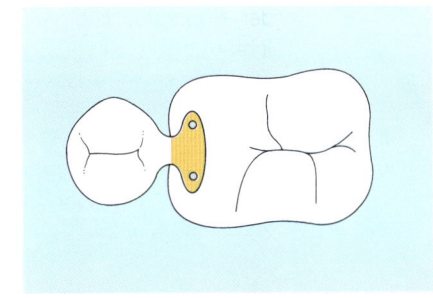

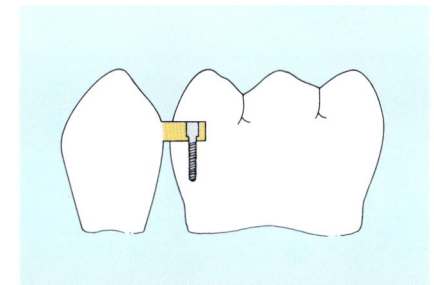

Abb. 29.1b (i) und (ii) Die Schnittbilder zeigen Stop-Lok-Stifte, die verwendet werden, um ein äußeres Gußteil – schwalbenschwanzförmige Patrize des Prämolaren – mit einem inneren Gußteil – schwalbenschwanzförmige Matrizenpräparation in dem Molaren – zu verbinden. Der innere Gußteil enthält zwei Gewindebohrungen, der äußere Gußteil zwei Versenkbohrungen. Die Schrauben ziehen den äußeren Gußteil in den inneren.

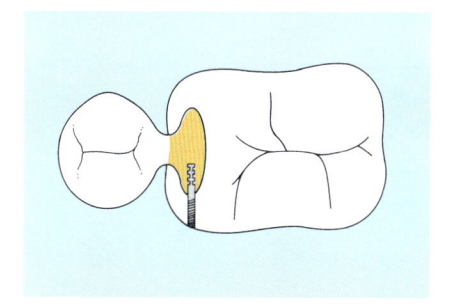

Abb. 29.1c Das Schnittbild zeigt die Anwendung eines Thru-Lok-Stiftes. Der äußere Gußteil enthält eine Gewindebohrung und der Stift verhindert die relative Verlagerung der Gußobjekte zueinander.

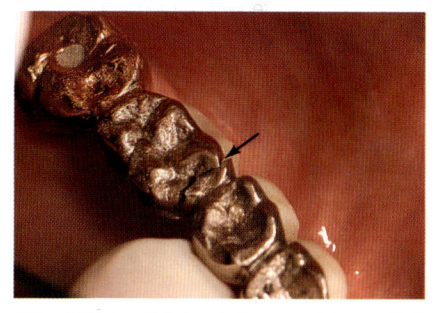

Abb. 29.1d Brückenfraktur mesial am Zwischenglied bei 16. Die Reparatur erfolgt mit Stop-Lok- und Thru-Lok-Stiften, um vertikale und horizontale Stabilität herzustellen.

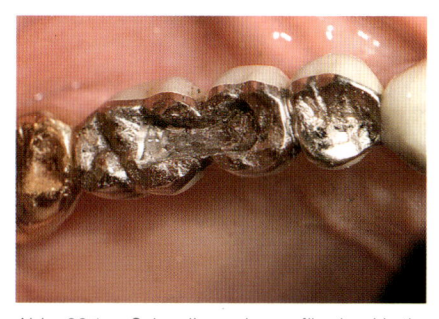

Abb. 29.1e Schwalbenschwanzförmige Vertiefung von 2 mm in den Zwischengliedern bei 16 und 15.

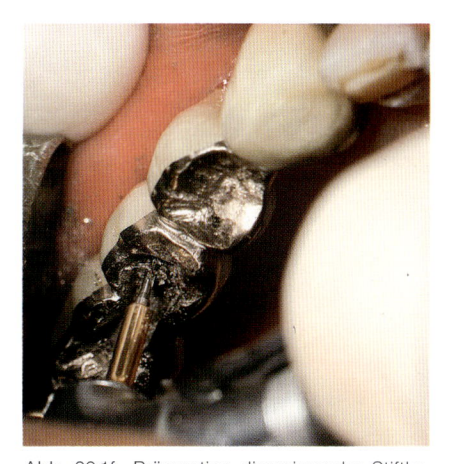

Abb. 29.1f Präparation divergierender Stiftkanäle für Stop-Lok-Stifte mit dem Spiralbohrer unter Anwendung niedriger Drehzahlen und Vaseline

schwanzförmige Präparation durchgeführt und auf der äußeren Seite eine horizontale Startervertiefung mittels eines hochtourig laufenden, halbrunden Körnerbohrers angelegt. Die Präparation des Stiftkanals erfolgt danach mit einem gefetteten, freilaufenden 0,675 mm Spiralbohrer (goldfarben). Der Kanal wird wenigstens auf eine Länge von 1,5 mm mit dem Gewindeschneider aufbereitet. Ein gefetteter (Vaseline) Nickel-Silber Thru Lok Technik-Stift wird in den horizontalverlaufenden Stiftkanal eingeschraubt, so daß er genügend weit in die Schwalbenschwanzpräparation hineinragt. Die Modellierung des Inlays erfolgt mit DuraLay; anschließend wird die Okklusion eingeschliffen. Nun entfernt man den Thru Lok-Stift, sowie das Inlaymuster. Der Technikstift wird in das Inlaymuster zurückgesetzt und zum Guß in das Labor gegeben (s. Anhang). Anschließend wird das gegossene Inlay in die Schwalbenschwanzpräparation einprobiert und mit der Omnidepth-Meßlehre die Tiefe des Kanals vermessen. Der gekerbte Anteil des Thru Lok-Stiftes wird entsprechend gekürzt und zusammen mit dem Gußinlay überprüft und probeweise vor Ort verschraubt. Danach

425

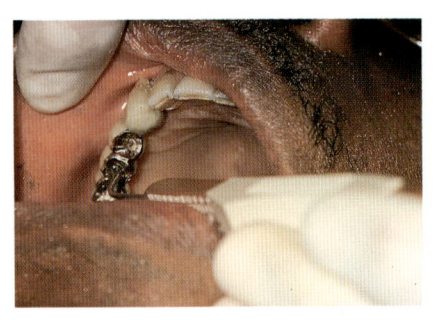

Abb. 29.1g Tiefenmessung des Stiftkanals mit Hilfe der Omnidepth-Lehre.

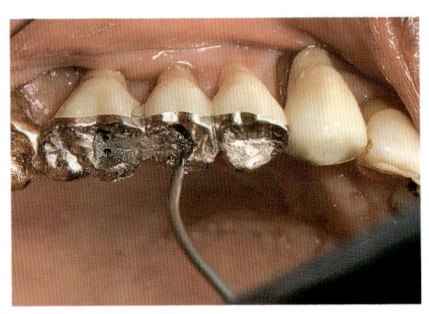

Abb. 29.1h Die Schulter der Tiefenmeßlehre stützt sich am Rand des Stiftkanals und die Meßsonde senkt sich in den Bohrkanal.

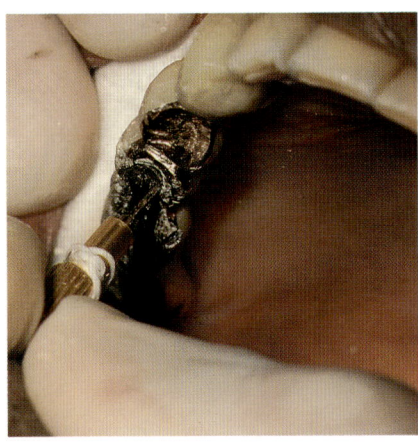

Abb. 29.1i Gewindeschneiden am Stiftkanal.

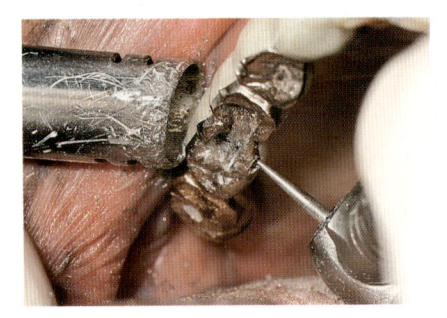

Abb. 29.1j Die Präparation des horizontalen Stiftkanals beginnt mit einem halbrunden Körnerbohrer.

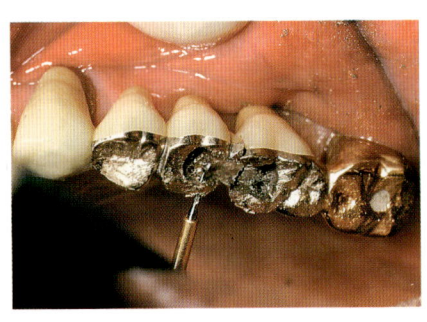

Abb. 29.1k Horizontal gebohrter Stiftkanal für Thru-Lok-Stift.

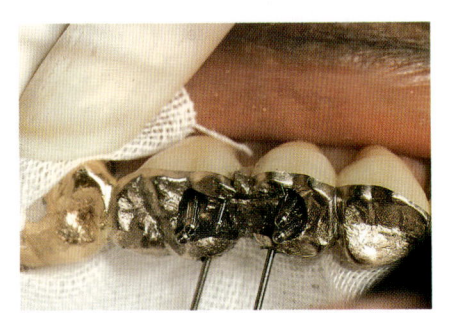

Abb. 29.1l Die Schwalbenschwanzpräparation wird leicht mit Vaseline gefettet. Die Thru-Lok-Techniksstifte aus Siber-Nickel sind durch die horizontalen Stiftkanäle eingebracht. Der Stop-Lok-Techniksstift befindet sich im senkrechten Stiftkanal. Sorgen Sie dafür, daß mindestens 0,5 mm des dickeren Schaftansatzes in das Dura-Lay eingebettet wird, und in der Inlaymodellierung eine versenkte Schulter anlegt.

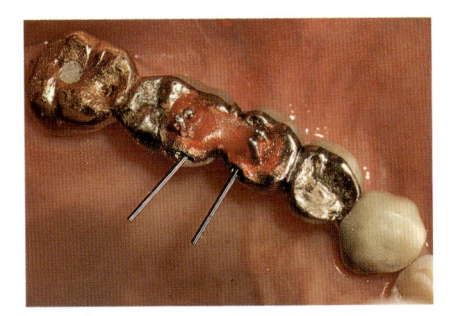

Abb. 29.1m Die DuraLay-Modellierung.

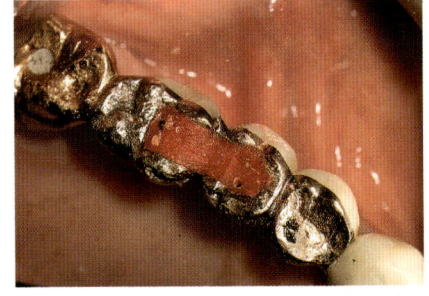

Abb. 29.1n Die Techniksstifte sind aus dem Inlaymuster entfernt. Die Okklusion wurde eingeschliffen und das Inlaymuster in das Labor überstellt (s. Anhang).

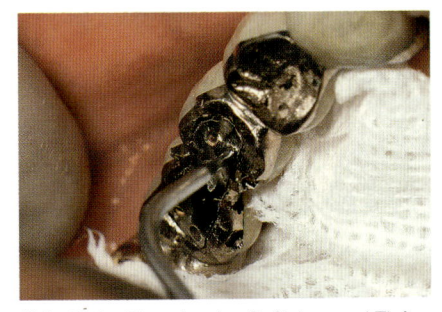

Abb. 29.1o Einprobe des Gußinlays und Tiefenmessung des Stiftkanals von der Basis der Versenkschulter mittels Omnidepth-Lehre.

entfernt man den Stift wieder, zementiert das Inlay und schraubt ihn endgültig mittels des Stifthalters fest, solange der Zement noch weich ist. Nach dem Abbinden des Zementes wird der Stift abgetrennt und wie zuvor beschrieben, poliert.

Indirekte Technik

Die Schwalbenschwanzpräparation und der äußere Stiftkanal werden wie zuvor angelegt, jedoch ohne das Gewinde zu schneiden. Ein Elastomerabdruck wird mit einem Löffel abgenommen, der gestattet, daß der Abdruckstift wieder aus dem Abdruck herausgezogen werden kann (Abb. 29.1t), bevor dieser aus dem Munde entfernt wird. Vor dem Ausgießen setzt man den Stift wieder in den Abdruck zurück. Im Anschluß an den Guß erfolgt die Einprobe der Restauration. Sodann wird mittels des 0,675 mm Spiralbohrers durch den

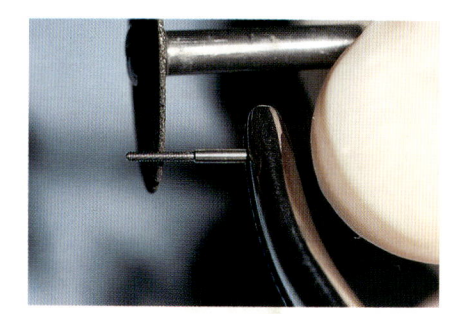

Die hauptsächlichen Indikationen für Erhaltungsbehandlungen

Abb. 29.1p Ablängen des Stop-Lok-Stiftes ein wenig kürzer, als die gemessene Länge.

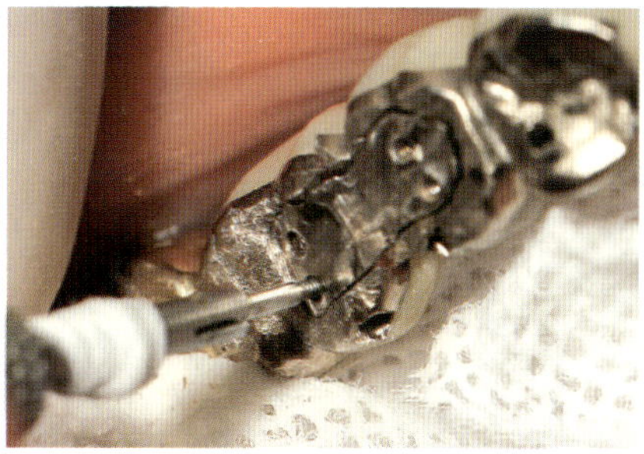

Abb. 29.1q Das Inlay wird einzementiert und die Stop-Lok-Stifte festgeschraubt.

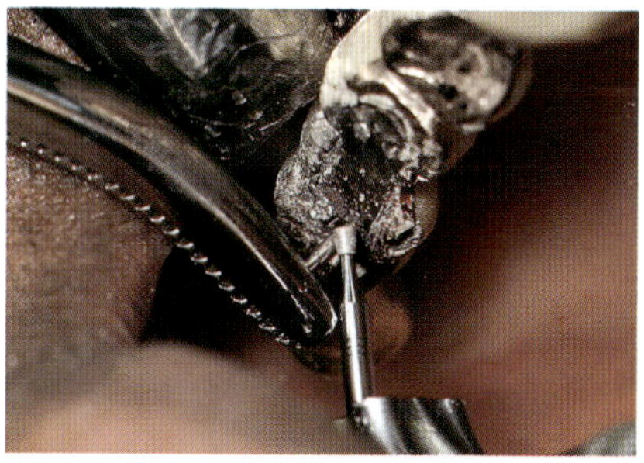

Abb. 29.1r Den Stop-Lok-Stift fixiert man in einer Moskitoklemme und trennt mit einem umgekehrten Diamantkegel die Überlänge ab. Die horizontalen Stiftkanäle werden mit dem grünen Spiralbohrer nachbearbeitet und mit einem Gewinde versehen. Nur der äußere Anteil erfordert die Einrichtung eines Gewindes. Die Thru-Lok-Stifte werden dann vollends eingeschraubt und die Enden abgetrennt.

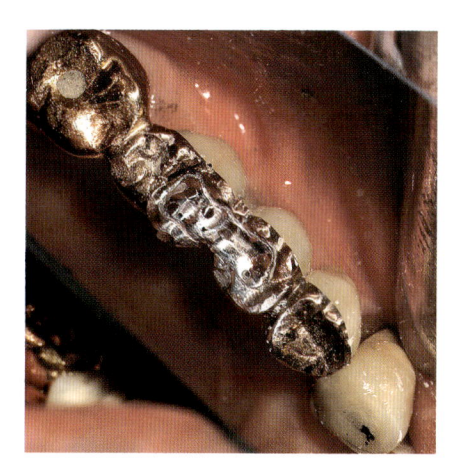

Abb. 29.1s Die abgeschlossene Reparatur.

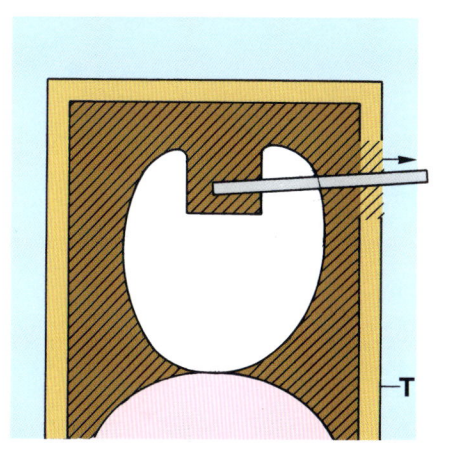

Abb. 29.1t Für die indirekte Technik nimmt man einen Abdruck mit einem Löffel (T), der so beschaffen ist, daß der Stift von bukkal entfernt werden kann, bevor der Abdruck aus dem Munde genommen wird.

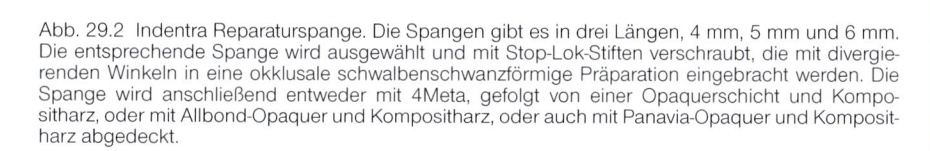

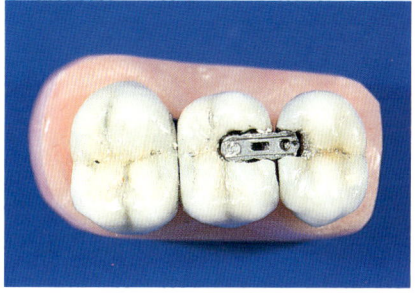

Abb. 29.2 Indentra Reparaturspange. Die Spangen gibt es in drei Längen, 4 mm, 5 mm und 6 mm. Die entsprechende Spange wird ausgewählt und mit Stop-Lok-Stiften verschraubt, die mit divergierenden Winkeln in eine okklusale schwalbenschwanzförmige Präparation eingebracht werden. Die Spange wird anschließend entweder mit 4Meta, gefolgt von einer Opaquerschicht und Kompositharz, oder mit Allbond-Opaquer und Kompositharz, oder auch mit Panavia-Opaquer und Kompositharz abgedeckt.

äußeren Kanal in das innere Gußinlay bis in eine Tiefe von mindestens 1 mm vorgebohrt. Unter Verwendung des gefetteten Gewindeschneiders erfolgt, wie vorher, die Präparation des Gewindes in dem äußeren Kanal. Die Tiefe des Kanals wird gemessen, der Stift entsprechend gekürzt und wie zuvor eingesetzt.

Indentra Reparaturspange

Diese Spangen gibt es in vier Längen – 4 mm, 5 mm und 6 mm. Sie werden dazu verwendet, zwei getrennte Restaurationen mit Stop Lok-Stiften untereinander zu verbinden.

Leicht unterschnittene, schwalbenschwanzförmige Präparationen werden in den benachbarten Restaurationen angelegt und die entsprechende Reparaturspange wird ausgewählt (Abb. 29.2). Mittels des eingefetteten 0,675 mm Spiralbohrers werden freihändig durch die Reparaturspange hindurch die Kanäle bis auf eine Tiefe von 1,5 mm gebohrt. Die Kanäle erhalten mit dem gleichfalls eingefetteten Gewindeschneider ein Gewinde. Die Tiefenmessung der Kanäle erfolgt mit der Tiefenmeßlehre und die Top Lok-Stifte werden demensprechend gekürzt. Nachdem man die Reparaturspange an Ort und Stelle mit den Stop Lok-Stiften festgeschraubt hat, wird

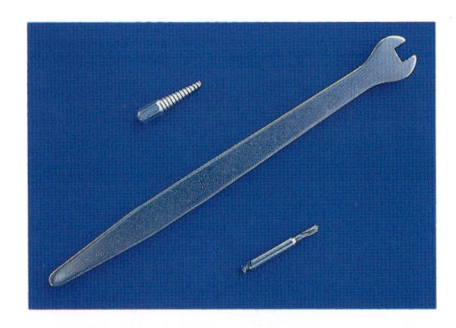

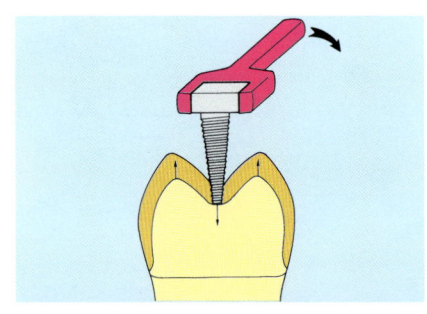

Abb. 29.3a Atwood Kronen- und Brückenentferner, bestehend aus Schraubenschlüssel, Spiralbohrer, konisch geformter Schraube mit selbstschneidendem Gewinde. Die Schraube ist nützlich zur Entfernung einzelner Kronen. Der Higa-Entferner (Abb. 8.3g) ist mehr für die Abnahme von Brücken geeignet.

Abb. 29.3b Krone mit eingedrehter Zapfenschraube. Die Öffnung wurde mit einem Spiralbohrer angelegt, die Schraube angesetzt und mit dem Schraubenschlüssel angezogen. Sobald die Schraube sich in die Präparation eindreht, wird die Krone okklusal abgehoben.

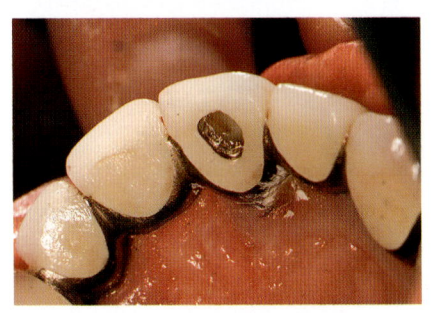

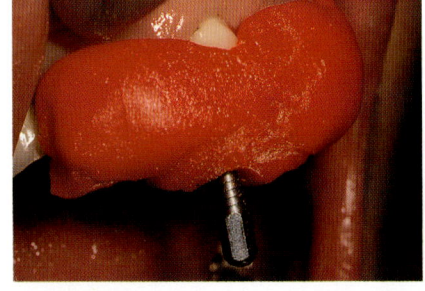

Abb. 29.3c Anlegen einer Öffnung in der Krone.

Abb. 29.3d Um eine Brücke geschichteter DuraLay-Kunststoff, der die mit Vaseline gefettete Gewindeschraube aufnimmt. In diesem Falle liefert der DuraLay-Kunststoff zusätzliche Abstützung und muß rund um die Unterschnitte modelliert werden.

Abb. 29.3e Angesetzter Schraubenschlüssel, der die Zapfenschraube durch das DuraLay anzieht, bis diese auf dem Zahnstumpf aufsetzt. Weiters Anziehen der Schraube löst entweder das Zementsiegel oder frakturiert den DuraLay-Kunststoff.

diese mit einem Bondingmittel (Allbond – Bisko; Superbond – Parkell; Panavia – Cavex) bestrichen, anschließend mit einer Opaquer-Kunstharzschicht bedeckt (oder Panavia opaque) und mit einer Komposit-Kunstharzfüllung versehen. Manchmal ist es auch möglich, mit bukkal und/oder lingual angebrachten Indentra Reparaturspangen zusätzliche Versteifung zu erzielen. Die Reparatur einer Verbindung zwischen stark beweglichen Pfeilerzähnen ist mit diesem System nicht zu empfehlen und führt in solchen Fällen gewöhnlich zum Mißerfolg.

Die oben angeführten Beschreibungen gleichen denen, die in der Gebrauchsanleitung des RX 911-Systems der Firma Whaledent International empfohlen werden. Die Anleitung stellt auch weitere Anwendungsmöglichkeiten vor.

Atwood Kronen/Brücken und Inlay-Entferner (Atwood Industries)

Dieser besteht aus einem Schraubenschlüssel, einem Spiralbohrer und gehärteten Stahl-Zapfenschrauben (Abb. 29.3).
Anwendung:
- Die okklusale Metallstärke muß wenigstens 1,5 mm betragen, so daß die Gewindegänge der Zapfenschraube im Gold Halt finden. Mit einem halbrunden Körnerbohrer in einem Schnellaufhandstück wird zu Beginn ein Kanal gebohrt. Unter Umständen legt man mehrere Pilotkanäle an, um die dickste Stelle des Metalls, vorzugsweise in der Mitte der Krone festzustellen. Der Kanal wird dann unter Wasserkühlung mit dem Spiralbohrer bei niedrigen Umdrehungszahlen aufbereitet. Man kann ihn ein wenig in den darunterliegenden Zahn oder Zement einbringen. Nun wird die selbstschneidende Zapfenschraube in den Bohrkanal gesetzt und mit der Hand eingeschraubt. Anschließend benutzt man den Schraubenschlüssel, um die Schraube weiter einzudrehen, bis sie auf dem Zahn aufsetzt und die Krone abhebt.

Als mögliche Komplikationen kann sich ergeben, daß:

- das Gewinde durch die vorgetriebene Schraube an der Krone ausreißt, besonders wenn diese dünn ist, oder aus weichem Gold besteht;
- die Keramik bricht;
- behinderter Zugang die Anwendung des Schraubenschlüssels erschwert;
- das Dach der Pulpenkammer nachgibt oder einbricht, obgleich die Hersteller behaupten, daß diese Möglichkeit nicht auftritt und mir das auch noch nicht vorgekommen ist;
- der unter dem Metall befindliche Zement nicht hart genug ist, um der vordringenden Schraube standzuhalten und daher die Krone nicht abhebt.

Manchmal ist es vorteilhaft, wenn man an der Außenseite der Krone Unterschnitte anbringt, diese mit DuraLay (vorzugsweise unter einer Verbindung) umfaßt und den Kunststoff um die handbefestigte und eingefettete Schraube aufbaut (Abb. 29.3c-e). Dies erhöht die Gewindelänge und verbessert die mechanischen Vorteile.

Das Higa Brückenabnahmegerät

Zur Entfernung teilweise gelöster Brücken oder Schienen ist dieses Gerät sehr nützlich. Seine Anwendung wurde bereits auf Seite 129 beschrieben.

Behandlungsmethoden

Erhaltungsbehandlungen werden in Bezug auf die Mißerfolgsgründe in Betracht gezogen, und hierfür werden einige Beispiele angeführt.

Parodontitis
(i) Der akute Parodontalabszeß

- Wenn eine lokalisierte, fluktuierende Schwellung vorliegt, drainieren Sie den Abszeß durch Inzision des Weichgewebes.
- Wenn die Eiteransammlung beträchtlich war, legen Sie einen T-förmigen Drain aus einem Stück sterilen Kofferdam ein. Schieben Sie den Kopf des T in die Inzisionswunde.
- Reinigen Sie die Zahnwurzel.
- Ausspülen der Tasche mit 0,2%iger Chlorhexidin-Lösung (Corsodyl – ICI).
- Verordnen Sie Antibiotika z.B. Metronidazol 400 mg alle 12 Sunden, oder Amoxycillin 500 mg alle 8 Stunden, wenn folgende Befunde vorliegen:
  - eitrige Zellgewebsentzündung;
  - ausgedehnter Abszeß;
  - Fieber und allgemeine Abgeschlagenheit;
  - Risiko einer bakteriellen Endokarditis, wobei eine angemessene prophylaktische Antibiotikamedikation vor Beginn instrumenteller Maßnahmen angezeigt ist. Für diesem Zweck sind die oben angeführten Antibiotikaempfehlungen nicht ausreichend.
- Legen Sie eine Kultur aus aspiriertem Eiter an, um sicherzugehen, daß die richtigen Antibiotika verordnet werden.
- Verschreiben Sie eine Mundspüllösung aus Chlorhexidin 0,2% zweimal täglich.
- Entfernen Sie den eingelegten Drain nach zwei Tagen.
- Ergründen Sie die Erkrankungsursache und leiten eine entsprechende Behandlung ein.

(ii) Fortgeschrittene Parodontitis, hauptsächlich auf einen Pfeilerzahn beschränkt (Abb.20.4)

Wenn durchführbar, sollten entsprechende nicht-chirurgische (s. Seite 437) und/oder chirurgische Methoden zur Korrektur des Gewebsdefektes eingesetzt werden. Chirurgische Maßnahmen dürfen in einer plaquebesiedelten Region nicht zur Anwendung gelangen.

Es wurde nachgewiesen, daß symptomfreie Zähne, die man als 'hoffnungslos' betrachtete, das benachbarte approximale Parodontium bis zu 8 Jahren und 4 Monaten im Anschluß an eine Parodontalbehandlung[1] nicht in Mitleidenschaft ziehen, vorausgesetzt, daß sie durch häufige professionelle Zahnreinigungen versorgt werden und anatomisch dem Patienten eine wirksame Plaquebeseitigung ermöglichen.

Wenn die Parodontitis einen Pfeilerzahn fast exfoliiert hat und der Patient bereits Beschwerden feststellt, z.B. periodische Abszeßbildung, wird ein schmaler Lappen mobilisiert, die Wurzel durchtrennt und beseitigt. Wenn möglich, bleibt ein koronaler Zahnanteil aus ästhetischen Gründen vor Rückverlagerung und Nahtverschluß des Lappens erhalten. Ist das Ergebnis ästhetisch unbefriedigend, kann man manchmal den Zahnstumpf verlängern, indem man selbsthärtendes Kompositharz in die Krone füllt und anschließend mit lichtpolymerisierendem Kunstharz die Zahnwurzel aufbaut. Natürlich kann man das Licht nicht in die Krone leiten; das lichthärtende Material läßt sich jedoch einfacher modellieren, daher die Verwendung zwei verschiedener Kunstharze. Durch den Defekt des Zahnfachs als Folge der Parodontitis, wird der Zugang erleichtert. Die Verwendung einer Abschlußmembran, z.B. Goretex in Verbindung mit einem Augmentationsmaterial, um den Knochendefekt aufzufüllen, ist zu überlegen.

(iii) Furkationsbeteiligung

Indikationen für Behandlungsmaßnahmen in Furkationsbereichen sind:

- Fortschreitender Attachmentverlust;
- fortschreitender, röntgenologisch nachgewiesener Knochenverlust;
- Schmerzen und Bluten auf Sondierung;
- eitriges Exsudat;
- Extrusion des Zahnes, so daß er sich in der Okklusion 'hoch' anfühlt;
- Karies in der Furkation.

Denken Sie daran, daß eine Pulpenschädigung auf dem Wege über akzessorische Kanäle Furkationsbeschwerden verursachen können.

Behandlungsmöglichkeiten sind: (s. Kapitel 4)

- Wurzelbehandlungen;
- Erhaltungsmaßnahmen;
- Wurzelamputation/Resektion;
- Anregung zur Neubildung von Attachment;
- Teilung;
- Hemisektion;
- Extraktion.

Der Zahn sollte zuvor geröntgt, auf seine Vitalität geprüft und die Furkation sondiert werden.

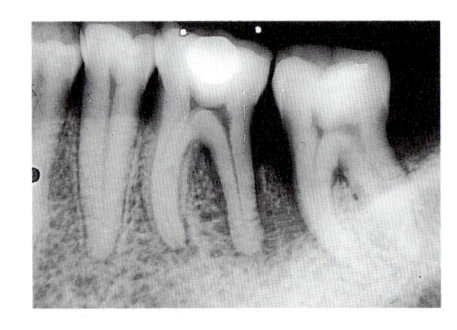

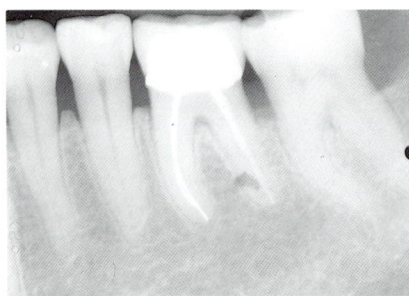

Abb. 29.4a Furkationsprobleme endodontischen Ursprungs. Die Furkation an 36 konnte horizontal sondiert werden.

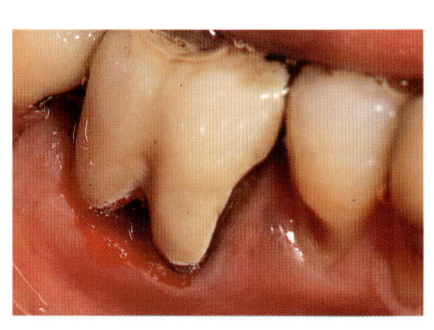

Abb. 29.4b Zehn Jahre nach der Behandlung.

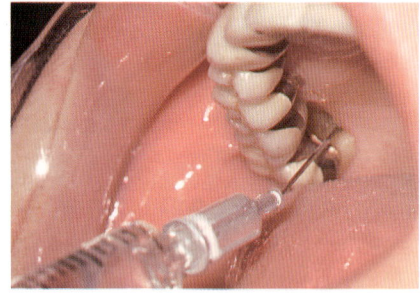

Abb. 29.4c Applikation von Chlorhexidin-Gel (Corsodyl – ICI) mittels einer stumpfgeschliffenen Kanüle und Spritze. An der Nadelhaube wurde ein Sicherheitsfaden (im Bild durch die Spritze verdeckt) angebracht. Um die Viskosität herabzusetzen ist es sinnvoll, das Corsodyl-Gel in warmem Wasser anzuwärmen.

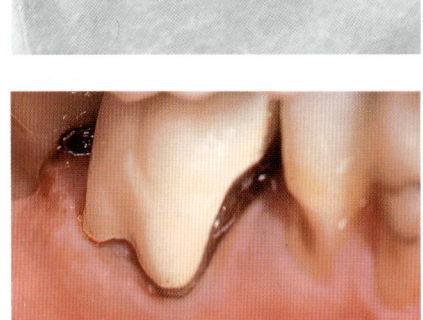

Abb. 29.4d (i) Rekonturierung eines Zahnes, um Zugang in den Furkationsbereich zu gewinnen. Der Patient erschien gesundheitlich angegriffen, nachdem er zwei schwere Herzattacken erlitten hatte. Die Krone war übermäßig gewölbt und füllte den Furkationsbereich aus.

Abb. 29.4d (ii) Bearbeitung der Kronen mit Diamant-Schleifspitzen und Shofu Keramik-Gummipolierern. Vorausgesetzt, die Rekonturierung endet am Metall, wird die Paßform der Krone nicht beeinträchtigt.

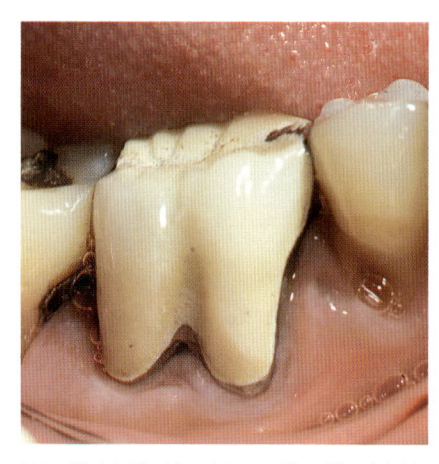

Abb. 29.4d (iii) Vier Jahre später. Eine leichte Entzündung liegt vor; der Furkationsdefekt ist jedoch nicht fortgeschritten.

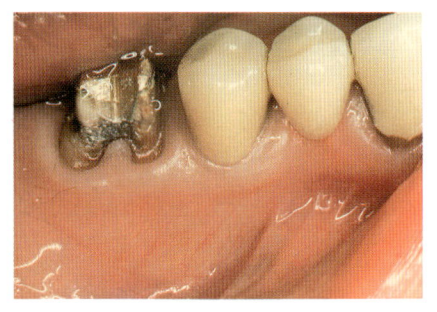

Abb. 29.4e Defekt der vorhandenen Krone infolge Zahnhalskaries im Bereich der Furkation. Konturierung der Kronenpräparation in die tief einbuchtende Furkation I. Grades.

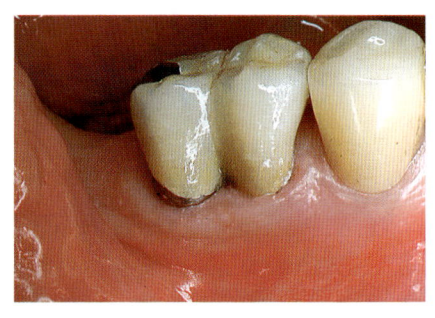

Abb. 29.4f Krone mit bukkal eingekehlter Kontur, um die Reinigung des Furkationsbereichs zu erleichtern.

Wurzelbehandlung

Wenn der Zahn nicht vital ist und erhalten werden muß, sollte eine Wurzelbehandlung eingeleitet werden. Die Furkationsbeschwerden können rein pulpalen Ursprungs sein und nach einer Wurzelbehandlung nachlassen (Abb. 29.4a-b)

Instandhaltung

Indikationen für Erhaltungsmaßnahmen sind:

- Ein entkräfteter Patient;
- finanzielle Zwänge;
- mangelnde Bereitschaft des Patienten, sich umfangreicher restaurativer Behandlungsmaßnahmen zu unterziehen;
- wenn ein übermäßig langer, zeitlicher Aufschub bevorsteht, ehe eine definitive Versorgung erfolgen kann;
- Furkationen I. oder III. Grades;
- mehrfache Furkationen II. Grades;
- seltene, entzündliche Reaktionen, d.h. Anzeichen, daß hier eine nicht-aktive, nicht-progressive, parodontale Schädigung vorliegt;
- gepflegte Furkationen;
- wenn eine erfolglose Erhaltungsbehandlung angrenzende mögliche Pfeilerzähne nicht gefährden würde.

Eine Erhaltungsbehandlung umfaßt folgende Maßnahmen:
- Weiteres Wurzeldebridement unter Lokalanästhesie.
- Die Entfernung taschenbildenden Weichgewebes, um für den Patienten bessere Voraussetzungen zur Zahnpflege zu schaffen. Häufig kann man dies durch Elektroresektion (s. Kapitel 8) erreichen, vorausgesetzt, daß genügend befestigte Schleimhaut vorhanden ist, die eine Resektion zuläßt (Abb. 29.12d-f). Wenn jedoch eine knöcherne Rekonturierung erforderlich ist, muß ein Zahnfleischlappen auf dem üblichen Wege mobilisiert werden.
- Die Applikation von 1%igem Chlorhexidin-Gel (Corsodyl – ICI) unter Verwendung einer Spritze durch den Patienten (Abb. 29.4c). Es ist hilfreich, wenn man die Spritze zuerst in warmem Wasser anwärmt, um die Viskosität des Gels herabzusetzen, bevor es mittels einer starken, abgerundeten Kanüle instilliert wird. Die Kanüle muß mit einem Faden an die Spritze gebunden werden, für den Fall, daß sie im Munde des Patienten abfällt. Obgleich Wennstrom et al. (1987a, 1987b)[2-3] und Newman (1986)[4] berichteten, daß die subgingivale Irrigation nur von kurzfristigem Nutzen ist, kann diese Maßnahme während der Periode akuter Exazerbationen bei Furkationsproblemen gute Dienste leisten.
- Debridement unter direkter Sicht nach Mobilisierung eines Lappens. Wie Waerhaug (1980)[5] ausführte, ist es wichtig, zur Beseitigung der Oberflächenablagerungen direkten Zugang zu den Wurzeln anzustreben, wenn nachhaltige Blutungen und Schmerzen auf Sondierung vorliegen.
- Rekonturierung des Zahnes, um für die Mundpflege besseren Zugang zu gewinnen (Abb. 29.4d). Obgleich Hamp et al. (1975)[6] berichteten, daß diese Behandlung mit einem hohen Kariesrisiko verbunden ist, selbst bei wenig kariesanfälligen Mundverhältnissen; das heißt bei einem Patienten, der innerhalb der letzten zwei Jahre keine Karies ausgebildet hat und unter strikter Ernährungskontrolle stand, sowie regelmäßig Fluorlack-Applikationen erhielt (Duraphat – Woelm Pharma). Trotzdem ist diese Maßnahme nicht unangebracht. Außerdem erzielten Hellden et al. (1989) sehr annehmbare Ergebnisse mit Tunnel-Präparationen.[7]
- Neueingliederung einer einzelnen Krone um besseren Zugang für die Zahnpflege zu schaffen (Abb. 29.4e-f).
- Der Kliniker darf nicht zögern, gegebenenfalls Wiederholungsbehandlungen mittels Lappenoperation unter direkter Sicht durchzuführen, selbst in Bereichen, die zuvor schon einmal behandelt worden waren.
- Systemische Antibiotikatherapie. In Verbindung mit Wurzeldebridement erweisen sich Doxycyclin, 200 mg am ersten Tag und 100 mg pro Tag in den folgenden 3 Wochen als nützlich.[8] Nachfolgende Abszesse oder Attachmentverlust sprechen auf eine 10-Tagekur mit Metronidazol, 400 mg zweimal täglich, an.[8] Es muß jedoch angemerkt werden, daß 7 Monate nach der Medikamententherapie das mikrobiotische Umfeld dem entspricht, das man anschließend an eine Placebotherapie antrifft.
- Die örtliche Applikation von Minocyclinhydrochlorid-Gel, viermal in zweiwöchentlichen Intervallen, kann nützlich sein, jedoch sind Ergebnisse kontrollierter Versuchsreihen erforderlich. Aus einer Studie[49] geht hervor, daß dieses Mittel Taschentiefen wirksamer als ein Placebo abflachen kann. In Bezug auf das Attachmentniveau zeigten sich jedoch keine Unterschiede.

Wurzelamputation/Resektion (Abb. 29.5)

Manchmal ist es möglich, die ganze, oder einen Teil der Wurzel eines einzelnen Zahnes zu entfernen und den koronalen Anteil zu belassen. Kavan (1975)[10] berichtete, daß von 34 ungeschienten Oberkiefermolaren mit unwesentlichen, prächirurgischen Lockerungen nur 3 eine postchirurgisch verstärkte Lockerung aufwiesen und 2 hiervon als Pfeilerzähne einer Teilprothese dienten. Daher benötigen nichtgelockerte Oberkieferzähne generell keine postchirurgische Schienung. Andererseits ist zu empfehlen, gelockerte Oberkieferzähne und die meisten Unterkieferzähne zu schienen, da ein ungestützter koronaler Stumpf als Freiendglied wirkt und eine Lockerung oder Fraktur der verbliebenen Wurzel eintreten kann.

Indikationen zur Wurzelamputation/Resektion sind:
- fortgeschrittener parodontaler Gewebsverlust rund um eine Wurzel;
- unbehandelbare Karies innerhalb der Furkation;
- unzugängliche anatomische Verhältnisse, die durch die Entfernung einer Wurzel verbessert werden können;
- wenn die Parodontitis im Umfeld der betroffenen Wurzel eine angrenzende gesunde Wurzel gefährdet;
- unbehandelbare, mißlungene Wurzekanalfüllung einer Wurzel.

Die Voraussetzungen hierfür sind:
- getrennte Wurzeln, so daß die Resektion möglich ist (Abb. 29.5a-b). Selbst wenn die Resektion mechanisch durchführbar ist, können enge Platzverhältnisse zwischen den Wurzeln nur ungenügend Knochen belassen, so daß eine Regeneration im Bereich der verbliebenen Wurzel nicht gewährleistet ist;
- Zugang zur Resektion;
- ästhetische Annehmbarkeit nach der Resektion. Dies betrifft in erster Linie die mesio-bukkalen Wurzeln der ersten Oberkiefermolaren (Abb. 29.5c);
- Restaurierbarkeit im Anschluß an die Resektion.

Behandlungsablauf
(i) Endodontische Therapie vor der Resektion
1) Endodontische Behandlung des Zahnes und Abfüllen der Wurzelkanäle. Kalziumhydroxyd-Einlage in die Wurzel, die reseziert werden soll und Abschluß des koronalen Kanaleingangs mit Amalgam innerhalb der Pulpenkammer.
2) Mobilisierung eines Lappens und Resektion der Wurzel. Dies sollte sobald als möglich geschehen, um eine Exazerbation, ausgehend von dem Kanal mit der Einlage, zu vermeiden. Zur Resektion wird eine lange konische

Abb. 29.5 Wurzelresektion.

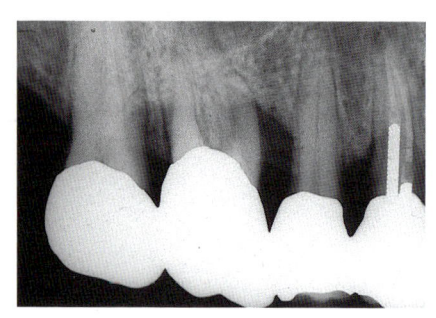

Abb. 29.5a (i) Die mesiale und distobukkale Wurzel erscheint röntgenologisch getrennt. Die Furkation ist zwischen der mesiobukkalen und der palatinalen Wurzel bis auf 7 mm tief sondierbar. Wie die Sondierung ergab, stehen diese voneinander getrennt. Zwischen den beiden bukkalen Wurzeln besteht eine 4 mm tiefe Tasche.

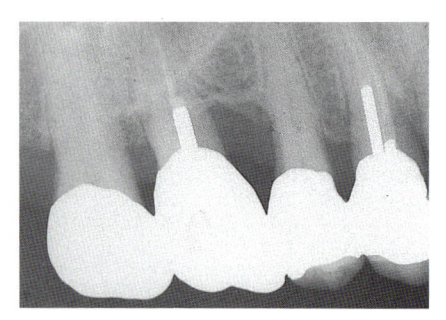

Abb. 29.5a (ii) Fünf Jahre nach der Wurzelbehandlung erfolgte die Amputation der mesiobukkalen Wurzel und das Einfügen eines Stiftes. Die vorhandenen verblockten Brückeneinheiten wurden nicht entfernt.

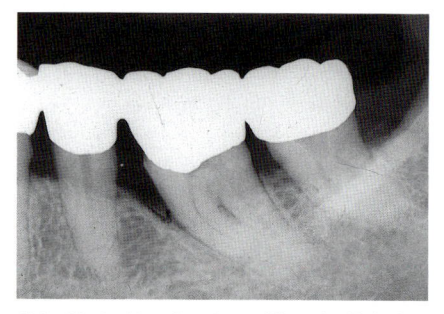

Abb. 29.5b Verschmolzene Wurzeln. Zwischen den Wurzeln des 37 befindet sich ein Furkationsdefekt (Zahn 36 fehlt). Die verschmolzenen Wurzeln lassen eine Resektion nicht zu.

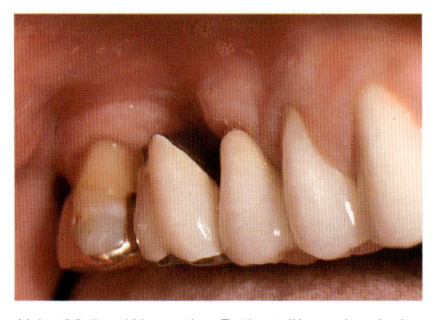

Abb. 29.5c Wenn der Patient über eine hohe Lippenlinie verfügt, verursacht die Entfernung der mesiobukkalen Wurzel eines ersten Oberkiefermolaren nachfolgend ästhetische Probleme.

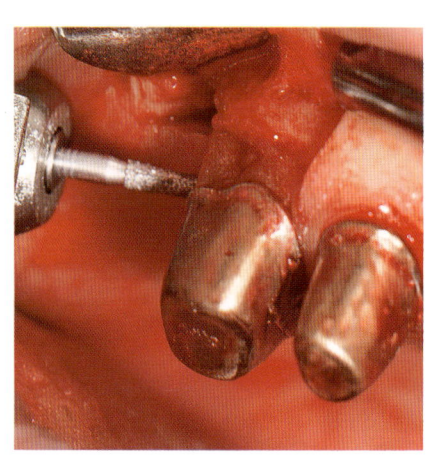

Abb. 29.5d (i) Am besten wird die Resektion ausgeführt, indem man einen Lappen mobilisiert und einen langen konischen Diamantschleifkörper benutzt. Der Schleifkörper wird in die Furkation gesetzt; in diesem Falle zwischen die palatinale und distobukkale Wurzel. Der Schnitt erfolgt durch streichende Bewegungen ausgehend von der Furkation und nach außen gerichtet.

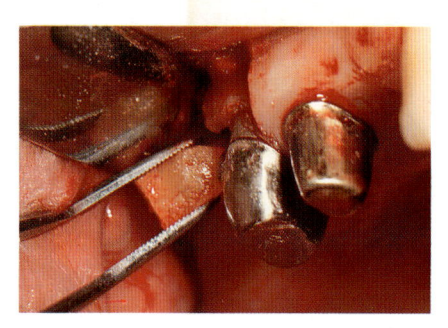

Abb. 29. 5d (ii) Entfernen der sauber durchtrennten Wurzel.

Diamantschleifspitze benutzt, wobei man in der Furkation beginnt und nach außen arbeitet (Abb. 29.5d [i]).
3) Glätten und Polieren des verbliebenen Stumpfes.
4) Wundnaht
5) Einlagefüllung, um das Weichgewebe von dem Stumpf fernzuhalten.
6) Nachbehandlungen, wie üblich.
7) Wenn nach der Wurzelbehandlung und vor der Resektion ein Heilungszeitraum notwendig ist, sollte die zur Resektion vorgesehene Wurzel ebenfalls konventionell abgefüllt werden, um die Möglichkeit einer akuten Reaktion herabzusetzen, die zu Schmerzen führen und bereits erreichte reparative Ergebnisse verschlechtern würden.

(ii) Endodontische Therapie im Anschluß an die Resektion (Vitalamputation)

Diese Technik wurde erstmals von Sternlicht (1963)[11] beschrieben und über deren klinische Anwendbarkeit berichteten Smukler und Tagger (1976).[12] Wenn nach der Resektion die Prognose ungewiß erscheint und der Behandler seinem Patienten vor der Resektion nicht möglicherweise unnütze Wurzelbehandlungen zumuten möchte, kann die dafür vorgesehene Wurzel reseziert und die eröffnete Restpulpa mit Kalziumhydroxyd versorgt werden. Über den Zahn wird sodann Dryfoil (Burlew Dryfoil – Jelenko) gebreitet und eine Einlagefüllung gelegt. Zwei Wochen danach erfolgt die endodontische Therapie. Die Ausführung endodontischer Maßnahmen vor der Resektion ist jedoch zu bevorzugen.

Parodontitis

Abb. 29.6a Furkation II. Grades mit häufigen Abszeßbildungen. Dieser Fall ist nicht geradezu ideal für die Verwendung eine Exklusionsmembran, weil zwischen dem Dach der Furkation und dem Kronenrand kein Wurzelkörper ausgebildet ist. Der Patient war zu diesem Zeitpunkt nicht in der Lage, die Brücke erneuern zu lassen. Er war 72 Jahre alt und unterzog sich einer Bestrahlungstherapie wegen bösartiger Blasenerkrankung. Dies trug möglicherweise auch zur verminderten Abwehrkraft und den Abszeßbildungen bei.

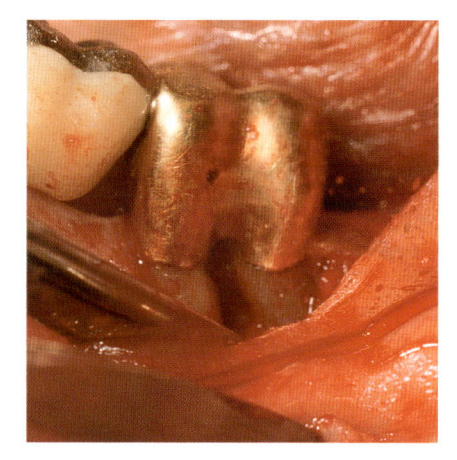

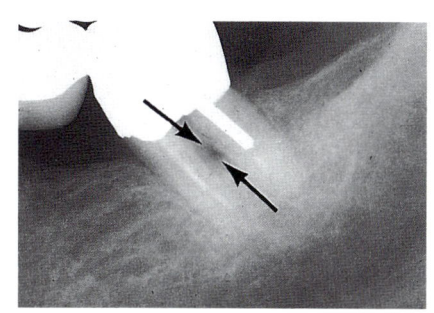

Abb. 29.6b Die Furkation, durch die Pfeile gekennzeichnet.

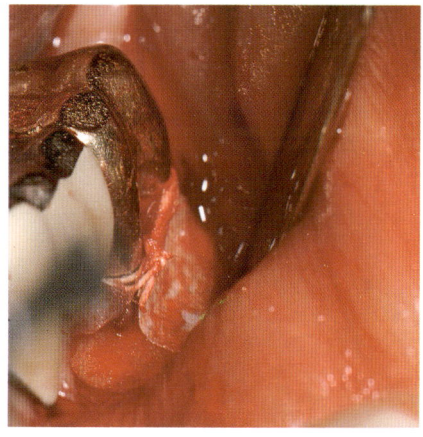

Abb. 29.6c Die adaptierte Gore-Tex-Membran, zwei Monate nach Beendigung der Strahlentherapie.

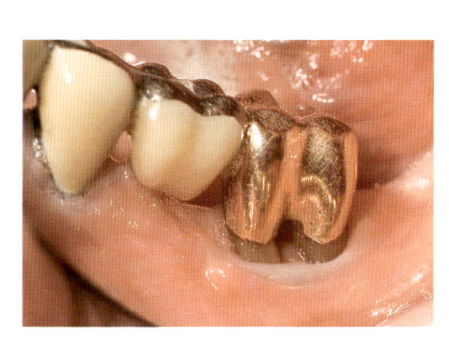

Abb. 29.6d Gewebe hat die Furkation aufgefüllt, und die Sondierung der Taschentiefe betrug 2 mm. Neue Abszeßbildungen waren nicht wieder aufgetreten.

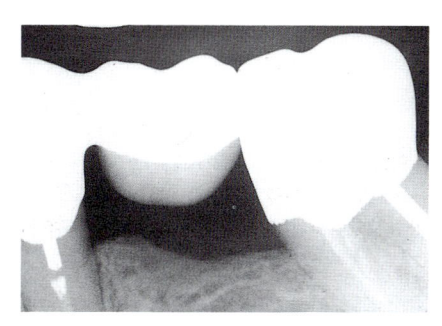

Abb. 29.6e Ein Jahr später, unter anderer Winkelung des Röntgenstrahls, erscheint die Furkation geschlossen.

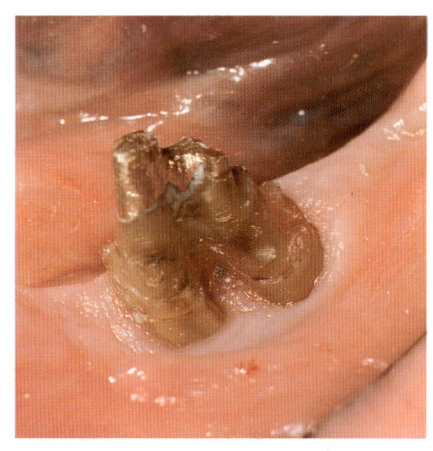

Abb. 29.6f Vier Jahre später. Kein Rezidiv der malignen Blasenerkrankung. Die Brücke steht zur Erneuerung an. Nach Entfernen der alten Krone zeigt sich rosafarbenes, festes Zahnfleisch. Die Zahnfleischtasche konnte nicht tiefer als 1 mm sondiert werden.

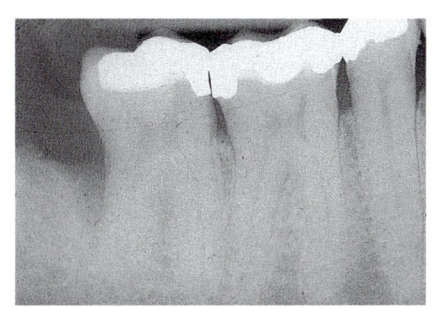

Abb. 29.6g Distal des Zahnes 47 bestand eine 9 mm tiefe Tasche, die sich nach bukkal erstreckte und die Furkation einbezog.

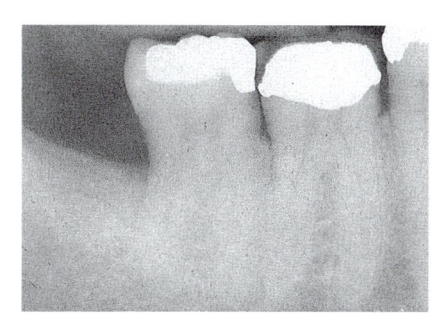

Abb. 29.6h Sechs Monate im Anschluß an die Verwendung einer Gore-Tex-Membran. Achten Sie auf die knöcherne Regeneration ohne Einsatz eines Knochentransplantates.

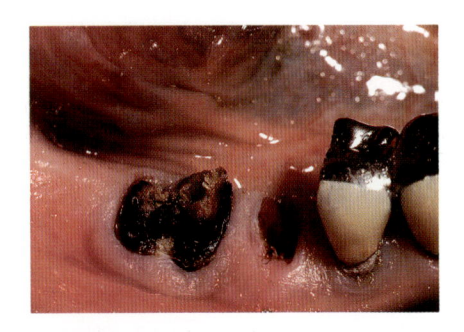

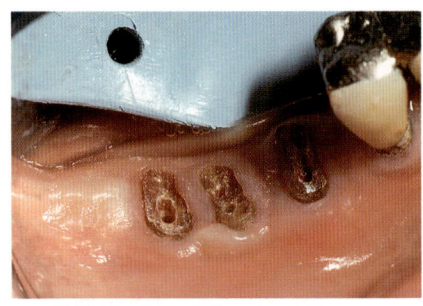

Abb. 29.7a Karies unterhalb verblockter Einheiten. Der betagte Patient war kein geeigneter Fall für eine Implantation.

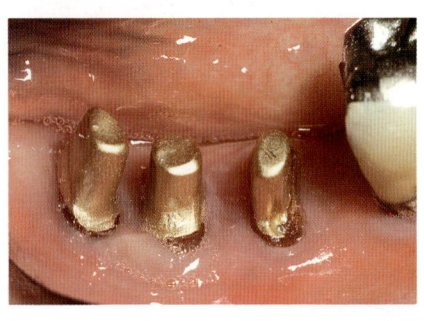

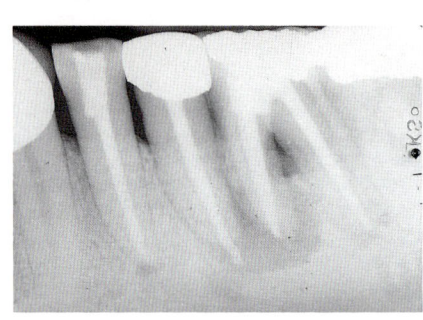

Abb. 29.7b Nach dem Entfernen der Karies erfolgte die elektrochirurgische Freilegung gesunden Dentins, die Teilung des 46 einschließlich dreiwöchiger Heilung und die Präparation der Stiftkanäle. Der Zahn war früher bereits wurzelbehandelt worden.

Abb. 29.7c Stiftaufbauten und Unterkappen in Vorbereitung zur Herstellung von Restaurationen, die sich in eine schwalbenschwanzförmige Präparation an der distalen Fläche der vorderen Krone einfügen.

Abb. 29.7d Zahn 36 ist für eine Hemisektion oder Trennung zugänglich. Es besteht eine breite mesiodistale Furkationsöffnung. Der Zahn ist restaurierbar und würde sich nachfolgend auch als haltbar erweisen. Eine Teilung erforderte jedoch eine erneute Wurzelbehandlung der mesialen Wurzel. Die Hemisektion hat daher die günstigere Prognose.

Gesteuerte Geweberegeneration – Verwendung einer Zellausschlußmembran – Neubildung des Attachments (Abb. 29.6)

Der Leser wird nochmals auf Kapitel 20 hingewiesen.
Ein schräg angeschnittener Mukoperiostlappen wird aufgeklappt, um die epitheliale Auskleidung der Tasche zu entfernen und die Wurzeloberflächen zu glätten. Über den Furkationsdefekt wird eine zellausschließende Membran (Gore-Tex) durch Heftnähte befestigt und fest an den über der Furkation befindlichen Wurzelkörper adaptiert, um das epitheliale Tiefenwachstum zu hemmen und die Proliferation parodontaler Zellen entlang der Wurzeloberfläche anzuregen. Lu (1992)[13] berichtete, daß Konkavitäten auf dem Wurzelkörper eine vollständige Isolierung von dem Furkationsdefekt verhindern können. Daher sind weitere Untersuchungen erforderlich, um zu entscheiden, ob die Kante der Membran 1 – 2 mm subgingival oder supragingival adaptiert werden sollte.

Günstige Faktoren sind:

- einzelne Furkationen II. Grades, besonders im Unterkiefer mit eher horizontal als vertikal verlaufenden Defekten;
- eine angemessen breite Zone befestigter Schleimhaut (d.h. minimale Rezession), um beim Wundverschluß eine Weichgewebsabdeckung der Membran zu gewährleisten;
- gepflegte Mundverhältnisse;
- ein großer Wurzelkörper, bei dem die Schmelz-Zementgrenze möglichst weit von der Furkation entfernt liegt;
- zwei- oder dreiwandige vertikale Knochendefekte;
- guter Zugang;
- Verfügbarkeit des Patienten, da die postoperative Nachsorge besonders wichtig ist;
- ein vitaler, oder hinlänglich wurzelbehandelter Zahn;

- wenn der Behandler einen anerkannten Fortbildungskurs absolviert hat;
- eine sorgfältige chirurgische Technik.

Teilung und Hemisektion

Die vorangegangene Behandlungsmethode der Furkation gestattet häufig die Erhaltung der bestehenden Restauration. Wenn der Zahn jedoch getrennt werden muß, wird eine Erneuerung der vorhandenen Krone notwendig.

Teilung

- Manchmal kann man einen Zahn teilen, insbesondere einen unteren Molaren, und sozusagen 2 'Prämolaren' daraus bilden, wobei die Furkation und gegebenenfalls dort angesiedelte kariöse Defekte zugänglich werden (Abb. 29.7a-c).

Die Voraussetzungen für diese Behandlungsmethode sind:
- endodontisch behandelbare Zahnwurzeln, oder ein zufriedenstellend wurzelbehandelter Zahn (Abb. 29.7d);
- genügend gespreizte Wurzeln mit breiter mesiodistaler Furkation, wobei eine Vereinigung an der Wurzelspitze vertretbar ist;
- Restaurierungsmöglichkeit der einzelnen Wurzeln. Sehr stark gekrümmte Wurzeln sind schwierig aufzubereiten, weil sie für Wurzelstift-Aufbauten nicht zugänglich sind;
- zugängliche kariöse Defekte;
- chirurgisch korrigierbare parodontale Läsionen.

Hemisektion

Wenn Amputation/Resektion oder Teilung des Zahnes kontraindiziert sind, kann eine Wurzel zusammen mit dem dazugehörigen Kronenanteil entfernt werden.

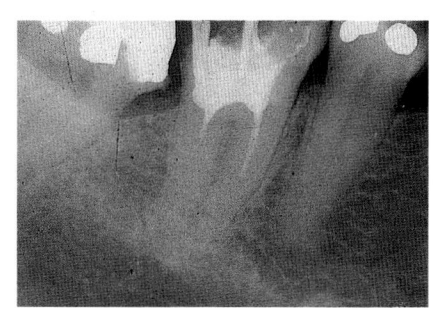

Abb. 29.8 Die Wurzeln liegen dicht beisammen, so daß die Entfernung der einen, die andere von Knochen entblößen würde. Wenn ein Kanal behandelbar wäre, der andere jedoch nicht, würde eine Hemisektion den Knochen zur angrenzenden Wurzel abtragen.

Die Voraussetzungen für diese Behandlungsmethode sind:
- endodontisch behandelbare Zahnwurzeln, oder ein zufriedenstellend wurzelbehandelter Zahn;
- nicht miteinander verschmolzene Wurzeln;
- genügend gespreizte Wurzeln mit breiter Furkation, so daß die Entfernung einer Wurzel die zurückgebliebene nicht von Knochen entblößt (Abb. 29.7d, 8);
- ausreichend Knochen (wenigstens 2 mm) zwischen den Wurzeln und dem angrenzenden unbeteiligten Zahn, so daß die benachbarte Wurzel nicht gefährdet wird;
- die verbliebene Wurzel muß restaurierbar sein. Im Unterkiefer lassen sich gewöhnlich die distalen Wurzeln besser als die mesialen restaurieren, weil sie einen geraderen Wurzelkanal aufweisen und im Querschnitt größer sind. Außerdem bereitet die häufig an einer mesialen Wurzel anzutreffende Distalkrümmung größere Reinigungsprobleme. Wenn jedoch eine Brücke vom Pämolar zum zweiten Molaren eingegliedert werden soll, kann es manchmal günstiger sein, die distale Molarenwurzel zu entfernen, um die Spanne zu verkürzen und damit die Belastung auf die durch Stiftaufbau restaurierte Wurzel herabzusetzen. In den meisten Fällen ist jedoch die Erhaltung der distalen anstatt der mesialen Wurzel vorzuziehen. Bei oberen Molaren kann man gewöhnlich durch die Entfernung der palatinalen Wurzel einschließlich der darübersitzenden Krone eine bessere Konturierung erreichen, wenn die beiden bukkalen Wurzeln erhalten werden. Nichtsdestoweniger wird letztenendes das Erkrankungsbild entscheiden, welche Wurzel entfernt werden sollte.

Extraktion

Indikationen zur Extraktion
- unerhaltbare örtliche Verhältnisse;
- ein Zahn, der einer endodontischen Therapie nicht zugänglich ist;
- ein Zahn, der nach der Furkationsbehandlung für eine Restauration nicht tragfähig ist;
- wiederkehrende, akute Abszeßbildung;
- Prädisposition für bakterielle Endokarditis in Verbindung mit einem aktiven Furkationsdefekt;

- wenn der Patient keine andere Behandlung wünscht;
- wenn ein Kieferbereich mit einem osseointegrierten Implantat versorgt werden könnte. Denken Sie daran, wenn ein Implantat eingebracht werden soll, muß man den Zahn in einem frühzeitigen Behandlungsstadium entfernen, um soviel Knochen wie möglich zu erhalten. Eine über längere Zeit fortgeführte Erhaltungstherapie kann zum Knochenverlust führen und den Implantationsort gefährden.

Behandlung
Bei endständigem Brückenpfeiler: Trennen Sie die Einheit von der Brücke und extrahieren den Zahn. Stellen Sie eine Sofortprothese her, falls dies aus ästhetischen, oder funktionellen Gründen, bzw zur okklusalen Abstützung erforderlich ist. Wenn nach der Extraktion ein Ersatz der entfernten Einheiten notwendig ist, erwägen Sie die Versorgung mit einer herausnehmbaren Prothese oder durch implantatgestützte Restaurationen.

Bei einem einfachen Brückenpfeiler: Trennen Sie die Wurzel unterhalb der Brücke ab und extrahieren diese, wie zuvor bereits beschrieben.

(iv) Fortgeschrittene Parodontitis mit beinahe oder totaler Exfoliation eines Endpfeilers

Wenn eine Brücke durch Parodontitis und Lockerung für den Patienten funktionsuntüchtig geworden ist und die Behandlung der Parodontitis bzw. eine Schienung nicht möglich erscheint, muß die Brücke entfernt werden. Der Ersatz der Zähne erfolgt entweder durch eine herausnehmbare Prothese, eine neue Brückenkonstruktion, die geeignete Pfeilerzähne überspannt, oder implantatgestützte Restaurationen. Eine einfache Notfallbehandlung besteht in der Herstellung einer okklusalen Stabilisierungsschiene aus klarsichtigem Kunststoff. Wenn diese zusätzliche Abstützung der Brücke genügend Festigkeit verleiht und der Patient das akzeptiert und bereit ist, die Schiene zu tragen, dann mag dies ausreichen. Oftmals wird der Patient jedoch diesen Zustand nicht als befriedigend hinnehmen; in diesem Fall muß man die gelockerten Brückenpfeiler extrahieren, die Wurzeln abtrennen und die Stümpfe mit lichthärtendem Kompositkunstharz wieder aufbauen. Anschließend wird die Brücke in die okklusale Schiene kalt einpolymerisiert und in den Mund zurückgesetzt. Der Patient trägt den Plattenbehelf bis zur bevorstehenden Behandlung (Abb. 4.43e), siehe Anhang.

(v) Generalisierte Parodontitis

Die Therapie umfaßt in der Regel:

(1) Prophylaxetermine

Anfangs werden diese monatlich zum Wurzeldebridement (mit oder ohne Lokalanästhesie) für jene Bereiche vorgesehen, in denen Sondierungsbluten auftritt. An den anderen Stellen werden Prophylaxemaßnahmen durchgeführt und anschließend Anweisungen zur Mundpflege erteilt. Die Behandlungen werden auf einen Termin alle drei Monate begrenzt,[14] wenn der Blutungsindex absinkt und kein weiterer Attachmentverlust stattfindet. In manchen Bereichen kann es erforderlich sein, Aufklappungen und direktes Debridement durchzuführen. Nach Aussagen von Slots und Rams (1990)[15] stabilisieren sich Patienten, die trotz mechanisch/chirurgischer Behandlungsmaßnahmen fortschreitende Erkrankungsmerkmale aufweisen, nach einer angemessenen, systemischen Antibiotikatherapie. Geeignete Verordnungen beinhalten eine Kombinationstherapie mit Augmentin und Metronidazol (250 mg von jedem Medikament alle 8 Stunden, 8 Tage lang),[15] oder Doxycyclin 200 mg als Anfangsdosis und nachfolgend 100 mg alle 24 Stunden, 3 Wochen lang.[16] Ein Rückfall kann durch noch häufigeres Wurzeldebridement (monatlich) und die Verordnung von Metronidazol, 250 mg alle 8 Stunden für 10 Tage, beherrscht werden.[9] Die Auswahl der Antibiotika sollte sich jedoch auf die einwandfreie Analyse der Zusammensetzung der subgingivalen Mikroflora stützen.

Die Versorgung eines Patienten, der mit umfangreichen Restaurationen und Parodontitis aufwartet, stellt für den Praktiker ein wahres Dilemma dar. Die Gründe hierfür, die bereits in Kapitel 4 und 20 aufgezeigt wurden, werden an dieser Stelle noch einmal wiederholt, weil sie auch hier zutreffen:

- Es gibt keine Anzeichen und/oder Symptome, die eine totale Sensitivität darstellen (d.h. 100% der Patienten mit der Erkrankung weisen Anzeichen oder Symptome auf) und denen eine totale Spezifität innewohnt (d.h. alle Patienten, welche die Erkrankung nicht haben, weisen auch keine Anzeichen oder Symptome auf).[17,18]
- Es gibt keine verläßlichen Vorhersagen über eine künftige Aktivität der Parodontitis,[18-19] obwohl mit steigender Zahl verbleibender Taschen von ≥ 4 mm[20] das Risiko ansteigt. Das Risiko ist besonders hoch, wenn 31-100% der Areale Taschen von 4 mm Tiefe aufweisen, wodurch eine 87%ige Chance für weiteren Attachmentverlust besteht. Das Risiko ist ebenso bei Vorliegen von tiefen (≥ 4 mm), wiederholt blutenden Taschen erhöht (75% bei dreimonatigen Recalls)[21] und wenn die Gesamtprozentzahl von Arealen, die während eines Vorsorgeprogramms auf Sondierung bluten, 30% übersteigen.[48]
- Viele der klinischen Anzeichen geben Zeugnis von durchgemachten Erkrankungen.[22]
- Krafteinwirkungen beim Sondieren, die 0,25 N übersteigen, können im reduzierten, jedoch gesunden Parodont Blutungen hervorrufen und zu Schwierigkeiten bei der Beurteilung der Befunde führen.[23]
- Taschensondierungen bei anstehenden Entzündungen haben das Durchstoßen des epithelialen Attachments um annähernd 1,5 mm[24] zur Folge und ergeben irreführende Meßwerte. Sogenannte Attachmentzuwächse nach der Behandlung, können das Ergebnis der Abheilung der Entzündung darstellen und das daraus resultierende Unvermögen der Sonde, in der Tiefe durchzustoßen. Das bedeutet aber, daß kein tatsächlicher Attachmentgewinn erzielt wurde.
- Attachmentverlust ist das auffälligste Anzeichen der Erkrankung. Dieser zeigt sich jedoch erst 'nach dem Ereignis'. Dennoch berichteten Haffajee et al. (1991),[25] gegenwärtige Untersuchungen beweisen, daß eine Aussagekraft der Beziehung zwischen früherem Attachmentverlust und hinzugetretenem Attachmentverlust besteht, und sie deuten darauf hin, daß andere klinische Variablen als Voraussagen für weiteren Attachmentverlust am Patienten weniger tauglich sind.
- Gegenwärtige Erkrankungstheorien besagen, daß eher periodische Aktivitätsausbrüche in bestimmten Arealen, als eine kontnuierliche Fortentwicklung in einem oder allen Arealen stattfinden.[26]
- Tritt die Erkrankung sporadisch auf, wurden frühere Untersuchungen über Sensitivität, Spezifität und die Vorhersagbarkeit von Anzeichen und Symptomen möglicherweise nicht langfristig genug verfolgt, um Areale einzubeziehen, die wieder aktiv wurden.
- Einige Studien über die Wirksamkeit der Behandlung schlossen weitaus mehr inaktive (>95%) als aktive (<5%) Areale ein.[25] Daher beziehen sich die Ergebnisse dieser Studien vorwiegend auf die Behandlungswirkung auf zuvor geschädigte Gewebe und nicht auf Areale mit akuter Erkrankung.

Der Kliniker, der einen Patienten mit umfangreichen Restaurationen und Attachmentverlust zu versorgen hat, sollte – wenn dieser Attachmentverlust vor allem zwischen den Behandlungen stattfindet – folgende Aussagen in Erinnerung behalten: Lang et al (1986)[27] berichteten, daß Blutungen, die bei vier Behandlungsterminen in viermonatigen Abständen jedesmal auftreten, eine klinisch brauchbare Sensitivität und Spezifität darstellen und daher als adäquater Indikator für künftige Erkrankungsaktivitäten[27] zu werten sind, besonders wenn sie mit tiefen, oder sich vertiefenden Taschen einhergehen.[21] Lange et al. (1990)[28] berichteten jedoch, daß der positive vorhersehbare Wert von Blutungen auf Sondieren nur 6% beträgt (das ist der Prozentsatz von Arealen, die während 3 bis 5 monatlichen Intervallen bei 5 oder mehr Anlässen bluten und tatsächlich erkrankt sind, wie durch mehr als 2 mm Attachmentverlust nachgewiesen und gemessen über einen Zeitraum von 2 bis 2 1/2 Jahren), während der negative vorhersehbare Wert bei 98% liegt[28] (d.h. der Prozentsatz von Arealen, die während 3 bis 5 monatlichen Intervallen bei 0 bis 4 Anlässen bluten und keinen weiteren Attachmentverlust von mehr als 2 mm über einen Zeitraum von 2 bis 2 1/2 Jahren zu verzeichnen haben). Fehlendes Sondierungsbluten ist ein guter Indikator für die Erhaltung parodontaler Stabilität.[28]

Wenn umfangreiche Restaurationen gefährdet sind, tut der Behandler gut daran, wenn er versucht, das Bluten auf Sondierung zu beseitigen, zumindest jedoch einzuschränken auf sagen wir einen von vier Anlässen. Das kann anfangs monatliche Behandlungstermine erfordern, die sich auf dreimonati-

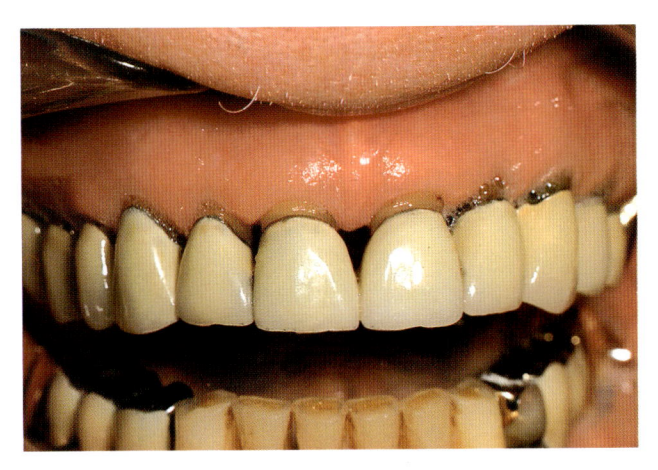

Abb. 29.9a Zahnfleischrezession nach Attachmentverlust. Eine Erneuerung der Kronen stand nicht zur Wahl, weil der Patient gesundheitlich beeinträchtigt war. Außerdem hätten längere Kronen ästhetischen Belangen nicht entsprochen. Es wurde daher zur Herstellung einer Zahnfleischmaske unter Verwendung eines speziellen labialen Abdrucklöffels ein Abdruck mit Polyvinylsiloxan-Material genommen. Der Löffel wird hierbei von labial eingebracht.

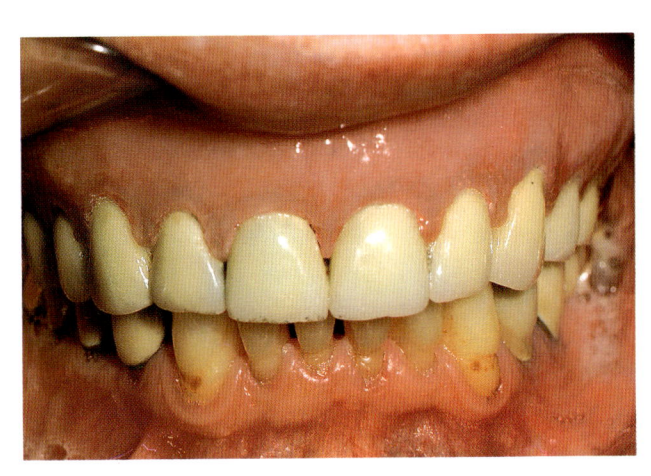

Abb. 29.9b Die eingesetzte Kunststoff-Zahnfleischmaske.

ge Termine reduzieren, wenn die Blutungen nachlassen, vorausgesetzt, daß kein weiterer Attachmentverlust stattfindet. Keine feststellbaren Blutungen in erkrankungsfreien Arealen, bedeutet jedoch nicht notwendigerweise, daß durch die Umwandlung eines aktiven Areals in ein nicht-blutendes Areal dieser Bereich für eine künftige Erkrankung resistent wäre. In Anbetracht der gegenwärtig geringen Zahl von Forschungsergebnissen scheint dies jedoch kein unzumutbares Ziel darzustellen, selbt wenn diese Einstellung bedeuten könnte, daß einige nicht erkrankte Areale und Patienten einer unnötigen Behandlung unterzogen würden, zumal Sondierungsbluten in Bereichen auftreten kann, die keine akute Parodontitis mit fortschreitendem Attachmentverlust aufweisen. In diesem biologischen System gibt es gegenwärtig keine Möglichkeit, eine angeborene Anfälligkeit oder eine besondere Neigung zur Anfälligkeit vorauszusagen. Daher gehen die Behandlungsbemühungen dieses Risiko ein. Dies bedeutet unvermeidlich, daß manche Vorsorgebehandlung in Bereichen vorgenommen wird, in denen ein Zusammenbruch ohnehin nicht stattfinden würde.

Wilson et al. (1987)[29] berichteten, daß Patienten, die über einen Zeitraum von 5 Jahren das verordnete Vorsorgeprogramm uneingeschränkt befolgten, keine Zähne verloren haben; dagegen diejenigen, die das Programm nur teilweise erfüllten, Zähne eingebüßt haben. Daraus ergibt sich die Erkenntnis, daß Mitarbeit die Zähne erhält. Es könnte jedoch auch bedeuten, daß bei schlechter Mitarbeit die Patienten sich wahrscheinlich mehr für eine Extraktion entscheiden, wenn Symptome sich einstellen. Trotzdem erhebt sich die Frage nach den Verhaltensweisen zur Vorsorge. Diese bedürfen sicherlich weiterer Untersuchungen, um den Praktiker zu befähigen, daß er, angesichts eines gescheiterten Falles, die wahrscheinliche Reaktion des Patienten auf eine Neubehandlung einschätzen kann.

Empfehlungen eines Zahnerhaltungsprogramms für einen parodontitisanfälligen Patienten

1) Prophylaxevereinbarungen, die von monatlich, bis alle 3 Monate variieren.
2) Erhebung des Blutungsindexes und des Attachmentniveaus bei jedem dreimonatigen Besuch.
3) Abänderungen des Programms, soweit erforderlich, mit weitergesteckten oder kürzeren Zeitintervallen.
4) Einbeziehung des Beistands eines Fachkollegen für Parodontalerkrankungen.
5) Behandlung eingegrenzter Areale unter direkter Sicht, wenn aus ≥ 4 mm-Taschen an allen 4 bei 4 möglichen Anlässen Blutungen auftreten und nicht zurückgehen.
6) Wenn ein behandlungswilliger Patient in bestimmten Bereichen auf die obengenannten Behandlungsmethoden nicht anspricht, erfolgt bei generalisierten Läsionen eine systemische Verschreibung von Antibiotika, z.B. 200 mg Doxycyclin 1 x täglich, gefolgt von 100 mg pro Tag, 3 Wochen lang.[8] Für eingegrenzte Läsionen, wird örtlich 2%-iges Minocyclin-Gel, 4 Applikationen in 14-tägigen Intervallen verabfolgt.[49] Rückfälle reagieren auf Metronidazol, 250 mg alle 8 Stunden für 10 Tage.[9] Antibiotika werden am vorteilhaftesten verordnet, wenn zuvor eine Identifizierung der Organismen in den Zahnfleischtaschen stattgefunden hat.
7) Abänderungen des Programms erfolgen, sobald und wenn neue Forschungsergebnisse vorliegen.

Nach der Behandlung kann der Verlust von Attachment mit nachfolgender Zahnfleischrezession unansehnliche Zahnzwischenräume öffnen. Wenn die Erneuerung festsitzender Restaurationen nicht möglich ist, kann man mit einer abnehmbaren labialen Zahnfleischmaske das ästhetische Erscheinungsbild verbessern (Abb. 29.9a-b).

Es sei jedoch daran erinnert, daß während der Untersuchungen von Ramfjord et al.[30] und Morrison et al. (1982)[14] auf der Basis 3-monatiger Recalls die Patienten auf akzeptablem Attachmentniveau gehalten wurden, ungeachtet der Tatsache, daß niedrige Plaqueansammlungen und niedrige gingivale Blutungsneigungen fortbestanden. Hierzu ist jedoch folgendes anzumerken:

- Die Patienten waren bereits parodontalchirurgisch behandelt worden;
- die Angabe der Untersuchungsbefunde erfolgte als Durchschnittsergebnis. Lokalisierte Progressionen der Erkrankung wurden hierbei gemittelt und erschienen damit weniger schwerwiegend; das bedeutet, die Behandlung stellte sich vorteilhafter dar.

Wichtig ist, daß man eine flexible Einstellung zur Erhaltungstherapie einnimmt und das Ausmaß des damit einhergehenden Risikos abwägt. Es ist zu hoffen, daß die künftige Forschung Testverfahren entwickelt, die feststellen, welche Patienten gefährdet sind möglicherweise in Bezug auf bestimmte immunologische Faktoren, oder einen Test entwickelt, der erkennen läßt, welche Bereiche risikobehaftet und welche z.B. hinsichtlich bakteriologischer Faktoren akut betroffen sind. Bezüglich genauerer Einzelheiten über Hilfen zur Mundhygiene wird der Leser auf die Veröffentlichungen von Rylander et al. (1983)[31] und Kieser (1990)[32] hingewiesen.

(2) Rekonturierung von Restaurationen (Abb. 29.4d)

Häufig sind umfangreiche Restaurationen, insbesondere metallkeramische Arbeiten, unverhältnismäßig stark gewölbt und weisen an den Kontaktpunkten fehlerhafte Zahnzwischenräume auf. Diese Restaurationen können oft mit einem Diamantschleifkörper nachgearbeitet und anschließend mit Shofu Keramik-Gummipolieren (Shofu Co) geglättet werden. Das Shofu Keramik-Poliersortiment besteht aus drei Feinheitsgraden von Gummipolierern, die durch 0, 1 und 2 Ringe am Schaft gekennzeichnet sind. Diese Polierer wurden bereits als hochwirksam bei der Herstellung glatter Oberflächen an mattierter Keramik vorgestellt.[33] Nach dem Einschleifen approximaler Keramikflächen ist häufig der Zugang für normale Keramikpolierer ungenügend, jedoch ausreichend für Schmelz-Polierspitzen (Shofu). In Fällen, in denen dies nicht der Fall ist, kann man einen Tungsten Hartmetallbohrer (Jet) mit 12 oder 40 Schneiden, oder feine Komposit-Finierer (Premier) benutzen, um die Keramikflächen zu polieren. Während der Schleifkorrektur platzen manchmal von der Metallunterkonstruktion Keramikteilchen ab. Daher ist es sehr wichtig, den Patienten zuvor von dieser Möglichkeit in Kenntnis zu setzen, daß „die Schleifkorrektur an der Brücke der Verbesserung des Zugangs dient und die Zahnfleischverhältnisse zu bessern sucht."
Es ist überraschend, wieviele Verbesserungen an mangelhaften Restaurationen erreicht werden können, manchmal in einem Umfang, daß die Notwendigkeit der Erneuerung hinfällig wird. Der Patient muß jedoch gewarnt werden, daß mit der Ausheilung das Zahnfleisch schrumpft, die Kronenränder sich möglicherweise freilegen und damit die Restaurationen unansehnlich werden.

Zahnbeweglichkeit

Die Behandlung wird in Anlehnung an die in Kapitel 4 dargestellte Klassifizierung bedacht.
Wenn es erforderlich ist, die Zahnbeweglichkeit einzuschränken, kommen im wesentlichen 4 Behandlungsmöglichkeiten in Betracht:

- Bekämpfung der Entzündungserscheinungen
- langfristige Behandlung mittels Okklusions-Stabilisierungsschienen
- Untersuchung und Bißausgleich der Okklusion
- Schienung der Zähne

Bekämpfung der Entzündungserscheinungen

Die Behandlung muß immer mit der Eindämmung und wenn möglich, der Beseitigung von Entzündungen beginnen.

Langfristige Behandlung mittels Okklusions-Stabilisierungsschienen

Der in Kapitel 4 beschriebene Behandlungsbehelf ist sowohl für die kurzzeitige als auch für die langfristige Lockerungsbegrenzung nützlich. Die Schienung verbindet bewegliche und unbewegliche Zahneinheiten, um die Lockerung funktionell annehmbar zu gestalten. Man darf jedoch nicht vergessen, daß dies zwar eine einfache Methode zur Einschränkung der Beweglichkeit darstellt, jedoch nicht zur Behandlung der Ursachen von Zahnlockerungen.

Untersuchung und Bißausgleich der Okklusion

Die Okklusionsverhältnisse müssen analysiert werden. Die gelockerten Zahneinheiten können sich hauptsächlich aus okklusalen Kontakten, d.h. anfänglichen Leitkontakten in die zentrische Relation, Balanceseitenkontakten, Arbeitsseitenkontakten, oder protrusiven Kontakten herleiten. Alternativ können sie sekundäre Kontakte darstellen, die von einem Leitkontakt herrühren, der die mandibuläre Schließbewegung verändert, so daß der Zahn oder die Zähne am Ende der 'Gleitbewegung in die Zentrik' nunmehr traumatisiert werden (Abb. 4.19, 29.10).
Resultieren die gelockerten Zähne aus primären Kontakten, muß die Okklusion analysiert werden, um festzustellen, ob Einschleifen das Trauma entlastet und damit die Lockerung vermindert. Wichtig ist, daß stabile Kontakte erhalten bleiben, um Zahnwanderungen zu verhindern.
Sind die Kontakte sekundär bedingt, ist die Erkenntnis wichtig, daß zunächst die primären Kontakte beschliffen werden müssen, um die Auslenkung des Unterkiefers zu beseitigen. Das Einschleifen lediglich der sekundären Kontakte wird nur

Abb. 29.10 Ein Leitkontakt im Seitenzahnbereich verursacht frontale Probleme.

Abb. 29.10a Zahn 22 ist abgewandert und gelockert.

Abb. 29 10b In der CRCP besteht eine große horizontale Stufe (Pfeil).

Abb. 29.10c Interkuspidalposition – großes horizontal : vertikal-Verhältnis (Pfeil). Die Frontzähne stehen in Kontakt.

Abb. 29.10d Nach dem Einschleifen der Seitenzähne und der Eingliederung seitlicher Restaurationen trat der Zahn 22 spontan wieder in den Zahnbogen zurück und war nicht mehr gelockert.

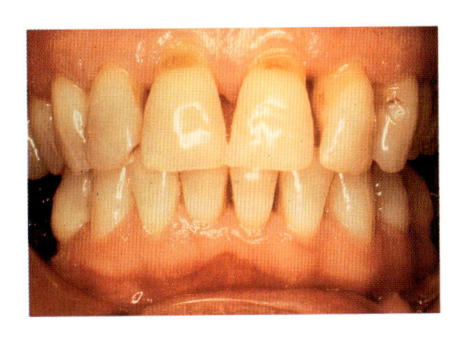

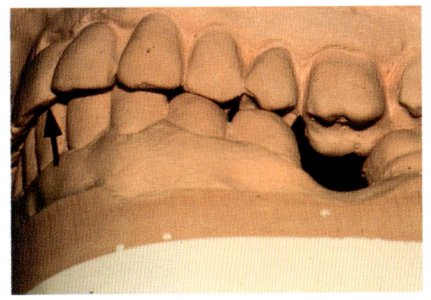

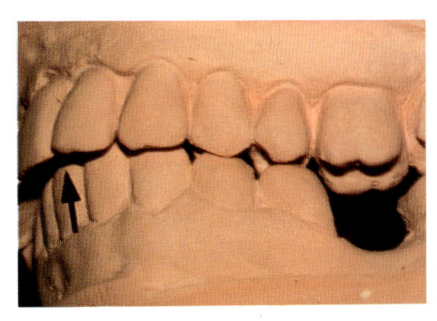

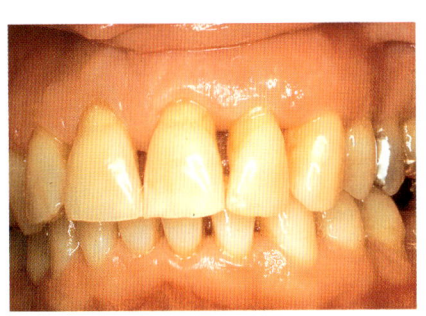

einen kurzfristigen therapeutischen Effekt erzielen. Was die allgemeinen Grundsätze des okklusalen Bißausgleichs anbetrifft, wird der Leser auf Kapitel 11 hingewiesen.

Schienung der Zähne

Unter der großen Vielfalt der Schienungstechniken als Erhaltungsbehandlung sind drei nützliche Anwendungen, das Ellman Gitternetz-System, das Whaledent RX911-System und die durch Säureätzung verankerten gegossenen Schienen zu nennen.

Die Ellman Gitternetz-Schienung (Abb. 29.11)

Anhand dieses Systems wird entweder ein Metall- oder Nylonnetz auf den beweglichen Zähnen mittels der säuregeätzten Kompositharz-Technik verhaftet. Der Vorteil der Verwendung des Metallnetzes liegt darin, daß es dem Zahn und den Zahnzwischenräumen angepaßt werden kann und passiv an seinem Platz lagert. Der Nachteil liegt in seiner Farbe. Nach meiner Erfahrung ist es jedoch das robustere der beiden Materialien. Die Verarbeitungsweise vollzieht sich wie folgt:

1) wenn möglich, stellen Sie ein Studienmodell her und adaptieren das Schienennetz auf dem Modell (Abb. 29.11a), siehe Anhang;
2) legen Sie Kofferdam an;
3) plazieren Sie mit Vaseline isolierte Holzkeile interdental, um zu verhindern, daß Kunstharz in die Zahnzwischenräume läuft;
4) Einprobe der Schiene;
5) Wenn das Netz im Munde ausgeformt wird, schneiden Sie die entsprechende Länge ab und adaptieren das Netz an die Zähne. Diese Methode leidet jedoch darunter, daß dem Netz eine gewisse Federspannung innewohnt, die dessen Handhabung schwieriger gestaltet als die Konturierung eines Netzes auf einem Modell;
6) alle Bestandteile werden angeätzt, abgespült und getrocknet;
7) Auftragen von Bonding-agent auf die Zähne und 4Meta (Parkel – Superbond) oder Allbond 2 (Bisco) auf die Schiene;
8) applizieren Sie eine dünne Schicht lichthärtenden Hybrid-Kompositharzes auf die Zähne und polymerisieren das Kunstharz;
9) bedecken Sie die erste Lage vollständig mit einer dünnen zweiten Lage des gleichen Kompositharzes;
10) legen Sie das Gitternetz auf diese weiche Kompositmasse und betten es an dem vorgesehenen Platz ein. Dünne metallene Kompositfüllinstrumente sind hierfür recht brauchbar. Es ist hilfreich, jeweils ein Stück ungewachster Zahnseide an der lingualen Seite um das Netz zu schlingen, die Enden interproximal durchzufädeln und von bukkal anzuziehen. Auf diese Weise wird das Netz der Reihe nach sehr sicher in dem Zahnzwischenraum adaptiert;
11) polymerisieren Sie unter Lichteinwirkung das Netz vor Ort, indem Sie von einem Zahn zum nächsten fortschreiten. Dabei ist stets darauf zu achten, daß das Netz an dem jeweils bearbeiteten Zahn durch die beiden Instrumente bzw. die Zahnseide fest adaptiert wird. Der Behandler fixiert das Netz, während die Helferin das Licht einwirken läßt;
12) breiten Sie mehr Kompositharz über das Netz und modellieren das Material mit einem in Bondig-agent eingetauchten Wattepellet oder Schwämmchen;
13) Aushärtung durch Lichteinwirkung;
14) schneiden Sie die Zahnseidenenden ab und schichten ein wenig Kompositharz über die abgetrennten Enden;
15) abschließend erfolgt Aushärtung und Politur.

Abb. 29.11 Ellman Gitternetz-Schiene.

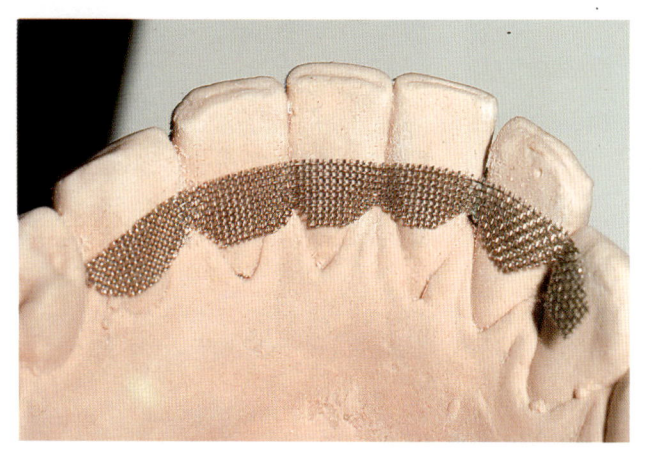

Abb. 29.11a Adaptierung des Gitternetzes auf einem Studienmodell.

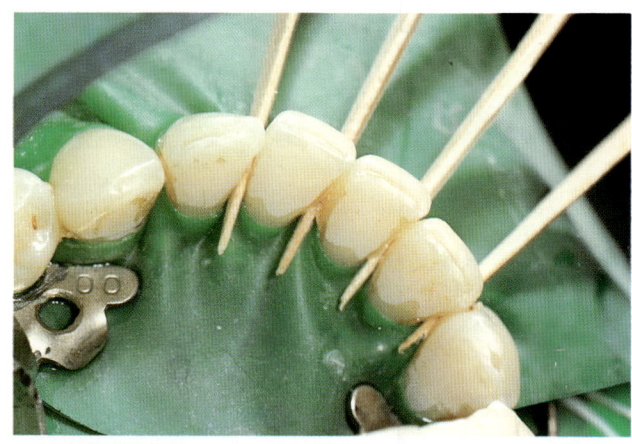

Abb. 29.11b Die Zähne wurden angeätzt; – achten Sie auf die mit Vaseline isolierten approximalen Holzkeile, die verhindern, daß Kompositmaterial in die Zahnzwischenräume gerät. Das Netz wird kräftig den Zähnen angepreßt und mit zwei Instrumenten festgehalten. Alternativ kann man Zahnseide durch die Zahnzwischenräume fädeln und von bukkal straffen. So wird das Gitternetz gegen die Zähne gezogen.

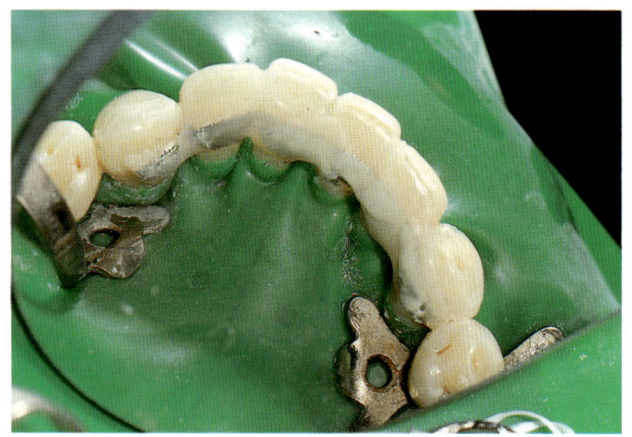

Abb. 29.11c Die fertiggestellte Schiene.

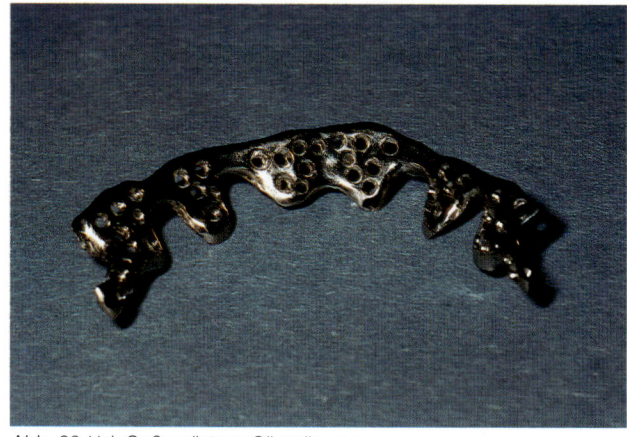

Abb. 29.11d Gußgerüst zur Säureätzung.

Abb. 29.11e Das auf die palatinalen Flächen der oberen Schneidezähne geklebte Gerüst stabilisiert die gelockerten Frontzähne. Es erfordert die Kürzung der unteren Frontzähne, um Platz zu schaffen, es sei denn, das Gerüst wird als Dahl'scher Behelf genutzt, um die unteren Frontzähne zu intrudieren und die Extrusion der Seitenzähne zu ermöglichen.

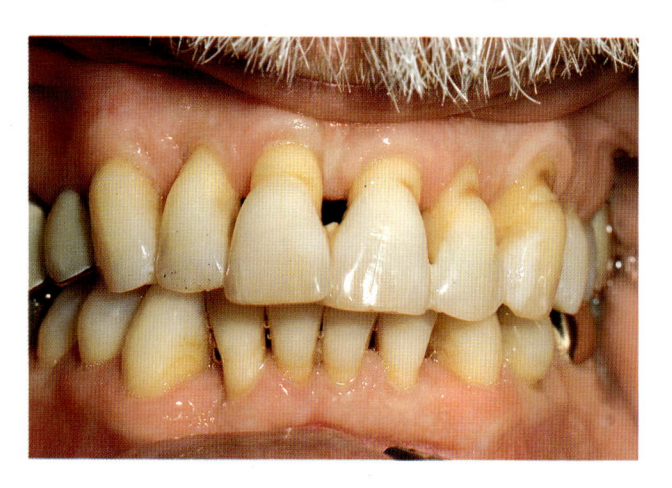

Trotzdem bekannt ist, daß eine geringe Menge des Kompositharzes unter dem Gitternetz unpolymerisiert verbleibt, hat sich diese Technik klinisch als sehr erfolgreich erwiesen. Wenn dieser Nachteil jedoch Anlaß zu Beanstandungen gibt, kann man ein chemisch oder zweifach härtendes Material (Licht + chemisch) verwenden. Wird das Gitternetz im Munde konturiert, ist es doppelt wichtig, daß es während der Polymerisation des Komposits der Reihe nach fest gegen jeden Zahn gehalten wird. Die Abbildung 29.11c zeigt eine fertiggestellte Schienung. Dieses System beschränkt sich auf nicht überkronte Zähne. Ob es möglich wäre, das gleiche System an Keramikkronen unter Anwendung der Fluorwasserstoffsäure-Technik intraoral einzusetzen, ist bislang nicht nachgewiesen.

Der Whaledent-RX911-Montagesatz

Diese System wurde bereits zuvor beschrieben (Seite 423). Die einzelnen Elemente sind jedoch bei stark gelockerten Zähnen mit unterschiedlichen Lockerungsgraden für eine langfristige Verwendung nicht kräftig genug. Eine Erhaltungsbehandlung dürfte damit nicht möglich sein.

Durch Säureätzung befestigte, gegossene Schienen (Abb. 29.11d-e)

Eine standardmäßige Rochette- oder Marylandschiene wird aus Metall gegossen, das mit einem hohen Elastizitätsmodul ausgestattet ist. Die Schiene benötigt genügend interokklusalen Freiraum. Manchmal kann man diesen durch die Eingliederung einer Dahl'schen Platte (Kapitel 24) schaffen. Gewöhnlich ist es notwendig, approximal einige Retentionsrinnen zu präparieren, die der Zahnstabilisierung dienen. Die Schiene wird mit 4Meta oder Allbond bestrichen und mit einem entsprechenden selbsthärtenden Kompositharz einzementiert, z.B. Compspan (Dentsply). Alternativ kann man Panavia ohne 4Meta oder Allbond benutzen. Als Indikation für eine Schiene dieser Art gelten gelockerte, nicht überkronte Zähne.

Zunehmende Zahnlockerung, die der Patient wahrnimmt

(1) bei vorliegendem Attachmentverlust

Die Behandlung der Symptome muß sich hauptsächlich auf die Beseitigung der Entzündung richten. Dabei ist die Versorgung mit einer okklusalen Stabilisierungsschiene sehr hilfreich. Okklusales Einschleifen ist bei anstehenden Entzündungserscheinungen wenig sinnvoll, weil die betroffenen Zähne sich nach dem Einschleifen höchstwahrscheinlich verschieben würden. Die Beseitigung offensichtlicher Leitkontakte oder Störkontakte kann durch lokales Einschleifen vorübergehend von Nutzen sein, aber die Entscheidung, sich auf einen unumkehrbaren Behandlungsweg zu begeben, sollte nicht so leicht getroffen werden. Wenn erst die Entzündung unter Kontrolle ist, kann weiterhin zunehmende Beweglichkeit eine langfristige Stabilisierungsschienen-Therapie und/oder Abklärung und Bißausgleich der Okklusion bzw. eine Verschienung erfordern.

(2) bei fehlenden Attachmentverlust- oder Entzündungserscheinungen

Die Okklusion sollte analysiert und eingeschliffen werden, wenn sich tatsächliche Anhaltspunkte für Okklusaltraumen ergeben. Wenn die zunehmende Beweglichkeit jedoch in Zusammenhang mit Bruxismus, ausgelöst durch belastende Ereignisse, steht, erweist sich die Behandlung mit einer okklusalen Stabilisierungsschiene als sicherer. Diese kann jederzeit eingesetzt werden, wenn die Notwendigkeit hierzu besteht, vorausgesetzt, der Patient ist zur Mitarbeit bereit. Eine Verschienung ist erforderlich, wenn lästige Lockerungen zurückbleiben.

Zunehmende Beweglichkeit, die der Patient nicht wahrnimmt

Der Patient sollte über seine Situation in Kenntnis gesetzt und, wie oben unter (1) oder (2) beschrieben, behandelt werden.

Verstärkte Beweglichkeit, die der Patient nicht wahrnimmt

Diese erfordert gewöhnlich keine Behandlung, es sei denn, sie ist:

- Zeichen einer Parodontitis, die als das Ergebnis anderer Merkmale eine akute Erkrankung anzeigt und Behandlung erfordert;
- der Grund für die Retention von Speiseresten zwischen den Zähnen;
- der Grund für Zahnwanderungen;
- der Grund für die Übertragung übermäßiger Hebelkräfte auf Restaurationen die, was das Ende einer Brücke anbetrifft, tatsächlich als Freiendteil wirken und z.B. zum Lösen der Zementierung einer Ankerkrone auf einem nichtgelockerten Pfeilerzahn führen.

Verstärkte Beweglichkeit, die den Patienten beunruhigt, als Folge der Parodontalbehandlung

Angenommen, die Beweglichkeit gefährdet die restaurative Arbeit nicht, dann genügt of beruhigende Einwirkung auf den Patienten und weitere Behandlungen sind nicht erforderlich.

Auf jeden Fall ergeben sich jedoch Indikationen für weitere Behandlungen:

- wenn die Beweglichkeit für den Patienten funktionell immer unannehmbarer wird;
- wenn sich Anzeichen einstellen, wie oben unter 'vertärkte Beweglichkeit' beschrieben;

In diesen Fällen sollten Zahnlockerungen behandelt werden. Folgende Maßnahmen sind erforderlich:

- Langfristige Therapie mit einer okklusalen Stabilisierungsschiene;
- okklusaler Bißausgleich;
- Schienung.

Verstärkte Beweglichkeit, die der Patient nicht wahrnimmt und die nach einer Parodontalbehandlung zurückbleibt

Vorausgesetzt, die restaurative Arbeit wird nicht gefährdet, besteht keine Notwendigkeit für weitere Behandlung. Wenn die Zahnlockerungen jedoch Retention von Speiseresten, Zahnwanderungen, oder exzessive Hebelkräfte verursachen, sollten die obengenannten Behandlungsmaßnahmen eingeleitet werden.

Abb. 29.12 Wurzelkaries.

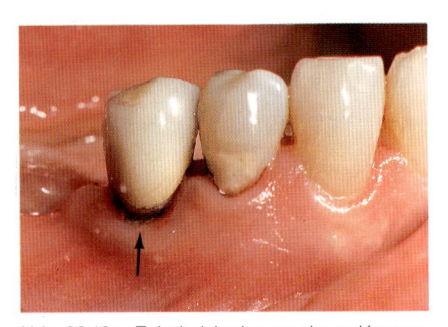

Abb. 29.12a Zahnhalskaries an einem Kronenrand bei einem älteren, internistisch beeinträchtigten Patienten. Eine Neuanfertigung sollte möglichst vermieden werden.

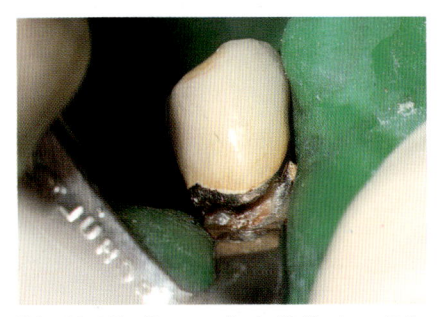

Abb. 29 12b Der angelegte Kofferdam. Falls vorhanden, wird die Halteklammer am Nachbarzahn abgesichert, indem man Kerr-grün benutzt. In diesem Falle sicherte sich die Klammer selbst. Beachten Sie die gute Retraktion und Isolierung. Versuchen Sie keine Kompromisse einzugehen, indem Sie den Kofferdam weglassen. Wenn seine Verwendung jedoch unmöglich ist, legen Sie einen Retraktionsfaden in den Sulkus gingivalis.

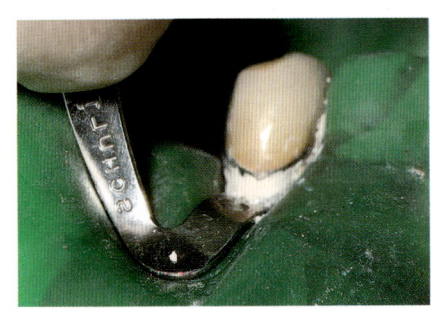

Abb. 29.12c Restauration mit Ketac-Silber, ein Fluorid freisetzender Cermet.

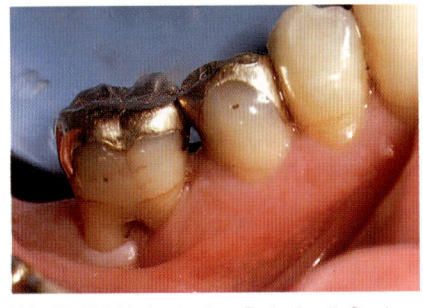

Abb. 29.12d Karies in einer Furkation II. Grades. Das Weichgewebe wurde mit einer Schlingenelektrode elektrochirurgisch abgetragen.

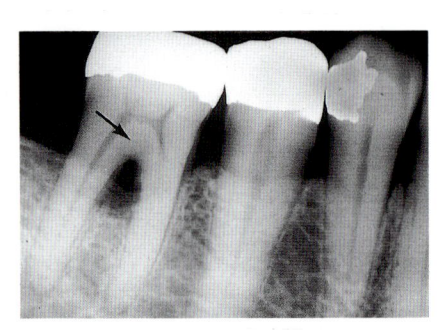

Abb. 29.12e Das Röntgenbild.

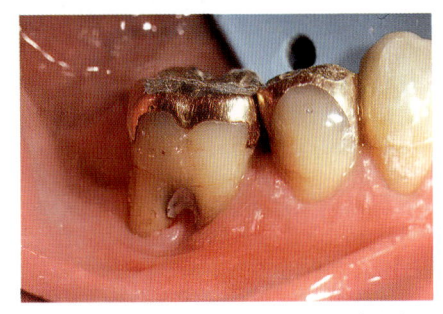

Abb. 29.12f Die Restauration der furkalen Karies wurde mit Ketac-Silber vorgenommen; hier 5 Jahre nach der Ausbesserung. Achten Sie auf die gefurchte Gingiva – die Folge der Anwendung hölzerner Zahnstocher.

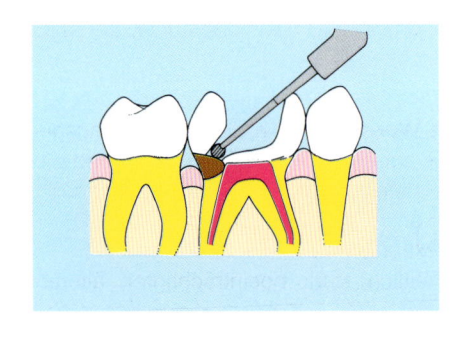

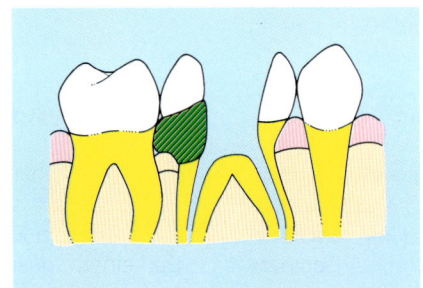

Abb. 29.12g Okklusaler Zugang zur Interproximalkaries. Der Bohrer stützt sich an der okklusalen Seite ab, um Abrutschen zu verhindern (nach Rosen).

Abb. 29.12h Bei endodontischem Zugang läßt man die Zinkoxid-Eugenolfüllung unberührt.

Karies

Folgende Faktoren nehmen Einfluß, ob die Versorgung kariöser Defekte (d.h. einfache Ausbesserungen) durchführbar ist:

- das Ausmaß der Karies;
- Kariesanfälligkeit und Ernährung;
- der Zugang zu Region;
- die Möglichkeit entsprechender Isolierung (Kofferdam);
- die Wahl des Restaurationsmaterials;
- ob die Krone noch fest zementiert ist – Karies unter einer gelösten Pfeilerkrone ist für Ausbesserungen nicht zugänglich;
- Alter und die Krankheitsgeschichte;
- die Reaktion auf Ernährungsberatung.

Wenn eine beginnende Läsion vorliegt, kann eine Ausbesserung unnötig sein, da es unter Umständen möglich ist, weiteres Fortschreiten zu verhindern und eine gewisse Rekalzifizierung zu erreichen. Folgende Behandlungen bieten sich an:

- Ernährungsberatung;
- Überprüfung von Medikationen;
- Entfernen der Karies;
- Chlorhexidin-Mundspülungen;
- Fluorid-Mundspülungen;
- Kauen von xylithaltigem Kaugummi;
- Überwachung und Neubewertungen.

Ernährungsberatung – Sie erfolgt in bezug auf die Häufigkeit und Quantität der Konsumtion von Kohlehydraten. Die Häufigkeit der Einnahme ist ebenso wichtig, wie die Menge. Laktobazillus-Auszählungen werden benutzt, um derartige Problempatienten zu überwachen.

Überprüfung von Medikationen – Viele Medikamente, die gewöhnlich älteren Menschen verordnet werden, wie z.B. Betablocker, stimmungsverändernde Drogen und Diuretika verfügen über eine antisialogene Wirkung (s. Kapitel 1). Bei Auftreten insbesondere von Zahnhalskaries wird der behandelnden Arzt konsultiert, ob die Medikamententherapie noch immer notwendig ist und wenn ja, ob alternativ gegebenenfalls Medikamente verfügbar wären, die den Speichefluß nicht hemmen.

Beseitigung von Karies

Kariesbeseitigung und 'Ausbesserungs'-Füllungen – Derartige Reparaturen sollten mit einem Material ausgeführt werden, das Fluorid freisetzt, wie zum Beispiel die Glasionomerzemente, oder sogenannte Cermets. Tiefe Kavitäten werden zunächst mit einer Kalziumhydroxid-Unterfüllung versorgt. Das Anlegen von Kofferdam an die Wurzeln von Brückenpfeilerzähnen ist oft schwierig. Wenn das nicht gelingt, plaziert man vor dem Abfüllen einen Retraktionsfaden in die Zahnfleischtasche. Die Technik des Anlegens von Kofferdam bei einer vorhandenen Brücke wird in Abbildung 29.17 dargestellt. Kapselzemente (z.B. Ketac-Silber – Espe) und die Glasionomerzemente (z.B. Vari Glas VLC – Caulk Dentsply) sind für solche Fälle wegen ihrer fluoridabgebenden Eigenschaften besonders nützlich. Komposit-Kunstharz ist wegen dessen Neigung zu Mikroleckagen nicht akzeptabel.[34] Zunächst legt man eine unlösliche Unterfüllung (z.B. lichthärtendes Kalziumhydroxid oder lichthärtendes Glasionomer); der Kavitätenrand wird mit 9%-iger Polyakrylsäure (Chemfil Cleaner) gereinigt. Nach dem Abspülen und Trocknen wird Cermet oder Glasionomerzement in die Kavität eingebracht und mit einem kleinen Spatel (z.B. einem PKT-carver) modelliert, der mit einer dünnen Polyakrylsäureschicht, oder einem lichthärtenden Bonding-agent benetzt ist. Nach drei Minuten wird die Füllung mit einem Schutzlack oder Bonding-agent (z.B. Scotchbond – 3M) bedeckt und der Retraktionsfaden entfernt (Abb. 29.12c). Möglicherweise erfolgt mit der Weiterentwicklung der dentalen Lasertechnologie künftig die Behandlung der Zahnhalskaries durch Laseranwendung.

Die Furkationskaries – Meistens ist es unmöglich, den Kofferdam zweckentsprechend anzulegen. Häufig ist der Einsatz des Elektrochirurgiegerätes mit einer Schlingenelektrode ratsam, um überschüssiges Gewebe aus der Furkation zu entfernen. Danach wird ein Wundverband angelegt und eine Woche lang belassen. An den Patienten ergeht die Anweisung, dieses Gebiet sauber zu halten und Chlorhexidin-Gel aufzutragen. Nach Abnahme des Wundverbandes wird ein Retraktionsfaden eingelegt und die Karies beseitigt. Es ist wichtig, die Gingiva nicht zu traumatisieren, da bei einsetzender Blutung die Füllung nicht gelegt werden kann. Die Versorgung der Kavität erfolgt wie oben beschrieben (Abb. 29.12d,f). Manchmal ist eine erfolgreiche Restauration nicht möglich und die einzig zufriedenstellende Behandlungsmaßnahme besteht in der Resektion der Zahnwurzel.

Die Approximalkaries bei einem Zahn, der endodontische Behandlungsmaßnahmen erfordert – Die Technik wurde von Rosen (1988)[35] beschrieben. Die Karies wird von okklusal durch eine Zugangskavität in der Krone entfernt (Abb. 29.12g) und die Kavität mit einer Zinkoxid-Eugenol-Füllung versehen, die gleichzeitig das Gingivalgewebe abdrängen soll (Abb. 29.12h). Dies wird erleichtert, indem man vor dem Einbringen der Füllung die elektrochirurgische Schlinge einsetzt. Die Füllung bleibt ein oder zwei Wochen liegen, und danach kann die Wurzelkanalbehandlung vorgenommen werden, wobei man die ZnO-Füllung als Verschluß beläßt. Im Anschluß an die Wurzelbehandlung entfernt man die Füllung und legt an dieser Seite eine Matrize an, die gegebenenfalls mit Kompound fixiert wird. Auf dem Weg über die okklusale Zugangskavität erfolgt die Kondensierung von Amalgam. Der Vorteil dieser Technik liegt darin, daß der Bohrer stabilisiert werden kann, indem der Bohrerschaft sich gegen den okklusalen Kronenrand abstützt und somit nicht in die Gingiva abrutscht. Außerdem gewährt die ZnO-Füllung einen guten Verschluß während der endodontischen Behandlung.

Die Entfernung der Wurzel – Wenn die Karies so ausgedehnt ist, daß die Restauration unmöglich erscheint und die einzelnen Einheiten untereinander verschient sind, kann die Notwendigkeit auftreten, die Wurzel unterhalb der Krone abzutrennen und zu extrahieren.

Bei einem gesundheitlich stark beeinträchtigten älteren Patienten ist die Extraktion manchmal kontraindiziert. In solchen Fällen besteht die Möglichkeit, die Brücke zu restabilisieren, indem man die Nachbarkronen mit Stop-Lok-Stiften untereinander verblockt und die Wurzel an ihrem Platz beläßt, vorausgesetzt, daß genügend Abstützung besteht und der fragliche Zahn zuvor wurzelgefüllt wurde.

Karies am Kronenrand, wenn die Krone Teil einer Brücke oder verschienter Einheiten ist (Abb. 29.13) – Wenn an einem einzelnen Brückenpfeiler eine ausgedehnte Karies vorliegt, sollte die Krone erneuert werden. Vor dem Abnehmen der Krone, muß ein Abdruck genommen werden,

Abb. 29.13 Ersatz kariöser Brückenpfeiler.

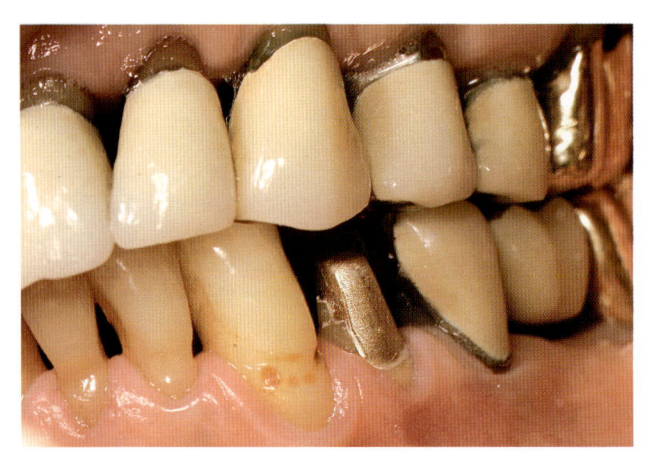

Abb. 29.13a Karies eines Brückenpfeilers bei einem älteren Patienten. Die Krone des 34 wurde abgenommen, der Zahn wurzelbehandelt und mit einem Stiftaufbau versorgt. In die okklusale Fläche des Zahnes 35 wurde eine schwalbenschwanzförmige Vertiefung präpariert.

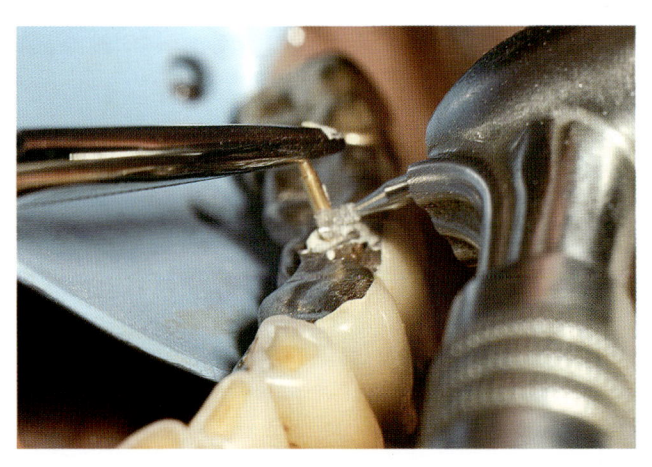

Abb. 29.13b Die neue Krone und die Schwalbenschwanzpräparation an ihrem Platz. Der Stop-Lok-Stift wird gerade eingeschraubt und festzementiert, sowie abgetrennt.

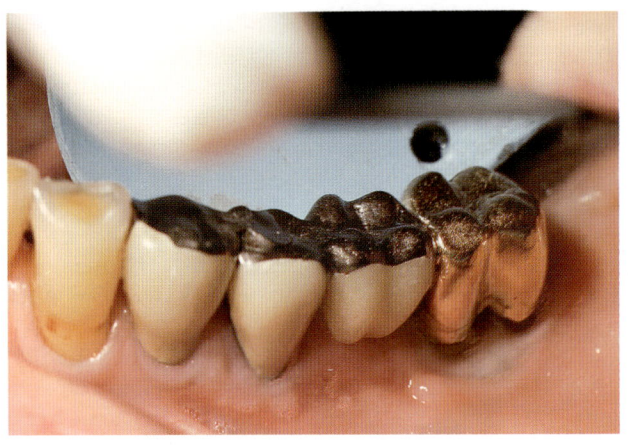

Abb. 29.13c Die neue Krone 34 wurde eingegliedert; die Schrauben befinden sich in der okklusalen schwalbenschwanzförmigen Verankerung an ihrem Platz vor der abschließenden Politur.

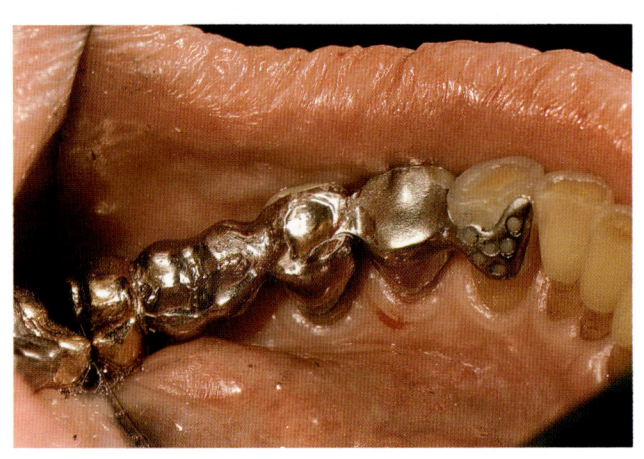

Abb. 29.13d Linguale Ansicht. Beachten Sie die schwalbenschwanzförmige Verankerung in der Krone 35. Der Zahn 33 wies eine zunehmende Lockerung auf, daher wurde eine von 34 ausgehende Abstützung mittels Säureätzung mit dem Eckzahn verhaftet.

so daß der Techniker einen Bißwall herstellen und die neue Krone formgetreu modellieren kann.

Möglicherweise können Whaledent Stop-Lok-Stifte zur Reparatur verwendet werden. Die Lötverbindung wird durchtrennt und die Krone abgenommen. Der Zahnstumpf wird neu präpariert und in der benachbarten Krone oder dem Zwischenglied eine schwalbenschwanzförmige Einlage angebracht. Sodann erfolgt die Abdrucknahme.

Bei Herstellung der Krone bezieht der Techniker in den schwalbenschwanzförmigen Ausleger zwei divergierende Whaledent Stop-Lok-Stifte ein (s. Anhang). Die Modellierung der Krone erfolgt formgetreu. Bei der Einprobe werden mit Hilfe eines 0.675 mm Ø gelben Spiralbohrers die Stop-Lok-Kanäle 2 mm tief in das Zwischenglied, oder die benachbarte Krone eingelassen. Die Tiefenmeßlehre überprüft die Eindringtiefe der Stiftkanäle. Diese werden unter Anwendung von Vaseline, die den Spiralbohrer fettet, mit niedriger Geschwindigkeit gebohrt. Der eingefettete Whaledent-Gewindeschneider wird in den Stiftkanal eingesetzt und das Gewinde sorgfältig geschnitten. Die Messung der Gesamttiefe des Stiftkanals erfolgt an der eingesetzten Restauration mit Hilfe der Omnidepth-Meßlehre. Ein Stop-Lok-Stift wird abgemessen und dementsprechend gekürzt. Beim Einzementieren der Restauration wird der Zement rund um die schwalbenschwanzförmige Retention und die Stifte verteilt, diese in die Haltevorrichtung gesetzt und eingeschraubt.

Wenn auf der Okklusalfläche der Schwalbenschwanzretention nicht genügend Platz für zwei Stop-Lok-Stifte vorhanden ist, können bukkolinguale, oder linguobukkale Stifte nach dem Einzementieren der Neurestauration angebracht werden. Der Techniker fertigt eine formgetreue Krone einschließlich schwalbenschwanzförmigem Patritzenteil, die

Karies

Abb. 29.14 Einarbeitung von Kronen in eine vorhandene Teilprothese.

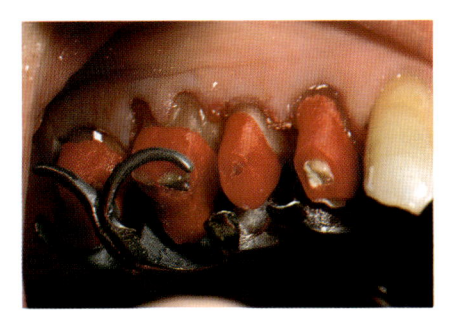

Abb. 29.14a DuraLay-Kappen wurden den Zahnstümpfen aufgesetzt; deren Herstellung erfolgte auf den Modellstümpfen im Labor. Anhand der Fensterungen in den DuraLay-Kappen kann überprüft werden, ob diese vollständig auf den darunterliegenden Stümpfen aufsitzen.

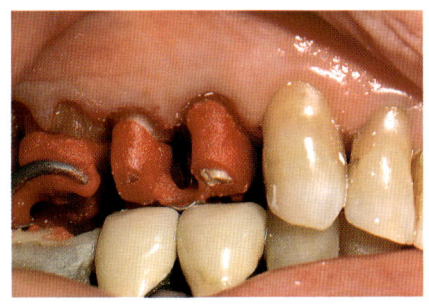

Abb. 29.14b Zwischen die Kappen und die leicht eingefettete Prothese wurde DuraLay geschichtet, ebenso auf die Kauflächen, um eine okklusale Registrierung herzustellen.

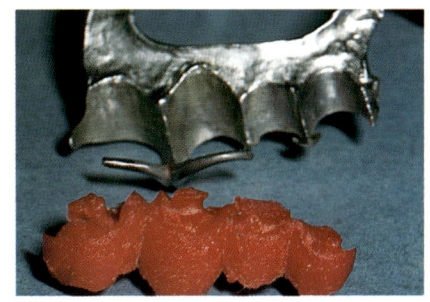

Abb. 29.14c Die lingualen Kronenwände liegen dem Modellgußgerüst exakt an.

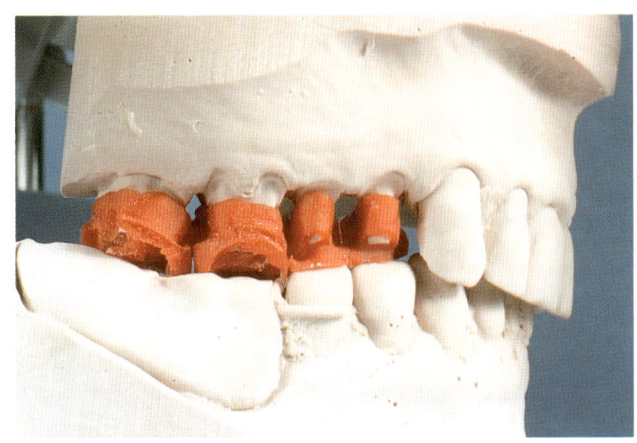

Abb. 29.14d Die Kappen wurden zum Einartikulieren der Modelle benutzt. Beachten Sie die Wiedergabe der Klammerarme. Weitere technische Einzelheiten ersehen Sie aus dem Anhang.

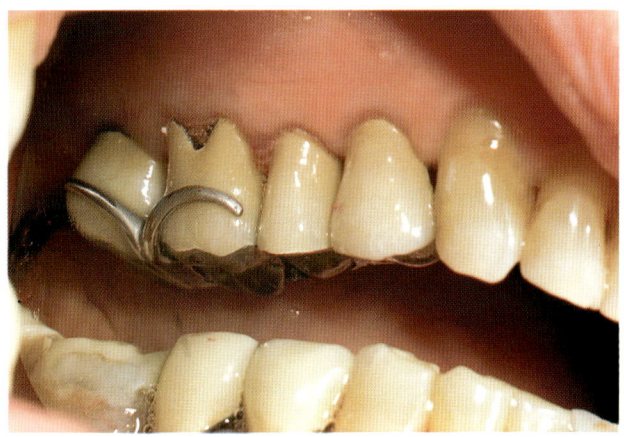

Abb. 29.14e Kronen und Prothese eingesetzt. Die Klammern liegen passiv an.

einzementiert wird. Durch die angrenzende Krone bohrt man nunmehr in die Schwalbenschwanzpatritze einen horizontal verlaufenden Stiftkanal, der möglichst durch den Schwalbenschwanz hindurch wieder bis in die Restauration reicht. Die Bohrung des Stiftkanals beginnt mit einem halbrunden Körnerbohrer, gefolgt von dem 0,675 mm Ø gelben Spiralbohrer und dem Gewindeschneider. Die Länge des Kanals wird abgemessen und der dementsprechende Stift eingeschraubt. Sollte er labial auffällig in Erscheinung treten, kann man den Stiftkanal versenken, den Schraubenkopf mit Opaquer abdecken und mit lichthärtendem Kompositharz verblenden. Wenn eine vollständige Durchbohrung der Schwalbenschwanzpatritze nicht möglich ist, sollte ein Thru-Lok-Stift verwendet werden, der sich in die äußere Krone einschraubt und als Retention in den Schwalbenschwanzteil hineinreicht.

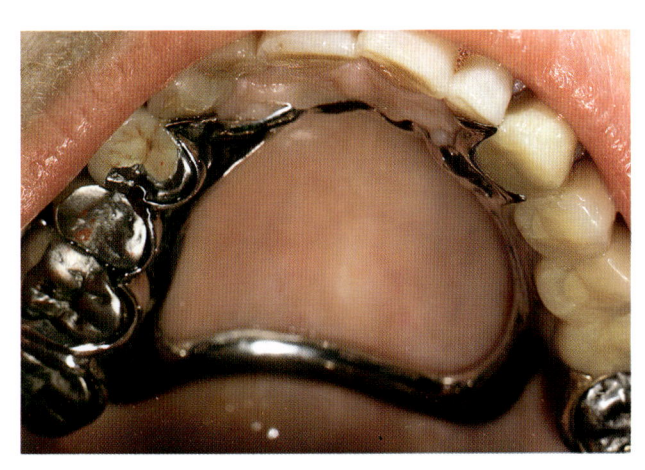

Abb. 29.14f Die Teilprothese lagert passiv an den Kronen.

Natürlich werden die Dinge vereinfacht, wenn die defekte Restauration der abnehmbare Teil einer festsitzend/beweglichen Brücke ist und das Patrizenteil als Verbindungselement bereits enthält.

Karies an einer Krone oder einem Zahn, der Pfeiler einer Teilprothese ist (Abb. 29.14) – Man kann eine neue Krone herstellen, die in die Prothese paßt ohne diese von dem Patienten einzubehalten. Folgende Technik findet dabei Anwendung:

1. Besuch
1) Abdrucknahme der vorhandenen Krone mit Polyvinylsiloxanmaterial in einem Quadranten-Abdrucklöffel;
2) Abnahme der vorhandenen Krone;
3) Nachpräparation des koronalen Zahnstumpfes;
4) Abdrucknahme;
5) Stellen Sie eine temporäre Krone her, indem Sie den Polyvinylsiloxanabdruck als Matrize benutzen.
6) Eine temporäre Krone wird wie folgt eingepaßt:
   a) beschleifen Sie die temporäre Krone außerhalb der Prothesenbestandteile, d.h. Gerüst, Verbindungsteile und Auflagen;
   b) bestreichen Sie die Innenseite der Prothese mit Vaseline;
   c) setzen Sie die Prothese und die temporäre Krone ein;
   d) tragen Sie zusätzlich selbsthärtenden Kunststoff an das Provisorium zwischen Krone und Prothesengerüst auf;
7) fertigen Sie eine DuraLay-Kappe auf dem Modellstumpf (s. Anhang). Wenn der Zahn wurzelgefüllt ist, kann man die DuraLay-Kappe direkt im Munde herstellen und spart damit einen Behandlungstermin.

2. Besuch
8) Setzen Sie die Kappe auf den präparierten Zahnstumpf und überzeugen sich von deren exaktem Sitz durch Fensterung oder eine andere örtliche Bestimmung (Abb. 29.14a);
9) schichten Sie DuraLay zwischen Kappe und alle durch Vaseline isolierte, angrenzende Prothesenbestandteile (Abb. 29.14b-c);
10) Kieferregistrierung (Abb. 29.14d);
11) hinsichtlich der einzelnen Laborschritte s. Anhang.

3. Besuch
12) Einprobe der fertiggestellten Krone;
13) Einzementieren der Krone und Einpassen der Prothese eine Stunde später (Abb. 29.14e-f).

Die Oberfläche der Krone, die mit einer Klammer in Berührung steht, kann in Metall ausgeführt werden, da sich die Klammer ohnehin dort befindet. Sie kann aber in diesem Bereich auch sorgfältig in Keramik gearbeitet werden; nur ist es weniger wahrscheinlich, daß die Klammer in diesem Falle noch passiv anliegt.

Chlorhexidin-Mundspülungen

0,2%-ige Chlorhexidinglukonat-Mundspülungen werden zweimal täglich über einen Zeitraum von 16 Tagen verordnet (Corsodyl – ICI).[36]

Fluoridspülungen – Nach meiner Erfahrung scheint der Patient eher zur Mitarbeit bereit, wenn er angewiesen wird, täglich eine Mundspülung mit Natriumfluorid (0,05%) vorzunehmen, als wenn man eine Spülung pro Woche (0,2%) verordnet. Jensen und Kohut (1988)[37] berichteten über die Ergebnisse einer Doppelblindstudie, die nachwies, daß fluoridierte Zahnputzmittel, die 1,100 ppm F in Form von Natriumfluorid enthielten, eine deutlich kariesreduzierende Wirkung sowohl gegen Zahnhalskaries als auch koronale Karies im Vergleich zu nicht-fluoridierten Zahnputzmitteln, aufwiesen. Die Studie betraf Patienten, die 54 Jahre und älter waren. Es scheint daher sinnvoll, Fluoridspülungen auch für Erwachsene, die kariesanfällig sind, zu verordnen und Fluorlacke (Duraphat – Woelm Pharma) an besonders anfälligen Stellen, speziell bei Zahnhalskaries, aufzutragen.

Kaugummi, der Xylit enthält

Das Kauen von Kaugummi, der Xylit enthält, kann nützlich sein.[38] Überprüfen Sie jedoch, ob der Patient unter Magenulzerationen leidet, da dies eine Kontraindikation für die Benutzung von Kaugummi zwischen den Mahlzeiten darstellt, weil dadurch die Magensaftproduktion angeregt wird.

Überwachung

Bei bestehender umfangreicher Karies oder Rezidiven nach obengenannten Behandlungsmaßnahmen, ist es ratsam, im Speichel Laktobazillus und Streptococcus mutans Auszählungen vorzunehmen und ebenso die Fließrate und die Pufferkapazität des Speichels zu überwachen (s. Seite 105).

Weitere Literaturangaben

Der interessierte Leser wird auf die Veröffentlichungen von Fisher und Morgan (1987) hinsichtlich weiterer Modifikationsmöglichkeiten an bereits vorhandenen Restaurationen hingewiesen.[39]

Pulpitis

Bezüglich der Diagnose siehe Kapitel 4. Gewöhnlich erfordert die Pulpitis eine endodontische Behandlung, die nachfolgend dargestellt wird.

Zahnfrakturen

Wenn an einem Zahn eine Fraktur festgestellt wird, ist eine Behandlung erforderlich (Kapitel 4). Der Zahn wird unter Kofferdam eröffnet. Vorausgesetzt der Zahn ist nicht irreparabel zerbrochen, kann man Brüche folgendermaßen behandeln:

(i) Die Behandlung von Brüchen quer durch das Dach der Pulpenkammer:
- Die Bruchstelle wird mit Kalziumhydroxid abgedeckt. Dieser Abschluß wirkt mehr durch Ätzwirkung antibakteriell und weniger als Speicher für Kalziumionen zu Reparaturzwecken;
- die Bruchstelle wird mit einer adhäsiven Thermolining z. B. Vitrabond (Kerr Co.) als Versiegelung gegen bakterielle Besiedlung abgedeckt;
- ein zementierter Kupferring bindet den Zahn zusammen und ermöglicht die Beobachtung, ob Beschwerden auftreten. Der Kupferring wird mit polymerverstärktem Zinkoxyd-Eugenolzement einzementiert. Wenn der Zahn sechs Wochen symptomlos bleibt, wird eine Amalgamfüllung gelegt (s. unten).
- auf jeder Bruchseite werden Stifte einzementiert und den Abschluß bildet eine dentinverhaftete Amalgamfüllung (Allbond 2 – Bisco, oder Amalgabond – Parkell und Tytin – Kerr).
- die endgültige Restauration folgt 3 bis 6 Monate später, vorausgesetzt, der Zahn ist noch immer beschwerdefrei. Hierfür eignet sich ein Onlay oder eine Krone;
- treten Erkrankungssymptome auf, ist eine endodontische Behandlung erforderlich. Es sollten Füllungstechniken zum Einsatz gelangen, die laterale Belastungen vermeiden, und der Zahn muß durch ein voll abdeckendes Gußobjekt versorgt werden.

(ii) Die Behandlung von Brüchen, die quer durch die Basis eines Zahnhöckers verlaufen:
- Entfernen des koronalen Höckeranteils zum Bruchspalt;
- Präparation des Zahnes für eine geeignete Restauration;
- Abdecken des freiliegenden Dentins;
- Eingliederung der Restauration.

Endodontie

Endodontische Mängel können häufig durch konventionelle endodontische Behandlungsmaßnahmen oder apikalchirurgische Maßnahmen therapiert werden.

Endodontische Therapie

Idealerweise sollte die Brücke abgenommen werden, um Karies zu beseitigen und Zugang zum Zahnstumpf zu gewinnen, da innerhalb umfangreicher Brücken die Zähne oft gedreht stehen und ein beträchtliches Perforationsrisiko besteht, wenn versucht wird, eine endodontische Behandlung durch die Krone vorzunehmen. Wenn die Abnahme der Krone nicht möglich ist, sollte der Zahnarzt:
(i) die gingivale Kontur der Zahnwurzel palpieren, um die Längsachse des Zahnes zu bestimmen;
(ii) Röntgenbilder aus zwei verschiedenen Projektionswinkeln herstellen, um etwaige Rotationen des Pfeilerzahns festzustellen;
(iii) gegebenenfalls die Präparationsmodelle herbeischaffen, die zur Herstellung der vorhandenen Brücke dienten. Aus diesem Grund ist es immer angebracht, die Arbeitsmodelle aufzubewahren;
(iv) einen besonders großen Zugang durch die künstliche Krone hindurch anlegen, um einen besseren Überblick über die koronale Stumpfanatomie zu gewinnen.

Akute Prozesse
- Lüftung durch das Weichgewebe durch Inzision mit einem Skalpell Nr. 11, wenn eine fluktuierende Auftreibung zu ertasten ist;
- bei beträchtlicher Größe der Wunde wird ein T-förmiges Stück sterilen Kofferdams eingelegt, wobei der Kopf des T in die Inzision ragt. Der Drain wird nach 48 Stunden wieder entfernt;
- eröffnen Sie die Pulpenkammer und irrigieren mit 2%-iger Natriumhypochlorit-Lösung;
- Reinigen des Wurzelkanals, Trocknen und Einbringen einer Kalziumhydroxideinlage;
- die Abdichtung erfolgt mit einem Wattepellet und ZnO-Verschluß;
- verordnen Sie ein Antibiotikum, z.B. Amoxicillin 500 mg, alle 8 Stunden für 5 Tage, wenn der folgende Befunde vorliegen:
  - Zellulitis;
  - phlegmonöser Prozeß;
  - Fieber und allgemeine Abgeschlagenheit;
  - Risiko einer bakteriellen Endokarditis, wobei eine geeignete prophylaktische Antibiotikatherapie eingeleitet wird, z.B. mit 3 g/die Amoxicillin, 1 Stunde vor Beginn der Behandlung;
- legen Sie eine Kultur von aspiriertem Eiter an, um sicher zu gehen, daß die richtigen Antibiotika verordnet werden;
- vereinbaren Sie innerhalb der nächsten 24 Stunden Kontaktaufnahme mit dem Patienten, um Näheres über dessen Befinden zu erfahren;
- wenn die Beschwerden ohne Besserung weiterhin fortbestehen, wiederholen Sie die Spülung, vorsichtige Reinigung, Trocknung und Kalziumhydroxideinlage und verschließen den Kanal erneut;
- nach der Ausheilung vollenden Sie die Wurzelkanalfüllung.

Apikale Chirurgie

Indikationen und Kontraindikationen werden ausführlich in Standard-Lehrbüchern über Endodontie beschrieben. Die Durchführung der WRS ist angezeigt bei:
- unvollständigen und defekten Wurzelkanalfüllungen, die nicht entfernt werden können;
- abgebrochenen Wurzelkanalinstrumenten;
- gescheiterten Wurzelfüllungen und Wurzelstiften;
- unverhältnismäßig stark gekrümmten Wurzelkanälen;
- Perforationen;
- apikal überstopftem Füllungsmaterial;
- zystischen Veränderungen.

Restauration

Es ist interessant zu wissen, daß Reuter und Bose (1984)[40] nach Wurzelbehandlungen, die durch vohandenen Brückenersatz hindurch vorgenommen wurden, über eine hohe Mißerfolgsrate berichteten. Weiterhin verzeichnete Randow (1986) eine hohe Anzahl von Mißerfolgen, wenn endständige Pfeilerzähne wurzelbehandelt wurden.[41] Randow und Glantz (1986)[42] verwiesen darauf, daß der Grund hierfür bei dem Patienten zu suchen ist, der devitale Zähne wesentlich stärker als vitale belastet, weil bei der Biegung des Zahnes keine Pulpenreaktion erfolgt. Obgleich gegenwärtig kein wissenschaftlicher Beweis vorliegt, der nachweist, daß Zähne, die durch vorhandene Brückenpfeiler hindurch endodontisch behandelt werden, durch Wurzelstiftaufbauten versorgt werden müssen, sollten folgende Punkte beachtet werden:

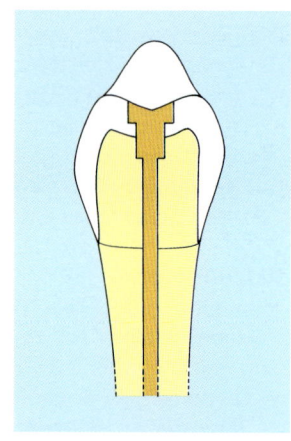

Abb. 29.15 Wurzelstift in vorhandener Krone. Achten Sie auf die horizontale Versenkbohrung, um den Wurzelstift mit der vorhandenen Krone zu verriegeln.

(i) Retention und Festigkeit der vorhandenen Krone – Wenn der Zahnstumpf innerhalb der Krone durch die endodontische Behandlung beträchtlich geschwächt wurde, ist es erforderlich, die Retention und Festigkeit der Krone zu verstärken. Dies ist Grundlage für einen Stiftaufbau. Ein Wurzelstift, der koronal eine horizontale Stufe einschließt ist zu empfehlen, da die horizontale Stufe beim Einzementieren die Krone mit dem Wurzelstift verschlüsselt. Dies wird am besten durch direkte Modellierung erreicht, indem man z.B. einen Edelmetallstift benutzt und diesen im Munde direkt mit DuraLay aufbaut. Die Einzementierung des gegossenen Stiftes (s. Anhang) erfolgt mit Zinkphosphat- oder Glasionomerzement (Abb. 29.15). Die Auswertung der Literatur über Wurzelstifte (Kapitel 8) begünstigt mehr zementierte, parallelwandige Stifte als jede Form von Gewindestiften. Einen vorgefertigten Stift (vorzugsweise aus Titan) kann man einzementieren und den okklusalen Verschlüsselungsteil mit Kompositharz oder Amalgam aufbauen.

(ii) Beweglichkeit – Die Wurzel eines stark gelockerten Zahnes ist einer geringeren Drehkraft unterworfen, als die eines festen Pfeilers. Im ersten Fall bewegt sich die Wurzel, während die feste Wurzel der Drehkraft unterliegt. Ein fester Pfeilerzahn erfordert daher mehr interne Abstützung.

(iii) Die Höhe des Alveolarknochens – Wird zur Abstützung einer Krone ein Wurzelaufbau benötigt, ist der Wurzelstift bei der Verteilung der einwirkenden Kräfte auf die Wurzel äußerst wirkungsvoll, wenn der Wurzelanteil, der den Wurzelstift aufnimmt, von Knochen umgeben ist. Es ist besonders riskant, wenn das Stiftende mit dem Alveolarrand abschließt. Weil der über dem Alveolarrand stehende Wurzelanteil sich leichter biegen kann, als derjenige, der unter dem Alveolarrandniveau liegt, besteht die Gefahr einer horizontalen Wurzelfraktur in Höhe des Stiftendes. Parodontal behandelte Zähne, die noch über einen wesentlichen Knochenanteil verfügen, können daher ohne Stiftverstärkung auskommen.

Zusammenfassend kann gesagt werden, parodontal erkrankte Zähne mit guten koronalen Stümpfen benötigen keine Stiftaufbauten; aber gut abgestützte Wurzeln mit schwachen koronalen Stümpfen bedürfen dieser Maßnahmen. Offenbar liegt zwischen diesen beiden Extremen ein große Zahl von Behandlungsfällen, die individuell beurteilt werden müssen.

Mängel unter Zwischengliedern

Zahnfleischentzündungen unter Brückengliedern werden folgendermaßen behandelt:

- in schwerwiegenden Fällen 400 mg Metronidazol, alle 12 Stunden über 5 Tage;
- Chlorhexidin 2%-ige Mundspüllösung oder Irrigation (Corsodyl – ICI);
- Anwendung von Zahnseide unterhalb des Zwischengliedes;
- elektrochirurgische Gingivoplastik (sorgen Sie dafür, daß in entfernteren Bereichen durch Metallkontakt der Elektrode an niedrigen Brückenteilen keine Verbrennungen entstehen);
- Formkorrektur des Zwischengliedes;

Diese Maßnahmen sind gewöhnlich zeitlich begrenzte Lösungen und eine Erneuerung der Brücke wird oft notwendig.

Neuromuskuläre Störungen

Die Erhaltungstherapie kann folgende Maßnahmen erfordern:

Okklusale Stabilisierungsschiene

Bei fazialer Arthromyalgie in Verbindung mit Bruxismus kann eine okklusale Stabilisierungsschiene dazu beitragen, die mandibulo-maxillären Beziehungen zu stabilisieren. Sie bewirkt außerdem, daß die Knirschgewohnheit auf einer polierten Oberfläche sich nicht so destruktiv auswirkt, wie Störkontakte, die auf umfangreichen, planlos gefertigten Restaurationen häufig auftreten. (zur Herstellung, s. Anhang). Hinsichtlich der klinischen Maßnahmen siehe Kapitel 4.

Im Idealfall trägt der Patient die Schiene Tag und Nacht, obwohl ausschließlich nächtliches Tragen akzeptabel ist. Nachdem die akuten Beschwerden vorüber sind, kann der Patient die Schiene weglassen, außer in Streßphasen. Wenn er erst begriffen hat, daß ihm, falls erforderlich, eine 'Krücke' zur Verfügung steht, kann der Patient oftmals seine Situation akzeptieren und umfangreiche Neurestaurationen vermeiden.

Okklusales Einschleifen

Selbst bei großen okklusalen Unstimmigkeiten ist es unklug, mit okklusalem Einschleifen zu beginnen, bis sich die Schienentherapie als nützlich erwiesen hat. In der Tat ist es gewöhnlich im Anschluß an eine solche Therapie unnötig, die Okklusion einzuschleifen (Kapitel 26). Sollte sich dies jedoch als notwendig erweisen, was selten der Fall ist, muß man Studienmodelle in den Artikulator setzen und die Schleifkorrekturen planen, bevor die Restaurationen abgeändert werden. Nur allzu leicht kann der Patient Klage erheben, daß die vorhandene Brücke zerstört wurde und die Frage stellen, wer für die Kosten einer Neuanfertigung die Verantwortung trägt.

Die Symptome des Patienten sind häufig psychogenen Ursprungs und stehen nicht in Zusammenhang mit der Okklusion, selbst wenn okklusale Unstimmigkeiten vorliegen, gibt es keine Indikation zum Einschleifen der okklusalen Oberflächen. Wird ein okklusaler Bißausgleich vorgenommen, so kann dies dazu führen, daß unnötiger Ersatz von Restaurationen anfällt, und/oder die Aufmerksamkeit des Patienten 'auf den Biß' gelenkt wird bzw.ein Phantombiß-Syndrom sich einstellt (Kapitel 27). Die Behandlung kann sich als extrem schwierig oder unmöglich erweisen, indem der Patient nie eine bequeme Position findet, um den Unterkiefer einzustellen. Dies ist umso wahrscheinlicher, wenn der Patient einen Rechtsstreit gegen den früheren Zahnarzt in Betracht zieht. Daher ist die Erhebung einer detaillierten Krankengeschichte wichtig, bevor irgendwelche Veränderungen an einer Oklusion vorgenommen werden.

Medikation

Wenn die Krankengeschichte entscheidende psychogene Faktoren aufdeckt, ist eine medikamentöse Unterstützung indiziert. Die Behandlung besteht aus beratender Zuwendung und den Einsatz trizyklischer Antidepressiva (Kap. 27).

Technische Fehler

Hierunter zählen Zementierungsfehler und/oder Defekte an den Restaurationen oder Zahnfrakturen.

Zementierungsfehler

Behandlungsoptionen sind:
- Wiedereinzementieren;
- Wiedereinzementieren plus Wurzelstiftaufbau;
- Entfernen der Wurzel;
- Neuanfertigung.

Wiedereinzementieren

Eine einzelne gelöste Krone kann man wieder einzementieren, wenn der Kronenrand nicht beschädigt ist und der Zahnstumpf bestenfalls nur minimale Karies aufweist. Gelegentlich wird ein Thru-Lok-Stift (Whaledent) benutzt, um Festigkeit und Retention zu verstärken. Nach Abnahme der Krone läßt sich mit dem Tastzirkel ein Bereich mit angemessener Dicke (im Idealfall 1,5 mm) feststellen. Die ausgesuchte Region sollte bei der Bohrung eines horizontalen Kanals die Pulpa nicht gefährden. Gelöste Brücken können in gleicher Weise behandelt werden. Es ist jedoch zwingend notwendig, folgende Gegebenheiten zu überprüfen:

- daß Karies nicht den koronalen Zahnstumpf zerstört hat, bzw. daß der Stumpf ausreicht, um Retention und Festigkeit für die wiedereinzementierte Krone zu gewähren;
- daß sich die Karies nicht bis an oder unter den Kronenrand ausgedehnt hat;
- daß auf die Restauration einwirkende horizontale Okklusalkräfte nicht zur Wiederholung der Zementierungspanne führen werden, ungeachtet der Unterstützung durch eine Schraubenretention;
- daß durch die Brückenkonstruktion nicht unzulässige Drehmomente an der Brücke auftreten, denen die Kronenform nicht widerstehen kann;
- daß der Sitz des Gußobjektes paßgenau ist und Retention sowie Festigkeit nach der Wiedereingliederung gewährleistet sind.

Wiedereinzementierung bei ungünstiger Krankengeschichte

Manchmal sind mehrere Pfeilerkronen einer umfangreichen Brückenarbeit bei einem Patienten gelöst, dessen Gesundheitszustand stark beeinträchtigt ist und der sich möglicherweise einer ausgedehnten Neurestauration nicht unterziehen kann, so daß der Verlust der Brücke Vollersatz oder eine Hybridprothese bedeuten würde. In diesen Fällen kann die Brücke wiedereinzementiert werden, soweit keine endodontischen Komplikationen auftreten.

Man muß dabei hinnehmen, daß sich unter den Kronen Karies verbergen kann und die Behandlung ohnehin nur als 'vorübergehende' Maßnahme zu betrachten ist. Die folgende Technik kann jedoch manchmal angewendet werden und ist besonders für gelockerte Brückenpfeiler geeignet.

Technik

Man muß sich vergewissern, daß die Brücke von ihren darunterbefindlichen Zahnpfeilern angehoben werden kann und einen Spalt am Kronenrand freigiebt. Eine Zugangskavität wird an der okklusalen oder lingualen Kronenfläche angelegt, gerade um den Nadelansatz einer 1 ml-Insulinspritze aufzunehmen (Abb. 29.16a). Die Brücke wird nunmehr zur Öffnung des Marginalspaltes von den Zahnpfeilern abgehalten. Durch die Zugangskavität bläßt man anschließend Luft, um den Zahnstumpf zu trocknen. (Gelegentlich hilft es, wenn man den eingefetteten Spritzenansatz mit Kompositharz in der Zugangskavität versiegelt, bevor die Luft durch die Spritze geblasen wird). Daraufhin erfolgt das Anrühren eines geeigneten Zementes. (eine sinnvolle Wahl sind Glasionomere wegen ihrer guten Fließeigenschaften und Fluoridfreisetzung). Nach dem Füllen der Spritze mit dem Zement wird dieser mit dem Spritzenkolben durch die Zugangangskavität gepreßt; er tritt an den Kronenrändern

Abb. 29.16 Wiedereinzementieren eines Brückenpfeilers bei einem durch Krankheit beeinträchtigten Patienten.

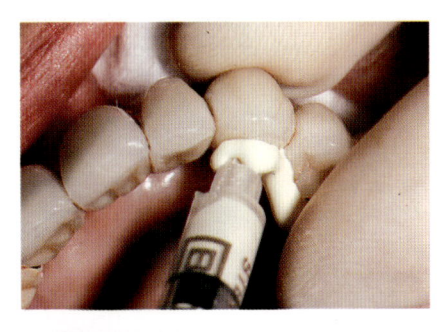

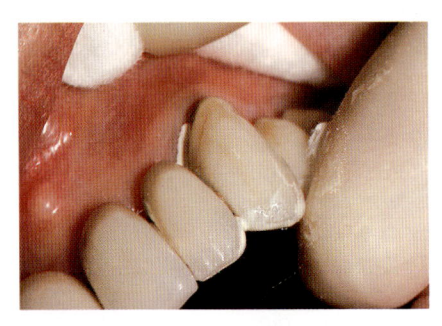

Abb. 29.16a An der Palatinalfläche der gelösten Krone wurde eine Zugangskavität angelegt, die den Kanülenansatz einer 1 ml-Insulinspritze aufnimmt. Die Spritze wird mit Glasionomerzement gefüllt, die innere Kronenfläche mit einer Luftdüse getrocknet und der Zement durch die Öffnung eingespritzt, während man die Krone koronal fest andrückt.

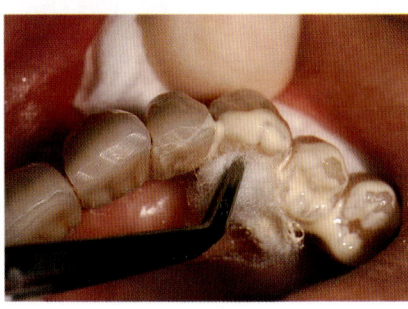

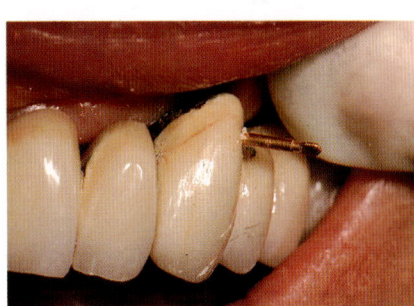

Abb. 29.16b Der Glasionomerzement tritt am Kronenrand aus.

Abb. 29.16c Die Krone wird angedrückt und ein Wattepellet preßt den Zement durch die Zugangskavität.

Abb. 29.16d Ein horizontaler Stop-Lok-Stift wird angebracht, um Retention und Festigkeit zu unterstützen. Drei Jahre später, nach Besserung des Gesundheitszustandes, wurden weitere Zahnbehandlungen vorgenommen.

aus (Abb. 29.16b). Nun entfernt man die Spritze, übt mit einem Wattepellet an der Zugangskavität Druck aus und setzt die Brücke fest, wobei der Zement an allen Seiten unterhalb der Kronenränder austritt (Abb. 29.16c). Anschließend kann ein horizontaler Thru-Lok- oder Stop-Lok-Stift eingeschraubt werden, um Retention und Festigkeit zu erhöhen (Abb. 29.16d).

Obwohl kaum eine dauerhafte Lösung, kann sich diese Technik jedoch als außerordentlich hilfreich erweisen.

Wiedereinzementieren plus Stiftaufbau

Wenn sich die Karies bis in die Pulpenkammer ausgedehnt hat, oder der Zahn devital wurde, die Krone jedoch noch einen guten Randschluß aufweist, ist die folgende Technik gelegentlich anwendbar:

Technik

Der Zahn wird endodontisch behandelt und ein Stiftkanal präpariert. Der Stiftkanal sollte im Idealfall:

- so lang wie die Krone sein, die wiedereinzementiert werden soll;
- wenigstens 5 mm vor dem röntgenologisch dargestellten Apex enden;
- parallelwandig präpariert werden;
- eine horizontale Stufe einschließen.

Ein parallelwandiger Edelmetallstift (Parapost – Whaledent) wird in den Wurzelkanal eingesetzt und auf seine Länge überprüft. Dann wird der Stift wieder entfernt und der Kanal mit einer wasserlöslichen, nicht toxischen Separierlösung benetzt (Isolit – Degussa). Das Innere der Krone muß auf Unterschnitte untersucht werden. Sind solche vorhanden, werden diese mit einem Hartmetallbohrer beseitigt, oder mit Glasionomerzement ausgeblockt. Die Isolierung des Kroneninneren erfolgt mit Vaseline.

Der Stift wird wieder in den Zahn reponiert und die Krone auf ihren Sitz überprüft. Sollte der Stift das vollständige Aufsetzen der Krone verhindern, muß er gekürzt werden. Nach dem Entfernen der Krone erfolgt die Fertigstellung des Wurzelstiftes, wie in Kapitel 8 beschrieben: mittels DuraLay wird der koronale Stiftanteil zum Teil aufgebaut und wenn das DuraLay abgebunden hat, mit der Krone wieder auf Paßform überprüft. Nun füllt man das Innere der mit Vaseline isolierten Krone mit einer dünnen DuraLay-Mischung und stülpt die Krone fest über den Zahnstumpf. Es ist sinnvoll, in der Krone eine kleine Lüftungsöffnung anzulegen, so daß überschüssiges DuraLay entweichen kann. Wenn der DuraLay-Überschuß am Zahn anzeigt, daß die Abbindung stattgefunden hat, wird die Krone abgenommen. Mit etwas Glück bleibt der Stiftaufbau im Zahn haften, aus dem er sich leicht entfernen läßt. Oft bleibt der Stiftaufbau jedoch in der Krone stecken, wenn man diese vom Zahnstumpf abzieht. In diesem Falle ergreift man vorsichtig mit einer Pinzette den Stift und klopft mit dem Ende einer zweiten Pinzette oder einem Hämmerchen auf den Griff. Gewöhnlich wird sich die Krone von dem Stiftaufbau lösen und von der Helferin in der Hand, oder auf einer weichen Unterlage aufgefangen. Daraufhin läßt man den Wurzelstiftaufbau einbetten und gießen (s. Anhang). Das apikale Ende des Wurzelstiftes wird sodann um 0,5 mm gekürzt und der Stumpfaufbau leicht sandgestrahlt, so daß im Anschluß an die Zementierung des Stiftes – der niemals ganz exakt sitzt – genügend Platz für den Zement zwischen Stumpfaufbau und Krone verbleibt, damit diese voll aufsitzt. Nach Befestigung des Stiftaufbaus muß der marginale Randschluß der Krone vor dem Einzementieren noch einmal überprüft werden. Nach der abgeschlossenen Zementierung erfolgt der Verschluß der Lüftungsöffnung.

Entfernen der Wurzel

Wie zuvor beschrieben (s. Seite 431), kann unter der Bedingung, daß genügend Ankerkronen verbleiben, eine Wurzel unterhalb der Brücke durchtrennt und anschließend entfernt werden.

Neuanfertigung

Die beste Lösung bei Zementierungs-Pannen ist, den Zahn neu zu präparieren und die gelöste Einheit durch eine Neurestauration zu ersetzten.

Immer wenn Zementierungs-Pannen sich einstellen, muß die Okklusion überprüft und wo notwendig, modifiziert werden, um exzessive Horizontalkräfte oder Drehmomente, die auf die Restaurationen einwirken, auszuschalten. Oft ist es auch angebracht, eine okklusale Stabilisierungsschiene zu verordnen, welche die Krafteinwirkungen breiter verteilt.

Bruch im Brückenverband
Technik

(i) Okklusale Stabilisierungsschiene
Die Herstellung einer klarsichtigen Kunststoff-Stabilisierungsschiene stellt eine einfache Methode dar, mit deren Hilfe eine gebrochene Brücke, die funktionsuntüchtig ist, sei es für kurze, oder auch längere Zeit, tragbar werden kann.

(ii) Reparatur
Schwalbenschwanzreparatur: eine gebrochene Verbindung kann manchmal repariert werden, indem man beiderseits des Bruchspaltes je eine schwalbenschwanzförmige Kavität präpariert (Abb. 29.1). Daraufhin wird ein gegossenes Verbindungsteil hergestellt, und vor Ort einzementiert und mittels Whaledent-Stop-Lok-Stiften verschraubt. Das Gußteil kann man entweder direkt oder indirekt fertigen. Noch besser ist, den Brückenabschnitt zu entfernen und diesen, wie unten beschrieben, einschließlich einer Schwalbenschwanzverankerung zu erneuern.

Teilweise gelöste Brücken

Unter Umständen kann man die Brücke mittels des Higa-Brückenabnahmegerätes entfernen (s. Seite 162). Wenn das erfolglos ist, wird die Brücke durchtrennt, die gelösten Einheiten werden entfernt und durch ein Reparaturteil mit Schwalbenschwanzverankerung sowie Stop-Lok Verschraubung ersetzt. Es ist besser, die gelösten Teileinheiten nach deren Entfernung zu erneuern und den schwalbenschwanzförmigen Patrizenteil in das Gußobjekt zu intergrieren. Eine genaue Schätzung des benötigten Zeitaufwands und der anfallenden Kosten muß vorgenommen werden, und man sollte keine Zeit mit dem Versuch verschwenden, die Brücke insgesamt herunterzuklopfen und dabei Gefahr laufen, daß Brückenpfeiler abbrechen. Die schwalbenschwanzförmige Matrize kann in das neue Gußobjekt einbezogen werden und gestaltet es damit ein wenig 'handlicher'. Die Schwalbenschwanzverankerung wird, wie zuvor beschrieben, entweder mit vertikalen Stop-Lok-Stiften oder horizontalen Thru-Lok-Stiften befestigt.

Ausgebrochene Facetten (Abb. 29.17)

Keramikbrüche können unter Verwendung von Kompositharz und Haftvermittlern repariert werden. Für eine erfolgreiche Reparatur sind diejenigen Frakturen geeigneter, die durch ein plötzliches externes Trauma entstehen. Weniger günstig sind solche Brüche, die sich infolge funktioneller, oder durch Bruxismus bedingter Einwirkungen ereignen, weil dieser Umstand besagt, daß das Metallgerüst unzweckmäßig gestaltet und/oder die Okklusion nicht genügend beachtet wurde. Die Reparatur wird einen Konstruktionsfehler der stützenden Substruktur nicht korrigieren.

(i) Brüche innerhalb der Keramik
Wenn möglich, sollte Kofferdam angelegt werden. An Stellen, an denen die frakturierte Einheit Teil einer festsitzenden Brücke oder Stegkonstruktion ist, kann der Gummi unterhalb der Verbindungen vernäht werden. Die ausgebrochene Keramikoberfläche wird mit einem feinen Diamanten angerauht. An der Bruchkante präpariert man besser eine Stoßverbindung als einen Federrand. Wenn die Keramik dick genug ist (1 mm oder mehr), können manchmal peripher kleine Unterschnitte mit einem umgekehrten Diamantkegel Nr. 1/2 angelegt werden. Ein kleines Strahlgerät gelangt zum Einsatz, um die Keramik mit 50 mμ Aluminiumoxidpulver feinzustrahlen.

Wenn kein Feinstrahlgerät zur Verfügung steht, oder der Zahnarzt besorgt ist, er könnte Alumiumoxid einatmen, kann Fluorwasserstoffsäure-Gel (9,5% – Ultradent) verwendet werden, das die Keramik vor der Silanisierung ebenso zuverlässig anätzt und die Haftkraft steigert. Man läßt das Gel 4 Minuten einwirken und spült mit Wasser ebenfalls 4 Minuten lang. Wegen der hohen Giftigkeit der Säure ist es wichtig, daß:

- die Augen des Patienten, des Behandlers und der Helferin sicher geschützt werden,
- der Behandler und die Helferin Handschuhe tragen,
- Kofferdam angelegt wird,
- der Patient mit Tüchern abgedeckt wird, um die Haut vor Spritzern zu schützen.

Die Oberfläche wird dann im feuchtigkeitsfreien Luftstrom getrocknet (hierfür eignet sich auch ein kleiner Haartrockner) und ein Silan-Haftvermittler aufgetragen (z.B. Scotchprime –

Abb. 29.17 Reparatur ausgebrochener Keramik.

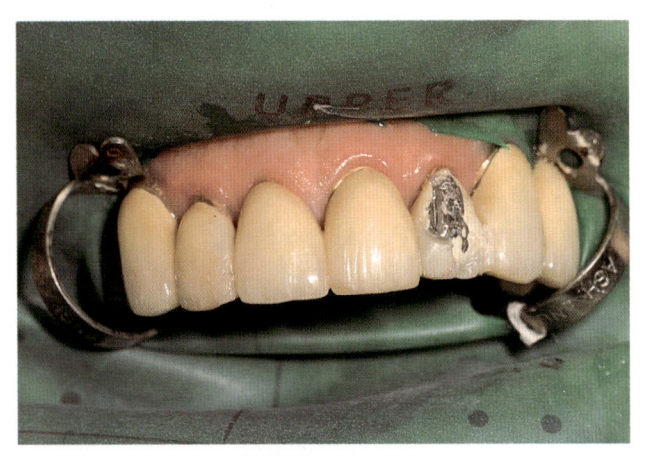

Abb. 29.17a Verblockte Einheiten; Zahn 22 ist ausgebrochen. Kofferdam wurde von 13 bis 24 vorbereitet und die gestanzten Löcher durch Schnitte miteinander verbunden. Zwei Halteklammern fixieren den Kofferdam bei 13 und 24.

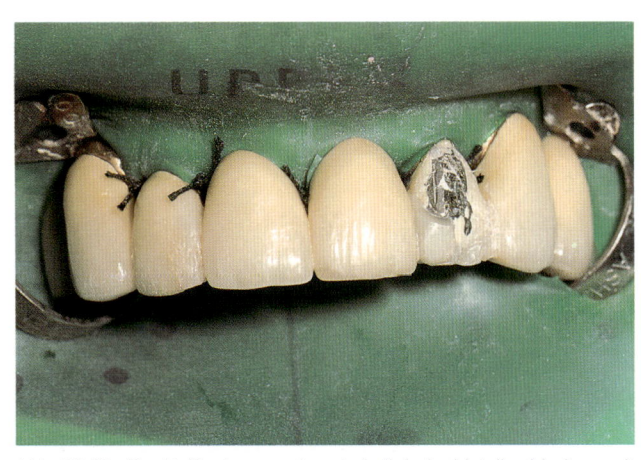

Abb. 29.17b Der Kofferdam wurde unterhalb jeder Metallverbindung mit schwarzer Seide zusammengeheftet (Dr. R. Jordan – nach persönlicher Vereinbarung).

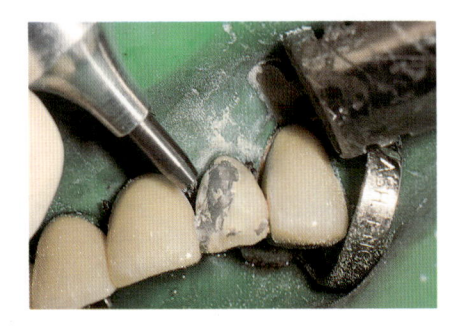

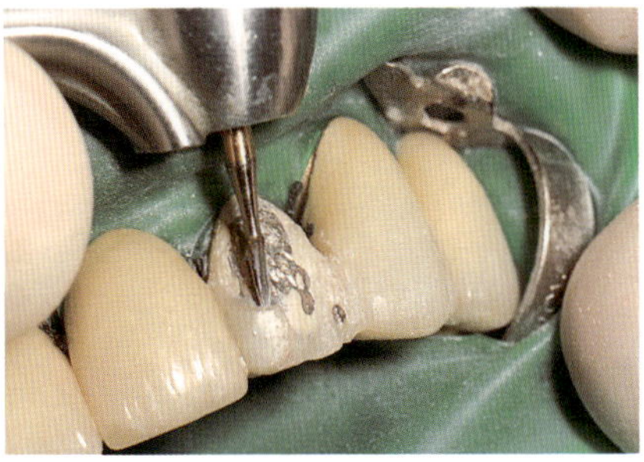

Abb. 29.17c Abtragen der Metalloberfläche mit einer Abstrahlvorrichtung und 50 mµ feinem Aluminiumhydroxid.

Abb. 29.17d Wo eine dicke Keramikschicht verbleibt, wird diese mit leichten Unterschnitten versehen.

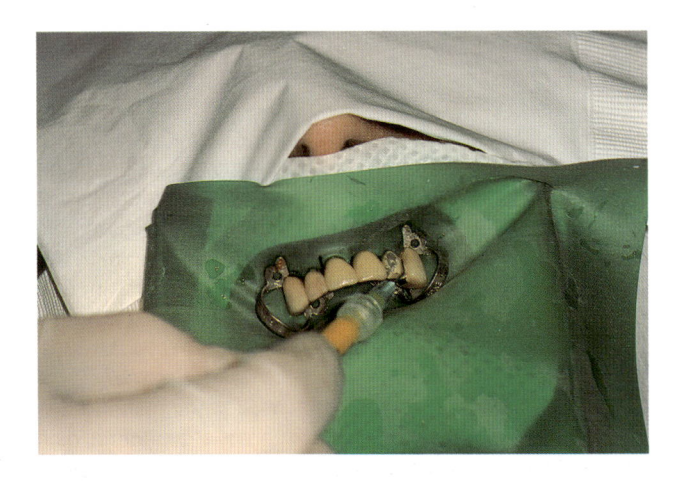

Abb- 29.17e Die Keramik wird mit 9,5%-iger Fluorwasserstoffsäure angeätzt. Sorgen Sie dafür, daß der Patienrt gegen zufällige Spritzer hinreichend geschützt ist; beachten Sie die Abdeckung des Gesichts.

3M Company oder Kerr-Porcelain-Primer). Diese Wirkstoffe müssen auf eine säurebehandelte Keramikoberfläche aufgetragen werden. Wurde Fluorwasserstoffsäure verwendet, kann das Silan direkt auf die Keramik aufgebracht werden. Wenn Fluorwasserstoffsäure nicht zur Anwendung kam, muß man die Oberfläche mit Orthophosphorsäure vorbehandeln. Das Silan wird 10 Sekunden lang vorsichtig aus einer Entfernung von 10 cm mit trockener Luft angeblasen und vor dem Auftragen eines Hybrid-Komposits mit einer dünnen Haftvermittlerschicht, z.B. Scotchbond (3M Company), bedeckt.

Cochran et al. (1988)[43] berichteten, daß Kerr's Reparaturmaterial sowohl auf angerauhter, wie glasierter Keramik haftet und keine Demarkationslinie entsteht, die sich gewöhnlich zwischen einem Reparaturkomposit und der angrenzenden glasierten Keramik ausbildet. Arnold et al. (1989)[44] berichteten, daß Scotchprime gute Ergebnisse brachte und durch das Vorhandensein von Autoglaze nicht beeinträchtigt wurde. Bailey (1989)[45] stellte fest, daß die Haftkraft variiert, je nachdem ob die Keramik wasserhaltig, oder trocken ist. In vitro-Studien werden üblicherweise auf trockener Keramik durchgeführt (welche die höchste Haftkraft ausweist), klinisch ist die Keramik jedoch wasserhaltig. Kerr's Keramik-Reparaturmaterial und Scotchprime ergaben ähnliche Resultate; beide Materialien unterschieden sich durch große Standardabweichungen, daher können auch nachfolgend unterschiedliche klinische Ergebnisse erwartet werden. Die

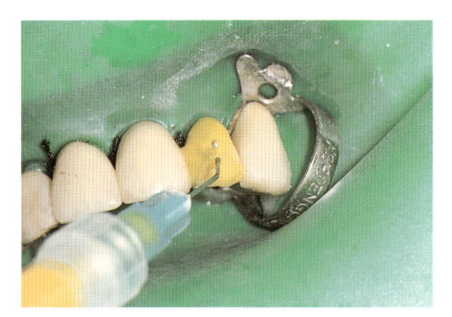

Abb. 29.17f Wenn die vollständige labiale Bedeckung mit Kompositharz erforderlich ist, ätzt man die gesamte Oberfläche 4 Minuten lang.

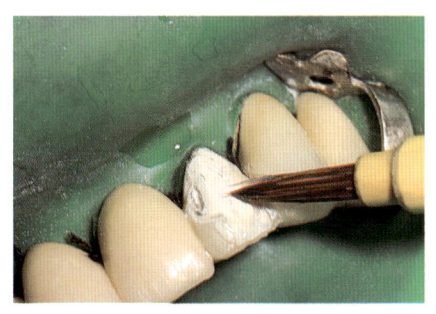

Abb. 29.17g Tragen Sie einen Metall-Haftvermittler auf die Metallfläche auf (z.B. Coverup 2 – Parkell, oder Allbond – Bisko), sowie Silan und einen Haftvermittler auf die Keramik. Bedecken Sie das Metall mit einer Opaquerschicht (Allbond 2 oder Panavia Opaquers).

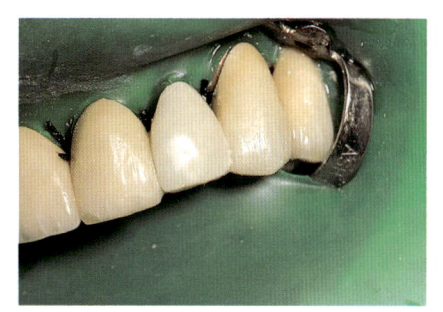

Abb. 29.17h Schichten Sie lichthärtendes Hybrid-Kompositharz auf die gesamte Zahnfläche und färben die Oberfläche, falls erforderlich, mit Palaseal und Keramik-Malfarben, oder beziehen die Farbe in die Kompositharzschichtung ein.

Abb. 29.17i Die fertiggestellte Facette.

Abb. 29.17j Zahn 43 zeigt den wurzelbehandelten mesialen Haltepfeiler der Seitenzahnbrücke eines älteren Patienten. Der Kofferdam wurde am Zwischenglied bei 44 befestigt, indem ein Holzkeil durch die gestanzte Öffnung des 43 unter der Metallverbindung zwischen 34 und 44 bis nach lingual hindurchgeführt wurde. Eine Stop-Lok-Schraube wird eingesetzt und dient als Retention für das Reparaturmaterial.

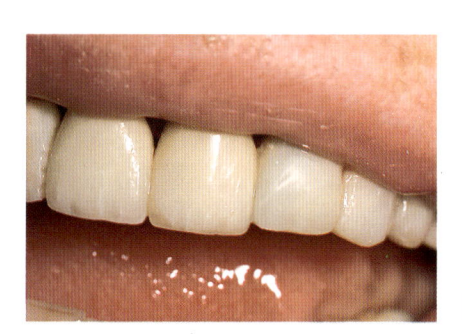

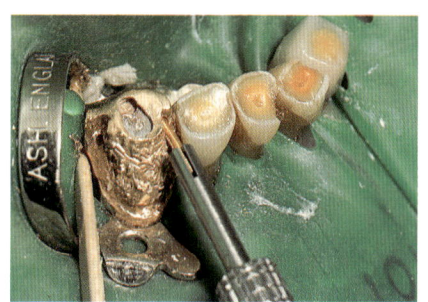

Reparatur wird tunlichst mit einem Hybrid-Kompositharz ausgeführt, da dieses Material bruchunempfindlicher, als ein mikrogefülltes Kunstharz ist.[46]

Es kann vorteilhaft sein, die gesamte labiale Oberfläche anzuätzen und mit Kompositharz abzudecken. Dies verstärkt die Haftkraft und gestaltet die Farbwahl weniger kritisch, weil der Übergang zwischen Komposit und Keramik unsichtbar bleibt. Es vermindert auch das Risiko einer Demarkationslinie, die sich am Übergang des Komposits zur Keramik ausbildet. Eine alternative Methode besteht auch darin, die gesamte Facette herunterzuschleifen und durch eine Keramik-Verblendschale zu ersetzen. Beide, die Verblendung und die Keramik auf der Krone müssen vor der Verklebung mit Fluorwasserstoffsäure angeätzt werden. Die Reparatur kann durch die Verwendung des kürzlich neu eingeführten All-Bond-2-Systems (Bisco Products, Itaska) erleichtert werden. Die Haftkraft und die Einfachheit der Verarbeitung weisen darauf hin, daß dies ein effizientes Materialsystem darstellt.[47] Die Technik wird nachfolgend beschrieben.

(ii) Frakturen, die das Metallgerüst freilegen

Obgleich die Hersteller von Reparatursätzen vorgeben, daß die Adhäsion ausreicht, sollten vorzugsweise obendrein mechanische Retentionen vorgesehen werden. Weil in erster Linie die Keramikbindung sich als zu schwach erwiesen hat, gilt für die Reparatur, je stärker, desto besser.

Die restliche Keramik wird von dem darunterliegenden Metall entfernt, um eine Metalloberfläche freizulegen, die groß genug ist, ein oder zwei Stop-Lok-Stifte aufzunehmen und die Präparation einiger Unterschnitte an dem Metallgerüst vorzunehmen. Wie zuvor beschrieben, wird der Stop-Lok-Stift eingesetzt, indem man einen einzelnen Kanal mit Hilfe des gelben Spiralbohrers (Whaledent) präpariert, in den Kanal ein Gewinde schneidet und den Stift einschraubt. da zum Einsetzen des Stiftes Glasionomerzement benutzt wird, ist es belanglos, ob der Stift in das Dentin hineinreicht oder nicht. Die Einbeziehung mechanischer Unterschnitte in das Metallgerüst setzt voraus, daß die Keramik genügend dick ist. Das Metall wird mit 50 mμ Aluminiumoxid mittels eines kleinen Sandstrahlgerätes abgestrahlt und die Keramik, wie zuvor beschrieben, vorbehandelt. Die Konditionierung des Metalls erfolgt mit einem Metall/Kunstharz-Haftvermittler.

Ein auf 4META basierendes Material (Cover Up 2 – Parkell Company) ergibt eine wirksame Verhaftung zwischen Metall und Komposit; die Keramik wird wie oben vorbehandelt. Panavia (J. Morita) enthält aktive Phosphatester und dient als Haftvermittler zum Metall und als Opaquer (Panavia opaque). Die Abspaltung von Sauerstoff ist erforderlich, damit der

Abbindevorgang in Gang kommt. Der Oxyinhibitor, der dem Panavia beiliegt, wird aufgetragen und nach drei Minuten abgespült. Danach erfolgt die Silanisierung der Keramik, das Auftragen eines Haftvermittlers und anschließend die Polymerisation des Hybrid-Kompositmaterials. Suh (1991)[47] berichtete, daß ein System, welches NTG-GMA in Azeton benutzt (All Bond – Bisko Products), Metall/Kompositharz-Haftkräfte entwickelt, die dem auf 4META basierenden Material und dem Panavia überlegen sind. Die Verfahrensweise für das All Bond-System vollzieht sich wie folgt:

1) Präparieren Sie Metall- und Keramikflächen wie oben beschrieben.
2) Benetzen der Oberfläche 30 Sekunden lang mit Unitech (32% Orthophosphorsäure), Spülen und Trocknen. Dies ist nicht erforderlich, wenn die Oberfläche bereits mit Fluorwasserstoffsäure vorbehandelt wurde.
3) Auftragen des Keramik-Konditionierungsmittels (Silane) auf die Keramikoberfläche. Mischen Sie den Primer A und B und tragen ein oder zwei Schichten auf die Metallfläche auf und trocknen das gesamte Gebiet 4 bis 6 Sekunden.
4) Mischen Sie All Bond-Opaquer Grundmasse und Katalysator und decken damit das Metall ab. Aushärten mit Licht, 10 Sekunden.
5) Belegen Sie die Keramik und die mit Opaquer abgedeckte Metallfläche mit einer dünnen Schicht Schmelz/Dentin-Bonding und härten 20 Sekunden unter Lichteinwirkung.
6) Mittels der Schichttechnik wird abschließend ein Hybrid-Kompositharzfacette modelliert.

Weiterführende Literaturangaben findet der Leser am Ende dieses Kapitels.

Frakturierte Stiftaufbauten

Häufig ergibt sich die Notwendigkeit gebrochene oder unzureichende Wurzelstifte zu entfernen. Die Techniken hierfür sind in Kapitel 8 beschrieben.

Herstellung von Stiften
die Verfahren wurden in Kapitel 8 aufgeführt.

Wurzelfrakturen

Eine frakturierte Wurzel wird entfernt, entweder durch Sektion unterhalb der Brücke und anschließender Extraktion oder durch Entfernen der betreffenden Sektion der Brücke und Neuanfertigung des entsprechenden Brückenabschnitts.

Zahnersatz

Der Ersatz eines Zahnes, der extrahiert werden muß, kann vorgenommen werden durch:

- eine Teilprothese (Kapitel 32);
- eine festsitzende Brücke (Kapitel 34);
- eine osseointegrierte, implantatgestützte Brückenkonstruktion (Kapitel 33).

In den meisten Fällen wird der Zahnersatz formgetreu (conformative) ausgeführt.

Schlußfolgerungen

Unter bestimmten Umständen ist die Erhaltungstherapie durchführbar und kann tatsächlich das Problem dauerhaft lösen. Normalerweise sollte sie jedoch als 'zurückhaltende Maßnahme' betrachtet werden, die vor der Einleitung definitiverer Behandlungen rangiert. Sowohl Zahnarzt wie auch Patient können leicht in dem Glauben verharren, die Schwierigkeiten seien gelöst. Die zugrundeliegende Ursache wirkt sich jedoch weiterin aus und kann in naher Zukunft Anlaß für weitere Probleme geben. Unter der Voraussetzung, daß wiederholte Reparaturen und Abänderungen für Patient und Zahnarzt akzeptabel sind, ist diese Form der Betreuung vertretbar. Wenn andererseits der Patient in dem Glauben ist, dies sei eine definitive Versorgung, werden sich voraussichtlich Gegensetzlichkeiten zwischen Patient und Zahnarzt einstellen.

Je häufiger man die Möglichkeit einer Notfallbehandlung auf sich nimmt und je mehr die Zahl der Patienten in diesem Zustand im Rahmen der Praxis zunimmt, desto wahrscheinlicher ist, daß der Zahnarzt übermäßig unter Druck gerät. Letztendlich führt dies zu Fehlern und beeinträchtigt die Behandlung anderer Patienten durch Terminverzögerungen und kann auch außerhalb der Berufstätigkeit Streß erzeugen. Der Zahnarzt muß daher sehr genau erkennen, wohin sich seine Praxis entwickelt.

Nachtrag

Nach Fertigstellung dieses Manuskripts hat die Whaledent Company die Fabrikation des RX911-Systems eingestellt. Ein ähnliches System wird von der Firma J.S. Sjödings als „J.S. Bridge Repair Kit" hergestellt. Darin sind jedoch keine Technikstifte enthalten. Die Schraubkanäle werden durch einen Spiralbohrer und einen Gewindeschneider präpariert. Versenkungen werden präpariert, entweder durch Fertigung einer Modellierung rundum die Schraube, die vor dem Guß herausgezogen wird, oder durch Anwendung eines Versenkbohrers am endgültigen Gußobjekt.

Literaturhinweise

1. Wojcik M S, De Vore C H, Beck F M, Horton J E. Retained 'hopeless' teeth: Lack of effect periodontally treated teeth have on the proximal periodontium of adjacent teeth 8 years later. J Periodontol 1992; 63: 663-666.
2. Wennstrom J L, Heijl L, Dahlen G, Grondahl K. Periodic subgingival antimicrobial irrigation of periodontal pockets. (I). Clinical observations. J Clin Periodontol 1987; 14: 541-550.
3. Wennstrom J L, Dahlen G, Grondahl K, Heijl L. Periodic subgingival antimicrobial irrigation of periodontal pockets. (II). Microbiological and radiographical observations. J Clin Periodontol 1987; 14: 573-580.
4. Vignarajah S, Newman H N, Bulman J. Pulsated jet subgingival irrigation with 0.1% chlorhexidine, simplified oral hygiene and chronic periodontitis. J Clin Periodontol 1989; 16: 365-370.
5. Waerhaug J. The furcation problem, aetiology, pathogenosis, diagnosis, therapy, and prognosis. JClinPeriodontol 1980; 7: 73-95.
6. Hamp S-E, Nyman S, Lindhe J. Periodontal treatment of multirooted teeth. Results after 5 years. J Clin Periodontol 1975; 2: 126-135.
7. Heliden L, Elliot A, Steffensen B, Steffensen J. The prognosis of tunnel preparations in treatment of Class III furcations – a follow-up study. J Periodontol 1989; 60: 182-187.
8. Lee W, Aitken S, Kulkorni G, Birek P, Overall C M, Sodek J, McCullock C A G. Collagenase activity in recurrent periodontitis: Relationship to disease progression and doxycycline therapy. J Periodontol Res 1991; 26: 479-485.
9. Aitken S, Birek P, Kulkarni G V, Lee W L, McCullock C A G. Serial doxycycline and metronidazole in prevention of recurrent periodontitis in high-risk patients. J Periodontol 1992; 63: 87-92.
10. Klavan B. Clinical observations following root amputation in maxillary molar teeth. J Periodontol 1975; 46: 1-5.
11. Sternlicht H. New approach to the management of multirooted teeth with advanced periodontal disease. J Periodontol 1963; 34: 150-158.
12. Smukler H, Tagger M. Vital root amputation? A clinical and histological study. J Periodontol 1976; 47: 324-330.
13. Lu H-K J. Topographical characterisitics of root trunk length related to guided tissue regeneration. J Periodontol 1992; 63: 215-219.
14. Morrison E, Ramfjord S, Burgett R, Nissle R, Shick R, Zann G, Knowles J. The significance of gingivitis during the maintenance phase of periodontal treatment. J Periodontol 1982; 53: 31-34.
15. Slots J, Rams T E. Antibiotics in periodontal therapy. Advantages and disadvantages. J Clin Periodontol 1990; 17: 479-493.
16. McCulloch C A G, Birek P, Overall C, Aitken A, Lee W, Kulkarni G. Randomized controlled trial of doxycycline in prevention of recurrent periodontitis in high-risk patients; Antimicrobial activity and collagenase inhibition. J Clin Periodontol 1990; 17: 616-622.
17. Haffajee A, Socransky S S, Goodson J. Clinical parameters as predictors of destructive periodontal disease. J Clin Periodontol 1983; 10: 257-265.
18. Goodson J. Clinical measurements of periodontitis. J Clin Periodontol 1986; 13: 446-455.
19. Fine D, Mandel I. Indicators of periodontal disease activity: An evaluation. J Clin Periodontol 1986; 13: 533-546.
20. Haffajee A D, Socransky S S, Lindhe J, Kent R L, Okomoto H, Yonayama T. Clinical risk indication for periodontal attachment loss. J Clin Periodontol 1991; 18: 117-125.
21. Claffey N, Nylund K, Kiger R, Garret S, Egelberg J. Diagnostic predictability of scores of plaque, bleeding suppuration and probing depth for probing attachment loss. 3.5 years of observation following initial periodontal therapy. J Clin Periodontol 1990; 17: 108-114.
22. Haffajee A D, Socransky S S. Attachment level changes in destructive periodontal disease: J Clin Periodontol 1986; 13: 461-472.
23. Karayiannis N, Lang N, Joss A, Nyman S. Bleeding on probing as it relates to probing pressure and gingival health in patients with a reduced but healthy periodontium. A clinical study. J Clin Periodontol 1992; 19: 471-475.
24. Listgarten J A, Mayo R, Robinson P J. Periodontal probing and the relationship of the probe tip to periodontal tissues. J Periodontol 1976; 47: 511-513.
25. Haffajee A D, Socransky S S, Lindhe J, Kent R L, Okamoto H, Yoneyama T. Clinical risk indicators for periodontal attachment loss. J Clin Periodontol 1991; 18: 117-125.
26. Socransky S S, Haffajee A D, Goodson J, Lindhe J. New concepts of destructive periodontal disease. J Clin Periodontol 1984; 11: 21 -32.
27. Lang N, Joss A, Orsanic T, Gusberti F, Siegrist B. Bleeding on probing, a predictor for the progression of periodontal disease. J Clin Periodontol 1986; 13: 590-596.
28. Lang N, Adler R, Joss A, Nyman S. Absence of bleeding on probing. An indicator of periodontal stability. J Clin Periodontol 1990; 17: 714-721.
29. Wilson T, Glover M, Malik A, Schoen J, Dorsett D. Tooth loss in maintenance patients in a periodontal practice. J Periodontol 1987; 58: 231-235.
30. Ramfjord S, Morrison E, Burgett R, Nissle R, Shick R, Zann G, Knowles J. Oral hygiene and maintenance of periodontal support. J Periodontol 1982; 53: 26-30.
31. Rylander H, Lindhe J, Rossling B. The cause related phase of periodontal therapy; in: Textbook of Clinical Perfodontology. Ed. Lindhe J. Munskgaard, Copenhagen, 1983: pp 327-353.
32. Kieser J B. Periodontics: A Practical Approach. J Wright. Publishing Co., London, 1990: pp 106-108.
33. Klausner L H, Cartwright C B, Charbeneau G T. Polished versus autoglazed porcelain surfaces. J Prosthet Dent 1982; 47: 157-162.
34. Carlsson T, Cochran M, Lund M. Effectiveness of direct filling materials in repairing cast restorations. J Operative Dent 1986; 11: 143-146.
35. Rosen H. Repair of interproximal root surface caries in ageing periodontal prosthodontic patients. Int J Periodont Rest Dent 1988; 1: 41-49.
36. Anderson M H, Bales D J, Omnell K A Modern management of dental caries: the cutting edge is not the dental bur. J Amer Dent Assoc 1993; 124: 37-44.
37. Jensen M, Kohout F. The effect of fluoridated dentifrice on root and coronal caries in an older population. J Amer Dent Assoc 1988; 117: 829-832.
38. Edgar W, Geddes D A. Chewing gum and dental health – a review. Brit Dent J 1990; 4: 173-176.
39. Fisher D, Morgan W. Modification and Preservation of Existing Dental Restorations. Quintessence Publishing Co., Chicago, London. 1987.
40. Reuter J, Brose M. Failures in full crown retained dental bridges. Brit Dent J 1984; 157: 61 -63.
41. Randow K, Glantz P-O, Zoger B. Technical failures and some related clinical complications in extensive fixed prosthodontics. An epidemiological study of long-term clinical quality. Acta Odont Scand 1986; 44: 241-255.
42. Randow K, Glantz P-O. Cantilever loading of vital and non-vital teeth. An experimental clinical study. Acta Odont Scand 1986; 44: 271-277.
43. Cochran M, Carlsson T, Mowe B, Richmond N, Brackett W. Tensile bond strengths of five porcelain repair systems. Operative Dent 1988; 13: 162-167.
44. Arnold D, Schneider R, Aquilano S. Bond strengths of intraoral porcelain repair materials. J Prosthet Dent 1989; 61: 305-309.
45. Bailey J. Porcelain to composite bond strengths using four organosilane materials. J Prosthet Dent 1989; 61: 174-177.
46. Llobel A, Nicholls J I, Kois J C, Daly C H. Fatigue life of porcelain repair systems. Int J Prosthodont 1992; 5:205-213.
47. Suh B I. All-Bond. Fourth generation dentin bonding systems. J Esthet Dent1991; 3: 139-147.
48. Joss A, Adler R, Lang N P. Bleeding on probing. A parameter for monitoring periodontal conditions in clinical practice. J Clin Periodontol 1994; 21: 402-408.
49. van Steenberghe D, Berry P, Kohl J et al. Subgingival minocycline hydrochloride ointment in moderate to servere chronic adult periodontitis: a randomized double-blind vehicle controlled, multicenter study. J Clin Periodontol 1993; 64: 637-644.

Weiterführende Literatur

Komposit-Kunstharz- / Keramik-Reparaturmaterialien

Bailey J H. Porcelain to composite bond strengths using four organosilane materials. J Prosthet Dent 1989; 61: 174-177.

Beck D A, Janus C E, Douglas H. Shear bond strength of composite resin porcelain repair materials bonded to metal and porcelain. J Prosthet Dent 1990; 64: 529-534.

Diaz-Arnold A M, Aquilano S A. An evaluation of the bond strengths of four organosilane materials in response to thermal stress. J Prosthet Dent 1989; 62: 257-264.

Eames W B, Rogers L B. Porcelain repairs retention after one year. Op Dent 1979; 45: 75-77.

Lacy A M, Laluz J, Watanabe L G, Dellinger M. Effect of porcelain surface treatment on the bond to composite. J Prosthet Dent 1988; 60: 288-291.

Llobel A, Nicholls J I, Kois J C, Daly C H. Fatigue life of porcelain repairsystems. Int J Prosthodont 1992; 5: 205-213.

Nowlin T P, Barghi N, Morling B K. Evaluation of the bonding of three porcelain repair systems. J Prosthet Dent 1981; 46: 516-518.

Pratt R C, Burgess J O, Schwartz R S, Smith J H. Evaluation of bond strength of six porcelain repair systems. J Prosthet Dent 1989; 62: 11-13.

Suh B I. All Bond – Fourth generation dentin bonding system. J Esthetic Dent 1991; 3: 139-147.

Wolf D M, Powers J M, Okeetfe K L. Bond strength of composite to porcelain treated with new repair agents. Dent Mater 1992; 8: 158-161.

Kapitel 30

BEHANDLUNGSANSÄTZE
Wahlmöglichkeit 3: Vollprothesen

Es bleibt zu hoffen, daß mit einer wirkungsvolleren präventiven Zahnheilkunde und besseren Behandlungsmethoden im Laufe der Zeit die Versorgung mit Vollprothesen abnehmen wird.

Indikationen

- Fortgeschrittene, nicht therapierbare Parodontitis;
- fortgeschrittene Karies, besonders wenn Zahnwurzeln im subossären Bereich betroffen sind;
- wie oben, wenn nicht-behandelbare endodontische Schwierigkeiten hinzutreten;
- wie oben, wenn finanzielle Zwänge umfangreiche Neueingliederungen verhindern;
- umfassender Mißerfolg eines implantatgestützten Zahnersatzes (entweder subperiostal, enossal oder transossal), der für eine Neuimplantation wegen unzureichender Knochenverhältnisse nicht in Frage kommt, oder für eine Reimplantation auf die Ablehnung des Patienten stößt.
- schwerwiegende ästhetische Probleme, die eine Versorgung mit 'künstlicher Gingiva' erfordern würden;
- Desinteresse des Patienten für umfangreiche Behandlungsmaßnahmen;
- Interimsversorgung, wenn osseointegrierte Implantate vorgesehen sind;
- medizinische Gründe, so zum Beispiel:
  - eine terminale Erkrankung, die ausgedehnte Behandlungsmaßnahmen unzumutbar erscheinen lassen;
  - Herzerkrankungen, bei denen eine orale Infektion einen lebensbedrohlichen Zustand provozieren könnte, insbesondere wenn in der Vorgeschichte eine infektiöse Endokarditis Erwähnung findet;
  - Patienten, bei denen die Behandlung sich so strapatiös gestalten würde, daß eine umfangreiche Neuversorgung unzumutbar erscheint.

Behandlungsablauf

Wenn die vorhandenen Restaurationen nur insgesamt entfernt werden können, beispielsweise eine festsitzende Brücke über den ganzen Kieferbogen, die bei der Abnahme unbrauchbar würde (Abb. 30.1a)

- Vergewissern Sie sich, daß der Patient ohne jeden Zweifel begriffen hat, daß alle Zähne extrahiert werden müssen.
- Vergewissern Sie sich, daß keine Kontraindikationen bestehen, bzw wenn solche vorliegen, daß die entsprechende medikamentöse Vorbereitung getroffen wird.
- Nehmen Sie OK- und UK-Alginatabdrücke und stellen Sie Studienmodelle her.

1) Wenn CRCP und IP nicht zusammenfallen, erwägen Sie die Eingliederung einer okklusalen Stabilisierungsschiene, um die mandibulo-maxillären Kieferbeziehungen einzustellen, bevor die Zähne extrahiert werden. Es ist leichter, diese Beziehungen mit einem Plattenbehelf einzurichten, der auf einer stabilen Zahnbasis lagert, als mit einer Vollprothese, die nur von dem Alveolarkamm getragen wird.

2) Fertigen Sie einen individuellen Abdrucklöffel (Abb. 30.1b) für Gaumen, zahnlose Kieferabschnitte und Umschlagfalte des Oberkiefers. Ein darübergesetzter Löffel bildet, mit einer elastomeren Abdruckmasse beschickt, die zahnlosen Abschnitte und die Umschlagfalte des Oberkiefers ab und nimmt dabei den individuellen Löffel auf. Verwendet man für den Aufnahmeabdruck Hydrocolloid, wird hierfür ein handelsüblicher Metall-Löffel verwendet. Für den Unterkiefer benutzen Sie gleichartige Löffel.

3) Trimmen Sie den Löffelrand des individuellen Löffels (Abb. 30.1b) und probieren den Löffel im Munde ein. Wichtig sind vertikale Stops gegen den Gaumen im Oberkiefer, oder die okklusalen Flächen im Unterkiefer. Straffen Sie die Muskelzüge und trimmen alle störenden Löffelränder. Gewöhnlich sind diese direkt sichtbar;

Kapitel 30 Behandlungsansätze – Wahlmöglichkeit 3: Vollprothesen

Abb. 30.1 Vollprothesen.

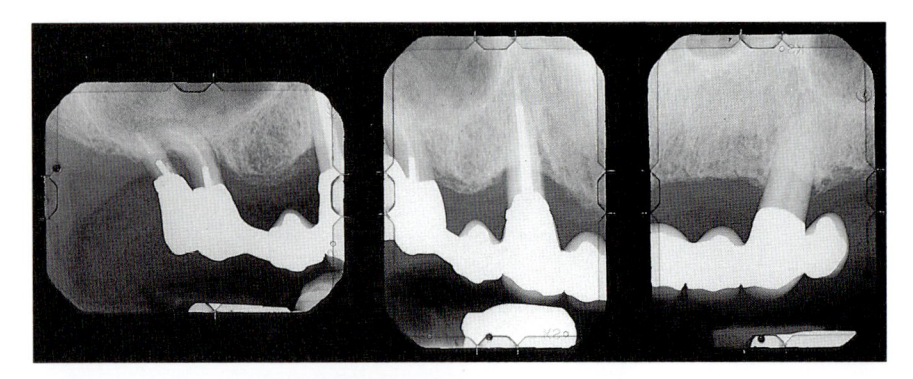

Abb. 30.1a Defekte Brücke. Zahn 13 weist eine Wurzelfraktur auf, die Brücke war gelockert und reagierte schmerzhaft beim Aufbiß. Die Brücke mußte entfernt und eine totale Immediatprothese eingegliedert werden. Nach der Ausheilung war eine implantatgestützte, festsitzende Brücke mit osseointegrierten Implantaten vorgesehen.

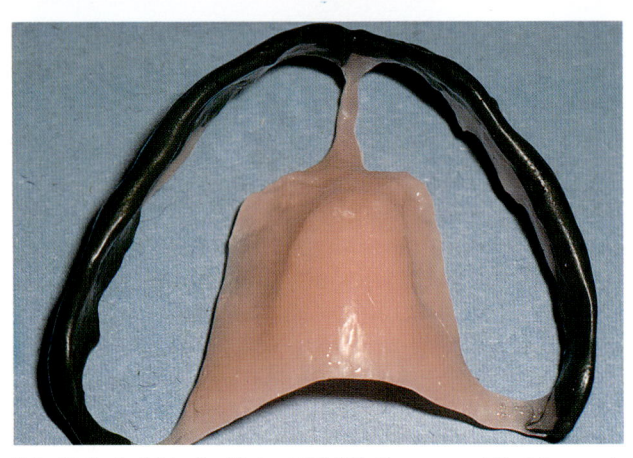

Abb. 30.1b Individueller Abdrucklöffel für Gaumen und Funktionsrand. Die ursprüngliche Alginatabformung der Umschlagfalte war ungenau. Der Löffelrand wurde mit einem Kunststoff-Fräser gekürzt und mit grünem Komposit aufgebaut, während man den Löffel gegen den Gaumen festhielt.

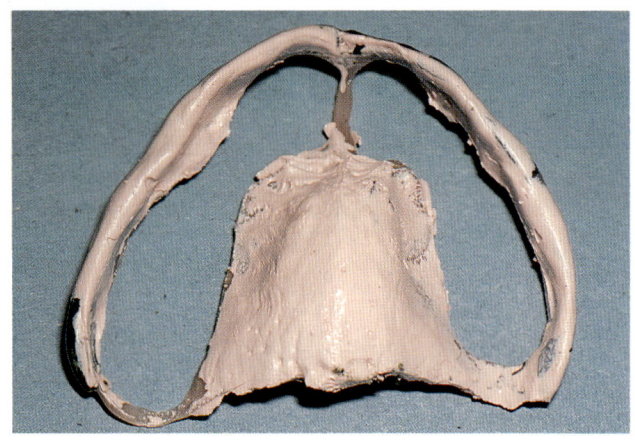

Abb. 30.1c Der Löffel wurde mit einer dünnen Zinkoxid-Eugenolschicht unterfüttert.

wenn dies jedoch nicht der Fall ist, kann man Druckstellen-Lokalisatorpaste (Mizzy – Kerr) zur Markierung benutzen. Mit einem Kunststoff-Fräser wird der Löffelrand um etwa 2 mm gekürzt und anschließend mit Kerr-grün oder Peripheral seal (De Trey Co) aufgebaut (Abb. 30.1b), wobei Kerr-grün sich leichter handhaben läßt. Die Verarbeitung geschieht auf folgende Weise:

Der Löffel wird getrocknet und die Kompositmasse über einem Heißlufterhitzer angewärmt. Während der Erhitzung dreht man das Stangenkomposit bis es erweicht ist und beschickt in streichender Weise den Löffelrand einer Seite. Die mit Vaseliene gefettete, behandschuhte Hand formt die Masse an den Löffelrand. Das Komposit wird erneut mit Heißluft erhitzt und der Löffel in ein 55° C warmes Wasserbad getaucht, anschließend in den Mund eingebracht und gegen den Gaumen gehalten. Hierbei wird die Randbegrenzung ausgeformt und weiteres Komposit auf die Gegenseite aufgetragen, um die Randgestaltung zu vervollständigen. Anschließend kühlt man das Komposit in Eiswasser ab.

Zinkoxid-Eugenol-Abdruckpaste (SS White) wird angemischt und auf den Löffelrand, den Gaumen und alle zahnlosen Bereiche des individuellen Löffels aufgetragen. Nun bringt man den Löffel in den Mund ein, formt erneut den Funktionsrand und überprüft nach dem Entfernen dessen marginale Unversehrtheit (Abb. 30.1c).

4) Mit dem übergreifenden Löffel wird der Aufnahmeabdruck vorgenommen. Falls Hydrocolloid zur Anwendung gelangt, benutzt man einen handelsüblichen Hydrocolloid-Abdrucklöffel. Bei Verwendung eines Metall-Löffels wird eine auf 55° C erweichte Wachsrolle (Moyco Extra-hard Beauty Wax) in die Gaumenmitte des Oberkieferlöffels und als Stops an drei wichtigen Punkten rundum an dem darunterliegenden Löffel angebracht (Abb. 30.1d). Den OK-Metall-Löffel setzt man über den darunterliegenden individuellen Löffel und kühlt ihn nach dem Herausnehmen ab. Diese Wachsstops dienen später zur Stabilisierung des darunterliegenden individuellen Löffels während des Abdruckvorgangs. Nun wird der Aufnahmeabdruck vorgenommen (Abb. 30.1e).

5) Der periphere Rand des Aufnahmeabdrucks wird freigeschnitten, um die Randgestaltung der Zinkoxid-Eugenolabformung freizulegen (Abb. 30.1e). Die weiche Hydrocolloidmasse läßt sich besonders leicht abtragen.

Behandlungsablauf

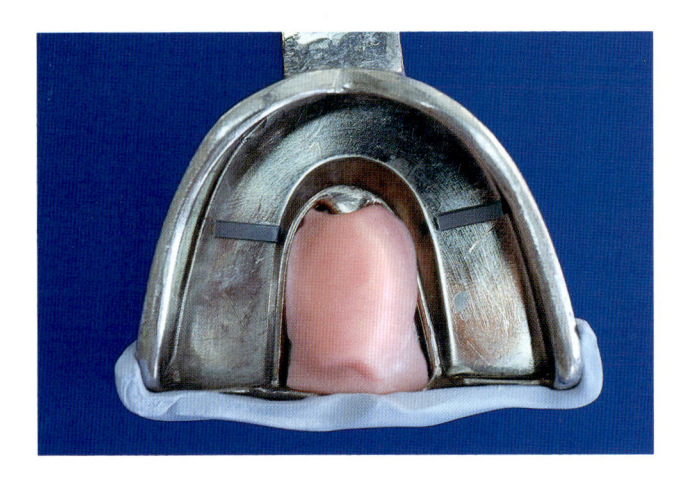

Abb. 30.1d Beauty Pink Wax in der Mitte des Hydrocolloid-Abdrucklöffels stützt den Unterlöffel gegen den Gaumen.

Abb. 30.1e Der Aufnahmeabdruck wurde mit einem elastomeren Abdruckmaterial vorgenommen. Hydrocolloid ist ebenfalls geeignet und erfordert einen speziellen Löffel. Nach dem Entfernen aus dem Munde wird die weiche Hydrocolloidmasse entlang dem Löffelrand weggeschnitten, um den Zinkoxid-Eugenolabdruck wieder freizulegen.

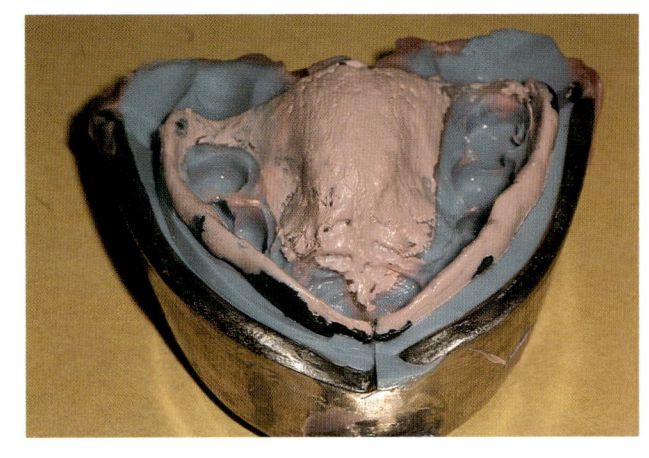

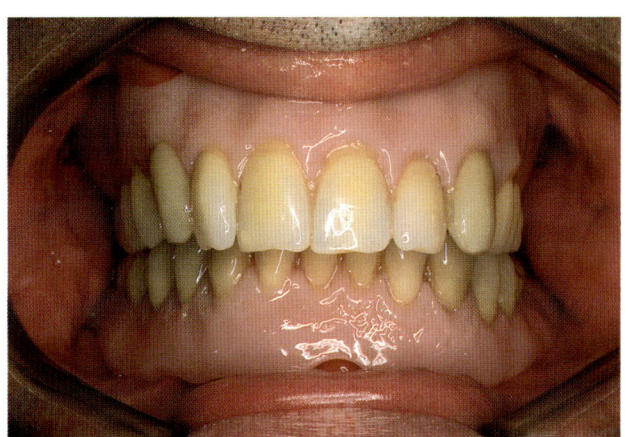

Abb. 30.1f Die Zähne wurden extrahiert und die Prothese unmittelbar danach eingegliedert.

6) Der Abdruck ist entsprechend zu lagern.
7) Anschließend erfolgt eine Gesichtsbogenregistrierung für einen halbjustierbaren Artikulator zusammen mit drei zentrischen Kieferregistrierungen vor Zahnkontakt. Die Zahnfarbe wird bestimmt und ein Protrusionsbiß vorgenommen.
Die Bißregistrierungen und Abdrücke werden dem Labor übergeben.

Nach der Herstellung der Immediatprothesen (s. Anhang):
8) Verabreichen Sie ein entsprechendes Analgetikum z.B. 400 mg Ibuprofen;
9) falls erforderlich, wird oral oder intravenös ein Sedativum verabfolgt;
10) die Zähne werden anästhesiert;
11) Abnahme der Brücken und Extraktion der Zähne;
12) soweit erforderlich, erfolgt Nahtverschluß der Alveolen;
13) auf die Alveolen werden Druckkompressen gelegt und man läßt den Patienten 15 Minuten lang zubeißen;
14) danach erfolgt die Einprobe der Prothesen im Munde, sowie die Überprüfung des ästhetischen Erscheinungsbildes und des Vertikalabstands; (Abb. 30.1f).
15) nun werden die Prothesen getrocknet und mit einem weichen Unterfütterungsmaterial (Visco Gel – De Trey) unterfüttert und wieder in den Mund zurückgesetzt.

16) An den Patienten ergeht die Anweisung, die Prothesen nicht zu entfernen. Obgleich möglicherweise keine Schmerzen auftreten, werden weiterhin Analgetika in Form von Ibuprofen, alle 6 Stunden 400 mg, verordnet. Der Patient wird angewiesen, Eisbeutel (z.B. Eiswürfel in einem Polyäthylenbeutel) aufzulegen, keinen Alkohol zu sich zu nehmen, keine schweren Arbeiten zu verrichten oder kräftige Mundspülungen vorzunehmen. Eine Terminvereinbarung erfolgt für den nächsten Tag.
17) Im Zuge der Untersuchung des Patienten anderntags werden die Prothesen entfernt und gereinigt; der Patient spült inzwischen mit einer 0,2%-igen Chlorhexidin-Mundspüllösung (Corsodyl – ICI). Die Prothesen werden daraufhin wieder zurückgesetzt und kleine Schleifkorrekturen durchgeführt.
18) Weitere Nachbehandlungen erfolgen nach 2 Tagen und einer Woche, wobei die Nähte zu entfernen sind. Schließlich sieht man den Patienten in monatlichen Abständen bis zu 6 Monaten. Nach dieser Zeit werden die Prothesen mit Akrylkunststoff oder lichthärtendem Kunstharz unterfüttert.
19) Wenn Änderungen der Kieferbeziehungen entweder in horizontaler oder vertikaler Ebene erforderlich werden, ist es häufig am besten, zunächst eine abnehmbare okklusale Stabilisierungsschiene über die Prothese her-

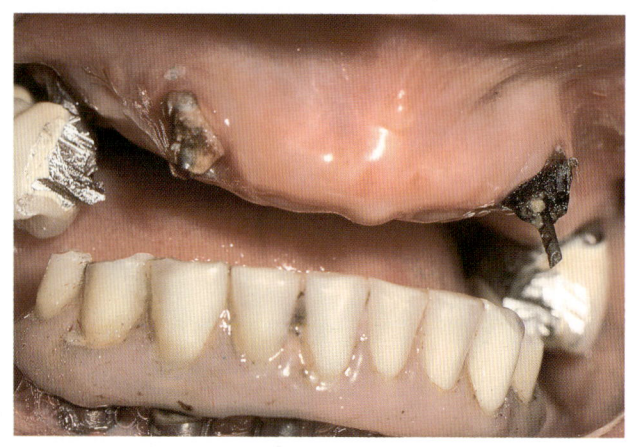

Abb. 30.2a Defekte Frontzahnrestaurationen entfernt.

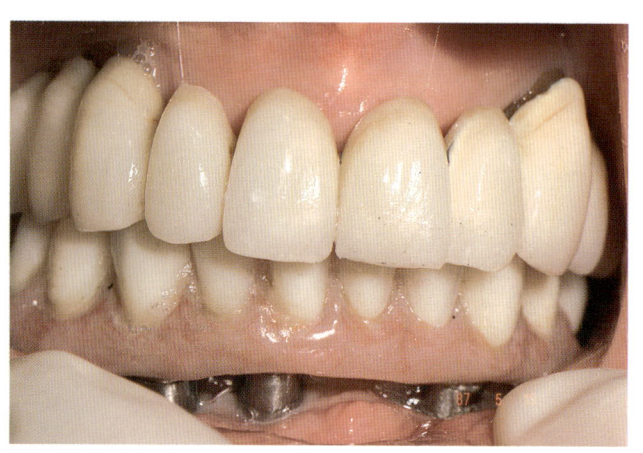

Abb. 30.2b Die abgenommene Brücke wird umgehend in eine temporäre Kunststoffbasis eingearbeitet.

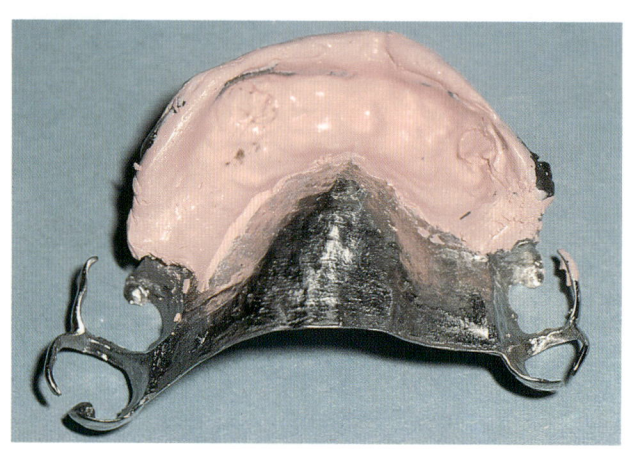

Abb. 30.2c Chrom-Kobalt-Modellgußgerüst mit Klammern für die verbliebenen Zähne. Der Prothesenrand wurde mit Kerr-grün aufgebaut und ein Funktionsabdruck mit Zinkoxid-Eugenol-Abdruckpaste vorgenommen.

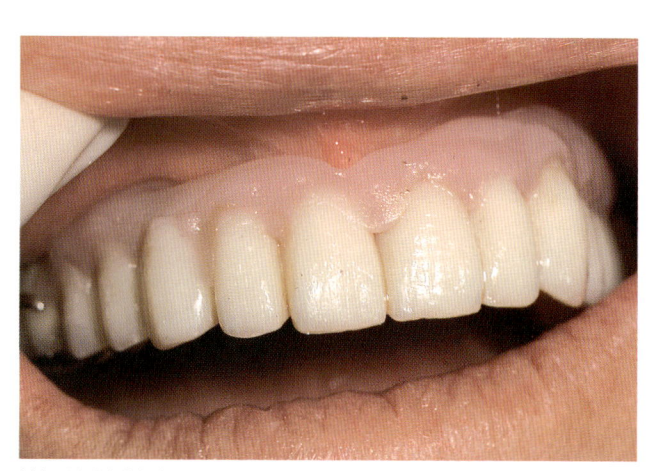

Abb. 30.2d Die fertiggestellte Prothese.

zustellen und die Korrekturen an dieser Schiene vorzunehmen, bevor man die Prothesen erneuert.

20) Nach Abheilung der Gewebe und Stabilisierung der Kieferbeziehungen, erfolgt die Herstellung neuer Prothesen (weitere Einzelheiten s. Anderson, Storer, 1981).[1]

Wenn die Möglichkeit besteht, zunächst nur einen Teil der vorhandenen Restaurationen zu entfernen

Diese Möglichkeit erleichtert die Behandlung, indem genügend Zähne gehalten werden können, die einen plötzlichen Übergang vom bezahnten zum zahnlosen Zustand vermeiden helfen. Die vorerst verbleibenden Zähne:

- sie gewähren Halt und Unterstützung für eine zwischenzeitliche Teilprothese;
- sie geben psychische und physische Unterstützung beim Übergang zu einer Vollprothese. Man muß sich dessen bewußt sein, daß der Patient neue Fertigkeiten bei dem Umgang mit der Vollprothese erlernen muß. Je älter der Patient, desto langsamer vollzieht sich diese Anpassung und je mehr Hilfe ihm dabei geleistet wird, desto besser für ihn;
- sie sorgen für Anhaltspunkte hinsichtlich Zahnstellung und Kieferbeziehungen. Es ist einfacher, Kieferregistrierungen vorzunehmen, wenn vertikale Stops durch natürliche Zähne gegeben sind, als wenn alle Orientierungspunkte beseitigt wurden.
- sie ermöglichen, daß einige Extraktionsgebiete erst abheilen können, bevor die endgültige Prothese hergestellt wird;
- sie erleichtern die Randgestaltung des prothesentragenden Bereichs an den Stellen, an denen die Zähne entfernt wurden, denn mit der Beseitigung der Zähne wurde besserer Zugang zur Randausformung in der Umschlagfalte geschaffen.

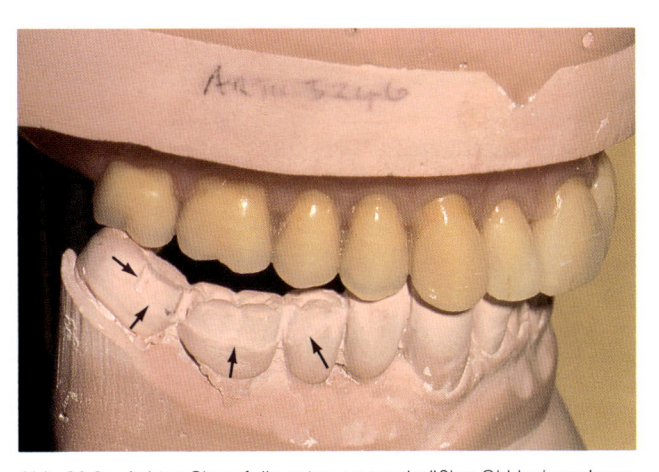

Abb. 30.3a Achten Sie auf die untere unregelmäßige Okklusionsebene. Die originale Brücke stand hiermit in Okklusion. Die Keramik auf der unteren Brücke wurde angefertigt, um okkludierende Gegenkauflächen einzurichten.

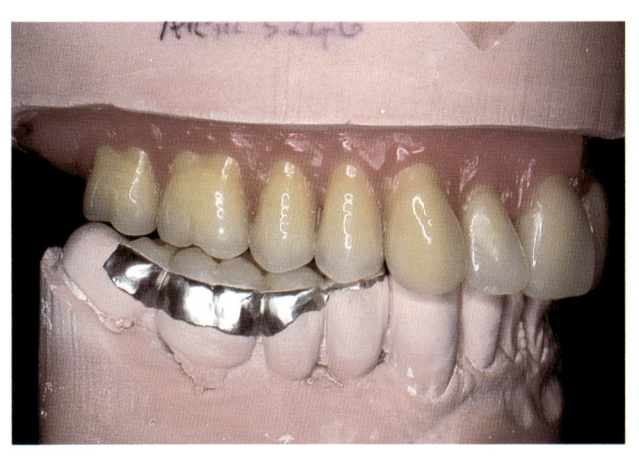

Abb. 30.3b Gußobjekt mit okklusalen Kauflächen aus Komposit-Kunstharz, um die Okklusionsebene zu korrigieren.

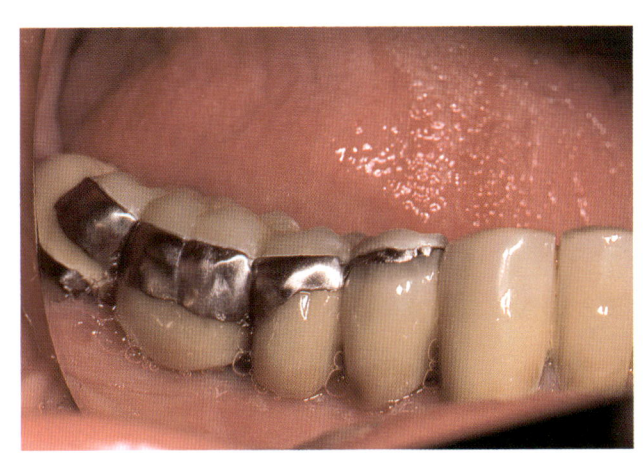

Abb. 30.3c Die einzementierte Arbeit im Munde.

Behandlungsablauf (Abb. 30.2)

1) Auflagen, Unterschnitte und Führungsflächen werden in die belassenen Zähne/Restaurationen an den entsprechenden Stellen präpariert, die anhand der Analyse der Studienmodelle bestimmt wurden.
2) Ober- und Unterkieferabdrücke werden vorgenommen und die Modelle einartikuliert, wie zuvor.
3) Die zu ersetzenden Zähne werden auf dem Modell radiert und eine Prothese wird hergestellt (s. Anhang).
4) Danach erfolgt die Extraktion der Zähne und die Eingliederung der Prothese.
5) Die Nachbehandlung wird in gleicher Weise, wie zuvor beschrieben, durchgeführt.
6) Nach einer Übergangsphase der Heilung und nachdem sich der Patient wieder wohlfühlt, wird der Vorgang wiederholt, das heißt, die Extraktion der restlichen Zähne und die Versorgung mit Vollprothesen, wie oben beschrieben. Die Länge des Übergangsstadiums ist unterschiedlich. Es ist jedoch ein gewisser Zeitrahmen einzuplanen, so daß eine annähernd genaue Schätzung von Kosten und Zeitaufwand abgegeben werden kann. Entweder veranschlagt man eine Gesamtsumme oder Einzelgebühren für die Prothesen und Korrekturmaßnahmen. Letztere hängen natürlich von der erforderlichen Anzahl von Nachbehandlungen ab.

Angleichen der Okklusalebene (Abb. 30.3)

Wenn man einen Kieferbogen mit einer Immediatprothese versorgt, weist der Gegenkieferbogen meistens noch eine unausgeglichene Okklusionsebene auf. Es ist daher ratsam, diese Ungleichmäßigkeiten zu korrigieren, um sicherzugehen, daß die Prothese nicht destabilisiert wird. Ein festsitzende Brücke konnte Stabilität gewährleisten; eine Vollprothese könnte diese Funktion jedoch nicht erfüllen.

Checkliste für Vollprothesen

- Bin ich mir über meine Ziele im klaren?
- Bin ich mir meiner Gründe sicher, eine Vollprothese zu empfehlen?
- Versteht der Patient meine Gründe?
- Versteht der Patient, was geschehen wird?
- Habe ich die einzelnen Behandlungsabschnitte sorgfältig geplant?
- Habe ich die Notwendigkeit einer okklusalen Stabilisierungsschiene vor der Extraktion erwogen?
- Habe ich den Patienten davon in Kenntnis gesetzt, daß Anpassungen erforderlich sein werden?
- Habe ich den Patienten darauf hingewiesen, daß die Prothese anfangs unstabil sein könnte?
- Habe ich den Patienten darüber unterrichtet, daß die Prothesen erneuert werden müssen?
- Habe ich Zeit für Anpassungen eingeplant?

Weiterführende Literatur

Anderson J, Storer R. Immediate and Replacement Dentures. 3rd Ed. Blackwell. Oxford, England, 1981.

Kapitel 31

BEHANDLUNGSANSÄTZE
Wahlmöglichkeit 4: Deckprothesen

Eine Deckprothese ist eine abnehmbare Voll- oder Teilprothese, die teilweise durch eine oder mehrere erhaltene Zahnwurzeln oder Zahnimplantate abgestützt wird.

Ausführungsformen

(i) Die Zähne sind bis auf das Zahnfleischniveau abgetragen, die Wurzelkanäle sind abgefüllt und eine abdeckende Prothese wird darübergesetzt (Abb. 31.1a).

(ii) Die Zähne sind gekürzt und supragingivale Stümpfe mit oder ohne Hilfsvorrichtungen, die zur Retention und Stabilität beitragen, werden belassen (Abb 31.1c, 2b, 4e, 5g, 6q).

(iii) Wie bei (ii), jedoch mit Hilfe osseointegrierter Implantate, die als supragingivale Stümpfe dienen (Abb. 31.3a).

Indikationen

Die Indikation ergibt sich wie für eine Voll- oder Teilprothese, wenn noch einige erhaltungsfähige Zahnwurzeln vorhanden sind, oder im Falle osseointegrierter Implantate, wenn diese in nicht ausreichender Zahl oder Implantatlänge vorliegen, um einen festsitzenden Brückenersatz abzustützen. Die besonderen Indikationen für eine Deckprothese anstelle einer festsitzenden Brücke sind:

- Kieferbeziehungen, die dazu zwingen, die Zähne so weit vom Kieferkamm entfernt aufzustellen, daß die gingivale Formgebung nur durch Eingliederung einer abnehmbaren Prothese erreicht werden kann;
- fortgeschrittene Kieferkammresorption – wie oben;
- ästhetische Erwägungen, um mehr Flexibilität in die Zahnstellung einzubringen;
- phonetische Überlegungen, um den Zwischenraum zu schließen, der zwischen einer festsitzenden Brücke und der Mukosa, oder an den Zahnzwischenräumen auftreten kann;
- Notfälle, wenn eine Brücke entfernt werden muß und eine Wiedereingliederung festsitzenden Zahnersatzes unzweckmäßig erscheint;
- die Deckprothese als intermediäre Behandlungsmaßnahme, wobei die Entscheidung, ob eine festsitzende Brücke machbar und gerechtfertigt ist, im nachhinein getroffen werden kann. Ein nachfolgender Mißerfolg einer festsitzenden Brücke, die unter fraglichen Umständen eingegliedert wurde, mit Umstellung in eine Deckprothese, ist für den Patienten schwerer zu ertragen, als die Umstellung von einer Deckprothese zum festsitzenden Brückenersatz, die sich wesentlich leichter vollzieht.

Vorteile gegenüber Vollprothesen

- Erhaltung von Knochensubstanz
- bessere Retention und Stabilität
- verbesserte Propriozeption
- psychologische Aspekte
- größere Kaukraftentfaltung

Erhaltung von Knochensubstanz

Der typisch zahnlose Gesichtsausdruck in Verbindung mit hohem Lebensalter wird mehr dem Verlust des Alveolarknochens als dem Verlust der Zahnkronen zugeschrieben.[1] Die Erhaltung von Wurzelresten [2-3] und das Vorhandensein osseointegrierter Implantate[4] vermindern auf lange Sicht den Verlust des restlichen Alveolarknochens und verbessern damit das ästhetische Erscheinungsbild. Außerdem verstärkt die Erhaltung des Alveolarkamms Retention und Stabilität der Prothesen. Während bei Deckprothesen im Unterkiefer zwei osseointegrierte Implantate den Knochen rund um die Implantate erhalten, resorbiert jedoch der Knochen im Seitenzahnbereich bei Patienten, die weniger als 10 Jahre zahnlos waren, im Durchschnitt zwei bis dreimal mehr, als bei Vollprothesenträgern.[4] Dies könnte die Folge der Rotation um den frontalen Kieferanteil sein, die zu einer vermehrten seitlichen Belastung führt. Bei Patienten mit festsitzendem Zahnersatz im Unterkiefer, der durch 4 bis 6 Implantate gestützt wurde, fanden im Seitenzahnbereich nur geringfügige Resorptionen statt. Hinsichtlich des Resorptionsumfangs waren keine Unterschiede zwischen der Gruppe der Deckprothesenträger und derjenigen mit Vollprothesen festzustellen, wenn die Patienten 10 Jahre und länger zahnlos waren. Im Hinblick auf die Knochenresorption im Seitenzahnbereich sollte die Versorgung junger Patienten mit Unterkiefer Deckprothesen, gestützt von 2 frontalen Implantaten, mit Zurückhaltung betrachtet werden.

Kapitel 31 Behandlungsansätze – Wahlmöglichkeit 4: Deckprothesen

Abb. 31.1 Deckprothesen.

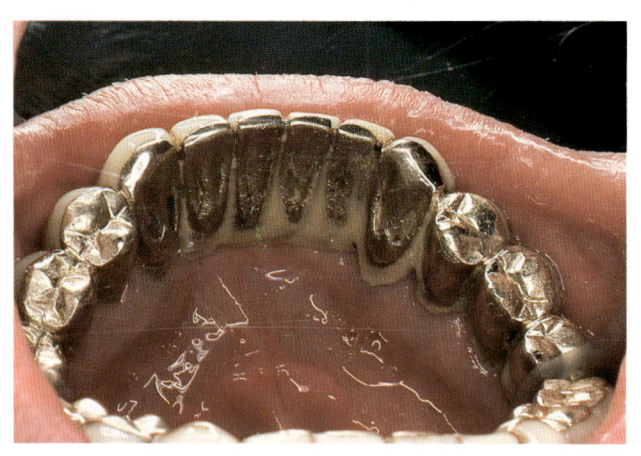

Abb. 31.1a (i) Defekter Brückenersatz. An allen Brückenpfeilern hatte sich Karies ausgebreitet.

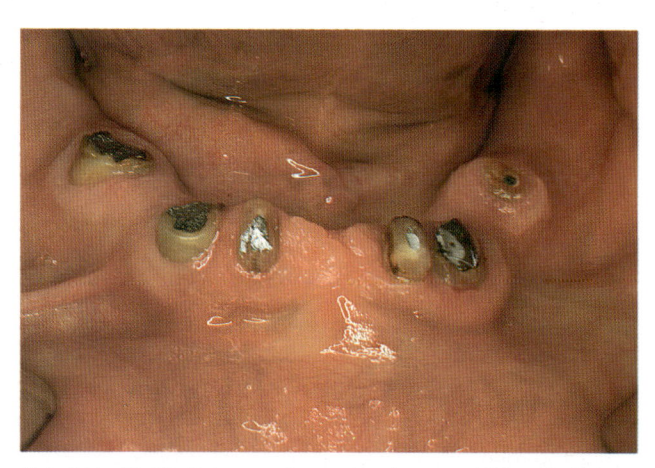

Abb. 31.1a (ii) Die Zahnwurzeln wurden eben geschliffen, die Pulpenkammern verschlossen und eine Deckprothese eingegliedert.

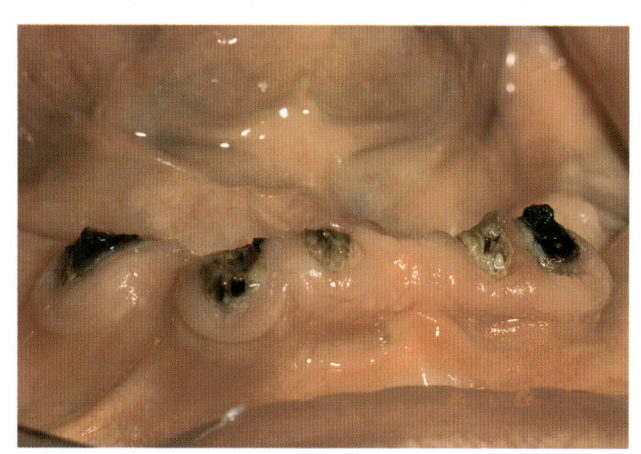

Abb. 31.1b Ein Jahr nach Eingliederung der Deckprothese. Achten Sie auf die Karies.

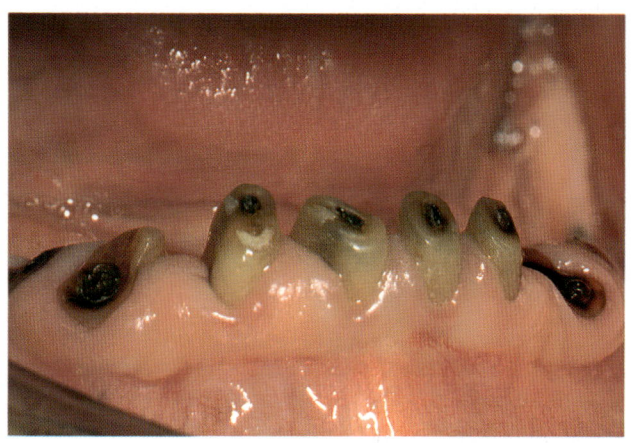

Abb. 31.1c Supragingivale Zahnstümpfe etwa 3 mm hoch wurden erhalten, um einen gewissen Widerstand gegen laterale Kräfte aufzubieten. Die kariösen Wurzeln kommen zur Extraktion (anderer Patient als in Abb. 31.1b).

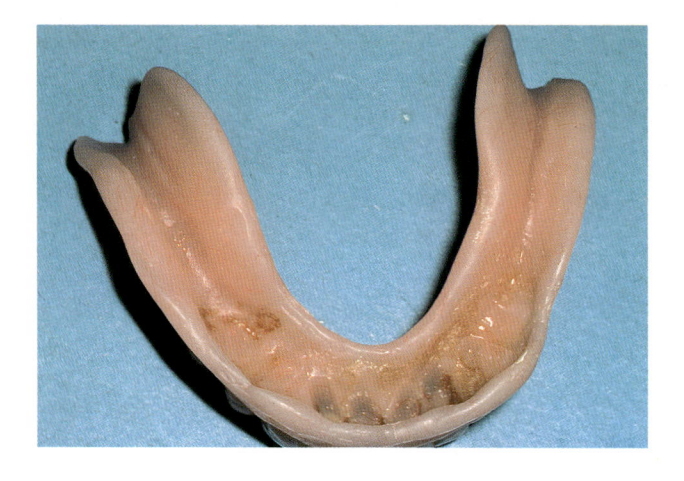

Abb. 31.1d Deckprothese mit Aussparungen zur Unterbringung der Zahnwurzeln. Die Prothese wir unter Verwendung von Indikatorpaste (Kerr oder Mizzy) zur Druckstellenermittlung angepaßt, so daß im Bereich der Prothesensättel gleichmäßiger Kontakt besteht, wenn sie mit den Fingern fest an ihrem Platz gehalten wird. Sie steht dabei in Berührung mit den Wurzeloberflächen, die rund um die Gingivalränder geringfügig entlastet wurden.

Quirynen et al. (1991)[5] berichteten, daß die Erhaltung von Knochen rund um Implantate über eine Beobachtungszeit von bis zu 4 Jahren im Unterkiefer sich günstig darstellt (0,8 mm Knochenverlust im ersten Jahr, gefolgt von weniger als 0,1 mm /Jahr danach), besonders, wenn die Implantate durch einen Steg verbunden werden. Im Oberkiefer ergeben sich schlechtere Werte, (bis 2 mm) wenn die Implantate nicht miteinander verbunden sind.

Verbesserte Retention und Stabilität

Retention ist der Widerstand gegen vertikale Kräfte, welche die Prothese in okklusaler Richtung abheben. Erhaltene Zahnwurzeln und osseointegrierte Implantate können benutzt werden, um die Retention auf zweierlei Weise zu verstärken:

- durch Unterschnitte an den erhaltenen Wurzelflächen
- durch prothetische Hilfsvorrichtungen

Stabilität ist der Widerstand gegen nicht-okklusal gerichtete, ablösende Kräfte:

- Vertikale Kräfte: den Kräften, die eine Prothese von der zahnlosen Unterlage abheben wird entgegengewirkt, wenn nicht gelockerte Zahnwurzeln oder osseointegrierte Implantate zur Verfügung stehen.
- Laterale ablösende Kräfte: diese werden durch supragingivale Wurzelflächen/Zahnimplantate mit oder ohne Hilfsvorrichtungen aufgenommen.

Zwei wichtige Überlegungen in Bezug auf mögliche Mißerfolge mit zahnverankerten Deckprothesen sind zu berücksichtigen:

(i) Scheitern der originalen Restaurationen durch Karies. Hilfsvorrichtungen und Stabilisierungsmittel sollten nicht eingesetzt werden, bis die Karies, und wenn die Karies nicht eingedämmt wird. Abbildung 31.1a zeigt die Wurzeloberflächen nach Eingliederung einer Deckprothese. Abbildung 31.1b zeigt die gleichen Wurzeloberflächen ein Jahr später. Die Versorgung mit Hilfsvorrichtungen wäre eine kostspielige und zeitaufwendige Maßnahme gewesen und ohne die Eindämmung der Karieserkrankung von vornherein zum Scheitern verurteilt. Es ist jederzeit möglich, die verschlossenen Wurzeln für Hilfsvorrichtungen zu präparieren, wenn erst die Erkrankung unter Kontrolle steht. Ettinger et al. (1984)[6] berichteten über einen fortschreitenden Anstieg der Kariesrate bis 20,6% über einen Zeitraum von 5 Jahren für unrestaurierte und nicht überwachte Wurzelpfeiler. Bei 254 Patienten jedoch, die in 6-Monatsintervallen zur Vorsorgebehandlung einbestellt wurden, berichtete Ettinger (1988)[7] über einen Pfeilerverlust von 4,2% über einen Zeitraum von 12 Jahren, und unterstreicht damit die Wichtigkeit der Erkrankungseindämmung.

(ii) Scheitern der originalen Restaurationen aus anderen Gründen. In diesen Fällen können Hilfsvorrichtungen an-

gebracht werden, selbst wenn sich ein Mißerfolg infolge fortgeschrittener Parodontitis einstellt, vorausgesetzt, die Wurzeln sind nicht so gelockert, daß sie nutzlos erscheinen. Tatsächlich können sich Hilfsvorrichtungen als besonders nützlich erweisen, zumal der mit der Parodontitis einhergehende Knochenverlust relativ flache Kieferfortsätze mitsichbringt und den Übergang zu einer konventionellen Vollprothese nahezu unerträglich macht. In diesem Falle dienen die Pfeiler trotz Lockerung als Belastungspuffer.

Während viele Vorrichtungen zur Untersützung von Retention und Stabilität beschrieben wurden, ist es besser, eine kleine Auswahl mit guter Wirkung, als eine Vielzahl mit mittelmäßiger Effektivität einzusetzen. Nützliche Hilsvorrichtungen sind: Pfosten-Halteelemente (Abb. 31.2), Steg- und Halteklammervorrichtungen (Abb. 31.3 bis 31.6), sowie Steg- und Haltevorrichtungen in Verbindung mit in die Prothese eingearbeiteten Teleskopkappen (Abb. 31.6). Beide, Zahnarzt und Techniker, müssen über die Anwendungsweise dieser Vorrichtungen Bescheid wissen.

Propriozeption

Es wurde berichtet, daß erhaltene Zahnwurzeln die Propriozeption erhöhen, wodurch das Empfindungsvermögen und die Steuerung mandibulärer Bewegungen verbessert wird.

Psychologische Aspekte

Die Umstellung auf Vollprothesen ist häufig mit dem Älterwerden verbunden. Oft war der Patient viele Jahre hindurch bemüht, seinen festsitzenden Brückenersatz zu erhalten und plötzlich wird ihm der Wechsel von einem Mund voller Zähne zu einem Mund voller Prothesen angeraten. Der Gedanke, daß einige Zähne, wenn auch unter einer Prothese, erhalten werden, gibt dem Patienten psychischen Auftrieb und gestaltet die Umstellung leichter.

Größere Kaukraft

Rissin et al. (1978)[10] berichteten daß Deckprothesen-Patienten im Vergleich zu Vollprothesenträgern über eine verbesserte mastikatorische Leistungsfähigkeit verfügen.

Hilfsvorrichtungen zur Retention

Pfostenanker (Abb. 31.2)

Zum Beispiel Dalbo Kugelkopfanker (Cendres et Metaux 31.02.8), oder Kugelanker (Nobelpharma SDCA 115-117, DCA 113, DCB 112, DCA 111) Einzelheiten zur Laborverarbeitung, siehe Anhang.

Ein kugelförmiges Attachment (Patrize) wird auf eine gegos-

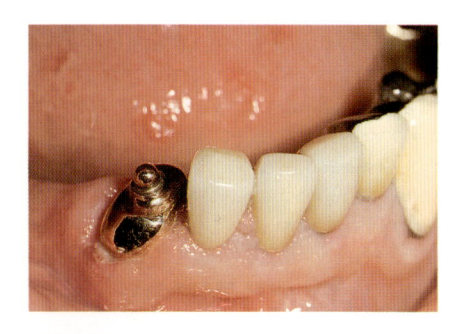

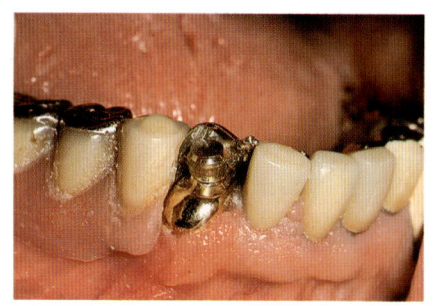

Abb. 31.2a Bei einem älteren Patienten kam es zum Scheitern der Brücke 43 – 46. Es erfolgte die Anfertigung einer partiellen Sofortprothese. Ein Dalbo-Ankerelement wurde auf die Wurzelstiftkappe gelötet (Wurzelstift und Kappe wurden indirekt hergestellt).

Abb. 31.2b Die eingegliederte Prothese mit der auf dem Dalboanker befestigten Matrize.

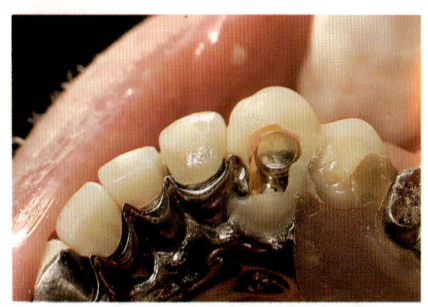

Abb. 31.2c Der angefügte Ersatzzahn. Achten Sie auf die linguale Öffnung, welche die im Munde vorgenommene Befestigung der Matrize ermöglicht. Die Prothese wird mit allen Hilfsverbindungen und Auflagen fest gegen die Zähne oder Kronen gehalten. Sodann erfolgt die Schichtung von Akrylkunststoff auf die Matrize, um sie mit dem Ersatzzahn zu verbinden. Die Herstellung einer neuen Brücke hätte entweder osseointegrierte Fixturen oder die Abnahme der vorhandenen Kronen und Brücken erfordert; beide Optionen wurden von dem Patienten abgelehnt.

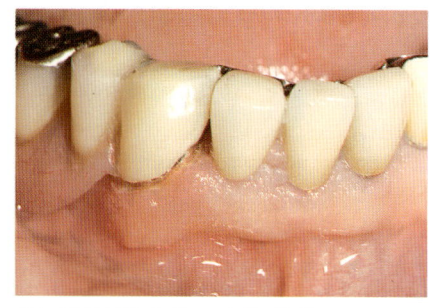

Abb. 31.2d Die fertiggestellte Prothese.

senen Wurzelkappe gelötet, die gewöhnlich mit einem Wurzelstift verbunden ist. Bei osseointegrierten Fixturen (Nobelpharma) wird das Attachment in den Implantatkörper eingeschraubt. Ein zylindrisch geformtes Aufnahmeteil (Matrize) innerhalb der Prothese gleitet darüber und kann, da es gespalten ist, über den größten Durchmesser der Patrize federnd einrasten. Wenn genügend Platz ist, empfiehlt sich, an der Chrom-Kobalt-Konstruktion eine kleine fingerförmige Verlängerung über der Matrize anzubringen. Damit können die Kompressionskräfte auf das Metall übertragen, anstatt in den Kunststoff eingeleitet werden. Die Justierung der Matrize erfolgt durch vorsichtiges Biegen der gespaltenen Matrizenflügel mit Hilfe des beigefügten Spezialwerkzeugs. Man kann einen Platzhaltering auf die Wurzeloberfläche legen, um die Matrize vor der Verbindung mit der Prothese ein wenig anzuheben. Nach Entfernen des Platzhalters ist die Prothese imstande, unter Lasteinwirkung sich in Richtung Kieferkamm zu bewegen, ohne Patrize oder Matrize zu belasten. Die kugelförmige Gestaltung der Patrize ermöglicht die Rotationsbewegung der Prothese.

Ogata und Aoki (1990)[11] bemerkten, daß mit abnehmender Dicke des Platzhalters die Größenordnung der lateralen Kräfte abnahm und die der vertikalen Kräfte zunahm. Wenn man eine stabile Prothesenbasis schaffen kann, sollte der Platzhalter weggelassen werden, da laterale Drehkräfte diejenigen sind, die höchstwahrscheinlich Zementierungsdefekte und Wurzelfrakturen verursachen. Im Falle implantatgestützter Deckprothesen erfordert die Unbeweglichkeit der Implantate die Einlage eines Platzhalters, weil bereits eine geringfügige Instabilität zum Prothesenbruch führen kann.

Vorteile

- Das Ankerlelement kann man für nicht parallele Wurzeln oder osseointegrierte Fixturen verwenden, vorausgesetzt, die okklusalen Oberflächen der Wurzelkappen können parallel ausgerichtet werden, da die Grundflächen der Patrizen parallel zueinander stehen sollten;
- es kann, falls erforderlich, als Einzelelement nur auf einer Wurzel angebracht werden, um die Retention der Prothese zwischenzeitlich zu verbessern;
- es läßt eine gewisse Rotation der Prothese zu;
- wo notwendig, kann durch Verwendung eines Platzhalters die Bewegung der Prothese in Richtung auf das Gewebe ohne Belastung des Halteelementes erfolgen;
- Ersatz der Matrize kann ziemlich einfach durchgeführt werden;
- das Ankerelement ist nicht übermäßig dick, obgleich es sich manchmal als schwierig erweisen kann, genügend Platz zu schaffen.

Nachteile

- Jedes Ankerelement funktioniert unabhängig von anderen, so daß kein Zuwachs an horizontaler Stabilität von Pfeilern, die miteinander verschient sind, zu erwarten ist;
- alle abhebelnden Kräfte können auf ein einzelnes Ankerelement einwirken und zum Bruch des Zementsiegels führen;
- manchmal ist es unmöglich, die Anker auf der Wurzeloberfläche richtig zu positionieren;
- eine schlechte Prognose besteht, wenn die Anker bei implantatgestützten Deckprothesen im Oberkiefer verwendet werden.[5]

Anwendungsverfahren für Pfostenanker (Abb. 31.2a)

1) Herstellung und Einpassen einer Sofortprothese;

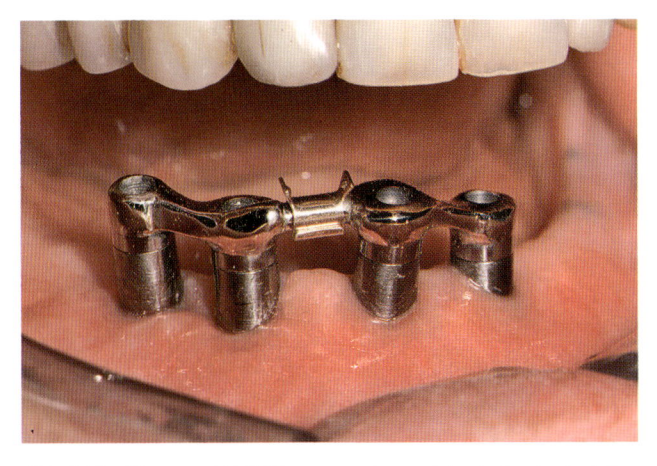

Abb. 31.3a Stege und Halteklammer auf osseointegrierten Implantaten. Der Prothesenkunststoff wird lingual an den Implantatpfeilern ausgeschliffen, so daß bei Belastung der Sättel eine Rotation stattfinden kann, obgleich die Sattelverlagerung nur minimal ausfallen wird. Achten Sie darauf, daß der Rundsteg für die Halteklammer senkrecht zu einer Linie gesetzt wird, die den Winkel halbiert, der durch Verbindung der beiden zahnlosen Kieferkämme gebildet wird (s. auch Abb. 33.14).

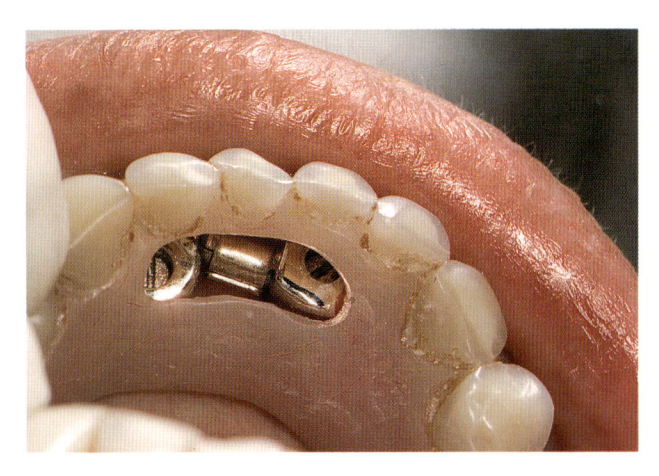

Abb. 31.3b Die Deckprothese. Eine linguale Zugangsöffnung ist angelegt, um die Halteklammer im Munde mit der Prothese zu verbinden. Die Sättel werden für gleichmäßigem Kontakt mit festem Fingerdruck adaptiert. Die Einarbeitung der Halteklammer in die Prothese erfolgt mittels Schichttechnik im Munde.

2) Präparation des Pfostenkanals und der Wurzeloberfläche, bzw. Implantation osseointegrierter Fixturen;
3) bei Fixturen: zweiter chirurgischer Eingriff mit Befestigung des Kugelankers an dem Implantatkörper. Vor der Herstellung der endgültigen Prothese muß die Schleimhaut Gelegenheit erhalten, vollständig abzuheilen. Unterfütterung der Prothese mit Tissue-conditioner;
4) bei Zähnen: Abdrucknahme des Pfostenkanals und der Wurzeloberfläche;
5) Herstellung der Wurzelstiftkappe mit Patrize (s. Anhang);
6) Einprobe des Gußobjektes;
7) Unterfütterung der Prothese, falls erforderlich;
8) Ausfräsen der Prothesen-Kunststoffbasis. Achten Sie darauf, daß der Prothesenkörper nicht auf dem Gußobjekt oder dem Implantatpfeiler aufsitzt.
9) Einschleifen der Prothese, um gleichmäßigen Schleimhautkontakt herzustellen. Bestreichen der Unterfläche mit Pressure-relief-cream (Mizzy – Kerr). Halten Sie die Prothese unter festem Fingerdruck an ihrem Platz und achten auf eine gleichmäßige Belastung; falls diese ungleichmäßig erfolgt, schleifen Sie die Stegbereiche ein (Abb. 31.4d);
10) Einzementieren des Pfostens;
11) die Aushärtung der einzementierten Pfosten muß wenigstens eine Stunde, besser 24 Stunden, abgewartet werden;
12) Anbringen der Matrize an die Prothese, wie unter Steg- und Halteklammern beschrieben.

Steg- und Klammerungsvorrichtungen

Zum Beispiel, Cendres et Métaux Steg mit Stegreiter (55.01.2); oder Deckprothesensatz (Nobelpharma – DCB 110) (Abb. 31.3 bis 31.6, siehe Anhang).

Eine Halteklammer greift über den zylindrischen Steg aus einer Goldlegierung. Die Klammer federt auseinander, um über den größten Durchmesser des Steges zu gleiten. Indem der Stegreiter den Steg umgreift, leistet er Widerstand gegen okklusal gerichtete, abziehende Kräfte. Vor der Verbindung der Halteklammer mit der Prothese kann man zwischen Klammerung und Steg einen Platzhalter legen. Nach der Entfernung des Platzhalters läßt sich die Prothese auf den Kieferkamm niederdrücken, ohne daß die Halteklammer und der darüberliegende Kunststoff belastet werden. Der Steg wird zwischen den Pfeilerzähnen an Kappen, die über die Zahnstümpfe, oder an Kappen, die über Stiftaufbaufüllungen gefertigt werden, befestigt. Er wird bei Implantaten an den Goldzylindern der Fixturen angebracht. Wurzelstifte können nur durch gegossene oder gelötete Verbindung mit dem Steg verbunden werden, wenn die Stifte eine parallele Einschubrichtung aufweisen. Bei divergierenden Wurzeln muß alternativ ein Ende des Steges mit der Haltevorrichtung des Zahnes verschraubt werden. Die Halteklammer kann man mittels eines flachen Kunststoffinstrumentes durch Biegen der Klammerschenkel zueinander einstellen.

Vorteile
- Relativ kostengünstig;
- anpassungsfähig in der Anwendung;
- leicht zu ändernde Konstruktion bei ungleichmäßigen Kieferfortsätzen;
- gewöhnlich ausreichend Platz für die Halteelemente;
- Wenn erforderlich und wenn richtig montiert, gestattet die Haltevorrichtung die Rotation um den Rundsteg (dies ist besonders für untere Prothesen zweckdienlich);
- die Halteklammern können leicht justiert und, wenn notwendig, erneuert werden;
- wo erforderlich, gestattet die Anwendung eines Platz-

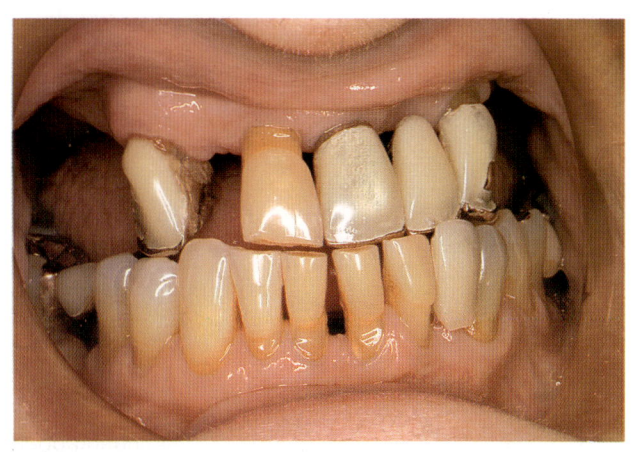

Kapitel 31 Behandlungsansätze – Wahlmöglichkeit 4: Deckprothesen

Abb. 31.4a Defekte Restaurationen bei einem älteren Patienten. Die Brücke von 13 – 17 war gescheitert und das Anhängeglied bei 12 abgebrochen. Der Patient wünschte weder Brückenersatz noch osseointegrierte Fixturen.

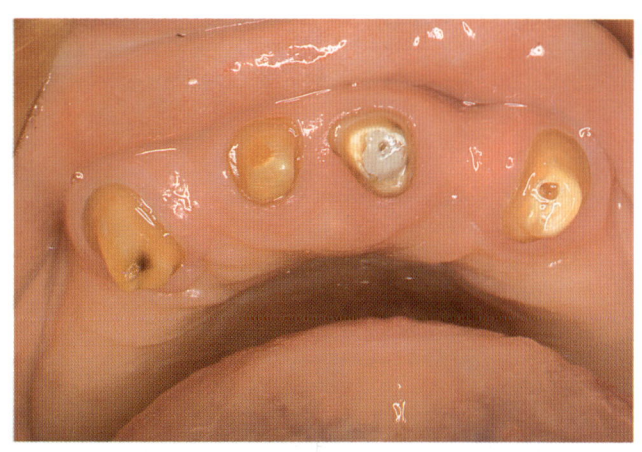

Abb. 31.4b Die Restaurationen wurden entfernt, die Zähne gekürzt, die Pulpen exstirpiert und die Wurzelkanäle abgefüllt.

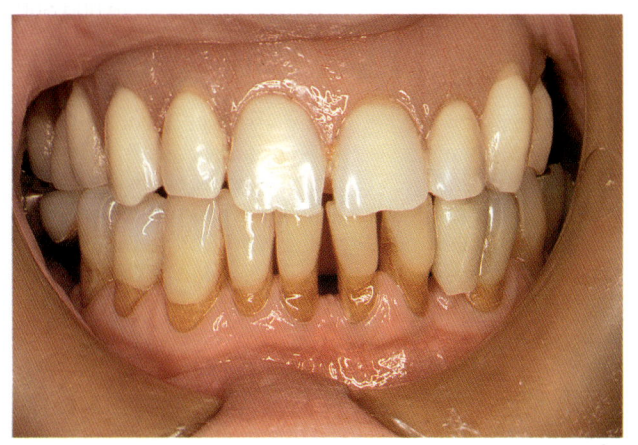

Abb. 31.4c Eingliederung der Sofortprothese.

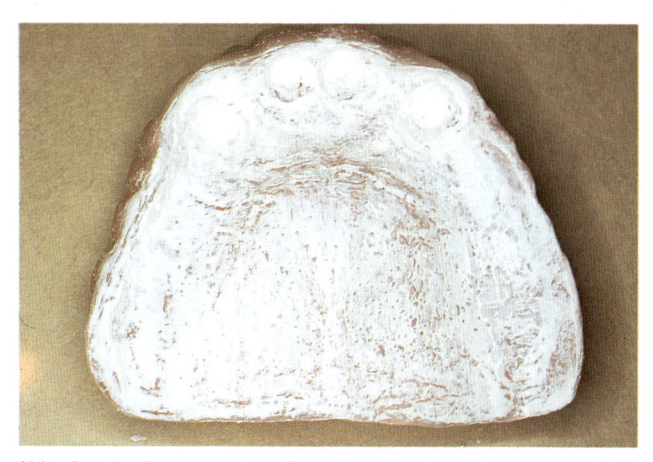

Abb. 31.4d Anpassung der Prothesenbasis unter Anwendung von Pressure-relief-cream.

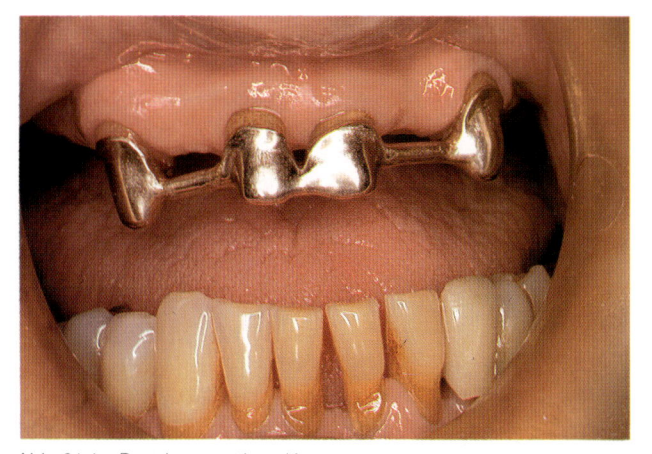

Abb. 31.4e Der einzementierte Kappensteg.

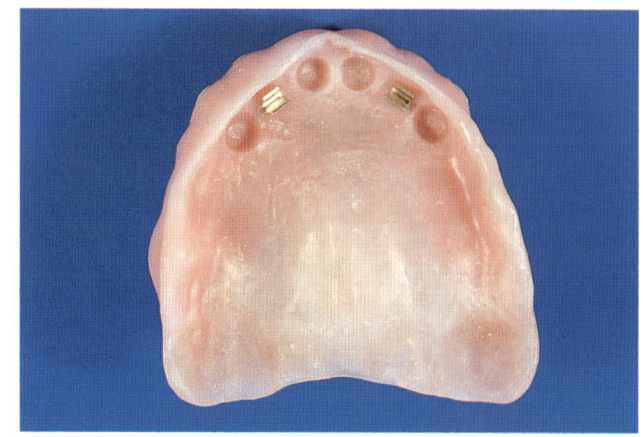

Abb. 31.4f Die Stegreiter wurden im Munde in die Prothese eingearbeitet.

halters die Bewegung der Prothese in Richtung auf das Tegument, ohne die Halterung zu belasten;
- abhebelnde Kräfte werden auf alle Stützpfeiler verteilt, da sie durch den Steg miteinander verschient sind;
- implantatgestützte Unterkiefer-Deckprothesen haben eine günstige Prognose.[5]

Nachteile
- Den Halteklammern stehen nur sehr kleine Bereiche zur Verankerung der Prothese zur Verfügung;
- der Kunststoff um die Halteklammern kann leicht absplittern;
- wenn nicht genügend Sorgfalt verwandt wird, kann Kunststoff zwischen der Halteklammer während der Montage im Munde aushärten, und die Abnahme der Prothese verhindern, weil die Klammer sich nicht öffnet. Die Halteklammern müssen daher in geeigneter Weise ausgeblockt werden (Abb 31.6r);
- wenn der Steg nicht parallel zur gegebenen Rotationsachse der Prothese angeordnet wird, kann die Prothese nicht um den Rundsteg rotieren.

Anwendungsverfahren für Steg- und Klammerungsvorrichtungen (Abb. 31.4)

1) Herstellung einer Sofortprothese;
2) Entfernen der defekten Restaurationen;
3) Einpassen der Sofortprothese und Sicherstellung gleichmäßigen Schleimhautkontaktes unter Anwendung von Pressure-relief-cream. Die Knochenbereiche in der Mitte des Gaumens werden entlastet;
4) Implantation osseointegrierter Fixturen für eine implantatgestützte Prothese;
5) Präparation der Pfeilerzähne oder bei Fixturen, Durchführung des zweiten chirurgischen Eingriffs und Verbindung der Pfeiler;
6) Abdrucknahme zur Herstellung der Ankerkronen;
7) Unterfütterung der Prothese, falls erforderlich;
8) Herstellung der Ankerkronen unter Verwendung einer Teleskopverbindung zwischen dem horizontalen Rundsteg und den Ankerkronen (Abb. 31.6a-e) (s. Anhang);
9) Einprobe der Ankerkronen;
10) Abnahme des Lötabdrucks (Abb. 31.6c-d). (Bei implantatgestützten Prothesen ersetzt ein Gipsabdruck die Herstellung eines Lötvorwalls – siehe Kapitel 33);
11) Verlöten der Ankerkronen (s. Anhang);
12) Einprobe der verlöteten Ankerkronen. Die Prothese darf mit diesen nicht in störenden Kontakt treten;
13) Ausfräsen der inneren Oberfläche der Prothese im Bereich der Ankerkronen;
14) Einzementieren der Ankerkronen; (Aufschrauben auf die Implantate);
15) Überprüfung des gleichmäßigen Schleimhautkontaktes der Prothesenbasis;
16) warten Sie nach dem Einzementieren von Wurzelstiften wenigstens 1 Stunde, besser 24 Stunden;
17) Anfügen der Halteklammer an die Prothese (siehe unten – unter zusätzlich anzubringende Retentions- und Stabilisierungsvorrichtungen).

Kappen in Verbindung mit Stegen und Haltevorrichtungen (Abb. 31.6 und Anhang)

Entsprechend versorgte Pfeilerzähne können der Prothese zusätzlichen Halt geben. In solchen Fällen werden Teleskopkappen hergestellt, die man über geschiente, auf die Zähne zementierte Unterkappen setzt. Die Teleskopkappen werden in die Prothese inkorporiert. Der Behandlungsablauf wird nachfolgend beschrieben unter: Sekundärkappen innerhalb der Prothese in Verbindung mit Halteklammern.

Vorteile
- betreffen den Steg und die Halteklammern. Wenn die Kappen jedoch mit parallelen Wänden ausgestattet werden, ist eine Bewegung zwischen Deckprothese und Substruktur nicht möglich;
- beträchtlich größere Retention und Stabilität, als mit anderen Systemen;

Nachteile
- Eine genauere Verarbeitungstechnik als mit anderen Systemen ist erforderlich, weil die Prothese fest mit den Zähnen verbunden wird;
- innerhalb der Deckprothese ist mehr Platz erforderlich;
- die Versorgung ist kostspieliger;
- größere Wahrscheinlichkeit für Fehler.

Indikationen
- Gut versorgte Zähne – möglichst weit verteilt –, wenn die Prothese zahngestützt getragen werden soll;
- gut versorgte Zähne, sowie feste Mukosa über breiten, zahnlosen Kieferkämmen;
- geringfügige Lockerung der Pfeilerzähne, so daß durch die Beweglichkeit der Pfeiler geringe Rotationen infolge der Kompression der Mukosa kompensiert werden können;
- vier oder mehr osseointegrierte Fixturen mit bikortikaler Abstützung, vorzugsweise weit über den Kieferbogen verteilt.

Stadien für Deckprothesen

Die Schwierigkeit liegt in dem Übergang von gescheiterten Restaurationen zu einer Deckprothese. Mehrere Stadien müssen hierbei berücksichtigt werden, nämlich:

1. Entscheidung, ob mitwirkende Retention und Stabilität erforderlich ist

Indikationen

- Flache Restkieferkämme, die eine schlechte Widerstandsform bieten;
- Gegenbezahnung, entweder restauriert, oder natürlich, vollständig, oder faktisch vollständig, wobei diese die Prothese eher abhebelt, als eine gegenüberliegende Vollprothese;
- übermäßige Hebelwirkung infolge Unausgeglichenheit im Kieferbogen z.B. durch exzessive und ungleichmäßige Resorption der Alveolen;
- skelettale, fundamentale Unstimmigkeiten;
- Würgereiz, so daß bei einer Oberkieferprothese eine Bedeckung des Gaumens nicht vorgenommen werden kann;
- eingeschränkte motorische Fertigkeiten und/oder Lernschwierigkeiten.

Kontraindikationen

- Bei natürlichen Zähnen: Mißerfolge wegen Karies (Abb. 31.1b);
- bei osseointegrierten Fixturen: Unmöglichkeit, eine bikortikale Knochenverankerung der Implantate zu erreichen.[12] Unzureichendes Knochenangebot, um 2, besser 3 Implantate von 10 mm Länge zu implantieren (mit steigender Anzahl der Implantate kann man die Länge verkürzen; allerdings sollte hierbei der Durchmesser vergrößert werden).

2. Übergang von einer gescheiterten Restauration zur Deckprothese ohne zusätzliche Retentionen

1) Abdrucknahme;
2) Gesichtsbogenregistrierung;
3) Kieferregistrierung in zentrischer Relation. Wenn eine muskuläre Funktionsstörung vorliegt, dürfte zuvor einige Zeit lang die Behandlung mit einer Stabilisierungsschiene ratsam sein;
4) Protrusionsregistrat;
5) Einartikulieren der Studienmodelle und Einrichten des halbjustierbaren Artikulators (s. Anhang);
6) Überprüfung der Registrate (s. Anhang);
7) Einrichtung des inzisalen Führungstellers (s. Anhang);
8) Herstellung der Sofortprothesen (s. Kapitel 30 und Anhang);
9) Abnahme der defekten Restaurationen und Extraktion der nicht erhaltungsfähigen Zähne;
10) provisorische Einlage und Versiegeln der Kanäle derjenigen Wurzeln, die erhalten werden sowie Kürzen der Kronen, so daß nur 2-3 mm supragingivale Zahnsubstanz erhalten bleibt;
11) Eingliederung der Sofortprothese. Entlasten Sie die Kontaktflächen über den Wurzeln und unterfüttern mit weichem Unterfütterungsmaterial, falls erforderlich;
12) die erhaltenen Zahnwurzeln werden sodann den Erfordernissen entsprechend wurzelbehandelt und okklusal mit Amalgam oder Cermet-Zement versiegelt;
13) geeignete Vorsorgemaßnahmen werden durchgeführt. Diese umfassen Ernährungsberatung, Zähneputzen, Überprüfung mittels Dentocult-Test, um die Reaktion festzustellen, Fluoridapplikation auf die Zahnoberflächen und, falls erforderlich, Wurzeldebridement;
14) nach Abheilung der Extraktionswunden (etwa nach 6 Wochen) wird die Prothese erneut unterfüttert, bzw. eine neue Prothese wird hergestellt, indem man die Sofortprothese als individuellen Löffel, oder Registrierbasis benutzt. Zuerst ist sicherzustellen, daß die Unterschnitte an den Wurzelflächen entfernt worden sind (s. Anhang);
15) alternativ entfernt man die Unterschnitte an den Zahnflächen und unterfüttert die Sofortprothese mittels eines Zinkoxidabdrucks (s. Anhang);
16) die Prothese wird zuerst mittels Pressure-relief-cream angepaßt, so daß ein gleichmäßiger Kontakt der erhaltenen Wurzeloberflächen und auf den zahnlosen Kieferabschnitten zustandekommt. Mit einem 12-schneidigen Hartmetall-Finierer wird vorsichtig über die Prothesenoberfläche und über die Gingivalränder gebürstet, so daß diese leicht abgetragen werden. Wenn die Wurzeln eine geringfügige Lockerung aufweisen, werden keine weiteren Angleichungen vorgenommen. Sind die Zahnwurzeln fest, die Kieferkämme jedoch kompressibel, empfiehlt es sich, die Prothese im Bereich der Wurzeloberflächen ein wenig zu entlasten.

3. Übergang von einer gescheiterten Restauration zur Deckprothese, wenn zusätzliche Retentions- und Stabilisierungsvorrichtungen einbezogen werden müssen

Überprüfen Sie zunächst, ob genügend Höhe vorhanden ist, um die Ankerkronen und darüber die Prothese unterzubringen.

Eine von zwei Methoden steht zur Wahl:

(i) Herstellung einer Sofortprothese über die Zahnwurzeln wie unter 2. – Extraktion der Wurzeln, soweit erforderlich; anschließend erfolgt die Einarbeitung der Hilfsvorrichtungen.

(ii) Fertigung einer provisorischen Brücke und temporäres Einzementieren. Unterdes erfolgt die Herstellung der Deckprothese. Anschließend werden Hilfsvorrichtungen und Prothese zur gleichen Zeit eingegliedert.

Bei Verwendung osseointegrierter Fixturen ist nach der Extraktion eine ausreichend lange Abheilungszeit vorzusehen (Kapitel 33), erst dann erfolgt die Versorgung mit Implantaten. Bei Verwendung von 2 Fixturen sollten diese in der Eckzahnregion untergebracht werden, wenigstens 10 mm lang und zuverlässig bikortikal abgestützt sein. Eine weitere Fixtur sollte in der Schneidezahnregion implantiert werden und zusätzliche Fixturen sind gleichmäßig über die Stützbereiche zu verteilen.

Im Falle von 2 oder 3 Fixturen ist eine resiliente Verbindung vorzusehen. Stehen mehr Fixturen zur Verfügung, kann man den Zahnersatz als abnehmbar/festsitzende Brückenkonstruktion gestalten. Ob resiliente Verbindungen erforderlich sind oder nicht, muß in jedem Fall individuell entschieden werden. Die Fixturen müssen lotrecht zur Okklusalebene eingebracht werden, so daß die Kräfte hauptsächlich axial einwirken.

(i) Die Herstellung von Sofortprothesen über Zahnwurzeln und nachfolgend angebrachte Hilfsvorrichtungen (Abb. 31.4)

Vorteile
- die Herstellung ist einfach;
- sie ist verhältnismäßig billig;
- leichter Zugang zu den erhaltenen Wurzeln ist gewährleistet.

Nachteile
- Wenn die Prothese erstmals eingesetzt wird, ergibt sich möglicherweise mangelhafte Retention und Stabilität, die den Übergang schwierig gestalten;
- das äußere ästhetische Erscheinungsbild und die Okklusion sind unter Umständen unbefriedigend, weil vor dem Eingliedern der Prothese keine Anprobe möglich ist;
- mögliche Beschwerden durch Druckstellen im Bereich der Extraktionswunden.

Behandlungsablauf
(a) Wenn der Mißerfolg nicht infolge Karies eingetreten ist (Abb. 31.4), oder wenn die Abstützung durch osseointegrierte Fixturen erfolgt. Die Sofortprothese wird wie oben unter 2 hergestellt, jedoch ist Platz für die Verankerungsvorrichtungen innerhalb der Prothese vorzusehen (s. Anhang). Daraufhin werden die Vorrichtungen gefertigt und den Zähnen aufzementiert, oder mit den Fixturen verbunden. Wenigstens 1 Stunde ist zum Abbinden des Zementes notwendig – vorzugsweise 24 Stunden – bevor man die Matrizen in die Prothese einarbeitet. Der dafür erforderliche Platz wird innerhalb der Prothese geschaffen und oberhalb befinden sich Öffnungen für die Haltevorrichtungen. Die Halteklammern werden in den Mund gesetzt (Abb. 31.6r) und es erfolgt das Anpassen der Prothese, um gleichmäßigen Kontakt mit der schleimhautgetragenen Oberfläche herzustellen, ohne jedoch die Haltevorrichtungen zu berühren. Mit Fingerdruck hält man die Prothese an ihrem Platz und befestigt die Retentionsvorrichtungen mit selbsthärtendem Kunststoff (Abb. 31.4f). Es ist wichtig, die Halteklammer, soweit wie nötig, an ihrem gingivalen Ende auszublocken, da die Klammer sich öffnen muß, wenn die Prothese eingesetzt wird, andernfalls umschließt der Kunststoff die Halteklammer und die Abnahme der Prothese wird unmöglich (Abb. 31.6r). Zu diesem Zweck kann man dünnfließendes Hydrocolloid-Abdruckmaterial verwenden. Alternativ ist auch Alginat oder ein weiches Wachs geeignet. Wenn die Sofortprothese durch eine neue ersetzt wird, ist es sinnvoll, zuerst die Sofortprothese entsprechend abzuändern und dann die Abdrucknahme für die neue Prothese über die einzementierten Haltevorrichtungen vorzunehmen, um Platz für die Halteelemente zu gewinnen.

(b) Wenn der Mißerfolg infolge Karies eingetreten ist. Wenn nach einem Jahr der Erkrankungsüberwachung keine neuen kariösen Läsionen aufgetreten sind und die Dentocult-Werte niedriger liegen, ist es an der Zeit, Hilfsvorrichtungen anzubringen, vorausgesetzt, diese sind notwendig. Sie sollten jedoch nicht angebracht werden, wenn ein Erkrankungsrückfall eingetreten ist, da hierdurch ein Mißerfolg unvermeidbar wäre.

(ii) Herstellung provisorischer Brücken und temporäres Einzementieren. Anschließend werden Deckprothese und Hilfsvorrichtungen eingepaßt

Vorteile
- stabile Interimslösung für den Übergang;
- vorhersehbarere Ästhetik und Okklusion, weil die Prothesen einprobiert werden können;
- weniger Beschwerden seitens der Extraktionswunden, weil die Heilung vor dem Eingliedern der Prothese stattfinden kann;
- gewöhnlich bequemer als eine Sofort-Deckprothese, da sie nicht schleimhautgetragen ist;
- die Abdrücke für die Deckprothese werden nach der Entfernung der bestehenden Restaurationen genommen und erleichtern eine bessere Ausformung des Funktionsrandes.

Nachteile
- kostspielig;
- die provisorische Brücke muß häufig abgenommen und wiedereinzementiert werden; dies erweist sich als lästig;
- schwierigerer Zugang zu den Wurzeloberflächen;
- die provisorische Brücke muß eine Metall-Unterkonstruktion enthalten, andernfalls besteht hohes Bruchrisiko;
- das Zementsiegel der provisorischen Brücke kann sich lösen;
- eine ausreichende Zahl brauchbarer Zahnwurzeln müssen erhalten werden, um die provisorische Brücke herzustellen; dies kann die Behandlung komplizieren;
- ein zwischenzeitlich unschönes ästhetisches Erscheinungsbild kann sich einstellen, weil die Zahnfleischpartie nicht in die provisorische Brücke einbezogen werden kann.

Behandlungsablauf
Wie in Kapitel 8 beschrieben, werden provisorische Restaurationen hergestellt und unbrauchbare Zähne entfernt:
1) Gewähren Sie einen Zeitraum von 8 Wochen zur Abheilung der Extraktionswunden. Während dieser Zeit vereinbart der Patient mit der Prophylaxehelferin wenigstens 2 Termine zur Wurzelglättung, Plaquebeseitigung und Unterweisung in Mundhygiene.
2) Veranlassen Sie weitere Erkrankungskontrollen oder Behandlungen, z.B. parodontalchirurgische Maßnah-

Kapitel 31 Behandlungsansätze – Wahlmöglichkeit 4: Deckprothesen

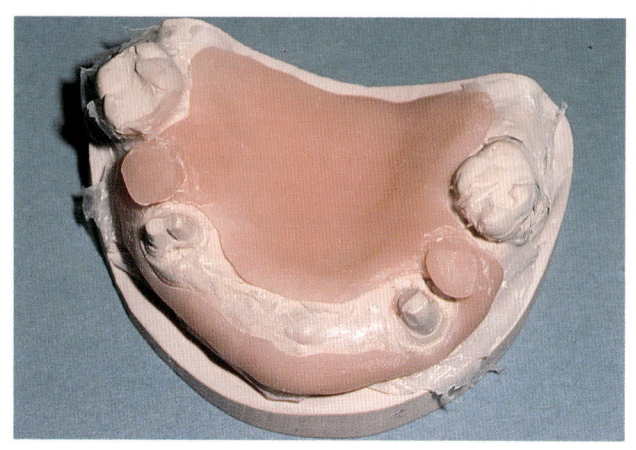

Abb. 31.5a Herstellung eines Spezialabdrucklöffels, um einen Abdruck der prothesentragenden Bereiche und des Funktionsrandes nehmen zu können.

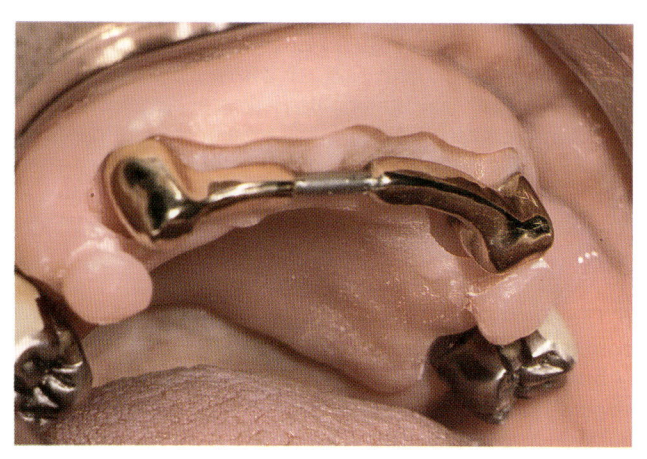

Abb. 31.5b Spezialabdrucklöffel im Munde; der Funktionsrand wird mit Kerr-Grün aufgebaut.

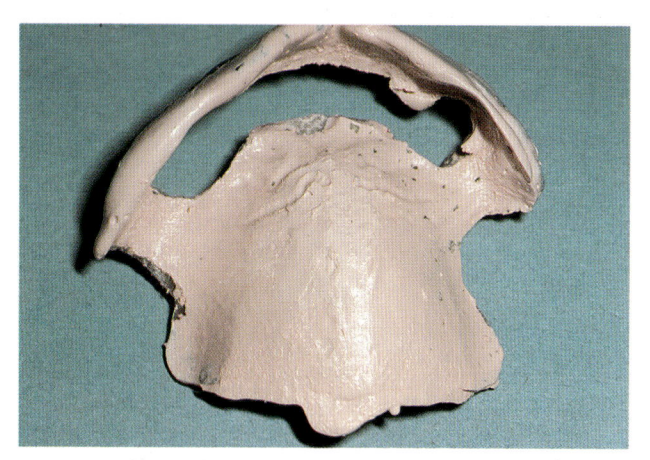

Abb. 31.5c Zinkoxid-Eugenol-Pastenabdruck an der Unterseite des Spzialabdrucklöffels.

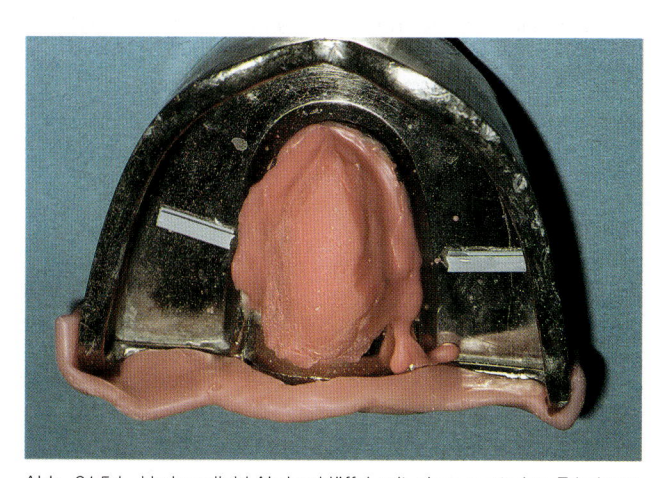

Abb. 31.5d Hydrocolloid-Abdrucklöffel mit einer zentralen Erhebung aus Beauty Pink Wax, um den Unterlöffel gegen den Gaumen zu fixieren.

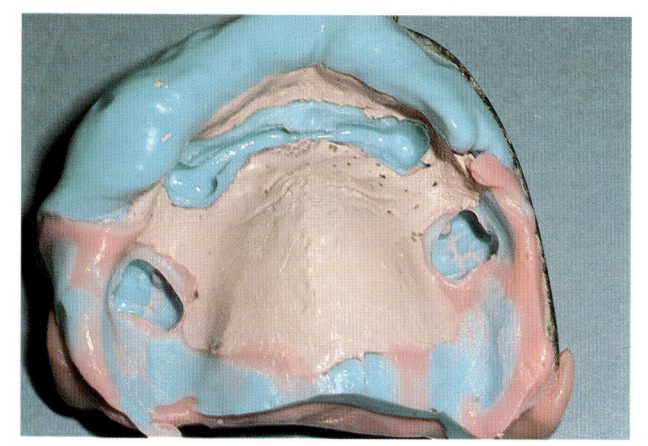

Abb. 31.5e Aufnahmeabdruck; das Hydrocolloid wird nachfolgend an der Peripherie zurückgeschnitten, um den Funktionsrand des Zinkoxid-Eugenolabdrucks freizulegen.

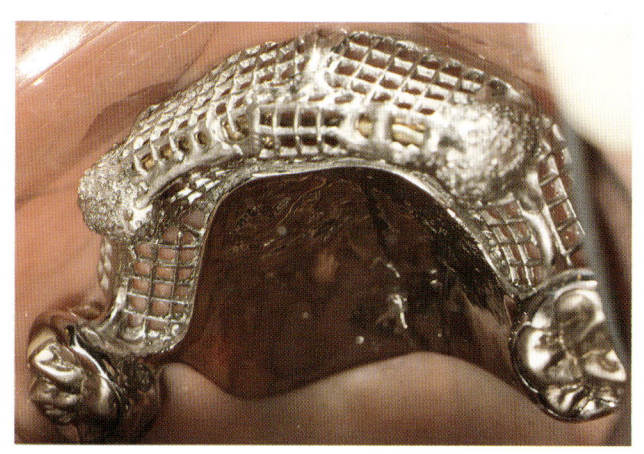

Abb. 31.5f Das Chrom-Kobalt-Prothesengerüst.

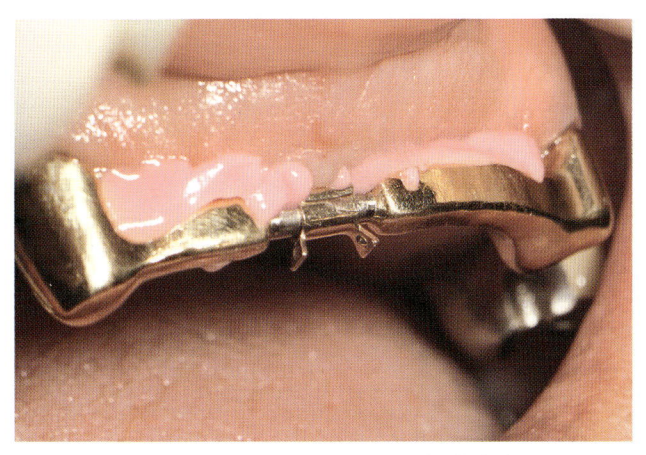

Abb. 31.5g Verwendung von Hydrocolloid, um den Zwischenraum unter dem Steg auszublocken. Achten Sia auf die positionierte Halteklammer.

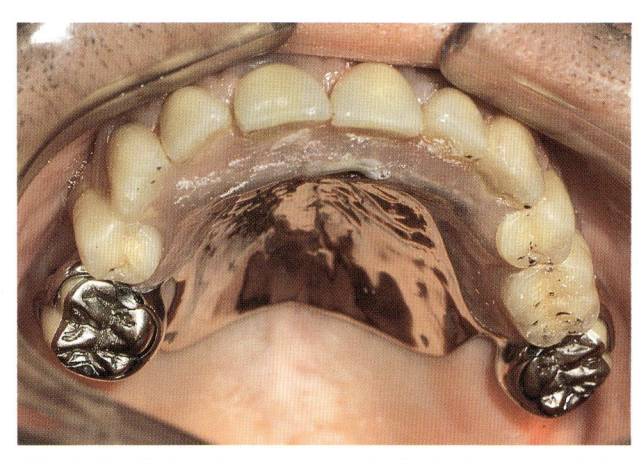

Abb. 31.5h Die Halteklammer wurde in die Prothese eingearbeitet, indem man selbsthärtendes Akrylharz durch eine Öffnung palatinal von den Schneidezähnen einbrachte.

men, klinische Kronenverlängerung, um Karies freizulegen, oder Wurzelbehandlungen.
3) Wenn Wurzelbehandlungen durchgeführt wurden, arbeiten Sie die notwendigen Stiftaufbauten in die provisorischen Kronen – der Platz hierfür wurde auf dem Modell durch die DuraLay-Muster geschaffen (s. Anhang – Provisorien über DuraLay-Aufbauten).
4) Entfernen der provisorischen Brücke.
5) Einprobe der Prothesenzähne, die auf einem einartikulierten Modell aufgestellt wurden und einen genauen Eindruck des Platzbedarfs vermitteln, der für die Kappen benötigt wird.
6) Überarbeiten Sie die betreffenden Präparationen und nehmen einen neuen Abdruck, um den Rand der provisorischen Restaurationen, wenn nötig, zu verlängern (s. Anhang).
7) Abnahme neuer Abdrücke für Modellstümpfe und ein Meistermodell, auf dem die Haltevorrichtungen hergestellt werden.
8) Kieferregistrierung (das Gegenmodell wurde bereits von der Herstellung der Provisorien einartikuliert).
9) Unterfütterung und Wiedereinzementieren der provisorischen Restaurationen.
10) Herstellung der Hilfsvorrichtungen im Labor (s. Anhang).
11) Einprobe der Restaurationen im Munde.
12) Soweit erforderlich, Abnahme eines Lötabdrucks (Unterschnitte werden vorzugsweise mit leicht-fließendem Hydrocolloid-Abdruckmaterial ausgeblockt). DuraLay wird auf die Okklusalfläche jeder Restauration geschichtet, jedoch von den Lötstellen ferngehalten (Abb. 31.6c).
13) Fertigen Sie DuraLay-Retentionszapfen.
14) Nehmen Sie den Lötabdruck mit Gnathostone (Zeus) (Abb. 31.6d).
15) Anlieferung zum Verlöten in das Labor (s. Anhang).
16) Einprobe der Gußobjekte im Munde nach dem Löten.
17) Einzementieren der Restaurationen und Einfügen der Haltevorrichtungen unter Verwendung von Tempbond und Vaseline (Mischverhältnis 50/50).
18) Einprobe eines Spezialabdrucklöffels, der die Weichgewebsbereiche und die Peripherie abdeckt, sowie Aussparungen im Bereich der Wurzeln aufweist (Abb. 31.5a-b, 6e, f).
19) Ausformung des Funktionsrandes mit Kerr-grün oder Peripheral-seal (Kapitel 30).
20) Nehmen Sie eine Auskleidung des Speziallöffels mit Zinkoxid-Eugenol-Abdruckpaste vor (Abb. 31.5c).
21) Nehmen Sie einen Gesamtabdruck darüber, um den Speziallöffel aufzunehmen und gleichzeitig Abdrücke von den zementierten Restaurationen zu erhalten (Abb. 31.5d-e; 6f).
22) Wiedereinzementieren der provisorischen Restaurationen unter Verwendung von Tempbond und Vaseline, wie zuvor.
23) Fahren sie wie unten beschrieben fort, je nachdem, welcher Prothesentyp eingesetzt werden soll.

Für Pfostenverbindungen

Diese Vorrichtungen sind als alleinige Verankerungselemente für provisorische Brücken nicht geeignet, weil wurzelbehandelte und koronal verkürzte Zähne für provisorische Restaurationen nur unzureichende Abstützung gewähren. Es ist wegen der Gefahr von Wurzelfrakturen daher nicht sinnvoll, die provisorischen Restaurationen auf temporäre Wurzelstifte zu verankern (Kapitel 8).

Für osseointegrierte, implantatgestützte Prothesen

Nach Abheilung der Extraktionswunden werden die Fixturen eingebracht. Benutzen Sie die provisorische Brücke als Interimsersatz. Im Stadium der Herstellung des Meistermodells entfernen Sie die natürlichen Zähne auf dem Modell und fertigen darauf die Prothese. Zum Zeitpunkt der Eingliederung extrahieren Sie die Zähne, verbinden die Ankerpfeiler mit den Fixturen und setzen die Prothese ein. Da die Zähne bis zum Einpassen der Prothese erhalten werden, ist eine Protheseneinprobe nicht möglich, obgleich eine Zahneinprobe über die Zahnstümpfe, welche die provisorische

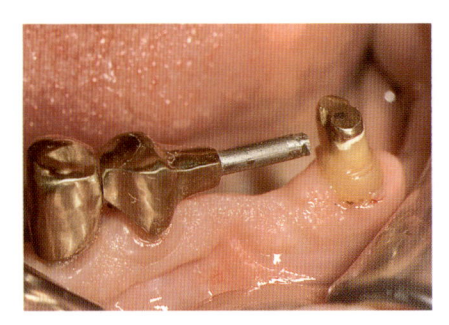

Abb. 31.6a Die gescheiterte Brücke wurde entfernt und die Herstellung provisorischer Restaurationen durchgeführt. Im Bild sind diese abgenommen, um die Unterkappen und den Steg einzuprobieren. Die Kappe 42 wurde an den Steg angegossen; zwischen 42 und 33 befindet sich eine Lotstelle.

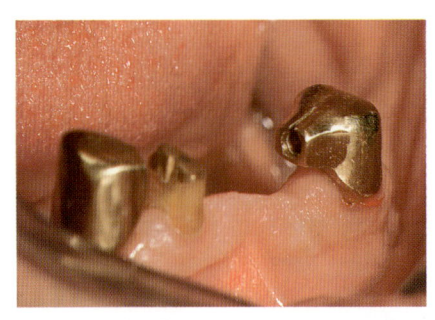

Abb. 31.6b Das Röhrchen, in das sich der Steg einfügt. Beachten Sie den vertikalen Schlitz an der oberen Fläche, der den Lötvorgang erleichtert.

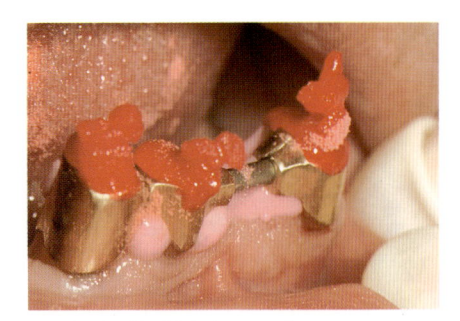

Abb. 31.6c Die Einheiten wurden zusammengefügt, die Kappen mit Tempbond und Vaseline einzementiert. Der Platz unterhalb des Steges und der Verbindungen ist mit Hydrocolloid-Abdruckmaterial ausgeblockt. An den Kappen sind DuraLay-Retentionen angebracht.

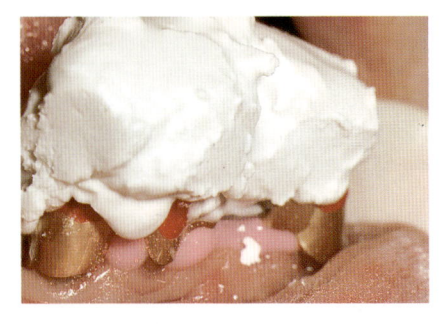

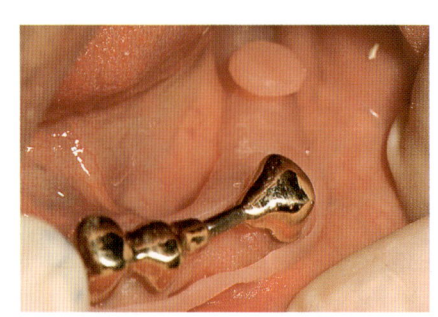

Abb. 31.6d Gnathostone-Lötabdruck zur Aufnahme der Kappen.

Abb. 31.6e Nach dem Verlöten werden die Kappen mit Tempbond und Vaseline einzementiert. Mit Hilfe eines individuellen Löffels wird ein Zinkoxid-Eugenol-Funktionsabdruck der Sattelbereiche und Prothesenperipherie hergestellt.

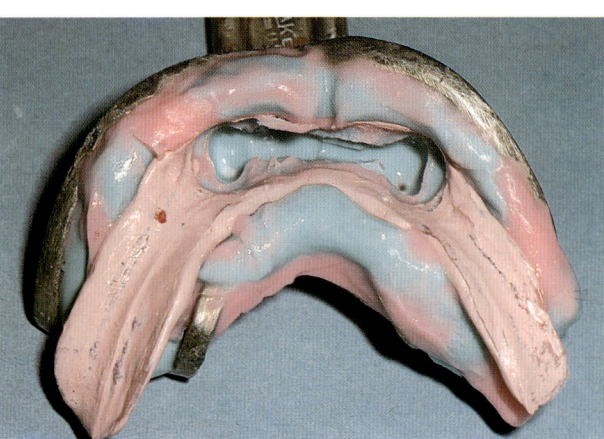

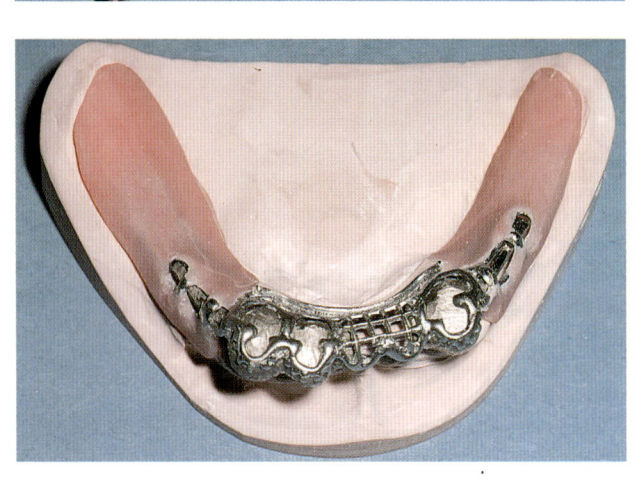

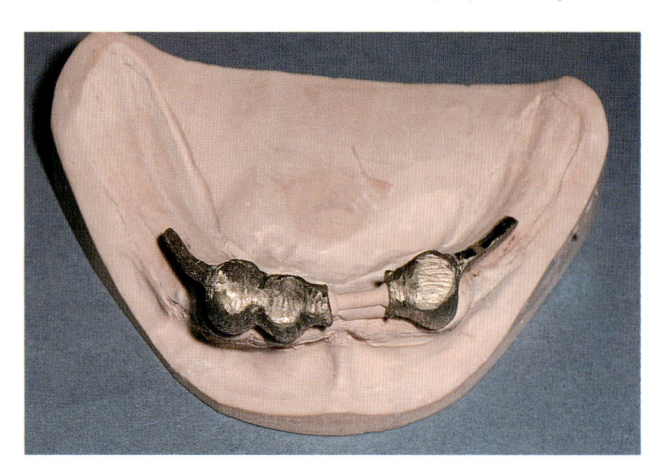

Abb. 31.6f Hydrocolloid-Aufnahmeabdruck. Das Hydrocolloid liefert einen Abdruck des Kappensteges; der Zinkoxid-Eugenolabdruck stellt die Sattelbereiche dar. das Hydrocolloid wird an den Rändern zurückgeschnitten, um den Zinkoxid-Eugenolabdruck freizulegen.

Abb. 31.6g Das ausgegossene Meistermodell von dem in Abb. 31.6f gezeigten Abdruck. Über die Unterkappen wurden Teleskope hergestellt, die jedoch einen Bereich für das Halteelement freilassen. Die Extensionen an den Gußobjekten verbinden diese mit dem Prothesengerüst.

Abb. 31.6h Das fertiggestellte Prothesengerüst einschließlich der selbsthärtenden Kunststoffsättel auf dem Modell. Achten Sie darauf, wie die Gußextensionen der Teleskope mit dem Gerüst in Beziehung stehen.

Abb. 31.6i Die Unterkappen sind mit Tempbond und Vaseline einzementiert und die Teleskopkappen darübergesetzt.

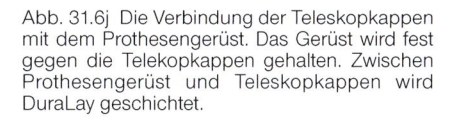

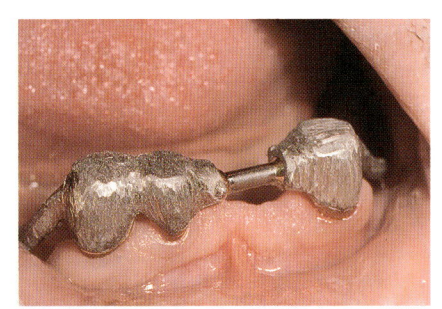

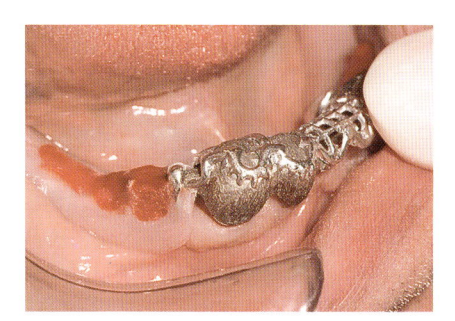

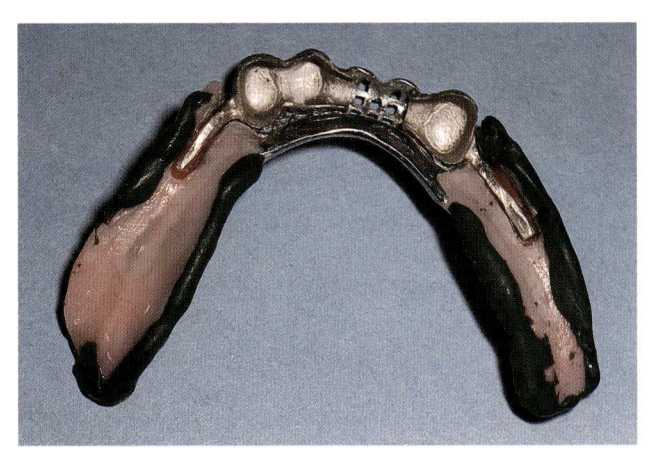

Abb. 31.6j Die Verbindung der Teleskopkappen mit dem Prothesengerüst. Das Gerüst wird fest gegen die Telekopkappen gehalten. Zwischen Prothesengerüst und Teleskopkappen wird DuraLay geschichtet.

Abb. 31.6k Mit Kerr-grün wird der Funktionsrand der Prothese aufgebaut.

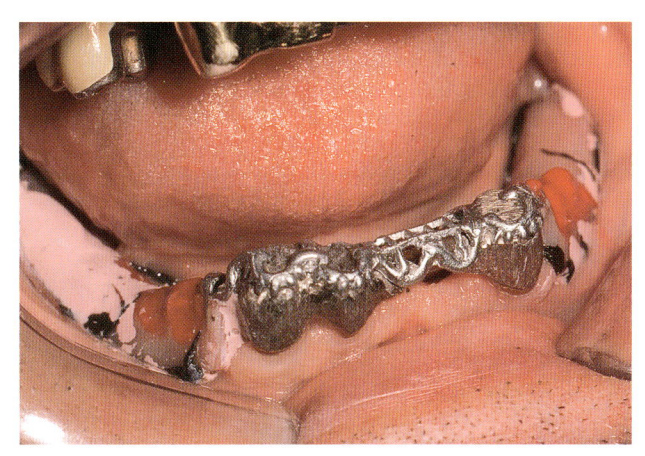

Abb. 31.6l Die Unterseite der satteltragenden Bereiche wird entlastet und ein Zinkoxid-Eugenolabdruck genommen, wobei darauf zu achten ist, daß die Teleskopkappen fest aufsitzen.

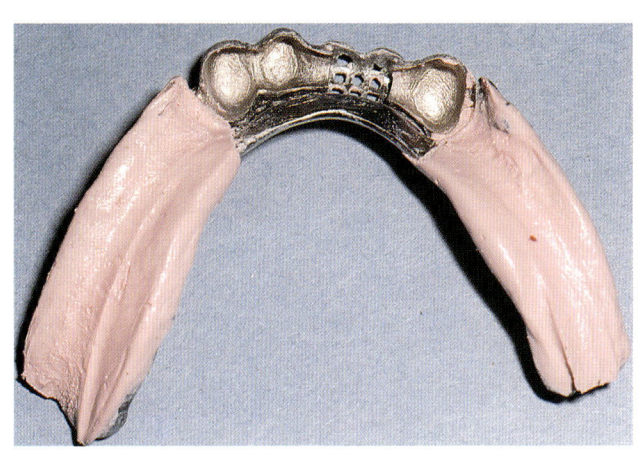

Abb. 31.6m Der Unterfütterungsabdruck.

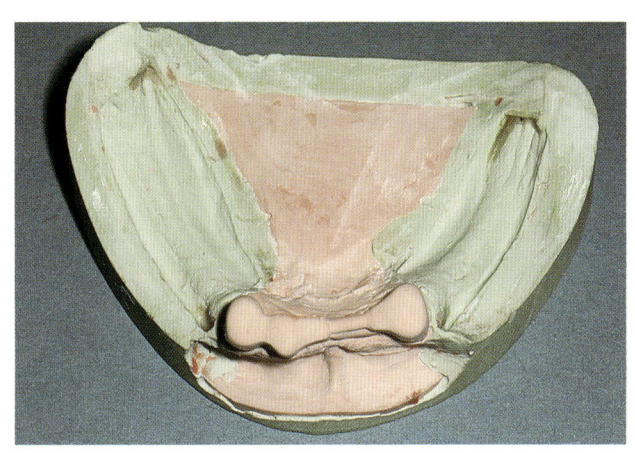

Abb. 31.6n Das abgeänderte Modell.

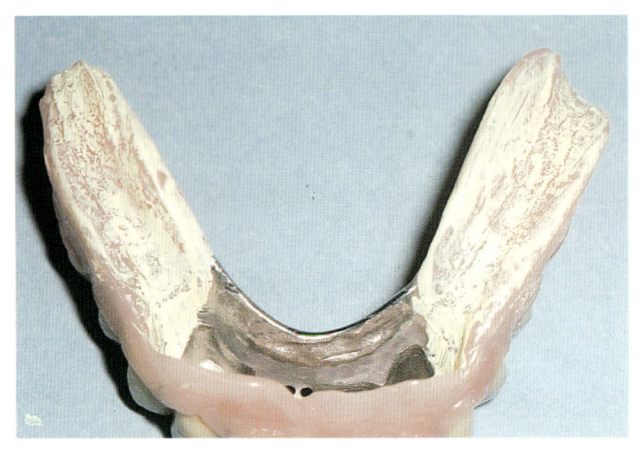

Abb. 31.6o Die heißpolymerisierten Sattelbereiche werden unter Verwendung von Pressure-relief-cream als Indikator angeglichen.

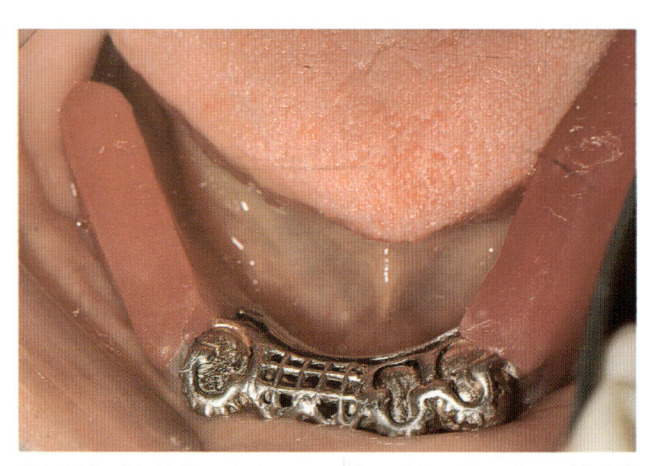

Abb. 31.6p Die Kieferregistrierung erfolgt auf dem abgestützten Modellgußgerüst.

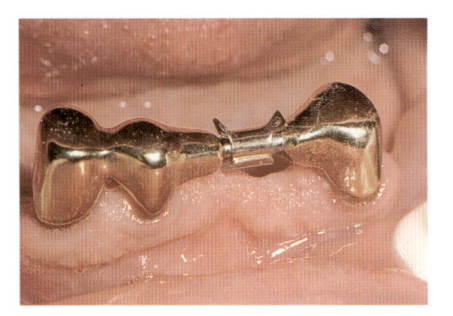

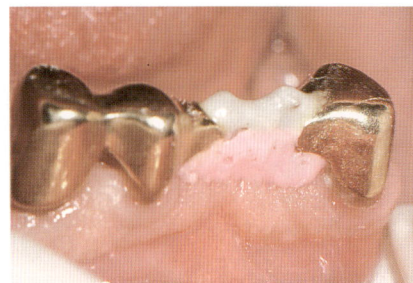

Abb. 31.6q Die Unterkappen werden mit Zinkphosphatzement einzementiert.

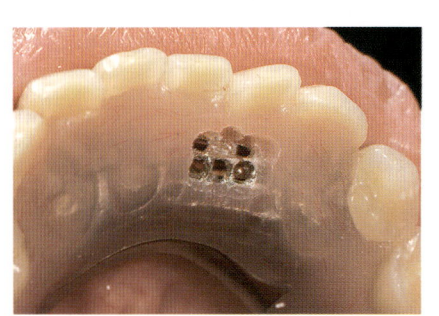

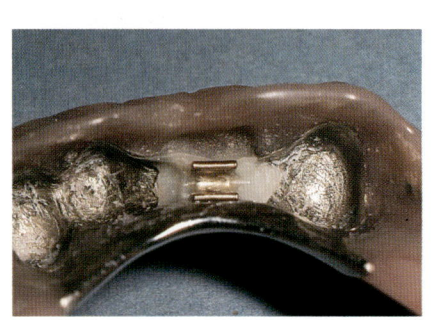

Abb. 31.6r Eine Stunde später wird die Unterfläche des Steges ausgeblockt und selbsthärtender Kunststoff auf die Retentionsschlaufen der Halteklammer aufgetragen. Sorgen Sie dafür, daß die Halteklammer ausgeblockt ist, so daß sie nach dem Einarbeiten in die Prothese nachgeben kann, andernfalls läßt sie sich nicht mehr vom Steg abnehmen.

Abb. 31.6s Die Prothese wird eingesetzt und mit Fingerdruck fest auf den Kunststoff über den Kappen gehalten. Durch die Öffnung auf der lingualen Fläche füllt man selbsthärtenden Kunststoff, um die Halteklammer mit dem Prothesengerüst zu verbinden.

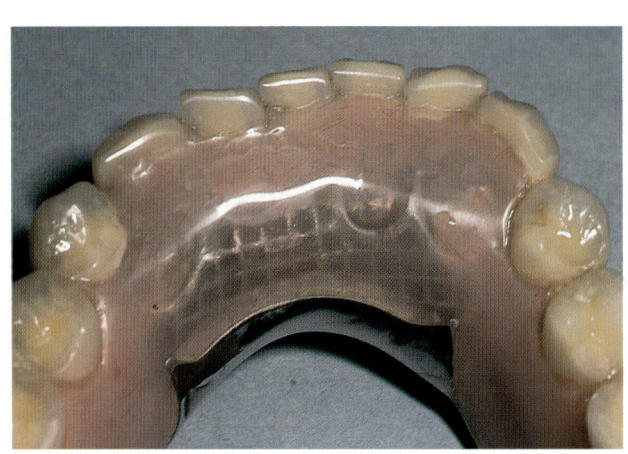

Abb. 31.6t Die mit der Prothese verbundene Halteklammer.

Abb. 31.6u Die Zugangsöffnung ist geschlossen, aufgefüllt und poliert.

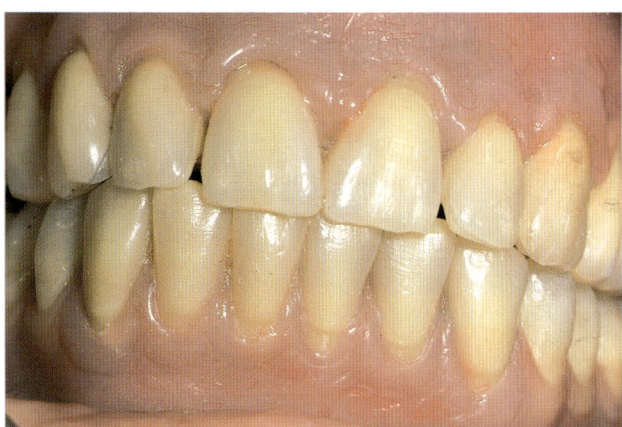

Abb. 31.6v Die eingegliederten, fertiggestellten Prothesen (die Oberkieferprothese entspricht Abb. 31.5h).

Brücke abstützen, durchgeführt werden kann. Eine alternative Methode, die eine Protheseneinprobe zuläßt, bietet die Modifizierung der provisorischen Brücke zum Zeitpunkt der Einbindung der Implantatpfeiler. Die Brücke wird hierfür auf den Pfeilern befestigt, sodann werden die Zähne extrahiert und eine Prothese hergestellt.

Die ebengenannten Schritte sind grundlegende Maßnahmen. Die nachfolgenden Behandlungsstadien hängen von der Art der vorgesehenen Deckprothese ab.

(a) Für Steg- und Halteklammervorrichtungen
(i) Prothese mit Chrom-Kobaltgerüst
1) In jedem Behandlungsstadium werden die provisorischen Restaurationen abgenommen, die erforderlichen Behandlungen durchgeführt und die provisorischen Restaurationen wiedereinzementiert, bevor der Patient die Praxis verläßt;
2) bei Prothesen mit Freiendsätteln gehen Sie wie in Kapitel 32 beschrieben vor;
3) bei abgestützten Sätteln wird das Gerüst im Munde einprobiert (Abb. 31.5f);
4) nehmen Sie die Kieferregistrierung auf dem Modellgußgerüst vor;
5) Einprobe der Zahnaufstellung;
6) Einsetzen der fertiggestellten Prothese;
7) mit Hilfe von Pressure-relief-cream werden die Sättel angepaßt.
8) nach dem Reinigen der Stiftkanäle von Vaselineresten mittels eines Polydent-Bürstchens und reinem Alkohol werden die Stege und Wurzelkappen einzementiert;
9) wenigstens eine Stunde muß der Zement aushärten;
10) setzen Sie die Halteklammern auf die Stege und nehmen, wie zuvor beschrieben, mit Hydrocolloid oder Weichwachs die Ausblockung vor (Abb. 31.5g);
11) setzen Sie die Prothese in den Mund und halten das Modellgußgerüst mit einem Finger an seinem Platz fest;
12) entscheiden Sie, ob über dem Steg ein Platzhalter notwendig ist;
13) fixieren Sie die Halteklammern mit selbsthärtendem Kunststoff an der Prothese (Abb. 31.5h, 311.6r-s).
14) entfernen Sie die Prothese aus dem Munde, fügen mehr Kunststoff hinzu und polymerisieren im heißem Wasserbad (55° C) und unter Druck (s. Anhang).
15) Eingliederung;
16) unterfüttern Sie die Prothese, falls erforderlich, um die Okklusion anzupassen.

(ii) Kunststoffprothesen
1) Entfernen Sie die provisorischen Restaurationen und setzen für jedes Behandlungsstadium die Wurzelkappen und Stege ein;
2) nehmen Sie die Kieferregistrierung auf einer Bißnahmebasis vor, die auf dem Meistermodell gefertigt wurde;
3) Einprobe der Zähne im Munde;
4) Einsetzen der fertiggestellten Prothese;
5) Anpassen der Prothesensättel;
6) Einzementieren der Wurzelkappen und Stege;
7) verfahren Sie wie bei einem Modellgußgerüst; polymerisieren jedoch den Kunststoff an den Halteklammern nicht in heißem Wasser, weil dies die Prothese verformen könnte. Benutzen Sie warmes Wasser (35° C) und den Drucktopf.

(b) Sekundärkappen innerhalb der Prothese in Verbindung mit Halteklammern (Abb. 31.6)
(i) Prothese mit Chrom-Kobalt-Gerüstkonstruktion
Unterkieferprothese:
1) Herstellung einer Sofortprothese oder einer provisorischen Brücke. Die provisorische Brücke muß zu jedem Behandlungsschritt abgenommen werden;
2) Präparation der Pfeilerzähne;
3) Abdrucknahme für die Unterkappen;
4) Stellen Sie die Unterteleskope her und setzen Stege zwischen die Kappen oder als distale Extensionen;
5) Einprobe der Unterkappen und Stege (Abb. 31.6a und b);
6) Vornahme des Lötabdrucks und Verlötung (Abb. 31.6c-d);
7) Einprobe der verlöteten Einheiten und Einzementieren mit temporärem Zement (Abb. 31.6e);
8) nehmen Sie Abdruck für die Teleskopkronen und eine neue Prothese (s. Anhang) (Abb. 31.6e-f).
9) entfernen Sie die Unterteleskope und setzen die Sofortprothese bzw. die provisorische Brücke wieder ein.
10) Herstellung der Teleskopkappen und des Prothesengerüstes (Abb. 31.6g-h).
11) temporäres Einzementieren der Unterkappen;
12) setzen Sie die Teleskopkappen auf die Unterkappen (Abb. 31.6i).
13) Gerüsteinprobe mit den Sattelanteilen aus selbsthärtendem Kunststoff (Abb. 31.6j);
14) führen Sie einen Unterfütterungsabdruck an den Sattelanteilen durch (Abb. 31.6k-m);
15) verbinden Sie die Teleskopkappen im Munde mit dem Gerüst mittels DuraLay (Abb. 31.6l). Die unterfütterten Sättel werden auf die Schleimhaut gepreßt, während man die Kappen mit dem Gerüst verbindet;
16) die Sattelanteile werden vom Modell genommen;
17) stellen Sie ein abgeändertes Modell her; dabei wird der Modellstumpfabschnitt in die Unterkappen gesetzt und die Sattelbereiche werden auf dem unterfütterten Abdruck neu ausgegossen (Abb. 31.6n) (s. Anhang);
18) verlöten Sie die Teleskopkappen mit dem Gerüst;
19) Einprobe des Gerüstes mit den verlöteten Teleskopkappen und den unterfütterten, heißpolymerisierten Sätteln (Abb. 31.6o);
20) führen Sie die Kieferregistrierung und die Gesichtsbogenübertragung durch (Abb. 31.6p);
21) Aufstellung der Zähne;
22) Einprobe der Zähne im Munde;
23) Fertigstellung der Prothese, indem die Zähne mit selbsthärtendem Kunststoff an den heißpolymerisierten Prothesensätteln befestigt werden;
24) Einprobe der fertiggestellten Prothese;
25) Einzementieren der Unterkappen-Stegkonstruktion;
26) der Zement muß wenigstens 1 Stunde aushärten;

27) setzen Sie die Halteklammer auf den Steg (Abb. 31.6r);
28) befestigen Sie die Halteklammer an dem Gerüst (Abb. 31.6s-u);
29) passen Sie die Prothese ein (Abb. 31.6v);
30) falls erforderlich, wird die Prothese erneut unterfüttert.

Es ist wichtig, daran zu denken, daß die Verbindung zwischen dem abgeänderten Modell und dem Abschnitt mit den Modellstümpfen ein wenig ungenau ist. Dies kann korrigiert werden, indem man einen Gesamtabdruck der unterfütterten Prothesensättel und der Gerüstkonstruktion mit den damit verbundenen Kappen vornimmt.

Oberkieferprothesen (Abb. 31.5)
Die Palatinalverbindung hilft bei der Einlagerung des Gerüstes und vereinfacht auf diese Weise das Verfahren:
1) Setzen Sie die Unterkonstruktion für jeden einzelnen Behandlungsschritt auf die Zähne (Abb. 31.5b);
2) nehmen Sie einen zweiteiligen Abdruck und stellen das Prothesengerüst her (Abb. 31.5b-e);
3) Einprobe des Modellgußgerüstes im Munde (Abb. 31.5f);
4) verbinden Sie die Überteleskope mittels DuraLay-Pulver und Super C oder Duralay II-Flüssigkeit unter Anwendung der Schichttechnik mit dem Gerüst. Sorgen Sie durch festen Fingerdruck dafür, daß die Modellgußkonstruktion am Gaumen gut anliegt;
5) löten Sie die Teleskopkappen an das Gerüst (s. Anhang);
6) entlasten Sie die Pfeilerzähne auf dem Modell, um einen festen Sitz der Gerüstkonstruktion zu gewährleisten. Benutzen Sie den Gaumen als Prothesenlager;
7) mit dem Gerüst im Munde wird die Kieferregistrierung vorgenommen;
8) die Modelle werden einartikuliert und die Zähnen aufgestellt;
9) Fertigstellung;
10) die Prothesensättel werden im Munde einprobiert und angepaßt;
11) Einzementieren der Unterkonstruktion;
12) der Zement muß wenigstens 1 Stunde aushärten;
13) befestigen Sie die Halteklammern an dem Prothesengerüst (Abb. 31.5g);
14) Eingliederung der Prothesen (Abb. 31.5h, 31.6v);
15) Unterfütterung, falls erforderlich.

Wenn sich nach dem Löten gegebenenfalls Schwierigkeiten ergeben, werden die Sattelbereiche entlastet und mit Zinkoxid-Eugenolpaste wird ein Unterfütterungsabdruck vorgenommen. Das daran anschließende Verfahren entspricht dem für Unterkieferprothesen.

(ii) Kunststoffprothesen – geringfügig unterschiedliches Vorgehen:
1) Einprobe der Zähne im Munde;
2) Einsetzen der fertiggestellten Prothese;
3) Anpassen der Sättel;
4) Einzementieren des Kappensteges und Fertigstellung wie bei dem Chrom-Kobaltgerüst.

Die obigen Hinweise sind Richtlinien für verschiedenartige Verfahren. Viele Variationen sind, je nach Gestaltung der einzelnen Fälle, möglich.

Es ist anzumerken, daß Langer (1991)[13] über eine hohe Zahl mechanischer Defekte bei Kunststoffdeckprothesen berichtete, aber keine mechanischen Fehlschläge innerhalb eines Fünfjahreszeitraums beobachtete, wenn eine starre Chrom-Kobalt-Netzunterkonstruktion in die Prothese eingearbeitet wurde, die an den am meisten belasteten Bereichen stabile Stege einschließt.

Checkliste für Deckprothesen

- Ist mir klar, weshalb ich Deckprothesen verordne?
- Werden Retentions- und Stabilitätsprobleme auftreten?
- Muß ich Hilfsvorrichtungen verwenden?
- Warum ist der Mißerfolg eingetreten?
- Ist die Erkrankung unter Kontrolle?
- Sind mir die Vorrichtungen, die ich anwenden möchte, vertraut?
- Ist der Techniker mit den Vorrichtungen, die ich anwenden möchte, vertraut?
- Habe ich die Behandlungsstadien sorgfältig geplant?
- Habe ich den Patienten davon unterrichtet, daß Anpassungen notwendig sein werden?
- Habe ich den Patienten davon unterrichtet, daß eine Neuanfertigung erforderlich werden kann?
- Habe ich genügend Zeit für Anpassungen eingeplant?

Literaturhinweise

1. Zarb G A. Nature and significance of the edentulous state in Tissue Integrated Prostheses. Ed. Brånemark P-I, Zarb G, Albrektson T. Quintessence Publ. Co., Chicago, London. 1985; pp 77-87.
2. Crum R J, Rooney G E. Alveolar bone loss in overdentures: A 5 year study. J Prosthet Dent 1978; 40: 610-613.
3. Toolson L B, Taylor T D. A 10 year report of a longitudinal recall of overdenture patients. J Prosthet Dent 1989; 62: 179-181.
4. Jacobs R, Schotte A, van Steenberghe D, Quirynen M, Naert I. Posterior jaw bone resorption in osseointegrated implant-supported overdentures. J Clin Oral Impl Res 1992; 3: 63-70.
5. Quirynen M, Naert I, van Steenberghe D, Teerlink J, Dekeyser C, Theuniers G. Periodontal aspects of osseointegrated fixtures supporting an overdenture. A 4 year retrospective study. J Clin Periodontol 1991; 18: 719-728.
6. Ettinger R L, Taylor T D, Scandrett F R. Treatment needs of overdenture patients in a longitudinal study. J Prosthet Dent 1984; 52: 532-537.
7. Ettinger R L. Tooth loss in an overdenture population. J Prosthet Dent 1988; 60: 459-462.
8. Hannam A G. Neuromuscular control of overdentures in Precision Attachments in Dentistry. Preiskel H, Kimpton H. London. 1978 pp 156-161.
9. Mushimoto E. The role of the masseter muscle activities of functionally elicited periodontal afferents from abutment teeth under overdentures. J Oral Rehabil 1981; 44: 441-455.

10. Rissin L, House J E, Manly R S, Kapur K. Clinical comparison of masticatory performance and electromyographic activity of patients with complete dentures, overdentures and natural teeth. J Prosthet Dent 1978; 39: 508-511.

11. Ogata K, Aoki T. The influence of spacers on forces exerted on the abutment teeth of complete mandibular overdentures. J Oral Rehabil 1990; 17: 269-278.

12. Engquist B. Overdentures in Advanced Osseointegration Surgery. Applications in the Maxillofacial Region. Ed. Worthington P, Brånemark P-I. Quintessence Publ. Co., Chicago, London, Berlin. 1992 pp 233-247.

13. Langer Y, Langer A. Root retained overdentures: Part 1 Biomechanical and clinical aspects. J Prosthet Dent 1991; 66: 784-789.

Weiterführende Literatur

Brewer A, Morrow R M. Overdentures. C. V. Mosby. St Louis. 2nd Ed. 1980.

Engquist B. Overdentures in Advanced Osseointegrated Surgery. Applications in the Maxillofacial Region. Ed. Worthington P. and Brånemark P-I, Quintessence Publ. Co., London, Chicago, Berlin. 1992 pp 233-247.

Preiskel H. Overdentures and Telescopic Prostheses. Quintessence Publ. Co., London, Chicago, Berlin. 1985.

Speziell für Deckprothesen, die durch osseointegrierte Fixturen gestützt werden

Hobo S, Ichida E, Garcia L. Osseointegration and Occlusal Rehabilitation. Quintessence Publ. Co., Tokyo, Berlin, Chicago, London. 1990.

Kapitel 32

BEHANDLUNGSANSÄTZE
Wahlmöglichkeit 5: Teilprothesen

Es gibt zwei Arten von Teilprothesen:

- **Definitive:** defekte Einheiten werden entfernt und es erfolgt die Herstellung einer Teilprothese in der Erwartung, daß die weiteren Behandlungen nur aus Instandhaltungsmaßnahmen ohne weitere Abänderungen der Prothese bestehen.
- **Übergangslösungen:** hierbei geht man davon aus, daß weitere Zähne oder Brückenglieder verloren gehen und daß aus diesem Grunde Erweiterungen der Prothese notwendig werden.

Indikationen für Zahnersatz mit einer definitiven partiellen Prothese

- Bei Vorliegen gescheiterter Restaurationen, die nicht mehr erhaltungsfähig sind und die eine umfangreiche Behandlung zur Folge hätten, um neuen Brückenersatz einzugliedern, wobei jedoch die defekten Einheiten durch eine herausnehmbare Prothese einfach ersetzt werden können.
- Defekte restaurative Zahnbehandlungen, die mit einer festsitzenden Brücke versorgt werden könnten, der Patient sich jedoch aus finanziellen oder psychischen Gründen oder wegen des damit verbundenen Zeitaufwands dagegen entscheidet.
- Defekte restaurative Zahnbehandlungen, wobei sich der Zahnarzt zur Eingliederung eines festsitzenden Brückenersatzes nicht kompetent fühlt und der Patient eine Überweisung zu einem Fachkollegen nicht wünscht.
- Zahndefekte und Knochenverlust, wobei die Eingliederung einer Prothese die praktischste Lösung zum Ersatz des verlorenen Knochens darstellt (Abb. 22.2a).
- Defekte, welche die Extraktion distaler Einheiten verlangen und damit eine distal extendierte Restauration erfordern. Dies kann auf einfachere Weise durch eine Teilprothese gelöst werden, obgleich eine Freiendbrücke oder osseointegrierte Implantatabstützung auch in Betracht zu ziehen ist.

Indikationen für Zahnersatz mit einer partiellen Zwischenprothese

- Wie bei dem definitiven Ersatz durch eine Teilprothese, wobei jedoch anzunehmen ist, daß weitere Verluste von Restaurationen stattfinden werden.
- Als Interimsersatz zwischen erstem und zweitem chirurgischen Eingriff bei der Eingliederung einer implantatgestützten Prothese.

Definitive Teilprothesen
Behandlungsablauf

(i) Fälle, in denen es erforderlich ist, die Extraktion defekter Einheiten bis zur Eingliederung der Prothese hinauszuschieben, z. B. aus ästhetischen Gründen (Abb. 32.1)

1) Montieren Sie das Oberkiefer-Studienmodell mit Hilfe einer Gesichtsbogenregistrierung;
2) artikulieren Sie das Unterkiefer Studienmodell ein. Häufig können die Modelle ohne die Anwendung eines Registrates von Hand eingestellt werden. Wenn dies schwierig ist, fertigen Sie ein interokklusales Registrat;
3) nehmen Sie den Protrusionsbiß und justieren den Artikulator (s. Anhang);
4) wenn durch die Prothese Frontzahneinheiten ersetzt werden müssen, richten Sie anhand der einartikulierten Modelle einen inzisalen Führungsteller ein (s. Anhang);
5) vermessen und untersuchen Sie die einartikulierten Modelle (Abb. 32.1a) in Bezug auf:
   die zu entfernenden Einheiten, die Einschubrichtung und die Führungsflächen, die Notwendigkeit für Kronenersatz; die Position von Auflagen und Klammern, kleinere und größere Verbindungen, untersichgehende Stellen, Kronenlänge der zu ersetzenden Zähne und den verfügbaren Platz zur mechanischen Befestigung der Zähne an die Prothese. Wenn irgend möglich, konstruieren Sie das Gerüst mit einem Zwischenraum für die Zähne von wenigstens 3 mm (Orr et al., 1992);[2]
6) präparieren Sie Führungsflächen, wo möglich;
7) präparieren Sie Stützflächen für Auflagen;

Kapitel 32 Behandlungsansätze – Wahlmöglichkeit 5: Teilprothesen

Abb. 32.1 Entfernung eines defekten Brückenabschnitts und Ersatz durch eine abnehmbare Teilprothese.

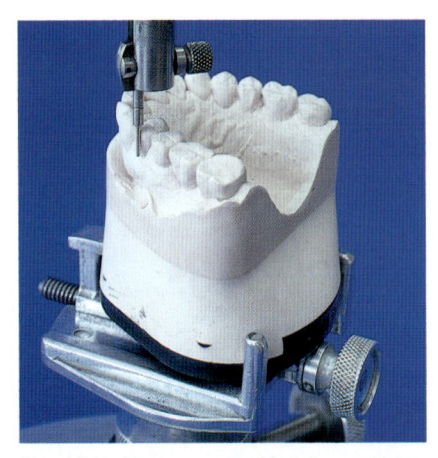

Abb. 32.1a Vermessen der Modelle, um Unterschnitte und Bereiche festzulegen, in denen Führungsflächen eingerichtet werden können.

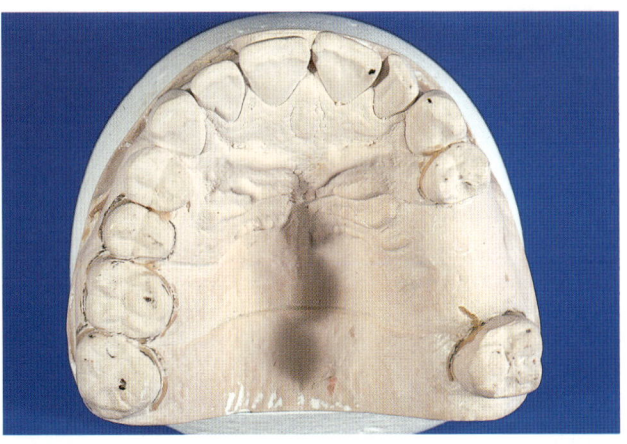

Abb. 32.1b An den Zähnen 27,24,15,16,17 wurden Auflagen vorgesehen und die lingualen Zahnflächen begradigt, um als Führungsflächen zu dienen. Nach dem Entfernen der defekten Brückeneinheiten vom Meistermodell, erfolgte die Herstellung der Prothese auf diesem Modell.

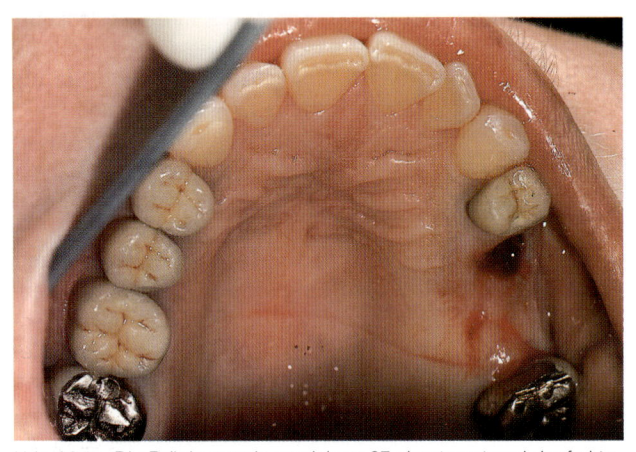

Abb. 32.1c Die Brücke wurde mesial am 27 abgetrennt und der frakturierte mesiale Brückenpfeiler 25 extrahiert.

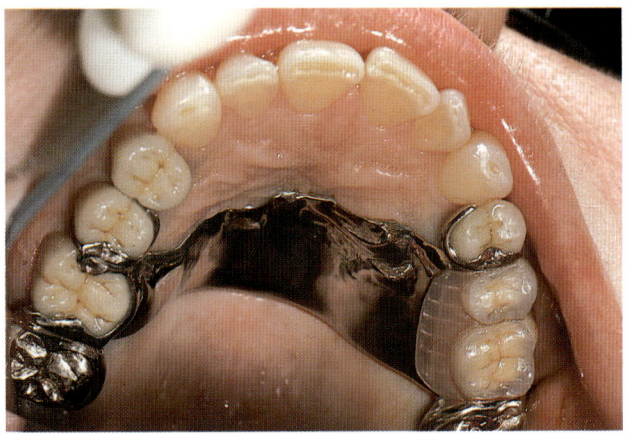

Abb. 32.1d Die unmittelbar danach eingegliederte Prothese.

8) bestimmen Sie die Zahnfarbe;
9) präparieren Sie Unterschnitte an Kronen, wenn angezeigt;
10) Abdrucknahme;
11) nehmen Sie eine formgetreue Kieferregistrierung vor und montieren das Modell auf das zuvor einartikulierte Gegenmodell (häufig von Hand möglich);
12) radieren Sie auf dem Arbeitsmodell den Zahnabschnitt, dessen Entfernung geplant ist (Abb. 32.1b) (s. Anhang);
13) vermessen Sie das Modell und legen die Gerüstkonstruktion fest;
14) stellen Sie die Sofortprothese her, entweder in Chrom-Kobalt oder in Kunststoff (s. Anhang);
15) trennen Sie die defekten Brückeneinheiten im Munde (Abb. 32.1c);
16) die Trennstellen an den Brückenkronen werden geglättet und poliert;
17) Eingliederung der Sofortprothese (Abb. 32.1d).

(ii) Fälle, in denen es möglich ist, die defekten Einheiten vor der Herstellung der Prothese zu entfernen (Abb. 32.2)

1) Einartikulieren der Modelle;
2) begutachten Sie die einartikulierten Modelle wie unter (i);
3) trennen Sie die defekten Einheiten im Munde;
4) Bestimmung der Zahnfarbe;
5) präparieren Sie die Zähne für die Auflagen, Führungsflächen und Kronen, wenn erforderlich;
6) nehmen Sie Abdrücke und erstellen eine formgetreue Kieferregistrierung;
7) vermessen Sie das Arbeitsmodell und legen die Gerüstkonstruktion fest;
8) Einprobe des Prothesengerüstes im Munde;
9) Einprobe der Zähne im Munde;
10) Einsetzen der fertiggestellten Teilprothese;
11) wenn die Extraktionswunden abgeheilt sind, unterfüttern oder erneuern Sie die Prothesensättel (8-24 Wochen).

(iii) Fälle mit schleimhautgetragenen Unterkiefer-Teilprothesen

1) Die vorherbeschriebene Technik findet Anwendung, aber zur Gerüsteinprobe wird ein Sattel aus autopolymerisierendem Kunststoff hergestellt (Abb. 32.2a);
2) Der Sattelrand wird mit Kerr-grün ausgeformt (Abb. 32.2b);
3) unterfüttern Sie den Sattel mit Zinkoxid-Eugenol-Abdruckpaste (SS White) und achten darauf, daß das Gerüst exakt in den Auflagen einlagert (Abb. 32.2c-d);
4) nehmen Sie eine formgetreue Kieferregistrierung anhand des Unterfütterungsabdrucks und des Gerüstes vor (Abb. 32.2e-f);
5) Herstellung der veränderten Modelle[1] (s. Anhang);
6) Einprobe der Zähne im Munde;
7) Fertigen Sie die Prothese in heißpolymerisiertem Kunststoff (s. Anhang);
8) Einsetzen der fertiggestellten Prothese und Anpassen des Sattels unter Verwendung von Pressure-relief-cream (Abb. 32.2g);
9) das Einschleifen des schmalen Sattels kann die Okklusion verändern. Wenn dies der Fall ist, werden die okklusalen Oberflächen der Prothesenzähne abgetragen und eine neue Kieferregistrierung vorgenommen, sowie Metallkauflächen hergestellt (Abb. 32.h-i) (s. Anhang);
10) alternativ werden die Zähne wie oben einprobiert, die Prothesenbasis in heißpolymerisiertem Kunststoff hergestellt, der Sattel angepaßt, eine Kieferregistrierung auf dem Sattel vorgenommen und schließlich die Zähne mit selbsthärtendem Kunststoff befestigt. Dies vermindert die Gefahr etwaiger Polymerisationsverformungen.

Als allgemeine Regel gilt: bei unbeweglichen Pfeilerzähnen und festem, breiten, zahnlosen Kieferkamm werden eine distale Auflage, eine gezogene, umfassende Golddrahtklammer, die in einen mesiobukkalen Unterschnitt einrastet, ein lingualer, gegossener, reziproker Klammerarm und indirekte Retentionen verwendet (Abb. 32.2i). Bei beweglichen Pfeilerzähnen, oder resilienter Mukosa wird eine mesiale, okklusale Auflage mit einer umlaufenden gezogenen Golddrahtklammer, wie oben, oder eine von distogingival heranreichende T-Klammer angebracht.

(iv) Fälle mit schleimhautgetragenen Oberkiefer-Teilprothesen

1) Abdrucknahme der zahnlosen Bereiche mittels eines individuellen Löffels;
2) nehmen Sie einen Aufnahmeabdruck über die Zähne und den individuellen Löffel unter Verwendung elastischen Abdruckmaterials. Wenn Sie ein gummielastisches Abdruckmaterial wählen, wird die Anlage des Unterabdrucks gegen den Gaumen durch den Einsatz eines vorgefertigten Löffels mit entsprechenden Stops sichergestellt, die an den Unterlöffel heranreichen. Mit Hydrocolloid wird das gleiche Ergebnis erzielt, wenn man in der Mitte des handelsüblichen Abdrucklöffels eine Erhebung aus Extra-Hard-Beauty-Wax anbringt (Abb. 31.5d);
3) nehmen Sie an geeigneter Stelle eine Kieferregistrierung vor und artikulieren die Modelle ein;
4) legen Sie die Prothesenkonstruktion fest;
5) Einprobe des Gerüstes im Munde und Erstellung einer neuen Kieferregistrierung auf dem Prothesengerüst;
6) Einprobe der Zähne im Munde;
7) Einsetzen der fertiggestellten Prothese; Anpassen der Sättel, soweit erforderlich.

(v) Fälle, in denen starre Geschiebe als Halteelemente dienen

Nehmen Sie sicherheitshalber alle Einarbeitungen von Geschieben in das Prothesengerüst über intraorale Aufnahmeabdrücke vor (Abb. 32.3a-i).

Behandlungsfolge für eine Prothese mit Freiendsätteln plus starrer Geschiebe:

1) Entfernen Sie die gescheiterten Einheiten und lassen die Extraktionsalveolen 6-8 Wochen abheilen;
2) Herstellung der Kronen zur Aufnahme der Geschiebe. Zwei verblockte Einheiten mit distalem, starren, schwalbenschwanzförmigen Geschiebe (Cendres et Metaux 21.03.2), distale und linguale Führungsflächen, mesiolinguale Unterschnitte. Es ist sehr darauf zu achten, daß die Führungsflächen keinen vorstehenden zervikalen Rand aufweisen, weil der Klammerarm auf keinerlei zervikalen Widerstand stoßen darf, wenn das Prothesengerüst zur Montage der Patrizen fest an seinem Platz gehalten wird (s. unten);
3) nehmen Sie Abdruck für das Meistermodell. Benutzen Sie für eine Oberkieferprothese für die prothesentragenden Bereiche einen individuellen Abdrucklöffel und nehmen diesen mit Hydrocolloid, oder anderem gummielastischen Abdruckmaterial auf (Abb. 31.5e). Für eine Unterkieferprothese verwenden Sie zur Abformung ein elastomeres Material und unterfüttern anschließend die Sättel unter Anwendung der Technik des veränderten Modells (Abb. 32.2), siehe unten, Punkt 6;
4) Herstellung des Prothesengerüstes. Die lingualen Klammerarme werden an das Gerüst angegossen; die Geschiebepatrizen verfügen über angegossene distale Ausleger und dürfen das Gerüst nicht berühren (Abb. 32.3a);
5) Gerüsteinprobe (mit Sätteln aus selbsthärtendem Kunststoff bei Unterkiefergerüsten). Im Unterkiefer sollten bei fehlenden okklusalen Auflagen kleine Gerüstausleger den Okklusalflächen der Zähne aufliegen, um eine sichere Lage zu gewährleisten. Diese Ausleger werden zum Schluß abgetrennt. Im Oberkiefer bieten das palatinale Gerüst und die Klammerarme genügend Auflage;
6) führen Sie einen Unterfütterungsabdruck an den Unterkiefersätteln durch und vergewissern sich, daß das Gerüst den Zähnen anliegt;
7) drücken Sie das Gerüst fest gegen den Gaumen, oder im Unterkiefer gegen die Ausleger bzw. Auflagen;
8) fixieren Sie die Geschiebepatrizen an das Gerüst mit DuraLay-Kunststoff (Abb. 32.3b);

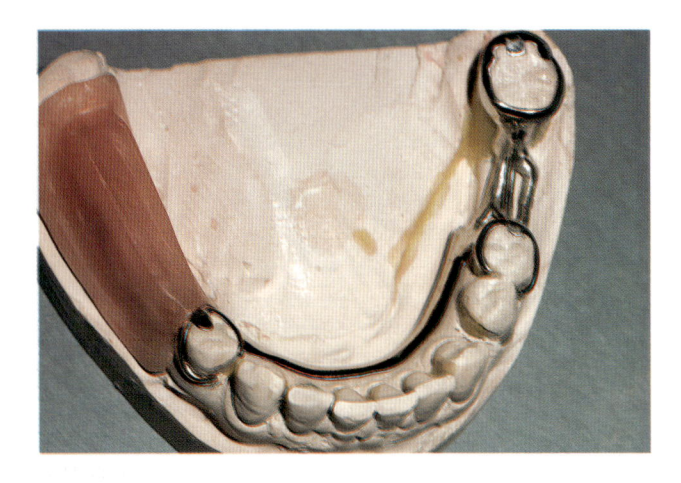

Kapitel 32 Behandlungsansätze – Wahlmöglichkeit 5: Teilprothesen

Abb. 32.2 Distale Extension einer abnehmbaren Teilprothese.

Abb. 32.2a Drei Monate nach Entfernung einer gescheiterten Seitenzahnbrücke, das Prothesengerüst auf dem Meistermodell; Prothesensattel aus selbsthärtendem Kunststoff mit Registrierblock aus Wachs.

Abb. 32.2b und c Das Gerüst wurde im Munde einprobiert, der Prothesensattel peripher gekürzt und mit Kerr-grün aufgebaut.

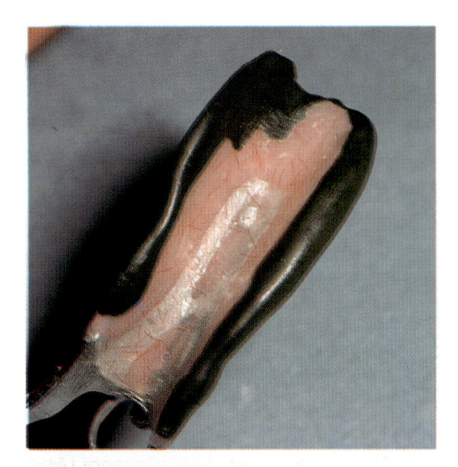

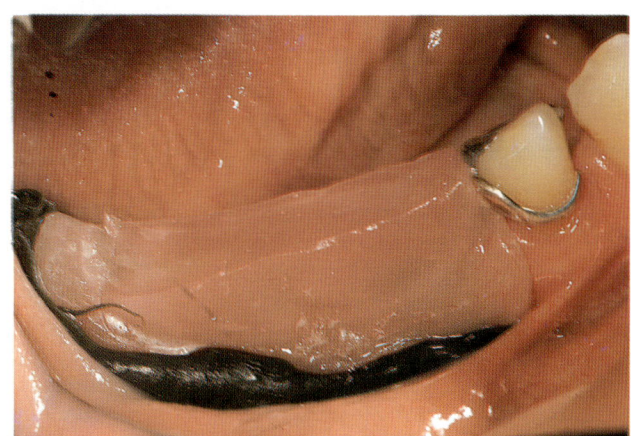

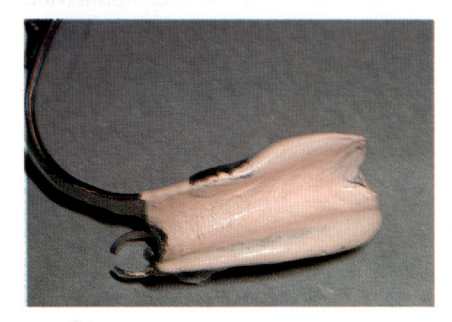

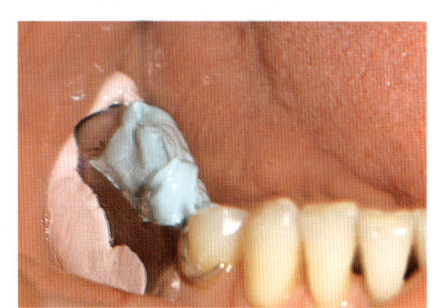

Abb. 32.2d Der schleimhautgetragene Teil des Sattels wurde um etwa 1 mm reduziert und eine Zinkoxid-Eugenol-Pastenabformung vorgenommen. Die Prothese wurde hierbei, ohne Druck auf den Sattel auszuüben, in die Auflagen sicher eingelagert und festgehalten.

Abb. 32.2e Zur Durchführung einer formgetreuen Kieferregistrierung verwendet man Zinkoxid-Eugenol-Bißregistrierungspaste auf dem Prothesengerüst.

Definitive Teilprothesen

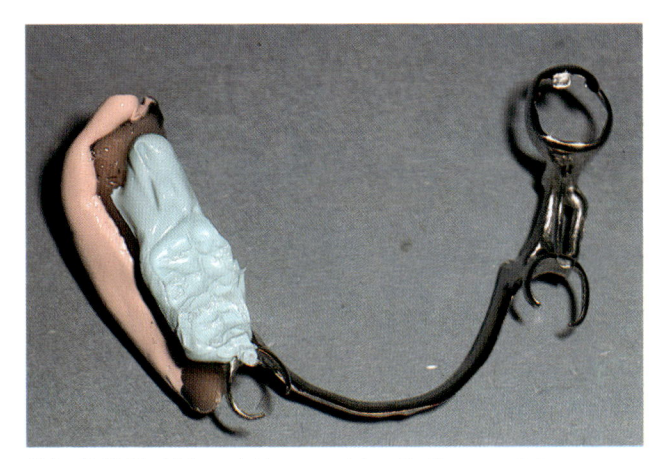

Abb. 32.2f Die Kieferregistrierung auf dem Prothesengerüst.

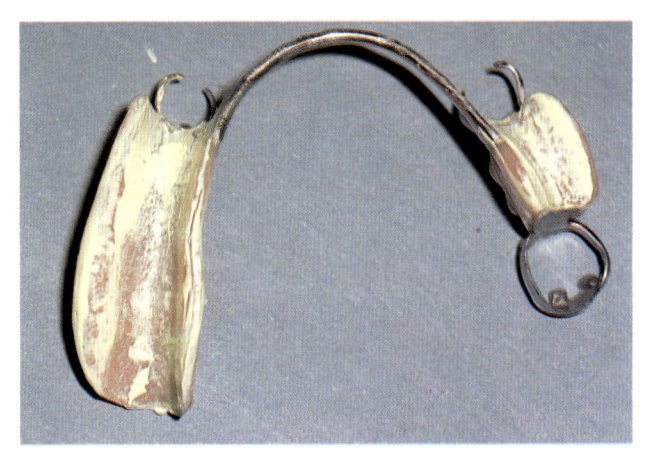

Abb. 32.2g Im Anschluß an die Einprobe der Zähne und die Heißpolymerisation werden kleinere Korrekturen in den Sattelbereichen vorgenommen. Hierzu benutzt man Pressure-relief-cream, um die Stellen zu kennzeichnen, die der Anpassung bedürfen.

Abb. 32.2h Die okklusalen Oberflächen wurden abgetragen und eine formgetreue Kieferregistrierung (mittels DuraLay) durchgeführt.

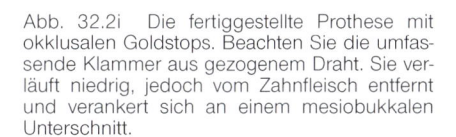

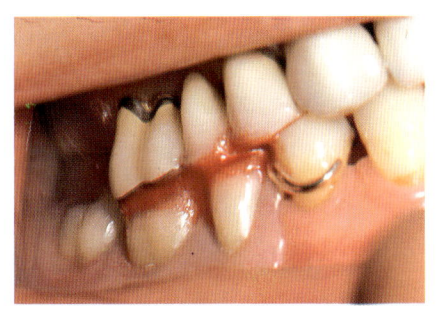

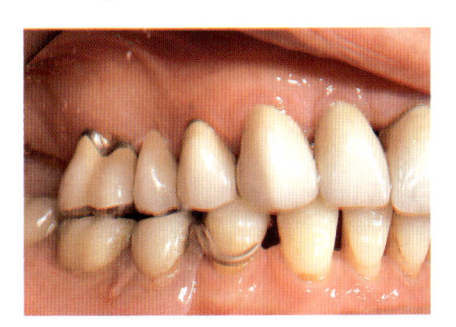

Abb. 32.2i Die fertiggestellte Prothese mit okklusalen Goldstops. Beachten Sie die umfassende Klammer aus gezogenem Draht. Sie verläuft niedrig, jedoch vom Zahnfleisch entfernt und verankert sich an einem mesiobukkalen Unterschnitt.

9) geben Sie die Arbeit zum Einlöten der Geschiebe auf das Gerüst und bei Unterkieferprothesen zum Heißpolymerisieren der Sättel (unter Anwendung der Technik des abgeänderten Modells) in das Labor;
10) bei Unterkieferprothesen erfolgt die Anpassung der Sättel im Munde mittels Pressure-relief-cream. Überprüfen Sie, daß die Patrizen der Geschiebe sich in voller Länge in die Matrizen einfügen. Trennen Sie etwaige Hilfsausleger von der Gerüstkonstruktion ab;
11) bei Oberkieferprothesen werden die Sättel zum Schluß angebracht.
12) führen Sie eine formgetreue oder neugestaltende Kieferregistrierung durch je nachdem, ob die Okklusion eingeschliffen wurde, oder nicht.
13) ein Modell von der Prothese einschließlich der natürlichen Zähne ist erforderlich, weil nach dem Löten oder dem Anpassen der Sättel die Prothese möglicherweise nicht mehr exakt auf dem Meistermodell aufsitzt. Ein neues Modell kann man durch einen übergreifenden Abdruck über Zähne und Prothese erhalten, indem man den Abdruck mit Modellgips ausgießt. Hierbei besteht jedoch die Gefahr, daß die Prothese bei der Abnahme vom Modell beschädigt wird. Alternativ kann die Prothese mittels eines Bitestone-Vorwalls (Whipmix) gegen die Zähne verschlüsselt werden (Abb. 32.3d-e).

Das ursprüngliche Modell wird daraufhin zertrennt (Abb. 32.3f) und in den Vorwall eingefügt.
14) Einsendung in das Labor zur Aufstellung der Zähne. Wenn das Gerüst auf dem Modell passiv aufsitzt, ist es nicht erforderlich, den Aufnahmeabdruck auszugießen. Wurde ein Vowall hergestellt, zertrennt man das Originalmodell (Abb. 32.3f) und fügt die Sektionen in den Vorwall und die Prothese ein (Abb. 32.3g);
15) Einprobe der Zähne;
16) Fertigstellung. Befestigen Sie bei Unterkieferprothesen die Zähne an den Sätteln mit selbsthärtendem Kunststoff. Bei Oberkieferprothesen werden Sättel und Zähne heiß polymerisiert;
17) falls erforderlich, werden die Sättel mittels Pressure-relief-cream angepaßt;
18) Eingliederung (Abb. 32.3h-i);
19) sollte weiterhin eine okklusale Verbesserung notwendig werden, kann man die okklusalen Oberflächen abtragen, eine erneute Bißregistrierung durchführen und neue okklusale Kauflächen herstellen;
20) für Unterkieferprothesen kann die Abfolge geändert werden. Die heißpolymerisierten Sättel werden eingepaßt und anschließend die Patrizen mit selbsthärtendem Kunststoff darauf befestigt. Dies hat den Vorteil, daß die Sättel vor der Einarbeitung der Geschiebe einen passi-

Kapitel 32 Behandlungsansätze – Wahlmöglichkeit 5: Teilprothesen

Abb. 32.3 Herstellung distaler Freiendprothesen unter Verwendung starrer Geschiebe.

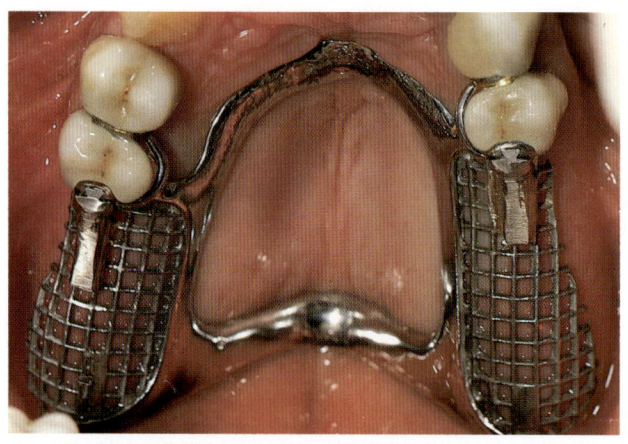

Abb. 32.3a Die Kronen bei 14, 15 und 23, 24 bestehen aus verblockten Einheiten. Distale, schwalbenschwanzförmige Geschiebe (Cendres et Metaux 21032) wurden in die distalen Zahnflächen eingearbeitet. Die Patrizen verfügen über angegossene Extensionen. Das Prothesengerüst wurde auf einem Meistermodell im Doppelabdruckverfahren, wie in Abb. 31.6 beschrieben, hergestellt. Gerüsteinprobe im Munde.

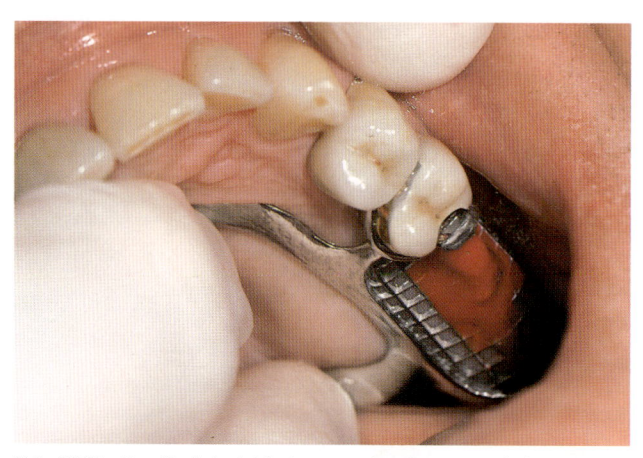

Abb. 32.3b Das Gerüst wird fest gegen den Gaumen gehalten und die Patrizen werden mit dem Gerüst durch Anschichten von DuraLay verbunden.

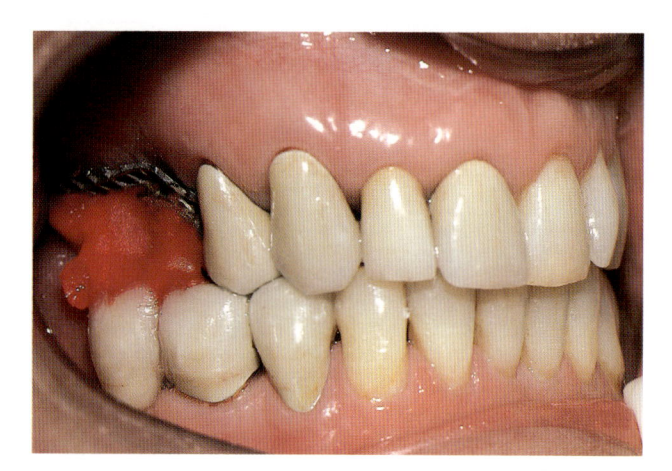

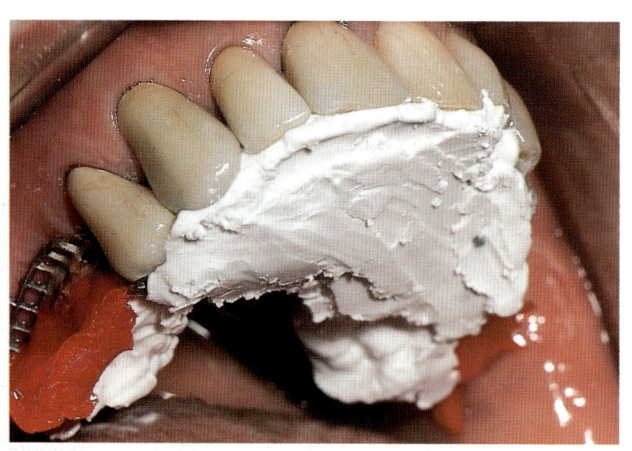

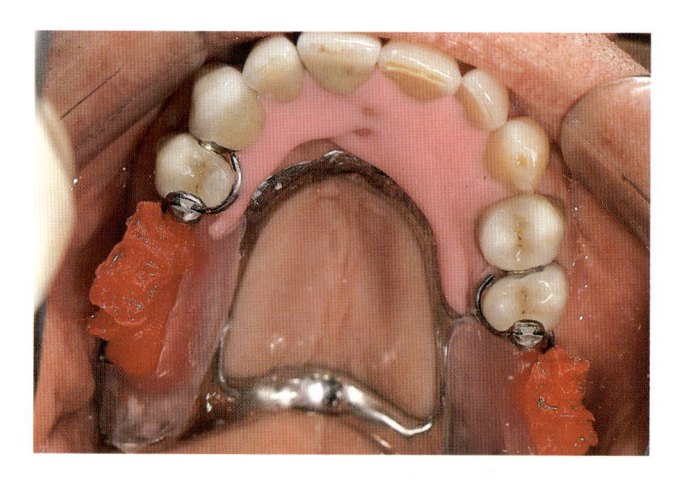

Abb. 32.3c Die Kieferregistrierung erfolgt auf dem Prothesengerüst.

Abb. 32.3d Unterschnitte werden mit leichtfließendem Hydrocolloid bis an den zervikalen Rand der Klammerarme ausgeblockt.

Abb. 32.3e Gipsvorwall (Gnathostone) zwischen Gerüst und Frontzähnen.

Definitive Teilprothesen

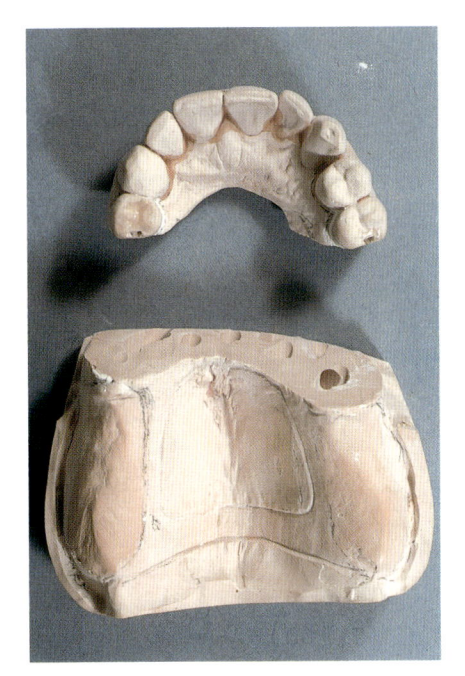

Abb. 32.3f Zertrenntes Meistermodell.

Abb. 32.3g Zusammengefügtes Meistermodell im Gipsvorwall.

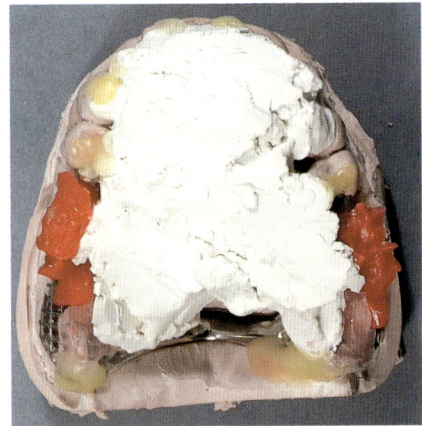

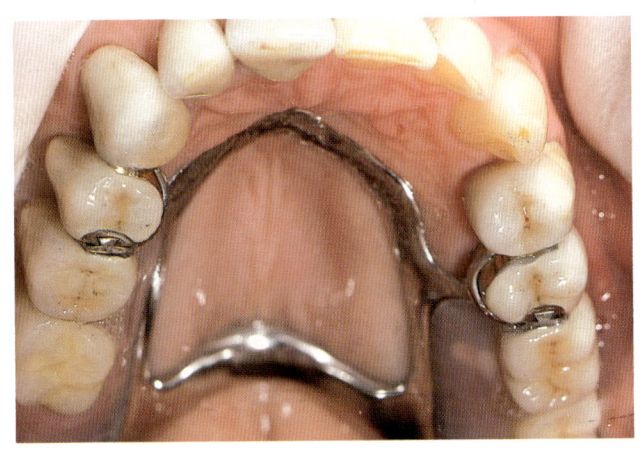

Abb. 32 3h Die eingesetzte Prothese.

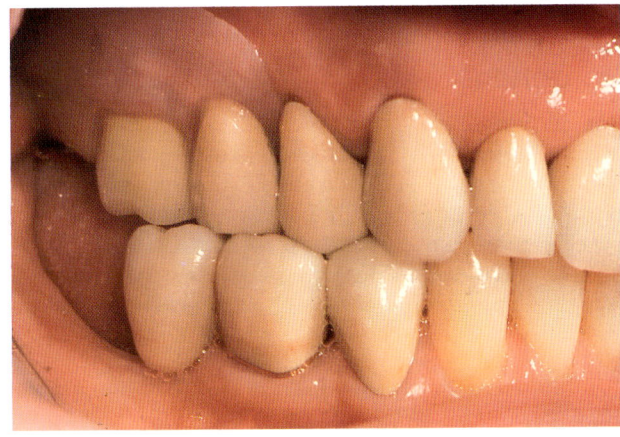

Abb. 32.3i Okklusionsschluß mit Prothese.

ven Sitz einnehmen. Man verläßt sich jedoch auf Kunststoffverbindungen, die nicht so tragfähig wie gelötete Befestigungen sind und daher besser für eine bereits verschiebliche, jedoch elastische Schleimhautbedeckung des Kieferkamms vorbehalten bleiben.

Nachsorge

- Eine neue Kieferregistrierung vor Zahnkontakt in zentrischer Relation kann erforderlich werden, um die Okklusion anzugleichen.
- Die Unterfütterung schleimhautgetragener Bereiche wird fällig, besonders an Stellen, an denen Zähne extrahiert wurden. Die Prothese sollte nach 2, 4 und 6 Monaten überprüft werden.
- In Fällen, in denen die Prothese als Sofortersatz eingegliedert wurde, kann nach Abheilung der Extraktionswunden deren Erneuerung zur Verbesserung der nunmehr leichter zugänglichen Führungsflächen und Auflagestellen notwendig werden. Manchmal kann dies die Neuanfertigung der Pfeilerrestaurationen erfordern, um geeignetere Auflagen und Führungsflächen einzurichten, oder die Retentions- und Festigkeitsverhältnisse zu optimieren.

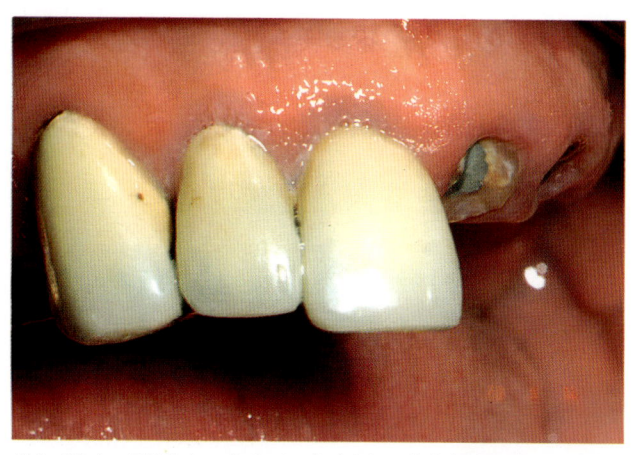

Abb. 32.4a 75-jähriger Patient mit defekter Brücke im oberen linken Quadranten. Diese war durch schwalbenschwanzförmige Verbindung mit der Zahnkrone 11 gehalten.

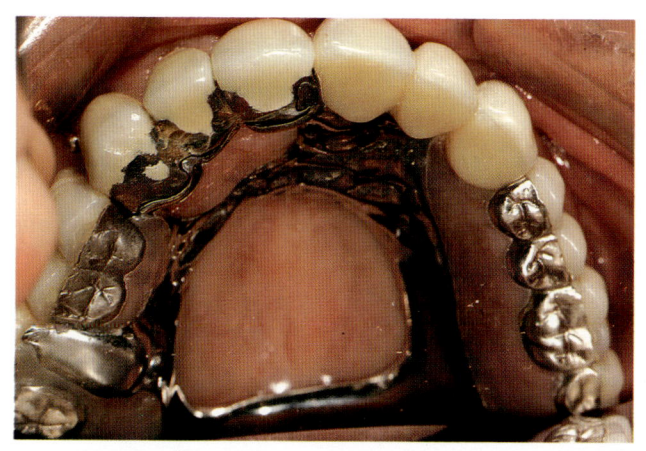

Abb. 32.4b Eine Übergangsprothese wurde hergestellt, um die fehlenden Einheiten zu ersetzen. Es war vorherzusehen, daß in Zukunft die Zähne 11, 12, 13 verloren gehen würden und daher wurden an das Prothesengerüst Extensionen angebracht, die palatinal diesen Zähnen anlagen. Wenn der Verlust eintritt, können die Zähne entfernt und die Kronen mit selbsthärtendem Kunststoff an das Prothesengerüst angefügt werden.

Partielle Übergangsprothesen
(Abb. 32.4)

Vorgehen

Der Behandlungsablauf vollzieht sich, wie zuvor beschrieben. Es ist jedoch wichtig, daß die Prothese Streben enthält, die dazu dienen, daß später weitere Zähne angefügt werden können (Abb. 32.4). Der grundlegende Unterschied zwischen einer definitiven Prothese und einer Übergangsprothese liegt darin, daß zur Erhaltung der parodontalen Unversehrtheit die erstere über eine Gerüstkonstruktion verfügt, die sich weitgehend vom Zahnfleischrand und den unbeteiligten Zähnen fernhält[2], während die letztere auf dieses Konzept zugunsten der Möglichkeit, künftig weitere Zähne anfügen zu können, verzichtet.

Checkliste für Teilprothesen

- Bin ich mir über meine Ziele im klaren?
- Bin ich mir meiner Gründe sicher, wenn ich Teilprothesen empfehle?
- Begreift der Patient meine Gründe, wenn ich ihm eine Teilprothese empfehle?
- Liegt die Eingliederung definitiver Prothesen oder Übergangsprothesen in meinem Interesse?
- Habe ich den Patienten davon unterrichtet, daß Abänderungen und/oder eine neue Prothese später erforderlich werden?
- Habe ich genügend Zeit für Anpassungen vorgesehen?

Literaturhinweise

1. Applegate O C. The removable partial denture in the general practice of tomorrow. J Prosthet Dent 1958; 8: 609-622.
2. Orr S, Linden G J, Newman H N. The effect of partial denture connectors on gingival health . J Clin Periodontol 1992; 19: 589-594.

Weiterführende Literatur

Renner G, Boucher C. Removable Partial Dentures. Quintessence Publ. Co., Chicago, London, Berlin.1987.

Winkler S, Applebaum M. Symposium on Removable Prosthodontics. The Dental Clinics of North America, W. B. Saunders Co., Philadelphia. 1984; 28.

Zinner I D. Symposium on Semiprecision Attachments in Removable Partial Dentures. The Dental Clinics of North America, W. B. Saunders Co., Philadelphia. 1985; 29.

Kapitel 33

BEHANDLUNGSANSÄTZE
Wahlmöglichkeit 6:
Implantatgestützte Prothesen auf osseointegrierten Fixturen
(unter Verwendung des Brånemark Systems)

Es gibt 6 Situationen, in denen zur Behandlung eines Patienten mit einer mißlungenen restaurierten Bezahnung osseointegrierte Fixturen zur Anwendung gelangen. Diese betreffen:

- Erneuerung eines Abschnitts der Restauration, bei dem der Ersatz ausschließlich implantatgestützt durchgeführt wird (A.. 33.1a-b; 33.21).
- Ersatz eines Abschnitts der Restauration mit Verbindung zu natürlichen Zahnpfeilern (Abb. 33.20 u. 21).
- Entfernung aller verbliebenen Zahnpfeiler und Ersatz durch eine implantatgestützte Prothese (Abb. 33.15 u. 19).
- Entfernung aller verbliebenen Zahnpfeiler und Ersatz durch eine Deckprothese (Abb. 31.3a u. 33.14).
- Ersatz eines Einzelzahnes mit einer implantatgestützten Krone (Abb. 4.27 u. 33.21).
- Implantation „ruhender" Fixturen (Abb. 33.1d). Implantate werden eingebracht, bleiben jedoch abgedeckt und sind, wenn notwendig, zur künftigen Verwendung verfügbar. Beispielsweise, wenn vor Eingliederung eines Brückenersatzes zahnlose Bereiche chirurgischer Korrekturmaßnahmen bedürfen, siehe Kronenverlängerungen. Hierbei kann sich die Möglichkeit ergeben, zum Zeitpunkt des chirurgischen Eingriffs Implantate zu „versenken". Sollten später weitere Mängel auftreten, kann man die Zahnpfeiler extrahieren und die Implantate freilegen. In der Folge ergibt sich nur eine kurzzeitige Übergangsperiode zwischen Extraktion und Umstellung auf eine osseointegrierte, implantatgestützte Prothese.

Indikationen für osseointegrierte, implantatgestützte Prothesen

- Wenn der Mißerfolg so umfassend ist, daß eine ausschließlich durch Zahnwurzeln getragene Rekonstruktion nicht vertretbar erscheint (Abb. 33.1b, 33.19, 33.20 u. 21).
- Wenn eine durch natürliche Zähne getragene, festsitzende Brückenkonstruktion eine ungünstige Prognose hat und der Patient sich unabwendbar einer herausnehmbaren Prothese gegenüber sieht, oder nicht imstande ist, eine solche zu tolerieren, z.B. infolge heftigen Würgereizes oder eines unvorteilhaft niedrigen, zahnlosen Kieferkammes mit flacher Umschlagfalte (Abb. 33.19).
- Wenn die Entfernung eines Teils der Restauration einen zahnlosen Kieferabschnitt zur Folge hat, dessen Behandlung die Erneuerung angrenzender Restaurationen und möglicherweise die Zerstörung gesunder bestehender Brückenteile nachsichzieht, um durch Erweiterung den zahnlosen Bereich zu schließen (Abb. 33.1a-b).
- Wenn die Behandlung gescheiterter distaler Einheiten die Eingliederung von Teilprothesen mit Freiendsätteln erforderte (Abb. 33.1a-b, 33.20).
- Wenn die Entfernung gescheiterter Restaurationen zu einem zahnlosen, oder fast zahnlosen Kiefer führt, dem eine festsitzende Rekonstruktion oder eine natürliche Bezahnung gegenübersteht, insbesondere, wenn der zahnlose Kiefer, der eine Vollprothese aufnehmen müßte, morphologisch ungünstig ausgebildet ist, (Abb. 33.16; 33.19a).

Faktoren, die berücksichtigt werden sollten
Faktoren, den Kliniker betreffend

- Ausbildung;
- Leistungsvermögen;
- Erfahrung;
- Erreichbarkeit eines Chirurgen, Prothetikers, Technikers;
- Verfügbarkeit über diagnostische Einrichtungen;
- Verfügbarkeit über angemessene chirurgische Einrichtungen.

Faktoren, den Patienten betreffend

- Allgemeiner Gesundheitszustand;
- Einstellung;
- lokaler Gesundheitszustand:
- Mukosa
- Knochen
- Zähne
- Parodontium
- morphologische Beschaffenheit des Operationsgebietes:
- Querschnittsform des Kieferkamms;
- Knochenqualität;
- Knochenbreite;
- Knochenhöhe;

Abb. 33.1 Ersatz mißlungener Restaurationen mit osseointegrierten Prothesen.

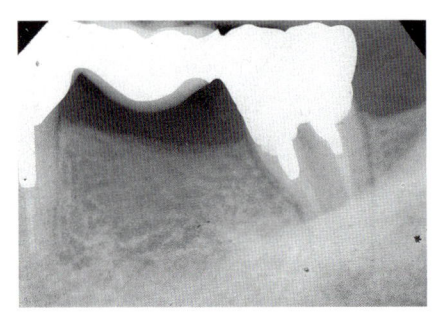

Abb. 33.1a (i) Ersatz eines kleinen Abschnitts einer defekten Brücke mit einer vollständig durch osseointegrierte Fixturen abgestützten Brückenkonstruktion. Wiederholte Abszeßbildung bei 37. Sklerosierte Pulpenkanäle, Furkationskaries. Die Prognose für eine Neurestauration ist ungünstig.

Abb. 33.1a (ii) Die Brücke wurde distal am 35 abgetrennt. Nach 8-wöchiger Abheilungszeit wurden zwei 10 mm lange, 3,75 mm Ø Brånemark-Fixturen implantiert. Die implantatgestützte Brücke wurde an der mesialen Krone mit einer bukkalen Verblendung ausgestattet, da der Patient diesen Bereich beim Lachen entblößte. Zur Sauberhaltung besteht leichter Zugang zu den Implantatpfeilern. Eine nach mesial ausgebaute kürzere Distanzhülse hätte einen schwer zu reinigenden Zwischenraum geschaffen. Die Erneuerung der Brücke mit einem Anhängeglied ausgehend von den natürlichen Wurzeln ohne Implantatversorgung hätte die Entfernung der gut sitzenden Kronen 34 und 53 und die Überkronung des 33 erfordert. (Chirurgie durch Mr. B. O'Riordan).

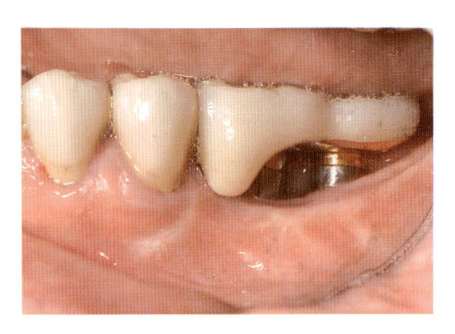

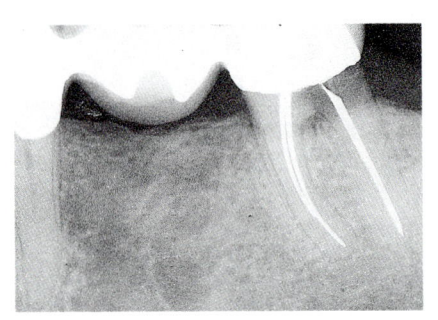

Abb. 33.1b (i) Karies an der distalen Wurzel des 37. Die Restauration hätte die Abtrennung und wahrscheinlich die Hemisektion der Wurzel erfordert. Die Beseitigung der Karies würde die Wurzel kürzen, die Resektion von Knochen bedingen, um an der distalen Wurzel gesunde Zahnsubstanz freizulegen. Schließlich müßte an der gekürzten Wurzel eine neue Wurzelkanalfüllung und die Herstellung eines Wurzelstiftaufbaues vorgenommen werden. Die abschließende Brücke hätte eine zweifelhafte Prognose.

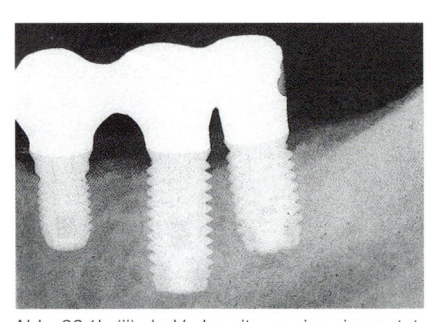

Abb. 33.1b (ii) In Vorbereitung einer impantatgetragenen Brücke wurden jeweils eine 7x3,75 mm, eine 10x5 mm und eine 8x5 mm Fixtur 4 Monate nach der Extraktion des 37 implantiert. Diese Konstruktion hatte eine bessere Prognose als eine festsitzende Brücke unter Einbeziehung des fraglichen Molaren und vermeidet die Eingliederung einer Teilprothese mit Freiendsattel.

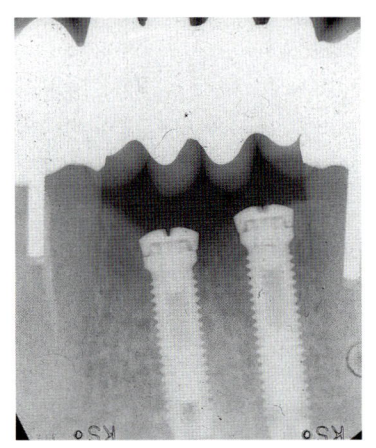

Abb. 33.1c „Ruhende" Fixturen zur künftigen Verwendung. Wenn die Brücke, die Teil einer Rekonstruktion ist, defekt werden sollte, können die Fixturen freigelegt und verwendet werden.

- Länge des zahnlosen Kieferabschnitts und dessen Beziehung zu den angrenzenden Zähnen;
- Bogen des zahnlosen Kieferabschnitts;
- Beziehung der vorgesehenen Implantatbereiche zu vitalen Strukturen;
- Beziehung der vorgesehenen Implantatbereiche zum Gegenkiefer;
- Beziehung der vorgesehenen Implantatbereiche zur voraussichtlichen Position der Ersatzzähne;
- Lachlinie;
- Gesichtsästhetik;
- Phonetik;
- Übergang von der bestehenden zur implantatgestützten Restauration;
- Keratinisierung im Bereich der Fixturen;
- Nachsorge.

Faktoren, die in Beziehung zur Biomechanik implantatgestützter Prothesen stehen

- sollten die implantatgestützten Sektionen mit angrenzenden Zähnen verbunden werden?
- Gerüstkonstruktion und Materialwahl;
- Okklusion und Materialien für die Okklusionsflächen;
- Wahl des Artikulators.

Faktoren, die den Prothesentyp betreffen

- Deckprothesen;
- festsitzender Brückenersatz.

Den Kliniker betreffend
Ausbildung

Es ist unerläßlich, daß der Kliniker an geeigneten Fortbildungskursen teilgenommen hat. Diese sollten nicht nur die Technik demonstrieren, sondern auch die biologischen Aspekte erörtern. Sie sollten den Kiniker befähigen, die Verwendbarkeit der angebotenen Systeme zu beurteilen. Zu diesem Zweck sind klinische Langzeituntersuchungen und Daten wissenschaftlicher Grundlagenforschung erforderlich. Die Auswahl eines Systems sollte nicht aufgrund der Reklame des Herstellers, oder aufgrund der Darstellung einzelner Fälle von Praktikern erfolgen. Alle erdenklichen Vorkehrungen müssen getroffen werden, daß dem Mißerfolg der vorhandenen Restauration nicht das Scheitern der Anschlußbehandlung folgt. Mißerfolge mit Implantsystemen, die auf ungeeignete klinische wie labormäßige Voraussetzungen zurückzuführen sind, können für den Zahnarzt beträchtliche medizinisch-rechtliche Konsequenzen zur Folge haben.

Leistungsvermögen

Kliniker müssen ihren eigenen Fähigkeiten kritisch gegenüberstehen. Die Behandlung von Fällen jenseits der Zuständigkeit des Behandlers darf nicht versucht werden; man sollte besser eine Überweisung in Betracht ziehen.

Erfahrung

Entsprechend den Empfehlungen der Brånemark Gruppe sollte sich am Anfang die Behandlung auf günstig gelagerte frontale Unterkieferbereiche beschränken, bei denen das Ergebnis vorhersehbar ist. Schwierige Oberkiefergebiete dürfen erst nach gewonnener Erfahrung in Angriff genommen werden.

Erreichbarkeit Chirurg, Prothetiker, Techniker

Es ist die Entscheidung zu treffen, ob der Behandler alle Behandlungsphasen selbst übernimmt, oder ob die Form einer Zusammenarbeit angestrebt werden soll. Wie auf anderen Gebieten der restaurativen Zahnheilkunde sollte die Gesamtüberwachung, Behandlungsplanung und Koordination in der Verantwortlichkeit des Prothetikers liegen unter Hinzuziehung anderer Fachkollegen, soweit erforderlich.

Verfügbarkeit diagnostischer Einrichtungen

Wie bei allen Behandlungsformen gilt, je vollständiger die Diagnose, desto weniger ist es wahrscheinlich, daß unangemessene Behandlungen durchgeführt werden und desto besser ist die Prognose. Alle Behandlungsfälle erfordern eingangs eine Panoramaaufnahme (OPG), eine Reihe periapikaler Langtubus-Röntgenaufnahmen ausgewählter Kieferbereiche im parallelen Strahlengang und möglicherweise eine kephalostatische Lateralansicht. Die Diagnose kann zudem durch tomographische Bildgebung im Rahmen der Computertomographie (CT) anhand von Querschnittsdarstellungen beträchtlich erleichtert werden (Abb. 33.7, 33.9). Diese ergeben sehr genaue Unterlagen über die Querschnittsverhältnisse der Kiefer. Chirurgisch bedingte Dauerschädigungen des Nervus alveolaris inferior, die ohne Absicherung durch Panoramaaufnahmen oder CT-Untersuchungen zustande gekommen sind, können verhängnisvolle, medizinisch-rechtliche Konsequenzen für den Behandler mitsichbringen.

Verfügbarkeit einwandfreier chirurgischer Einrichtungen

Ein steriles Arbeitsumfeld mit zweckdienlicher Instumentenausstattung und geschulter Assistenz ist absolut unerläßlich. Bei Nichtvorhandensein dieser Einrichtungen sollten keine Implantationen vorgenommen werden.

Der Bezug zum Patienten
Algemeiner Gesundheitszustand

Nach Leckholm et Zarb (1985)[1] und durch Smith et al. (1992)[2] bestätigt, scheinen weder das Alter noch eine große Anzahl chronischer Erkrankungszustände die Patientenauswahl zu beeinflussen. So wurden Patienten mit medizinischen Befunden wie (kontrollierter) Diabetes, Arthritis und kardiovaskuläre Erkrankungen ohne nachteilige Langzeitwirkungen implantologisch behandelt, ebenso Patienten unter lang anhaltender Steroidmedikation. Solche Patienten stehen natürlich während des gesamten chirurgischen Eingriffs unter den üblichen Vorsichtsvorkehrungen.

Viele der Risiken betreffen eine Vollnarkose, die jedoch inzwischen durch Anwendung von Lokalanästhesie und Sedierungstechniken ersetzt werden kann. Allgemeinchirurgische Risiken, wie unverhältnismäßig starke Blutungen bei Patienten unter Antikoagulantien-Therapie, müssen in geeigneter Weise überwacht werden. Die Patienten sollten besonders im Hinblick auf die Einnahme von Aspirin befragt werden, weil dieses Medikament ohne Rezept abgegeben wird. Diese Patienten betrachten Aspirin möglicherweise nicht als Medikation, obwohl es die Blutgerinnung beeinflussen kann. Im Anschluß an eine Bestrahlungstherapie ist es ratsam, chirurgische Eingriffe zwei Jahre aufzuschieben; der Eingriff sollte unter Vollnarkose erfolgen, um zusätzliche Weichgewebstraumen und Vasokonstriktionen durch Anwendung von Lokalanästhetika zu vermeiden.[3] Eine hyperbare Sauerstofftherapie kann hierbei wertvolle Dienste leisten.[3] Ausgeprägte Osteoporose und Langzeit-Steroidtherapie können eine minderwertige Knochenqualität zur Folge haben und die Prognose ungünstig beeinflussen. Dao et al. (1993)[4] folgerten nach Durchsicht der Literatur, daß die Osteoporose kein Risikofaktor darstellt. Ein unregulierter Diabetes und Alkohol- oder Drogenmißbrauch beeinträchtigen die Wundheilung, sowie die häusliche Pflege und erfordern vorsichtige Behandlungsansätze, indem man Reaktionen zunächst in Bereichen mit der besten Prognose testet, bevor eine Behandlung in weniger günstigen Arealen erfolgt.

Die renale Dialyse verändert das Kalzium/Phosphor-Verhältnis und wird daher den Knochenstoffwechsel beeinflussen. Implantationen sind deshalb bei Dialysepatienten und bei Patienten, die sich einer Chemotherapie unterziehen müssen, kontraindiziert.

Zigarettenrauchen verschlechtert das Ergebnis einer parodontalchirurgischen Therapie[5] und Raucher verzeichnen gleichermaßen einen deutlich höheren Prozentsatz an Implantat-Mißerfolgen (11,28%) gegenüber Nichtrauchern (4,76%).[6] Wenn möglich, sollte der Versuch unternommen werden, das Rauchen 1 Monat vor dem chirurgischen Eingriff und danach für einen weiteren Monat einzuschränken. In Wirklichkeit erscheint dies jedoch nicht durchführbar. (Die Wirksamkeit dieser Empfehlung ist bislang nicht untersucht worden.)

Einstellung

Es ist wichtig, den Standpunkt des Patienten in Bezug auf folgende Fragen zu ergründen:

- Behandlungsgründe;
- besondere psychische Probleme;
- realistische Beurteilung des Behandlungszeitpunktes.

Behandlungsgründe

Patienten kommen wegen Kauunvermögens zur Behandlung, oder wegen anderer Schwierigkeiten, die sich aus einem funktionsuntüchtigen prothetischen Ersatz ergeben; und auch einige Fälle unvorteilhafter Ästhetik sind gute Anwärter für eine Behandlung.[7] Jedoch Patienten, denen unbewußt war (bis man es ihnen mitteilte), daß die vorhandene Restauration mißlungen ist, oder die versuchen ihre verlorene Jugend zurückzugewinnen, indem sie sich Zähne „einpassen" lassen, können Schwierigkeiten bereiten. Ein Patient aus der erstgenannten Kategorie, dessen Behandlung einen langen Zeitraum in Anspruch nimmt, mag vorgeben, daß er Verständnis für die lange Behandlungsdauer hat, in Wirklichkeit weist er diese Tatsache jedoch von sich und wird oft sehr ungeduldig. Die Versorgung des Patienten, der versucht, seine verlorene Jugend zurückzuholen, dürfte zu seiner Zufriedenstellung mehr als eine festsitzende Bezahnung erfordern.

Psychologische Probleme

Patienten mit Problemen psychogener Natur sind der Überzeugung, daß die Herstellung einer stabilen dentalen Okklusion ihre Schwierigkeiten lösen wird (s. Kapitel 27). Obgleich Prothesen auf osseointegrierten Implantaten die okklusale Stabilität zurückgewinnen können, werden die Schwierigkeiten fortbestehen, solange die psychogenen Probleme ungelöst bleiben. Enttäuschungen können zu Rechtsstreitigkeiten seitens des Patienten führen.

Kiyak et al. (1990)[7] berichteten über den Zusammenhang zwischen einem hohen neurotischen Potential und Unzufriedenheit mit dem Behandlungsergebnis. Solchen Patienten sollte eine Behandlung nicht verweigert werden, sondern sie erfordern weitgehend eine unterstützende Therapie gegenüber denen, die psychotrophe Medikamente einnehmen.

Realistische Beurteilung des Behandlungszeitpunktes

Zwichen der Implantation von Fixturen und ihrer Verwendung als Stützpfeiler für eine Prothese liegt im Unterkiefer ein Zeitraum von wenigstens 3 bis 6 Monaten. Im Oberkiefer beträgt dieses Intervall 6 Monate. Wenn außerdem, wie bei einem Mißerfolg allgemein üblich, Zahnextraktionen oder eine Kieferkammaugmentation erforderlich werden, kann sich notwendigerweise eine Wartezeit von 9–12 Monaten ergeben, bevor Fixturen implantiert werden können, und somit erweitert sich die Zeitspanne abermals. Es wurden jedoch Techniken beschrieben, anhand derer man Fixturen direkt in die Extraktionsalveolen implantieren und durch Ausschluß epithelialen Tiefenwachstums die Knochenregeneration und Integration anregen kann.[8] Diese Methoden sollten jedoch bei Vorliegen periapikaler Infektionen nicht zur Anwendung gelangen. Besser ist es daher, nach Extraktionen 6 Wochen abzuwarten, bis ein Wundverschluß mit Epithelisierung über den Extraktionsbereich erfolgt ist. Die Inzision zur Implantation der Fixturen kann dann implantatfern vorgenommen werden, und mit vertikalen Matratzennähten ist ein guter Wundverschluß zu erreichen, so daß die Fixturen während der Osseointegration vom oralen Umfeld isoliert bleiben.

Manchmal ist es besonders schwierig sicherzustellen, daß der Patient mit festsitzendem Zahnersatz während des Übergangs von einer gescheiterten Brücke zu osseointegrierten Fixturen sich eingewöhnt und kauen kann. Oft ergibt sich die Notwendigkeit, die Behandlungsdauer auszudehnen, um während der Einheilungsphase einige brauchbare Pfeilerzähne zu erhalten (Abb. 33.14d, 33.15 u. 33.16). Der Patient muß hinsichtlich des damit verbundenen Zeitaufwandes unmißverständlich unterrichtet werden.

Lokaler Gesundheitszustand

Schleimhaut

Vor einer Implantation von Fixturen müssen Schleimhauterkrankungen wie Herpes, Candidainfektionen, Fisteln und Epuliden behandelt werden.

Knochen

Anormalitäten wie Wurzelreste, verlagerte Zähne, Zysten, zurückgebliebene Knocheninfekte und Tumore müssen behandelt werden und die Abheilung muß vor dem Einbringen von Fixturen vollzogen sein. Im Anschluß an Zahnextraktionen, die mit großen Knochenläsionen einhergehen, ist zu empfehlen, daß vor Implantationen ein Zeitraum von 9–12 Monaten zur Ausheilung zugestanden wird. Nach der Extraktion frakturierter Zähne, oder von Zähnen mit fortgeschrittener Parodontitis bzw. umgrenzten periapikalen Befunden ist es ratsam, 4–6 Wochen vor einer Implantation abzuwarten. Chirurgische Maßnahmen sollten jedoch nicht über 8 Wochen hinaus verschoben werden, weil Knochenresorptionen stattfinden, die unnötigerweise die Implantat-

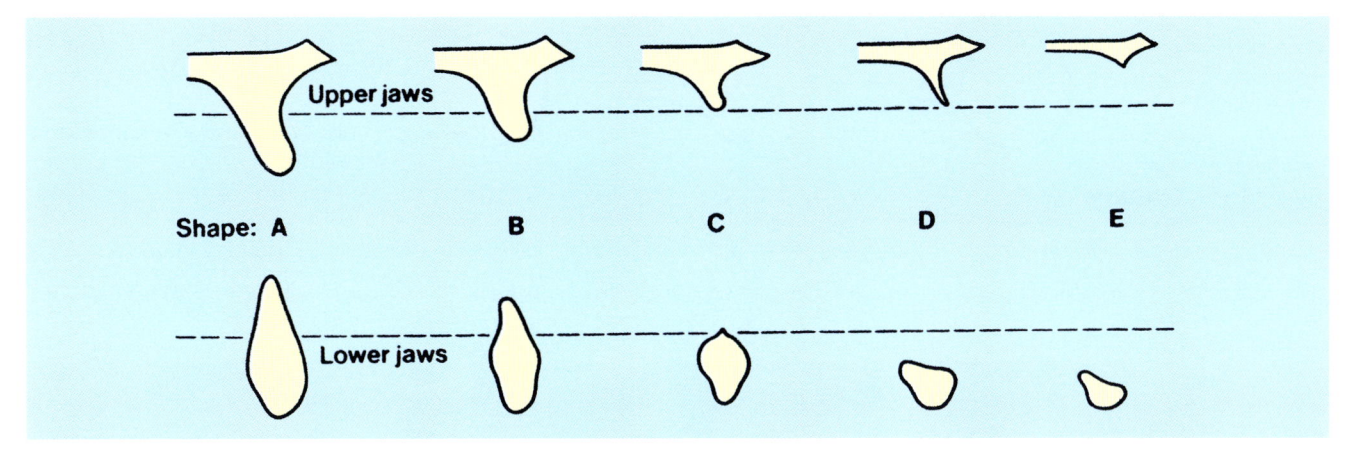

Abb. 33.2 (Die Diagramme 33.2 bis 33.3 wurden entnommen aus Brånemark P-I, Zarb G A und Albrektsson T, Abb. 12.2, Tissue Integrated Prostheses 1985). Empfohlene Klassifizierung der verbliebenen Kieferkammform und der unterschiedlichen Ausmaße der Knochenresorption nach Extraktionen. Die unterbrochenen Linien bezeichnen die ungefähre Demarkation zwischen alveolärem Knochen und Basalknochen: A. der größte Teil des Alveolarkamms ist vorhanden; B. mäßige Resorption des verbliebenen Alveolarknochens hat stattgefunden; C. fortgeschrittene Kieferkammresorption; nur der Basalknochen ist zurückgeblieben; D. die Resorption des Basalknochens hat begonnen; E. Extreme Resorption des Basalknochens hat stattgefunden.

länge und das ästhetische Erscheinungsbild beeinträchtigen. Manchmal ist es möglich, den Knochen bis auf die Basis der Zahnalveolen abzutragen, wenn man Zähne mit fortgeschrittener Parodontitis extrahiert. Der auf diese Weise geschaffene breite Knochenfortsatz ermöglicht die sofotige Implantation von Fixturen.

Zähne

Kariöse Defekte müssen exkaviert und entweder provisorisch versorgt, oder restauriert werden, um Infektionsquellen auszuschließen. Endodontische Erkrankungen sind zu behandeln. Endodontisch erkrankte Zähne, die jedoch für eine provisorische Brückenkonstruktion als Pfeilerzähne erhalten werden müssen und später zur Extraktion anstehen, kann man nach Debridement und Aufbereitung mit Kalziumhydroxid provisorisch versorgen.[10-11] In solchen Fällen kann auf einen endgültigen Verschluß verzichtet werden.

Parodontium

Die Ergebnisse aus Untersuchungen von Lekholm et al. (1986),[12] Apse et al. (1989),[13] Quirynen et Listgarten (1990)[14] und Bauman et al. (1992)[15] deuten darauf hin, daß die Schleimhautbereiche osseointegrierter Fixturen mit der an natürlichen Zähnen anhaftenden Mikroflora besiedelt werden können und daß die parodontalen Pathogene periimplantäre Erkrankungen beschleunigen, wenn die Patienten keine ausreichende Nachsorge erfahren. Außerdem zeigen Tierversuche,[16] daß die Erkrankungen der Weichgewebe rund um die Fixturen, aber nicht jene um die Zähne, bis in das Knochenmark reichen. Dies deutet darauf hin, daß die Ausbreitung der Infektion, wenn sie erst aufgetreten ist, und der Verlust alveolärer Stützzonen rund um die Fixturen rascher als um natürliche Zähne voranschreitet.

Es ist möglich, daß Organismen aus Bereichen parodontal geschädigter Zähne das periimplantäre Gewebe erst nach einer gescheiterten Integration befallen und den Mißerfolg nicht verursachen. Bis das Gegenteil jedoch nicht bewiesen ist, sollte man davon ausgehen, daß diese Organismen eine periimplantäre Erkrankung verursachen können. Somit muß die Parodontitis behandelt werden, oder es müssen vor der Implantation der Fixturen die Zähne extrahiert werden. Henry et al. (1993)[17] berichteten, daß insbesondere bei teilbezahnten Patienten Mißerfolge mit Fixturen wahrscheinlicher auftraten, wenn vor der Implantation relativ hohen Plaque-Indizes vorlagen. Im Anschluß an die Behandlung bedarf der Patient der Nachsorge, damit eine Parodontitis nicht wieder auftritt. Ob die entfernt von den Fixturen stehenden, parodontal entzündeten Zähne unbehandelt bleiben können und welchen Einfluß die räumliche Entfernung nimmt, ist nicht gesichert. Es sollte jedoch erwähnt werden, wie Haffajee (1991)[18] berichtete, daß Zahnfleischtaschen von 4 mm oder mehr, als Reservoirs für Organismen dienen, welche die anderen parodontalen Gebiete reinfizieren können. Je mehr verbliebene Taschen, desto größer die Gefahr der Reinfektion. Die Behandlung darf sich nicht nur auf die Bereiche beschränken, in die Fixturen implantiert werden.

Die morphologischen Erscheinungsformen der zur Implantation ausgewiesenen Areale

Querschnittsform des Kieferkamms

Lekholm et Zarb (1985)[1] beschrieben fünf Querschnittsformen des Kieferkamms im Oberkiefer und Unterkiefer und vier Qualitätstypen des Kieferknochens. Die fünf betreffenden Kammquerschnitte sind (Abb. 33.2):

A. der Alveolarkamm ist größtenteils vorhanden;
B. mäßige Kieferkammresorption hat stattgefunden;
C. fortgeschrittene Kieferkammresorption bei verbliebenem Basalknochen;
D. Resorption des Basalknochens hat begonnen;
E. Extreme Resorption des Basalknochens hat stattgefunden.

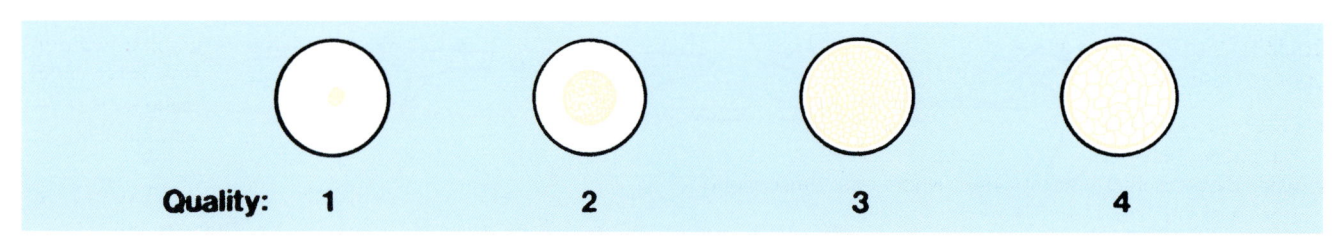

Kapitel 33 Behandlungsansätze – Wahlmöglichkeit 6: Implantatgestützte Prothesen auf osseointegrierten Fixturen

Quality: 1   2   3   4

Abb. 33.3a Empfohlene Klassifizierung der Kieferknochenqualität. (1) Fast der gesamte Kieferknochen besteht aus homogener Knochensubstanz; (2) eine dicke Schicht kompakten Knochens umschließt einen Kern dichten trabekulären Knochens; (3) eine dünne kortikale Knochenschicht umschließt einen Kern dichten trabekulären Knochens; (4) eine dünne kortikale Knochenschicht umschließt einen Kern trabekulären Knochens von geringer Dichte.

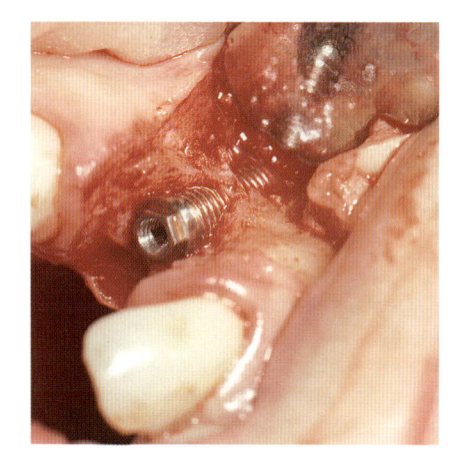

Abb. 33.3b Der Kieferkamm ist niedrig, infolge Verlustes der bukkalen Knochenplatte. Die 15 mm lange Fixtur ist im apikalen Knochenbereich 5 mm umkleidet, aber die Mehrzahl der bukkalen Gewindegänge liegt frei.

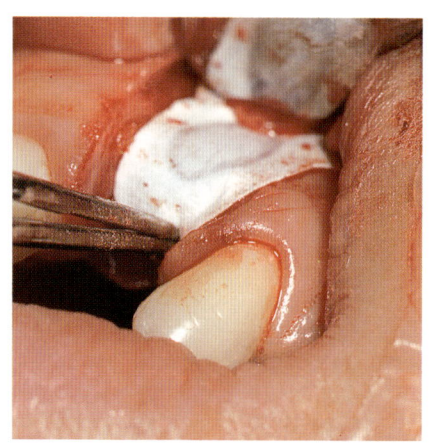

Abb. 33.3c Eine Gore-Tex oval 4-Membran wurde adaptiert, um die Fixtur abzudecken. Die Membran schlupft unter die Kante des palatinalen Schleimhautlappens und der mittlere, etwas steifere Anteil trägt dazu bei, die Membran zeltförmig auszustellen. Distal und apikal des Zahnfaches an Zahn 21 werden Knochenspäne entnommen und unter die Gore-Tex-Membran geschichtet, um über dem Gewinde der Fixtur Platz zu halten.

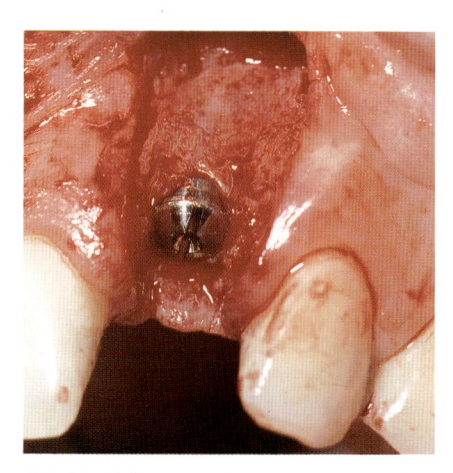

Abb. 33.3d Sechs Monate später. Die Gore-Tex-Membran ist entfernt worden. Achten Sie auf die Knochenablagerung.

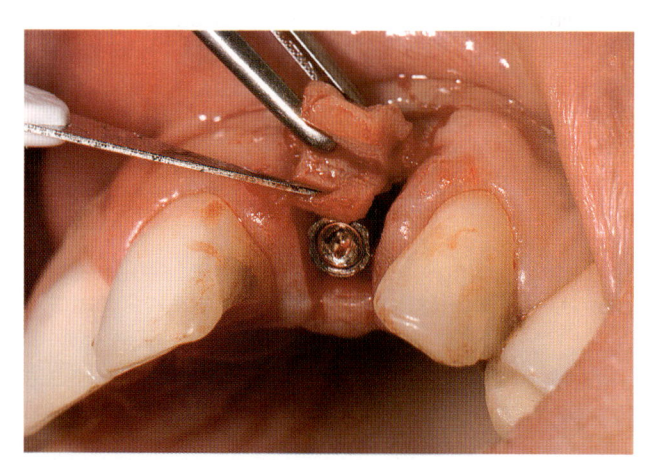

Abb. 33.3e Wenn aus ästhetischen Gründen das Zahnfleisch eine Verstärkung erfordert, kann diese zum Zeitpunkt der Montage der Distanzhülsen vorgenommen werden. Der dicke palatinale Anteil des Lappens wurde unter Erhaltung der beiderseitigen apikalen Blutversorgung vertikal geteilt. Das innere Bindegewebe wird umgeschlagen und mittels einer Naht quer durch die innere und äußere Schicht fixiert. Dieser gestielte Bindegewebslappen „wölbt" das bukkale Gewebe. Wenn der Lappen dünn ist und nicht geteilt werden kann, entnimmt man ein freies Schleimhauttransplantat, z.B. aus dem Gaumen. Unmittelbar danach wird eine temporäre Krone angefertigt und das Zahnfleisch rundherum vernäht.

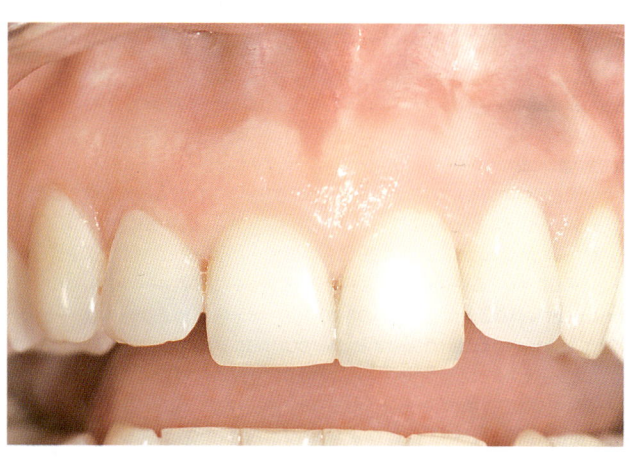

Abb. 33.3f Zehn Wochen später wird die definitive Krone eingegliedert. Achten Sie auf die Kontur der interdentalen Papillen. Die apikale gräuliche Verfärbung der Mukosa resultiert aus einer Amalgamtätowierung als Folge einer vor 12 Jahren eingebrachten retrograden Amalgamfüllung, bevor der Zahn schließlich extrahiert wurde.

Qualität des Kieferknochens
Die vier Typen sind (Abb. 33.3):

1. Fast der gesamte Kieferknochen besteht aus homogener Knochensubstanz;
2. eine dicke Schicht kompakten Knochens umschließt einen Kern dichten trabekulären Knochens;
3. eine dünne kortikale Knochenschicht umschließt einen Kern dichten trabekulären Knochens;
4. eine dünne kortikale Knochenschicht umschließt einen Kern trabekulären Knochens von geringer Dichte.

Lekholm und Zarb erklären, daß Querschnitsformen des Oberkiefers und Unterkiefers aus den Gruppen B und C, wenn sie mit den Qualitätsgruppen 2 oder 3 kombiniert auftreten, für Implantate günstige Voraussetzungen bieten, während Oberkiefer- und Unterkieferformen aus D oder E, besonders wenn sie mit der Qualitätsgruppe 4 kombiniert auftreten, eine schlechte Prognose abgeben. Diese Erkenntnisse werden von Friberg et al. (1991)[19] gestützt. Sie berichteten, daß von 4641 Fixturen 69 nach einem Jahr Beobachtungszeit verloren gingen. Davon ereigneten sich 13,4% Mißerfolge in Knochengebieten der Form D und E, verglichen mit 3,9% der Formen A-C. Mißerfolge stellten sich bei Knochenqualität 4 in 19,2% der Fälle ein, verglichen zu 3,9% bei Qualitätsstufen 1-3. Van Steenberghe et al. (1990)[20] berichteten über Mißerfolge von 6% nach einem Jahr beim Knochentyp 4. Bahat (1993)[21] verzeichnete eine 5,5%-ige Mißerfolgsrate bei Typ 4 Knochen im seitlichen Oberkiefer nach Zeitspannen zwischen 5 und 70 Monaten. Eine 5-Jahresanalyse besagte jedoch, daß das Mißerfolgsrisiko beim Knochentyp 2 fast bei 50% liegen kann.[20] Man darf nicht vergessen, daß Langzeitergebnisse hinsichtlich der Haltbarkeit implantatgestützter Brücken sich von der Behandlung zahnloser Patienten herleiten, bei denen die Fixturen in erster Linie in den Basalknochen eingebracht wurden. Bei teilbezahnten Patienten werden die Fixturen gewöhnlich in den Alveolarknochen, oder in mittels chirurgischer Techniken regenerierten Knochen implantiert. Man muß die Fachliteratur sorgfältig verfolgen, um dem Patienten eine aufrichtige prognostische Einschätzung anbieten zu können und dafür zu sorgen, daß die am besten geeigneten Techniken zum Einsatz gelangen.

Knochenbreite
Wenigstens 4,5 mm in bukko-lingualer Ausdehnung sind für die Implantation einer 3,75 mm Ø Fixtur erforderlich und 6 mm sind für eine 5 mm Ø Fixtur. Nyman et al. (1990)[23] berichteten über die Verbreiterung eines schmalen Kieferkamms durch Auflagerung einer Zellausschlußmembran (Gore-Tex – Gore Co.) auf die bukkale und linguale Seite einer Fixtur, die im Verlauf der Insertion nicht vollständig mit Knochen bedeckt werden konnte. Wichtig ist, daß der Apex der Fixtur fest in den Knochen eingebettet wird, um Beweglichkeit zu verhindern.

Die Fensterung einer bukkalen Knochenplatte kann man durch Auflagerung knochenanregender Raumfüller, wie z.B. autogene Knochenspäne versorgen, die in diesem Bereich durch eine Zellausschlußmembran abgedeckt werden. Vorausgesetzt, daß okklusal und apikal eine gute Verankerung der Fixtur gewährleistet ist, bedeutet eine konkav verlaufend bukkale Knochenplatte keine Kontraindikation zur Implantation von Fixturen[24] (Abb. 33.3).

Wenn der Kieferkamm augmentiert werden muß, um vor der Implantation von Fixturen die Knochenhöhe aufzubauen (Kapitel 22), sollte an folgendes gedacht werden:

- Die Augmentationstechnik sollte Knochenneubildung veranlassen, um die Voraussetzung zur Osseointegration zu schaffen. Nichtresorbierbare Transplantationsmaterialien sollten nicht zum Einsatz gelangen.
- Ausdehnung des Weichgewebes, Verschiebung oder Transplantate sind notwendig, um die Bereiche, die augmentiert werden sollen, abzudecken.
- Mehr als eine chirurgische Maßnahme kann erforderlich werden, um das ästhetische Erscheinungsbild zu optimieren.
- Die Behandlungszeit dehnt sich gegebenenfalls aus – Augmentationen erfordern gewöhnlich mindestens 6 Monate.
- Die Schätzung der Kosten ist schwierig, weil das Endergebnis nicht vorherzusagen ist und ebenso die Anzahl der notwendigen Behandlungsmaßnahmen.
- Die Langzeitprognose für Fixturen, die in augmentierte Kieferkämme eingebracht werden, ist unbekannt.
- Der Knochen gleicht möglicherweise nicht dem Alveolarknochen oder basalen Knochen und kann aus Faserknochen bestehen. Die Fixtur erfährt unter Umständen keine Integration in den neuen Knochen[117] und die Knochenstruktur kann sich zur Aufnahme okklusaler Kräfte auch nicht als besonders geeignet erweisen.[118]

Mellonig et al (1993)[25] beschrieben die Funktionen der Zellausschlusmembranen bei der Augmentation von Knochen für dentale Implantate folgendermaßen:

- Sie dienen als physische Barriere und trennen das darüberliegende gingivale Bindegewebe von der darunterliegenden Implantat- bzw. Knochenoberfläche.
- Der geschaffene Raum gestattet Knochzellen oder anderen entsprechenden Zellelementen, sich in diesem Bereich anzusiedeln und Zellteilungen durchzuführen.
- Die physische Barriere verhält sich wie ein zweiter chirurgischer Lappen, indem sie dem Blutgerinnsel Schutz bietet und die Wunde stabilisiert.
- Der Stabilisierungseffekt der Wunde gestattet, daß die mechanische Belastung des Gewebelappens von dem Blutgerinnsel auf die Barriere abgeleitet wird. Mikrobewegungen von 10-20 µm während der frühen Wundheilungsstadien reichen aus, um die Differenzierung mesenchymaler Zellen in Fibroblasten anstelle von Osteoblasten umzuwandeln.
- Epitheliale Besiedelung wird durch die Barriere verhindert.

Knochenhöhe
Je länger die Fixtur, desto weniger besteht die Gefahr eines

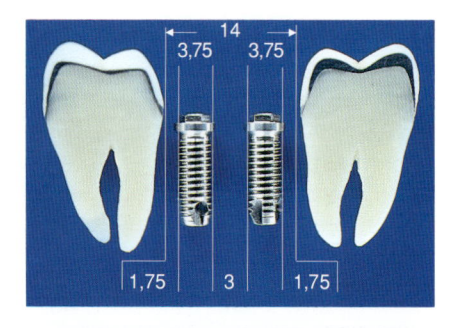

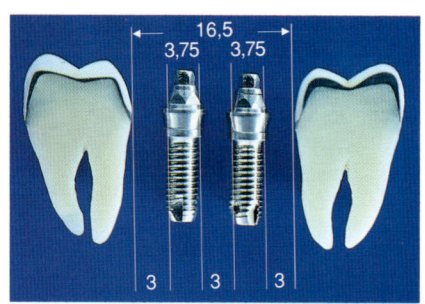

Abb. 33.4a Zwischen den Zänen sind 14 mm Platz. Dieser reicht aus für die Implantation von 2 x 3,75 mm Ø Fixturen.

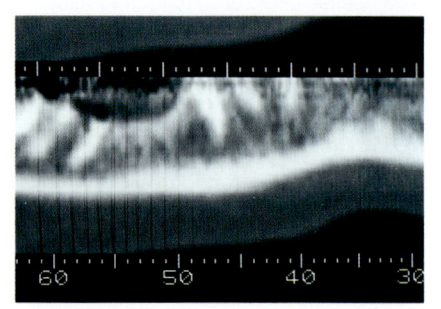

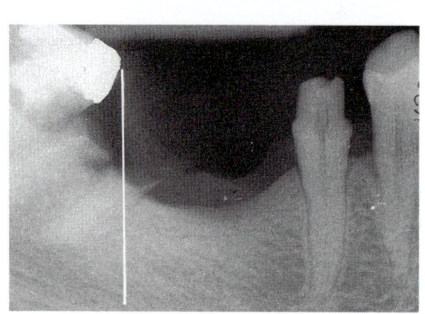

Abb. 33.4b Ein idealerer Abstand sind 16,5 mm. Beachten Sie, daß die EsthetiCone-Pfeiler breiter als die Fixturen sind. Der Abstand zwischen Zahn und Fixtur wurde auf 3 mm vergrößert, verglichen zu 1,75 mm in Abb. 33.4a.

Abb. 33.4c (i) Panoramaansicht eines CT-scans. Die Reformatierungen verlaufen senkrecht zu den axialen Schnitten. Wenn die frakturierte distale Wurzel des Zahnes 46 entfernt wird und Zahn 47 in situ bleibt, würde eine im CT-Schnitt 56 implantierte Fixtur sich auf die Krone des 47 projizieren, weil dieser Zahn gekippt steht.

Abb. 33.4c (ii) Periapikale Röntgenansicht. Die vertikale Linie repräsentiert den Schnitt 56. Beachten Sie, daß eine vertikal eingebrachte Fixtur dazu führen würde, daß die Distanzhülse in Kontakt zur mesialen Fläche des Zahnes 47 tritt.

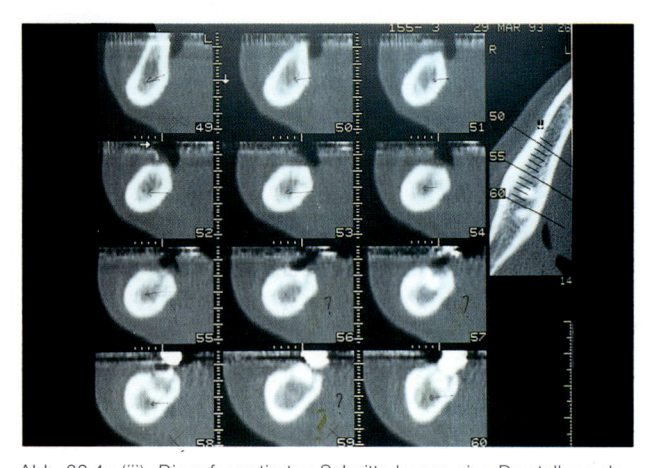

Abb. 33.4c (iii) Die reformatierten Schnitte lassen eine Darstellung der Winkelung des Zahnes 47 nicht zu

Mißerfolgs. Fixturen, die im Unterkiefer länger als 10 mm und im Oberkiefer 13 mm messen, haben eine sehr gute Prognose.[26,20,27,17] Als Standardvorgabe gilt eine erforderliche Knochenhöhe von wenigstens 7,5 mm für eine 6 mm lange (Ø 5 mm) Fixtur und 8,5 mm für eine 7 mm lange (Ø 3,75 mm oder Ø 4 mm) Fixtur. Dieses sind die für jeden Durchmesser kürzest verfügbaren Fixturen. In bestimmten Situationen, wenn beispielsweise die Gefahr der Verletzung des Nervus alveolaris inferior besteht und der Patient einer Nervverlagerung nicht zustimmt, kann die Standardvorgabe eine Änderung erfordern. Wenn bei einer Fixtur von 3,75 mm oder 4 mm Durchmesser eine vollständige Versenkung nicht durchführbar ist und die Fixtur zwar stabil, jedoch nicht völlig inseriert ist, kann man sie in einen Kieferfortsatz mit geringerer Knochenhöhe einbringen, insbesondere wenn Zellausschlußmembranen zur Vergrößerung der Kammhöhe verwendet werden. Fixturen von 5 mm Durchmesser verfügen über keine versenkbare Schulter. Derartige Maßnahmen sind für teilbezahnte Fälle anwendbar, die mit einer provisorischen Brücke versorgt werden und Gewähr dafür bieten, daß die Fixtur durch die Mukosa während des Stadiums der Integration nicht belastet wird. Bei kurzen Fixturen ist das Resultat jedoch kaum vorherzusehen, weil die Fixtur möglicherweise nicht genügend stabilisiert wird. Außerdem gestaltet sich im seitlichen Unterkiefer, in dem die Knochenhöhe über dem neurovaskulären Bündel häufig das Problem ist, die Weichgewebsabdeckung über einem augmentierten Kieferkamm schwierig.

Man sollte daran denken, daß im Anschluß an eine Extraktion der durchschnittliche Abbau an Knochenhöhe während des ersten Jahres 2–3 mm im Oberkiefer[28,29] und 4–5 mm im Unterkiefer[29,30] beträgt. Eine erfolgreiche Implantation von Fixturen kann diesen Knochenverlust verhindern.

Die Länge des zahnlosen Kieferabschnitts und seine Beziehung zu den angrenzenden Zähnen

Die Randbegrenzungen der Fixturen sollten wenigstens 2 mm, vorzugsweise jedoch 3 mm voneinander auseinanderliegen (Abb. 33.4a-b). Im Idealfall ist eine minimale Spanne von 14 mm zwischen den Vorwölbungen der angrenzenden Zähne erforderlich, um zwei Fixturen mit einem Durchmesser von 3,75 mm unterzubringen. Der Zwischenraum wird wie folgt aufgeteilt:

Zwei Fixturen – 2x3,75 mm	= 7,5 mm
3 mm zwischen den Rändern der Fixturen	= 3,0 mm
1,75 mm zwischen den Rändern der Fixturen und den angrenzenden Zähnen 2x1,75	= 3,5 mm
	= 14,0 mm

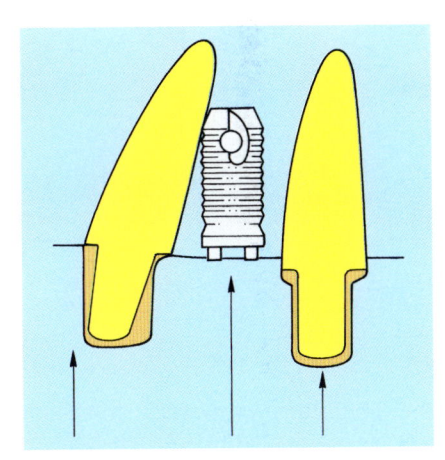

Abb. 33.5a Konvergierende Wurzeln vermindern den Zwischenraum zwischen den Wurzeln. Parallelisierte Kappen richten zwei Pfeilerzähne auf, um eine provisorische Brücke eingliedern zu können. Wenn die Kappen zur Ausrichtung der Fixtur herangezogen werden, kann es zu einer fehlerhaften Winkelung und zur Verletzung der Wurzel kommen.

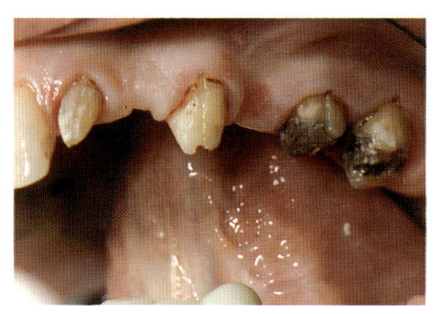

Abb. 33.5b Zahn 22 ist nach mesial abgewinkelt.

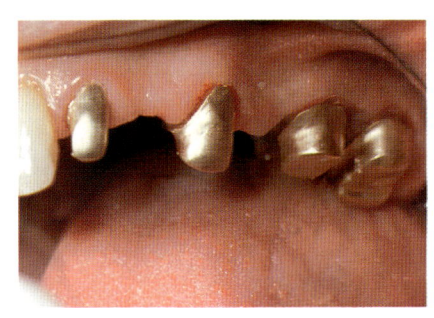

Abb. 33.5c Die Präparationen haben die Kappen geradegerichtet.

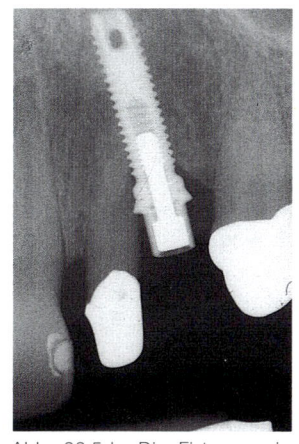

Abb. 33.5d Die Fixtur wurde nach der Kappe auf 22 ausgerichtet und kommt der Wurzel bedenklich nahe.

Diese Aufteilung ergibt etwa 3,5 mm von der Zahnfläche zum Mittelpunkt der Fixtur und 7 mm zwischen den beiden Mittelpunkten der Fixturen. Es ist auch möglich, zwei 3,75 mm Ø Fixturen in einer 13 mm weiten Spanne unterzubringen, indem man den Abstand von den Zähnen zu den Implantaträndern auf 1 bzw. 1,5 mm einschränkt und/oder den Platz zwischen den Rändern der Fixturen auf 2–3 mm begrenzt. Die Implantation der Fixturen wird dadurch jedoch erheblich schwieriger, Verletzungen der benachbarten Zähne werden wahrscheinlicher und die daraus resultierenden Restaurationen sind schwieriger sauberzuhalten. Weniger als 2 mm Knochen zwischen den Fixturen kann zur Nekrose des Knochens führen. Bei der Präparation des Knochens sind Messungen der Bohrabstände von Fixtur zu Fixtur und Zahn zu Fixtur kaum möglich; sie liegen in einem Toleranzbereich von 0,25 mm. Je näher daher der Platzbedarf an die Minimalabstände rückt, desto wahrscheinlicher werden sich Fehler einstellen. Ein interproximaler Zahnabstand von 16,5 mm ist idealer und gestattet 3 mm Abstand zwischen den Fixturenrändern und zwischen den Zahnflächen und den Fixturenrändern.

Bei Vorhandensein eines breiten Kieferkamms kann man jeweils eine Fixtur nahe der bukkalen Seite und eine Fixtur nahe zur lingualen Seite positionieren, so daß 2-3 mm Platz bei mesiodistaler Überschneidung zwischen den Fixturen bleiben. Unter diesen Umständen darf der interproximale Abstand weniger als 14 mm betragen; trotzdem können zwei Fixturen untergebracht werden.

Zwei 5 mm Ø Fixturen erfordern 2,5 mm zusätzlichen Platz im Vergleich zu 3,75 mm Ø Fixturen. Weitere Fixturen benötigen die Weite des Durchmessers der Fixtur plus 2 mm, (vorzugsweise 3 mm) zwischen den Rändern der Implantatkörper.

Für eine Einzelfixtur von 3,75 mm Ø wird ein Zwischenraum von 6-7 mm zwischen den angrenzenden Zähnen benötigt.

Der interproximale Abstand zwischen den Zähnen sollte nicht allein von den reformatierten Schnittbildern des CT-scans abgelesen werden. Hinweise müssen auch aus den CT-Panoramadarstellungen und periapikalen Röntgenaufnahmen entnommen werden, weil schräggestellte Zähne den scheinbaren Platz einschränken können (Abb. 33.4c). Die Schrägstellung kann anhand der Panoramadarstellung und der periapikalen Aufnahme beurteilt werden, jedoch nicht auf den Reformatierungen.

Die Winkelstellung der Zahnwurzeln muß durch Röntgenbilder ermittelt werden, weil konvergierende Wurzeln den verfügbaren Platz für die Implantation von Fixturen einschränken können. Zum Beispiel verkleinern sich 7 mm Platz zwischen den Schmelz-Zementgrenzen zweier benachbarter Zähne erheblich, wenn die Wurzeln divergieren (Abb. 33.5). Wenn die Zähne mittels Kronenkappen parallelisiert wurden, um eine provisorische Brücke aufzunehmen, muß man bei der Winkelung der Fixturen mit Vorsicht vorgehen, damit die Wurzeln nicht beschädigt werden (Abb. 33.5).

Diese Richtlinien können abgewandelt werden, aber je dichter die Fixturen an benachbarte Zähnen gesetzt werden, desto wahrscheinlicher wird eine Wurzel beschädigt, oder es kommt zu Fehlstellungen infolge instrumenteller Behinderungen. Die Breiten der Distanzhülsen, für Fixturen von 3,75 mm, 4 mm oder 5 mm Durchmesser, betragen im Nobelpharmasystem im Durchmesser entweder 4,5 mm (Standard-Distanzhülsen) oder 4,8 mm (Cera One, Estheti-

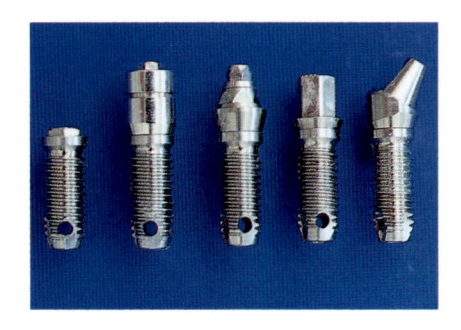

Abb. 33.6 Von links nach rechts: 3,75 mm Ø Fixtur; 3,75 mm Ø Fixtur mit Standarddistanzhülse von 4,5 mm Durchmesser; die EsthetiCone-Distanzhülse von 4,8 mm Durchmesser mit 15° Konizität verfügt über einen 3 mm hohen Kragen über dem Fixturenkopf. 3 Kragenhöhen sind verfügbar 1 mm, 2 mm und 3 mm; CeraOne-Distanzhülse von 4,8 mm Durchmesser, in der Abbildung mit einem 1 mm hohen Kragen. Von 1–5 mm stehen fünf Kragenhöhen zur Verfügung; die abgewinkelte Distanzhülse weist eine Winkelung von 32° und eine Konizität von 15°auf. Zwei Kragenhöhen sind erhältlich: 4 mm und 5,5 mm.

Cone) (Abb. 33.6). Eine 3,75 mm Ø Fixtur, die mit ihren Gewindegängen 1 mm neben einem benachbarten Zahn eingebracht wird, verfügt über einen Freiraum von 0,475 mm zwischen dem Zahn und einer EsthiCone-Distanzhülse. dies kann die Ausprägung des Zahnzwischenraums beeinträchtigen. Zwei mit ihren Gewindegängen nebeneinander positionierte Fixturen mit einem Zwischenraum von 1 mm (bei 3,75 mm Ø Fixturen liegen deren Mittelpunkte 4,75 mm auseinander), würden für EsthetiCone-Distanzhülsen nicht genügend Platz zur Verfügung haben und für Standard-Distanzhülsen nur 0,25 mm Freiraum ausweisen.

Bogen des zahnlosen Kieferabschnitts

Fixturen, die in einer Linie stehen, werden weniger günstig belastet, als solche, die in einem Bogen angeordnet sind.[31]

Die Beziehung des vorgesehenen Implantatbereichs zu vitalen Strukturen (Abb. 33.7a)

Gunne et al. (1991)[32] berichteten, daß nach der Implantation von Fixturen in den Unterkiefer 39% der Implantationsgebiete anfangs Empfindungsstörungen aufwiesen, die nach Ablauf von zwei Jahren auf 19% zurückgingen und sich nach drei Jahren nur noch unbedeutend verringerten. Henry et al. (1993)[17] verzeichneten 4% Parästhesien in drei Jahren und Ellies (1992)[33] berichtete über 13% Zwischenfälle, die 1–4 Jahre andauerten. Dies zeugt von einem hohen Risiko an Nervenschädigungen, und die Patienten müssen von dieser Möglichkeit in Kenntnis gesetzt werden.

Das Ausmaß des Restknochens in Beziehung zum Canalis alveolaris inferior, dem Foramen mentale, dem Sinus maxillaris und dem Nasenboden muß vermessen werden. CT-scans mit reformatierten Darstellungen können hierbei zum Einsatz kommen (Abb. 33.7; 33.9–10). Im Brånemark System ist für die Implantation einer 6 mm langen Fixtur (Ø 5 mm) ein Minimum von 7,5 mm geeigneten Knochens okklusal über dem Alveolarkanal erforderlich. Für eine 7 mm lange Fixtur (Ø 3,75 mm oder Ø 4 mm) sind 8,5 mm verwendbaren Knochens notwendig. Es ist vernünftig, wenn man davon ausgeht, daß 2 mm weniger an Höhe zur Verfügung stehen, als aus dem CT-scan hervorgehen.

Vorausgesetzt, daß eine geeignete kortikale Knochenplatte zur Verfügung steht, um eine Fixtur zu stabilisieren, ist es möglich, den Boden des Kieferhöhle und der Nase anzuheben und Knochen um die Fixturen anzulagern. Knochentransplantate, die zwischen Kieferkamm und Kieferhöhlenauskleidung[34] und/oder okklusal auf den Kieferkamm[35] geschichtet werden, dienen dazu, Fixturen zu stabilisieren und die Osteogenese zu fördern. Die Oberfläche einer Fixtur sollte zur anterioren Wand des Foramen mentale nicht näher als 3 mm heranreichen, bzw. an den vorderen Bogenrand des Canalis alveolaris inferior zum Foramen. Es ist zwingend notwendig, daß die Größenverhältnisse vor Beginn der chirurgischen Maßnahmen abgeklärt werden.

Für Fälle mit ausgeprägten Resorptionserscheinungen wurden Techniken zur Lateralverlagerung des Nervus alveolaris inferior beschrieben. In einem Bericht von 10 Patienten[36] kehrte die Normalfunktion bei allen Patienten im Verlauf von 12 Monaten nach der Operation wieder zurück. In einem anderen Bericht von 10 Operationen, erlitten 2 Patienten leichte unilaterale, sensorische Störungen, die während 3 Wochen wieder zurückgingen; die anderen Patienten zeigten keine dieser Symptome.[37] Das Verletzungsrisiko muß in einem vertretbaren Verhältnis zur Geschicklichkeit und Erfahrung des Chirurgen stehen.

Beziehung der Implantatbereiche zum Gegenkiefer (Abb. 33.7b u. c)

Zwischen den Kiefern muß genügend Platz vorhanden sein um: minimal 1–2 mm für einen Standard-Distanzhülse über dem Weichgewebe im Unterkiefer und 0,5 mm im Oberkiefer, den darübergesetzten Goldzylinder, der entweder 3 oder 4 mm hoch ist, und die Prothese unterzubringen. Wird eine konventionelle 3 mm lange Distanzhülse benutzt, beträgt der Mindestplatzbedarf, um die Distanzhülse und den Goldzylinder zwischen das oberste Ende der Fixtur und die gegenüberliegende okklusale Oberfläche zu setzen 6–7 mm. Im Idealfall sollte zur problemlosen Unterbringung der okklusalen Restauration dieser Zwischenraum 10 mm betragen. Eine EsthetiCone-Distanzhülse mit einem 1 mm hohen Kragen und dem darübergesetzen Goldzylinder erfordert 6,7 mm Platz vom oberen Ende der Fixtur bis zur Gegenbezahnung, um die Distanzhülse und den darübergesetzten Goldzylinder, dem noch die okklusale Restauration hinzugerechnet werden muß, einzugliedern. Tiefe vertikale Frontzahnstufen können schwierige Platz- und Winkelungsprobleme schaffen und müssen daher sorgfältig analysiert werden.

Für den Zugang mit dem Winkelstück muß während der

Faktoren, die berücksichtigt werden sollten

Abb. 33.7a Die reformatierten Schnittbilder zeigen deutlich den Canalis alveoaris inferior.

Abb. 33.7b (i) Radioopake Markierungen wurden (Bariumsulfat) auf die Prothese des Patienten mit lichthärtendem Kunststoff (Palaseal, s. Anhang) aufgebracht.

Abb. 33.7b (ii) Beachten Sie die ungünstige mandibulo-maxilläre Beziehung.

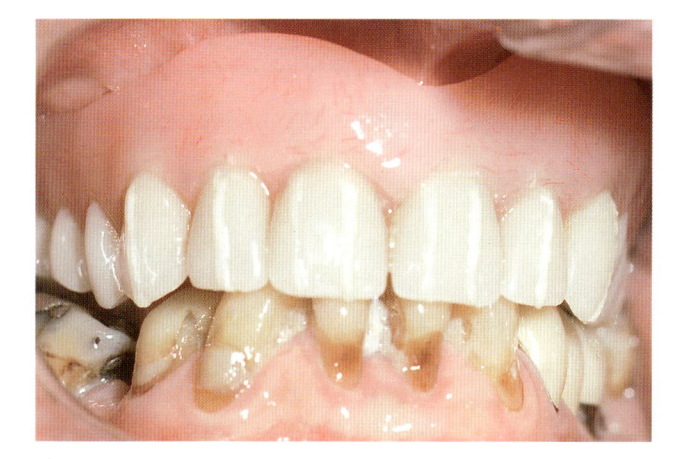

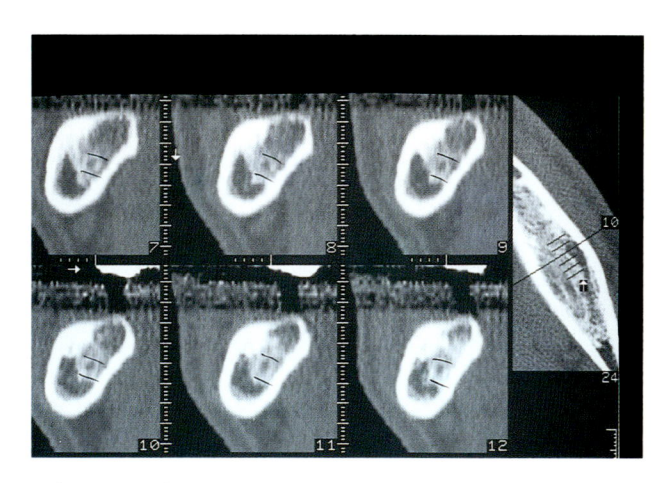

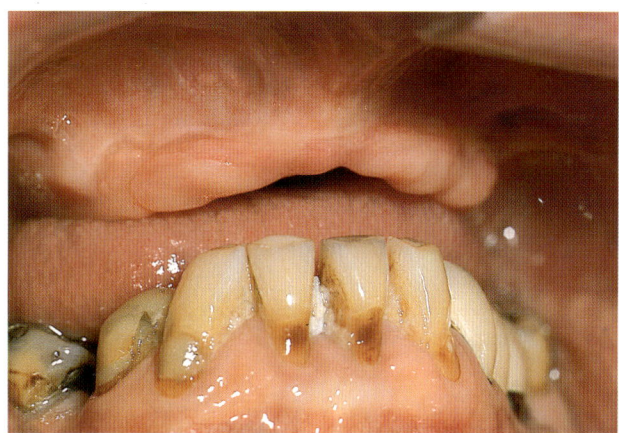

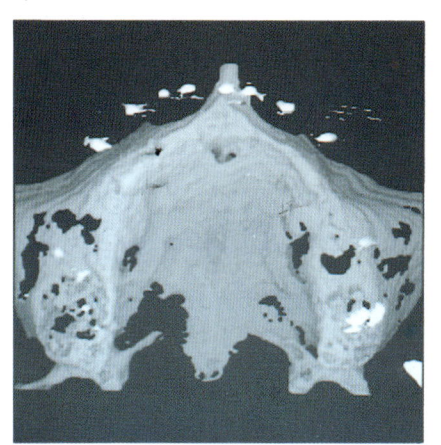

Abb. 33.7c (i) Die 3-D Reformatierung zeigt die Stellung der Zähne in Relation zum Alveolarkamm.

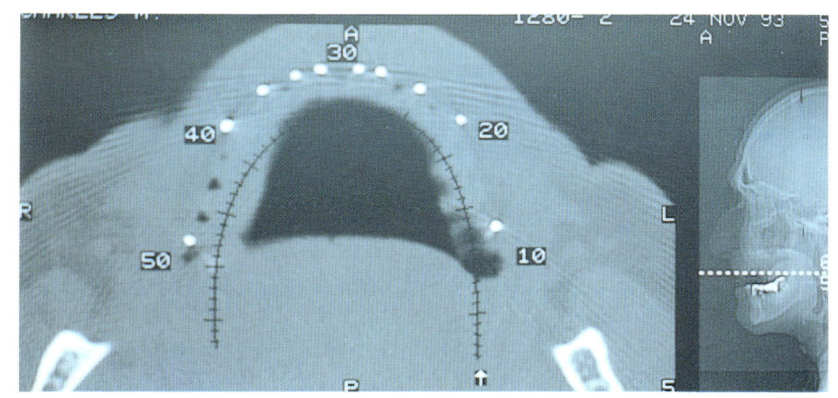

Abb. 33.7c (ii) Axialer CT-Schnitt.

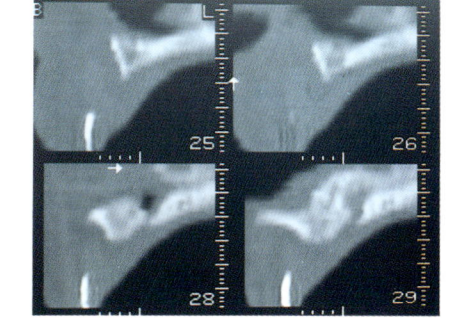

Abb. 33.7c (iii) Die reformatierten Darstellungen zeigen die Notwendigkeit, die Zähne bukkal vor den Kieferkamm zu positionieren. Eine Deckprothese ist die Behandlung der Wahl.

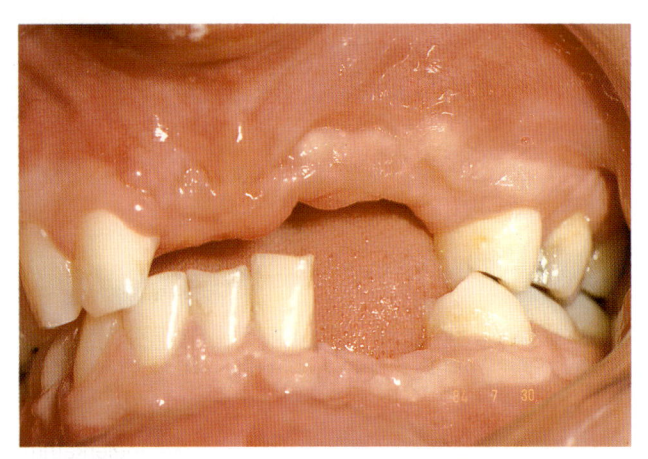

Abb. 33.7d Teilweise zahnloser Kieferkamm, als Folge eines Straßenverkehrsunfalls.

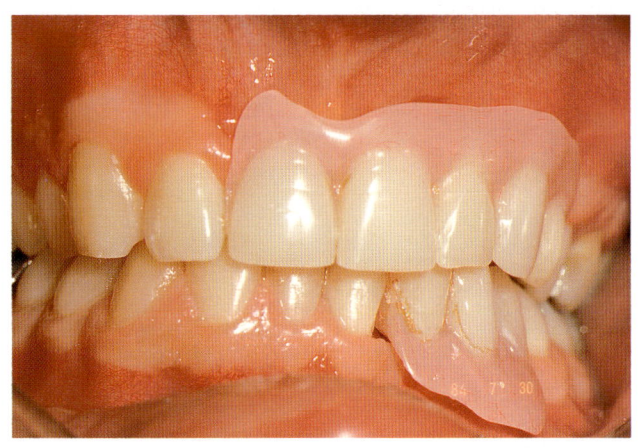

Abb. 33.7e Einprobe der Zähne.

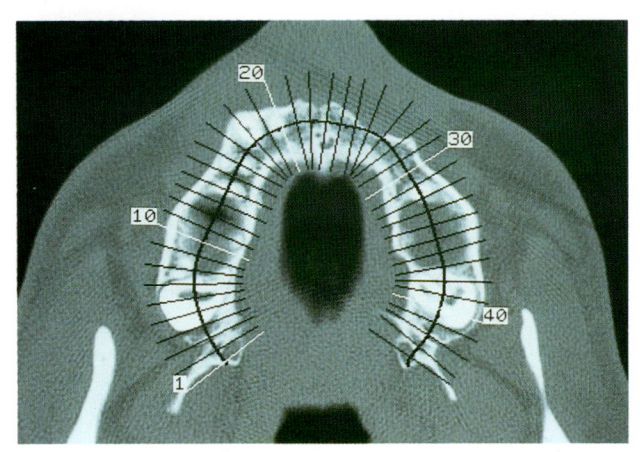

Abb. 33.7f Axialschnitte im CT-scan. Es zeigt sich ein breiter Kieferkamm, zur Implantation von Fixturen geeignet.

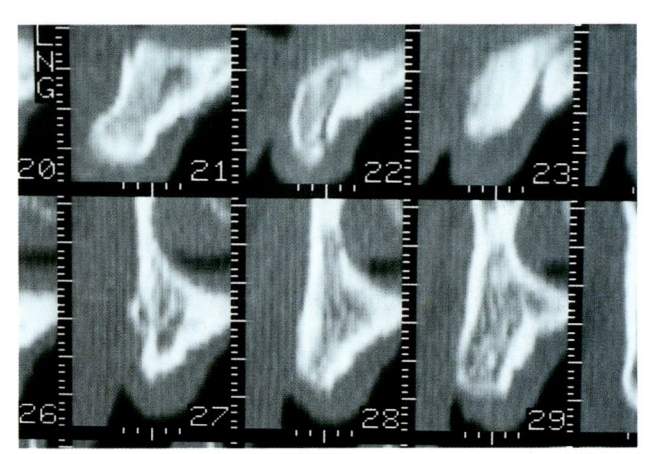

Abb. 33.7g Die reformatierten Sektionen verlaufen senkrecht zu den Axialschnitten und entsprechen den Markierungen 21–23 und 27–29 des jeweiligen Axialschnittes. Diese Markierungen liegen 2 mm voneinander entfernt. Es zeigt sich genügend Knochenhöhe für die Implantation von Fixturen in den Sektionsbereichen 21, 23, 27, 28, 29. Siehe jedoch Abb. 33.7e.

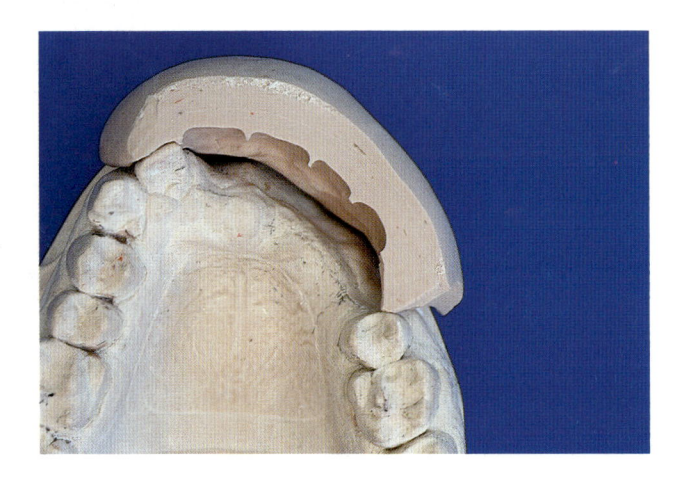

Abb. 33.7h Von der Zahneinprobe wurde ein Vorwall hergestellt und auf das Modell gesetzt. Achten Sie darauf, daß die Zahnstellung im Verhältnis zum zahnlosen Kieferabschnitt beträchtlich labialer verläuft. Die vertikale Implantation von Fixturen in den Kieferfortsatz würde eine große horizontale Diskrepanz zwischen den Fixturen und den Zähnen schaffen. Dieser Umstand, zusätzlich zur Notwendigkeit des Zahnfleischersatzes, weist auf die Eingliederung einer Deckprothese hin, es sei denn, Techniken der Knochentransplantation gelangten zum Einsatz. Andererseits erforderte die Labialkippung der Fixturen eine Aufrichtung durch abgewinkelte Distanzhülsen, andernfalls würden die Schrauben durch die Labialflächen der Zähne treten. Die abgewinkelten Distanzhülsen würden die Fixturen nicht axial belasten. Daher ist eine sorgfältige Überprüfung des CT-scans, des Patienten und der Studienmodelle wichtig.

Abb. 33.7i Umriß des Zahnes 21 (Schnittbild 32) auf darüberliegendes Pauspapier gezeichnet. Beachten Sie die Markierungen, die an der Unterkante des Schnittbildes auf das Papier aufgetragen wurden (anderer Patient als in den Abb. 33.7a bis e).

Abb. 33.7j Die Auflage aus dem Schnittbild 32 wurde über das Schnittbild 37 gelegt und durch die Markierungen am unteren Rand des Schnittes ausgerichtet. Die Projektion läßt erkennen, daß der Ersatzzahn beträchtlich weiter nach anterior zum Kieferkamm positioniert werden muß. Computerprogramme, die diese Situationen darstellen, sind inzwischen verfügbar (SIM/Plant – Columbia Sc. Inc.). Der Kliniker dürfte jedoch hierzu nicht immer Zugang haben.

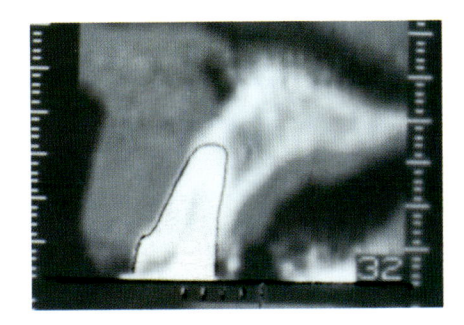

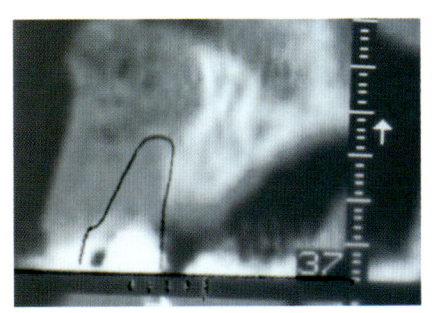

Implantation ebenfalls genügend Platz zur Verfügung stehen. Dieser Platzbedarf kann beträchtlich eingeschränkt sein, wenn verlängerte Zähne oder überlange festsitzende Brücken in einem Kiefer anzutreffen sind.

Die Winkelung des Knochenfortsatzes und die bukkolinguale Beziehung zum Gegenkiefer beeinflußt den Neigungswinkel der Fixtur und kann eine ideale Lokalisation der Fixtur relativ zum Gegenkiefer ausschließen. Obgleich mittels abgewinkelter Pfeiler, oder einer Kieferkammverbreiterung Korrekturen vorgenommen werden können, gilt, je günstiger die gegenüberliegenden Beziehungen, desto leichter kann eine Behandlung durchgeführt werden (Abb. 33.7c-h, 33.16f [iii]). Im Oberkiefer resorbiert die bukkale Knochenplatte rascher als die palatinale, während im Unterkiefer die linguale Platte schneller resorbiert als die bukkale. Resorptionen sind bedingt: durch den Stoffwechsel des Patienten; durch das frühere Ausmaß des Knochenverlustes infolge Parodontalerkrankung; durch das Ausmaß des Knochenverlustes im Zuge chirurgischer Maßnahmen; durch die verstrichene Zeit seit der Extraktion; durch die Belastung des Knochens mit einer Prothese. Je größer die Resorption, desto stärker wird das Mißverhältnis zwischen den Kieferbögen in den Vordergrund treten.[38] Um eine Überlastung der Retentionsschrauben zu verhindern, sollte der prothetische Ersatz in der Molarenregion lateral nicht mehr als den Durchmesser einer Fixtur überragen bzw. den doppelten Durchmesser in der Frontregion.[31]

Fixturen sollten idealerweise parallel, oder fast parallel zueinander ausgerichtet werden und in korrekter bukkolingualer Position stehen (eine mesiodistale Konvergenz von etwa 10° trägt zur Gestaltung einer natürlich wirkenden Interdentalpapille bei[24]).

Beziehung der beabsichtigten Fixturenbereiche zur vorgesehenen Stellung des Ersatzzahnes (Abb. 33.7d-j)

Die Beziehung des verbliebenen Knochens zur vorgesehenen Position des Ersatzzahnes bestimmt die Durchführbarkeit eines implantatgestützten Zahnersatzes. Im Oberkiefer könnte zum Beispiel die Resorption der bukkalen Platte oder Knochenverlust infolge eines Traumas einen zahnlosen Bereich zur Folge haben, der in Bezug auf die angrenzenden Zähne palatinal liegt. Ohne Verbreiterung des Kieferkamms würde die Stellung der implantatgestützten Restauration ästhetisch unannehmbar sein, es sei denn, eine Deckprothese ist vorgesehen.

Lachlinie

Ein Patient mit einer Lachlinie oder funktionellen Lippenlinie, die das Zahnfleisch nicht entblößt (Abb. 33.19a) bereitet weniger ästhetische Probleme, als ein Patient mit einer Lachlinie, innerhalb der konventionelle Zahnpfeiler sichtbar werden (Abb. 33.19c). Konische Distanzhülsen (EsthetiCone – Nobelpharma) lösen das ästhetische Problem verborgener Pfeileransätze, indem sie die Randabschlüsse in den submukösen Bereich verlegen. Klinische Lanzeituntersuchungen sind jedoch erforderlich, um festzustellen, ob sich der Zahnfleischrand im Laufe der Zeit zurückzieht und damit die Pfeileransätze freilegt.

Ästhetik des Gesichtes

Die vorhandenen defekten Restaurationen stützen gegebenenfalls die Weichteile des Gesichtes durch bukkale Zahnfleischklammern an herausnehmbaren Prothesen. Der Übergang zu einem implantatgestützten festsitzenden Zahnersatz kann enttäuschende ästhetische Veränderungen des Gesichtes herbeiführen. In solchen Situationen sollte die Eingliederung von Deckprothesen oder abnehmbaren labialen Zahnfleischmasken (Epithesen) in Erwägung gezogen werden. Vorausgesetzt, daß für eine entsprechende Mundpflege Platz vorhanden ist, kann man manchmal eine festsitzende freitragende Zahnfleischmaske als Teil einer festsitzenden Brücke vorsehen.

Phonetik

Fixturen sind schlanker als Zahnwurzeln. Diese Tatsache, in Zusammenhang mit Knochenverlust und einer festsitzenden Prothese erzeugt einen Zwischraum zwischen deren Unterfläche und der Mukosa und bildet Lücken aus, die phonetische Schwierigkeiten bereiten können (Abb. 33.16f). Diese Möglichkeit muß vor der Planung der definitiven Restauration und der Anwendung abnehmbarer Behelfe zum Schließen der Zwischenräume bedacht werden. Weiterhin kann eine weniger ideale Stellung der Fixturen zur bukkolingualen Vergrößerung der Prothesenbasis, oder zu einer fehlerhaften Zahnstellung führen, wodurch die Phonetik zusätzlich beeinträchtigt wird.

Der Übergang von defekten Restaurationen zu implantatgestützten Restaurationen

Die Möglichkeiten des Übergangs gescheiterter Restaurationen zu implantatgestützten Restaurationen sind:

- keine Übergangsrestauration;
- abnehmbare Übergangsrestauration;
- festsitzende Übergangsrestauration.

Die Möglichkeiten müssen mit dem Patienten besprochen werden, zumal die Länge der Aufeinanderfolge und die damit verbundenen Behandlungskosten je nachdem, welche Lösung gewählt wird, beträchtlich variieren können. Drei Situationen sind in die Überlegungen einzubeziehen:

(i) Der Patient ist vor der Implantation von Fixturen zahnlos

In dieser Situation ist es wichtig, daß die Übergangsprothese keine Belastungen auf die darunterliegenden Fixturen überträgt, noch die darüber befindliche Schleimhaut traumatisiert. Eine Prothesenstomatitis ist mit fungiziden Medikamenten zu behandeln und wenn diese keine Wirkung erzielen, muß ein Differentialblutbild der weißen Blutkörperchen, des Hämoglobinspiegels, der Eisenbindungskapazität und des totalen Serum-Eisens erstellt werden. Auch erfordern Paßform und Okklusion der Prothese besondere Beachtung. Wenn die Möglichkeit besteht, eine genügende Anzahl zusätzlicher Fixturen zu inserieren und später wieder zu opfern, kann man diese zum Zeitpunkt der Insertion miteinander verbinden und zur Abstützung einer provisorischen Brücke verwenden. Auf diese Weise werden die verbleibenden Fixturen während des Stadiums der Integration nicht belastet, und der Patient verfügt über eine festsitzende (provisorische) Restauration. Die Tauglichkeit derartiger Behandlungsmaßnahmen bedarf der Bewertung durch kontrollierte klinische Studien.

(ii) Einige Zähne bleiben erhalten und eine parodontale Erkrankung liegt nicht vor

Der Übergang von der defekten Restauration zur implantatgestützten Restauration kann zwischenzeitlich durch festsitzenden oder abnehmbaren Zahnersatz erfolgen. Regelmäßige Prophylaxetermine sind in zweimonatigen Abständen anzuraten, um den Mundhygienezustand zu überwachen und, falls erforderlich, Wurzeldebridements durchzuführen, damit der gesunde Parodontalstatus erhalten bleibt. Zähne, die periapikale Aufhellungen im Röntgenbild, oder Symptome entzündlicher bzw. nekrotischer Pulpen aufweisen, die sich in dem Quadranten befinden, in den Fixturen implantiert werden sollen, müssen vor der Implantation endodontisch behandelt werden. Wenn solche Zähne nur während des Übergangsstadiums zur Abstützung einer provisorischen Restauration dienen und anschließend extrahiert werden, kann man eine Reinigung des Wurzelkanals und eine Kalziumhydroxideinlage vornehmen; ein endgültiger Verschluß ist nicht erforderlich.[10-11] Sollen die Zähne erhalten bleiben, ist eine abschließende Wurzelkanalfüllung notwendig. Periapikale Entzündungen sind vor der Implantation der Fixturen auszuheilen.

(iii) Einige Zähne bleiben erhalten und sind parodontal erkrankt

Der Übergang ist schwierig, weil der Patient möglicherweise nicht motiviert ist, die Erkrankung zu bekämpfen, trotz des Risikos, daß eine Übertragung der Organismen von den Zähnen auf die Fixturen stattfindet (s. Seite 493). Aufgrund einer drei Jahre laufenden Prospektivstudie wurde festgestellt, daß die höchste Mißerfolgsrate von Fixturen bei Patienten auftrat, die vor Implantation der Fixturen mit einem relativ hohen Plaque-Index behaftet waren.[17] Daher sind Prophylaxetermine in monatlichen Abständen zu vereinbaren. Chlorhexidin-Mundspülungen (0,2%) sollten 2x täglich vorgenommen werden. Wenn bei einem Patienten mit refraktärer Parodontitis eine zufriedenstellende Reaktion ausbleibt, sollten anfangs täglich 200 mg Doxycyclin und anschließend 100 mg für 3 Wochen verordnet werden.[39] Einen weiteren Rückfall sollte man 10 Tage lang mit Metronidazol, 250 mg alle 8 Stunden, behandeln. Es ist wichtig, daß weder Patient noch Zahnarzt im falschen Sinne sich in Sicherheit wiegen und glauben, daß die Fixturen die Probleme lösen, während die verbliebenen Zähne parodontal erkrankt bleiben.

Wenn die Mitarbeit des Patienten sich verschlechtert und zum Scheitern der provisorischen Brückenpfeiler führt, kann man bei genügender Anzahl von Fixturen einige davon früher freilegen, die Distanzhülsen aufsetzen und zur Abstützung der provisorischen Brücke verwenden und auf diese Weise die transmuköse Belastung der übrigen Fixturen verhüten. Natürlich besteht ein Risiko für die Fixturen, die zur Abstützung der provisorischen Brücke herangezogen werden. Die endodontischen Überlegungen sind die gleichen, wie oben unter (ii).

Die Keratinisierung der Schleimhaut an den Fixturen

Die Unterlagen von zahnlosen Patienten, die mit implantatgestützten Prothesen versorgt wurden, weisen darauf hin, daß die Gegenwart keratinisierter Schleimhaut rund um die Fixturen für einen Langzeiterfolg nicht erforderlich ist,[40-44] obgleich lokale Weichgewebsverletzungen und Beschwerden auftreten können. Aus einer Dreijahresstudie an teilbezahnten Patienten, die durch eine Kombination von Fixturen und natürlicher Zahnpfeiler restauriert wurden, geht jedoch hervor, daß an Fixturen mit bukkal wie lingual befestigter Gingiva (17 Fixturen) keine Mißerfolge auftraten, während 7 von 48 Fixturen mit teilweiser oder unbefestigter Gingiva scheiterten.[32] Solange nicht das Gegenteil bewiesen ist, scheint es sinnvoll, dafür zu sorgen, daß Fixturen bei zahn-

und implantatgestützten Brücken rundherum befestigte Schleimhaut aufzuweisen haben.

Nachsorge

Nach Beendigung der Behandlung müssen Nachsorgevereinbarungen getroffen werden. Die Einzelheiten hängen davon ab, ob natürliche Zähne verbleiben, der Patient mitarbeitet und ob die Parodontitis bestehen bleibt oder wiederkehrt (s. Seite 529).

Faktoren, die sich auf die Biomechanik implantatgestützter Prothesen beziehen

- Sollen Fixturen mit natürlichen Zähnen verbunden werden?
- Gerüstkonstruktion und Wahl der Materialien;
- Okklusion und Wahl der Materialien für die okklusalen Oberflächen;
- Wahl des Artikulators.

Sollen Fixturen mit natürlichen Zähnen verbunden werden?

Konstruktion, Einpassen, Nachsorge und die Möglichkeit der Rückführung vereinfachen sich, wenn der implantatgestützte Abschnitt unabhängig von natürlichen Zähnen bleibt. Dies ist jedoch nicht immer möglich weil: zwischen den Fixturen Zähne erhalten sein können; möglicherweise nur eine Fixtur eingebracht werden kann, so daß die Verbindung zu einem angrenzenden Zahn notwendig ist, wenn ein Brückenersatz konstruiert werden soll, oder weil ein Zahn die Stabilisation durch die Verbindung mit dem starren implantatgestützten Abschnitt erfordert.

Die möglichen Vorteile natürliche Zähne mit Fixturen zu verbinden, liegen in der zusätzlichen Abstützung einer Freiendkonstruktion durch Umwandlung in eine fixtur-/zahngestützte Brückenkonstruktion. Die Propriozeption natürlicher Zähne kann die auf die Fixturen auftreffende Belastung begrenzen. Zwischen Fixturen stehende Zähne sind jedoch anderen Belastungen als endständige Pfeilerzähne von Brückenkonstruktionen unterworfen und werden möglicherweise nicht genügend belastet, um eine propriozeptive Rückkoppelung zu liefern.

Teilweiser oder vollständiger Verlust periodontaler Rezeptoren bei einem Patienten mit einer durch osseointegrierte Fixturen implantatgestützten Brücke in einem oder beiden Kiefern bedingen einen interokklusalen Wahrnehmungs- und Unterscheidungs-Schwellenwert, der etwa 2x höher liegt, wenn Fixturen gegen Zähne okkludieren und bis zu 3x höher, wenn Fixturen auf Fixturen treffen, im Vergleich zur Okklusion gegenüberstehender natürlicher Zähne.[45] Außerdem können niedrige Kräfte, die von natürlichen Zähnen wahrgenommen werden, nicht bemerkt werden, wenn sie auf Fixturen einwirken.[46]

Vorläufige Untersuchungsergebnisse weisen bei Verbindung natürlicher Zähne mit Fixturen auf eine günstige Reaktion hin; viele Parameter wurden jedoch noch nicht getestet, so z.B. die Auswirkung der Zahnbeweglichkeit; vitale oder wurzelgefüllte Zähne, zumal ein devitaler Zahn eine höhere Belastung trägt, bevor der Patient diese wahrnimmt;[49] die Länge der Brückenspanne; die Anzahl der einbezogenen Zähne; die Anzahl der einbezogenen Fixturen; die Länge der Fixturen; der Abstand zwischen den Fixturen; der Abstand zwischen den Zähnen; die Zahntypen, d.h. Molaren, Prämolaren, Eckzähne, Schneidezähne; Oberkiefer gegenüber Unterkiefer; die okklusale Belastung, d.h. ein Patient mit großer gut ausgebildeter Kaumuskulatur gegenüber einem schwächlichen Patienten mit schmächtiger Muskulatur. Die gegenwärtigen Erkenntnisse sind mit Vorsicht zu genießen, und der Kliniker muß sich anhand der Fachliteratur auf dem laufenden halten. Die folgenden Punkte sollten beachtet werden, wenn zu entscheiden ist, ob natürliche Zähne mit Fixturen verbunden werden, oder nicht.

Einfachheit der Konstruktion

Die Konstruktion vereinfacht sich, wenn der implantatgestützte Abschnitt von den Zähnen unabhängig bleibt. Eine Verbindung erfordert eine passive Paßform nicht nur zwischen der Superstruktur und den Fixturpfeilern, sondern auch zwischen der Superstruktur und den Zähnen. Langspannige metallkeramische Rekonstruktionen müssen postkeramisch verlötet werden, um diese passive Paßform zu erreichen (s. Seite 203).

Wiederherstellbarkeit

Ein Vorteil implantatgestützter Prothesen ist die einfache Wiederherstellbarkeit, sollten sich Probleme einstellen. Die Verbindung mit natürlichen Zähnen kompliziert die Konstruktion und die klinischen Maßnahmen im Hinblick auf die Wiederherstellbarkeit.

Freitragende Verlängerung

Maximale okklusale Kraftentfaltungen von 300 N werden für die Molarenregion angenommen, ein Wert, der den Kräften vergleichbar ist, die von Falk et al. (1989),[50] Carlson (1985),[51] Haraldson (1988),[52] Carr (1987),[53] Haraldson (1979),[54] Hobkirk (1992)[55] genannt wurden. Rangert et al (1989)[31] errechneten, daß zur Vermeidung der Fraktur einer Befestigungsschraube aus Gold, die über eine Zugfestigkeit von maximal etwa 600 N verfügt, fixturgestützte Freiendanhänger nicht mehr als 2x die Länge des Zwischenraums zwischen den Fixturen überschreiten sollten (Abb. 33.8c [i]). Die lateral an Freiendanhängern einwirkenden Kräfte erzeugen Biegemomente an der distalen Fixtur. Bei Vorhandensein von 4 oder 5 Fixturen über den Zahnbogen verteilt, wird den Biegemomenten durch die anderen Fixturen entsprechender Widerstand geboten. In Gegenwart von nur zwei Fixturen in einer Linie angeordnet, werden die Biegemomente nicht hinreichend aufgenommen. Dies kann zum Bruch der Befestigungsschraube führen, die nur über eine Biegeermüdungskraft von 50 bis 60 Nc verfügt.[56] Eine laterale Kraft von 50 N, die 20 mm von der Fixtur entfernt einwirkt und ein Biegemoment von 100 Ncm erzeugt, würde die

Biegefestigkeit überschreiten. Drei Fixturen vermindern das Biegemoment wirkungsvoller als zwei. Um die Lateralbelastung herabzusetzen, sollte Disklusion im Seitenbereich sichergestellt werden und bei Anwesenheit von nur zwei Fixturen muß der Freiendausleger auf die Länge des Zwischenraums der Fixturen, oder kürzer, begrenzt werden. Rangert et al. (1989)[31] empfahlen im Unterkiefer eine maximale Freiendextension im Seitenbereich von 20 mm, wenn 4 oder 5 Fixturen von 10 mm Länge implantiert werden. Jedoch im Oberkiefer mit seiner geringeren Knochendichte, wird eine maximale Freiendextension von 10 mm mit 5 oder 6 Fixturen von 10 mm Länge empfohlen.

Im Frontzahnbereich mit einem Maximum von 150 N okklusaler Kraftentfaltung kann der Freiendanhänger 4x die Distanz zwischen den Fixturen messen, vorausgesetzt, daß die Fixturen im Zahnbogen angeordnet sind, um transversalen Belastungen zu widerstehen. Zwei Fixturen in einer Linie könnten zwar axiale Kräfte auf den Freiendanhänger aufnehmen, aber keine transversalen Belastungen. Unter diesen Umständen muß das Anhängeglied gekürzt, oder vorzugsweise weggelassen werden, zumal bei Exkursionsbewegungen Frontzahnkontakte zustande kommen, wenn eine Frontzahnführung vorgesehen wird.

Biegsamkeit des Pfeilerkomplexes

Die axiale Bewegung eines nicht pathologisch gelockerten Zahnes in seine Alveole beträgt weniger als 100 µm, wenn dieser einer Bißkraft bis zu 20 N ausgesetzt wird.[57-59] Bei dem ersten Molaren im Oberkiefer erfolgt bis zu Belastungen von 10 N anfangs eine rasche axiale Verlagerung, die sich dann vermindert, um abschließend bei etwa 20 N mit einem Durchschnitt von 31 µm (Standardabweichung SD ± 13,56) das Maximum zu erreichen.[57] Rangert et al. (1991)[60] berichteten, daß starre Anhängeglieder von 8 mm oder 16 mm Länge, verbunden mit einem entweder 4 mm oder 7 mm hohen Pfeiler, die Belastungen von 25 N und 50 N ausgesetzt wurden, sich an ihren äußersten distalen Enden um mehr als 100 µm durchbogen (Abb. 33.8). Daraus ergibt sich, daß ein Zahn, der mit einem eingliedrigen Anhänger verbunden wird, als Folge der Pfeilerbiegung axialen Belastungen unterworfen wird. Dies würde die Verlagerung der Brücke begrenzen, so daß die Befestigungsschraube aus Gold ihre Biegefestigkeit nicht überschreitet. Weiterhin ist hierbei die Biegsamkeit des die Fixtur umgebenden Knochens nicht berücksichtigt. Diese beträgt nach Aussage von Sekine et al. (1986)[59] bei einer Belastung von 20 N zwischen 17 µm und 66 µm und würde die am Implantatpfeiler auftretende Bewegung verstärken und damit auch am Ende des Freiendteils.

Die oben beschriebene Biegsamkeit des Pfeilers bezieht sich auf Standard-Distanzhülsen; aber es ist anzunehmen, daß mit EsthetiCone-Distanzhülsen die gleiche Biegung auftritt, da diese aus dem gleichen Material gefertigt sind und annähernd den gleichen Querschnitt in Höhe des Goldzylinderrandes aufweisen.[56]

Die Rotationsbewegung zwischen Goldzylinder und Distanzhülse beträgt etwa 10 µm und veranlaßt eine Bewegung von annähernd 100 µm an einem Punkt, der 16 mm von der Distanzhülse entfernt liegt.[60] Diesen Bewegungsausschlag kann ein klinisch nicht gelockerter Zahn widerstehen, der durch eine Brücke starr mit der Fixtur verbunden ist. Wiederholte Transversalbewegungen in der Größenordnung von 50 µm am Ende eines 16 mm langen Freiendgliedes verursachen an der Befestigungsschraube eine Verminderung der Vorspannung. Wiederholte Transversalbewegungen über 100 µm hinaus führen zur Lockerung der Schraube.[60]

Verbindungen von natürlichen Zähnen mit Fixturen

Die folgenden Punkte sollten vor der Entscheidung, Zähne mit Fixturen zu verbinden, bedacht werden, und wie diese Verbindungen gegebenenfalls vorzunehmen sind (Abb. 33.8 und 33.20-21).

- Je weiter der Zahn von der Fixtur entfernt steht, desto weniger Biegung des Implantatpfeilers ist erforderlich, um sich der Verlagerung des natürlichen Zahnes anzupassen (Abb. 33.8a). Je näher der Zahn heranrückt, desto größer ist die erforderliche Biegung und desto weniger beteiligt der Zahn sich an der Belastung. Die axiale Belastung eines Zahnes mit klinisch normaler Beweglichkeit, der 8 mm von der Fixtur entfernt steht, wird die Befestigungsschraube jedoch nicht überbeanspruchen.

- Je größer die Beweglichkeit des Zahnes, desto mehr muß sich der Implantatpfeiler bei Belastung zum Zahn hinbiegen. Die Feststellungen von Rangert et al. (1991)[60] beziehen sich auf normale Vorgaben der Zahnbeweglichkeit (Abb. 33.8b).

- Wenn kein Zahn an der Lastaufnahme beteiligt ist und je weiter der Punkt der Kraftanwendung von der Fixtur entfernt liegt, desto größer ist das Biegemoment für den Implantatpfeiler (Kraft x Entfernung vom Drehpunkt) (Abb. 33.8c).

- Wenn zwei oder mehr Fixturen miteinander verbunden sind, ist die dem Anhängeglied zunächst stehende Fixtur hauptsächlich kompressiver Belastung unterworfen; die weiter entfernt stehenden Fixturen unterliegen Zugbeanspruchungen (Abb. 33.8c). Die in Beziehung zur Biegung des Implantatpfeilers stehenden mechanischen Verhältnisse ändern sich, und die Brücke sollte hinsichtlich ihrer Konstruktion als Freiendextensionsbrücke betrachtet werden (Abb. 33.21l, s, t).

- Ein Molar mit klinisch normaler Beweglichkeit widersteht den Lateralrotationen um eine einzelne Fixtur, so daß die Dauerfestigkeit der Befestigungsschraube nicht überschritten wird.

- Werden zwei Fixturen untereinander verbunden und mit Freiendextensionen ausgestattet, erzeugen die Lateralkräfte auf die Anhängeglieder am distalen Implantatpfeiler ein Biegemoment, welches die Dauerfestigkeit der Befestigungsschraube übersteigen kann (Abb. 33.8c [i] [ii]).

- Ein Freiendglied im Seitenzahnbereich kann in seiner Länge den zweifachen Abstand zwischen den Fixturen einnehmen und ein frontales Freiendglied den vierfachen Abstand, aber die Auswirkungen transversaler Kräfte

müssen berücksichtigt und die Freiendglieder dementsprechend gestaltet werden.
- Ein an der mesialen Seite eines distal stehenden Molaren eingearbeitetes Geschiebe gestattet, daß der Zahn unter axialer Belastung intrudiert wird und dabei den Freiendeffekt auf die Fixturen vermindert (Abb. 33.8c [iv]). Der Zahnabschnitt kann im Verhältnis zum implantatgestützten Abschnitt eine dauerhafte Absenkung erfahren.[61-62]
- Wenn zwei Fixturen untereinander verbunden werden, kann ein Geschiebe, das in einen Zahn mit normaler Beweglichkeit eingearbeitet wurde, lateralen Drehmomenten des Implantatpfeilers widerstehen, wenn transversale Kräfte auf das Anhängeglied auftreffen (Abb. 33.8c [iv]). Das Ausmaß der Zahnbeweglichkeit, unter dem dieser Widerstand nicht länger aufrechterhalten wird, so daß sich ein Biegemoment entwickelt, das die Festigkeit der Befestigungsschraube übersteigt, ist unbekannt. Weiterhin führen auf den Zahn einwirkende Lateralkräfte zur Blockierung des Geschiebes, so daß der Zahn das Anhängeglied in der Horizontalebene unter Spannung setzt.
- Die Reduzierung okklusaler Kontakte bei Lateralbewegungen, d.h. die seitliche Disklusion, vermindert laterale Krafteinwirkungen.
- Abschleifen interkuspidaler Kontakte um 100 μm am distalen Ende eines Freiendgliedes verringert das Biegemoment an der distalen Fixtur beträchtlich.[63]
- Die Verkürzung der Länge einer Freiendextension verkleinert das Biegemoment an der Fixtur.
- Die Einarbeitung einer zylindrischen Gleitverbindung distal an der Fixtur mit dem Matrizenteil am Goldzylinder der Fixtur (Abb. 33.8c [v]) kann einem damit verbundenen Zahn gestatten, unter transversaler Belastung sich nach lateral zu bewegen und damit ein Biegemoment an der Fixtur vermeiden. Dies setzt jedoch voraus, daß sich die Rotation des Zahnes entlang eines Bogens vollzieht, dessen Rotationszentrum in der Gleitverbindung liegt. Dies ist wahrscheinlich nicht der Fall, besonders weil der Zahn dazu neigt, nach lingual und apikal und nicht nur in der Horizontalebene zu rotieren. Jede Blockierung der Gleitverbindung aufgrund unterschiedlicher Rotationen führt zu lateralen Krafteinwirkungen auf den Implantatpfeiler und/oder zum Verschleiß der Gleitverbindung. Dieser Verschleiß kann sich auf das Zwischenglied, das vom Zahn ausgehend als Freiendglied in Erscheinung tritt, auswirken und eine unannehmbare Zunahme der Zahnbeweglichkeit herbeiführen. Bei einer Oberkieferbrücke könnte das abgenutzte Verbindungselement dazu führen, daß das Zwischenglied nach okklusal wandert, wenn die Zähne ohne Gegenbiß sind. Außerdem kompliziert diese Konstruktion die Wiederherstellbarkeit der Brücke, weil die Zahnkrone eine Befestigungsschraube erfordern würde.
- Da der Unterkiefer biegsam ist,[64-65] sollten seitliche Unterkieferfixturen weder mit Zähnen noch mit Fixturen auf der Gegenseite des Unterkiefers verbunden werden (Abb. 33.21v-z). Wenn eine Verbindung notwendig ist, sollte daher ein Geschiebe eingearbeitet werden, um eine gewisse Beweglichkeit zuzulassen.
- Wenn man Zähne mit mehr als einer Fixtur untereinander verbindet ist dafür zu sorgen, daß der zahntragende Abschnitt imstande ist, die von ihm ausgehenden Einheiten abzustützen, unabhängig von der Abstützung, die er durch die Fixturen erfährt. Gleiches gilt auch umgekehrt. Dies ist jedoch möglicherweise nicht immer durchführbar
- Es ist unwahrscheinlich, daß Zähne, die zwischen Fixturen als Stützpfeiler dienen, funktionellen Belastungen unterworfen werden, es sei denn, sie stehen von den Fixturen beträchtlich weit entfernt, oder sie bilden den Frontzahnabschnitt eines Brückenbogens, z.B. Fixturen bei 14, 13, 12, 24, 25 und die Zähne 11, 21, 22, 23 (Abb. 33.20). Unter diesen Bedingungen führt die Biegung der Implantatpfeiler, des Knochens und des Brückengerüstes auch zur Belastung der Zähne.
- Intramobile Elemente werden für das Brånemark System nicht hergestellt. Aufgrund der oben erwähnten Gegebenheiten, stellen diese eine unnötige Konstruktionserschwerung dar. Abgesehen davon, wenn sie zur Kompensation übermäßiger Zahnbeweglichkeit gedacht sind, wie wird die Biegung des Elementes für jede Situation berechnet? Wie oft müssen diese Elemente gewechselt werden? Zweifellos können diese Elemente die Energieabsorption unter okklusaler Belastung fördern und damit die Energieübertragung auf verblockte Zähne reduzieren. Dies verhütet möglicherweise die Intrusion, die manchmal an diesen Zähnen zu beobachten ist.
- Tatsachen über die klinische Reaktion der Kombinationen von Zähnen mit Fixturen[32,47-48] sprechen für die Verbindung einzelner Fixturen mit einzelnen Zähnen hauptsächlich bei dreigliedrigen Brückenspannen in Unterkiefer. Obgleich für solche Fälle die Prognose ausgezeichnet ist, sollte man mit einer Extrapolation auf andere Situationen vorsichtig sein.
- Die Länge der Fixturen beeinflussen die klinischen Entscheidungen, wobei Mißerfolge mit zunehmender Implantatlänge abnehmen.

Methoden, Fixturen mit Zähnen zu verbinden

i) Durch teleskopierenden Gußteile über Kappen auf natürlichen Zähnen, um die Brücke wiederherstellbar zu gestalten (Abb. 33.20): Wenn die Fixturen-Brücke und die Überteleskope in einem Stück gegossen werden, sollten die Kappen vor der Endabdrucknahme auf die Zähne zementiert werden. Bei Vorhandensein nichtbeweglicher Zähne würde der Zement innerhalb der Überteleskope einen vollkommenen Sitz der Fixturenbrücke auf den Implantatpfeilern verhindern, und daher wird der Zement aus den Überteleskopen weggelassen. Eine alternative und bessere Methode besteht darin, die einzelnen Teleskopeinheiten über die Unterkappen provisorisch einzuzementieren und dann einen Lötabdruck vorzunehmen, um sie mit dem Gerüst der fixturenverankerten Brücke zu verbinden (Abb. 33.20k-r).

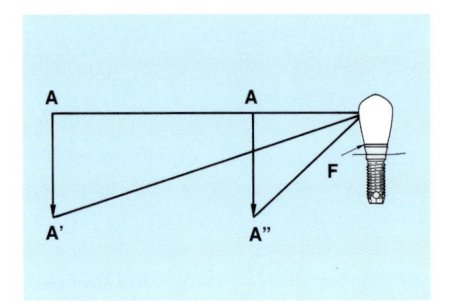

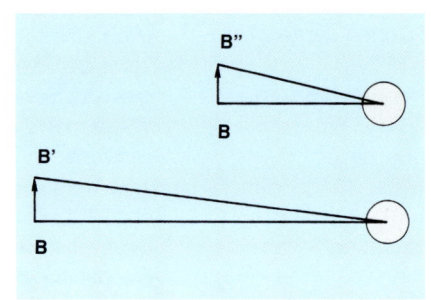

Abb. 33.8a (i) Die Entfernung A-A' ist die gleiche wie A-A''. Da jedoch A-A' weiter von der Fixtur (F = Rotationsachse) entfernt ist, wird von dem Implantatpfeiler weniger Biegung gefordert, um sich der Bewegung anzupassen.

Abb. 33.8a (ii) Okklusale Ansicht. Da B-B' weiter von der Fixtur entfernt ist als B-B'', ist weniger horizontale Rotation erforderlich, um annähernd gleiche Bewegungsabmessungen zu durchlaufen. Ein Molar mit normaler Beweglichkeit, der bei B mit der Brücke verbunden wird, widersteht lateralen Rotationen um die Fixtur, so daß die Dauerfestigkeit der Befestigungsschraube nicht überschritten wird.

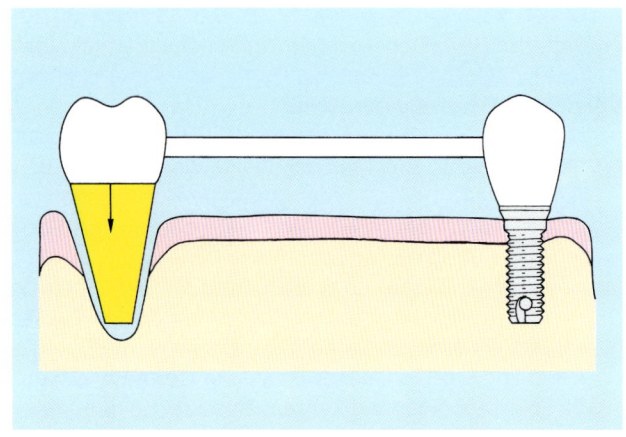

Abb. 33.8b (i) Bei einer angenommenen axialen Bewegung von weniger als 100 µm bei Belastung des Zahnes ermöglicht die Biegung des Implantatpfeilers dem Zahn die Belastung aufzunehmen; dieser limitiert damit zugleich die Biegung des Implantatpfeilers. Weder Zugfestigkeit noch Dauerfestigkeit der Befestigungsschraube werden überschritten.

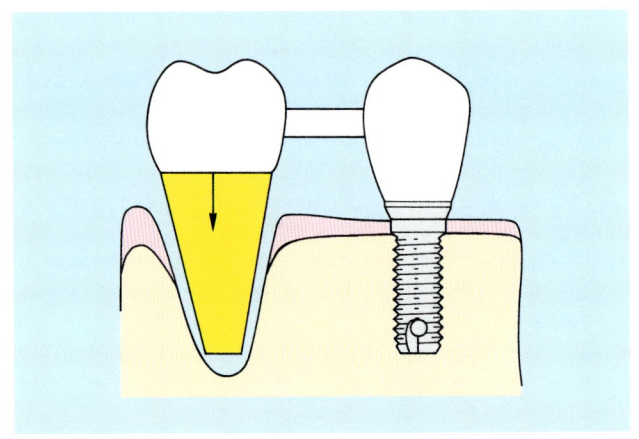

Abb. 33.8b (ii) Der Zahn steht der Fixtur näher als in Abb.- 33.8b (i), daher ist eine größere Biegung des Implantatpfeilers erforderlich, um sich der Zahnbewegung anzupassen. Eine Spanne von 8 mm mit weniger als 100 µm axialer Zahnbewegung wird die Befestigungsschraube nicht überbeanspruchen.

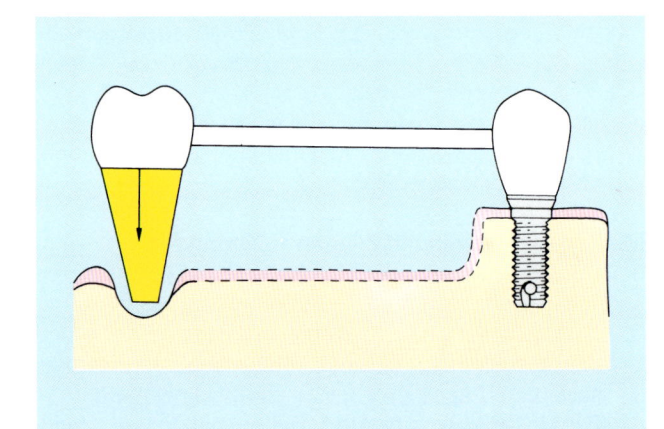

Abb. 33.8b (iii) Mit größerer Beweglichkeit des Zahnes muß der Implantatpfeiler sich mehr biegen als in Abb. 33.8b (i). Damit der Zahn die Last aufnimmt, muß sich der Implantatpfeiler weiter biegen. Je größer die Länge der Brückenspanne ist, desto geringere Biegung ist erforderlich. Im Falle, daß der Zahn jedoch die Belastung nicht aufnimmt, ist das Biegemoment auf den Implantatpfeiler umso größer.

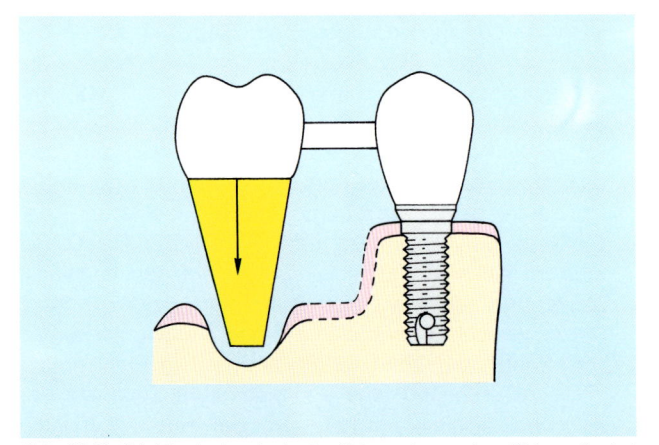

Abb. 33.8b (iv) Ein stark gelockerter Zahn nahe an einer Fixtur erfordert mehr Biegung des Implantatpfeilers als in Abb. 33.8b (i), (ii) oder (iii) und verhält sich wie ein Freiendglied.

Faktoren, die berücksichtigt werden sollten

Abb. 33.8c (i) Wenn Fixtur 2 fehlt, entsteht eine Rotation um die Achse F. Die Zugbeanspruchung an der Schraube T3 gleicht
$$\frac{L1 \; X}{y}$$
wenn die Belastung bei L1 ansetzt. Je kleiner X, desto geringer die Belastung. Sind beide Fixturen vorhanden, und vorausgesetzt T3 ist vorgespannt, erzeugt die Lasteinwirkung auf das Freiendglied eine Kompressionsbelastung (C) an der Fixtur 1 und eine Zugspannung (T1) an der Fixtur 2 und setzt die Schraube T2 unter Spannung. Für seitliche Freiendglieder gilt als maximale Länge: 2x der Abstand zwischen den Fixturen 1 und 2. Für frontale Anhängeglieder gilt als maximale Länge: 4x der Abstand zwischen den Fixturen 1 und 2.

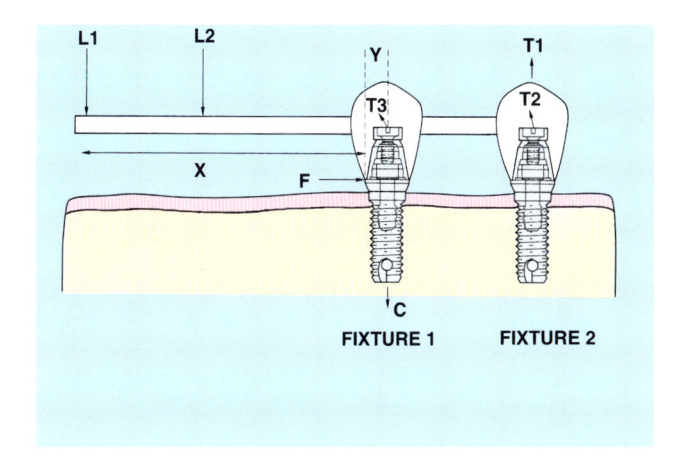

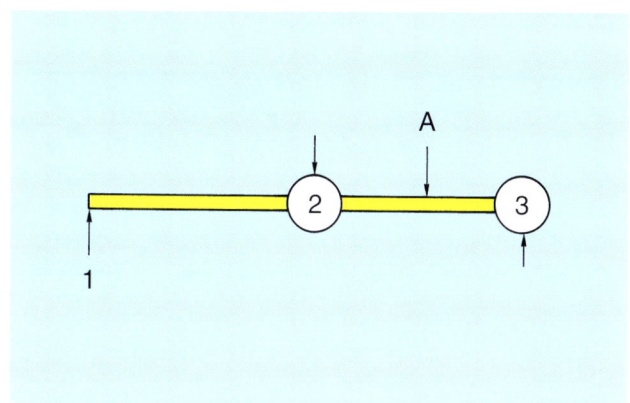

Abb. 33.8c (ii) Okklusale Aufsicht auf 2 Fixturen mit einer Freiendextension. Eine lingual gerichtete bei 1 ansetzende Transversalkraft verdrängt den Pfeiler 2 nach lingual. Dem wird durch den Knochen rund um die Fixtur Widerstand entgegengesetzt und es entsteht eine bukkal gerichtete Kraft auf die Brücke. Pfeiler 3 wird nach bukkal verdrängt und erzeugt eine lingual gerichtete Kraft auf die Brücke (A = Rotationsachse).

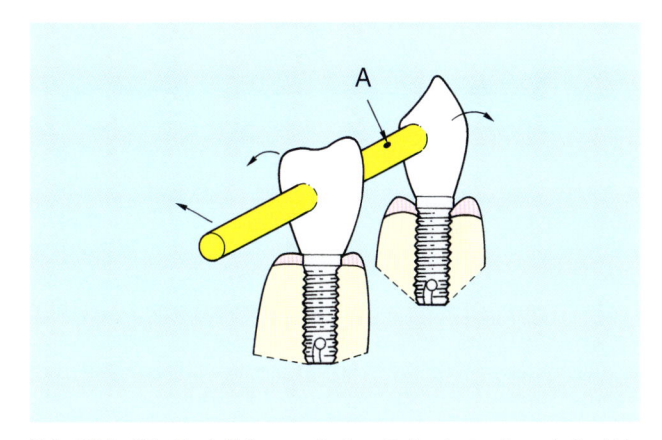

Abb. 33.8c (iii) Zwei Fixturen mit einer Freiendextension wie in Abb. 33.8c (ii). Die transversale Kraft auf das Anhängeglied erzeugt ein Biegemoment an den Impantatpfeilern, welche um eine Achse (A) rotieren, die irgendwo zwischen den beiden Fixturen liegt. Die Resultante an den Implantatpfeilern liegt nicht rein in der Transversalebene, sondern schließt auch eine rotierende Komponente ein.

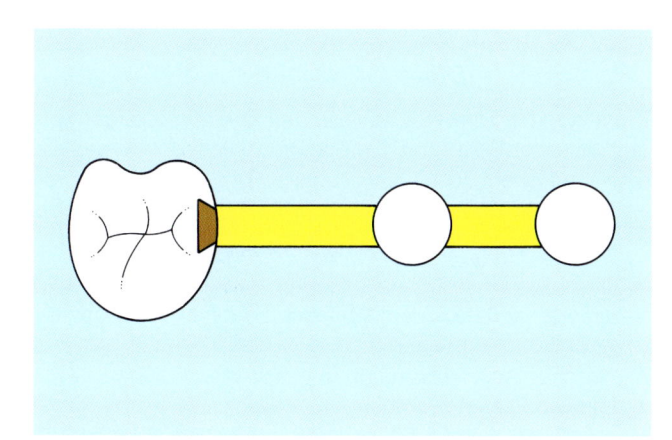

Abb. 33.8c (iv) Zwei Fixturen in Verbindung mit einem Zahn. An der mesialen Seite des Zahnes ist ein T-Geschiebe eingearbeitet. Unter axialer Belastung kann der Zahn intrudieren und die Zwischengliedlänge, die sich auf zweimal den Abstand zwischen den Fixturen bemißt, nicht spannen. Einer transversalen Krafteinwirkung auf die Zwischenglieder dürfte der Zahn widerstehen, obwohl das nicht gesichert ist. Die transversale Belastung des Zahnes zieht das Anhängeglied von den Fixturen. Das distale Zwischenglied muß daher okklusal um 100 μm entlastet werden und alle seitlichen Einheiten müssen bei Exkursionsbewegungen sowohl unter leichter als auch kräftiger Muskelanspannung diskludieren. Es besteht die Möglichkeit, daß der Zahn intrudiert und aus dem Geschiebe gleitet.

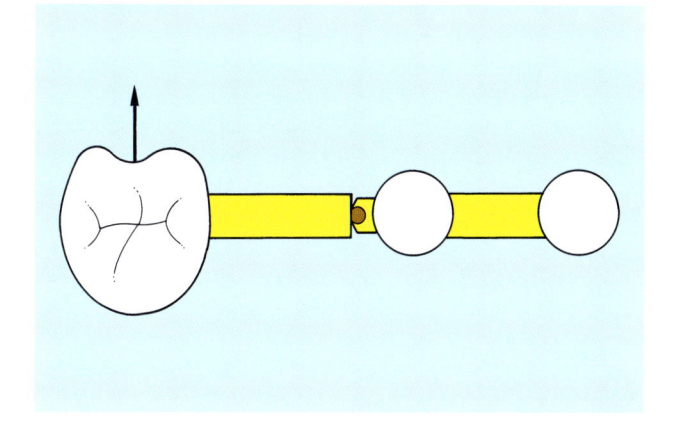

Abb. 33.8c (v) Eine Gleitverbindung, nahe an die Fixturen gesetzt. Die axiale Lasteinwirkung auf den Zahn wird nicht unterbrochen und das Anhängeglied bemißt sich von den Fixturen auf mehr als den doppelten Abstand zwischen den Fixturen. Transversalbelastungen werden durch Rotation an der Gleitverbindung unterbrochen Der Zahn bewegt sich jedoch nicht nur horizontal und die Gleitverbindung kann daher blockieren und die Fixturen belasten.

507

ii) Durch stabile Geschiebe (Abb. 33.8c, 33.20l-o, 33.21s-u). Hier kann die Matritze an dem natürlichen Pfeilerzahn, oder distal am Implantatpfeiler angebracht werden (Abb. 33.8c [iv] [v]).
iii) Mit Schraubverbindungen. Geschiebe werden wie oben verarbeitet und eine horizontale Schraube wird einbezogen, um die Komponenten starr miteinander zu verbinden.
iv) Resiliente Komponenten werden unterhalb des implantatgestützten Brückenabschnitts angebracht, um eine gewisse Beweglichkeit einzuräumen. Die Notwendigkeit und die Wirksamkeit derartiger Elemente bedürfen der Überprüfung durch kontrollierte klinische Studien. Solche Vorrichtungen stehen für das Brånemark System jedoch nicht zur Verfügung.

Gerüstkonstruktion und Wahl der Materialien

Die Gerüstkonstruktion sollte stabil sein und daher sind Materialien mit einem hohen Elastizitätsmodul, wie z.B. hochpalladiumhaltige Legierungen (Palliag – Degussa) indiziert. Obgleich in dieser Hinsicht Nichtedelmetall-Legierungen, z.B. aus Chrom-Kobalt geeignet sind, können Gußschwierigkeiten die Passivität des Gerüstes gegenüber den Brückenpfeilern unvorhersehbar gefährden. Außerdem werden Fehler nicht ohne weiteres durch Lötungen korrigiert, und es besteht das Risiko der schädlichen Einwirkung auf Titanimplantate durch Nichtedelmetall-Legierungen.

Während des Keramikbrandes besteht eine hohe Wahrscheinlichkeit der Gerüstverformung bei metallkeramischen Restaurationen (s. Seite 196), besonders, wenn vier oder mehr Einheiten gebrannt werden, die nicht in einer Linie angeordnet stehen. Eine Laborvereinbarung, die routinemäßig die postkeramische Verlötung einschließt, vermindert das Risiko der Eingliederung eines nicht-passivsitzenden Gerüstes (s. Seite 203 und Anhang über Löttechniken) (Abb. 9.14b). Goldlegierungen sind leichter zu verlöten, als Nichtedelmetall-Legierungen, liefern gute und zuverlässigere Metallverbindungen und werden daher für metallkeramische Restaurationen verwendet (Degudent Universal – Degussa). Es muß jedoch hervorgehoben werden, daß man bei kunststoffverblendeten Brücken Einstückgüsse vornimmt. Diese werden nur durchtrennt und verlötet, wenn über die Passivität der Paßform Zweifel bestehen. Hierzu wird mit nur einer am distalen Implantatpfeiler angezogenen Befestigungsschraube zunächst auf dem Arbeitsmodell mit 20-facher Vergrößerung und dann im Munde mit 2-facher Vergrößerung eine Überprüfung vorgenommen. Gleichermaßen werden kurze (2 bis 3 Einheiten) metallkeramische Brücken, die nicht über die Rundung des Kieferbogens laufen, im Einstückguß gefertigt. Bei längeren Brückenspannen, bzw. wenn das Brückengerüst im Bogen verläuft, oder in Fällen, in denen natürliche Zähne mit Fixturen verbunden werden, wird zur Verbindung der einzelnen Komponenten die postkeramische Lötung eingesetzt. Möglicherweise steht in Zukunft für Gerüstkonstruktionen Titanmetall zur Wahl (Procera – Nobelpharma). Die Lötverbindungen müssen eine angemessene Größe aufweisen, um den Biegemomenten zu widerstehen und man sollte sich an die von Erhardson (1980)[66] empfohlenen Größenordnungen halten. Die Querschnittsabmessungen der Gerüste für Anhängeglieder sollten wenigstens 6 x 4 mm betragen.[67]

Okklusion und Materialwahl für okklusale Oberflächen

Es wurde berichtet, daß okklusale Überlastung zu einem beschleunigten marginalen Knochenverlust und zu Mißerfolgen mit Fixturen führen kann.[48,68-69] Daher müssen okklusale Kräfte optimal verteilt werden. Zunächst ist die Entscheidung zu treffen, ob die Restauration nach dem formgetreuen oder dem neugestaltenden Behandlungskonzept durchgeführt werden soll (Kapitel 12 und 13). Die Behandlungsgrundsätze gleichen denen für festsitzende Restaurationen, indem man mehrfache gleichmäßige Punktkontakte in der CRCP bzw. IP mit gleitender Frontzahnführung anstrebt, die zur unmittelbaren Disklusion im Seitenzahnbereich führen. Jedoch bei leichtem Zahnschluß in die IP oder CRCP (je nach Wahl des formgetreuen oder neugestalteten Behandlungskonzeptes) können einige Änderungen erforderlich werden. Folgendes ist besonders zu erwähnen:

- Unter axialer Belastung intrudieren natürliche Zähne mehr als Fixturen.[70] Wenn einige sich gegenüberstehende Restaurationen durch Zähne abgestützt werden und andere durch Fixturen und wenn auf leichten Zahnschluß sogar mehrfache gleichzeitige Kontaktpunkte aufeinandertreffen, dann unterliegen bei festem Zahnschluß die Fixturen einer stärkeren Belastung als die Zähne.
- Die klinische Beweglichkeit der Zähne wird auf dem Arbeitsmodell nicht wiedergegeben.
- Die distale Einheit von zwei Anhängegliedern sollte okklusal um 100 μm heruntergeschliffen werden, um das Biegemoment am Drehpunkt herabzusetzen.[63,71]

Die folgenden Hinweise basieren auf obigen Aussagen und auf klinischer Erfahrung. Sie bedürfen zweifelsohne der wissenschaftlichen Bestätigung. Ebenso ist ein gewisser Grad an klinischer Urteilsfähigkeit erforderlich, da die Zahnbeweglichkeiten wie folgt wechseln:

- von Ort zu Ort in Abhängigkeit von dem Zahn, – d.h. Molaren oder andere – dem Vorliegen oder Fehlen parodontaler Entzündungen und den okklusalen Kräften;
- zwischen geschienten und ungeschienten Zähnen;
- und von Patient zu Patient.

Richtlinien für okklusale Kontakte im Seitenzahnbereich

Okklusale Kontakte können mit Okklusions-Prüffolie und Shimstockfolie ermittelt werden (s. Kapitel 1). Shimstockfolie ist etwa 15 μm dick und häufig sind mehr als eine Lage notwendig, um einige der unten beschriebenen Anforderungen zu erfüllen. In der folgenden Beschreibung wird der Ausdruck 'Shimstock sollte sich durchziehen lassen' gebraucht.

Damit ist gemeint, daß ein leichter Widerstand zu fühlen ist, wenn die Shimstockfolie bukkal angezogen wird; sie kann jedoch ohne zu zerreißen, zwischen den okklusalen Oberflächen hindurchgezogen werden. Zweifellos obliegt es der klinischen Entscheidung und erfordert Übung, um die verschiedenen Stadien okklusaler Kontakte zu unterscheiden. Oft ist intraoral okklusales Einschleifen erforderlich. Da die taktile Empfindsamkeit von Fixturen gegenüber Zähnen und Fixturen gegenüber Fixturen beträchtlich geringer ist, als die von Zähnen gegenüber Zähnen, werden in dieser Reihenfolge nur Dickenunterschiede wahrgenommen, die zwei- oder dreimal größer sind.[45] Während auf Unterkieferzähne einwirkende Belastungen von 0,34 N unterschieden werden können, sind immerhin Belastungen von 3,42 N erforderlich, um von Unterkiefer-Fixturen[46] registriert zu werden, daher sollte man sich auf die Reaktion des Patienten nicht verlassen. Die folgenden Empfehlungen werden als Grundlage für die Einrichtung okklusaler Kontakte vorgeschlagen.

Zahnlose Fälle

Fixturen gegenüber Fixturen mit distalen Freiendextensionen:
Bei leichtem Kieferschluß sollten mehrfache, gleichmäßige und gleichzeitige Kontakte zwischen allen gegenüberstehenden Restaurationen zustandekommen, außer an den distalen Einheiten der Freiendextensionen, an denen ein Zwischenraum von 100 µm vorzusehen ist. Bei festem Kieferschluß darf der Unterkiefer nicht veranlaßt werden, sich nach vorn oder zur Seite zu bewegen; alle Kontakte sollten beibehalten werden, bis auf die distalen Freiendglieder, die außer Kontakt stehen.

Fixturen gegenüber Fixturen:
Bei leichtem Kieferschluß sollten mehrfache, gleichmäßige und gleichzeitige Kontakte zwischen allen gegenüberstehenden Restaurationen zustandekommen. Bei festem Kieferschluß darf der Unterkiefer nicht veranlaßt werden, sich nach vorn oder zur Seite zu bewegen, alle Kontakte sollten beibehalten werden.

Implantatgestützte Brücken gegenüber Vollprothesen:
Bei leichtem Kieferschluß sollten mehrfache, gleichmäßige und gleichzeitige Kontakte zwischen allen gegenüberstehenden Restaurationen zustandekommen. Bei festem Kieferschluß darf der Unterkiefer nicht veranlaßt werden, sich nach vorn oder zur Seite zu bewegen, alle Kontakte sollten beibehalten werden. Für die Exkursionsbewegungen ist eine balancierte Okklusion ohne seitliche Disklusion einzurichten.

Implantatgestützte Deckprothesen:
Wenn Platzhalter benutzt werden, um über den Fixturen ein Bewegungsfreiraum zu schaffen, sollten mehrfache, gleichmäßige und gleichzeitige Kontakte zwischen allen gegenüberstehenden Restaurationen zustandekommen. Bei festem Kieferschluß darf der Unterkiefer nicht veranlaßt werden, sich nach vorn oder zur Seite zu bewegen, alle Kontakte sollten beibehalten werden. Wenn keine Platzhalter benutzt werden und die schleimhautgetragenen Sattelanteile können an Halteelementen rotieren, dann sollten bei leichtem Kieferschluß die sattelgetragenen Zähne die Shimstockfolie halten; sie muß sich jedoch zwischen den Zähnen, die über den Fixturen stehen, hindurchziehen lassen. Bei festem Kieferschluß darf der Unterkiefer nicht veranlaßt werden, sich nach vorn oder zur Seite zu bewegen und alle gegenüberstehenden Restaurationen sollten die Shimstockfolie festhalten, sowie mehrfache Kontakte aufweisen. Wenn weder Platzhalter noch schleimhautgetragene Sattelteile vorliegen, wird die Prothese wie eine implantatgestützte Restauration behandelt.

Teilbezahnte Fälle

Zähne gegenüber Zähnen und Fixturen gegenüber Fixturen:
Bei leichtem Kieferschluß sollten mehrfache, gleichmäßige und gleichzeitige Kontakte zwischen den zahngestützten Restaurationen zustandekommen, aber die Shimstockfolie muß sich an den implantatgestützten Restaurationen hindurchziehen lassen. Bei festem Kieferschluß darf der Unterkiefer nicht veranlaßt werden, sich nach vorn oder zur Seite zu bewegen, und alle gegenüberstehenden Restaurationen sollten die Shimstockfolie halten und mehrfache Kontakte aufweisen.

Zähne gegenüber einem vollständigen Kieferbogen mit fixturengestützten Restaurationen:
Bei leichtem Kieferschluß sollten mehrfache, gleichmäßige und gleichzeitige Kontakte zwischen allen gegenüberstehenden Restaurationen zustandekommen. Bei festem Kieferschluß darf der Unterkiefer nicht veranlaßt werden, sich nach vorn oder zur Seite zu bewegen, alle Kontakte sollten beibehalten werden.

Zähne gegenüber einem vollständigen Kieferbogen mit fixturengestützten Restaurationen und seitlichen Freiendgliedern:
Bei leichtem Kieferschluß sollten mehrfache, gleichmäßige und gleichzeitige Kontakte zwischen allen gegenüberstehenden Restaurationen zustandekommen, außer an den distalen Freiendeinheiten, die einen 100 µm starken Zwischenraum aufweisen müssen. Bei festem Kieferschluß darf der Unterkiefer nicht veranlaßt werden, sich nach vorn oder zur Seite zu bewegen; alle Kontakte sollten beibehalten werden, aber die distalen Freiendeinheiten bleiben außer Kontakt.

Zähne gegenüber Fixturen und Zähne gegenüber Zähnen:
Bei leichtem Kieferschluß sollten mehrfache, gleichmäßige und gleichzeitige Kontakte zwischen den Zähnen zustandekommen. Die Shimstockfolie darf sich 'gerade so eben' zwischen den Zähnen und gegenüberstehenden fixturengestützten Restaurationen hindurchziehen lassen. Die Folie sollte das Gefühl vermitteln, als wären Zahnkontakte 'fast' vorhanden, so daß ein weiterer Durchbruch der gegenüberstehenden Zähne nicht stattfinden kann, denn dieser Umstand würde bei festem Kieferschluß starke Kontakte herbeiführen. Dies ist eine hypothetische Einteilung. Ob sie klinisch erhärtet werden kann, muß überprüft werden und hängt z.B. davon ab, ob die Zähne geschient sind oder nicht, weil die Schienung die Tendenz der Zähne, sich stärker in Okklusion zu stellen, unterbindet, besonders, wenn beide Enden der Schiene natürlichen Zähnen gegenüberstehen. Bei festem Kieferschluß darf der Unterkiefer nicht verschoben werden und alle gegenüberstehenden Restaurationen sollten die Shimstockfolie festhalten.

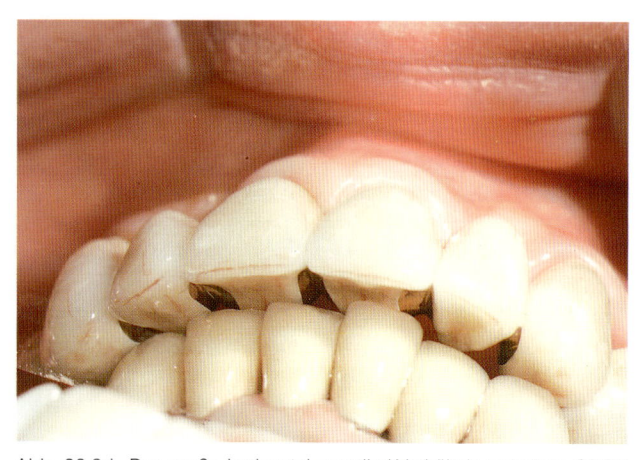

Abb. 33.8d Das große horizontal : vertikal-Verhältnis zwischen CRCP und IP führte zur Distalverlagerung des Unterkiefers und ergab eine große sagittale Frontzahnstufe. Daraus entwickelte sich eine flache Frontzahnführung. In Kombination mit der Implantation von Fixturen im Bereich des frontalen Kieferkamms erzeugt die Frontzahnstufe unförmige Zähne mit damit einhergehenden Sprechschwierigkeiten.

Zähne gegenüber Fixturen und Fixturen gegenüber Fixturen:
Bei leichtem Kieferschluß sollten mehrfache, gleichmäßige und gleichzeitige Kontakte zwischen Zähnen gegenüberstehenden, fixturengestützten Restaurationen zustandekommen. Die Shimstockfolie muß sich zwischen den fixturengestützten Restaurationen hindurchziehen lassen. Bei festem Kieferschluß darf der Unterkiefer nicht veranlaßt werden, sich nach vorn oder zur Seite zu bewegen und alle gegenüberstehenden Restaurationen müssen die Shimstockfolie halten und mehrfache Kontakte aufweisen. Wenn Freiendglieder vorhanden sind, sollte zwischen den distalen Einheiten ein Abstand von 100 µm, wie oben beschrieben, eingehalten werden.

Zähne gegenüber fixturengestützten Deckprothesen:
Diese Fälle werden in der gleichen Weise wie oben für Deckprothesen beschrieben, behandelt.

Richtlinien zur Einrichtung der Frontzahnführung

Die Kapitel 13 und 16 sollten nachgelesen werden. Die maßgebenden Merkmale für eine annehmbare Zahnführung an temporären und provisorischen, fixturengestützten Restaurationen, die anschließend auch auf die definitiven Restaurationen übertragen werden können, sind folgende:

- Zahnführung sowohl an der fixturengestützten Krone als auch an benachbarten natürlichen Frontzähnen;
- in der IP bzw. CRCP sollten Shimstockfolien 'gerade so' zwischen gegenüberstehenden implantatgestützten Kronen hindurchgezogen werden können. Sie sollten aber zwischen gegenüberstehenden natürlichen Zähnen, oder zwischen einer Fixtur und einem gegenüberstehendem Zahn festgehalten werden, weil die Zähne bei Belastung nachgeben. Schienung und unterschiedliche Beweglichkeitsgrade bestimmen, wie viel 'Spielraum' vorzusehen ist, wobei diese Entscheidung der klinischen Beurteilung unterliegt;
- der Patient muß sich bequem fühlen;
- ästhetische und phonetische Akzeptanz;
- glatte Frontzahnführung ohne Unebenheiten;
- keine Zementierungsdefekte. Es werden nur schwache Zementierungen benutzt, z.B. Tempbond mit Aureomycin und Vaseline gemischt; (Die Wirkung von Aureomycin auf Titan ist noch zu untersuchen.)
- keine Frakturen der temporären oder provisorischen Restaurationen.

Eine große linguale Plattform kann an Frontzähnen mit flacher Frontzahnführung bei Patienten mit einer großen horizontal : vertikal-Beziehung für Bewegungen zwischen CRCP und IP vorgesehen werden, die nach dem neugestaltenden Behandlungskonzept zur Restauration kommen. Dies ist bei der Ausrichtung frontaler Fixturen zu beachten, damit nicht durch deren Position unnötige Schwierigkeiten entstehen, indem unförmige Frontzähne Probleme der Phonetik und seitlichen Disklusion bereiten (Abb. 33.8d).

Richtlinien für die seitliche Disklusion

Faktoren, welche den verfügbaren Platz zur Einrichtung der Seitenzahndisklusion beeinflussen, sind auf Seite 291 beschrieben.

Materialwahl für okklusale Zahnoberflächen

Für die Restaurierung des gesamten Zahnbogens wird Akrylkunststoff als okklusales Material befürwortet, da er als 'Stoßdämpfer' wirkt.[72] Diese Eigenschaft wurde mit Hilfe der Analyse finiter Elemente durch Davis et al. (1988)[73] nachgewiesen. Diese Forscher berichteten jedoch auch, daß die erhöhte Formfestigkeit, die durch keramische Verblendung des Gerüstes gewährt wird, Belastungen durch anhaltende Krafteinwirkungen, z.B. Bruxismus, im Hinblick auf die darunterbefindlichen Fixturen und Distanzhülsenschrauben günstig verteilen. Da dauerhafte Kräfte wahrscheinlicher als plötzliche auftreten, ist die Wahl des Materials keineswegs sicher, und der Kliniker braucht Ergebnisse kontrollierter klinischer Studien, die ihm helfen, Entscheidungen zu treffen. Hobkirk et al. (1992)[55] konnten keinen Unterschied im Hinblick auf die Kaubelastungen zwischen Keramik- oder Akrylkunststoffzähnen feststellen, obwohl erwähnt werden sollte, daß die Keramikzähne an einer Kunststoffbasis befestigt waren, die sich möglicherweise resilient verhielt. Das Brånemark-Konzept betont die Wichtigkeit des passiven Sitzes der Superstruktur[72] und Frakturen, sowie gescheiterte Fixturen in Zusammenhang mit okklusalen Keramikverblendungen könnten nicht in Beziehung zur Keramik per se stehen, sondern aus Mangel an passiver Paßform entstanden sein. Diese tritt als Folge der Verformung der metallkeramischen Gerüstkonstruktion auf, es sei denn, das Gerüst wurde postkeramisch verlötet (Abb. 33.9.13b), siehe Seite 203.

Akrylkunststoff verfügt über schwerwiegende Verschleißerscheinungen, beispielsweise bei Einrichtung einer Frontzahnführung, besonders wenn im Gegenkiefer eine annehmbare Keramik-Rekonstruktion vorliegt. Werden Kunststoffzähne verwendet, sollte die Frontzahnführung, wenn möglich, zwischen Eckzähnen, seitlichen und mittleren Schneidezähnen verteilt werden, um die Wahrscheinlichkeit von Kunststoffabbrüchen von der darunterliegenden Metallarmierung zu mindern. Zarb et al. (1993)[74] berichteten über hohe Überlebensraten von Fixturen, nachdem sie diese in teilweise zahnlosen Kieferabschnitten über Zeiträume von 2 1/2 Jahren bis 7 Jahren und 4 Monaten belasteten, wobei deren okklusale Oberflächen aus Akrylkunststoff gefertigt waren.

Kompositkunstharz, durch ein Metallgerüst armiert, gilt als geeigneter Kompromiß zwischen Akrylkunststoff und Keramik. Es ist jedoch möglich, daß die Belastung des Materials, durch die Unbeweglichkeit einer fixturengestützten Brücke größer ist, als die Belastung durch eine zahngetragene Brücke bei gleicher Spannweite, und daher kann es zu Brüchen des Kompositkunstharzes kommen. Quirynen et al.(1992)[26] beobachteten im Verlauf einer retrospektiven Studie über 6 Jahre an implantatgestützten Brücken in 168 teilbezahnten Kiefern keine bedeutenden Unterschiede hinsichtlich gescheiterter Brücken mit okklusalen Oberflächen aus Kompositkunstharz oder Keramik. Die Gesamt-Mißerfolgsrate von 509 Fixturen lag bei 6% in Zeiträumen bis zu 7 Jahren. Die meisten Mißerfolge traten jedoch innerhalb des ersten Jahres auf. Die Mißerfolgsraten von belasteten Fixturen lag niedriger als 2,5%. Es muß angemerkt werden, daß nicht alle Fixturen über 6 Jahre hinweg belastet waren und dieser Umstand verfälscht die Auswertung.

Weitere Forschung ist erforderlich, um festzustellen, ob verschiedene Okklusionsschemata die Anwendung verschiedener okklusaler Materialien zulassen und/oder ob stoßdämpfende Mechanismen in den Brückenersatz eingearbeitet werden sollten. Wenn bei der Restauration teilbezahnter Kieferabschnitte die Okklusionsflächen aus Keramik vorgesehen werden, empfehlen Parel et Sulivan (1989)[75] zuvor eine 6-monatige Zwischenbelastung mit okklusalen Akrylkunststoffoberflächen vorzunehmen (Abb. 33.21 o). Diese Maßnahme ermöglicht die Ausbildung lamellären Knochens als Reaktion auf funktionelle Reize.

Wahl des Artikulators

Die Wahl der Gerätschaften hängt von Faktoren der Zahnführung ab, d.h. dem verfügbaren Platz für Restaurationsmaterialien. Die Grunsätze hierfür wurden im Kapitel 14 erörtert. Die Überlegungen bei der instrumentellen Auswahl sind die gleichen, wie für festsitzende Restaurationen.

Beziehungen zum Prothesentyp
Deckprothesen(Abb. 31.3, 33.14)

Die in Kapitel 31 beschriebene Technik der Deckprothese kommt hier ebenso zum Einsatz. (über weitere technische Einzelheiten wird der Leser auf die Veröffentlichung von Hobo et al 1990 verwiesen.) Klinische Erfahrung und entsprechende Untersuchungen belegen, daß Patienten, die mit Deckprothesen versorgt werden, gewöhnlich mit Funktion und Annehmlichkeit der Rehabilitation zufrieden sind.[52,74,77] Die Prognose der Überlebenszeit der Fixturen,[43,77,81] insbesondere im Unterliefer, ist gut.[78] Die höhere Mißerfolgsrate im Oberkiefer kann man der Verwendung dieser Implantate in ungünstigen Situationen zuschreiben, in denen für festsitzende Brücken oft eine unzureichende Anzahl von Fixturen implantiert werden, oder sie sind zu kurz. Im Vergleich zu fixturengestützten festsitzenden Brücken ist eine stärkere Resorption des seitlichen Kieferkamms zu erwarten, wenn Unterkiefer-Deckprothesen innerhalb von 10 Jahren nach der Extraktion zur Anwendung kommen.[82] Eine regelmäßige Überwachung ist daher erforderlich, damit die Prothese unterfüttert wird, wenn dies notwendig erscheint. Die Fixturen sollten senkrecht zur Okklusionsebene eingebracht werden, um die horizontale Belastung zu vermindern, und im Idealfall sollte man zur Abstützung einer Deckprothese vier oder mehr, räumlich gut verteilte, Fixturen einsetzen. Mit sinkender Anzahl der Fixturen erhöht sich der schleimhautgetragene Anteil der Prothese, und es müssen entsprechende Konstruktionsformen und Abdrucktechniken angewendet werden (s. Kapitel 31). Je nach dem Anteil der Schleimhautabstützung, verglichen zur Abstützung durch Fixturen werden resiliente oder nicht-resiliente Haltevorrichtungen vorgesehen. Wenn eine genügende Anzahl von Fixturen implantiert wurde und die Länge, sowie die Verteilung der Pfeiler ebenso einen festsitzenden Zahnersatz abstützen würden, kann man die Deckprothese auf parallelen Stegen starr verankern und damit zur abnehmbaren Brücke umgestalten. Mittels des Funkenerosionsverfahrens können sehr exakt sitzende Superstrukturen hergestellt werden. Die Befestigung erfolgt mit Halteklammern, welche, in horizontal angebrachte Nuten an den Stegen einrasten.

Indikationen zur Herstellung von Deckprothesen sind:

- Skelettale Kieferbeziehungen können dazu zwingen, die Zähne so weit vom Kieferkamm entfernt aufzustellen, daß die gingivale Ausformung nur mit einer abnehmbaren Prothese erreicht werden kann, so zum Beispiel bei einer skelettalen Kieferbeziehung der Klasse III.

- Eine fortgeschrittene Kieferkammresorption verursacht einen Zustand, der dem eines skelettalen Mißverhältnisses gleichkommt, z.B. eine schwerwiegende Oberkieferresorption, die, wie oben, eine Klasse III-Beziehung herstellt.

- Unzureichende Knochenverhältnisse, in die nicht genügend Fixturen ausreichender Länge eingebracht werden können, um eine festsitzende Restauration abzustützen – siehe auch unter: 'Voraussetzungen, die sich als besonders günstig zur Implantation osseointegrierter Fixturen erweisen' (Seite 512). Beachten Sie, daß zwei durch einen Steg verbundene Unterkiefer-Fixturen eine bessere Prognose abgeben, als zwei unverbundene Oberkiefer-Fixturen.[83]

- Ästhetische Überlegungen, um mehr Flexibilität in der Zahnstellung zu gewinnen und die Verwendung von Zahnfleischmasken zu erleichtern.

- Phonetische Überlegungen, um den Zwischenraum zu schließen, der zwischen einer festsitzenden Brücke und der Schleimhaut, oder in Zahnzwischenräumen auftreten kann.
- Notfälle, wenn eine Fixtur entfernt werden muß und eine festsitzende Brücke dadurch unbrauchbar wird.
- Eine zwischenzeitliche Behandlung, während der entschieden wird, ob festsitzender Zahnersatz möglich und gerechtfertigt erscheint. Ein späterer Mißerfolg festsitzender Brücken, die unter fragwürdigen Umständen eingesetzt wurden, z.B. die Implantation von 4 Fixturen mit einer Länge von 7 mm in den Oberkieferknochen von minderer Qualität, mit der Notwendigkeit der Umwandlung in eine Deckprothese, dürfte dem Patienten schwerfallen zu akzeptieren. Ein Beobachtungszeitraum von einem Jahr zunächst mit einer Deckprothese ist daher anzuraten.
- Eine Interimsbehandlung durch eine Deckprothese während des Übergangs von einem zahngestützten Brückenersatz zu einem fixturengestützten (Abb. 33.14).
- Die Implantation einer geringeren Anzahl von Implantaten, die für Deckprothesen ausreichen, können das chirurgische Risiko für gesundheitlich beeinträchtigte Patienten vermindern.

Festsitzende Brücken

Die Funktionstüchtigkeit fixturengestützter festsitzender Brücken in zahnlosen Kiefern ist hinreichend dokumentiert.[43-44,84] Ergebnisse zur Restauration der teilweisen Zahnlosigkeit beziehen sich auf einen kürzeren Zeitraum; sie zeigen jedoch annähernd gleiche Tendenzen.[20,26,32,47,74] Unter der Voraussetzung, daß eine qualifizierte Untersuchung und Diagnose erfolgt und die Behandlung im Rahmen anerkannter Regeln durchgeführt wird, kann eine gute Prognose erwartet werden. Weil sich der Unterkiefer unter Muskelkraft, zwischen Öffnen und Schließen lateral verformt,[64,65] scheint es vernünftig, bilateral eingebrachte seitliche Unterkieferfixturen über den Zahnbogen nicht miteinander zu verbinden, da dies die Fixturen lateral belasten würde. Die Vorteile festsitzender Restaurationen im Vergleich zu Deckprothesen sind folgende:

- Psychologischer Nutzen der festsitzenden Restauration;
- günstigere klinische Forschungsergebnisse, obgleich dies durch die Tatsache bedingt sein könnte, daß Behandlungssituationen mit schlechter Prognose eher durch Deckprothesen, als festsitzende Brücken versorgt werden;
- keine seitens des Patienten abnehmbare Komponenten, die herunterfallen, oder auf andere Art und Weise beschädigt werden können;
- keine Verschleißteile an Retentionsflächen, die zu Lockerungen führen und ersetzt werden müssen;
- die Lastverteilung erfolgt auf miteinander verbundene Fixturen;
- keine Verschleißteile, die Lastverteilung bleibt berechenbar;
- festsitzender Brückenersatz erfordert weniger Vertikalabstand als eine Deckprothese;

- natürliche Zähne können leichter einbezogen werden;
- weniger ausladend;
- keine Abdeckung des Gaumens. Dies ist von besonderer Wichtigkeit für Patienten mit unüberwindlichem Brechreiz.

Voraussetzungen, die sich als besonders günstig für die Versorgung mit Zahnersatz erweisen, der durch osseointegrierte Fixturen gestützt wird

- Ein erfahrener Kliniker, der gut ausgebildet, mit allen erforderlichen Einrichtungen zur Verfügung steht;
- ein Patient in guter allgemeingesundheitlicher Verfassung;
- ein Patient, der absolut einsieht, daß die vorhandene Restauration gescheitert ist und dessen vornehmliche Beschwerde sich auf die Beweglichkeit des Zahnersatzes richtet;
- ein Patient, der mit dem Zeitaufwand der Behandlung voll einverstanden ist;
- das Fehlen von Erkrankungen der Schleimhaut, des Parodonts und des Knochens;
- ausreichende Knochenhöhe zur Implantation von Fixturen länger als 10 mm im Unterkiefer und 13 mm im Oberkiefer;
- ausreichende bukkolinguale Knochenbreite von wenigstens 4,5 mm für eine Fixtur von 3,75 mm Ø und 6,5 mm für eine Fixtur von 5 mm Ø;
- gute Knochenqualität ohne große spongiöse Zwischenräume, oder übermäßige Sklerosierung;
- günstige Knochenkonturierung, d.h. einen breiten Kieferkamm;
- eine kortikale Platte, in die Fixturen implantiert und stabilisiert werden können;
- entfernt gelagerte vitale Strukturen, z.B. der Mandibularkanal;
- eine Knochenmorphologie, welche die Plazierung einer genügenden Anzahl von Fixturen, angemessener Länge zuläßt, um die erforderliche Abstützung sicherzustellen. Solange die wissenschaftliche Bestätigung noch aussteht, werden die folgenden Leitlinien für die minimale Abstützung eines total im Knochen verankerten Brückenersatzes über den gesamten Kieferbogen empfohlen:
Unterkiefer – 4-6 Fixturen, 7 mm lang und 3,75 mm Ø, bikortikal abgestützt.
Oberkiefer – 4 Fixturen, 10 mm lang und 3,75 mm Ø, sowie 2 Fixturen, 7 mm lang und 3,75 mm Ø.
- Eine Vergrößerung in Länge, Durchmesser und Anzahl der Fixturen verbessert die Prognose. Van Steenberghe (1989)[47] berichtete, daß die Implantation zusätzlicher kurzer Fixturen in mangelhaften Knochen die Überlebensrate der Brücken jedoch nicht erhöhte;
- günstige Winkelstellung des zahnlosen Kieferkamms zum gegenüberliegenden Zahnbestand oder Alveolarfortsatz;
- günstige Lage des Kieferknochens in Bezug auf die vorgesehene Position des Ersatzzahnes;

- genügend Platz zwischen den Fixturenlagern und zwischen den Zähnen, die auf Fixturen gesetzt werden;
- hinreichend Platz zwischen den gegenüberliegenden Kieferkämmen, oder dem Kieferkamm und der gegenüberliegenden Bezahnung;
- Verlauf der Lippenlinie, so daß die Implantatpfeiler verborgen bleiben;
- genügend Platz für das Winkelstück während der Implantation der Fixtur;
- Implantationssysteme, die sowohl labormäßig wie klinisch wissenschaftlich erforscht wurden.

Diagnose

Folgende Angaben sind für die Diagnose notwendig:
- Krankengeschichte;
- Untersuchung;
- einartikulierte Studienmodelle;
- Röntgenaufnahmen;
- spezielle Testuntersuchungen.

Krankengeschichte

Es ist wichtig, die medizinische Krankengeschichte und die Wünsche des Patienten zu erfassen. Weiterhin ist abzuklären, ob der Patient bereit ist, chirurgische Maßnahmen und eine Behandlung, die bis zu 24 Monate in Anspruch nehmen kann, auf sich zu nehmen; und schließlich ist eine gewisse Einschätzung der psychischen Verfassung des Patienten vorzunehmen.

Untersuchung

Während der Untersuchung sollten folgende Befunde erhoben werden:

- Zugang zur Mundhöhle, insbesondere der verfügbare Platz für Hand- und Winkelstücke;
- die Form, Größe und Winkelstellung des zahnlosen Kieferkamms. Knochen-Tastzirkel (Wilson Bone Callipers – Implant Innovations) können benutzt werden, um durch die anästhesierte Mukosa hindurch die Dicke des Knochens zu messen.[85] Dies dient als Anhalt, ist jedoch kein Ersatz für eine detaillierte röntgenologische Untersuchung;
- die Höhe der Lippenlinie während der Funktion;
- der Höhe des Zahnfachs und der Schleimhaut, die zu ersetzen ist;
- die Beziehung des zahnlosen Zwischenraums zu den benachbarten Zähnen, d.h. die Länge der Spanne und die Winkelstellung der Zähne zu den gegenüberstehenden Zähnen, bzw. zum zahnlosen Gegenkiefer;
- alle Aspekte, die zuvor unter 'Untersuchung' angeführt wurden, siehe Kapitel 4;
- infizierte Bereiche müssen vermerkt werden, da diese vor der Insertion von Fixturen ausheilen müssen.

Einartikulierte Studienmodelle

Die bestehenden und die voraussichtlichen Zahnbeziehungen können anhand von einartikulierten Studienmodellen leichter untersucht werden.
Eine diagnostische Zahnaufstellung in Wachs und die nachfolgende Zahneinprobe kennzeichnen die notwendige Lage von Fixturen und die Durchführbarkeit der Implantationen. Ein Vorwall von der Aufstellung ist zur Darstellung der Beziehungen nützlich (Abb. 33.7).

Röntgenbilder

Röntgenbilder werden benutzt, um folgende Feststellungen zu treffen:

- Untersuchung der verbliebenen Zähne auf röntgenologisch feststellbare Erkrankungen;
- Untersuchung der vorgesehenen Fixturenbereiche auf Knochenhöhe, mesiodistalen Zwischenraum, Kieferkammbreite, Knochenqualität, Knochenform, Beziehung zu vitalen Strukturen und röntgenologisch feststellbare pathologische Befunde;
- röntgenologisch feststellbare pathologische Befunde in Gebieten, die abseits der vorgesehenen Fixturenbereiche liegen.

Für die Eingangsdiagnose sind wenigstens eine Panoramaaufnahme und periapikale Langtubus-Röntgenaufnahmen der Gebiete, die anhand der Übersichtsaufnahme bestimmt werden, erforderlich. Bei zahnlosen Unterkiefern, in die ausschließlich zwischen den Foramina mentalia Fixturen eingebracht werden, ist ein laterales kephalometrisches Röntgenbild erforderlich, um die bukkolinguale Ausprägung zu beurteilen. Bruggenkate et al. (1993)[86] berichteten jedoch über zwei lebensbedrohliche Blutungen im Zuge von Fixturenimplantationen in die Unterkiefer-Eckzahnregion, die sie der Verletzung der Arteria sublingualis zuschrieben. Linguale Knochenvertiefungen in der Eckzahnregion können anhand kephalometrischer Darstellungen nicht wahrgenommen werden; wenn Zweifel aufkommen, sollte man Tomogramme verordnen. Ebenso kann im frontalen zahnlosen Oberkiefer eine laterale kephalometrische Röntgenaufnahme hinreichende diagnostische Informationen liefern; die tomographische Ergänzung ist jedoch hilfreich. Lineare und vieldirektionale Tomogramme vermitteln Querschnittsinformationen für andere Situationen und können, vor der Empfehlung zur Zahnextraktion, bei der Beurteilung lokaler Bereiche von Wert sein, weil sie möglicherweise für die Implantation von Fixturen ungeeignete Knochenverhältnisse aufdecken.
Die Ergänzung intraoraler Bilder und Panoramadarstellungen durch ein CT-scan, der in 1 mm-Schritten 1 mm bis $1^{1}/_{2}$ mm breite axiale Schnitte anlegt, gestattet senkrechte radio-

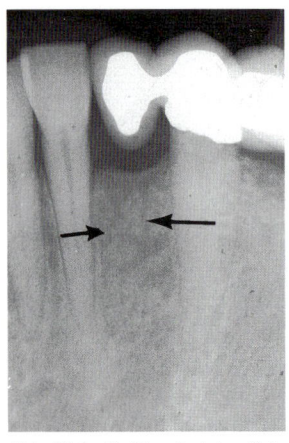

Abb. 33.9a (i) Standort des Zahnes 32. Es zeigen sich schlecht ausgeprägte Trabekel zusammen mit vertikal zum Alveolarkamm verlaufenden Blutgefäßen (Pfeile). Diese deuten auf einen schmalen Alveolarkamm hin. Beachten Sie den CT-scan in Abb. 33.9a (ii).

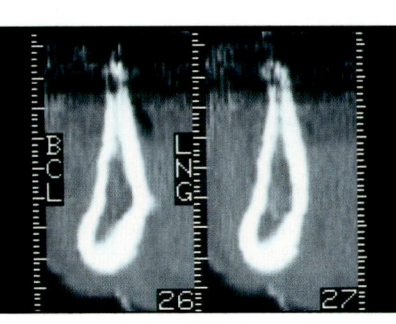

Abb. 33.9a (ii) CT-reformatierte Schnittbilder durch das Gebiet des Zahnes 32. Beachten Sie die schmalen bukkolingualen Verhältnisse. Das CT wurde veranlaßt, um neben dem Bereich bei 32 auch die seitlichen Knochenverhältnisse zu beurteilen.

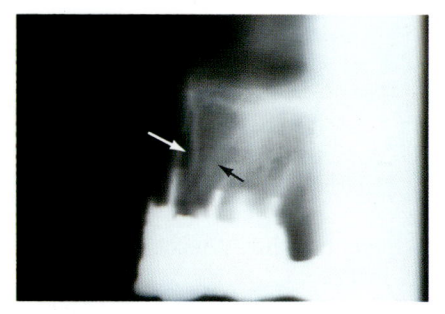

Abb. 33.9a (iii) Das Tomogramm durch das Gebiet des Zahnes 12 zeigt die bukkalen und lingualen knöchernen Profilierungen.

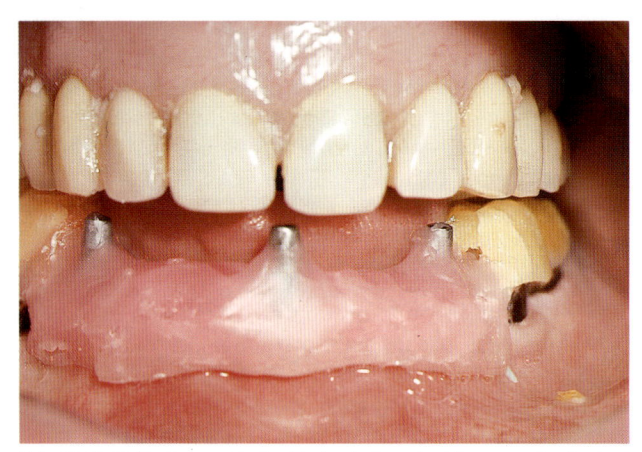

Abb. 33.9b (i) Radiographische Marker bekannter Länge wurden in eine Wachsbasisplatte eingelassen.

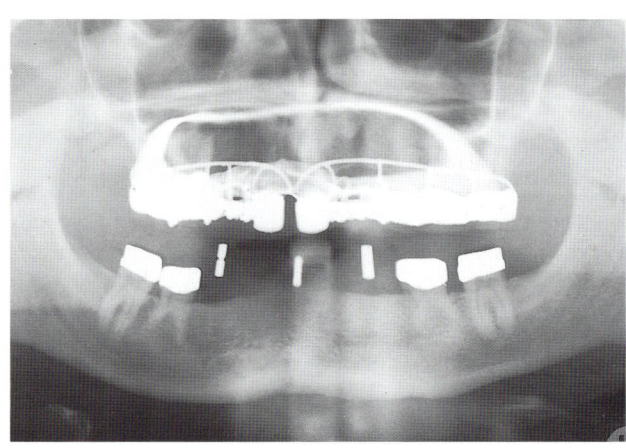

Abb. 33.9b (ii) Diese Marker helfen bei der Berechnung der vertikalen Verzeichnungen im OPG, insbesondere über den Foramina mentalia und dem Canalis alveolaris inferior.

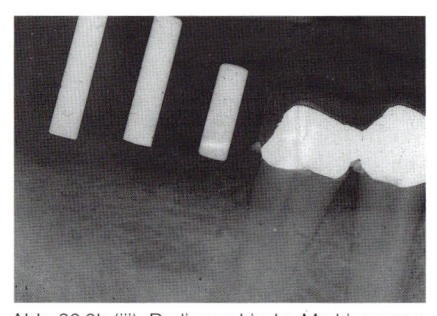

Abb. 33.9b (iii) Radiographische Markierungen (7 mm und 10 mm lang) in die Kunststoffextension einer provisorischen Brücke eingearbeitet. Die Extension wurde im Anschluß an die Röntgenaufnahme abgetrennt. Beachten Sie, daß der mesiale Marker nicht verwendet werden kann, weil sein volle Länge nicht meßbar ist.

graphische Reformatierungen, so daß bukkolinguale Sektionen durch die zahnlosen Kieferkämme sichtbar werden und Messungen knöcherner Größenverhältnisse und vitaler Strukturen möglich sind (Abb. 33.9). Die klinische Eingangsuntersuchung, Panoramaufnahmen und periapikale Röntgenbilder reichen zur Entscheidung aus, ob CT-scans, oder Schichtaufnahmen gerechtfertigt sind. Es wurde berichtet,[87] daß ein CT-scan des Unterkiefers Schilddrüse, Speicheldrüsen, Augen und Haut Strahlenbelastungen ausetzt, die höher liegen, als die für eine einzelne lineare tomographische Schichtaufnahme. Außer der Hautdosis belastet das CT mehr als ein vollständiger Röntgenstatus mit periapikalen Bildern. In vielen Fällen ist mehr als eine tomographische Schichtaufnahme erforderlich. Hohe Belastungen mit diagnostischen Strahlen müssen nach gegenwärtigen Techni-

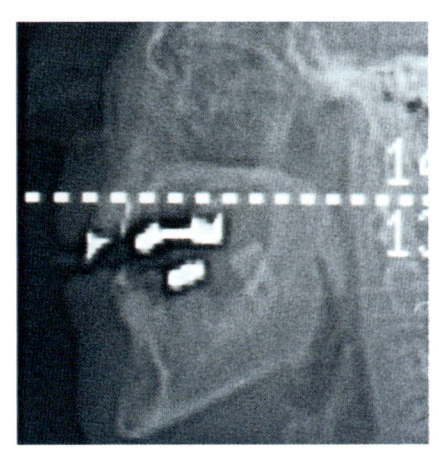

Abb. 33.9c Die Übersichtsaufnahme zeigt den Axialschnitt parallel zum Gaumen.

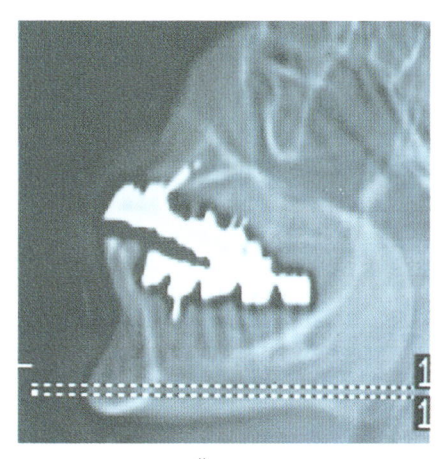

Abb. 33.9d (i) Übersichtsaufnahme. Der Axialschnitt erfolgte parallel zum unteren Rand des Unterkiefers. Der Kopf wurde zurückgeneigt, um dies zu erreichen.

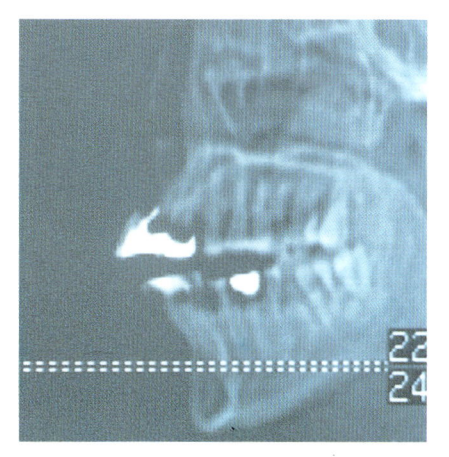

Abb. 33.9d (ii) Axialschnitt parallel zur Okklusalebene im Oberkiefer. Da die Reformatierungen hierzu senkrecht stehen, wird die Höhe über dem Mandibularkanal nicht die gleiche sein, als wenn die Schnitte parallel zum unteren Rand des Unterkiefers gelegt worden wären.

ken dem Kliniker bewußt sein und dürfen nur verordnet werden, wenn ein therapeutischer Nutzen zu erwarten ist. Indikationen, bei denen Schichtaufnahmen oder CT-scans nicht erforderlich sind, betreffen:

- einen breiten, straffen Oberkieferkamm – größer als 10 mm – mit angemessener Knochenhöhe für Fixturen, besonders, wenn die Nadelprobe eine dünne bedeckende Mukosa festgestellt hat;
- den Einzelzahnersatz, wenn aus dem periapikalen Röntgenbild eine gut ausgebildete trabekuläre Knochenstruktur ohne vertikal verlaufende Blutgefäße im Kammbereich hervorgeht. Eine einzelne tomographische Schichtaufnahme wäre jedoch wertvoll (Abb. 33.9a [iii]). Mangelhaft ausgebildete Trabekel zusammen mit vertikal zum Kieferkamm verlaufenden Blutgefäßen auf einem periapikalen Röntgenbild deuten auf schmale bukkolinguale Abmessungen hin[88] (Abb. 33.9a).
- eine ungenügende Knochenhöhe über dem Mandibularkanal, oder unterhalb der Kieferhöhlen, oder dem Nasenboden bei einem Patienten, der sich zusätzlichen chirurgischen Maßnahmen, wie Nerventransposition, oder Anhebung des Kieferhöhlenbodens mit Knochentransplantation nicht unterziehen möchte.

Bei Panoramaaufnahmen und periapikalen Röntgenbildern ist es wünschenswert, wenn Markierungen bekannter Abmessung über den seitlichen zahnlosen Unterkieferkamm gesetzt werden (Abb. 33.9b), so daß näherungsweise Messungen zur Entscheidung beitragen können. Solche Marker werden zweckmäßigerweise aus einem 1 cm langen Metallmaß, einem 10 mm langen Bohrerschaft, oder aus 4 mm Ø Bleikugeln gefertigt und in eine auf dem Studienmodell hergestellte Kunststoff- oder Silikonbasisplatte eingearbeitet (s. Anhang). In einer Überweisungspraxis ist es vorteilhaft, die Studienmodelle von dem überweisenden Kollegen zu übernehmen, so daß die Basisplatte vor der Untersuchung angefertigt werden kann. Alternativ kann man auch eine röntgenundurchlässige Markierung mit einem kleinen Stück Klebeband (Stomahesive – colostomy adhesive – Squibb) auf dem Zahnfleisch anbringen, obgleich die vertikale Orientierung des Markers mit dieser Technik schwieriger ist. Markierungen bekannter Länge können auch oberhalb der vorgesehenen Zahnpositionen in temporäre Brücken oder Kunststoffbasisplatten integriert werden. Jede geringfügige Verzeichnung im Röntgenbild kann man entsprechend der tatsächlichen Abmessung der Markierung berechnen und die vorgesehenen Längen der Fixturen festlegen. Dentale Panoramaaufnahmen unterliegen einem Vergrößerungsmaßstab von annähernd 1,3 in vertikaler Dimension. Diese Verzeichnung läßt Horizontalmessungen anhand dieser Röntgenbilder riskant erscheinen.

CT-reformatierte Schnittbilder

Axiale Schnitte des Oberkiefers sollten parallel zum zahnlosen Kieferkamm verlaufen, wenn dieser geradegerichtet und auf der Übersichtsaufnahme deutlich zu sehen ist. Gewöhnlich werden sie jedoch besser parallel zum Gaumen ausgerichtet (Abb. 33.9c). Axiale Schnitte des Unterkiefers sollten idealerweise parallel zum zahnlosen Kieferkamm verlaufen, so daß die reformatierten Querschnittbilder, die senkrecht zu den axialen Schnitten stehen, die Vermessung des Knochens über dem Mandibularkanal erleichtern. Aus der lateralen Übersichtsaufnahme kann man die Winkelstellung bestimmen. Bei zahnlosen Kieferkämmen ist es manchmal hilfreich, zur besseren Orientierung einen Guttaperchastrang mit Cyanoacrylatkleber oder Stomahesive entlang des Kieferkamms anzubringen. In der Regel wird der Kieferkamm nicht ohne weiteres erkannt, oder er ist gekrümmt, so daß sich die Winkeleinstellung des Axialschnittes schwierig gestaltet. Daher sollte in den meisten Fällen die Schnittebene parallel zum Mandibularkanal ausgerichtet werden, oder

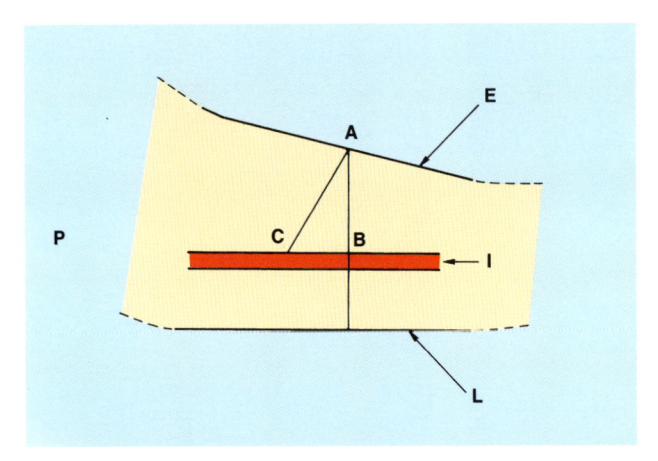

Abb. 33.9e Axialschnitt parallel zum unteren Rand des Unterkiefers (L) und Mandibularkanal (I). Der reformatierte Querschnitt AB steht senkrecht hierzu und die Knochenhöhe über dem Kanal ist AB. Ein bei A inseriertes Implantat soll senkrecht zum Alveolarkamm (E) stehen. AC ist die Hypotenuse des Dreiecks ABC und daher länger als AB; und so bewegt sich der Meßfehler im Sicherheitsbereich.

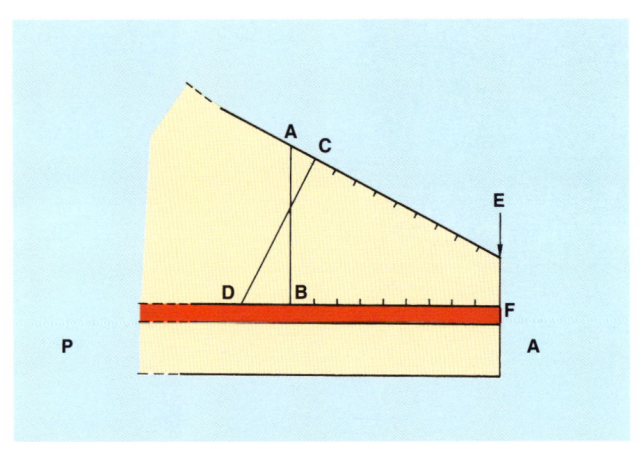

Abb. 33.9f Die Darstellung in Abb. 33.9e ist eine ziemliche Vereinfachung. Die Entfernung FB beträgt 18 mm von F auf dem Axialschnitt (bei 2 mm Meßabständen). Wenn die Insertionsstelle der Fixtur 18 mm von E entfernt ist (entspricht intraoral dem Equivalenzpunkt F), dann liegt diese bei C anterior zur Ebene des reformatierten Querschnitts AB. Die Lage der Fixtur entspricht CD; sie bewegt sich damit immer noch im Sicherheitsbereich.

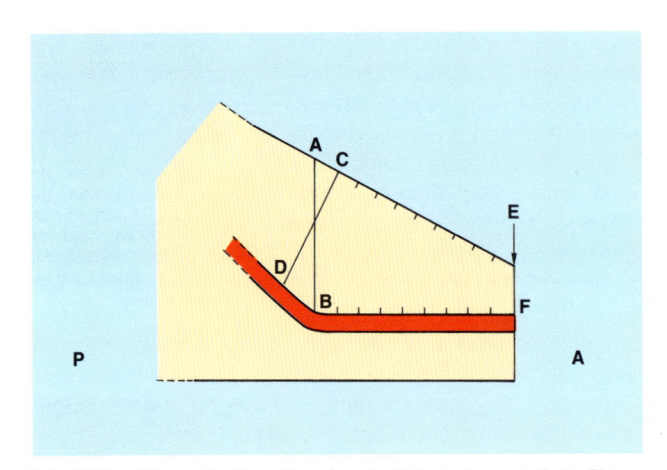

Abb. 33.9g Wenn der Mandibularkanal abbiegt, dann wird die Fixtur, entsprechend Abb. 33.9f 18 mm vom anterioren Orientierungspunkt entfernt, nicht mit dem reformatierten Abschnitt übereinstimmen, und dieser Irrtum führt zur Durchstoßung des Kanals.

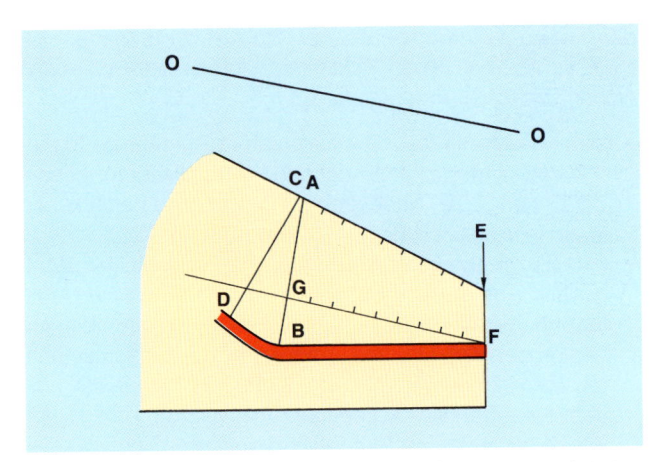

Abb. 33.9h Der Axialschnitt verläuft parallel zur Okklusalebene O-O. Die Reformatierung erfolgt 18 mm von dem Orientierungspunkt F auf dem axialen Schnittbild G. Dabei ist die Knochenhöhe über dem Mandibularkanal AB. Die Insertionsstelle der Fixtur liegt 18 mm vom Punkt E bei C. Wenn die Fixtur senkrecht zum Alveolarkamm eingebracht wird und der Mandibularkanal krümmt sich, ist die Verletzungsgefahr zu beachten. Die senkrechte Ausrichtung auf die Okklusalebene kann dieses Problem überwinden, aber die Durchführung ist schwierig. Der Chirurg muß sich über die Winkelung des axialen Schnittbildes im klaren sein und dementsprechend planen.

wenn dieser auf der Übersichtsaufnahme nicht identifizierbar ist, kann die mandibuläre Schnittebene parallel zum unteren Rand der Mandibel verlaufen (Abb. 33.9d). Der Bereich des reformatierten Abschnitts wird von dem Axialschnitt bestimmt und den Abstand dieses Schnittbildes von der Mittellinie oder von einem benachbarten Zahn berechnet der Komputer. Alternativ können Komputerprogramme (Dentascan – General Electrics; 3D/Dental – Columbia Scientific Inc.) benutzt werden.[89-90] Diese Programme erstellen automatisch reformatierte Schnittbilder senkrecht zur bukkalen Oberfläche des Axialschnitts in 3 mm bzw. 2 mm Abständen.

Die reformatierten Schnittbilder sind nummeriert, so daß die genaue Possition bestimmt werden kann (Abb. 33.7c,f,g). Das 3D-Programm erzeugt dreidimensionale Bilder.
Die Winkelstellung des Axialschnittes kann sich auf die Deutung reformatierter Schnittbilder auswirken (Abb. 33.7); diese Tatsache sollte unbedingt berücksichtigt werden. Die Abb. 33.9d-g veranschaulichen die Irrtümer, die entstehen können, wenn der Axialschnitt parallel zum Mandibularkanal, der Kieferkamm jedoch nicht parallel zum Mandibularkanal verläuft und wenn der Kanal nicht gerade ist. Die Auswirkung der Ausrichtung des Axialschnittes parallel zur gedachten

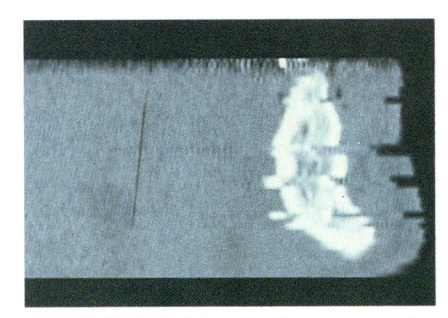

Voraussetzungen, die sich als besonders günstig für die Versorgung mit Zahnersatz erweisen, der durch osseointegrierte Fixturen gestützt wird

Abb. 33.9i Stufenbildung auf dem reformatierten Schnittbild infolge Bewegung des Patienten. Diese Ergebnis stellt sich ein, weil ein Axialschnitt nicht exakt über dem vorherigen liegt.

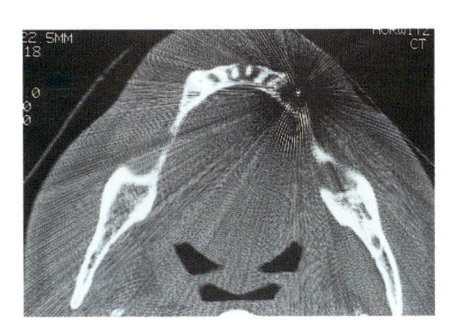

Abb. 33.9j (i) Härtung des Strahls durch Metallrestaurationen. Dadurch entsteht ein Streueffekt.

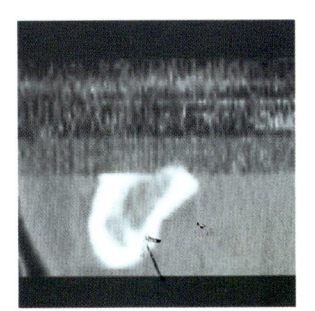

Abb. 33.9j (ii) Durch den Streueffekt geht die Auflösung auf dem reformatierten Schnittbild verloren. Die Kammbegrenzung ist nicht erkennbar und daher kann die Höhe über dem Mandibularkanal nicht gemessen werden.

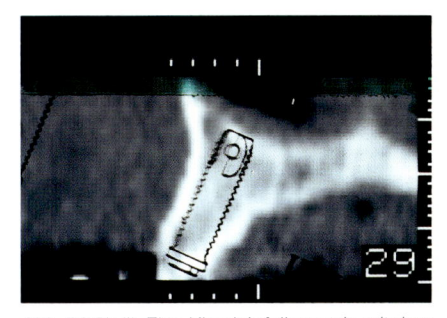

Abb. 33.9k (i) Eine Klarsichtfolie wurde mit dem maßstabgetreuen Umriß der Fixtur über ein reformatiertes Schnittbild gelegt und die Fixtur entsprechend ausgerichtet. Eine horizontale Linie wurde auf die Folie gezeichnet, welche mit der Oberkante des reformatierten Schnittbildes übereinstimmt, das wiederum mit der axialen Schnittebene korrespondiert.

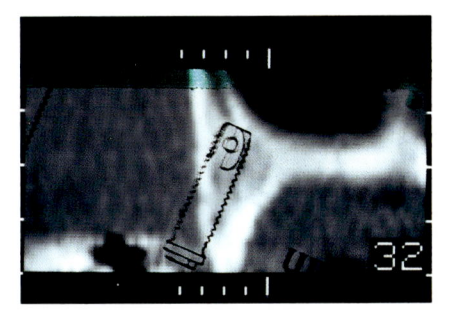

Abb. 33.9k (ii) Die Klarsichtfolie wurde auf einen benachbartes reformatiertes Schnittbild verschoben und mit der Orientierungslinie an der Oberkante des reformatierten Schnittbildes ausgerichtet. Hinsichtlich der Anordnung reformatierter Abschnitte betrachten Sie Abb. 33.7g (anderer Patient). Die Lagebeziehung einer zur Abb. 33.9j (i) parallel ausgerichteten Fixtur kann hiermit beurteilt werden.

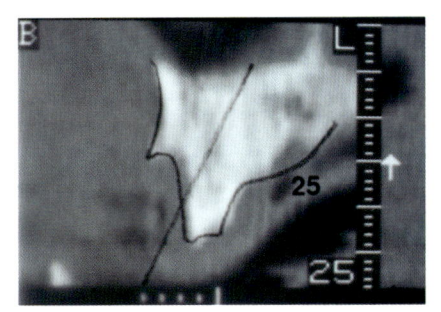

Abb. 33.9k (iii) Pauspapier wird über das Schnittbild 25 gelegt und der Umriß des Kieferkamms, sowie die Fixtur durchgepaust. Eine horizontale Linie wird eingezeichnet, die mit der Oberkante oder Unterkante des reformatierten Schnittbildes übereinstimmt und mit der axialen Schnittebene korrespondiert.

Abb. 33.9k (iv) Das Schnittbild 35 befindet sich zu 25 auf der Gegenseite des Kieferbogens. Das Pauspapier wurde umgedreht, so daß der bukkale Anteil des Umrisses von Schnittbild 25 nach lingual weist und umgekehrt. Die horizontale Linie wurde der Oberkante des Schnittbildes angelegt. Nun erfolgt die Durchzeichnung des Umrisses von Schnittbild 35 (unterbrochene Linie). Die vorgesehene Ausrichtung der Fixtur wird eingezeichnet und der Winkel zwischen der Fixtur auf Schnittbild 25 und Schnittbild 35 gemessen. In diesem Falle beträgt er 46°. Da EsthetiCone-Pfeileraufsätze nur bis zu 30° Fehlausrichtung zulassen, wäre eine festsitzende Brücke in einem Stück nicht möglich, es sei denn, die Fixturen würden anders ausgerichtet, abgewinkelte Pfeileraufsätze würden verwandt, oder eine Schraubverbindung würde in die Brückenkonstruktion einbezogen. Die von Pauszeichnungen gewonnenen Erhebungen können über ein Komputerprogramm bequemer abgerufen werden (SIM/Plant – Columbia Sc. Inc.). Das setzt jedoch den Zugang zu dem entsprechenden Programm voraus.

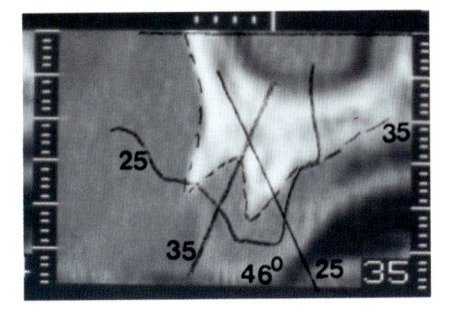

Okklusalebene wird in Abb. 33.9h dargestellt. Wenn der Kanal nicht nach aufwärts in die vorgesehene Implantatlager der Fixturen abbiegt, werden Irrtümer im Sicherheitsbereich liegen (Abb. 33.9e,f). Wenn indessen eine Krümmung des Kanals vorliegt, kann man die verfügbare Knochenhöhe leicht überschätzen (Abb. 33.9g,h). Wegen der Konsequenzen, die sich ergeben, wenn der Nervus alveolaris inferior während der Implantation von Fixturen durchstoßen wird, ist es vernünftig, eine Irrtumsgrenze von 2 mm einzukalkulieren, wenn die Berechnung der Knochenhöhe anhand reformatierter Schnittbilder erfolgt. Die ausgewählte Fixturenlänge ist dementsprechend zu reduzieren. Dieses Konzept wird von Klinge et al. (1989)[91] bekräftigt, nachdem sie entsprechende Untersuchungen radiographischer Techniken vorgenommen hatten.

Die tatsächlichen Ausmaße können berechnet werden, indem man die Gradeinteilung benutzt, die auf jedem Schnittbild angegeben ist. Die Messung kann direkt der Aufnahme entnommen werden, wenn das Verhältnis 1 : 1 besteht, oder sie muß entsprechend den Abweichungen korrigiert werden. Jede Bewegung des Patienten während des Skanningvorgangs führt zur Stufenbildung in den reforma-

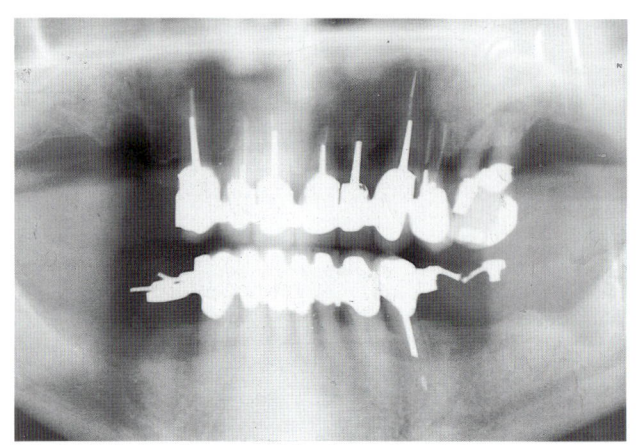

Abb. 33.9l (i) Das Panoramabild weist genügend Knochenhöhe über dem Mandibularkanal aus.

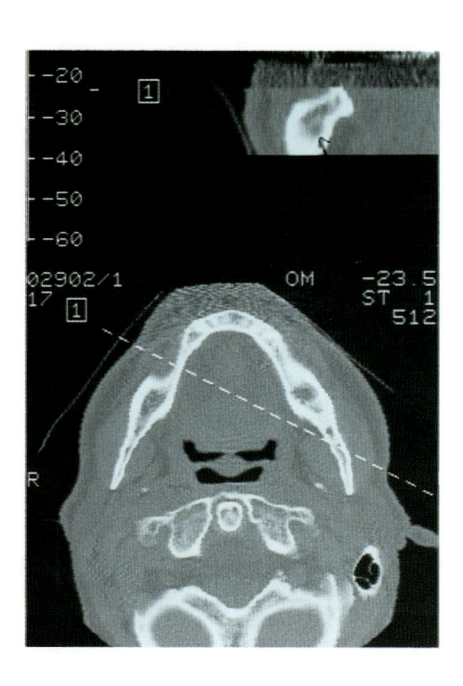

Abb. 33.9l (ii) Axialschnittbild und reformatierter Querschnitt von der rechten Seite des Unterkiefers. Eine knöcherne Deformität mit unzureichender Knochenhöhe über dem Mandibularkanal ist erkennbar.

tierten Schnittbildern, da ein axialer Schnitt nicht direkt über den vorhergehenden projiziert wird. Dies geschieht in erster Linie, wenn sich der Unterkiefer bewegt (Abb. 33.9i) und kann verhindert werden, indem man während des Skanning einen interokklusalen Wachsbißwall zwischen die Kiefer setzt.

Jede vorhandene metallische Restauration erzeugt die Härtung des Schnittstrahls, der einen Streueffekt und eine dadurch bedingte Verzerrung des Bildes verursacht (Abb. 33.9j). Obgleich eine sorgfältige Einrichtung der Schnittebene diesen Effekt vermindern oder ausschalten kann, empfiehlt es sich, vor dem Scanning vorhandene Brücken durch Kunststoffrestaurationen zu ersetzen. Diese Restaurationen können sehr kleine metallische Marker oder Guttaperchamarkierungen im Bereich der bevorzugten Fixturenlager aufnehmen, um sie auf dem Bild zu kennzeichnen. Vorausgesetzt, die Markierungen sind klein und befinden sich fern dem Kieferkamm, werden sie keine Bildverzerrungen hervorrufen. Solche Marker sind auch bei der Bestimmung der Beziehung zwischen der Kieferkammoberkante und der bukkolingualen Lage des Ersatzzahnes brauchbar. Dies ist für die Positionierung der Fixtur in dem frontalen Oberkiefer eine besonders wichtige Überlegung. Auf der labialen Oberfläche der temporären Brücke befestigt man einen Guttaperchamarker, der dazu dient, die künftige Zahnposition festzulegen. Alternativ kann man eine radiographische Markierung (E-2HD Bariumsulphat 98% – Dent-o-Care) auf die Kunststoffoberfläche auftragen, indem das Bariumsulphat mit einem lichthärtenden Kunstharz (Palaseal – Kulzer) gemischt und aufpolymerisiert (Abb. 33.7b) wird, siehe Anhang. Die Abnahme der vorhandenen Restaurationen befördert den Patienten in einen bestimmten Ablauf restaurativer Maßnahmen; daher ist im voraus eine sorgfältige Planung und Erklärung dem Patienten gegenüber unerläßlich.

Obgleich frontale Schnittbilder manchmal vorteilhaft sind, werden Kornea und Hypophyse unnötigerweise bestrahlt und jede metallische Streuung verfälscht das gesamte Bild, während Axialschnitte abseits der Restauration den Kiefer horizontal passieren. Daher ist das reformatierte Schnittbild nur in den Bereichen verzerrt, die durch den entsprechenden Axialschnitt gebildet werden und nicht durch den gesamten vertikalen Abschnitt. Infolge der Krümmung des Alveolarfortsatzes können frontale Schnittbilder einen falschen Eindruck der bukkolingualen Knochenverhältnisse vermitteln. Weiterhin stehen wegen der Bogenform des Unterkiefers die frontalen Schnittebenen auf beiden Seiten des Unterkiefers nicht senkrecht zum Kanal. Lindh et al. (1992)[92] berichteten, daß die Darstellung des Mandibularkanals auf reformatierten Schnittbildern mangelhaft ist, jedoch besser auf Schnittbildern der Frontalebene. Weitere Forschungsarbeiten sind zur Absicherung des Klinikers notwendig.

Zur Beurteilung der Winkelungen zwischen den Fixturen ist es hilfreich, eine Klarsichtschablone in folgender Weise zu verwenden (Abb. 33.9k):

Legen Sie eine Klarsichtfolie mit den maßstabgetreuen Umrissen der Fixtur über ein reformatiertes Schnittbild. Zeichnen Sie die Oberkante des Schnittbildes auf die Folie. Diese kann dann zu einer benachbarten vorgesehenen Fixturenstelle bewegt werden, indem man die Oberkantenlinie der Folie auf die Oberkante des neuen Schnittbildes ausrichtet und die Winkelstellung mit einer in diesem Gebiet vorgesehenen Fixtur vergleicht. Vergleiche können jedoch nur zwischen Fixturen angestellt werden, die in gerader Linie und nicht im Bogen geplant sind. Die vergleichende Bezugnahme auf das axiale Schnittbild ist notwendig. Es gibt inzwischen ein komputergestütztes System, das die gleiche Aufgabe erfüllt (SIM/Plant – Columbia Scientific Co); es dürfte jedoch noch nicht verfügbar sein. Wenn man die möglichen Fixturen auf gegenüberliegenden Seiten des Kieferbogens vergleicht, muß der Winkel zwischen den vorgesehenen Fixturen und die Vertikalebene für jede Seite gesondert gemessen und

Voraussetzungen, die sich als besonders günstig für die Versorgung mit Zahnersatz erweisen, der durch osseointegrierte Fixturen gestützt wird

RADIOGRAPHIC ANALYSIS

NAME DATE

TOOTH	OPT HEIGHT	DENTASCAN SECTION	WIDTH	HEIGHT	QUALITY	ANGULATION AND STARTING POINT	FIXTURE	
							LENGTH	DIAM

Abb. 33.9m Formblatt zur Erhebung von Fixturen. Es enthält Aufzeichnungen über Zahnposition, zugehöriger CT-scan-Abschnitt, Messungen an vorgesehenen Fixturenlagern, Beurteilung der Knochenqualität, Entscheidung über Fixturenlänge und Durchmesser und Insertionsstelle sowie Winkelung.

summiert werden, um den Divergenzwinkel zwischen den Fixturen zu erhalten. Hiernach kann man beurteilen, ob eine Superstruktur aus einem Stück eingegliedert werden kann (Abb. 33.9k [iv]).

Folgende Informationen können aus reformatierten Schnittbildern gewonnen werden

- Kieferkammbreite;
- Kieferkammhöhe;
- relative Lage vitaler Strukturen;
- Knochentyp, z.B. dichter oder spongiöser Knochen, obwohl diese Feststellung besser anhand jedes einzelnen axialen Schnittbildes getroffen wird;
- Morphologie des Kieferfortsatzes;
- Kieferkammposition und Neigung in Bezug auf die gewünschte Zahnstellung durch Einarbeitung von Markern in die temporären Restaurationen;
- Lage von Knochendefekten, die auf Panoramaaufnahmen verborgen blieben (Abb. 33.9i).

Denken Sie daran:

- metallische Restaurationen erzeugen Verzeichnungen, gewöhnlich mit Verlust der Darstellung des Alveolarfortsatzes. Pfosten und metallische Implantate können den Verlust der intraalveolären Bildschärfe verursachen;
- Bewegungen des Kopfes oder des Unterkiefers bewirken stufenförmige Verzeichnungen;
- ein interokklusaler Wachsbiß ist nützlich, um mandibuläre Bewegungen zu vermeiden;
- Patienten können in dem Scannertunnel in Panik geraten. Der Zahnarzt sollte ihnen daher zuvor den Ablauf erklären. Bei manchen Patienten ist es nützlich, 10 mg orales Temazepam 45 Minuten vor der Untersuchung zu verabreichen. Dabei darf jedoch kein Gefühl der Schläfrigkeit erzeugt werden, da dies zu Kopf- und Unterkieferbewegungen führen kann. Der Patient muß, wenn er sediert wurde, nach Hause begleitet werden;
- Der Winkel der Axialschnitte muß sorgfältig gewählt wer-

den, da die reformatierten Schnittbilder senkrecht auf dem Axialschnitt stehen;
- CT-scans sollten nur verordnet werden, wenn sie durch Krankengeschichte und vorangehende Untersuchungen gerechtfertigt sind, besonders wenn andere Systeme mit gleichem diagnostischen Wert, wie z.B. Schichtaufnahmen, verfügbar sind.
- Der Leser wird auf die Veröffentlichungen von Schwartz et al. (1987)[89] und Wisham et al. (1988)[93] verwiesen.

Nutzung der gewonnenen radiographischen Information

Die Durchführbarkeit der Implantation von Fixturen einschließlich Länge und Breite, die vorgesehenen Insertionsstellen (bukkal oder palatinal) und die Winkelung werden anhand der Röntgenbilder festgelegt und die Befunde in ein Formblatt (Abb. 33.9m) eingetragen. Auf beide Unterlagen wird zum Zeitpunkt des chirurgischen Eingriffs zurückgegriffen.

Spezialtests

Zusätzliche Tests, z.B. bezüglich der Blutgerinnung können erforderlich sein (s. Kapitel 4).

Behandlungsplanung

Die aus Untersuchung und Krankengeschichte gewonnenen Informationen werden anschließend genutzt, einen Behandlungsplan aufzustellen, der alle in Kapiel 5 angesprochenen Aspekte umfaßt. Besonders wichtig ist die Planung der Übergangsversorgung von vorhandenen gescheiterten Restaurationen zu fixturengestützten Restaurationen. Die möglichen Kombinationen sind:

- Gescheiterte Restauration – Entfernen aller Zähne – Ersatz durch eine Vollprothese – Implantation von Fixturen – Montage der Distanzhülsen – fixturengestützte Restauration;
- gescheiterte Restauration – festsitzende, zahngestützte Interimsrestauration mit oder ohne Entfernung einiger Zähne – Implantation von Fixturen – Montage der Distanzhülsen – Entfernung der verbliebenen Zähne – fixturengestützte Restauration;
- gescheiterte Restauration – abnehmbare Interimsprothese mit oder ohne Entfernung einiger Zähne – Implantation von Fixturen – Montage der Distanzhülsen – Entfernung der verbliebenen Zähne – fixturengestützte Restauration;
- gescheiterte Restauration – festsitzender oder abnehmbarer Interimsersatz mit oder ohne Entfernung einiger Zähne – Implantation von Fixturen – Montage der Distanzhülsen – zahn- und fixturengestützte Restauration.

Grundsätze zur Implantation von Fixturen in Bezug auf die nachfolgende Herstellung des Zahnersatzes

Neben den grundlegenden chirurgischen Erfordernissen zur Implantation von Fixturen, sollten hinsichtlich des nachfolgenden Zahnersatzes folgende Überlegungen angestellt werden:

- Die Fixturen sollten zueinander so parallel wie möglich stehen. Wenn ästhetische Überlegungen wichtig sind, ist eine Konvergenz von etwa 10° wünschenswert, um die Ausbildung einer 'interdentalen' Papille zu erleichtern.[24]
- Fixturen müssen hinsichtlich der Zahnstellung in korrekter Position eingebracht werden. Dies wird durch eine im Labor gefertigte Schablone erleichtert, s. unten. Die Schablone dient als Führungsbehelf; die präzise Lage kann erst nach Aufklappung der Schleimhaut bestimmt werden;
- die Fixturen müssen in entsprechender bukkolingualer Position stehen.
- Die Auskragung einer Fixtur sollte sich innerhalb der Grenzen der vorgesehenen Krone halten und wenigstens 1 mm lingual zur vorgesehenen bukkalen Fläche und 1 mm bukkal zur vorgesehenen lingualen Fläche betragen. Dies erleichtert die Ausrichtung der Befestigungsschrauben zur Mitte der Okklusalfläche und verhindert, daß sie unansehnliche bukkale Perforationen an der Krone verursachen (Abb. 33.10a).
- Die Fixtur sollte den höchsten Anteil des Kieferkamms einnehmen, andernfalls können sich Speisereste zwischen Kieferkanmm und Distanzhülse ansammeln. Gegebenenfalls muß der Kieferfortsatz in der Höhe abgetragen werden.
- Im Unterkiefer sollten die frontalen Fixturen mit den zementierten Kronen (CeraOne – Nobelpharma) an die bukkale Fläche des Knochenkamms gesetzt werden, so daß die Winkelung der Fixturen in Richtung auf die palatinale Seite der Schneidekante des Gegenzahnes weisen. Bei schraubenbefestigten Kronen muß die Fixtur weiter nach lingual gesetzt und/oder angewinkelt werden, um die Unterbringung der Schraube im Bereich des Cingulums zu ermöglichen.
- Bei Kieferbeziehungen der Klasse III kann die Winkelung der Unterkieferfixturen zum Oberkiefer Schwierigkeiten bei der Mundpflege auf der lingualen Seite der Pfeiler mitsichbringen. Daher sollte man die Fixturen senkrechter positionieren und eventuelle ästhetische Probleme anschließend lösen. Gewöhnlich sind diese nicht so gravierend, weil die Zähne von der Unterlippe bedeckt werden.
- Seitliche Unterkieferfixturen sollten sich auf den bukkalen Abhang des palatinalen Höckers des Gegenzahnes ausrichten (Abb. 33.10b). Insbesondere in teilbezahnten Fällen sollten sie gegen die palatinale Seite der zugehörigen gegenüberliegenden Fossa weisen, z.B. die mesiale Fossa bei Oberkieferprämolaren, um die Disklusion der aufsitzenden Brücke zu optimieren.
- Im Oberkiefer werden frontale Fixturen für zementierte Kronen ein wenig gegen die palatinale Seite des

Behandlungsplanung

Abb. 33.10 Winkelung der Fixtur.

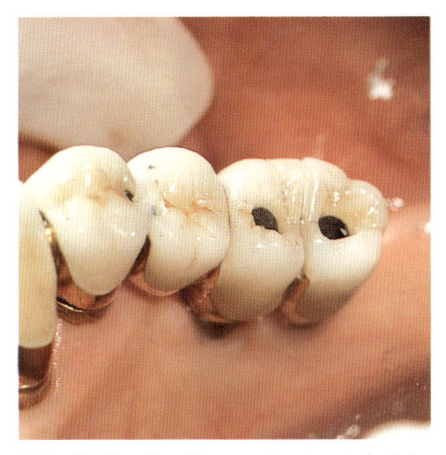

Abb. 33.10a (i) Wenn schraubenbefestigter Brückenersatz zur Anwendung gelangt, sollte die Projektion der Fixtur innerhalb der vorgesehenen Kronenform liegen und wenigstens 1 mm lingual zur bukkalen Fläche und 1 mm bukkal zur lingualen Fläche betragen, wie am Beispiel des Zahnes 46 gezeigt wird. Damit werden unförmige Kronen und das Hervortreten von Befestigungsschrauben an ungünstigen Stellen vermieden.

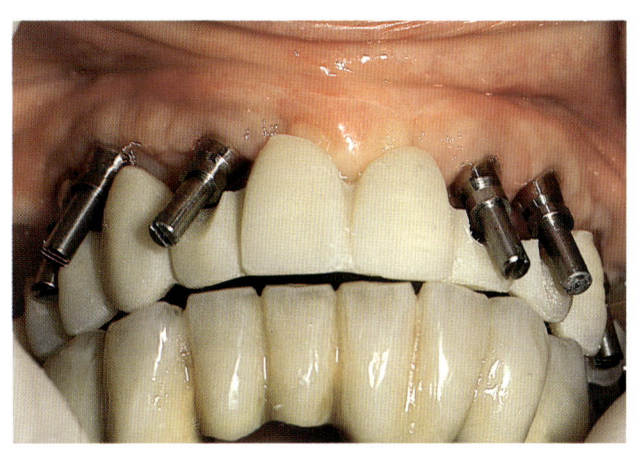

Abb. 33.10a (ii) Die Winkelung der Fixturen führte dazu, daß die Schrauben durch die labialen Flächen treten, wenn nicht umfangreiche Korrekturen mit abgewinkelten Distanzhülsen vorgenommen werden.

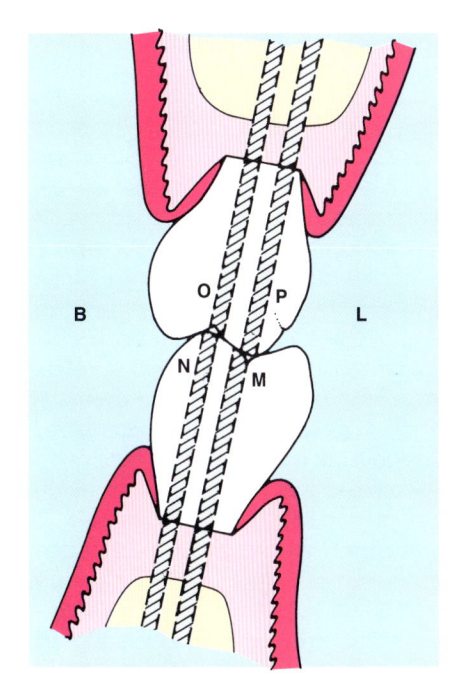

Abb. 33.10b (i) Der seitliche Unterkiefer: – die Fixtur sollte auf den bukkalen Abhang des palatinalen Höckers des Gegenzahnes weisen, so daß die Schraube (M) in die Fossa des Unterkieferzahns verlegt werden kann. (N) ist falsch. Der seitliche Oberkiefer: – die Fixtur sollte auf den lingualen Abhang des bukkalen Höckers des Gegenzahnes ausgerichtet werden, um die Schraube in der Fossa (O) des Oberkieferzahns unterzubringen. (P) ist falsch.

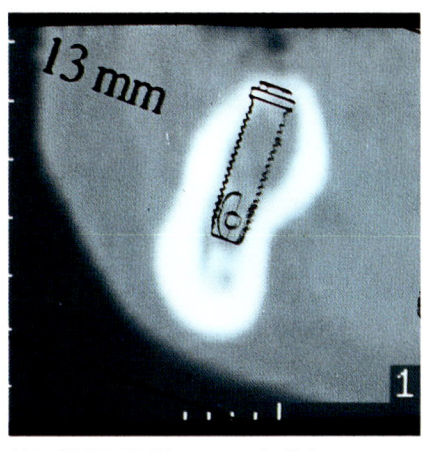

Abb. 33.10b (ii) Wenn man die Fixtur so ausgerichtet, daß sie die maximale Länge über dem Mandibularkanal nutzt, wird sie eine linguale Neigung aufweisen und deren Apex findet keine Verankerung in der kortikalen Platte.

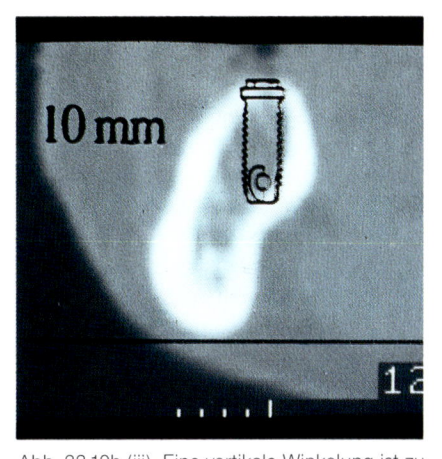

Abb. 33.10b (iii) Eine vertikale Winkelung ist zu bevorzugen, da sie die Fixtur in eine günstige okklusale Beziehung setzt. Der Apex wird in der lingualen kortikalen Platte verankert und es erfolgt keine Beeinträchtigung des neurovaskulären Bündels.

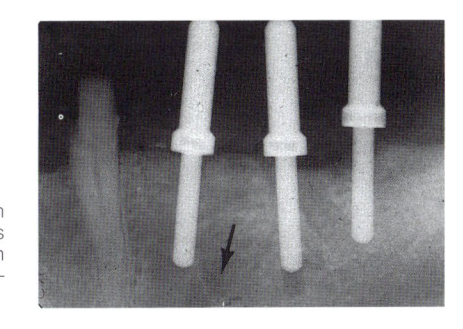

Abb. 33.10c Röntgenbild mit eingesetztem Richtungsindikator, um die Beziehungen des Foramen mentale (Pfeil), des angrenzenden Zahnes und des Mandibularkanals zu beurteilen.

Knochenfortsatzes gesetzt, so daß die labiale Fläche der Distanzhülse geringfügig palatinal von den Schneidekanten der angrenzenden Zähne liegt. Bei einer Okklusion der Angle-Klasse I ist dies soeben labial vor der Schneidekante des Gegenzahnes. Schraubenbefestigte Kronen dürfen eine etwas palatinalere Stellung der Distanzhülse einnehmen, um die Schraube im Cingulumbereich unterbringen zu können.

- In der seitlichen Oberkieferregion sollte die Fixtur sich auf den lingualen Abhang des bukkalen Höckers des Gegenzahnes ausrichten und zur Optimierung der Disklusion in die zugehörige Fossa weisen, z.B. in die distale Fossa der Unterkiefer Prämolaren (Abb. 33.10b).
- Die vorangegangenen Empfehlungen erleichtern die prothetische Arbeit und minimieren das Risiko, daß Befestigungsschrauben durch die Labialflächen und Höckerspitzen der Zähne treten.[75]
- Zunächst muß der Chirurg die Winkelung der betreffenden Fixtur überprüfen, indem er einen Pilotkanal anlegt und den Richtungsindikator einsetzt (DIA 006 – Nobelpharma). Die Einstellung des Unterkiefers erfolgt in zentrische Relation oder Interkuspidalposition, je nachdem, ob die Restauration entsprechend den Verhältnissen neuorientiert oder formgetreu durchgeführt wird. Die Stellung des Richtungsindikators zum Gegenzahn wird überprüft. Diese manipulative Maßnahme ist bei einem narkotisierten Patienten mit Tamponaden im Munde schwierig, jedoch relativ einfach bei einem Patienten, der unter Lokalanästhesie behandelt wird. Dies ist bei der Behandlung teilbezahnter Patienten ein besonders deutlicher Vorteil und ganz abgesehen von dem Narkoserisiko ein triftiger Grund, die Behandlung unter Lokalanästhesie zu befürworten. Wenn Zweifel über die Beziehung der vorgesehenen Fixtur zu den benachbarten Zähnen oder vitalen Strukturen aufkommen, sollte mit dem eingesetzten Richtungsindikator ein Röntgenbild aufgenommen werden (Abb. 33.10c);
- da die Fixtur schmaler als ein Zahn ist, muß man den Fixturenkopf 4 mm nach apikal von der Schmelz-Zementgrenze des angrenzenden Zahnes setzen, um normale anatomische Verhältnisse für den Zahnersatz zu schaffen;[75]
- der Chirurg muß einsehen, **daß aus prothetischen Gründen das Gebiet mit maximalem Knochenangebot nicht unbedingt die beste Stelle zur Implantation einer Fixtur darstellt. Eine vorausgehende Konsultation und Vorplanung ist daher wichtig** (Abb. 33.10a);
- Fixturen sollten räumlich voneinander korrekt getrennt werden.
- Fixturen sind räumlich einwandfrei von benachbarten Zähnen und dem Foramen mentale abzusetzen (s. 'Faktoren, die berücksichtigt werden sollten' Seite 496-498).
- Fixturen müssen so gesetzt werden, daß der Rand der Distanzhülse nicht näher als 1 mm an angrenzende Zähne rückt.
- Fixturen dürfen nicht in die Mittellinie des Oberkiefers implantiert werden.
- Fixturen sollten versetzt angeordnet werden, um die Brücke wirksam abzustützen.
- Fixturen sollten über den Kieferbogen verteilt und nicht in einer Linie implantiert werden, um der Brücke eine günstige Abstützung durch besseren Widerstand gegen Rotationskräfte zu verschaffen. Wenn die zu ersetzenden Zähne in einer Linie stehen, z.B. 23, 24, 25, dann sollte die Anordnung der Fixturen bei einem breiten Kieferkamm tripodisiert werden, d.h. die mittlere Fixtur wird relativ zur mesialen und distalen nach palatinal gesetzt, sofern dies die Ästhetik nicht beeinträchtigt. Diese Maßnahme verbessert den Widerstand gegen bukkolinguale Rotationskräfte;
- bei der Positionierung von Fixturen muß man immer an die nachfolgende Gestaltung des Zahnfleisches denken, da möglicherweise Weichgewebe wie Hartgewebe augmentiert werden muß. Sowohl Zahnarzt, wie auch Patient müssen realisieren, daß möglicherweise mehr als eine plastisch-chirurgische Maßnahme erforderlich ist, um ein ästhetisches intraorales Erscheinungsbild der Weichgewebe zu schaffen.

Grundsätze in Bezug auf die Prothesenherstellung

- Implantatgestütze Unterkieferprothesen, mit zwischen die Foramina mentalia gesetzten Fixturen, haben eine bessere Überlebensdauer als Oberkieferprothesen, obwohl bei sorgfältiger Auswahl der Fälle die Prognose für beide gut ist;
- es gibt gut geleitete Langzeituntersuchungen, welche die Wirksamkeit von Rekonstruktionen mittels Fixturen in zahnlosen Kiefern nachweisen.[44,94] Die Beobachtungszeiträume für Rekonstruktionen in teilbezahnten Kiefern[26,32,47,61] sind kürzer, und es ist bislang noch nicht geklärt, ob Pathogene von parodontal erkrankten Restzähnen auf die Umgebung der Fixturen übergreifen und zum Zusammenbruch der betreffenden Gewebe führen können, obwohl dies denkbar ist;[12-14]
- jede festsitzende Prothese oder jeder festsitzende Teil einer Prothese sollte ein absolut passive Beziehung zu den Stützpfeilern einnehmen. Wenn dies bei der Einprobe des Metallgerüstes nicht der Fall ist, muß das Gerüst durchtrennt und die Einzelteile müssen vor dem Verlöten den Verhältnissen entsprechend angepaßt werden;
- Ästhetik. – Manchmal kann es schwierig sein, vornehmlich im Oberkiefer ein gutes ästhetisches Erscheinungsbild herzustellen, wenn die Fixturen nach labial vorstehen. Dieses Problem wurde durch die Einführung von abgewinkelten Distanzhülsen verbessert (Abb. 33.6). Es sollte jedoch nicht erwartet werden, daß sie eine ungenügende Behandlungsplanung oder mangelhafte chirurgische Technik kompensieren könnten. Außerdem wird der bukkale Rand der Distanzhülse sichtbar, wenn die transmuköse Öffnung nicht wenigstens 4,5 mm tief ist. Stellen sich schwierige Winkelungsprobleme ein (Abb. 33.10a [ii]), empfiehlt sich, die bestehende Winkelung durch individu-

Behandlungsplanung

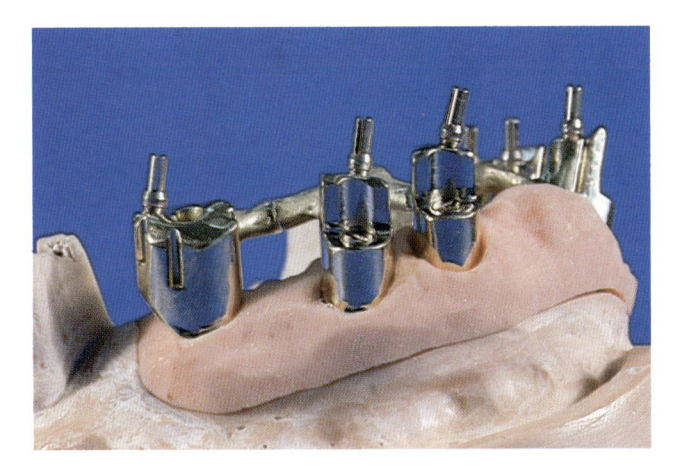

Abb. 33.11a Individuell hergestellte Distanzhülsen des in Abb. 33.10a (ii) dargestellten Behandlungsfalles. EsthetiCone-Goldzylinder wurden auf jede Distanzhülse aufgesetzt und die Kronen in voller Größe aufgewachst. Anschließend wurden die Pfeiler gefräst, um Zugang für die EsthetiCone-Schrauben zu erhalten, parallele Wände zur Retention der Superstruktur herzustellen und Schraubenretentionen anzubringen. Diese treten sichtbar, aus den Okklusalflächen zur Befestigung der Superstruktur hervor. Die Superstruktur reicht bis an den Gingivalrand. Da die Kappen sich frei drehen können, wurden linguale Fortsätze von diesen Aufbauten anhand eines Gnathostone-Lötabdrucks zusammengelötet und die Superstruktur über diese Fortsätze hergestellt; nach dem Verschrauben der Kappen auf ihren Pfeilern wurden die Fortsätze im Munde abgetrennt. Die fertiggestellte Restauration s. Abb. 33.19c.

Abb. 33.11b (i) Drei EsthetiCone-Distanzhülsen; auf Zahn 23 befindet sich eine Goldkappe.

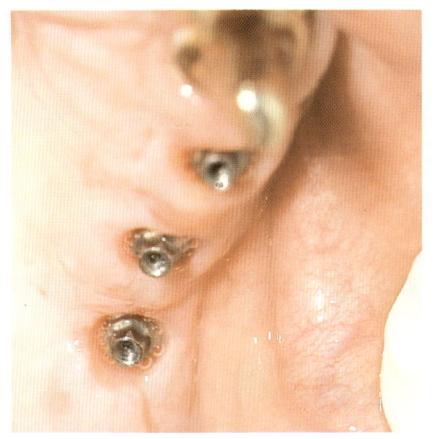

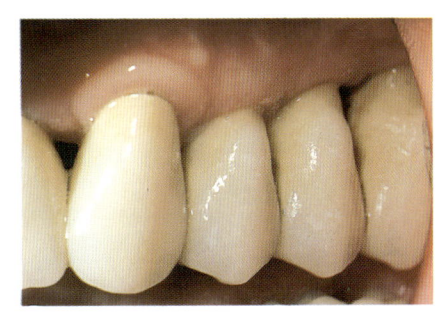

Abb. 33.11b (ii) Verblendkrone auf 23 und EsthetiCone-Distanzhülsen bei 24, 25, 26. Das Zahnfleisch erscheint an den Fixturen gesünder als am überkronten natürlichen Zahn.

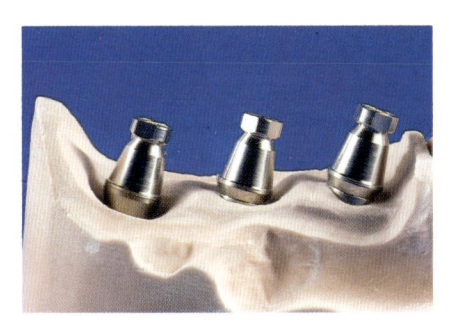

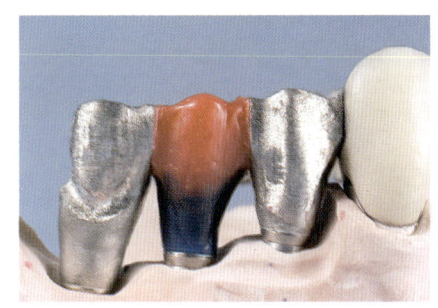

Abb. 33.11c (i) EsthetiCone-Goldzylinder auf dem Meistermodell – die abnehmbare Weichteilmaske ist abgenommen.

Abb. 33.11c (ii) Gußkronen auf zwei Einheiten zur Keramikverblendung. Auf der mittleren Einheit die fertige Wachsmodellierung, um optimale Lötflächen zu schaffen. Die EsthetiCone-Goldkappen wurden aufgebaut, um den Metallkörper zu vergrößern und die Keramik abzustützen (die fertiggestellten Kronen s. Abb. 33.11b [ii]). Da diese drei Einheiten eine kurze Spanne überbrücken und in gerader Linie stehen, hätte man sie anstelle der Lötungen auch in einem Stück gießen können, vorausgesetzt das Arbeitsmodell wird aus einem Spezialgips von extrem niedriger Expansion hergestellt.

ell gefertigte Aufsätze auszugleichen (Abb. 33.11a, 33.19c, 33.20h-k).

Extremer Verlust von Knochen und Deckgewebe bei vorhandener kurzer Ober- oder Unterlippenlinie verursachen ästhetische Probleme, die entweder extrem lange Zähne, oder prothetischen oder chirurgischen Ersatz von Weichgewebe erfordern. Der Chirurg muß über ein gutes prothetisches Beurteilungsvermögen verfügen, andernfalls konnte wegen mangelnden Verständnisses seitens des Chirurgen, einer gescheiterten zahngestützten Restauration eine mißratene implantatgestützte Rekonstruktion folgen. Mehrere chirurgische Maßnahmen sind möglicherweise erforderlich, um optimale ästhetische Ergebnisse zu erzielen. Schwierigkeiten mit großen Zahnzwischenräumen können mit Deckprothesen behoben werden.

Die Wahrscheinlichkeit, daß unansehnliche Metallränder in Erscheinung treten (Abb. 33.1a) wurde durch die Einführung konischer Distanzhülsen verringert, die mit dem darübersitzenden Goldzylinderrand in dem transmukösen Gewebe einlagern (EsthetiCone-Distanzhülse – Nobelpharma) (Abb. 33.6, 33.11b). Auf die Goldzylinder, die diesen Distanzhülsen aufsitzen, kann Keramikmetall angegossen werden. Die im Katalog des Herstellers graphisch dargestellte Zylinderkonstruktion sieht vor, daß der Zylinder nur an seiner Peripherie aufsitzt. Mit dem Anziehen der Befestigungsschraube ist es jedoch möglich, daß diese Gestaltung an den Rändern hohe Spannungskonzentrationen erzeugt. Es ist unwahrscheinlich, daß der befestigte Zylinder gleichzeitig an seiner okklusalen Fläche und an seinem Rand exakt aufsitzt ohne den Rand zu belasten. Die daraus resultierende Biegung kann die Ausbreitung von Rissen und Keramikbrüche verursachen, die möglicherweise nicht sofort auftreten, zumal die Verformung der Titan-Distanzhülse dies verhütet. Es scheint daher vernünftig, den Zylinder wo immer möglich zu verstärken, um das Risiko der Durchbiegung des Gerüstes zu vermindern (Abb. 33.11c). Die Frage, ob im Laufe der Zeit durch die Schrumpfung der Mukosa der subgingivale Metallrand sich freilegt, erfordert weitere Untersuchungen.

Die Vorteile konischer Distanzhülsen sind: sie ergeben **bessere ästhetische Ergebnisse** (Abb. 33.11b), obgleich Langzeituntersuchungen notwendig sind, die Standfestigkeit der marginalen Schleimhaut nachzuweisen. Sie gestatten eine Disparallelität bis 15° für jede Fixtur, das bedeutet 30° Divergenz oder Konvergenz zwischen zwei Fixturen, ohne daß sich Unterschnitte an der Brücke ergeben. **Kürze** – die Gesamthöhe der Distanzhülse und des Goldzylinders beträgt 6,7 mm.

- **Phonetik.** Manchmal bereiten offene Zahnzwischenräume oder die labiale Stellung der oberen Frontzähne in Bezug auf einen nach palatinal zurückgewichenen, resorbierten Kieferkamm phonetische Probleme. Der Patient sollte zuvor darauf aufmerksam gemacht werden. Ein abnehmbar konzipierter Zahnersatz kann erforderlich werden, um die Zwischenräume zu schließen;
- **Zunehmende Belastung.** Wenn okklusale Keramikoberflächen vorgesehen sind, sollten die Fixturen zunächst 6 Monate mit okklusalen Kunststoffverblendungen[95] in Funktion genommen werden, um eine zunehmende Belastung des Knochens einzuleiten (Abb. 33.21o). Dies ist eine klinische Annahme, weil nicht bekannt ist, wie progressiv die Knochenbelastung fortschreitet, ob Kunststoff tatsächlich eine solche zunehmende Belastung bewirkt und welche Form okklusaler Kontakte solche Belastungen erzeugen.
- **Festziehen der Befestigungsschrauben.** Die Schrauben sollten in der Reihenfolge angezogen werden, daß die räumlich auseinanderstehenden Goldkappen zuerst befestigt werden. Wenn zum Beispiel 5 Fixturen vorhanden sind, wird die Schraube der mittleren Kappe zuerst festgezogen, dann die beiden endständigen und anschließend die dazwischenliegenden. Alle Schrauben sollten bis zum ersten Widerstand angezogen und anschließend endgültig festgesetzt werden. Wenn zur Endbefestigung mehr als 1/4 Umdrehung notwendig ist, deutet dies auf einen nicht-passiven Sitz hin, und das Gerüst muß sorgfältig untersucht werden. Die Befestigungsschrauben der Goldzylinder werden mit 10 Ncm festgezogen. Dies setzt die Schraube unter Vorspannung. Unter Anfangsbelastung entsteht in der Schraube eine Spannung, welche die Vorspannung vermindert,[60] die Verbindung schwächt und zunehmende Rotationsbelastungen zuläßt. Die Schrauben müssen daher nach 2 und nach 7 Tagen im Anschluß an die Eingliederung der Prothese erneut mit 10 Ncm nachgezogen werden. Wenn aus irgendeinem Grund eine Schraube entfernt wird, ist es am sichersten, diese durch eine neue zu ersetzen, weil das Original während der Befestigung vorgespannt wurde und bei der Wiederverwendung leichter abbrechen kann.

Kriterien zur Beurteilung einer erfolgreichen Osseointegration

Nach Albrektsson et al. (1986)[96] sind folgende Befunde Kriterien für eine erfolgreiche Osseointegration:

- wenn ein einzelnes, freies Implantat im klinischen Test unbeweglich ist;
- wenn auf einem Röntgenbild keine Anzeichen für periimplantäre Strahlendurchlässigkeit erkennbar sind;
- daß der jährliche Knochenverlust weniger als 0,2 mm nach dem ersten Jahr der Beanspruchung des Implantates beträgt;
- wenn das Leistungsvermögen eines Einzelimplantates nicht durch dauerhafte und/oder irreversible Anzeichen und Symptome wie Schmerz, Infektion, Neuropathie oder Verletzung des Mandibularkanals beeinträchtigt wird;
- wenn in obigem Kontext am Ende einer 5-jährigen Beobachtungszeit eine Erfolgsrate von wenigstens 85% und am Ende einer 10-jährigen Periode von 80%, als Erfolgskriterium zu verzeichen ist.

Diese Ziele liefern gute Forschungsgrundlagen im Hinblick auf verschiedene Methoden und Techniken; sie leisten dem Kliniker jedoch nur begrenzten Beistand. Solange keine objektiven Methoden für die unmittelbare Beurteilung der Integration eines Implantates zur Verfügung stehen, wird die Verantwortung für den späteren Mißerfolg einer umfangreichen Rehabilitation dem Prothetiker angelastet und führt zu unkontrollierbaren finanziellen Konsequenzen.

Gegenwärtig hängt die klinische Erfolgsaussicht ab von:

- dem Fehlen von Weichgewebserkrankungen;
- dem Fehlen purulenten Exsudates;
- dem klingenden Geräusch, wenn das Implantat mit einem harten Gegenstand perkutiert wird;
- dem Fehlen von Symptomen;
- dem Fehlen von Lockerungen;
- dem radiologischen Beweis der Integration.

Diese Tests sind nicht objektiv. Es ist jedoch ein gravierender Fehler, angesichts einer wahrscheinlich gescheiterten Integration der Fixtur mit der Restauration fortzufahren. Sullivan (1990)[97] empfahl, daß zum Zeitpunkt der Verbindung mit der Distanzhülse alle Fixturen auf ihre Osseointegration überprüft werden sollten, indem man mittels eines Fixturen-Setzinstrumentes eine gegen den Uhrzeigersinn gerichtete Drehkraft von 10 Ncm anlegt. Jede Fixtur, die sich lockert, sollte entfernt werden. Da diese Drehkraft beträchtlich niedriger liegt als diejenige, die erforderlich ist, Fixturen aus dem Langknochen eines Kaninchens zu entfernen,[98-99] enthält diese Empfehlung einen brauchbaren Ansatz für weitere Untersuchungen. Es ist jedoch möglich, daß einige Fixturen eine schwache frühe Osseointegration aufweisen, aber mit der Zeit eine stärkere, erfolgreiche Integration erlangen. Eine umgekehrte Drehkraft von 10 Ncm könnte solche Fixturen ebenso wie nicht-integrierte herausdehen. Auf jeden Fall kann man jedoch alle Fixturen, die damit nicht entfernt werden, als gut integriert betrachten. Der Test mag daher eine sehr hohe Erfolgsrate für die übriggebliebenen Fixturen ausweisen, aber er könnte immerhin einige Fixturen unnötigerweise entfernen. Er sollte deshalb vielleicht für Fixturen vorbehalten bleiben, an denen zum Zeitpunkt der Implantation bereits gewisse Probleme festgestellt wurden, z.B. weiche Knochenverhältnisse.

Behandlungsablauf für implantatgestützten Zahnersatz von gescheiterten Restaurationen durch osseointegrierte Fixturen

Der gesamte Ablauf der Behandlung von Patienten an denen Neueingliederungen von Zähnen, oder eine Kombination aus Zähnen und osseointegrierten Fixturen anstehen, wird in Kapitel 34 beschrieben. Die Besonderheiten im Hinblick auf die Osseointegration werden unten dargestellt. Hart und Weichgewebe können vor der Implantation, oder zum Zeitpunkt der Implantation von Fixturen einer Vergrößerung bedürfen. Weiterhin kann eine Weichgewebsaugmentation im Stadium des Aufsatzes der Distanzhülsen erforderlich werden. Weitere Weichgewebskorrekturen sind möglicherweise nach Abheilung an temporären Kronen erforderlich. Dem Chirurg, Prothetiker und Patient sollte bewußt sein, daß gegebenenfalls mehr als eine intraorale plastisch-chirurgische Maßnahme unumgänglich ist.

Folgende Etappen ergeben sich:
- vor der Implantation von Fixturen;
- während der Implantation von Fixturen;
- nach der Implantation von Fixturen;
- Freilegung der Fixturen und Aufsatz der Distanzhülsen;
- Herstellung der Prothesen;
- Nachsorge.

(i) Vor der Implantation von Fixturen

1) Erste Kontaktaufnahme;
2) Erhebung der Krankengeschichte und Untersuchung. Ein Orthopantomogramm sollte aufgenommen werden, um zu entscheiden, ob weitere Röntgenaufnahmen gerechtfertigt erscheinen;
3) Diagnose;
4) Behandlungsplanung;
5) Unterhaltung mit dem Patienten – ein Videofilm, der die einzelnen Stadien zeigt, oder eine Informationsbroschüre für den Patienten sind nützlich (s. Kapitel 7).
6) Wenn weitere Röntgenaufnahmen indiziert sind: laterale cephalometrische Röntgenbilder, wenn die Fixturen ausschließlich zwischen die Foramina mentalia eingebracht werden; CT-scans oder Tomogramme mit oder ohne Entfernung metallischer Restaurationen und Eingliederung von temporären Kunststoffrestaurationen;
7) Behandlungsplanung und weitere Patientengespräche;
8) Entfernung der gescheiterten Restaurationen und Zähne mit Herstellung einer herausnehmbaren Interimsprothese (Kapitel 30-32), oder einer festsitzenden provisorischen Interimsbrücke (Kapitel 8) in Verbindung mit allen erforderlichen Behandlungsmaßnahmen zur Abstützung der Interimsrestauration;
9) Behandlung aller oralen Infektionen;
10) Abheilungzeit im Anschluß an Extraktionen;
11) Weitere Behandlung der Zähne, der Schleimhaut und des Parodonts, soweit erforderlich;
12) Hart- und Weichgewebsaugmentationen, falls notwendig, vor der Implantation der Fixturen.

(ii) Implantation der Fixtur

Für die chirurgische Maßnahme unter Lokalanästhesie wird eine Stunde vor dem Eingriff ein geeignetes Antibiotikum verabreicht. Wenn keine Konraindikationen bestehen, sind 3 g Amoxicillin oral ausreichend. Wenn die Kieferhöhlen eröffnet werden und eine chronische Infektion zu befürchten steht, wird eine Kombination von Amoxicillin und Clavulansäure (Augmentan) empfohlen.[100] Hart- und Weichgewebe können zum Zeitpunkt der Implantation der Fixtur Augmentationen erfordern.

Insertion der Fixtur unmittelbar nach der Zahnextraktion

Kurzzeituntersuchungen an Mensch und Tier haben gezeigt, daß die Reaktion auf Fixturen vergleichbar ist mit deren Implantation in verheilten Knochen.[101-102] Sofortimplantationen kommen in Frage für:
- nicht-parodontal erkrankte Fälle. Wenn kein Anhalt für pathologische Erscheinungen am Knochen vorliegt, können Zellausschlußmembranen über der Fixtur, nach deren unmittelbarer Insertion in eine Extraktionswunde, eingebracht werden.[23,102] Ein wichtiger Faktor nach einer Sofortimplantation ist wahrscheinlich mehr die vollständige Bedeckung der Wunde durch den Zahnfleischlappen als das Einlegen einer Membran.[24] Eine solche Abdeckung erfordert jedoch die Mobilisierung des Lappens, um einen vollständigen Wundverschluß zu erreichen.[103] Diese Maßnahme überdehnt jedoch wiederum die Mukogingivalgrenze und daher ist es vorzuziehen, vor der Implantation der Fixtur zuerst die Bedeckung der Alveole durch das Zahnfleisch abzuwarten, (s. unten);
- parodontal erkrankte Fälle mit fortgeschrittenem Knochenverlust. Hier ist es möglich, die Fixturen sofort einzubringen. Die Zähne werden so schonend wie möglich entfernt und die Sockelhöhe durch eine Alveolarkammplastik reduziert, um an einer unmittelbar nach der Extraktion ein-

Abb. 33.12a (i) Schablone für einen zahnlosen Oberkiefer.

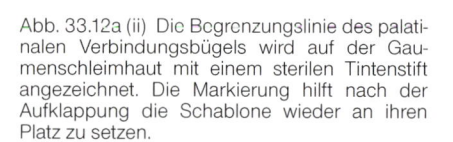

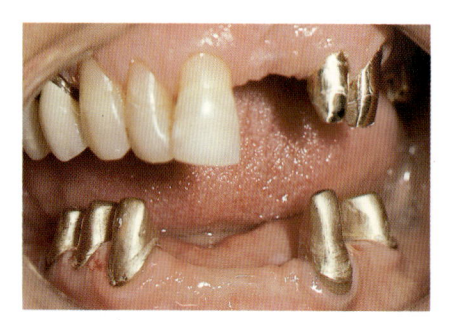

Abb. 33.12a (ii) Die Begrenzungslinie des palatinalen Verbindungsbügels wird auf der Gaumenschleimhaut mit einem sterilen Tintenstift angezeichnet. Die Markierung hilft nach der Aufklappung die Schablone wieder an ihren Platz zu setzen.

Abb. 33.12b Die provisorischen Brücken sind entfernt und auf den Zähnen befinden sich Goldkappen.

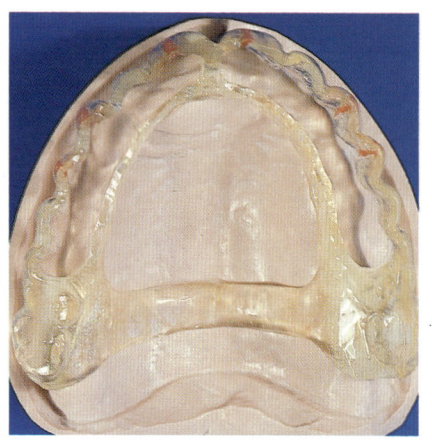

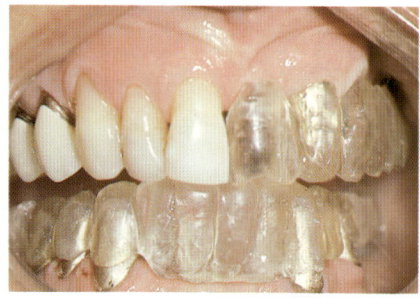

Abb. 33.12c Klarsicht-Kunststoffschablonen, hergestellt anhand von Silikon-Vorwällen der provisorischen Brücken, sind unverrückbar über die Kappen gesetzt.

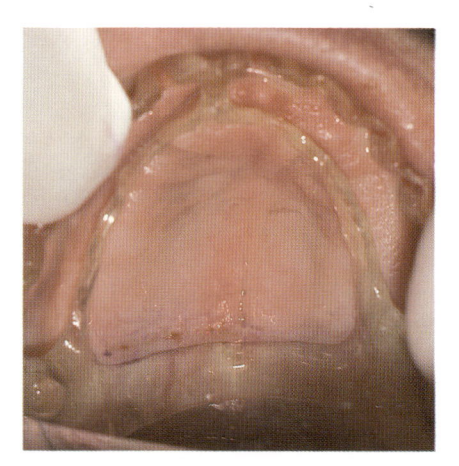

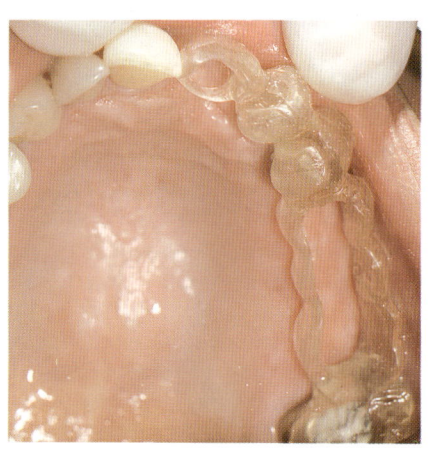

Abb. 33.12d Okklusalansicht der Schablone. Die Projektion der Fixturen in den okklusalen Zwischenraum bewirkt, daß die Zugangsöffnungen in der späteren Restauration okklusal angebracht werden können. Die Kerben kennzeichnen die mesiodistale Lage der Fixturen.

gesetzten Fixtur den Knochenkontakt rundherum sicherzustellen.[9]

Vorzüge, die Abheilung vor der Implantation von Fixturen stattfinden zu lassen

a) Die Abheilungszeit beträgt 4 bis 6 Wochen wenn nur kleine Knochenalveolen zurückbleiben, das Extraktionstrauma sich größtenteils auf das Weichgewebe beschränkt und wenigstens 5 mm Knochen apikal von der Alveole vorhanden ist, in die eine Fixtur verankert wird. Die stattgefundene Epithelisierung ermöglicht, den Verschluß über der Fixtur durch den verfügbaren Schleimhautlappen.

b) Wenn die Alveole nicht infiziert ist, sind 6 bis 8 Wochen Abheilungszeit notwendig und 5 mm apikaler Knochen, in den eine Fixtur verankert wird. Die Technik der Zellausschlußmembran oder die Mobilisierung des Schleimhautlappens können angewandt werden, um den Wundverschluß ohne Zusammenfallen des Weichgewebes zu erleichtern.

c) 6 Monate Ausheilung sind erforderlich, wenn die Alveole nicht infiziert ist, 5 mm apikaler Knochen verfügbar sind und wenn vor der Implantation der Fixtur die Regeneration des Knochens notwendig ist. Die Technik der Zellausschlußmembran kann erfolgversprechend angewandt werden, um den Wundverschluß zu emöglichen (Abb. 33.16f).

d) 9 bis 12 Monate Heilungszeit sind notwendig, wenn eine große infizierte Knochenwunde vorliegt, wenn Zellausschlußmembranen zum Einsatz gelangen, oder kein Knochen apikal zur Extraktionsalveole zur Verankerung der Fixtur vorhanden ist, so daß zunächst eine vollständige Regeneration der Knochenalveole erforderlich ist.

Schablonen

Die Ausrichtung und Lagebestimmung der Fixturen kann durch die Verwendung von Schablonen erleichtert werden, welche Schlitze, oder farbige Markierungen zur Orientierung für Pilot- und Spiralbohrer enthalten (Abb. 33.12). Kleine Führungsöffnungen in der Schablone sollten nicht angelegt werden, weil das Bohren durch diese Öffnungen Kunststoffmaterial in das Fixturenlager einschleppen könnte. Aus dem gleichen Grund setzt man den Bohrer auch nicht in den Schlitz, der als Richtungsindikator dient. Die Schablonen bieten nur einen Anhalt und sind nicht der einzige Orientierungsbehelf bei der Positionierung und Ausrichtung der Fixturen. Häufig sind Schablonen nur in Verbindung mit dem Pilotbohrer zu verwenden, um die Fixturenpositionen zu markieren; die Winkelung des Knochens schließt ihre Verwendung in Verbindung mit Spiralbohrern aus. Schablonen werden wie folgt hergestellt:

Nach der Abdrucknahme beider Kiefer setzt man die Modelle in einen Artikulator. Wenn Zähne fehlen, werden diese aufgestellt und die Schablone wird entweder durch die angrenzenden Zähne gestützt, oder im Falle von Zahnlosigkeit durch eine Basisplatte. Daraufhin erfolgt die Einprobe im Munde. Ist die Zahnstellung annehmbar, wird die Schablone auf der Aufstellung als Führung fertiggestellt. Ist die Stellung der Zähne oder Kronen, die mit der vorhandenen Restauration verbunden sind, akzeptabel, wird die Schablone direkt auf dem Studienmodell gefertigt (s. Anhang).

Zahnloser Kieferbogen

Es ist hilfreich, bei Oberkieferschablonen eine palatinale Verstrebung einzuarbeiten (Abb. 33.12a). Die Schablone wird eingesetzt und deren Umriß mit einem sterilen Tintenstift auf der Mukosa angezeichnet. Nach der Aufklappung setzt man die Schablone zurück und benutzt die Markierungen auf der nicht aufgeklappten Schleimhaut und dem Gaumen im Oberkiefer, um die Auffindung der exakten Lage der Schablone zu gewährleisten.

Teilbezahnter Kieferbogen (Abb. 33.12b-d)

Anhand der Probeaufstellung wird ein Silikonvorwall hergestellt und die Zähne werden mittels dieses Vorwalls in selbsthärtendem Klarsichtkunststoff geformt. Den Zentralbereich fräst man aus und beläßt bukkal und labial gerade noch eine Stärke von 1 mm Kunststoff. Auf der lingualen Seite der bukkalen Oberfläche der Schablone und auf der bukkalen Seite der lingualen Oberfläche werden Rillen oder Farbmarkierungen angebracht, um die mesiodistale Stellung der Fixturen zu kennzeichnen. Die Lagerung der Schablone auf den natürlichen Zähnen ermöglicht die Aufklappung des Zahnfleisches, und die Rillen oder Markierungen werden zur Ausrichtung des Bohrers benutzt. Die Projektion der Fixtur sollte im zentralen Bereich der Schablone liegen. Diese Lagebestimmung wird bei anliegender Schablone durch den Einsatz der Spiralbohrer erleichtert. Die Morphologie des Knochens kann allerdings eine ideale Positionierung ausschließen. Einzelheiten bezüglich der Laborherstellung werden im Anhang beschrieben.

(iii) Nach der Implantation von Fixturen

1) Der Antibiotikaschutz wird 5 bis 7 Tage fortgesetzt, obgleich es keine Untersuchungen gibt, welche diese Notwendigkeit fordern;[100]
2) Analgetika werden für 5 Tage verschrieben;
3) ein oder zwei Wochen lang werden Mundspülungen 2x täglich mit Chlorhexidin Mundspüllösung (0,2%) verordnet;
4) einen Tag nach der Implantation – Nachbehandlung – die Prothesen dürfen zwei Wochen lang nicht getragen werden. Provisorische Brücken können unmittelbar nach Beendigung des chirurgischen Eingriffs wieder eingegliedert werden. Achten Sie darauf, daß sie das Weichgewebe nicht quetschen;
5) eine Woche später, Nahtentfernung;
6) eine Woche später, weichbleibende Unterfütterung der Prothese und Rückgabe an den Patienten;
7) zwei Wochen später, weichbleibende Unterfütterung, falls erforderlich;
8) wöchentliche weichbleibende Unterfütterungen, falls erforderlich, oder
9) zwei Wochen später, dauerhafte Unterfütterung der Prothese. Achten Sie darauf, daß die Fixturen durch die Prothese nicht durch die Schleimhaut hindurch belastet werden;
10) die Osseointegration nimmt im Frontbereich des Unterkiefers mindestens 3 Monate in Anspruch und 6 Monate im Oberkiefer, sowie 3 bis 6 Monate, je nach Knochenqualität, in anderen Unterkieferbereichen. Wenn Zellausschlußmembranen in jeweils einem Kiefer zum Einsatz gelangen, warten Sie 6 Monate. Sollte sich die Membran im Verlauf der ersten 6 bis 8 Wochen der Heilung freilegen, darf sie nicht früher als nach 6 Wochen[25] entfernt werden, es sei denn, es tritt eine Eiterung auf. Der Patient reinigt das Gebiet mit einem in 0,2%-ige Chlorhexidinlösung getauchten (Corsodyl – ICI) Wattetupfer, und für 14 – 21 Tage wird ein Breitbandantibiotikum verordnet.[25] Wenn sich eine Membran nach 8 Wochen freilegt, sollte sie entfernt werden;
11) Sorgen Sie dafür, daß eine strikte Mundpflege eingehalten wird, so daß parodontale Erkrankungen und Zahnfleischentzündungen im Bereich der verbliebenen Zähne vermieden werden, oder zumindest unter Kontrolle bleiben.

(iv) Freilegung der Fixtur und Aufsatz der Distanzhülse (sekundärchirurgisches Stadium)

- Antibiotikaschutz ist nicht erforderlich, es sei denn, der Patient ist gesundheitlich beeinträchtigt und empfänglich für Infektionen oder Bakteriämie;
- legen Sie die Fixturen frei und überprüfen mittels des Drehmoment-Tests alle fraglichen Fixturen;
- entfernen Sie alle Fixturen, die sich nicht in den Knochen integriert haben;
- wenn aus ästhetischen Gründen nötig, werden Weichgewebsaugmentationen durch Gewebetransplantation durchgeführt (Abb. 33.3).

Standard-Distanzhülsen

1) Verbinden Sie zum Zeitpunkt der Freilegung die Distanzhülse mit der Fixtur;
2) Nahtverschluß;

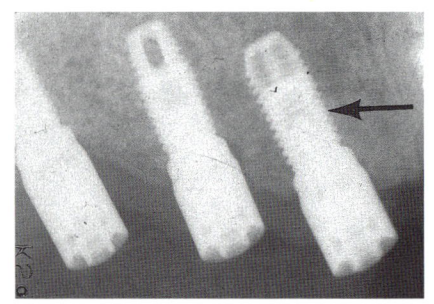

Kapitel 33 Behandlungsansätze – Wahlmöglichkeit 6: Implantatgestützte Prothesen auf osseointegrierten Fixturen

Abb. 33.13a Röntgenbild zur Kontrolle der Paßform der Distanzhülsen. Die oberen Flächen der Distanzhülsen sind abgebildet und die Gewindegänge der Fixturen sind auf der rechten Seite diffus gezeichnet (Pfeil). Die Röntgenstrahlen wurden von oberhalb in einem zu steilen Winkel auf das Objekt gerichtet.

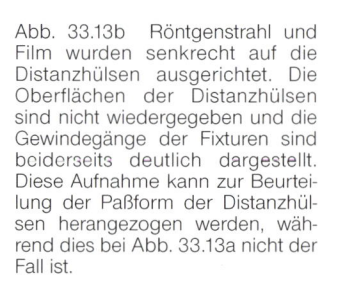

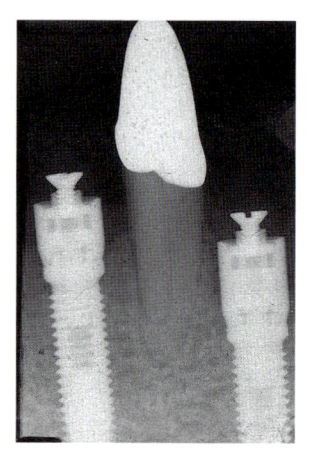

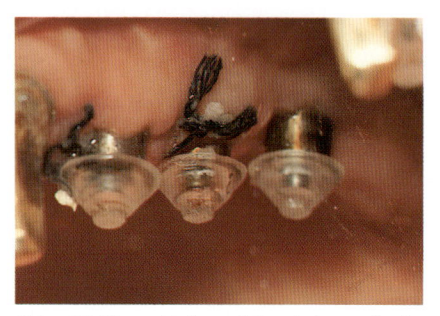

Abb. 33.13b Röntgenstrahl und Film wurden senkrecht auf die Distanzhülsen ausgerichtet. Die Oberflächen der Distanzhülsen sind nicht wiedergegeben und die Gewindegänge der Fixturen sind beiderseits deutlich dargestellt. Diese Aufnahme kann zur Beurteilung der Paßform der Distanzhülsen herangezogen werden, während dies bei Abb. 33.13a nicht der Fall ist.

Abb. 33.13c Heilungskäppchen, auf die Distanzhülsen zum Zeitpunkt der Distanzhülsenmontage gesetzt. Das Gebiet wurde mit einem Parodontalverband versorgt. Zustand eine Woche nach der Operation.

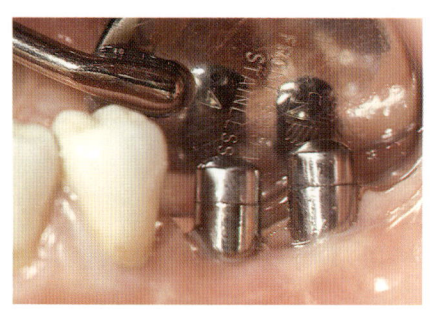

Abb. 33.13d (i) Schutzkappen, auf die Distanzhülsen aufgeschraubt.

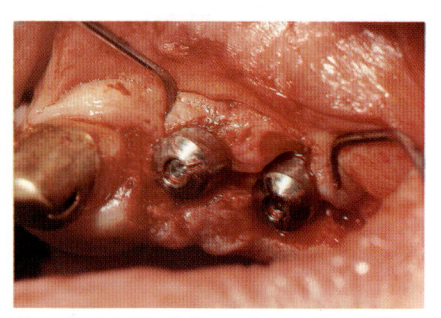

Abb. 33.13d (ii) Heilungsdistanzhülsen, direkt auf die Fixturen gesetzt – vor dem Nahtverschluß.

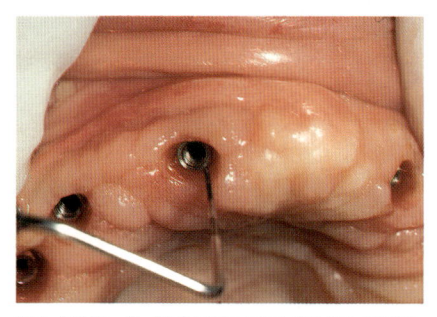

Abb. 33.13e (i) Tiefenmessung der transmukösen Öffnung, damit eine EsthetiCone-Distanzhülse ausgewählt werden kann, die den Goldkappen/Distanzhülsenrand dicht unter den Zahnfleischrand verlagert. Die Sondierung sollte mit einer nicht-metallischen Sonde durchgeführt werden.

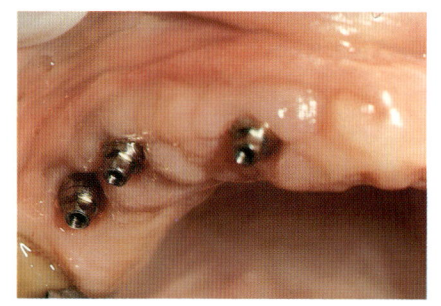

Abb. 33.13e (ii) Die montierten Distanzhülsen.

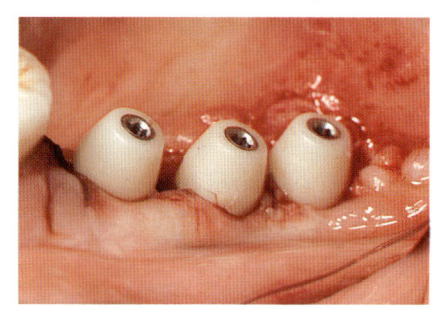

Abb. 33.13f Heilungskäppchen auf EsthetiCone-Pfeilern vor dem Nahtverschluß und Anlegen eines Parodontalverbands.

3) Röntgenaufnahme, um den korrekten Sitz der Distanzhülse zu überprüfen. Die Röntgenaufnahme muß senkrecht zum Implantatpfeiler vorgenommen werden. Die Abbildung der Oberfläche des Pfeilerkopfes weist auf eine inkorrekte superior/inferiore Winkelstellung hin und macht es unmöglich, den Sitz der Distanzhülse auf der Fixtur zu beurteilen. Wenn die Gewinde der Fixtur auf der rechten Seite sich unscharf darstellen (ungeachtet des Kiefers oder der Seite der Plazierung), war der Röntgenstrahl in einem zu steilen Einfallswinkel ausgerichtet (Abb. 33.13a-b). Wenn die linke Seite der Gewindegänge sich unscharf abzeichnen, war der Röntgenstrahl in einem zu flachen Winkel ausgerichtet;[82]

4) setzen Sie die Heilungskäppchen auf (Abb. 33.13c) und applizieren einen Parodontalverband. Verwahren Sie die Prothese des Patienten. Eine provisorische Brücke kann wieder zurückgesetzt werden. Manchmal kann man die Heilungskäppchen weglassen und die provisorische Brücke umarbeiten, so daß sie bereits in diesem Stadium fixturengestützt getragen wird;

5) eine Woche später entfernen Sie den Parodontalverband und die Nähte, ziehen die Distanzhülsenschrauben nach und legen einen neuen Verband an, falls erforderlich. Wenn der Verband schließlich weggelassen wird, verordnen Sie für weitere 2 Wochen 2 x täglich Mundspülungen mit Chlorhexidin (0,2%);
6) soweit der Patient nicht bereits mit einer provisorischen Brücke versorgt ist, unterfüttern Sie eine Woche später die Prothese und geben diese dem Patienten zurück. Oftmals kann man die Prothese dem Patienten bereits am Ende der ersten Woche wieder einsetzen; es besteht jedoch ein größeres Risiko, daß entzündliche Reaktionen heraufbeschworen werden.
7) Wenn sich die Eingliederung der definitiven Prothese verzögert, kann man die Pfeileröffnung mit einer Distanzhülsenkappe (CPB 012 – Nobelpharma) (Abb. 33.13d) verschließen.

Eine alternative Lösung bietet das Aufsetzen von Heilungsdistanzhülsen (Abb. 33.13d [ii]) (SCPB 010,011, SCPA 042 – Nobelpharma) und die Auswahl der definitiven Distanzhülse zum Zeitpunkt der Abdrucknahme, wenn die Tiefe der transmukösen Öffnung nach dem Abklingen der Gewebeschwellung gemessen werden kann. Die Vorteile der Standard-Distanzhülse (Abb. 33.1a, 33.19) liegen in der Mühelosigkeit der:

- Unterbringung;
- Abdrucknahme;
- Überprüfung der Passivität der aufgesetzten Superstruktur;
- Mundpflege;
- Möglichkeit der Einpassung einer Superstruktur mit Disparallelität zwischen den Fixturen bis zu 40°;
- Verträglichkeit von Titan im Bereich der transmukösen Durchtrittstelle.

Konische Distanzhülsen (EsthetiCone-Distanzhülsen SDCA 134-136 – Nobelpharma)

1) Verbinden Sie die Heilungsdistanzhülsen 3 bis 6 Wochen lang mit den Fixturen, um die Epithelisierung der transmukösen Durchtrittsöffnung und den Rückgang der Schwellung zu ermöglichen;
2) nach Entfernung einer Heilungsdistanzhülse wird die Tiefe von der Öffnung zur Fixtur mit einer Parodontalsonde gemessen (Abb. 33.13e). Danach wählt man die konische Distanzhülse mit der entsprechenden Kragenhöhe und verschraubt sie mit der Fixtur. Denken Sie daran, je tiefer der Kragen der Distanzhülse in die Zahnfleischöffnung hineinragt, desto schwieriger läßt sich die passive Paßform der Superstruktur feststellen.
3) eine alternative Möglichkeit besteht in der Befestigung der Distanzhülsen auf den Fixturen zum Zeitpunkt der Freilegung. Unmittelbar danach erfolgt Abdrucknahme und Herstellung temporärer Restaurationen, die später noch am gleichen Tag eingesetzt werden. Die submuköse Konturierung der temporären Restauration begünstigt auf diese Weise eine optimale Ausformung des Zahnfleisches während der Heilung. Obgleich die Heilungsdistanzhülse größer als die nachfolgende Distanzhülse ist, bildet sich häufig an dem transmukösen Rand kein optimaler zervikaler Abschluß zur Krone, während eine temporäre Krone eine wesentlich bessere Ausformung erreicht, siehe unten;
4) alternativ kann man eine EsthetiCone-Distanzhülse befestigen und ein Heilungskäppchen darübersetzen (DCB 104 – Nobelpharma), um die Ausheilung der transmukösen Öffnung (3 bis 6 Wochen) abzuwarten (Abb. 33.13f). Dieses Heilungskäppchen läßt die Mukosa rundherum abheilen. Beide Methoden erfordern die Festlegung der Größe der Distanzhülsen vor der Ausheilung. Gewöhnlich benutzt man einen 1 mm hohen Kragen, um die Gewebeschrumpfung zu berücksichtigen;
5) veranlassen Sie Röntgenaufnahmen, um den Sitz der Distanzhülse zu überprüfen;
6) wenn eine provisorische Brücke vorhanden ist, verbinden Sie diese mit den Distanzhülsen, vorausgesetzt sie werden in diesem Stadium montiert (Abb. 33.21n,m), oder schneiden die Brücke von den Heilungskäppchen frei;
7) eine Woche später – entfernen Sie die Nähte und ziehen die Distanzhülsenschrauben nach;
8) verordnen Sie Chlorhexidin-Mundspülungen (0,2%) 2x täglich für 2 Wochen;
9) weitere 2 bis 6 Wochen Einheilungszeit sind einzuräumen;
10) (a) unterfüttern Sie die temporäre Prothese, soweit erforderlich, oder, falls nicht bereits geschehen:
    (b) fertigen Sie eine temporäre Kunststoffbrücke, welche durch Fixturen abgestützt wird, oder:
    (c) modifizieren Sie die provisorische Brücke, um die freigelegten Fixturen einzubinden (Abb. 33.15p);
    (b) und (c) können zum Behandlungstermin der Montage der Distanzhülsen durchgeführt werden, insbesondere, wenn der restaurativ tätige Zahnarzt den chirurgischen Eingriff des 2. Stadiums selbst vornimmt (Abb. 33.16d). Es sollte jedoch darauf hingewiesen werden, daß bei der Anwendung indirekter Methoden im Rahmen der Herstellung temporärer Restaurationen zum Zeitpunkt des 2. chirurgischen Eingriffs die Kontamination der Modelle mit Blut nur sehr schwer zu verhindern ist.

(v) Herstellung der Brücke

Wenn die Verwendung okklusaler Keramikoberflächen vorgesehen ist, empfiehlt sich anfangs, die Fixturen für einen Zeitraum von 6 Monaten durch Verwendung einer provisorischen Kunststoffbrücke (Abb. 33.21o) zu belasten. Der Ablauf der einzelnen Stadien für eine festsitzende Restauration wird nachfolgend und weiter unten genauer erörtert:

1) Abrucknahme;
2) Kieferregistrierung;
3) Einprobe der Zähne zur Beurteilung der Ästhetik;
4) Einprobe der Gerüstkonstruktion für die Kunststoff- oder Kompositrestaurationen (obwohl dies unter Umständen nicht erforderlich ist – s. unten). Bei metallkeramischen Restaurationen erfolgt die Einprobe der Einheiten im Rohbrand vor der postkeramischen Lötung;

5) Verlöten des Gerüstes, falls erforderlich, für die Kunststoff- oder Kompositrestaurationen;
6) Verlöten der metallkeramischen Restaurationen;
7) Eingliederung;
8) Röntgenaufnahme zur Kontrolle der Paßform der Gerüstkonstruktion auf den Distanzhülsen;
9) 2 Tage bis eine Woche später erfolgt das Festziehen der Befestigungsschrauben und die Versiegelung der Öffnungen. Geben Sie Anleitungen zur Mundpflege;
10) 1 Woche später – Nachkontrolle;
11) 1 Monat später – Nachkontrolle.

(vi) Nachsorge bei einer fixturgestützten Brücke ohne angrenzende Zähne

1) Nachsorgetermine in dreimonatigen Abständen werden zur Plaquekontolle und zur Erteilung von Ratschlägen mit der Prophylaxehelferin vereinbart. Anstelle von Metallinstrumenten sollten Zahnsteinskaler aus Kunststoff (DIA 238-240 – Nobelpharma; PISU 4, PISC 1 – Implant Innovations) eingesetzt werden.[104] Ein Spitzenansatz aus einer Weichgoldlegierung (IMP 78, IMP 12, IMP 34, IMK 1 – Implant Innovations) ist ebenso geeignet und bietet eine dünnere Spitze als Kunststoffinstrumente, obwohl dessen Einwirkung auf Titan der Nachprüfung bedarf. Die Pfeiler sollten mit Zahnpaste und nicht mit Bimstein poliert werden.[104] Fluorid kann handelsübliches reines Titan anätzen und darf daher in Polierpasten nicht enthalten sein.[105]
2) Mit dem Zahnarzt sollten Termine in sechsmonatigen Abständen vereinbart werden, um die Weichgewebe, die Stabilität der Brücke, die Unversehrtheit des Zahnersatzes und die Okklusion zu überprüfen. Die Schleimhautfurchen rund um die Distanzhülsen werden nicht sondiert, noch die Befestigungsschrauben abgenommen, es sei denn, eindeutige Indikationen, wie bestimmte Symptome oder die Lockerung der Brücke geben Anlaß hierfür;
3) röntgen Sie Unterkieferfixturen nach 1 Jahr und 5 Jahren;
4) röntgen Sie Oberkieferfixturen nach 1 Jahr, 3, 5, und 7 Jahren;

Nach dem ersten Jahr:

5) Terminvereinbarungen mit der Prophylaxehelferin in 6-monatigen Intervallen;
6) Der Zahnarzt führt die Nachsorge in halbjährigen oder ganzjährigen Intervallen durch. Diese beinhaltet die Untersuchung etwaiger Entzündungserscheinungen, der Kieferhöhlen, Fistelbildungen, Lockerungen, Schwellungen,Lymphadenopathien und der Okklusion. Die Brücke wird, wenn sich keine Probleme eingestellt haben, hierbei nicht abgenommen.

Nachsorge fixturengestützter oder fixturen- und zahngestützter Brücken in Gegenwart von Zähnen, die ohne Anzeichen einer akuten Parodontitis sind, bei einem gut motivierten Patienten
Die Planung der Nachsorge verläuft ähnlich wie oben unter 1), außer daß die 3-monatigen Prophylaxetermine und die 6-monatigen Zahnarztbesuche nach dem ersten Jahr fortgesetzt werden sollten. Denken Sie daran, daß fixturengestützte Restaurationen sich im Zuge von Verschleißerscheinungen nicht bewegen, während ungeschiente natürliche Zähne ihre Stellung verändern können. In solchen Situationen ist es möglich, daß implantatgestützte Restaurationen, die zur Disklusion konstruiert waren, zu okklusalen Störfaktoren werden. Fluorid-Mundspüllösungen sollten prohylaktisch nicht verschrieben werden, wenn nicht die Wurzelkaries augenscheinlich ein klinisches Problem darstellt.

Nachsorge fixturengestützter, oder fixturen- und zahngestützter Brücken in Gegenwart von Zähnen, an denen eine Parodontitis oder Zahnfleischentzündung wiederaufgetreten ist und die Motivation des Patienten sich verschlechtert hat
Wichtig ist, die Parodontitis und Zahnfleischentzündung zu behandeln. Monatliche oder sogar häufigere Terminvereinbarungen sind vorzunehmen. Die Durchführung von Chlorhexidinspülungen (0,2%), 2x täglich wird verordnet und wenn sich daraufhin keine Reaktion einstellt, sollte man eine dreiwöchentliche Doxycyclinbehandlung – anfangs 200 mg und anschließend 100 mg täglich für 3 Wochen – in Betracht ziehen.[39,40] Ein offenes Wurzeldebridement kann sich als erforderlich erweisen, jedoch nicht bei schlechter Mundpflege. Solche Patienten können sehr schwierige Behandlungsprobleme mitsichbringen, da sie bereits vor der Behandlung parodontale Erkrankungen aufwiesen. Während der Behandlung stellten sich gute Reaktionen ein; sie fühlen sich jedoch mit ihren Fixturen nicht sicher und haben ihre Motivation eingebüßt. Das Zahnarztteam ist auf diese Problematik hinzuweisen, so daß Termine vereinbart und eingehalten werden müssen. Die Prophylaxehelferin motiviert und kümmert sich um die Nachsorge und der Zahnarzt ist ständig mit Neubeurteilungen des Behandlungsfalls gefordert.

Genaue Erörterung einiger Behandlungsstadien

(i) Vor der Implantation der Fixturen

Eingliederung von temporären Kunststoffrestaurationen vor der Implantation
1) Eingangsbehandlungsplan;
2) entfernen der gescheiterten Restaurationen;
3) nacharbeiten der Präparationen;
4) Abdrucknahme;
5) Herstellung temporärer Restaurationen;
6) extrahieren Sie nichterhaltungsfähige Zähne, während die Provisorien angefertigt werden;
7) Eingliederung und Einschleifen der temporären Restaurationen;
8) CT-scan;
9) erneute Behandlungsplanung.

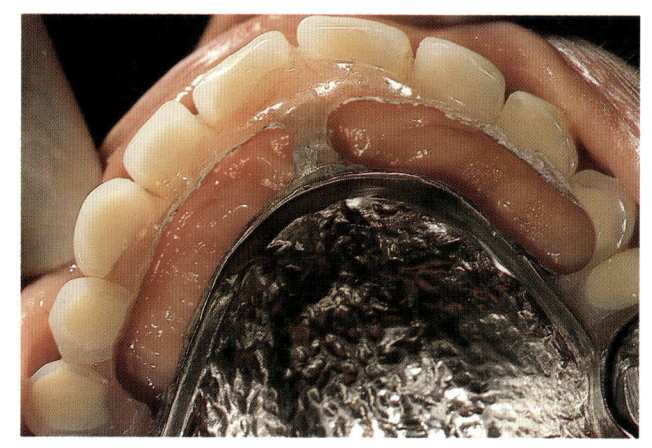

Abb. 33.14a Umstellung von Zähnen auf Fixturen. Prothese mit Metallbasis und Platz für Distanzhülsen zum Zeitpunkt des 2. chirurgischen Eingriffs. Der Zwischenraum an der Modellgußplatte wird zunächst mit Akrylkunstharz geschlossen, welches später zum Aufsetzen der Distanzhülsen wieder entfernt wird.

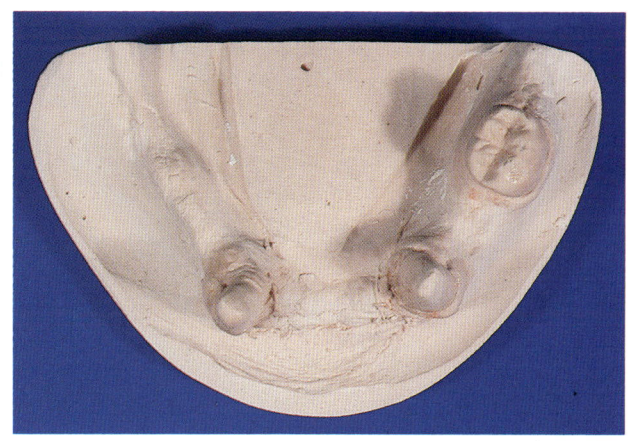

Abb. 33.14b Umstellung von Zähnen auf Fixturen mittels einer Deckprothese. Die Zähne 42 bis 32 wurden auf dem Modell entfernt; 43 und 33 erhielten Metallkappen und es erfolgte die Eingliederung einer Deckprothese (Abb. 33.14c-f). Der Patient war schwerer Diabetiker und konsumierte übermäßig Alkohol. Die Prognose für Fixturen war fraglich. Hätte man eine festsitzende Brücke eingegliedert und damit einen Mißerfolg riskiert, hätte der Patient die psychische Umstellung auf eine Deckprothese mit Sicherheit als belastend empfunden. Daher wurde zunächst für 2 Jahre eine Deckprothese getragen, bevor festsitzender Zahnersatz zugesagt werden konnte.

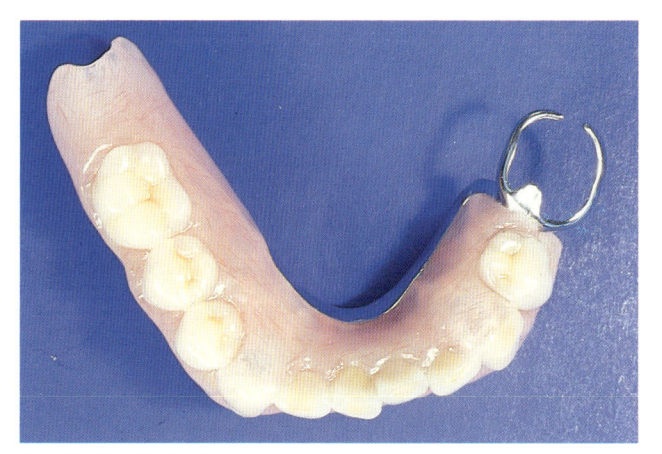

Abb. 33.14c Die Prothese.

Die Entfernung gescheiterter Restaurationen und Zähne und die Herstellung einer abnehmbaren Interimsprothese (Abb. 33.14)

Die Vorteile gegenüber einer festsitzenden Interimsbrücke sind:

- Wenn der Patient der Zahnlosigkeit zuneigt, werden alle Zähne, die mögliche Infektionsquellen darstellen, entfernt;
- wenn der Patient zum Zeitpunkt der Implantation von Fixturen zahnlos ist, braucht die Präparation des Schleimhautlappens keine natürlichen Zähne zu berücksichtigen. Dies erleichtert einen wirksamen Wundverschluß, da die Inzisionslinie von der Insertionsstelle der Fixtur entfernt verlaufen kann;
- die Wahrscheinlichkeit, daß Kunststofffacetten ausbrechen ist geringer; Reparaturen können leicht vorgenommen werden;
- Bei Teilbezahnung besteht leichter Zugang zu den verbliebenen Zähnen, um eine Behandlung, falls erforderlich, durchzuführen.

Die Nachteile sind:

- Die Retention kann sich als problematisch erweisen, besonders bei Vollprothesen;
- da die Prothese auf der Schleimhaut getragen wird, kann sie die Fixturen während der Osseointegration belasten;
- die Prothese sollte bis 2 Wochen nach der Implantation der Fixturen und für 1 bis 2 Wochen nach der Verbindung mit den Distanzhülsen nicht getragen werden;
- während der 2-wöchigen Tragezeit der unfertigen Prothese kann ein Gegenzahn durch Knirschbewegungen eine Fixtur über den freigelegten Pfeilerzylinder ungünstig belasten;
- Unterfütterungstermine sind erforderlich.

Verfahrensweise

1) Stellen Sie eine Sofortprothese her (Kapitel 30/31, siehe Anhang). Wenn diese eine Metallbasis einschließt, ist es wichtig, daß die Konstruktion eine Öffnung über den vorgesehenen Insertionsstellen der Fixturen läßt (Abb. 33.14), so daß die nachfolgende Umarbeitung zur Aufnahme der Distanzhülsen erleichtert wird;
2) entfernen Sie die vorhandenen Restaurationen oder Brückenteile und extrahieren nichterhaltungsfähige Zähne. Wenn einige parodontal erkrankte Zähne übrigbleiben, kann man möglicherweise die Pulpen entfernen und Einlagen vornehmen, anschließend die Zähne soweit abtragen, daß sie in die Prothese einbezogen werden können. Zum Zeitpunkt der Implantation der Fixturen werden die Zähne extrahiert, der Knochen bis auf die Basis der Alveolen abgetragen, um einen breiten bukkolingualen Kieferkamm zur Sofortimplantation der Fixturen zu schaffen.[8] Im allgemeinen ist es jedoch besser, die Zähne zu extrahieren und 6 Wochen abzuwarten, bis die Extraktionswunden durch Epithelisierung bedeckt sind. Damit

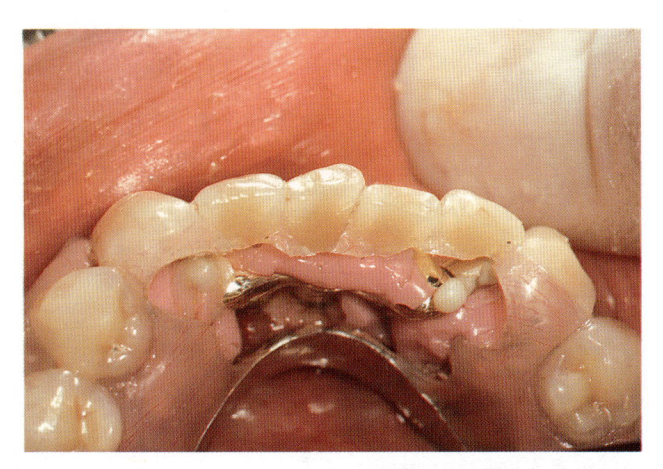

Abb. 33.14d Die Distanzhülsen wurden mit den Fixturen verbunden und die Superstruktur mit Freiendstegen zur Aufnahme von Klammervorrichtungen hergestellt. Die mesial vor den Freiendsätteln angebrachten Stege stehen senkrecht zu den Sätteln. Jede Lageänderung der Prothese bedingt eine Rotation um diese Stege. Der andere verschraubte Steg verläuft parallel zum zahnlosen Kieferkamm und die Klammervorrichtungen wirken als Halteelemente.

Abb. 33.14e Lingual wurde der Kunststoff entfernt und die Halteklammern intraoral an der Prothese befestigt.

Abb. 33.14f Im Anschluß an die Befestigung der Halteklammern und Überprüfung des gleichmäßigen Kontaktes mit der zahnlosen Schleimhaut werden die Zähne 43 und 33 extrahiert. Die Prothese konnte nach der Extraktion während der Heilungsphase und Integrationsphase der Fixturen im Extraktionsgebiet weiterhin benutzt werden. Der Akrylkunststoff wurde lingual an den Distanzhülsen geringfügig abgetragen, um bei Belastung der Prothesensättel die Rotation zu ermöglichen, obgleich die Verlagerung der Sättel sich in geringen Grenzen hielt.

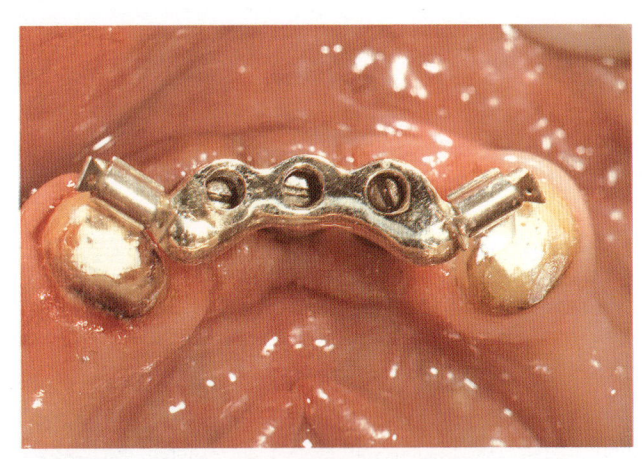

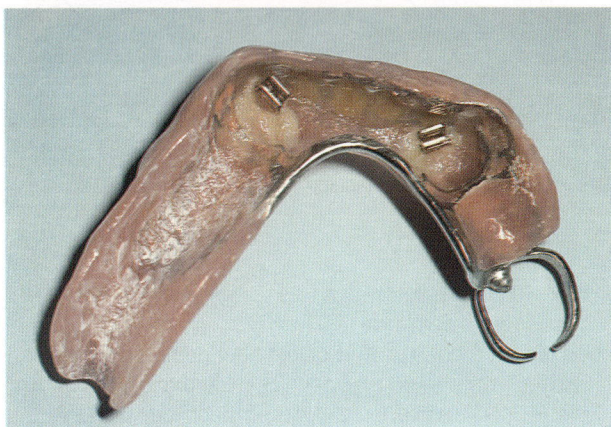

wird eine fixturenferne Inzision und Lappenverschluß über den Fixturen möglich;
3) Unterfüttern Sie die Prothese, soweit notwendig.

Die Entfernung gescheiterter Restaurationen und Zähne und die Herstellung einer provisorischen Interimsprothese (Kapitel 8) (Abb. 33.15, 33.20 und 21)

Die Vorteile einer festsitzenden provisorischen Restauration gegenüber einer abnehmbaren Interimsprothese sind:

- Gute Retention und Festigkeit, obwohl lange Freiendabschnitte, die nur durch eine kleine Anzahl von Zähnen gestützt werden, zu wiederkehrenden Zementierungsdefekten führen können;
- gute Verankerung für eine Markierungsschablone aus Akrylkunststoff während des chirurgischen Eingriffs;
- keine transmuköse Belastung der Fixturen während der Osseointegration;
- sofortige Eingliederung nach dem chirurgischen Eingriff – keine zahnlose Wartezeit;
- ein Parodontalverband wird nach dem Aufsetzen der Distanzhülsen an seinem Platz gehalten;
- keine Unterfütterungen.

Die Nachteile sind:
- höherer Kostenaufwand;
- die Gegenwart von natürlichen Zähnen kann die Gestaltung des Zahnfleischlappens beeinträchtigen und als Infektionsquelle in Frage kommen;
- die Abnahme der Brücke ist unvermeidlich, wenn die Stützzähne behandelt werden;
- bei langen Brückenspannen kann es zur Fraktur der Zähne oder der Brücke kommen.

Verfahrensweisen (Abb. 8.2, 8.10, 33.15, 33.21)
1) Stellen Sie auf einem Studienmodell oder auf einem Modell, das im Labor entsprechend abgeändert wurde, eine Schablone von der vorhandenen Brücke her (s. Anhang).
2) entfernen Sie die defekte Brücke und präparieren geeignete Pfeilerzähne (Abb. 33.15c);
3) Abnahme von zwei Abdrücken (einen für eine temporäre Brücke und einen für eine provisorische Brücke) sowie Kieferregistrierung und Gesichtsbogenregistrierung (Abb. 33.15d);
4) auf dem ersten Modell fertigen Sie die temporären Einzelkronen (wenn die unpräparierten Zähne zum Zeitpunkt der Implantation der Fixturen extrahiert werden sollen), oder radieren die zu entfernenden Zähne auf dem Modell und stellen darauf eine temporäre Brücke her (s. Anhang);

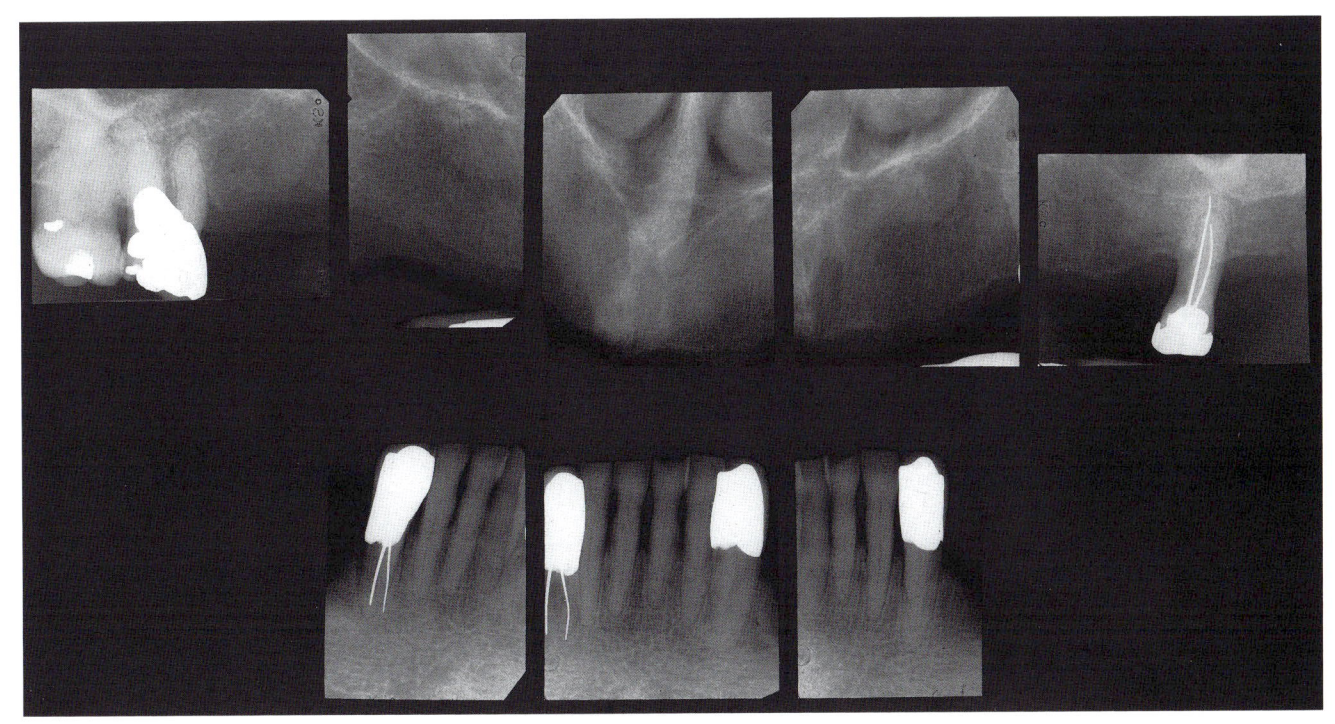

Abb. 33.15a Röntgenbilder zu Beginn der Behandlung; ausgedehnte Karies an 43.

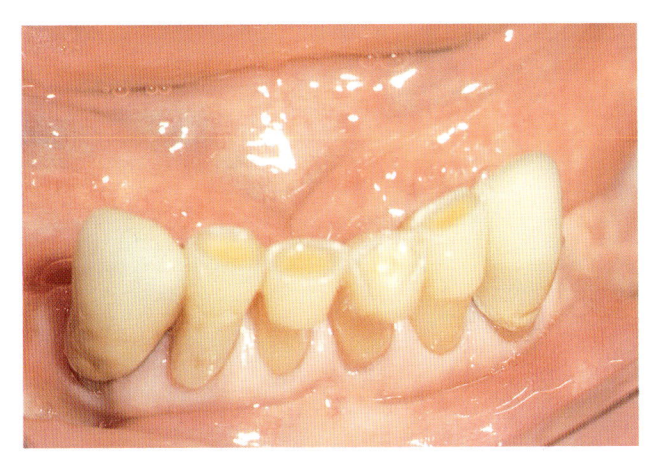

Abb. 33.15b Tiefe zervikale Abrasionen an den Zähnen 41, 31 und 32. Die Prognose für 43 und 33 ist wegen ausgedehnter Karies sehr ungünstig.

Abb. 33.15c Die Zähne 42, 41 und 33 werden für Kronen präpariert und Provisorien eingesetzt.

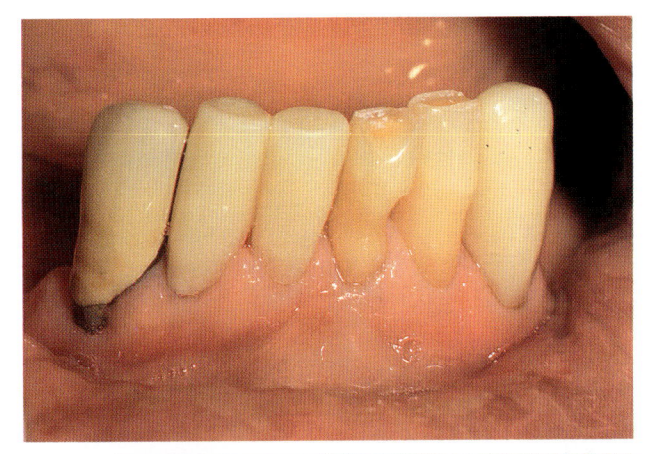

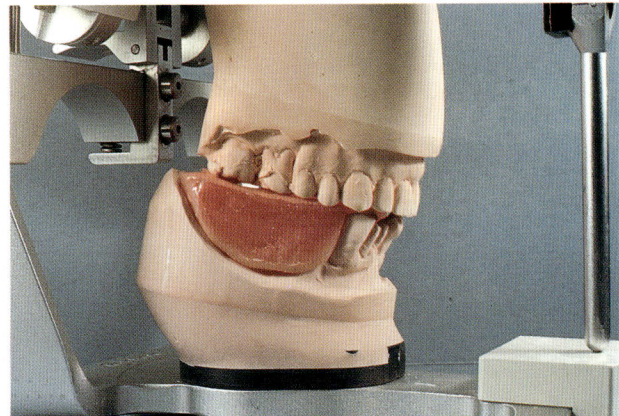

Abb. 33.15d Kieferregistrierung zur Montage des Arbeitsmodells mit Präparationen bei 42, 41 und 33. Die Zähne 43, 32 und 31 werden auf dem Modell radiert und eine provisorische Brücke wird hergestellt.

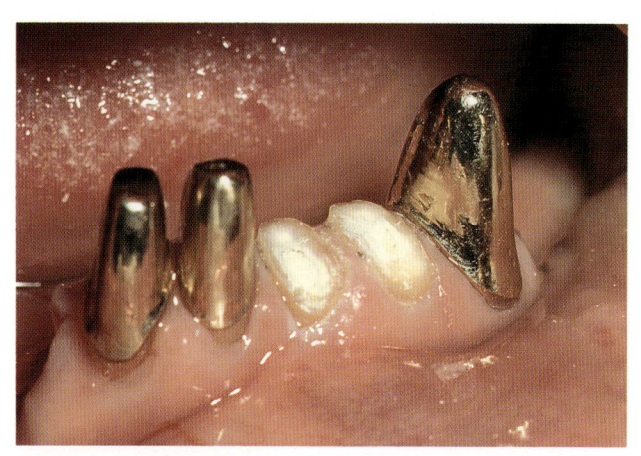

Abb. 33.15e Goldkappen auf 42, 41 und 33. Die Pulpen von 31 und 32 wurden exstirpiert, die Zahnkronen abgetragen und Zahn 43 extrahiert.

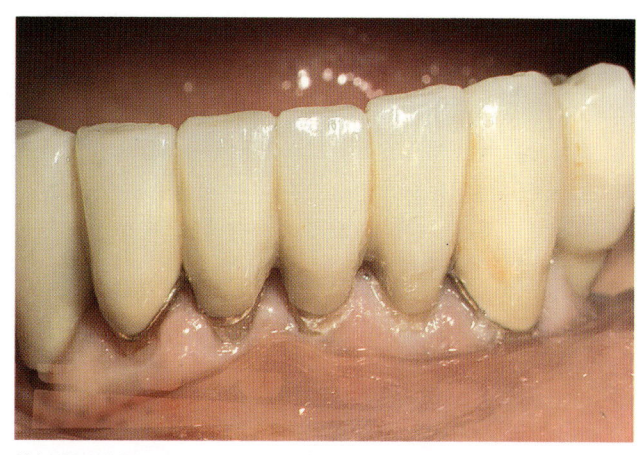

Abb. 33.15f Die einzementierte provisorische Brücke.

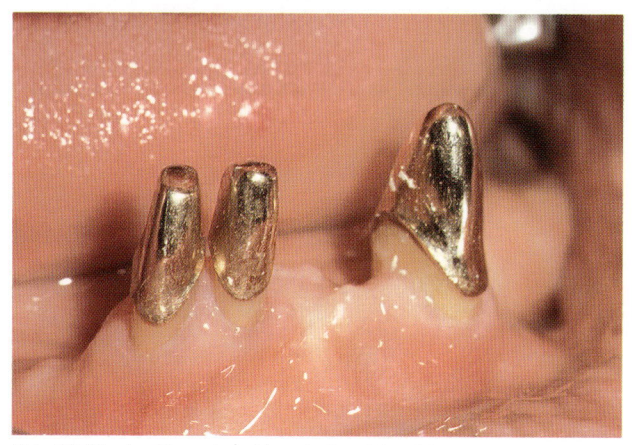

Abb. 33.15g Im Zuge des chirurgischen Eingriffs wurden die Wurzeln extrahiert, der Knochen bis an den Apex der Alveolen abgetragen und die Fixturen implantiert.

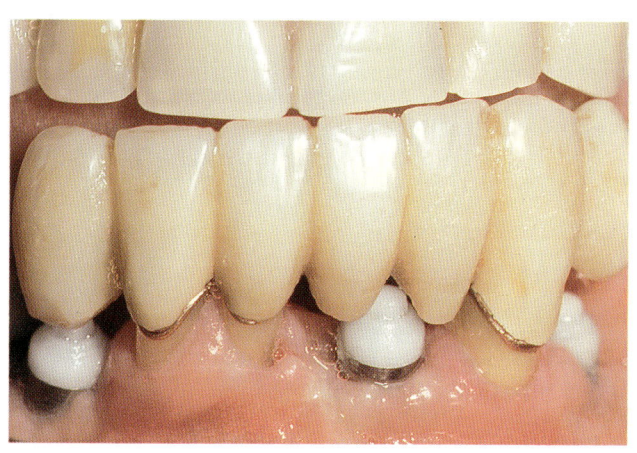

Abb. 33.15h Drei Monate später erfolgte die Freilegung der Fixturen, Distanzhülsen wurden aufgesetzt und mit Heilungskäppchen versehen. Die provisorische Brücke wurde in der Höhe zurückgeschliffen um die Heilungskäppchen unterzubringen.

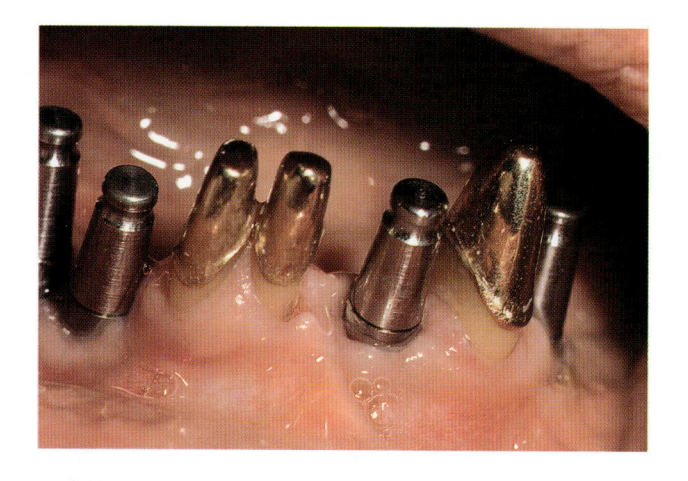

Abb. 33.15i Die Abdrucknahme der Goldkappen und Abdruckpfosten erfolgte mit Hydrocolloid; ein Modell wurde hergestellt. Die provisorische Brücke konnte anhand der Modellstümpfe der Goldkappen auf das Modell gesetzt werden. Goldzylinder wurden in die Brücke eingearbeitet, so daß diese mit den Distanzhülsen verbunden werden konnte. Provisorische Zylinder waren nicht verfügbar, aber DCA 159 (Nobelpharma) hätten ebenso verwendet werden können (s. unten). Als alternative Lösung hätte man auch provisorische Zylinder direkt im Munde in die provisorische Brücke einfügen können.

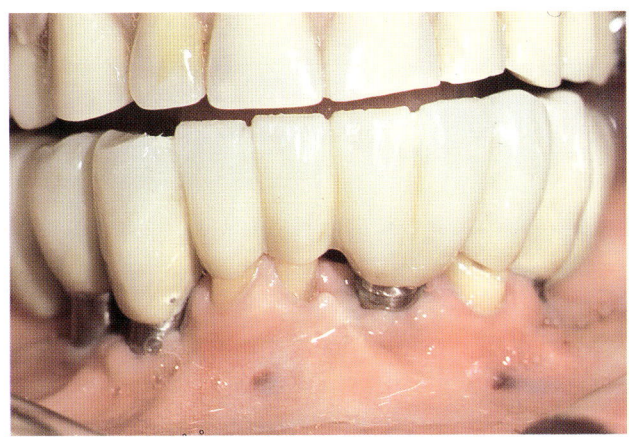

Behandlungsablauf für implantatgestützten Zahnersatz von gescheiterten Restaurationen durch osseointegrierte Fixturen

Abb. 33.15j Die umgearbeitete provisorische Brücke im Munde ist sowohl mit den Zähnen als auch mit den Distanzhülsen verbunden.

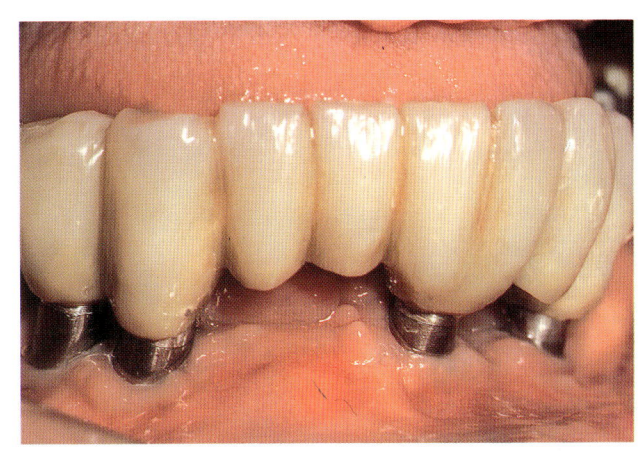

Abb. 33.15k Später wurden die Zähne extrahiert und weitere Fixturen implantiert. Die Brücke ist nunmehr vollständig fixturengestützt.

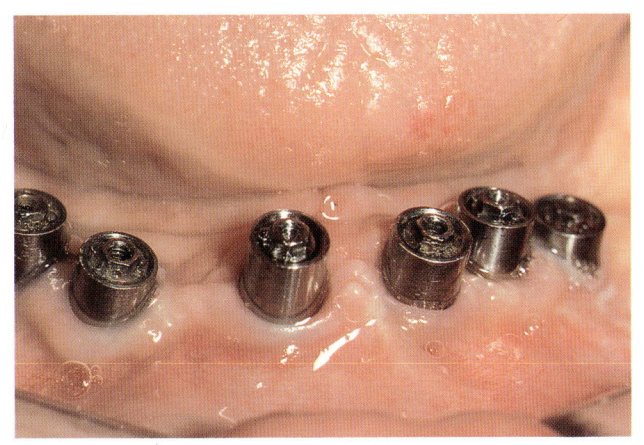

Abb. 33.15l Drei Monate später. Alle Distanzhülsen sind nunmehr mit den Fixturen verbunden.

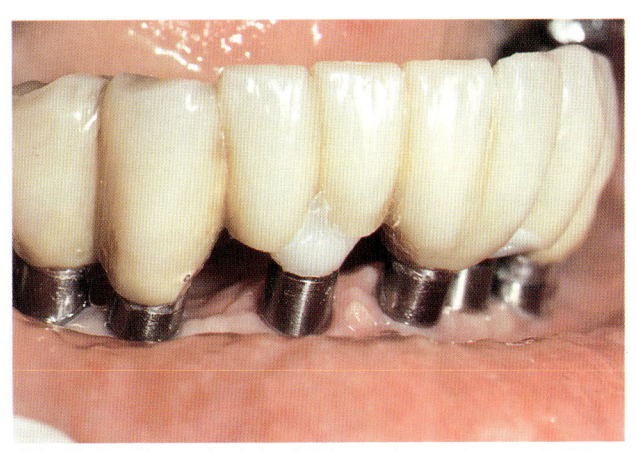

Abb. 33.15m Die provisorische Brücke wurde erneut umgearbeitet, um sie mit den übrigen Distanzhülsen zu verbinden.

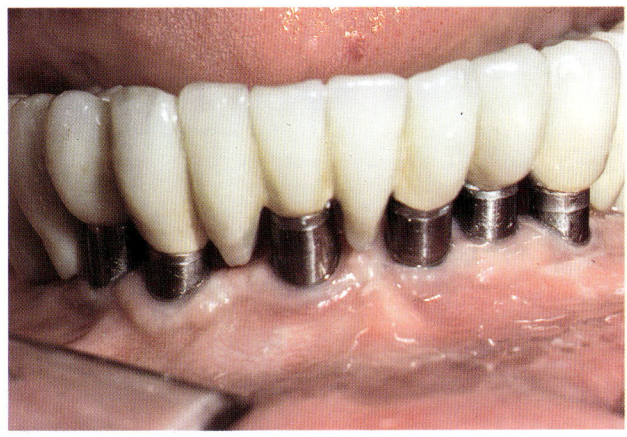

Abb. 33.15n Die endgültige Brückenarbeit, siehe auch Abb. 33.19c.

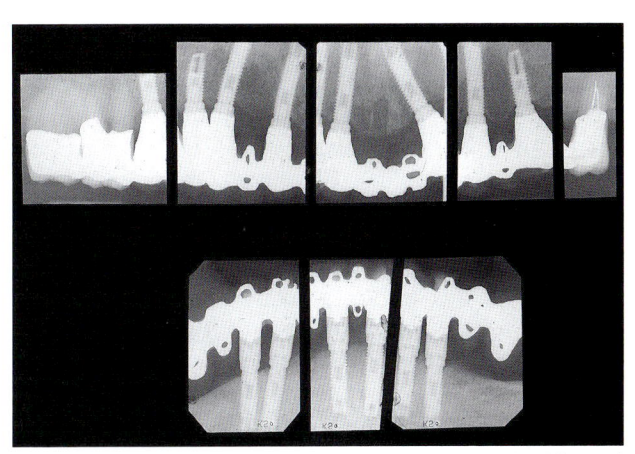

Abb. 33.15o Röntgenaufnahmen der fertiggestellten Arbeit, siehe auch Abb. 33.19b.

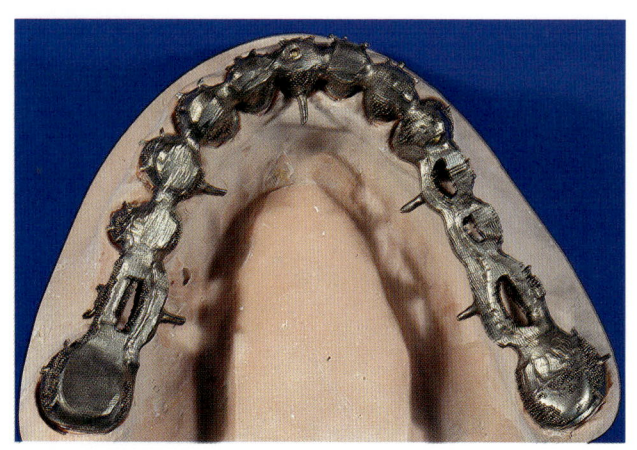

Abb. 33.15p (i) Metallgerüst für eine provisorische Brücke über einzelne Unterkappen gefertigt. Bei 44, 45, 46 sollen Fixturen eingebracht werden. Achten Sie auf die doppelten Streben in diesem Bereich, um die Verbindung der provisorischen Brücke zu den Distanzhülsen zu erleichtern. Sollte eine Strebe abgetrennt werden müssen, bleibt die Stabilität der provisorischen Brücke dennoch erhalten.

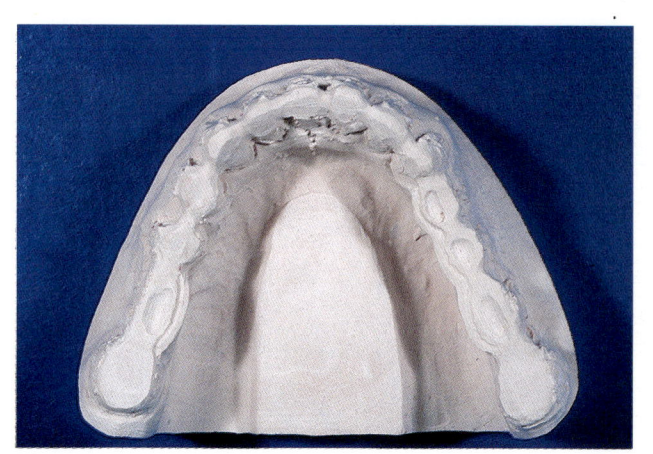

Abb. 33.15p (ii) Studienmodell der Metallgerüstkonstruktion zur künftigen Bezugnahme.

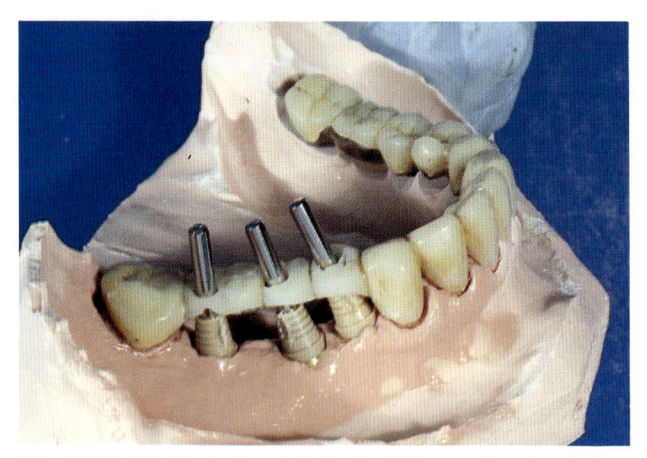

Abb. 33.15p (iii) Nach dem Aufsatz der Pfeiler wurde anhand eines Polyvinylsiloxanabdrucks ein Modell hergestellt. Provisorische Zylinder (DCA 157 – Nobelpharma) wurden aufgeschraubt. Beachten Sie, daß die bukkale Strebe entfernt wurde, um den Zugang für die Schrauben zu erleichtern. Bei fehlenden Studienmodellen wüßte man nicht, ob die Gerüstkonstruktion gefährdet würde.

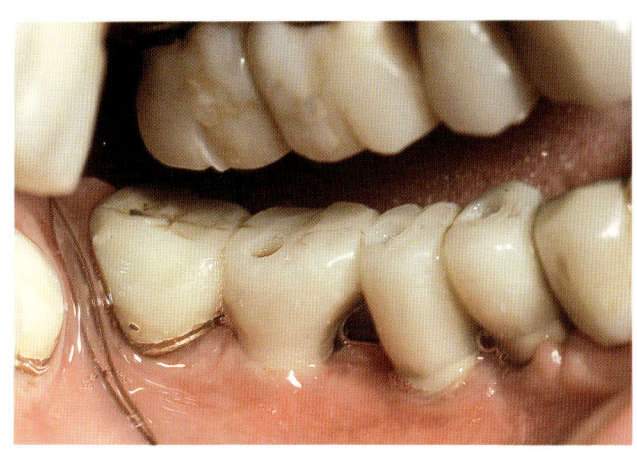

Abb. 33.15p (iv) Die provisorische Brücke wurde distal am 43 abgetrennt, so daß der distale Brückenabschnitt fixturengetragen ist. Die Krone 47 wurde über eine einzelne Unterkappe zementiert.

5) Extraktion der Wurzeln;
6) Einzementieren der temporären Kronen oder Brücke (Abb. 33.15c);
7) auf dem zweiten Modell stellen Sie die provisorische Brücke her. Falls erforderlich, setzen Sie diese über einzelne Unterkappen;
8) sorgen Sie dafür, daß in der provisorischen Brückenkonstruktion genügend Platz vorhanden ist, daß nachfolgende Änderungen durchgeführt werden können, ohne das Metallgerüst durchtrennen zu müssen, wenn die Distanzhülsen aufgesetzt werden. Alternativ, versehen Sie das Gerüst mit bukkalen und lingualen Metallstreben; wenn eine herausgetrennt werden muß, verbleibt noch die andere, welche die Stabilität aufrecht erhält (Abb. 33.15p [i]). Fertigen Sie anhand eines Alginatabdrucks ein Modell der Gerüstkonstruktion vor dem Anbringen der Ersatzzähne (Abb. 33.15p [ii]) und bewahren es auf. Dieses leistet Hilfestellung bei nachfolgende Änderungen, die gegebenenfalls durch die Pfeilerstellung notwendig werden (Abb. 33.15p [iii]);
9) die Unterkappen werden mit Zinkphosphatzement auf den Pfeilerzähnen befestigt (Abb. 33.15e);
10) das Einzementieren der provisorischen Brücke erfolgt mit Tempbond (über die Unterkappen, wenn vorhanden) (Abb. 33.15f).
11) Vor der Implantation der Fixturen lassen Sie den Extraktionswunden Zeit zur Heilung, es sei denn, die Fixturen sollen sofort nach der Extraktion eingebracht werden.

Wenn die provisorische Brücke mittels der Säureätztechnik befestigt werden soll (Abb. 33.15q und 21.1) verlegen Sie die

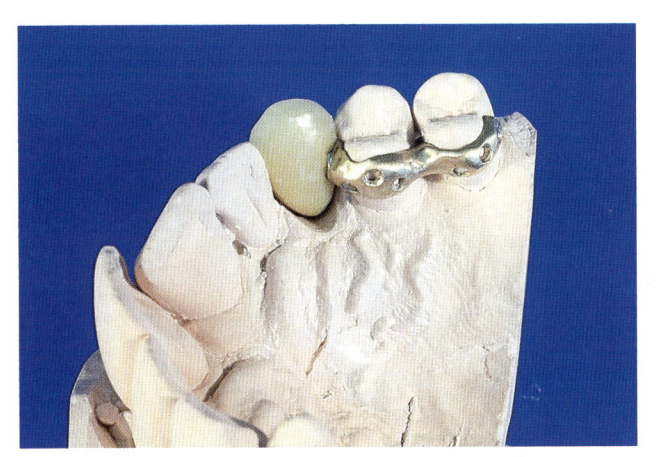

Abb. 33.15q (i) Durch Säureätzung geklebte, provisorische Brücke. – Damit wird die Notwendigkeit gesunde Prämolaren zu beschleifen, oder die Frontzahnokklusion zu gefährden, vermieden. Wenn es die Okklusion zuläßt, verlegen Sie die Verankerung an die linguale Seite der Zahnpfeiler und verwenden den Rochette-Brückentyp, so daß die Abnahme ohne weiteres durch Lösen der Kunstharzretentionen vorgenommen werden kann.

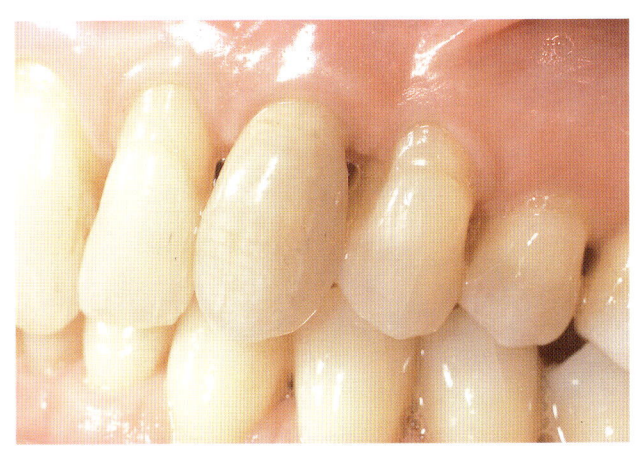

Abb. 33.15q (ii) Die endgültige Krone auf einem Einzelzahnimplantat. Die Zementierung erfolgte auf eine CeraOne-Distanzhülse (Nobelpharma). Beachten Sie die ausgezeichnete Weichgewebsreaktion.

Verankerung, soweit die Okklusion dies zuläßt, auf die linguale Seite der Pfeiler. Verwenden Sie eine Rochettekonstruktion, so daß die Abnahme mit Durchtrennung der Kunstharzanker leicht durchgeführt werden kann.

Wenn die Mitarbeit des Patienten nachläßt und zum Scheitern der provisorischen Brückenpfeiler führt, ist es unter Umständen möglich, bei genügender Anzahl von Fixturen, einige hiervon frühzeitig freizulegen und mit Distanzhülsen zu versehen. Diese werden zur Abstützung der provisorischen Brücke herangezogen und auf diese Weise wird die transmuköse Belastung der übrigen Fixturen vermieden. Es besteht jedoch für diese Fixturen, welche die provisorische Brücke abstützen, ein erhöhtes Mißerfolgsrisiko.

(iv) Freilegung der Fixtur und Aufsetzen der Distanzhülsen (2. chirurgischer Eingriff)

1. Herstellung einer temporären Kunststoffbrücke

Manchmal ist es notwendig, besonders bei Vollprothesen, die Interimsversorgung nach dem Aufsatz der Distanzhülse auszurangieren. Es gibt viele Wege, eine festsitzende Interimsrestaurationen herzustellen, und zweifellos werden die Hersteller weitere aufbauten einführen. Zwei geeignete Systeme sind hier anzuführen:

(a) indirekte Methode
(i) Für Standard-Distanzhülsen: Aufsetzen von Brücken-Analogpfeilern (Abb. 33.16a) (Implant Innovations TB 700; Nobelpharma CPB 009) (Abb. 33.16b), Abdrucknahme und Herstellung der temporären Brücke in der üblichen Weise.
(ii) Für EsthetiCone-Distanzhülsen: Abdrucknahme und Herstellung eines Arbeitsmodells. Provisorische Zylinder (DCA 157 – Nobelpharma) werden auf dem Modell montiert und in der Höhe entsprechend der Okklusion gekürzt. Dies wird erreicht, indem man eine Schablone der Originalbrücke darübersetzt, oder diagnostisch aufwachst. Die temporäre Brücke wird nach Einarbeitung der provisorischen Zylinder (s. Anhang) fertiggestellt. Bei größeren Brückenspannen ist es hilfreich, vorgefertigte labiale Verblendungen auf die provisorischen Zylinder oder auf die Goldzylinder zu setzen (s. Anhang). Temporäre Brücken zum Einzementieren werden hergestellt, indem man provisorische Röhrchen (DCA 158 – Nobelpharma) einarbeitet und diese über die provisorischen Zylinder einzementiert.

(b) Direkte Methode
(i) Fertigen Sie im Labor eine labiale Kunststoffverblendung von der einprobierten Zahnaufstellung (Abb. 33.16c). Diese kann jedoch nur angewandt werden, wenn für die Verblendung sichere Widerlager vorhanden sind, z.B. einige erhaltene Zähne (s. Anhang).

Setzen Sie auf Standarddistanzhülsen provisorische Zylinder (DCA 159 – Nobelpharma, TC 300 – Implant Innovations), oder Goldzylinder (DCA 072/073 – Nobelpharma), bzw auf EsthetiCone-Distanzhülsen provisorische Zylinder (DCA 157 – Nobelpharma), oder Goldzylinder (DCA 141 – Nobelpharma). Diese werden durch Schrauben befestigt.

Befestigen Sie im Munde mittels der Schichttechnik die Kunststoffverblendung mit Autopolymerisat auf den Zylindern.

Schrauben Sie die Zylinder ab und geben die Brücke zur Ausarbeitung in das Labor, s. Anhang (manchmal ist es hilfreich, einen Abdruck von den Distanzhülsen zu nehmen, so daß der Techniker darauf arbeiten kann; diese Methode bereitet jedoch beträchtliche Mehrarbeit und sollte daher nur vorgenommen werden, wenn die Konturen der Weichgewebe schwierig einzuschätzen sind).

Befestigen Sie die temporäre Restauration im Munde auf den Distanzhülsen mit Goldschrauben (Abb. 33.16c[iii]).

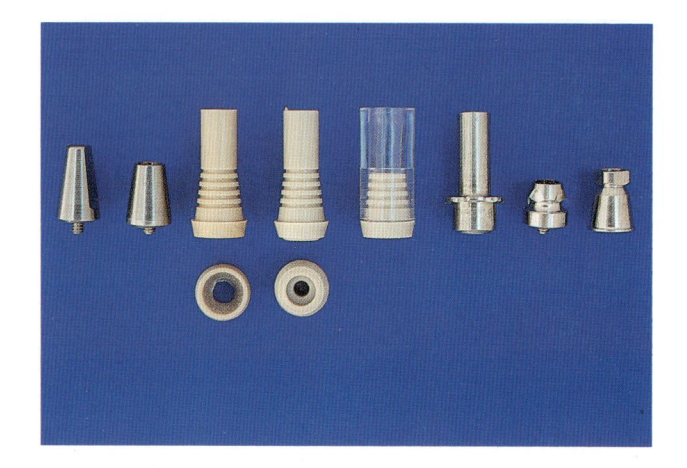

Abb. 33.16a Einige Bauteile, die zur Abstützung temporärer oder provisorischer Brücken verwendet werden können, von links nach rechts: TB 700 (Implant Innovations) und CPB 009 (Nobelpharma) sind temporäre Brückenpfosten, die auf den Kopf der Distanzhülse aufgeschraubt werden; sie passen jedoch nicht auf die EsthetiCone-Distanzhülse DCA 157 (Nobelpharma).– Der provisorische Zylinder DCA 159 (Nobelpharma) wird auf die EsthetiCone-Distanzhüse geschraubt; er kann gekürzt und in den Brückenverband einbezogen werden, ebenso der DCA 157, jedoch nur für Standard-Distanzhülsen. Unter den Zylindern sind die Oberflächenpassungen der DCA 157 und 159 abgebildet. – Das provisorische Röhrchen DCA 158 (Nobelpharma) gleitet über die Zylinder DCA 159 oder DCA 157. In die Brücke eingebaut, besteht die Möglichkeit, diese temporär einzuzementieren. – TC 300 (Implant Innovations) für Standard-Distanzhülsen. – DCA 072 (Nobelpharma) Standard-Goldzylinder, 3 mm hoch. – Goldzylinder DCA 103 (Nobelpharma) für EsthetiCone-Distanzhülsen.

(ii) Eine zweite Möglichkeit: Befestigen Sie die provisorischen Zylinder (DCA 159 oder DCA 157 – Nobelpharma, TC 300 – Implant Innovations) auf den Distanzhülsen und schleifen die Okklusion ein (Abb. 33.16d [i]). Nun werden die Goldschrauben entfernt und die Öffnungen mit Wachs verschlossen. Fertigen Sie eine temporäre Brücke unter Verwendung einer zuvor hergestellten Schablone (Abb. 33.16d [ii-iii]). Schleifen Sie den Kunststoff aus, um Zugang zu den Schrauben zu gewinnen. nehmen Sie die Brücke ab und sorgen für die Ausarbeitung. Anstelle von Goldschrauben können auch Führungsstifte verwendet werden. Diese dienen dazu, die Schrauben leichter zu lokalisieren, komplizieren jedoch das Aufsetzen der Schablone. Provisorien zum Aufzementieren können durch Einarbeitung provisorischer Röhrchen (DCA 158 – Nobelpharma) in die Brücke hergestellt werden. Diese wird anschließend über die provisorischen Zylinder gesetzt und einzementiert (Abb. 33.16d [iv]). Benutzen Sie diese Techniken jedoch nicht während des chirurgischen Eingriffs zum Aufsetzen der Distanzhülsen, damit kein Akrylmonomer in die Wunde gelangt.

2. Bei Vorhandensein einer provisorischen Brücke

Kürzen Sie, soweit erforderlich, die provisorische Brücke, so daß sie über den Distanzhülsen steht, ohne diese jedoch zu berühren (Abb. 33.15h+p, 33.21m-n). Die Brücke hilft, einen Parodontalverband an den Distanzhülsen vor Ort zu halten. Die provisorische Brücke kann man in diesem Stadium, oder im Anschluß an die Einheilung umarbeiten, indem sie mit den Distanzhülsen verbunden wird.
Diese Verbindung kann nach einer von vier Methoden hergestellt werden:

(i) Befestigen Sie provisorische Zylinder oder Goldzylinder diekt im Munde. Die Zylinder werden auf die Distanzhülsen gesetzt und mittels selbsthärtendem Kunststoff mit der provisorischen Brücke verbunden (Abb. 33.16e, 33.21 m-n). Die Brücke wird dann abgenommen und in das

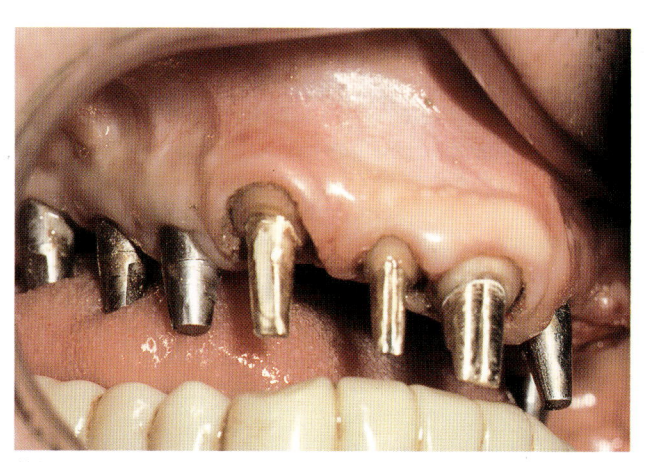

Abb. 33.16b Brücken-Analogpfeiler (Implant Innovations TB 700) bei 14, 15, 16 und 22 auf Standard-Distanzhülsen befestigt. Nach der Abdrucknahme wird im Labor eine temporäre Brücke hergestellt.

Labor für weitere Ergänzungen und zur Fertigstellung gegeben.

(ii) Standard Abdruckpfosten für Hydrocolloidmaterial werden auf die Distanzhülsen gesetzt und Abdruck von den Pfeilern und natürlichen Pfeilerzähnen genommen (Abb. 33.15i+p). Daraufhin erfolgt die Herstellung eines Modells und die provisorische Brücke wird daraufgesetzt. Die Verbindung provisorischer Zylinder oder Goldzylinder mit der Brücke geschieht auf dem Modell (s. Anhang). Diese wird in den Mund zurückgesetzt und mit den Befestigungsschrauben auf den Fixturen, sowie mit Tempbond + Vaseline auf den natürlichen Zahnpfeilern befestigt (Abb. 33.15j+p [iv]).

(iii) Wenn durch die provisorische Brücke hindurch wegen der Lage des Metallgerüstes der Zugang zu den Schrauben nicht möglich ist, befestigt man auf den Distanzhülsen Brückenpfosten (Nobelpharma CPB 009). Die provisorische Brücke paßt nach entsprechender Änderung darüber (Abb. 33.16b, 33.16f) (s. Anhang).

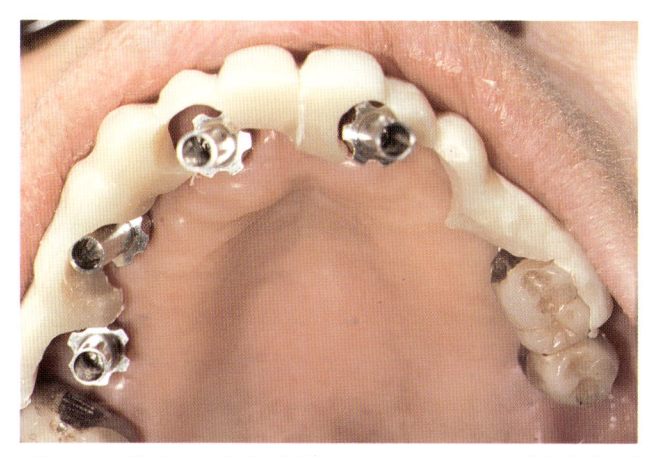

Behandlungsablauf für implantatgestützten Zahnersatz von gescheiterten Restaurationen durch osseointegrierte Fixturen

Abb. 33.16c (i) Provisorische Zylinder (Implant Innovations TC 300) auf Distanzhülsen aufgeschraubt. Die vorgefertigte labiale Verblendung steht in Kontakt mit den verbliebenen Zähnen und dem zahnlosen Kieferkamm. Ebenso können die provisorischen Zylinder DCA 159 (Nobelpharma) verwendet werden.

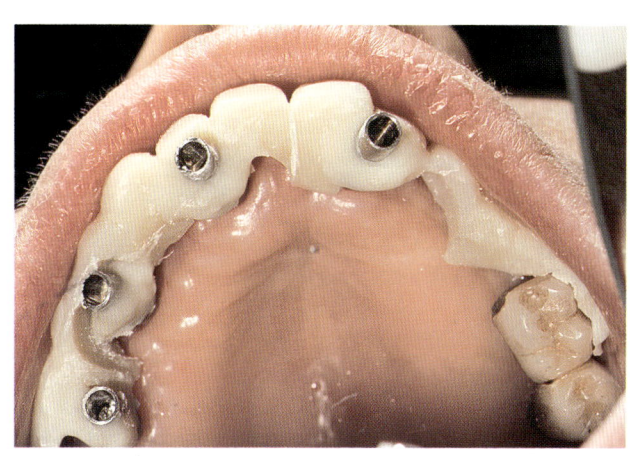

Abb. 33.16c (ii) Selbsthärtender Kunststoff wurde rund um die Zylinder geschichtet, um die Verblendung daran zu befestigen. Für weitere Ergänzungen und zur Ausarbeitung wird die Brücke in das Labor gegeben.

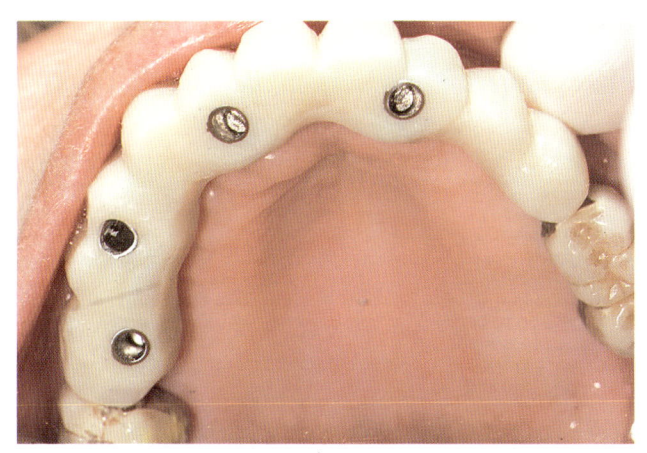

Ab. 33.16c (iii) Die in den Mund zurückgesetzte Arbeit zum Einschleifen der Okklusion.

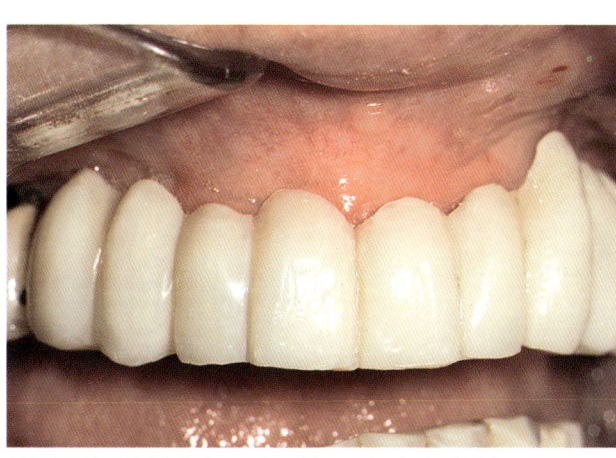

Abb. 33.16c (iv) Die fest verschraubte provisorische Brücke.

Abb. 33.16d (i) Provisorische Zylinder (DCA 157 – Nobelpharma) auf EsthetiCone-Distanzhülsen geschraubt. Die Höhe wurde abgetragen, um die Zylinder der Okklusion anzupassen. Die Öffnungen für die Schrauben werden mit Wachs ausgeblockt. Zustand eine Woche nach dem Aufsetzen der Distanzhülsen.

Abb. 33.16d (ii) Die Schablone wird mit Akrylkunststoff gefüllt und über die Zylinder gesetzt, um die provisorische Brücke herzustellen.

Abb. 33.16d (iii) Die fertiggestellte und verschraubte temporäre Restauration mit den DCA 157-Zylindern.

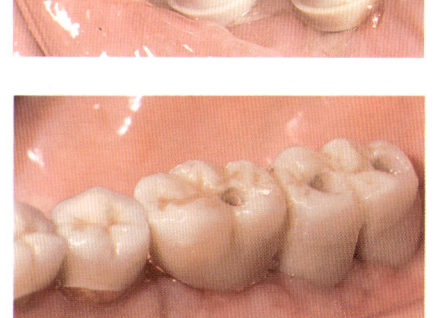

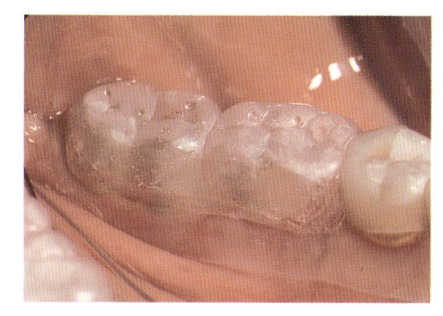

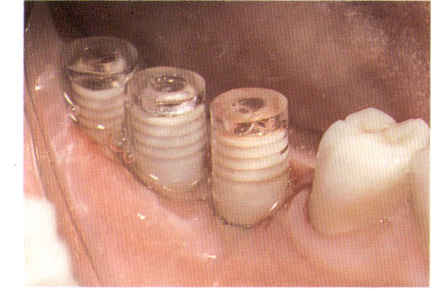

Abb. 33.16d (iv) Alternative Technik für eine einzementierte temporäre Restauration: provisorische Röhrchen (DCA 158 – Nobelpharma) werden über die provisorischen Zylinder geschoben und in die temporäre Brücke eingearbeitet.

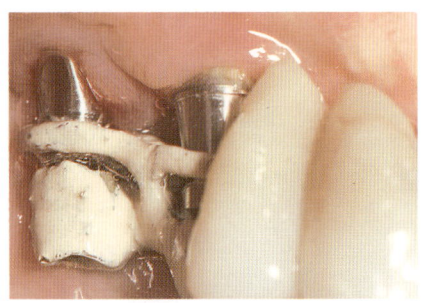

Kapitel 33 Behandlungsansätze – Wahlmöglichkeit 6: Implantatgestützte Prothesen auf osseointegrierten Fixturen

Abb. 33.16e Goldzylinder wurden auf Estheti-Cone-Distanzhülsen gesetzt. Die provisorische Brücke soll auf die Zylinder gesetzt werden. Selbsthärtender Kunststoff wird auf die Gerüstkonstruktion aufgetragen.

Abb. 33.16f Modifikation einer provisorischen Brücke, die von temporären Brückenpfosten (CPB 009 – Nobelpharma) gestützt wird.

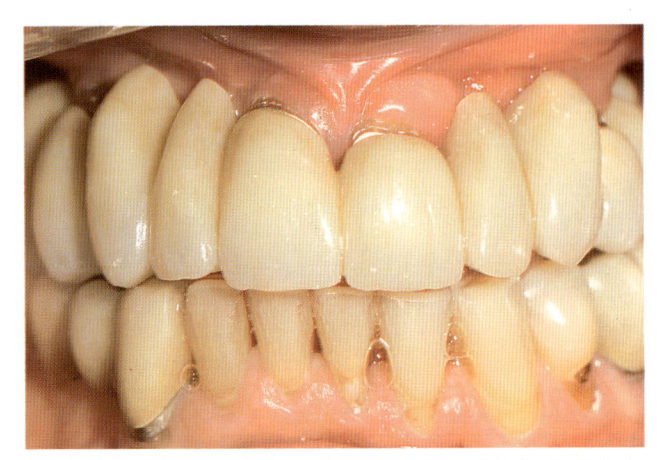

Abb. 33.16f (i) Zahngestützte provisorische Brücke. Die Originalbrücke ging durch Karies und Parodontitis verloren. Tiefverlaufende Lippenlinie.

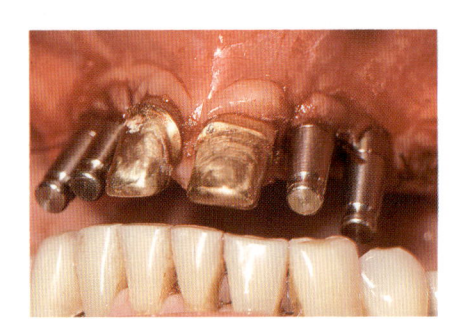

Abb. 33.16f (ii) Freigelegte Fixturen mit aufgesetzten Distanzhülsen und aufgeschraubten Abdruckpfosten (DCB 080 – Nobelpharma). Im Labor wird eine Modell hergestellt, um die provisorische Brücke umzuarbeiten. Die temporären Brückenpfosten (CPB 009) werden auf das Modell geschraubt. Die Brücke wird heruntergenommen, in Anlehnung an die Zahnstellung auf das Modell gesetzt und umgearbeitet. Alternativ kann man wie in Abb. 33.16c direkt im Munde selbsthärtenden Kunststoff auf die provisorische Brücke auftragen.

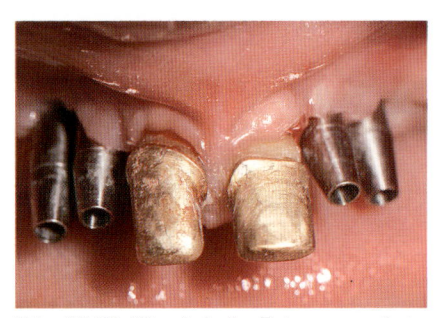

Abb. 33.16f (iii) Auf die Fixturen montierte Brücken-Analogpfosten.

Abb. 33.16f (iv) Extraktion der Frontzähne.

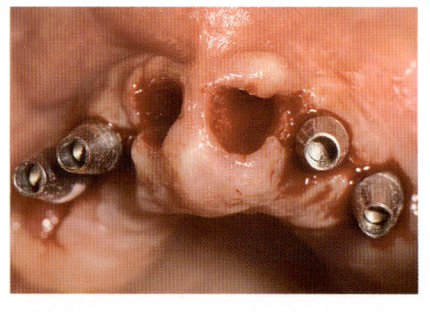

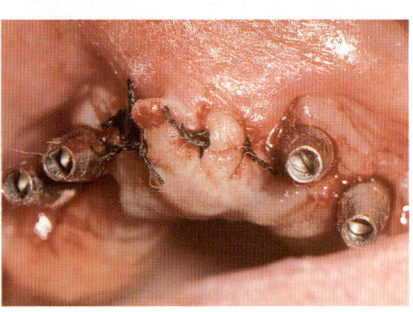

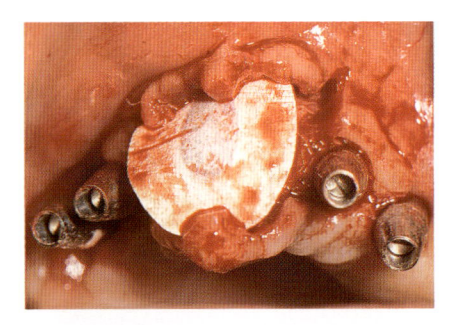

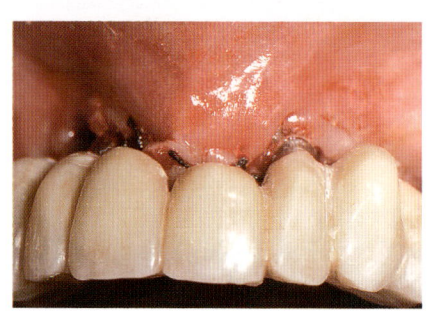

Abb. 33.16f (v) Zur Abdeckung der Extraktionswunden wurde eine Gore-Tex oval 4-Membran adaptiert.

Abb. 33.16f (vi) Periostale Entlastungsinzision; mobilisierter Schleimhautlappen, der über der Gore-Tex-Membran mit 5/0 schwarzer Seide vernäht wurde. Eine künftige Korrektur ist möglicherweise erforderlich, um befestigte Schleimhaut im Alveolarbereich zu schaffen.

Abb. 33.16f (vii) Die auf die temporären Brückenpfeiler aufzementierte umgearbeitete Brücke. Nach 6 Monaten wurden die Gore-Tex-Membran entfernt und weitere Fixturen implantiert.

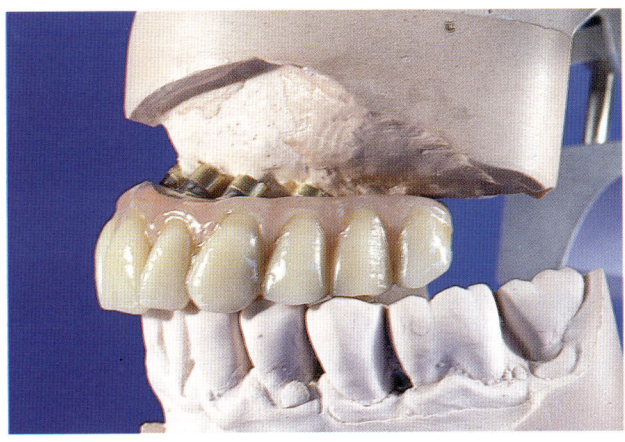

Abb. 33.16f (viii) Meistermodell nach Implantation zusätzlicher Fixturen. Beachten Sie die gravierende Diskrepanz des Oberkieferbogens. Die Superstruktur ist mit Schrauben auf einer Metall-Substruktur befestigt, die wiederum mit Schrauben auf die Distanzhülsen der Fixturen aufgeschraubt wurde, siehe Abb. 33.16 (ix). – Die Zähne 36 und 37 sind verblockt, um das Herauswachsen des 37, der ohne Gegenzahn ist, zu verhindern.

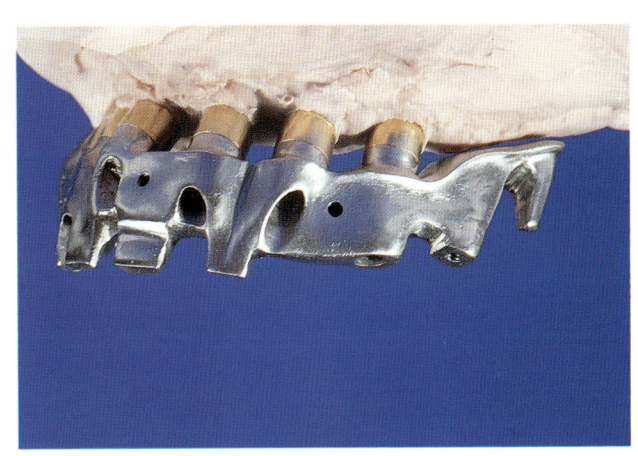

Abb. 33.16f (ix) Die Substruktur verhindert, daß die Zugangsöffnungen zu den Schrauben durch die labialen Flächen der Ersatzzähne hindurchtreten. Die Superstruktur wird durch horizontale Schrauben befestigt.

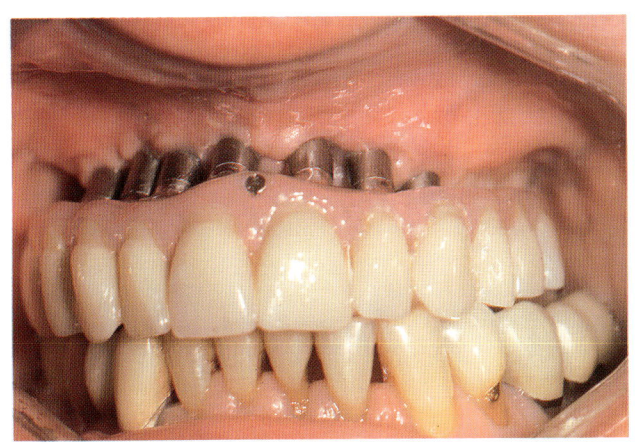

Abb, 33.16f (x) Die fertiggestellte Prothese. Der Patient war darauf bedacht, keine herausnehmbare Deckprothese tragen zu müssen. Die Okklusion im Freiendbereich wurde entlastet.

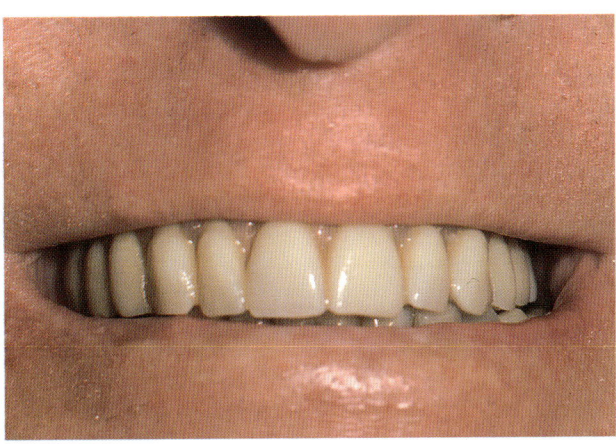

Abb. 33.16f (xi) Die Lippenlinie entblößt beim Lachen nicht die Distanzhülsen.

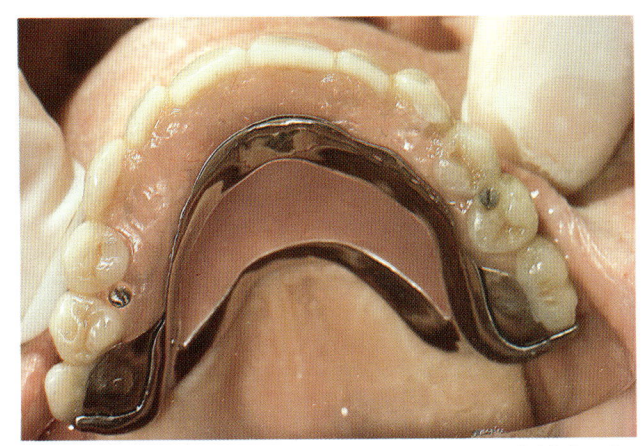

Abb. 33.16f (xii) Aus phonetischen Gründen wurde zum Schließen der Zahnzwischenräume ein palatialer, herausnehmbarer Gußrahmen angefertigt.

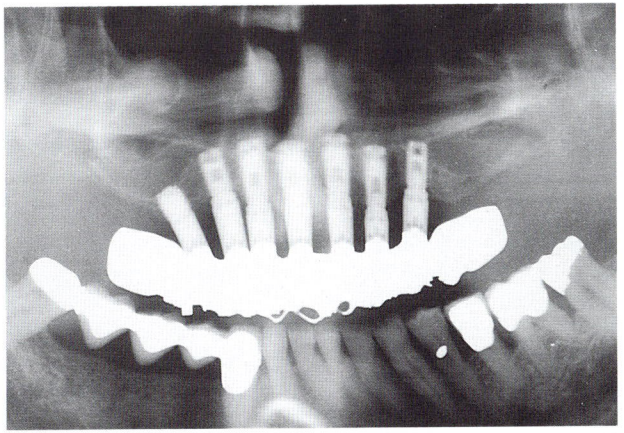

Abb. 33.16f (xiii) Panoramaaufnahme nach einem Jahr. 1x 6x5 mm Ø Fixtur; 3x 13x3,75 mm Ø Fixturen; 1x 15x4 mm Ø und 2x 15x3,75 mm Ø Fixturen.

(iv) Provisorische Zylinder werden mit den Distanzhülsen verbunden und provisorische Röhrchen in die Brücke eingearbeitet (Nobelpharma DCA 158 für EsthetiCone- und Standard-Distanzhülsen). Dies ermöglicht die Befestigung der Brücke mit temporärem Zement, erfordert jedoch innerhalb der Brücke mehr Platz wie bei (i), (ii) und (iii). Befestigungsschrauben sind jedoch wie oben unter (iii) nicht mehr erforderlich.

Da die provisorische Brücke nunmehr durch Fixturen getragen wird, werden unbrauchbare Zähne, die zuvor als Interimspfeiler dienten, extrahiert (Abb. 33.15l-o, 33.16f).
Nach Abheilung können zusätzliche Fixturen eingebracht, die provisorische Brücke umgearbeitet, oder gegebenenfalls eine neue Brücke hergestellt werden (Abb. 33.15l-o). Auf diese Weise kann man mißlungene Brücken in einen fixturenbefestigten Brückenersatz umwandeln, der sich entweder über einen partiellen Kieferabschnitt, oder über den gesamten Kieferbogen erstreckt.[106]

(v) Herstellung der Prothese

Bestimmung der Stellung der Zähne

Temporäre und provisorische Restaurationen werden solange modifiziert, bis die gewünschten Zahnformen und Stellungen, Kieferbeziehungen und vertikalen Abmessungen erreicht sind. Diese werden dann (mit geringen Änderungen) auf die definitiven Restaurationen übertragen.

Wenn die frühere Stellung der Zähne zwischen Zunge und Wange unbekannt ist, erweist sich die Stabilität einer fixturenbefestigten Prothese bei der Bestimmung der 'neutralen Zone' als hilfreich. Man setzt eine Basisplatte mit einem okklusalen Aufbau aus funktionellem Unterfütterungsmaterial, z.B. Viscogel (De Trey Company) auf die Fixturen (Abb. 33.17a). Der Patient wird veranlaßt, zur Ausformung des Bißwalls funktionelle Bewegungen, z.B. Wassertrinken und Sprechen, auszuüben. Im Labor werden Vorwälle hergestellt und die Zähne in diesem funktionell geschaffenen Zwischenraum aufgestellt, der gegebenenfalls erweitert werden kann, um normale Zahnformen unterzubringen.

Restauration

Zwei Arten von Restaurationen sind möglich:

a) eine Deckprothese;
b) eine festsitzende Brücke.

a) Deckprothese (Abb. 31.3a und 33.14)

Soll die vorhandene Prothese verwendet werden, wird sie umgeändert, indem man innerhalb der Prothese Platz für Pfeilerelemente, Kappen, eventuelle Klammerstege oder Ankerpfosten schafft. Die Prothese wird mittels Pressurerelief-cream auf gleichmäßige Abstützung durch die Schleimhaut überprüft. Die Steg- und Halteklammern werden, wie in Kapitel 31 beschrieben, standardmäßig eingearbeitet, wobei ein Aufnahmeabdruck der Pfeiler-Übertragungskappen für den Techniker notwendig ist, um bei der Fertigung im Labor Messing-Analogpfeiler in das Arbeitsmodell setzen zu können. Die Ankerpfosten werden direkt in die Fixturen geschraubt und die Haltekammern oder Pfostenmatrizen direkt im Munde, wie in Kapitel 31 beschrieben, an der Prothese befestigt.

Alternativ stellt man eine neue Deckprothese her und benutzt gleichfalls die zuvor beschriebenen Standardtechniken, wobei die vorhandene Prothese während der Anfertigung als temporärer Ersatz dient.

b) Festsitzende Brücken

Es gibt widersprüchliche Aussagen, welche Abdrucktechnik das genaueste Meistermodell hervorbringt.[107-109] Der Vorteil quadratischer Abdruckpfosten liegt darin, daß die Befestigungsschraube vor Ort mit einem kontrollierten Drehmoment von 10 Ncm festgedreht werden kann und auf diese Weise diese Maßnahme standardisiert. Der Vorteil eines Gipsaufnahmeabdrucks ist, daß die Messing-Analogpfeiler, ohne daß sich die Pfeiler im Abdruck drehen, direkt auf die Abdruckpfosten mit einer Drehkraft von 10 Ncm aufgeschraubt werden können und damit den Vorgang weiterhin normieren. Konische Abdruckpfosten können nicht mit kontrollierter Kraft aufgeschraubt werden, weil sie über keinen okklusalen Schraubenschlitz verfügen. Ein Schlitz würde es unmöglich machen, diese Abdruckpfosten exakt in den Abdruck zurückzusetzen.

Abdrücke

(i) Bei gutem Zugang, ohne natürliche Zähne, Standard-Distanzhülsen und der Brückenunterfläche ohne Kontakt zur Mukosa (Abb. 33.17b+19)

Abdrücke von Fixturen sind am genauesten, wenn Übertragungskappen im Abdruck verbleiben und durch standfestes Abdruckmaterial unverrückbar zusammengehalten werden.[110-111]

Quadratische Abdruckpfosten werden auf die Distanzhülsen geschraubt (Abb. 33.17b [i]). Ein herkömmlicher Kunststofflöffel wird an seiner oberen Fläche im Bereich der korrespondierenden Fixturen ausgeschnitten und über die Abdruckpfosten gesetzt. Über die Öffnung des Löffels adaptiert man eine Basiswachsplatte, so daß die Schrauben, welche die Abdruckpfosten an ihrem Platz halten, durch das Wachs ragen (Abb. 33.17b [ii]). Alle Unterschnitte zwischen den Distanzhülsen werden mit leichtfließendem Hydrocolloid-Abdruckmaterial, oder Weichwachs ausgeblockt. Aus einer Einmalspritze wird Gnathostone (Zeus), ein Gips mit äußerst geringer Expansion von maximal 0,02 %, um die Pfosten gespritzt (Abb. 33.17b [iii]), anschließend füllt man den Abdrucklöffel mit Gnathostone und setzt ihn in den Mund, bis die aus den Transferkappen ragenden Schrauben durch das Wachs hindurchtreten (Abb. 33.17b [iv]). Manchmal braucht man einen speziellen Abdrucklöffel, um Platz für weit divergierende Fixturen zu haben. Nach dem Abbinden des Gipses werden das Wachs entfernt, die Schrauben herausgedeht und der Abdruck aus dem Mund genommen. Zur Herstellung des Modells benutzt man einen Modellgips mit äußerst niedriger Ausdehnung (Gnathostone – Zeus), um die Ungenauigkeiten zu minimieren, die von der Abbindeexpan-

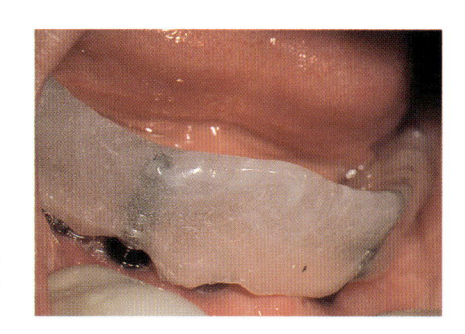

Behandlungsablauf für implantatgestützten Zahnersatz von gescheiterten Restaurationen durch osseointegrierte Fixturen

Abb. 33.17a Eine Basisplatte wurde im Bereich von 2 Fixturen angeformt und ein Wall aus Viscogel (De Trey Co.) darübergesetzt. Der Patient formt den Wall durch Funktionsbewegungen, um die Zahnstellung festzulegen.

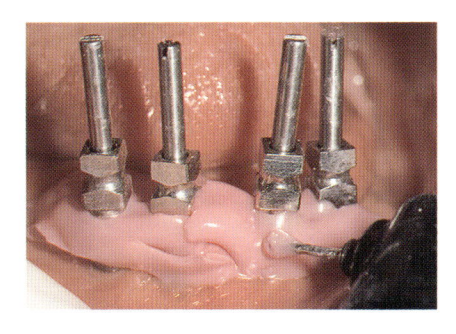

Abb. 33.17b (i) Quadratische Abdruckpfosten wurden unter Anwendung einer Drehkraft von 10 Ncm auf die Distanzhülsen geschraubt. Hydrocolloid-Abdruckmaterial wird rund um die Pfosten gespritzt, um sicherzustellen, daß die Unterschnitte zwischen den Abdruckpfosten ausgeblockt sind.

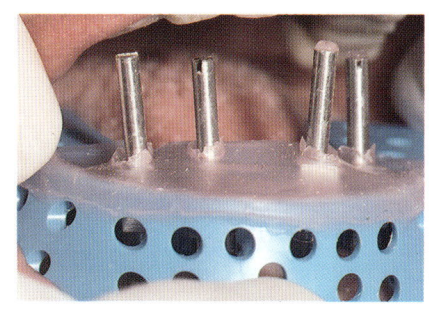

Abb. 33.17b (ii) 'Einprobe' eines Kunststofflöffels mit einer in seine Oberfläche geschnittenen Öffnung, die mit Wachs abgedeckt ist.

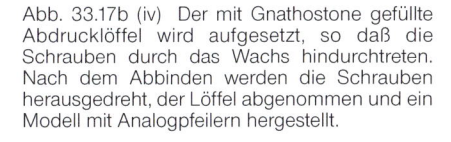

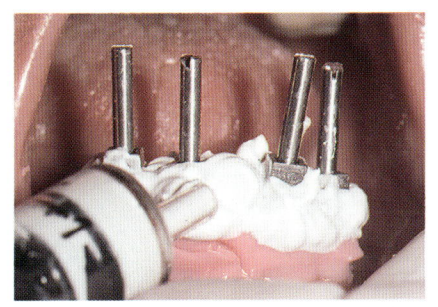

Abb. 33.17b (iii) Der Abdrucklöffel wurde entfernt und Gnathostone rund um die Abdruckpfosten gespritzt.

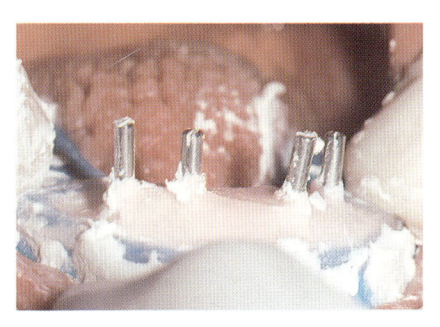

Abb. 33.17b (iv) Der mit Gnathostone gefüllte Abdrucklöffel wird aufgesetzt, so daß die Schrauben durch das Wachs hindurchtreten. Nach dem Abbinden werden die Schrauben herausgedreht, der Löffel abgenommen und ein Modell mit Analogpfeilern hergestellt.

sion bei Standard-Modellgipsen ausgehen.[112] Alternativ kann die Modellherstellung auch nach dem Zeiser-System vorgenommen werden.[112]

(ii) Mangelhafter Zugang, oder die Kombination von Fixturen und natürlichen Zähnen

Ein konischer Abdruckpfosten (Abb. 33.15i, 33.21i) wird auf die Distanzhülse gesetzt und ein Abdruck mit einem elastischen Material genommen. Polyäthermaterialien sind die geeignete Wahl[109] da sie das Zurücksetzen der Pfosten begünstigen. Diese Materialien sind jedoch nicht so geeignet, wie reversibles Hydrocolloid, wenn Kronenabformungen für natürliche Pfeiler erforderlich sind (s. Kapitel 9). Letzteres ist wiederum für ein Meistermodell und eine fixturengestützte Gerüstkonstruktion nicht hinreichend genau. Die Abdruckpfosten werden von den Distanzhülsen abgenommen, Messing-Wurzelreplikate an den Abdruckpfosten befestigt, und jeder Abdruckpfosten wird wieder in den Abdruck zurückgesetzt, wobei man darauf achtet, daß die Pfosten sich untereinander nicht behindern. Dann erfolgt die Herstellung des Modell mit konventionellem Modellgips, wenn Präparationen an natürlichen Zähnen vorgenommen wurden, oder mit einem Gips von äußerst niedriger Expansion (Gnathostone), wenn dies nicht der Fall ist. Das erstgenannte Modell wird ungenaue Abmessungen zwischen den Fixturen aufweisen, die von der Abbindeexpansion des Modellgipses herrührt. Wann immer möglich, sollte ein formfester Aufnahmeabdruck (Gnathostone) die Beziehungen zwischen den Fixturen wiedergeben (Abb. 33.17c+21h), siehe unten (iv).

(iii) Bei Einzelzahnrestaurationen (Abb. 33.21j)
(CeraOne – Nobelpharma)

Verwenden Sie einen handelsüblichen Abdrucklöffel. Kürzen Sie die Länge des CeraOne-Abdruckpfostens, so daß er nicht auf den Löffel auftrifft wenn beides in den Mund eingesetzt wird. Fenstern Sie den Abdruckpfosten, indem Sie eine Öffnung durch dessen obere Fläche bohren (von der Innenseite des Abdruckpfostens, um rauhe Innenkanten zu vermeiden) und absolute Passung zu gewährleisten. Diese Öffnung verhindert, daß eingeschlossene Luft einen fehlerhaften Sitz verursacht. Verwenden Sie zum Abdruck elastisches Abdruckmaterial. Nach dem Entfernen des Abdrucks setzen Sie einen Analogpfeiler in den Abdruckpfosten und gießen den Abdruck aus.

(iv) Zur Lötung, oder bei Einstückgüssen (Abb. 33.17c)

Da das Gerüst passiv aufsitzen muß, ist die Vornahme eines Gnathostone-Abdrucks zu empfehlen, oder die fertiggestellte,

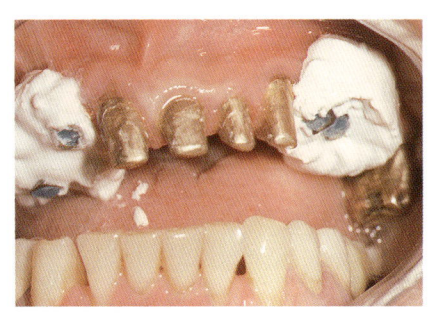

Abb. 33.17c Quadratische Abdruckpfosten wurden unter Anwendung von 10 Ncm Drehkraft auf die Distanzhülsen geschraubt und die Pfeileröffnungen mit Weichwachs verschlossen. Die Kappen werden mit Gnathostone untereinander verblockt.

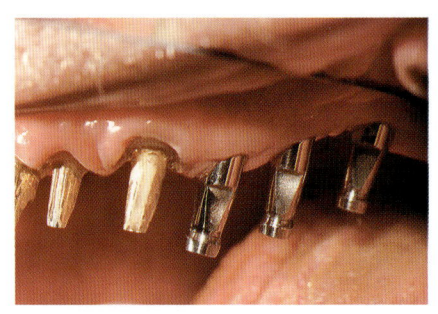

Abb. 33.17d (i) Abdruckpfosten aus Titan (Nobelpharma – DCA 098) werden benutzt, um Abformungen der Fixturenköpfe vorzunehmen.

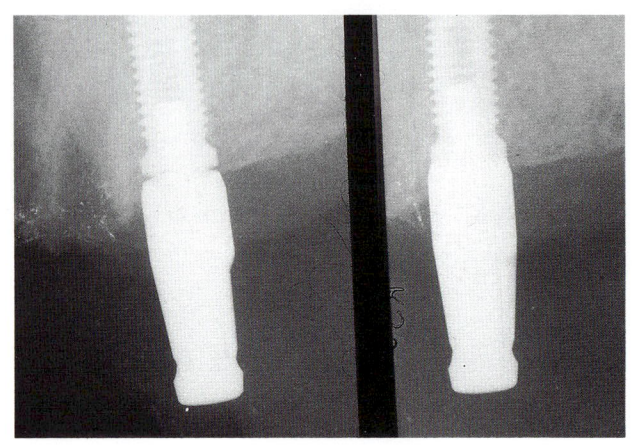

Abb. 33.17d (ii) und (iii) Röntgenbild eines ungenau aufgesetzten Abdruckpfostens, der den Sechskant der Fixtur nicht aufnimmt. Rechts: der Abdruckpfosten sitzt der Fixtur korrekt auf.

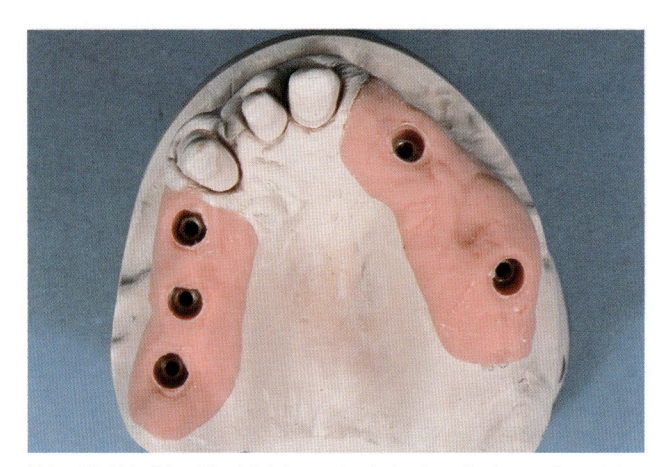

Abb. 33.17d (iv) Ein Weichgewebsabdruck mit den aufgesetzten Analog-Fixturenpfeilern wurde hergestellt. Die Distanzhülsen können im Labor ausgewählt werden.

aus Einzelsektionen bestehende Gerüstkonstruktion direkt im Munde durch einen Lötabdruck aufzunehmen, falls die Passivität nicht gewährleistet ist, oder die metallkeramischen Einheiten länger als 35 mm (s. Seite 203) messen. Zur Abdrucknahme werden quadratische Abdruckpfosten auf die Distanzhülsen geschraubt und mit Gnathostone verschlüsselt. Der Lötabdruck wird dem Labor übergeben (s. Anhang). Hiernach erfolgt die Herstellung eines Gnathostone-Modells und die Überprüfung des Gerüstes auf dem Modell. Dadurch erübrigt sich bei Brückenspannen bis zu 35 mm eine klinische Kontrolle der Gerüstpassivität, so daß die Restauration ohne weitere Verzögerung fertiggestellt werden kann.

(v) Auswahl der Distanzhülsen im Labor (Abb. 33.17d)
Manchmal ist es zweckdienlicher, die Distanzhülsen anstatt im Munde nach dem Weichteilmodell auszuwählen. Ein Abdruckpfosten (DCA 098 – Nobelpharma), der auf den Sechskant der Fixtur paßt, wird benutzt und der exakte Sitz mittels einer Röntgenaufnahme überprüft. Die Abdrucknahme erfolgt mit einem elastischen Material, eine Analogfixtur wird an dem Abdruckpfosten befestigt und ein Weichgewebsmodell hergestellt (s. Anhang). Die geeignete Distanzhülse kann im Labor ausgewählt werden, und eine gleiche sterile Distanzhülse wird anschließend im Mund aufgesetzt.

Kieferregistrierung
Die Gesichtsbogenübertragung erfolgt, um das Oberkiefermodell, wie in Kapitel 14 beschrieben, zu montieren. Die mandibulo-maxillären Kieferbeziehungen werden im richtigen Vertikalabstand registriert.

a) Wenn Zähne vorhanden sind, die den Vertikalabstand stützen (Abb. 33.18a)
1) Eine Kieferregistrierung wird, wie in Kapitel 12 beschrieben, mit den Zähnen in Okklusion vorgenommen. An den quadratischen Abdruckpfosten befestigt man einen Bißwall aus DuraLay und führt darauf die Kieferregistrierung durch.

b) Wenn Zähne überkront und in die Restauration einbezogen werden müssen, so daß der Vertikalabstand durch die vorhandenen Kronen nicht abgestützt werden kann (Abb. 33.18b, 33.20e-g, 33.21p)
1) Registrieren Sie den Vertikalabstand der Interimsrestau-

Abb. 33.18a (i) Kieferregistrierung. Wenn Zähne vorhanden sind, die den Vertikalabstand abstützen, wird zwischen den Distanzhülsen und der gegenüberliegenden Bezahnung eine formgetreue Kieferregistrierung vorgenommen. Hierfür fertigt man auf den Abdruckpfosten einen DuraLay-Bißwall.

Abb. 33.18a (ii) Durchführung der Kieferregistrierung.

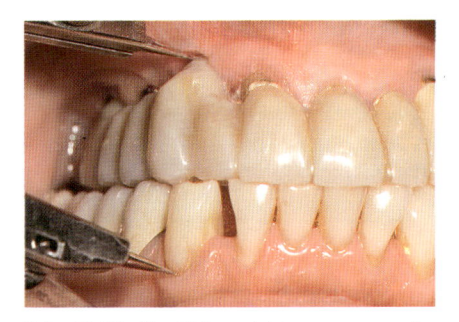

Abb. 33.18b (i) Kieferregistrierung, wenn die Zähne in die Restauration einbezogen werden müssen. Die Abbildung zeigt die Registrierung des Vertikalabstands zwischen zwei zugänglichen Markierungspunkten mit den eingegliederten provisorischen Restaurationen.

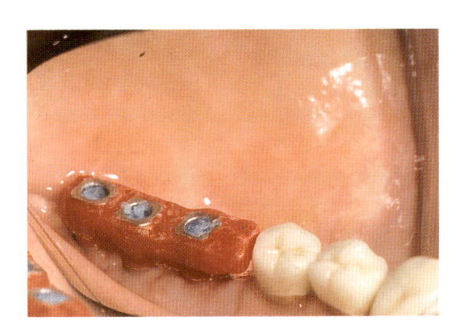

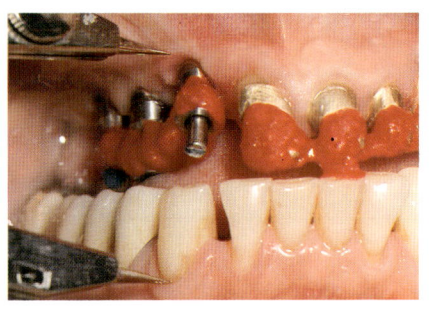

Abb. 33.18b (ii) Ein DuraLay-Bißwall wurde im Bereich der mit den Distanzhülsen verschraubten Abdruckpfosten geschaffen. Zur Kontrolle des korrekten Abstandes wurden mit Fensterungen versehene DuraLay-Kappen auf die Frontzähne aufgesetzt und eine frontale Bißsperre vorgenommen. Diese wurde in der Höhe abgetragen, bis der Stechzirkel den richtigen vertikalen Abstand anzeigte.

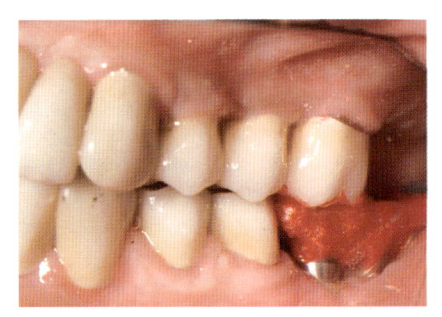

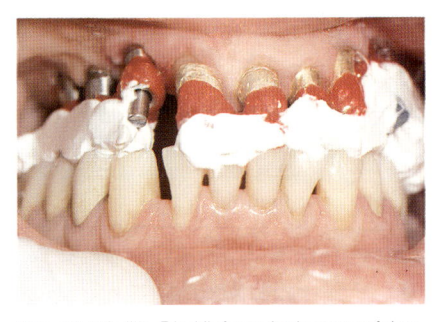

Abb. 33.18b (iii) Die Kieferregistrierung erfolgte mit Gnathostone, der zwischen DuraLay und gegenüberliegende Bezahnung gespritzt wurde. Unter beidseitiger Führung des Unterkiefers wurde der Kieferschluß bis an die Bißsperre vorgenommen.

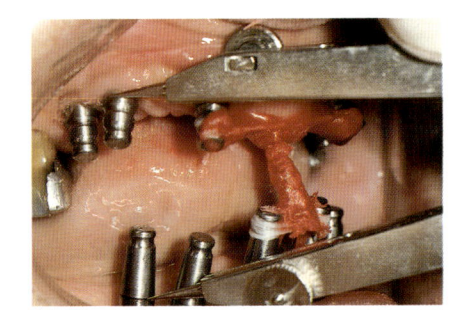

Abb. 33.18c (i) Kieferregistrierung bei gegenüberliegenden fixturengestützten Brücken. Die Abdruckpfosten werden auf die Distanzhülsen geschraubt. Die frontalen Pfosten verbindet man untereinander mit Zahnseide. Zwischen den oberen Abdruckpfosten wird ein DuraLay-Bißwall eingerichtet und ein DuraLay-Stempel zwischen den unteren. Das DuraLay-Material darf bei Lasteinwirkung nicht federn. Der Stempel wird abgetragen, bis der korrekte Vertikalabstand, der an den provisorischen Restaurationen mit dem Stechzirkel abgenommen wurde, erreicht ist.

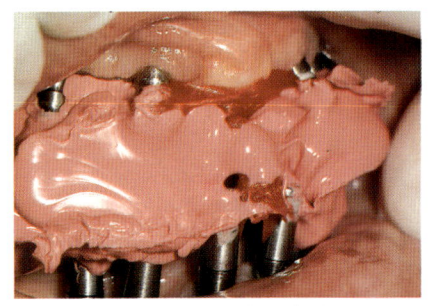

Abb. 33.18c (ii) Eine Kieferregistrierung aus Polyvinylsiloxan ist in dieser Situation akzeptabel, weil die Standfestigkeit des Registrierungsmaterials das Einartikulieren der Modelle ohne Verformung des Registrates zuläßt.

Abb. 33.18d (i) Kieferregistrierung, wenn eine fixturengestützte Brücke natürlichen Zähnen gegenübersteht. Ein Registrierungswachswall auf einer Kunststoffbasis wurde mittels Verschraubung auf 2 Distanzhülsen befestigt. Die Kieferregistrierung erfolgt mit Zinkoxid-Eugenol-Registrierpaste.

Abb. 33.18d (ii) Der Vertikalabstand wird mit dem Stechzirkel überprüft; dessen seine Voreinstellung wurde von dem Vertikalabstand der vorangegangenen Interimsrestaurationen übernommen.

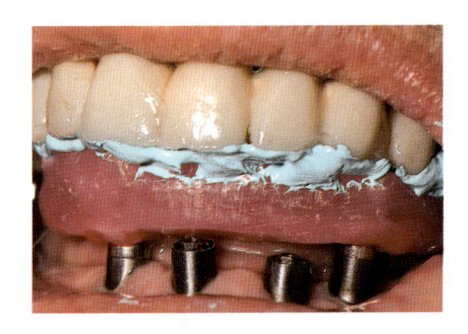

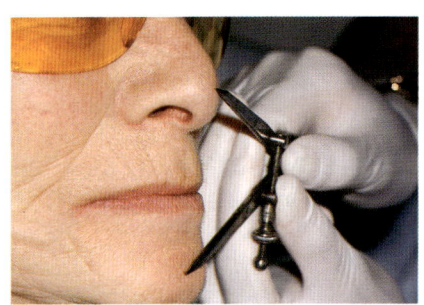

rationen mittels eines Stechzirkels zwischen zwei zugänglichen Markierungspunkten;
2) fertigen Sie für die Zähne DuraLay-Kappen mit Fensterungen, um den exakten Sitz zu überprüfen;
3) beschichten Sie die Abdruckpfosten der Fixturen mit DuraLay;
4) setzen Sie die DuraLay-Kappen auf die Zähne und Abdruckpfosten der Fixturen;
5) stellen Sie eine Bißsperre aus DuraLay her und schleifen diese bis auf den korrekten Vertikalabstand herunter, wobei Sie den Stechzirkel als Abstandsmaß benutzen;
6) führen Sie unter beidseitiger Bißführung eine Kieferregistrierung durch.

c) *Gegenüberliegende Kieferbögen, von denen jeder mit fixturengestützten Brücken versorgt wird (Abb. 33.18c)*
1) Die Registrierung kann zum Zeitpunkt der Abdrucknahme vorgenommen werden;
2) übertragen Sie den Vertikalabstand von den provisorischen Restaurationen;
3) befestigen Sie Abdruckpfosten auf den Distanzhülsen;
4) verbinden Sie die Pfosten untereinander mit Zahnseide;
5) umkleiden Sie die Zahnseide mit DuraLay;
6) stellen Sie eine frontale Bißsperre mit DuraLay her;
7) schleifen Sie die Bißsperre bis auf den korrekten Vertikalabstand herunter;
8) nehmen Sie eine Kieferregistrierung zwischen den seitlichen Abdruckpfosten vor, entweder direkt auf den Pfosten, oder fertigen Sie zwischen den Pfosten DuraLay-Bißwälle und führen darauf die Registrierung durch.

d) *Fixturengestützte Brücke über den gesamten Kieferbogen verlaufend, gegenüber einer vollständigen Bezahnung oder einer Prothese (Abb. 33.18d)*
1) Registrieren Sie den Vertikalabstand anhand der provisorischen Restaurationen;
2) Herstellung eines Bißwalls, der auf zwei weit auseinanderstehenden Fixturen aufsetzt;
3) die Kieferregistrierung erfolgt, indem man den Vertikalabstand der Interimsrestaurationen überträgt.

Fertigstellung der Prothese

Wenn eine gegossene Gerüstkonstruktion mit Akrylkunststoff oder Kompositkunstharz verblendet werden soll, stellt sich der Behandlungsablauf wie folgt dar:
Zunächst wird eine Einprobe der Zähne (Abb. 33.19a) vorgenommen, so daß die spätere Gerüstkonstruktion korrekt positioniert werden kann. Nun erfolgt im Labor die Herstellung des Metallgerüstes (s. Anhang) und dessen Einprobe im Munde, wenn das Modell nicht aufgrund eines Gipsabdrucks mit extrem niedriger Expansion (Gnathostone) hergestellt wurde. Wurde das Modell jedoch aus Gips von extrem niedriger Expansion mittels eines Gipsabdrucks gefertigt, kann man sich die Einprobe des Metallgerüstes sparen und die Brücke sofort nach der Einprobe der Zähne fertigstellen, nachdem die Paßform des Metallgerüsts mit einem Stereomikroskop bei 20-facher Vergrößerung auf seine Präzision überprüft wurde. CeraOne-Kronen werden zum Entweichen des Zements gefenstert (s.Anhang).

Sitzt das Metallgerüst bei der Einprobe nicht vollständig passiv auf, muß man es durchtrennen und verlöten. Anschließend werden die Zähne angefügt und die Prothese fertiggestellt. Wenn die Lippe die Distanzhülsen abdeckt, wird die Restauration als festsitzende Prothese gearbeitet (Abb. 33.19b). Wenn die Lippe jedoch die Distanzhülsen entblößt, verwendet man EsthetiCone-Distanzhülsen und verlegt die Ränder unter das Zahnfleisch (Abb. 33.19c), siehe Anhang. Die Brücke wird dann in den Mund gesetzt und mit Schrauben befestigt, wie auf Seite 524 beschrieben. Die Schraubenköpfe werden temporär abgedeckt. Hierzu eignet sich das Einspritzen von Polyvinylsiloxan-Abdruckmaterial (Stat BR – Kerr) oder eine lichthärtende temporäre Füllung (Firmit – Vivadent). Zwei bis sieben Tage später werden die Schrauben nachgezogen, die Zugangsöffnungen mit Polyvinylsiloxan oder Firmit angefüllt und schließlich mit lichthärtendem Komposit oder Akrylkunststoff versiegelt (Abb. 33.20o+21u und v). Das Polyvinylsiloxan/Firmit ermöglicht später die Freilegung der Schraube, ohne diese zu beschädigen. Polyvinylsiloxan liefert auch einen Abdruck des Schraubenkopfes und erleichtert die Wahl des Schraubendrehers. Werden Metallkeramik-Restaurationen verwendet, kann man kurze gerade Brückenspannen (bis zu drei Einheiten) unter Anwendung der Aufwachs- und Bißwallsysteme, die in Kapitel 13 beschrieben wurden, im Einstückguß herstellen und anschließend mit der fertig aufgebrannten Keramik einprobieren. Voraussetzung hierfür ist, daß die Beziehung zwischen den Fixturen durch die Verwendung von Gips mit äußerst niedriger Expansion (Gnathostone) oder ein Polyäther-Abdruckmaterial fixiert wird und das Modell mit einem Modellgips von äußerst niedriger Expansion hergestellt wird, oder das Zeiser-System zum Einsatz gelangt. Längere Spannen können entweder im Munde oder auf dem Modell registriert werden, vorausgesetzt, dieses wurde anhand eines Gnathostonevorwalls und Übertragungskappen hergestellt und mit Gnathostone ausgegossen (für Spannen bis 35 mm), oder es wurde das Zeiser-System benutzt, um die exakten Beziehungen zwischen den Fixturen wiederzugeben. Die Einheiten werden postkeramisch verlötet (Abb. 33.20-21), siehe Seite 203.
Es ist unmöglich, einen langspannigen Einstückguß herzustellen, die Keramik aufzubrennen und Passivität der Paßform zu erreichen, die für Brücken auf osseointegrierten Pfeilern erforderlich ist (Abb. 33.13b). Während die Passivität des fixturengestützten Metallgerüstes einfacher zu erreichen ist als diejenige für eine zahngestützte Brücke (da die Expansion der Einbettungsmasse für die einzelnen Kronen nicht berücksichtigt werden müssen), wird das Aufbrennen der Keramik das Gerüst verformen. Die Abbildungen 33.20, 33.21 illustrieren die einzelnen Stadien der Behandlung zahn- und fixturengestützter, metallkeramischer Neurestaurationen.

Nachsorge

Eine Nachsorgeplanung muß für jeden Patienten aufgestellt werden; Richtlinien hierfür wurden auf Seite 529 angeführt.

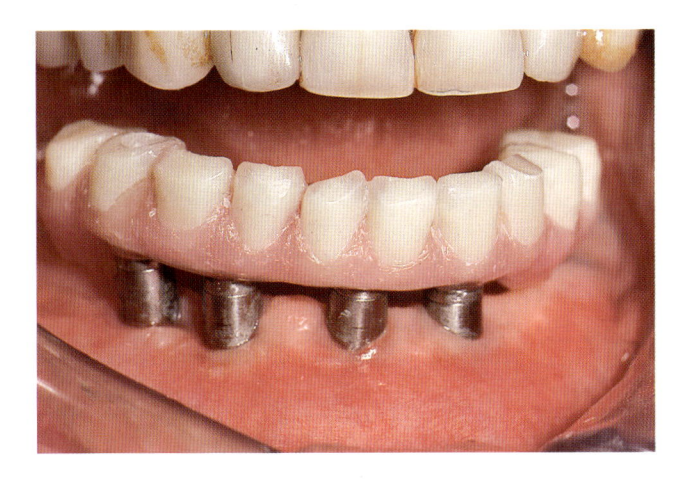

Abb. 33.19a Eine gescheiterte Brückenkonstruktion erforderte die Entfernung aller Zähne. Hier die Einprobe der Zahnaufstellung. Beachten Sie den flachen Kieferkamm, der eine Vollprothese destabilisiert hätte.

Abb. 33.19b Die fertiggestellte Restauration – Kunststoffzähne auf einer gegossenen Metallbasis befestigt.- Die Lippenlinie verdeckt die Distanzhülsen dieser festsitzenden Prothesenkonstruktion.

Abb. 33.19c Die Lippenlinie legt die Zahnfleischränder im Oberkiefer, jedoch nicht im Unterkiefer frei. Komposit-Kunststoffrestaurationen. Hier der fertiggestellte Behandlungsfall. Andere Behandlungsstadien sind in den Abbildungen 33.10a (ii), 33.11a und 33.15a-o dargestellt.

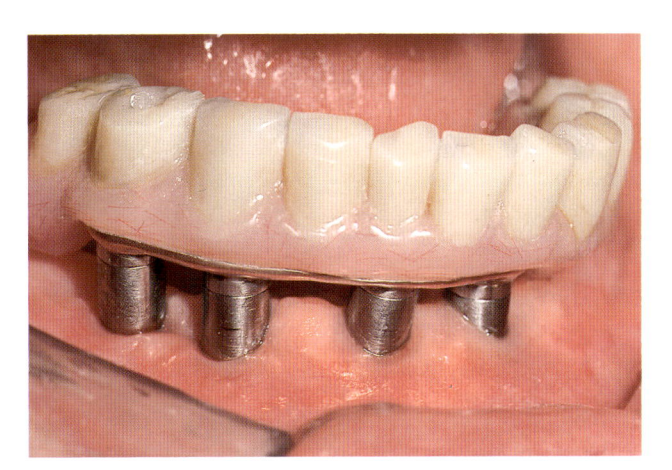

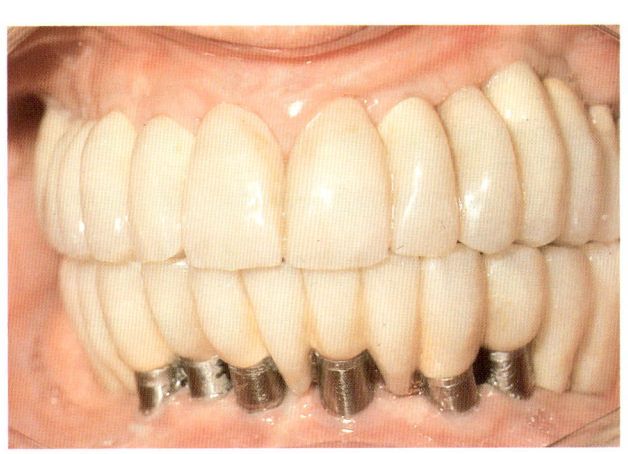

Abb. 33.20 Neurestauration unter Nutzung einer Kombination osseointegrierter Fixturen und natürlicher Zähne zur Abstützung. Auf die natürlichen Zähne wurden Unterkappen aufzementiert.

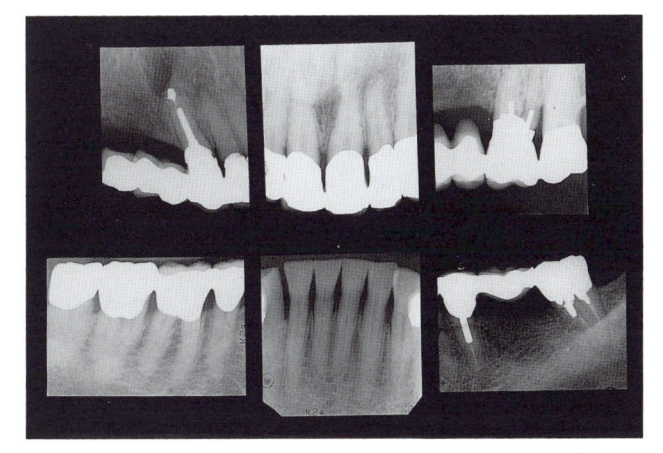

Abb. 33.20a Röntgenbilder zu Beginn der Behandlung. Die Zähne 13, 12 und 26 weisen Wurzelfrakturen auf und mußten extrahiert werden. Der Patient berichtete in der Krankengeschichte über Zahnwanderungen der oberen Frontzähne vor Eingliederung der Brückenarbeit.

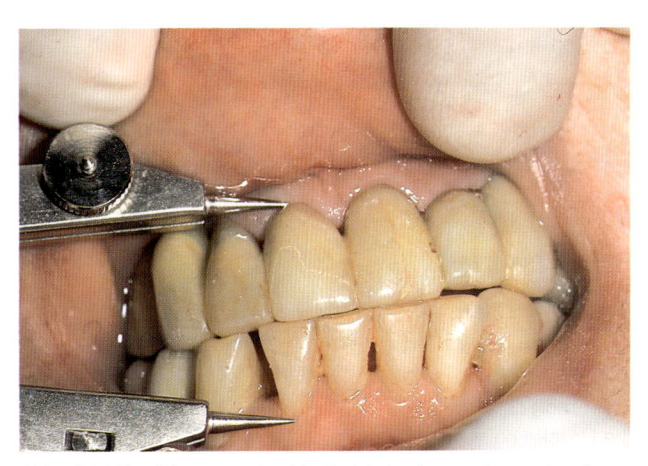

Abb. 33.20b Messung des Vertikalabstands an der vorhandenen Brückenarbeit.

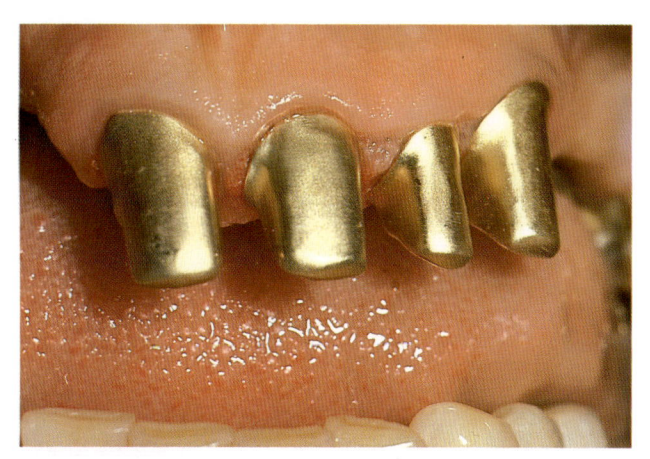

Kapitel 33 Behandlungsansätze – Wahlmöglichkeit 6: Implantatgestützte Prothesen auf osseointegrierten Fixturen

Abb. 33.20c Die Unterkappen auf den natürlichen Zähnen wurden mit Zinkphosphatzement einzementiert und die provisorische Brücke darüber mit Tempbond befestigt, desgleichen erfolgte die Extraktion der frakturierten Zähne.

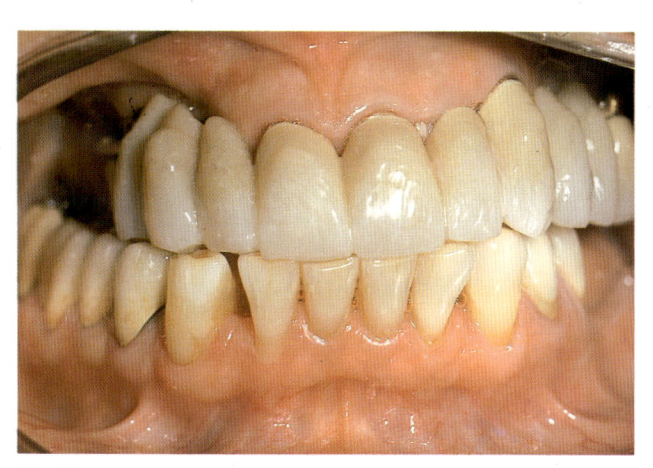

Abb. 33.20d Die provisorische Brücke.

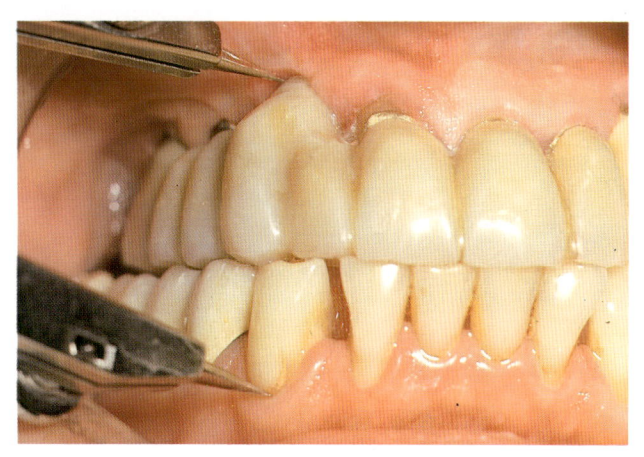

Abb. 33.20e Nach dem zweiten chirurgischen Eingriff wurden die Distanzhülsen der osseointegrierten Fixturen mit der Brücke verbunden. Hier der Vertikalabstand, der zuvor zwischen zwei bekannten Markierungspunkten registriert worden war.

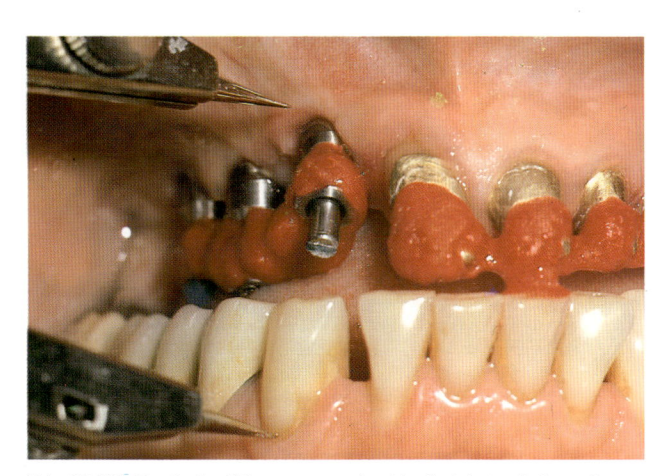

Abb. 33.20f Frontzahn-Bißsperre, um den Vertikalabstand abzustützen, der dem der provisorischen Brücke gleicht.

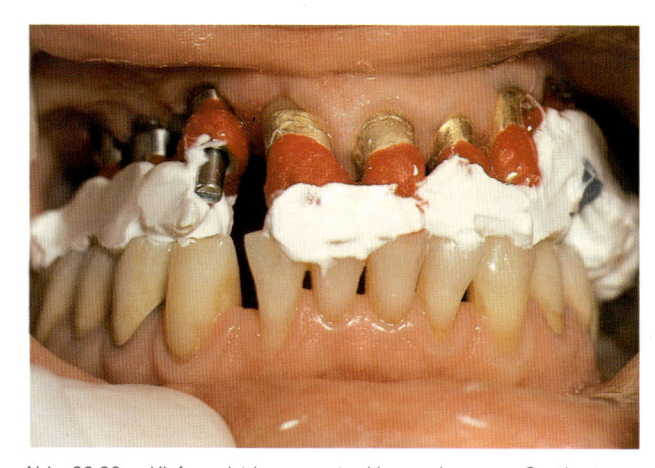

Abb. 33.20g Kieferregistrierung unter Verwendung von Gnathostone (Zeus).

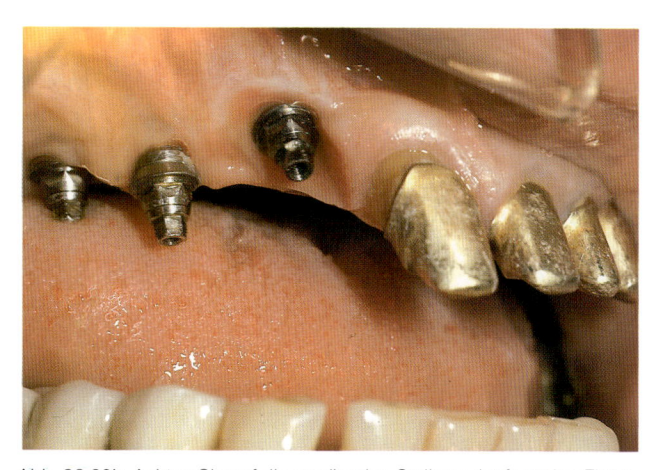

Abb. 33.20h Achten Sie auf die ungünstige Stellung der frontalen Fixtur.

548

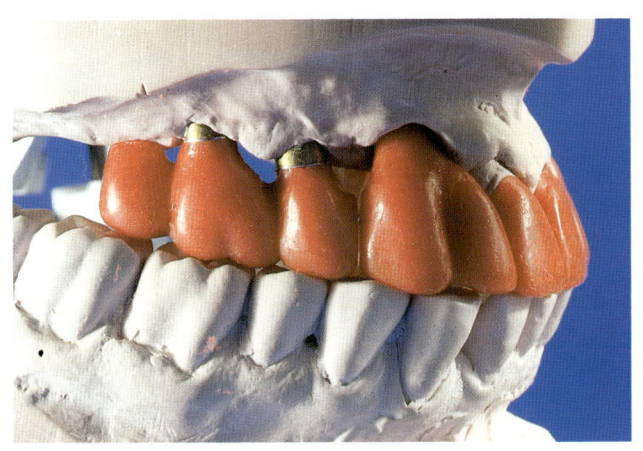

Abb. 33.20i Vollkonturierte Wachsmodellierung.

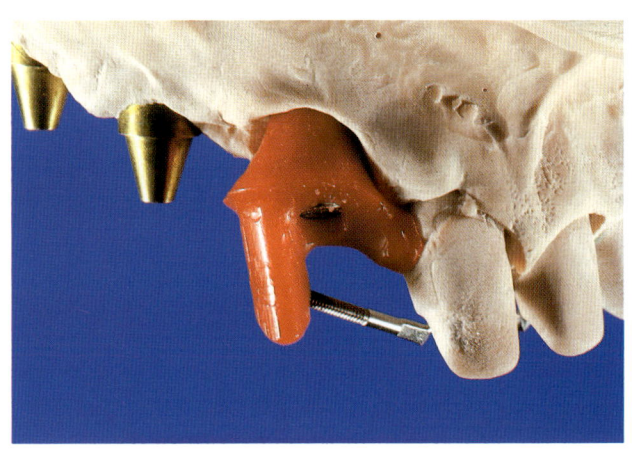

Abb. 33.20j Die zurückgeschnittene Wachsmodellierung, um einen individuell gefertigten Pfeiler zu schaffen, der lingual eine Schraube zur Befestigung der Superstruktur einschließt. Der kleine Wachsausleger gegen den mittleren Schneidezahn dient der Stabilisierung der Wachsmodellierung.

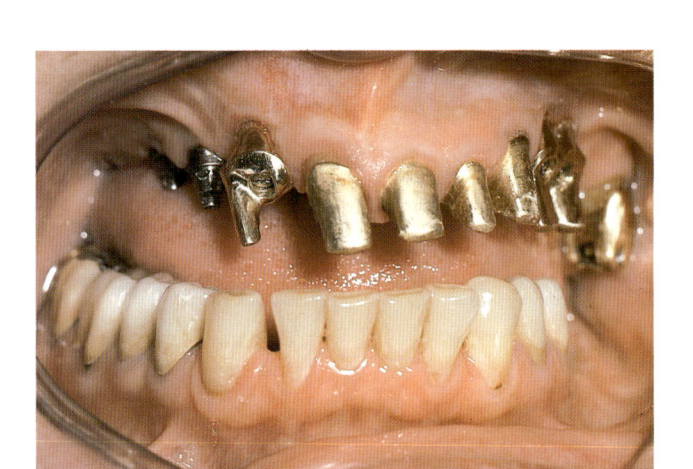

Abb. 33.20k Individuell gefertigte Brückenpfeiler auf den Fixturen bei 12 und 24, 25.

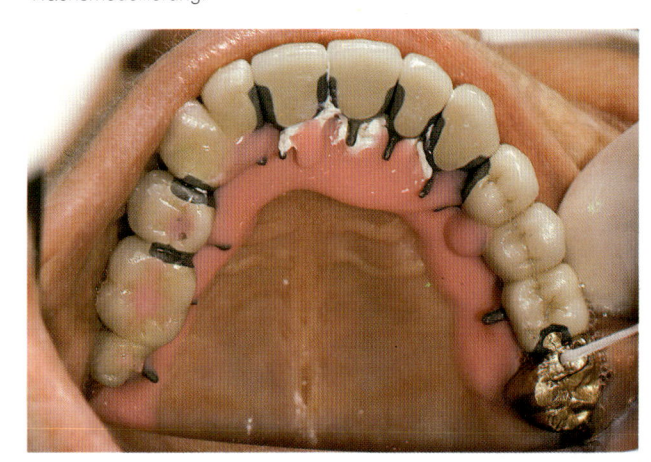

Abb. 33.20l Die einzeln gefertigten Kronen wurden mit Tempbond über die Unterkappen zementiert. Die Verschraubung der Fixturenabschnitte erfolgte mit einer Drehkraft von 10 Ncm und die Unterschnitte wurden mit Hydrocolloid-Abdruckmaterial ausgeblockt. Insgesamt 5 Fixturen waren über den Kieferbogen verteilt. Eine frontale Freiendkonstruktion, deren Extension 4x den Abstand zwischen den Fixturen beträgt, wäre mechanisch vertretbar. Daher erscheint, selbst wenn die Frontzähne nicht zur Abstützung beitrügen, die Konstruktion dennoch tragfähig.

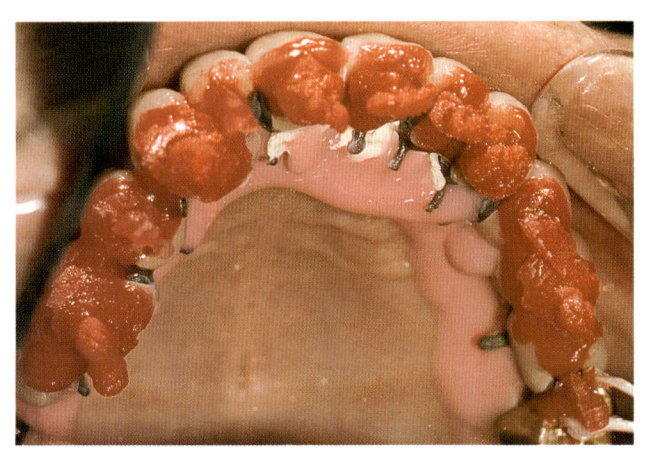

Abb. 33.20m Die Kronen werden leicht mit Vaseline bestrichen und darüber DuraLay-Retentionen geschichtet.

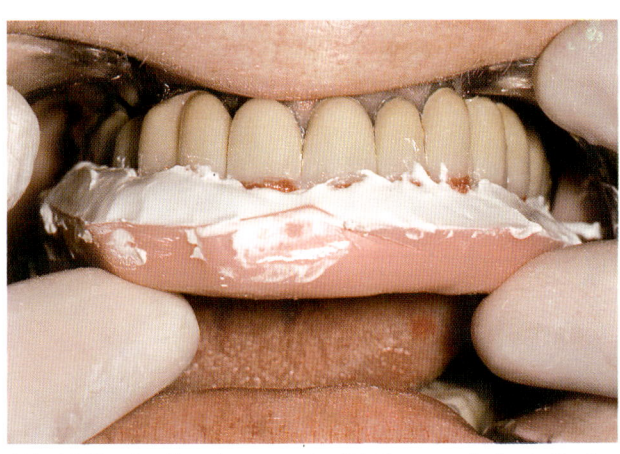

Abb. 33.20n Der über den gesamten Zahnbogen verlaufende Gnathostone-Aufnahmeabdruck im Beauty Pink Wax-Löffel.

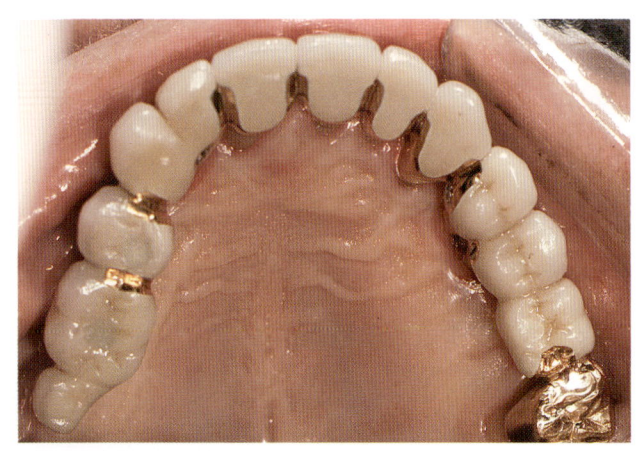

Kapitel 33 Behandlungsansätze – Wahlmöglichkeit 6: Implantatgestützte Prothesen auf osseointegrierten Fixturen

Abb. 33.20o Nach der Verlötung.

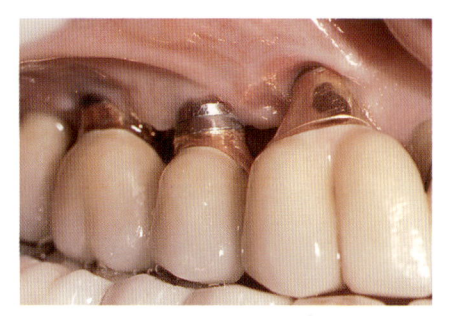

Abb. 33.20p Darstellung der Passung der Superstruktur auf den Distanzhülsen.

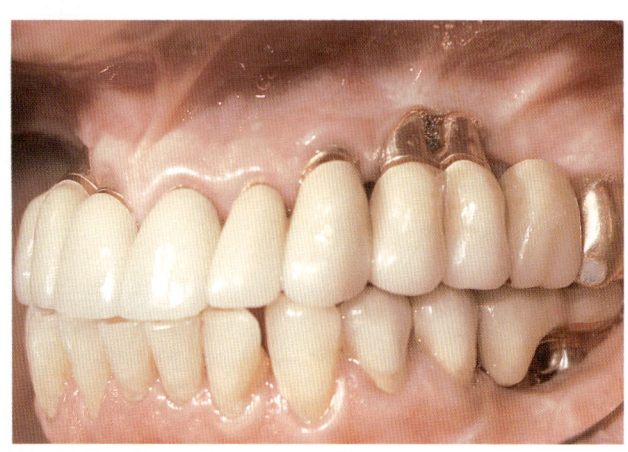

Abb. 33.20q Passive Lagerung der Superstruktur auf Distanzhülsen und Unterkappen.

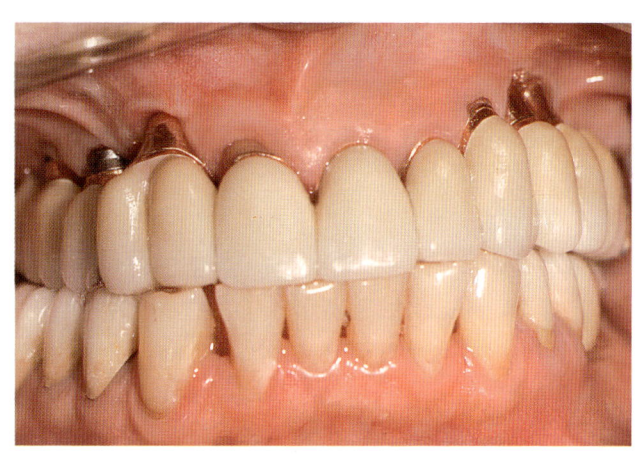

Abb. 33.20r Frontale Ansicht der fertiggestellten Restauration.

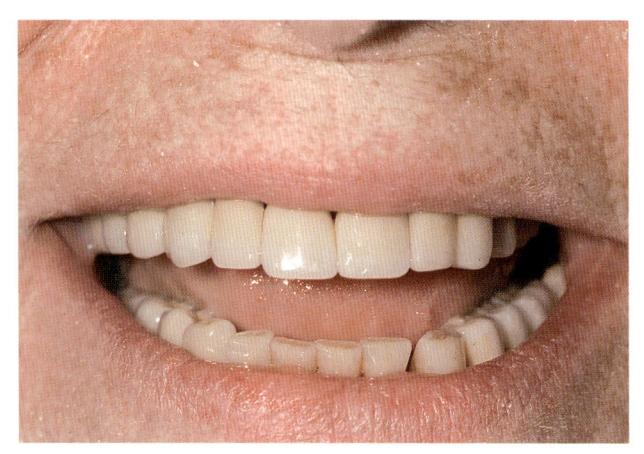

Abb. 33.20s Beim Lachen verdeckt die Lippenlinie die Pfeileransätze.

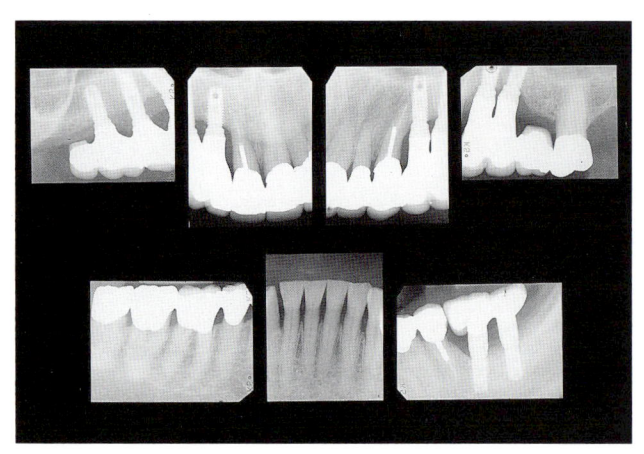

Abb. 33.20t Die abschließenden Röntgenaufnahmen.

Behandlungsablauf für implantatgestützten Zahnersatz von gescheiterten Restaurationen durch osseointegrierte Fixturen

Abb. 33.21 Ersatz der gescheiterten Brückenarbeit durch eine zahn- und fixturengestützte Brückenkonstruktion.

Abb. 33.21a Ausgangssituation. Der Patient klagte über Schmerzen an beiden unteren Molaren und Lockerung der oberen Frontzähne. Wurzelkaries lag vor an den Zähnen 44, 34, 35.

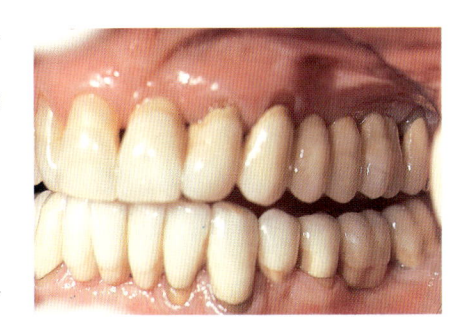

Abb. 33.21b Periapikale Röntgenaufnahmen. Beachten Sie die krankhaften parodontal/endodontischen Veränderungen an 47 und 37. Die Wurzel des 32 ist frakturiert.

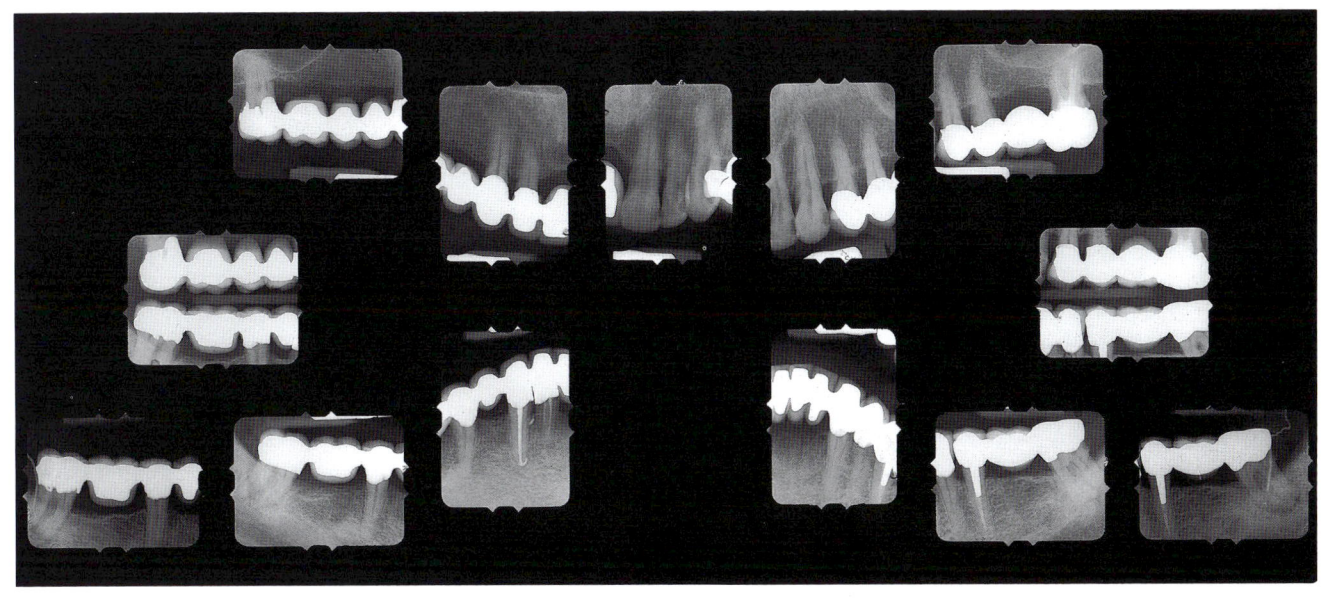

Abb. 33.21c Kurz nach dem ersten Besuch frakturierte die obere linke Brücke.

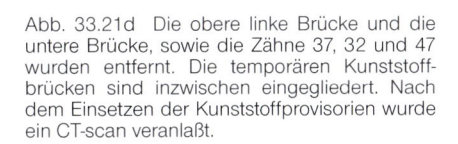

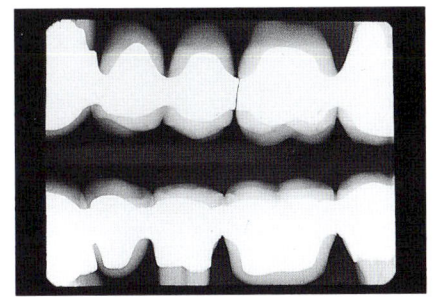

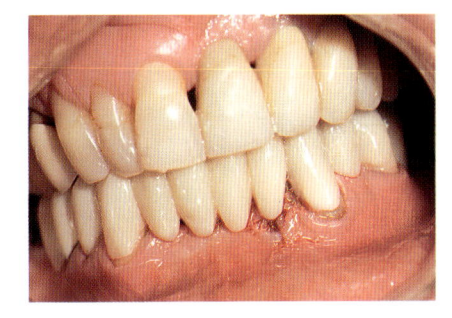

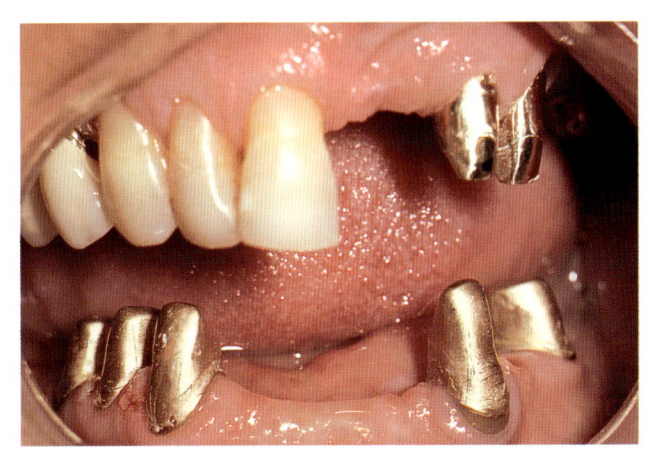

Abb. 33.21d Die obere linke Brücke und die untere Brücke, sowie die Zähne 37, 32 und 47 wurden entfernt. Die temporären Kunststoffbrücken sind inzwischen eingegliedert. Nach dem Einsetzen der Kunststoffprovisorien wurde ein CT-scan veranlaßt.

Abb. 33.21e Goldunterkappen wurden mit Zinkphosphatzement auf die Pfeilerzähne aufzementiert.

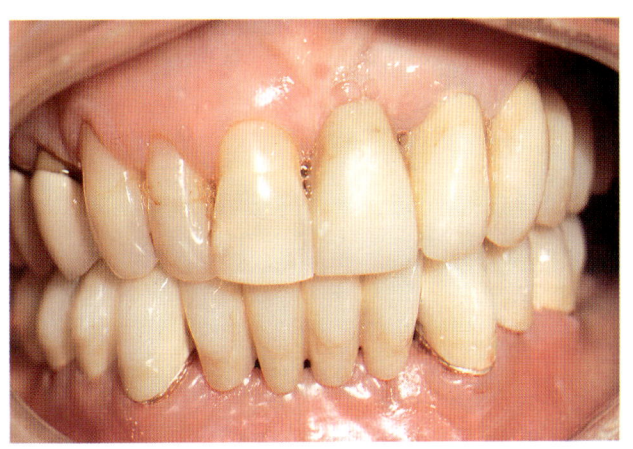

Abb. 33.21f Die provisorische Restauration aus Komposit-Kunstharz und Weißgold wurde mit Tempbond einzementiert.

551

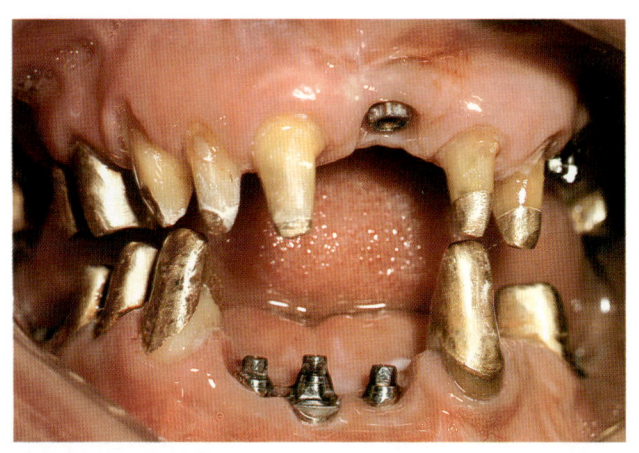

Kapitel 33 Behandlungsansätze – Wahlmöglichkeit 6: Implantatgestützte Prothesen auf osseointegrierten Fixturen

Abb. 33.21g EsthetiCone-Distanzhülsen wurden mit den Fixturen verbunden.

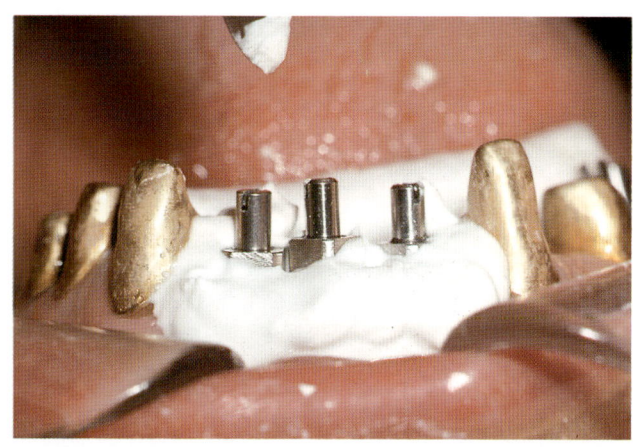

Abb. 33-21h Gnathostone-Aufnahmeabdruck, um die Beziehungen der Fixturen zueinander zu registrieren.

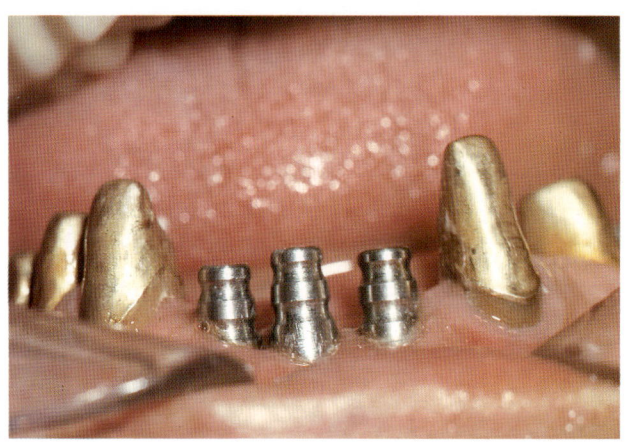

Abb. 33.21i Konische Abdruckpfosten wurden auf die Distanzhülsen geschraubt. Ein Hydrocolloidabdruck über den gesamten Kieferbogen wurde zur Einbeziehung der Fixturen vorgenommen.

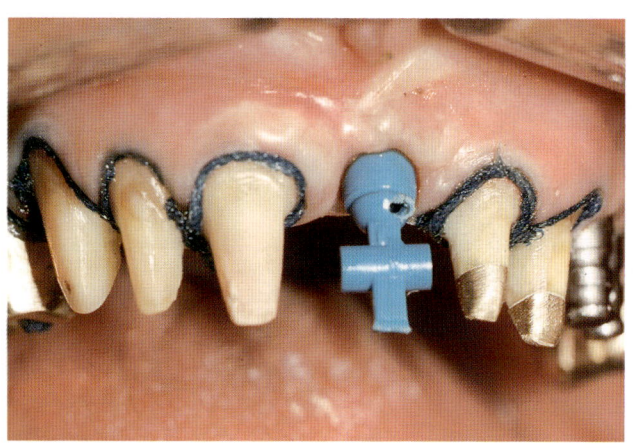

Abb. 33.21j Gefensterter und gekürzter CeraOne-Abdruckpfosten an seinem Platz. Ultradent-Retraktionsfäden Nr. 2 wurden nur oberflächlich in die Zahnfleischfurchen eingelegt.

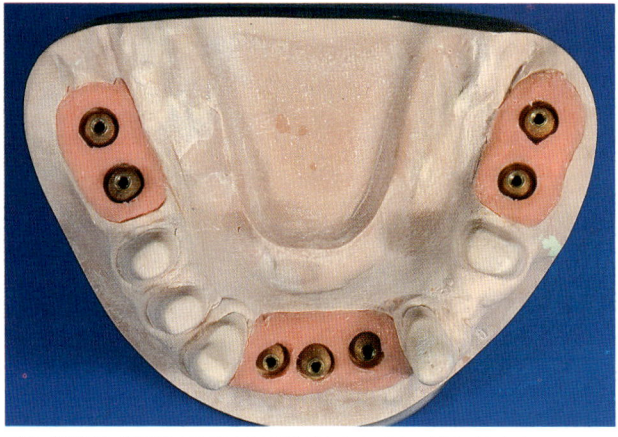

Abb. 33.21k Weichgewebsmodell des gesamten Unterkieferbogens.

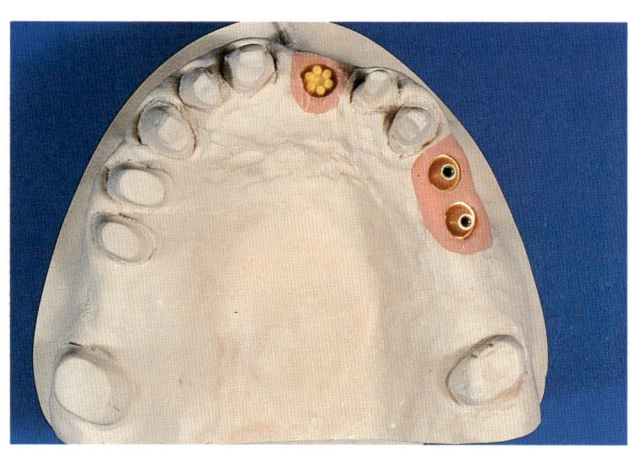

Abb. 33.21l Weichgewebsmodell des gesamten Oberkieferbogens.

Abb. 33.21m Gekürzte provisorische Brücke und temporäre Zylinder auf die Distanzhülsen aufgeschraubt.

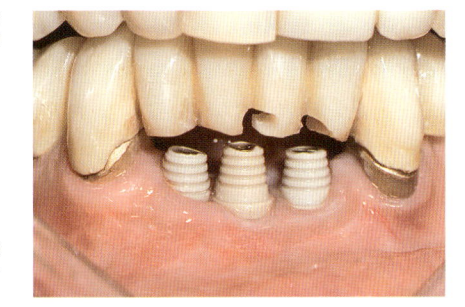

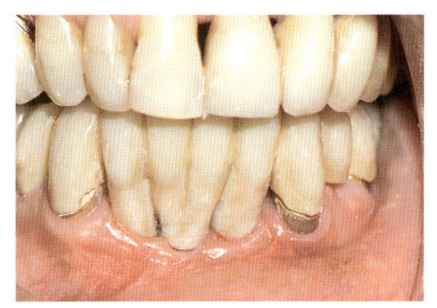

Abb. 33.21n Umgearbeitete provisorische Brücke unter Einbeziehung der EsthetiCone-Distanzhülsen.

Abb. 33.21o Provisorische Brücke auf Fixturen im Bereich des Zahnes 36. Kunststoff wurde auf die Okklusionsfläche aufgetragen, um die Fixturen zu belasten.

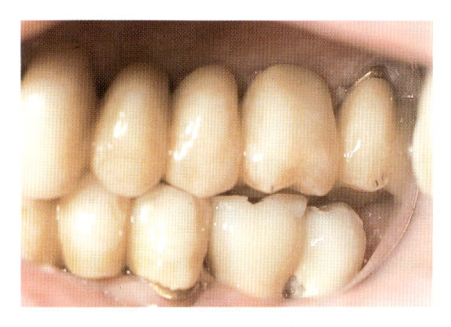

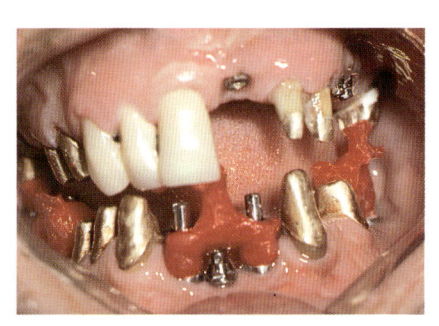

Abb. 33.21p Kieferregistrierung entsprechend dem Vertikalabstand der provisorischen Brücke.

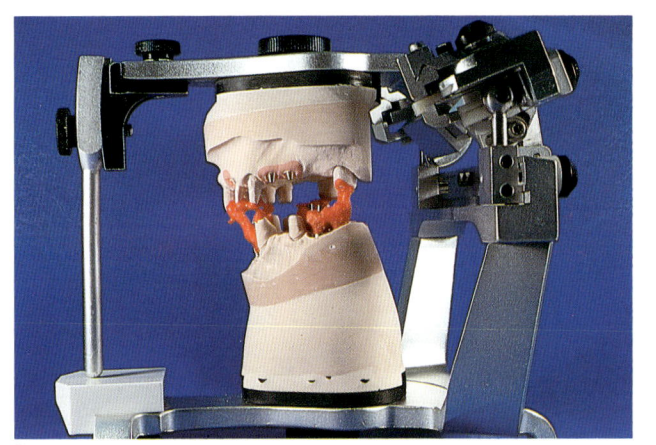

Abb. 33.21q (i) Einartikulieren der Modelle.

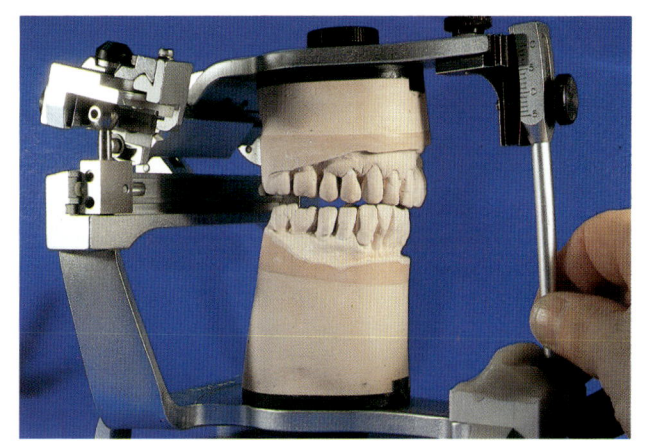

Abb. 33.21q (ii) Herstellung eines Frontzahnführungstellers in Anlehnung an die provisorischen Restaurationen.

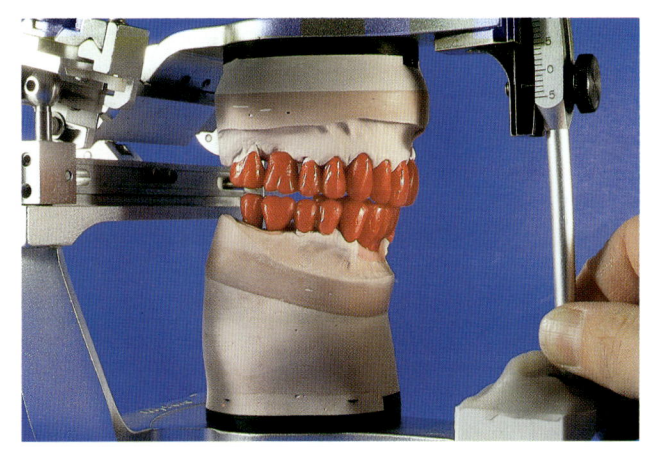

Abb. 33.21q (iii) Einrichtung der Frontzahnführung an den Wachsmodellierungen.

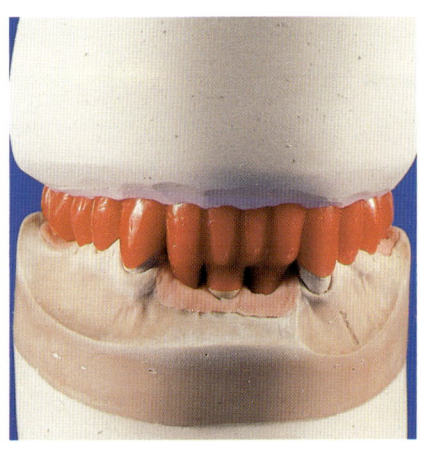

Abb. 33.21q (iv) Vorwall auf die Wachsmodellierungen.

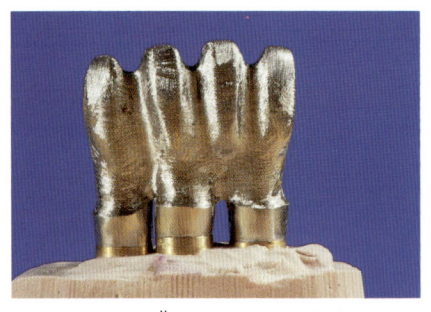

Kapitel 33 Behandlungsansätze – Wahlmöglichkeit 6: Implantatgestützte Prothesen auf osseointegrierten Fixturen

Abb. 33.21q (v) Überprüfung des Gußobjektes auf dem Modell, das anhand des Gnathostoneabdrucks hergestellt wurde (dieses Velmixmodell wurde vor der routinmäßigen Anwendung von Gnathostone als Meistermodell für die Gerüstkonstruktion verwandt).

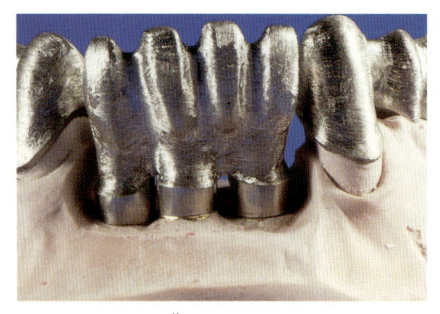

Abb. 33.21q (vi) Übertragung auf das Meistermodell. Achten Sie darauf, daß die Lagerung zwar gut ist, jedoch nicht absolut die gleiche, wie auf dem Modell von dem Gnathostoneabdruck.

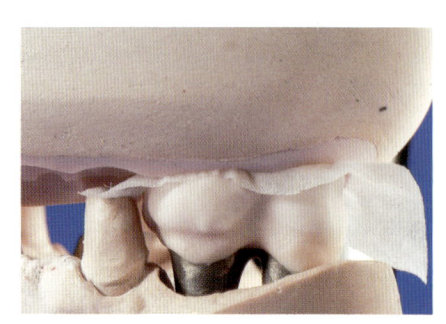

Abb. 33.21q (vii) Prägen der unteren Keramikmasse.

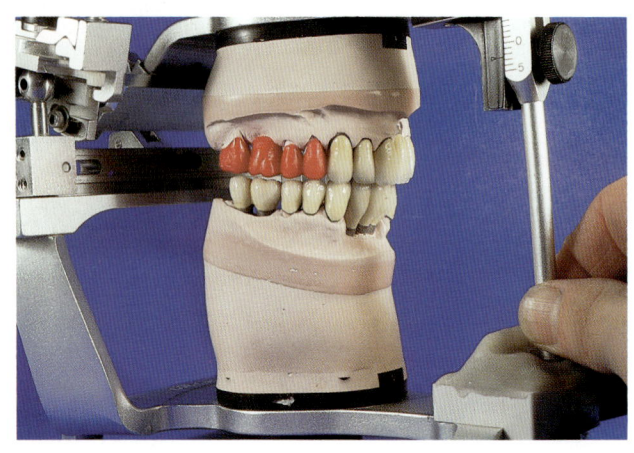

Abb. 33.21q (viii) Die obere Front und die gesamte untere Keramikarbeit wird fertiggestellt und im Munde einprobiert. Die oberen seitlichen Wachsmodellierungen werden ausgearbeitet.

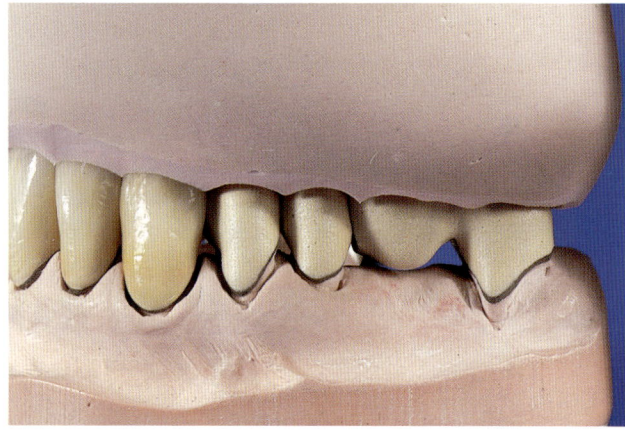

Abb. 33.21q (ix) Die obere seitliche Keramikverblendung ist in den Vorwall eingebaut.

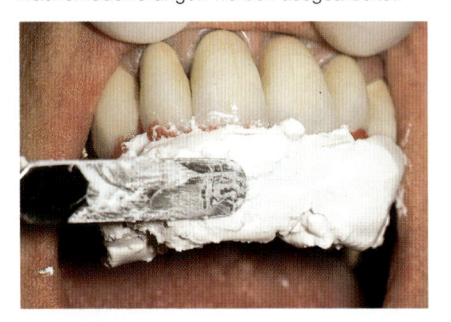

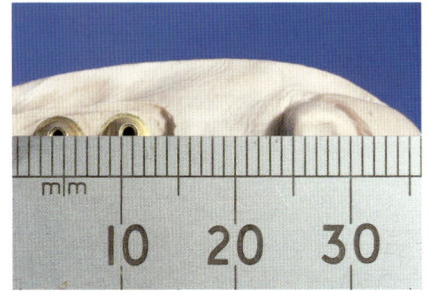

Abb. 33.21r Der Lötabdruck.

Abb. 33.21s Zahn 27 weist normale Beweglichkeit auf: Der Abstand zwischen den Fixturen beträgt 7 mm. Die Entfernung von der distalen Fixtur bis zum Zahn 27 mißt 14 mm. Ausgehend von den beiden Fixturen könnten 14 mm als Freiendglied angehängt werden, aber die lateralen Krafteinwirkungen auf das Freiendglied würden möglicherweise zerstörerische Biegemomente an den Fixturen erzeugen, s. Abb. 33.8.

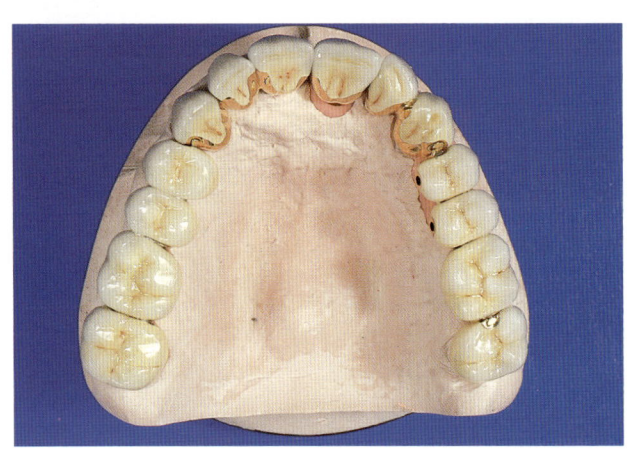

Abb. 33.21t Konstruktion der oberen Restaurationen. Die Krone bei 27 enthält ein mesiales Geschiebe. Die Freiendbrücke wird gestützt von 2 Fixturen und dem Patrizenteil zum mesialen Geschiebe des 27. Da 26 im wesentlichen ein Freiendglied ist, erfolgt eine okklusale Entlastung um 100 μm. Das Freiendglied wird nicht herunterwachsen, weil die Brücke fixturengestützt ist und einer Fixtur gegenübersteht, die sich ebenfalls nicht verlängert. Die seitliche Disklusion verhindert jegliche okklusale Überlastung während bruxistischer Aktivitäten. Die Fixturen sind 15 mm lang und bikortikal verankert (Abb. 33.21z). Die in Abb. 33.8c (v) dargestellte alternative Brückenkonstruktion wäre auch möglich gewesen.

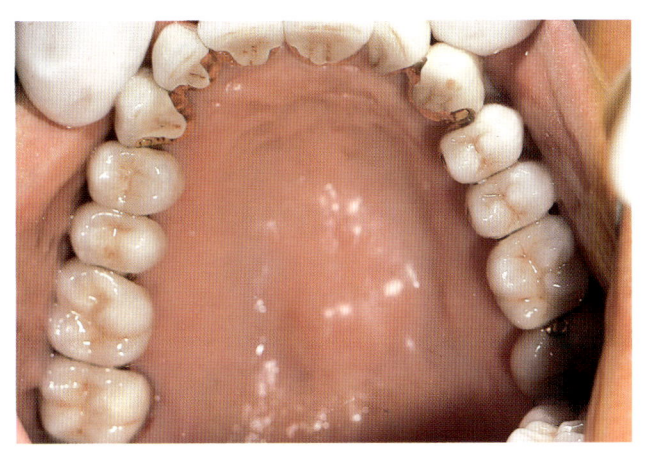

Abb. 33.21u Intraorale Ansicht.

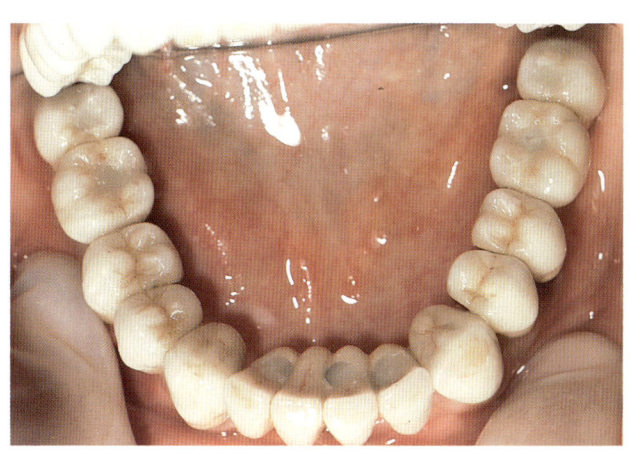

Abb. 33.21v Die untere Restauration. Fixturengestützte Kronen in den Bereichen bei 36 und 46. Dreigliedrige festsitzende Brücke 33–35. Fixturengestützte Kronen 32–42. Verblockte Zahneinheiten 43, 44 und 45, alle über Unterkappen.

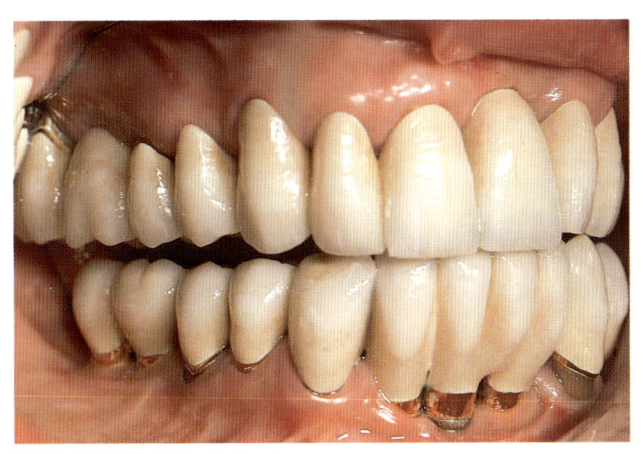

Abb. 33.21w Seitliche Disklusion.

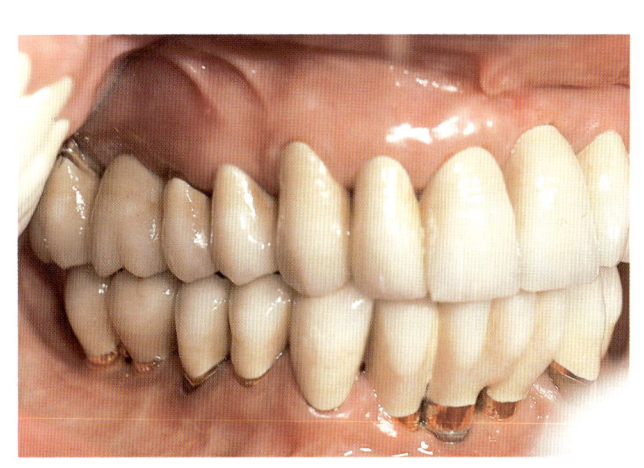

Abb. 33.21x Interkuspidalposition und CRCP fallen zusammen (große vertikal : kleiner horizontal-Beziehung an der originalen Brückenarbeit.

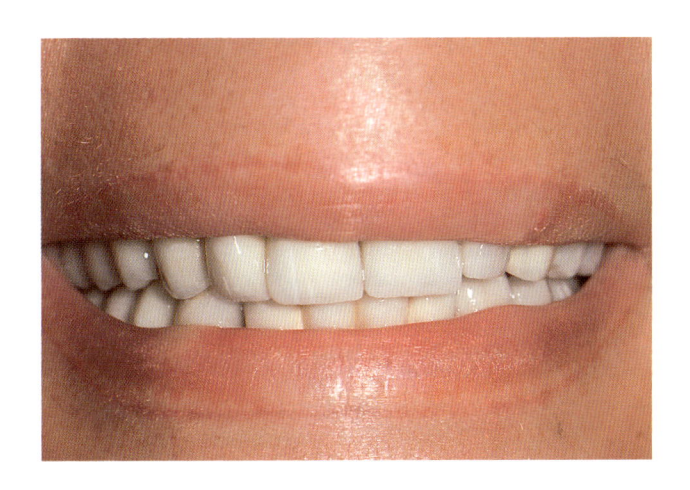

Abb. 33.21y Das Erscheinungsbild während des Lächelns.

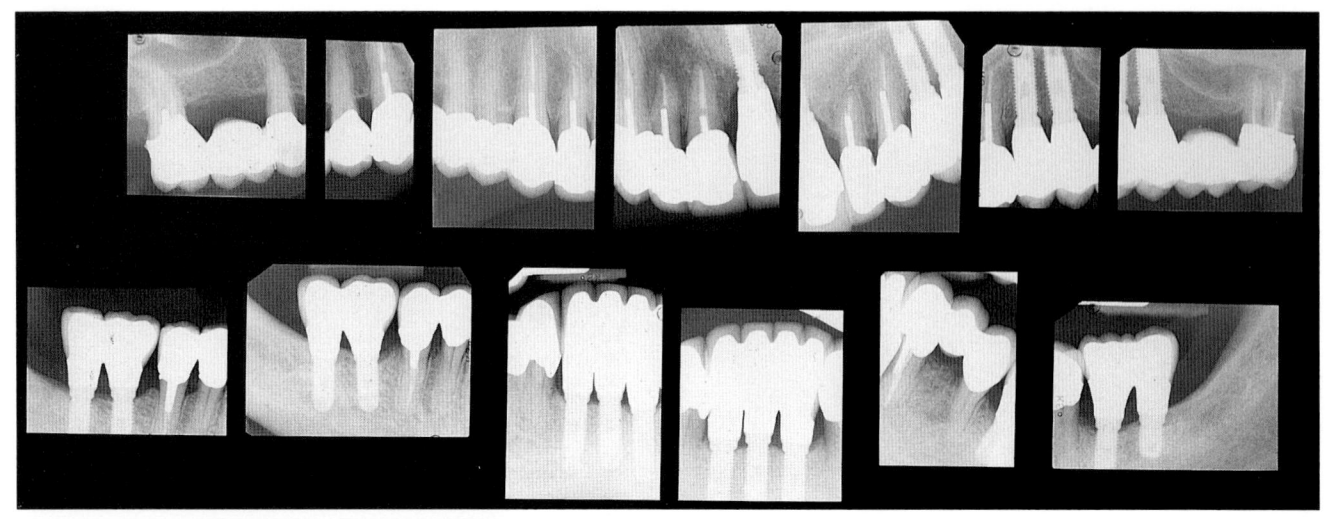

Abb. 33.21z (i) Periapikale Röntgenaufnahmen zum Zeitpunkt der Fertigstellung (Chirurgie durch Mr. B. O'Riordan).

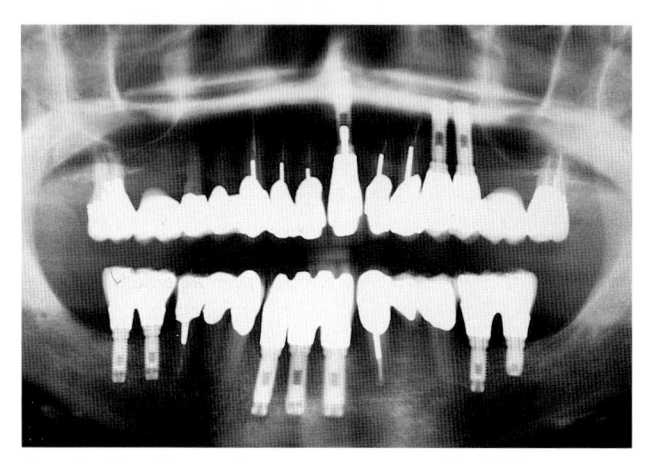

Abb. 33.21z (ii) Panoramaaufnahme 18 Monate nach Fertigstellung der Rekonstruktion.

Die Versorgung gescheiterter Fixturen

Fixturen können aus mechanischen oder biologischen Gründen zum Mißerfolg führen. Unter allen Umständen muß man sich Gedanken machen über Maßnahmen in dem Zeitabschnitt, der auf die Entfernung oder die Instandsetzung folgt. Wenn nötig, muß die Behandlung aufgeschoben werden, während eine provisorische Restauration vorbereitet wird. Weiterhin ist es manchmal notwendig, einen kurzen Untersuchungstermin anzuberaumen, in dem der Grund für die Probleme ermittelt wird, so daß ausreichend Zeit eingeplant und das richtige Umfeld, z.B. eine chirurgische Versorgung, zur Verfügung steht.

Mechanisches Scheitern
Fraktur der Goldschraube

Sollte die Schraube, welche die Goldkappe befestigt, brechen, kann man möglicherweise die Brücke einfach abnehmen, indem die übrigen Schrauben herausgedreht und die Goldschraube aus der Distanzhülse entfernt wird. Ist dies nicht möglich, kann man mit einem kleinen Tungsten-Carbidebohrer einen schmalen Schlitz oder Einkerbung in den Kopf der Schraube präparieren, eine Sonde oder Schraubendreher ansetzen und die Schraube entfernen.

Fraktur der Distanzhülsenschraube (Abb. 33.22)

Dieser Defekt kann in gleicher Weise, wie die Fraktur der Goldschraube behandelt werden, obwohl weitaus schwieriger und zeitraubender. Ein kleiner Trepan aus dem Masseran-Bohrersatz (Micro Mega, s. Seite 171) kann im Rückwärtsgang eingesetzt werden, um die Schraube zu fassen und herauszudrehen. Gelegentlich ist es notwendig, die Distanzhülse abzunehmen, indem man sie mit einem Tungsten-Carbide Nr. 557 im Luftmotorhandstück bukkal und lingual auftrennt. Dabei ist Vorsicht geboten, daß der Kopf der Fixtur nicht beschädigt wird. Die Schraube läßt sich dann meistens entfernen. Treten weiterhin Schwierigkeiten auf, ist der Einsatz eines Schraubenextraktors (Nobelpharma CDA 192) angezeigt. Wenn die Entfernung der Schraube das Innengewinde der Fixtur beschädigt, kann als letzter Ausweg der Versuch unternommen werden, das Gewinde der Fixtur mit einem speziell gefertigten Gewindeschneider nachzuschneiden (Nobelpharma – Handle CDA 331; Guide sleeve CDA 330; Special screw Tap CDA 198).

Bruch der Fixtur

Als Notfallmaßnahme kann man den Kopf der Fixtur einebnen, eine längere Distanzhülse auswählen und die Brücke umarbeiten. Frakturierte Fixturen müssen jedoch letztendlich entweder unter einem mobilisierten Lappen abgedeckt, oder mit dem entsprechenden Bohrwerkzeug entfernt werden. Die Operationstechnik der Entfernung einer frakturierten Fixtur wurde von Langer et al. (1993)[113] wie folgt beschrie-

Abb. 33.22a Frakturierte Distanzhülsenschraube.

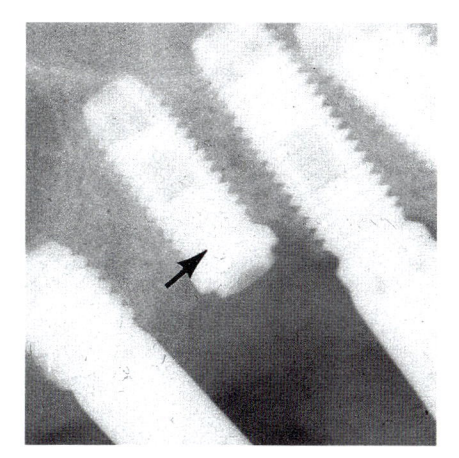

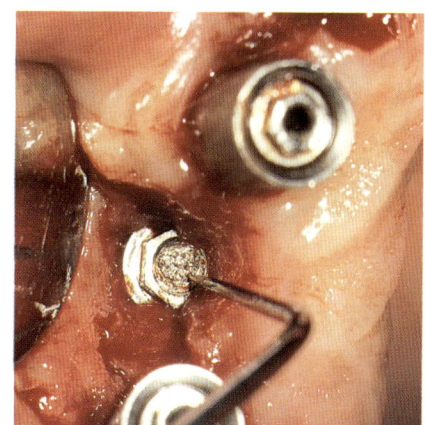

Abb. 33.22b Die Mobilisierung eines kleinen Vollhautlappens verschaffte Zugang zur Fixtur. Eine gerade Sonde wurde fest gegen die Schraube gepreßt, und drehte sie aus der Fixtur heraus.

ben: Der Trepan wird zum Entkernen des Knochens bis auf eine 3/4 Länge der Fixture eingesetzt. Anschließend benutzt man einen Elevator, um die Knochenverankerung am äußersten apikalen Ende zu sprengen. Sodann schraubt man in die verbliebenen inneren Gewindegänge eine lange Heilungsdistanzhülse und zieht mit einer Zahnzange das Implantat heraus. In das Implantatbett kann ein Gewinde geschnitten werden, um eine im Durchmesser größere Fixtur aufzunehmen, oder nach einer angemessenen Heilungszeit, gewöhnlich 3 bis 6 Monate, kann eine neue Fixtur implantiert werden,

Biologisches Scheitern

Es ist die Entscheidung zu treffen, ob der Versuch unternommen werden soll, neues knöchernes Attachment zu gewinnen, oder die Fixtur zu entfernen.

Gewinnung neuen knöchernen Attachments

Die Oberfläche eines scheiternden Implantates ist kontaminiert mit Endotoxin, und dieses muß zunächst beseitigt werden, bevor eine biologische Reparation stattfinden kann.[114] Lehmann et al. (1992)[115] berichteten, daß eine scheiternde Fixtur gerettet werden kann durch Aufklappung der Scheimhaut, Kürettage, Spülung mit 0,1%-iger Chlorhexidinlösung und Auflagerung einer Zellausschlußmembran (Gore-Tex), zusätzlich durch die Gabe von Amoxicillin für 10 Tage und 2x tägliche Mundspülungen mit 0,1%-iger Chlorhexidin-Mundspüllösung. Bei der Entfernung der Membran nach 5 Monaten hat sich neuer Knochen rund um die Fixtur angelagert. Meffert et al. (1992)[114] empfahlen die Entgiftung metallischer Implantatoberflächen mit Tetracyclinpaste (250 mg gemischt mit Kochsalzlösung), die auf die mit Handinstrumenten gereinigte Implantatoberfläche für 2 bis 3 Minuten aufgetragen wird. Danach erfolgt die Einlagerung von nichtresorbierbarem Hydroxylapatit, oder gefriergetrockneter Knochenspäne. Eine Zellausschlußmembran verhindert die Exfoliation des Transplantatmaterials. Ob diese Techniken routinemäßig angewandt werden können, erfordert weitere wissenschaftliche Untersuchungen. Die Beobachtung, daß sich Knochen anlagert bedeutet nicht, daß eine Osseointegration stattfindet.

Entfernung der Fixtur

Eine wesentlich verläßlichere Behandlungsmethode ist, die Fixtur zu entfernen.

In Gegenwart eines leicht verbreiterten periimplantären Spaltes und genügend Knochen kann es gelingen:
1) die Fixtur durch Anlegen des Einbringinstrumentes und Rückwärtsdrehung aus ihrem Implantatbett herauszudrehen;
2) das Implantatlager zu kürettieren;
3) mit einem größeren Gewindeschneider das Gewinde nachzuschneiden und dabei gleichzeitig Bindegewebe und Epithelreste zu beseitigen;
4) sofort eine im Querschnitt größere Fixtur wieder zu implantieren.

In Gegenwart einer breiteren Zone des Knochenverlustes:
1) die Fixtur muß entfernt werden;
2) das Implantatlager muß kürettiert werden;
3) selten ist es erforderlich einen osteogenen, wachstumsfördernden Wirkstoff in das Implantatlager einzubringen;
4) wenn der Knochenverlust umfangreich ist, deckt eine Zellausschlußmembran den Knochendefekt, vorausgesetzt, daß ein Schleimhautlappen mobilisiert werden kann, um die Wunde zu verschließen.
5) der Wundverschluß erfolgt durch Verschieben eines Schleimhautlappens, wenn möglich;
6) 6 Monate bis 1 Jahr später kann eine neue Fixtur implantiert werden.

Bei teilweisem Knochenverlust, wenn die Fixtur mit dem Knochen noch verwachsen ist, wird gewöhnlich der Einsatz eines Trepans notwendig, um die Fixtur zu entfernen (Abb. 33.23).

Abb. 33.23a Der Patient klagte über Lockerung der Brücke auf der unteren rechten Seite, über ausgebrochene Keramikverblendungen (Abb. 33.23b), wiederholtes Lösen der Zementierung der Brücken auf der linken Seite sowohl im Unterkiefer, als auch im Oberkiefer und die Lockerung des Zahnes 21. Achten Sie auf die Aufhellung rund um das Blattimplantat, den fortgeschrittenen Knochenverlust bei 43, 44, 45 und den Knochenverlust an den distalen Fixturen im Unterkiefer. Beachten Sie auch den frakturierten Zahn 21 und die massive Karies an 22, die Distalneigung der Oberkieferfixtur und den periapikalen Befund an 25. Die Behandlung muß anfangs mit der Entfernung der gescheiterten Implantate und des frakturierten Zahn 21 beginnen und vor einer erneuten Behandlungsplanung einen Zeitraum zur Abheilung einlegen. Gelockerte Blattimplantate kann man durch Abtragung des Knochens über der Schulter unmittelbar extrahieren. Wenn dies nicht gelingt, sollte mittels eines chirurgischen Fissurenbohrers unter ausreichender Wasserkühlung das Gewebe längsseits des Implantates durchtrennt werden. Ist das Implantat freigelegt, kann man eine Extraktionszange am Pfeiler ansetzen und das Implantat vorsichtig aus dem Knochenbett hebeln. Das Implantat darf jedoch nicht durchtrennt werden, denn wenn erst der „Kopf" entfernt ist, läßt sich ohne Abtragung der bukkalen Knochenplatte nur schwierig ein Ansatzpunkt finden. Zylindrische Implantate kann man am besten mit einem geeigneten langen Trepan entfernen (Abb. 33.23c), obwohl die im Durchmesser größeren Implantate manchmal den Einsatz eines Fissurenbohrers erfordern.

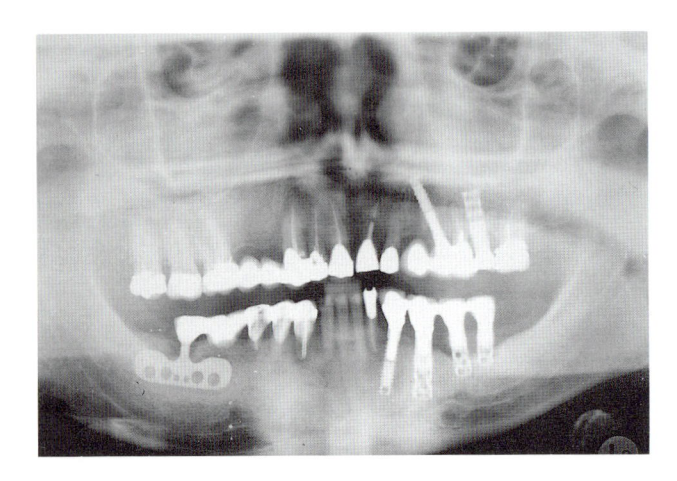

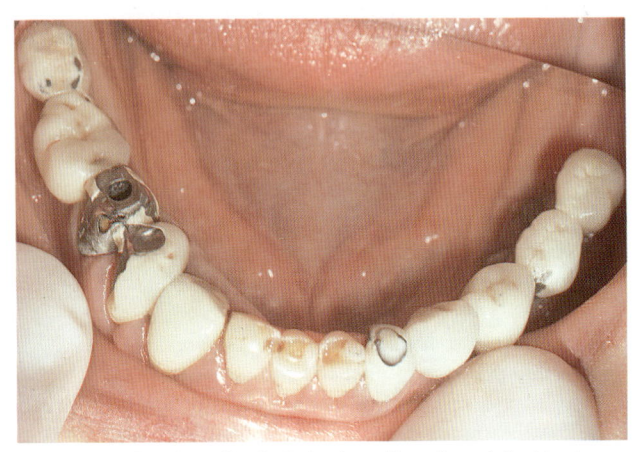

Abb. 33.23b Beachten Sie die frakturierte Keramik und die Abnutzung der natürlichen Zähne. Die Okklusion ist unregulär und einer erfolgreichen, langlebigen Osseointegration nicht dienlich.

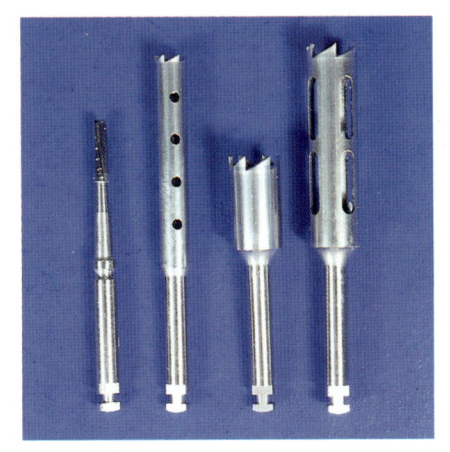

Abb. 33.23c Schneidende Instrumente zum Entfernen von Implantaten. Chirurgischer Fissurenbohrer (Meisinger HM 166), Trepane (Nobelpharma).

Ästhetische Probleme der Weichgewebe

Schlecht anliegende oder zurückgewichene Schleimhaut kann bei Patienten mit einer hohen Lippenlinie besonders an frontalen Fixturen zu einem ästhetischen Mißerfolg beitragen. Kleine Defekte können durch Bindegewebstransplantate aus dem Gaumen behandelt werden (Abb. 20.8). Größere Defekte müssen durch die Abnahme der Krone, und Distanzhülse, Anbringen einer Deckschraube und die Verschiebung eines gespaltenen Lappens über die Fixtur zur Abdeckung eines freien Bindegewebstransplantates versorgt werden. Dieses Vorgehen ähnelt demjenigen, das zum Ausgleich eines Defektes unter einem Brückenzwischenglied angewandt wird (Abb. 22.1). 6 Wochen später legt man die Fixtur wieder frei. Alternativ wird die Distanzhülse nicht entfernt und eine sterilisierte, abgerundete CeraOne-Keramikkappe auf die Distanzhülse aufgesetzt, die anschließend, wie oben, versorgt wird.

Chemotherapie

Patienten, die sich einer Chemotherapie unterziehen, können mit Fixturen Schwierigkeiten bekommen, die von schmerzhaften, lokalen periimplantösen Infektionen bis hin zum Verlust von Fixturen reichen.[116] Solche Patienten müssen gemeinsam mit dem Onkologen versorgt werden. Eine chirurgische Schutzplatte ist gegebenenfalls erforderlich, um anschließend an den 2. chirurgischen Eingriff, Verletzungen durch den Kopf der Distanzhülse zur eröffneten Schleimhaut zu verhindern.

Schlußfolgerung

Osseointegrierende Techniken haben hinsichtlich der Möglichkeiten, die dem Patienten mit Defekten im restaurierten Zahnsystem angeboten werden können, eine größere Bedeutung gewonnen. Wie bei jeder Behandlungsmethode können diese Techniken leicht mißbraucht werden. Daher sind Untersuchung, Diagnose, Behandlungsplanung, klare Verständigung mit dem Patienten und eine peinlich genaue Beachtung der technischen Regeln zwingend notwendig.

Checkliste für Prothesen auf osseointegrierten Fixturen

- Habe ich eine sorgfältige Krankengeschichte aufgenommen?
- Sind meine Untersuchungsmethoden ausreichend?
- Verwende ich einartikulierte Studienmodelle?
- Bringe ich angemessene röntgenologische Techniken zum Einsatz?
- Erfolgt meine Planung zusammen mit dem Chirurgen, oder übernehme ich sowohl die chirurgische als auch die prothetische Therapie?
- Beschäftige ich mich eingehend mit den Anfangsbefunden vor der Verschreibung eines CT-scans?
- Wie oft wurden Aufklappungen aus einer unzureichenden Diagnose vorgenommen, um schließlich festzustellen, daß die Verhältnisse für einen osseointegrierten Zahnersatz ungeeignet sind?
- Wie oft war ich angesichts einer ungeeigneten Situation versucht 'etwas einzusetzen' nach dem Motto: 'im schlimmsten Falle kann die Sache nur scheitern'?
- Plane ich das Stadium der provisorischen Versorgung gründlich genug?
- Begreift der Patient die Zeiteinteilung?
- Hat der Patient Verständnis für die möglichen ästhetischen und phonetischen Einschränkungen?
- Habe ich den Patienten davon unterrichtet, daß Kunststoff verschleißen kann und gegebenenfalls erneuert werden muß?
- Verstehen der Patient und ich, daß die Osseointegration kein Allheilmittel ist?
- Garantiert meine Gerüstkonstruktion hinreichende Formfestigkeit?
- Überprüfe ich das Gerüst im Labor?
- Verfügen meine Gerüstkonstruktionen über eine passive Passung?
- Berücksichtige ich die Beziehung des fixturengestützten Anteils zum zahngestützten Brückenanteil?
- Plane ich sorgsam die Übergangsstadien?
- Liegt meine Fehlerquote im Rahmen der veröffentlichten Angaben – wenn nicht, warum? -insbesondere, wenn sie schlechter abschneidet.
- Wird das von mir benutzte System durch solide (verläßliche) in vivo- und in vitro-Forschungen gestützt?
- Beurteile ich einschlägige wissenschaftliche Publikationen kritisch, oder akzeptiere ich lediglich die Behauptungen der Hersteller?

Literaturverzeichnis

1. Lekholm U, Zarb G A. Patient Selection and Preparation in Tissue Integrated Prostheses. Ed. Brånemark P-I, Zarb G A, Albrektsson T, Quintessence Publ. Co., 1985; pp 199-209.

2. Smith R A, Berger R Dodson T B. Risk factors associated with dental implants in healthy and medically compromised patients. Int J Oral Maxillofac Implants 1992; 7: 367-372.

3. Taylor T D, Worthington P. Osseointegrated implant rehabilitation of the previously irradiated mandible: Results of a limited trial at 3 to 7 years. J Prosthet Dent 1993; 69: 60-69.

4. Dao T T, Anderson J D Zarb G A. Is osteoporosis a risk factor for osseointegration of dental implants? Int J Oral Maxillofac Implants 1993; 8: 137-144.

5. Preber H, Bergstrom J. Effect of cigarette smoking on periodontal healing following surgical therapy. J Clin Periodontol 1990; 17: 324-328.

6. Bain C A, Moy P K. The association between the failure of dental implants and cigarette smoking. Int J Oral Maxillofac Implants 1993; 8: 609-615.

7. Kiyak A H, Beach B H, Worthington P Taylor T, Bolender C. Psychological impact of osseointegrated dental implants. Int J Oral Maxillofac Implants 1990; 5: 61-69.

8. Lazzara R. Immediate implant placement into extraction sites: Surgical and restorative advantages. Int J Perio Rest Dent 1989; 9: 333-343.

9. Tolman D, Keller E, Endosseous implant placement immediately following dental extraction and alveoplasty: Preliminary report with 6-year follow-up. Int J Oral Maxillofac Implants 1991; 6: 24-28.

10. Matsumiya S, Kitamura M. Histo-pathological and histo-bacteriological studies of the relation between the condition of sterilization of the interior of the root canal and the healing prowess of periapical tissues in experimentally infected root canal treatment. Bull Tokyo Dent Coll 1960; 1: 1-19.

11. Laws A J. Calcium hydroxide as a possible root filling material. New Zealand Dental J 1962; 58: 199-215.

12. Lekholm U, Ericsson I Adell R, Slots J. The condition of the soft tissues at tooth and fixture abutments supporting fixed bridges. A microbiological and histological study. J Clin Periodontol 1986; 13: 558-562.

13. Apse P, Ellen R P, Overall C M, Zarb G A. Microbiota and crevicular fluid collagenase activity in the osseointegrated dental implant sulcus: A comparison of sites in edentulous and partially edentulous patients. J Periodontol Rest 1989; 24: 96-105.

14. Quirynen M, Listgarten M. Distribution of bacterial morphotypes around natural teeth and titanium implants ad modum Brånemark. Clin Oral Implants Res 1990; 1: 8-12.

15. BaumanG R, Mills M, Rapley J W, Hallmon W W. Plaque induced inflammation around implants. Int J Oral Maxillofac Implants 1992; 7: 330-337.

16. Lindhe J, Berglundh T, Ericsson I, Liljenberg B, Marinello C. Experimental breakdown of peri-implant and periodontal tissues. A study in the beagle dog. Clin Oral Impl Res 1992; 3: 9-16.

17. Henry P J, Tolman D E, Bolender C. The applicability of osseointegrated implants in the treatment of partially edentulous patients: Three-year results of a prospective multicenter study. Quintessence Int 1993; 24: 123-129.

18. Haffajee A D, Socransky S S, Lindhe J, Kent R L, Okamoto H, Yoneyama T. Clinical risk indicators for periodontal attachment loss. J Clin Periodontol 1991; 18: 117-125.

19. Friberg B, Jemt T, Lekholm U. Early failures in 4641 consecutively placed Brånemark dental implants: A study from stage 1 surgery to the connection of the completed prosthesis. Int J Oral Maxillofac Implants 1991; 6: 142-146.

20. Van Steenberghe D, Lekholm U, Bolender C, Folmer T, Henry P, Hermann I, Higuchi K, Laney W, Linden U, Astrand P. The applicability of osseointegrated oral implants in the rehabilitation of partial edentulism: A prospective multicenter study on 558 fixtures. Int J Oral Maxillofac Implants 1990; 5: 272-281.

21. Bahat O. Treatment planning and placement of implants in the posterior maxilla: Report of 732 consecutive Nobelpharma implants. Int J Oral Maxillofac Implants 1993; 8: 151-161.

22. Jaffin R A, Berman C L. The excessive loss of Brånemark fixtures in type IV bone: A 5-year analysis. J Periodontol 1991; 62: 2-4.

23. Nyman S, Lang N, Buser D, Bragger U. Bone regeneration adjacent to titanium dental implants using guided tissue regeneration: A report of two cases. Int J Oral Maxillofac Implants 1990; 5: 9-14.

24. Bahat O, Handelsman M. Presurgical treatment planning and surgical guidelines for dental implants In Advances in Periodontics. Ed. Wilson T, Kornman K, Newman M. 1992. Quintessence Publ. Co., Chicago, Berlin, London.

25. Mellonig J T, Triplett R G. Guided tissue regeneration and endosseous dental implants. Int J Perio Rest Dent 1993; 13: 109-119.

26. Quirynen M, Naert I, van Steenberghe D, Dekeyser C, Callens A. Periodontal aspects of osseointegrated fixtures supporting a partial bridge. An up to six years retrospective study. J Clin Periodontol 1992; 19: 118-126.

27. De Bruyn H, Collaert B, Linden U, Flygare L. A comparative study of the clinical efficacy of Screw Vent implants versus Brånemark fixtures installed in a periodontal clinic. Clin Oral Impl Res 1992; 3: 32-41.

28. Wictorin L. Bone resorption after immediate dentures and after conventional dentures. Dent Abstracts 1964; 9:620.

29. Tallgren A. The continuing reduction of the residual alveolar ridges in complete denture wearers: a mixed-longitudinal study covering 25 years. J Prosthet Dent 1972; 27: 120-132.

30. Carlsson G E, Persson G. Morphologic changes of the mandible after extraction and wearing of dentures. Odontol Rev 1967; 18: 27-54.

31. Rangert B, Jemt T, Jorneus L. Forces and moments on Brånemark implants. Int. J. Oral and Maxillofac. Implants 1989; 4: 241-247.

32. Gunne J, Astrand P, Ahlen K, Borg K, Olsson M. Implants in partially edentulous patients. A longitudinal study of bridges supported by both implants and natural teeth. Clin Oral Impl Rest 1992; 3: 49-56.

33. Ellies L G. Altered sensation following mandibular implant surgery: A retrospective study. J Prosthet Dent 1992; 68: 664-671.

34. Hochwald D, Davis W. Bone grafting in the maxillary sinus floor in Advanced Osseointegration Surgery. Applications in the Maxillofacial Region. Ed. Worthington P, Brånemark P-I. Quintessence Publ. Co., Chicago, London, Berlin, 1992; pp 175-181.

35. Keller E, Tolman D, Brånemark P-I. Surgical reconstruction of advanced maxillary resorption with composite grafts; in: Advanced Osseointegration Surgery. Applications in the Maxillofacial Region. Ed. Worthington P, Brånemark P-I. Quintessence Publ. Co., Chicago, London, Berlin, 1992; pp 146-161.

36. Rosenquist B. Fixture placement posterior to the mental foramen with transpositioning of the inferior alveolar nerve. Int J Oral Maxillofac Implants 1991; 7: 45-50.

37. Smiles D G. Repositioning the inferior alveolar nerve for replacement of endosseous implants: technical note. Int J Oral Maxillofac Implants 1993; 8: 145-150.

38. Woelfel J B, Winter C M, Igarashi T. Five year cephalometric study of mandibular ridge resorption with different posterior occlusal forms. J Prosthet Dent 1976; 36: 602-623.

39. Lee W, Aitken S, Kulkarni G, Birek P, Overall C M, Sodek J, McCulloch C A G. Collagenase activity in recurrent periodontitis: Relationship to disease progression and doxycycline therapy. J Periodont Res 1991; 26:479-485.

40. Aitken S, Birek P, Kulkarni G, Lee W L, McCulloch C A G. Serial doxycycline and metronidazole in prevention of recurrent periodontitis in high-risk patients. J Periodontol 1992; 63: 87-92.

41. Adell R, Lekholm U, Rockler B, Brånemark P-I: A 15-year study of osseointegrated implants in the treatment of the edentulous jaw. Int J Oral Surg 1981; 6: 387-416.

42. Adell R, Lekholm U, Rockler B, Brånemark P-I, Lindhe J, Eriksson B, Sbordone L: Marginal tissue reactions at osseointegrated titanium fixtures. I. A 3-year longitudinal prospective study. Int J Oral Maxillofac Surg 1986; 15: 39-52.

43. Cox J F, Zarb G A: The longitudinal clinical efficacy of osseointegrated dental implants: A 3-year report. Int J Oral Maxillofac Implants 1987; 2: 91-100.

44. Zarb G A, Schmitt A. The longitudinal clinical effectiveness of osseointegrated dental implants: The Toronto Study, Part III. Problems and complications encountered. J Prosthet Dent 1990; 64: 185-194.

45. Jacobs R, van Steenberghe D. Comparative evaluation of the oral tactile function by means of teeth or implant-supported prostheses. Clin Oral Impl Res 1991; 2: 75-80.

46. Karayiannis A L, Lussi A, Hammerle C, Bagger U, Lang N P. Perceived pressure thresholds with natural teeth and single crowns on osseointegrated implants. IADR Prog and Abst 1991; 70: 1554.

47. Van Steenberghe D. A retrospective multicentre evaluation of the survival rate of osseointegrated fixtures supporting fixed partial prostheses in the treatment of partial edentulism. J Prosthet Dent 1989; 61: 217-223.

48. Quirynen M, Naert I, van Steenberghe D. Fixture design and overload influence marginal bone loss and fixture success in the Brånemark system. Clin Oral Impl Res 1992; 3: 104-111.

49. Randow K, Glantz P-O. On cantilever loading of vital and nonvital teeth. Acta Odont Scand 1986; 44: 271-277.

50. Falk H, Laurell L, Lundgren D. Occlusal force pattern in dentitions with mandibular implant-supported fixed cantilever prostheses occluded with complete dentures. Int J Oral Maxillofac Implants 1989; 4: 55-62.

51. Carlsson G E, Haraldson T. Functional Response in Tissue-Integrated Prostheses: Osseointegration in Clinisal Dentistry. Eds. Brånemark P-I, Zarb G A, Albrektsson T. Quintessence Publ. Co., Chicago,1985; pp 155-163.

52. Haraldson T, Zarb G A. A 10-year follow-up study of the masticatory system after treatment with osseointegrated implant bridges. Scand J Dent Res 1988; 96: 243-252.

53. Carr A B, Laney W R. Maximum occlusal force levels in patients with osseointegrated oral implant prostheses and patients with complete dentures. Int J Oral Maxillofac Implants 1987; 2: 101-108.

54. Haraldson T, Carlsson G E, Ingerval B. Functional state, bite force, and postural muscle activity in patients with osseointegrated oral implant bridges. Acta Odontol Scand 1979; 37: 195-206.

55. Hobkirk J A, Psarros K J. The influence of occlusal surface material on peak masticatory forces using osseointegrated implant-supported prostheses. Int J Oral Maxillofac Implants 1992; 7: 345-352.

56. Rangert B. Personal communication. 1993.

57. Picton D C A. Vertical movement of cheek teeth during biting. Arch Oral Biol 1963; 8: 109-118.

58. Parfitt G J. Measurement of the physiological mobility of individual teeth in an axial direction. J Dent Res 1960; 39: 608-618.

59. Sekine H, Komiyama Y, Hotta H, Yoshida K. Mobility characteristics and tactile sensitivity of osseointegrated fixture supporting systems; in: Tissue Integration in Oral and Maxillofacial Reconstruction. Ed. Van Steenberghe D. Excerpta Medica, Elsevier, New York, NY. 1986; pp 326-332.

60. Rangert B., Gunne J., Sullivan D. Y. Mechanical aspects of a Brånemark implant connected to a natural tooth. An in vitro study. Int J Oral Maxillofac Implants 1991; 6: 177-186.

61. Erricsson I, Lekholm U, Brånemark P-I, Lindhe J, Glantz P O, Nyman S. A clinical evaluation of fixed bridge restorations supported by a combination of teeth and osseointegrated titanium implants. J Clin Periodontol 1986; 13: 307-312.

62. Reider C, Parel S M. A survey of natural tooth abutment intrusion with implant-connected fixed partial dentures. Int J Periodont Rest Dent 1993; 4: 335-348.

63. Lundgren D, Laurell L, Falk H, Ericsson I. Distribution of forces in a dentition unilaterally restored with a bridge construction supported on osseointegrated titanium implants; in: Tissue Integration in Oral and Maxillofacial Reconstruction. Ed. Van Steenberghe D. Excerpta Medica, Elsevier, New York, NY. 1986; pp 333-339.

64. Omar R, Wise M D. Mandibular flexure associated with muscle force applied in the retruded axis position. J Prosthet Dent 1981; 8: 209-221.

65. Hobkirk J A, Schwab J. Mandibular deformation in subjects with osseointegrated implants. Int J Oral Maxillofac Implants 1991; 6: 319-328.

66. Erhardson S. Fracture mechanics design of dental gold soldered joints. Swedish Dent J 1980; Supplement 5: 5-57.

67. Stewart T B, Desjardin S, Laney W R, Chao E Y S. Fatigue strength of cantilevered metal frameworks for tissue-integrated prostheses. J Prosthet Dent 1992; 62: 83-92.

68. Lindquist L W, Rockler B, Carlsson G E. Bone resorption around fixtures in edentulous patients treated with mandibular fixture-integrated prostheses. J Prosthet Dent 1988; 59: 59-63.

69. Ahlqvist J, Borg K, Gunne J, Nilson H, Olsson M, Astrand P. Osseointegrated implants in edentulous jaws: A 2-year longitudinal study. Int J Oral Maxillofac Implants 1990; 5: 155-163.

70. Brunski J B, Skalak R. Biomechanical considerations; in: Advanced Osseointegration Surgery. Applications in the Maxillofacial Region. Ed. Worthington P, Brånemark P-I. Quintessence Publ. Co., Chicago, London, Berlin, 1992; pp 15-39.

71. Lundgren D, Falk H, Laurell L. The influence of number and distribution of occlusal cantilever contacts on closing and chewing forces in dentitions with implant-supported fixed prostheses occluding with complete dentures. Int J Oral Maxillofac Implants 1989; 4: 277-283.

72. Brånemark P-I, Zarb G A, Albrektsson T. Tissue Integrated Prostheses. Quintessence Publ. Co., Chicago, Berlin, London,1985: p 126 and 260.

73. Davis D, Rimrott R, Zarb G A. Studies on Frameworks for Osseointegrated Prostheses: Part 2: The effect of adding acrylic resin or porcelain to form the occlusal superstructure: Int J Oral Maxillofac Implants 1988; 3: 275-280.

74. Zarb G A, Schmitt A. The longitudinal clinical effectiveness of osseointegrated dental implants in posterior partially edentulous patients. Int J Prosthodont 1993; 6: 189-195.

75. Parel S, Sullivan D. Esthetics and Osseointegration. OSI Publications. 3867 Morgans Creek, Suite 100, San Antonio, Texas 78230, 1989; pp 16-20.

76. Hobo S, Ichida E, Garcia L. Osseointegration and Occlusal Rehabilitation. Quintessence Publ. Co., Chicago, Berlin, London, 1990.

77. Naert I, Quirynen M, Theuniers G, van Steenberghe M D. Prosthetic aspects of osseointegrated fixtures supporting overdentures. A 4-year report. J Prosthet Dent 1991, 65: 671-680.

78. Enquist B. Overdentures in Advanced Osseointegration Surgery. Applications in the Maxillofacial Region. Ed. Worthington P, Brånemark P-I, pp 233-247. Quintessence Publ. Co., Chicago, London, Berlin, 1992.

79. Enquist B. Six Years Experience of Splinted and Non-Splinted Implants Supporting Overdentures in Upper and Lower Jaws. EOTC Symposium on intraosseous implant supported overdentures, Brussels, Belgium, 1989.

80. Quirynen M. Periodontal Indices of Osseointegrated Oral Endoprostheses in Combination with Overdentures. EOTC Symposium on intraosseous implant-supported overdentures. Brussels, Belgium, 1989.

81. Merickse-Stern R, Zarb G A. Overdentures: An alternative implant methodology for edentulous patients. Int J Prosthodont 1993; 6: 203-208.

82. Jacobs R, Schotte A, van Steenberghe D, Quirynen M, Nasert I. Posterior jaw bone resorption in osseointegrated implant-supported overdentures. Clin Oral Impl Res 1992; 3: 63-70.

83. Quirynen M, Naert I, van Steenberghe D, Teerlinck J, Dekeyser C, Theuniers G. Periodontal aspects of osseointegrated fixtures supporting an overdenture. A 4-year retrospective study. J Clin Periodontol 1991; 18: 719-728.

84. Adell R, Eriksson B, Lekholm U, Brånemark P-I, Jemt T. A longterm follow-up study of osseointegrated implants in the treatment of totally edentulous jaws. Int J Oral Maxillofac Implants 1990; 5: 347-359.

85. Wilson D J. Ridge mapping for determination of alveolar ridge width. Int J Oral Maxillofac Implants 1989; 4: 41-43.

86. Bruggenkate C M, Krekeler G, Kraaijenhagen H R, Foitzik C, Nat P, Oosterbeek H S. Hemorrhage of the floor of the mouth resulting from lingual perforation during implant placement: A clinical report. Int J Oral Maxillofac Implants 1993; 8: 329-334.

87. Clark D E, Roberts A, Danforth R A, Barnes R W, Monte L B. Radiation absorbed from dental implant radiography: A comparison of linear tomography, CT scans and panoramic and intraoral techniques. J Oral Implantology 1990; 16: 156-163.

88. Grondahl K. Personal communication. 1992.

89. Schwartz M, Rothman S, Shafetz N. Computed tomography Part 1. Preoperative assessment of the mandible for endosseous implant surgery. Int J Oral Maxillofac Implants 1987; 2: 137-141.

90. Abrahams J J, Levine B. Expanded applications of Denta Scan (multiplanar computerized tomography of the mandible and maxilla). Int J Periodontics Rest Dent 1990; 10: 465-471.

91. Klinge B, Petersson A, Maly P. Location of the mandibular canal: Comparison of macroscopic findings, conventional radiogaphy and computed tomography. Int J Oral Maxillofac Implants 1989; 4: 327-332.

92. Lindh C, Petersson A, Klinge B. Visualisation of the mandibular canal by different radiographic techniques. Clin Oral Impl Res 1992; 3: 90-97.

93. Wishan M, Bahat O, Crane M. Computed tomography as an adjunct in dental implant surgery. Int J Perio Rest Dent 1988; 1: 31-42.

94. Albrektsson T, Dahl E, Enbom L. Osseointegrated oral implants. A Swedish multicentre study of 8139 consecutively inserted Nobelpharma implants. J Periodontol 1988; 59: 287-296.

95. Langer B, Sullivan D. Osseointegration: Its impact on the interrelationship of periodontics and restorative dentistry. Part II. Int J Periodont Rest Dent 1989; 9: 165-183.

96. Albrektsson T, Zarb G A, Worthington P, Erikson A. The longterm efficacy of currently used dental implants. A review and proposed criteria for success. Int J Oral Maxillofac Implants 1986; 1: 11-25.

97. Sullivan D. Personal communication. 1990.

98. Johansson C, Albrektsson T. Integration of screw implants in the rabbit. A 1-year follow-up of removal torque of titanium implants. Int J Oral Maxillofac Implants 1987; 2: 69-75.

99. Sennerby L, Thomson P, Ericson L. A morphometric and biomechanic comparison of titanium implants inserted in rabbit cortical and cancellous bone. Int J Oral Maxillofac Implants 1992; 7: 62-71.

100. Topaziam R G. The basis of antibiotic prophylaxis; in: Advanced Osseointegration Surgery: Applications in the Maxillofacial Region. Ed. Worthington P, Brånemark P-I, Quintessence Publ. Co., Chicago, London, Berlin, 1992; pp 57-66.

101. Barzilay I. Immediate implants: their current status. Int J Prosthet 1993; 6: 169-174.

102. Gelb D A. Immediate implant surgery: three-year retrospective evaluation of 50 consecutive cases. Int J Oral Maxillofac Implants 1993; 8: 388-399.

103. Bahat O, Koplin L, Pantographic lip expansion and bone grafting for ridge augmentation. Int J Periodont Rest Dent 1989; 9: 345-354.

104. Rapley J W, Swan R H, Hallman W W, Mills M P. The surface characteristics produced by various oral hygiene instruments and materials on titanium implant abutments. Int J Oral Maxillofac Implants 1990; 5: 47-52.

105. Pröbster L, Lin W, Huttemann H. Effect of fluoride prophylactic agents on titanium surfaces. Int J Oral Maxillofac Implants 1992; 7: 390-394.

106. Balshi T. Converting patients with periodontally hopeless teeth to osseointegrated prostheses. Int J Periodontol Rest Dent 1988; 2: 9-33.

107. Spector M R, Donovan T E, Nicholls J I. An evaluation of impression techniques for osseointegrated implants. J Prosthet Dent 1990; 63: 444-447.

108. Humphries R M, Yaman P, Bloem T J. The accuracy of implant master casts constructed from transfer impressions. Int J Oral Maxillofac Implants 1990; 5: 331-336.

109. Inturregui J A, Aquillano S A, Ryther J S, Lund P S. Evaluation of three impression techniques for osseointegrated oral implants. J Prosthet Dent 1993; 69: 503-509.

110. Carr A B. A comparison of impression techniques for a five-implant mandibular model. Int J Oral Maxillofac Implants 1991; 6: 448-455.

111. Assif D, Fenton A H, Zarb G A, Schmitt A. Comparative accuracy of implant impression procedures. Int J Periodontol Rest Dent 1992; 12: 113-121.

112. Vigolo P, Millstein P L. Evaluation of master cast techniques for multiple abutment implant prostheses. Int J Oral Maxillofac Implants 1993; 8: 439-446.

113. Langer B, Langer L, Herrmann I, Jorneus L. The wide fixture: A solution for special bone situations and a rescue for the compromised implant. Int J Oral Maxillofac Implants 1993; 8: 400-408.

114. Meffert R M, Langer B, Fritz M E. Dental Implants: A Review. J Periodontol 1992; 63: 859-870.

115. Lehmann B, Bragger U, Hammerle C H F, Fourmousis I, Lang N P. Treatment of an early implant failure according to the principles of guided tissue regeneration. Clin Oral Impl Res 1992; 3: 42-48.

116. Karr R A, Kramer D C, Toth B B. Dental implants and chemotherapy complications. J Prosthet Dent 1992; 67: 683-687.

117. Palmer R M, Floyd P D, Palmer P J, Smith B J, Johansson C B, Albrektsson T. Healing of implant dehiscence defects with and without expanded polytetrafluoroethylene membranes: a controlled clinical and histological study. Clin Oral Impl Res 1994; 5: 98-104.

118. Becker W, Lekholm U, Dahlin C, Becker B E, Donath K. The effect of clinical loading on bone regenerated by GTAM barriers: A study in dogs. Int J Oral Maxillofac Implants 1994; 9: 305-313.

Weitere Fachliteratur

Brånemark P-I, Zarb G A, Albrektsson M D. Tissue Integrated Prostheses. Osseointegration in Clinical Dentistry. Quintessence Publ. Co., Chicago, Berlin, London, 1985.

Parel S, Sullivan D. Esthetics and Osseointegration. OSI Publications. 3867 Morgans Creek, Suite 100, San Antonio, Texas 78230, 1989.

Wilson T, Kornman K, Newman M. Advances in Periodontics. Quintessence Publ. Co., Chicago, Berlin, London, 1992.

Worthington P, Brånemark P-I. Advanced Osseointegration Surgery Applications in the Maxillofacial Region. Quintessence Publ. Co., Chicago, Berlin, London, 1992.

Kapitel 34

BEHANDLUNGSANSÄTZE
Wahlmöglichkeit 7: Neurestaurierungen mit festsitzendem Zahnersatz

Häufig fällt die Entscheidung, einige oder alle vorhandenen Restaurationen bei einem Patienten zu erneuern.

Dabei muß man erkennen, daß der Patient seine Erkrankungsanfälligkeit bereits unter Beweis gestellt hat, sonst wären die ursprünglichen Arbeiten vermutlich nicht durchgeführt worden. Die vorhandenen Restaurationen sind nun gescheitert, und vor einer Neurestauration muß man besondere Vorsicht walten lassen.

Die folgenden allgemein diagnostischen Gruppierungen können durch faziale Arthromyalgien, Karies und endodontische Probleme kompliziert werden, oder auch nicht. Sie erfordern die Aufstellung und den Ablauf einer schlüssigen Behandlungsplanung.

Parodontitis-resistente (Abnutzung) Behandlungsfälle
- formgetreues Behandlungskonzept;
- neugestaltetes Behandlungskonzept;

Parodontitis-anfällige Behandlungsfälle
- formgetreues Behandlungskonzept;
- neugestaltetes Behandlungskonzept.

Allgemeiner Behandlungsablauf

Hauptsächlich sind 11 Abschnitte zu nennen:

1) Erste Kontaktaufnahme, Krankengeschichte, Untersuchung, Diagnose, vorbereitender Behandlungsplan, Korrespondenz;
2) Beseitigung akuter Beschwerden;
3) erneute Beurteilung und Neuplanung;
4) Behandlung chronischer Probleme – Stadium I;
5) Vorsorge, erneute Beurteilung und Planungsänderung;
6) Behandlung chronischer Probleme – Stadium II;
7) Vorsorge, erneute Beurteilungen, Entscheidung über die weitere Behandlung, dementsprechender Behandlungsplan;
8) Weitere Vorbereitungen;
9) Erhaltungstherapie und Neubeurteilung;
10) Neurestaurierung;
11) Nachsorgebehandlungen

Die in diesen verschiedenen Stadien angewandten Techniken wurden in den Kapiteln 4 und 8 bis 25 beschrieben.

Immer wenn umfangreiche Neurestaurierungen erforderlich werden, sollte der Behandler einen Ablaufplanungsbogen über die fortschreitenden Behandlungsabschnitte einrichten, die nachfolgend im einzelnen erörtert werden.

1. Erste Kontaktaufnahme, Krankengeschichte, Untersuchung, Diagnose, vorbereitender Behandlungsplan, Korrespondenz

Diese Erhebungen wurden in den Kapiteln 3, 4 und 5 beschrieben und sollten nachgelesen werden. Wichtig ist nicht zu vergessen, daß die Verpflichtung zur Notfallbehandlung nicht notwendigerweise die Verpflichtung für eine Neurestaurierung bedeutet. Falls erforderlich, sollte die Eingangskorrespondenz folgendes sehr deutlich zum Ausdruck bringen: „im Anschluß an die Notfallbehandlung muß die Sachlage neu beurteilt werden und ich kann Ihnen nicht zusichern, daß eine weitere Behandlung in dieser Praxis durchgeführt werden kann."

2. Beseitigung akuter Beschwerden

Die erste Behandlungsmaßnahme ist, akute Probleme in Form pathologischer Veränderungen (z.B. akute parodontale oder periapikale Abszesse, s. Seite 429+447) oder lästige mechanische Mängel zu beseitigen. Bei defekten Brücken, die dringend heruntergenommen werden müssen, stellt sich der übliche Behandlungsablauf (Kapitel 8) folgendermaßen dar:

1) Abnahme der vorhandenen Brücke;
2) elektrochirurgische Freilegung gesunder Zahnsubstanz unter Verwendung der üblichen Schlingenelektrode mit gleichgerichtetem Strom;
3) präparieren Sie großzügig bzw. versehen Sie eine ausreichende Anzahl von Pfeilern im Kieferbogen mit Aufbauten. Verschwenden Sie in diesem Stadium keine Zeit auf Glätten und Verfeinern der Präparationen.
4) führen Sie weitere elektrochirurgische Korrekturen durch, soweit erforderlich;
5) nacharbeiten der Präparationen;
6) legen Sie Retraktionsfäden, wenn es wichtig erscheint;

- am besten ist jedoch, diese Maßnahme wenn irgend möglich zu vermeiden, weil damit Zahnfleischblutungen heraufbeschworen werden;
7) um eine bessere Blutstillung zu erreichen und seröse Exsudationen einzuschränken, spritzen Sie reversibles Hydrocolloid rund um die Präparationen oder setzen eine anhand des Studienmodells gefertigte und mit Hydrocolloid gefüllte Schablone über die Präparationen und halten Sie diese 10 Minuten am Ort;
8) entfernen Sie die Abdruckmasse und nehmen einen Hydrocolloidabdruck zur Herstellung der temporären Restauration. Hydrocolloid wird als Abdruckmaterial bevorzugt, weil es hämostatisch wirkt und Feuchtigkeit aufnimmt. Das Material selbst und das durch den Abdrucklöffel strömende kalte Wasser unterstützen die Eindämmung der Blutung aus dem entzündeten Gewebe;
9) der erste Abdruck dient zur Herstellung der einzelnen Modellstümpfe. Die anhand der Hydrocolloid-Schablone erzielte Hämostase läßt für die provisorischen Restaurationen ein besseres Abdrucksergebnis erwarten;
10) bei Verwendung von Hydrocolloid, nehmen Sie für die provisorischen Restaurationen einen zweiten Abdruck, um ein Kompaktmodell herzustellen (s. Anhang);
11) schützen Sie die Zahnpräparationen während der Herstellung der Provisorien. Eine Schablone wird mit kondensationsvernetzendem Silikon-Abdruckmaterial z.B. Optosil (Bayer) gefüllt und über die Präparationen gesetzt. Nach dem Abbinden wird diese mit temporärem Zement auf den Zähnen festzementiert;
12) Einprobe der temporären Restaurationen. Soweit erforderlich, werden sie in der Form angepaßt und okklusal eingeschliffen. Nehmen Sie gegebenenfalls intraorale Farbkorrekturen vor z.B. mittels Minute Stain (George Taub & Co), oder Palaseal (Kulzer), mit Keramikfarben gemischt;
13) führen Sie zur Herstellung provisorischer Restaurationen Kieferregistrierungen durch;
14) bestreichen Sie die Außenfläche der temporären Restauration mit Olivenöl oder Vaseline, um die spätere Säuberung des überschüssigen temporären Zementes zu erleichtern;
15) Einzementierung der temporären Restaurationen. Um den Heilungsprozeß zu unterstützen, mischen Sie 1%-ige Aureomycin Augensalbe unter das Tempbond (Kerr);
16) zur Beseitigung der Zementreste und Einleitung von Hygienemaßnahmen ist die unmittelbare Unterstützung der Prohylaxehelferin gefordert;
17) anschließend stellen Sie provisorische Restaurationen her und setzen diese ein.

3. Erneute Beurteilung und Neuplanung

Folgende Gegebenheiten sollten erneut begutachtet werden:

- **Parodontium** – Blutungen auf Sondieren, Taschentiefen, Attachmentverlust, mukogingivale Komplikationen, Zahnlockerungen, generelle Mundhygiene.
- **Karies** – neue Kavitäten, Ernährungsanalyse, Laktobazillus-Count (Dentocult – Orion Diagnostica; Vivocare – Ivoclar Vivadent), Speichel-Pufferkapazität (Dentobuf – Orion Diagnostica; Vivocare – Ivoclar Vivadent), Speichelfließrate, Streptococcus mutans-Count (Dentocult SM – Orion Diagnostica; Vivocare – Ivoclar Vivadent).
- **Pulpa/Periapex** – Vitalitätsproben, wo möglich und durchführbar, radiologische Darstellung, Vorliegen von Knochenhöhlen und Fistelgängen, Perkussionsempfindlichkeit, periapikale Schmerzen oder Schwellungen.
- **Implantate** – röntgenologischer Zustand, vorhandene Lockerung, Schmerzhaftigkeit auf Perkussion, Knochenhöhlen, Fistelbildungen, periimplantäre Entzündungen, Taschenbildung.
- **Neuromuskulatur** – Muskelempfindlichkeit, Gesichtsschmerz oder Unbehagen, manipulative leichte Beweglichkeit des Unterkiefers, Gelenkgeräusche, Grad der Beweglichkeit, Gelenkempfindlichkeit, panthographischer Reproduzierbarkeitsindex.
- **Ästhetik** – Lippenlinie, Lippenstütze, Zahnlänge, Schneidekanten in Relation zur Interpupillarlinie, Kieferkammdefekte unter Brückengliedern, Vertikalabstand, Meinung des Patienten. Falls möglich, besprechen Zahnarzt, Techniker und Patient zusammen die provisorischen Restaurationen im Vergleich zu früheren Fotografien.

Planung der neuen Behandlungsmaßnahmen

Im Anschluß an die letzten Erhebungen nehmen Sie sich Zeit, die Befunde auszuwerten, um die Behandlungsplanung zu ändern oder, falls erforderlich, neu zu konzipieren. Zusätzliche Spezialuntersuchungen, wie CT-scans, können zu diesem Zeitpunkt angezeigt sein.

4. Behandlung chronischer Probleme – Stadium I

Beginn der Parodontaltherapie

1) Unterweisung in Mundpflege, Zahnsteinentfernung, Politur, Wurzeldebridement, möglicherweise angemessenes Wurzelglätten, unter Umständen Mundspülungen, oder Antibiotikatherapie, Korrektur mangelhaft konturierter Restaurationen;
2) Bestimmung der Häufigkeit und Dauer der Termine für Parodontalbehandlungen;
3) Vereinbarung der Termine.

Karies[2]

1) Ersetzen der Restaurationen in Zähnen, die kariöse Defekte aufweisen;
2) Beginn der Ernährungsberatung; sorgen Sie für die Anwendung von Fluorzahnpasten;
3) verordnen Sie 0,2%-ige Chlorhexidin-Mundspülungen (Corsodyl – ICI), die 16 Tage lang jeweils zur Nachtruhe vorgenommen werden;

4) Im Anschluß an die 16tägige Chlorhexidintherapie verschreiben Sie Fluorid-Mundspülungen (Fluorigard) 1x täglich.
5) Bei diesen Patienten (ohne Magenulcera) verordnen Sie xylitolhaltige Kaugummi (Extra-Wrigleys). 3x täglich sollten jeweils zwei Stück gekaut werden.

Endodontie
Führen Sie notwendige endodontische Behandlungen durch.

Implantate
Entscheiden Sie, ob eine Entfernung erforderlich ist.

Strategische Extraktionen
Implantate, Zähne oder Teile von Zähnen, deren Behandlung hoffnungslos erscheint, sollten in diesem Stadium so bald als möglich entfernt werden, um Zeit für die Ausheilung zur Verfügung zu haben.

Neuromuskulatur
Leiten Sie eine okklusale Stabilisierungsschienen-Therapie ein, Anwendung, Beratung und Medikation soweit erforderlich.

Notwendige Stifte und Aufbauten
Nach der endodontischen Behandlung werden notwendige Stiftaufbauten (d.h. diejenigen, die zur Stützung temporärer Restaurationen erforderlich sind) und die temporären Restaurationen eingegliedert.

5. Vorsorge, erneute Beurteilung und Planungsänderung

Vorsorgebehandlungen werden hauptsächlich von der Prophylaxehelferin durchgeführt, sie können jedoch auch okklusales Einschleifen bestimmter Plattenbehelfe erfordern. Nach zwei oder drei Monaten wird eine erneute Beurteilung vorgenommen und der Behandlungsplan geändert, soweit erforderlich. Es ist daran zu denken, daß Dentocult-Ergebnisse gegebenenfalls ungenau ausfallen, wenn offene kariöse Läsionen vorliegen. Nur in diesem Behandlungsstadium sind solche Ergebnisse bedeutungsvoll. In einem früheren Stadium vorgenommene Dentocult-Tests motivieren den Patienten zur Kontrolle seiner Ernährungsgewohnheiten. Weitere Spezialtests können notwendig werden.

6. Behandlung chronischer Probleme – Stadium II

Methoden zur Gewinnung neuen Attachments, z.B. Techniken der gesteuerten Geweberegeneration
Wenn Furkationsdefekte offenbar für eine solche Behandlung zugänglich sind, sollten sie zu diesem Zeitpunkt angegangen werden.

Untersuchung restaurierter Zähne
Noch vorhandene Füllungen in Zähnen, die neu restauriert werden sollen, werden jetzt entfernt, um weitere Untersuchungen zu ermöglichen. Wenn nicht schon zuvor eingegliedert, werden temporäre und anschließend provisorische Restaurationen hergestellt.

Endodontie
Alle weiteren Zähne, die einer Wurzelbehandlung bedürfen, werden jetzt versorgt.

Stifte und Aufbauten
Anschließend an die endodontischen Behandlungen sollten die Stiftaufbaufüllungen modelliert und in die provisorischen Restaurationen einbezogen werden, soweit erforderlich.

Ästhetik
Beginnen Sie mit der Veränderung und kritischen Betrachtung des ästhetischen Erscheinungsbildes, indem Sie provisorische Restaurationen eingliedern oder temporäre Ergänzungen mit Komposit-Kunstharz vornehmen.

Kieferkammaugmentation
Siehe unten.

7. Vorsorge, erneute Beurteilungen, Entscheidung über die weitere Behandlung, Behandlungsplan

Die Anzahl der Termine während der Vorsorgetherapie und deren Dauer müssen individuell festgelegt werden und sind abhängig von der parodontalen Reaktion, der Anpassung der Okklusion, dem Befinden des Patienten. Zum Beispiel weisen nicht blutendes Zahnfleisch, gute Mundhygiene, eine ausgeglichene Okklusion und angenehme provisorische Restaurationen darauf hin, daß Terminvereinbarungen zweimal im Monat ausreichen. Fortgesetztes Zahnfleischbluten, mangelhafte Befolgung der Anweisungen zur Mundpflege und okklusale Behinderungen unterstreichen die Notwendigkeit für häufigere Behandlungstermine – ein bis zweimal wöchentlich. Im Anschluß an diesen Behandlungsabschnitt wird, wie zuvor erwähnt, eine erneute Beurteilung vorgenommen, nach der die künftigen Behandlungsmaßnahmen festgelegt werden müssen. Die Möglichkeiten, wie in den Kapiteln 29–34 aufgezeigt, umfassen:

- Überweisung in Fachbehandlung;
- Erhaltungstherapie;
- Vollprothesen;
- Deckprothesen;
- Teilprothesen mit oder ohne Überkronung der Pfeilerzähne;
- Prothesen auf osseointegrierten Implantaten;
- Neurestaurierung mit festsitzenden Restaurationen mit oder ohne osseointegrierte Fixturen.

Nach der Entscheidung wird eine neuer Behandlungsplan aufgestellt. In einigen Fällen ist der Behandlungsablauf von vornherein klar umrissen; in anderen ist die Entscheidung schwieriger zu treffen.

8. Weitere Vorbereitungen

Parodontale Chirurgie
Wenn wegen Parodontitis oder zur Verlängerung klinischer Kronen parodontalchirurgische Maßnahmen erforderlich sind, sollten diese möglichst in diesem Behandlungsabschnitt durchgeführt werden. Es ist stets hilfreich, provisorische Restaurationen vor dem Eingriff abzunehmen, um dem Parodontologen einen bessereren Zugang zu den Weichgeweben zu ermöglichen.

Modifizierte provisorische Restaurationen
Sechs Wochen nach dem chirurgischen Eingriff werden die Kronenränder, wenn nötig, gingival verlängert, um das ästhetische Erscheinungsbild zu verbessern. Der Patient muß von dieser Maßnahme zuvor Kenntnis erhalten, da während dieser Zeit die Ästhetik möglicherweise in erheblichem Umfang beeinträchtigt ist und die Zähne empfindlich reagieren.

Kieferkammaugmentation
Diese Maßnahme wird oft gleichzeitig mit dem parodontalchirurgischen Eingriff durchgeführt. Wenn jedoch von Anfang an die Notwendigkeit hierfür feststeht, sollte dieser Eingriff je früher desto besser vorgenommen werden, um dem Gewebe genügend Zeit zur Heilung und Festigung der Konturierung einzuräumen. In diesem Falle wird die Augmentation im Stadium 2 und unabhängig von parodontalchirurgischen Maßnahmen durchgeführt.

Endodontische Therapie
Alle verbliebenen Zähne, die endodontisch versorgt werden müssen, werden jetzt behandelt, obgleich dies oft schon zu einem früheren Zeitpunkt geschehen ist.

Stifte und Aufbauten
Im Anschluß an jede endodontische Behandlung erfolgt die Einarbeitung von Stiftaufbauten in die provisorischen Restaurationen.

Neuromuskulatur
Der Einsatz okklusaler Stabilisierungsschienen sollte nunmehr abgeschlossen sein und alle Änderungen okklusaler Beziehungen werden an den provisorischen Restaurationen vorgenommen. Diese Modifikationen können Veränderungen des Vertikalabstands, der Frontzahnführung, oder der antero-posterioren Kieferbeziehungen einschließen.

Osseointegrierte Fixturen
Nun, da alle entzündlichen Erscheinungen abgeheilt sind, können Fixturen implantiert werden.

9. Erhaltungstherapie und Neubeurteilung

Wenn weitere Präparationen parodontalchirurgische Maßnahmen erfordern, ist es gewöhnlich notwendig, vor der Neurestauration einen Zeitraum von zusätzlich 6 Monaten abzuwarten[3], um den Geweben Zeit zur Heilung und Stabilisierung einzuräumen. Sollten weiterhin neuromuskuläre Zeichen und Symptome auftreten, die sich durch Palpationsschmerz der Muskeln, Schwierigkeiten bei der Manipulation des Unterkiefers in die CRCP, oder PRI-Dysfunktionen kennzeichnen, muß man entscheiden, ob in diesem Stadium restauriert, oder die Erhaltungstherapie in dem Versuch fortgesetzt werden soll, diese Zeichen und Symptome zu beseitigen. Auch sollte man an eine gegebenenfalls notwendige Medikation in Form trizyklischer Antidepressiva während der Phase der Neurestaurierung denken. Zeiträume zwischen 3 und 6 Monaten sind für die Osseointegration im Anschluß an die Implantation von Fixturen erforderlich.

10. Neurestaurierung

Die Entscheidung, ob nach dem formgetreuen oder neugestalteten Behandlungskonzept (Kapitel 12 und 13) restauriert wird, sollte bereits in früheren Behandlungsstadien getroffen werden.

11. Nachsorgebehandlungen

Im Anschluß an die Neurestaurierung muß für die Nachsorge ein Zeitplan aufgestellt werden.

Beispiel eines Behandlungsfalls nach vorerwähntem Schema

Die Einzelheiten eines Behandlungsfalles werden dargestellt, um das oben beschriebene Behandlungsschema zu verdeutlichen.

Großes vertikal : horizontal-Verhältnis von CRCP-IP – Zähne mit Abnutzungserscheinungen – keine Parodontitis – neugestaltendes Behandlungskonzept
(Abb. 34.1)

1. Erste Kontaktaufnahme / Krankengeschichte / Untersuchung / Diagnose / Anfangsbehandlung / Korrespondenz

Erste Kontaktaufnahme
Ein Kontaktbrief mit beiliegendem Fragebogen wurde an die

Beispiel eines Behandlungsfalls nach vorerwähntem Schema

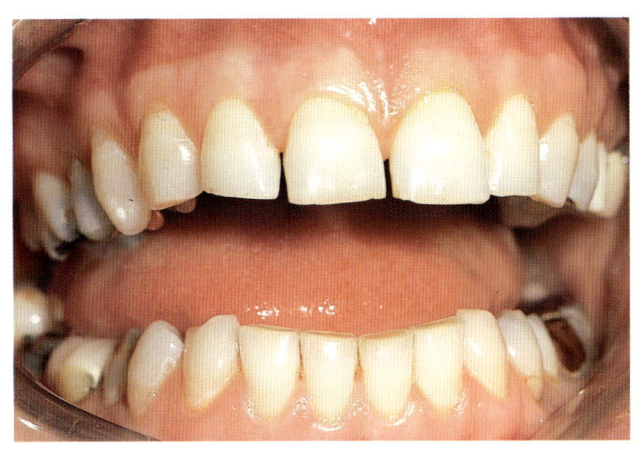

Abb. 34.1a Die 33-jährige Patientin klagte über Abszeßbildungen, wiederholte Frakturen an Zähnen und Restaurationen, sowie eine rasch fortschreitende, unästhetisch wirkende Abnutzung der unteren Schneidezähne.

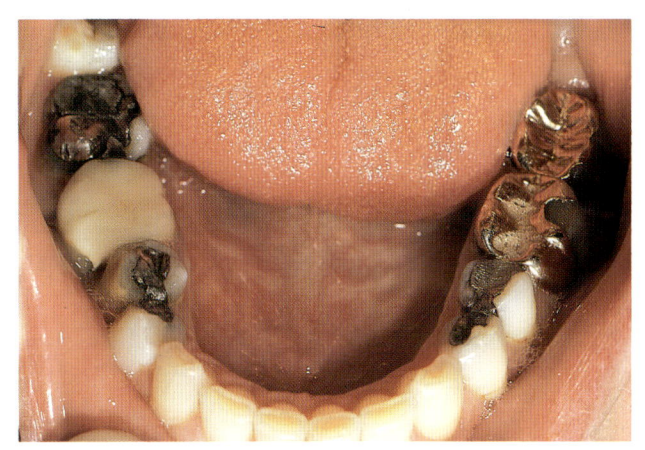

Abb. 34.1b Okklusalansicht der Unterkieferzähne.

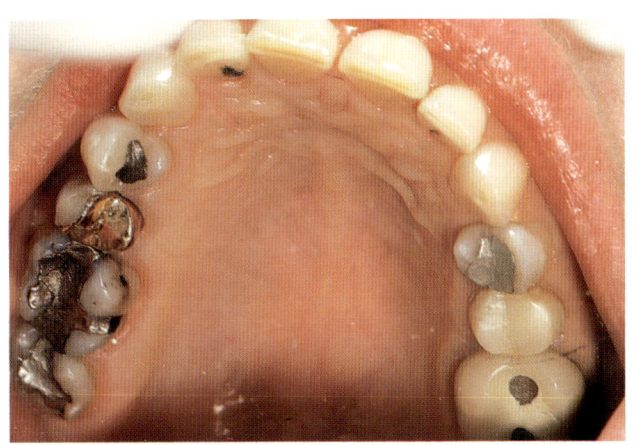

Abb. 34.1c Okklusalansicht der Oberkieferzähne.

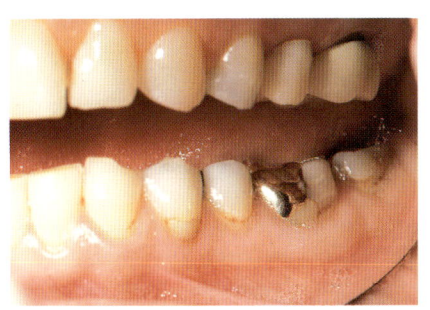

Abb. 34.1d Bukkalansicht, linke Seite. Achten Sie auf die ungleichmäßige Okklusionsebene und die kurzen klinischen Kronen im Unterkiefer.

Abb. 34.1e Röntgenbilder. Beachten Sie die periapikalen Verbreiterungen bei 24, 25, Wurzelabstumpfung und apikale Sklerose bei 44, 46; kurzer Wurzelstift bei 15.

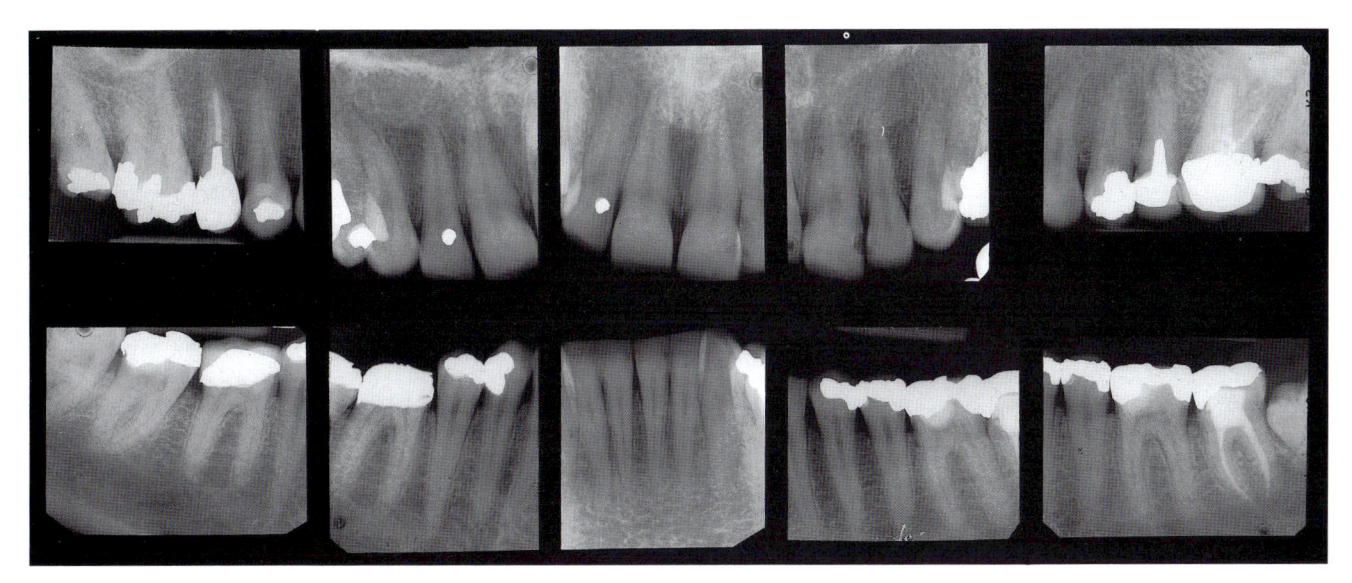

569

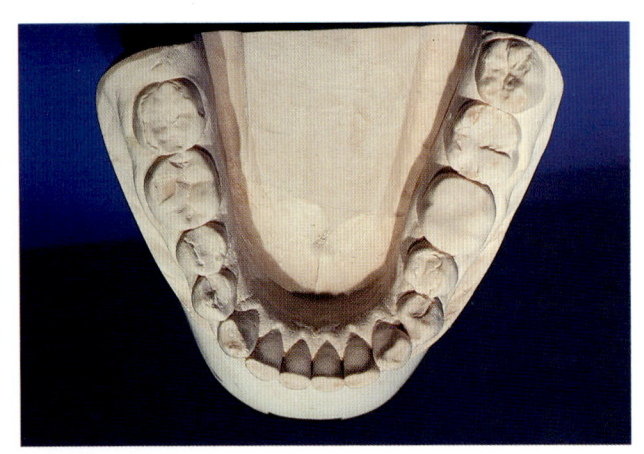

Abb. 34.1f Unteres Studienmodell. Achten sie auf die mangelhafte Konturierung der Seitenzahnrestaurationen.

Patientin gesandt. Zur Vereinbarung des Untersuchungstermins wurde eine kurze erste Untersuchung vorgenommen, um die Notwendigkeit für eine Panorama-Röntgenaufnahme festzustellen, die für den späteren Untersuchungstermin vorliegen sollte.

Krankengeschichte und Untersuchung
Die 33-jährige Patientin klagte über wiederholte Abszeßbildungen bei 46, 45, 25 und mehrfaches Ausbrechen von Zähnen und Zahnfüllungen. Diese Vorkommnisse ereigneten sich stets zu den ungelegensten Zeiten. Während der vergangenen 4 Jahre vergingen nicht mehr als 2 Monate, ohne daß nicht irgendeine Notfallsituation, eine Zahnbehandlung erforderte. Die Patientin hatte auch eine Abnutzung der unteren Schneidezähne bemerkt und war im allgemeinen unglücklich über das Erscheinungsbild ihrer Zähne, wenn sie lächelte und ihren Mund öffnete (Abb. 34.1a). Die Erhebung der Krankengeschichte und die Durchführung einer vollständigen Untersuchung mit Abdrucknahme, Gesichtsbogen- und Kieferregistrierung dauerte eine Stunde.

Diagnose
Verschleißerscheinungen an den Zähnen als Folge erosiv wirkender Nahrungsmittel (sechs Flaschen gezuckerte, kohlensäurehaltige Getränke wurden täglich zumindest in den letzten 4 Jahren konsumiert) und Bruxismus; wiederholte Zahnbehandlungen mit mangelhafter Konturierung und unzureichender Randgestaltung; Sekundärkaries infolge des Verzehrs heißer Schokolade und Kekse vor dem Zubettgehen und ein hoher Verbrauch von Marmelade; mechanischer Verfall der Zähne und Restaurationen; flache Frontzahnführung; großes vertikal : horizontal-Verhältnis CRCP/IP; flache Winkelung der Okklusionsbene zur Orbitalebene; flache Spee'sche und Wilson'sche Kurven; kurze klinische Kronen; Parodontitis-resistent. Anhand der Röntgenbilder wurden an den Zähnen 24, 25, 26, 44 und 46 endodontische Auffälligkeiten festgestellt.

Diagnostisches Aufwachsen ließ ungenügende Kronenhö-

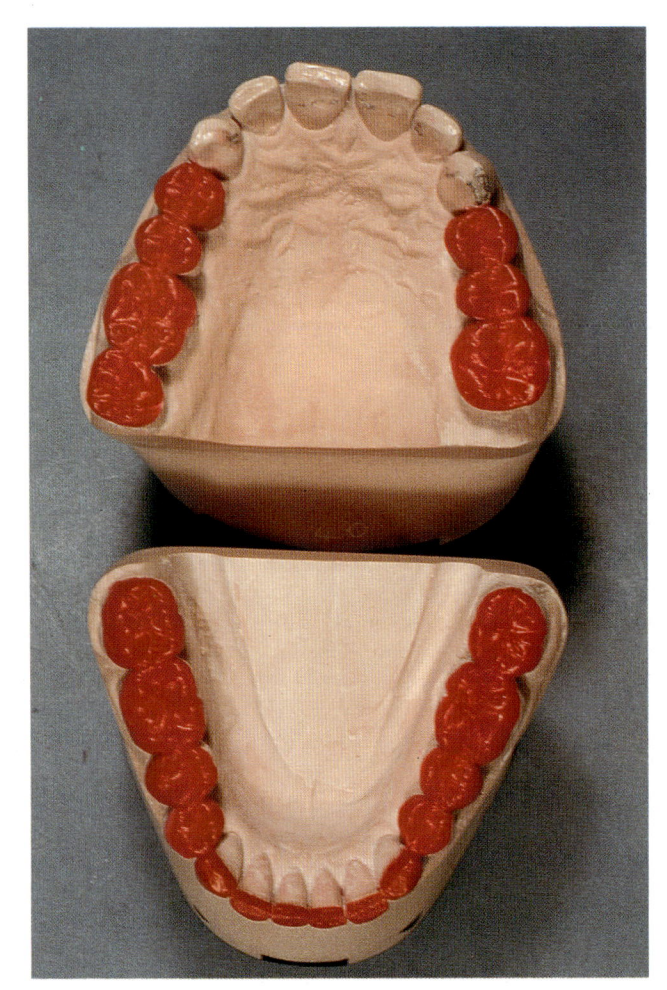

Abb. 34.1g Diagnostisches Aufwachsen belegte die Notwendigkeit zur chirurgischen Kronenverlängerung und restaurative Verlängerung der unteren Frontzähne.

hen erkennen, um die Seitenzähne angemessen zu restaurieren, wenn, wie von der Patientin bevorzugt, keramische Okklusionsflächen hergestellt werden sollten. Das Aufwachsen verdeutlichte auch, daß zur Unterbringung der Keramik auf den okklusalen Molarenflächen eine Erhöhung des Vertikalabstands mit frontaler Öffnung um 5 mm notwendig wäre, eine ästhetisch unakzeptable Veränderung. 1 mm Öffnung im Seitenzahnbereich wäre annehmbar und würde 2 mm anteriore Öffnung mitsichbringen. Entweder die oberen oder die unteren Schneidezähne, oder beide müßten restauriert werden. Das diagnostische Aufwachsen zeigte auch, daß die Überkronung zumindest der unteren Schneidezähne wichtig wäre, wenn eine zufriedenstellende Okklusionsebene und eine ebenmäßige Frontzahnführung erreicht werden sollten. Man war sich auch einig, daß Schutz gegen die bereits beträchtliche Abnutzung des Dentins an den unteren Schneidezähnen notwendig war. Da die Patientin sich über das unschöne ästhetische Erscheinungsbild beklagte, war die Behandlung der unteren Schneidezähne angezeigt. Die zervikalen Ränder aller vorhandenen Restaurationen lagen glücklicherweise subgingival. Ohne Zweifel würde durch kronenverlängerende chirurgische Maßnahmen die Herstellung der definitiven Restaurationen erleichtert, da hiermit Zugang zu gesundem Dentin unterhalb der vorhandenen Kronenränder geschaffen wird. Ebenso könnte auch mehr okklusale Zahnsubstanz abgetragen werden, um Platz für die okklusale Keramik zu erhalten. Ohne die Kronen übermäßig stark zu wölben, würden Festigkeit und Retentionsform nicht beeinträchtigt.

Eingangs-Behandlungsplan

Nach der Montage der Studienmodelle und dem diagnostischen Aufwachsen (Abb. 34.1f-g) wurden 45 Minuten benötigt, um einen Eingangs-Behandlungsplan zu formulieren.

Korrespondenz

Der Patientin wurde in Anlehnung an die in Kapitel 7 angeführten Einzelheiten ein Schreiben zugesandt. Der Brief betonte, daß eine Neurestauration nicht durchgeführt werden sollte, wenn keine Anzeichen zur Änderung der Ernährungsgewohnheiten zu erkennen wären, weil in diesem Falle eine Behandlung unweigerlich zum Mißerfolg führen würde. Es wurde dargelegt, daß es zwei Möglichkeiten zur Restauration der unteren Schneidezähne gäbe, nämlich Vollkronen oder Keramik-Verblendschalen. Die Vorteile und Risiken jeder Methode wurden im einzelnen erläutert, insbesondere das Risiko für die Pulpa bei vollummantelten Restaurationen und das Bruchrisiko bei Verblendschalen. Desgleichen erging der Hinweis, daß an den Palatinalflächen der oberen Frontzähne Abnutzung stattfinden konnte, daß dies jedoch überwacht und eine Behandlung nur dann befürwortet würde, wenn sich solche Verschleißerscheinungen einstellten. (Hierfür werden in 6-monatigen Abständen Abdrücke genommen und ein Silikon-Bißwall der palatinalen Konturierungen zu Anfang würde mit dem jeweiligen Modell verglichen. Verlust an Zahnsubstanz kennzeichnet sich durch mangelnde Paßform, es sei denn, die Zahneruption ginge in gleichem Maße wie die Abnutzung vonstatten. Die Untersuchung der Modelle würde jedoch die Abnutzung, die der Bißwall nicht anzeigt, aufdecken). In der nachfolgende Unterredung entschied die Patientin, daß ihre Zielsetzung die Überwindung der Erkrankung sei und wünschte mit der Behandlung zu beginnen. Sie bat um volle Überkronung der unteren Schneidezähne und betrachtete das Risiko frakturierter Verblendschalen unannehmbar.

2. Ausschaltung akuter Beschwerden

Die linken oberen Molaren und die oberen und unteren rechten Molaren, sowie der Zahn 45 wurden durch Beseitigung der Karies behandelt. Danach erfolgte die Herstellung temporärer und provisorischer Kronen und, soweit erforderlich, endodontische Behandlungen. Die Eingangstherapie wurde durch die Prohylaxehelferin mit Behandlungsterminen in 4-wöchentlichen Intervallen eingeleitet. Unterweisungen zu Problemen der Mundpflege und Ernährung wurden erteilt. Dentobuf und Dentocult-Tests schlossen sich unmittelbar an und der Dentocultspiegel wurde in der Folge einmal monatlich aufgezeichnet. Es erfolgten jedoch keine subgingivalen instrumentellen Manipulationen.

3. Erneute Beurteilung und Planung der künftigen Behandlung

Die Patientin sprach auf die Behandlung gut an, und gegenüber dem originalen Behandlungsplan waren keine Änderungen erforderlich. Innerhalb eines Monats fiel der Lactobacillus-count von 100.000/ml auf 1000 Teile/ml ab und blieb über die nächsten 2 Monate stabil. Zu diesem Zeitpunkt wurde ein pantographischer Reproduzierbarkeitsindex aufgestellt, der eine leichte Funktionsstörung aufdeckte.

4. Behandlung chronischer Probleme – Stadium I

Organisatorisch ergaben sich weitere Termine zur Mundpflege alle 2 Monate. Es erfolgte die Anpassung einer oberen Stabilisierungsschiene und Schleifkorrekturen nach 2 Tagen, 1 Woche, 2 Wochen und danach monatlich. Wurzelstiftaufbauten wurden auf direktem Wege in die provisorischen Restaurationen eingearbeitet.

5. Vorsorge, erneute Beurteilung und Planungsänderung

Diese Maßnahmen waren nicht erforderlich. Da der pantographische Reproduzierbarkeitsindex keine Funktionsstörungen mehr aufzeigte, wurde entschieden, die Schienentherapie auszusetzen und die Okklusion einzuschleifen, um die Gleitbewegung zwischen CRCP und IP zu beseitigen. Damit entfiel die Notwendigkeit für eine weitere Schienentherapie.

6. Behandlung chronischer Probleme – Stadium II

Die okklusale Stabilisierungsschiene wurde entfernt und Leitkontakte, sowie Interferenzen durch okklusales Einschleifen beseitigt. Danach erfolgte die Abnahme der übrigen Restaurationen der unteren linken Molaren; die Kavitäten wurden revidiert und Amalgamaufbauten vorgenommen.

7. Entscheidungsfindung und Neuplanung

Während der folgenden 2 Monate blieb die Patientin symptomfrei mit einem Blutungsindexwert von 0 und keinerlei Anzeichen muskulärer Funktionsstörungen. Es wurden Abdrücke genommen und Schablonen angefertigt (Ellman press form), die zur Herstellung temporärer Restaurationen dienten.

8. Weitere Vorbereitung der Stützgewebe

Die klinische Kronenverlängerung wurde durchgeführt; die Nahtentfernung erfolgte nach 1 Woche. Die Patientin unterzog sich 2, 3 und 5 Wochen nach dem chirurgischen Eingriff

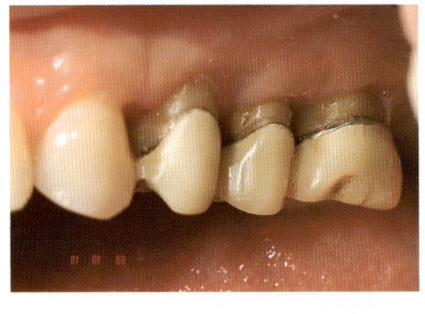

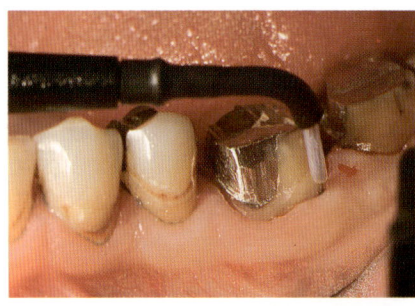

Abb. 34.2a 6 Wochen nach der Verlängerung der klinischen Kronen (Chirurgie: Mr. J. S. Zamet).

Abb. 34.2b Nach der klinischen Kronenverlängerung wurden Amalgamaufbauten eingebracht und die Zähne für provisorische Kronen präpariert. Eine Drahtelektrode mit einem Tiefgang von 1 mm wurde zur Verbreiterung des Sulkus gingivalis eingesetzt.

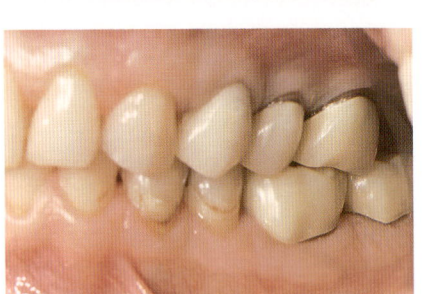

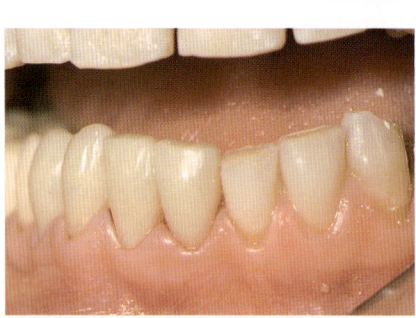

Abb. 34.2c Die verlängerten provisorischen Restaurationen im Oberkiefer und provisorische Restaurationen im Unterkiefer.

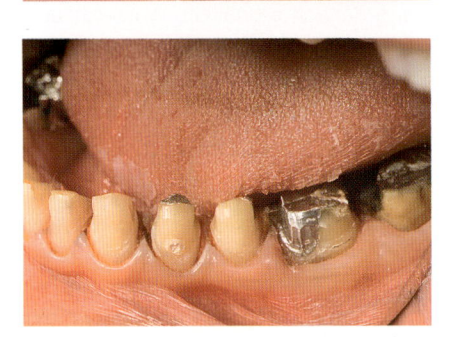

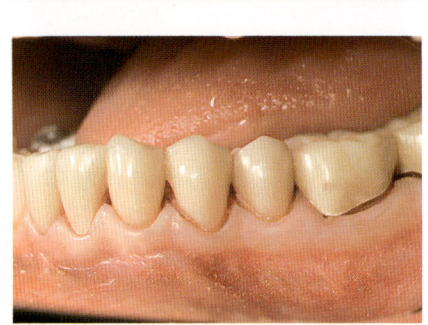

Abb. 34.2d Die rechten unteren Schneidezähne und die Seitenzähne wurden präpariert und mit temporären Kronen versorgt. Der Vertikalabstand wurde durch die unpräparierten linken unteren Schneidezähne aufrechterhalten.

Abb. 34.2e Die präparierte linke Seite.

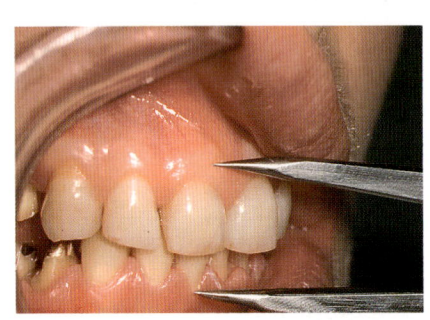

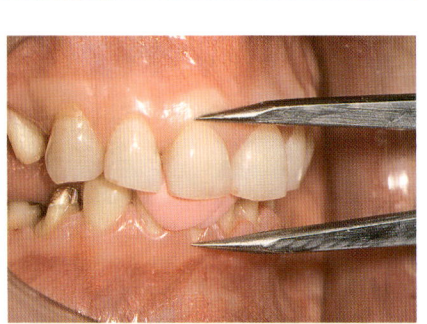

Abb. 34.2f Die eingegliederten temporären Kronen.

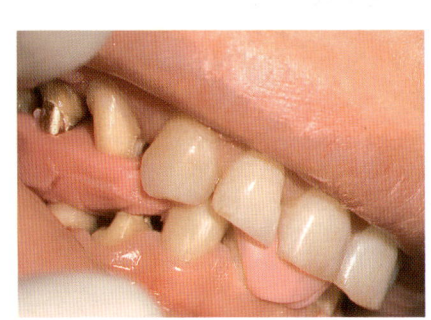

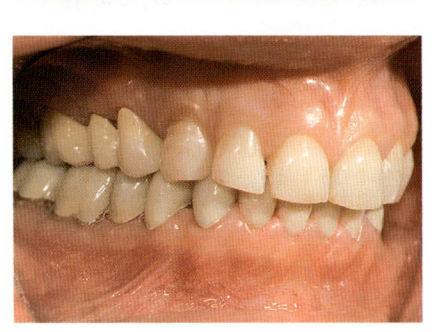

Abb. 34.2g Der um 2 mm weiter geöffnete Stechzirkel. Untere temporäre Kronen und obere Frontzähne in Kontakt.

Abb. 342h Eine aus Moyco Extrahard Beauty Pink Wax bestehende Bißsperre, die den Vertikalabstand entsprechend dem geöffneten Stechzirkel vergrößert.

Abb. 34.2i Kieferregistrierung zwischen den seitlichen Präparationen; der Vertikalabstand entspricht der diagnostischen Wachsmodellierung d.h. wie in Abb. 34.2h dargestellt.

Abb. 34.2j Die eingesetzten provisorischen Restaurationen mit dem vergrößertem Vertikalabstand.

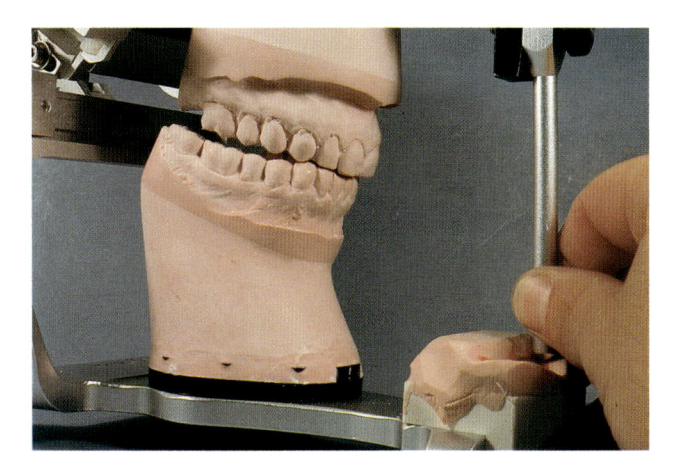

Abb. 34.2k Die einartikulierten Modelle der provisorischen Restaurationen mit dem Frontzahnführungsteller.

Abb. 34.2l Ultrapackfäden Nr. 2 über die Retraktionsfäden Nr. 00 gepackt und halb versenkt.

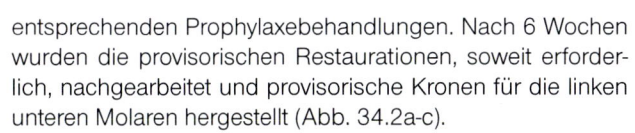

Abb. 34.2m Die Kieferregistrierung wurde in dem Vertikalabstand vorgenommen, der sich durch den Abstand der unteren frontalen Provisorien gegen die oberen Frontzähne ergab. Bilateral vorgenommene Kieferregistrierung.

entsprechenden Prophylaxebehandlungen. Nach 6 Wochen wurden die provisorischen Restaurationen, soweit erforderlich, nachgearbeitet und provisorische Kronen für die linken unteren Molaren hergestellt (Abb. 34.2a-c).

Nach Eingliederung temporärer Kronen erfolgte die Präparation der verbliebenen unpräparierten Zähne auf der rechten Seite, einschließlich der unteren Schneidezähne. Hierbei dienten die unpräparierten Schneidezähne zur Erhaltung des Vertikalabstands (Abb. 34.2d). Danach wurde die linke Seite präpariert und mit temporären Kronen versorgt (Abb. 34.2e-f). Die Herstellung der temporären Restaurationen erfolgte mit Schablonen der eingeschliffenen Okklusion.

Die seitlichen temporären Restaurationen wurden abgenommen und der Stechzirkel um zusätzliche 2 mm geöffnet, entsprechend dem Vertikalabstand der diagnostischen Wachsmodellierung (Abb. 34.2g). Mittels Moyco Extrahard Beauty Pink Wax (auf 55° erwärmt) erfolgte die Anfertigung einer frontalen Bißsperre (Abb. 34.2h). Dabei schloß der Patient langsam in das erweichte Wachs bis der Vertikalabstand der Öffnung des Stechzirkels entsprach. Das Wachs wurde entfernt, abgekühlt und zur Erhaltung des Vertikalabstands wieder in den Mund zurückgesetzt, während gleichzeitig mit Extrahard Beauty Pink Wax zwischen den Seitenzähnen eine Kieferregistrierung durchgeführt wurde (Abb. 34.2i). Danach erfolgte die obere und untere Abformung, sowie die Herstellung provisorischer Restaurationen auf den einartikulierten Arbeitsmodellen in Anlehnung an die diagnostische Wachsmodellierung. Die provisorischen Restaurationen wurden mit Tempbond einzementiert (Abb. 34.2j)

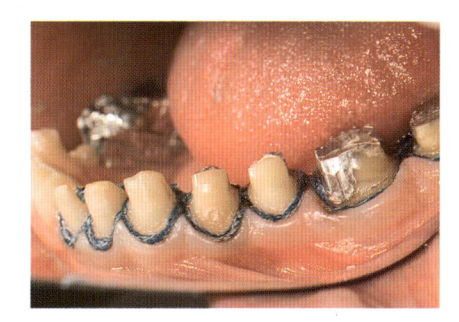

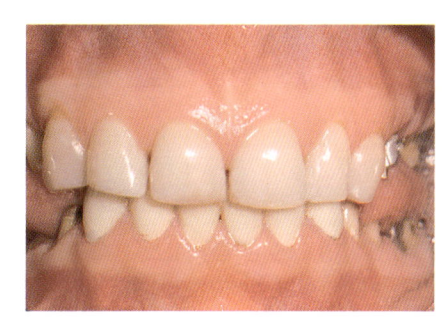

9. Nachsorge und Neubewertung

Die Okklusion wurde geringfügig angeglichen. Alle 2 Monate erschien die Patientin bei der Prophylaxehelferin und gleichzeitig wurden die Indexwerte der pantographischen Reproduzierbarkeit aufgezeichnet. 6 Monate nach der chirurgischen Behandlung fühlte sich die Patientin wohl und konnte bei zwei aufeinanderfolgenden pantographischen Reproduzierbarkeitsindizes den Meßwert 0 aufweisen. Die Randhöhe des Zahnfleisches erwies sich auf mehreren Studienmodellen hintereinander stabil. Es wurde daher beschlossen, mit der endgültigen Versorgung fortzufahren.

10. Definitive Neurestauration

Das diagnostische Aufwachsen kündigte an, daß die flache Frontzahnführung und die kurzen klinischen Kronen bei der Herstellung künstlichen Kronenersatzes Platzprobleme bereiten würden; und daher wurde ein volljustierbarer Artikulator benutzt.

Von den provisorischen Restaurationen wurden Abdrücke genommen und das obere und untere Modell in einen Denar D5A-Artikulator einartikuliert. Die Montage des oberen Modells erfolgte mit Hilfe einer kinematischen Gesichtsbogenübertragung. Wegen der eindeutigen Lagebeziehung konnte man das untere Modell gegen das obere handgeführt montieren. Während des gleichen Behandlungstermins war es möglich, anhand der Pantronic-Instrumentierung die kondylären Einstellungen einzurichten und einen Frontzahnführungsteller herzustellen (Abb. 34.2k). Als Prämedikation erhielt die Patientin 30 mg orales Temazepam, 30 mg orales Propanthelinbromid (Pro-Banthine) und 400 mg Ibuprofen (Brufen). Ein Lokalanästhetikum in Form von Lignocain 2% mit 1:80.000 Adrenalin wurde verabfolgt. Nach Abnahme der linken unteren provisorischen Restaurationen wurden die Zahnfleischfurchen rund um die Seitenzähne unter Verwendung einer Einzeldrahtelektrode mit kontinuierlich unmodullierter und gefilterter Hochfrequenzwelle elektrochirurgisch erweitert. Die Präparationen erstreckten sich bis in den Sulkus gingivalis. Ultrapack 00-Retraktionsfäden (Ultradent Company) wurden vorsichtig mit einem Hartzel-Retraktionsinstrument Nr. 12 (Hartzel Company) unter den Zahnfleischsaum gesetzt. In den sichtbaren Bereichen erfolgten Stufenpräparationen für aufgesetzte Keramikränder und in den anderen Bereichen wurden marginale Schrägschultern präpariert, siehe Kapitel 8. Im Anschluß daran wurden Retraktionsfäden Nr. 2 mit Styptin (Van R. Company) getränkt und mit Gefühl über die Fäden der Größe 00 gepackt (Abb. 34.2l). Die Reinigung der Präparationen erfolgte mittels Gummikelchen mit 2%-igem Chlorhexidin-Gel (Consepsis scrub – Ultradent) gefolgt von einer 2%-igen Chlorhexidin-Lösung (Consepsis scrub – Ultradent). Danach wurden die Präparationen abgespült, mit Luft getrocknet und mit Prepwet (Van R. Company) abgetupft. Daran schlossen sich zur Herstellung der Meister-Modellstümpfe jeweils 2 Abdrucknahmen der Quadranten mit Hydrocolloid. Anschließend wurde der rechte untere Zahnquadrant anästhesiert und in gleicher Weise behandelt. Zum Schluß erfolgten 2 Abdrucknahmen des gesamten unteren Kieferbogens, einmal zur Herstellung eines kompakten Meistermodells und zweitens zur Verlängerung der provisorischen Restaurationen. Dieses Modell wurde aus einer Mischung von 50% Abdruckgips (Calspar – De Trey) und 50% Superhartgips (Velmix – Kerr) hergestellt. Zwei Tage später wurden die oberen provisorischen Restaurationen abgenommen und die gleichen Behandlungsmaßnahmen im Oberkiefer durchgeführt.

Als am folgenden Tag die Meistermodelle zur Verfügung standen, wurden die unteren Seitenzahnrestaurationen abgenommen und die frontalen belassen; aus diesem Grund teilte man auch die provisorischen Restaurationen in drei Abschnitte. Zwischen den unteren Seitenzahnpräparationen und den oberen provisorischen Restaurationen wurde unter Verwendung von Moyco Extrahard Beauty Pink Wax (mit 55° erweicht) eine Kieferregistrierung vorgenommen. Der Vertikalabstand ergab sich unter bilateraler Manipulation aus dem Kontakt der unteren frontalen Provisorien gegen die oberen natürlichen Frontzähne. Die Montage des unteren Arbeitsmodells erfolgte gegen das Modell der oberen provisorischen Restaurationen. Es wurden insgesamt drei dieser Registrierungen vorgenommen und mit Hilfe des Vericheck-Gerätes (Denar) auf ihre Reproduzierbarkeit überprüft. Sodann wurden die oberen provisorischen Restaurationen abgenommen und drei Registrate zwischen den oberen und unteren Präparationen auf die gleiche Weise erstellt (Abb. 34.2m). Das obere Modell montierte man gegen das untere Arbeitsmodell und überprüfte mit dem Vericheck die Registrate. Auf diese Weise erhielt man als Endresultat obere und untere Arbeitsmodelle in zentraler Zentrik und korrektem Vertikalabstand montiert und gegen die Modelle der provisorischen Restaurationen austauschbar.

Die provisorischen Restaurationen wurden mit einer Mischung aus 1/3 Tempbond + Katalysator, 1/3 Vaseline aus einer 2 ml-Spritze und 1/3 1%-ige Aureomycinsalbe, wiedereinzementiert.

Alle 2 Wochen hatte die Patientin während der Herstellung der definitiven Restaurationen einen Behandlungstermin bei der Prophylaxehelferin. Während dieser Besuche wurden, außer im Rahmen der Überprüfung auf zurückgebliebene temporäre Zementreste, keine instrumentellen Behandlungen der Zahnfleischfurchen vorgenommen, weil dies zu Attachmentverlusten geführt hätte. Es wurde eine umsichtige Prophylaxe durchgeführt, die Anleitungen zur Mundpflege verstärkt und die provisorische Restauration auf Zementierungsdefekte untersucht.

Im Labor erfolgte das Aufwachsen der Restaurationen in voller Größe unter Führung des Frontzanführungstellers, der zur Entwicklung der Frontzahnführung diente (Abb. 34.3a). Gegen die unteren Wachsmodellierungen wurden Bißwälle gefertigt, und die Präparationen erhielten zur Herstellung einer Metallunterkonstruktion neue Wachskappen. Die Wachsmodellierungen der jeweils übernächsten Schneidezähne wurden auf das Modell zurückgesetzt und dienten zusammen mit den Bißwällen als Führung zum Aufbau der angrenzenden Keramikverblendungen (Abb. 34.3b). Die fertiggestellten Keramikkronen benutzte man als Führung zum Aufbau der übrigen Schneidezähne (in Wirklichkeit wurden mittels der obigen Bißwälle alle Kronen gleichzeitig gefertigt). Danach erfolgte die Ausarbeitung der seitlichen Wachsmodellierungen (Abb. 34.3c) und die Herstellung eines Bißwalls gegen die unteren Wachsmuster (Abb. 34.3d), sowie der Aufbau der Keramik (Abb. 34.3e).

Die unteren Keramikkronen wurden im Rohbrand im Mund einprobiert und auf Sitz, Farbe, Form, approximale Kontakte und eine glatte Frontzahnführung überprüft (Abb. 34.3f). In diesem Stadium erfolgten auch die notwendigen minimalen Einschleifkorrekturen. Geringfügige Änderungen der Oberflächendetails wurden mit Malfarben vorgenommen und die unteren Restaurationen glasiert und fertiggestellt (Abb. 34.3n). Damit waren die restaurativen Stadien im Unterkiefer abgeschlossen und beinhalteten insoweit: die Stabilisierung der seitlichen Okklusion, die Festlegung der Frontzahnführung an den provisorischen Restaurationen, die Kopie der Frontzahnführung auf die unteren Frontzähne und die Fertigstellung der frontalen und seitlichen Keramikrestaurationen im Unterkiefer.

Die fertiggestellten unteren Restaurationen wurden nunmehr in den Artikulator zurückgesetzt und die Oberflächen der oberen Wachsmodellierungen den unteren Kauflächen angepaßt (34.3g). Ein Bißwall wurde daraufhin gegen die oberen Wachsmodellierungen gefertigt (Abb. 34 3h), und die oberen Gußobjekte, sowie Keramikverblendungen unter Nutzung des Bißwalls hergestellt. Die abschließende Ausarbeitung zwischen der oberen und unteren Keramik wurde

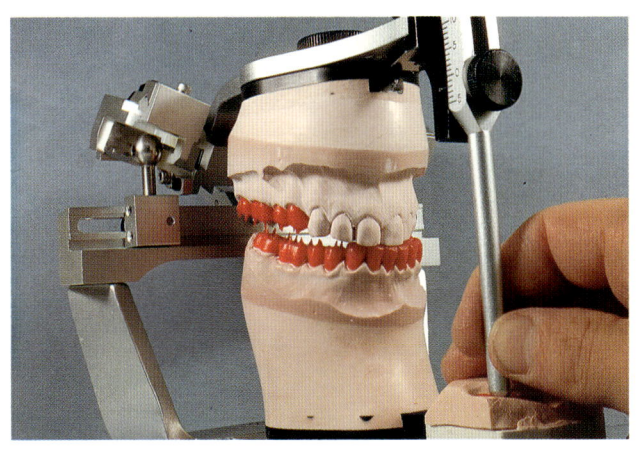

Beispiel eines Behandlungsfalls nach vorerwähntem Schema

Abb. 34.3a Aufwachsen zu voller anatomischer Größe mittels Additionstechnik und in Anlehnung an den Frontzahnführungsteller.

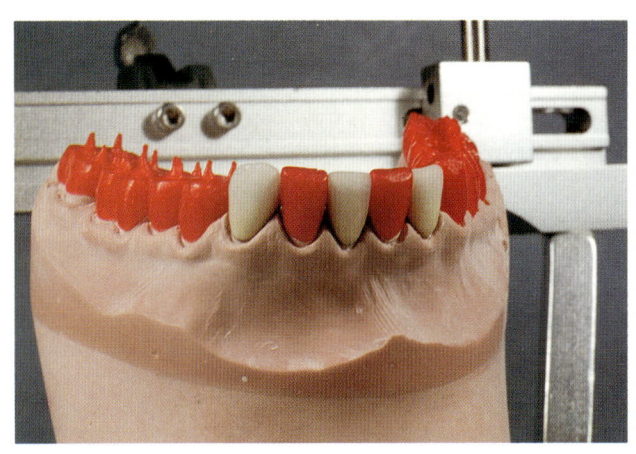

Abb. 34.3b Alternierend gefertigte Keramikkronen nutzen die angrenzenden Wachsmodellierungen als Leitformen.

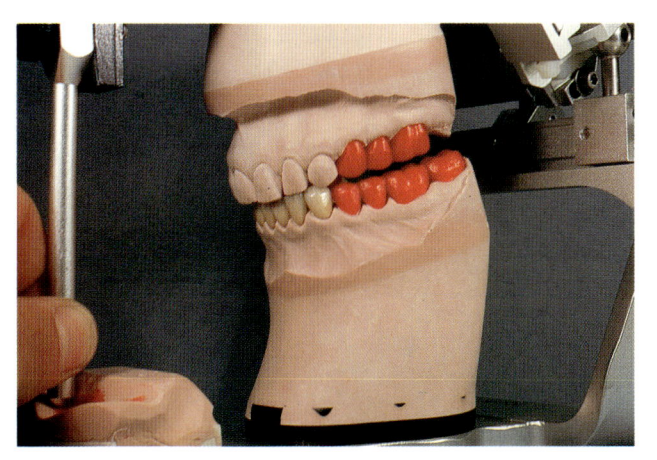

Abb. 34.3c Die komplette untere Keramikfront; die seitlichen Wachsmodellierungen sind fertiggestellt.

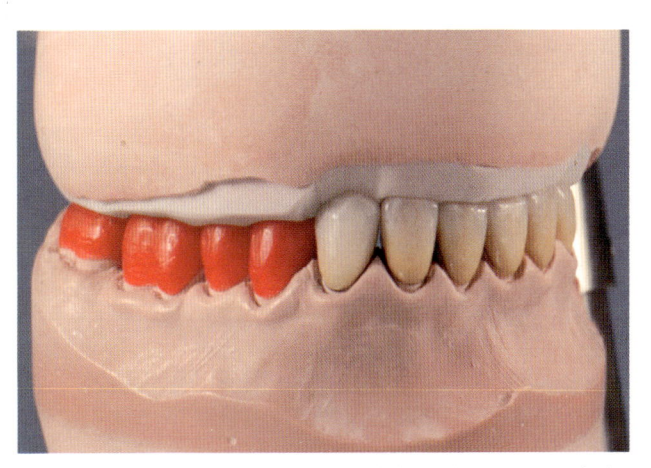

Abb. 34.3d Bißwall über die seitlichen Wachsmodellierungen gefertigt, um die Keramikoberfläche zu prägen.

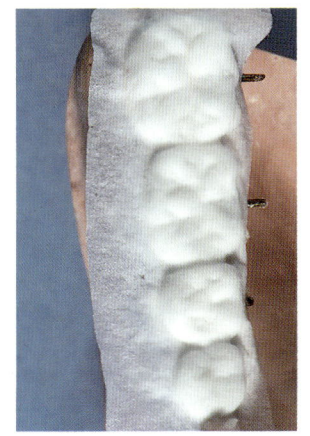

Abb. 34.3e Geprägte Keramikoberfläche.

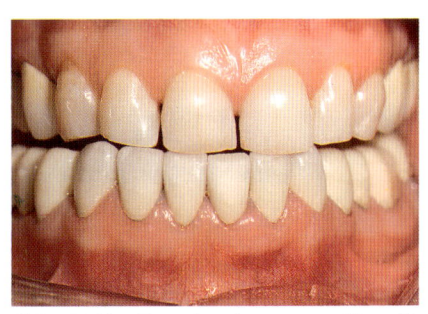

Abb. 34.3f Einprobe der unteren Keramikkronen im Rohbrand. Überprüfung der lateroprotrusiven Frontzahnführung.

575

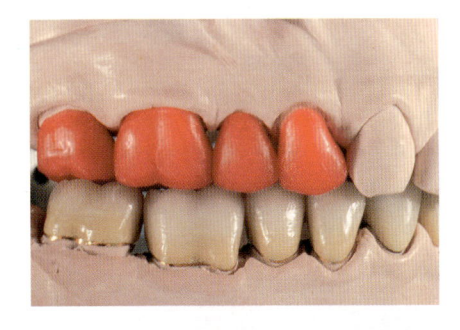

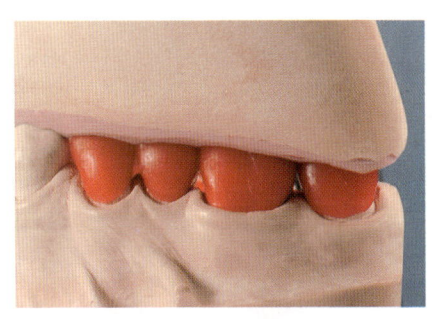

Abb. 34.3g Die glasierten und farblich angeglichenen unteren Kronen wurden in den Artikulator zurückgesetzt und die oberen Wachsmodellierungen ausgearbeitet.

Abb. 34.3h Herstellung eines Bißwalls gegen die oberen Wachsmodellierungen. Die Keramik wird in den Bißwall geschichtet.

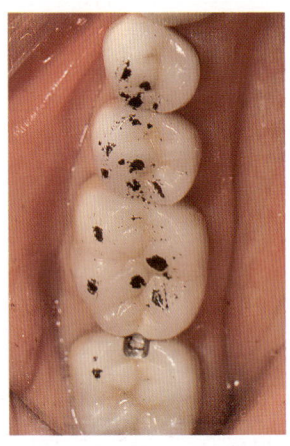

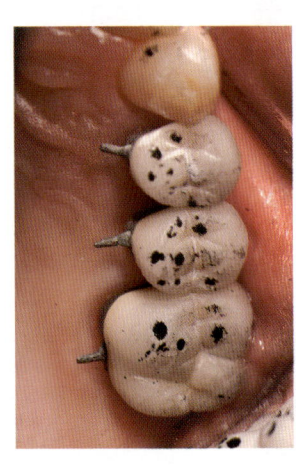

Abb. 34.3i Die glasierten unteren okklusalen Zahnflächen. Die Kontakte ergeben sich durch Kontaktstellen der Rohbrand-Keramikkronen im Oberkiefer, siehe Abb. 34.3j.

Abb. 34.3j Die oberen Keramikkronen im Rohbrand. Angleichen der Okklusion.

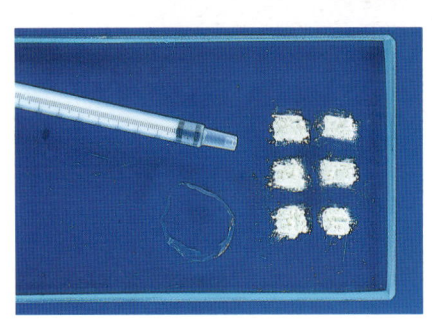

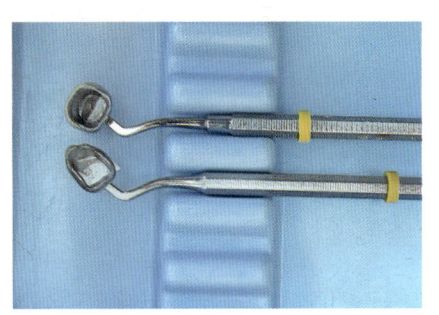

Abb. 34.3k 1,2 g Flecks Zinkphosphatzement in 6 gleiche Portionen geteilt und Dosierung von 0,6 ml Flüssigkeit aus einer 1 ml-Spritze.

Abb. 34.3l Die Kronen wurden mittels erhitzter Basisplatten-Guttapercha auf flache Spatel geheftet und auf einem gerillten Tablett abgelegt, um das Einfüllen des Zementes in die Kronen zu erleichtern, ohne sie dabei abzulösen.

auf den einartikulierten Arbeitsmodellen vorgenommen. Obere wie untere Restaurationen wurden im Mund einprobiert und in gleicher Weise, wie zuvor die unteren, überprüft und in der Okklusion angeglichen (Abb. 34 3i-j). Anschließend erfolgte die Politur und die Charakterisierung der Keramikoberfläche mit Malfarben, soweit erforderlich. Glasurbrand und abermalige Überprüfung der Okklusion schlossen sich daran an.

Eine Stunde vor dem Termin zum Einzementieren erhielt die Patientin 20 mg Temazepam, 30 mg orales Propanthelinbromid (Pro-Banthine) und 400 mg Ibuprofen (Brufen) verabfolgt. Alle provisorischen Restaurationen wurden entfernt – eine Lokalanästhesie war nicht erforderlich. Die Präparationen wurden vorsichtig mit 2%-igem Chlorhexidin-Gel (Consepsis scrub – Ultradent) gefolgt von einer 2%-igen Chlorhexidin-Lösung (Consepsis scrub – Ultradent) gereinigt und getrocknet, sowie mit 2 Applikationen Kopallack geschützt. Das Einzementieren der Gußobjekte erfolgte Quadrant für Quadrant mit Zinkphosphatzement (Flecks). 1,2 g Zement wurde mit einem Keramikmeßbecher (Saffident porcelain scoops Nr 1 und 2) auf eine Glasplatte geschichtet (Abb. 34.3k) und in 6 gleiche Portionen unterteilt. Eine 1 ml Spritze dosierte 0,6 ml Flüssigkeit auf die Glasplatte[4] und der Zement wurde weitflächig unter Zugabe der 6 Teile in 15-Sekundenabständen verrührt. Die Gußobjekte waren mit ein wenig erhitzter Basisplattenguttapercha auf Kunststoffspatel im richtigen Winkel für die Zementierung geheftet (Abb. 34.3l). Die Kunststoffspatel wurden auf ein gerilltes Tablett gelegt, so daß die Kronen den Tablettboden nicht berührten. Dies verhinderte, daß sie sich beim Einfüllen des Zementes nicht vom Spatelende ablösten. Die Kronen wurden vollständig mit Zement angefüllt und auf die Zähne gesetzt. Über die Kronen wurde eine angefeuchtete Burlew-dry-foil adaptiert und ein Orangenholz preßte, unter rüttelnder Bewegung zwischen den Okklusalflächen, den überschüssigen Zement heraus. Nach 4 Minuten wurde das Kronensetzholz entfernt

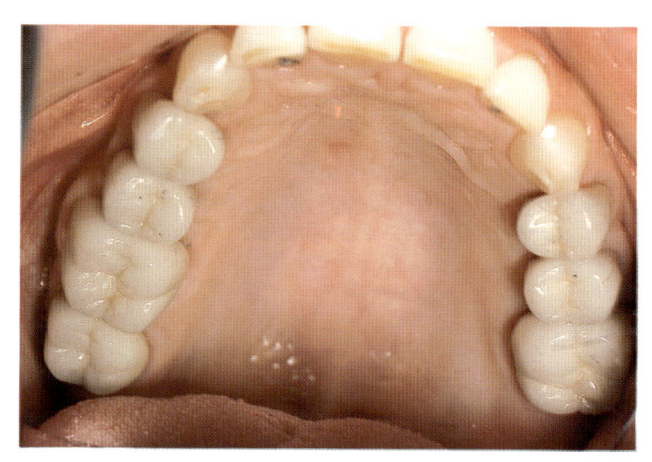

Beispiel eines Behandlungsfalls nach vorerwähntem Schema

Abb. 34.3m Die definitiven Restaurationen.

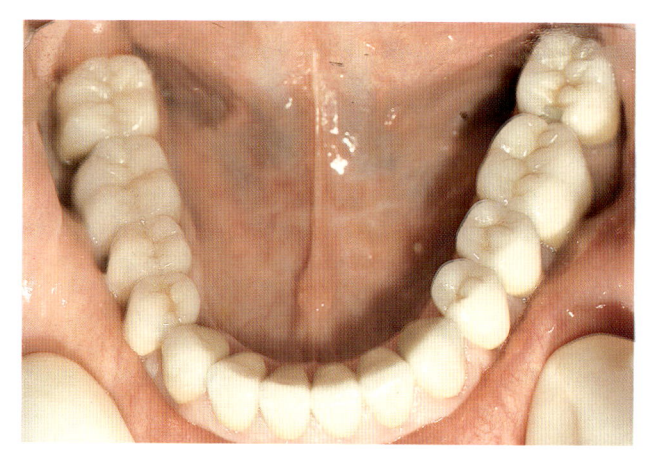

Abb. 34.3n Definitive Restaurationen. Achten Sie auf Zahn 37, der ohne Antagonisten ist und durch ein mesial eingearbeites Geschiebe an seinem Platz gehalten wird. Durch Anätzen der Keramik wurde das Metall mit einer Kompositfüllung abgedeckt.

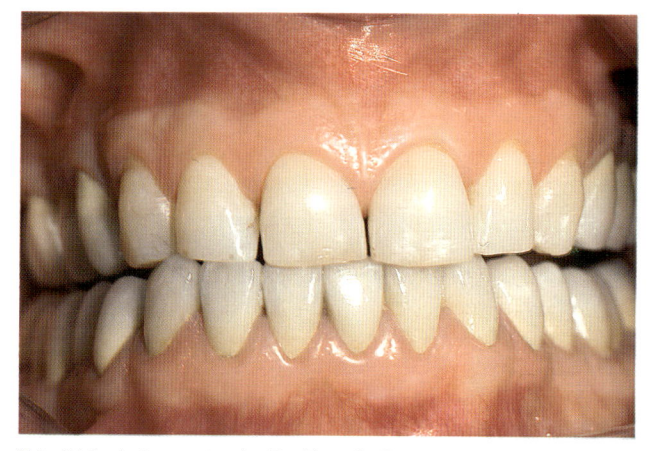

Abb. 34.3o Latero-protrusive Position; die Restaurationen 3 Jahre nach dem Einzementieren.

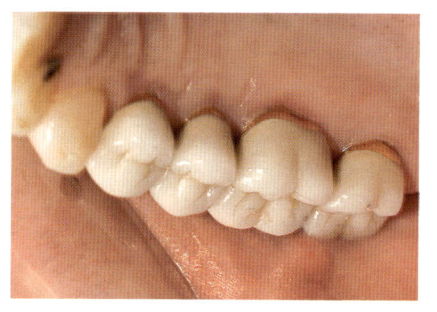

Abb. 34.3p Darstellung der supragingivalen Kronenränder.

Abb. 34.3q Röntgenbilder 3 Jahre nach dem Einzementieren. Sollte der Zahn 15 eines Tages periapikale Veränderungen aufweisen, wären chirurgische Maßnahmen erforderlich.

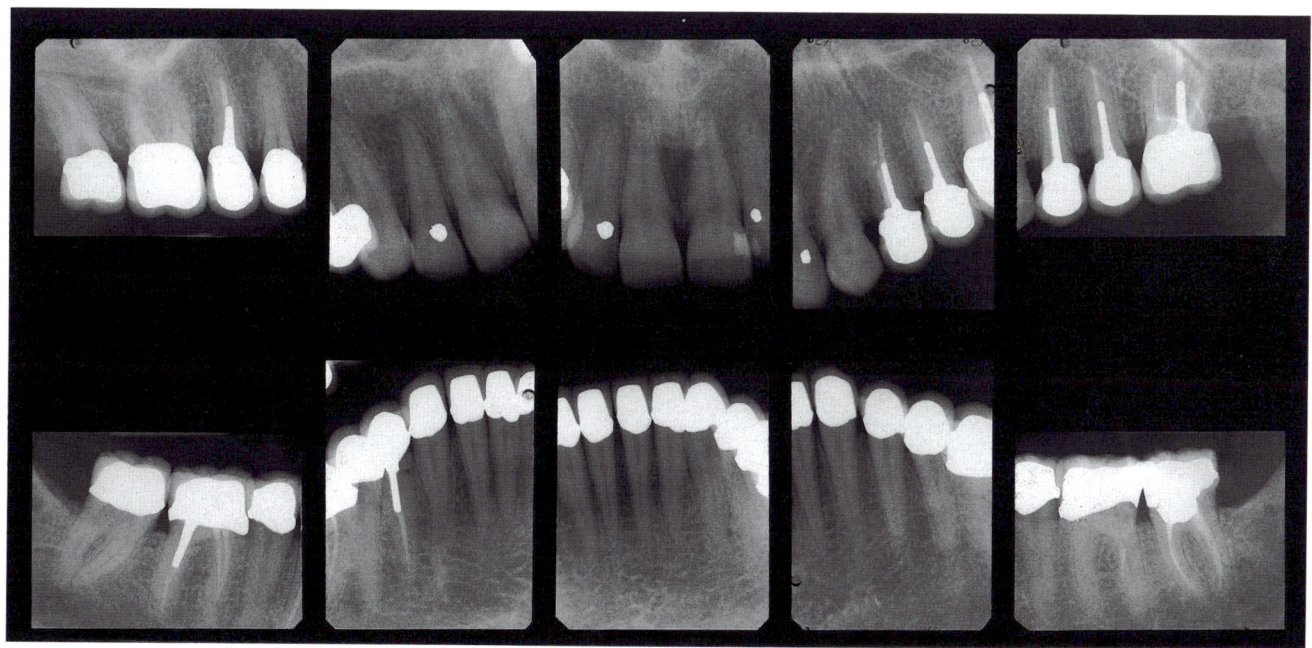

577

und die Patientin angewiesen, auf beiderseits eingelegte Watterollen zu beißen. Zehn Minuten nach dem Zementieren konnte man die Watterollen, die Dry-foil und den überschüssigen Zement entfernen. Ein klinisch bedeutsamer Vorteil des Zinkphosphatzementes gegenüber anderen Zementen besteht darin, daß man im Falle des Abbruchs des Zementierungsvorgangs das Gebiet mit Natriumbikarbonatlösung (Backpulver in Wasser auflöst, ergibt eine gesättigte Lösung) überschwemmen kann, wodurch der Abbindeprozeß des Zementes unterbrochen wird. Vor dem erneuten Einsetzen muß das Gebiet gespült und eingehend getrocknet werden. Die Patientin wurde am nächsten Tag wiedereinbestellt, um etwaige Zementpartikel zu entfernen und nochmals nach einer Woche, um sicherzugehen, daß sie die Restaurationen sachgemäß reinigte. Während des zweiten Termins wurden Abdrücke genommen, zur Herstellung einer okklusalen Stabilisierungsschiene, die nachts zu tragen war und für einen Unterkiefer-Mundschutz, falls jemals eine Intubation im Rahmen einer Vollnarkose notwendig würde.

Einen Monat vor dem Einzementieren der definitiven Restaurationen erhielt der Ehemann der Patientin die Nachricht seiner beruflichen Versetzung nach New York. Die Patientin begann 'umherzuhetzen', traf Vereinbarungen zum Verkauf des Hauses, organisierte die Einschulung der Kinder in New York usw. Sie litt in dieser Zeit unter Schmerzzuständen, die vor dem Ohr angesiedelt waren. Es wurde daraufhin Nortriptylin 10 mg vor dem Zubettgehen verordnet und die Dosis alle 7 Tage um 10 mg erhöht bis auf 50 mg/Nacht. Die Gesichtsbeschwerden ließen nach 3 Wochen nach. Daraufhin konnten die Restaurationen wie geplant einzementiert werden, und die Patientin reiste 10 Tage nach dem Einzementieren nach New York ab. Die Nortriptylinmedikation wurde mit 50 mg täglich noch einen Monat fortgesetzt und anschließend über 5 Wochen bis auf 0 wieder reduziert. Nach dem Einzementieren erfuhr die Patientin zu keiner Zeit Mund- oder Gesichtsbeschwerden – trotz der tiefgreifenden Ereignisse. Sie blieb auch in den darauffolgenden 4 Jahren symptomfrei und ohne okklusale Mißempfindungen. Außer Nachsorgebehandlungen bei der Prophylaxehelferin waren keine weiteren Behandlungen notwendig.

Die Abfolge für die restaurativen Behandlungsmaßnahmen umfaßte:

1) Stabilisierung der seitlichen Okklusion zunächst mit einer okklusalen Stabilisierungsschiene, dann an den Zähnen und dann an den provisorischen Restaurationen;
2) Überprüfung;
3) Bestimmung der Frontzahnführung anhand der provisorischen Restaurationen;
4) Überprüfung;
5) Kopieren der Frontzahnführung unter Benutzung eines Frontzahnführungstellers und Abdrucknahmen von den provisorischen Restaurationen;
6) Überprüfung;
7) Restaurierung der seitlichen Okklusion.

11. Nachsorge

Es wurde ein Nachsorgeprogramm eingeleitet. Die Patientin vereinbarte mit der Prophylaxehelferin 3 Monate lang Behandlungstermine jeweils 1x im Monat und danach in 3-monatigen Intervallen. Untersuchungstermine wurden nach 3 Monaten, nach 8 Monaten und anschließend 2x im Jahr anberaumt. Die Abbildungen 34.3m-q zeigen die Restaurationen 3 Jahre nach dem Einzementieren. Abnutzungserscheinungen an den Palatinalflächen der oberen Schneidezähne sind nicht festzustellen.

Checkliste für die Restauration

- Habe ich den Patienten und dessen Reaktionen richtig eingeschätzt?
- Ist die Erkrankung unter Kontrolle?
- Habe ich genügend Zeit für die Behandlungsplanung aufgewandt?
- Besitze ich wirklich die Fähigkeit, die Behandlung durchzuführen, die ich empfehle?
- Verfüge ich über die entsprechende Assistenz (technisch, am Behandlungsstuhl, in der Prophylaxe, verwaltungsmäßig, endodontisch, parodontologisch), um die Behandlung durchzuführen?
- Wird der Patient tatsächlich von der Behandlung einen Nutzen haben?
- Ist es meine Entscheidung zu behandeln, oder setzt mich der Patient unter Druck?
- Setze ich den Patienten unter Druck, mit der Behandlung fortzufahren?
- Begreift der Patient rückhaltlos den mit der Behandlung einhergehenden Zeitaufwand?
- Versteht der Patient wirklich den damit verbundenen Kostenaufwand?
- Habe ich eine angemessene Korrespondenz geführt?

Literaturangaben

1. Cohen R, Hallmon W, Culliton C, Herbold E. Bacteriostatic effect of tetracycline in a temporary cement. J Prosthet Dent 1989; 62: 607-609.
2. Anderson M H, Molvar M P, Powell L V. Treating dental caries as an infectious disease. Operative Dent 1991; 16: 21-28.
3. Wise M D. Stability of gingival crest after surgery and before anterior crown placement. J Prosthet Dent 1985; 53: 20-23.
4. Eames W B, Monroe S D, Roon J D, O'Neal S J. Proportioning and mixing of cements. A comparison of working times. Operative Dent 1977; 2: 97-104.

Kapitel 35

FORTBESTEHENDE BESCHWERDEN

Nach der Behandlung kann der Patient über anhaltende Probleme klagen, die in Zusammenhang stehen mit:

- Ästhetik;
- Funktion;
- Schmerzen /Unbehagen;
- Parästhesie, Hyperalgesie, Anästhesie;
- Gebühren.

Diese Probleme können real existieren, oder eingebildet sein, d.h. der Patient hält sie für existent, es gibt jedoch keine Anzeichen hierfür.

Eine korrekte Diagnose ist wichtig, und die Krankengeschichte kann in dieser Hinsicht von unschätzbarem Wert sein. Gravierende Lebensereignisse, wie z.B. ein Trauerfall, Arbeitslosigkeit, Scheidung, Wohnungswechsel, berufliche Veränderungen (sowohl Beförderung als auch Entlassung), Schwierigkeiten mit den Kindern usw., insbesondere in Zusammenhang mit Symptomen, wie Juckreiz, Migräne, Reizkolon und Rückenschmerzen weisen darauf hin, daß die Beschwerden psychogener Natur sind. In diesen Fällen wird eine Umänderung der Restaurationen das Problem nicht lösen. Stattdessen ist eine beratende und/oder medikamentöse Therapie erforderlich. Ein drohender Rechtsstreit, entweder in Bezug auf die ursprüngliche Behandlung, oder nach einem Unfall kann die Fähigkeit oder Bereitwilligkeit eines Patienten, sich an die neuen Restaurationen zu gewöhnen, ernsthaft einschränken.

Ästhetik

Eine objektive Beurteilung, ob die Unzufriedenheit des Patienten im Hinblick auf die Ästhetik gerechtfertigt ist, erfordert gründliche Kenntnisse über normale Zahnformen und gingivale Gestaltungen. Wenn Zweifel über das ästhetische Erscheinungsbild der Restauration aufkommen, kann eine zweite Meinung eines anderen Zahnarztes wertvoll sein. Wenn möglicherweise ein Rechtsstreit droht, muß der Rat der Berufshaftpflichtversicherung des Behandlers nachgesucht werden.

Funktion

Folgende Probleme können einbezogen sein:

- Sprechbehinderung;
- Kaubehinderung;
- Berufsbehinderung;
- sexuelle Aktivität.

Tatsächliche Sprechbehinderung

Vergrößerte Zahnzwischenräume, übertriebene Erhöhung des Vertikalabstands, falsche linguale Konturierung der frontalen Restaurationen, falsch positionierte Frontzähne und osseointegrierte Fixturen, sowie Lücken zwischen der Unterfläche einer fixturengestützten Brücke und dem zahnlosen Kieferkamm, können Anlaß zu Sprechproblemen geben. Wenn solche Probleme unvermeidlich in Zusammenhang mit aufgetretenen Schwierigkeiten und Grenzen der Behandlung stehen, sollte man im Rahmen des Behandlungsplans frühzeitig darauf hinweisen und Tests mit provisorischen Restaurationen vornehmen, so daß der Patient über das Ergebnis unterrichtet ist. Häufig lösen sich mit der Zeit solche Probleme unwillkürlich von selbst. Vergrößerte Zahnzwischenräume kann man mit abnehmbaren labialen Verblendungen, oder einer palatinalen abnehmbaren Chromkobalt-Blende abdecken. In einigen Fällen wird jedoch eine Neuanfertigung letzten Endes unumgänglich.

Eingebildete Sprechbehinderung

Probleme dieser Art können manchmal gelöst werden, indem man Tonbandaufnahmen von der Aussprache des Patienten aufnimmt, so daß er sich ohne Zweifel selbst hören kann. Wenn die Beschwerden des Patienten bei seinem ersten Besuch in Zusammenhang mit dem Sprechvermögen stehen, empfiehlt es sich, solche Tonaufzeichnungen vor und nach der Behandlung aufzunehmen.

Tatsächliche Kaubehinderung

Schwierigkeiten beim Kauen können verursacht werden durch:

- falschen Vertikalabstand;
- unstabile Prothesenbasen;

- Schmerzen;
- Lockerung;
- ungenügende Anzahl okklusaler Kontakte;
- fehlende Kauhöcker (obgleich mangelhafte Forschungsergebnisse vorliegen, die bei festsitzendem Zahnersatz die Notwendigkeit von Kauhöckern begründen, besteht subjektiv der Eindruck, daß mehrfache Zahnhöcker mit guten antagonistischen Kontakten die Speisen besser zerkleinern als höckerlose Kauflächen.).

Eingebildete Kaubehinderung

Die Erwartungen des Patienten können darüber hinausgehen, was erreicht werden kann. Wo immer möglich, sollte in solchen Fällen vor der Behandlung eine Beratung anberaumt werden. Ein aufklärendes Gespräch nach der Behandlung kann sich auch als hilfreich erweisen. Dem Patienten sollte klar gemacht werden, daß ebenso, wie man nach dem Anpassen einer künstlichen Gliedmaße nicht sofort an einem Rennen teilnehmen kann, so wird auch eine umfangreiche Neurestauration des Kauapparates eine gewisse Zeit zur Eingewöhnung erfordern.

Mit neuzeitlichen prothetischen Verfahrensweisen sollte jedoch die Kaufähigkeit selten ein wirkliches Problem darstellen.

Tatsächliche Berufsbehinderung

Spieler von Blasinstrumenten können z.B. Schwierigkeiten haben, wenn in der restaurativen Phase dem Mundstückansatz nicht die gebührende Aufmerksamkeit geschenkt wird. Manchmal kann man abnehmbare Stützen benutzen, um den Weichgewebszustand zu verändern, und eine okklusale Stabilisierungsschiene, die gelockerte Zähne verblockt, kann dazu beitragen, eine bessere Abstützung für von hinten gespielte Instrumente, wie z.B. Trompeten zu gewähren. Der Leser wird an dieser Stelle auf eine Reihe von Artikeln von Porter (1967)[1] verwiesen.

Eingebildete Berufsbehinderung

Die Beschwerde eines Patienten über das Unvermögen, seinen Beruf zufriedenstellend auszuüben, z.B. als Spieler eines Blasinstrumentes, kann nur dann als eingebildet angesehen werden, wenn der Zahnarzt genügend Kenntnis über die beruflichen Anforderungen besitzt. Ist dies nicht der Fall, sollte Rat von jemandem eingeholt werden, der über größere Kenntnisse verfügt.

Sexuelle Aktivität

Wackelnde Prothesen und fortbestehende Gesichtsschmerzen können Schwierigkeiten im Hinblick auf die sexuelle Aktivität eines Patienten hervorrufen. Für einen Zahnarzt ist es offenbar schwirig, dieses Thema anzusprechen, aber manchmal wird der Patient sich über eine Anzahl von Symptomen beklagen, ohne das eigentliche Problem zur Sprache zu bringen. Es kann daher notwendig sein, die Mitwirkung des Hausarztes anzustreben, um eine Lösung dieser Beschwerden zu versuchen.

Schmerz/Unbehagen

Der Patient kann sich über Schmerzen oder Unbehagen beklagen in:

- den Zähnen;
- den Muskeln;
- den Gelenken;
- der Zunge;
- anderen Gesichtsweichteilen.

Zähne

Anhaltende Schmerzen in den Zähnen im Anschluß an eine Behandlung sind gekennzeichnet durch:

- Pulpenschmerz;
- periapikalen Schmerz;
- lateral-parodontalen Schmerz;
- einen gebrochenen Zahn;
- Schmelzerosionen;
- atypische Odontalgie;
- Okklusalschmerz;
- Phantombiß;
- Sinusitis;
- andere, weniger alltägliche Ursachen, wie z.B. Neoplasmen.

Die Differenzierung muß anhand der Krankengeschichte, durch Untersuchungen und spezielle Tests (s. Kapitel 1, 3 und 4) vorgenommen werden. Unerklärliche Zeichen und Symptome sollten den Behandler alarmieren und erkennen lassen, daß weitere Untersuchungen, respektive eine Überweisung notwendig ist.

Behandlung

Nach der Diagnose sollte eine angemessene Therapie eingeleitet werden. Psychogene Schmerzen müssen, ohne manipulative Interventionen, durch Medikamente und therapeutische Beratung behandelt werden.

Muskeln und Gelenke

Dauerschmerz oder Unbehagen in den Muskeln und Kiefergelenken sind Symptome einer Arthromyalgie oder eines internen Derangements und muß entsprechend behandelt werden (s. Kapitel 26-28). Irreversible Behandlungsmethoden sollten nicht zum Einsatz gelangen. Üblicherweise müssen folgende Punkte in Betracht gezogen werden:

- Beratung;
- Übungen;
- Medikation;
- Heilbehandlung mit einer okklusalen Stabilisierungsschiene.

Tatsächliche Beschwerden in der Zunge

- Schmerzen und Beschwerden können infolge ungleichmäßiger, scharfer, oder irregulärer Kanten an den Restaurationen auftreten;
- Unbehagen stellt sich ein, wenn die Zunge versuchen muß, eine lockere Prothese an ihrem Platz zu halten;
- Unbequemlichkeiten ergeben sich, wenn die Zunge zwischen die Zähne geschoben wird, um das Zusammentreffen der Zähne zu vermeiden, wenn grobe Leitkontakte vorherrschen;
- die Zunge kann zwischen den palatinalen Höckern der oberen Zähne und den lingualen Höckern der unteren Zähne gefangen werden, wenn die horizontale Frontzahnstufe zu klein ist; durch Bißverletzungen an der Zunge treten Schmerzen auf;
- während des Schluckaktes formiert die Zunge eine Abdichtung gegen die Zähne. Ein übertrieben vergrößerter Vertikalabstand hat zur Folge, daß Glottisbewegung und Zungenaktivität beeinträchtigt werden und Halsentzündungen bzw. Schmerzen in der Zunge auftreten;[2]
- hormonelle Störungen oder Mangelzustände im Eisenstoffwechsel sind der Grund für eine wunde Zunge; die entsprechenden Blutuntersuchungen sind daher einzuleiten.

Eingebildete Beschwerden in der Zunge

Die orale Dysästhesie ist gekennzeichnet durch brennende oder geminderte Wahrnehmungen in den oralen Weichgeweben und ist psychogenen Ursprungs.[3] Die Glossodynie ist eine Dysästhesie der Zunge und häufig psychogen bedingt, kann jedoch in Beziehung zu hormonellen Veränderungen stehen.[4]

Andere Gesichtsweichteile

- Wangenbeißen kann das Ergebnis einer fehlenden sagittalen Frontzahnstufe zwischen den mandibulären und maxillären Seitenzähnen sein.
- pathologische Veränderungen müssen diagnostiziert und entsprechend behandelt werden.

Parästhesie/Hyperalgesie/ Anästhesie

Während der Implantation von Fixturen im mandibulären Seitenzahnbereich kann der Nervus alveolaris inferior verletzt werden: z.B. durch Manipulation bei der Darstellung des Foramen mentale; bei der Retraktion des mentalen Zweigs des Nerven; während einer lateralen Nervverlagerung, oder durch Erschwernisse bzw. Einbrüche während des Bohrvorgangs, sowie beim Einschrauben der Fixturen. Hierbei können Parästhesien, Hyperalgesien oder Anästhesien auftreten. Selbst leichte Zerrungen eines peripheren Nerven erzeugen Empfindungsstörungen,[5] obgleich die Funktion gewöhnlich wiederkehrt, sei es mit Ausfällen, wenn der Nerv übermäßig manipuliert wurde,[6] oder in den präoperativen Zustand, wenn die Manipulation geringfügig war.[5] Bei geringer Beeinträchtigung sollte eine Erholung innerhalb von 4 bis 6 Wochen eintreten.[5,7] Es wurde berichtet,[8] daß schwerere Traumen 6 Monate Erholungszeit benötigten und im Anschluß an laterale Nervverlagerungen unter Umständen 12 Monate zur Heilung notwendig waren. Gunne et al. (1991)[9] berichteten, daß nach der Implantation von Fixturen im Seitenzahnbereich des Unterkiefers 39% der Örtlichkeiten anfangs Empfindungsstörungen aufwiesen. Dieser Prozentsatz fiel jedoch innerhalb von 2 Jahren auf 19% und verzeichnete nach 3 Jahren nur noch einen geringen Rückgang. Henry et al. (1993)[10] beobachteten in 3 Jahren das Auftreten von Parästhesien in 4% der Fälle. Dies bedeutet ein hohes Risiko an Nervverletzungen, und die Patienten müssen auf diese Möglichkeit warnend hingewiesen werden. Nach einem Bericht über 10 laterale Nervverlagerungen (von erfahrenen Chirurgen durchgeführt)[11] war bei allen Patienten 12 Monate nach dem Eingriff die normale Funktion zurückgekehrt.

Die Implantation von Fixturen anterior zum Foramen mentale geht einher mit der Durchtrennung der inzisivalen Zweige des Nervus alveolaris inferior. Während bei fehlenden Frontzähnen keinerlei Störungen auftreten, können bezahnte Patienten über dumpfe oder 'hölzerne' Empfindungen in ihren Unterkiefer-Schneidezähnen klagen. Diese Mißempfindungen gehen jedoch rasch zurück, und dem Patienten sollte in diesen Fällen nochmals versichert werden, daß sich das Problem von selbst erledigt.

Gebühren

Der beste Weg, Dispute über Honorare zu vermeiden ist, sich genügend Zeit bei der Behandlungsplanung zu nehmen, so daß Zahnarzt wie Patient Gelegenheit finden, über den zeitlichen Ablauf, Erwartungen und Gebühren realistische Vorstellungen zu gewinnen.

Im Falle aufkommender Streitigkeiten ist es wichtig, daß der Zahnarzt zu vermeiden sucht, seine Beziehungen dem Patienten gegenüber zu verschlechtern. Daher sollte man sich Zeit nehmen, die Probleme, vorzugsweise in Gegenwart eines Zeugen, ruhig und friedlich mit dem Patienten zu diskutieren. Im äußersten Falle, wenn eine Einigung nicht erzielt werden kann, muß entschieden werden, ob die Streitigkeiten auf dem Rechtsweg ausgetragen werden sollen, oder nicht. Dies kann teuer werden und es dürfte klüger sein, die eigenen Verluste hinzunehmen und die Sache auf sich beruhen zu lassen. Man sollte jedoch immer daran denken, daß es der Patient war, der die Schwierigkeiten hatte. Der Versuch die Uneinigkeiten zu lösen, darf daher dem Zahnarzt nicht die Strafe auferlegen, vorausgesetzt, die Behandlung und die gewährten Dienstleistungen sind angemessen, fachlich und ethisch vertretbar, durchgeführt worden. Zum Glück betrifft es jedoch nur eine relativ kleine Anzahl von Fällen, die dem Zahnarzt ernstliche finanzielle Härten aufbürden.

Literaturangaben

1. Porter D. Dental treatment in wind instrument players. Brit Dent J 1967-1968; Vol. 123-124. Also Brit Dent J Handbook, 1969 A153 (4) pp 3-55.
2. Fish S F. The respiratory associations of the rest position of the mandible. Brit Dent J 1964; 116: 149-159.
3. Marbach J J, Varosak J R, Blank R T, Lund P. „Phantom Bite" classification and treatment. J Prosthet Dent 1981; 49: 196-199.
4. Arambasin A C, Vidas I, Mravak M S. Clinical oral test for the assessment of oral symptoms of glossodynia and glossopyrosis. J Oral Rehab 1990; 17: 495-502.
5. Samit A, Popowich L. Mandibular vestibuloplasty: A clinical update. Oral Surg Oral Med Oral Path 1982; 54: 141-147.
6. Bailey P, Bay S. Evaluation of long-term sensory changes following mandibular augmentation procedures. J Oral Maxillofac Surg 1984; 42: 722-727.
7. Gorio A, Millesi H, Mingrino H. Post-traumatic Peripheral Nerve Regeneration. New York, Raven Press, 1981; pp 277-286.
8. Upton G, Rajvanakarn M, Hayward J. Evaluation of the regenerative capacity of the inferior alveolar nerve following surgical trauma. J Oral Maxillofac Surg 1987; 45: 212-216.
9. Gunne J, Astrand P, Ahlen K, Borg K. Olsson M. Implants in partially edentulous patients. A longitudinal study of bridges supported by both implants and natural teeth. Clin Oral Impl Res 1992, 3: 49-56.
10. Henry P J, Tolman D E, Bolender C. The applicability of osseointegrated implants in the treatment or partially edentulous patients: Three-year results of a prospective multicenter study. Quintessence Int 1993; 24: 123-129.
11. Rosenquist B. Fixture placement posterior to the mental foramen with transpositioning of the inferior alveolar nerve. Int J Oral Maxillofac Implants 1991; 7: 45-50.

Kapitel 36

SCHLUSSBEMERKUNG

In diesem Buch habe ich versucht, eine Betreuungs- und Behandlungsphilosophie darzustellen. Da ganze Fachbücher über den Gegenstand vieler Kapitel dieses Textes existieren, war mein Anliegen nicht, eine erschöpfende Abhandlung zu verfassen, sondern vielmehr aufzuzeigen, was für mich ein erfolgreiches Konzept zur Behandlung schwieriger Fälle bedeutet. Die beschriebenen Methoden und Techniken sind durchweg für den routinemäßigen Einsatz in der Praxis anwendbar. Alle in diesem Buch dargestellten Fälle wurden in ihrem Umfeld fotografiert und kein Fall wurde speziell für diese Publikation besonders präpariert.

Es muß in Erinnerung gerufen werden, daß zu allen Zeiten in erster Linie die Verantwortlichkeit des Zahnarztes der Sorge für den Patienten galt. Wir müssen stets wachsam sein, daß dieses Prinzip nicht aus Eigennutz verlassen wird. Man kann wirklich gelten lassen, daß es ein Prüfstein für den Charakter einer Person ist, was diese tut, wenn sie weiß, daß niemand sie beobachtet. Mit dem Privileg in einer Umgebung ohne Überwachung arbeiten zu dürfen, müssen wir uns jederzeit beweisen, diesen 'Test' zu bestehen. Wenn man die komplexen Probleme der Neubehandlung von Mißerfolgen nicht in logischer und realistischer Weise angeht, liegt die Versuchung nahe, einen unerwünschten Kompromiß zu suchen oder zu akzeptieren, obwohl eine derartige Einstellung bereits zu dem vorliegenden Mißerfolg geführt hat. Außerdem werden sich weitere Pannen mit der Unzufriedenheit des betreffenden Patienten, mit Stress, finanziellen Verwicklungen und der Herabsetzung des öffentlichen Ansehens des Berufsstandes unvermeidlich einstellen. Allein aus finanzieller Vernunft ist es kein taugliches Konzept, ständig mit den eigenen Fehlern konfrontiert zu werden.

Unglücklicherweise sind viele wissenschaftliche Veröffentlichungen auf die klinische Situation nicht direkt anwendbar. Das heißt nicht, daß die wissenschaftliche Literatur nicht gelesen werden sollte, sondern vielmehr, daß der Kliniker diese sorgfältig beurteilen und fachkundige Entscheidungen treffen muß. Durch Hervorhebung der Widersprüche an einigen Stellen dieses Textes habe ich die Gedankengänge darzustellen versucht, die erforderlich sind, bevor klinische Entscheidungen getroffen werden. Kompromisse können erforderlich sein, aber sie sollten aus dem heutigen Wissensstand hervorgehen.

Ich hoffe, daß dieses Buch Lehrern wie Praktikern als Richtschnur dient, damit wir unseren Patienten eine professionelle und gesicherte Versorgung anbieten können, insbesondere denen, die Groll gegen den Berufsstand hegen, nach einem Mißerfolg, der sich häufig als sehr kostspielige Zahnbehandlung erwiesen hat.

Teil 5

ANHANG DER ZAHNTECHNISCHEN ARBEITSMETHODEN
von Anthony Laurie – Zahntechniker

Vorwort

Aufgabe eines zahntechnischen Laboratoriums ist, die zahnärztlichen Verordnungen durchzuführen. Die Anweisungen sollten klar, kurzgefaßt und vollständig sein und keine Mißdeutungen zulassen. Sie sollten sich außerdem auf entsprechende Unterlagen stützen, beispielsweise Kieferabdrücke, Gesichtsbogen- und Kieferregistrate.

Wenn irgend möglich, sollte der Zahntechniker Verfahrensweisen standardisieren, indem er diese in Abschnitte unterteilt, von denen jeder überprüft werden kann. Dies erweist sich als Sicherheitsmaßnahme gegenüber Fehlern, die sich in darauffolgenden Arbeitsgängen fortsetzen, wenn sie sich erst einmal eingeschlichen haben.

Das Ziel dieses Anhangs richtet sich auf die Darstellung von Schritt-für-Schritt-Beschreibungen labormäßiger Arbeitsgänge, die sich auf den Haupttext beziehen. Wohl wissend, daß es viele gangbare Wege gibt, ist es nicht meine Absicht, diese hier alle anzuführen. Die in diesem Anhang beschriebenen technischen Abläufe erläutern die von mir im Umfeld eines Praxislabors routinemäßig angewandten Arbeitsmethoden.

Viele Arbeitstechniken sollten anderen zugeschrieben werden. In einem Buch dieses Zuschnitts ist es nicht möglich, individuelle Anerkennungen auszusprechen; ich bin jedoch allen denjenigen dankbar, die bereitwillig mit ihrem Wissen einen Beitrag geleistet haben.

Einige der beschriebenen Methoden, zum Beispiel das Einfügen von abgeänderten Modellstümpfen in Kompaktmodelle werden hier eingeschlossen, weil in der „rauhen Wirklichkeit" nicht immer alles absolut glatt läuft, und es ist manchmal notwendig, bei auftretenden Schwierigkeiten die Arbeitsmethoden zu ändern. Dem Leser bietet sich die Möglichkeit auf diese Abschnitte zurückzugreifen, wo und wann immer derartige Situationen sich einstellen.

Anhang I

MODELLE UND STUMPFMODELLE

Herstellung und Gebrauch von Modellen

Studienmodelle
- Kompaktmodelle
- Mit abnehmbaren Seitenquadranten
- Doublieren von Studienmodellen
- Splitcast-Modelle

Arbeitsmodelle
- Kompaktmodell mit getrennten Stümpfen;
- Kompaktmodell für provisorische Restaurationen;
- modifiziertes Modell für eine provisorische Restauration;
- Kompaktmodell mit herausnehmbaren Sextanten
- doublieren von Arbeitsmodellen;
- Modell mit herausnehmbaren Stümpfen;
- Modell mit elastischen Weichteilen
- Modell mit elastischen Weichteilen, von einem intraoralen Aufnahmeabdruck der Metallkeramik-Gerüsteinprobe;
- Modell mit schleimhautverdrängten Sattelbereichen (nach Appelgate) unter Verwendung eines speziellen Abdrucklöffels;
- Modell mit schleimhautverdrängten Sattelbereichen (nach Applegate) unter Verwendung eines partiellen Prothesengerüstes mit Sätteln aus selbsthärtendem Akrylkunststoff;
- Kontrollbißmodelle von einem Hydrocolloidabdruck unter Verwendung eines Kontrollbißlöffels;
- Modell für eine temporäre Restauration;
- Modell für eine temporäre Einzelzahnrestauration gestützt durch eine Fixtur;
- elastisches Modell;
- Silikonmasse;
- remontiertes Modell anhand eines Dura Lay- und Abdruckgipsvorwalls mit extrem niedriger Expansion (Gnathostone – Zeus);
  - mit Restaurierung aller Zähne;
  - mit einigen nicht-restaurierten Zähnen;
- Modell für eine fixturengestützte Prothese;
  - Abdruckmaterialien;
  - Modellherstellung
  - Abdrucknahme mit Aufnahme nicht-hexametrischer Distanzzylinder;
  - Abdrucknahme mit Aufnahme hexametrischer Distanzzylinder;
  - Abdruckkappen mit Aufnahme durch Abdruckgips von extrem niedriger Expansion (Gnathostone - Zeus) ohne Überabdruck;
  - Abdrucknahme mit Aufnahme direkt von den Fixturen.

Überprüfung der Genauigkeit von Modellen
- Gesichtsbogen;
- Kieferregistrate;
- Dura Lay-Kappen;
- Schlüssel.

Stumpfmodelle
- Auswahl der Stumpfmodelle;
- Bearbeiten der Stumpfmodelle;
- generelle Richtlinien;
- für verschiedene Präparationsformen:
  - MOD Inlays;
  - 3/4 Kronen;
  - Stufenpräparationen;
  - Abschrägungen (Schrägschultern, lange Abschrägungen);
  - Hohlkehlpräparationen;
- Änderung unterpräparierter und nicht-paralleler Stumpfmodelle;
- Einfügen eines abgeänderten Stumpfmodells in ein Kompaktmodell;
- Ersatz eines abgebrochenen Stumpfmodells an einem Kompaktmodell;
- Platzhalterflüssigkeit;
- Modellgipsversiegelung und Oberflächenhärter.

MODELLE
Herstellung und Gebrauch von Modellen
Diagnostische Modelle
Das Kompaktmodell (von einem Alginatabdruck)

1) Spülen Sie den Alginatabdruck unter kaltem fließenden Wasser ab und schütteln das überschüssige Wasser aus dem Abdruck.
2) Nichtgestütztes Abdruckmaterial neigt zu Verformungen. Wenn daher das Alginat über das Löffelende hinausragt, schneiden Sie das überschüssige nutzlose Material ab und lagern den Abdruck nicht auf dem Labortisch (Abb. I.1).
3) Gießen Sie den Abdruck mit einem Gips Typ IV (Velmix - Kerr) aus.

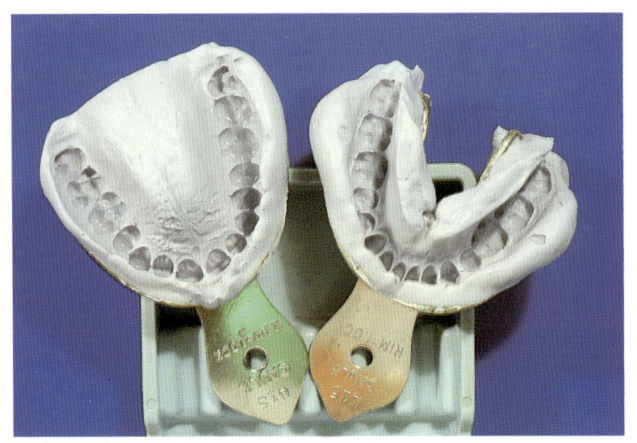

Abb. I.1 Alginatabdrücke zur Vorsicht gegen Verformung des ungestützten Alginates über die Ecken einer Plastikschale gelegt.

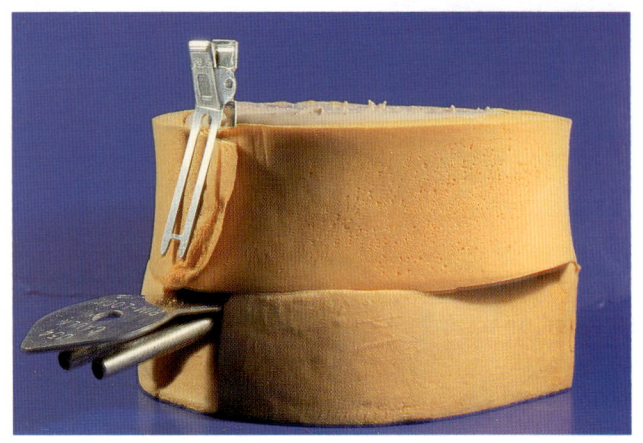

Abb. I.2 Den ausgegossenen Abdruck setzt man in einen Sockelformer, der anschließend mit vakuumgemischtem Gips Typ IV angefüllt wird.

4) Halten Sie sich an das vom Hersteller empfohlene Gips/Wasser-Verhältnis – für Velmix, 100g Pulver / 25 ccm Wasser.
5) Mischen Sie unter Vakuum (Vacu-vestor - Whip Mix) den Gips 30 Sekunden, rütteln ihn 15 Sekunden und mischen weitere 15 Sekunden. Vor Abnahme des Deckels von dem Mischgefäß schalten Sie das Vakuum ab, um zu verhindern, daß sich Luft in die Mischung einsaugt.
6) Rütteln Sie eine kleine Menge Gips in den Abdruck und vibrieren diese wieder heraus. Dies wird alle Überreste, Speichel und Wasser beseitigen, die noch auf der Oberfläche vorhanden sind, während sich der Abdruck mit einer dünnen Gipsschicht überzieht.
7) Benutzen Sie einen kleinen Pinsel, um Luftblasen zu entfernen, die noch auf der Oberfläche eingeschlossen sind.
8) Füllen Sie den Abdruck, indem Sie den Gips unter leichter Vibration einfließen lassen, um Lufteinschlüsse zu vermeiden.
9) Sockeln Sie den Abdruck auf eine glattgestrichene Menge Gips unmittelbar vor dem Abbinden des Gipsbreies (dies kann man mit Erfahrung abschätzen).
10) Um Lufteinschlüsse zu vermeiden und den Gipsausguß nicht zu beeinträchtigen, setzen Sie den Abdruck mit geringer Handvibration auf den Sockel.
11) Verstreichen Sie den ausgegossenen Abdruck mit dem Sockelgips und schneiden den überschüssigen Gips mit einem Messer ab.
12) Setzen Sie wahlweise den ausgegossnen Abdruck in einen Sockelformer ('Foldox' Model Former – Moyco) und füllen diesen mit Gips (Abb. I.2).
13) Legen Sie den ausgegossenen und gesockelten Abdruck für mindestens eine Stunde in eine Feuchtkammer, so daß er in 100%iger Luftfeuchte abbinden und aushärten kann.
14) Nehmen Sie den Abdruck ab und überprüfen die okklusale Oberfläche des Modells auf Gipsüberschüsse, die durch Luftblasen in dem Abdruck verursacht wurden.
15) Entfernen Sie die Gipsüberschüsse mit einem schafen Skalpell, verändern damit jedoch nicht die okklusale Unversehrtheit.
16) Trimmen Sie das Modell symmetrisch so nahe wie möglich an die Zahnreihe. Gingivale Gewebspartien sind zu erhalten, Mundvorhofpartien jedoch nicht, es sei denn, eine abnehmbare Teilprothese oder Deckprothese kommt in Betracht.

Diagnostische Modelle mit abnehmbaren seitlichen Sextanten (Abb. I.3)

1) Gießen Sie den Abdruck wie zuvor beschrieben aus, füllen ihn jedoch nur bis über die Zahnfleischgrenze hinaus, um eine Hufeisenform zu bilden.
2) Lassen Sie den Abdruck in der Feuchtkammer abbinden.
3) Entfernen Sie das hufeisenförmige Gipsmodell, ohne jedoch den Abdruck zu beschädigen.
4) Trimmen Sie das hufeisenförmige Modell eben.
5) Zementieren Sie in die Basis für jeden Sextanten jeweils zwei kleine Dowel-Pins.
6) Bestreichen Sie die Basis mit einer dünnen Separierschicht (Vaseline-Chesebrough – Pond's Ltd).
7) Setzen Sie das hufeisenförmige Modell wieder zurück in den Abdruck, gießen den Rest des Abdrucks aus und sockeln ihn in der zuvor beschriebenen Weise.
8) Benutzen Sie eine Laubsäge mit einem dünnen Sägeblatt (0,007 – Whaledent) und sägen hinter den Eckzähnen bis auf die Basis herab. Auf diese Weise können die seitlichen Sextanten abgenommen werden.

Anwendung
Zur Beobachtung der Auswirkung auf frontale Kontakte bei

Herstellung und Gebrauch von Modellen

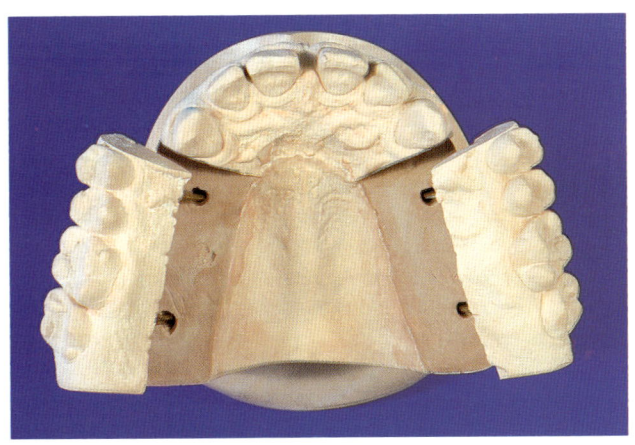

Abb. I.3 Diagnostisches Modell mit abnehmbaren Sextanten. Zur Fixierung wurden Dowel-Pins benutzt.

Abb. I.4 Modelle mit getrennter Basis (Splitcasts).

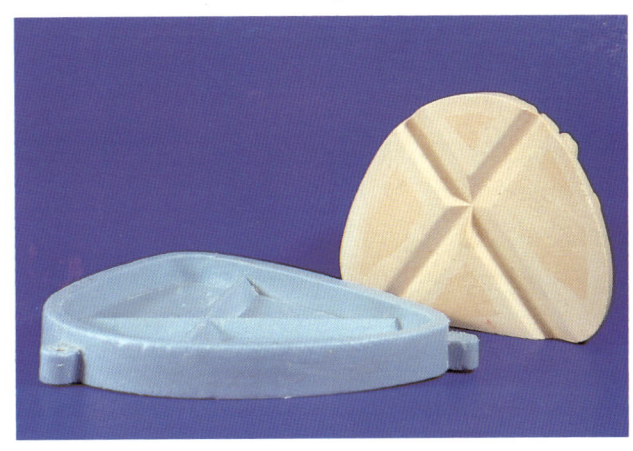

Abb. I.4a Das Modell wird in einen Splitbase-Former gesockelt (Delar).

der Beseitigung seitlicher Leitkontakte, ohne daß diese weggeschliffen werden müssen.

Doublieren eines diagnostischen Modells

1) Wenn das erste Modell aus dem Alginatabdruck entfernt werden kann, ohne den Abdruck zu beschädigen, spülen Sie diesen Abdruck ab und gießen ihn erneut aus. Obgleich geringfügig verformt, kann dieses zweite Modell für diagnostische Änderungen verwendet werden.
2) Kennzeichnen Sie die Modelle als erste und zweite Anfertigung, um zu wissen, um welchen Abguß es sich handelt.
3) Vermerken Sie auf dem ersten Modell Name und Datum und bewahren dieses Modell unverändert als späteren Beleg auf.
4) Wird der Abdruck während der Abnahme von dem ersten Modell beschädigt, kann man das Modell auf folgende Weise doublieren:
   – durchtränken Sie das Modell in Wasser unter Vakuum bis die Luftblasenbildung an der Oberfläche aufhört. Alternativ können Sie das Modell in Wasser unter Druck setzen, um die Luft in dessen Zentrum zu treiben;
   – nehmen Sie einen Alginatabdruck von dem Modell und gießen ihn wie zuvor beschrieben aus. Markieren Sie dieses Modell als zweiten Abguß.

Modell mit getrennter Basis (Splitcast) (Abb. I.4)

1) Sockeln Sie den ausgegossenen Abdruck in einen Splitbase-Former (Split Base Former – Delar) (Abb. I.4a).
2) Trimmen Sie das Modell.
3) Alternativ können Sie Rinnen oder Kerben in die Unterseite der ebenen Basis eines konventionellen getrimmten Modells schneiden.

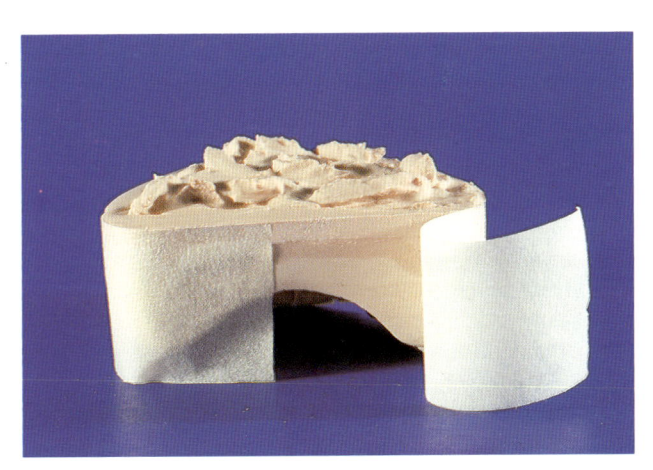

Abb. I.4b Das Klebeband hat eine Stützkante rund um den Sockel des Modells geformt. Darauf wird eine Ausgleichsschicht mit vakuumgemischtem Typ IV-Gips gegossen, auf deren Oberfläche Retentionen angebracht sind.

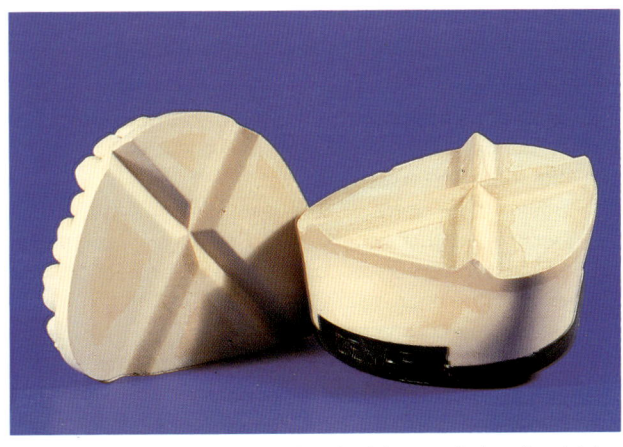

Abb. I.4c Infolge der eindeutigen Lagebeziehung zwischen Ausgleichsschicht und Modellsockel kann man das Modell von dem Montagesockel abnehmen, und exakt wieder zurücksetzen.

589

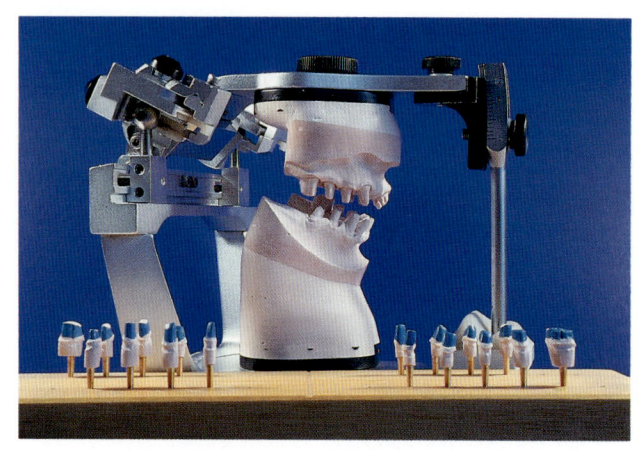

Abb. I.5 Anwendung einartikulierter kompakter Arbeitsmodelle in Verbindung mit einzelnen Meister-Stumpfmodellen.

4) Bestreichen Sie den Rand der Unterseite und die angelegten Rinnen der Basis mit einem Separator (Vaseline).
5) Formen Sie mit Klebeband eine etwa 3 mm hohe Stützkante rund um die Basis (Abb. I.4b).
6) Gießen Sie mit vakuumgerührtem Gips Typ IV eine Ausgleichsschicht auf die Basis.
7) Versehen Sie die Auschleichsschicht mit Retentionen zur Befestigung an der Montageplatte (Abb. I.4b).
8) Lassen Sie den Gips abbinden.

Anwendungen
Zur Erleichterung der Abnahme des einartikulierten Modells von seiner Montageplatte und zur Sicherung einer exakten Remontage (Abb. I.4c) (s. Stabilisierungsschienen, Seite 625).
Um die Richtigkeit der maxillär/mandibulären Beziehungen einartikulierter Modelle zu überprüfen (s. Einartikulieren von Modellen, Seite 610).

Arbeitsmodelle
Kompaktmodell mit getrennten Arbeits-Stumpfmodellen
(von einem reversiblen Hydrocolloidabdruck) (Abb. I.5)
Ausgießen des Abdrucks wie für ein diagnostisches Modell mit folgenden Änderungen:
1) Spülen Sie unter fließendem Leitungswasser das Desinfektionsmittel aus dem Abdruck.
2) Legen Sie den Hydrocolloidabdruck für 5 Minuten in eine 2%ige Kaliumsulfatlösung und spülen ihn unter fließendem Leitungswasser ab.
3) Streuen Sie trockenes Velmixpulver in den Abdruck.
4) Spülen Sie den Abdruck und überprüfen, ob kein Pulver zurückbleibt. Wenn dies der Fall ist, zeigt sich, daß Speichelreste noch vorhanden sind.
5) Sind Speichelreste noch zurückgeblieben, spülen Sie den Abdruck nochmals und wiederholen den Test.
6) Tauchen Sie den Abdruck erneut in die Kaliumsulphatlösung und schwenken den Überschuß aus.
7) Bei Verwendung von Velmix mischen Sie 100g Pulver mit 22 g Gipshärterlösung (Gypsum Hardener – Whip Mix) anstelle von Wasser.
8) Legen Sie einen ausgegossenen und ungesockelten Sextantenabdruck, von dem Meister-Stumpfmodelle hergestellt werden sollen, wenigstens 1 Stunde, maximal jedoch 1 1/2 Stunden zum Abbinden in eine Feuchtkammer. Das längere Belassen des abgebundenen Gipsmodells im Abdruck kann auf die Oberfläche des Gipses nachteilige Auswirkungen haben.
9) Nehmen Sie das abgebundene Kompaktmodell und die Sextantenmodelle aus ihren Abdrücken und lassen sie für wenigstens 1 Stunde an der Luft trocknen und aushärten.
10) Um den Zähnen eines Arbeitsmodells zusätzliche Oberflächenhärte zu verleihen, benetzen Sie ihre Oberfläche mit einem Cyanoakrylatzement (Powabond 101 – Neutra Rust Int. Ltd) oder mit einem Klarlack (Stone Surface Sealant – Tanaka). Diese Mittel schützen die okklusalen Oberflächen gegen Abnutzung, wenn sie während der Bearbeitung wiederholt gegeneinander gerieben werden. Es ist jedoch nicht erforderlich die präparierten Zähne zu benetzen.
11) Die Präparationsränder der Zähne sollten sich auf dem Arbeitsmodell deutlich abzeichnen. Falls notwendig, muß man die gingivalen Randvertiefungen wegschneiden, um die Abschlußränder darzustellen.
12) Wo möglich, erhalten Sie den Gingivalrand, da dieser wichtiger Anhalt für die Konturierung der Restaurationen ist.
13) Ein Kompaktmodell erfordert separate einzelne Meister-Stumpfmodelle (Abb. I.5) (siehe Stumpfmodelle, Seite 599). Die Wachsmodellierungen werden von den Meister-Stumpfmodellen auf die Stumpfpräparationen des Kompaktmodells übertragen (siehe Aufwachsen, Seite 664).

Kompaktmodell für eine provisorische Restauration
1) Herstellung des Kompaktmodells von einem reversiblen Hydrocolloidabdruck, wie oben beschrieben.
2) Vermessen Sie das Modell und benutzen dickflüssigen Cyanoakrylatzement (Zapit – Bracon Ltd.), um alle Unterschnitte zwischen den Präparationren, insbesondere Rillen, auszublocken, vorausgesetzt, daß diese Maßnahme nicht die marginale Paßgenauigkeit beeinträchtigt.
3) Doublieren Sie das modifizierte Meistermodell und benutzen das Duplikat in Verbindung mit den einzelnen Stumpfmodellen, die von dem modifizierten Meistermodell hergestellt wurden.
4) Alternativ kann man zwei Meistermodelle von getrennten Hydrocolloidabdrücken ausgießen. Eines der Modelle wird vermessen, ausgeblockt und zur Herstellung von

Abb. I.6 Modifiziertes Modell für eine provisorische Restauration.

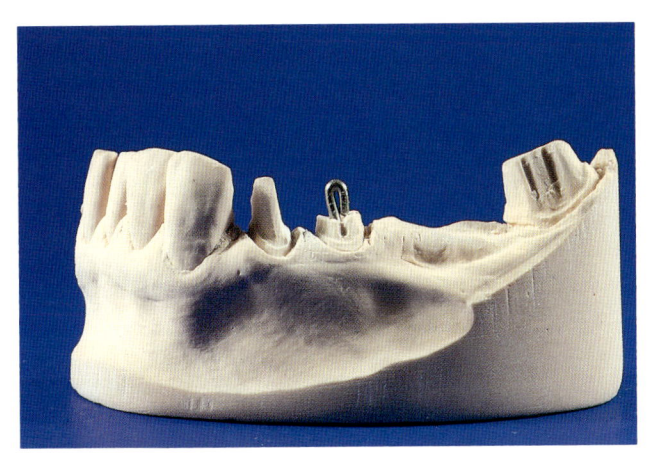

Abb. I.6a Der einzementierte orthodontische Draht vermittelt Retention und Abstützung für einen Duralay-Aufbau.

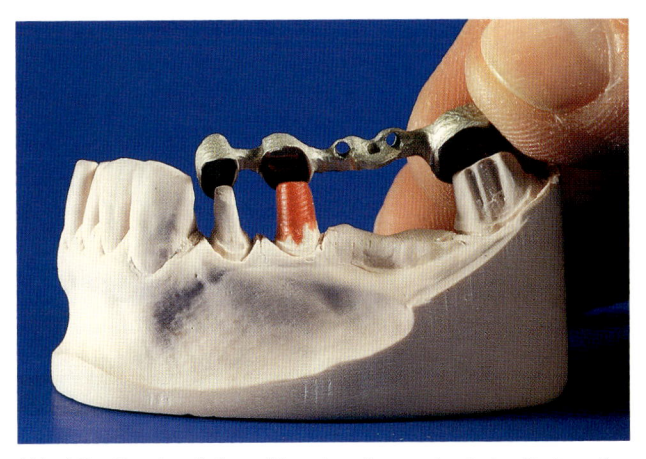

Abb. I.6b DuraLay-Aufbau, über den eine provisorische Restauration hergestellt wurde. Der Aufbau hält Platz in der provisorischen Krone, in die zu einem späteren Zeitpunkt ein Wurzelstiftaufbau eingearbeitet wird.

Stumpfmodellen verwendet. Die modellierten Kappen lassen sich sodann auf das unveränderte Kompaktmodell übertragen.

5) Auf diese Weise können nicht-parallele Einheiten im Einstückguß hergestellt werden; die klinische Anwendung wird damit erleichtert.

Modifiziertes Modell für eine provisorische Restauration (Abb. I.6)

1) Stellen Sie das Modell von einem reversiblen Hydrocolloidabdruck in der zuvor beschriebenen Weise her.
2) Bohren Sie ein Retentionsloch in die Oberfläche der Wurzel, die über zu wenig koronale Hartsubstanz verfügt und nachfolgend wurzelbehandelt und mit einem Wurzelstiftaufbau restauriert wird.
3) Zementieren Sie einen angerauhten orthodontischen Retentionsdraht mit Cyanoakrylatzement in die Vertiefung und lassen ihn in angemessener Präparationshöhe herausragen (Abb. I.6a). Verwenden Sie Inlay-Modellkunstharz (Duralay – Reliance Mfg. Co.), um auf der Wurzel einen Stumpfaufbau herzustellen (siehe DuraLay, Seite 657). Fertigen Sie die provisorische Restauration über den Stumpfaufbau in Vorwegnahme des definitiven Wurzelstiftaufbaues (Abb. I.6b) (siehe provisorische Restaurationen, Seite 648).

Arbeitsmodell mit abnehmbaren Sextanten

Ein Modell über den gesamten Kieferbogen kann mit abnehmbaren Sextanten unter Anwendung der zuvor beschriebenen Technik hergestellt werden (siehe diagnostische Modelle [Abb. I.3], Seite 589).

Anwendungen

Beim Aufwachsen zur Einrichtung der Gruppenfunktion in Voraussicht der Abnutzung bzw. Veränderung der Eckzahnführung (siehe Gruppenfunktion, Seite 674).

Zur Einarbeitung eines 'freien Okklusionsfeldes' in die Restaurationen (siehe freies Okklusionsfeld, Seite 675).

Doublieren eines Kompaktmodells

Reversible Hydrocolloidabdrücke kann man nicht mit hinreichender Genauigkeit zweimal ausgießen. Folgendes ist zu beachten, wenn ein Arbeitsmodell dupliziert werden soll:

1) Wässern Sie das Modell unter Vakuum, bis die von der Modelloberfläche aufsteigenden Luftblasen aufhören. Alternativ kann man das Modell im Wasser unter Druck setzen, um die Luft in das Zentrum des Modells zu pressen.
2) Nehmen Sie von dem durchtränkten Modell einen reversiblen Hydrocolloidabdruck und gießen ihn mit einem vakuumgerührten Typ IV-Gips (Velmix - Kerr) aus.
3) Kennzeichnen Sie das Modell, um es von dem Original zu unterscheiden.

Modell mit herausnehmbaren Stumpfmodellen (Abb. I.7)

1) Stellen Sie ein hufeisenförmiges, Quadranten- oder Sextantenmodell her.
2) Trimmen Sie die Unterseite glatt.
3) Ziehen Sie mit einem Bleistift Linien von den approximalen Begrenzungen jeder Präparation auf den Grund der bukkolabialen und linguopalatinalen Oberflächen des Modells und achten darauf, daß die Linien parallel oder leicht konvergent in Richtung Bodenfläche verlaufen, um eine leichte Verjüngung jedes Stumpfmodells zu gewährleisten.
4) Verbinden Sie die Linien auf der Unterseite und markieren die Mitte jedes Stumpfmodells.

Anhang I Modelle und Stumpfmodelle

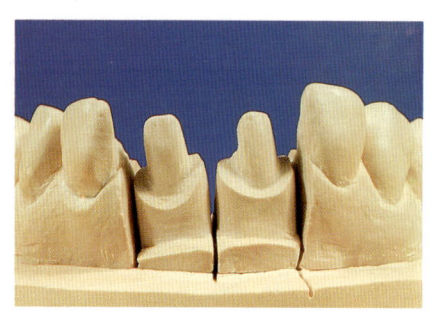

Abb. I.7 Arbeitsmodell mit herausnehmbaren Meister-Stumpfmodellen.

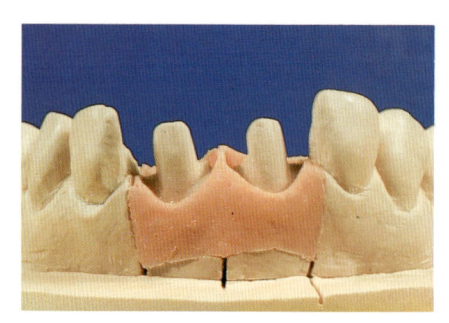

Abb. I.8a Elastisches Weichgewebe ersetzt diejenigen Partien, die während der Herstellung der herausnehmbaren Stumpfmodelle verloren gingen.

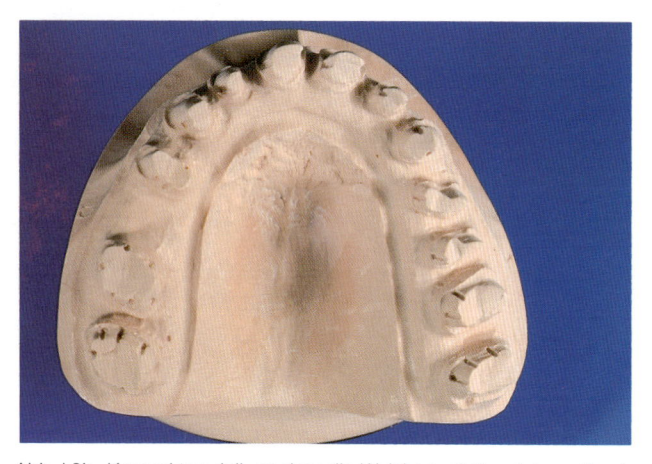

Abb. I.8b Kompaktmodell, an dem die Weichgewebsbereiche entfernt wurden. Das Modell ist zur Aufnahme einer abnehmbaren elastischen Weichgewebspartie vorbereitet. Beachten Sie, daß das Kompaktmodell in Verbindung mit einzelnen Meister-Stumpfmodellen benutzt wird, welche die marginale Unversehrtheit gewährleisten.

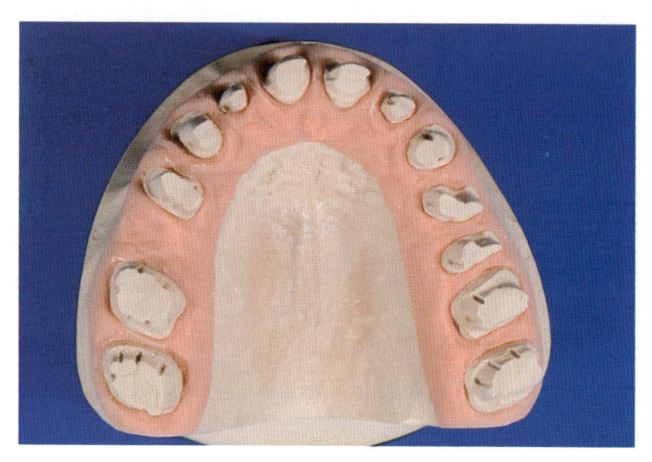

Abb. I.8c Fertiggestelltes Modell mit abnehmbarem elastischen Weichgewebe.

5) Mittels eines rostfreien Fissurenbohrers (FF4 – Jota) werden parallel zu den Präparationen Löcher in die Unterseite des Gipsmodells gebohrt. Benutzen Sie die Bleistiftmarkierungen zur Positionierung der Löcher.
6) Bohren Sie unter jedes Stumpfmodell und unter jedes Ende der verbleibenden Sektionen ein Loch.
7) Zementieren Sie mit Cyanoakrylatzement an jede Stelle gekürzte Dowel-Pins.
8) Schneiden Sie an jedem Modellstumpf bukkal und lingual von den Dowel-Pins Rotationshindernisse ein.
9) Isolieren Sie die Unterseite mit einem Separatormittel (Vaseline), sparen jedoch die Dowel-Pins aus.
10) Bringen Sie an jedem Stiftende ein kleines Kügelchen Weichwachs an.
11) Wässern Sie das Gipsmodell.
12) Sockeln Sie das Modell mit vakuumgerührtem Typ IV-Gips (Velmix).
13) Zum Abbinden bewahren Sie das Modell etwa 1 Stunde in einer Feuchtkammer auf.
14) Trimmen Sie den Modellsockel bis das Wachs sichtbar wird, entfernen dieses mit einem geeigneten Instrument und beseitigen die Reste mit Wasserdampf.
15) Lassen Sie das Modell etwa 1 Stunde an der Luft trocknen und aushärten.
16) Mit einer feinen Laubsäge (0,007 Whaledent) sägen Sie entlang der Bleistiftlinie die Stumpfmodelle heraus.
17) Wenn die Präparationen zu eng aneinander stehen, um mit der Laubsäge dazwischenzukommen, nehmen Sie den hufeisenförmigen Quadranten oder Sextanten aus seinem Sockel und nutzen die Bleistiftlinien als Führung. Sägen Sie mit der Laubsäge von der Grundfläche in Richtung Präparation und knicken den letzten kleinen Rest, um die Stumpfmodelle zu trennen.
18) Die Lagerung der Stumpfmodelle muß eindeutig und unbeweglich sein.
19) Trimmen Sie die Gewebspartien rund um jede Präparation, um die Ränder freizulegen (siehe Stumpfmodelle, Seite 600).

Modell mit elastischem Weichgewebe

(für ein Modell mit abnehmbaren Stumpfmodellen [Abb. I.8a], ein Kompaktmodell mit Zahnpräparationen [Abb. I.8b u. I.8c], oder ein Kompaktmodell mit Fixturenreplikaten [I.17])

1) Fertigen Sie ein Kompaktmodell mit Stumpfmodellen oder Fixturenreplikaten.
2) Formen Sie einen Bißwall aus Silikonmasse (Formasil –

Kulzer) über die Stumpfmodelle oder FixturenReplikate einschließlich des umgebenden Weichgewebes. Achten Sie auf gute Anlagerung in Bereichen, die ungetrimmt bleiben.
3) Entfernen Sie den Bißwall und benutzen einen Bohrer (CX 486F – Jota), um in jedes Ende ein Loch zu bohren; das erste als Zugangsöffnung und das zweite als Austrittsöffnung für das elastische Weichgewebsmaterial.
4) Für ein Modell mit herausnehmbaren Stümpfen, sägen und trimmen Sie die Stumpfmodelle.
5) Trimmen Sie das ganze Weichgewebe rund um die präparierten Zähne, oder FixturenReplikate.
6) Wenn das elastische Weichgewebsmaterial fixiert werden soll, bringen Sie in den umgrenzenden Bereichen des Modells Unterschnitte an. Wenn das Weichgewebe abnehmbar gestaltet werden soll, schaffen Sie eine glatte Oberfläche mit einer begrenzenden Rinne oder Vertiefung.
7) Isolieren Sie das Modell mit einem silikonabstoßenden Mittel (Ellman). Dies erleichtert die Beseitigung etwaigen überschüssigen Weichgewebsmaterials von dem Modell.
8) Überprüfen Sie den Sitz des Bißwalls und sichern diesen mit einem Gummiband.
9) Mischen Sie das elastische Weichgewebsmaterial (GI Mask – Coltène oder Vestogum – Espe) unter Beachtung der Empfehlungen des Herstellers.
10) Injizieren Sie das Material an einem Ende in den Bißwall, bis es aus der Öffnung am anderen Ende austritt.
11) Lassen Sie das Material abbinden.
12) Schneiden Sie das überschüssige Material rund um die Öffnungen ab.
13) Entfernen Sie den Bißwall.
14) Trimmen Sie mit einem feinen, kreuzverzahnten Tungsten-carbide-Boherer das überschüssige elastische Weichgewebsmaterial vom Modell.
15) Überprüfen Sie bei abnehmbaren elastischen Weichgewebspartien, ob diese entfernt und zurückgesetzt werden können.

Modell mit elastischen Weichgewebs-Partien

von einem intraoralen Aufnahmeabdruck des einprobierten Metallgerüstes

1) Isolieren Sie die Innenseiten der Gußobjekte, die mittels eines intraoralen Abdrucks aufgenommen wurden.
2) Rütteln Sie selbsthärtenden Akrylkunststoff in jedes Gußobjekt und setzen vor dem Abbinden des Kunststoffs Dowel-Pins, deren Enden zuvor zu Retentionszwecken umgebogen wurden.
3) Alternativ kann man Retentionen in die Basis der Stumpfmodelle schneiden, diese in die Gußobjekte zurücksetzen und mit Klebewachs (Sticky Wax – Cottrells) fixieren.
4) Injizieren Sie elastisches Weichgewebsmaterial in den Abdruck und füllen diesen über den Gingivalrand auf, jedoch nicht über die Retentionsanteile der Dowel-Pins bzw. Stumpfmodelle.
5) Setzen Sie Retentionsschlaufen in das Elastikmaterial bevor es abbindet.
6) Gießen Sie den restlichen Abdruck mit einem vakuumgerührten Typ IV-Gips aus und stellen einen Sockel her, wobei darauf zu achten ist, daß die Stumpfmodelle sicher an ihrem Platz fixiert sind.

Auf diese Weise erhält man ein elastisches Weichgewebsmodell mit genauen Beziehungen zwischen den gingivalen Weichgeweben und dem einprobierten und ausgeformten Metallgerüst der Restaurationen.

Modell mit schleimhautverdrängten Sattelanteilen (nach Applegate)

Verwendung eines speziellen Abdrucklöffels
Herstellung des speziellen Abdrucklöffels

1) Ausblocken der Gewebsunterschnitte und aller Unterschnitte rund um die verbliebenen Zähne.
2) Fertigen Sie mit selbsthärtendem Akrylkunststoff (Formatray – DeTrey) oder lichthärtendem Kunstharz (Spectratray – Ivoclar) einen speziellen Abdrucklöffel über die zahnlosen Kieferbereiche.
3) Bei einem Oberkiefermodell verläuft der Löffel über den Gaumen.
4) Die Begrenzung des Löffels erstreckt sich bis 5 mm an die verbliebenen Zähne und ist 5 mm kürzer als der Verlauf der Umschlagfalte.
5) Sehen Sie auf der Oberfläche des Löffels über den Sätteln pilzförmige Kunststoffverankerungen vor, die als Griffe und nachfolgend als Retentionen für den Aufnahmeabdruck dienen.
6) Mit dem enganliegenden Abdrucklöffel wird unter Verwendung von Zinkoxid-Eugenol-Abdruckpaste (Kerr) ein schleimhautverdrängender Abdruck der Kiefersättel vorgenommen.
7) Mit einem reversiblen Hydrocolloid-Überabdruck nehmen Sie den Abdrucklöffel auf.

Ausgießen des Modells

1) Schneiden Sie das Hydrocolloid zurück, um den Rand des Zinkoxid-Eugenolabdrucks freizulegen.
2) Gießen Sie den Abdruck mit einem vakuumgerührten Typ IV-Gips (Velmix) aus.
3) Trimmen Sie das Modell und erhalten die volle Umschlagfalte mit einem etwa 5 mm breiten, stützenden Gipsrand (Abb. I.9).

Verwendung eines partiellen Modellgußgerüstes mit Sätteln aus selbsthärtendem Akrylkunststoff (Abb. I.10)

1) Zunächst wird ein Zinkoxid-Eugenolabdruck mit den Sätteln des Modellgußgerüstes vorgenommen.
2) Sägen Sie die Sattelbereiche aus dem Modell, auf dem das Modellgußgerüst hergestellt wurde.
3) Bohren Sie Retentionen in die Seitenwände des Modells, von dem die Sättel abgetrennt wurden.

Anhang I Modelle und Stumpfmodelle

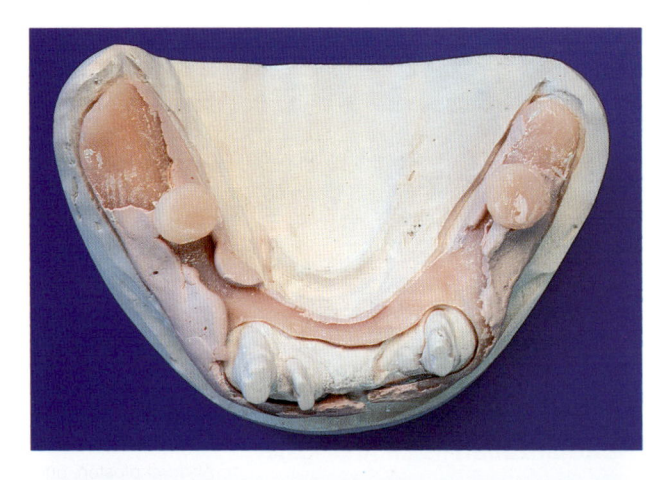

Abb. I.9 Modell, ausgegossen in einen Zinkoxid-Eugenolabdruck der Sättel. Der ZnO-Abdruck wurde mit einem speziellen Löffel durch einen Hydrocolloid-Überabdruck aufgenommen. Die Abbildung zeigt das Modell nach Abnahme des Überabdrucks.

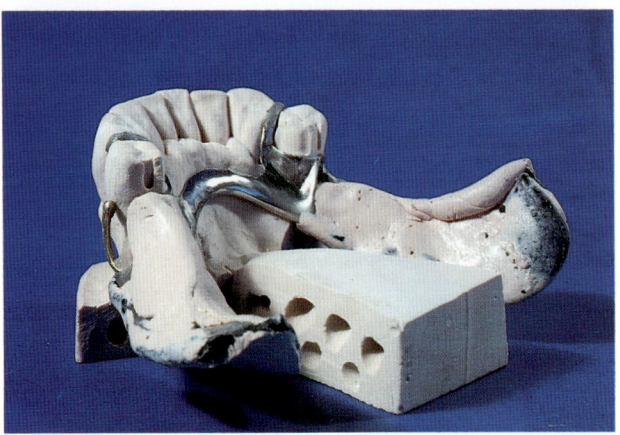

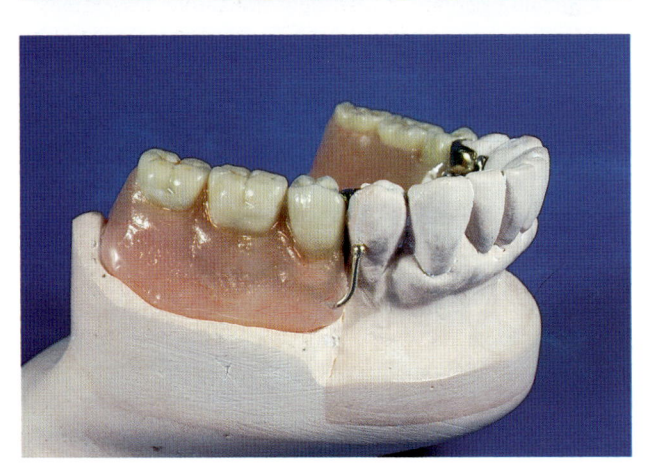

Abb. I.10 Verwendung eines partiellen Modellgußgerüstes.

Abb. I.10a Endabdruck der zahnlosen Kieferabschnitte mit einer Zinkoxid-Eugenol-Unterfütterung in den Sattelteilen. Die zahnlosen Abschnitte wurden aus dem Meistermodell gesägt und das Modellgußgerüst aufgesetzt. Zur Lokalisierung verwendete man inzisale Auflagen, die von der fertiggestellten Prothese wieder abgetrennt wurden. Auf den Sätteln kann man zusätzlich eine Kieferregistrierung durchführen.

Abb. I.10b Die Sattelbereiche wurden unterhalb der Randabschlüsse mit Streifenwachs ausgeblockt und für die Standwände mit Plattenwachs umrandet.

Abb. I.10c Die mit vakuumgerührtem Typ IV-Gips ausgegossenen Sattelanteile, auf denen die Prothese fertiggestellt wurde.

4) Setzen Sie das Gerüst zurück auf das Modell. Überprüfen Sie, daß es spannungsfrei aufsitzt und die Sättel frei von etwaigen Kontakten sind (Abb. I.10a).
5) Umranden Sie die Sattelbereiche.
6) Wässern Sie das Modell.
7) Gießen Sie die Sättel mit einem vakuumgerührten Typ IV-Gips (Velmix) aus und verankern diese in den Modellrest (Abb. 1.10c).

Checkbißmodelle von einem reversiblen Hydrocolloidabdruck, der mit einem Checkbißlöffel vorgenommen wurde (Abb. I.11)

1) Rütteln Sie eine dünne Auskleidung vakuumgerührten Typ IV-Gipses in einen Quadranten.
2) Drehen Sie den Checkbißabdruck um und rütteln die dünne Auskleidung in den gegenüberliegenden Quadranten; währenddessen rüttelt sich der Gips aus dem ersten Quadranten wieder heraus.

Herstellung und Gebrauch von Modellen

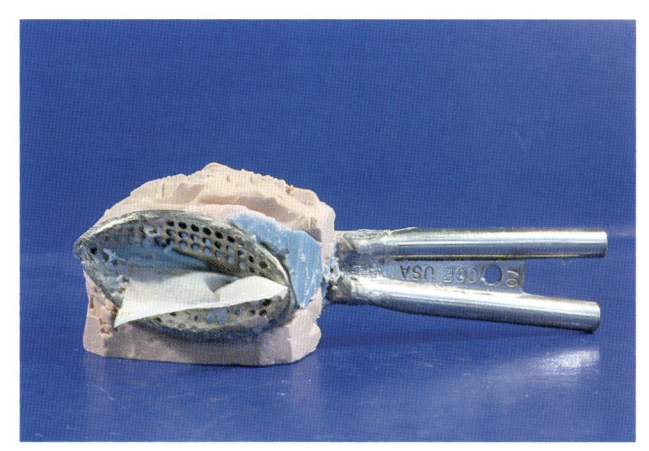

Abb. I.11 Checkbißabdruck mit ausgegossenen Gipsmodellen in beiden Quadranten.

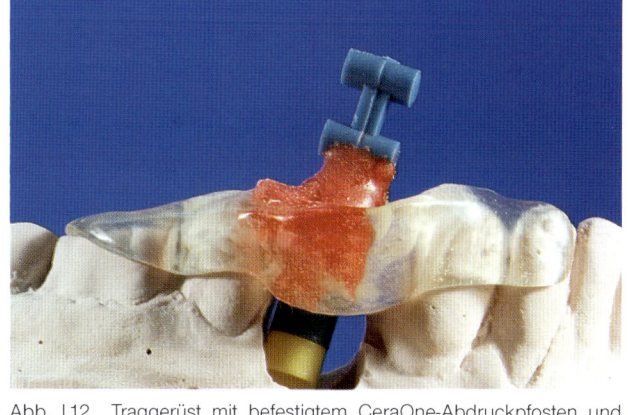

Abb. I.12 Traggerüst mit befestigtem CeraOne-Abdruckpfosten und CeraOne Distanzhülsenreplikat, welches in das vorbereitete Diagnostikmodell eingefügt ist, um mittels einer vakuumgerührten 50/50 Gipsmischung aus Abdruckgips und Hartgips in dem Modell befestigt zu werden.

3) Wenden Sie den Abdruck abermals und gießen den ersten Quadranten mit Gips aus, während die Gipsauskleidung nunmehr aus dem Gegenquadranten herausläuft.
4) Breiten Sie eine kleine Portion Gips auf dem Arbeitstisch aus und setzen den ersten Quadranten darauf.
5) Füllen Sie den gegenüberliegenden Quadranten auf, indem Sie den Gips mit minimaler Handvibration einfließen lassen.
6) Dieser Quadrant wird leicht überfüllt und zur Retention mit Unterschnitten versehen.
7) Lassen Sie das Modell in einer Feuchtkammer mindestens 1 Stunde, maximal 1 1/2 Stunden aushärten.
8) Nach dem Aushärten trimmen Sie den überschüssigen Gips und schneiden Retentionen in den gesockelten Quadranten.
9) Entfernen Sie die Modelle nicht aus dem Abdruck bis sie einartikuliert worden sind (siehe Einartikulieren von Modellen, Abb. II.3, Seite 609).

Modell für eine temporäre Restauration

1) Gießen Sie den Abdruck mit einer Mischung 50/50 vakuumgerührtem Typ IV-Gips (Velmix) und Hartgips von extrem niedriger Expansion (Gnathostone - Zeus) aus. Diese Mischung bindet schnell ab und liefert ein Arbeitsmodell. Das Modell ist robust genug, um während der Bearbeitung nicht zu zerbrechen und trotzdem weich genug, um das Abheben fertiggestellter temporärer Restaurationen von dem Modell zu erleichtern.

Modell für eine temporäre Einzelzahnrestauration, die durch eine Fixtur abgestützt wird (Abb. I.12)

1) Ersetzen Sie den fehlenden Zahn auf einem diagnostischen Modell.
2) Fertigen Sie eine Schablone (Ellman) oder einen Silikon-Vorwall mit Abstützung auf den benachbarten Zähnen als Vorbereitung zur Herstellung der temporären Restauration.
3) Fertigen Sie aus selbsthärtendem Kunststoff ein Traggerüst. mit Auflage auf den angrenzenden Zähnen
4) Entfernen Sie den diagnostisch aufgestellten Zahn und bohren auf dem Modell den Bereich zur Aufnahme des Fixturenreplikates aus und halten dabei den Gingivalrand intakt.
5) Zum Zeitpunkt der Freilegung der Fixtur und dem Aufschrauben der CeraOne-Distanzhülse, wird ein Abdruckpfosten (DCB 119 – Nobelpharma) gefenstert und auf den Distanzhülsenzylinder im Mund aufgesetzt. Das Akrylkunststoff-Traggerüst wird mit einer Öffnung versehen, auf die angrenzenden Zähne aufgesetzt und der Abdruckpfosten daran mit DuraLay fixiert.
6) Das Traggerüst mit dem befestigten Abdruckpfosten wird in das Labor zurückgegeben.
7) Setzen Sie ein CeraOne-Distanzhülsenreplikat aus Kunststoff (DCA 129 – Nobelpharma) in den Abdruckpfosten und das Traggerüst zurück auf das Diagnostikmodell, nachdem der vorbereitete Platz soweit wie nötig aufgebohrt wurde. Achten Sie darauf, daß das Gerüst mit dem CeraOne-Distanzhülsenreplikat spannungslos an dem präparierten Platz einlagert.
8) Wässern Sie das Modell und verankern anschließend das CeraOne-Replikat an seinem Platz mit einer Mischung 50/50 aus vakuumgerührtem Typ IV-Gips (Velmix) und Abdruckgips mit extrem niedriger Expansion (Gnathostone).
9) Entfernen Sie das Traggerüst und den Abdruckpfosten. Das Modell steht sodann zur Herstellung einer temporären Restauration bereit.

Abb. I.13 Elastische Modelle aus Silikon-Putty.

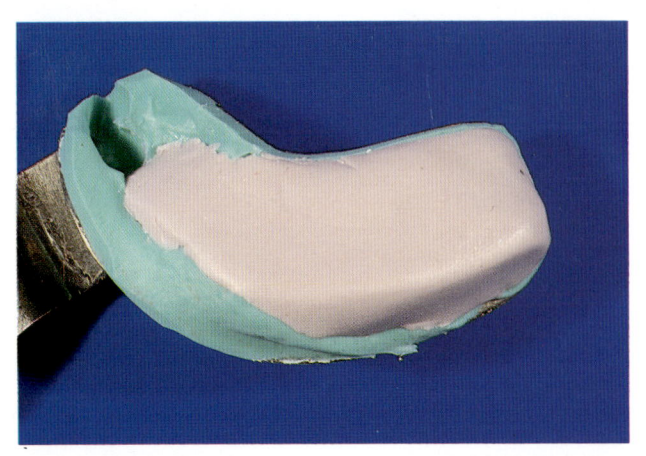

Abb. I.13a Silikon-Putty (Formasil – Kulzer) in den Alginatabdruck eines Quadranten eingebracht.

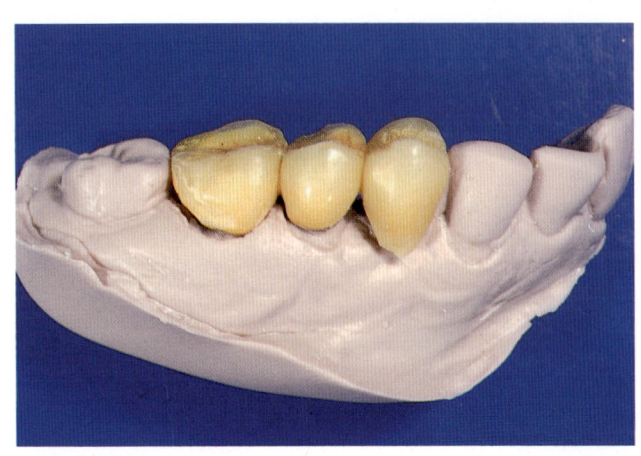

Abb. I.13b Silikon-Puttymodell, das zur Verlängerung der provisorischen Kronenränder benutzt wird.

Abb. I.14 Remontiertes Modell mit allen restaurierten Zähnen.

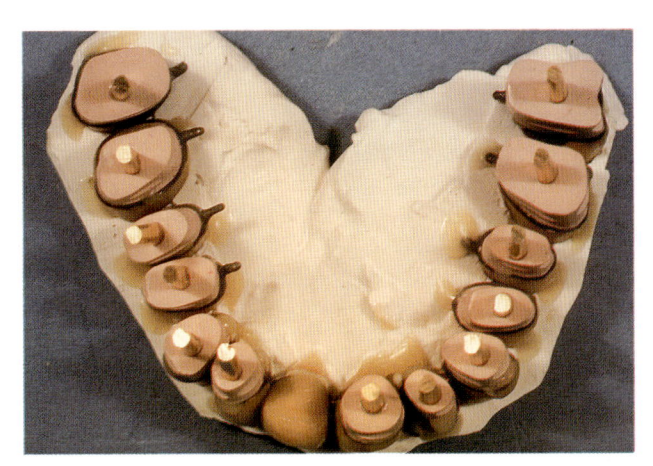

Abb. I.14a Intraoral abgenommener Bißwall mit den einzelnen Einheiten und ihren Stumpfmodellen, die mit Klebewachs an ihrem Platz befestigt wurden.

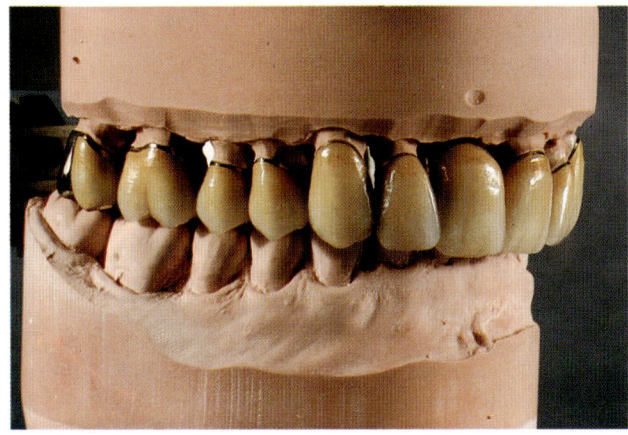

Abb. I.14b Das gesockelte Modell wurde zur Gegenbezahnung mittels erneuter Kieferregistrierung remontiert.

Flexibles Modell

hergestellt aus Silikon Putty (Formasil – Kulzer) (Abb. I.13)

1) Fügen Sie den Aktivator der Silikonmasse hinzu und durchkneten gründlich.
2) Mit sanftem Fingerdruck pressen Sie die Masse in den Abdruck oder die Prothese, formen den Rand aus und sockeln das Modell auf einer glatten Fläche (Abb. I.13a).
3) Lassen Sie die Masse abbinden.
4) Trimmen Sie das überschüssige Material und entfernen das Modell aus dem Abdruck bzw. der Prothese (Abb. I.13b)

Anwendungen

Wenn die Silikonmasse in eine vorhandene Prothese geformt wird, ergibt sich ein flexibles Modell mit peripherer Randgestaltung, das zur Herstellung spezieller Abdrucklöffel und Registrierungsblöcke geeignet ist. Es kann auch für Prothesenreparaturen, Prothesenunterfütterungen mit tiefen Unterschnitten, oder zur Randverlängerung von Provisorien benutzt werden (Abb. I.13b).

Modell von Keramikrestaurationen, die sich auf dem Kompaktmodell in situ befinden

1) Setzen Sie die Restaurationen auf das Kompaktmodell.
2) Nehmen Sie einen Abdruck von den Restaurationen mit Silikon-Putty oder Alginat.
3) Gießen Sie den Abdruck mit einer Mischung 50/50 aus vakuumgerührtem Typ IV-Gips und Abdruckgips mit extrem niedriger Expansion aus, um eine schnelle Abbindung zu erreichen.

Anwendung
Zur Beurteilung der Konturierungen, Winkelkanten und Oberflächencharakteristika der Restaurationen.

Remontieren eines Modells von einem DuraLay und Gipsbißwall mit extrem niediger Expansion (Gnathostone – Zeus)

Wenn alle Zähne restauriert sind (Abb. I.14)
1) Setzen Sie die Restaurationen in den Bißwall und befestigen diese an ihrem Platz mit Klebewachs (Abb. I.14a).
2) Schneiden Sie Retentionen in die Basis jedes Stumpfmodells.
3) Versiegeln Sie die Stumpfmodelle in den Restaurationen mit Klebewachs (Abb. I.14a).
4) Blocken Sie rund um die Gingivalränder und Zahnzwischenräume mit Hydrocolloid aus.
5) Sockeln Sie mit einem vakuumgerührten Typ IV-Gips (Abb. I.14b).

Wenn einige nicht-restaurierte Zähne vorhanden sind
1) Sägen Sie die nicht-restaurierten Zähne, wenn möglich, in einem Stück aus dem Arbeitsmodell und fixieren sie diesen Block in dem Bißwall, nachdem zuvor Retentionen eingeschnitten wurden.
2) Setzen Sie die Restaurationen ein und sockeln, wie oben beschrieben.

Modell für eine fixturengestützte Prothese

Abdruckmaterialien
Elastische:
Hydrocolloid, Polyäther (Impregum – Espe) oder Polyvinylsiloxan (President – Coltène) werden in einen handelsüblichen Abdrucklöffel zusammen mit Abdruckpfosten aufgenommen (Standard DCB 080, EsthetiCone DCB 142 - Nobelpharma), die an ihren Platz zurückschnappen (Abb. I.15).

Polyäther (Impregum – Espe) oder Polyvinylsiloxan (President – Coltène) wird in einen handelsüblichen Kunststofflöffel gefüllt, dessen Oberfläche im Bereich der Implantate entfernt wurde, oder in einen eigens gefertigten Abdrucklöffel, der mit einer Öffnung im Implantatbereich versehen ist, um die Abdruckpfosten (Standard DCB 026, EsthetiCone DCB 106 – Nobelpharma) bequem unterzubringen. Diese müssen abgeschraubt werden, bevor der Abdruck heruntergenommen werden kann.

Nichtelastische:
Abdruckgips mit extrem niedriger Expansion (Gnathostone – Zeus) wird in einen handelsüblichen Kunststofflöffel gefüllt, dessen Oberfläche im Bereich der Fixturen entfernt wurde, oder in einen speziellen Abdrucklöffel, der mit einer Öffnung im Implantatbereich versehen ist, um die Abdruckpfosten (Standard DCB 026, EsthetiCone DCB 106 - Nobelpharma) bequem unterzubringen. Diese müssen abgeschraubt werden, bevor der Abdruck heruntergenommen werden kann (Abb. I.16a und I.16b).

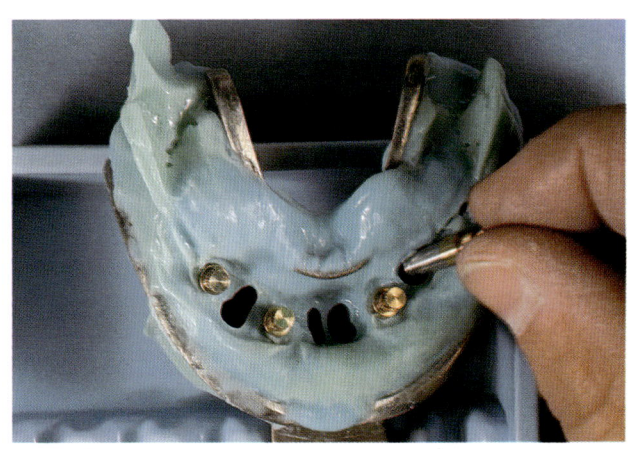

Abb. I.15 Distanzhülsenreplikate werden auf die Abdruckpfosten geschraubt, die anschließend in den Hydrocolloidabdruck 'zurückschnappen'.

Herstellung des Modells
Distanzhülsenreplikate
Replikate aus Messing (Standard DCB 015, EshtetiCone DCB 105 – Nobelpharma) oder rostfreiem Stahl (Standard DCA 175, EsthetiCone DCA 176) werden im Arbeitsmodell als Analogpfeiler verwendet.

Elastische Weichgewebe (Abb. I.18)
Wenn die Pfeilerreplikate submukös liegen, ist zu empfehlen, das Modell mit abnehmbaren, elastischen Weichgewebspartien herzustellen (siehe Modell mit elastischen Weichgewebspartien [Abb. I.8], Seite 592).

Abdrucknahme mit Aufnahme nicht-hexagonaler Distanzhülsenzylinder
Elastische Abdruckmaterialien:
Hydrocolloid, Polyäther, oder Polyvinylsiloxan aufgenommen in einen handelsüblichen Abdrucklöffel
1) Tauchen Sie Hydrocolloidabdrücke in eine 2%ige Kaliumsulfatlösung und spülen diese unter Wasser ab. Polyäther oder Polivinylsiloxanabdrücke werden mit einem Mittel besprüht, das die Oberflächenspannung herabsetzt (EZ Wonderful – Dentifax Int. Inc.).
2) Schrauben Sie die Distanzhülsenreplikate in die Abdruckpfosten (Standard DCB 080, EsthetiCone DCB 142) und setzen diese in den Abdruck (Abb. I.15).
3) Fertigen Sie das Modell mit Abdruckgips von extrem niedriger Expansion (Gnathostone – Zeus) und lassen es in einer Feuchtkammer abbinden.
4) Entfernen Sie den Abdruck von dem abgebundenen Modell und belassen die Abdruckpfosten auf den Distanzhülsenreplikaten.
5) Schrauben Sie die Abdruckpfosten ab.

Anhang I Modelle und Stumpfmodelle

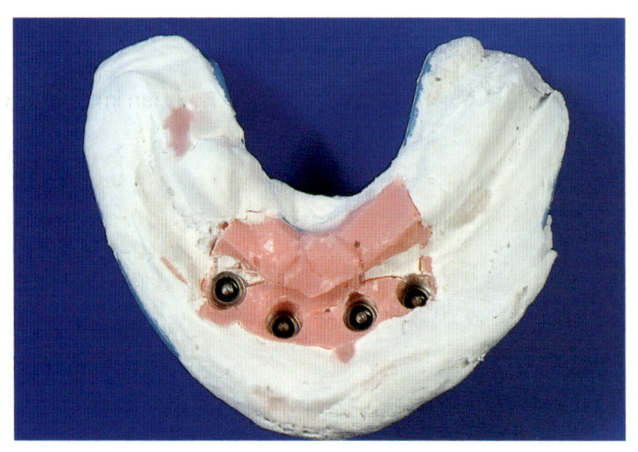

Abb. I.16a Gipsabdruck (Gnathostone – Zeus) mit einem oben offenen Abdrucklöffel genommen, liefert genaue Beziehungen zwischen den Fixturen und gibt ebenso die zahnlosen Kieferabschnitte wieder. Unterschnitte rund um die Pfeiler wurden intraoral mit Hydrocolloid ausgeblockt.

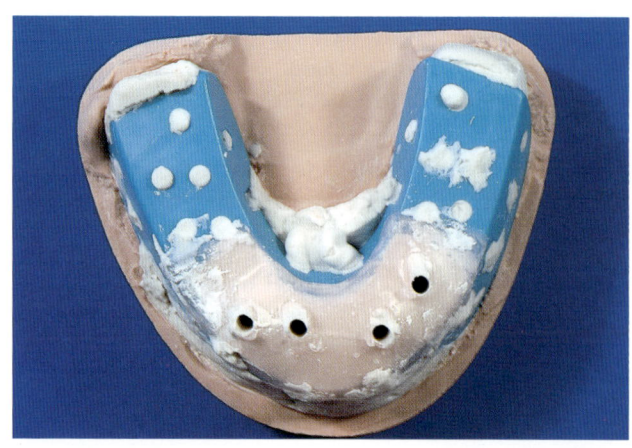

Abb. I.16b Das Modell ist fertiggestellt und abgebunden. Die Abdruckpfosten können nunmehr durch die offene Oberfläche des Abdrucklöffels von den Distanzhülsenreplikaten abgeschraubt und der Abdruck kann von dem Modell genommen werden. Anmerkung: Das hier abgebildete Modell wurde aus einem Typ IV-Gips (Velmix – Kerr) hergestellt. Zum heutigen Zeitpunkt würde es mit einem Abdruckgips von extrem niedriger Expansion (Gnathostone – Zeus) ausgegossen werden.

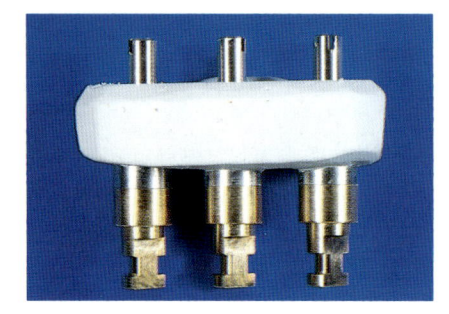

Abb. I.17 Ein intraoral vorgenommener Aufnahmeabdruck mit einem Abdruckgips von extrem niedriger Expansion (Gnathostone – Zeus) garantiert genaue Beziehungen zwischen den Fixturen jedoch ohne Detailwiedergabe der Weichgewebe. Die Distanzhülsenreplikate werden an die Abdruckpfosten geschraubt, die Oberfläche des Gipsschlüssels wird mit Vaseline isoliert und das Modell hergestellt.

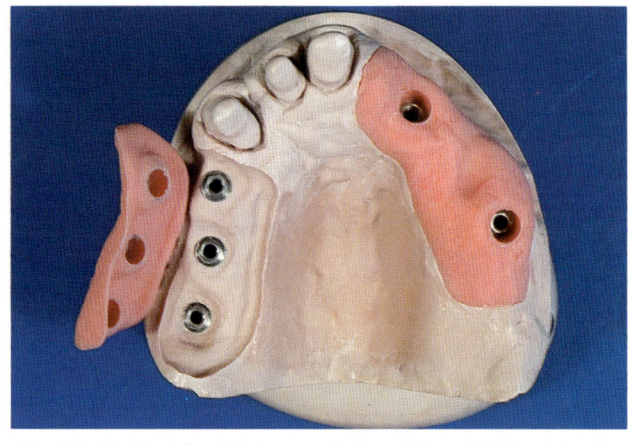

Abb. I.18 Ein Modell mit Fixturenreplikaten stellt zur Wahl, welcher Typ von Distanzhülsenzylindern benutzt werden soll. Abnehmbare elastische Weichgewebspartien ermöglichen den Zugang zu den Replikaten.

Polyäther oder Polyvinylsiloxan aufgenommen in einen handelsüblichen oben offenen Kunststofflöffel oder einen oben offenen Speziallöffel

1) Verwenden Sie Abdruckpfostenschrauben (DCA 094 - Nobelpharma), um die Distanzhülsenreplikate durch die Öffnung des Abdrucklöffels in die Abdruckpfosten zu schrauben.
2) Besprühen Sie den Abdruck mit einem Mittel, das die Oberflächenspannung herabsetzt (EZ Wonderful – Dentifax Int. Inc.).
3) Fertigen Sie das Modell mit Abdruckgips von extrem niedriger Expansion (Gnathostone – Zeus).
4) Legen Sie das Modell zum Abbinden in eine Feuchtkammer.
5) Vor dem Entfernen des Abdrucks von dem abgebundenen Modell schrauben Sie die Abdruckpfostenschrauben heraus.

Nicht-elastische Abdruckmaterialien:
Abdruckgips (Gnathostone - Zeus)

1) Schrauben Sie die Distanzhülsenreplikate in die Abdruckpfosten. Zugang zu den Schrauben erfolgt durch die Oberfläche des Abdruckmaterials, das den oben offenen Löffel ausfüllt (Abb. I.16a).
2) Bestreichen Sie den Abdruckgips mit einem Trennmittel (Vaseline).
3) Fertigen Sie das Modell mit Abdruckgips von extrem niedriger Expansion (Gnathostone – Zeus) und lassen es in einer Feuchtkammer abbinden.
4) Vor der Abnahme des Abdrucks schrauben Sie die Abdruckpfosten ab (Abb. I.16b). Zur Beachtung: Alle Modelle für Beziehungen zwischen den Fixturen werden gegenwärtig mit einem Abdruckgips von extrem niedriger Expansion (Gnathostone – Zeus) ausgegossen. Zum Zeitpunkt der Zusammenstellung der Fotografien für die-

sen Text wurde jedoch noch ein Typ IV-Gips (Velmix – Kerr) verwendet.

Abdrucknahme mit Aufnahme hexagonaler Distanzhülsenzylinder
Elastische Abdruckmaterialien:
Hydrocolloid, Polyäther oder Polyvinylsiloxan
1) Die Abdruckpfosten müssen eine flache Seite aufweisen, um sie in der exakt gleichen intraoralen Position in den Abdruck zurücksetzen zu können. Sorgen Sie dafür, daß jeder Abdruckpfosten im Abdruck an die Stelle zurückgesetzt wird, an der er intraoral gestanden hat.
2) Gießen Sie den Abdruck aus, wie für nicht-hexagonale Distanzhülsen beschrieben.

Nicht-elastisches Abdruckmaterial:
Abdruckgips (Gnathostone – Zeus)
Hierbei sollten die gleichen Maßnahmen wie für nicht-hexagonale Distanzhülsen durchgeführt werden.

Abdrucknahme mit elastischem Material (Hydrocolloid), wenn eine Kombination von Zahnpräparationen und Fixturen vorliegt
1) Legen Sie den Abdruck für 5 Minuten in ein Bleichmittel und spülen ihn unter fließendem Wasser ab.
2) Legen Sie den Abdruck danach für 5 Minuten in eine 2%ige Kaliumsulfatlösung und spülen ihn unter fließendem Wasser ab.
3) Schrauben Sie die Distanzhülsenreplikate in die Abdruckpfosten und setzen diese zurück in den Abdruck.
4) Gießen Sie den Abdruck mit vakuumgerührtem Typ IV-Gips (Velmix – Kerr) aus.
5) Zum Abbinden legen Sie ihn in eine Feuchtkammer.

Abdruckpfosten durch Abdruckgips von extrem niedriger Expansion (Gnathostone – Zeus) aufgenommen, ohne Überabdruck. – Anwendung erfolgt in Verbindung mit Arbeitsmodellen, die Zahn- und Fixturenpfeiler kombinieren
1) Schrauben Sie die Distanzhülsenreplikate in die Abdruckpfosten. Sockeln Sie mit einem Abdruckgips von extrem niedriger Expansion (Gnathostone – Zeus). Vermeiden Sie den Kontakt zwischen Sockelgips und Abdruck, weil die Aufnahme von Feuchtigkeit, die Dimensionen des Abdrucks verändern könnte.

Anwendung
Das Modell liefert genaue Beziehungen zwischen den Pfeilern und gestattet die Herstellung von Einstückgüssen oder verlöteten Gerüsten.

Abdrucknahme mit Aufnahme direkt von den Fixturen
Vor dem Aufsetzen der Abdruckpfosten werden intraoral die Distanzhülsenzylinder oder Heilungsdistanzhülsen entfernt. Die Abdruckpfosten werden direkt mit den Fixturen verbunden und ein Abdruck wird vorgenommen.
1) Verbinden Sie die Fixturenreplikate mit den Abdruckpfosten (DCB 084 - Nobelpharma) und fertigen Sie ein Modell, welches die Fixturenoberfläche und nicht die Oberfläche der Distanzhülsenzylinder darbietet.
2) Sorgen Sie dafür, daß jeder Abdruckpfosten im Abdruck genau an seinem Platz sitzt.
3) Da die Fixturenreplikate sich im submukösen Bereich befinden, ist es ratsam, das Modell mit abnehmbaren, elastischen Weichgewebspartien herzustellen (siehe Modell mit elastischen Weichgewebspartien Abb. I.8, Seite 592), um den Zugang zu den Analogpfeilern zu erleichtern. (Abb. I.18).

Überprüfung der Genauigkeit der Modelle

- Gesichtsbogen (siehe Einartikulieren von Modellen, S. 605).
- Kieferregistrierung (siehe Einartikulieren von Modellen, S. 606).
- DuraLay-Kappen (siehe Einartikulieren von Modellen, S. 610).

STUMPFMODELLE
Auswahl der Stumpfmodelle (Abb. I.19)
Allgemeine Richtlinien

1) Gießen Sie, wie zuvor beschrieben, den Hydrocolloidabdruck eines Quadranten mit vakuumgerührten Typ IV-Gips (Velmix) aus, um ein Sextantenmodell der Stümpfe herzustellen.
2) Benutzen Sie zur Überprüfung der Stümpfe ein Stereomikroskop mit 10facher Vergrößerung.
3) Wählen Sie die besten Stümpfe aus.
4) Benutzen Sie keinen Stumpf mit pulvriger Oberfläche.
5) Benutzen Sie das Mikroskop, um zu überprüfen, ob die Randbezirke klar geprägt sind. Wählen Sie keine Stümpfe mit Verunreinigungen in den Randbezirken, oder mit Luftblasen an den Rändern.
6) Wenn der einzig verfügbare Stumpf Oberflächenverunreinigungen aufweist, die nicht an die Ränder heranreichen, schaben Sie diese mit einer scharfen Skalpellklinge ab und belassen die verunreingte Oberfläche leicht erhaben. Absprengen könnte Teile des Stumpfes mitnehmen.
7) Wenn der Rand zum restlichen Stumpf relativ weit unterschnitten ist, muß der Zahn nachpräpariert werden. Unterschnitte, die nicht im Randbereich liegen, Luftblasen und unebene Oberflächen können mit einem geeigneten Ausblockmaterial (Zapit – Bracon Ltd.) korrigiert werden.
8) Das Stumpfmodell eines unterpräparierten oder nichtparallelen Zahnes kann korrigiert und danach verwendet werden (siehe Abänderung von Stümpfen, Seite 601), jedoch nur, wenn der präparierte Zahn in gleicher Weise abgeändert werden kann.

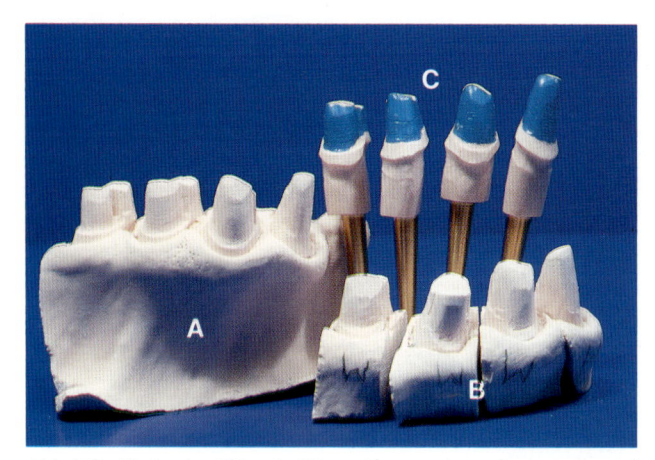

Abb. I.19 Die besten Stümpfe (B) werden aus einem Sextantenmodell (A) herausgesägt, anschließend präpariert und ergeben einen Satz Meister-Stumpfmodelle (C).

Trimmen der Stumpfmodelle (Abb. I.20)
Allgemeine Richtlinien

1) Trennen Sie die ausgewählten Stümpfe mit einem feinen Laubsägeblatt (0,007 – Whaledent) aus dem Sextantenmodell.
2) Arbeiten Sie unter dem Steromikroskop mit 10facher Vergrößerung und benutzen einen konischen Rundkopf-Carbidebohrer (CX79F.045 – Jota), um das Gingivalgewebe zu entfernen und den Präparationsrand freizulegen.
3) Zum Anlegen eines Grabens, oder um den Präparationsrand zu unterschneiden, führen Sie den Boherer darunter in einem Winkel von 120° zur axialen Neigung der Präparation und tragen den Gips bis in eine Tiefe von 0,5 bis 1 mm ab.
4) Ein Präparationsrand in einem Gebiet mit begrenztem Zugang, z.B. in einer Furkation, kann mit einem feinen, konischen Carbidebohrer (CX23F.023 – Jota) freigelegt werden.
5) Benutzen Sie einen großen konischen Tungsten-carbide-Bohrer (CX79F.060 – Jota), um die Basis parallel zur Präparation zu trimmen.
6) Bohren Sie in die Unterseite der Basis mit einem rostfreien Stahlbohrer (FF 4 – Jota) ein Loch.
7) Zementieren Sie mit Cyanoakrylatzement (Powabond 101 – Neutra Rust Inc. Ltd.) einen kleinen Dowel-Pin in die Öffnung. Positionieren Sie die flache Seite des Dowel-Pins nach der palatinalen bzw. lingualen Seite des Stumpfmodells. Um die Stumpfmodelle einzuordnen, benutzen Sie einen Holz- oder Kunststoffblock, der in 4 Quadranten aufgeteilt und mit Löchern in jedem Quadranten versehen ist, welche die Zahnpositionen darstellen. Dies ist eine nützliche Einrichtung, zur Einordnung der Stumpfmodelle, wenn mit mehreren Einheiten gearbeitet wird.

Trimmen der Stumpfmodelle für verschiedene Präparationsausführungen (Abb. I.20)
MOD Inlaypräparationen (Abb. I.20a)

1) Legen Sie die approximalen Ränder frei und untergraben lediglich den Rand am Boden der Kastenpräparationen.
2) Trimmen Sie nicht die übrigen Ränder.
3) Benutzen Sie einen Randzeichenstift (Belle de St. Clair), um den Präparationsrand zu umreißen.

Dreiviertelkronenpräparationen (Abb. I.20b)

1) Befreien Sie und untergraben die approximalen und lingualen Präparationsränder.
2) Der bukkale Rand bleibt unberührt.

Schulterpräparationen (Abb. I.20c)

1) Erhalten Sie die Schulter gut gestützt.
2) Wenn möglich, erhalten Sie die Konturierung über den Präparationsrand hinaus.
3) Legen Sie den Rand frei und entfernen die Basis im rechten Winkel zur Schulter.
4) Ein Stumpfmodell, das zur Herstellung eines aufgesetzten Keramikrandes dient, darf nicht unterhalb des Abschlußrandes unterschnitten werden. Etwaige Mängel werden mit Ausblockungsmaterial (Zapit – Bracon Ltd.) ausgeglichen.

Schrägschulterpräparationen (Abb. I.20d)

1) Legen Sie den Rand frei und untergraben die Präparation.
2) Allzu starkes Trimmen bei derartigen Präparationen ist, obgleich nicht ideal, nicht kritisch, soweit der Kronenrand mit der Schrägschulter abschließt.
3) Bei langen Schrägschultern (Abb. I.20e) zeigt die Änderung des Farbtons auf der Gipsoberfläche die Demarkation zwischen der Präparation und dem unbeschliffenen Zahn an.

Hohlkehlpräparationen (Abb. I.20f)

1) Legen Sie die Ränder frei.
2) Erhalten Sie, wenn möglich, die Zahnkonturierung jenseits des Präparationsrandes.
3) Wenn es notwendig ist, bis an den Präparationsrand zu trimmen, muß man Vorsicht walten lassen, diesen nicht zu stark zu untergraben, weil eine unabgestützte dünne Kante entsteht, die nur allzuleicht abbricht.

Änderung unterpräparierter und nicht-paralleler Stumpfmodelle (Abb. I.21)

1) Fertigen Sie eine DuraLay-Kappe auf dem Stumpf-

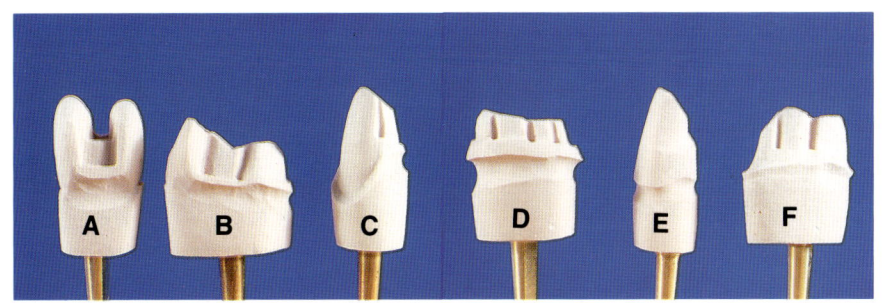

Abb. I.20 Die Stumpfmodelle zeigen die getrimmten Präparationsränder von (A) MOD-Inlay, (B) Dreiviertelkrone, (C) Schulter, (D) Schrägschulter, (E) langer Schrägschulter und (F) Hohlkehle.

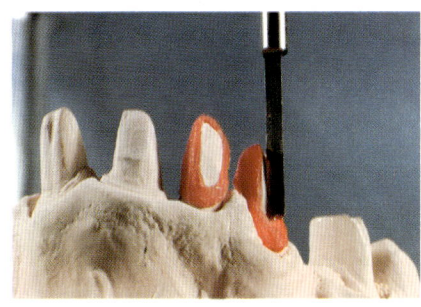

Abb. I.21 Zurückgeschnittene DuraLay-Kappen werden benutzt, um unterpräparierte und nichtparallele Stümpfe abzuändern. Der Vermessungsstift dient zur Feststellung von Unterschnitten.

modell, das abgeändert werden soll. Wenn möglich verwenden Sie hierfür ein Ersatzmodell (s. DuraLay, Seite 657).
2) Nehmen Sie die Kappe ab.
3) Vorgehen auf dem Arbeitsmodell des Gesamtabdrucks
   für einen unterpräparierten Zahn:
   - Markieren Sie mit einem Bleistift den notwendigen Umfang der vorzunehmenden Korrektur;

   für einen nicht-parallelen Zahn:
   - Setzen Sie das Modell auf einen Meßtisch und vermessen den Unterschnitt. Markieren Sie mit einem Bleistift das Ausmaß der erforderlichen Abtragung, um den Unterschnitt zu beseitigen.
   - Überprüfen Sie immer zusammen mit dem Kliniker, ob der Zahn in dem gewünschten Umfang abgetragen werden kann. Manchmal ist ein Blick auf die Röntgenbilder erforderlich.
4) Setzen Sie die DuraLay-Kappe auf das Modell und präparieren mit einem Tungsten-carbide-Bohrer oder Skalpell durch die Kappe, bis die Bleistiftmarkierung erreicht ist. Überprüfen Sie den Umfang der Abtragung bzw. die Parallelität, wo zutreffend.
5) Übertragen Sie die Kappe zurück auf das Stumpfmodell und korrigieren dieses Modell entsprechend.
6) Stellen Sie die Restauration auf dem abgeänderten Stumpfmodell her.
7) Die DuraLay-Kappe wird zusammen mit der Restauration im Mund überprüft.
8) Setzen Sie die Kappe auf den präparierten Zahn.
9) Tragen Sie den Überhang des Zahnes in der Fensterung der Kappe vorsichtig ab, bevor Sie die Restauration einprobieren.

Einfügen von Stumpfmodellen, die nach intraoraler Änderung der Präparation gefertigt wurden, in ein bereits vorhandenes Kompaktmodell (Abb. I.22)

Manchmal ist es erforderlich, ein neus Stumpfmodell in das Meistermodell des Gesamtabdrucks einzufügen. Dies geschieht auf folgende Weise:
1) Fertigen Sie anhand eines intraoralen Abdrucks ein Modell von der geänderten Präparation plus der angrenzenden Zähne oder Präparationen.
2) Sägen Sie aus dem Kompaktmodell den originalen unpräparierten Zahn (Abb. I.22a), oder den Stumpf heraus und achten darauf, nicht den gingivalen Kiefersaum zu verletzen.
3) Bohren Sie sorgfältig den Sockel aus und bringen retentive Unterschnitte an (Abb. I.22b).
4) Bestreichen Sie den geänderten Stumpf und die angrenzenden Zähne oder Stümpfe auf dem Korrekturmodell mit einem Separator (Vaseline – Chesebrough – Pond's Ltd.).
5) Fertigen Sie auf dem geänderten Stumpf eine DuraLay-Kappe und verlängern das Duralay auf die benachbarten Zähne oder Präparationsstümpfe, um somit einen Lokalisierungsblock zu erhalten. Bringen Sie an dem DuraLay Fensteröffnungen an, damit der Sitz des Stumpfes und die Lage des Vorwalls nach der Übertragung auf das Kompaktmodell überprüft werden kann.
6) Sägen Sie den veränderten Stumpf heraus, trimmen ihn und bringen an seiner Basis Retentionen an (Abb. I.22c).
7) Setzen Sie das Stumpfmodell in den DuraLay-Vorwall und fixieren es mit Klebewachs.
8) Setzen Sie den Vorwall auf das Kompaktmodell (Abb. I.22d) und vergewissern sich, daß er spannungsfrei auf den Nachbarzähnen oder Stümpfen aufsitzt und daß genügend Platz rund um das Stumpfmodell im Sockel vorhanden ist.
9) Wässern Sie das Kompaktmodell und das Stumpfmodell bis zur Sättigung des Gipses und entfernen überschüssiges Wasser.
10) Nehmen Sie das Stumpfmodell und den Vorwall herunter.
11) Bereiten Sie eine fließende Mischung aus Typ IV-Gips (Velmix).
12) Füllen Sie den Sockel mit dem Gips halb auf.
13) Setzen Sie das Stumpfmodell an seinen Platz, bis der Vorwall spannungsfrei auflagert.

Anhang I Modelle und Stumpfmodelle

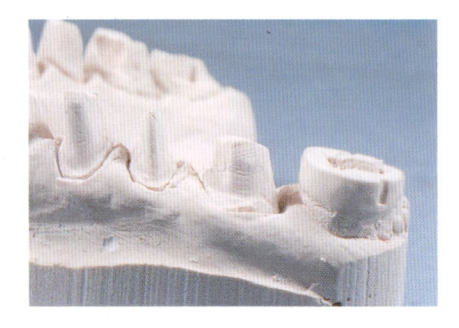

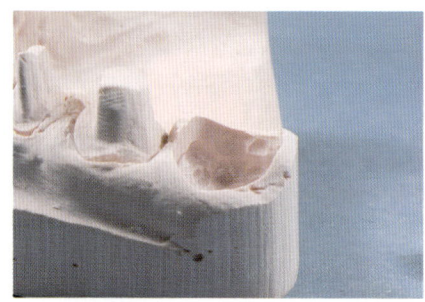

Abb. I.22 Einsetzen eines neuen Stumpfmodells in ein Arbeitsmodell.

Abb. I.22a Zahn 17 ist noch nicht präpariert.

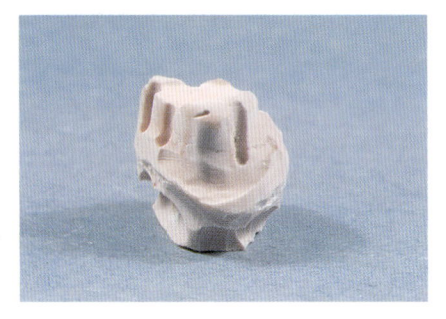

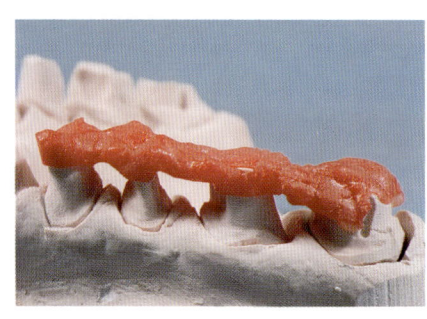

Abb. I.22b Der Sockel wurde auf dem Kompaktmodell ausgebohrt, um das neue Stumpfmodell aufzunehmen.

Abb. I.22c Im Anschluß an die Zahnpräparation wird Abdruck genommen und ein Stumpfmodell ausgegossen. Das Stumpfmodell wird getrimmt, so daß es passiv in den Sockel hineinreicht. An seiner Basis befinden sich Retentionen.

Abb. I.22d Ein DuraLay-Vorwall wird benutzt, um das Stumpfmodell in das Kompaktmodell einzugliedern.

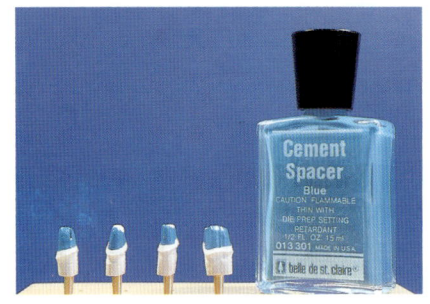

Abb. I.23 Stumpf-Platzhalterlösung dient zur Unterbringung der Dicke des Zementfilms.

14) Entfernen Sie mit einem feinen Pinsel überschüssigen Gips, der aus dem Sockel quillt und sorgen dafür, daß das Stumpfmodell vor Ort verankert wird.
15) Lassen Sie das Modell in einer Feuchtkammer abbinden.

Ersetzen zerbrochener oder unvollkommener Stümpfe an einem Gesamtabdruck

Erweitern Sie den Sockel unterhalb des zerbrochenen, oder unvollkommenen Stumpfes und setzen einen Ersatzstumpf in der obene beschriebenen Weise ein.

Stumpf-Platzhalter (Abb. I.23)

Streichen Sie eine Platzhalterschicht (Tanaka or Belle de St. Clair) auf die vertikalen Wände und in die Rinnen des Stumpfmodells; bleiben Sie 2 mm vom Rand entfernt und lassen die Lösung trocknen. Dies ergibt eine Beschichtung von etwa 5 μm Stärke. Fügen Sie weitere Schichten hinzu, falls erforderlich, und lassen diese trocknen und aushärten.

- Verschiedenen Abdruckmaterialien produzieren Stumpfmodelle mit unterschiedlichen Ausmaßen und dies bestimmt, wo die Platzhalterlösungen und wie viele Schichten aufgetragen werden müssen.
- Hydrocolloidabdrücke ergeben Stumpfmodelle, die geringfügig schmaler (etwa 20 μm) und länger als die Zahnpräparationen sind.
- Die optimale Dicke für Stumpf-Platzhalter sind 25 μm zusätzlich zum tatsächlichen Präparationsausmaß; dies ist der zugestandene Platz für die Zementschicht.
- Für Stumpfmodelle von Hydrocolloidabdrücken sind daher 35 μm Platzhalterstärke erforderlich, um die Größe des Stumpfmodells der Dicke der Zementschicht anzupassen. Weil die Stumpfmodelle länger als die tatsächlichen Präparationen sind, ist auf den okklusalen Oberflächen die Beschichtung mit Platzhalterlösung nicht erforderlich.
- Eine Platzhalterbeschichtung schützt die Oberfläche des Stumpfmodells auch vor Abrasion.

Modellgipsversiegler und Oberflächenhärter

Die Oberfläche von Gips für Stumpfmodelle ist porös und absorbiert Feuchtigkeit. Dies kann den Modellgips schwächen und Grund für Verschleißerscheinungen darstellen und möglicherweise auch Probleme bei der Verarbeitung von Keramik mitsichbringen. Die Anwendung einer Oberflächenversiegelung und Härtung wird daher die Bearbeitungseigenschaften des Gipses verbessern.

1) Streichen Sie eine Schicht von Gipsoberflächenversiegler (Tanaka) auf die okklusalen und approximalen Oberflächen der Zähne, die an die Präparationen angrenzen und auf die präparierten Bereiche des Kompaktmodells. Den etwaigen Überschuß entfernen Sie mit Preßluft und lassen das Modell 15 Minuten trocknen.

2) Bestreichen Sie Schulter, Rand und Basis des Meister-Stumpfmodells, das für einen aufgesetzten Keramikrand vorgesehen ist, mit einem Oberflächenversiegler und Härter. Dies verhindert, daß Feuchtigkeit aus der Keramik in das Stumpfmodell absorbiert wird. Außerdem vermindert diese Maßnahme das Risiko, daß am Stumpfmodell Keramikpartikel haften bleiben (siehe Keramik, Seite 693).

- Das Versiegelungsmittel wird durch den Gips absorbiert, ohne einen meßbaren Oberflächenfilm zu hinterlassen.
- Es wird nicht empfohlen, Oberflächenversiegeler und Härter auf das Meister-Stumpfmodell vor Beendigung der Wachsmodellierung aufzutragen. Die meisten Stumpfmodelle wurden ohnehin bereits mit Platzhalterflüssigkeit beschichtet, und es ist ratsam, die Ränder unberührt zu lassen.

Anhang II

EINARTIKULIEREN VON MODELLEN

Diagnostische Modelle

Arbeitsmodelle

- Standardverfahren
- Arbeitsmodelle, die mit diagnostischen Modellen für provisorische Restaurationen austauschbar sind.
- Arbeitsmodelle mit alternierend präparierten Zähnen, die gegen Arbeitmodelle mit allen präparierten Zähne austauschbar sind.
- Checkbißmodelle.
- Modelle für Prothesen, abgestützt auf osseointegrierten Fixturen.

Überprüfung der Genauigkeit einartikulierter Modelle

- Shimstockfolien;
- geteilter Modellsockel;
- Vericheckgerät;
- DuraLay-Kappen.

Einstellen des Artikulators

- Denar MK 2
- Mittelwerteinstellungen;
- Gebrauch von Checkbißregistraten;
- initiale Seitenverschiebung (laterale mandibuläre Translation);
- Denar D5A
- Einstellen kondylärer Determinanten.

Diagnostische Modelle
Präparation und Überprüfungen

1) Schneiden Sie mit einem konischen Grobschnitt-Carbidebohrer (CX79G.045 – Jota) Retentionen in die Basis eines jeden Modells.
2) Prüfen Sie, daß die Einzelteile des Gesichtsbogens festgestellt sind.
3) Entfernern Sie an Gesichtsbogen und Kieferregistraten mit einer scharfen Skalpellklinge überschüssige Wachsreste und belassen flache inzisale Einbisse und Höckereinbuchtungen. Tiefe Einbisse behindern das genaue Aufsetzen des Modells.
4) Entfernen Sie sorgfältig Überreste von den okklusalen Oberflächen der Zähne (siehe Herstellung von Modellen, Seite 588), weil diese dem Modell bei der Einlagerung in die Registrate im Wege sind.
5) Prüfen Sie, daß das Oberkiefermodell passiv im Gesichtsbogen und in den Kieferregistraten sitzt.
6) Wenn das Modell auf allen Registraten außer einem einwandfrei sitzt und dieses Registrat verzogen erscheint, muß es neu abgenommen werden.
7) Wenn das Modell auf keinem Registrat passiv aufsitzt, ist höchstwahrscheinlich das Modell verformt, und es muß eine neuer Abdruck genommen werden.

Montage des Oberkiefermodells (Abb. II.1a)

1) Befestigen Sie den Gesichtsbogen auf einem halbjustierbaren Artikulator (Denar MK2 – Denar). Verwenden Sie eine Stütze, um zu verhindern, daß die Bißgabel unter dem Gewicht des Modells sich bewegt.
2) Stellen Sie den Inzisalstift an dem Artikulator auf Null.
3) Setzen Sie das vorbereitete Oberkiefermodell auf das Gesichtsbogenregistrat. Wenn die Einlagerung unstabil ist, befestigen Sie das Modell an seinem Platz mit Klebewachs.
4) Befestigen Sie eine herkömmliche Montageplatte am Oberteil des Artikulators.
5) Befeuchten Sie den Modellsockel.
6) Befestigen Sie das Modell an der Montageplatte mit einem Gips von extrem niedriger Expansion (Gnathostone – Zeus).
7) Stellen Sie die zentrische Verriegelung fest und achten darauf, daß vor dem Abbinden des Gipses der Inzisalstift in Kontakt mit dem Inzisalteller steht.
8) Vermeiden Sie zuviel Gips aufzutragen und beschränken sich auf eine Teilmenge innerhalb der Modellkanten und der Montageplatte.
9) Entfernen Sie das montierte Modell aus dem Artikulator und verstreichen rund um den Montagegips eine Gipsmischung aus 50/50 vakuumgerührten Typ IV-Gips (Velmix – Kerr) und Abdruckgips von extrem niedriger Expansion (Gnathostone – Zeus).
10) Benutzen Sie angefeuchtetes und trockenes Sandpapier mittlerer Körnung (P120) gefolgt von feiner Körnung (P400), um die Oberfläche zu glätten.

Anhang II Einartikulieren von Modellen

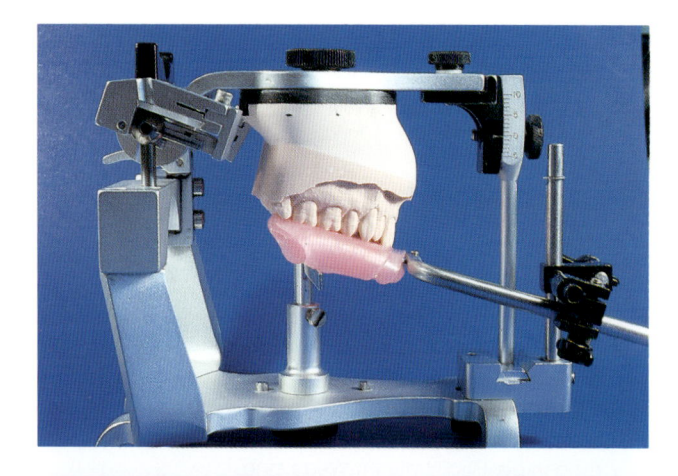

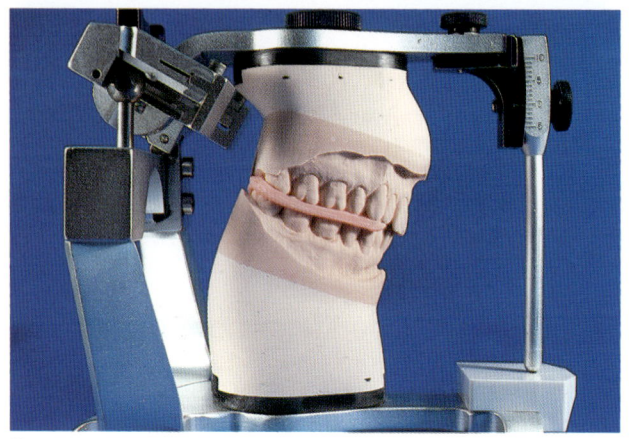

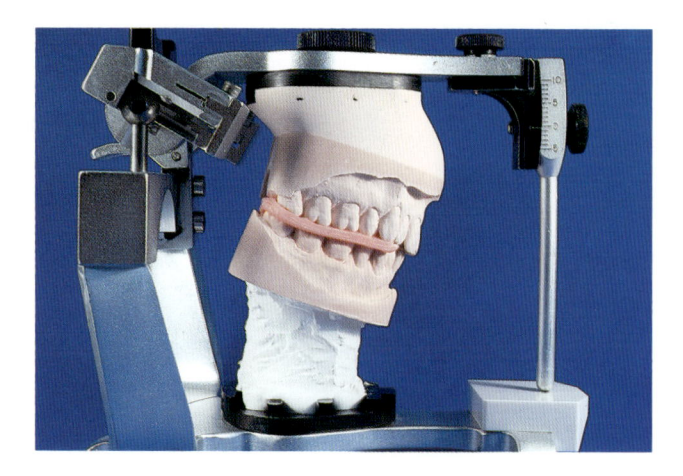

Abb. II.1 Einartikulieren diagnostischer Modelle.

Abb. II.1a Verwendung eines Gesichtsbogens; das Oberkiefermodell wurde in das Artikulatoroberteil montiert und der Sockelgips geglättet.

Abb. II.1b Das Unterkiefermodell wurde gegen das Oberkiefermodell einartikuliert und anschließend der Sockelgips geglättet (Abb. II.1c).

Abb. II.1c Diagnostische Modelle mittels zahngetrennter Kieferregistrierung in einen halbjustierbaren Artikulator (Denar MK II – Denar) einartikuliert.

Einartikulieren des Unterkiefermodells
(Abb. II.1b)

1) Zum Einartikulieren des Unterkiefermodells gegen das Oberkiefermodell benutzen Sie eine zahngetrennte Kieferregistrierung der zentrischen Relation, so daß nach dem Entfernen der Registrate und dem Zusammenbringen der Zähne der Anfangszahnkontakt (CRCP) beobachtet werden kann.
2) Prüfen Sie, daß das Unterkiefermodell der Kieferregistrierung passiv aufsitzt.
3) Wenn die Kieferregistrierung am Behandlungsstuhl durchgeführt wird, bestreichen Sie den in der Mitte befindlichen, von den Zähnen nicht eingebissenen Anteil des Registrates mit temporärem Zement (Tempbond – Kerr), um eine bruchanfällige Oberfläche herzustellen, welche beim Aufsetzen auf das Modell Sprünge ausbildet, wenn Verformungen auftreten. Diese beweisen entweder eine inkorrekte Registrierung oder ein ungenaues Modell.
4) Das Oberkiefermodell betreffend, trimmen Sie das Registrat und überprüfen das Modell auf okklusale Gipsreste.
5) Wenn das Modell nicht passiv aufsitzt, probieren Sie die anderen Kieferregistrate und wenn es noch immer nicht paßt, muß ein neuer Abdruck genommen werden.
6) Setzen Sie das geglättetete Oberkiefermodell in den Artikulator.
7) Entfernen Sie den Gesichtsbogen und montieren den Inzisalteller (Denar MKII – Denar). Der Inzisalteller mit der flachen Oberseite wird bevorzugt, weil der Kontakt des Stützstiftes deutlich zu sehen ist.
8) Richten Sie den Inzisalstift so ein, daß der Artikulator etwa 2 mm von der Horizontale weiter geöffnet ist. Dies berücksichtigt den Zusammenschluß der Modelle durch die Dicke der Kieferregistrierung.
9) Setzen Sie das Unterkiefermodell zum montierten Oberkiefermodell anhand der Kieferregistrate in Beziehung. Wenn die Lagerung unstabil ist, verwenden Sie Klebewachs, um die Modelle in Position zu halten.
10) Befestigen Sie eine herkömmliche Montageplatte an dem Artikulatorunterteil.
11) Befeuchten Sie den Gipssockel des Modells.
12) Befestigen Sie das Modell auf der Montageplatte mit Gips von extrem niedriger Expansion (Gnathostone – Zeus).
13) Stellen Sie die zentrische Verriegelung fest und achten darauf, daß vor dem Abbinden des Gipses der Inzisalstift in Kontakt mit dem Inzisalteller steht.
14) Vermeiden Sie zuviel Gips aufzutragen und beschränken sich auf eine Teilmenge innerhalb der Modellkanten und der Montageplatte.

15) Entfernen Sie nach dem Abbinden des Gipses das Unterkiefermodell aus dem Artikulator und glätten den Sockel, wie für das Oberkiefermodell beschrieben.
16) Setzen Sie das Modell zurück in den Artikulator und überprüfen, ob die Modelle mit verriegelter Zentrik und dem Inzisalstift in Kontakt mit dem Inzisalteller (Abb. II.1c), passiv in den Registraten lagern.
17) Entfernen Sie die Registrate, lockern den Inzisalstift und schließen die Modelle zusammen, bis der erste Zahnkontakt sich einstellt.
18) Überprüfen Sie, daß die Shimstockfolien-Kontakte (Shimstock Foil – GHM) mit den Aufzeichnungen übereinstimmen, die der Kliniker angegeben hat.

Arbeitsmodelle
Standardverfahren

1) Fertigen Sie die Modelle, wie zuvor beschrieben (siehe Herstellung von Arbeitsmodellen, Seite 590). Überprüfen Sie die Modelle auf Gipsreste und schneiden Retentionen in deren Sockel.
2) Benutzen Sie einen Gesichtsbogen, um das Oberkiefermodell zum Artikulatoroberteil in Beziehung zu setzen (siehe Montage maxillärer Diagnostikmodelle, S. 605).
3) Befestigen Sie das Oberkiefermodell an einer herkömmlichen Montageplatte mit Gips von extrem niedriger Expansion (siehe Montage maxillärer Diagnostikmodelle, Seite 605). In diesem Stadium ist es noch nicht erforderlich, den Sockelgips zu glätten.
4) Setzen Sie in das Artikulatorunterteil eine modifizierte Montageplatte. Um die Platte zu modifizieren blocken Sie deren Retentionen aus und bauen eine etwa 5 mm hohe Abstandsplatte aus selbsthärtendem Akrylkunststoff auf (Abb. II.2c).
5) Benutzen Sie Kieferregistrate, um das Unterkiefermodell zum Oberkiefermodell in Beziehung zu setzen. Wenn die Einstellung unstabil ist, verwenden Sie Klebewachs (Cottrell), um sie zu fixieren.
6) Gipsen Sie das Unterkiefermodell auf die modifizierte Montageplatte des Artikulatorunterteils (Abb. II.2a) (siehe Einartikulieren des mandibulären Diagnostikmodells, Seite 606).
7) Wenn irgend möglich, wird für Arbeitsmodelle die Kieferregistrierung in korrektem Vertikalabstand vorgenommen. Der Inzisalstift muß daher so eingestellt sein, daß Artikulatoroberteil und Artikulatorunterteil parallel zueinander stehen.
8) Glätten Sie den Sockelgips des maxillären und mandibulären Modells mit einer Mischung aus 50/50 vakuumgerührtem Typ IV-Gips und einem Gips von extrem niedriger Expansion (Abb. II.2b).
9) Benutzen Sie trockenes und angefeuchtetes Sandpapier, um eine glatte Oberfläche herzustellen.
10) Trennen Sie die modifizierte Montageplatte von dem Unterkiefermodell.
11) Setzen Sie eine herkömmliche Montageplatte in das Artikulatorunterteil (Abb. II.2d).
12) Artikulieren Sie mit den gleichen Kieferregistraten das Unterkiefermodell gegen das Oberkiefermodell (Abb. II.2d).
13) Verwenden Sie eine Mischung 50/50 aus vakuumgerührten Typ IV-Gips und Modellgips von extrem niedriger Expansion, um das Unterkiefermodell auf die herkömmliche Montageplatte zu gipsen, indem Sie den schmalen Spalt zwischen dem geglätteten Sockelgips und der Montageplatte gleichzeitig auffüllen (Abb. II.2e).
14) Setzen Sie die zentrische Verriegelung fest und achten darauf, daß der Inzisalstift auf dem Inzisaltisch aufsitzt, bevor der Gips abbindet.

Trotz der Verwendung von Gips mit extrem niedriger Expansion werden sich Montagefehler einstellen, wenn nicht die letzte Verbindung durch Einsatz einer nur minimalen Gipsmenge, wie oben beschrieben, vorgenommen wird (Abb. II.2d).

Arbeitsmodelle, die mit diagnostischen Modellen für provisorische Restaurationen austauschbar sind

1) Benutzen Sie einen Gesichtsbogen, um das maxilläre diagnostische Modell für provisorische Restaurationen in das Artikulatoroberteil einzusetzen und befestigen Sie dieses an einer herkömmlichen Montageplatte.
2) Artikulieren Sie das mandibuläre Diagnostikmodell für provisorische Restaurationen gegen das maxilläre Diagnostikmodell in korrektem Vertikalabstand. Befestigen Sie dieses an einer modifizierten Montageplatte (Abb. II.2c).
3) Glätten Sie die mandibulären und maxillären Gipssockel.
4) Trennen Sie die modifizierte Montageplatte von dem Unterkiefermodell.
5) Remontieren Sie das geglättete Unterkiefermodell an eine herkömmliche Montageplatte mit einer Mischung 50/50 aus vakuumgerührtem Typ IV-Gips und Modellgips von extrem niedriger Expansion.
6) Artikulieren Sie das Oberkiefer-Arbeitsmodell gegen das mandibuläre Diagnostikmodell in korrektem Vertikalabstand unter Verwendung einer modifizierten Montageplatte.
7) Glätten Sie den Oberkiefer-Sockelgips.
8) Trennen Sie die modifizierte Montageplatte von dem Oberkiefer-Arbeitsmodell.
9) Remontieren Sie das geglättete Oberkiefer-Arbeitsmodell an eine herkömmliche Montageplatte mit einer Mischung 50/50 aus vakuumgerührtem Typ IV-Gips und Modellgips von extrem niedriger Expansion.
10) Unter Verwendung einer entsprechenden Kieferregistrierung artikulieren Sie das Unterkiefer-Arbeitsmodell gegen das geglättete Oberkiefer-Arbeitsmodell in korrektem Vertikalabstand an eine modifizierte Montageplatte.

Anhang II Einartikulieren von Modellen

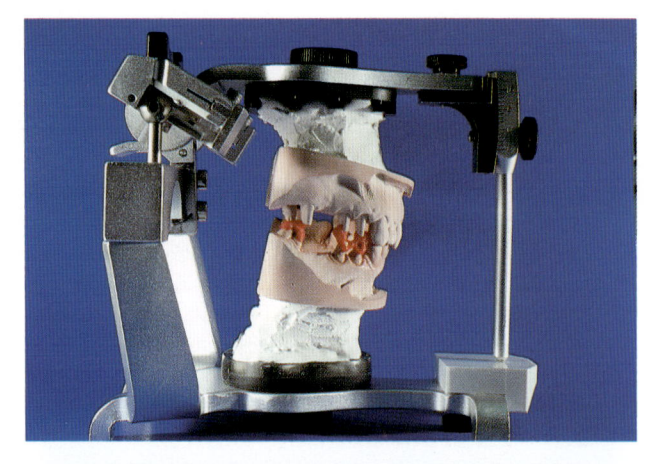

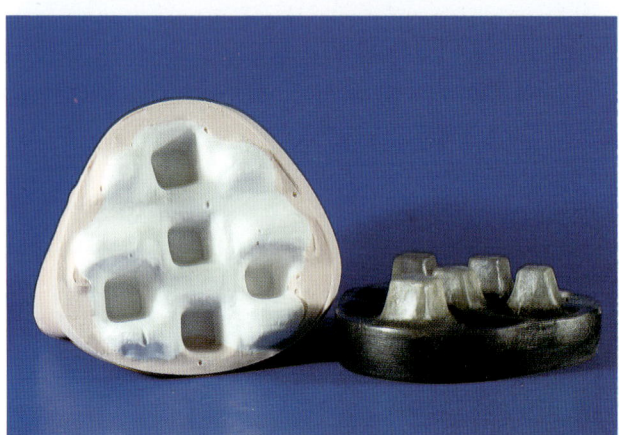

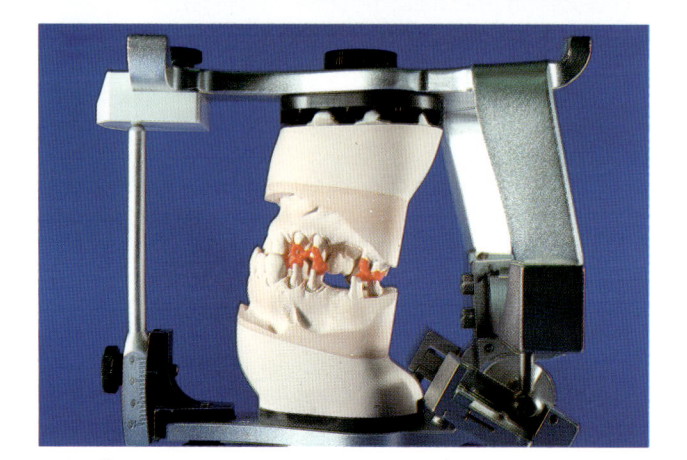

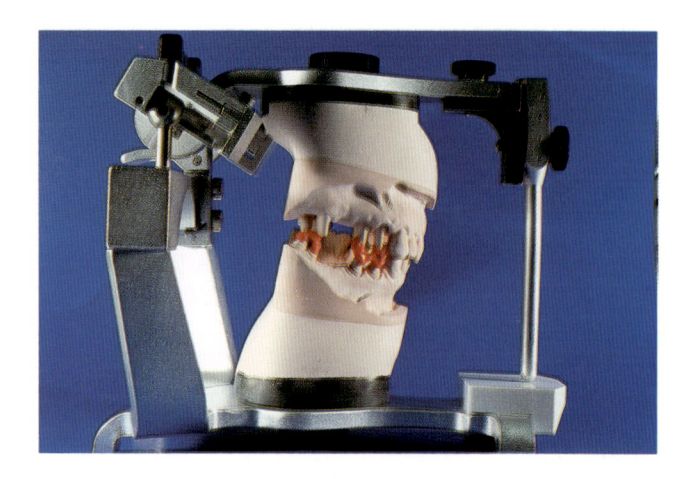

Abb. II.2 Einartikulieren von Arbeitsmodellen.

Abb. II.2a Die Arbeitsmodelle sind einartikuliert, aber der Sockelgips ist noch nicht geglättet. Das Unterkiefermodell ist an einer modifizierten Montageplatte (Abb. II.2c) befestigt.

Abb. II.2b Der Sockelgips beider Modelle ist geglättet.

Abb. II.2c Die abgenommene modifizierte Montageplatte.

Abb. II.2d Eine herkömmliche Montageplatte wird an dem Artikulatorunterteil angebracht und darauf das Unterkiefermodell eingegipst. Achten Sie auf den schmalen Spalt für die Endbefestigung.

Abb. II.2e Die in korrektem Vertikalabstand einartikulierten Arbeitsmodelle.

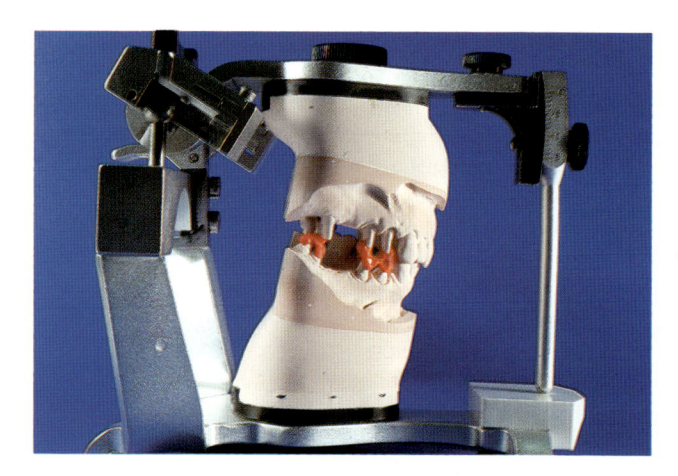

11) Glätten Sie den Unterkiefer-Sockelgips.
12) Entfernen Sie die modifizierte Montageplatte.
13) Remontieren Sie das geglättete Unterkiefer-Arbeitsmodell gegen das Oberkiefer-Arbeitsmodell mit einer Mischung 50/50 aus vakuumgerührtem Typ IV-Gips und Modellgips von extrem niedriger Expansion unter Verwendung einer herkömmlichen Montageplatte.

Die Modelle sind nun austauschbar. Das Oberkiefer-Diagnostikmodell und das Unterkiefer-Arbeitsmodell sind nicht direkt miteinander einartikuliert worden. Dies könnte daher eine mögliche Fehlerquelle darstellen.

Welches als erstes Modell montiert werden muß, wird variieren und hängt vom Behandlungsverlauf ab. Unabhängig von der Reihenfolge, in der die Modelle einartikuliert werden, bleiben die Details die gleichen.

Arbeitsmodelle mit alternierend (ein-über-den-anderen) präparierten Zähnen, die gegen Arbeitsmodelle mit allen präparierten Zähnen austauschbar sind

Für Oberkiefer

1) Unter Verwendung eines Gesichtsbogens zur korrekten Einstellung und einer herkömmlichen Montageplatte befestigen Sie das Arbeitsmodell alternierend präparierter Zähne an dem Artikulatoroberteil und glätten den Sockel.
2) Verwenden Sie eine modifizierte Montageplatte und artikulieren das Unterkiefermodell gegen das Obere Modell. Wenn eine gesicherte Abstützung vorhanden ist, richten Sie das Modell mit der Hand ein, andernfalls bedienen Sie sich einer interkuspidalen Kieferregistrierung.
3) Glätten Sie den Sockel und remontieren das Unterkiefermodell auf eine herkömmliche Montageplatte. Befestigen Sie das Modell auf der Platte mit einer geringen Menge Gips.
4) Artikulieren Sie das Oberkiefer-Arbeitsmodell aller präparierten Zähne unter Verwendung einer modifizierten Montageplatte gegen das Unterkiefermodell.
5) Glätten Sie den Sockel und remontieren das Modell auf eine herkömmliche Montageplatte. Befestigen Sie das Modell auf der Platte mit einer geringen Menge Gips.
6) Das Arbeitsmodell alternierend präparierter Zähne und das Arbeitsmodell aller präparierten Zähne sind nunmehr austauschbar.

Für Unterkiefer

1) Verwenden Sie einen Gesichtsbogen und eine herkömmliche Montageplatte, um das diagnostische Oberkiefermodell in den Artikulator zu setzen.
2) Verwenden Sie modifizierte Montageplatten, um beide, entweder das Unterkiefer-Arbeitsmodell der alternierend präparierten Zähne oder das Arbeitsmodell aller präparierten Zähne dagegen zu setzen.
3) Glätten Sie die Sockel und remontieren die Modelle unter Verwendung von herkömmlichen Montageplatten mit geringen Mengen Gips.

Checkbißmodelle (Abb. II.3)

1) Montieren Sie beide Modelle, die sich noch im Checkbißabdruck befinden (siehe [Abb. I.11], Seite 595) in einen Vertikulator (Verticulator – Jelenko), oder in einen einfachen Scharnierrelator.
2) Befestigen Sie diese mit einem Gips von extrem niedriger Expansion.
3) Entfernen Sie den Checkbiß-Abdrucklöffel von den montierten Modellen.

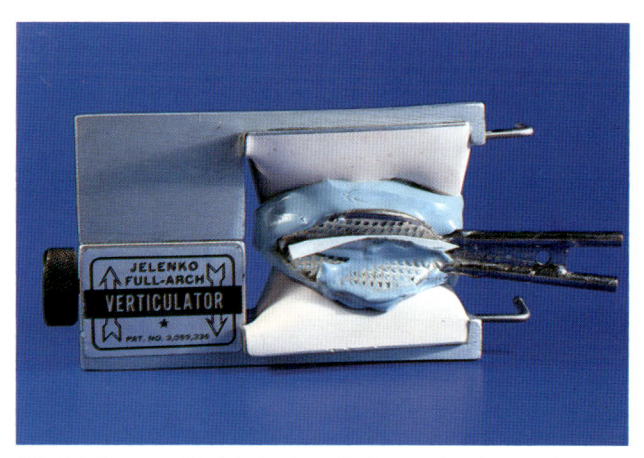

Abb. II.3 Montierte Modelle in einem Vertikulator. Der Checkbißabdruck (Abb. I.11) ist noch immer in situ.

Modelle für Prothesen auf osseointegrierten Fixturen

1) Montieren Sie die Modelle gleichermaßen, wie für Arbeitsmodelle beschrieben.
2) Setzen Sie das Kieferregistrat auf die Distanzhülsenreplikate des Arbeitsmodells. Die Registrierung wird mittels Abdruckkappen und Duralay durchgeführt (Abb. II.4) (siehe DuraLay, Seite 657).

Überprüfung der Genauigkeit einartikulierter Modelle

Shimstockfolien

- Es wird festgestellt, welche Zähne im Mund die Shimstockfolie halten und ob diese festgehalten wird, oder sich gerade eben noch zwischen den Zähnen durchziehen läßt.
- Legen Sie an den einartikulierten Modellen die Shimstockfolie zwischen die gegenüberstehenden Zähne und überprüfen, ob sie in gleicher Weise gehalten wird.
- Die Genauigkeit dieser Methode ist durch den Grad der Beweglichkeit der natürlichen Zähne, die Biegung des Unterkieferkörpers und durch die Unverletztheit okklusaler Details auf dem Modell begrenzt.

Geteilte Modellsockel (Abb. II.5)

1) Artikulieren Sie die Modelle mit einem geteiltem Modellsockel des Oberkiefermodells ein (siehe Modelle und Stumpfmodelle, Seite 589).
2) Trennen Sie das Oberkiefermodell von seinem geteilten Gipssockel und setzen es in die Registrate, die zum Einartikulieren der Modelle benutzt wurden.

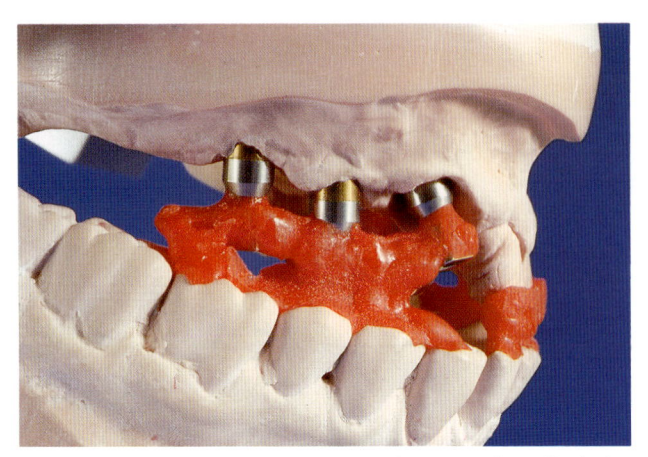

Abb. II.4 Einartikulierte Arbeitsmodelle mit fixturengestützter Registrierung.

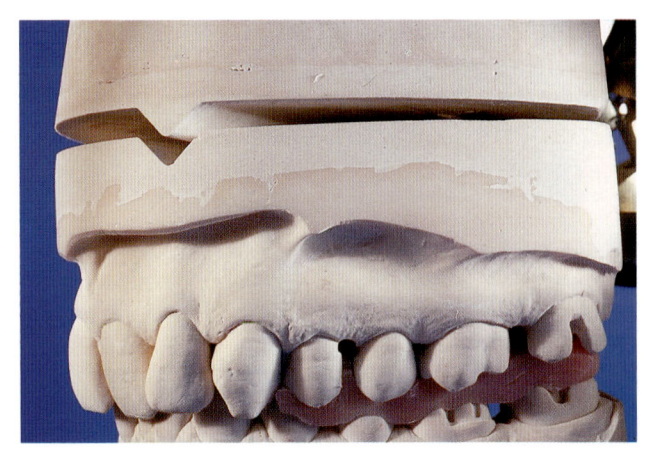

Abb. II.5 Die Montage des Oberkiefermodells mit geteiltem Sockel erleichtert dessen Abnahme und exakte Rückverlagerung.

3) Schließen Sie das Artikulatoroberteil auf das Modell. Die montierte Gipsplatte muß sich passiv auf die Modellbasis aufsetzen.
4) Eine Paßungenauigkeit deutet auf eine fehlerhafte Modellmontage hin.
5) Eine Fehlerquelle bei Artikulatoren, die keine Feststellvorrichtung der Zentrik besitzen, liegt in der unvollständigen Einlagerung der Kondylen in die Gelenkgruben während des Einartikulierens der Modelle.
6) Ersetzen Sie die zur Modellmontage verwendeten Kieferregistrate durch eine neue Kieferregistrierung, die anschließend durchgeführt wird.
7) Wenn die nachfolgenden Registrate mit den ersten identisch sind, wird sich der geteilte Sockel mit allen nachfolgenden Registraten genau einfügen.

Das Vericheckgerät

1) Die Modelle müssen zuvor in einen Denar-Artikulator einartikuliert werden.
2) Übertragen Sie die einartikulierten Modelle in das Ober- und Unterteil des Vericheckgerätes (Abb. II.6a).
3) Benutzten Sie die Kieferregistrate, mit denen die Modelle einartikuliert wurden.
4) Drücken Sie die Griffelspitzen durch die mit Papier bedeckten Öffnungen der vertikalen und horizontalen Gerätekomponenten im Oberteil des Vericheckgerätes. Auf diese Weise wird die Beziehung zwischen den montierten Modellen markiert, indem die Spitzen Löcher durch das Papier stoßen.
5) Setzen Sie die zweiten und dritten Registrate zwischen die Modelle und wiederholen den Vorgang für jedes Registrat.
6) Die Spitzen sollten bei allen Registraten an allen Meßflächen die gleichen Löcher anvisieren (Abb. II.6b).
7) Wenn zwischen den Markierungen für jedes Registrat offensichtliche Unterschiede auftreten, läßt sich daraus schließen, daß die Modelle nicht in reproduzierbaren Kieferbeziehungen einartikuliert wurden.
8) Weitere Registrierungen müssen durchgeführt werden, um die Montage zu überprüfen, oder es erweist sich als notwendig, die Modelle neu einzuartikulieren.

Die Griffelspitzen des Vericheckgerätes sind nicht immer absolut zentriert. Das bedeutet, daß die Drehung eines Griffels die Position der Spitze verändern kann und damit eine unterschiedliche Markierung hervorruft, obwohl die Registrate identisch sind. Um dies auszuschließen, versehen Sie jeden Griffel mit einer flachen Schliffkante, geben ein wenig Separatormittel (Vaseline) darauf und verlängern die Führungsröhrchen mit selbsthärtendem Kunststoff. Diese Maßnahme verhindert eine Rotation der Griffel (Abb. II.6a).

DuraLay-Kappen

1) Fertigen Sie eine DuraLay-Registrierung zwischen den präparierten Zähnen der einartikulierten Modelle.
2) Prüfen Sie, daß die Registrierung die Shimstockfolie festhält.
3) Übertragen Sie das Registrat in den Mund und testen, ob es die Shimstockfolie in der gleichen Weise festhält.

Diese Maßnahme ist zur Überprüfung der einartikulierten Modelle nützlich, ohne daß eine neue Kieferregistrierung notwendig wird.

Einstellen des Artikulators
Denar MK II
Mittelwerteinstellungen

1) Stellen Sie den Artikulator nach folgenden Durchschnittswerten ein:

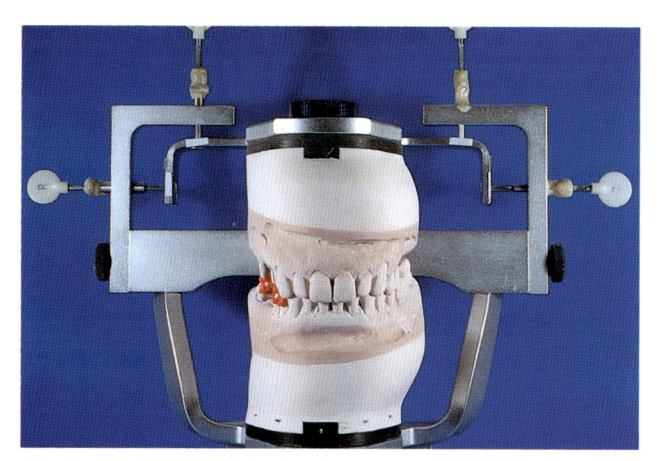

Abb. II.6a Arbeitsmodelle in einem Vericheck.

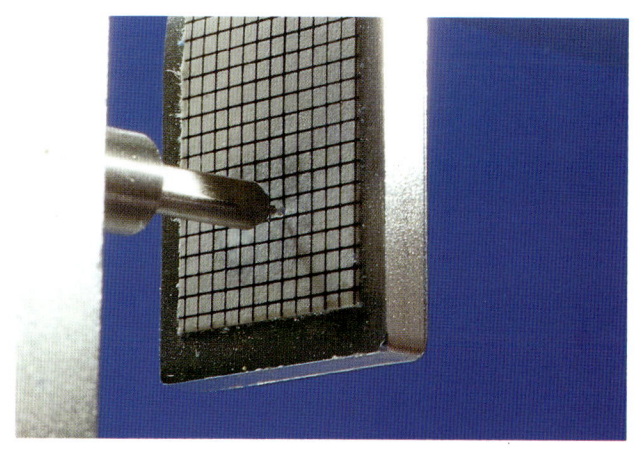

Abb. II.6b Die Nahaufnahme eines Arms des Vericheck zeigt, wie die Spitze gerade im Begriff ist, durch die Öffnung zu treten, welche durch die erste Kieferregistrierung angelegt wurde.

- Kondylenwinkel 25°
- integrierte Seitenverschiebung 15°
- initiale Seitenverschiebung 0°.
2) Ein Gesichtsbogen muß benutzt werden, wenn Durchschnittswerte eingestellt sind.
3) Wenn der seitliche Zahnzwischenraum zweifelhaft ist und laterale wie protrusive Checkbisse nicht vorgenommen wurden, stellen Sie den Kondylenwinkel zwischen 15° und 20° ein.
4) Das Abflachen des Winkels verringert die seitliche Trennung der Zahnreihen und macht es für den Techniker schwieriger an den Restaurationen eine Disklusion zu erreichen. Die Restaurationen werden flacher, aber die Wahrscheinlichkeit von Interferenzen im Munde, ist geringer.

Der Gebrauch von Checkbißregistraten, um die kondylären Determinanten einzustellen

1) Artikulieren Sie die Modelle, wie zuvor beschrieben, mittels Gesichtsbogens und Registraten in zentrischer Relation ein.
2) Entfernen Sie die Registrate und setzen die zentrische Verriegelung frei.
3) Lösen Sie die Stellschraube der rechten Fossa und die Führung der rechten integrierten Seitenverschiebung des Artikulators und setzen das linke laterale Registrat zwischen die einartikulierten Modelle.
4) Regulieren Sie den Winkel der rechten Fossa bis deren obere Wand gerade mit dem Kondylus in Kontakt tritt. Während das Modell passiv in dem Registrat ruht, setzen Sie die Führung der rechten unmittelbaren Seitenverschiebung bis der Kondylus berührt wird.
5) Fixieren Sie die rechten kondylären Einstellungen in dieser Position.
6) Wiederholen Sie diese Maßnahmen für die linke Fossa, indem Sie das rechte laterale Registrat einsetzen.
7) Beachten Sie die Kondylenwinkel.

8) Lösen Sie beide Stellschrauben der Fossae und setzen das Protrusionsregistrat zwischen die Modelle.
9) Stellen Sie beide Fossae ein, bis die Köpfe der jeweiligen Kondylen mit den oberen Wänden in Kontakt treten und fixieren diese in dieser Position.
10) Zum Schluß korrigieren Sie die Kondylenwinkel, je nachdem welches Registrat, das laterale oder das protrusive, den flachsten Winkel für jeden Kondylus ergibt (gewöhnlich das protrusive Registrat).
11) Wenn bei Arbeitsmodellen, im Gegensatz zu diagnostischen Modellen, dieser Kondylenwinkel steiler als der durchschnittliche Winkel (25°) ist, setzen Sie diesen auf 25° zurück, vorausgesetzt, dies bewirkt während lateraler Exkursionen keine protrusiven, oder Arbeitsseiten- bzw. Balanceseiteninterferenzen und vorausgesetzt, der Freiraum zwischen den Seitenzähnen bleibt erhalten.

Unmittelbare Seitenverschiebung
(laterale mandibuläre Translation)

1) Wenn ein integrierter Seitenverschiebungswinkel von mehr als 15° erforderlich ist, um den Kontakt zwischen dem Kondylus und der Führung der integrierten Seitenverschiebung aufrechtzuerhalten, dann sollte die unmittelbare Seitenverschiebung folgendermaßen angepaßt werden:
   - Setzen Sie den Winkel der integrierten Seitenverschiebung auf 15°.
   - Lösen Sie die Stellschraube der unmittelbaren Seitenverschiebung.
   - Drehen Sie, bis die Führung der integrierten Seitenverschiebung den Kondylus berührt.
   - Notieren Sie die Einstellung der Seitenverschiebung.
2) Zum Einartikulieren der Modelle und zum Aufwachsen der vollständigen Konturierung stellen Sie den Artikulator auf 0 unmittelbare Seitenverschiebung.
3) Wenn die Einstellungen der unmittelbaren Seitenverschiebung an den Restaurationen berücksichtigt wer-

den sollen, nehmen Sie diese Änderungen vor, nachdem das vollständige Aufwachsen beendet wurde.
4) Stellen Sie den Artikulator auf das gewünschte Maß der Seitenverschiebung ein.
5) Ändern Sie dementsprechend die Wachsmodellierungen (siehe Aufwachsen, Seite 675).

Denar D5A

- Für Modelle, die mit einem einfachen Gesichtsbogen einartikuliert werden, stellen Sie die unmittelbare Seitenverschiebung auf 0, verriegeln die Zentrik und montieren die Modelle, wie für den Denar MK II beschrieben.
- Bei Modellen, die mit einem Scharnierachsenlokalisator einartikuliert werden sollen, wird folgendermaßen verfahren:
1) Setzen Sie die Stifthalter in die Seiten der Kondylen.
2) Stellen Sie den interkondylären Abstand ein, bis die Stifte des Scharnierachsen-Gesichtsbogens in ihren jeweiligen Halterungen passiv lagern.
3) Jeder Kondylus muß gleich weit von der Mittellinie des Artikulators entfernt sein.
4) Stellen Sie die Führung der unmittelbaren Seitenverschiebung auf 0.
5) Richten Sie den Fossa-Abstand so ein, daß er mit den Kondylen übereinstimmt.
6) Stellen Sie die Gesichtsbogenstütze auf eine ebene Arbeitsfläche.
7) Stützen Sie die Registrierung ab.
8) Setzen Sie das Oberkiefermodell in das Registrat und befestigen es am Artikulator, wie zuvor beschrieben.

Einstellen kondylärer Determinanten

Das Pantronic-Gerät erstellt einen Ausdruck, nach dem der Artikulator entsprechend eingestellt werden kann; zusätzlich zu den klaren Anweisungen des Herstellers, die dem Instrument beiliegen.

Anhang III

SCHABLONEN UND VORWÄLLE

Schablonen

- preßgeformte Schablonen (Ellman);
- strahlenundurchlässige Marker;
  - für einen teilbezahnten Kiefer;
  - für einen zahnlosen Kiefer;
  - Lagebestimmung anhand einer diagnostischen Wachsaufstellung
  - zur Beurteilung der Beziehung zwischen dem restlichen Knochenfortsatz und den Schneidekanten einer diagnostischen Zahnaufstellung;
- Schablonen zur Lagebestimmung von Fixturen;
  - für einen teilbezahnten Kieferbogen;
  - für einen zahnlosen Kieferbogen.

Vorwälle

- aus Abdruckgips;
- aus Silikon-Putty (Formasil);
- aus Silikon-Putty (Formasil) und Gips (Gnathostone);
- aus DuraLay;
- aus DuraLay und Gips (Gnathostone).

Anwendungen
- Aufwachsen (siehe Aufwachsen in einen Vorwall, Seite 665).
- Keramik (siehe Keramik in einen Vorwall, Seite 696).
- Einfügen von Stumpfmodellen in Kompaktmodelle (siehe Modelle und Stumpfmodelle, Seite 601).
- Remontagen (siehe Remontagen, Seite 597).
- Lötungen (siehe Lötungen, Seite 703).
- Reparaturen (siehe Reparaturen, Seite 741).

SCHABLONEN
Preßgeformte Schablonen (Ellman)

Die Preßformausrüstung (Ellman) (Abb. III.1a) besteht aus:
- Silikonspraybehälter;
- Silikon-Putty mit hohem Molekulargewicht;
- 2 mm dicken Kunststoffplatten;
- Halter für die Kunststoffplatten
1) Legen Sie eine Kunststoffplatte in den Halter.
2) Kneten Sie die Puttymasse und formen diese in der Weise, daß sie ungefähr der Ausprägung des Kieferbogens entspricht.
3) Sprühen Sie Silikon-Isoliermittel auf beide Seiten der Kunststoffplatte und auf das Diagnostikmodell auf dem die Schablone hergestellt werden soll.
4) Erhitzen Sie den Kunststoff in einer mittelheißen Bunsenflamme. Beginnen Sie an der Peripherie, bewegen die Patte über die Flamme und wenden diese wiederholt von einer Seite auf die andere. Fahren Sie damit fort, bis sich die gesamte Platte von milchig weiß nach durchsichtig wandelt und durchzuhängen beginnt.
5) Nehmen Sie die Platte rasch aus der Flamme und drücken diese fest auf das Modell.
6) Entfernen Sie den Halter, formen die Puttymasse über die erweichte Kunststoffplatte und drücken diese nach innen in die Zwischeräume der Zähne.
7) Mit einer ruckhaften Bewegung entfernen Sie die Puttymasse, um zu verhindern, daß die Masse auf der nunmehr ausgeformten Schablone anklebt.
8) Prüfen Sie, daß die Schablone in dem erforderlichen Bereich voll ausgeformt und nicht zu dünn ist.
9) Wenn das Ergebnis unzureichend ist, ziehen Sie die vollständige Schablone von dem Modell ab, während diese noch warm ist und beginnen noch einmal von vorn.
10) Markieren Sie den Kunststoff rundherum mit einem Skalpell, je nach Erfordernis, etwa 3 mm unterhalb der Gingiva.
11) Schneiden Sie den über das Modell herausragenden labialen und lingualen/palatinalen Rand ab.
12) Halten Sie die Unterseite des Modells, ergreifen fest die Kunststoffschablone und ziehen diese vom Modell.
13) Kürzen Sie mit einer Schere, den überschüssigen angezeichneten Rand der Schablone.
14) Trimmen Sie die scharfen Kanten.
15) Überprüfen Sie abermals die Schablone auf dem Modell (Abb. III.1b).

Strahlenundurchlässige Marker (Abb. III.2)

1) Trennen Sie ein 5 mm breites, 15 mm langes Stück von einem Metall-Lineal ab. Schneiden Sie 5 mm voneinander entfernt zwei Kerben ein. Alternativ schneiden Sie von einem Bohrerschaft ein 10 mm langes Stück ab

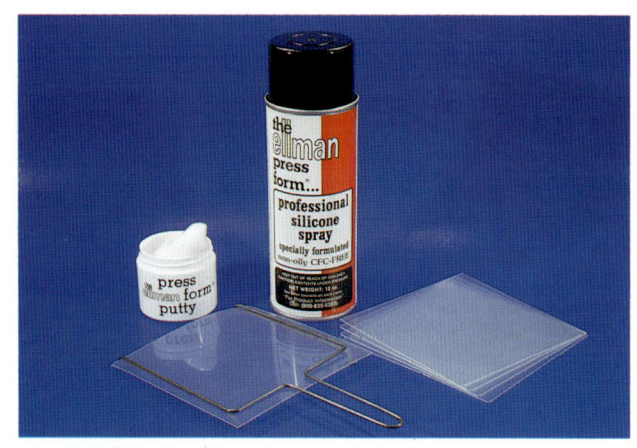

Abb. III.1a Ellman Preßform-Ausrüstung.

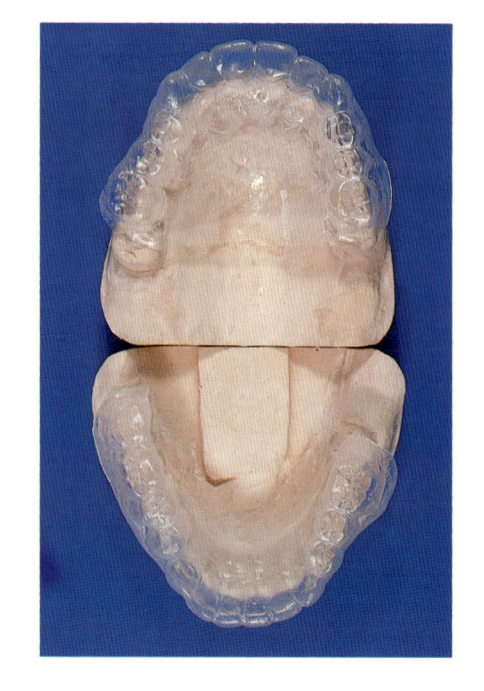

Abb. III.1b Klarsichtschablonen nach der Preßformmethode hergestellt.

(Abb. III.2a), oder benutzen eine 4 mm Ø Stahlkugel aus einem Kugellager (Abb. III.2b). Verwenden Sie diese Hilfsmittel als strahlenundurchlässige Markierungen.
2) Fügen Sie die Marker in eine einfache Schablone, die auf einem Diagnostikmodell entweder aus Wachs, Silikon-Putty oder Akrylkunststoff hergestellt wird.
3) Bei Verwendung von Modellen, die in einem Arikulator montiert sind, kann man eine Kieferregistrierung einbeziehen, um die Kieferbeziehung abzusichern.

Anwendungen
- Zur Feststellung der Verzeichnung von Röntgenbildern.
- Hilfe zur Feststellung der Eignung möglicher Implantatbezirke.

Bei einem teilbezahnten Kieferbogen
fertigen Sie einen Retentionsbehelf über die verbliebenen Zähne und setzen die Markierungen senkrecht in eine Halterung über den zahnlosen Kieferabschnitt.

Bei einem zahnlosen Kieferbogen
Fertigen Sie eine Basisplatte mit einem Bißwall und setzen die Markierungen senkrecht in den Wall.

Lagebestimmung anhand einer diagnostischen Wachsaufstellung
1) Benutzen Sie einen Vorwall von einer diagnostischen Wachsaufstellung, um mögliche Fixturenbereiche auf dem Modell festzulegen.
2) Schneiden Sie gebrauchte Bohrerschäfte in Längen, die den vorgesehenen Fixturen entsprechen. Kennzeichnen Sie die Stücke, indem Sie rund um jeden Schaft Kerben anbringen (1 Kerbe = 7 mm, 2 Kerben = 10 mm, 3 Kerben = 13 mm usw.) (Abb. III.2).
3) Fertigen Sie eineSchablone aus klarsichtigem, selbsthärtenden Akrylkunststoff (Rapid Repair – De Trey) in den Vorwall und setzen die Schäfte von entsprechender Länge in ihrer richtigen Stellung über die in Frage kommenden Implantationsbereiche.

Strahlenundurchlässige Markierungen zur Beurteilung der Beziehung zwischen Kieferkamm und Schneidekanten:
Bei einer vorhandenen Prothese, die eine zufriedenstellende Zahnstellung aufweist: (siehe Abb. 33.7b im Haupttext, Seite 499)
1) Mischen Sie ein strahlenundurchlässiges Material (EZ-HD Bariumsulfat 98% – Dentocare) mit einer lichtpolymerisierenden Glasur (Palaseal – Kulzer) zu einer Streichmasse, die mit einem Pinsel aufgetragen werden kann.
2) Tragen Sie dünne Streifen des strahlenundurchlässigen Materials auf die labialen und bukkalen Oberflächen der Prothesenzähne auf.
3) Legen Sie die Prothese in einen Lichtkasten (Spectramat – Ivoclar), um die strahlenundurchlässigen Glasurstreifen auszupolymerisieren.

Wenn die vorhandene Prothese eine mangelhafte, ästhetisch unakzeptable Zahnstellung aufweist, oder keine Prothese verfügbar ist:
1) Fertigen Sie eine Zahneinprobe auf einartikulierten Modellen und einer Prothesenbasis, die aus selbsthärtendem Akrylkunststoff hergestellt wurde.

Abb. III.2 Strahlenundurchlässige Markierungen.

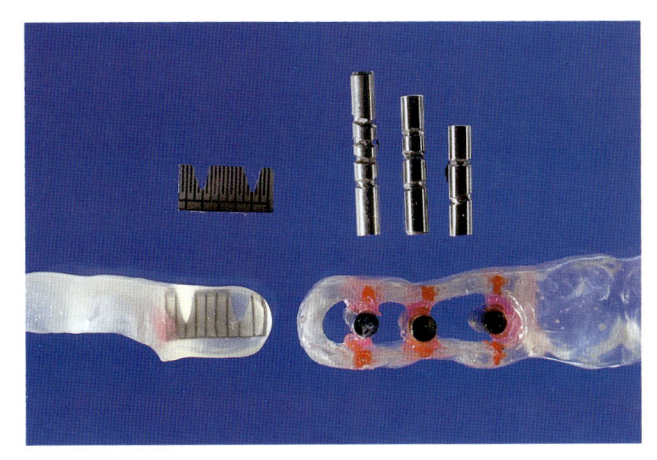

Abb. III.2a Metallstäbchen und gekerbte Abschnitte von einem Metall-Lineal (oben) werden als strahlenundurchlässige Marker benutzt und in Kunststoffschablonen (unten) eingearbeitet (Abb. III.3).

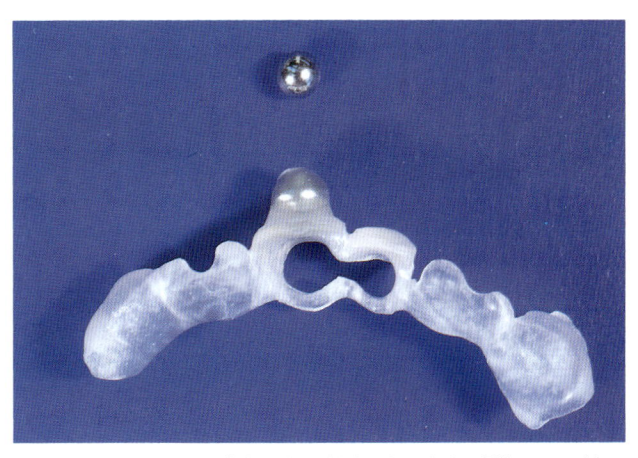

Abb. III.2b Eine 4 mm Ø Stahlkugel (oben) und eine Führungsschiene zur Lagebestimmung für Fixturen mit eingearbeiteter Stahlkugel (unten).

2) Nehmen Sie die Einprobe vor und ändern die Aufstellung, soweit erforderlich, bis die Zahnstellung akzeptabel ist.
3) Tragen Sie Streifen strahlenundurchlässigen Materials auf die labialen und bukkalen Oberflächen der probeweise aufgestellten Zähne.
4) Polymerisieren Sie die strahlenundurchlässigen Streifenmarkierungen, wie oben beschrieben.

Schablonen zur Lagebestimmung von Fixturen

Für einen teilbezahnten Kieferbogen (Abb. III.3)
1) Auf einem Studienmodell der vorhandenen Brücke, Prothese, diagnostischen Wachsaufstellung, oder Zahneinprobe, stellen Sie einen Silikon-Puttyvorwall (Formasil – Kulzer) der labialen/bukkalen Zahnpositionen her. Benutzen Sie die vorhandenen Zähne oder Weichgewebe als Orientierung.
2) Fertigen Sie ein Studienmodell des zahnlosen Kieferkammes, entweder von einer intraoralen Abdrucknahme, nachdem die Brücke oder Prothese entfernt wurde, oder indem Sie die vorhandene Brücke von dem Duplikat des Studienmodells herunterschneiden.
3) Markieren Sie auf dem zahnlosen Modell die voraussichtlichen Implantatlager, die vom Kliniker anhand des CT-scans festgelegt wurden.
4) Streichen Sie eine Separatorlösung (Cold Mould Seal – De Trey) auf das Modell.
5) Setzen Sie den Silikon-Puttyvorwall darauf und halten ihn, falls erforderlich, mit einem Gummiband in Position.
6) Fertigen Sie in den Vorwall eine Schablone der Zähne aus klarsichtigem, selbsthärtenden Akrylkunststoff (Rapid Repair – De Trey). Nutzen Sie alle vorhandenen Zähne oder Weichgewebe, um die Schablone in ihrer Lage zu fixieren.
7) Benutzen Sie einen konischen Tungstencarbide-Bohrer (CX79G.040 – Jota) und trennen damit den zentral gelegenen Teil der Schablone, der über dem zahnlosen Kieferabschnitt liegt, heraus und belassen eine 1 mm dicke bukkale und linguale Nachbildung der fehlenden Zähne an ihrem breitesten bukko-lingualen Durchmesser.
8) Kürzen Sie die Höhe der lingualen/palatinalen Wand, um den Zugang zu verbessern.
9) Mittels eines Fräsbohrers (CX 486G – Jota) fräsen Sie im Bereich der vorgesehenen Implantatlager Führungsrinnen in die linguale Oberfläche der bukkalen Schablonenwand. Legen Sie diese Rinnen so an, daß die Implantatlager nicht im Interproximalbereich liegen.
10) Mischen Sie Vitachrom 'L' stain mit einem lichthärtendem Lack und kennzeichnen die Führungsrinnen, um sie sichtbar zu machen.
11) Die fertiggestellte Schablone wird vor dem chirurgischen Eingriff in eine kalt sterilisierende Lösung (Cidex – Johnson & Johnson) für wenigstens 12 Stunden gelegt.

Schraubenöffnungen werden an den labialen Zahnflächen nicht hindurchtreten, wenn der Kliniker die Fixturen so plaziert, daß sie im zentralen Kammbereich hervortreten und die Aufbauten innerhalb dieses zentralen Bereiches liegen.

Für einen zahnlosen Kieferbogen (Abb. III.4)
1) Erweitern Sie die Schablone auf die seitlichen zahnlosen Kieferkämme.
2) Formen Sie für die Oberkieferschablone zusätzlich einen hinteren palatinalen Steg, der nach dem Anheben der Schleimhautlappen zur Einhaltung der Lagebeziehung beiträgt.

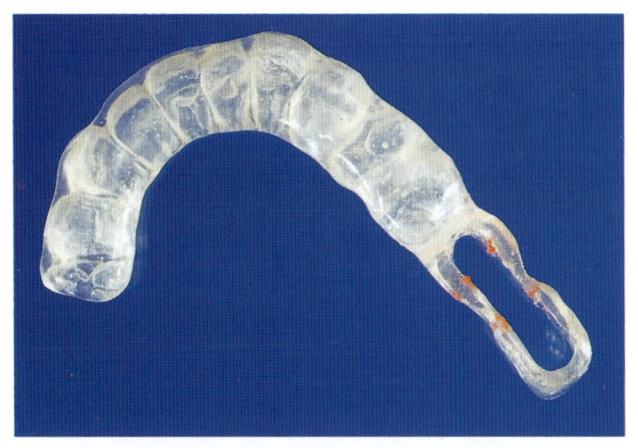

Abb. III.3 Zahngestützte Lokalisationsschablone für Fixturen.

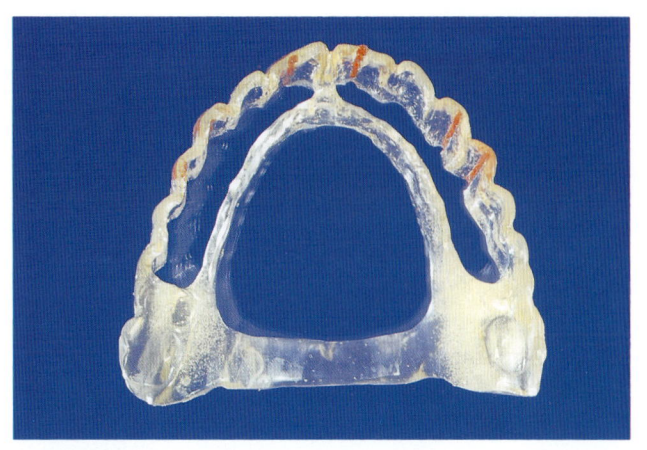

Abb. III.4 Schleimhautgetragene Lokalisationsschablone für einen zahnlosen Kieferbogen.

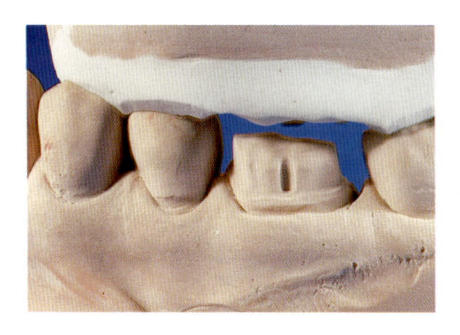

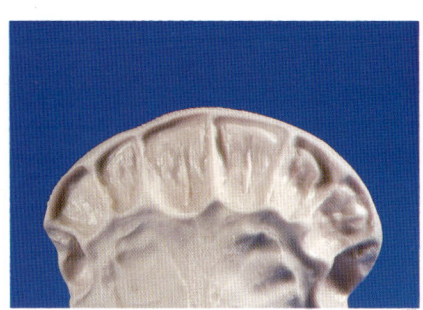

Abb. III.5 Gipsvorwall.

Abb. III.6 Silikon-Putty (Formasil) Vorwall.

VORWÄLLE

Abdruckgips

(Gnathostone – Zeus) (Abb. III.5)
1) Blocken Sie auf dem diagnostischen Modell alle Unterschnitte entweder mit Wachs, Plastecine, oder Gips aus.
2) Bestreichen Sie das Modell mit einem Separator (Vaseline – Chesebrough – Pond's Ltd.)
3) Rühren Sie Abdruckgips an und tragen diesen mit einem Spatel auf das Modell auf.
4) Lassen Sie den Gips abbinden.
5) Nehmen Sie den Vorwall ab und trimmen mit einer Skalpellklinge den überschüssigen Gips.
6) Benutzen Sie ein Dichtungsmittel (Tanaka), um die Gipsoberfläche zu versiegeln

Anwendungen
- Lötabdrücke;
- Remontagen;
- zur Prägung von okklusalen Wachsoberflächen (der Gips muß hierfür versiegelt und mit einem entsprechenden Separator vorbehandelt werden).
- Verschlüsselungsvorwälle.

Silikon-Putty

(Formasil – Kulzer) (Abb. III.6)
1) Durchkneten Sie das Silikon-Putty mit seinem Aktivator, bis gleichmäßige Konsistenz und Farbe eingetreten sind.
2) Legen Sie die Silikonmasse auf den Bereich des diagnostischen Modells, oder auf die vollkonturierte Wachsmodellation, für die der Vorwall gefertigt werden soll.
3) Modellieren Sie die Masse an Ort und Stelle mit leichtem Fingerdruck.
4) Nach dem Abbinden nehmen Sie den Vorwall von dem Modell und trimmen den Überschuß mit einer Skalpellklinge

Anwendungen
- Einwachsen in den Vorwall;
- Verarbeiten selbsthärtenden Akrylkunststoffs in dem Vorwall.

Silikon-Putty und Gips (Abb. III.7)

1) Fertigen Sie den Silikon-Putty-Vorwall wie oben beschrieben und schneiden Retentionslöcher in die Masse des Vorwalls.

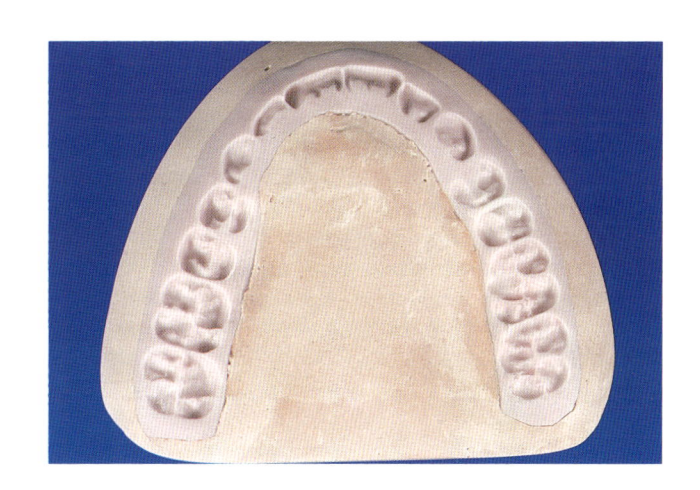

Abb. III.7 Silikon-Putty (Formasil) Vorwall, gestützt durch eine Mischung 50/50 aus vakuumgerührtem Typ IV-Gips (Gnathostone – Zeus) und Modellgips (Velmix – Kerr) von extrem niedriger Expansion.

Abb. III.8 DuraLay-Verschlüsselungsvorwall.

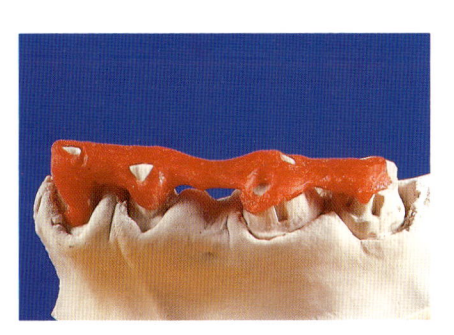

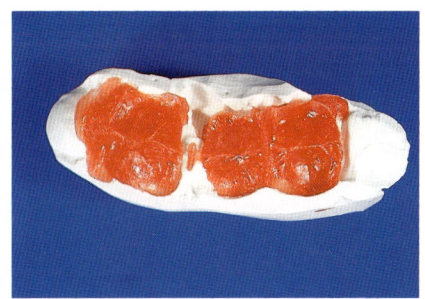

Abb. III.9 DuraLay und Gipsvorwall.

2) Setzen Sie das diagnostische Modell oder das Arbeitsmodell mit vollständig konturierter Wachsmodellierung, zu dem der Vorwall hergestellt wurde, in das Unterteil eines Verticulators (Corelator – Denar).
3) Plazieren Sie den Vorwall auf das Modell.
4) Benutzen Sie Abdruckgips von extrem niedriger Expansion (Gnathostone – Zeus), um den Vorwall an einer modifizierten Montageplatte (siehe Einartikulieren von Modellen, Seite 608) (Abb. II.2c) im Oberteil des Verticulators zu befestigen.
5) Mit einer Mischung 50/50 aus vakuumgerührtem Typ IV-Gips und Modellgips von extrem niedriger Expansion fertigen Sie rundum einen Sockel und glätten den montierten Vorwall, um eine starre Abstützung zu schaffen.
6) Entfernen Sie die modifizierte Montageplatte und remontieren den Vorwall gegen eine herkömmliche Montageplatte unter Verwendung einer Mischung 50/50 aus vakuumgerührtem Typ IV-Gips und Modellgips von extrem niedriger Expansion (siehe Einartikulieren von Modellen, Seite 608).

Anwendungen
- Einwachsen in den Vorwall;
- Prägen von okklusalen Keramikoberflächen.

DuraLay
Verschlüsselungsvorwall (Abb. III.8)
1) Bestreichen Sie die präparierten Zähne des Arbeitsmodells mit einem Separator (Vaseline).
2) Mittels Schichttechnik (siehe DuraLay, Seite 657) modellieren Sie Stumpfkappen mit Lokalisationsfensterungen und lassen diese aushärten.
3) Fertigen Sie die Kappen in zwei Teilen und verbinden diese jeweils mit kleinen Streben, um die Polymerisationsschrumpfung auszugleichen.
4) Koppeln Sie die Stumpfkappen mit weiteren DuraLay-Zugaben zusammen und lassen diese aushärten.

Anwendungen
- Einfügen abgeänderter Stumpfmodelle und neuer Stumpfmodelle in Arbeitsmodelle (siehe Stumpfmodelle, Seite 601);
- Kieferregistrierungen;
- Aufnahmeabdrücke bei Geschieben.

DuraLay und Gips (Abb. III.9)
1) Blocken Sie auf dem diagnostischen Modell die Unterschnitte aus.

2) Streichen Sie einen Separator (Vaseline) auf den Bereich, der für den Vorwall vorgesehen ist.
3) Benutzen Sie die Schichttechnik (siehe DuraLay, Seite 657), um eine dünne Lage DuraLay aufzutragen und lassen diese aushärten.
4) Setzen Sie auf die Oberfläche des Vorwalls Retentionszapfen und lassen diese aushärten. Alternativ kann man vorgefertigte Zapfen mittels Cyanoakrylatzement aufkleben und zusätzlich mit DuraLay versiegeln.
5) Verstärken Sie die dünne DuraLay-Schicht mit Abdruckgips und nutzen die Retentionszapfen, um das DuraLay im Gips zu verankern.
6) Nachdem der Gips abgebunden hat, entfernen Sie den Vorwall und trimmen den überschüssigen Gips mit einer Skalpellklinge.

Anwendungen
- Lötungen
- Remontagen.

Anhang IV

DIAGNOSTISCHE MODELLE

Anwendungen für diagnostische Modelle

- Betrachtung bestehender Kieferbeziehungen;
- Berechnung der vertikalen und horizontalen Verhältnisse zwischen CRCP und IP;
- okklusales Einschleifen;
- Zahnersatz:
  - durch einen handelsüblichen Ersatzzahn;
  - durch einen vorgefertigten Wachszahn;
  - durch Aufwachsen;
  - durch Gips;
- vollständige diagnostische Wachsmodellierungen:
  - Überlegungen;
  - Zielsetzung;
  - Aufwachsen;
  - Frontzahnführung;
  - Okklusalebene;
- Hilfen zur Zahnpräparation;
- Planung für Prothesen, gestützt auf osseointegrierte Fixturen;
  - mögliche Örtlichkeiten für Fixturen.

Anwendungen für diagnostische Modelle

Betrachtung bestehender Kieferbeziehungen

1) Verwenden Sie ein Registrat der zentrischen Relation, um die diagnostischen Modelle in einen halbjustierbaren Artikulator einzuartikulieren (Denar MK II – Denar) (siehe Einartikulieren diagnostischer Modelle, Seite 605).
2) Entfernen Sie das Registrat und lösen den Inzisalstift, halten jedoch die zentrische Verriegelung arretiert.
3) Schließen sie vorsichtig die Modelle bis der erste Zahnkontakt zustande kommt. Dies ist die Kontaktposition der zentrischen Relation (CRCP).
4) Lösen Sie die zentrische Verriegelung und schließen die Modelle in ihre Interkuspidalposition (IP).
5) Durch die Ausstattung des Oberkiefer-Diagnostikmodells mit abnehmnbaren seitlichen Sextanten (siehe Abb. I.3, Seite 589) können die inzisalen Beziehungen, die sich durch die Ausschaltung der seitlichen Leitkontakte ergeben, beobachtet werden.

Berechnung der vertikalen und horizontalen Verhältnisse zwischen CRCP und IP (siehe Haupttext Abb. 4.11, Seite 62)

1) Legen Sie Pauspapier auf den Inzisaltisch.
2) Markieren Sie unter Verwendung eines modifizierten Inzisalstiftes die CRCP.
3) Notieren Sie die Höhe des Inzisalstiftes.
4) Markieren Sie die IP.
5) Notieren Sie die neue Stifthöhe und berechnen die Änderung des Vertikalabstands.
6) Messen Sie den Abstand zwischen denCRCP- und IP-Markierungen auf dem Inzisaltisch.
7) Fertigen Sie Vorwälle aus Silikon-Putty (Formasil – Kulzer), um die Modelle in der CRCP und IP einzurichten.

Okklusales Einschleifen

1) Doublieren Sie die originalen diagnostischen Modelle, oder verwenden Modelle von zusätzlichen intraoralen Abdrücken.
2) Artikulieren Sie diese in gleicher Kieferbeziehung wie die Originalmodelle in einen halbjustierbaren Artikulator ein (siehe Einartikulieren auswechselbarer Modelle, S. 609).
3) Färben Sie die Okklusalflächen mit Stumpflack oder einer schnelltrocknenden Akrylfarbe.
4) Färben Sie die Palatinalflächen der seitlichen Oberkieferzähne und die bukkalen Flächen der seitlichen Unterkieferzähne. Färben Sie die Schneidekanten der unteren Frontzähne und erweitern die Einfärbung ebenso auf die Labialflächen. Färben Sie die palatinalen Flächen der oberen Frontzähne.
5) Nach dem Einschleifen der Modelle werden die Korrekturstellen durch die eingefärbte Oberfläche hindurchtreten. Dies liefert einen Anhalt für diejenigen Bereiche, die intraoral einer Anpassung bedürfen.

Zahnrückstellungen (Abb. IV.1)

1) Doublieren Sie das originale diagnostische Modell (Abb. IV.1a), oder benutzen Modelle, die anhand zusätzlicher Abdrücke hergestellt wurden.
2) Artikulieren Sie diese in einen halbjustierbaren Artikulator ein.

Abb. IV.1 Zahnrückverlagerung.

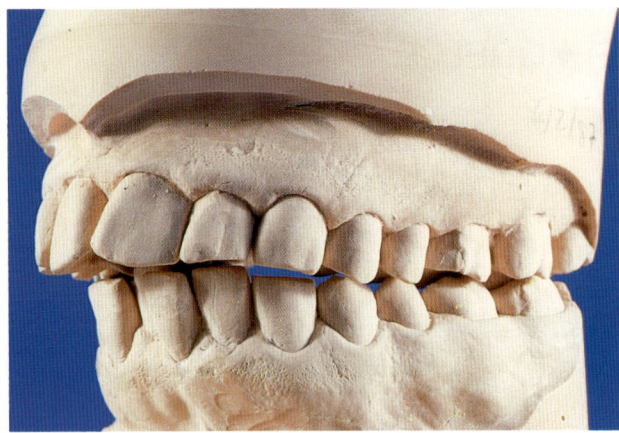

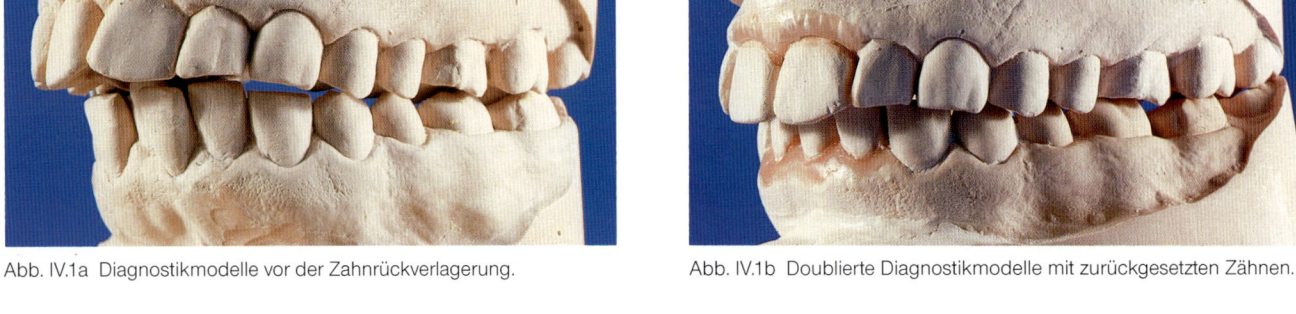

Abb. IV.1a Diagnostikmodelle vor der Zahnrückverlagerung.

Abb. IV.1b Doublierte Diagnostikmodelle mit zurückgesetzten Zähnen.

3) Trennen Sie auf den Duplikatmodellen jeden fehlgestellten Zahn einzeln heraus.
4) Trimmen Sie den Zahnansatz und den Alveolarrand in dem Gebiet, in dem der Zahn entfernt wurde und schaffen ein wenig Platz zur Rückstellung. Es ist wichtig, hierbei natürlich nicht zuviel wegzunehmen.
5) Reponieren Sie den Zahn und befestigen ihn an seinem Platz mit Klebewachs.
6) Überprüfen Sie die neue Zahnstellung auf dem Artikulator in Relation zu den benachbarten Zähnen und der Gegenbezahnung.
7) Wiederholen Sie die obigen Maßnahmen für jeden Zahn, der reponiert wird.
8) Entscheiden Sie, ob die Veränderungen kieferorthopädisch möglich sind. Eine Beratung durch einen Fachkollegen dürfte erforderlich sein.
9) Weitere Abänderungen können durchgeführt werden, indem man das Klebewachs erweicht und jeden Zahn je nach Erfordenis einstellt.
10) Die Schneidekanten können, wenn notwendig, mittels einer Skalpellklinge oder eines Hartmetallbohrers bearbeitet werden.
11) Füllen Sie die Zahnfleischkonturen mit rosa Plattenwachs auf (Cottrell) (Abb. IV.1b).
12) Doublieren Sie die veränderten Modelle.

Zahnersatz

Für diagnostische Zwecke kann ein fehlender Zahn ersetzt werden durch:
- einen handelsüblichen Kunststoff- oder Keramikzahn;
- einen vorgeformten Wachszahn;
- Aufwachsen;
- Gips.

Der handelsübliche Zahn

1) Wählen Sie einen geeigneten handelsüblichen Kunststoff- oder Keramikzahn aus.
2) Trimmen Sie ihn auf Paßform.
3) Stellen Sie den Zahn ein und befestigen ihn mit Klebewachs.
4) Wo erforderlich, modellieren Sie das Weichgewebe rund um den Zahn mit rosa Plattenwachs.

Der vorgeformte Wachszahn

1) Wählen Sie ein geeignetes Wachsmuster aus.
2) Erwärmen Sie den Zahn in einem Wasserbad und formen ihn passend.
3) Befestigen Sie ihn mit Klebewachs. Wo erforderlich, modellieren Sie das Zahnfleisch rund um den Zahn mit rosa Plattenwachs.

Aufwachsen

1) Bauen Sie zunehmend Wachs auf, bis die gewünschte Zahnform erreicht ist.
2) Alternativ kann man einen Wachsblock, entweder im Wasserbad, oder in der Bunsenflamme erweichen und ihn an der betreffenden Stelle ausformen.
3) Wenn das Wachs erhärtet ist, modellieren Sie die gewünschte Form.

Gips (Abb. IV.2)

1) Doublieren Sie die originalen Diagnostikmodelle (Abb. IV.2a).
2) Wässern Sie das entsprechende Modell.
3) Bauen Sie Zahnlücken und frakturierte Zähne mit Gips auf (Calspar DP – De Trey).
4) Nach dem Abbinden schnitzen Sie den Gips zu passenden Zahnformen (Abb. IV.2b).

Anwendungen für diagnostische Modelle

Abb. IV.2 Modifizierung von Modellen unter Verwendung von Gips.

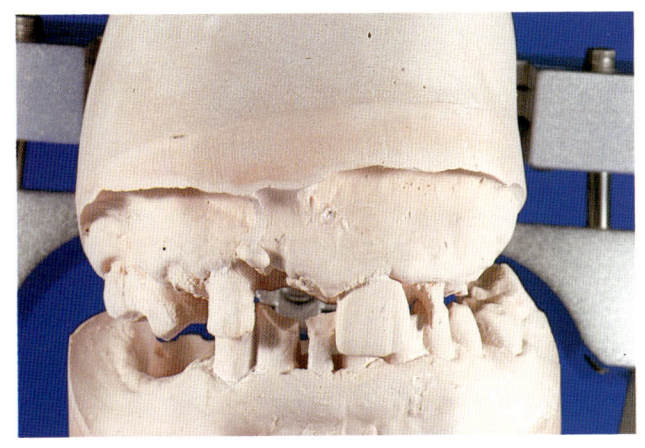

Abb. IV.2a Diagnostikmodelle vor der Modifizierung.

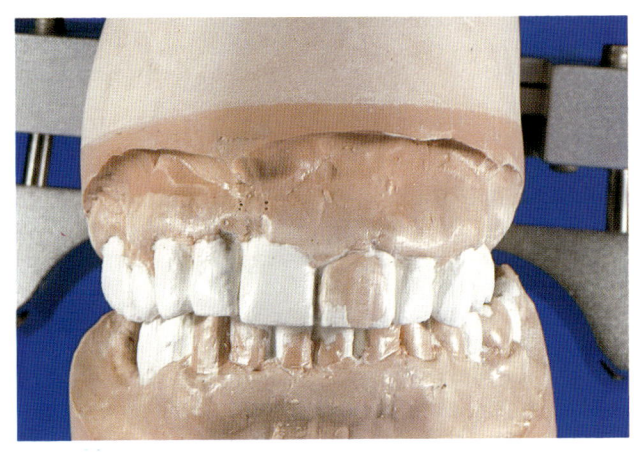

Abb. IV.2b Doublierte Diagnostikmodelle mit Gips modifiziert.

Abb. IV.3 Vollständige diagnostische Wachsmodellierung.

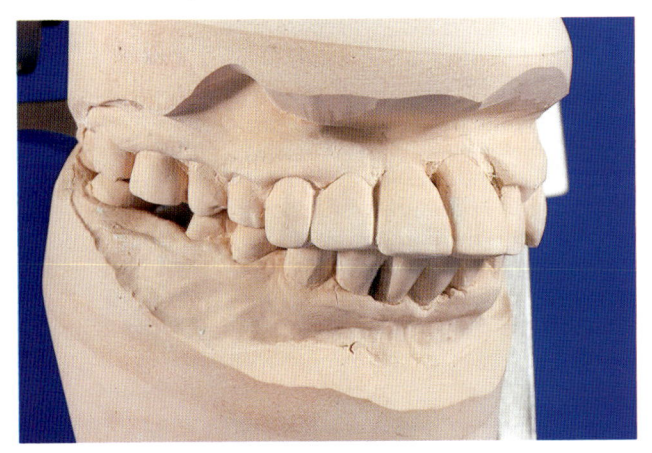

Abb. IV.3a Diagnostikmodelle vor der Modifizierung.

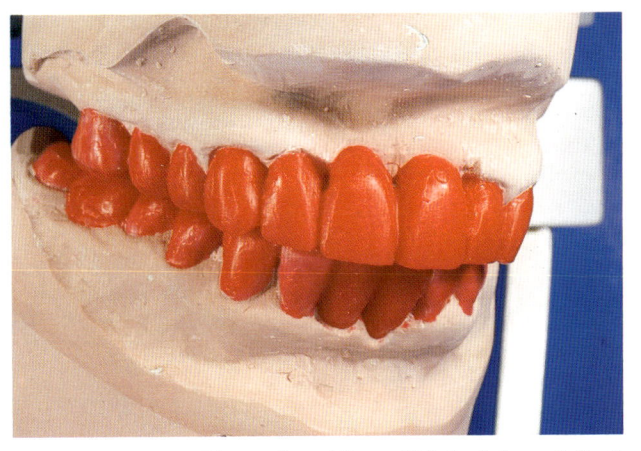

Abb. IV.3b Doublierte Diagnostikmodelle modifiziert mit einer vollständigen diagnostischen Wachsmodellierung.

Der Vorteil dieser Methode ist, daß keine Notwendigkeit besteht, das veränderte Modell zu doublieren, um eine Schablone herzustellen. Wachs würde weich werden und sich verziehen, wenn die erhitzte Schablone ausgeformt wird.

Vollständige diagnostische Wachsmodellierungen für umfangreiche Rekonstruktionen (Abb. IV.3)

1) Doublieren Sie die originalen Diagnostikmodelle (Abb IV.3a), oder benutzen Modelle, die von zusätzlichen intraoralen Abdrücken hergestellt wurden.
2) Artikulieren Sie die doublierten Modelle in den gleichen halbjustierbaren Artikulator ein, wie die Originalmodelle und sorgen dafür, daß sie untereinander austauschbar sind (siehe Einartikulieren austauschbarer Modelle, Seite 609).
3) Betrachten Sie zusammen mit dem Kliniker die Studienmodelle und diskutieren die Problemstellungen.

Überlegungen

- Zähne, die extrahiert werden müssen;
- vertikale Abmessungen (offen oder geschlossen);
- Reposition fehlstehender Zähne;
- Kürzen von vermehrt durchgebrochenen Zähnen;
- Ersatz fehlender Zähne;
- Einrichtung einer Frontzahnführung;
- Ästhetik;

621

- Möglichkeit zur Einrichtung der seitlichen Disklusion;
- Okklusalebene – Spee'sche und Wilson'sche Kurve und ihre Winkelung zur Orbitalsachsenebene;
- Kronenhöhe;
- Zahnverkürzung;
- Gold- oder Keramikkauflächen.

Bei solchen Überlegungen, ist es sehr wichtig, wirklichkeitsnah zu bleiben. Es ist witzlos, auf diagnostischen Modellen Änderungen vorzunehmen, wenn diese im Munde nicht verwirklicht werden können.

Zielsetzungen

- Gleichmäßig verteilte Zahnkontakte in der Position der zentrischen Relation;
- gleichmäßig verteilte interkuspidale Kontakte, welche die gleichen sein können, wie die Kontakte der zentrischen Relation;
- eine glatte protrusive Frontzahnführung;
- entweder Eckzahnführung, oder Gruppenfunktion - von Fall zu Fall zu bestimmen;
- unmittelbare Trennung (Disklusion) der Seitenzähne bei lateralen, protrusiven und lateroprotrusiven Exkursionen.
- gute Zahnkonturen;
- gute Ästhetik;
- angemessene Kronenhöhe;
- eine ausreichende okklusale Wachsstärke über einem entsprechend gekürzten Zahn.

Aufwachsen

1) Entfernen Sie die zu extrahierenden Zähne aus den doublierten Diagnostikmodellen.
2) Beseitigen Sie die seitlichen Leitkontakte.
3) Richten Sie den Vertikalabstand ein und vermerken die Stellung des Inzisalstiftes. Der Umfang, um den der Vertikalabstand geöffnet oder gesenkt werden kann, hängt von folgenden Faktoren ab:
   - Zahnabnutzung;
   - Ausmaß verlängerten Zahndurchbruchs;
   - Okklusalebene;
   - Zahnkontakte;
   - von der Möglichkeit eine Frontzahnführung mit gleichmäßigen Kontakten an Zähnen einzurichten, die über angemessene Kronenlänge, Größe und Zahnstellung verfügen;
   - von der klinischen Beurteilung, was als angemessener Umfang anzusehen ist.
4) Als generelle Regel gilt, wenn möglich, sollte nur eine minimale Änderung des Vertikalabstands angestrebt werden.
5) Reponieren Sie fehlgestellte Zähne körperhaft, jedoch nur, wenn es wesentlich ist und das gewünschte Ergebnis naturgemäß kieferorthopädisch erreicht werden kann. Manchmal kann die Zahnstellung durch die Gestaltung der Präparation und die Lage der Restauration verändert werden. Wenn das möglich erscheint, kürzen Sie den Zahn und tragen, wo erforderlich, Wachs auf, um ihn geradezustellen.
6) Kürzen Sie verstärkt durchgebrochene Zähne. Nutzen Sie die Röntgenbilder und besprechen mit dem Kliniker das Ausmaß der Kürzung, die vorgenommen werden kann.
7) Ersetzen Sie fehlende Zähne.

Einrichtung der Frontzahnführung

1) Schmelzen Sie Wachs (Regular Inlay Wax – Whip Mix) auf die Schneidekanten der unteren Frontzähne und/oder auf die palatinalen Flächen der oberen Frontzähne von Eckzahn bis Eckzahn in der CRCP. Wenn das nicht möglich ist, errichten Sie eine Frontzahnführung so weit vornliegend wie möglich.
2) Gleichen Sie die palatinale Kontur der Oberkiefer-Eckzähne und/oder die bukkale Kontur der Unterkiefer-Eckzähne an, bis die Bewegung bei lateralen, protrusiven und lateroprotrusiven Exkursionen bei angemessener Trennung der Seitenzähne glatt verläuft.
3) Schleifen Sie an den Modellen die vorhandenen seitlichen Gleithindernisse soweit wie nötig herunter, um zu vermeiden, daß die Frontzahnführung zu steil aufgewachst werden muß.
4) Gleichen Sie die Länge der Eckzähne und Schneidezähne aus, damit der Übergang der Zahnführung von den Eckzähnen zu den Schneidezähnen glatt vonstatten geht. Wenn am Ende der Eckzahnführung zum beginnenden Schneidezahnkontakt ein Sprung erfolgt, kürzen Sie in geeigneter Weise den Eckzahn, oder verlängern den Schneidezahn.
5) Während der protrusiven Exkursion sollte die Zahnführung auf möglichst viele Schneidezähne verteilt werden. Um dies zu erreichen, modellieren Sie zu Beginn die palatinalen Flächen der Oberkiefer-Eckzähne und Schneidezähne. Falls eine Veränderung der Schneidekanten der Unterkiefer-Frontzähne notwendig ist, denken Sie daran, die CRCP-Kontakte zu überprüfen.
6) Die Einrichtung der Frontzahnführung hilft bei der Bestimmung der Stellung der Schneidekanten der Frontzähne.
7) Verändern Sie, wo erforderlich, die labialen Konturen, um die Ästhetik zu verbessern.
8) Überprüfen Sie das ästhetische Erscheinungsbild der Frontzähne, indem Sie die Inzisalebene mit der Horizontale des Artikulators vergleichen. Die Zähne sollten aufrecht in Erscheinung treten, und die Schneidezähne dürfen nicht nach einer Seite schräg abfallen. Gleichen Sie, wenn nötig, aus.

Einrichten der okklusalen Ebene

1) Schleifen Sie die okklusalen Oberflächen der Seitenzähne im Unterkiefer herunter und richten eine gleichmäßige okklusale Ebene auf beiden Seiten des Kieferbogens ein. Benutzen Sie die Horizontale des Artikulators als Richtschnur für das Ausmaß der notwendigen Abtragung. Eine Ebene mit einer Neigung von annä-

hernd 15° zur Horizontale ist gewöhnlich ästhetisch ansprechend und gewährt Platz für die Disklusion.
2) Es ist nicht immer möglich, eine glatte Okklusalebene zu erreichen. Die vorhandene Ebene, Kronenhöhe und Zahnposition sind bestimmende Faktoren.
3) Tragen Sie die okklusalen Oberflächen der Seitenzähne im Oberkiefer ab, bis die okklusale Ebene parallel zur Unterkieferebene verläuft.
4) Wenn okklusale Keramikoberflächen in Betracht kommen, sollten 3 mm paralleler Zwischenraum zwischen den heruntergeschliffenen Sextanten zur Verfügung stehen. Dies gewährt okklusal 1,5 mm für jede gegenüberstehende Restauration. Für Goldrestaurationen sollten 2 mm interokklusaler Platz vorgesehen werden. Bleiben Sie realistisch und verkürzen den Zahn nur soviel, wie er auch im Mund abgetragen werden kann. In diesem Stadium kann auch die Verlängerung der klinischen Kronen eine Überlegung wert sein.
5) Wenn nach Rücksprache mit dem Kliniker eine Verlängerung der klinischen Kronen durchgeführt werden muß, korrigieren Sie das Gingivalgewebe auf den diagnostischen Modellen und kennzeichnen, welche Bereiche verändert wurden.
6) Falls eine 15°-Neigung auf der okklusalen Unterkieferebene unzureichend Platz für Restaurationen im Oberkieferbogen bietet, flachen Sie die okklusale Ebene im Unterkiefer ab, bis genügend Platz geschaffen ist. Eine flachere Winkelung der Okklusalebene vereinfacht das Aufwachsen in die Disklusion.
7) Trimmen Sie die okklusale Fläche zu einer seitwärts verlaufenden leichten Spee'schen Kurve, mit einer bukkolingualen Wilson'schen Kurve. Legen Sie diese Kurven nicht zu ausgeprägt an, denn je steiler sie ausgebildet sind, desto schwieriger ist die Disklusion während des Aufwachsens zu erreichen.
8) Unter Anwendung der additiven Aufwachstechnik (siehe Aufwachsen, Seite 669) wachsen Sie die seitliche Okklusion auf und richten eine glatte Okklusalebene ein. Vermeiden Sie eine Stufe zwischen den Frontzähnen und den Seitenzähnen anzulegen.
9) Für diagnostische Zwecke ist eine besonders feine Ausarbeitung nicht notwendig, noch halten wir es für erforderlich, Merker und Teiler zu benutzen, um die Okklusalebene zu prägen, wie nach dem Konzept von Pankey, Mann und Schyler beschrieben. Die Einzelheiten der Krümmungen und Ebenen werden während der Aufwachsstadien augenfällig.
10) Doublieren Sie die fertiggestellte Wachsmodellierung (Abb. IV.3b) und fertigen zwei Sätze von Kompaktmodellen.

Hilfen zur Zahnpräparation
Methode 1
1) Auf einem Satz der doublierten Modelle der diagnostischen Wachsmodellierungen reduzieren Sie die seitlichen okklusalen Oberflächen, um eine gleichmäßig starke Schicht von 1,5 mm für okklusale Keramikoberflächen, oder um 1 mm für okklusale Goldoberflächen, indem Sie die Höcker/Fossa-Konturierungen nachgehen.
2) Fertigen Sie okklusale Silikon-Vorwälle (Formasil – Kulzer) auf den intakten Duplikatmodellen der diagnostischen Wachsmodellierungen. Nutzen Sie dabei zur Lagerung die Frontzähne und Weichgewebsbereiche.
3) Überprüfen Sie, daß die Vorwälle bei der Übertragung eindeutig auf den reduzierten Duplikatmodellen aufsitzen.
4) Besprühen Sie die Vorwälle mit einem silikonisolierenden Mittel (Ellman) und füllen diese mit leichtfließendem Silikon-Abdruckmaterial (President – Coltène).
5) Setzen Sie die angefüllten Vorwälle auf die reduzierten Modelle und lassen das Silikon abbinden.
6) Entfernen Sie das Silikonmaterial aus den Vorwällen und messen dessen Stärke mit einer Mikrometerschraube. Überprüfen Sie, daß 1,5 mm für Keramikoberflächen bzw. 1 mm für Goldkauflächen von den seitlichen Okklusalflächen einheitlich abgetragen wurde.
7) Ändern Sie alle Stellen, an denen nicht ausreichend präpariert wurde.
8) Der Klinker kann diese Maßnahme im Munde wiederholen, indem er die Vorwälle mit leichtfließendem Silikon anfüllt, um festzustellen, ob genügend Zahnsubstanz abgetragen wurde.

Methode 2
1) Stellen Sie Silikon- (Formasil – Kulzer) oder Kunstharzvorwälle (DuraLay – Reliance Dental Mfg. Co.) von den reduzierten okklusalen Oberflächen her und sorgen für eine sichere Weichgewebsauflagerung.
2) Schneiden Sie die seitlichen okklusalen Oberflächen von den Duplikaten der originalen Diagnostikmodelle herunter und übertragen darauf die Vorwälle, indem Sie die Weichgewebe als Auflagerung nutzen.
3) Stellen Sie Silikon-Putty- (Formasil) oder DuraLay-Vorwälle auf den Frontzähnen her und verbinden diese mit den seitlichen Vorwällen.
4) Beschneiden Sie die bukkalen Seiten der Vorwälle, um auf diese Weise Schablonen zu erhalten, auf die der Kliniker Bezug nehmen kann. Diese Methode hilft bei der Präparation der Seitenzähne für eine angemessene Abtragung der Zahnsubstanz.

Methode 3
1) Fertigen Sie okklusale Vorwälle der originalen Diagnostikmodelle mit lingualer/palatinaler Auflagerung.
2) Schneiden Sie die labialen/bukkalen Seiten der Vorwälle bis an die Schneidekanten herunter.
3) Übertragen Sie die Vorwälle auf die beschliffenen Duplikatmodelle mit den diagnostischen Wachsmodellierungen. Diese Methode liefert dem Kliniker weitere sichtbare Anhaltspunkte, wie weitreichend eine Abtragung von Zahnsubstanz zur Präparation der Zähne erforderlich ist.

Methode 4

Fertigen Sie Klarsichtschablonen (Ellman) auf den originalen Diagnostikmodellen und auf den doublierten Modellen der vollständigen, diagnostischen Wachsmodellierungen. Diese können dazu benutzt werden, das Ausmaß der Abtragung von Zahnsubstanz während der Zahnpräparationen zu überprüfen. Sie dienen zugleich zur Herstellung temporärer und provisorischer Restaurationen.

Planung für Prothesen, gestützt auf osseointegrierte Fixturen

Mögliche Örtlichkeiten für Fixturen (Abb. IV.4)

Zahnbegrenzter freier Kieferabschnitt

1) Benutzen Sie ein Duplikat des originalen Diagnostikmodells, oder ein Modell, das anhand eines zusätzlichen intraoralen Abdrucks hergestellt wurde.
2) Messen Sie eine Strecke von 3 mm von der distalen Fläche des Zahnes, der mesial vom zahnlosen Kieferabschnitt steht und markieren diese Stelle.
3) Ausgehend von dieser 3 mm-Marke messen Sie 3,75 mm, welches den Durchmesser einer Standard-Brånemark-Fixtur darstellt, und markieren den Kieferkamm. Anschließend messen Sie nochmals 3 mm und markieren wiederum den Kieferkamm.
4) Fahren Sie fort, jeweils 3,75 mm und 3 mm abzumessen, bis die mesiale Fläche des die Lücke begrenzenden Zahnes erreicht ist.
5) Im Idealfall wird daher eine Spanne von 9,75 mm zwischen den Zähnen benötigt, um ein Einzelimplantat von 3,75 mm Ø zu plazieren und eine 16,5 mm-Spanne ist erforderlich, um 2 Fixturen von 3,75 mm Ø unterzubringen.
6) Der Abstand der Lagerung einer Fixtur für einen Zahn hängt ab von der Winkelung der Zahnwurzel, dem Ausmaß des Überhangs des Kronenanteils des Zahnes zu seiner Wurzel und von der Knochenqualität. Entsprechende Überlegungen hinsichtlich dieser Parameter sichern die Diagnose.
7) Wenn es die obengenannten Parameter und die klinische Geschicklichkeit zulassen, können Fixturen in einem Abstand von 1–1,5 mm vom Zahn implantiert werden.
8) Der Abstand zwischen den Fixturen sollte idealerweise nicht weniger als 3 mm betragen. Falls es erforderlich ist, kann er auf 2 mm verringert werden.
9) Die erforderliche Spanne für eine Einzelfixtur kann man daher auf 7 mm verkürzen, mit einem Sicherheitsabstand von etwa 1 mm. Für 2 Fixturen von 3,75 mm Ø bedeutet das 14 mm.
10) Bei Verwendung von 5 mm Ø Fixturen, rechnen Sie zu den oben angegebenen Abmessungen 1,25 mm für jede geplante Fixtur hinzu.
11) Benutzen Sie die obigen Werte zur Diagnose, wo es die Umstände erfordern.
12) Stellen Sie auf dem zahnlosen Kieferabschnitt Kunstzähne auf und fertigen labial/bukkale und lingual/palatinale Vorwälle.

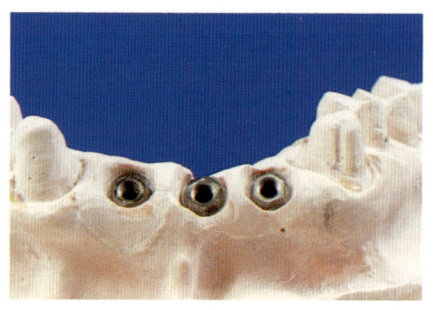

Abb. IV.4 Fixturenreplikate in den zahnlosen Kieferabschnitt eines Diagnostikmodells gesetzt. Die Versuchsanordnung erfolgte, um festzustellen, ob für die intraorale Implantation von Fixturen tatsächlich genügend Platz zur Verfügung steht

13) Entfernen Sie die diagnostisch aufgestellten Zähne und benutzen die obigen Messungen in Verbindung mit den Vorwällen, um die möglichen Örtlichkeiten für Fixturen festzulegen.
14) Nach Markierung der möglichen Fixturenlager benutzen Sie einen Hartmetallbohrer (CX 486G – Jota), um Stollen in den Kieferkamm zu bohren. In Anlehnung an die Form des Kieferfortsatzes schätzen Sie die Winkelstellung.
15) Setzen Sie Fixturenreplikate (DCB 015 oder DCB 105 – Nobelpharma) in die Lagerstollen (Abb. IV.4) und verwenden diese in Verbindung mit den Vorwällen, um die wahrscheinliche Position der Schraubendurchtritte zu erkennen.
16) Wenn vor der Implantation der Fixturen Zähne extrahiert, oder eine Brücke abgenommen werden muß, sägen Sie die entsprechenden Zähne aus dem Duplikatmodell oder dem zusätzlichen Diagnostikmodell und durchlaufen die oben genannten diagnostischen Verfahrensweisen.
17) Nutzen Sie diese Informationen bei der Herstellung von Schablonen zur Lagebestimmung von Fixturen (siehe Schablonen, Seite 615).

Zahnloser Kieferbogen

1) Planen Sie Lage und Winkelung der Fixturen im zahnlosen Kieferbogen, indem Sie eine Zahnaufstellung oder Wachsmodellierung vorsehen, und Informationen, die durch röntgenologische CT-scans zur Verfügung stehen, nutzen.
2) Benutzen Sie Vorwälle, die von der Zahnaufstellung oder der Wachsmodellierung gefertigt wurden, um die möglichen Fixturenlager auf einem zahnlosen Diagnostikmodell zu markieren. Setzen Sie die Markierungen an den Stellen, an denen der Kliniker anhand des CT-scans die günstigste Position festgestellt hat.
3) Setzen Sie die Markierungen, und vermeiden Zahnzwischenräume, bzw. sorgen dafür, daß die Verschraubungen nicht durch die labial/bukkalen Zahnflächen oder die palatinal/lingualen Zahnflächen hindurchtreten.
4) Nutzen Sie diese Informationen bei der Herstellung von Schablonen zur Lagebestimmung von Fixturen (siehe Schablonen, Seite 615).

Anhang V

STABILISIERUNGSSCHIENEN

Oberkieferschienen
- mit Freiraum der Bewegung von IP in CRCP;
- in IP ohne Freiraum der Bewegung in CRCP.

Unterkieferschiene (nach Tanner)

Repositionsschiene

Frontale Disklusionsschiene

Stabilisierungsschiene aus Chrom-Kobalt und Akrylkunststoff

Modifikationen zum Ausgleich von Unregelmäßigkeiten in der Bezahnung

Oberkieferschiene
mit Freiraum der Bewegung von IP in CRCP
(Abb. V.1)

1) Fertigen Sie anhand von Alginatabdrücken ein Oberkiefermodell mit geteiltem Sockel (siehe Modelle mit geteiltem Sockel, Seite 589) und ein Unterkiefermodell (siehe Diagnostikmodelle, Seite 587).
2) Benutzen Sie die zahngetrennte Kieferregistrierung der zentrischen Relation, um die Modelle in einen halbjustierbaren Artikulator einzuartikulieren (siehe Einartikulieren von Arbeitsmodellen, Seite 610). (Wenn die Schiene zu diagnostischen Zwecken und zur Bestimmung der CRCP benutzt werden soll, um die Propriozeption zu ändern, wird die vorgenommene Registrierung kein echtes Registrat der zentrischen Relation darstellen).
3) Entfernen Sie die Kieferregistrierung und fixieren den Inzisalstift in dem Vertikalabstand, der bei dem ersten Zahnkontakt zustande kommt.
4) Stellen Sie den Stift erneut ein, indem Sie ihn um einen Zwischenraum von 1–2 mm an der Stelle des ersten Zahnkontaktes verlängern. Diese Maßnahme gewährleistet eine minimale Dicke von 1–2 mm an der dünnsten Stelle der Schiene.
5) Wässern Sie das Modell 2 bis 3 Minuten.
6) Mit fließender Gipsmischung (Calspar DP – De Trey) blocken Sie die stärksten Unterschnitte an den palatinalen Seiten der Zähne aus und versiegeln die okklusalen Zahnzwischenräume, erhalten jedoch die labial/bukkalen Unterschnitte zur Retention der Schiene (Abb. V.1a).
7) Wenn die labial/bukkalen Unterschnitte zu stark ausgeprägt sind, schleifen Sie die fertiggestellte Schiene ein.
8) Ist die Retention unbefriedigend, setzen Sie Adamsklammern auf die Zähne 16 und 26.
9) Zeichnen Sie den Umriß der Schiene auf das Modell. Diese sollte nach labial etwa 2 mm über die Schneidekanten und bukkal 3 mm über die Seitenzähne übergreifen. Auf der Gaumenseite verläuft die Linie hufeisenförmig bis distal an die letzten Zähnen im Kieferbogen.
10) Folgen Sie dem Verlauf der angezeichneten Linie und radieren den Weichgewebsbereich bis in eine Tiefe von etwa 1 mm (Abb. V.1a). Dieser Rand kompensiert die Polymerisationsschrumpfung des Akrylkunststoffs und schafft einen guten Abschluß sowie glatten Übergang vom Gaumen zum Plattenbehelf.
11) Lassen Sie das Modell antrocknen, andernfalls haftet das Wachs nicht auf dessen Oberfläche.
12) Füllen Sie den Abschlußrand mit geschmolzenem Plattenwachs (Cottrell) und lassen es erhärten.
13) Schneiden Sie eine das Modell bedeckende Basis-Wachsplatte zurecht.
14) Das Wachs wird über der Bunsenflamme oder im Wasserbad erweicht.
15) Formen Sie die Platte auf dem Modell.
16) Schließen Sie die Modelle mit dem noch weichen Wachs im Artikulator zusammen, bis der Inzisalstift den Inzisalteller berührt. Dies erzeugt einige Kontaktstellen zwischen den gegenüberstehenden Zähnen und dem Wachs in seinem vorgeformten Vertikalabstand.
17) Trimmen und versiegeln Sie die Wachsränder auf dem Modell dicht unterhalb der angezeichneten Linie. Man muß darauf achten, das Wachs nicht zu sehr auszudünnen (Abb. V.1b).
18) Wo erforderlich, entfernen Sie bzw. fügen an der okklusalen Oberflächenmodellierung Wachs hinzu, um gleichmäßige Punktkontakte rund um den Kieferbogen auf einer so flach wie möglich gehaltenen Oberfläche herzustellen.
19) Wenn zwischen den Oberkiefer- und Unterkiefer-Schneidezähnen eine große Lücke klafft, formen Sie eine Rolle aus erweichtem Plattenwachs, um diese zu füllen. Verschmelzen Sie das Wachs an dieser Stelle und modellieren eine flache Leiste als Aufbiß für die Unter-

Anhang V Stabilisierungsschienen

Abb. V.1 Herstellung einer okklusalen Stabilisierungsschiene.

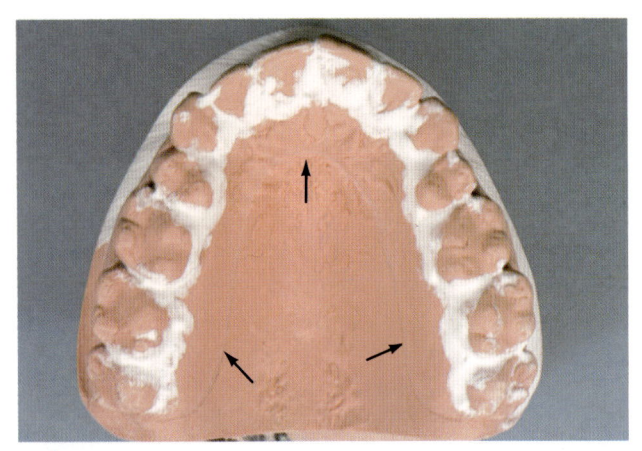

Abb. V.1a Mit Abdruckgips werden die Unterschnitte ausgeblockt und auf dem Modell wird ein Abschlußrand eingraviert (Pfeile).

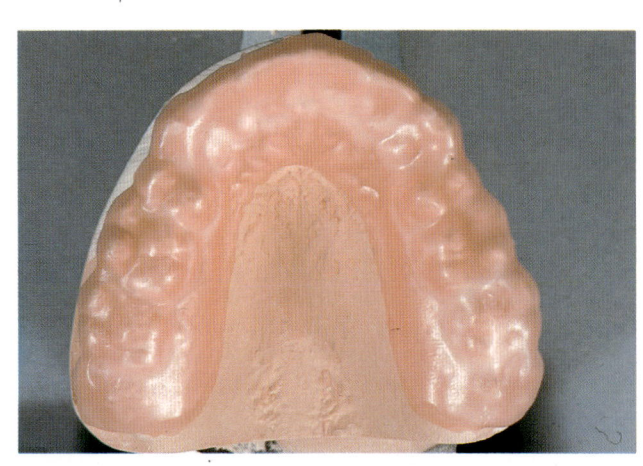

Abb. V.1b Basisplattenwachs wird auf das Modell adaptiert.

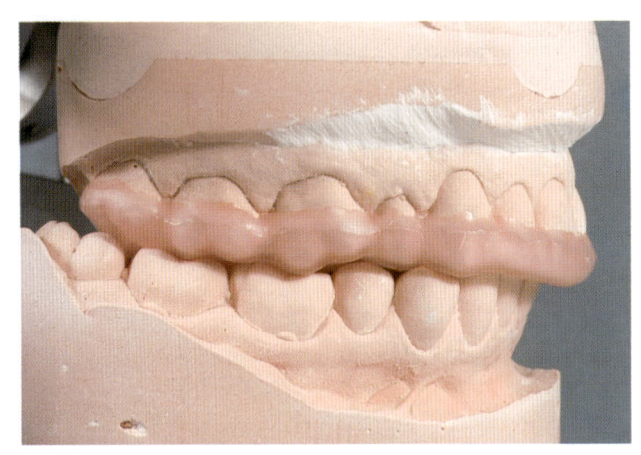

Abb. V.1c Gleichmäßige CRCP-Kontakte werden im Wachs durch das einartikulierte Gegenmodell erzeugt. Beachten Sie den geteilten Sockel (Abb. I.4).

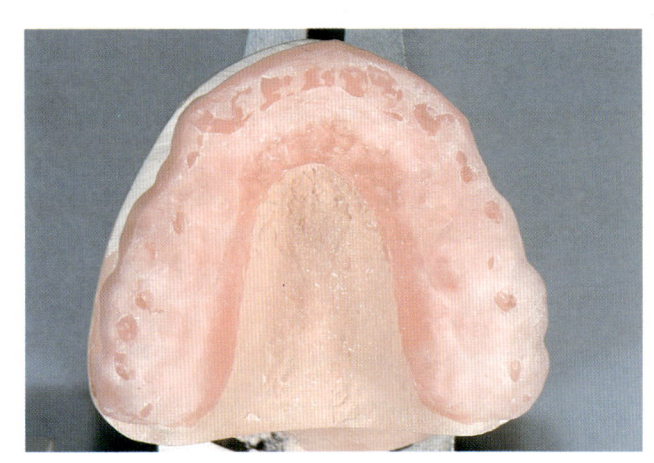

Abb. V.1d Die aufgewachste Schiene wird mit Puder (EKM – Natt & Co) eingestäubt, um die okklusalen Kontakte und die Frontzahnführung zu überprüfen.

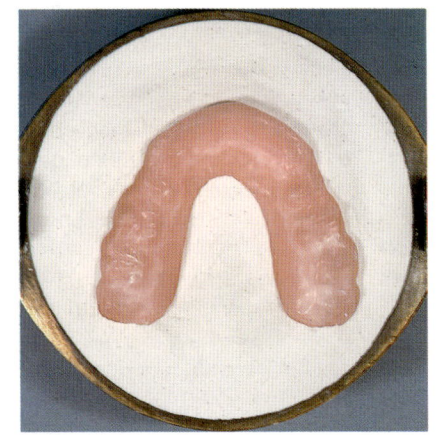

Abb. V.1e Das eingebettete Modell mit der aufgewachsten Schiene.

Abb. V.1f Das Wachs wurde ausgebrüht.

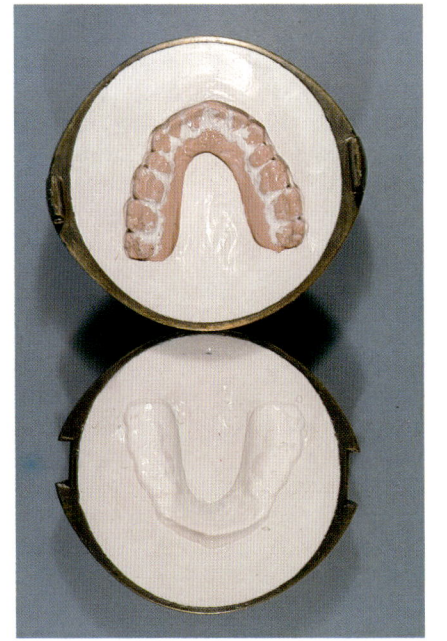

Abb. V.1g Die fertiggestellte Schiene aus Akrylkunststoff vor dem Ausbetten.

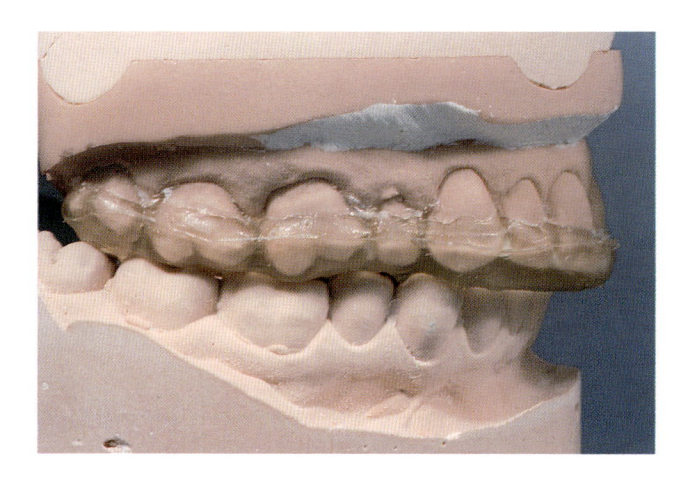

Abb. V.1h Der geteilte Sockel wird zur Einstellung des Modells benutzt. Die fertiggestellte Schiene befindet sich noch auf dem Modell und wird in den einartikulierten Sockel zurückgesetzt. Das Modell wird mit Cyanoakrylatzement am Sockel befestigt.

Abb. V.1i Die Kontakte werden bearbeitet.

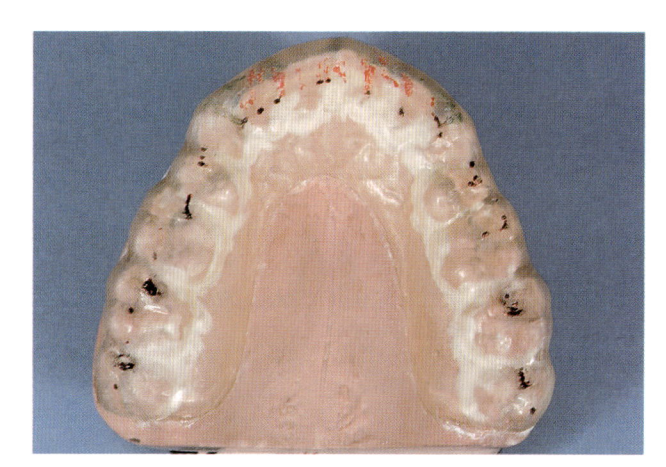

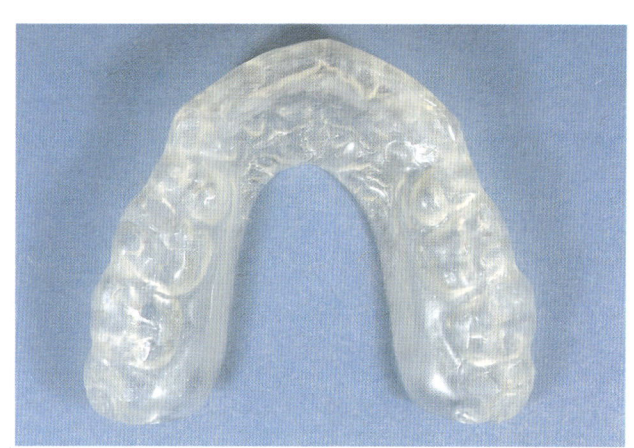

Abb. V.1j Die Schiene wurde vom Modell genommen und poliert.

kiefer-Schneidezähne und beschränken sich gaumenwärts auf eine möglichst geringe Materialstärke.

20) Überarbeiten Sie die Punktkontakte und sorgen dafür, daß sie gleichmäßig über den gesamten Kieferbogen verteilt sind (Abb. V.1d).

21) Halten Sie sich an folgende Richtlinien, um beiderseits eine laterale Zahnführung und anschließend die protrusive und lateroprotrusive Zahnführung herzustellen:
   - Richten Sie nacheinander an jedem Eckzahn eine laterale Zahnführung ein. Wenn die Eckzahnführung nicht erreichbar ist, verlegen Sie die Zahnführung so weit nach anterior wie möglich.
   - Überprüfen Sie für jede laterale Exkursion sowohl auf der Arbeitsseite, als auch auf der Balanceseite die Reibekontakte. Entfernen Sie diese durch Abtragen der Schleifstellen. Wenn dadurch jedoch das Wachs zu stark ausgedünnt wird, stellen Sie die Eckzahnführung durch Auftragen von Wachs an den entsprechenden palatinalen Oberflächen steiler ein. Die Zahnführung sollte jedoch so flach wie möglich und ohne seitliche Interferenzen verlaufen; überbauen Sie daher nicht die Eckzähne.
   - Jenseits der Eckzähne sollte die laterale Zahnführung ohne Stufenbildung oder sprunghafte Bewegung auf die Schneidezähne glatt übergehen, wobei die Seitenzähne sowohl auf der Arbeitsseite wie auf der Balanceseite außer Kontakt bleiben.
   - Die protrusive Exkursion sollte glatt verlaufen und durch gleichmäßig verteilte Kontakte auf möglichst vielen palatinalen Flächen der Schneidezähne geführt werden. dabei sollte die Zahnführung so flach wie möglich unter Aufrechterhaltung der seitlichen Disklusion ablaufen.
   - Um eine glatte protrusive Exkursion einzurichten, stellen Sie die Schneidezähne in Schneidekante-zu-Schneidekanteposition und benutzen die unteren Schneidezähne um einen Gleitpfad zurück in die CRCP in das Wachs zu gravieren. Wo Kontaktflächen fehlen, tragen Sie, soweit erforderlich, Wachs auf und modellieren erneut.
   - Wiederholen Sie die für protrusive Exkursionen beschriebenen Maßnahmen, erweitern diese jedoch nachfolgend auch auf lateroprotrusive Exkursionen.

22) Glätten Sie das Wachs, indem Sie mit einer gedrosselten Bunsenflamme darüber hinwegstreichen.

23) Bestäuben Sie die Oberfläche der Wachsmodellierung

mit Indikationspuder (EKM-Puder – Natt & Co) und überprüfen erneut die Kontakte und die Zahnführung (Abb. V.1d).

24) Wenn Adamsklammern verwendet wurden, decken Sie diese zum Schutz und zum leichteren Ausbetten mit einer Mischung aus Gips und Bimsstein ab.
25) Nehmen Sie das Modell mit der aufgewachsten Schiene von dem geteilten Sockel.
26) Bestreichen Sie das Modell mit einem Separator (Vaseline – Chesebrough – Pond´s Ltd.), um eine unbeschädigte Ausbettung aus dem Einbettgips nach Fertigstellung der Schiene sicherzustellen.
27) Verwenden Sie Gips (Calspar DP – De Trey) zum Einbetten des Modells in der größeren Küvettenhälfte und lassen ihn bis an die Kante der Wachsmodellierung heranreichen (Abb. V.1e).
28) Tragen Sie einen dünnen Trennungsfilm (Vaseline) auf den abgebundenen Gips auf.
29) Bestreichen Sie die Wachsoberfläche mit einer Lösung, welche die Oberflächenspannung herabsetzt (Aurofilm – Bego).
30) Füllen Sie die kleinere Küvettenhälfte mit Gips.
31) Rütteln Sie mit der Hand Gips über die Wachsform, um Lufteinschlüsse zu vermeiden und schließen diese in die angefüllte kleinere Küvettenhälfte.
32) Setzen Sie die Küvette unter eine Presse und pressen den überschüssigen Gips heraus, um den Schluß der beiden Küvettenhälften herbeizuführen.
33) Lassen Sie den Gips 30 Minuten abbinden.
34) Trennen Sie die beiden Küvettenhälften und brühen das Wachs aus (Abb. V1.f).
35) Bestreichen Sie beide Küvettenhälften mit einem Separator (Cold Mould Seal – De Trey).
36) Belegen Sie die Form mit klarsichtigem selbsthärtenden Kunststoff (Rapid Repair – De Trey).
37) Benutzen Sie die Presse, um den überschüssigen Kunststoff auszupressen.
38) Lassen Sie den Kunststoff in einem Drucktopf unter 2 Atü in fast kochendem Wasser etwa 10 Minuten auspolymerisieren.
39) Wenigstens 30 Minuten sollte die Küvette auf dem Labortisch abkühlen.
40) Daraufhin erfolgt das Ausbetten. Achten Sie darauf, das Modell nicht zu beschädigen, oder die fertiggestellte Schiene herunterzunehmen (Abb. V.1g).
41) Setzen Sie das Modell auf seinen Sockel zurück (Abb. V.1h) und benutzen Cyanoakrylatzement (Powabond 101 – Neutra Rust Int. Ltd.), um es daran zu befestigen.
42) Nehmen Sie die Schiene nicht vom Modell, bis die okklusale Oberfläche ausgearbeitet wurde, da keine Garantie besteht, daß diese wieder exakt aufsitzt.
43) Beschleifen Sie die Okklusion (Abb. V.1i) zur Korrektur polymerisationsbedingter Veränderungen und Materialdicke in folgender Weise:
    – Benutzen Sie rotes, einseitig belegtes Okklusionspapier (GHM), um die Kontakte zu markieren.
    – Schleifen Sie die Schiene ein, bis gleichmäßige Punktkontakte rund um den Kieferbogen wieder eingerichtet sind. Idealerweise sollte der Stützstift auf dem Inzisalteller aufsitzen und die Shimstockfolie halten. Dies ist jedoch nicht so wichtig, solange die Kontakte gleichmäßig auftreffen und der Stützstift nicht weiter als 1 mm geöffnet ist.
    – Vergewissern Sie sich, daß die Schiene rund um den Kieferbogen die Shimstockfolie fixiert. Diese sollte am festesten zwischen den Seitenzähnen gehalten werden und sich zwischen den Eckzähnen und Schneidezähnen gerade so eben hindurchziehen lassen.
    – Markieren Sie laterale, protrusive und lateroprotrusive Kontakte in rot. Markieren Sie unmittelbar danach die CRCP-Kontakte in schwarz. Die Exkursionen sollten an den Frontzähnen glatt und gleichmäßig und ohne Schleifspuren an den Seitenzähnen verlaufen. Unerwünschte Kontakte werden weggeschliffen, ohne die schwarzen Markierungen anzutasten.
44) Trimmen Sie den überschüssigen Kunststoff und schneiden, falls erforderlich, in das Modell, um die Schiene ohne Beschädigung herunterzunehmen.
45) Beseitigen Sie alle Gips- und Zementreste von den Paßflächen und achten auf kleine Kunststoffperlen, die entfernt werden müssen.
46) Beschleifen Sie die Schiene entsprechend dem originalen Umriß, runden die labialen und bukkalen Kanten, und schrägen die palatinale Abschlußkante am Gaumen ab.
47) Beseitigen Sie exzessive labial/bukkale Unterschnitte an der Schiene. Dies kann alternativ auch am Stuhl durch den Kliniker in der Absicht, die Retention zu verbessern, vorgenommen werden.
48) Polieren Sie die Schiene (Abb. V.1j). Nehmen Sie dabei nicht durch übertriebene Politur zuviel von der okklusalen Oberfläche fort und achten darauf, daß an der Paßfläche keine rauhen Stellen zurückbleiben.
49) Bewahren Sie die Schiene in 100%iger Feuchte auf (ein verschlossener Kunststoffbeutel mit Wasser oder beigelegter angefeuchteter Watte genügen).

Oberkieferschiene
in IP ohne Freiraum der Bewegung in die CRCP (Abb. V.2)

Stellen Sie die Schiene wie zuvor beschrieben her, jedoch mit folgenden Modifikationen:
1) Montieren Sie das Oberkiefermodell mit Hilfe eines Gesichtsbogens. Verwenden Sie kein Registrat der zentrischen Relation, um das Unterkiefermodell einzusetzen. Stellen Sie vielmehr das Modell mit der Hand ein, oder benutzen, falls erforderlich, eine interkuspidale Registrierung, um es in interkuspidaler Position einzuartikulieren.
2) Das Aufwachsen erfolgt wie zuvor beschrieben.

Die Repositionierungsschiene

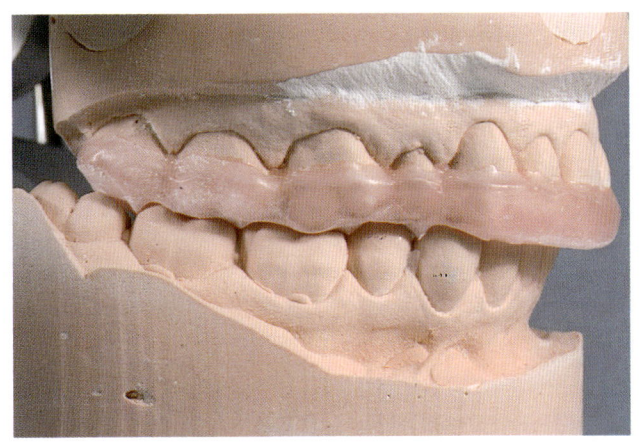

Abb. V.2 Aufgewachste Oberkiefer-Stabilisierungsschiene mit Gleitflächen, welche den Unterkiefer in die Interkuspidalosition führen.

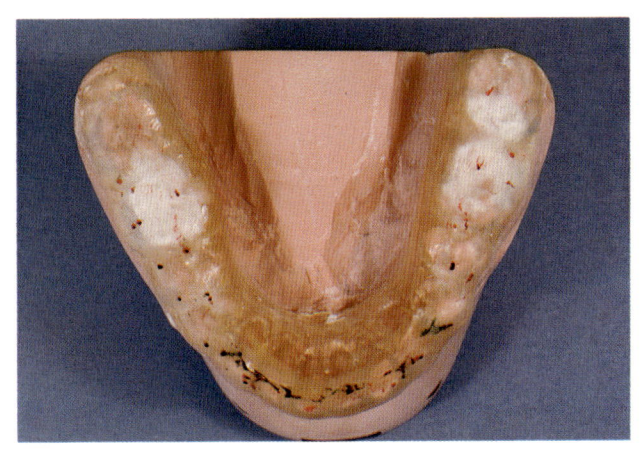

Abb. V.3 Unterkiefer-Stabilisierungsschiene.

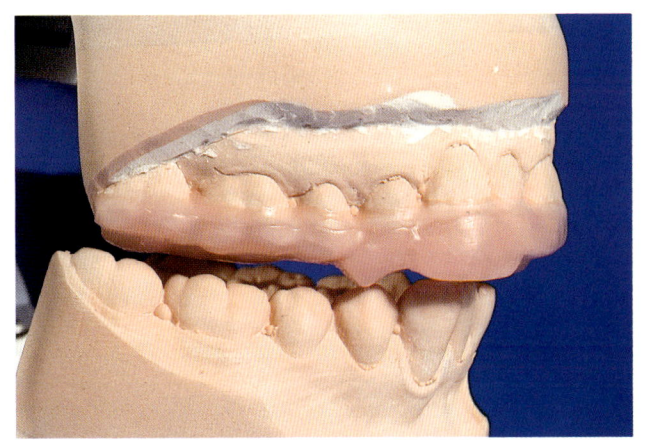

Abb. V.4 Die aufgewachste Repositionsschiene zeigt eine Gleitfläche, die unmittelbar distal zum ersten Prämolaren des Unterkiefers angebracht wurde. Die Rampe leitet den Unterkiefer in eine frontal gelegene Position.

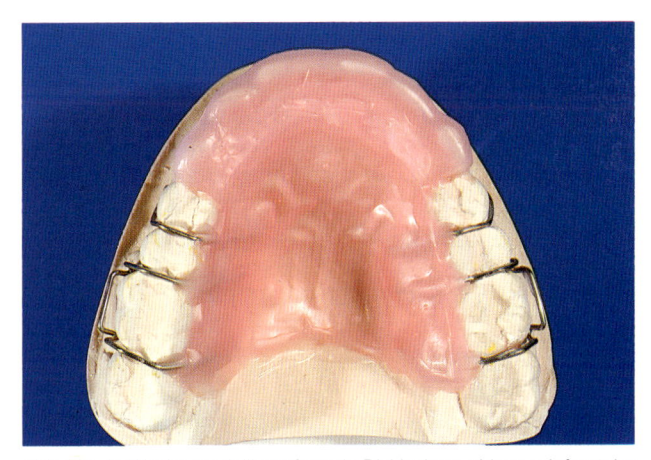

Abb. V.5 In Wachs modellierte frontale Disklusionsschiene mit frontaler Gleifläche. Adamsklammern und einfache Klammern sichern die Retention.

3) Schließen Sie das Unterkiefermodell in das erweichte Wachs, um etwa 0,5 mm tiefe Eindrücke zu erzeugen.
4) Schneiden Sie den mesialen Anteil der Eindrücke fort und achten auf die Disklusion, lassen jedoch den distalen Anteil stehen, um den Unterkiefer in die IP zu leiten.

Unterkieferschiene
nach Tanner (Abb. V.3)

1) Artikulieren Sie die Modelle wie für die Oberkieferschiene ein, jedoch mit geteiltem Sockel am Unterkiefermodell.
2) Blocken Sie exzessive linguale und approximale Unterschnitte mit Gips aus, wie oben beschrieben.
3) Wenn die Retention infolge fehlender bukkaler Unterschnitte unzureichend ist, setzen Sie Adamsklammern auf die Zähne 36 und 46.
4) Zeichnen Sie den Umriß der Schiene auf das Modell.

5) Reißen Sie leicht die liguale Begrenzung an, um eine Abschlußlinie anzubringen, als Abschluß für die fertiggestellte Schiene.
6) Modellieren Sie die Schiene nach den gleichen Prinzipien wie für die Konstruktion einer Oberkieferschiene.
7) Falls vorhanden, bedecken Sie die Adamsklammern mit Gips + Bimsstein zum Schutz und leichteren Ausbetten.
8) Die Fertigstellung erfolgt wie zuvor beschrieben.

Die Repositionsschiene
(Abb. V.4)

1) Artikulieren Sie die Modelle mittels einer protrusiven Kieferregistrierung ein.
2) Fertigen Sie mit den Modellen in Protrusionsstellung eine Oberkieferschiene, wie zuvor beschrieben, wobei die IP jedoch keinen Freiraum erhält, in die CRCP zu gleiten.

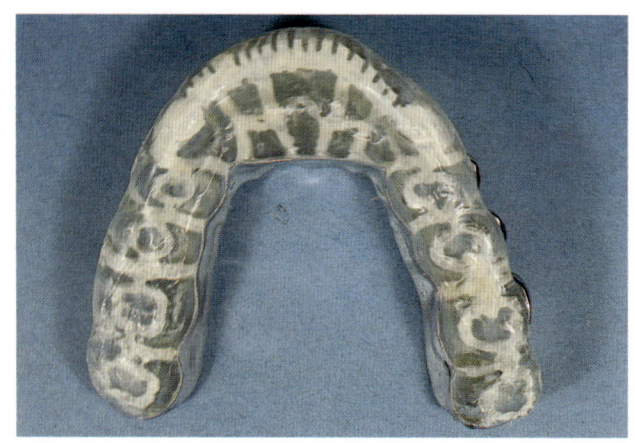

Abb. V.6 Stabilisierungsschiene, die zur erhöhten Festigkeit ein Chrom-Kobaltgerüst einschließt.

3) Die Schiene kann dahingehend modifiziert werden, daß man im vorderen Abschnitt der Platte eine kleine Gleitfläche anfügt, um den Unterkiefer nach vorn zu führen.

Frontale Disklusionsschiene
(Abb. V.5)

1) Montieren und präparieren Sie die Modelle, wie zuvor für eine Oberkieferschiene beschrieben.
2) Zur seitlichen Retention verwenden Sie Adamsklammern im Molarenbereich und einfache Klammern im Prämolarenbereich.
3) Modellieren Sie das Wachs und überlappen die Frontzähne, um die Retention zu unterstützen; an den Seitenzähnen wird jedoch das Wachs entfernt.
4) Wenn erforderlich, kann man zusätzliche frontale Retention durch Einarbeitung eines Labialbogens oder Klammern an den Eckzähnen erreichen.
5) Modellieren Sie, wie oben beschrieben, eine frontale Plattform, bis alle unteren Schneidezähne damit in gleichmäßigen Kontakt treten.
6) Die exkursiven Bewegungen werden ausgearbeitet.
7) Die Herstellung und Politur erfolgt, wie oben.

Stabilisierungsschiene aus Chrom-Kobalt und Kunststoff (Abb. V.6)

1) Stellen Sie ein Chrom-Kobaltgerüst her und bringen im Bereich der okklusalen Flächen ein Netzwerk von Retentionen an.
2) Entsprechend den vorgegebenen Erfordernissen wachsen Sie die Okklusion wie oben beschrieben auf.
3) Polymerisieren Sie den Kunststoff über das Metallgerüst.
4) Einschleifen und Ausarbeitung erfolgt wie oben.

Vorteile

- Diese Ausführung liefert eine robuste Schiene.
- Von Zeit zu Zeit kann man mit der aufgesetzten Schiene einen Aufnahmeabdruck vornehmen, eine neue Registrierung durchführen und neue okklusale Oberflächen einrichten.

Modifikationen, um Unregelmäßigkeiten in der Bezahnung auszugleichen
Frontal offener Biß

1) Verlegen Sie die Zahnführung so weit wie möglich nach vorn.
2) Verlängern Sie jedoch die Platte nicht übermäßig stark, um Kontakt mit den Frontzähnen zu erreichen.
3) Lassen Sie die Schiene direkt hinter den Schneidekanten der Frontzähne enden, oder gerade über die Schneidekanten auf die labialen Zahnflächen übergreifen, wenn verstärkte Retention erforderlich ist.

Interferenzen bei Exkursionsbewegungen

1) Richten Sie keine übermäßig steile Frontzahnführung an der Schiene ein, um Interferenzen auszuschalten.
2) Halten Sie die Zahnführung so flach wie möglich; falls notwendig, können die Interferenzen auf der Schiene auch verbleiben.

Verstärkt durchgebrochene Zähne

1) Halten Sie die Oberfläche der Schiene so flach wie möglich.
2) Verstärkt durchgebrochene Zähne werden höchstwahrscheinlich während exkursiver Bewegungen auf der Schiene als Interferenzen zurückbleiben.

Fehlende Zähne

1) Blocken Sie Zahn- und Gewebsunterschnitte aus, die an zahnlose Stellen angrenzen.
2) Füllen Sie die Lücken mit der Schiene aus.
3) Fehlende Frontzähne können an die Schiene angefügt werden.

Kreuzbiß

Fertigen Sie die Schiene auf dem Unterkieferbogen.

Anhang VI

STIFTE UND AUFBAUTEN

Einzelne Stifte und Aufbauten

- Direkte Technik;
- direkter Stiftaufbau mit provisorischer Restauration;
- indirekte Technik;
  - Edelmetallstifte;
  - Kunststoffstifte;
  - Wachsstifte;
  - Wurzelkappen;
  - Aufbauten
  - Wurzelkappe mit Dalbo-Ankerelement

Divergierende Stifte und Aufbauten

- Direkte Technik;
- Direkte divergierende Stifte und Aufbauten in einer provisorischen Restauration.

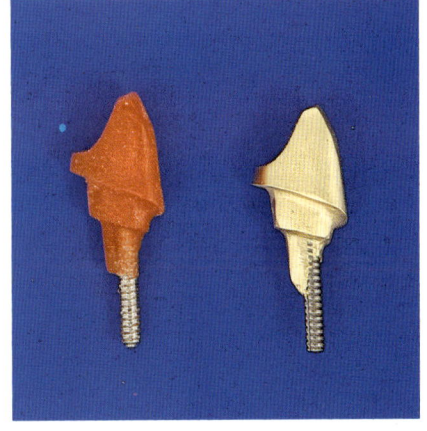

Abb. VI.1 Direktes Gußmodell eines DuraLay-Wurzelaufbaues auf einem Platin/Iridiumstift und der gegossene Wurzelstiftaufbau. Der Aufbau wurde in Gold ('Tru Cast Hard' – Englehard) gegossen.

Einzelne Stifte und Aufbauten

Direkte Technik (Abb. VI.1)

1) Auf einen Edelmetallstift (Platin/Iridium Parapost – Whaledent) wird direkt im Munde ein Aufbau (Wachs, DuraLay oder Palavit) modelliert und in das Labor zum Metallguß gegeben.
2) Benutzen Sie im Labor ein Stereomikroskop mit 10facher Vergrößerung, um das Gußmodell auf Oberflächenverunreinigungen, umgebogene Kanten und Luftblasen zu untersuchen. Mit einer Skalpellklinge und sanftem Druckluftstrahl entfernen Sie vorsichtig die Rückstände und umgebogenen Kanten. Überfüllen Sie die Luftblasen geringfügig mit Inlaywachs (Winterised Inlay Wax – Ruscher) und tragen den Überschuß anschließend ab, so daß die Ergänzung ein wenig unter der Konturierung des umgebenden Gußmodells verbleibt.
3) Setzen Sie am dicksten Teil des Aufbaues den Gußstift aus 2 mm Profilwachs an. Zur Befestigung verwenden Sie Inlaywachs, schmelzen jedoch zuerst eine dünne Schicht Inlaywachs auf die Oberfläche des Aufbaues an der Stelle, an der der Gußstift angebracht wird. Das verbessert die Haftung zwischen Gußstift und Aufbau und verhindert, daß sich während der Einbettung das Gußmodell vom Gußstift abtrennt.
4) Befestigen Sie den Aufbau am Gußmuldenformer mit einem sehr kurzen Gußstift (maximal 2 mm) (Abb. VI.2a); somit kann der Gußkegel als Schmelzreservoir während des Gußvorgangs dienen. Für große Aufbauten, oder wenn mehr als ein Stiftaufbau gegossen wird, schaffen Sie einen konventionellen Gußkanal mit verlorenem Kopf (Abb. VI.2a).
5) Um nach dem Ausbrennen des Stiftaubaues das Verrutschen des Stiftes in der Einbettmasse zu verhindern, sorgen Sie dafür, daß während des Gießvorgangs der Wurzelstift im rechten Winkel zur Gußmuffel steht. Dies kann folgendermaßen erreicht werden:
   - Verbinden Sie den Aufbau mit dem Gußkanal in der Weise, daß der Wurzelstift in der Gußmuffel horizontal liegt.
   - Wenn die Gußmuffel während des Gießvorgangs umgedreht werden muß (Vakuum/Druckguß), setzen Sie zwei Tropfen Wachs seitlich auf den Gußmuldenformer, um die Position des Wurzelstiftes zu kennzeichnen.
   - Betten Sie den Stiftaufbau ein und markieren die Lage des Stiftes als Linie auf der Oberfläche des Gußtrichters, indem Sie die beiden Wachstropfen als Referenzpunkte benutzen (Abb. VI.2c).
   - Zum Vakuum/Druckguß plazieren Sie die Muffel so in den Gußapparat (Combilabor Vacuum/Druckgußapparat – Heraeus), daß die Markierungslinie im

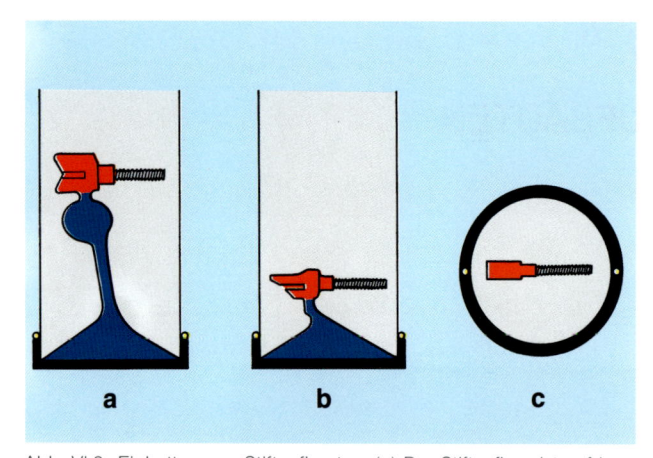

Abb. VI.2 Einbetten von Stiftaufbauten. (a) Der Stiftaufbau ist auf konventionelle Weise mit einem Gußkanal und Reservoir versehen. (b) Der Stiftaufbau ist unmittelbar an den Gußmuldenformer gesetzt. (c) Der Stiftaufbau ist horizontal in die Gußmuffel eingebettet. die Lage des Stiftes wird an den gegenüberliegenden Seiten des Gußtrichters jeweils mit einem Tropfen Wachs markiert.

rechten Winkel zur Drehrichtung des Gußapparates steht.
6) Bestreichen Sie das Gußobjekt mit einer Lösung zur Verminderung der Oberflächenspannung (Aurofilm – Bego) und trocknen vorsichtig mit Preßluft.
7) Kleiden Sie die Gußmuffel aus (Asbestos-free Ringliner – Heraeus) und befeuchten den Einlagestreifen.
8) Mischen Sie die Einbettmasse (Lustre Cast – Kerr) mit destilliertem Wasser im Vakuum bei Raumtemperatur (18 ccm Wasser auf 55 g Lustre Cast).
9) Rütteln Sie die Einbettmasse mittels eines Vibrators auf das Gußmodell, um Lufteinschlüsse zu vermeiden.
10) Setzen Sie die Gußmuffel in den Gußmuldenformer und verfüllen die restliche Einbettmasse. Zum Einfließen der Einbettmasse entlang der Innenseite der Muffel verwenden Sie mäßige Vibrationen, damit sich die Gußmuffel vom Boden aufwärts auffüllt. Dies verhindert, daß Luftblasen eingeschlossen werden.
11) Die Einbettmasse benötigt 15 Minuten zum Abbinden.
12) Entfernen Sie überschüssige Einbettmasse von der Oberseite der Gußmuffel und markieren die Lage des Wurzelstiftes bevor Sie den Gußmuldenformer vom anderen Ende abnehmen.
13) Legen Sie die Gußmuffel in einen Vorwärmeofen (Accu Therm – Jelenko), der auf 690° C aufgeheizt ist, warten 15 Minuten und gießen. Lassen Sie vor dem Gießen die Muffel sich nicht länger als weitere 15 Minuten aufheizen.
14) Gießen Sie den Stiftaufbau (Combilabor – Heraeus) in einer extra-hard Goldlegierung (Tru Cast Hard – Englehard).
15) Zum Erreichen der optimalen Endhärte lassen Sie die Gußmuffel auf dem Labortisch auskühlen.
16) Das Gußobjekt wird sodann ausgebettet und mit 50 µm Korund abgestrahlt (Air Abrasive Unit – Keramo), um die restliche Einbettmasse und anhaftende Oberflächenverunreinigungen zu entfernen.

17) Verwenden Sie ein Stereomikroskop mit 10facher Vergrößerung, um das Gußobjekt zu untersuchen.
18) Zur Beseitigung etwaiger Gußperlen benutzen Sie einen konischen Hartmetallbohrer (007.38 – Jota).
19) Glätten Sie alle Paßflächen des Stiftaufbaues mit einem gebrauchten Fissurenbohrer, um eventuelle Rauhigkeiten und Unterschnitte zu entfernen.
20) Kürzen Sie mit einer Trennscheibe (Jel Thin 9's – Jelenko) den Wurzelstift um 0,5 mm und glätten das Ende mit einem Gummipolierer (966 – Meisinger).
21) Es ist wichtig, den Aufbau zu glätten und den Stift um 0,25 bis 0,5 zu kürzen, um eine passive Paßform zu erreichen, ohne die Gefahr übermäßiger apikaler Belastung nach dem Einzementieren
22) Mit einer Trennscheibe entfernen Sie Gußkegel und Gußstift.
23) Bearbeiten Sie den Stiftaufbau, außer an den Paßflächen, mit einem Gummipolierer und vermeiden Unterschnitte zu schaffen.
24) Präparieren Sie, wenn möglich, mit einem parallelwandigen Hartmetall-Fissurenbohrer (007.36 – Jota) gegenüberliegende parallele Rillen in die Oberfläche des Aufbaues, außer an den Paßflächen. Diese Maßnahme erhöht die Festigkeitsform der darübergesetzten Krone. Unterlassen Sie diese Maßnahme bei einer Keramik-Jacketkrone.
25) Strahlen Sie den Stiftaufbau mit Korundpulver 50 µm ab, um Mattglanz zu erzeugen.
26) Nunmehr ist der Stiftaufbau zum Einzementieren fertiggestellt.

Direkter Stiftaufbau mit provisorischer Restauration (Abb. VI.3)

1) Stellen Sie anhand eines intraoralen Hydrocolloidabdrucks ein Modell von der Stiftaufbau-Modellierung her, die entweder mit einem Parapost und DuraLay, oder mit einem Parapost und Palavit, jedoch nicht aus Wachs, gefertigt wurde, da dieses sich unter dem warmen Abdruckmaterial verformen würde. Der Abdruck wird mit einer Mischung 50/50 aus vakuumgerührtem Typ IV-Gips (Velmix – Kerr) und Modellgips von extrem niedriger Expansion (Gnathostone – Zeus) ausgegossen.
2) Fertigen Sie den Stiftaufbau wie oben beschrieben.
3) Auf dem Modell des Stiftaufbaues fertigen Sie eine temporäre Restauration (siehe temporäre Restaurationen, Seite 637).
4) Überprüfen Sie, ob der fertiggestellte Stiftaufbau in die temporäre Krone paßt und führen alle erforderlichen Korrekturmaßnahmen durch.

Indirekte Technik

1) Gießen Sie den Abdruck des präparierten Stiftkanals mit einem vakuumgerührten Typ IV-Gips (Velmix – Kerr) aus.

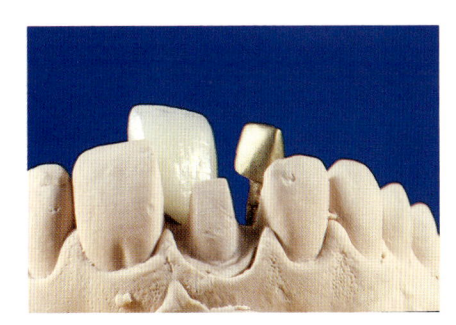

Abb. VI.3 Gegossener Wurzelstiftaufbau zusammen mit einer temporären Krone, die auf einem Sextantenmodell hergestellt wurde. Die Herstellung des Modells erfolgte anhand der Abdrucknahme des DuraLay-Aufbaues, der auf den Zahn im Munde des Patienten modelliert worden war.

2) Fertigen Sie ein herausnehmbares Stumpfmodell (siehe Modelle, Seite 591).
3) Versiegeln Sie die Oberfläche des getrimmten Stumpfmodells mit einem Gipsversiegler (Stone Surface Sealant – Tanaka).

Edelmetallstift

1) Wählen Sie einen Platin/Iridiumstift mit einem Durchmesser (Parapost – Whaledent), welcher dem Kanalbohrer entspricht, der zur Präparation des Stiftkanals verwendet wurde.
2) Mit einer Tiefenmeßsonde messen Sie die Tiefe des Stiftkanals (Omnidepth Gauge – Whaledent).
3) Durch Vergleich des Stiftes mit der Tiefenmeßsonde prüfen Sie, daß der Wurzelstift vollständig in dem Stiftkanal einlagert.
4) Streichen Sie eine Wachs-Separatorlösung (Lubritex No. 12 – Whip Mix) auf das Stumpfmodell.
5) Setzen Sie den Wurzelstift zurück.
6) Wachsen Sie den versenkten Wurzelanteil mit einem Totwachs aus (Gründler Spezialwachs – Dentaurum).
7) Wenn das Wachs nicht bis in die volle Tiefe des Stiftkanals läuft, erhitzen Sie den Kopf des Stiftes mit einem heißen Le Cron-Modellierinstrument, oder einem elektrischen Wachsmesser. Dies schmilzt das Wachs und zieht es den Stift herab in den Stiftkanal.
8) Prüfen Sie, daß sich die Modellierung ablöst und voll ausgeformt ist.
9) Setzen Sie den Stift zurück und modellieren den Stiftaufbau.

Kunststoffstift

1) Wählen Sie den passenden Kunststoff-Parapost aus (Parapost – Whaledent).
2) Passen Sie den Stift in gleicher Weise ein, wie zuvor für Edelmetallstifte beschrieben und wachsen den versenkten Wurzelanteil aus.
3) Wenn sich die Modellierung der Versenkbohrung nicht vollständig ausformt, füllen Sie kleine Anteile Totwachs in die fehlenden Bereiche und setzen das Wachsmodell zurück. Wiederholen Sie diesen Prozeß, bis das Wachsmodell vollständig ausgebildet ist. Totwachs ist weich und formt sich daher von selbst, sobald Druck ausgeübt wird.
4) Setzen Sie den Wurzelstift zurück und modellieren den Aufbau.

Wachsstift

1) Isolieren Sie das Stumpfmodell mit Wachsseparator (Lubritex No. 12 – Whip Mix).
2) Setzen Sie ein Stück rostfreien Stahldraht von geringerem Durchmesser als der Stift in den Stiftkanal. Lassen Sie diesen genügend herausragen, um ihn in den Gußstift einzubeziehen.
3) Schmelzen Sie Totwachs in den Stiftkanal und in die Versenkbohrung.
4) Erhitzen Sie den Draht mit einem Le Cron, oder elektrischen Messer. Dadurch schmilzt das Wachs und läuft am Stahldraht entlang nach unten und füllt den Stiftkanal aus.
5) Fahren Sie mit diesem Vorgang fort, bis die Versenkbohrung mit Wachs angefüllt ist.
6) Entfernen Sie das Wachsmodell und prüfen, daß es vollständig ausgeformt ist. Wenn notwendig, können kleinere Korrekturen unter Anwendung der gleichen Arbeitsschritte, wie für einen Kunststoffstift, vorgenommen werden.
7) Setzen Sie den Stift zurück und modellieren den Stiftaufbau.

Aufbau

1) Modellieren Sie einen entsprechenden (Wachs, DuraLay oder Palavit) Kernaufbau.
2) Dessen Größe sollte eine genügende Materialstärke für die nachfolgende Restauration ohne die Notwendigkeit der Überkonturierung zulassen. Verwenden Sie eine druckgeformte (Ellman) Schablone oder einen Vorwall (Formasil – Kulzer), um dies zu überprüfen.
3) Der Aufbau darf auch in Bezug auf die approximalen Flächen der angrenzenden Zähne keine untersichgehenden Stellen aufweisen.
4) Er sollte der darübergesetzten Krone eine gute Retentions- und Festigkeitsform bieten.

Wurzelkappe

1) Unter Anwendung einer der indirekten Techniken modellieren Sie den Wurzelstift einschließlich der Versenkbohrung.
2) Überprüfen Sie, daß das Gußmodell herausnehmbar ist.
3) Modellieren Sie mit Inlaywachs die Wurzelkappe (Ruscher) 1 mm vom Rand entfernt.
4) Benutzen Sie ein Randabschlußwachs (Bego), um das Aufwachsen zu vervollständigen, indem Sie dieses bis über den Präparationsrand hinaus auftragen.

5) Schneiden Sie das Wachs bis an den Präparationsrand zurück (siehe Aufwachsen, Seite 678).

Einbetten, Gießen und Ausarbeiten
Edelmetallstift

Sie können, wie für den direkten Stiftaufbau beschrieben, den Edelmetall-Stiftaufbau einbetten, gießen und ausarbeiten.

Kunststoffstift

1) Die Positionierung des Kunststoff-Gußmodells in der Gußmuffel ist nicht so kritisch, wie für einen Edelmetallstift.
2) Die Stiftspitze ist nach dem Guß häufig größer als das Original-Gußmodell und muß daher gekürzt und leicht konisch geformt werden.
3) Die Ausarbeitung erfolgt wie bei der direkten Technik.

Wachsstift

1) Das Einbetten des Wachsmodells mit dem Stift erfolgt in Längsrichtung mit der Gußkanalachse.
2) Stellen Sie sicher, daß der rostfreie Stahldraht sich innerhalb des Gußkanals befindet.
3) Entfernen Sie den Stahldraht während des Ausbrennens aus der Einbettung.
4) Glätten Sie alle Paßflächen des Gußobjektes einschließlich des Wurzelstiftes.

Wurzelkappe

1) Bringen Sie an der Kopfseite der Kappe das Wachsprofil für den Gußkanal an, betten das Gußmodell ein und gießen, wie für die indirekte Technik beschrieben.
2) Arbeiten Sie die Oberfläche der Wurzelkappe auf Hochglanz unter Verwendung eines Gummipolierers, sowie einer kleinen Filzscheibe und Pariser-Rot. Die Paßflächen werden mit 50 µm Korund abgestrahlt.

Wurzelkappe mit einem Dalbo-Ankerelement
(siehe Abb. XV.6b, Seite 717)

1) Fertigen Sie die Wurzelkappe wie zuvor beschrieben. Mit einem rosafarbenen Schleifstein (733.035 – Jota) schleifen Sie die Oberfläche der Kappe flach.
2) Wenn mehr als eine Wurzelkappe zu bearbeiten ist, sorgen Sie dafür, daß alle Oberflächen in der gleichen Horizontalebene liegen.
3) Löten Sie das Dalbo-Ankerelement (Cendres et Metaux) auf die Wurzelkappe (siehe Halteelemente, Seite 718).

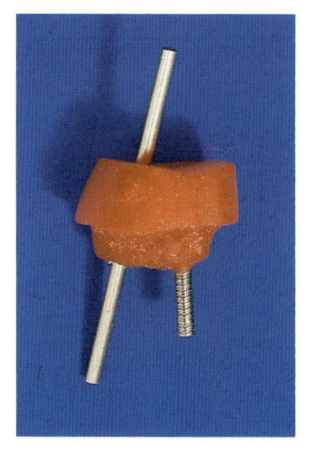

Abb. VI.4 Direktes Gußmodell eines DuraLay-Aufbaues mit divergierenden Stiften. Der distale Wurzelstift besteht aus einem festsitzenden Platin/Iridiumstift, der mesiale Stift ist herausnehmbar. Ein Nickel/Silberstift wurde zum Guß in den mesialen Stiftkanal gesetzt. Alternativ kann man zum Guß auch eine Graphitmine verwenden.

Divergierende Stiftaufbauten (Abb. VI.4)
Direkte Technik

1) Ein Wurzelaufbau wird auf zwei nicht-parallele Wurzelstifte modelliert. Ein Stift besteht aus Edelmetall (Platin/Iridium), und dieser Stift bleibt mit dem DuraLay fest verankert. Der andere ist ein glattwandiger Nickel/Silberstift von üblicherweise 1 mm Ø. Dieser ist aus dem Aufbau herausnehmbar.
2) Verwenden Sie im Labor ein Stereomikroskop mit 10facher Vergrößerung und untersuchen den Stiftaufbau auf Verunreinigungen, umgebogene Kanten und Luftblasen, wie bereits für direkte Standard-Stiftaufbauten beschrieben.
3) Achten Sie darauf, daß die Öffnung für den herausnehmbaren Stift durchgängig ist. Gegebenenfalls benutzen Sie eine Wurzelkanalreibahle oder einen Spiralbohrer mit entsprechendem Durchmesser, um die Durchtrittsöffnung nachzuarbeiten.
4) Überprüfen Sie, ob der Aufbau rund um die Stiftöffnung für den Guß dick genug ist, andernfalls bauen Sie ihn mit Wachs auf.
5) Führen Sie einen Graphitstift (Graphite Propelling Pencil Lead) gleichen Durchmessers durch die Stiftöffnung. Die Graphitmine muß lang genug sein und über beide Enden des Aufbaues um wenigstens 3 mm hinausragen. Dies sichert deren Fixierung in der Einbettmasse.
6) Befestigen Sie den Graphitstift in seiner Position an dem nicht-parallelen Ende des Aufbaues mit Inlaywachs (Ruscher).
7) Betten Sie den Aufbau mit Gußprofil für den Gußkanal in gleicher Weise ein, wie für direkte Stiftaufbauten beschrieben. Der eingebettete Wurzelstift muß wieder im rechten Winkel zur Gußmuffel liegen. Das betrifft

jedoch nicht den Graphitstift, der an beiden Seiten von der Einbettmasse gehalten wird.
8) Alternativ kann man den Nickel/Silberstift in die Hilfsöffnung des Aufbaues einsetzen und angießen. Anschließen wird dieser mit warmer konzentrierter Salpetersäure aus dem Aufbau herausgelöst.
9) Gießen Sie mit gleicher Technik, wie für direkte Stiftaufbauten beschrieben.
10) Lassen Sie die Muffel auf dem Labortisch abkühlen, betten aus und entfernen alle Gußrückstände von dem Gußobjekt.
11) Mit einem Spiralbohrer gleichen Durchmessers wie der Stift wird die Öffnung aufbereitet. Dabei benutzen Sie ein niedertouriges Handstück und Maschienenfett. Vorsicht ist geboten, daß der Spiralbohrer im Bohrkanal nicht abbricht.
12) Wählen Sie einen Titanstift gleichen Durchmessers.
13) Prüfen Sie, daß der Stift frei durch die Öffnung gleiten kann.
14) Arbeiten Sie den Stiftaubau in gleicher Weise wie standardmäßige Wurzelstiftaufbauten aus.

Die gleiche Technik kann man auch für zwei oder mehrere herausnehmbare Wurzelstifte anwenden.

Einarbeiten eines divergierenden Stiftaufbaues in eine provisorische Restauration (Abb. VI.5)

1) Der divergierende Stiftkanal darf nur zum Teil in den DuraLay-Aufbau hineinreichen, muß jedoch lang genug sein, um für den Spiralbohrer eine gute Führung abzugeben Eine unzureichende Bohrerführung hätte eine ungenaue Winkelung des divergierenden Wurzelstiftes zur Folge (siehe Haupttext, Seite 173).
2) Verwenden Sie einen gefetteten Spiralbohrer gleichen Durchmessers, um die Stiftöffnung im Aufbau mit einem niedertourigen Handstück zu vervollständigen. Bohren Sie von der Unterseite durch den Aufbau hindurch (Abb. VI.5).
3) Der divergierende Stiftaufbau kann nunmehr, wie oben beschrieben, hergestellt werden.
4) Beim Anbringen des Gußstiftes und späteren Abschleifen muß darauf geachtet werden, daß der Aufbau auch weiterhin in die provisorische Restauration hineinpaßt.

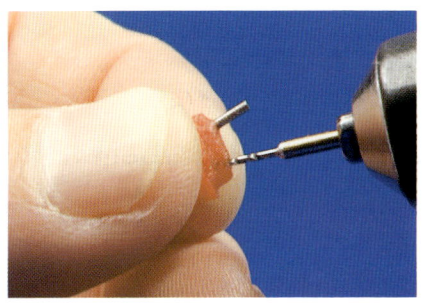

Abb. VI.5 Der Aufbau wurde in eine provisorische Restauration eingearbeitet. Der divergierende Stiftkanal muß daher von der Unterseite mittels eines Spiralbohrers mit gleichem Durchmesser durchbohrt werden.

Anhang VII

TEMPORÄRE RESTAURATIONEN

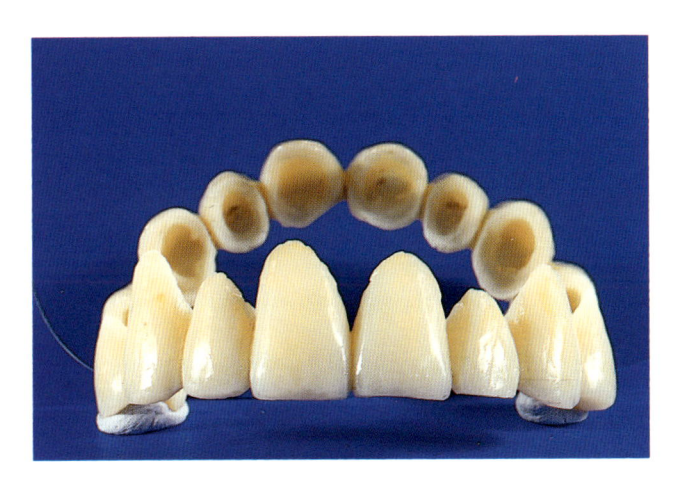

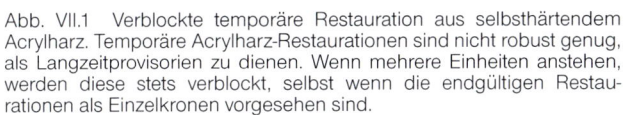

Abb. VII.1 Verblockte temporäre Restauration aus selbsthärtendem Acrylharz. Temporäre Acrylharz-Restaurationen sind nicht robust genug, als Langzeitprovisorien zu dienen. Wenn mehrere Einheiten anstehen, werden diese stets verblockt, selbst wenn die endgültigen Restaurationen als Einzelkronen vorgesehen sind.

Abb. VII.2a 'Ellman'-Schablone auf dem Modell. Wenn die Lagerung der Schablone unzureichend ist, wird eine Abstützung durch einen Silikon-Putty-Vorwall benutzt (Abb. VII.2b).

Abb. VII.2b Schablone und Silikon-Putty-Verstärkung mit einem Gummiband am Arbeitsmodell fixiert. Das Gummiband wird durch Einschnitte in die Silikonmasse gehalten.

Herstellung
- Acrylkunstharz;
- Acrylkunstharz mit zuvor gegossener Metallarmierung;
- zur unmittelbaren Eingliederung im Extraktionsgebiet;
- zur unmittelbaren Eingliederung über gleichzeitig freigelegte osseointegrierte Fixturen.

Acrylkunstharz (Abb. VII.1)

1) Vor dem Behandlungstermin fertigen Sie eine preßgeformte Schablone (Ellman) auf einem Studienmodell über die Zähne, die ersetzt werden sollen (Abb. VII.2a) (siehe Schablonen und Vorwälle, Seite 613).

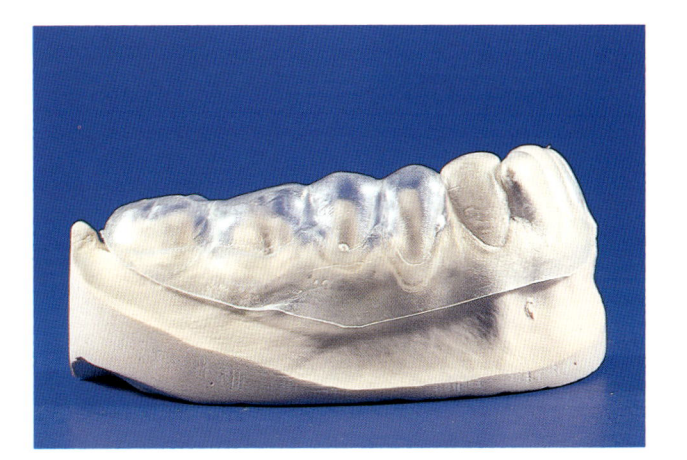

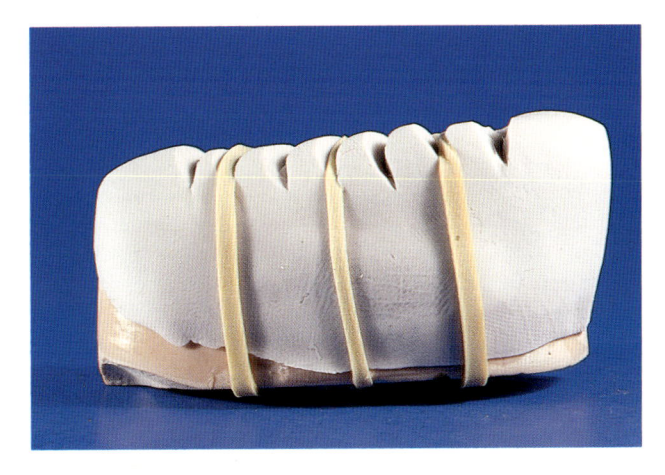

2) Um die Abbindezeit zu verkürzen, gießen Sie den Hydrocolloidabdruck der präparierten Zähne mit einer Mischung 50/50 aus vakuumgerührtem Typ IV-Gips (Velmix – Kerr) und Modellgips von extrem niedriger Expansion (Gnathostone – Zeus) aus.

3) Nehmen Sie das ausgehärtete Modell aus dem Abdruck und überprüfen es auf Luftblasen oder Gipsreste und entfernen diese mit einem Skalpell.

4) Überzeugen Sie sich, daß die Schablone auf den angrenzenden Zähnen, bzw. wenn alle Zähne präpariert wurden, auf dem umgebenden Weichgewebe passiv aufsitzt.

5) Wenn die Abstützung unzureichend ist, verwenden Sie zur Versteifung einen Silikon-Putty-Vorwall (Formasil –

Anhang VII Temporäre Restaurationen

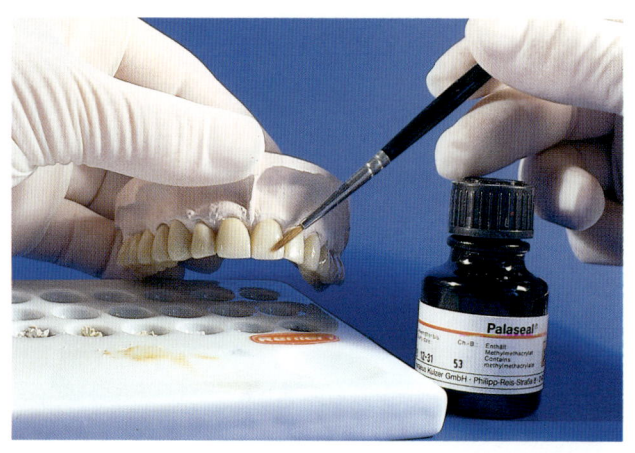

Abb. VII.3 Oberflächenbemalung einer temporären Restauration unter Verwendung von Keramikfarbenpulver, gemischt mit einem lichthärtenden Glasurlack (Palaseal – Kulzer).

Kulzer), der auf dem Arbeitsmodell über die Schablone gesetzt wird, um eine einwandfreie Auflage herzustellen (Abb. VII.2b).

6) Bestreichen Sie das Modell reichlich mit einer Separatorlösung (Cold Mould Seal – De Trey) und entfernen den Überschuß durch vorsichtiges Abblasen mit Druckluft.
7) Mischen Sie gleiche Teile heißpolymerisierbaren Polymerpulvers (Stellon 'C' – De Trey) in der Farbe hellgrau klar und blau, um eine Pulvermischung für Schneidekanteneffekte herzustellen.
8) Mischen Sie die ausgewählte Dentinfarbe des heißpolymerisierbaren Polymerpulvers (Stellon 'C' – De Trey) mit selbsthärtender Monomerflüssigkeit (Rapid Repair – De Trey) und bewahren sie in einem abgedeckten Gefäß auf, während Sie das Inzisalpulver in die Schablone schichten. Nach dem Anmischen bleibt eine Verarbeitungszeit von etwa 1 Minute bevor der Kunststoff seine sahnige Konsistenz verläßt und nur noch schwer zu gießen ist.
9) Verwenden Sie einen feinen in Monomerflüssigkeit getauchten Pinsel und nehmen damit kleine Portionen des zuvor gemischten Inzisalpulvers auf und schichten sie in die Inzisalbereiche der Schablone.
10) Gießen Sie die vorbereitete Dentinmischung in die Schablone und bedecken die Inzisalschicht bevor diese anfängt auszutrocknen und porös wird. Vorsicht ist geboten, daß beim Füllen der Schablone keine Lufteinschlüsse zustandekommen.
11) Setzen Sie das Modell in die Schablone und lassen den überschüssigen Kunststoff austreten. Üben Sie keinen zu starken Druck aus, sonst könnte das Modell zurückfedern, wenn es losgelassen wird und Luftblasen bilden.
12) Fixieren Sie die Schablone mit einem Gummiband auf dem Modell, vermeiden jedoch den Bereich, der restauriert wird. Wenn dies nicht möglich ist, benutzen Sie einen Silikon-Putty-Vorwall (Formasil – Kulzer) zur Verstärkung, um eine formfeste Abstützung zu erreichen.

Zur Fixierung kann man ein Gummiband benutzen (Abb. VII.2b).
13) Polymerisieren Sie das Acrylkunstharz in einem Drucktopf fünf Minuten unter 2 atü in fast kochendem Wasser.
14) Nach dem Polymerisieren entfernen Sie das Gummiband und lösen die Schablone von der temporären Acrylkunstharz-Restauration.
15) Trimmen Sie mit einer Hartmetallfräse (CX 75G – Jota) den überschüssigen Kunststoff bukkal und lingual bis an den Zahnfleischsaum.
16) Verringern Sie zur Kompensation der Dicke der Preßfahne die okklusale Höhe.
17) Nehmen Sie die temporäre Restauration von dem Modell.
18) Mit einer feinen, einseitig belegten Diamantscheibe (914S.220 – Jota) öffnen Sie die Zahnzwischenräume.
19) Trimmen Sie, wo zugänglich, mit einem feinen Hartmetallbohrer (CX79F.040 – Jota) den Kunststoff bis an die Zahnfleischränder und setzen approximal die Diamantscheibe ein.
20) Zur Politur der temporären Restauration verwenden Sie eine weiche Polierbürste und Bimsstein.
21) Wenn es erforderlich ist, benutzen Sie Keramik-Farbpulver, gemischt mit einem lichthärtenden Lack (Palaseal – Kulzer), um die Restauration individuell zu gestalten. Malen Sie die Farben auf die Oberfläche der Restauration und polymerisieren diese 45 Sekunden unter Lichteinwirkung, um die Einfärbungen zu fixieren (Abb. VII.3).

Acrylkunstharz mit einer vorgefertigten Metallverstärkung (Abb. VII.4)
Vor dem Behandlungstermin

1) Auf einem doublierten Diagnostikmodell von der gescheiterten Brücke reduzieren Sie die palatinalen/lingualen Oberflächen und schleifen Rinnen in die Okklusalflächen.
2) Wachsen Sie eine Gerüstkonstruktion in die präparierten Oberflächen. Das Aufwachsen in die okklusalen Rinnen ergibt Retentionen zur Verankerung des Acrylkunstharzes.
3) Wachsen Sie im Gaumen eine Lokalisierungsplatte an das Gerüst.
4) Betten Sie die Gerüstkonstruktion ein und gießen diese in einer Gold/Silber/Palladium-Metalllegierung (Palliag M – Degussa).
5) Arbeiten Sie das Metallgerüst aus, erhalten jedoch die Lokalisierungsplatte (Abb. VII.4a).

Zum Behandlungstermin

1) Fertigen Sie ein Arbeitsmodell der präparierten Zähne aus einer Mischung 50/50 aus vakuumgerührtem Typ IV-Gips und Modellgips von extrem niedriger Expansion.

Abb. VII.4 Die metallarmierte temporäre Restauration.

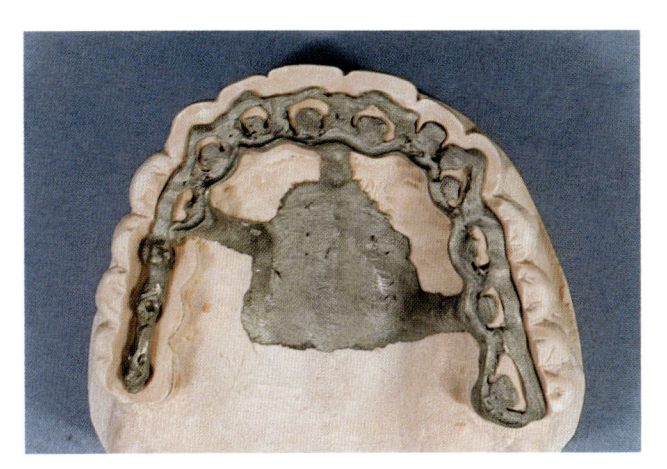

Abb. VII.4a Vorgefertigte Metallarmierung.

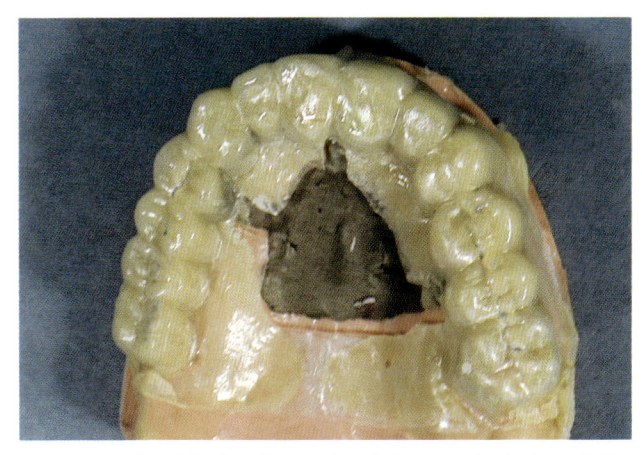

Abb. VII.4b Das Metallgerüst wurde mit Opaquer bedeckt und das Acrylharz in eine 'Ellman'-Schablone eingebracht. Die palatinale Lokalisierungsplatte wird abgetrennt und die armierte temporäre Restauration fertiggestellt.

2) Setzen Sie in Anlehnung an die Lokalisierungsplatte das Metallgerüst auf das Modell, schleifen das Gerüst, soweit erforderlich ein und sorgen dafür, daß es dem Modell passiv, mit Platz für die Kunststoffverblendung anliegt.
3) Strahlen Sie das Metallgerüst mit Aluminiumoxid von 50 µm ab.
4) Verzinnen Sie seine Oberfläche (Micro Tin – Danville Engineering) (Abb. VIII.5).
5) Tragen Sie eine Bondinglösung auf (Metafast 4 Meta – Sun Medical Co. Ltd).
6) Verblenden Sie das Gerüst mit Opaquer (Isosit Opaquer – Ivoclar).
7) Tragen Sie auf das Modell eine Separatorlösung auf (Cold Mould Seal – De Trey
8) Setzen Sie die Gerüstkonstruktion zurück auf das Modell.
9) Verwenden Sie eine Schablone (Ellman), die auf dem Diagnostikmodell der originalen Brücke hergestellt wurde und verblenden das Gerüst mit Acrylkunstharz, wie oben beschrieben.
10) Trennen Sie die Lokalisierungsplatte ab.
11) Bearbeiten und polieren Sie die temporäre Restauration, die nun eine metallene Unterkonstruktion enthält.

Temporäre Restauration zur unmittelbaren Eingliederung im Bereich von Extraktionen (Abb. VII.5)

1) Verwenden Sie eine Mischung 50/50 aus vakuumgerührtem Typ IV-Gips und Modellgips von extrem niedriger Expansion, um ein Arbeitsmodell der präparierten Zähne herzustellen, wobei der Zahn, oder die Zähne, die extrahiert werden sollen sich noch in situ befinden müssen (Abb. VII.5a).
2) Radieren Sie den oder die zu extrahierenden Zähne und ebnen das Modell mit dem Zahnfleischrand ein (Abb. VII.5b).
3) Benutzen Sie einen Hartmetallbohrer (CX79F – Jota), um eine flache Konkavität in die Alveolen zu präparieren.
4) Fertigen Sie die temporäre Restauration, wie zuvor beschrieben (Abb. VII.5c).
5) Konturieren Sie die Zwischenglieder entsprechend ihrer Lage auf dem Kieferkamm und erhalten deren Konvexität zur leichteren Reinigung. Eine übermäßige Ausarbeitung von Feinheiten ist in diesem Stadium nicht erforderlich.

Temporäre Restauration zur sofortigen Eingliederung auf soeben freigelegte, osseointegrierte Fixturen

Über temporäre Brückenpfeiler

1) Gießen Sie den Abdruck der temporären Brückenpfeiler aus mit einer Mischung 50/50 aus vakuumgerührtem Typ IV-Gips und Modellgips von extrem niedriger Expansion.
2) Fertigen Sie eine konventionelle temporäre Brücke, wie zuvor beschrieben.

Befestigung auf temporären Zylindern oder Goldzylindern (Abb. VII.6)

Fertigen Sie eine Kunststoffverblendung (Abb. VII.6a) für die Zähne, die restauriert werden sollen, bevor die Fixturen freigelegt werden in folgender Weise:

Anhang VII Temporäre Restaurationen

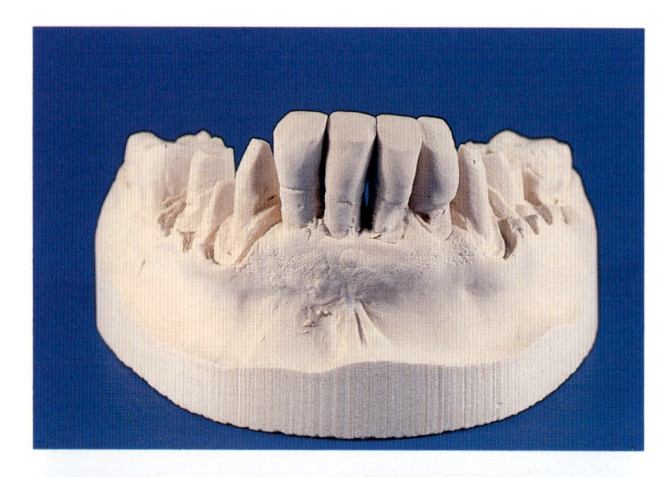

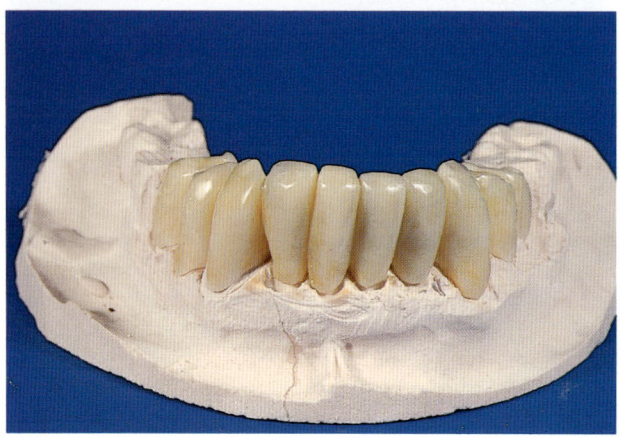

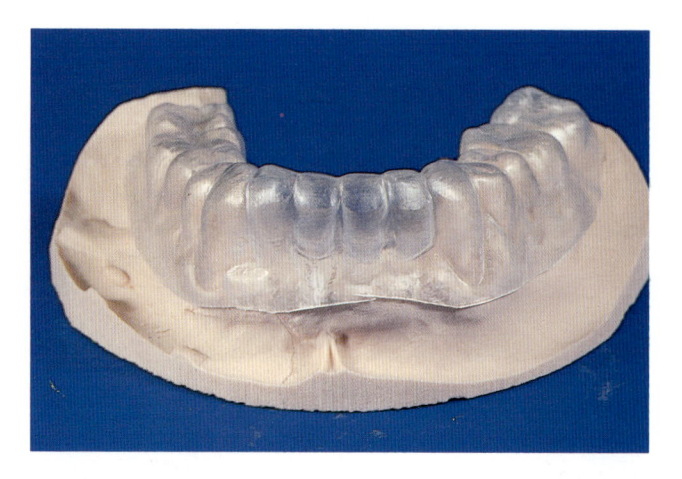

Abb. VII.5 Temporäre Sofortrestauration.

Abb. VII.5a Arbeitsmodell mit den noch vorhandenen Zähnen, die extrahiert werden sollen.

Abb. VII.5b Arbeitsmodell mit den entfernten Zähnen und einer darübergesetzten Ellman-Schablone

Abb. VII.5c Die mittels der Ellman-Schablone fertiggestellte temporäre Restauration.

1) Auf einem Modell der Originalzähne, Brücke oder diagnostischen Wachsmodellierung stellen Sie einen Silikonvorwall (Formasil – Kulzer) der Zähne her.
2) Sorgen Sie dafür, daß der Vorwall eine gute Auflage auf den Zähnen, oder den Weichgeweben aufweist.
3) Schichten Sie die inzisale Kunststoffmasse in den Vorwall, füllen ihn dann mit dentinfarbenem Acrylharz und polymerisieren die Kunststoffverblendung unter Druck in heißem Wasser, wie zuvor beschrieben.
4) Nehmen Sie die Verblendung aus dem Vorwall und trimmen den überschüssigen Kunststoff. Höhlen Sie die Rückseiten derjenigen Zähne aus, an denen die Fixturen stehen werden. Arbeiten Sie die Verblendung aus und polieren in diesem Stadium mit Bimsstein.
5) Überprüfen Sie, daß die Verblendung noch in den Vorwall paßt.

Methode 1. – Die Kunststoffverblendung wird im Labor mit den Zylindern verbunden

1) Stellen Sie ein Arbeitsmodell her, in dem die Modelldistanzhülsen enthalten sind (Standard DCB 015, EsthetiCone DCB 105 – Nobelpharma).
2) Verwenden Sie einen Drehmomentregler ('Torque Driver' DIA 250 – Nobelpharma) mit 10 Ncm, um die provisorischen Zylinder (Standard DCA 159, EsthetiCone DCA 157 – Nobelpharma, TC 300 – Implant Innovations) oder die Goldzylinder (Standard DCA 072 oder DCA 073, EsthetiCone DCA 141 – Nobelpharma) auf die Modelldistanzhülsen des Modells zu schrauben.
3) Zur Einstellung in die Okklusion kürzen Sie die Höhe der Zylinder, soweit erforderlich.
4) Setzen Sie die Kunststoffverblendung in den Vorwall und übertragen ihn auf das Modell (Abb. VII.6a) Wenn nötig, schleifen Sie die Verblendung und die Zylinder entsprechend ein, so daß die Kunststoffverblendung passiv dem Modell aufsitzt.
5) Tragen Sie eine Separatorlösung auf das Modell auf (Cold Mould Seal – De Trey).
6) Setzen Sie den Vorwall mit der Kunststoffverblendung zurück auf das Modell und schichten selbsthärtenden Kunststoff zwischen Zylinder und Provisorium. Ergänzen Sie auch etwaige Unstimmigkeiten zwischen Zahnfleisch und Kunststoffverblendung mit Acrylharz.
7) Polymerisieren Sie den Kunststoff in heißem Wasser unter Druck.
8) Entfernen Sie den Vorwall.
9) Schleifen Sie die Zylinder mit dem Acrylharz auf ein Niveau.
10) Wenn eine Kieferregistrierung vorgenommen wurde,

Abb. VII.6 Fixturengestützte temporäre Restauration, hergestellt mit Hilfe einer Acrylkunstharz-Verblendung.

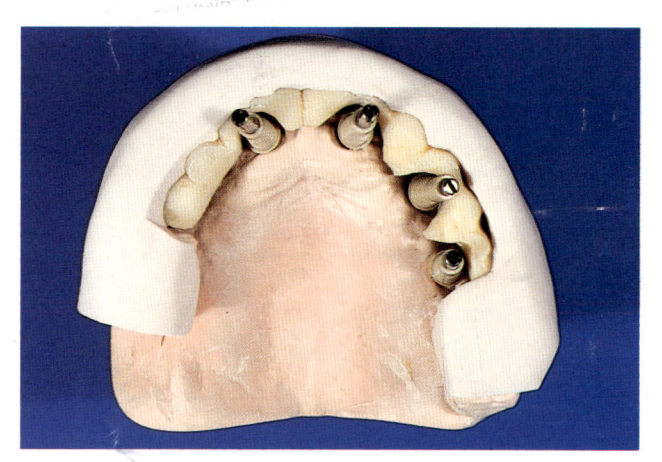

Abb. VII.6a Gekürzte temporäre Zylinder (Standard DCA 159, EsthetiCone DCA 157 – Nobelpharma)auf das Modell geschraubt. Die Acrylkunstharz-Verblendung wurde mit Hilfe des Vorwalls aufgesetzt.

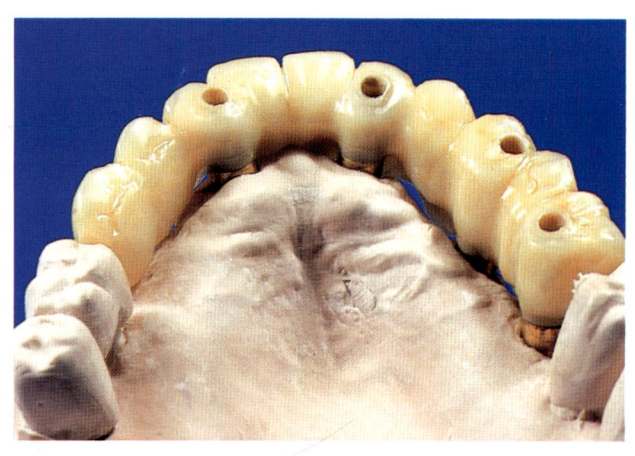

Abb. VII.6b Die Kunststoffverblendung wurde auf dem Modell an den provisorischen Zylindern befestigt, getrimmt, poliert und eingefärbt.

kann man das Arbeitsmodell gegen ein Diagnostikmodell einartikulieren und die Okklusion einschleifen.
11) Schrauben Sie die temporäre Restauration von dem Arbeitsmodell, trimmen und polieren die Arbeit (Abb. VII.6b).
12) Befestigen Sie eine Goldschraube (DCA 075 – Nobelpharma) auf einem der distalen Pfeiler mit 10 Ncm, um die fertiggestellte Restauration auf dem Arbeitsmodell festzuschrauben.
13) Überprüfen Sie, daß die Restauration passiv aufsitzt. Sollte sie abfedern, schrauben Sie alle Pfeiler auf dem Modell fest und zertrennen die Restauration.
14) Befestigen Sie jede Schraube mit 10 Ncm und verbinden jede Sektion mit ein wenig selbsthärtendem Acrylharz.

Methode 2. – Kunststoffverblendung intraoral befestigt
1) Die Kunststoffverblendung wird mittels selbsthärtendem Kunststoff mit den temporären Zylindern oder Goldzylindern im Munde verbunden und anschließend in das Labor zur Ausarbeitung gegeben.
2) Im Labor gelangt weiterhin selbsthärtender Kunststoff zum Einsatz, um die Zylinder an ihrem Platz fest zu umschließen und eventuelle Luftblasen aufzufüllen. Polymerisieren Sie eher in warmem als in heißem Wasser, um die Verformung des Acrylharzes während des Polymerisationsvorgangs zu vermindern.
3) Anschließend erfolgt die Ausarbeitung.

Methode 3. – Einarbeitung temporärer Zylinder unter Verwendung einer Schablone (Abb. VII.7)
1) Schrauben Sie mit 10 Ncm temporäre Zylinder oder Goldzylinder auf die Modelldistanzhülsen des Arbeismodells.
2) Benutzen Sie eine Schablone (Ellman), um direkt auf dem Modell eine temporäre Brücke herzustellen und gleichzeitig die temporären Zylinder oder Goldzylinder einzuarbeiten (Abb. VII.7a, 7b, 7c und 7d).

Methode 4. – Einarbeitung provisorischer Röhrchen unter Verwendung einer Schablone
1) Schrauben Sie mit 10 Ncm gekürzte provisorische Zylinder (Standard DCA 159, EsthetiCone DCA 157 – Nobelpharma) auf die Modelldistanzhülsen des Arbeitsmodells.
2) Decken Sie die Schraubenköpfe ab und blocken die Unterschnitte unterhalb der Zylinder mit Silikon-Putty (Formasil -Kulzer) aus.
3) Tragen Sie auf das Modell und die provisorischen Zylinder eine Separatorlösung auf (Cold Mould Seal – De Trey).
4) Setzen Sie temporäre Röhrchen (DCA 158 – Nobelpharma) über die Zylinder.
5) Mit Hilfe der Schablone als Führung kürzen Sie die Höhe der Röhrchen, soweit erforderlich. (Abb. VII.8a).
6) Verwenden Sie die Schablone, um eine temporäre Restauration unter Einbeziehung temporärer Röhrchen direkt auf dem Modell herzustellen (Abb. VII.8b).

Temporäre Einzelzahnrestauration über einer CeraOne-Distanzhülse

Temporäre Zylinder, auf die man direkt Acrylkunstharz auftragen kann, sind von der Firma Nobelpharma lieferbar (DCB161). Die bevorzugte Methode vollzieht sich folgendermaßen:
1) Mittels Schichttechnik fertigen Sie eine zahnfarbene Dura-Laykappe direkt auf das Laborreplikat eines CeraOne Distanzhülsenzylinders, nachdem Sie die Zugangsöffnung für die Schraube mit Silikon-Putty ausgeblockt und den Zylinder mit Vaseline eingefettet haben.

Anhang VII Temporäre Restaurationen

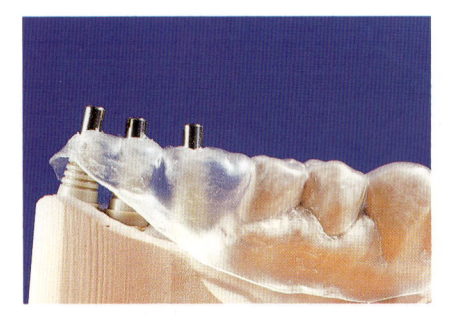

Abb. VII.7 Fixturengestützte temporäre Restauration unter Verwendung einer 'Ellman'-Schablone.

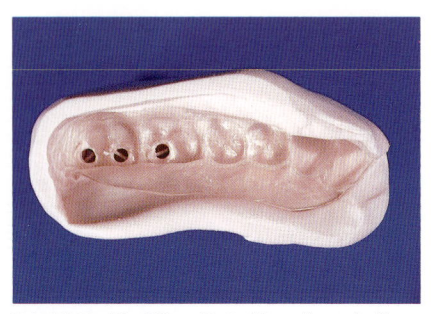

Abb. VII.7a Arbeitsmodell mit aufgeschraubten temporären Zylindern (Standard DCA 159, EsthetiCone DCA 157 – Nobelpharma) einschließlich der Führungsstifte (DCA 094 – Nobelpharma). Die dem Modell aufgesetzte Schablone verfügt an der Oberfläche über Öffnungen, um für die Führungsstifte Platz zu schaffen. Beachten Sie, daß die Schablone auf einem prächirurgischen Modell hergestellt wurde und daher nicht bis an die Basis der temporären Zylinder heranreicht.

Abb. VII.7b Ein Silikon-Putty-Vorwall wurde über die Schablone adaptiert, wieder entfernt und mit einem Skalpell im Bereich der verkürzten Schablone ausgeschnitten.

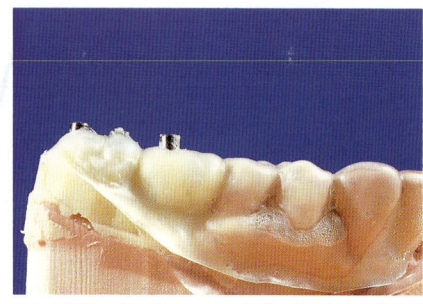

Abb. VII.7c Acrylharz wurde in die Schablone geschichtet.

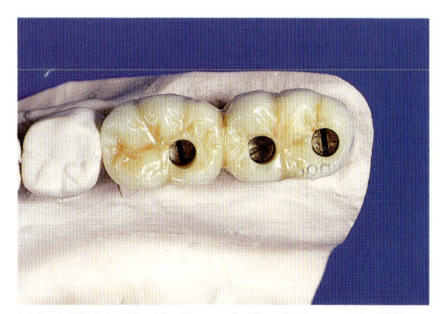

Abb. VII.7d Die fertiggestellte, fixturengestützte temporäre Restauration beherbergt die Zylinder.

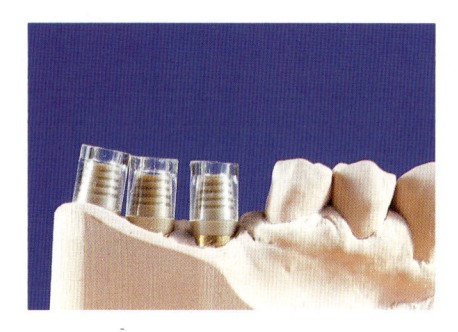

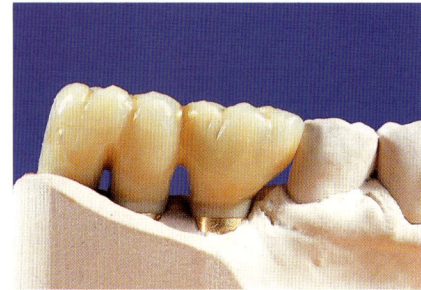

Abb. VII.8 Die fixturengestützte temporäre Restauration enthält temporäre Röhrchen (DCA 158 – Nobelpharma).

Abb. VII.8a Die in der Höhe gekürzten temporären Zylinder mit darübergesetzten, abgeschnittenen temporären Röhrchen (DCA 158 – Nobelpharma).

Abb. VII.8b Die fertiggestellte temporäre Restauration enthält Kunststoffröhrchen, die über die temporären Zylinder gesetzt wurden. Die Herstellung erfolgte unter Verwendung einer 'Ellman'-Schablone (Abb. VII.7) und eines Silikon-Putty-Vorwalls (Abb. VII.7b).

2) Tragen Sie eine Separatorlösung (Cold Mould Seal – De Trey) auf das Arbeitsmodell auf. Dieses kann aus einem originalen Diagnostikmodell mit aufgesetzten CeraOne-Distanzhülsenreplikaten bestehen (DCA 129 – Nobelpharma), siehe Modelle und Stumpfmodelle, Seite 595.
3) Übertragen Sie die DuraLaykappe auf das Arbeitsmodell und benutzen entweder eine Schablone (Ellman), oder einen Silikonvorwall (Formasil), um die temporäre Restauration, wie zuvor beschrieben, anzufertigen.
4) Fenstern Sie die Restauration, indem Sie von der Innenseite eine palatinale/linguale Öffnung anlegen und darauf achten, daß diese supragingival austritt.

Anhang VIII

PROVISORISCHE RESTAURATIONEN

Metall und Acrylharz
- Metallgerüst;
- Verzinnen;
- Bondingmittel;
- Opaquer;
- Acrylkunstharz – direkte Auftragung;
- Acrylkunstharz – aufwachsen, einbetten und stopfen.

Metall und Kompositkunstharz
- Metallgerüst;
- Verzinnen;
- Bondingmittel;
- Opaquer;
- Komposit

Ränder
- Metall;
- Acrylkunstharz/Kompositkunstharz;
- Randabschlußverlängerungen:

Restaurationen über DuraLay-Kernaufbauten

Restaurationen über Unterkappen

Sektionale provisorische Restaurationen
- getrennte Sextanten;
- Einsatz von Halteelementen.

Orthodontische Modifikationen
- Zahnaufrichtungsbehelf;
- Vorrichtung zur raschen Extrusion.

Modifikationen zur Einbeziehung osseointegrierter Fixturenpfeiler

Fixturengestützte provisorische Restauration

Metall und Acrylkunstharz (Abb. VIII.1)
Das Metallgerüst (Abb. VIII.2b)

1) Gießen Sie die Modelle mit einer Mischung 50/50 aus vakuumgerührtem Typ IV-Gips aus (100 g Velmix – Kerr zu 22 ccm Stone Hardener – Whip Mix). Hierfür stehen ein Vollabdruck über den gesamten Kieferbogen und Hydrocolloidabdrücke der Sextanten zur Verfügung. Wo notwendig, nehmen Sie Abdruck von dem diagnostischen Gegenmodell.
2) Die Modelle müssen in einer Feuchtkammer mindestens 45 Minuten abbinden.
3) Nehmen Sie die Sextantenmodelle aus den Abdrücken und lassen diese mindestens 1 Stunde an der Luft trocknen, oder vorzugsweise über Nacht.
4) Trimmen Sie die Modelle und entfernen Gipsreste von den Oberflächen.
5) Vermessen Sie das Arbeitsmodell und blocken alle Unterschnitte an oder zwischen den Präparationen aus (Siehe Modelle für provisorische Restaurationen, Seite 590).
6) Benutzen Sie Gesichtsbogen- und Kieferregistrierungen, um die Modelle in einen halbjustierbaren Artikulator (Denar MK II – Denar) einzuartikulieren (siehe Einartikulieren von Modellen, Seite 607).
7) Mittels eines Stereomikroskops mit 10facher Vergrößerung wählen Sie die besten Stumpfmodelle aus und bereiten diese entsprechend vor.
8) Streichen Sie eine Platzhalterlösung auf die vertikalen Flächen der Stumpfmodelle und lassen diesen Platzhalterauftrag 10 Minuten trocknen und aushärten.
9) Fertigen Sie Wachskäppchen auf den Stumpfmodellen

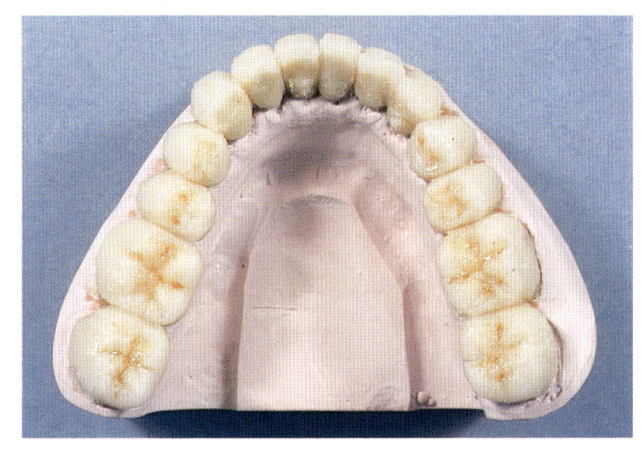

Abb. VIII.1 Okklusale Ansicht einer provisorischen, metallarmierten Restauration aus Acrylkunstharz.

Anhang VIII Provisorische Restaurationen

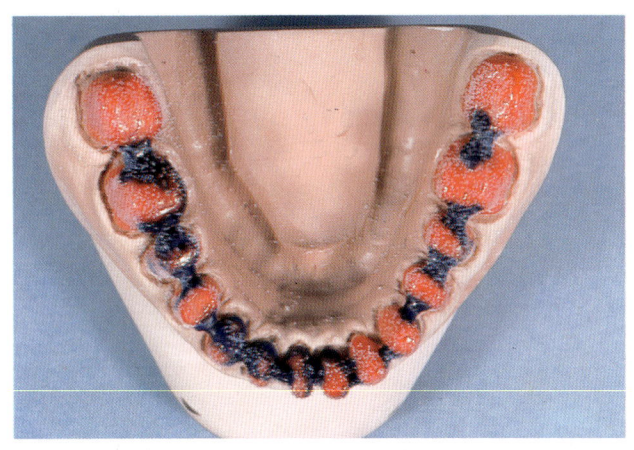

Abb. VIII.2a Wachsmodellierung einer verblockten Gerüstkonstruktion.

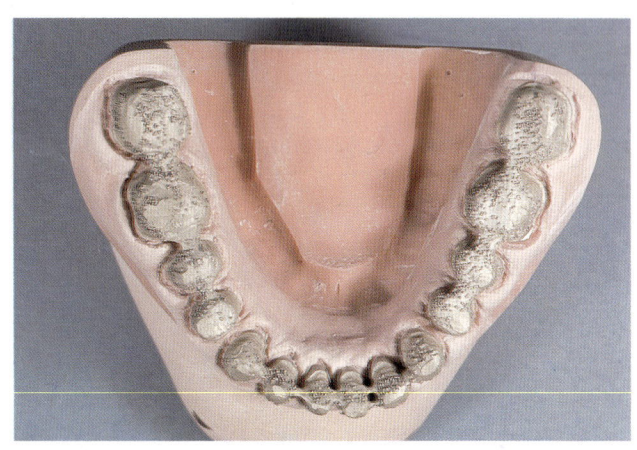

Abb. VIII.2b Das Metallgerüst wurde zur leichteren klinischen Handhabung in drei getrennten Sektionen gegossen.

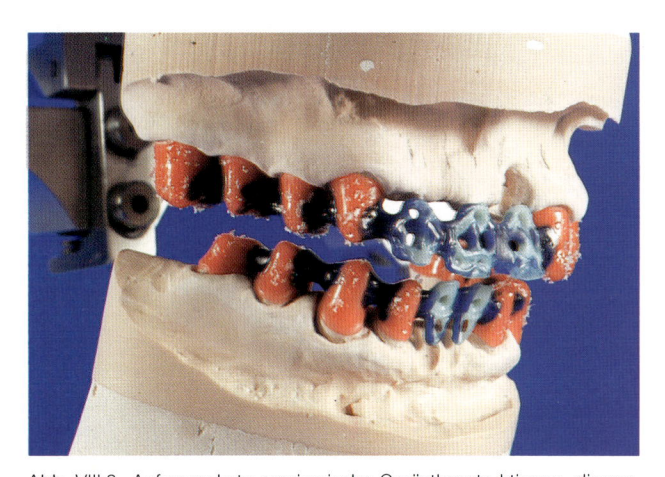

Abb. VIII.3 Aufgewachste provisorische Gerüstkonstruktionen, die vorgefertigte Wachs-Zwischenglieder und Retentionsschlaufen enthalten.

und verwenden dazu ein Tauchsystem (Die Dip - Belle De St. Claire) (siehe Wachskappen, Seite 661).

10) Tragen Sie auf das kompakte Arbeitsmodell eine Wachs-Separatorlösung auf (Kleen Lub – Belle De St. Claire).
11) Übertragen Sie die Wachskäppchen von den Stumpfmodellen auf das Kompaktmodell.
12) Verbinden Sie die Käppchen mit hartem Inlaywachs (Winterized Inlay Wax – Ruscher), um Formfestigkeit zu erreichen (Abb. VIII.2a).
13) Fügen Sie an den Stellen, an denen Zähne fehlen, vorgeformte hohle Zwischenglieder (Ivoclar) ein und verbinden diese mit den Pfeilerkappen mittels hartem Inlaywachs.
14) Wo es der Platz zuläßt, bringen Sie Wachsschlingen und Retentionsperlen (Ivoclar) auf der Oberfläche der Kappen an. Bedecken Sie die Kappen mit einem Adhäsiv und adaptieren die Perlen selektiv mit einem Pinsel. Aufstreuen erschwert eine genaue Plazierung (Abb. VIII.3).

15) Schließen Sie das Ende einer Freiendspanne mit einer Schleimhautauflage ab (Abb. VIII.4a-b).
16) Versehen Sie das Gußgerüst mit Gußprofilen für die Gußkanäle.
17) Betten Sie mit einer gipsgebundene Einbettmasse ein (Lustre Cast – Kerr).
18) Gießen Sie das Metallgerüst in einer Gold/Silber/Palladium-Legierung (Palliag – Degussa), oder einer gleichwertigen Legierung
19) Lassen Sie das Metall auf dem Labortisch zur Wärmehärtung auskühlen und betten danach aus.
20) Benutzen Sie ein Stereomikroskop mit 10facher Vergrößerung, um die Paßflächen der gegossenen Kappen zu überprüfen. Entfernen Sie etwaige Gußperlen, oder Rückstände und glätten die Paßflächen, ohne die Abschlußränder zu berühren, durch leichtes Überschleifen mit einem konischen Fissuren-Hartmetallbohrer (007.38 – Jota), um einen passiven Sitz zu sichern.
21) Prüfen Sie die marginale Paßform jeder Kappe auf dem dazugehörigen Stumpfmodell.
22) Kontrollieren Sie, daß der Guß passiv auf dem Arbeitsmodell lagert (Abb. VIII.2b). Nehmen Sie gegebenenfalls Schleifkorrekturen vor. Wenn das Gerüst nicht passiv auflagert, zerlegen Sie es in Sektionen und verlöten die Teile mit dem Lötbrenner (siehe Löten mit der Lötpistole, Seite 710).
23) Entfernen Sie die Gußkanäle, trimmen und überarbeiten das Metallgerüst.
24) Strahlen Sie das Metallgerüst mit 50 µm Aluminiumoxid ab und reinigen es anschließend im Dampfstrahl.

Verzinnen (Abb. VIII.5)

Verzinnen Sie Edelmetall- oder Halbedelmetall-Legierungen (The Micro Tin Plating System – Danville Engineering). Die Haftkraft von Haftvermittlern auf Nichtedelmetallen ist größer als auf Edelmetallen.

Metall und Acrylkunszharz

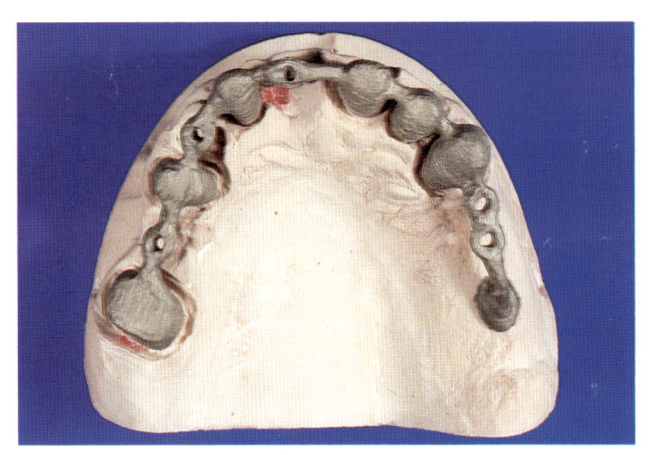

Abb. VIII.4a Provisorisches Metallgerüst; das Ende des Anhängegliedes erhält eine Schleimhautauflage.

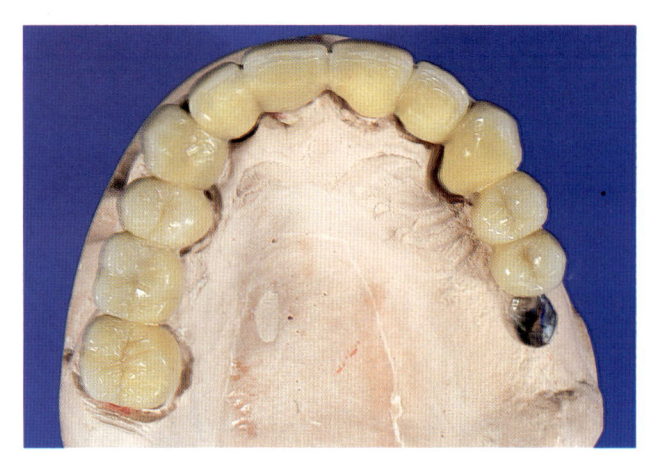

Abb. VIII.4b Die fertiggestellte provisorische Restauration mit der Schleimhautauflage am Ende des Anhängegliedes.

Haftvermittler

1) Tragen Sie einen Haftvermittler auf (Metafast 4 Meta – Sun Medical Co.).
2) Lassen Sie diesen 2 Minuten lufttrocknen, bevor Sie eine Opaquerschicht auftragen.

Opaquer

Bedecken Sie das Gerüst mit einer Opaquerschicht (Isostat – Ivoclar) (Abb. VIII.6).

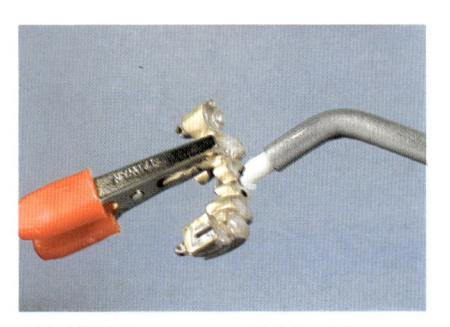

Abb. VIII.5 Verzinnen des Metallgerüstes.

Verarbeitung des Acrylkunstharzes

Direkte Auftragung

Verwendung von selbsthärtendem Acrylkunstharz (Stellon 'C' Polymer – Rapid Repair Monomer – De Trey)

1) Fertigen Sie eine preßgeformte Schablone (Ellman) auf einem Diagnostikmodell mit den unpräparierten Zähnen, oder alternativ auf dem Duplikatmodell einer diagnostischen Wachsmodellierung.
2) Tragen Sie auf das Arbeitsmodell eine Separatorlösung auf (Cold Mould Seal – De Trey) und setzen das Metallgerüst darüber.
3) Trimmen Sie die Schablone, bis diese auf dem Modell über dem Metallgerüst passiv aufliegt.
4) Entfernen Sie die Schablone von dem Modell und schichten schneidekantenfarbenes Acrylkunstharz in den Inzisalbereich.
5) Füllen Sie den Rest des Zahnbereichs der Schablone mit Acrylkunstharz in der ausgewählten Dentinfarbe.
6) Setzen Sie das Modell mit dem auflagernden Metallgerüst in die mit Acrylkunstharz gefüllte Schablone.
7) Polymerisieren Sie das Provisorium in einem Drucktopf mit fast kochendem Wasser bei 2 atü (siehe temporäre Restaurationen, Seite 637).
8) Entfernen Sie die Schablone und trimmen den Kunststoffüberschuß.

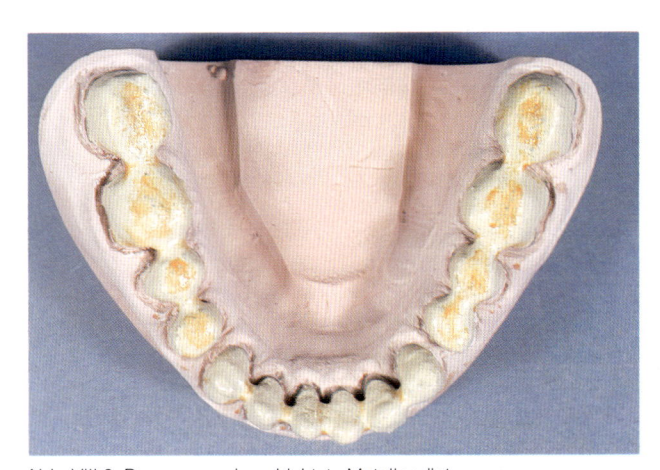

Abb. VIII.6 Das opaquerbeschichtete Metallgerüst.

9) Vor Abnahme der provisorischen Restauration von dem Modell setzen Sie das Modell in den Artikulator zurück und schleifen die Okklusion mit Artikulationspapier (GHM) ein.
10) Wenn nötig, können am Acrylkunstharz jetzt Änderungen mit Hilfe der Schichttechnik vorgenommen werden.

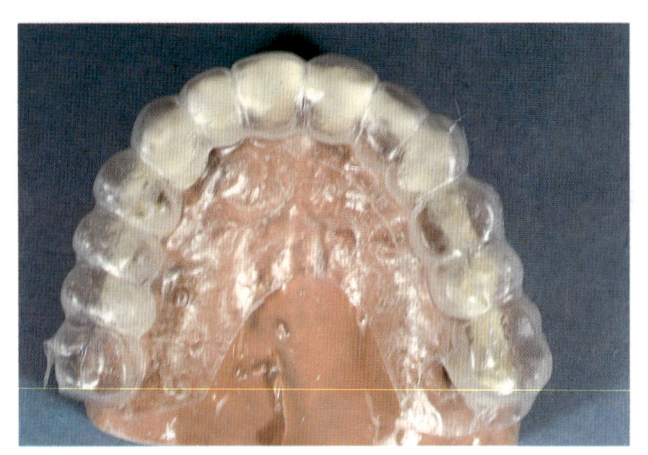

Abb. VIII.7a Aufgesetzte Schablone über einem opaquerbeschichteten Metallgerüst.

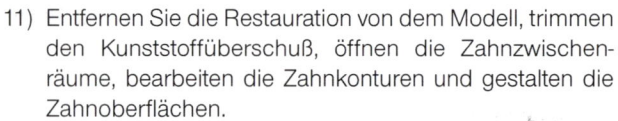

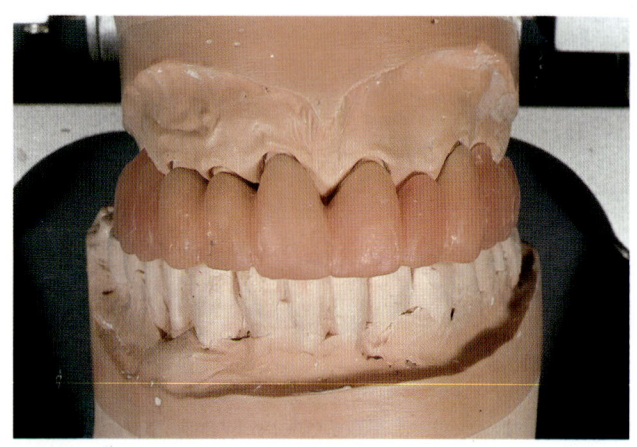

Abb. VIII.7b Vollkonturierte Wachsmodellierung über einem provisorischen Metallgerüst

11) Entfernen Sie die Restauration von dem Modell, trimmen den Kunststoffüberschuß, öffnen die Zahnzwischenräume, bearbeiten die Zahnkonturen und gestalten die Zahnoberflächen.
12) Polieren Sie das freiliegende Metall und den Akrylkunststoff.
13) Verwenden Sie Keramikfarben (Vita Chrom – Vita), gemischt mit einem lichthärtenden Glasurlack (Palaseal – Kulzer), um die Restauration entsprechend einzufärben.

Aufwachsen, Einbetten und Stopfen
(vereinfacht die Modifizierung der Zahnform und der Okklusion in Wachs vor dem Einbringen des Acrylkunstharzes)
1) Tragen Sie auf das Modell eine Wachsseparatorlösung auf (Lubritex Nr. 12 – Whip Mix).
2) Setzen Sie das opaquerbeschichtete Gerüst auf das Modell.
3) Füllen Sie eine Schablone (Ellman), die auf einem Diagnostikmodell der Zähne hergestellt wurde, mit flüssigem Basisplattenwachs, setzen das Modell hinein und lassen das Wachs abkühlen.
4) Entfernen Sie die Schablone und das überschüssige Wachs.
5) Modifizieren Sie im Artikulator die Wachsmodellierung und gleichen die Okklusion an.
6) Vollenden Sie die Wachsmodellierung und fügen in dünnen Bereichen Wachs im Überschuß hinzu, insbesondere an den Abschlußrändern und in den Zahnzwischenräumen (Abb. VIII.7b). Dies gewährleistet, daß der Akrylkunststoff auch in die dünnsten Gebiete hineinfließt und die Ausarbeitung sowie Politur erleichtert.
7) Nehmen Sie das aufgewachste Gerüst vom Modell und überbauen leicht die approximalen Kontaktpunkte, wo erforderlich.
8) Betten Sie das aufgewachste Metallgerüst in Gips (Calspar – De Trey) ein, indem Sie die okklusalen Oberflächen und inzisalen Schneidekanten abdecken. Zum Stopfen der Kunstharzmasse sehen Sie ein linguales/palatinales Fenster vor.

9) Ausbrühen des Wachses.
10) Bestreichen Sie die Hohlform mit einer Separatorlösung (Cold Mould Seal – De Trey).
11) Stopfen Sie die Hohlform mit einer Mischung aus Polymerpulver (Stellon 'C' – De Trey) und selbsthärtendem Monomer (Rapid Repair – De Trey). Verwenden Sie Dentin- und Schneidekantenmischungen. Stopfen Sie die Dentinmischung und schichten darüber die Inzisalmischung, bevor Sie die Küvette schließen.
12) Polymerisieren Sie 15 Minuten im Drucktopf in fast kochendem Wasser unter 2 atü.
13) Lassen Sie die Küvette auf dem Labortisch auskühlen.
14) Ausbetten.
15) Trimmen Sie die bukkale Preßfahne.
16) Überprüfen Sie die provisorische Restauration nach dem Zurücksetzen in den Artikulator und schleifen die Okklusion ein.
17) Bearbeiten und konturieren Sie das Acrylkunstharz.
18) Polieren Sie das freiliegende Metall und die Kunststoffanteile.
19) Verwenden Sie Keramikfarben (Vita Chrom – Vita), gemischt mit lichthärtendem Glasurlack (Palaseal – Kulzer), um die Restauration entsprechend einzufärben.

Metall und Kompositkunstharz
Metallgerüst

1) Fertigen Sie ein Metallgerüst, wie oben für Acrylkunstharz-Restaurationen beschrieben (Abb. VIII.2b). Fügen Sie an der lingualen/palatinalen Fläche des Metallgerüstes ein oder zwei Haltezapfen an.
2) Strahlen Sie das Metallgerüst, an dem das Kompositkunstharz angebracht werden soll, mit 50 μm Aluminiumoxid ab.

Verzinnen

Verzinnen Sie Metalllegierungen, die Gold enthalten, um die Haftung zwischen Metall und Verbundmaterial zu verstärken (Abb. VIII.5).

Haftvermittler und Opaquer

1) Bestreichen Sie das Metallgerüst mit einem lichthärtenden Haftvermittler (Spectralink – Ivoclar) und polymerisieren diesen unter einer geeigneten Lichtquelle (Spectramat – Ivoclar).
2) Bestreichen Sie den polymerisierten Haftvermittler mit Aktivierungsflüssigkeit (Ivoclar).
3) Beschichten Sie das präparierte Metallgerüst mit einer Opaquerschicht (Isostat – Ivoclar), die mit einer lichthärtenden Opakerflüssigkeit (Ivoclar) gemischt ist und polymerisieren diese unter einer geeigneten Lichtquelle (Spectramat – Ivoclar).

Kompositkunstharz (Abb. VIII.8)

1) Wässern Sie das Modell unter Druck in einer Druckkammer (Ivomat – Ivoclar), um die Luft aus der Oberfläche zu verdrängen.
2) Tragen Sie auf das Modell eine Trennlösung (Ivoclar) auf und trocknen es.
3) Schichten Sie Kompositkunstharz (Isosit N – Ivoclar) auf die Unterseite des Gerüstes, an der der Kontakt mit dem Weichgewebe zustandekommt.
4) Setzen Sie das Gerüst auf das Modell und entfernen den Kompositüberschuß, bis die Kappen vollständig ihren jeweiligen Stumpfmodellen aufsitzen.
5) Bauen Sie das Kompositkunstharz zu voller Kontur aus und benutzen Formasil-Vorwälle als Führungselemente.
6) Überprüfen Sie die Okklusion im Artikulator und schleifen sie ein.
7) Verwenden Sie die Haltezapfen, um die aufgebaute provisorische Restauration vom Modell zu heben.
8) Handhaben Sie das Gerüst mit Vorsicht, weil das weiche unausgehärtete Kompositkunstharz (Abb. VIII.8) sich sogleich verformt.
9) Streichen Sie ein sauerstoffisolierendes Gel (Ivoclar) über die Oberfläche des Kompositmaterials.
10) Bringen Sie die unausgehärtete provisorische Restauration in einen Wärme/Druckbehälter (Ivomat – Ivoclar), tauchen sie in kaltes destilliertes Wasser und verfahren zur Aushärtung nach den Anweisungen des Herstellers.
11) Trimmen und polieren Sie (Composite Resin Polishing Paste – Ivoclar) die fertiggestellte Restauration.

Ränder
Metall

1) Schaffen Sie an der Verbindungsstelle zwischen Metallrand und Acrylkunstharz/Kompositkunstharz eine Aussparung, um die Retention zu verstärken.

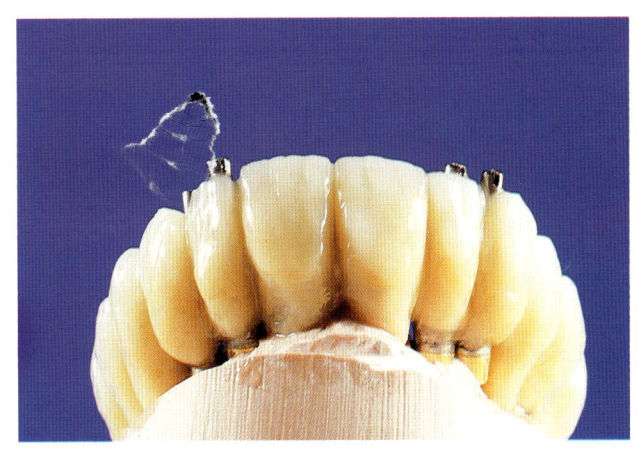

Abb. VIII.8 Ungehärteter Kompositkunstharz-Aufbau.

2) Das ästhetische Erscheinungsbild bestimmt die Breite des Metallrandes.

Acrylkunstharz/Kompositkunstharz-Randabschlüsse

1) Fertigen Sie ein Metallgerüst, wie zuvor beschrieben, an dem die Kappenmodellierungen jedoch 1 – 2 mm vom Rand zurückgeschliffen werden.
2) Fertigen Sie die Randabschlüsse in Acrylkunstharz/Kompositkunstharz.

Randabschlußverlängerungen
(im Anschluß an parodontalchirurgische Maßnahmen)
Acrylkunstharz

1) Bei provisorischen Restaurationen mit Metallabschlußrändern schleifen Sie die Ränder zurück, bis das Metall nicht mehr sichtbar ist.
2) Strahlen Sie das Acrylkunstharz mit Aluminiumoxid, 50 µm ab und tragen Monomer auf den Kunstharzrand auf.
3) Tragen Sie einen Haftvermittler (Metasast 4 Meta – Sun Medical Co.) und eine Opaquerschicht (Isostat – Ivoclar) auf die zurückgeschliffene Metallkante auf.
4) Bestreichen Sie das Modell der nachpräparierten Zähne mit einer Separatorlösung (Cold Mould Seal – De Trey). Die Herstellung des Modells erfolgt mit einer Mischung 50/50 aus vakuumgerührtem Typ IV-Gips (Velmix – Kerr) und Modellgips von extrem niedriger Expansion (Gnathostone – Zeus). Setzen Sie die zurückgeschliffene provisorische Restauration auf das Modell. Wenn nötig halten Sie diese mit Gummibändern an ihrem Platz.
5) Verwenden Sie ein Polymerpulver (Stellon 'C' – De Trey) mit selbsthärtendem Monomer (Rapid Repair – De Trey) und erneuern mittels Schichttechnik den Abschlußrand. Überbauen Sie den Akrylkunststoff und führen ihn über

die Abschlußränder hinaus, um die Polymerisationsschrumpfung zu berücksichtigen.
6) Setzen Sie das Modell mit der abgeänderten provisorischen Restauration in einen Drucktopf und lassen diese 1 Minute lang in fast kochendem Wasser unter einem Druck von 2 atü auspolymerisieren.
7) Trimmen Sie den Kunststoffüberschuß und polieren die Restauration.
8) Falls erforderlich, färben Sie die Oberfläche entsprechend ein.

Kompositkunstharz

1) Kürzen und sandstrahlen Sie die Restauration wie oben beschrieben.
2) Wenn angebracht, verzinnen Sie das Metallgerüst und tragen einen Haftvermittler, sowie eine Opaquerschicht auf (Spectralink – Ivoclar).
3) Bestreichen Sie das Kompositkunstharz mit Bondinglösung (Ivoclar).
4) Benutzen Sie ein lichthärtendes Kompositkunstharz (Spectra – Ivoclar), um die Randabschlüsse zu verlängern.
5) Polymerisieren Sie das Kunstharz in der Lichtkammer (Spectramat – Ivoclar).
6) Trimmen und polieren Sie die Restauration und nehmen Einfärbungen an der Oberfläche vor, soweit erforderlich.

Käppchen über DuraLay-Aufbauten (siehe Abb. I.6, Seite 591)

1) Ergänzen Sie das Arbeitsmodell, indem Sie DuraLay-Aufbauten an den Zahnstümpfen herrichten, die zu einem späteren Zeitpunkt mit Wurzelstiftaufbauten versorgt werden (Abb. I.6a und I.6b) (siehe Modelle und Stumpfmodelle, Seite 591).
2) Bestreichen Sie die Aufbauten mit einer Separatorlösung (Lubritex Nr. 12 – Whip Mix) und modellieren Wachskäppchen darüber.
3) Inkorporieren Sie die Käppchen in die Restauration.
4) Stellen Sie in der oben beschriebenen Weise die provisorische Restauration fertig.
5) Die endgültigen Stiftaufbauten können zu einem späteren Zeitpunkt in die Käppchen eingearbeitet werden.

Käppchen über Teleskopkappen (Abb. VIII.9)

Fertigen Sie Unterteleskopkappen (siehe Aufwachsen, Seite 664). Wenn die Kappen als Interimsrestaurationen vorgesehen sind, sollten sie so dünn wie möglich, konisch und im Verhältnis zueinander nicht untersichgehend gearbeitet werden, noch sollte man unnötig Zeit für Fräsungen, und Einarbeitung von Rillen aufwenden (siehe Abb. XI.3, Seite 664).

Herstellung des Metallgerüstes direkt über die Unterkappen

1) Setzen Sie die Unterkappen auf deren Meister-Stumpfmodelle.
2) Streichen Sie Platzhalterlack auf die Unterkappen bis 1 mm oberhalb der Abschlußränder (Abb. VIII.9a).
3) In diesem Falle kann man den Platzhalterlack, im Gegensatz zum direkten Aufwachsen auf ein Meister-Stumpfmodell, auch auf die okklusalen Flächen aufbringen, um Platz für die Zementfuge vorzusehen.
4) Tragen Sie ein Gleitmittel auf.
5) Überziehen Sie im Tauchverfahren die Unterkappen mit einer Wachsschicht und lassen diese an der Abschlußlinie der Goldkappen enden.
6) Übertragen Sie die Goldkappen zusammen mit den Überteleskopen auf das Kompaktmodell und modellieren das provisorische Gerüst, wie zuvor beschrieben.
7) Wenn vor dem Einbetten die Goldunterkappen aus dem Gerüst entfernt werden, ist Vorsicht geboten, damit eine Verformung der Gerüstkonstruktion vermieden wird.

Herstellung des Metallgerüstes auf einem Duplikatmodell

1) Setzen Sie die Goldunterkappen auf das Kompaktmodell.
2) Wässern Sie das Modell, um die Luft aus der Gipsoberfläche zu verdrängen.
3) Doublieren Sie das Modell unter Verwendung eines reversiblen Hydrocolloid-Abdruckmaterials.
4) Gießen Sie den Abdruck mit einer Mischung 50/50 aus vakuumgerührtem Typ IV-Gips und Modellgips von extrem niedriger Expansion aus.
5) Das weichere Gipsmodell (Abb. VIII.9b) ermöglicht eine leichtere Abnahme der fertiggestellten Restauration.
6) Setzen Sie die Goldunterkappen zurück auf die Meister-Stumpfmodelle (Abb. VIII.9c). Tragen Sie einen Platzhalterlack auf und modellieren die Überteleskope im Tauchverfahren, wie zuvor beschrieben.
7) Übertragen Sie die Wachs-Überteleskopkappen auf das Duplikatmodell der Gold-Unterteleskope (der Umstand, daß hier kein Platzhalterlack aufgetragen wird, gewährleistet, daß die Wachskäppchen sich leicht übertragen lassen). Nunmehr wachsen Sie die Gerüstkonstruktion auf.
8) Bringen Sie Gußkanäle an, heben die Wachsmodellierung vom Modell, betten diese ein und gießen das Metallgerüst.

Fertigstellung der Acrylkunstharzverblendung des Metallgerüstes direkt über die Teleskopkappen

1) Wachsen Sie über das opaquerbeschichtete Gerüst vollständig konturierte Zähne auf.
2) Entfernen Sie die Unterteleskope, betten die Gerüstkonstruktion ein und stopfen den Kunststoff für die provisorische Restauration, wie zuvor beschrieben.

Sektionale provisorische Restaurationen

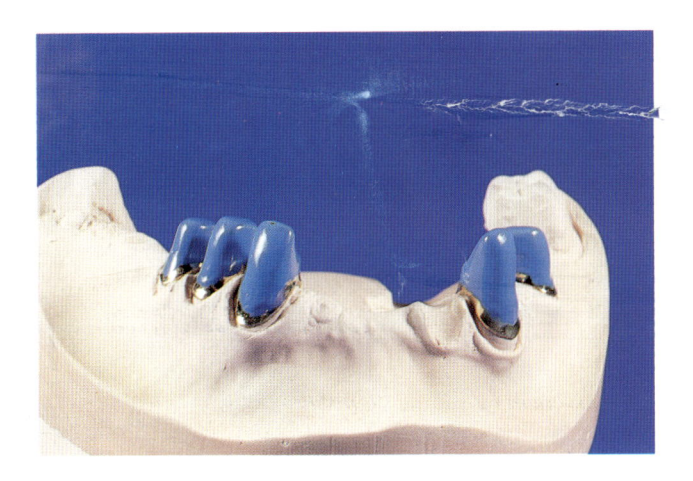

Abb. VIII.9 Unterteleskopkappen.

Abb. VIII.9a Goldunterkappen mit Platzhalterlack auf Kompaktmodell.

Abb. VIII.9b Duplikatmodell der Unterkappen. Es wurde kein Platzhalterlack auf die Unterkappen aufgetragen.

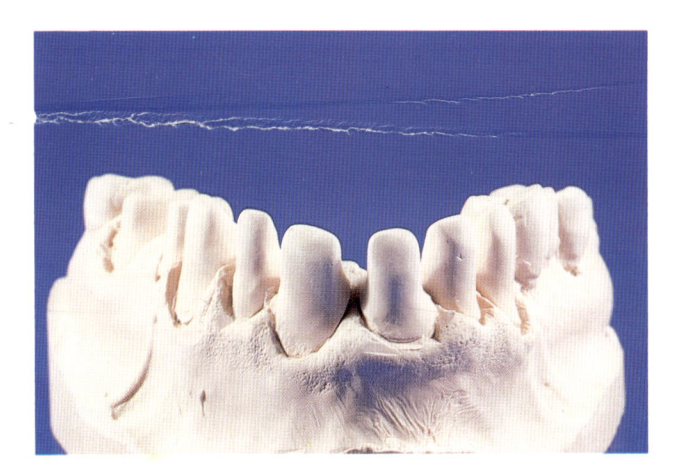

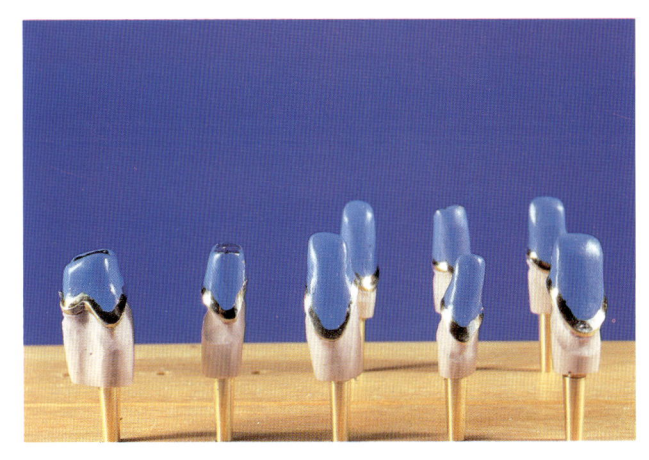

Abb. VIII.9c Goldunterkappen mit aufgetragenem Platzhalterlack auf den Meister-Stumpfmodellen.

Fertigstellung der Acrylkunstharzverblendung des Metallgerüstes unter Verwendung eines Duplikatmodells der Unterkappen

1) Bestreichen Sie das Duplikatmodell der Unterteleskope mit einer Separatorlösung (Cold Mould Seal – De Trey).
2) Setzen Sie die opaquerbeschichtete Gerüstkonstruktion auf das Modell.
3) Polymerisieren Sie den Akrylkunststoff direkt auf das Metallgerüst, indem Sie eine preßgeformte Schablone (Ellman) in gleicher Weise wie oben beschrieben, verwenden.

Sektionale provisorische Restaurationen
Vorteile

- Nichtparallele Zahnstellungen zwichen Frontzahn- und Seitenzahnpräparationen, oder zwischen rechten und linken Sextanten werden überwunden.
- Einfachheit der klinischen Anwendung. Es ist leichter, drei getrennte Sektionen, als einen Ersatz über den vollen Zahnbogen einzuzementieren. Für eine lokalisierte Behandlung der darunterliegenden Weichgewebspartien ist es nicht notwendig, den Brückenersatz des gesamten Zahnbogens zu entfernen.
- Kieferregistrierungen können in korrektem Vertikalabstand vorgenommen werden, indem man die seitlichen Brückenabschnitte abnimmt und den Frontabschnitt an seinem Platz beläßt.

Getrennte Sextanten

1) Gießen Sie ein in drei Sektionen unterteiltes Metallgerüst: ein Frontzahnsextant von Eckzahn bis Eckzahn und zwei Seitenzahnsextanten (Abb. VIII.2b).
2) Tragen Sie die Kunststoffverblendungen, in der oben beschriebenen Weise auf.
3) Polymerisieren Sie unter Verwendung einer Schablone den Kieferbogen in einem Stück und teilen anschließend die Restauration in Sektionen, indem Sie die vorgesehenen Verbindungsstellen mit einer Scheibe teilweise anschneiden und diese schließlich auseinanderbrechen, um die interproximalen Kontaktpunkte zu erhalten.
4) Alternativ kann man das Provisorium im Kieferbogen zu

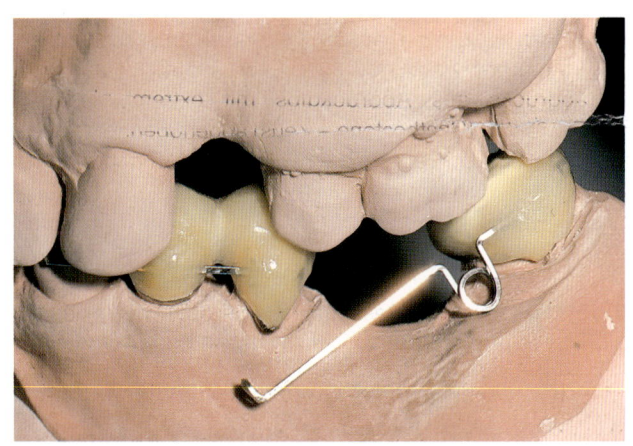

Abb. VIII.10 Behelf zur Zahnaufrichtung.

voller Kontur aufwachsen, dann einbetten und den Kunststoff an den drei Sektionen einbringen.

Einsatz von Halteelementen

Arbeiten Sie Halteelemente in die provisorische Restauration ein, wenn diese aus einem oder mehreren der obengenannten Gründe in Sektionen aufgeteilt, aus Stabilitätsgründen jedoch verschient werden muß.

Möglichkeiten

Geschiebeelemente:
- Präzisionsgeschiebe mit dem Gerüst gegossen;
- Präzisionsgeschiebe in das Acrylkunstharz eingearbeitet;
- Präzisionsmatrize – Patrize in das Gerüst eingegossen;
- handgefertigte Matrize – Patrize in das Gerüst eingegossen;
- zusätzlicher Klammerarm;
- zusätzlicher Klammerarm mit einer horizontalen Schraube (siehe Halteelemente, Seite 716).

Wenn man in eine provisorische Restauration ein Halteelement einarbeitet, ist es nicht erforderlich, allzuviel Zeit für das Aufwachsen voller Konturen aufzuwenden, oder zu versuchen, das gleiche Maß an Feinheiten wie bei einer definitiven Restauration einzubringen.

Orthodontische Modifikationen

Behelf zur Aufrichtung von Molaren[1]
(Abb. VIII:10)

1) Fertigen Sie für den Zahn, der aufgerichtet werden soll, eine kunststoffverblendete Metallkrone.
2) Mittels selbsthärtendem Kunststoff befestigen Sie ein Stück 0,5 mm Ø orthodontischen Draht (Cottrell) und biegen im Bereich der provisorischen Krone eine Helixfeder und am anderen Ende ein Häkchen. Der Draht sollte nach vorn ungefähr über drei Einheiten reichen, ausgehend von dem Zahn, der aufgerichtet werden soll. Im passiven Zustand sollte sich die Helix im Mundvorhof, direkt unterhalb, oder leicht nach lingual zur bukkalen Fläche der provisorischen Krone befinden (Abb. VIII.10).
3) Richten Sie den Draht so aus, daß er bei inaktiver Feder im Mundvorhof parallel zur Kronenfläche verläuft (Abb. VIII.10).
4) Nach Präparation der benachbarten Zähne stellen Sie verblockte provisorische Kronen her und befestigen auf der bukkalen Seite ein Stück 0,7 mm starken Draht zwischen den Kronen mit selbsthärtendem Kunststoff.
5) Hinter dem Draht sehen Sie im Zahnzwischenraum einen Hohlraum vor, in den das Häkchen einrastet (Abb. VIII.10).
6) Wenn nur der zweite Prämolar eine Überkronung erfordert, wird der Draht intraoral am ersten Prämolaren angebracht, indem man dem Zahn durch Säureätzung eine Kunststoffretention aufklebt.

Vorrichtung zur beschleunigten Extrusion

1) Fertigen Sie eine provisorische Restauration, in die ein bukkales Häkchen eingearbeitet wird, an dem ein Gummizug befestigt werden kann.
2) Wachsen und gießen Sie das Häkchen als Teil der Unterstruktur und schichten das Acrylkunstharz drum herum.
3) Alternativ stellen Sie die provisorische Restauration her, biegen ein Häkchen aus 0,7 mm Ø orthodontischem Draht und befestigen es an der Krone mit selbsthärtendem Akrylkunststoff.

Modifikationen zur Einbeziehung von Pfeilern, die sich auf osseointegrierte Fixturen abstützen

1) Markieren Sie die ungefähre Position der Fixturen auf dem Arbeitsmodell.
2) Modellieren Sie über die verbliebenen präparierten Zähne die Gerüstkonstruktion.
3) Passen Sie die provisorischen Zylinder ein, indem Sie beim Aufwachsen dem Gerüst genügend Spielraum im Bereich der vorgesehenen Fixturen einräumen. Sorgen Sie dafür, daß genügend Platz zwischen Gerüst und Weichgewebe bleibt, um Stellungsänderungen in der Position der Fixturen auszugleichen, ohne daß sich die Notwendigkeit ergibt, das Metall ausschleifen zu müssen, wenn die provisorischen Restaurationen auf die Pfeiler gesetzt werden.

Umarbeitung einer zahngestützten in eine zahn- und fixturengestützte provisorische Restauration unter Verwendung von provisorischen Zylindern

(Standard DCA 159, konisch DCA 157 – Nobelpharma)

Direkte Methode

1) Schleifen Sie die provisorische Restauration im Bereich oberhalb der Fixturen frei. Ein sorgfältig geplantes Gerüst vermeidet Einschnitte in die Gerüstkonstruktion und eine Schwächung des Metallgefüges.
2) Die provisorische Restauration wird intraoral eingesetzt, um die temporären Zylinder einzuschleifen und mit selbsthärtendem Acrylkunstharz oder Kompositkunstharz zu fixieren (siehe Haupttext, Seite 539).
3) Nehmen Sie im Labor weitere Ergänzungen vor, um die Zylinder fest in die Restauration einzubinden und versehen die Oberflächen mit geeigneten Konturierungen.
4) Wenn Zähne extrahiert werden müssen, füllen Sie die Stumpfkappen mit Kunstharz, um auf diese Weise Zwischenglieder herzustellen.
5) Polieren Sie die Kunststoffergänzungen und färben die Oberflächen, falls erforderlich.

Indirekte Methode 1

1) Setzen Sie Fixturenreplikate in die Abdruckkappen und gießen den Hydrocolloidabdruck mit einem vakuumgerührten Typ IV-Gips (Velmix – Kerr) aus.
2) Schleifen Sie die provisorische Restauration oberhalb der Fixturen frei.
3) Setzen Sie die provisorische Restauration auf das Modell und benutzen die präparierten Zähne zur örtlichen Festlegung. Infolge Unregelmäßigkeiten in der Zahnstellung ist es unter Umständen notwendig, einige Zähne aus dem Modell zu sägen, um die Restauration aufzusetzen.
4) Schrauben Sie die gekürzten temporären Zylinder auf die Fixturenreplikate und befestigen die provisorische Restauration mit selbsthärtendem Acrylkunstharz oder lichthärtendem Kompositkunstharz.
5) Ergänzen Sie gegebenenfalls den Kunststoff, um die Restauration zu verstärken und fertigzustellen.

Zur Beachtung
Das Aufsetzen der Restauration auf das Modell kann sich als problematisch erweisen und zu einer mangelhaften Paßgenauigkeit führen. Die Anwendung dieser Methode ist daher begrenzt.

Indirekte Methode 2

1) Benutzen Sie das Arbeitsmodell, auf dem die provisorische Restauration hergestellt wurde, um verblockte DuraLay-Kappen auf den präparierten Zähnen zu fertigen.
2) Die verblockten DuraLay-Kappen werden intraoral zusammen mit den auf die Fixturendistanzhülsen aufgeschraubten Abdruckkappen mittels eines Aufnahmeabdrucks aus Abdruckgips mit extrem niedriger Expansion (Gnathostone – Zeus) abgehoben.
3) Setzen Sie im Labor die Stumpfmodelle in den Aufnahmeabdruck, schrauben die Fixturenreplikate an den entsprechenden Stellen fest und erstellen ein Gipsmodell mit extrem niedrigen Expansionseigenschaften.
4) Benutzen Sie dieses Modell, um die temporären Zylinder in die temporäre Restauration, wie oben beschrieben, einzuarbeiten.

Zur Beachtung
Diese Methode ermöglicht leichteres Aufsetzen der provisorischen Restauration auf das Modell, aber als indirekte Methode sind Ungenauigkeiten inbegriffen.

Umarbeitung in eine fixturengestützte provisorische Restauration unter Verwendung temporärer Brückenpfosten

(CPB 009 – Nobelpharma)

An der zahngestützten provisorischen Restauration schleifen Sie rundum im Bereich der Fixturen das Akryl/Komposit-Kunstharz aus.

Direkte Methode

1) Intraoral werden temporäre Brückenpfosten auf die Fixturendistanzhülsen geschraubt und eingefettet (Vaseline).
2) Die auf den verbliebenen Zähnen aufsitzende provisorische Restauration wird mit Kappen verbunden, die über die temporären Brückenpfosten hergestellt wurden. Die Kappen bestehen aus selbsthärtendem Acrylkunstharz oder lichthärtendem Kompositkunstharz. Weitere Ergänzungen können mit einem Kunststoff nach Wahl vorgenommen werden.
3) Stellen Sie die modifizierte provisorische Restauration im Labor fertig und nehmen, soweit erforderlich, weitere Kunstharzergänzungen vor.
4) Wenn Zähne extrahiert werden sollen, füllen Sie die entsprechenden Kappen mit Acrylkunstharz oder Kompositkunstharz und schaffen auf diese Weise Immediat-Zwischenglieder.

Indirekte Methode (Abb. VIII.11)

1) Gießen Sie anhand eines Aufnahmeabdrucks ein Arbeitsmodell aus, welches die Fixturen-Distanzhülsenreplikate enthält.
2) Schrauben Sie die temporären Brückenpfosten auf die Distanzhülsenreplikate (Abb. VIII.11a) und blocken die Unterschnitte rund um die Replikate mit Silikon-Putty

Anhang VIII Provisorische Restaurationen

Abb. VIII.11 Umarbeitung einer zahngestützten provisorischen Restauration in eine fixturengestützte provisorische Restauration unter Verwendung temporärer Brückenpfosten.

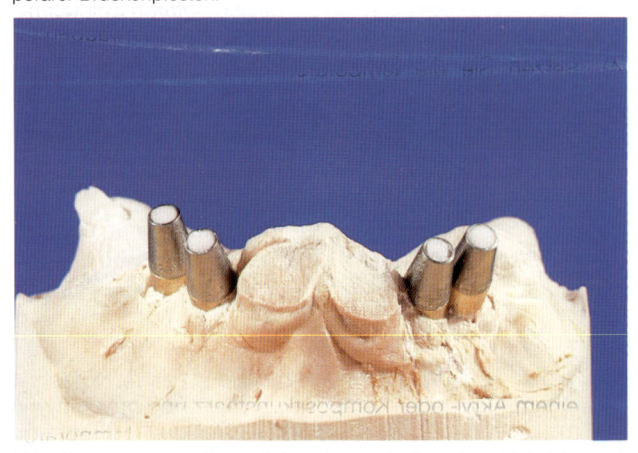

Abb. VIII.11a Temporäre Brückenpfosten (CPB 009 – Nobelpharma) werden auf die Distanzhülsenreplikate geschraubt. Die natürlichen Zähne sind heruntergeschnitten worden.

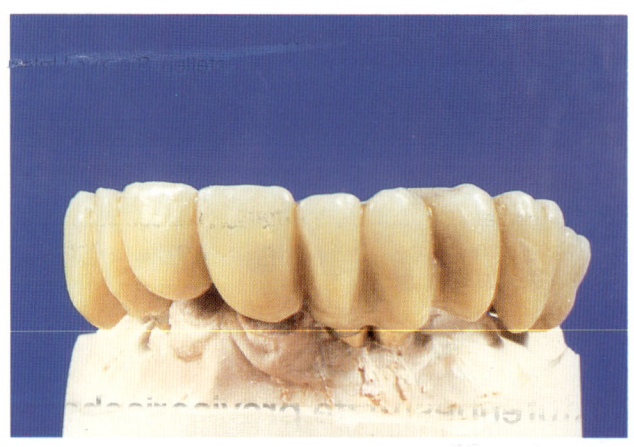

Abb. VIII.11b Die örtliche Festlegung der provisorischen Restauration erfolgte durch Aufsetzen auf die natürlichen Zähne. Diese wurden anschließend von dem Modell gesägt und die Restauration wurde mit selbsthärtendem Acrylkunstharz rund um die temporären Brückenpfosten erweitert (siehe Abb. 33.16, Haupttext, Seite 540).

Abb. VIII.12 Fixturengestützte provisorische Restauration.

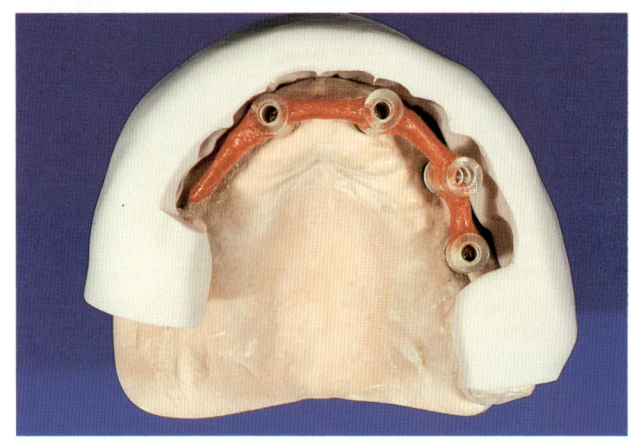

Abb. VIII.12a Gekürzte temporäre Zylinder werden auf die Distanzhülsenreplikate aufgeschraubt, entsprechend zurechtgeschnittene Kunststoffröhrchen auf die Zylinder gesetzt und untereinander verbunden. Diese bilden das Skelett für die provisorische Gerüstkonstruktion. Das Gerüst wird aufgewachst; ein Vorwall dient als Anhalt für die Zahnstellung.

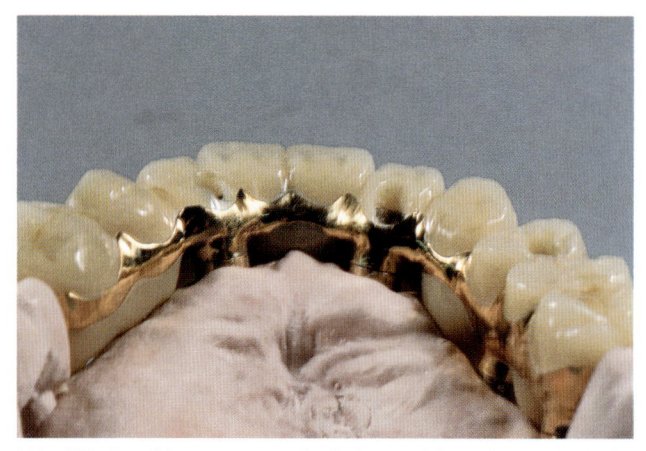

Abb. VIII.12b Die gegossene Gerüstkonstruktion; die provisorische Restauration wurde mit Kompositkunstharz fertiggestellt.

aus. Tragen Sie auf die Pfosten einen Separator auf (Vaseline).
3) Benutzen Sie die verbliebenen Zähne zur örtlichen Festlegung und falls erforderlich, stellen Sie zur Unterstützung einen Vorwall her (Abb. VIII.11a).
4) Unter Verwendung von selbsthärtendem Acrylkunstharz ändern Sie die provisorische Restauration, so daß sie über die Pfosten übergreift.
5) Schneiden Sie Zähne, die extrahiert werden sollen vom Modell und füllen die Kappen mit Acrylkunstharz, um Zwischenglieder auszuformen.
6) Trimmen und polieren Sie die umgearbeitete Restauration (Abb. VIII.11b).

Fixturengestützte provisorische Restauration (Abb. VIII.12)

1) Stellen Sie ein Modell her, welches die Distanzhülsenreplikate enthält.
2) Kürzen Sie die temporären Zylinder (Standard DCA 159, EsthetiCone DCA 157 – Nobelpharma), so daß sie in die temporären Röhrchen passen (DCA 158 – Nobelpharma).
3) Benutzen Sie einen Drehmomentregler ('Torque Driver' DIA 250 – Nobelpharma), um die temporären Zylinder mit 10 Ncm auf die Distanzhülsenreplikate zu schrauben.
4) Setzen Sie die temporären Röhrchen (DCA 158 – Nobelpharma) über die Zylinder.
5) Überzeugen Sie sich, daß diese an der Schulter voll aufsitzen und kürzen ihre Länge, soweit erforderlich.
6) Benutzen Sie DuraLay, um die Röhrchen untereinander zu verbinden (Abb. VIII.12a).
7) Modellieren Sie das Gerüst unter Einbeziehung der Röhrchen. Nutzen Sie einen Vorwall, um die Stellung der Zähne zu kontrollieren.
8) Betten Sie ein und gießen das Metallgerüst.
9) Verblenden Sie das Gerüst, wie zuvor beschrieben, mit einem Akryl- oder Kompositkunstharz und erhalten den Zugang zu den Schraubenköpfen der temporären Zylinder offen (Abb. VIII.12b).
10) Zementieren Sie die fertiggestellte provisorische Restauration auf die temporären Zylinder.

Literaturhinweis

1. Simon R L. Rationale and practical techniques for uprighting mesially inclined molars. J Prosthet Dent 1984; 52: 256-259.

Anhang IX

INDIVIDUELL GEFERTIGTE INZISALE FÜHRUNGSTELLER

Selbsthärtender Kunststoff

Lichthärtender Kunststoff

Selbsthärtender Kunststoff

Anwendung erfolgt, wenn für Kompositkunstharze ein Gerät zur Lichtpolymerisation nicht verfügbar ist (Abb. IX.1)

1) Artikulieren Sie Diagnostikmodelle der provisorischen Restaurationen in einen halb- oder volljustierbaren Artikulator der Wahl.
2) Auf den okklusalen Flächen der Modelle wird eine Versiegelung vorgenommen (Surface Sealant – Tanaka); lassen Sie den Auftrag trocknen. Diese Maßnahme härtet den Gips und minimiert den abrasiven Verschleiß.
3) Überprüfen Sie, daß die gleichen Zähne, die auf dem Modell die Shimstockfolie (GMH) halten, dies auch im Munde tun.
4) Setzen Sie den Stützstift des Artikulators so, daß er in Kontakt mit einem ebenen Inzisaltisch steht und eine Shimstockfolie festhält.
5) Fetten Sie die Spitze des Stützstiftes und den Inzisalteller mit Vaseline.
6) Mischen Sie eine kleine Menge selbsthärtendes Acrylkunstharz (Fossa Acrylic – Denar) zu teigförmiger Konsistenz, setzen diese auf den Inzisalteller und halten sie mit Daumen und Zeigefinger an ihrem Platz fest. Die Finger sollten mit Vaseline gefettet werden, um Anhaften des Kunstharzes zu verhindern.
7) Senken Sie den Stift in das Acrylkunstharz, bis er in der Interkuspidalposition mit dem Inzisalteller in Kontakt tritt. Anschließend heben Sie den Stift wieder außer Kontakt.
8) Während die Modelle in ihren Endpunkten der linken und rechten lateralen und protrusiven Bewegungen sich berühren, senken Sie jeweils den Inzisalstift in das Acrylkunstharz.
9) Formen Sie die verdrängte Kunstharzmasse mit Fingerdruck.
10) Halten Sie den Stützstift und vollziehen die Bewegung der Modelle unter Beibehaltung des Zahnkontaktes nach.
11) Gravieren Sie einen Gleitweg von den Endpunkten der jeweiligen linken und rechten lateralen und protrusiven

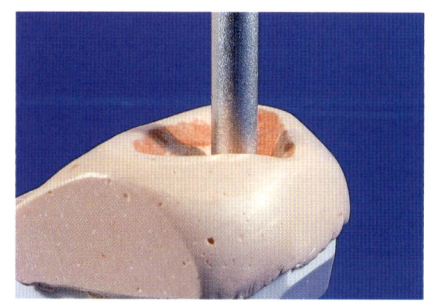

Abb. IX.1 Selbsthärtende Auskleidung des inzisalen Führungstellers, hergestellt aus TMJ-Acrylkunstharz (TMJ Instrument Co. Inc.) und mit DuraLay ausgefüttert.

Exkursionen zur Interkuspidalposition in den weichen Kunststoff und lassen sich dabei von den aufeinander eingespielten Zahnbewegungen leiten.

12) Wiederholen Sie diese Maßnahme unter ständigem Zahnkontakt für lateroprotrusive Bewegungen.
13) Führen Sie diese Exkursionsbewegungen fort, bis das Acrylkunstharz anfängt abzubinden. Nunmehr sollte eine dreiwinkelige Gleitbahn erkennbar sein.
14) Während des Aushärtens des Kunststoffs finden dimensionale Veränderungen statt. Die Zähne dürften infolge vorzeitigen Kontaktes zwischen Stützstift und dem neu eingerichteten individuellen Inzisalteller in der Interkuspidalposition und im Verlauf der Exkursionsbewegungen nicht mehr in Kontakt stehen
15) Trimmen Sie das Acrylkunstharz mit einem konischen Hartmetallbohrer (CX 79F.060 – Jota) bis der Stützstift frei in die Interkuspidalposition schließt und eine Shimstockfolie auf dem Inzisalteller festhält. Überprüfen Sie, daß auch die Zähne die Shimstockfolie wieder wie zuvor festhalten.
16) Schleifen Sie weiterhin das Acrylkunstharz ein, bis der Stützstift sich völlig frei über dem Inzisaltisch bewegt und weitgehenst die aufeinanderfolgenden Zahnbewegungen nachvollzieht. Eingelegte Artikulationsfolie (GHM) entlang der Markierungsseite hilft beim Einschleifen durch Kennzeichnung erhöhter Stellen.
17) Wenn an irgend einem Punkt entlang des Gleitweges der Kontakt zwischen dem Stützstift und dem Inzisaltisch verloren geht, korrigieren Sie auf folgende Weise mit DuraLay:

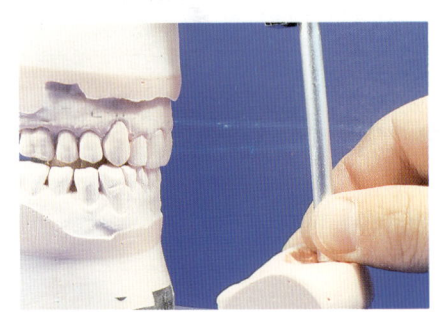

Abb. IX.2a Die Exkursionsposition zeigt den Zahnkontakt auf den Modellen der provisorischen Restaurationen; zugleich befindet sich der Stützstift mit dem Inzisalteller in Kontakt.

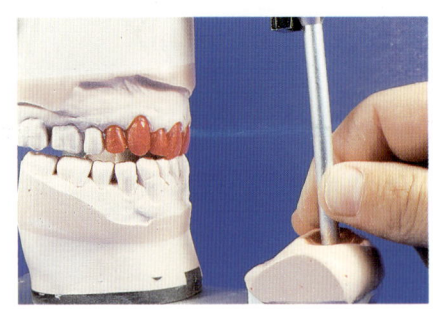

Abb. IX.2b Die Wachsmodellierungen auf dem Meistermodell. Die Zahnführung ist ausgearbeitet.

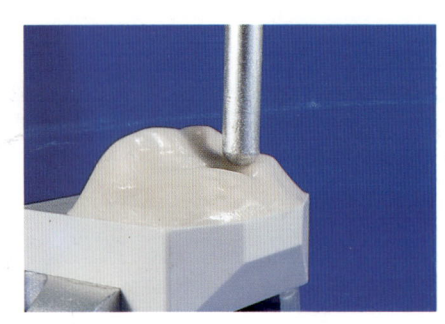

Abb. IX.3 Inzisaler Führungsteller aus lichthärtendem Kompositkunstharz.

- Fetten Sie die Stiftspitze mit Vaseline;
- tragen Sie DuraLay an der fehlenden Kontaktstelle auf (siehe DuraLay, Seite 657);
- drücken Sie den Stützstift in das DuraLay und lassen es abbinden. Trimmen Sie vorsichtig den Überschuß. Verwenden Sie Artikulationsfolie, um das DuraLay zu markieren und gleichen durch Schleifen aus, bis alle Exkursionen glatt verlaufen.

18) Schleifen Sie auf einem Modelltrimmer die Oberfläche und die Seiten des individuellen Inzisaltellers glatt, um den überschüssigen Kunststoff zu entfernen und geben ihm eine symmetrische und ordentliche Form.
19) Überprüfen Sie, daß die Bewegung des Stützstiftes auf dem Inzisalteller weitgehenst die Zahnbewegungen kopiert (Abb. IX.2a).
20) Montieren Sie die Arbeitsmodelle in den Artikulator, so daß sie mit den Diagnostikmodellen austauschbar sind, die zur Herstellung des Inzisaltisches verwendet wurden (siehe Einartikulieren von Modellen, Seite 607).
21) Verfeinern Sie die Zahnführung auf den Wachsmodellierungen (Abb. IX.2b) und anschließend auf den fertiggestellten Restaurationen, bis diese die Bewegungen des Stützstiftes auf dem Inzisalteller nachvollziehen.

Lichthärtendes Kunstharz (Abb. IX.3)

Durchlaufen Sie die Stadien, die für selbsthärtendes Kunstharz beschrieben wurden, mit folgenden Modifikationen:
1) Setzen Sie eine Portion lichthärtendes Kunstharz (Spectratray – Ivoclar) auf den Inzisalteller.
2) Führen Sie die exkursiven Gleitbewegungen wie zuvor beschrieben durch.
3) Nehmen Sie den Inzisalteller aus dem Artikulator, ohne den Kunststoff zu verformen.
4) Setzen Sie ihn in eine Lichtbox (Spectramat – Ivoclar) und polymerisieren 2 Minuten lang.
5) Setzen Sie den ausgehärteten Teller zurück in den Artikulator prüfen seine Funktion, wie zuvor beschrieben.
6) Anpassungen kann man mit einem konischen Hartmetallbohrer vornehmen. Falls erforderlich, können weitere Ergänzungen mit direkt aufgetragenem, lichthärtenden Kunstharz durchgeführt und anschließend in der Lichtbox polymerisiert werden.

Anhang X

DURALAY-ANWENDUNGEN

Kappen (eine Alternative zu Wachs)

Aufbisse für Kieferregistrierungen

Kronen in einer Teilprothese

Kappen zur Überprüfung der Genauigkeit einartikulierter Modelle (siehe Einartikulieren von Modellen, Seite 610)

Orientierungsvorwall zum Einfügen eines abgeänderten Stumpfmodells in ein kompaktes Arbeitsmodell (siehe Modelle und Stumpfmodelle, Seite 601)

Orientierungsvorwall zum Ersatz eines zerbrochenen oder unvollständigen Stumpfmodells auf einem kompakten Arbeitsmodell (siehe Modelle und Stumpfmodelle, Seite 602)

Kappen zur Modifizierung nichtparalleler oder unterpräparierter Zähne (siehe Modelle und Stumpfmodelle, Seite 601)

Kernaufbauten auf provisorischen Restaurationen (siehe Modelle und Stumpfmodelle, Seite 591)

Aufbauten (siehe Stiftaufbauten, Seite 631–635)

Vorwälle (siehe Vorwälle, Seite 617–618)

Individuelle inzisale Führungsteller (siehe Inzisale Führungsteller, Seite 618)

Aufnahmeabdrücke für Lötungen oder Remontagen von Modellen (siehe Vorwälle, Seite 618)

Durch osseointegrierte Fixturen gestützte Gerüstkonstruktionen (siehe Prothesen auf osseointegrierten Fixturen, Seite 735)

Reparaturen (siehe Reparaturen, Seite 743)

Kappen

1) Tragen Sie auf das Stumpfmodell keinen Platzhalterlack auf, weil DuraLay-Monomer den Lack anlöst.
2) Bestreichen Sie das Stumpfmodell mit einem Separator (Vaseline – Chesebrough – Pond´s Ltd.).
3) Bereiten Sie in getrennten Dappengläsern Duralay-Pulver (Reliance Dental Mfg. Co.) und Flüssigkeit. Die DuraLay-Flüssigkeit kann man durch Komposit-Flüssigkeit ersetzen ('Super-C' – Amco); diese ist kompatibel, bindet schneller ab und macht das Kunstharz weniger anfällig auf Porositäten.
4) Benutzen Sie einen Marderhaarpinsel der Größe 00. Tauchen Sie den Pinsel in das Monomer und streichen die überschüssige Flüssigkeit an der Innenseite des Dappenglases ab.
5) Tauchen Sie die Spitze des angefeuchteten Pinsels in die Mitte des Pulvers und nehmen eine kleine Menge davon auf, die trocken und pulvrig aussehen sollte.
6) Übertragen Sie die Schicht auf die Oberfläche des Stumpfmodells.
7) Reinigen Sie den Pinsel mit einem Tuch und befeuchten ihn erneut mit Monomer.
8) Berühren Sie die Pulverbeschichrung mit dem frisch angefeuchteten Pinsel; diese wird unmittelbar über die Oberfläche des Stumpfmodells fließen. Die Fließfähigkeit des DuraLay kann man durch die Flüssigkeitsmenge steuern, mit der das Pulver gesättigt wird. Reinigen Sie jedoch stets den Pinsel, bevor Sie ihn in die Flüssigkeit tauchen, um Verunreinigungen des Monomers zu verhindern.
9) Wiederholen Sie den Beschichtungsvorgang, bis die Kappe zur Hälfte auf die Oberfläche aufgetragen ist (bukkal oder lingual). Halten Sie das DuraLay 1 mm vom Randabschluß entfernt und versehen die Kappe zur Überprüfung der Passung an der Oberkante zwischen der senkrechten Wand und der Okklusalfläche mit einer Fensterung (Abb. X.1). Lassen Sie die erste Hälfte aushärten und fahren dann mit dem DuraLayauftrag fort, bis die Kappe vollständig ist. Die Herstellung der Kappe in zwei Hälften vermindert die Auswirkung der Polymerisationsschrumpfung und erleichtert die Abnahme der Kappe vom Stumpfmodell.
10) Die Fensterung ermöglicht die Überprüfung der Paßgenauigkeit, wenn die Kappe auf das Kompaktmodell

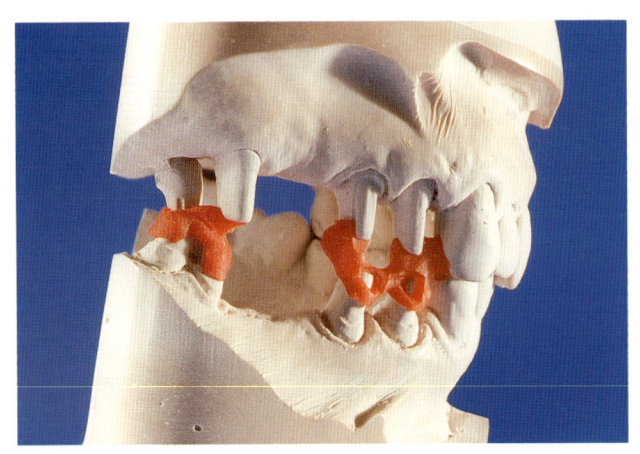

Abb. X.1 DuraLay Kieferregistrierung. Fensterungen wurden in den Kappen freigelassen, um deren Paßform zu überprüfen.

übertragen wird und anschließend auf den natürlichen Zahn.
11) Die Fensterung wird aufgefüllt und die Abschlußränder werden auf dem Meister-Stumpfmodell mit Wachs ausmodelliert, wie im Abschnitt 'Wachsabschlußränder' beschrieben (siehe Aufwachsen, Seite 678).

Aufbisse für Kieferregistrierungen
(Abb. X.1)

- Kappen mit Fensterungen – DuraLay wird zwischen Kappe und Gegenzahn oder Präparation geschichtet.
- Registrierung zwischen Brückenpfeilern – verbinden Sie einen Bohrerschaft mit den DuraLay-Kappen, die auf den Pfeilern hergestellt wurden, um eine starre Rampe zu schaffen, auf der eine Registrierung vorgenommen werden kann.
- Registrierung zwischen frontalen Pfeilerzähnen – verbinden Sie einen Bohrerschaft mit den DuraLay-Kappen und richten einen inzisalen Stop ein.
- Registrierung von Freiendsätteln – verbinden Sie einen Bohrerschaft mit den DuraLay-Kappen und modellieren einen distalen Weichteilstop.
- Registrierung zum Einartikulieren von Arbeitmodellen für fixturengestützte Prothesen – verbinden Sie Abdruckkappen unter Verwendung von Bohrerschäften und DuraLay.

Einarbeitung einer Krone in eine Teilprothese (Abb. X.2)

1) Präparieren Sie den Zahn.
2) Fertigen Sie eine DuraLay-Kappe mit einer okklusalen Fensterung zur Kontrolle der Paßgenauigkeit.

Direkte Technik

Die DuraLay-Kappe wird intraoral hergestellt und in das Labor gegeben (siehe Haupttext, Seite 445).

Indirekte Technik

1) Gießen Sie anhand eines Abdrucks von den präparierten Zähnen ein schnell abbindendes Modell aus mit einer Mischung 50/50 aus vakuumgerührtem Typ IV-Gips und Modellgips von extrem niedriger Expansion.
2) Tragen Sie ein Trennmittel (Vaseline) auf den Modellstumpf auf.
3) Stellen Sie eine DuraLay-Kappe her, wie oben beschrieben.
4) Bezüglich der klinischen Stadien, siehe Haupttext, Seite 445.
5) Die Kappe wird zusammen mit den Abdrücken und den Kieferregistraten in das Labor gegeben. Der Patient behält die Prothese.

Ablauf im Labor

1) Gießen Sie den Abdruck aus.
2) Präparieren Sie das Stumpfmodell und artikulieren die Modelle ein.
3) Verwenden Sie keinen Platzhalterlack, weil dieser verhindert, daß die Kappe dem Stumpfmodell exakt aufsitzt.
4) Setzen Sie die DuraLay-Kappe auf das Arbeitsmodell und überprüfen dessen Sitz durch die Fensterung (Abb. X.2a).
5) Modellieren Sie mit Wachs die restliche Kronenform.

Wachsmodellierung

Für eine volle Goldkrone
1) Wachsen Sie die restlichen Konturen einschließlich der okklusalen Oberfläche auf.
2) Vermeiden Sie Wachs auf die Flächen aufzuschwemmen, die an der Prothese stehen und intraoral bereits an die Kappe angepaßt wurden.

Für eine Metallkeramikkrone, wobei die Prothese der Metallfläche anliegt
Schließen Sie die Fensterung mit Wachs und modellieren, wo nötig, Stützflächen für die Keramik. Vermeiden Sie Wachs auf Flächen fließen zu lassen, die bereits an die Prothese angepaßt wurden.

Für eine Metallkeramikkrone, wobei die Prothese der Keramikfläche anliegt
1) Modellieren Sie die Krone vollständig in Wachs.
2) Vermeiden Sie Wachs auf die Flächen aufzuschwemmen, die der Prothese angepaßt wurden.
3) Fertigen Sie einen Vorwall oder Vorwälle von der Krone mit guter Abstützung auf die angrenzenden Kieferbereiche des Arbeitsmodells.

Abb. X.2 Krone in einer Teilprothese.

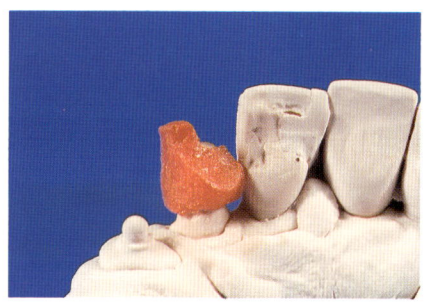

Abb. X.2a DuraLay-Kappe mit prothesenkontaktierenden Flächen, die intraoral angefügt wurden. Eine Fensterung in der Kappe diente dazu, die Kappe auf dem Arbeitsmodell paßgenau aufzusetzen.

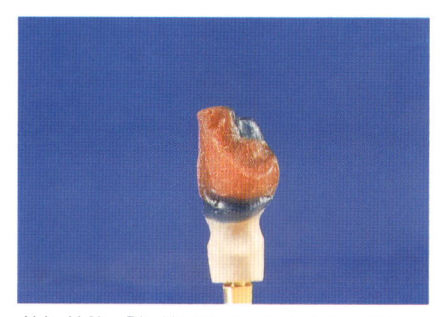

Abb. X.2b Die Kappe wurde auf das Meister-Stumpfmodell übertragen, auf dem man den Abschlußrand in Wachs anmodellierte.

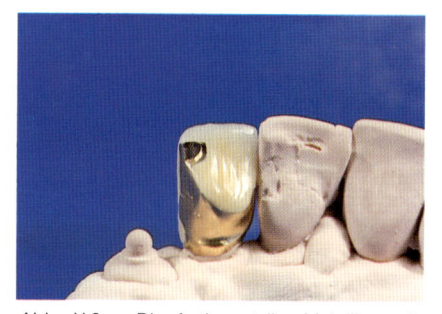

Abb. X.2c Die fertiggestellte Metallkeramik-Restauration mit den Paßflächen an der Prothese in Metall.

4) Tragen Sie auf den Meister-Modellstumpf Platzhalterlack auf.
5) Modellieren Sie eine neue Kappe.
6) Verwenden Sie den Vorwall oder die Vorwälle, um die Kappe für die Keramikverblendung zu gestalten.
7) Kürzen Sie den Abschlußrand der Kappe um 1 mm.
8) Säubern Sie das Meister-Stumpfmodell durch Dampfreinigung und tragen eine Trennlösung auf (Lubritex Nr. 12 – Whip Mix).
9) Setzen Sie die aufgewachste Kappe darauf.
10) Tragen Sie im Randbereich erneut Wachs auf und arbeiten die Abschlußränder aus (Abb. X.2b).

Gießen

Eine Vollguß-Goldkrone

1) Versehen Sie das Wachsmodell mit einem Gußstift (siehe Anbringen von Gußkanälen, Seite 679).
2) Betten Sie das Gußobjekt in eine gipsgebundene Einbettmasse ein (Lustre Cast – Kerr) (siehe Einbettungen, Seite 684).
3) Verwenden Sie zum Guß eine Gelbgoldlegierung (True Cast Hard – Englehard) (siehe Gießen, Seite 684).

Eine Metallkeramikkrone

1) Versehen Sie das Wachsmodell mit einem Gußstift (siehe Anbringen von Gußkanälen, Seite 679).
2) Betten Sie das Gußobjekt in eine phosphatgebundene Einbettmasse ein (Ceramigold – Whip Mix) (siehe Einbettungen, Seite 684).
3) Gießen Sie das Wachsmodell in einer metallkeramischen Metallegierung (Degudent – Universal) (siehe Gießen, Seite 684).

Ausarbeiten

1) Überprüfen Sie die Paßflächen des Gußobjektes anhand eines Stereomikroskopes mit 10facher Vergrößerung. Passen Sie das Gußobjekt ein, indem Sie es leicht ausschleifen, um anstelle des fehlenden Stumpflackes Platz zu schaffen.
2) Setzen Sie das Gußobjekt auf das Meister-Stumpfmodell zurück.

Eine Vollguß-Goldkrone

1) Setzen Sie das Gußobjekt auf das Arbeitsmodell und schleifen die Okklusion ein.
2) Überarbeiten Sie mit einem Gummipolierer die Krone, achten jedoch darauf, daß die Oberflächen, die der Prothese angepaßt sind, nicht übertrieben stark poliert werden.

Eine Metallkeramikkrone, wobei die Prothese der Metallfläche anliegt (Abb. X.2c)

1) Präparieren Sie die Stumpfkappe für die Keramik-Verblendkrone.
2) Vermeiden Sie das Beschleifen der Flächen, die der Prothese angepaßt sind.
3) Schichten Sie die Keramik bis an die Bereiche, die als Metall verbleiben.
4) Vermeiden Sie, daß keramische Masse auf die Paßflächen fließt.
5) Färben und glasieren Sie die Keramik.
6) Bearbeiten Sie die Metalloberflächen, welche der Prothese angepaßt sind, leicht mit dem Gummipolierer und polieren die Krone.

Eine Metallkeramikkrone mit voller keramischer Ummantelung

1) Präparieren Sie die Stumpfkappe für die Keramik.
2) Schichten Sie die Keramikmasse in den Vorwall oder die Vorwälle und modellieren die entsprechende Kontur in den Bereichen, die an die Prothese angrenzen.
3) Färben, glasieren und stellen Sie die Metallkeramikkrone fertig.

Anmerkung

Nach Beendigung dieser Ausführungen wurde DuraLay II von der Reliance Dental Mfg. Co. eingeführt; es besitzt annähernd gleiche Eigenschaften wie das DuraLay, das mit Super 'C'-Liquid zur Anwendung gelangte.

XI

AUFWACHSEN

Kappen
- Tauchverfahren;
- Zuwachsverfahren
- Übertragung vom Stumpfmodell auf das Arbeitsmodell.

Unterteleskopkappen
- Provisorische Unterkappen;
- definitive Unterteleskope.

Aufwachsen in einen Vorwall
- Aufwachsen von Frotzähnen in einen Vorwall;
- Aufwachsen von Seitenzähnen in einen Vorwall;
- Aufwachsen von Einheiten in einen Vorwall zur postkeramischen Verlötung.

Aufwachsen in eine Schablone
- Aufwachsen eines vollen Kieferbogens.

Schichtweises Aufwachsen vollständig konturierter Zähne
- Aufwachsen von Frontzähnen;
- Aufwachsen von Seitenzähnen;
- Aufwachsen alternierender Zähne
- additive Aufwachstechnik.

Modifikationen
- Gruppenfunktion;
- freies Okklusionsfeld;
- unmittelbare Seitverschiebung (mandibuläre Lateraltranslation).

Vorteile des Aufwachsens von Zähnen mit vollständiger Konturierung

Unterkonstruktionen für metallkeramische Restaurationen
- Aufwachsen der Unterkonstruktion unter Verwendung von Vorwällen;
- Gestaltung der Wachsmodellierung:
  – Abstützung für Keramik;
  – metallkeramische Verbindungen;
  – Lötverbindungen;
  – Zwischenglieder;
  – Teleskop-Zwischenglieder;
  – fixturengestützte Restaurationen;
  – Abschlußränder.

Ausarbeiten der Wachsmodellierungen
- für Inlays Onlays und Vollguß-Goldkronen;
- für metallkeramische Substrukturen.

Ausarbeitung der Wachsabschlußränder
- Aufgesetzte Keramikabschlüsse.

Anbringen von Gußprofilen
- Allgemeine Richtlinien;
- Gußkanäle für verschiedenartige Wachsformen;
- Lage der Wachsobjekte im Gußring.

Kappen
Wachstauchverfahren (Abb. XI.1a-i)
Zur Herstellung gleichmäßiger Wachskäppchen auf Stumpfmodellen von Zahnpräparationen ohne Besonderheiten

1) Tragen Sie auf das Stumpfmodell ein Isoliermittel auf (Kleen Lub – Belle de St. Claire) (Abb. XI.1a).
2) Überschüssiges Isoliermittel auf der Oberfläche des Stumpfmodells verfälscht die Modellierung und erzeugt Vertiefungen auf dessen Paßfläche. Das Belle de St. Claire Die-Dip-Gerät dosiert die Menge des aufgetragenen Gleitmittels.
3) Tauchen Sie das isolierte Stumpfmodell in ein Tauchbad mit geschmolzenem Wachs. Bedecken Sie den Stumpf mit Wachs bis unterhalb des Abschlußrandes und ziehen ihn langsam wieder heraus (Abb. XI.1b).

Stärke des Wachskäppchens

Die Temperatur des geschmolzenen Wachses beeinflußt die Vollständigkeit der Gußform. Verwendet man das thermostatisch geregelte Belle de St. Claire-Tauchbad bei einer Temperatur von 85° C, erzeugt das Eintauchen in das Wachs ein Käppchen von 0,5 mm Stärke.

Wenn das Wachs zu heiß ist, entsteht ein dünnes, ungleich-

Anhang XI Aufwachsen

Abb. XI.1 Die getauchte Wachskappe.

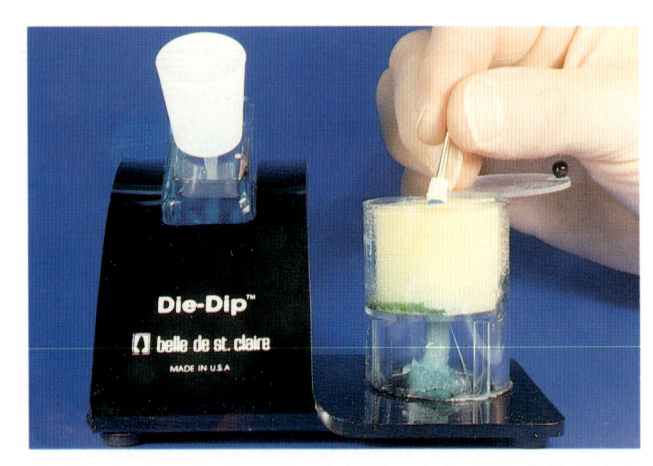

Abb. XI.1a Isolieren des Stumpfmodells (Kleen Lub – Belle de St. Claire).

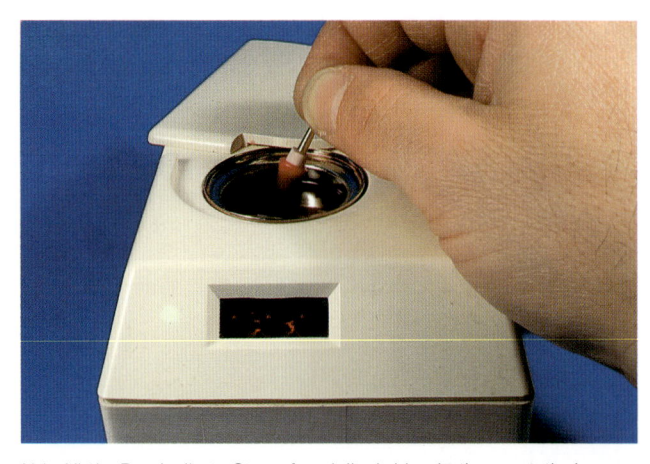

Abb. XI.1b Das isolierte Stumpfmodell wird in ein thermostatisch reguliertes Wachsbad getaucht.

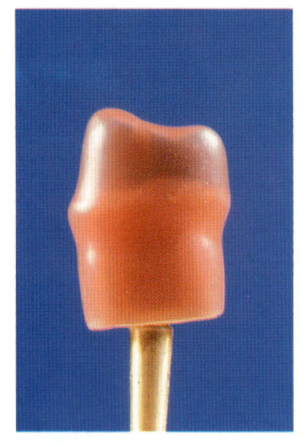

Abb. XI.1c Die getauchte Wachskappe.

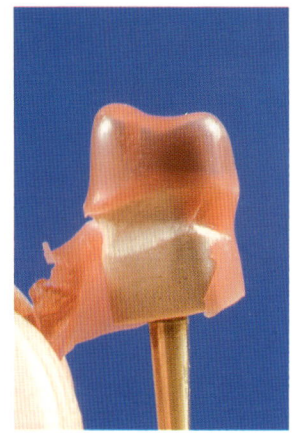

Abb. XI.1d Die Wachsschürze wird abgetragen.

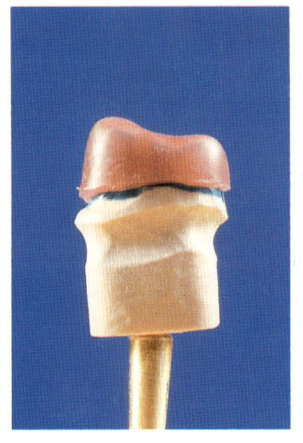

Abb. XI.1e Der Abschlußrand wird zurückgeschnitten.

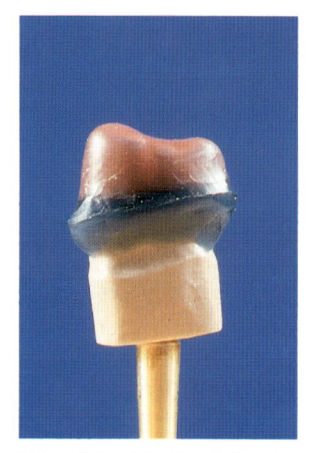

Abb. XI.1f Mit Zervikalwachs (Bego) wird der Abschlußrand neu aufgewachst. Das Wachs wird bis unter den Abschlußrand aufgetragen.

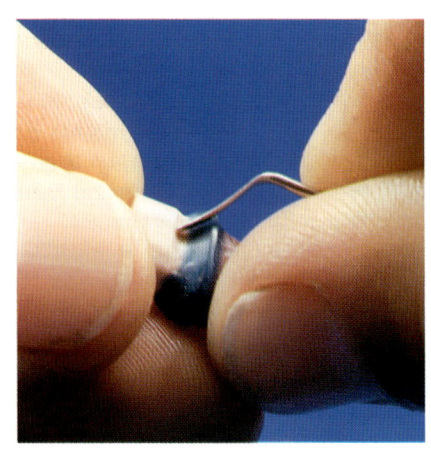

Abb. XI.1g Mit einem Hollenback-Modellierinstrument schabt man das überschüssige Wachs ab.

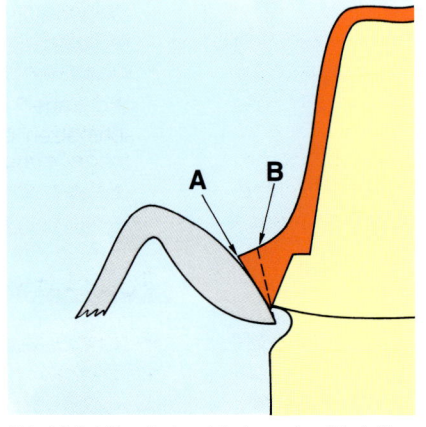

Abb. XI.1h Durch Anwinkelung des Modellierinstrumentes (A) wird der Rand zur besseren Ausarbeitung des Metallrandes überkonturiert (B).

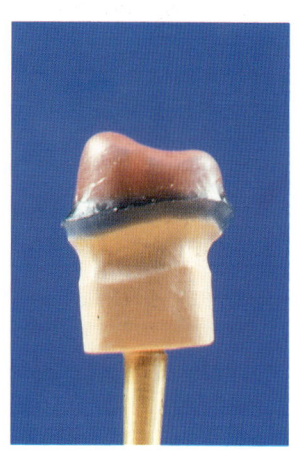

Abb. XI.1i Die fertigmodellierte Wachskappe.

Abb. XI.2 Die schichtweise aufgewachste Kappe.

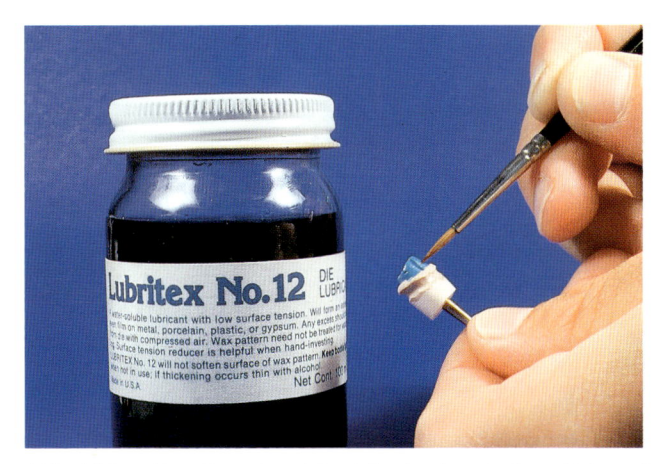

Abb. XI.2a Das Stumpfmodell wird mit einer Isolierschicht auf Alkoholbasis überzogen (Lubritex Nr. 12 – Whip Mix).

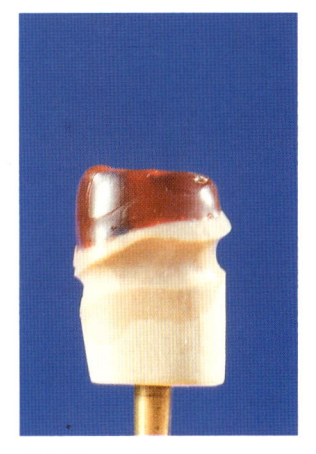

Abb. XI.2b Bis kurz vor den Abschlußrand wird eine dünne Schicht 'bleitotes' Wachs (Gründler) aufgetragen.

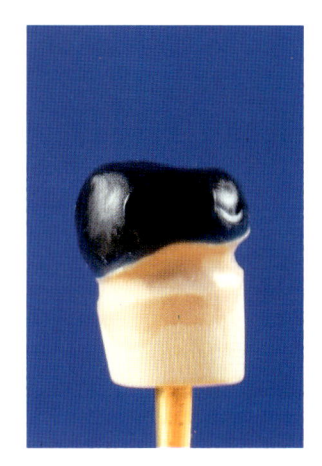

Abb. XI.2c Die aus hartem und sprödem Wachs (Winterized Inlay Wax – Ruscher) fertiggestellte Kappe.

mäßig geformtes Gußmodell. Ist das Wachs zu kühl, ergibt sich eine dicke, unzureichend adaptierte Wachsform mit geschichteter innerer Oberfläche.

Seitenzähne

Rotieren Sie das Stumpfmodell beim Eintauchen eines Seitenzahnstumpfes mit einer pendelnden Bewegung in dem geschmolzenen Wachs. Dies verhindert, daß Lufteinschlüsse auftreten. Eingeschlossene Luftblasen erscheinen auf der Unterseite des Gußmodells als rundliche Hohlräume mit mangelhaft ausgebildeten Konturen.

Rillen und kastenförmige Präparationen

Vertikale Rillen und kastenförmige Präparationen können vor dem Eintauchen mit Ausblockungswachs (Belle de St. Claire) ausgefüllt werden. Dieses Wachs haftet am Tauchwachs.

Alternativ kann man die Rillen erneut anschmelzen, um Luftblasen, die nach dem Eintauchen entstanden sind, zu entfernen. Diese Technik neigt jedoch dazu, daß sich Lufteinschlüsse im Wachs ausbilden.

Wenn Wachs auf das Käppchen aufgetragen wird, schmelzen Sie zunächst die vorherige Wachsschicht an. Die Nichtbeachtung dieses Hinweises führt zu Falten und Hohlräumen.

Anderweitige Überlegungen

- Vermeiden Sie erneutes Anschmelzen der Wachsform bis auf die Oberfläche des Stumpfmodells, weil sich in dem erstarrenden Wachs Hohlräume durch Lufteinschlüsse ausbilden.
- Überhitzen des Wachses verändert dessen Verarbeitungseigenschaften und führt, als Folge von Gaseinschlüssen,

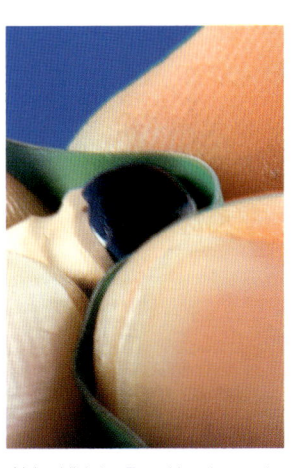

Abb. XI.2d Zur Abnahme der Kappe benutzt man Kofferdam.

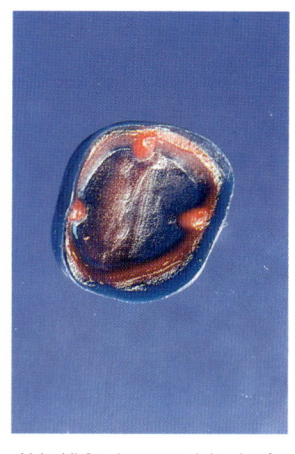

Abb. XI.2e Innenansicht der fertig aufgewachsten Kappe.

zu Porositäten im Wachsmodell, wenn das Wachs wieder erstarrt.
- Schneiden Sie die Abschlußränder zurück (Abb. XI.1e) und tragen neues Wachs auf (Abb. XI.1f). Erneutes Anschmelzen der Abschlußränder erzeugt in dem Wachsmodell nahe dem Rand irreguläre Hohlräume und Falten (siehe Ausarbeitung der Abschlußränder, Seite 687).

Schichtweises Aufwachsen (Abb. XI.2a-e)

Herstellung von Wachskappen auf Stumpfmodellen mit komplizierten Zahnpräparationen

1) Isolieren Sie das Stumpfmodell mit einem alkoholischen Isoliermittel (Lubritex Nr. 12 – Whip Mix) (Abb. XI.2a). Dieses trocknet zu einem dünnen Film und verhindert das Anhaften des Trennmittels am Wachs.

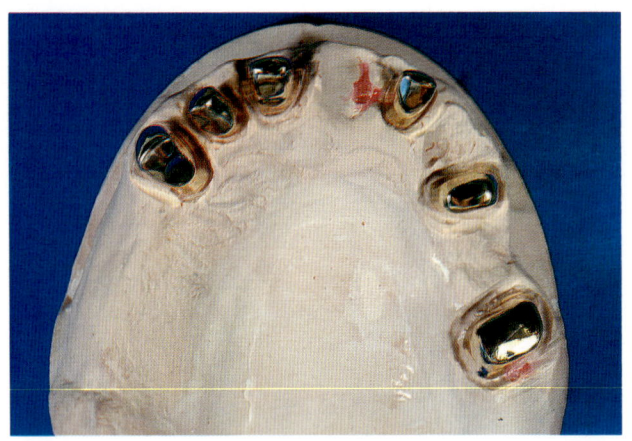

Abb. XI.3a provisorische Goldkappen auf einem kompakten Arbeitsmodell.

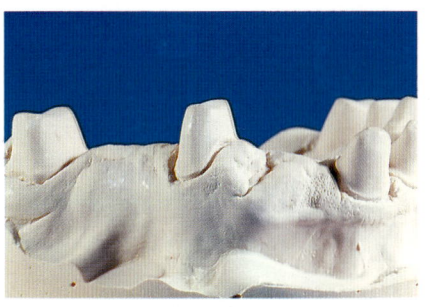

Abb. XI.3b Modellstümpfe der provisorischen Kappen. Beachten Sie die konische Gestaltung.

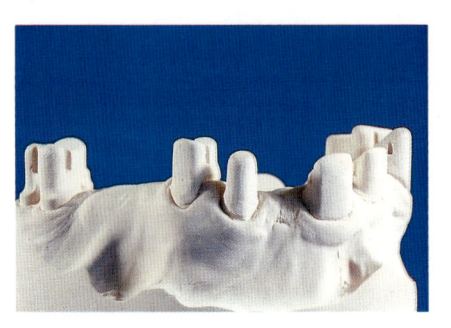

Abb. XI.3c Modellstümpfe der definitiven Kappen. Beachten Sie, daß diese paralleler als die provisorischen Stümpfe präpariert und mit Rillen versehen wurden.

2) Tragen Sie eine dünne Schicht 'bleitotes' Wachs (Gründler Spezialwachs – Dentaurum) auf die Oberfläche des Stumpfmodells auf (Abb. XI.2b). Bleitotes Wachs ist ein Weichwachs, das über kein Formerinnerungsvermögen verfügt. Es überzieht vielmehr kleine Unregelmäßigkeiten, als daß es sich verformt oder bricht. Für die Herstellung einer vollständigen Kappe ist es jedoch zu weich. Adaptieren Sie das Wachs in die Rillen und kastenförmigen Präparationen, halten es jedoch von den Abschlußrändern fern.
3) Bedecken Sie das 'Totwachs' bis an den Abschlußrand mit einer Schicht harten Inlaywachses (Winterized Inlay Wax – Ruscher) (Abb. XI.2c). Dieses Wachs stabilisiert die Wachskappe.

Übertragung der Kappe von dem Meister-Stumpfmodell auf das Kompaktmodell

1) Verwenden Sie ein Stück Kofferdam, der durch leichte Friktion zur bequemen Abnahme der Kappe vom Stumpfmodell dient (Abb. XI.2d).
2) Überprüfen Sie die Unversehrtheit der Wachskappe auf der Innenseite (Abb. XI.2e).
3) Kontrollieren Sie, daß sich die Kappe auf das Stumpfmodell zurücksetzen läßt und untersuchen diese auf Sprünge oder Verformung.
4) Vergleichen Sie sorgfältig den Präparationsstumpf auf dem Kompaktmodell mit dem Meister-Stumpfmodell.
5) Beseitigen Sie alle Oberflächenverunreinigungen mit einer scharfen Skalpellklinge.
6) Wenn die Abschlußränder subgingival liegen, beseitigen Sie nicht das dargestellte Gingivalgewebe, um das Wachsmodell aufzusetzen, sondern kürzen vielmehr die Wachskappe. Die Erhaltung der Weichgewebsbegrenzung liefert einen wichtigen Anhalt für die zervikale Gestaltung der Restauration.
7) Gipsüberreste an den Rändern sollten jedoch entfernt werden.
8) Setzen Sie die Wachskappe auf das Kompaktmodell.
9) Versehen Sie das Modell nicht mit einem Gleitmittel, bevor nicht der Sitz der Wachskappe überprüft und gegebenenfalls weiteres Trimmen des Modells vorgenommen wurde.
10) Nutzen Sie den Abschlußrand oder schneiden ein Fenster in die inzisale Kante der Kappe, um zu prüfen, daß diese vollständig und passiv dem Modell aufsitzt.
11) Wenn die Kappe vollständig aufsitzt, übertragen Sie diese zurück auf das Meister-Stumpfmodell und kontrollieren, daß sie nicht gesprungen oder unzulässig verformt wurde.
12) Bestreichen Sie das Kompaktmodell nunmehr mit einem Gleitmittel und setzen Die Wachskappe darüber.

Unterteleskopkappen
Provisorische Unterkappen (Abb. XI.3a-b)
(siehe Abb. VIII.9, Seite 649)

Anwendung

- Zum Schutz kariesanfälliger Zähne während der Interimsbehandlung.

Vermessen des Modells

1) Befestigen Sie das Modell auf einem Meßtisch.
2) Legen Sie den Meßstab an die labiale Fläche der anteriorsten Präparation.
3) Neigen Sie das Modell, bis der labiale Unterschnitt vollständig beseitigt ist.
4) Untersuchen Sie die lingualen/palatinalen und approximalen Flächen auf Unterschnitte und beseitigen diese, indem Sie das Modell weiterhin entsprechend kippen.
5) Kontrollieren Sie nochmals die labiale Fläche und sichern das Modell vorläufig in dieser Position.
6) Vermessen Sie aus dieser gesicherten Position die approximalen, labialen/bukkalen und palatinalen/lingualen Flächen aller verbleibenden präparierten Zähne.
7) Wenn nötig, verändern Sie die Neigung bis alle, oder die meisten der Unterschnitte in allen Ebenen beseitigt sind. (Möglicherweise können nicht alle Unterschnitte beseitigt werden. In diesem Falle muß man entscheiden, ob diesem Umstand durch Änderung der Präparationen oder der Kappen abgeholfen werden kann, oder ob die Superstruktur in Sektionen unterteilt und Geschiebe verwendet werden müssen. Die Entscheidung hängt von dem Ausmaß ab, wie stark die Kappe überkonturiert werden müßte und welche Kronenhöhe übrigbleibt.)
8) Sichern Sie das Modell in dieser Position.
9) Setzen Sie den Meßstab an drei Stellen gegen das Modell und markieren durch parallele Linien dessen Einstellung, die als künftige Referenz benutzt werden kann.

Aufwachsen provisorischer Kappen

1) Übertragen Sie die getauchten Kappen auf das isolierte Modell.
2) Ändern Sie die Kappen durch Wachsauftrag, um die Unterschnitte zu beseitigen. Bei provisorischen Kappen ist es nicht erforderlich, die Widerstandsform besonders auszuarbeiten. Da möglicherweise extreme Unterschnitte nicht korrigierbar sind, kann man die Superstruktur in Sektionen unterteilt, oder mit Geschiebeverbindungen herstellen (siehe Provisorische Restaurationen, Seite 649).
3) Die Ausarbeitung der Abschlußränder erfolgt auf den Meister-Stumpfmodellen (siehe Ausarbeitung der Wachsabschlußränder, Seite 678).
4) Betten Sie ein und gießen die Wachsmodellierungen (siehe Einbetten und Gießen, Seite 683).

Definitive Unterteleskope (Abb. XI.3c) (siehe Abb. XII.1, Seite 689)

Anwendungen

- Zum Schutz kariesanfälliger Zähne unter langspannigen oder verschienten Freiendbrücken, bei denen ein hohes Risiko von Zementierungsdefekten an der Superstruktur besteht.
- Zur Parallelisierung unterschnittener Präparationen oder gekippter Zähne.
- Zur Verbesserung der Widerstandsform an überpräparierten Zähnen, oder Zähnen mit kurzen klinischen Kronen.

Herstellung

1) Montieren Sie das Arbeitsmodell zum Modell des Gegenkiefers in korrektem Vertikalabstand.
2) Vermessen Sie das Arbeitsmodell wie zuvor für provisorische Unterkappen beschrieben.
3) Übertragen Sie die im Tauchverfahren hersgestellten Kappen auf das isolierte Modell.
4) Verändern Sie nicht die Kappenstärke, um Unterschnitte zu beseitigen.
5) Vermessen Sie die Kappen.
6) Tragen Sie zur Beseitigung der Unterschnitte geringe Mengen Wachs auf (Inlay Wax – Whip Mix) und modellieren deutlich konische Wandflächen. Bauen Sie die Zugaben mit leichtem Überschuß auf, um die Endbearbeitung zu erleichtern.
7) Benutzen Sie zur Feinarbeit einen am Vermessungsarm befestigten Wachsschaber.
8) Bevor Sie Führungsrillen anbringen, kontrollieren Sie zunächst die Dicke der Wachskappe. Für eine 0,5 mm tiefe Rille muß an dieser Stelle die Kappe wenigstens 1 mm dick sein.
9) Mit einem am Vermessungsarm befestigten zylindrischen Fissurenbohrer (007.36 – Jota) fräsen Sie den Ansatz der Rille in das Wachs, um deren Winkelung und Lage festzulegen, jedoch nicht bis zur vollen Tiefe. Dies ist zur späteren Endbearbeitung im Metall ausreichend.

Kontrollieren Sie folgende Gegebenheiten:

Unterschnitte – alle Unterschnitte an den Kappenflächen müssen beseitigt werden und die Kappen dürfen auch im Verhältnis zueinander keine Unterschnitte aufweisen.

Gute Widerstandsform – modellieren Sie die Kappen mit annähernd parallelen Wänden in maximaler Länge. Sorgen Sie zur gegenüberliegenden Okklusalebene für die Dicke der Superstruktur für genügend okklusalen Zwischenraum.

Lage der Rillen – richtig angebrachte Rillen verstärken den Widerstand gegen rotationsverlagernde Kräfte. Für Frontzähne sollten die Rillen an den approximalen Flächen angebracht werden. Bei Seitenzähnen sollten sie an den mesialen und distalen Flächen verlaufen, um Lateralverlagerungen zu verhindern, sowie bukkal und lingual/palatinal, um anterioren Verlagerungen Widerstand zu leisten.

Denken Sie daran, daß die Eingliederung der Superstruktur bedacht wurde. Eine Verjüngung von 5° nach inzisal ergibt eine Kappe mit einem Konvergenzwinkel von 10°, der eine zwanglose Einordnung und Lagerung für mehrere Einheiten der Superstruktur gewährleistet (Wachsschaber und Fräsen mit einer Konizität von 5° sind erhältlich).

1) Nehmen Sie die Wachskappe von dem Modell.

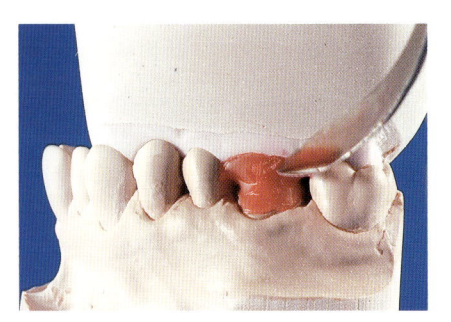

Abb. XI.4 Okklusales Aufwachsen in einen Vorwall.

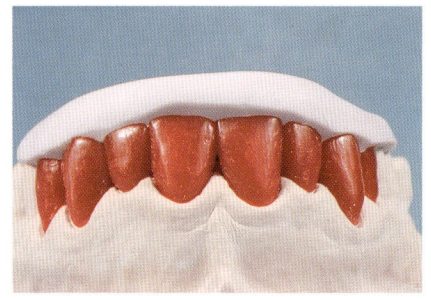

Abb. XI.5a Vorwall, der anhand einer vollständig konturierten Wachsaufstellung gefertigt wurde. Der Vorwall wird zum Aufwachsen der Substrukturen benutzt.

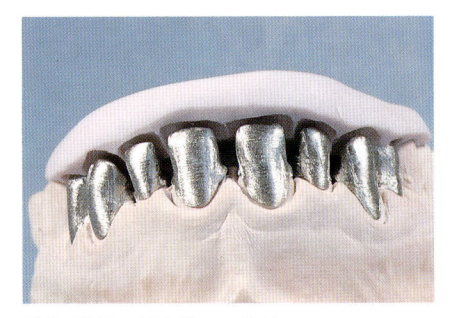

Abb. XI.5b Metallkeramik-Kappen zusammen mit einem Vorwall auf das kompakte Arbeitsmodell aufgesetzt. Der Vorwall dient zur optimalen Abstützung für die keramische Verblendung und zur korrekten Einstellung der metallkeramischen Kontaktpunkte.

2) Überprüfen Sie mit einem Mikrometer die Stärke des Wachses.
3) Bearbeiten Sie die Abschlußränder auf dem Meister-Stumpfmodell (siehe Ausarbeiten der Wachsränder, Seite 678).
4) Nun folgen Einbetten und Gießen der Wachsform (siehe Einbetten und Gießen, Seite 683).
5) Ausarbeitung und Fertigstellung (siehe Ausarbeitung des Metalls, Seite 688).

Aufwachsen in einen Vorwall (Abb. XI.4)

1) Benutzen Sie einen Silikon-Putty-Vorwall (Formasil – Kulzer), der auf einem Diagnostikmodell hergestellt wurde, welches den Zahn oder die Zähne, angrenzende Zahngruppen und, wenn nötig, Weichgewebsabstützungen enthält (siehe Vorwälle, Seite 616). Alternativ kann man intraoral mittels Silikon-Putty (Optosil – Cottrell), Abdruckgips (Bitestone – Whip Mix), oder DuraLay einen Vorwall herstellen.
2) Kontrollieren Sie, daß der Vorwall auf dem Modell mit sicherer Abstützung passiv aufsitzt.
3) Vergewissern Sie sich, daß die zu kopierenden Flächen in dem Vorwall enthalten sind.
4) Fertigen Sie auf dem Meister-Stumpfmodell eine Wachskappe und übertragen diese auf das mit einem Trennmittel isolierte Modell.
5) Überprüfen Sie an einem freiliegenden Rand den Sitz der Kappe. Wenn die Abschlußränder subgingival liegen, schneiden Sie die Wachsmodellierung zurück und benutzen eine inzisal angelegte Fensterung zur Kontrolle des Sitzes.
6) Setzen Sie den Vorwall darüber und achten darauf, daß er passiv aufliegt und nicht von der Kappe abgehalten wird. Reduzieren Sie gegebenenfalls die Kappe.
7) Silikon-Putty-Vorwälle (Formasil/Optosil) erfordern kein Einfetten, Abdruckgips muß mit einer Oberflächenversiegelung (Stone Surface Sealant – Tanaka) versehen und mit Trennmittel abisoliert werden. DuraLay benötigt ebenso ein Trennmittel.
8) Schwemmen Sie geschmolzenes Wachs (Inlay Wax – Whip Mix) in kleinen Mengen zwischen Kappe und Vorwall. Jedes Hinzufügen geschmolzenen Wachses dient als Reservoir für den vorangegangenen Auftrag und verringert den Schrumpfungsprozeß, der sich einstellt, wenn das Wachs abkühlt und erhärtet.
9) Lassen Sie das Wachs erhärten und entfernen den Vorwall.
10) Hohlräume in dem Wachsmodell können mit kleinen Mengen geschmolzenen Wachses aufgefüllt werden, über man den Vorwall wieder zurücksetzt. Vermeiden Sie Wachsüberschüsse, weil diese den Vertikalabstand verändern und eine passive Lagerung des Vorwalls verhindern.
11) Nach dem Aushärten des Wachses kontrollieren Sie, daß sich die Kappe nicht vom Stumpfmodell gelöst hat. Dies kann vermieden werden, wenn man entweder die Wachsmodellierung niederhält, während das geschmolzene Wachs aufgetragen wird, oder indem man die Kappe mit Klebewachs an einer nichtisolierten Stelle des Stumpfmodells anheftet.

Modifikationen

Aufwachsen von Frontzähnen in einen Vorwall (Abb. XI.5a)

1) Stellen Sie einen Vorwall von der palatinalen bzw. lingualen Oberfläche her und lassen ihn nach labial über die inzisale Kante übergreifen.
2) Für einzelne metallkeramische Einheiten ist es nicht notwendig, voll konturiert aufzuwachsen.
3) Benutzen Sie den Vorwall, um sicherzustellen, daß die Substruktur der Abstützung dient und genügend Platz für die Keramikverblendung beläßt (Abb. XI.5b).
4) Benutzen Sie den Vorwall auch, um die Lage der keramometallischen Verbindungen zu überprüfen.

Aufwachsen von Seitenzähnen in einen Vorwall

Arbeiten Sie die interkuspidalen Kontakte zum gegenüber

Abb. XI.6 Herstellung der Substruktur für postkeramische Lötungen.

Abb. XI.6a Die Wachsformen wurden vollständig konturiert aufgewachst und ein Vorwall hergestellt.

Abb. XI.6b Neue Kappen werden in den Vorwall modelliert.

Abb. XI.6c Mit einem feinen Sägeblatt werden die Wachsmodelle durchtrennt.

Abb. XI.6d Die alternierenden Wachsmodelle werden an die angrenzenden, gegossenen Kronenkappen anmodelliert.

Abb. XI.6e Die vollständigen Gußobjekte. Beachten Sie die Verbindungsstellen und approximalen Konturierungen.

Abb. XI.f Zwischenglieder. Beachten Sie, daß die Verbindungsstelle durch die Einbeziehung einer handgefertigten Nut vergrößert wurde. Diese erleichtert auch die Positionierung der Einheiten, sowohl im Labor wie im Munde.

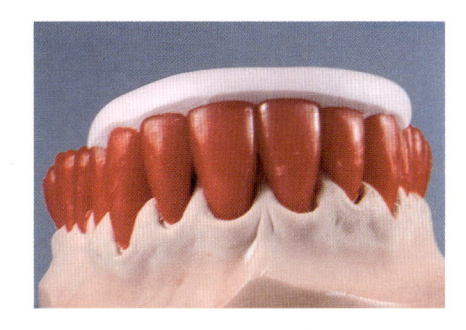

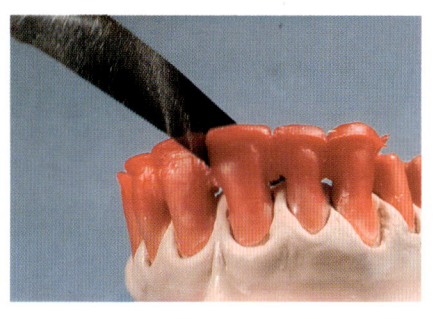

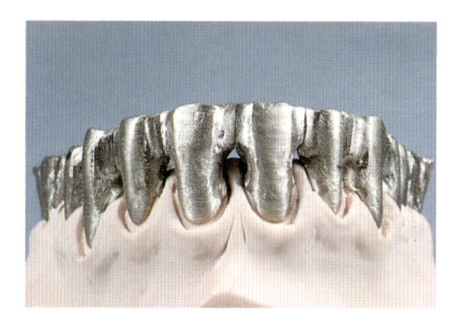

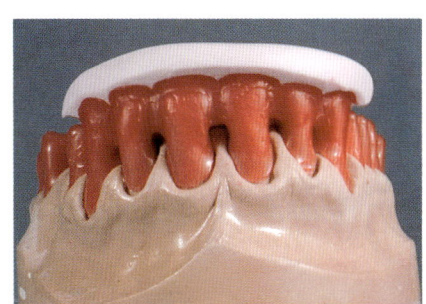

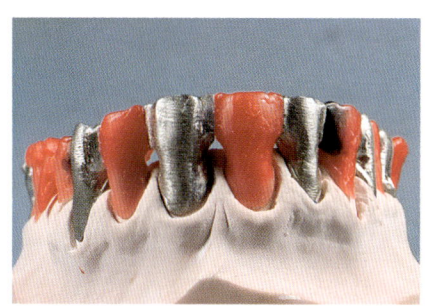

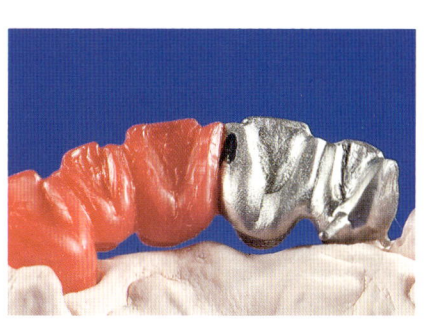

einartikulierten Diagnostikmodell aus. Für einzelne seitliche Metallkeramikkronen mit keramischen Okklusalflächen gilt das gleiche, wie für Frontzahneinheiten.

Aufwachsen von Zahneinheiten in einen Vorwall, die postkeramisch verlötet werden
(Abb. XI.6)

1) Stellen Sie einen Vorwall von der vollständig konturierten Wachsmodellation her (Abb. XI.6a).
2) Modellieren Sie auf neuen Kappen mit Wachs die approximalen und palatinalen/lingualen Zahnanteile in den Vorwall (Abb. XI.6b).
3) Trennen Sie mit einem feinen Sägeblatt die Zahneinheiten voneinander (Abb. XI.6c).
4) Modellieren Sie die alternierenden Zahneinheiten, um Platz für die Keramik zu schaffen. Gestalten Sie die Verbindungsstellen in optimaler Größe.
5) Gießen Sie die alternierenden Zahneinheiten und modellieren formschlüssig die angrenzenden Wachsobjekte (Abb. XI.6d).
6) Überarbeiten Sie die Modellierung der angrenzenden Wachsobjekte und gießen diese in Metall (Abb. XI.6e).
7) Modellieren Sie Zwischenglieder an einen Brückenpfeiler, fräsen eine Nut in die Wand der Lötverbindung, wachsen das angrenzende Wachsmodell des Zwischengliedes hinein (Abb. XI.6f) und gießen es in Metall.

Aufwachsen in eine Schablone
(Abb. XI.7a und XI.7b)

1) Stellen Sie eine pressgeformte Schablone (Ellman) auf einem Modell der eingeschliffenen provisorischen Restaurationen her, die in Zahnform, Stellung und Konturierung dem Patienten angenehm erschienen.
2) Isolieren Sie das Arbeitsmodell.
3) Übertragen Sie die Wachskappen von den Meister-Stumpfmodellen auf das Arbeitsmodell (Abb. XI.7a). Für fixturengestützte Restaurationen benutzen Sie zum Aufwachsen temporäre Zylinder (Standard DCA 159, EsthetiCone DCA 157 – Nobelpharma).
4) Überprüfen Sie, daß die Schablone über den Wachskäppchen dem Arbeitsmodell sicher aufliegt und gegebenenfalls Abstützung durch die Weichgewebspartien erfährt.

Anhang XI Aufwachsen

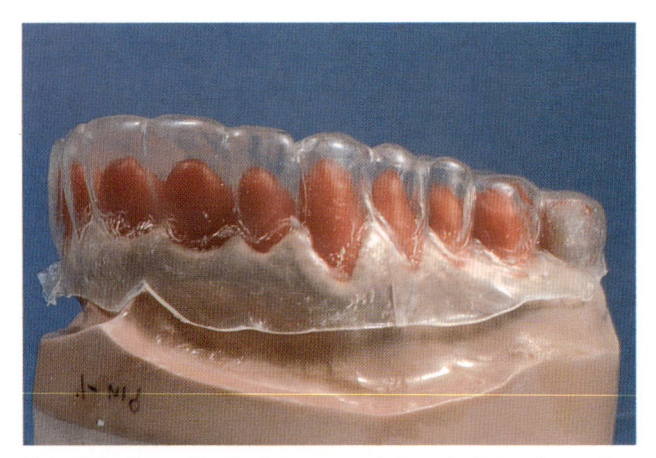

Abb. XI.7a Getauchte Wachskappen auf einem isolierten, kompakten Arbeitsmodell.

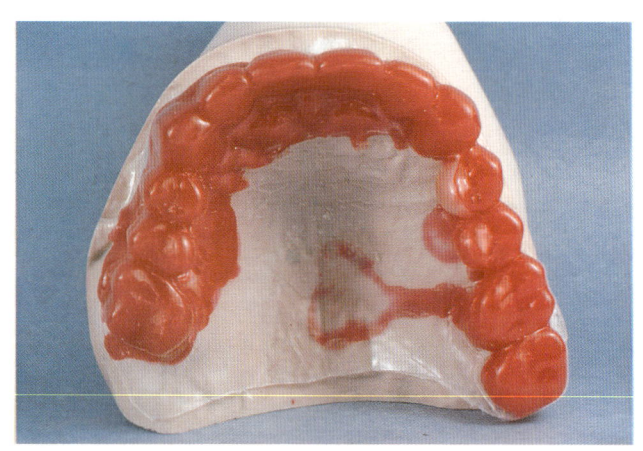

Abb. XI.7b Das Modell mit den aufgesetzten Kappen wurde in die mit Wachs angefüllte Schablone gesetzt.

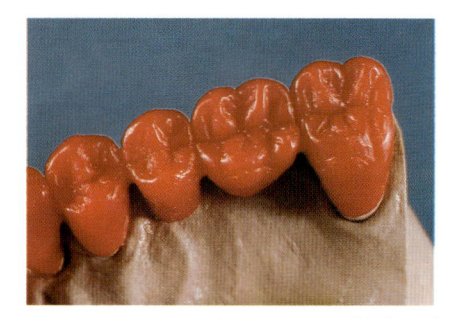

Abb. XI.8 Vollständig konturierte Wachsaufstellung im Seitenzahnbereich.

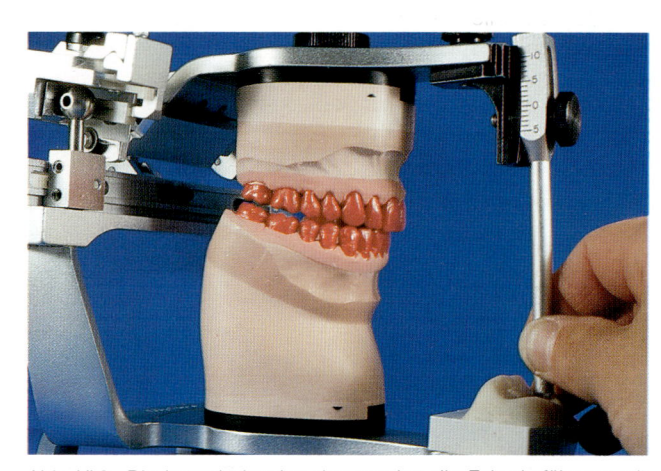

Abb. XI.9 Die Lateralexkursion demonstriert die Eckzahnführung mit seitlicher Disklusion.

5) Füllen Sie die Schablone mit geschmolzenem Wachs (Inlay Wax – Whip Mix).
6) Halten Sie die Schablone so, daß die offene Seite nach oben weist.
7) Drücken Sie das Arbeitsmodell mit den aufgesetzten Wachskäppchen in die Schablone und lassen das geschmolzene Wachs aushärten (Abb. XI.7b).
8) Entfernen Sie die Schablone und belassen die unbearbeitete, vollständig konturierte Aufstellung auf dem Modell.
9) Trimmen Sie den Wachsüberschuß und trennen jede Einheit, um deren Konturen auszuarbeiten.
10) Verwenden Sie die Wachsmuster als Grundlage für eine vollständig konturierte Wachsaufstellung.

Schichtweises Aufwachsen zu vollständiger Kontur
Aufwachsen von Frontzähnen

1) Benutzen Sie Vorwälle oder Schablonen, um Zahnstellung und Zahnform nachzubilden.
2) Anhand eines individuellen inzisalen Führungstellers arbeiten Sie die Frontzahnführung aus, oder benutzen einen Biß-Vorwall, um die bestehende Zahnform zu kopieren.
3) Richten Sie an jedem Frontzahn interkuspidale Kontakte ein und leiten die Krafteinwirkung möglichst durch die Längsachse des Zahnes.
4) Verfeinern Sie die Konturen.
5) Überprüfen Sie die Ästhetik und nutzen Fotografien und diagnostische Modelle. Beachten Sie die 'ästhetische Perspektive', die sich als Beziehung zwischen den Schneidekanten der Zähne und der natürlichen Horizontalebene darstellt. Diese kann nur durch Einartikulieren

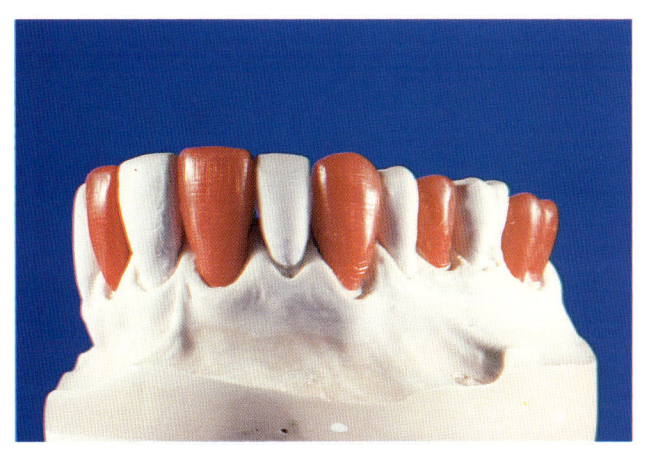

Abb. XI.10a Aufwachsen alternierender Zähne.

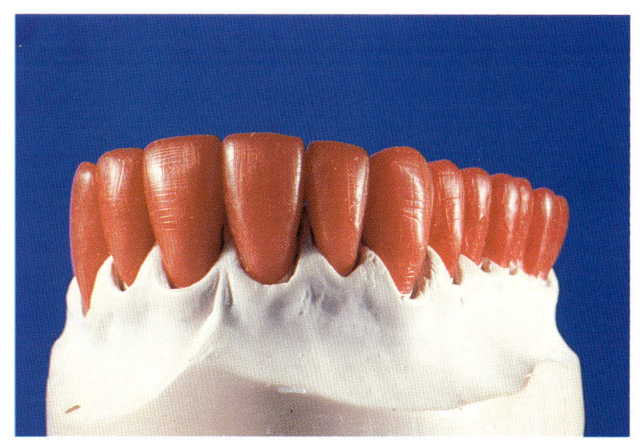

Abb. XI.10b Die übrigen angrenzenden Wachsmodelle wurden fertiggestellt.

der Modelle mit Hilfe eines Gesichtsbogens ermittelt werden und indem man die Beziehung der Orientierungspunkte des Gesichtsbogens zur Horizontale registriert.

6) Fertigen Sie anhand eines Vorwalls von der Wachsaufstellung ein Modell und verwenden es als zusätzliche visuelle Hilfe für die Gestaltung der Zahnkonturen.

Aufwachsen von Seitenzähnen (Abb. XI.8)

1) Wachsen Sie die bukkalen, lingualen/palatinalen und approximalen Flächen vollkonturiert auf.
2) Richten Sie ein ebenes Okklusionsfeld mit einem Interokklusalabstand von 1,5 mm auf jedem Kieferbogen ein, wenn Keramik in Betracht kommt, oder 1,0 mm für Gold.
3) Legen Sie die Oklusionsebene fest und berücksichtigen die Spee'sche und Monson'sche (Wilson) Kurve.
4) Wenn die Wachsmasse mittels einer Schablone aufgetragen wird, schneiden Sie die okklusale Oberfläche zurück, um genügend Platz zum systematischen Aufwachsen der Seitenzahnokklusion herzustellen.
5) Modellieren Sie die Seitenzahnokklusion unter Anwendung einer systematischen Additivtechnik (siehe Wachs-Additivtechnik, Seite 669).
6) Errichten Sie eine Okklusion, die harmonisch mit der fertiggestellten Frontzahnführung in Funktion tritt.
7) Verteilen Sie die interkuspidalen Kontakte gleichmäßig und leiten die Krafteinwirkungen durch die Längsachse jedes Zahnes.
8) Wenn nach gnathologischen Richtlinien aufgewachst wird, sollten Sie auf jedem Zahn Dreipunktkontakte anstreben. Diese sind jedoch nicht unbedingt erforderlich, besonders wenn die Einheiten verblockt werden.
9) Wenn nach dem Konzept des freien Okklusionsfeldes aufgewachst wird, sollten Höcker-Fossakontakte hergestellt werden.
10) Bei gnathologischer Anordnung stellen Sie während exkursiver Bewegungen die unmittelbare Trennung der Seitenzähne durch die Führung der Frontzähne her (Abb. XI.9).
11) Bei Verordnung eines freien Okklusionsfeldes richten Sie die unmittelbare Disklusion sowohl aus der CRCP als auch aus der IP ein. Sehen Sie, je nach Verordnung, Eckzahnführung oder Gruppenfunktion vor.
12) Beachten Sie zervikale Konturen und anatomische Formen und vermeiden jede Überkonturierung.
13) Überprüfen Sie das ästhetische Erscheinungsbild und sorgen für einen harmonischen Verlauf von der Frontzahnregion in den Seitenzahnbereich.

Aufwachsen alternierender Zähne (Abb. XI.10)

1) Montieren Sie das Arbeitsmodell mit den alternierend vorgenommenen Zahnpräparationen und sorgen dafür, daß es im Artikulator mit dem Arbeitsmodell (aller präparierten Zähne) austauschbar ist (siehe Einartikulieren von Modellen, Seite 609).
2) Isolieren Sie das Modell und setzen die Kappen für die alternierenden Zähne darauf.
3) Wachsen Sie vollkonturiert auf und benutzen die angrenzenden Zähne als Führungshilfe (Abb. XI.10a).
4) Übertragen Sie die Wachsmuster auf das isolierte Arbeitsmodell mit sämtlichen Präparationen. Übertragen Sie die übrigen Kappen und modellieren diese in Anlehnung an die angrenzenden vollkonturierten Wachsmuster (Abb. XI.10b).
5) Benutzen Sie das Modell mit den alternierenden Zahnpräparationen um festzustellen, daß die Formen der Unterkonstruktion mit der endgültigen Zahnkontur übereinstimmen.
6) Bei verlöteten Einheiten gießen Sie die alternierenden Wachsformen und modellieren die übrigen Wachsformen in Anlehnung an die angrenzenden Gußobjekte (siehe Einbetten und Gießen, Seite 683).

Additive Aufwachstechnik

Zur anatomischen Gestaltung der seitlichen Okklusion ist es sinnvoll, additive Aufwachstechniken anzuwenden. Das Auftragen von Wachs im Überschuß und anschließendes Ausmodellieren der gewünschten Form mag für eine einzelne Einheit sinnvoll erscheinen, auf diese Weise jedoch Form und Funktion zwischen mehreren antagonistischen Einheiten herzustellen, ist ein schwieriges Unterfangen.

Die additive Aufwachstechnik in Etappen erleichtert das präzise Modellieren der okklusalen Anatomie. Jedes Aufbaustadium kann in einem andersfarbigen Wachs dargestellt werden und bietet eine sichtbare Führungshilfe für die okklusale Formgebung. Dabei kann man auch den Bewegungsablauf der antagonistischen Zähne im Verhältnis zueinander während der Funktion berücksichtigen.

Die folgende Übung basiert auf der von Peter K. Thomas entwickelten Höcker-Fossa-Beziehung. Sie ist zur Ausbildung der notwendigen handwerklichen Fertigkeiten sehr zu empfehlen. Wichtig ist, Übersicht zu behalten, um die Herstellung von Seitenzahnrestaurationen nachvollziehbar vornehmen zu können. Dieses Verfahren wird zum Aufwachsen seitlicher Restaurationen nach gnathologischen Gesichtspunkten eingesetzt.

Additive Aufwachsübung (Abb. XI.11)

Artikulieren Sie zwei geeignete vollbezahnte und austauschbare Diagnostik-Modellsätze in einen halbjustierbaren Artikulator ein (Peter K. Thomas-Modelle sind für diese Übung ideal).

Stadium 1

Überprüfen Sie, daß die Modelle korrekt in Interkuspidalposition einartikuliert und imstande sind, mit den Seitenzähnen sowie Eckzähnen Shimstockfolie festzuhalten. Beseitigen Sie alle Interferenzen auf der Arbeitsseite und Balanceseite, sowie protrusive Gleithindernisse, die möglicherweise zwischen den Seitenzähnen auftreten. Bei Exkursionsbewegungen sollte nunmehr eine Eckzahnführung mit unmittelbarer Disklusion zwischen den Seitenzähnen zustandekommen.

Stadium 2

Untersuchen Sie die okklusale anatomische Gestaltung und beachten folgende Gegebenheiten:
- Spee'sche Kurve (anterior-posteriore Kurvatur);
- Monson'sche Kurve (Wilson) (bukko-linguale Kurvatur);
- Okklusalebene (anterior-posteriore Neigung zur Horizontalebene);
- Kieferform (Oberkieferbogen größer als Unterkieferbogen);
- bukko-linguale/palatinale Ausdehnung jedes Zahnes;
- mesio-distale Ausdehnung jedes Zahnes;
- bukko-linguale/palatinale Ausdehnung des Okklusionsfeldes verglichen mit dem Gesamtquerschnitt des Zahnes;
- Form des Okklusionsfeldes jedes Zahnes;
- approximale Kontaktflächen;
- Stellung der Höckerspitzen, insbesondere in Bezug auf die Gesamtbreite und die Längsachse des Zahnes;
- Anzahl der Höcker pro Zahn;
- Beziehung zwischen Höckern und Fossae;
- okklusale Kontakte – welche Zahnflächen okkludieren miteinander;
- Richtung der Höckerbewegung in Bezug auf die Zahnantagonisten während exkursiver Bewegungen. Betrachten Sie die Arbeitsseite und Balanceseite bei lateralen und latero-protrusiven, sowie protrusiven Exkursionen;
- Lage und Form der Randleisten und Zahnfurchen;
- welche Auswirkung hat eine steilere oder flachere Einstellung des Kondylenwinkels auf die okklusale Anatomie und deren Funktion.

Präparation

Auf einem Modellsatz markieren Sie mit grünem und rotem Farbstift die interkuspidalen Kontakte zwischen den RECHTEN Oberkiefer- und Unterkiefersextanten. Markieren Sie die Kontakte zwischen den mandibulären bukkalen Höckern und den maxillären zentralen Fossae in GRÜN (Abb. XI.11a) und die Kontakte zwischen den maxillären palatinalen Höckern und den mandibulären zentralen Fossae in ORANGE (Abb. XI.11a). Beachten Sie, daß die Abbildung XI.11a die LINKE Seite des Kieferbogens darstellt und die Kontakte daher nicht einfach kopiert werden können.

Auf dem gleichen Sextanten mit Bleistift:
1) Zeichnen Sie in der Längsachse des Zahnes eine feine Linie von jeder Höckerspitze herab bis auf das Zahnfleisch.
2) Umranden Sie die Randleisten.
3) Kennzeichnen Sie die Randbegrenzung jedes Dreieckwulstes.

Stadium 3

Ziehen Sie auf den linken Sextanten horizontale Linien entlang der bukkalen und lingualen Zahnwände der Zähne 24, 25, 26, 34, 35, 36 an der Verbindung zwischen dem okklusalen Drittel und mittleren Drittel jedes Zahnes. Benutzen Sie diese Linien als Führungshilfe und schleifen das okklusale Drittel jedes Zahnes herunter, achten jedoch darauf, daß der geschaffene Zwischenraum parallel verläuft (Abb. XI.11b [i]). Trimmen Sie weiter, bis die Basis der zentralen Fossae kaum noch sichtbar ist (Abb. XI.11b [ii]).

Ziehen Sie zur Versiegelung eine sehr dünne Blauwachsschicht über die getrimmten okklusalen Flächen, um eine Grundlage zu schaffen, auf der die nachfolgenden Wachsauftragungen festhaften.

Stadium 4 (Abb. XI.11c)

Aufwachsen der Kegel *(verwenden Sie GELBES Wachs)*
Die Kegel – ermitteln Sie Lage und Winkelung der

Additive Aufwachstechnik

Abb. XI.11 Additive Aufwachsübung.

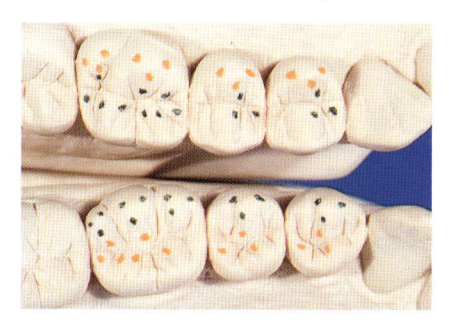

Abb. XI.11a Höcker-Fossabeziehung; Dreipunktkontakte zwischen den mandibulären bukkalen Höckern und den maxillären Fossae, GRÜN gekennzeichnet; zwischen den maxillären palatinalen Höckern und den mandibulären Fossae, ORANGE gekennzeichnet; linke Kieferseite.

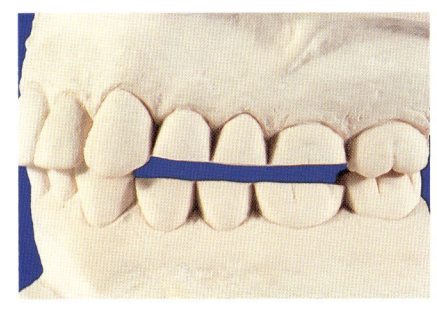

Abb. XI.11b (i) Stadium 3 – bukkale Ansicht der heruntergeschliffenen Okklusalflächen.

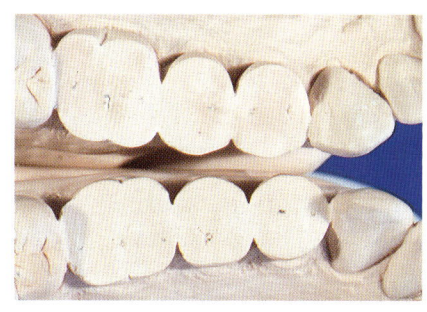

Abb. XI.11b (ii) Stadium 3 – Okklusalansicht der heruntergeschliffenen Kauflächen.

Abb. XI.11c (i) Stadium 4 – Bukkalansicht der Kegel in Lateralexkursion.

Abb. XI.11c (ii) Stadium 4 – Okklusalansicht der Kegel.

Abb. XI.11d (i) Stadium 5 – Bukkalansicht der Randleisten.

Abb. XI.11d (ii) Stadium 5 – Okklusalansicht der Randleisten.

Abb. XI.11e Stadium 6 – Axiale Kontuierungen.

Abb. XI.11f Stadium 7 – Dreieckswülste.

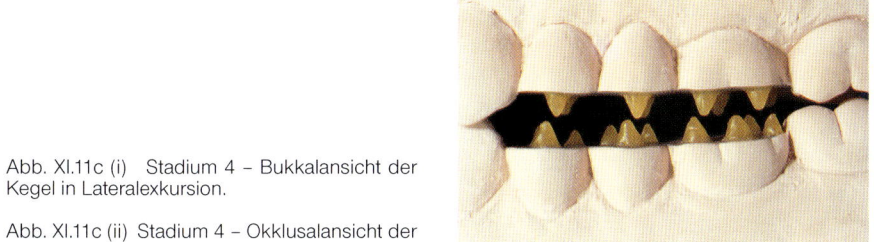

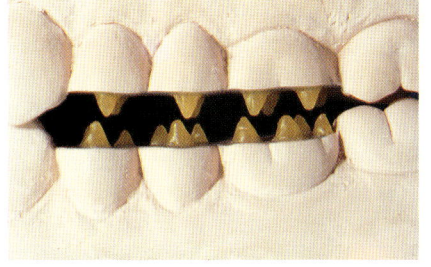

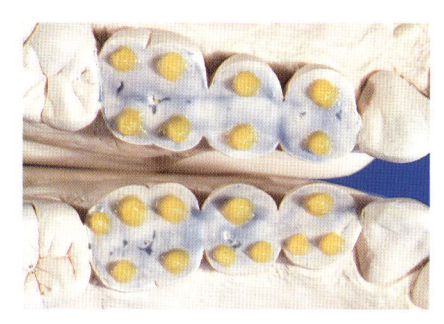

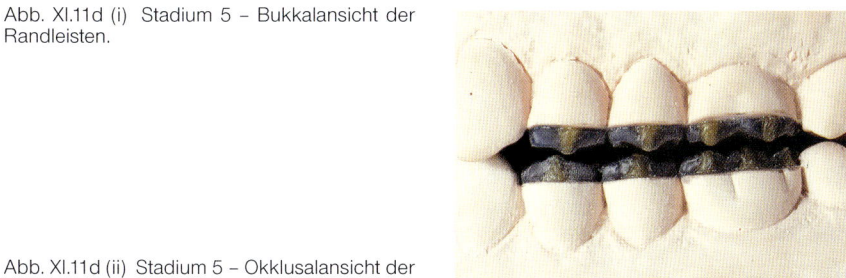

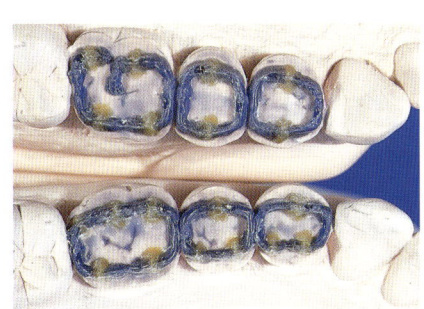

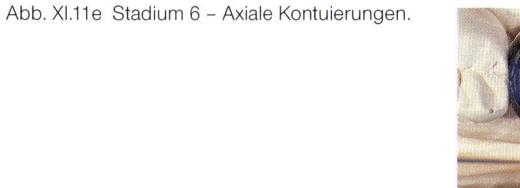

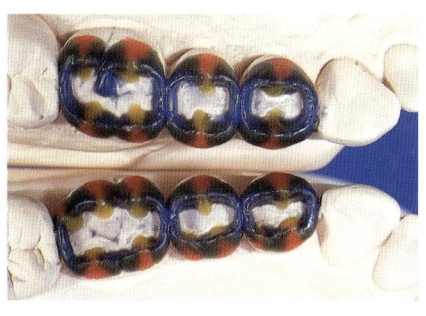

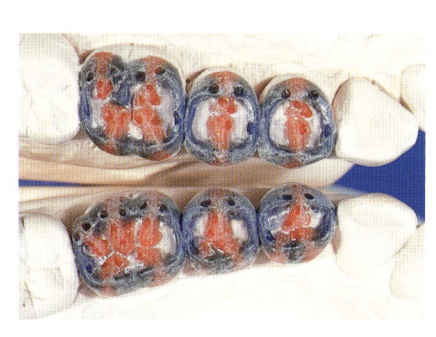

Abb. XI.11g Stadium 8 – ergänzende anatomische Strukturen.

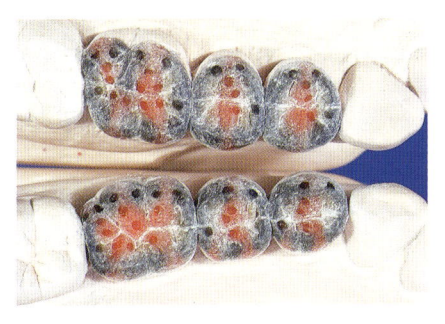

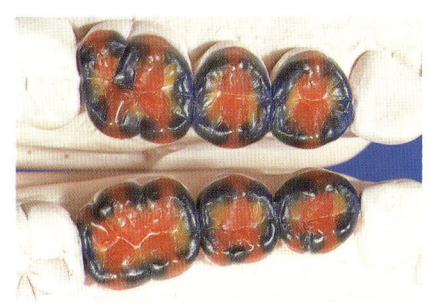

Abb. XI.11h Polierte Wachsmodellierung.

671

Zahnhöcker. Die Kegelspitzen werden zu Höckerspitzen und müssen, nachdem alle Aufwachsstadien beendet sind, sichtbar bleiben.

1) Montieren Sie das getrimmte Unterkiefermodell gegen das ungetrimmte Oberkiefermodell.
2) Mit der Spitze eines angespitzten Bleistifts markieren Sie die Basis der mesialen Fossae auf 24 und 25 und die mesiale, mittlere sowie distale auf 26.
3) Setzen Sie die bukkalen Kegel auf 34, 35 und 36, so daß deren Spitzen in die Basen der mesialen Fossae des 24, 25 und in die mesialen, mittleren und distalen Fossae des 26 weisen. Bei richtiger Anordnung sollte an der Spitze jedes Kegels eine Bleistiftmarkierung entstehen.
4) Kürzen Sie nunmehr die Höhe jedes Kegels, so daß diese alle ein wenig außer Kontakt mit jeder gegenüberliegenden Fossa stehen.
5) Achten Sie darauf, daß die Kegel ordentlich modelliert sind und von 33 bis 37 in einer harmonischen, leichten Spee'sche Kurve verlaufen. Kontrollieren Sie deren Position und Länge im Vergleich zu den anderen Zähnen im Kieferbogen und betrachten die Kegel aus allen Ebenen (d.h. von bukkal, lingual, mesial, distal und okklusal).
6) Prüfen Sie, daß die Kegel bei lateralen, protrusiven und lateroprotrusiven Exkursionen nicht abgebrochen werden. Wenn dies geschieht, zeigt sich eindeutig, daß sie falsch angeordnet, oder zu lang waren. Setzen Sie die Kegel um, oder kürzen diese, soweit erforderlich, bis sie sich harmonisch zwischen den oberen Höckern bewegen.
7) Setzen Sie bei 34, 35 und 36 nunmehr die lingualen Kegel (beachten Sie, daß jeder Zahn ZWEI linguale Kegel besitzt). Die mesiolingualen Kegel auf 34 und 35 sind länger als die distolingualen, jedoch ein wenig kürzer als die bukkalen Kegel.
8) Die distolingualen Kegel auf 34 und 35 dienen zur Bestimmung der Lage der distalen Fossae, in die die oberen palatinalen Höcker eingreifen. Achten Sie darauf, wenn Sie die Kegel aufwachsen.
9) Kontrollieren Sie deren Stellung und Länge in Bezug auf die anderen Zähne im Kieferbogen. Betrachten Sie die Kegel in allen Ebenen und überprüfen, daß sie bei lateralen, protrusiven und lateroprotrusiven Exkursionen nicht abbrechen.
10) Entfernen Sie das ungetrimmte Oberkiefermodell und das aufgewachste Unterkiefermodell aus dem Artikulator und ersetzen diese durch das getrimmte Oberkiefermodell und das ungetrimmte Unterkiefermodell.
11) Mit der Spitze eines angespitzten Bleistifts markieren Sie die Basen der mesialen Fossae auf 34 und 35 und die mittlere, sowie distale auf 36.
12) Setzen Sie die palatinalen Kegel auf 24, 25 und 26, so daß deren Spitzen in die Basen der distalen Fossae des 34, 35 und in die mittleren und distalen Fossae des 36 weisen. Bei richtiger Anordnung sollte an der Spitze jedes Kegels eine Bleistiftmarkierung entstehen.
13) Kürzen Sie nunmehr die Höhe jedes Kegels, so daß diese alle ein wenig außer Kontakt mit jeder gegenüberliegenden Fossa stehen.
14) Achten Sie darauf, daß die Kegel ordentlich modelliert sind und von 33 bis 37 in einer harmonischen, leichten Spee'sche Kurve verlaufen. Kontrollieren Sie deren Position und Länge im Vergleich zu den anderen Zähnen im Kieferbogen und betrachten die Kegel aus allen Ebenen.
15) Prüfen Sie deren Freistellung bei lateralen, protrusiven und lateroprotrusiven Exkursionen.
16) Setzen Sie die bukkalen Kegel und achten darauf, daß auf 24 der palatinale und der bukkale Kegel die gleiche Länge hat, auf 25 der palatinale Kegel ein wenig länger als der bukkale ist und auf 26 der mesiopalatinale Kegel länger als der distopalatinale ist.
17) Überprüfen Sie deren Freistellung bei lateralen, protrusiven und lateroprotrusiven Exkursionen, sowie Stellung und Länge in Bezug auf die anderen Zähne im Kieferbogen und betrachten die Kegel in allen Ebenen.
18) Entfernen Sie das ungetrimmte Unterkiefermodell und ersetzen es mit dem der aufgewachsten Kegel.
19) Überprüfen Sie die Beziehung zwischen den maxillären und mandibulären Kegeln und vergewissern sich, daß diese nicht während der lateralen, protrusiven und lateroprotrusiven Exkursionen abgebrochen oder gelockert wurden (Abb. XI.11c [i]).
20) Die Spitzen der Kegel repräsentieren die höchsten und zentralst gelegenen Punkte der Höcker und sollten während der Übung sichtbar bleiben (Abb. XI.11c [ii]).

Stadium 5 (Abb. XI.11d)

Aufwachsen der Randleisten *(verwenden Sie BLAUES Wachs)*

Die Randleisten – sie stellen die Verbindung zwischen den äußeren (axialen) Zahnflächen und der okklusalen Fläche her, umranden die Form der Okklusionsfläche und bilden die Rudimente der Ausweichpfade (entwicklungsgeschichtliche Furchen) für die Höcker der antagonistischen Zähne.

1) Behalten Sie beide Modelle mit den aufgewachsten Kegeln im Artikulator.
2) Tragen Sie auf den Zahn 34 die mesiobukkale Randleiste auf und modellieren diese mesial vom Kegel gerade bis an, jedoch nicht über die Spitze, die während der nachfolgenden Stadien sichtbar bleiben muß.
3) Kontrollieren Sie deren Neigung Höhe und Stellung mit dem ungetrimmten Diagnostikmodell.
4) Tragen Sie auf den Zahn 24 die mesiale Randleiste auf und richten den Kontakt ein zwischen der nach distal weisenden Fläche und dem mesialen Abhang der mesiobukkalen Randleiste des Zahnes 34, etwa 1 mm unterhalb der bukkalen Höckerspitze des 34.
5) Kontrollieren Sie die Höhe und die bukkopalatinale Breite der Randleiste mit dem ungetrimmten Diagnostikmodell.
6) Verändern Sie die aufgetragenen maxillären und mandibulären Randleisten, soweit erforderlich, bis sie die richtige Höhe aufweisen und miteinander in Kontakt stehen.

7) Um die Kontakte zu überprüfen, stäuben Sie das Wachs mit einem unschädlichen Puder (EKM Powder – Natt & Co.) ein, der rückstandslos ausbrennt, wenn er von dem Wachsmodell aufgenommen wird. Schließen Sie die Modelle zusammen. Die Kontakte erscheinen auf der matten bestäubten Oberfläche als Glanzstellen.
8) Wiederholen Sie die obengenannten, für die Zähne 24 und 34 beschriebenen Maßnahmen nacheinander an den Zähnen 25, 35, und 26, 36.
9) Tragen Sie auf den Zahn 24 die distopalatinale Randleiste auf und modellieren diese distal vom Kegel gerade bis an, jedoch nicht über dessen Spitze.
10) Kontrollieren Sie deren Neigung Höhe und Stellung mit dem ungetrimmten Diagnostikmodell.
11) Tragen Sie auf den Zahn 34 die distale Randleiste auf und richten den Kontakt ein zwischen der nach mesial weisenden Fläche und dem distalen Abhang der distopalatinalen Randleiste des Zahnes 24, etwa 1 mm unterhalb der bukkalen Höckerspitze des 24.
12) Kontrollieren Sie die Höhe und die bukkolinguale Breite der Randleiste mit dem ungetrimmten Diagnostikmodell.
13) Verändern Sie die aufgetragenen Randleisten, soweit erforderlich, bis sie die richtige Höhe aufweisen und miteinander in Kontakt stehen.
14) Überprüfen Sie die Kontakte durch Einstäuben mit EKM-Puder und Zusammenschließen der Modelle, wie oben beschrieben.
15) Wiederholen Sie die obengenannten, für die Zähne 24 und 34 beschriebenen Maßnahmen nacheinander an den Zähnen 25, 35, und 26, 36.
16) Modellieren Sie die restlichen Randleisten auf 34, 35 und 36. Achten Sie darauf, daß diese lediglich den Umriß der Okklusalfläche bilden sollten. Kontrollieren Sie, daß die Randleisten die gleiche Form wie die mit Bleistift angezeichneten Umrandungen auf der gegenüberliegenden Seite des Kieferbogens aufweisen.
17) Die Randleisten sollten nicht auf gleicher Höhe verlaufen, sondern die Rudimente der Ausweichpfade für die antagonistischen Zahnhöcker darstellen. Sie sollten an die Kegel anstoßen, jedoch nicht darüber oder rundum modelliert werden.
18) Beachten Sie, daß die Zähne 34 und 35 drei Höcker besitzen.
19) Modellieren Sie die restlichen Randleisten auf 24, 25 und 26 nach den gleichen Richtlinien wie für die unteren Zähne.
20) Benutzen Sie EKM-Puder, um zu überprüfen, daß die Randleistenkontakte erhalten geblieben sind und keine zusätzlichen Kontakte erzeugt wurden, die während lateraler, protrusiver oder lateroprotrusiver Exkursionen sich als Störfaktoren erweisen könnten (Abb. XI.11d [ii]).
21) Kontrollieren Sie, daß alle Exkursionen sowohl auf der Arbeitsseite als auch auf der Balanceseite unbehindert ablaufen (Abb. XI.11d [i]).

Stadium 6 (Abb. XI.11e)

Konturierung der axialen Zahnwände *(verwenden Sie ROTES Wachs für den zentral gelegenen Anteil der Wände und auf jeder Seite GRÜNES Wachs, um die Konturierung zu vervollständigen)*

Die axialen Wände – sind die bukkalen, lingualen/palatinalen, mesialen und distalen Oberflächen jedes Zahnes, die sich von den Randleisten bis zum Zahnfleisch erstrecken.

1) Modellieren Sie den zentral gelegenen Anteil der palatinalen Fläche jedes palatinalen Höckers auf die Zähne 24, 25 und 26.
Dieser Wachsauftrag sollte einen roten dreieckigen Keil ausbilden, dessen Scheitelpunkt an der Spitze des Kegels ansetzt, um die Längsachse jedes Höckers hervorzuheben.
2) Vervollständigen Sie die palatinale Kontur jedes palatinalen Höckers mit grünem Wachs.
3) Achten Sie darauf, daß die Höcker nicht zu stark gewölbt werden. In diesem Stadium dürfen keine weiteren Kontakte zur mandibulären Wachsmodellierung auftreten, als diejenigen, die auf den Randleisten eingerichtet wurden.
4) Wiederholen Sie die obigen Maßnahmen dementsprechend für die bukkalen Flächen der bukkalen Höcker auf 34, 35 und 36, danach für die lingualen Flächen der lingualen Höcker auf 34, 35 und 36 und schließlich dementsprechend für die bukkalen Flächen der bukkalen Höcker auf 24, 25 und 26.
5) Kontrollieren Sie, daß sich keine weiteren Kontakte eingestellt haben und zwischen maxillären und mandibulären Wachsmodellierungen bei allen Exkursionen Bewegungsfreiheit besteht. Verwenden Sie zur Markierung von Kontakten EKM-Puder und gleichen diese erforderlichenfalls aus.

Stadium 7 (Abb. XI.11f)

Aufwachsen von Dreieckswülsten *(verwenden Sie ROTES Wachs)*

Die Dreieckswülste – sind die größeren Grate jedes Höckers. Sie erstrecken sich von den Höckerspitzen in die zentrale Grube. Die Höckerspitze bildet den Scheitelpunkt des Dreieckswulstes, der mit seiner Basis die zentrale Grube formt; diese verläuft von Fissur zu Fissur. Die Abhänge auf jeder Seite des Wulstes sind, obgleich konvex, auch geneigt und erinnern an zwei Dreiecksflächen.

1) Modellieren Sie die nach bukkal weisenden Dreieckswülste an die lingualen Höcker der Zähne 34, 35 und 36 und setzen sie in Kontakt mit den nach palatinal weisenden axialen Zahnflächen etwa 0,5 mm unterhalb des Grates der Randleisten der palatinalen Höcker von 24, 25 und 26. Beachten Sie, daß nach distal weisende Abhänge stets nach mesial weisenden Abhängen gegenüberstehen, und daß nach bukkal weisende Flächen immer gegen nach lingual/palatinal weisende Flächen gerichtet sind.

2) Verwenden Sie EKM-Puder, um die Kontaktstellen zu markieren. Vergleichen Sie die Kontakte mit den in orange markierten korrespondierenden Kontakten (Abb. XI.11a) auf dem gegenseitigen Kieferbogen und ändern diese, falls erforderlich.
3) Modellieren Sie die nach palatinal weisenden Dreieckswülste an die bukkalen Höcker der Zähne 24, 25 und 26 und setzen sie in Kontakt mit den entsprechenden bukkalen Zahnflächen der bukkalen Höcker von 34, 35 und 36.
4) Verwenden Sie EKM-Puder, um die Kontaktstellen zu markieren. Vergleichen Sie die Kontakte mit den in grün markierten korrespondierenden Kontakten (Abb. XI.11a) auf dem gegenseitigen Kieferbogen und ändern diese, falls erforderlich.
5) Modellieren Sie den nach bukkal weisenden Dreieckswulst an den palatinalen Höcker des Zahnes 24 und bauen dann den nach lingual weisenden Dreieckswulst an dem bukkalen Höcker des 34 auf, bis zwischen beiden der Kontakt zustandekommt.
6) Verwenden Sie EKM-Puder, um die Kontaktstellen zu markieren. Vergleichen Sie die Kontakte mit den korrespondierenden Kontakten, die sich auf dem gegenseitigen Kieferbogen darstellen und ändern diese, falls erforderlich.
7) Modellieren Sie den nach bukkal weisenden Dreieckswulst an den palatinalen Höcker des Zahnes 25 und bauen dann den nach lingual weisenden Dreieckswulst an dem bukkalen Höcker des 35 auf, bis zwischen beiden der Kontakt zustandekommt.
8) Verwenden Sie EKM-Puder, um die Kontaktstellen zu markieren. Vergleichen Sie diese mit den korrespondierenden Kontakten, die sich auf dem gegenseitigen Kieferbogen darstellen und ändern sie, falls erforderlich.
9) Modellieren Sie die nach bukkal weisenden Dreieckswülste an die mesio- und distopalatinalen Höcker des Zahnes 26 und bauen dann die nach lingual weisenden Dreieckswülste an den mesialen, mittleren und distobukkalen Höckern des 36 auf und stellen diese in Kontakt.
10) Verwenden Sie EKM-Puder, um die Kontaktstellen zu markieren (Abb. XI.11f). Vergleichen Sie diese mit den korrespondierenden Kontakten, die sich auf dem gegenseitigen Kieferbogen darstellen.
11) Achten Sie darauf, daß während lateraler protrusiver und lateroprotrusiver Exkursionen sowohl auf der Arbeitsseite wie auf der Balanceseite keine Interferenzen auftreten.

Stadium 8 (Abb. XI.11g)

Hinzufügen ergänzender anatomischer Strukturen *(verwenden Sie GELBES Wachs)*
Ergänzende Anatomie – ist der gebräuchliche Ausdruck zur Bezeichnung der sekundären Wülste, welche die Konturierung der okklusalen Oberfläche vervollständigen.
1) Fügen Sie ergänzende anatomische Strukturen in die verbliebenen Lücken der okklusalen Oberflächen ein

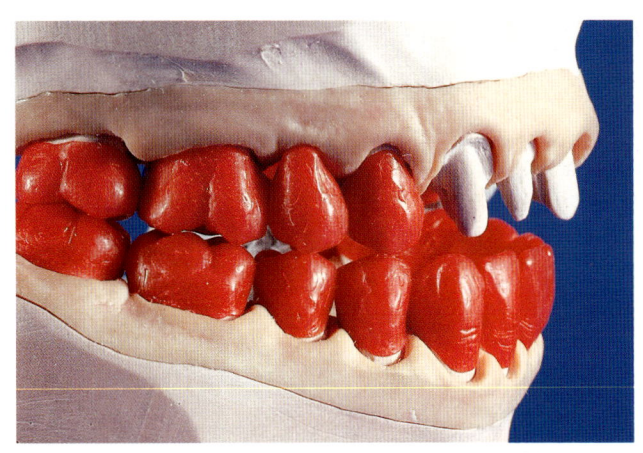

Abb. XI.12 Aufgewachste Seitenzähne in Gruppenfunktion. Die Eckzahnführung (Abb. XI.9) wurde außer Funktion gesetzt.

und benutzen das ungetrimmte Modell des Gegenkiefers als Führung.
2) Schließen Sie die Modelle nach jedem Wachsauftrag zusammen und führen mit dem Artikulator laterale und protrusive Bewegungen aus. Achten Sie auf Interferenzen und korrigieren diese, wo erforderlich.
3) Mit dem Aufwachsinstrument (PKT Nr. 3) kennzeichen Sie zur Hervorhebung der okklusalen Anatomie die zentrale Grube und die zusätzlichen Fissuren.
4) Mit einem erwärmten PKT Nr. 1 und kleinen Mengen entsprechend gefärbten Wachses glätten Sie durch Anschmelzen der Oberflächen alle hinzugefügten Komponenten der fertiggestellten Wachsmodellierung. Die geringe Menge zusätzlichen Wachses kompensiert die Schrumpfung, die sich einstellt, wenn die geschmolzene Oberfläche erstarrt (Abb. XI.11h).
5) Verwenden Sie EKM-Puder, um die Kontaktstellen zu markieren. Kontrollieren Sie, daß sich alle interkuspidalen Kontakte abzeichnen; Anpassungen werden, soweit erforderlich, vorgenommen. Überprüfen Sie abschließend, daß die ergänzten anatomischen Strukturen bei lateralen, protrusiven und lateroprotrusiven Exkursionen keine Interferenzen erzeugen.

Die Verwendung farbiger Wachse wird als Lernhilfe zum Erlernen der Technik für schichtweises Aufwachsen sehr empfohlen, ist jedoch entbehrlich, wenn man erst das Konzept kennt.
Eine ähnliche Übung, die von Everitt V. Payne[1] für Höcker-Randleistenbeziehungen entwickelt wurde, sollte ebenfalls praktische Anwendung finden.
Das Verständnis beider Methoden ist wichtig, um sich allen Gegebenheiten anpassen zu können, die in der natürlichen Bezahnung auftreten. Es wäre völlig unrealistisch zu glauben, daß alle Zähne einzig in Höcker-Fossabeziehung, oder einzig in Höcker-Randleistenbeziehung restauriert werden könnten. Die Wirklichkeit besteht aus einem Kompromiß beider Konzepte.

Modifikationen

Gruppenfunktion (Abb. XI.12)

- Modellieren Sie vollständige Konturen;
- richten Sie CRCP/IP-Kontakte ein;
- Wachsen Sie die okklusalen anatomischen Strukturen so auf, daß während lateraler und protrusiver Exkursionen gleichmäßige Zahnkontakte auf allen Zähnen erhalten bleiben.

Eckzahnführung

mit der Möglichkeit in eine Gruppenfunktion einzutreten, sollten die Eckzähne sich abnutzen (Abb. XI.12)

1) Wachsen Sie vollständige Zahnkonturen auf und richten eine Frontzahnführung mit Disklusion im Seitenzahnbereich ein.
2) Beseitigen Sie die Frontzahnführung, indem Sie die frontalen Wachsmodellierungen herunternehmen, oder ein Modell mit einem abnehmbaren Frontsegment herstellen, oder indem Sie durch Montage eines austauschbaren Duplikatmodells der Frontzähne, deren Schneidekanten reduzieren.
3) Überprüfen Sie, daß die Zahnführung während lateraler und protrusiver Exkursionen gleichmäßig auf alle seitlichen Zahneinheiten verteilt ist, und daß sich keine Interferenzen auf der Balanceseite und während protrusiver Bewegungen einstellen.
4) Wenn ungleichmäßig verteilte Kontakte auftreten, korrigieren Sie die Wachsmodellierungen dementsprechend. Vorsicht ist geboten, nicht die CRCP/IP-Kontakte zu verändern, noch übertriebene Wachsauftragungen vorzunehmen, die Interferenzen hervorrufen, wenn die Frontzahnführung wieder in Funktion gesetzt wird.
5) Die Abfolge zur Modifizierung von Gruppenfunktionen vollzieht sich folgendermaßen:
   - Stäuben Sie die Wachsmodellierungen mit einem nicht verunreinigten Puder (EKM – Natt & Co.) ein und markieren die Interkuspidalposition durch Zusammenschließen der Modelle.
   - Vollziehen Sie eine Lateralexkursion nach rechts, trennen die Modelle und untersuchen die Markierungen auf den Wachsmodellen auf die rechte Arbeitsseiten- und linke Balanceseitenbewegung.
   - Wenn die Markierungen zwischen den Wachsmodellen gleichmäßig verteilt sind, ist eine Korrektur nicht erforderlich.
   - Wenn die meisten Wachsoberflächen markiert wurden, aber ein oder zwei Kontakte fehlen, fügen Sie dementsprechend Wachs hinzu.
   - Wenn nur ein oder zwei Kontakte in Erscheinung treten, tragen Sie durch Schaben das Wachs ab, bestäuben wieder und überpüfen die Exkursionsbewegung erneut.
   - Wiederholen Sie diese Maßnahme, bis gleichmäßig verteilte Kontakte zustandekommen.
   - Wiederholen Sie die Abfolge für die linke Lateralexkusion und anschließend für die protrusive Exkursion.
   - Zum Schluß setzen Sie die Fronzahnführung wieder in Funktion und kontrollieren, ob die Eckzahnführung noch vorhanden ist.
   - Wenn zur Einrichtung der Gruppenfunktion Wachs aufgetragen wurde, achten Sie darauf, daß keine Interferenzen entstanden sind.

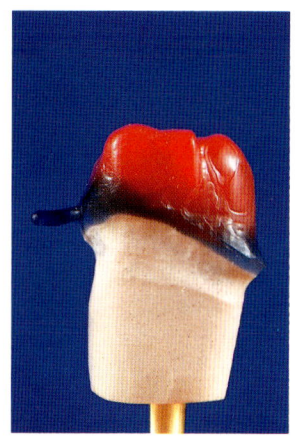

Abb. XI.13 Wachsmodell einer metallkeramischen Unterkonstruktion. Beachten Sie das Griffstiftchen.

Freies Okklusionsfeld

1) Setzen Sie die Modelle in den Artikulator und stellen die Kondylen in ihren Kondylenführungen 2 mm nach anterior. An manchen Artikulatoren kann man diese Einstellung durch Justierung von Einstellschrauben vornehmen. Alternativ kann ein Kunststoffkeil hinter die Kondylen plaziert werden.
2) Modellieren Sie in dieser Kieferbeziehung vollständig konturierte Wachsmodelle.
3) Bestäuben Sie die Wachsmodelle (EKM-Puder) und markieren die interkuspidalen Kontakte.
4) Lösen Sie die Einstellschrauben, bzw. entfernen die Kunststoffkeile, um die retrale Verschiebung zu ermöglichen.
5) Leiten Sie mit den Wachsmodellierungen in Kontakt die Kondylen vorsichtig zurück in ihre Gelenkgruben.
6) Untersuchen Sie die Markierungen, die auf den Wachsmodellen entstanden sind und beseitigen alle Interferenzen, die einen freien Bewegungsablauf behindern.
7) Bestäuben Sie die Wachsmodelle erneut und markieren die Kontakte, bis die Kondylen vollständig in den Gelenkgruben lagern.
8) Verfeinern Sie die Kontaktstellen, soweit erforderlich.
9) Die Wachsmodelle sollten nunmehr in der CRCP ebenmäßigen Kontakt aufweisen und sich frei in die Interkuspidalstellung bewegen lassen, ohne daß durch geneigte Ebenen Gleithindernisse auftreten..

Unmittelbare Seitverschiebung
(mandibuläre Lateraltranslation)

1) Modellieren Sie die okklusalen anatomischen Strukturen, während die unmittelbare Seitverschiebung im Artikulator auf Null gestellt ist.
2) Markieren Sie die CRCP/IP-Kontakte und prüfen, daß bei lateralen und protrusiven Exkursionen keine Interferenzen auftreten.

3) Stellen Sie den unmittelbaren Seitverschiebungswert auf dem Artikulator ein.
4) Wiederholen Sie die Kontakte mit fixierter Zentrikverriegelung.
5) Lösen Sie die Verriegelung und wiederholen die Exkursionsbewegungen, diesmal jedoch unter Einbeziehung der unmittelbaren Seitverschiebung.
6) Gleichen Sie alle durch die unmittelbare Seitverschiebung entstandenen seitlichen Interferenzen aus.
7) Die unmittelbare Seitverschiebung sollte sich unter Beibehaltung der seitlichen Disklusion als glatter Bewegungsablauf vollziehen.
8) Um diesen Bewegungsablauf zu gewährleisten, kann die Einarbeitung einer Randleiste auf den lingualen Flächen der Oberkiefer-Frontzähne notwendig werden.
9) Die Zahnführung muß nach der Trennung der Seitenzähne an den Frontzähnen erhalten bleiben.
10) Stellen Sie die zentrische Verriegelung fest, überprüfen abschließend die CRCP/IP-Kontakte und revidieren diese, falls erforderlich.

Vorteile des Aufwachsens zur vollen Kontur

- Sie ermöglicht eine genaue Beurteilung, wieviel Platz zur Verfügung steht, wenn die Entscheidung ob Gold oder Keramik getroffen werden muß;
- die metallkeramischen Verbindungsstellen können vorbestimmt werden;
- Substrukturen können für eine maximale Abstützung keramischer Strukturen entworfen werden;
- die optimale Zahnform kann sorgfältig geplant werden;
- vollständig konturierte Wachsformen gewährleisten die optimale Lage und Größe der Lötverbindungen für Haltbarkeit und Ästhetik;
- Zwischenglieder können mit korrekt plazierten Hitzeableitern und größenmäßig optimalen Lötverbindungen entworfen werden;
- Geschiebe können innerhalb der Zahnkontur exakt positioniert werden;
- Führungsebenen und Unterschnitte für mögliche Klammerungen können an den Zahnmodellierungen bestimmt werden;
- es besteht die Möglichkeit, Vorwälle anhand der Wachsaufstellung zu fertigen, in die Keramikmassen eingebaut werden können. Beim Aufbau der Keramik werden folgende Einzelheiten festgelegt:
  - die Lage der Schneidekante;
  - das okklusale Drittel der axialen Konturen;
  - die Lage der Höcker, Fossae und Dreieckswülste;
  - die approximalen Randleisten und interproximalen Kontaktpunktpositionen.

Unterkonstruktionen für metallkeramische Restaurationen

Aufwachsen der Unterkonstruktion unter Verwendung von Vorwällen

1) Stellen Sie Silikon-Putty-Vorwälle (Formasil – Kulzer) von den labialen, bukkalen, palatinalen/lingualen und okklusalen Seiten der kompletten Wachsaufstellung her. Sorgen Sie dafür, daß die Vorwälle auf dem Modell sicher abgestützt sind (Abb. XI.5a).
2) Die Übertragung der Kappen von den Stumpfmodellen auf das Kompaktmodell, das Auftragen von Wachs und die erforderliche Zeit für das Aufwachsen führen zur Verformung der Wachsmodellierungen und beeinträchtigen die Unversehrtheit ihrer Paßflächen. Bereiten Sie daher nicht die vollständig konturierte Wachsmodellierung für den Metallguß auf, sondern bewahren diese für spätere Bezugnahmen.
3) Stellen Sie daher auf den Meister-Stumpfmodellen neue Kappen her.
4) Übertragen Sie die Kappen auf das isolierte Kompaktmodell. Sehr wichtig ist der exakte Sitz. Benutzen Sie einen Bezugspunkt, z.B. den Zahnfleischrand oder eine inzisale Fensterung und verwenden ein Stereomikroskop mit 10facher Vergrößerung, um den exakten Sitz der Kappen zu überprüfen.
5) Setzen Sie den entsprechenden Vorwall auf das Modell.
6) Verwenden Sie den Vorwall als Führungshilfe und tragen an den Kappen selektiv Wachs auf (Inlay Wax – Whip Mix), um Abstützungen für die Keramik zu schaffen.
7) Schwierig ist, den Platz zwischen Kappe und Vorwall einzusehen. Unterteilen Sie, wo angebracht, den Vorwall entweder vertikal oder horizontal. Führen Sie einen ungeraden Schnitt durch und nummerieren jede Sektion, um eine eindeutige Rückverlagerung zu gewährleisten.
8) Verwenden Sie bei Zwischengliedern entweder vorgefertigte Wachsmuster (Ivoclar) und benutzen den Vorwall, um sie einzufügen und entsprechend zu verändern, oder modellieren Sie die Zwischenglieder in Wachs unter Zuhilfenahme des Vorwalls.
9) Bei Goldkauflächen, oder an Stellen, an denen ein Geschiebe eingearbeitet werden soll, schwemmen Sie Wachs in kleinen Portionen zwischen Kappe und Vorwall und verfeinern die okklusalen Kontakte zum Gegenmodell im Artikulator.
10) Bei Einheiten, die verlötet werden müssen, wachsen Sie das angrenzende Teilstück mit in den Vorwall und schneiden mit einer feinen Klinge das Teilstück an der Seite des Interproximalkontaktes (Abb. XI.6c) durch. Gießen Sie die Einheit mit leichtem approximalen Überschuß, der dazu dient, daß die Verbindungsstelle in Metall noch nachgebessert werden kann.

Unterkonstruktionen für metallkeramische Restaurationen

Abb. XI.14 Winkelung und Lage metallkeramischer Verbundstellen.

Abb. XI.14a-b (a): die Buchstaben (A) und (B) zeigen falsche Verbundgestaltungen; (b): die Buchstaben (A) (für einen Metallkragen) und (B) zeigen richtige Verbundgestaltungen; (i): richtige Gestaltung für abgeschrägte Schulter; (ii) richtige Gestaltung für aufgesetzten Keramikabschluß.

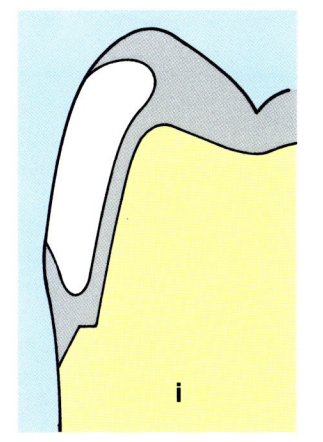

Abb. XI.14c (i) Bukkale Verblendung: falsche Verbundgestaltung.

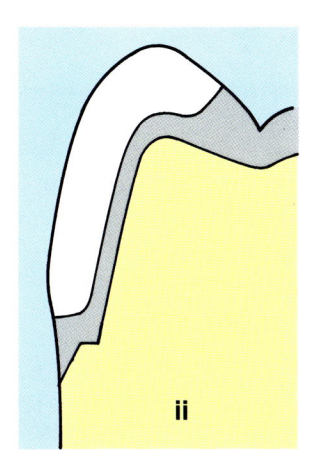

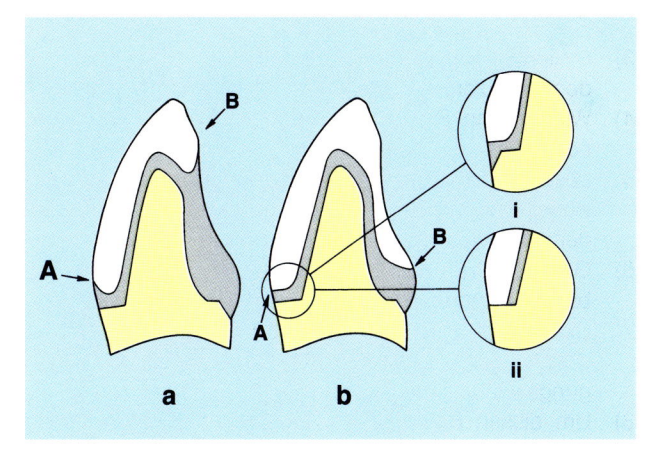

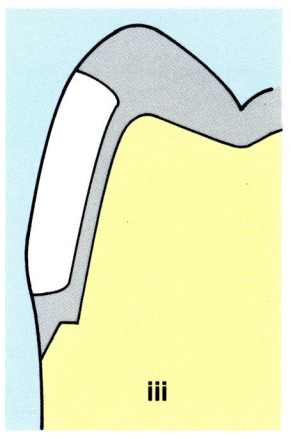

Abb. XI.14c (ii) Richtige Verbundgestaltung.

Abb. XI.14c (iii) Richtige Verbundgestaltung.

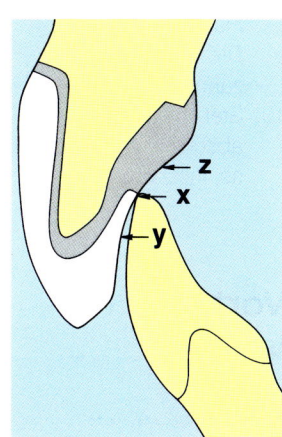

Abb. XI.14d Falsche Kontaktlage (X). Der Kontakt sollte entweder auf Keramik (Y), oder auf Metall (Z) zustandekommen.

Gestaltung der Wachsmodellierung

Abstützung für Keramik

1) Überprüfen Sie, daß für die Keramik gleichmäßige Abstützung und genügend Platz (idealerweise 1 mm) zwischen Kappe/Zwischenglied und Vorwall vorhanden ist.
2) Vermeiden Sie beim Aufwachsen des Modells scharfe Kanten, Winkel oder Stufen, welche die Keramik belasten. Runden Sie die Verbindungen und Kanten von Flächen, die mit Keramik bedeckt werden.
3) Die Kappe sollte idealerweise nicht weniger als 0,5 mm dick sein.
4) Dünnen Sie die Wachsmodellierung nicht unter 0,3 mm aus. Die Biegung einer zu dünnen Kappe kann die Keramik frakturieren.

Metallkeramische Verbindungen (Abb. XI.14)

Der Verbindungswinkel zwischen Metall und Keramik sollte im Idealfall 90° betragen. Wenn dies nicht möglich ist, sollte der Metallwinkel stumpf und der Keramikwinkel spitz ausgeformt werden (Abb. XI.14).

Die Verbindungsstelle zwischen Metall und Keramik darf nicht mit dem Gegenkontakt zusammenfallen (Abb. XI.14d).

Lötverbindungen

1) Lötstellen müssen in optimaler Größe und approximal zurückgesetzt, richtig positioniert werden, um Platz für eine umfassende Keramikverblendung zu lassen. Für die Herstellung einer optimalen Lötverbindung verwenden Sie Vorwälle, angrenzende vollständige Wachsmodellierungen und die Tabelle für die Größen von Lötbindungen nach Erhardsen (siehe Haupttext, Seite 201).
2) Ist die Verbindungsgröße unzureichend, kann man deren Oberfläche durch Ausdehnung der Verbindungsstelle nach palatinal/lingual vergrößern, vorausgesetzt, daß hierfür Platz vorhanden ist. Anstelle von Keramik vergrößern Goldkauflächen die Höhe der Lötverbindung. Um die Verbindungsfläche zu vergrößern, sind leichte labiale/bukkale oder palatinale/linguale Überwölbungen annehmbar; verengen Sie jedoch nicht die Zahnzwischenräume.
3) Gießen Sie die alternierenden Wachsformen und verfei-

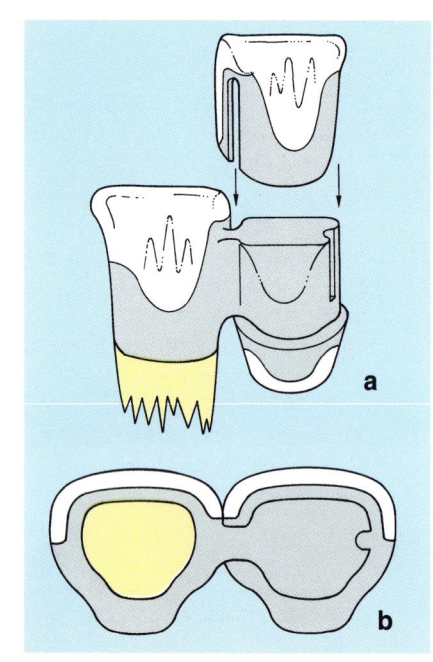

Abb. XI.15 Teleskop-Zwischenglied. Die Krone wird auf das Zwischenglied aufzementiert (a). Aufsicht auf die eingesetzte Krone (b).

nern die Gußobjekte an der Grenzfläche zu den angrenzenden, vollständig konturierten Wachsmodellen und Vorwällen.
4) Modellieren Sie die übrigen Wachsformen an die ausgearbeiteten Gußobjekte.

Zwischenglieder

1) Zwischenglieder müssen die Abstützung für eine gleichmäßige Keramikverblendung gewährleisten.
2) Beziehen Sie auf den lingualen/palatinalen Flächen sorgfältig ausgearbeitete bandförmige Hitzeableiter ein, die nach dem Keramikbrand den Hitzeabbau des Metalls während der Abkühlung ermöglichen. Dies vermindert das Risiko der Ausbildung von Spannungsrissen, die in der Keramikschicht auftreten.
3) Gießen Sie, wo möglich, die Zwischenglieder an die distale Pfeilerkappe und verlöten die Glieder mit der mesialen Pfeilerkappe. Sorgen Sie dafür, daß die angegossene Verbindung, ohne den Zahnzwischenraum zu beeinträchtigen, so groß wie möglich angelegt wird und die Lötverbindung optimal dimensioniert ist.
4) Fräsen Sie freihändig eine Geschiebenut in die Oberfläche, an die das Zwischenglied angelötet werden soll. Wachsen Sie das Zwischenglied in die Geschiebenut und gießen es. Dies sichert dem Zwischenglied die genaue Lokalisierung, wenn die Keramik aufgebracht und eine Einprobe vorgenommen wird. Außerdem ergibt sich für die Lötverbindung eine pannensichere mechanische Retention (Abb. XI.6f).
5) An Stellen, an denen die Geschiebenut ästhetisch störend wirken könnte, z.B. auf einer Keramikauflache präparieren Sie einen quadratischen Einschub in die Mitte der Fläche, an die das Zwischenglied angelötet werden soll und arbeiten das Zwischenglied da hinein.

Teleskop-Zwischenglieder (Abb. XI.15)

1) Modellieren Sie das vollständig konturierte Zwischenglied.
2) Fräsen Sie telekopierende Flächen in das Zwischenglied, präparieren zur Resistenz und Festigkeit gegenseitige Rillen und bewahren gleichzeitig eine robuste Verbindung mit dem stützenden Pfeilerzahn.
3) Kürzen Sie die Unterseite des Zwischengliedes, um Platz für die Keramikverblendung zu schaffen.
4) Gießen Sie das Zwischenglied mit dessen Stützpfeiler.
5) Arbeiten Sie das Gußobjekt aus.
6) Fertigen Sie über das Zwischenglied eine teleskopierende Krone und zementieren diese an ihren Platz.

Fixturengestützte Restaurationen

1) Verwenden Sie 10 mm Führungsschrauben (DCA 094 – Nobelpharma), um die Goldzylinder (Standard DCA 072/3, EsthetiCone DCB 141 – Nobelpharma) auf dem Arbeitsmodell zu verankern. Befestigen Sie die Schrauben mittels eines Drehmomentreglers mit 10 Ncm (Torque Driver DIA 250 – Nobelpharma).
2) Unter Verwendung der Vorwälle der vollständig konturierten Wachsaufstellung als Führungshilfe wachsen Sie Verankerungen für die Keramikverblendung auf die Goldzylinder.
3) Bedecken Sie die Goldzylinder mit einer Lage Wachs, um diese damit nach dem Guß zu verstärken. Gleichzeitig vermindert sich das Risiko, daß sie sich unter Belastung verbiegen. Zudem entsteht eine Schicht Bondingmetall, da sich die Keramik nicht direkt mit den Zylindern verbindet.
4) Wenn die Zylinder verlötet werden müssen, gießen Sie, wie oben beschrieben, alternierende Einheiten für konventionelle Restaurationen (siehe Abb. XIX.5, Seite 738).

Abschlußränder

1) Bestimmen Sie die Breite der Metallkragen und an welchen Stellen aufgesetzte Keramik-Abschlußränder erforderlich sind, indem Sie die gingivalen Konturen und die Lachlinie des Patienten kennzeichnen.
2) Benutzen Sie ein Kompaktmodell mit erhaltenem Gingivalsaum, oder ein Weichgewebsmodell, um zu kontrollieren, daß der linguale/palatinale Kragen nicht über- oder unterkonturiert wird.

Ausarbeitung der Wachsmodellierungen
Für Inlays, Onlays und Vollgußkronen

1) Überbauen Sie leicht okklusale und approximale Kontakte.

2) Verfeinern Sie die anatomischen Konturierungen.
3) Kontrollieren Sie nochmals den Sitz auf dem Meister-Stumpfmodell.
4) Polieren Sie das Wachs durch Wärmeanwendung und sorgen dafür, daß es frei von Verunreinigungen und Porositäten ist.

Für metallkeramische Substrukturen

1) Benutzen Sie den Vorwall, um die Formgebung zu überprüfen. Stellen Sie sicher, daß angemessene Abstützung und genügend Platz für die Keramikverblendung vorhanden ist.
2) Überprüfen Sie, wo zutreffend, Größe und Lage der Lötverbindungen und überbauen ein wenig die okklusalen und approximalen Kontakte.

Ausarbeitung der Wachsabschlußränder

1) Reinigen Sie den Meister-Modellstumpf mit dem Dampfstrahl.
2) Kennzeichnen Sie die Abschlußkante der Präparation mit einem klar zeichnenden Markierungsstift (Margin Liner – Belle de St Claire).
3) Benutzen Sie ein Stereomikroskop mit 10facher Vergrößerung und überprüfen die Innenfläche des Wachsmodells auf Hohlräume oder Rückstände.
4) Schneiden Sie den Abschlußrand um 2 mm zurück. Benutzen Sie hierfür eine scharfe Skalpellklinge, um ausgefranste Kanten oder eine Verformung des Wachsmodells zu vermeiden (Abb. XI.1e).
5) Isolieren Sie das Stumpfmodell (Lubritex Nr. 12 – Whip Mix) und lassen es trocknen.
6) Setzen Sie die Wachsmodellierung auf das isolierte Stumpfmodell.
7) Verwenden Sie Zervikalwachs (Bego), um den Abschlußrand, leicht überbaut, bis an die Präparationskante wieder anzuschwemmen (Abb. XI.1f).
8) Tragen Sie das Wachs stetig fließend auf. Das Wachs darf danach nicht wieder angeschmolzen werden, um das Risiko von Luftblasen und Verformungen zu vermeiden.
9) Mittels eines Stereomikroskopes bei 10facher Vergrößerung streichen Sie mit einem Hollenback-Modellierinstrument das überschüssige Wachs an dem Präparationsrand glatt. Führen Sie das Modellierinstrument angewinkelt, wodurch ein überkonturierter Zervikalabschluß an dem Wachsmodell entsteht. Dies erleichtert die Ausarbeitung des Gußobjektes (Abb. XI.1g und XI.1h).
10) Kontrollieren Sie mit einem Stereomikroskop bei 10facher Vergrößerung überstehende Ränder, offene Randabschlüsse und Porositäten. Wenn Sie mit dem Randabschluß unzufrieden sind, nehmen Sie die Wachskappe von dem Stumpfmodell, schneiden den Rand zurück und wachsen erneut auf.
11) Überbauen Sie die Kontaktstellen, wo es angebracht ist.
12) Bringen Sie zur besseren Handhabung Griffstiftchen (Abb. XI.13) oder Schlaufen an (siehe Abb. XII.2, Seite 689).
13) Befestigen Sie ein Gußprofil an der dicksten Stelle des Wachsmodells (siehe Anbringen von Gußkanälen, Seite 679).
14) Nehmen Sie das Wachsmodell vom Stumpf und betten es unmittelbar ein. Wiederholtes Abnehmen und Aufsetzen der Wachsmodellierung auf das Stumpfmodell kann zu Verformungen führen.
15) Um die Wachsform von dem Stumpfmodell abzunehmen, ziehen Sie diese vorsichtig mit einem sauberen Stück Kofferdam, der einen leichten Friktionshalt bietet, herunter. Dabei ist Vorsicht geboten, daß sich die Wachsform nicht verformt.

Aufgesetzte Keramikabschlüsse

1) Arbeiten Sie die Abschlußränder, wie oben beschrieben, aus. Dies sichert einen einwandfreien Sitz des Gußobjektes
2) Schleifen Sie die Hälfte der Stufenbreite der Metallkappe zurück, um die Keramik unterzubringen (siehe Abb. XIII.5a, Seite 693).

Anbringen von Gußprofilen

Falsches Anbringen von Gußprofilen kann eine Vielzahl von Gußfehlern zur Folge haben, wie Löcher oder Vertiefungen, 'Rücksaug'-Porositäten und selbst den Totalverlust des Gußobjektes. Die folgenden Richtlinien sollen dazu beitragen, daß diese Schwierigkeiten vermieden werden.

Allgemeine Richtlinien

1) Benutzen Sie ein Wachsprofil, das in etwa den gleichen Durchmesser, wie der dickste Teil der Wachsform besitzt und befestigen Sie es, wenn irgend möglich, auch in diesem Bereich.
2) Bei Wachsformen, die ein großes Volumen : Mantelfläche-Verhältnis aufweisen (wie z.B. Zwischenglieder) verwenden Sie ein Reservoir mit größerem Volumen und annähernd gleicher Mantelfläche und befestigen dieses mit einem kurzen Gußprofil an der Wachsform. Das Reservoir erstarrt langsamer und verhindert örtlich umschriebene Porositäten.
3) Bauchen Sie das Gußprofil am Ansatzpunkt ein wenig aus; das Metall fließt hierdurch reibungslos in die Form.
4) Vermeiden Sie scharfe Ecken zwischen Gußprofil und Wachsform. Diese Ecken können von der Einbettmasse leicht abbrechen und in dem Guß eingeschlossen werden.
5) Setzen Sie das Gußprofil winkelig an, um Turbulenzen zu vermeiden, wenn das Gußmetall in in die Form eintritt.
6) Befestigen Sie das Gußprofil an der Wachsform, indem Sie deren Oberfläche unmittelbar vor dem Anheften mit

Anhang XI Aufwachsen

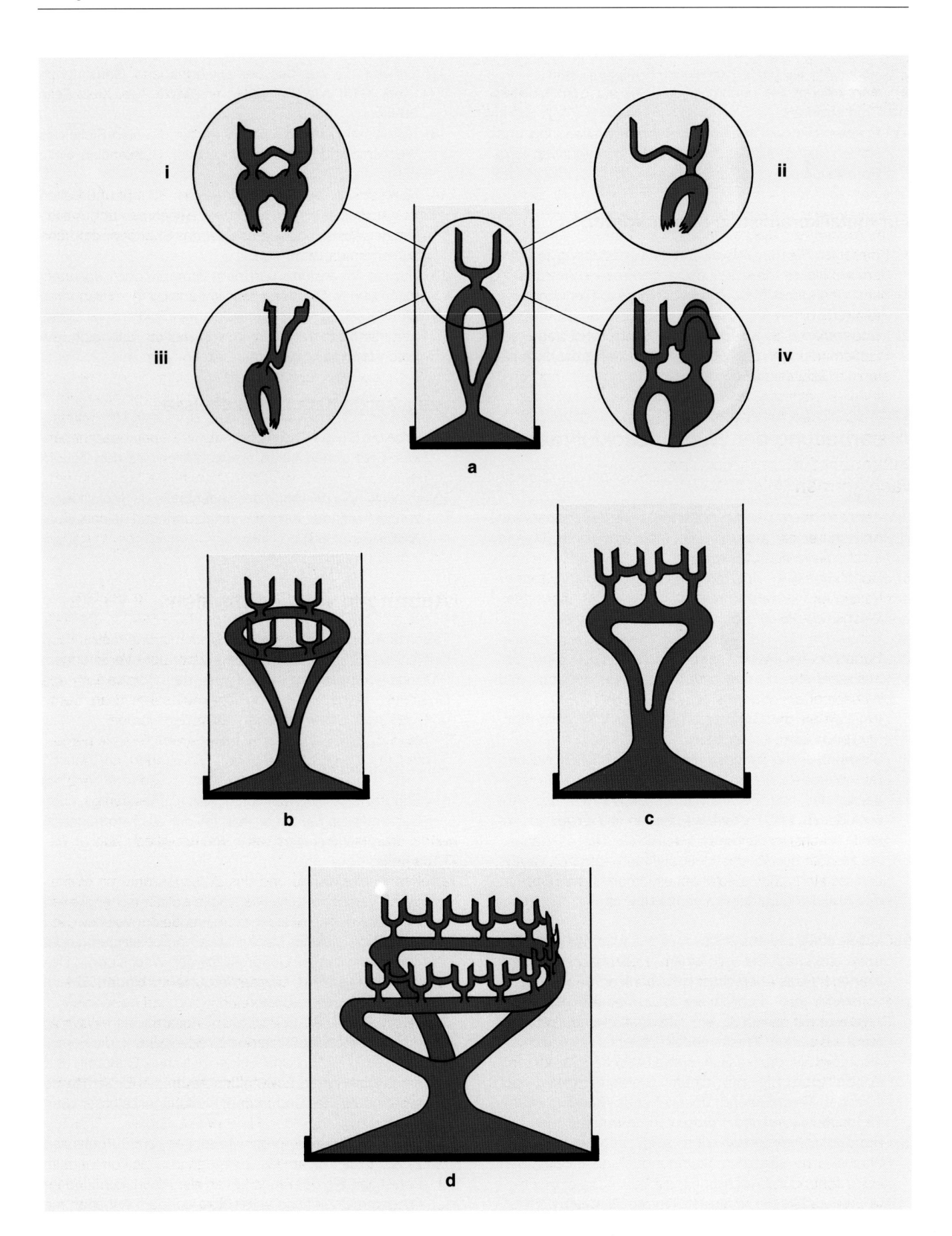

i

ii

iii

iv

a

b

c

d

Abb. XI.16 Beispiele für das Anbringen von Wachsprofilen bei einer Auswahl von Wachsobjekten. a: für eine einzelne Kappe; (i): ein MOD-Inlay oder Krone mit interner Kästchenpräparation; (ii): MOD-Inlay oder Krone mit unterschiedlicher Dicke; (iii): einzelne Metallkeramikkappe; (iv): einzelne Metallkeramikkappe mit angehängtem Zwischenglied; b: mehrere einzelne Einheiten; c: verblockte provisorische Gerüstkonstruktion in einem Sextanten; d: verblockte provisorische Gerüstkonstruktion über den gesamten Kieferbogen.

einer kleinen Menge Wachs (Inlay Wax – Ruscher) anschmelzen. Verschmelzen Sie das Gußprofil mit weiterer Zugabe von Wachs fest am Wachsobjekt.

7) Befestigen Sie das Wachsobjekt indirekt am Gußmuldenformer, um den Metallfluß zu verlangsamen und damit Turbulenzen zu vermindern, wenn das Metall in die Form einfließt. Befestigen Sie eine Schlaufe aus Profilwachs an dem Gußmuldenformer und setzen das Wachsmodell mit einem kurzen sekundären Wachsprofil auf den Schlaufenkopf. Dieser Schlaufenkopf muß ein größeres Volumen : Mantelfläche-Verhältnis aufweisen, als der dickste Teil des Gußobjektes.

Gußkanäle für verschiedenartige Wachsformen (Abb. XI.16)

Keine Wachsform gleicht der anderen und obgleich bewährte Leitlinien für einen qualitativ hochwertigen Guß empfohlen werden, die auf wissenschaftlichen Untersuchungen basieren, sind die Variablen so zahlreich und unterschiedlich, daß letztendlich die Erfahrung des Technikers über das Endergebnis entscheidet.

Inlays und Pinlays (Abb. XI.16a)
1) Schmelzen Sie ein 3 mm langes und 2,5 mm Ø Wachsprofil an den Kopf einer Schlaufe aus einem 4 mm Ø Wachsprofil, die zuerst am Gußmuldenformer angebracht wird.
2) Befestigen Sie die Vorrichtung an der Okklusalfläche und korrigieren nach dem Guß die okklusale Konturierung.
3) Wenn der dickste Teil der Wachsform stärker als das 4 mm Ø Wachsprofil erscheint, verdicken Sie mit Wachs die Schlaufe an der das Gußobjekt angebracht wurde, bis diese ein größeres Volumen einnimmt und als Reservoir dient, aus dem der Guß gespeist wird.

MOD-Inlays (Abb. XI.16a)
1) Verfahren Sie zum Anbringen von Gußkanälen nach der gleichen Methode, wie oben beschrieben.
2) Schmelzen Sie das Wachsprofil an der approximalen Randleiste mit der größten darunterbefindlichen Wachsmenge fest.
3) Vermeiden Sie, die okklusalen anatomischen Strukturen zu beschädigen.

Vollguß-Goldkronen mit internen approximalen Kastenpräparationen (Abb. XI.16a [i])
1) Sehen Sie an beiden approximalen Randleisten Gußkanäle vor und verwenden, je nach Volumen der Wachsform, entweder 2,5 mm Ø oder 3.0 mm Ø Wachsprofile.
2) Fügen Sie im Abstand von 3 mm von den Ansatzpunkten an den Kronen entfernt Reservoirs hinzu und achten darauf, daß deren Volumina größer als die Kastenpräparationen sind.

Vollguß-Goldkronen ohne interne Kastenpräparationen (Abb. XI.16a [ii])
1) Verfahren Sie zum Anbringen von Gußkanälen nach der gleichen Methode, wie oben beschrieben.
2) Wenn die Wachsform einheitlich ziemlich die gleiche Dicke aufweist, fügen Sie das Wachsprofil an einer funktionell vertretbaren Stelle an (z.B. bei einem Unterkiefermolaren an der lingualen Fläche eines lingualen Höckers).
3) Besitzt die Wachsform keine einheitliche Dicke, setzen Sie das Wachsprofil an die dickste Stelle.
4) Bei großvolumigen Wachsmodellen verwenden Sie anstelle von 2,5 mm Ø Wachsprofilen 3,0 mm Ø starke Gußstifte.

Einzelne metallkeramische Kappen (Abb. XI.16a [iii])
1) Schmelzen Sie ein 3,0 mm langes Stück Profilwachs von 3,0 mm Ø an die labiale Fläche der Kappe dicht unterhalb der Schneidekante. Verbinden Sie dieses kurze Stück Profilwachs mit einer Schlaufe von 4,0 mm Ø, jedoch nachdem Sie die Schlaufe zuerst an dem Gußmuldenformer befestigt haben.
2) Wenn die Gußkappe zur Aufnahme von Keramik hergestellt wurde, gleichen Sie den Mehrbedarf an Wachs durch Verdicken der Wachsschlaufe an der Verbindungsstelle aus und schaffen damit ein Reservoir.

Metallkeramische Kappe mit Zwischenglied (Abb. XI.16a [iv])
Versehen Sie die Kappe und das Zwischenglied mit einem Wachsprofil, wie oben. Die Reservoirs sollten ein größeres Volumen einnehmen, als die entsprechende Kappe oder das Zwischenglied.

Mehrere einzelne Metallkeramikkappen (Abb. XI.16b)
Schmelzen Sie die Kappen an einen Ring und positionieren diese so, daß die Verbindung des Ringes mit den Wachsprofilen des Gußmuldenformers gemieden wird.

Metallkeramikkrone mit Metallkaufläche (Abb. XI. 16a)
Schmelzen Sie das Wachsprofil dicht unterhalb der Höckerspitze an. Verwenden Sie ein Wachsprofil von 3,0 mm Ø und 3,0 mm Länge, um das Gußobjekt an der Schlaufe aus 4,0 mm Ø Wachsprofil zu befestigen. Verdicken Sie die Schlaufe zu einem größeren Volumen als die entsprechende Krone oder das Zwischenglied aufweisen.

Verblockte Kappen – provisorische Restaurationen (Abb. XI.16c und XI.16d)

1) Schmelzen Sie 3,0 mm lange Wachsprofilstücke von 2,5 mm Ø oder 3,0 mm Ø an die Schneidekanten der Kappen und Zwischenglieder rund um den Kieferbogen. Die Anzahl der Einheiten und Zwischenglieder bestimmt die Anzahl der Wachsprofile, und die Größe der Kappen oder Zwischenglieder bestimmt, welche Wachsprofilstärke verwendet wird.
2) Befestigen Sie das so vorbereitete Gerüst an einer Profilwachsschlaufe von 4,0 mm Ø. Danach verbinden Sie die Schlaufe mit dem Gußmuldenformer.

Restaurationen, abgestützt auf osseointegrierten Fixturen

Befestigen Sie Wachsprofile von 0,8 mm Ø Stärke 0,5 mm unterhalb der Kante jedes mit Wachs bedeckten Goldzylinders jeweils an 4 Punkten rund um den Kieferbogen. Diese Profile dienen als Gasabzugskanäle und verbessern den Fluß des geschmolzenen Metalls an die Kanten der Zylinder.

Die Lage der Wachsobjekte im Gußring

1) Positionieren Sie die Wachsform nahe an die Oberkante des Gußringes, um das Abziehen von Gußgasen zu ermöglichen.
2) Setzen Sie das Gußobjekt so mittig wie möglich und mit den Abschlußrändern in der Gußmuffel nach oben gerichtet. Gleichmäßige Dicke der Einbettmasse rund um das Gußteil gewährleistet eine einheitliche Expansion.
3) Sorgen Sie bei mehreren Gußobjekten dafür, daß diese von Einbettmasse mit gleichbleibender Dicke umgeben sind. Vermeiden Sie dünne Einbettmassesektionen innerhalb der Gußmuffel, da diese aller Wahrscheinlichkeit nach abbrechen.

Literaturhinweis

1. Ludeen, Harry C. DDS. Introduction to Occlusal Anatomy. L&J Press, Gainsville. Florida 1969; pp-2.

Anhang XII

EINBETTEN, GIESSEN UND AUSARBEITEN

Einbetten

Oberflächenentspannung

Gußmuffelauskleidung

Einbettmassen

- gipsgebundene Einbettmasse (Lustre Cast – Kerr)
- phosphatgebundene Einbettmasse (Ceramigold – Whip Mix)

Allgemein übliche Einbettungsmethode

Gießen

Ermittlung der Menge des benötigten Metalls

Vorbereitung des Metalls

Ausbrennen

- bei gipsgebundener Einbettmasse
- bei phosphatgebundener Einbettmasse

Gießen (Vakuum-Druckguß)

Ausbetten

Gußfehler

- Fehlgüsse (teilweise/vollständige);
- eingerollte Ränder;
- Porositäten;
- Gußfahnen;
- Gußperlen;
- Grübchen;
- Verunreinigungen (Oxide/Kohlenstoff);
- Überexpansion;
- Unterexpansion;
- Verformung (Unterschnitte/Fehlbehandlung/Temperatur).

Ausarbeiten

Allgemeine Ausarbeitungsvorgänge

Gelbgoldlegierungen

- Stumpfmodelle;
- Inlays, Onlays, Pinledges;
- Kronen;
- Metallgerüste für provisorische Restaurationen;
- Metallgerüste für Prothesen auf osseointegrierten Fixturen.

Metallkeramiklegierungen

- Vorbereitung des Metalls für eine Einprobe;
- Metallkauflächen;
- Keramik-Metallübergänge;
- Vergolden.

EINBETTEN

Oberflächenentspannung

Tragen Sie auf das Wachsmodell eine Lösung zur Oberflächenentspannung und Vermeidung von Luftblasen auf (Aurofilm – Bego) und trocknen den Auftrag gründlich. Die Lösung verringert die Oberflächenspannung des Wachses und ermöglicht die 'Befeuchtung' der Oberfläche. dies vermindert die Anzahl der kleinen Gußperlen, die sich auf der Metalloberfläche bilden.

Gußmuffelauskleidung

1) Versehen Sie den Gußring mit einer Auskleidung.
2) Befeuchten Sie die Auskleidung, um zu verhindern, daß diese Flüssigkeit aus der Einbettmasse absorbiert wird. Eine Veränderung des Pulver/Flüssigkeitsverhältnisses ändert die Expansion der Einbettmasse.
Die Muffelauskleidung (Heraeus) dient als Druckkissen und sorgt dafür, daß die Einbettmasse horizontal in der Gußmuffel expandieren kann.
Ohne Auskleidung wird die Expansion durch die offenen Enden des Gußringes nur in vertikale Richtung gelenkt. Dies kann dazu führen, daß die Form bricht; die Folge sind Gußfahnen am Gußobjekt.
Art und Dicke des Auskleidungsmaterials übt ebenfalls eine Wirkung auf die Expansion[1] aus.

Einbettmassen

Gipsgebundene Einbettmasse
(Lustre Cast – Kerr)

1) Für den Guß von Gelbgoldlegierungen (True Cast Hard – Englehard) verwenden Sie eine gipsgebundene Einbettmasse; ebenso für Gold/Silber/Palladium-Legierungen (Palliag M – Degussa).
2) Mischen Sie die gipsgebundene Einbettmasse (Lustre Cast – Kerr) mit destilliertem Wasser (60 g Lustre Cast auf 18 ccm Wasser) im Vakuum 30 Sekunden lang.
3) Rütteln Sie die Masse unter Vakuum weitere 15 Sekunden.

Phosphatgebundene Einbettmasse
(Ceramigold – Whip Mix)

1) Für den Guß von Metallkeramiklegierungen (Degudent Universal – Degussa) verwenden Sie eine phosphatgebundene Einbettmasse.
2) Mischen Sie die phosphatgebundene Einbettmasse (Ceramigold – Whip Mix) mit der entsprechenden Flüssigkeit (Special Liquid Concentrate – Whip Mix), (60 g Ceramigoldpulver mit 13 ccm Special Liquid) 45 Sekunden lang.
3) Rütteln Sie die Masse unter Vakuum weitere 15 Sekunden.

Allgemein übliche Einbettungsmethode

1) Tragen Sie die Einbettmasse mit einem feinen Pinsel (01 Marderhaar) unter leichten Rüttelbewegungen auf das Wachsmodell auf und lassen diese an der Innenseite der Kappe herunterfließen, indem Sie vom Boden her auffüllen. Diese Maßnahme vermeidet Lufteinschlüsse im Inneren der Kappe.
2) Pinseln Sie die Einbettmasse auf die Okklusalfläche, um Lufteinschlüsse auf der Oberfläche zu vermeiden.
3) Setzen Sie die Gußmuffel in den Gußmuldenformer, lassen die Einbettmasse entlang der Innenseite der Gußmuffel herabfließen, füllen diese vom Boden her auf und drängen somit die Luft in der Gußmuffel nach oben heraus.
4) Offenendige Kappen (z.B. Fixturenzylinder) werden von unten mit Einbettmasse beschickt, während sich die Gußmuffel anfüllt.
5) Lassen Sie die Einbettmasse 1 Stunde lang abbinden. Wenn sie längere Zeit aufbewahrt werden soll, legen Sie die Muffel in eine Feuchtkammer.
6) Beschneiden Sie die abgebundene freiliegende Oberfläche der Einbettmasse am Kopf der Gußmuffel. Die Einbettmasse wird damit ein wenig poröser und unterstützt das Austreten von Gasen in der Phase der Wachsaustreibung.
7) Entfernen Sie den Gußmuldenformer.

GIESSEN

Ermittlung der zum Guß benötigten Metallmenge

1) Wiegen Sie ein Test-Wachsmodell – (ein flaches Stück Wachs genügt).
2) Notieren Sie das Gewicht.
3) Bringen Sie an dem Wachsmodell Gußprofile an, betten ein und gießen das Objekt in dem entsprechenden Metall.
4) Entfernen Sie die Gußstifte und wiegen das Gußobjekt.
5) Berechnen Sie für dieses Metall das Verhältnis von Metall : Wachs (z.B: wenn ein 0,5 g schweres Wachsmodell ein 10 g schweres Gußobjekt erzeugt, beträgt das Verhältnis dieses Metalls zum Wachs 20 : 1).
6) Um Verarbeitungsfehler zu berücksichtigen, wiederholen Sie mehrmals diese Bestimmung für jede Metallegierung und erstellen sich Durchschnittswerte. Das Verhältnis hängt von der Dichte des verwendeten Metalls ab.
7) Führen Sie Aufzeichnungen für das Metall : Wachsverhältnis für jedes verwendete Metall.

Die Anwendung dieser Ergebnisse

1) Ermitteln Sie das Gewicht des Gußmuldenformers.
2) Bringen Sie das Wachsmodell an dem Gußmuldenformer an und notieren das Gesamtgewicht.
3) Subtrahieren Sie das Gewicht des Gußmuldenformers von dem Gesamtgewicht, um das Gewicht des Wachsmodells einschließlich der Gußprofile zu erhalten.
4) Setzen Sie für das vorgesehene Metall das Metall : Wachsverhältnis ein und berechnen, wieviel Metall für dieses Wachsmodell einschließlich der Gußprofile erforderlich ist, z.B:
Wachsmodell plus Wachsprofile wiegen 0,7 g
Metall : Wachsverhältnis = 16 : 1
Metallgewicht = 0,7 x 16 = 11,2 g.
5) Fügen Sie weitere 2 g Metall hinzu, wenn ein Gußkegel erwünscht ist, oder lassen diese 2 g weg, wenn kein Gußkegel erforderlich ist.

Das Metall : Wachsverhältnis für drei Metall-Legierungen

Metall-Legierung	Verhältnis	Metallgewicht	Wachsgewicht
Tru Cast Hard	16 : 1	1,6 g	0,1 g
Palliag M	11 : 1	1,1 g	0,1 g
Degudent Universal	18 : 1	1,8 g	0,1 g

Unterschiedliche Wachse üben einen vernachlässigbaren Einfluß auf die Verhältniswerte aus.

Vorbereitung des Metalls zum Gießen

1) Verwenden Sie für jeden Guß wenigstens 50% neues Metall. Wiedereinschmelzen gebrauchten Metalls vermindert die gewünschten Eigenschaften, weil die niedriger schmelzenden Spurenelemente evaporieren.
2) Säubern Sie die Oberfläche des gebrauchten Metalls durch Abstrahlen mit 50 µm Aluminiumoxid und reinigen das Metall durch Dampfstrahlen im Anschluß daran.
3) Vermeiden Sie das Metall zu überhitzen.
4) Verwenden Sie für jedes Metall getrennte Schmelztiegel, um Verunreinigungen auszuschließen.

Ausbrennen
Bei gipsgebundener Einbettmasse
(Lustre Cast – Kerr)

1) Legen Sie die Gußmuffel in einen Vorwärmeofen mit Raumtemperatur (Accu Therm – Jelenko).
2) Programmieren Sie den Ofen so, daß er in 45 Minuten auf 695° C aufheizt.
3) Gießen Sie einzelne Einheiten sobald die Gießtemperatur erreicht ist. Die Temperatur kann jedoch zur Aufheizung für maximal weitere 15 Minuten gehalten werden.
4) Je nach Größe der Gußmuffel lassen Sie zur Aufheizung die Gießtemperatur bis zu 15 Minuten anstehen.
5) Erhöhen Sie die Endtemperatur auf 720° C, wenn Metall angegossen wird, z.B. an Goldzylinder für eine fixturengestützte Gerüstkonstruktion.

Bei phosphatgebundener Einbettmasse (Ceramigold – Whip Mix)

1) Legen Sie die Gußmuffel in einen Vorwärmeofen mit Raumtemperatur.
2) Programmieren Sie den Ofen so, daß er in 1 Stunde auf 740° C aufheizt
3) Halten Sie vor dem Gießen die Temperatur bei Muffelgröße I etwa 30 Minuten. Lassen Sie größere Gußmuffeln bis zu 15 Minuten länger aufheizen.
4) Erhöhen Sie die Endtemperatur auf 850° C, wenn Metall angegossen wird, z.B. an Goldzylinder für eine metallkeramische, fixturengestützte Gerüstkonstruktion.

Gießen
unter Einsatz eines Vakuum/Druckguß-Gerätes (Combilabor – Heraeus)

1) Aufheizen der Tiegelkammer; erhöhen Sie langsam die Temperatur
2) Halten Sie die Tiegelkammer wenigstens 15 Minuten auf der eingestellten Temperatur.
3) Setzen Sie einen Schmelztiegel (Graphittiegel für Edel- oder Halbedelmetalle) in die Tiegelkammer und heizen diese bis zur Rotglut auf.
4) Füllen Sie das Metall in den aufgeheizten Schmelztiegel.
5) Warten Sie bis das Metall zu einer ballförmigen Masse geschmolzen ist und 'verwirbeln' die Schmelze vor dem Gießen.
6) Setzen Sie die Gußmuffel aus dem Vorwärmeofen in das Gußgerät (Heraeus) und gießen.
7) Lassen Sie die Gußmuffel wenigstens noch 1 Minute in dem Gußgerät, bevor Sie den Druck mindern und die Muffel herausnehmen.

Ausbetten
Gelbgoldlegierungen
(True Cast Hard) aus gipsgebundener Einbettmasse (Lustre Cast)

1) Lassen Sie die Rotglut von der Oberfläche des Gußkegels abkühlen und tauchen dann die Gußmuffel zum Abschrecken in kaltes Wasser. Stiftaufbauten müssen vor dem Ausbetten auf dem Labortisch auskühlen.
2) Unter fließendem Wasser reinigen Sie mit einer harten Bürste die verbliebene Einbettmasse.
3) Legen Sie den Guß in erwärmte Beizlösung (Jelpac Pickling Agent – Jelenko), um die Oberflächenoxide zu entfernen.
4) Trocknen Sie das Gußobjekt.
5) Abstrahlen mit 50 µm Glasperlen; achten Sie darauf, die feinen Ränder zu schonen.

Gold-Silber-Palladiumlegierungen
(Palliag M – Degussa) aus gipsgebundener Einbettmasse (Lustre Cast)

1) Lassen Sie das Metall auf dem Labortisch abkühlen, um vor dem Ausbetten eine Wärmehärtung durchzuführen.
2) Säubern Sie das Gußobjekt wie oben beschrieben.

Metallkeramiklegierungen
(Degudent Universal) aus phosphatgebundener Einbettmasse (Ceramigold)

1) Abkühlung auf dem Labortisch.
2) Entfernen Sie die Einbettmasseform aus der Gußmuffel.
3) Trennen Sie die Einbettmasse von dem Gußobjekt mit einigen kurzen Schlägen eines Hornhammers.
4) Strahlen Sie das Gußobjekt mit 50 µm Alumoniumoxid ab, um die restliche Einbettmasse zu entfernen. Achten Sie auf schonende Behandlung feiner Metallränder.

Vorkehrungen zum Schutz der Eigenschaften der Gußlegierung

1) Beizen Sie unterschiedliche Metalle nicht in der gleichen Säureschale. Benutzen Sie Kunststoffpinzetten, um das Gußobjekt aus der Säure zu nehmen.
2) Benutzen Sie zum Beschleifen der Metalle geeignete saubere Schleifsteine, die nicht verschmieren. Überprüfen Sie die Verträglichkeit der Schleifsteine mit dem Metall nach den Angaben des Herstellers.

Für Metallkeramiklegierungen

1) Überprüfen Sie mit einem Stereomikroskop bei 10facher Vergrößerung die Oberfläche, die mit Keramik verblendet werden soll auf gerändelte Kanten, die Verunreinigungen enthalten können.
2) Richten Sie die Oberfläche mit einem braunen Schleifstein (Jota).
3) Strahlen Sie die beschliffene Oberfläche mit 50 µm Aluminiumoxid ab und reinigen diese anschließend mit dem Dampfstrahl.
4) Hantieren Sie nach der Reinigung nicht mehr an dem Gußobjekt.

Gußfehler

Totale Fehlgüsse

- Das Wachsmodell brach während des Einbettens von den Gußprofilen ab;
- zu niedrig erhitztes Metall.

Teilgüsse

- Unvollständiges Ausbrennen der Gußform;
- ungenügende Entlüftung der Gußform;
- ungeeigneter Gießdruck;
- Blockade durch Fremdkörper;
- das Wachsmodell war zu dünn.

Eingerollte Ränder

- Unvollständiges Ausbrennen der Gußform;
- ungenügende Belüftung;
- ungeeigneter Gießdruck;
- untererhitztes Metall.

Porositäten

- Rücksaugeffekt, verursacht durch schnelleres Abkühlen der Gußkanäle als des Gußobjektes;
- übermäßiger Rückstau beim Guß;
- örtlich umschriebene Schrumpfung zwischen dicken und dünnen Gußbereichen infolge fehlerhaft angebrachter Gußprofile.

Gußfahnen

- Diese entstehen als Ergebnis von Rissen in der Gußform am Wachsmodell;
- ungeeignete Auskleidung der Gußmuffel beschränkt die Expansion der Einbettmasse und erzeugt Risse am Wachsmodell;
- ungleichmäßige Dicke der Einbettmasse rund um das Wachsmodell erzeugt Risse an der Gußform;
- Überhitzung, ausgedehntes, oder zu schnelles Ausbrennen kann ebenfalls zu Sprüngen der Gußform führen;

Gußperlen

- Ausgegossene Luftbläschen, die während des Einbettens der Oberfläche des Wachsmodells anhaften.

Grübchen

- Zerstörung der Einbettmasse durch Überhitzung, zu rasches, oder lang ausgedehntes Ausbrennen;
- fehlerhaftes Anmischen der Einbettmasse;
- erodierte Wände der Hohlform durch überhitztes Metall;
- örtliche Schrumpfprozesse.

Verunreinigungen

- Einschlüsse im Wachsmodell;
- Verunreinigungen auf der Oberfläche des Wachsmodells;
- Kohlenstoffüberreste durch unvollständiges Ausbrennen der Hohlform;
- Oxidbildung auf dem Metall während des Gießens;
- erodierte Einbettmasse.

Überexpansion

- Durch falsches Pulver/Flüssigkeitsverhältnis;
- durch Überexpansion der Hohlform während des Ausbrennzyklus.

Unterexpansion

- Falsches Pulver/Flüssigkeitsverhältnis;
- ungenügende Expansion der Hohlform während des Ausbrennzyklus.

Verformung

- Unterschnitte am Stumpfmodell;
- Fehlbehandlung des Wachsmodells;
- Erweichen des Wachsmodells durch überhöhte Temperatur.

Ausführliche Untersuchung von Fehlgüssen, siehe Mackert, 1988[2].

AUSARBEITUNG
Allgemeine Ausarbeitungsvorgänge

1) Das Gußobjekt sollte dem Stumpfmodell passiv aufsitzen. Marginale Randspalte über 40 µm sind klinisch unannehmbar[3].
2) Vor Aufsetzen des Gußobjektes auf das Stumpfmodell überprüfen Sie mittels eines Stereomikroskopes bei 10facher Vergrößerung die inneren und äußeren Paßflächen des Gusses auf Hohlräume, Porositäten, Verunreinigungen (Einbettmasse), Gußfahnen und Gußperlen.
3) Wenn Hohlräume oder Porositäten nahe oder unmittelbar an den Rändern auftreten und wenn diese eine Perforation des Gußobjektes zur Folge haben, oder wenn sie die Konturierung und Ausarbeitung der Restauration beeinträchtigen, wiederholen Sie den Guß.
4) Benutzen Sie einen konischen Fissurenbohrer (007.38 – Jota), um Gußperlen, Gußfahnen oder andere Hindernisse am Gußobjekt zu entfernen.
5) Strahlen Sie die beschliffene Oberfläche mit 50 µm Glasperlen ab und achten darauf, die Ränder zu schonen.
6) Überprüfen Sie das Gußobjekt auf dem Meister-Stumpfmodell. Mängel, die das Aufsetzen verhindern, können sich einstellen, infolge eines verformten Wachsmodells, Unterexpansion des Gusses, einer unterschnittenen Präparation, oder durch andere bestehende Hindernisse auf den Paßflächen.
7) Bearbeiten Sie schrittweise den Guß, bis er vollständig aufsitzt. Untersuchen Sie das Gußobjekt, falls erforderlich, mittels eines Stereomikroskopes bei 20facher Vergrößerung. Wenn umfangreiche Schleifarbeiten notwendig erscheinen, wiederholen Sie den Guß.
8) Ein locker sitzendes Gußobjekt und offene Randabschlüsse können wegen mangelhafter Adaptation des Wachsmodells, Verformung durch unterschnittene Präparationen oder Überexpansion auftreten.
9) Wenn die Randabschlüsse sich bereits für das bloße Auge offen darstellen, wiederholen Sie den Guß.
10) Wenn die Ränder beim Ausbetten oder Sandstrahlen des Gußobjektes gerändelt erscheinen, beseitigen Sie die gezahnten Kanten und überprüfen anschließend die Paßform. Wenn die Präparation eine gerundete Fasung oder eine Abschrägung aufweist und die Ränder kurz, jedoch geschlossen sind, so ist dies akzeptabel. Verfügt die Präparation über eine Schulter und ist der Rand offen, wiederholen Sie den Guß.
11) Vermeiden Sie beim Aufsetzen des Gußobjektes, das Stumpfmodell zu beschädigen, falls der Guß wiederholt werden muß. Das Anpassen der inneren Fläche des Gußobjektes unter dem Mikroskop vor dem Aufsetzen auf das Stumpfmodell gewährleistet im allgemeinen, daß sich der Guß passiv einlagert.
12) Benutzen Sie eine feine Trennscheibe (Jel Thin 9's – Jelenko), um die Gußstifte abzutrennen.
13) Übertragen Sie das Gußobjekt auf das Kompakt-Arbeitsmodell.
14) Verwenden Sie einen Graphitstift, um die approximalen Kontakte zu markieren.
15) Schleifen Sie mit einem Schleifstein und anschließend mit einem Gummipolierer sorgfältig die Approximalflächen ein.
16) Für optimale approximale Verhältnisse werden Kontaktflächen, keine Kontaktpunkte geschaffen.
17) Halten Sie das Modell gegen das Licht und beobachten den Approximalbereich mit einem Auge. Wenn Licht durchtritt, ist der Kontakt verloren gegangen.
18) Kontaktflächen kann man mit Lot wiederherstellen (siehe Löten, Seite 711).
19) Das Einschleifen approximaler Kontakte ist auf einem Kompaktmodell schwierig, weil die mesialen und distalen Kontakte gleichzeitig angepaßt werden müssen und die Einschubrichtung erschwerend hinzukommt.
20) Bei Verwendung eines Systems mit abnehmbaren Stumpfmodellen können mesiale und distale Kontakte individuell angepaßt werden.
21) Trimmen Sie, falls erforderlich, die Innenseite der Gingiva auf dem Modell mit einer Skalpellklinge, um sicherzustellen, daß die Gußkonstruktion vollständig und passiv aufsitzt.
22) Das Unvermögen, das Gußobjekt auf das Kompaktmodell zu übertragen, deutet darauf hin, daß entweder Gipsreste auf dem Modell haften, Verformung des Stumpfmodells, Verformung des Modells oder Verformung beider Unterlagen vorliegen. Ermitteln Sie den Grund vor weiteren Bearbeitungsschritten und korrigieren die Behinderungen. Ein Stumpfmodell in Reserve ist in dieser Situation nützlich.
23) Verwenden Sie Indikationspapier (GHM), um die okklusalen Kontakte zu markieren.
24) Benutzen Sie zum Einschleifen und Ausarbeiten der Okklusion die entsprechenden Bohrer und Schleifsteine.
25) Verwenden Sie Gummipolierer, Gummipolierspitzen und Filzscheiben mit einer entsprechenden Polierpaste, um die äußeren Flächen des Gußobjektes auszuarbeiten. Vermeiden Sie, feine Ränder mit Gummischeiben übermäßig zu polieren; diese sollten im Zustand des Gusses erhalten bleiben.
26) Strahlen Sie Unterteleskope und Metallkauflächen mit Glasperlen von 50 µm ab.
27) Vergolden Sie (Gold Tip – Quayle Dental) metallkeramische Ränder und Okklusalflächen (Abb. XII.6), wo es angebracht ist.

Gelbgoldlegierungen
Unterteleskope
Provisorische Unterteleskope

1) Setzen Sie die Unterteleskope zurück auf das Kompaktmodell und befestigen dieses auf dem Meßtisch.
2) Fräsen Sie mit Hilfe des pantographischen Fräsgerätes (Artiglio) die Unterteleskope mittels einer endgerundeten Fräse (CX486F – Jota) so dicht wie möglich entlang der Ränder.
3) Kontrollieren Sie ständig die Dicke mit einer Mikrometerschraube.
4) Mit Gummipolierern stellen Sie eine leicht konische Form her.
5) Polieren Sie mit Pariser-Rot und Filzscheibe.
6) Die ausgearbeiteten Teleskopkappen werden mit Glasperlen 50 µm mattgestrahlt; schonen Sie die Ränder, die poliert bleiben sollten.

Öffnen des Kopfendes des provisorischen Unterteleskopes

1) Trennen Sie das Kopfende der fertiggestellten Kappe ab, um das Unterteleskop mit Zugang für eine endodontische Behandlung zu versehen.
2) Bearbeiten und polieren Sie die Trennkante mit dem Gummipolierer.
3) Die Kappe kann später als Schablone für einen Stiftaufbau dienen.

Definitive Unterteleskope (Abb. XII.1)

1) Fräsen Sie Teleskopkappen mit einer endgerundeten Fräse (CX486F – Jota), um die Unterschnitte zu beseitigen und die Widerstandsform auszuarbeiten.
2) Verfeinern Sie die Rillen mit einem parallelseitigen Fissurenbohrer (007.36 – Jota).
3) Glätten Sie die Teleskopkappen mit einer Gummiwalze.
4) Polieren Sie mit Pariser-Rot und Filzscheibe.
5) Die ausgearbeiteten Teleskopkappen werden mit Glasperlen von 50 µm mattgestrahlt. Schonen Sie die Ränder, die poliert bleiben sollten.

Inlays und Pinledges

1) Wie zuvor beschrieben, betten Sie die Gußobjekte aus, überprüfen diese und passen sie dem Meister-Stumpfmodell an.
2) Beschädigen Sie nicht die feinen Stiftchen, wenn die Paßfläche des Pinledges nachgearbeitet werden muß.
3) Belassen Sie zur Einprobe den Gußstift am Gußobjekt. Diesen kann man am Behandlungsstuhl entfernen und die Restauration fertigstellen.

Onlays und Kronen

1) Wie zuvor beschrieben, betten Sie die Gußobjekte aus, überprüfen diese und passen sie dem Meister-Stumpfmodell an.
2) Zum Beschleifen des Metalls verwenden Sie rosa Schleifsteine (Corundum – Jota).
3) Verwenden Sie Gummipolierer und Polierspitzen, um die Schleifspuren zu beseitigen.
4) Polieren Sie mit Pariser-Rot und Filzscheibe.
5) Strahlen Sie alle okklusalen Flächen und bukkalen Ränder an 3/4-Kronen mit Glasperlen von 50 µm ab.
6) Als Vorsichtsmaßnahme gegen Verschlucken der Restauration durch den Patienten und um die Abnahme nach der Einprobe zu erleichtern, gießen Sie auf der bukkalen Fläche seitlicher Restaurationen eine kleine Schlaufe an, die von der okklusalen Kontaktfläche entfernt liegt und ohne dem Abschlußrand zu nahe zu kommen, das Zahnfleisch nicht verdrängt. Fädeln Sie einen längeren Faden hindurch, der während der Einprobe der Restauration festgehalten werden kann. (Abb. XII.2).

Metallgerüst für provisorische Restaurationen

1) Betten Sie das Metallgerüst aus und strahlen es mit Glasperlen von 50 µm ab.
2) Überprüfen und passen Sie jede Kappe ihrem entsprechenden Stumpfmodell an.
3) Setzen Sie das Metallgerüst auf das Kompaktmodell. Wenn das Metallgerüst sehr eng anliegt und sich nicht vollständig aufsetzen läßt, entlasten Sie die inneren Paßflächen der Kappen, schonen dabei jedoch die Abschlußränder, bis das Gerüst passiv aufsitzt.
4) Wenn das Metallgerüst nicht richtig sitzt und infolge Gußverformung schaukelt, trennen Sie es auseinander bis alle Komponenten passiv aufsitzen. Nehmen Sie das Gerüst von dem Kompaktmodell, betten es ein und verlöten (siehe Löten, Seite 710).
5) Sind die Präparationen im Verhältnis zueinander unterschnitten und alle Zähne müssen verschient werden, kann man Geschiebeverbindungen zum Einsatz bringen (Abb. XII.3)
6) Trimmen Sie die Bereiche in denen die Gußstifte angebracht waren.
7) Strahlen Sie das Metallgerüst mit Aluminiumoxid von 50 µm ab.
8) Verzinnen Sie das Gerüst (Micro Tin – Danville Engineering) und reinigen es durch Dampfstrahlen in Vorbereitung auf die Verblendung mit Opaquer und Akryl-Kunststoff bzw. Komposit-Kunstharz (siehe Provisorien, Seite 645).

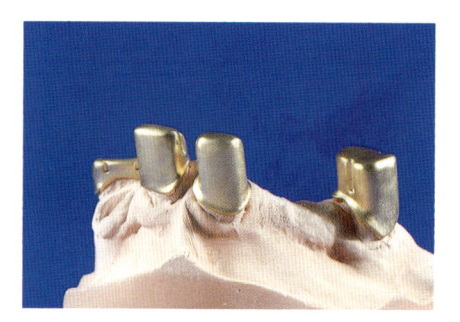

Abb. XII.1 Definitive Unterteleskope. Achten Sie auf die Rille und die gegenseitigen, leicht konischen Wände, die eine gute Widerstandsform bieten. Die Oberflächen wurden mit 50 µm Glasperlen abgestrahlt.

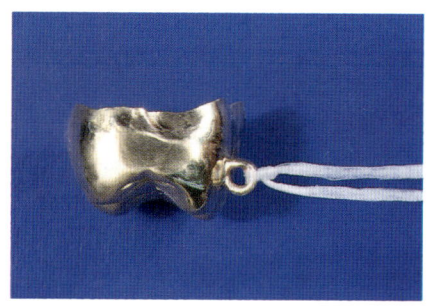

Abb. XII.2 Vollguß-Goldkrone. Beachten Sie die Schlaufe mit eingefädelter Zahnseide. Als Sicherheitsmaßnahme gegen das Verschlucken der Krone wird die Zahnseide während der Einprobe der Krone von der Helferin gehalten.

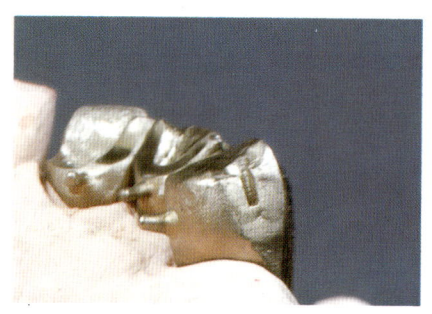

Abb. XII.3 In Fällen, in denen Zähne gelockert oder nicht parallel stehen, können die Einheiten unter Verwendung eines Geschiebes miteinander verblockt werden.

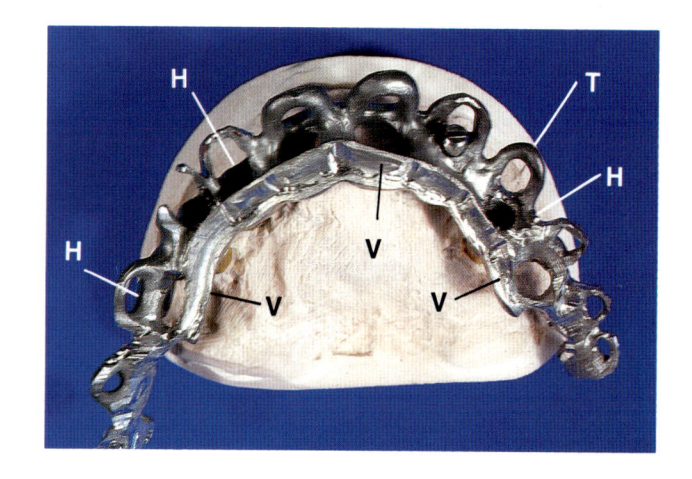

Abb. XII.4 Gerüstkonstruktion für osseointegrierten Zahnersatz. Beachten Sie die L-förmige Gestaltung, die der Konstruktion zusätzliche Widerstandskraft verleiht (V – Vertikalstrebe des Metallgerüstes; H – Horizontalstrebe; T – vertikale Schlaufen zur Zahnretention).

Metallgerüst für Prothesen auf osseointegrierten Fixturen (Abb. XII.4)

1) Betten Sie das Gerüst aus und strahlen es mit Glasperlen von 50 µm ab.
2) Benutzen Sie ein Stereomikroskop mit 10facher Vergrößerung, um die Goldzylinder auf Spuren von Einbettmasse zu untersuchen. Falls erforderlich, entfernen Sie die Einbettmasse durch weiteres Abstrahlen.
3) Setzen Sie das Metallgerüst auf das Meister-Arbeitsmodell und schrauben einen Goldzylinder fest, um den passiven Sitz des Metallgerüstes zu überprüfen.
4) Wenn die anderen Zylinder nicht vollständig aufsitzen, zertrennen Sie das Metallgerüst, nehmen es mit einem Lötabdruck auf und verlöten (siehe Löten).
5) Schrauben Sie Polierkappen oder Pfeilerreplikate auf die Zylinder, um deren Paßflächen zu schützen.
6) Polieren Sie die Unterseite des Metallgerüstes.
7) Strahlen Sie die Oberseite mit Aluminiumoxid von 50 µm ab.
8) Verzinnen Sie das Gerüst und reinigen es durch Dampfstrahlen in Vorbereitung auf die Verblendung mit Opaquer und Akryl-Kunststoff bzw. Komposit-Kunstharz (siehe Prothesen auf osseointegrierten Fixturen, Seite 736).

Metallkeramiklegierungen
Vorbereitung des Metalls für eine Einprobe

1) Nach der Keramikverblendung strahlen Sie das freiliegende Metall mit Aluminiumoxid von 50 µm ab, um Keramikpartikel zu entfernen und danach mit Glasperlen von 50 µm, um eine glänzende Oberfläche zu erhalten.
2) Belassen Sie die Griffstifte an dem Metallgerüst.

Metallkauflächen (Abb. XII.5)

1) Benutzen Sie zum Einschleifen der Okklusalfläche braune Schleifsteine (Corundum – Jota).
2) Zur Ausarbeitung der Fissuren benutzen Sie einen feinen Diamantschleifkörper (862F014 – Jota).
3) Verwenden Sie Gummipolierscheiben (966 – Meisinger) und Polierspitzen (Brownies – Shofu), um Bohrerspuren und Kratzer zu entfernen.
4) Abschließend benutzen Sie eine mit Poliermittel imprägnierte Filzscheibe (Cordent – J.S. Davis), um Hochglanz zu erzeugen.

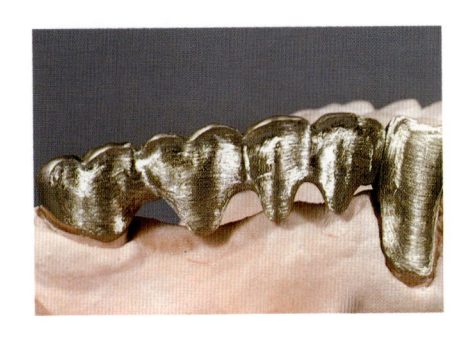

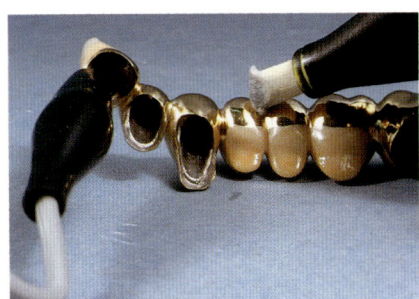

Abb. XII.5 Metallkeramikrestaurationen mit Metallkauflächen.

Abb. XII.6 Vergolden der fertiggestellten Restaurationen (Gold Tip – Quayle Dental).

Keramik-Metallübergänge

1) Verwenden Sie einen feinkörnigen Diamantschleifkörper, um überschüssige Keramik von den freiliegenden Metalloberflächen zu entfernen.
2) Bearbeiten Sie den Keramik-Metallübergang mit Gummipolierern (Cerapol Grey [grobe Körnung] und Pink [feine Körnung] – Technicare).
3) Polieren Sie das Metall mit einer imprägnierten Filzscheibe (Cordent) und polieren die Verblendkeramik mit Diamantpaste (Diaglaze – A. Hansotte).

Ränder

1) Strahlen Sie mit Aluminiumoxid von 50 µm die Innenfläche der fertiggestellten Restauration ab, um die Oxidschicht und möglicherweise vorhandene Keramikpartikel zu entfernen.
2) Mit Glasperlen von 50 µm strahlen Sie Mattglanz auf.
3) Setzen Sie die Restauration auf das Meistermodell und überprüfen die Ränder mit einem Stereomikroskop bei 10facher Vergrößerung.
4) Keramikbrände können marginalen Schwund und offene Randabschlüsse herbeiführen. Bei einer Hohlkehle ist es möglich, die Ränder mit einem Metallanpolierer zu schließen. Polieren sie auf dem Stumpfmodell bis die Ränder geschlossen sind, finieren mit dem Gummipolierer und erzeugen abschließend mit einer imprägnierten Filzscheibe (Cordent – J.S. Davis) Hochglanz.

Vergolden (Abb. XII.6)

1) Bringen Sie Metallränder und Okklusalflächen vor dem Vergolden auf Hochglanz. Wenn die Okklusalflächen einen matten Glanz erhalten sollen, strahlen Sie diese vor dem Vergolden mit Aluminiumoxid von 50 µm ab.
2) Benutzen Sie einen Goldplatierstift (Gold Tip – Quayle Dental), um Metallränder und Kauflächen von Metallkeramikrestaurationen, die nicht in Gelbgold gegossen wurden, zu vergolden.

Literaturhinweise

1. Takahashi J, Okazaki M, Kimura H, Hiraiwa K, Iwakawa Y, Mori S, Joshin K, Moriwaki Y, Doi Y. The accuracy occlusal cusp height in cast crowns. J Prosthet Dent 1983; 50: 392–397.
2. Mackert R J Jr. An expert system for analysis of casting failures. Int J Prosthodont 1988; 1: 268–280.
3. Christensen G J. Marginal fit of gold inlay castings. J Prosthet Dent 1966; 16: 297–305.

Anhang XIII

KERAMIK FÜR METALLKERAMIK-RESTAURATIONEN

Farbwahl
- Allgemeine Maßnahmen;
- Farbbestimmung, Konturierung und Oberflächengestaltung;
- individuelle Farbwahl.

Planung des Keramik-Schichtaufbaus nach einem Arbeitsschema

Methoden des Schichtaufbaus
- Vorbereitung der Aufbrennlegierung;
- Beschichtung der Metallkappe mit Opaquer;
- labialer keramischer Randabschluß

Auftragen der Keramik
- schichtweiser Aufbau;
- alternierende Zähne;
- Keramikschichtung in einen Vorwall;
- Keramik im gegenüberliegenden Kieferbogen;
- Keramikkauflächen – der Gebrauch von Artikulationspaste (Tanaka).

Konturierung und Charakterisierung

Einfärben, Glasieren und Politur

Farbwahl
Allgemeine Maßnahmen

1) Bestimmen Sie vor der klinischen Behandlung die Zahnfarbe am Patienten, weil durch Dehydrierung der Zähne während der Behandlung Veränderungen der Zahnfarbe eintreten können.
2) Betrachten Sie die Zähne vorzugsweise im morgendlichen Tageslicht. Wenn das nicht möglich ist, benutzen Sie farbkorrigierte Leuchtstoffröhren: zwei Röhren zu 4800° Kelvin und sechs zu 5520° Kelvin (Tru-Lite – General Acoustics Ltd.) mit einem Spektralbereich ähnlich dem Tageslicht. Ermitteln Sie die Grundfarbe (Farbton). Idealerweise sollte die Zahnfarbe und die hergestellte Keramik unter den gleichen Lichtbedingungen betrachtet werden.
3) Die Eignung der verfügbaren Lichtquelle kann man mittels einer Metameriekarte überprüfen. Die beiden Bereiche auf der Karte sind so eingerichtet, daß im natürlichen Tageslicht oder bei jedem künstlichen Licht, das den annähernd gleichen Spektralbereich aufweist, nur eine Farbe in Erscheinung tritt. Ungeeignete Lichtquellen zeigen zwei deutlich unterschiedene Farben.
4) Wählen Sie aus der Farbmusterskala des Herstellers den Musterzahn, der mit dem ermittelten Farbton übereinstimmt und halten diesen in nächste Nähe der Zähne.
5) Bestimmen Sie zuerst die Farbe (Farbton). Wenn die Farbe unannehmbar erscheint, probieren Sie andere Farbmuster, bis eine geeignete Übereinstimmung gefunden ist.
6) Bestimmen Sie die Farbsättigung (Chroma).
7) Bestimmen Sie die Helligkeit (Value) aus einer Auswahl von grau bis weiß.
8) Farbsättigung und Helligkeit können leicht bestimmt werden, weil die meisten Hersteller-Farbringe für jede Farbe Musterzähne mit variierender Farbsättigung und Helligkeit anbieten.
9) Nach der Festlegung der Grundfarbe bei Tageslicht, überprüfen Sie die Wahl unter verschiedenen Lichtverhältnissen, um sicherzugehen, daß die gewählte Farbe bei verschiedenen künstlichen Lichtbedingungen noch immer akzeptabel ist.
10) Untersuchen Sie die angrenzenden Zähne auf spezifische Oberflächencharakteristika und Winkelkanten. Verwenden Sie individuell hergestellte Keramik-Farbmuster mit einer Auswahl von Oberflächencharakteristika[2], die mit den Zähnen des Patienten verglichen werden können.

Farbbestimmung, Konturierung und Oberflächengestaltung (Abb. XIII.1)

1) Zeichnen Sie eine Umrißskizze des Zahnes, der restauriert werden soll.
2) Unterscheiden Sie zwischen Hals, Körper und Inzisalbereich und notieren für jeden Bereich die Grundfarbe.
3) Betrachten Sie die angrenzenden Zähne und beziehen

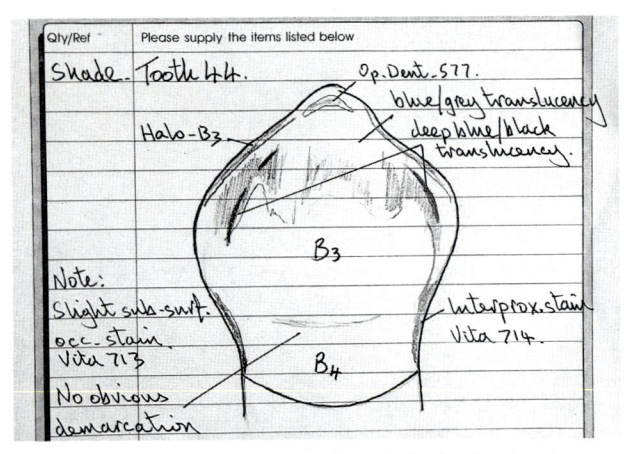

Abb. XIII.1 Laboranweisung – sie übermittelt einzelne Angaben zur Farbe und den erforderlichen Charakterisierungen.

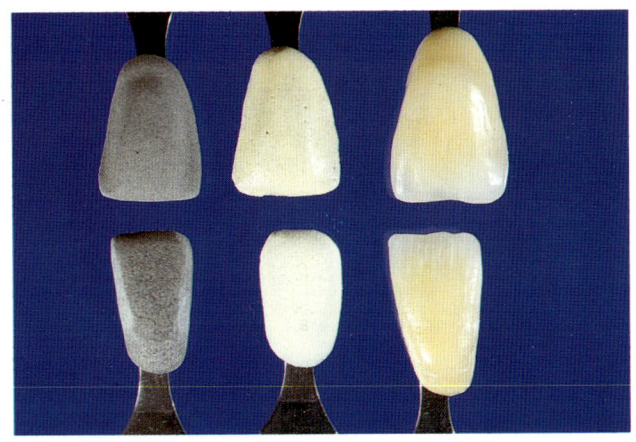

Abb. XIII.2 Individuelle Farbmuster – ergänzen eine Farbmusterring.

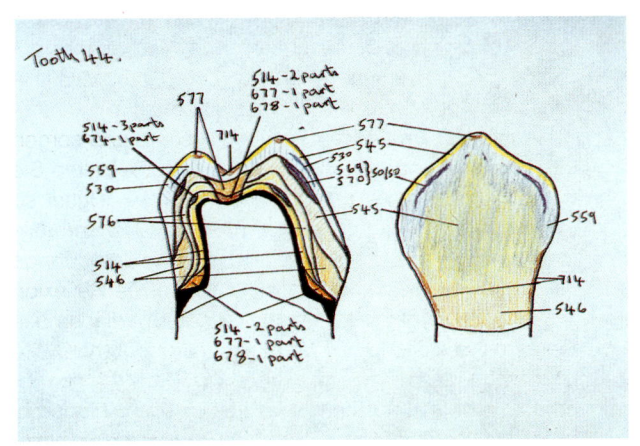

Abb. XIII.3 Arbeitsplan – Auflistung der Pulver, die zur Anwendung gelangen, deren Mengenverhältnisse und Lage, um die verordnete Restauration herzustellen.

Individuelle Farbwahl (Abb. XIII.2)

1) Schichten Sie die ausgewählten Keramikmassen auf einen Metallstreifen aus dem Metall, das für die Restaurationen verwendet wird, oder benutzen Sie alternativ einen metallkeramischen Individualfarbensatz (VMK Individualskala – Vita).
2) Notieren Sie sich die verwandten Pulvermischungen, die Brände und Grenztemperaturen.
3) Vergleichen Sie das Farbmuster intraoral, ändern es, wenn nötig und notieren die vorgenommenen Modifizierungen.
4) Hersteller-Farbmuster können durch Oberflächenbemalung individualisiert werden (Vitachrom 'L' Stains – Vita), indem man die Farben auf der Oberfläche mit einem lichthärtenden Lack (Palavit – Kulzer) fixiert. Für Keramik muß anschließend eine Zusammensetzung gefunden werden, die das individuelle Farbmuster reproduziert. Dies dürfte schwierig zu erreichen sein.

spezifische innere und äußere Charakterisierungen und Winkelkanten in die Skizze ein. Diese Angaben sollten folgende Details einschließen:
Zahnhalsfärbung; interproximale Färbung; Transluzenz – durchscheinend, gräulich, bläulich oder milchig; Abnutzungsgrad, Mamelons, inzisales Dentin, Haloeffekte; Sprünge – Lage und Farbe; andere interne Merkmale; Oberflächencharakterisierung – glatt, wellenförmig, horizontale oder vertikale Rillen (leicht oder ausgeprägt), punktiert (leicht oder stark); Oberflächenglanz – hochglänzend, wenig glänzend oder matt; an Seitenzähnen – Okklusalfärbung und Charakterisierung.
4) Die Farbmusterringe der Hersteller erzielen selten eine präzise Farbwiedergabe und sind bei metallkeramischen Restaurationen auch schwierig zu reproduzieren. Stellen Sie sich, wenn irgend möglich, individuell gefertigte Farbmuster her.

Planung des Schichtaufbaus der Keramik (Abb. XIII.3)

Zeichnen Sie eine Blaupause des Schichtaufbaus einschließlich der anzuwendenden Keramikpulver und Farb-Modifiers, deren Lage im Aufbau, die Mischverhältnisse beim Mischen der Pulver, die Referenznummern des Herstellers für die ausgewählten Pulver, um entsprechend der Verordnung eine vergleichbare Restauration herzustellen. Der Ablauf vollzieht sich folgendermaßen:
1) Zeichnen Sie den Umriß der labialen/bukkalen Oberfläche.
2) Zeichnen Sie den sagittalen Querschnitt.
3) Auf der labialen Oberfläche kennzeichen Sie Zahnhals,

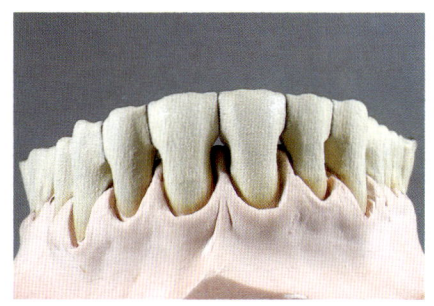

Abb. XIII.4 Opaquerbeschichtete Metallkeramikkappen.

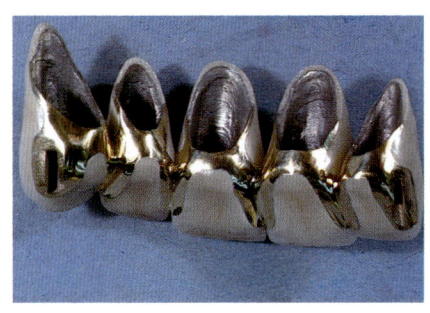

Abb. XIII.5a Postkeramisch verlötete Metallkeramik-Restaurationen mit aufgesetztem labialen Keramik-Abschlußrand.

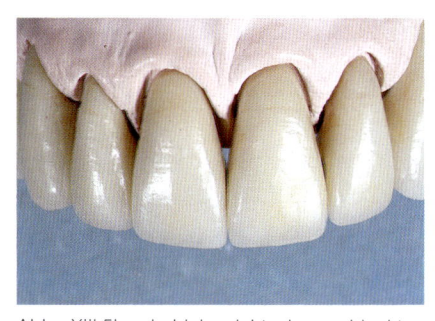

Abb. XIII.5b Labialansicht der verblockten metallkeramischen Restaurationen auf dem Arbeitsmodell. Beachten Sie, daß kein Metall sichtbar ist.

Körper, Schneide, Sprünge, Transluzenz und andere Merkmale.
4) Notieren Sie die Auswahl der Keramikpulver, die für jeden Bereich und für jeden beabsichtigten Effekt benutzt werden.
5) In dem Querschnittdiagramm vermerken Sie:
Opaquer für Zahnhals, Körper und Schneide;
Schulterkeramik, wenn zutreffend;
Opakerdentin;
Dentin;
Schmelz/Dentin;
Schmelz;
Transparentmasse;
Schmelz/Transparentmischung;
Modifiers;
Farben.
6) Notieren Sie:
Farbtöne und Referenznummern der Pulver;
Mischungsverhältnisse;
Referenznummern der Modifier;
Referenznummern der Malfarben.

Methoden des Schichtaufbaus
(unter Verwendung von VMK 68N-Keramik – Vita)

Vorbereiten der Aufbrennlegierung

1) Beschleifen und säubern Sie die Oberfläche der Aufbrennlegierung (siehe Einbetten der Metallkeramik, Seite 686).
2) Entgasen Sie das Metall (Degudent Universal – Degussa) fünf Minuten lang in einem Keramikofen (Docx MK III – Procare) unter Luftzutritt bei 1000° C und lassen es auf dem Labortisch abkühlen.
3) Berühren Sie nach dem Entgasen nicht die Oberfläche des Metalls, um Verunreinigungen fernzuhalten.
4) Benutzen Sie eine Moskitoklemme, um das Gußobjekt an seinem Griffstift aufzunehmen.

Beschichtung der Metallkappe mit Opaquer (Abb. XIII.4)

1) Befeuchten Sie die entgaste Oberfläche mit einer Opaquerflüssigkeit (Paint-On – Vita).
2) Tragen Sie eine dünne Schlemmschicht Opaquer auf und brennen bei 980° C im Vakuum (Docx MK. III – Procare).
3) Fügen Sie die Haupt-Opaquerschicht hinzu und sorgen für die vollständige Abdeckung des Metalls. Halten Sie die Opaquerschicht glatt und im gingivalen Drittel so dünn wie möglich, um maximalen Platz für die Keramikschicht bereitzustellen. Strukturieren Sie die übrige Fläche, um das Licht zu zerstreuen und die Reflexion durch die Keramik, ausgehend von der Oberfläche des Opaquer, so gering wie möglich zu halten. Brennen Sie bei 960° C im Vakuum.
4) Wenn das Metall durch die Opaquerschicht hindurchscheint, fügen Sie gesonderte Opaquerschichten hinzu und brennen erneut bei 960° C.
5) Legen Sie, je nach Bedarf, Zahnhals, Körper und inzisale Opaquer-Modifiers auf.

Labialer keramischer Randabschluß
(Abb. XIII.5a und XIII.5b)

1) Bedecken Sie die Metallkappe mit Opaquer, wie oben beschrieben.
2) Versiegeln Sie die Oberfläche eines unbenutzten Stumpfmodells mit einem Gipsversiegler (Tanaka).
3) Bedecken Sie den Stumpfrand mit einer Keramik-Separatorlösung (Ceramic Separating Pen – Doric).
4) Verkleiden Sie die zurückgesetzte Metallkante mit Opaquer. Dies verhindert, daß die Graufärbung des Metalls durch die Keramikstufe hindurchscheint.
5) Setzen Sie die Metallkappe auf das vorbereitete Stumpfmodell.
6) Schichten Sie auf die Stufenpräparation Schulterpulver (VMK Shoulder Powder – Vita) mit Anrührflüssigkeit (MK Dentine Plus Liquid – Doric). Die Flüssigkeit verleiht der

Keramik eine festere Konsistenz und macht den Auftrag leichter.
7) Pinseln Sie die Pulvermischung bis an den Rand.
8) Entfernen Sie mit einem steifen, trockenen Pinsel den überschüssigen Anteil unterhalb des Randes.
9) Heben Sie die Kappe vorsichtig vom Stumpfmodell.
10) Achten Sie darauf, daß keine Partikel der Schulterkeramik auf dem Stumpfmodell hängen bleiben.
11) Wenn sich die Keramik nicht vollständig von dem Stumpfmodell löst, säubern Sie die Stufe, legen erneut Separator auf und wiederholen die obigen Schritte.
12) Brennen Sie die Schulterkeramik im Vakuum bei 950° C.
13) Überprüfen Sie die Paßgenauigkeit.
14) Fügen Sie unter Wiederholung der obigen Schritte weitere Ergänzungen hinzu, um alle Unebenheiten aufzufüllen und brennen bei 940° C.
15) Prüfen Sie mit einem Stereomikroskop bei 10facher Vergrößerung, daß der Randabschluß dicht ist.
16) Wenden Sie eine der nachfolgend unter 'Auftragen der Keramik' beschriebenen Techniken an und führen die Restauration bis zum abschließenden Glasurbrand.
17) Begutachten Sie noch einmal mit einem Stereomikroskop bei 10facher Vergrößerung die Abschlußränder der glasierten Restauration.
18) Oft kann man infolge Schrumpfung der Keramik eine schmale Öffnung im Glasurstadium beobachten.
19) Mischen Sie eine niedrig schmelzende Keramik (590 – Vita) und Dentinpulver (50:50) mit Vita-Flüssigkeit. Verkleinern Sie die Partikelgröße durch Zerreiben der Pulver mit einem Glas- bzw. Achatspatel in einem Glas- oder Keramikgefäß.
20) Isolieren Sie das Stumpfmodell (Porcelain Separating Pen – Doric).
21) Setzen Sie die Restauration auf das isolierte Stumpfmodell.
22) Streichen Sie die zerriebene Keramikmischung auf den Rand, pinseln diese gegen das Stumpfmodell, füllen den marginalen Defekt und entfernen zugleich die überschüssige Keramikmasse.
23) Heben Sie die Restauration ab. Sollten einige Keramikpartikel auf dem Stumpfmodell festhaften, entfernen Sie die Partikel, isolieren nochmals das Modell und tragen erneut Keramikmasse auf. Wiederholen Sie diese Schritte bis sich die Krone mit den ergänzten Defekten sauber abheben läßt, ohne daß irgendwelche Keramikpartikel auf dem Stumpfmodell zurückbleiben.
24) Brennen Sie unter normalem Luftdruck bei 910° C.
25) Die Ergänzungen werden, falls erforderlich, mit einem Gummipolierer leicht überarbeitet und poliert.

Auftragen der Keramik
Schichtweiser Aufbau

1) Verteilen Sie die vorgesehenen Pulver auf einer geeigneten Palette (Everwet Tray – Renfert).
2) Mischen Sie die erforderlichen Pulver, Modifier und Farben.
3) Halten Sie sich an die vorgeplante Gestaltung.
4) Tragen Sie das Opaquerdentin auf, kondensieren leicht und entfernen mit einem Tuch die überschüssige Flüssigkeit.
5) Bauen Sie mit der Dentinpulvermischung die labiale/bukkale Fläche vollständig auf, kondensieren leicht und entfernen mit einem Tuch die überschüssige Flüssigkeit. Kondensieren Sie nicht zu stark, oder lassen die Mischung austrocknen.
6) Schneiden Sie das inzisale Drittel zurück.
7) Ergänzen Sie die Schneidekante mit lateralen wechselweisen Zugaben von Transparentmasse und einer Mischung 50:50 aus Schmelz- und Transparentmasse. Beginnen Sie approximal mit der Schmelzmasse, gehen über die Zahnoberfläche und enden mit dem Schmelzauftrag auf der gegenseitigen Approximalfläche.
8) Tragen Sie die labiale Oberfläche geringfügig ab, um Platz für interne Modifizierungen und Einfärbungen zu schaffen.
9) Applizieren Sie die Modifier und Einfärbungen, wie in der Skizze vorgesehen.
10) Bedecken Sie diese mit einer lateralen, abschnittsweisen Schichtung von Schmelz, Transparentmasse und einer 50:50 Mischung aus Schmelz- und Transparentmasse. Benutzen Sie Farben oder Modifiers, um, je nach Erfordernis, Rißlinieneffekte innerhalb des Schichtaufbaus anzubringen.
11) Überbauen Sie inzisal in Anbetracht der Schrumpfung.

Frontzähne

1) Tragen Sie Opaquerdentin auf die palatinale/linguale Seite der Metallkappe und streichen es über den Ansatz zwischen Dentin und Schmelz, um die Demarkation zu verwischen.
2) Bedecken Sie das Opaquerdentin mit Dentinmasse.
3) Tragen Sie, soweit erforderlich, Modifier oder Malfarben auf die palatinale Seite der inzisalen Schmelzmasse auf und bedecken diese mit einer lateralen Schichtung von Transparent- und Schmelzmasse.
4) Fügen Sie nur palatinal an der Schneidekante eine Schicht Transparentmasse an.
5) Nehmen Sie den Keramikaufbau vom Modell.
6) Vervollständigen Sie die approximalen Konturen durch Auftragen von Opaquerdentin, Dentinmasse, Modifier und Farben, soweit erforderlich, und überbauen abschließend mit Schmelz- und Transparentmasse.
7) Applizieren Sie entlang der Schneidekante einen dünnen Auftrag von Dentipulver und führen ihn nach approximal. Dies ergibt einen 'Haloeffekt' innerhalb der gebrannten Keramikmasse.
8) Setzen Sie den Aufbau auf einen Ständer, oder bei Zwischengliedern, vorzugsweise auf einen Brennträger und stellen diesen in einen geeigneten Keramik-Brennofen (Docx MK III – Procare).

9) Wählen Sie ein Temperaturanstiegsverhältnis von 50° C pro Minute, trocknen den Aufbau bei normalem Luftdruck bis 600° C und brennen anschließend im Vakuum bis auf eine Endtemperatur von 940° C. Halten Sie die Keramik auf 940° C für 1 Minute unter normalem Luftdruck. (Die Brandführungen variieren jedoch entsprechend dem Brennofen nach Wahl.)
10) Lassen Sie die gebrannte Keramik in der offenen Brennkammer abkühlen, bis sie zur weiteren Verarbeitung kühl genug ist.

Seitenzähne

1) Tragen Sie Opaquerdentin auf und benutzen im Bereich der Zentralfissur und am Zahnhals dunklere Farbtöne, je nach Erfordernis.
2) Bauen Sie die Zahnhöcker mit Dentinmasse auf und überprüfen ihre Stellung zum Gegenmodell.
3) Schneiden Sie die Dentinmasse zurück und fügen, soweit erforderlich, Modifiers und Farben hinzu.
4) Bedecken Sie den Aufbau mit einer Schmelzschicht und überprüfen erneut die interkuspidalen Kontakte.
5) Untersuchen Sie die Exkursionsbewegungen auf unerwünschte Kontakte, achten jedoch darauf, die Keramikmasse nicht zu beschädigen. Nehmen Sie notwendige Veränderungen vor.
6) Überbauen Sie zur Kompensation des Brennschwundes die interkuspidalen Kontakte.
7) Arbeiten Sie die lingualen/palatinalen Konturen aus, indem Sie Opaquerdentin, Dentinschichten, Modifier, Färbungen, Schmelz- und Transparentschichtungen, je nach Erfordernis, vornehmen.
8) Brennen Sie im Vakuum bei 940° C, wie oben beschrieben (Docx MK. III – Procare).

Schleifarbeiten

1) Strahlen Sie die Innenfläche des Gußobjektes mit Aluminiumoxid von 50 µm leicht ab, um etwaige Keramikpartikel und die Oxidschicht zu beseitigen.
2) Prüfen Sie, ob die Restauration auf dem Stumpfmodell einwandfrei aufsitzt und anschließend, ob sie auch auf dem Arbeitsmodell sitzt.
3) Schleifen Sie überbaute approximale Flächen ein, die verhindern, daß sich die Restauration auf dem Arbeitsmodell einlagert.
4) Benutzen Sie einen Graphitstift, um die Approximalflächen der angrenzenden Zähne oder Restaurationen zu markieren.
5) Setzen Sie die Restauration auf bis der Graphit deren approximale Flächen kennzeichnet.
6) Benutzen Sie einen Diamantschleifkörper oder einen grünen Schleifstein (Siliziumkarbid), um die Kontaktflächen anzugleichen. Markieren und schleifen Sie wiederholt die Kontakte ein, bis die Restauration vollständig einlagert.
7) Halten Sie das Modell gegen das Licht und betrachten den beschliffenen approximalen Kontaktbereich, indem Sie ein Auge schließen. Es sollte kein Licht hindurchtreten.
8) Verwenden Sie einen Bleistift, um überkonturierte Bereiche zu kennzeichnen. Schleifen Sie diese gesondert mit einem Diamantschleifkörper oder einem grünen Schleifstein (Siliziumkarbid) ein.
9) Infolge Schrumpfung, Rißbildung, Porositäten oder Verunreinigungen der Keramik können Nacharbeiten notwendig werden:

Schrumpfung

Alle Keramikmassen schrumpfen während des Brandes. Die Schrumpfung kann man durch Verdichten der Keramikmasse verringern, obwohl die Hersteller für neuzeitliche keramische Massen nur minimale Kondensation fordern. Die zu erwartende Schrumpfung kann durch Überbauen der betreffenden Strukturen kompensiert werden

Inzisale und approximale Bereiche, in denen die Keramikmasse am dicksten auftritt, schrumpfen mehr als labiale/bukkale und palatinale/linguale Gebiete, an denen sie eine relativ dünne Verblendung aufweist. Kompensieren Sie beim Auftragen der Keramik dementprechend.

Rißbildung

Wo Keramik schrumpft, kontrahiert sie in Richtung auf das größte Volumen. Dies kann zu Rissen an dünnen Verbindungen zwischen dickeren Strukturen führen, wie z.B. in Zahnzwischenräumen, Fossae, oder an Keramik/Metallübergängen, an denen die Keramikmasse schwindet

Durchschneiden der Zahnzwischenräume mit einer feinen Klinge vor dem Brand, Ausformen der Fossae durch zusätzliches Aufbauen der Zahnhöcker und leichtes Überbauen der Keramik am Keramik/Metallübergang sind einige Ratschläge, wie man Risse vermeiden kann.

Porositäten

Luftblasen in der Keramikmischung, Lufteinschlüsse beim Auftragen der Keramikmasse, ungenügendes Kondensieren, Flüssigkeitsüberschuß, Zulagen auf ausgetrocknete Keramikmassen und rasche Ofentrocknung sind Faktoren, die in der gebrannten Keramik zu Porositäten führen; sie müssen daher vermieden werden.

Oberflächliche Porositäten kann man manchmal wegschleifen, oder auspolieren, bzw. mit Glasur ausfüllen (siehe Glasieren, Seite 701). Eine durchgehende Porosität schwächt jedoch die Keramik und beeinträchtigt die ästhetische Akzeptanz der Restauration. Oberflächenporositäten führen zu Plaqueansammlungen und Abnutzung; sie sollten daher nicht ignoriert werden.

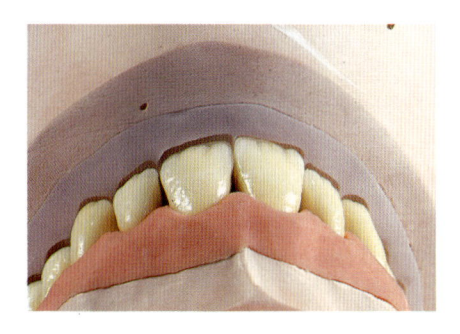

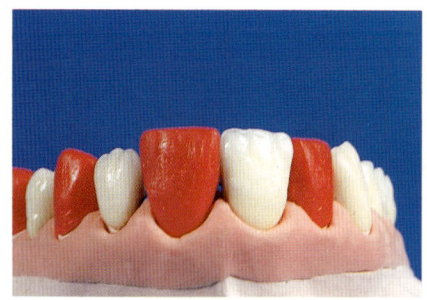

Abb. XIII.6 Die gebrannte Dentinkeramik wird anhand des Vorwalls überprüft, ob genügend Platz für die Schmelzbeschichtung verfügbar ist. Wo der Platz nicht ausreicht, wird das Dentin beschliffen.

Abb. XIII.7 Die vollkonturierte Wachsaufstellung blieb erhalten, und die Keramikkronen werden dagegen gestellt.

Abb. XIII-8 Keramikschichtung in einen Vorwall.

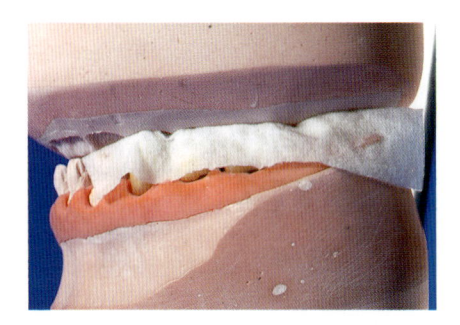

Abb. XIII.8a Die Keramikmasse wurde aufgetragen, ein angefeuchtetes Tuch darübergelegt und die Okklusalflächen mit Hilfe des Vorwalls geprägt; Vorwall und Modell sind in einen Vertikalrelator (Corelator – Denar) montiert.

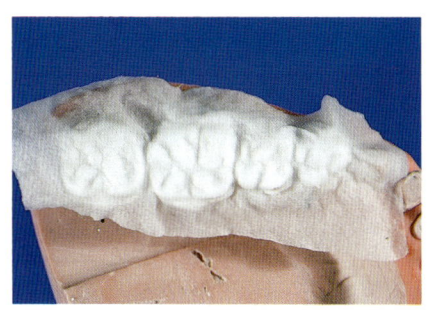

Abb. XIII.8b Die geprägten Keramikkauflächen mit dem noch an seinem Platz befindlichen Tuch; ohne die Keramik zu beschädigen, läßt sich das Tuch abziehen.

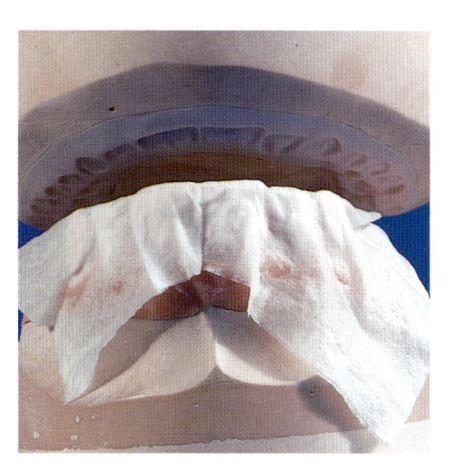

Abb. XIII.8c Mit Hilfe eines Vorwalls geprägte Frontzahnrestaurationen.

Verunreinigungen

Einschlüsse in der Keramik können als schwarze Flecken in Erscheinung treten und sollten vor dem Auftrag von Ergänzungen ausgeschliffen werden. Werden sie nicht beseitigt, können sie während der nachfolgenden Brandführungen verdampfen und zur Blasenbildung in der Keramik beitragen.

Ergänzungen

1) Entscheiden Sie, an welchen Stellen, wenn überhaupt, Keramikschichten angefügt werden müssen.
2) Benutzen Sie Vorwälle (siehe Keramikschichtung in einen Vorwall, Seite 696, Abb. XIII.8) zur Überprüfung.
3) Eine Methode, die Unterbringung der Keramikschichten zu kontrollieren besteht darin, zuerst den zurückgeschnittenen Dentinaufbau zu brennen. Überprüfen Sie diesen anhand des Vorwalls (Abb. XIII.6), beschleifen ihn entsprechend, legen die Schmelzschicht darüber und führen den nächsten Brand durch.
4) Wenn nur minimale Ergänzungen erforderlich sind, reinigen Sie die Keramik mit dem Dampfstrahl und schichten die Ergänzungen direkt auf die gebrannte Keramik.
5) Wenn die Keramik stärker beschliffen wurde, strahlen Sie diese mit Aluminiumoxid von 50 μm ab, reinigen mit Wasserdampf und legen die Schichten selektiv darüber.
6) Brennen Sie die Keramikergänzungen 10° niedriger (930° C) als den ersten Brand. Beschränken Sie die Anzahl der Brände auf ein Minimum, um die ästhetischen Eigenschaften der Keramik zu optimieren. Wenn weitere Ergänzungen notwendig sind, reduzieren Sie die Brenntemperatur nochmals um 10° (920° C). Halten Sie die gleiche Brennfolge ein, wie zuvor beschrieben und vermindern lediglich die Endtemperatur.

Alternierende Zähne (Abb. XIII.7)

1) Beschichten Sie alternierende Zähne entweder auf dem Arbeitsmodell abwechselnd präparierter Zähne (siehe Abb. XI.10a, Seite 669) oder auf dem Arbeitsmodell aller präparierten Zähne (Abb. XIII.7), indem Sie die angrenzenden vollkonturierten Wachsmodelle und Vorwälle nutzen, um Zahnstellung und Zahnkontur zu bestimmen.
2) Führen Sie die alternierenden Einheiten, wie oben beschrieben, bis zum Rohbrand. Der Vorwall von der Wachsaufstellung dient als Führungshilfe zum Aufbau der verbliebenen Einheiten.

Keramikschichtung in einen Vorwall
(Abb. XIII.8)

1) Brennen Sie die Opaquerschicht.
2) Fügen Sie je nachdem Opaquerdentin hinzu und kondensieren.
3) Schichten Sie Dentinmasse auf die inzisalen/okklusalen Flächen der Metallkappen.
4) Legen Sie über die Dentinmasse ein '2-Ply-Tuch' und feuchten es mit einem nassen Pinsel an.
5) Drücken Sie den Vorwall auf die Keramikmasse; das Tuch dient als Separator und verhindert, daß die Keramikmasse daran haften bleibt.
6) Sanftes Klopfen läßt die überschüssige Keramikmasse an den Wänden der Metallkappen herunterfließen und verhindert eine Verdrängen der Keramikmasse.
7) Fahren Sie mit dem Klopfen fort, bis der Vorwall vollständig aufsitzt (Abb. XIII.8a).
8) Klopfen Sie nun auf das Arbeitsmodell mit dem vollständig aufsitzenden Vorwall, um die Keramikmasse zu kondensieren und benutzen ein Tuch zum Aufsaugen der überschüssigen Feuchtigkeit.
9) Nehmen Sie den Vorwall ab und lassen das Tuch auf der ausgeformten Keramik (Abb. XIII.8b und XIII.8c).
10) Heben Sie vorsichtig das Tuch ab.
11) Trimmen Sie die überschüssige Keramikmasse.
12) Schneiden Sie die Fossae zurück und fügen nach Bedarf Dentinmodifier, Malfarben oder Opaquerdentin an.
13) Benutzen Sie ein Tuch als Separator und klopfen erneut den Vorwall auf die Keramik, bis er wieder vollständig aufsitzt.
14) Entfernen Sie den Vorwall und heben das Tuch ab.
15) Bauen Sie die labialen/bukkalen und palatinalen/lingualen Konturen mit Dentinmasse auf.
16) Schneiden Sie die Schneidekanten und die bukkalen, sowie lingualen Flächen der Höcker zurück, um gegebenenfalls Platz für Ergänzungen mit Schmelzmasse zu schaffen.
17) Wo angebracht, applizieren Sie Modifier auf die Dentinflächen.
18) Verfeinern Sie die approximalen Konturen.
19) Brennen Sie, wie zuvor beschrieben, bei 940° C.
20) Überprüfen Sie, ob für die Schmelzschicht genügend Platz vorhanden ist, indem Sie den Vorwall auf die gebrannte Keramik setzen.
21) Wenn nötig, beschleifen Sie den Keramikbrand, um ausreichend Platz zu schaffen.
22) Dampfstrahlen Sie die angepaßte Keramik.
23) Applizieren Sie die Schmelzmasse und alle anderen erforderlichen Ergänzungen.
24) Legen Sie ein angefeuchtetes Tuch über die Aufschichtungen.
25) Klopfen Sie vorsichtig den Vorwall auf die Keramikmasse bis dieser vollständig aufsitzt.
26) Nehmen Sie den Vorwall herunter und heben das Tuch ab.
27) Wo erforderlich, ergänzen Sie die axialen Flächen.
28) Überbauen Sie zur Kompensation der Brennschrumpfung die okklusalen und approximalen Kontakte.
29) Brennen Sie bei 930° C.
30) Alternativ kann man die Schmelzmasse unmittelbar der ungebrannten Dentinschichtung hinzufügen und gleichzeitig mitbrennen. Wenn jedoch Modifier benutzt werden müssen, ist deren zielgenauer Auftrag schwierig, weil die Schmelzschichten darübergeschichtet und geprägt werden müssen.

Labiale Keramik-Vorwälle für Verblendschalen

1) Benutzen Sie einen Vorwall, der entweder intraoral, oder von einem Diagnostikmodell angepaßter, temporärer Verblendschalen hergestellt wurde.
2) Schichten Sie die Keramikmasse, wie oben beschrieben, in den Vorwall, um die bewährten Strukturen der temporären Verblendschalen nachzubilden.

Einschleifen okklusaler Kontakte

1) Setzen Sie das Arbeitsmodell in den Artikulator zurück.
2) Streichen Sie eine Artikulationspaste (Bite 'X' – Tanaka) auf die betreffenden okklusalen Kontaktpunkte des Gegenmodells.
3) Klappen Sie die Modelle zusammen. Tragen Sie an den Stellen, an denen die Artikulationspaste die Keramik nicht markiert, kleine Keramikergänzungen auf und brennen diese.
4) Markieren Sie mit Hilfe von Indikationspapier (Occlusal Indicating Tape – GHM) die Kontakte.
5) Schleifen Sie die Keramikkontakte ein, bis die Zähne sowohl bei abgenommenen wie eingesetzten Restaurationen die Shimstockfolie festhalten.
6) Prüfen Sie, ob alle erforderlichen Okklusalkontakte zustandekommen.
7) Reinigen Sie mit dem Dampfstrahl und trocknen die Keramik.
8) Führen Sie im Artikulator mittels roter Indikationsfolie an den Restaurationen entsprechende Exkursionsbewegungen aus.
9) Verwenden Sie schwarze Indikationsfolie, um bei arretierter Zentrikverriegelung die IP-Kontakte zu markieren. Alle roten Markierungen, die neben den schwarzen sichtbar sind, stellen Interferenzen dar und müssen durch Einschleifen beseitigt werden.

Gegenüberliegende Keramik-Kauflächen (Abb. XIII.9)

1) Fertigen Sie die metallkeramischen Restaurationen mittels eines Vorwalls.
2) Anschließend an die Einprobe stellen Sie die Restaurationen fertig.
3) Modellieren Sie die Wachsaufstellung im Oberkiefer-

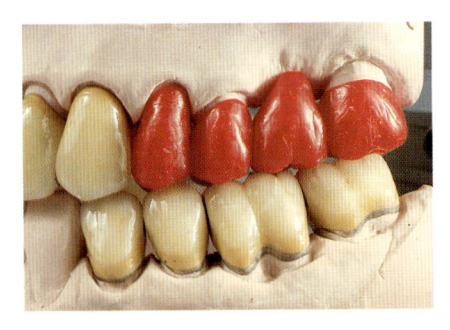

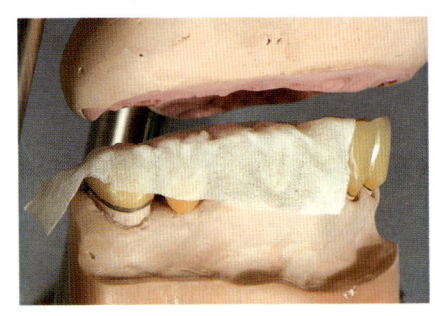

Anhang XIII Keramik für Metallkeramik-Restaurationen

Abb. XIII.9 Gegenüberliegende Keramikkauflächen.

Abb. XIII.9a Fertig ausgearbeitete Wachsmodelle im Seitenzahnbereich des Oberkiefers gegenüber fertiggestellter der Keramik im Unterkiefer.

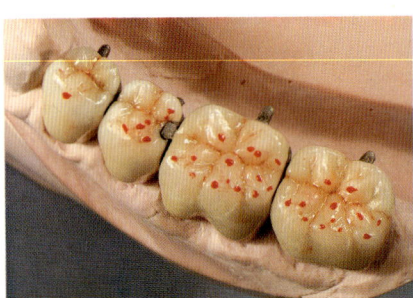

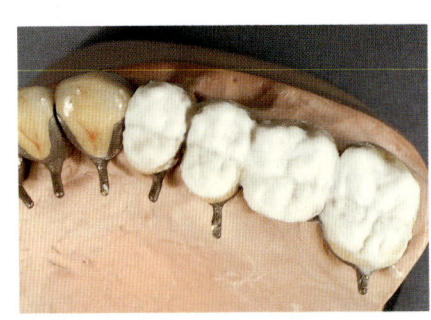

Abb. XIII.9b Schmelzschichtung auf das gebrannte Dentin durch Prägen in einen Vorwall.

Abb. XIII.9c Interkuspidalkontakte auf der fertiggestellten Unterkieferkeramik mit Artikulationspaste (Bite 'X' – Tanaka) markiert.

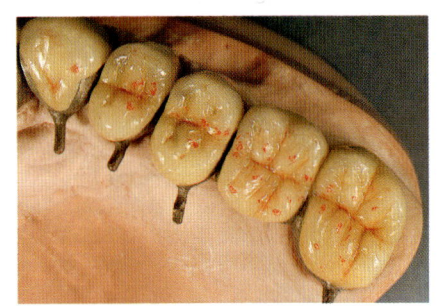

Abb. XIII.9d Die geprägte Schmelzschicht auf den Oberkiefer-Restaurationen.

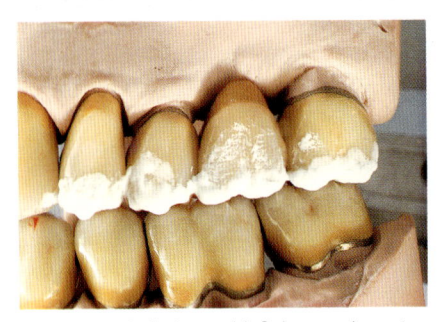

Abb. XIII.9e Artikulatorschluß der ungebrannten Schmelzmasse gegen die markierte Unterkieferkeramik.

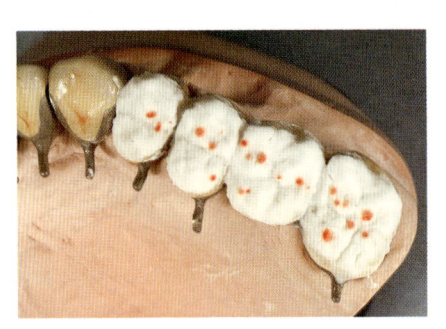

Abb. XIII.9f Die markierten Kontakte auf der ungebrannten Schmelzmasse. Die Kontakte werden leicht überbaut und die Schmelzmasse wird aufgebrannt.

Abb. XIII.9g Die fertiggestellte okklusale Oberkiefer-Keramik. Okklusale Indikationsfolie (GHM) wurde benutzt, um die Kontakte für den Bißausgleich zu markieren. Die eingeschliffenen Stellen werden mit Diamantpolierpaste poliert.

Seitenzahnbereich in Anlehnung an die fertiggestellten mandibulären Restaurationen (Abb. XIII.9a).

4) Fertigen und montieren Sie einen Vorwall von der ausgearbeiteten Oberkiefer-Wachsaufstellung.

5) Schichten Sie die Oberkiefer Keramikmasse in den Vorwall, wie zuvor beschrieben und brennen diese (Abb. XIII.9b).

6) Markieren Sie die erforderlichen IP-Kontakte auf den fertiggestellten Unterkiefer-Restaurationen mittels Artikulationspaste (Bite 'X' – Tanaka) (Abb. XIII.9c).

7) Schichten Sie die Oberkiefer-Schmelzmasse in den Vorwall (Abb. XIII.9f).

8) Schließen Sie den Artikulator mit der ungebrannten Schmelzkeramik gegen die markierten Unterkiefer-Restaurationen (Abb. XIII.9e).

9) Die Artikulationspaste markiert die Kontakte an der ungebrannten Oberkiefer-Keramik (Abb. XIII.9f).

10) Überbauen Sie diese Kontakte ein wenig und brennen die Keramik bei 930° C.

11) Markieren Sie mittels okklusaler Indikationsfolie (GHM) die Oberkiefer-Restaurationen und schleifen Sie diese ein.

12) Färben und glasieren Sie nach der Einprobe die Oberkiefer-Restaurationen und überprüfen diese im Artikulator mit Shimstockfolie gegen die bereits fertiggestellten antagonistischen Restaurationen. Wenn nötig, können kleinere Ergänzungen immer noch vorgenommen, und die eingeschliffene Keramik nachpoliert werden (siehe Politur, Seite 701).

13) Durch die Behandlung zunächst eines Kieferbogens und anschließend die Versorgung des anderen Kiefers mit fertiggestellten Restaurationen werden mögliche Bearbeitungsfehler halbiert.

Abb. XIII.10   Keramikkauflächen. Die Anwendung von Artikulationspaste.

Abb. XIII.10a Die Gegenkaufläche wird mit Artikulationspaste (Bite 'X' – Tanaka) bestrichen.

Abb. XIII.10b Ungebrannter Keramikaufbau mit Markierungen, die durch Kontakt mit dem Gegenzahn zustandekamen. Die Markierungen zeigen die Lage und die Kontakte der Kauhöcker und Fossae

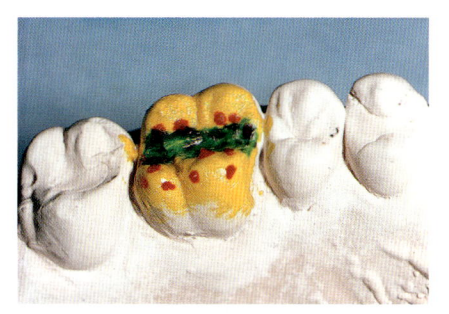

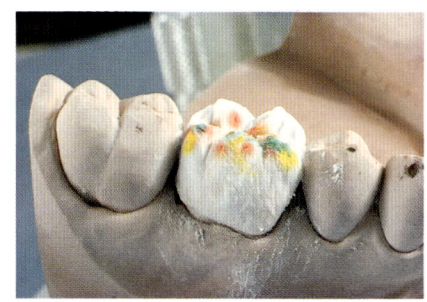

Keramikkauflächen – der Gebrauch von Artikulationspaste (Abb. XIII.10)

1) Montieren Sie das Arbeitsmodell zum Diagnostikmodell in einen halbjustierbaren Artikulator (Denar MK. II – Denar) und führen Gesichtsbogen- und Kieferregistrierungen in korrektem Vertikalabstand durch.
2) Stellen Sie eine Metallkappe her, die ausreichende Abstützung für eine Keramikverblendung bietet.
3) Versehen Sie die Oberfläche der angenzenden Zähne und das Gegenmodell mit einer Oberflächenversiegelung (Stone Surface Sealer – Tanaka).
4) An dem der Restauration gegenüberstehenden Zahn tragen Sie Artikulationspaste (Bite 'X' – Tanaka) auf, um die Zentralfissur grün, die bukkalen und palatinalen/lingualen Höcker gelb und die Kontaktpunkte rot einzufärben (Abb. XIII.10a).
5) Bauen Sie mittels einer Additivtechnik die Keramik auf und modellieren die Lage der Höcker, Randleisten, axialen Konturen und Dreieckswülste.
6) Schließen Sie den Artikulator mit dem Gegenmodell auf die Keramik (Abb. XIII.10b).
7) Wenn der Keramikaufbau korrekt vorgenommen wurde, sollten die okkludierenden Höckerspritzen grün, die Dreieckswülste und axialen Wände gelb und die gewünschten Kontaktpunkte als rote Punkte in Erscheinung treten.
8) Wenn sich die Farben an falschen Stellen abzeichnen, ändern Sie die Gegebenheiten entsprechend und überbauen anschließend die rot gekennzeichneten Kontaktpunkte zur Kompensation der Brennschrumpfung.
9) Brennen Sie die Keramik, wie zuvor beschrieben, bei 940° C.
10) Setzen Sie die gebrannte Restauration auf das Modell zurück.
11) Benutzen Sie Indikationsfolie (Okklusal Indicating Tape – GHM), um die okklusalen Kontakte zu markieren.
12) Schleifen Sie, wie oben beschrieben, die Okklusion ein.
13) Korrigieren Sie mit Malfarben und glasieren die Restauration.

Konturierung und Charakterisierungen

Für die richtige Konturierung von Restaurationen ist es wichtig, daß man über genaue Kenntnisse der natürlichen Zahnformen verfügt und nicht, wie so häufig, über eine Karikatur der Zahnform. Um sich das erforderliche Wissen anzueigen, sollten Hilfsmittel wie extrahierte Zähne, Fotografien der natürlichen Bezahnung, Modelle (Tanakas 'Big Teeth') und Bücher (Wheeler's Atlas of Tooth Form[3]) immer zur Hand sein.

Konturierung

1) Wenn angebracht, benutzen Sie die Fläche eines Bleistifts, um die labialen Kantenwinkel des korrespondierenden Zahnes der anderen Kieferbogenseite zu markieren.
2) Übertragen Sie den Umriß auf die Restaurationen und arbeiten diese dementsprechend aus.
3) Bei mehreren Restaurationen über die Mittellinie hinweg, formen Sie die Restaurationen auf einer Seite des Kieferbogens und benutzen Bleistiftlinien als Orientierungshilfen.
4) Spiegeln Sie die Umrisse auf die korrespondierenden Restaurationen der anderen Seite des Kieferbogens und arbeiten diese entsprechend aus.
5) Betrachten Sie jede Restauration in allen Ebenen: labial/bukkal, lingual/palatinal, von inzisal oder okklusal, mesial und distal und markieren mit Bleistift die Bereiche, die angeglichen werden müssen.
6) Schleifen Sie die gekennzeichneten Gebiete dementsprechend ein.
7) Schleifen Sie die Okklusalkontakte ein und verfeinern anschließend die palatinalen/lingualen Konturierungen.
8) Es sollte nicht nötig sein, die okklusalen anatomischen Strukturen nachzuarbeiten, wenn diese beim Aufbau der Keramik korrekt ausgeformt wurden.
9) Wenn durch Einschleifen Rinnen und Fossae verloren gehen, benutzen Sie feine Diamantspitzen oder kleine umgekehrte Diamantkegel, um die Fissuren nachzuarbeiten.
10) Gleichen Sie die Kontur dem Zahnfleischrand an. Um bei der Ausarbeitung der Zahnfleischpartie der Restauration Unter- oder Überkonturierungen zu vermeiden,

benutzen Sie ein Modell mit abnehmbarem Weichgewebe (siehe Modelle und Stumpfmodelle, Seite 592) als Orientierungshilfe.

11) Manchmal ist es hilfreich, von den Restaurationen auf dem Arbeitsmodell einen Abdruck zu nehmen und davon ein Hartgipsmodell herzustellen (siehe Modelle und Stumpfmodelle, Seite 597). Dieses Modell kann man zur Beurteilung der Konturierung und ästhetischen Akzeptanz der Restaurationen benutzen. Es ist hinsichtlich der Kennzeichnung der Winkelkanten und Oberflächencharakterisierungen von besonderem Wert. Eventuelle Mängel können dann an den Restaurationen behoben werden.

Die Oberflächencharakterisierung wird durch die Art und Weise, wie sich Licht von den Zahnoberflächen reflektiert, beeinflußt. Damit eine Restauration, die man zwischen natürliche Zähne setzt, echt wirkt, müssen Oberflächenstrukturierung ebenso wie Form und Farbe übereinstimmen.

Charakterisierungen

1) Vermerken Sie Oberflächencharakterisierungen auf der Laboranweisung.
2) Benutzen Sie angrenzende Zähne auf dem Modell, um weitere Oberflächencharakeristika zu erkennen.
3) Einige Eigenheiten wie Wülste, Vertiefungen und Zahnhalsverjüngungen können in den Keramikaufbau einbezogen werden.
4) Ziehen Sie zur Kontrolle der Lagebeziehung feine Bleistiftlinien oder Striche auf die Oberfläche der Restauration und gravieren diese mit einem spitz zulaufenden Diamantschleifkörper oder anderen geeigneten Schleifinstrumenten.
5) Verschiedene Oberflächenstrukturen können mit einer Auswahl von Schleifkörpern, Bohrern und Polierern herausgearbeitet werden. Entwickeln Sie eine Auswahl von gestalterischen Elementen und notieren sich die Bohrer, Schleifsteine oder Polierer, die zur Herstellung benutzt wurden. Diese Charakteristika können dann im Bedarfsfall reproduziert werden.
6) Die Charakterisierung sollte idealerweise bei der Einprobe vervollständigt werden, wenn man die Lichtreflexion von der Oberfläche der angrenzenden Zähne zum Vergleich heranziehen kann.

Oberflächenbemalung, Glasur und Politur

Eigentlich sollte die Farbe aus dem Inneren der Restauration kommen und durch die transluzente Schmelzoberschicht hindurchtreten. Wenn jedoch die Farbwahl nicht ganz richtig ausfällt, kann man durch Oberflächen-Malfarben Änderungen herbeiführen. Ebenso können durch begrenzte Oberflächenbemalung feine Details, die an benachbarten Zähnen festgestellt wurden, exakt nachgebildet werden.

Oberflächenbemalung

1) Strahlen Sie die Oberfläche mit Aluminiumoxid von 50 µm ab.
2) Reinigen Sie die Restauration mit dem Dampfstrahl und trocknen diese.
3) Wenn kleine Porositäten in der Oberfläche unter dem Mikroskop erkennbar sind, bestreichen Sie die Oberfläche mit einer Mischung aus Glasurpulver (725 – Vita), und flüssiger Malfarbe (Vitachrome 'L' – Vita).
4) Entfernen Sie mit einem sauberen trockenen Pinsel die überschüssige Glasurmischung und lassen nur die Poren mit den Farbpartikeln ausgefüllt.
5) Falls erforderlich, tragen Sie Oberflächenfarbe auf (Vitachrome 'L' – Vita, oder Biodent Stains – Detrey), die mit mit Farbflüssigkeit angemischt wird.
6) Als Richtschnur für die Oberflächenbemalung beachten Sie folgendes:
   - Wenn die Basisfarbe (Farbton) falsch ist, kann sie durch Auftragen eines Farbüberzugs über die gesamte Oberfläche verändert werden. Dies ist jedoch von der Basisfarbe und der Farbe, die erreicht werden soll, abhängig.
   - Ist die Farbe zu hell (schwacher Farbton), kann man sie durch Zugabe von Oberflächenfarbe dunkler abtönen (Zunahme des Farbtons). Ist jedoch die Farbe zu dunkel (kräftiger Farbton), kann man sie nicht zufriedenstellend heller machen (Farbverminderung).
   - Eine helle Restauration (hoher Helligkeitswert) kann mit grauer oder blauer Oberflächenfarbe abgedunkelt werden (gesenkter Helligkeitswert). Wenn jedoch die Restauration grau erscheint (niedriger Helligkeitswert), kann deren Helligkeit mit Oberflächenfarben nicht zufriedenstellend aufgehellt (verstärkter Helligkeitswert) werden.
   - Ein Zahn, der wegen einer großen Lücke zu breit ist, kann schmaler erscheinen, wenn man eine dunkle interproximale Farbtönung vornimmt, um die labialen Winkelkanten enger zusammenzubringen und sie dann mit Malfarbe hervorzuheben. Um einen guten Effekt zu erzielen, kann man entweder eine durchgehende oder gebrochene feine weiße oder bräunliche Linie auftragen.
   - Die Farbe rosa an approximalen Flächen erzeugt einen intraoralen Schatteneffekt und wird benutzt, um den Zahn zu verschmälern.
   - Die Abgrenzung zwischen Zahnhals und Zahnkörper erreicht man mit einer feinen abgesetzten Linie.
   - Weiße Kalkflecken können ebenso angebracht werden.
   - Sehr feine Haarrisse entstehen, wenn man Linien mit weißer oder brauner Farbe aufträgt und auf beiden Seiten die überschüssige Farbe wegbürstet.
   - Blaue oder graue Farbe kann benutzt werden, um inzisale Transluzenz vorzutäuschen und auch Mameloneffekte zu schaffen.
   - Weiße oder cremfarbene Abtönung entlang der Schneidekante erzeugt einen Haloeffekt.

7) Vermeiden Sie zuviel Flüssigkeit zu verwenden, weil hierdurch die Farbe auf der Oberfläche der Restauration herabläuft oder sich darauf ansammelt.
8) Wenn zu befürchten steht, daß die Farben verlaufen, halten Sie diese auf der Oberfläche, indem Sie die Restauration waagerecht an die Öffnung eines Vorwärmeofens halten, der auf 600° C aufgeheizt wurde, bis die Flüssigkeit verdunstet. Bei kleinen Farbkorrekturen ist dies jedoch nicht erforderlich.
9) Oberflächenfarben sind opak und machen die Restauration lichtundurchlässig, wenn sie im Überschuß zur Anwendung gelangen.
10) Um die Farbe zu fixieren und eine unmittelbare Glasur zu erreichen, brennen Sie 1 1/2 Minuten bei 930° C und normalem Luftdruck
11) Polieren nach Oberflächenbemalung entfernt die Farbe.
12) Auf eine glasierte Oberfläche kann man prinzipiell Farbe auftragen und durch Brennen für 1 Minute bei 910° C und normalem Luftdruck fixieren. Oberflächenfarben, die auf eine glasierte Oberfläche aufgebracht werden, nutzen sich jedoch aller Wahrscheinlichkeit nach eher ab als Farben, die während des Glasurbrands in die Oberfläche eingeschmolzen wurden.

Das Glasieren kann selbsttätig erfolgen oder unter Verwendung von Glasurmasse (725 – Vita), die vor dem Brenngang aufgetragen wird. Temperatur und Zeit wirken sich auf die Intensität der Glasur aus. Je höher die Temperatur und je länger die Zeit, desto intensiver die Glasur. Vermeiden Sie übermäßiges Glasieren, da eine glasähnliche Oberfläche entsteht, durch die das Opaquer hindurchscheint. Das Ergebnis ist eine 'leblos' erscheinende Restauration.

Die Politur kann vor oder nach dem Glasieren vorgenommen werden. Es ist jedoch nicht geklärt, ob eine Politur nach dem Glasieren einen nachteiligen Einfluß auf den Oberflächenwiderstand der Keramik nimmt.

Natürliche Zähne weisen eine Reihe von Endzuständen auf. Um sich über den Typ der Endbearbeitung zu verständigen, teilen Sie diese in Hochglanz, Seidenglanz und Mattglanz ein.

Glasieren

Selbsttätige Glasur

1) Benutzen Sie Aluminiumoxid von 50 μm, um die Oberfläche der konturierten und individuell gekennzeichneten Keramik abzustrahlen.
2) Dampfstrahlen und trocknen Sie die Oberfläche.
3) Brennen Sie bei normalem Luftdruck und 930° C 1 1/2 Minuten lang, wodurch ein schwacher Glanz entsteht.
4) Streben Sie einen schwachen Glanz an, wenn feine Oberflächenstrukturen erhalten werden sollen.

5) Um einen hohen selbsttätigen Glanz zu erreichen, glätten Sie die Keramikoberfläche mit dem Gummipolierer (Cerapol Grey – Technicare) und brennen bei 930° C für 2 Minuten.

Glasurmasse

1) Benutzen Sie Aluminiumoxid von 50 μm, um die Keramikoberfläche abzustrahlen.
2) Dampfstrahlen und trocknen Sie die Oberfläche.
3) Mischen Sie Glasurpulver (725 – Vita) mit Färbeflüssigkeit (Vitachrom 'L' – Vita) zu pastenartiger Konsistenz.
4) Tragen Sie eine reichliche Schicht Glasurmasse auf die Keramikoberfläche und benutzen danach einen sauberen, trockenen Pinsel, um den Überschuß zu entfernen.
5) Brennen Sie 11/2 Minuten bei 930° C.

Politur

1) Benutzen Sie Bimsstein auf einer Baumwollschwabbel, um einen matten Glanz zu erzeugen.
2) Fahren Sie mit der Politur fort und geben eine Universal-Polierpaste auf die Schwabbel (Polierpaste – Ivoclar), um Seidenglanz hervorzubringen.
3) Mit einer Diamantpolierpaste (Diaglaze – Albert) auf einem harten Filzrad erreichen Sie schließlich Hochglanz. Alternativ kann man Gummipolierscheiben (Grey and Pink Cerapols – Technicare, oder den Shofu Poliersatz – Shofu) verwenden, um verschiedene Endbearbeitungsstadien zu erreichen.

Die in diesem Anhang benutzten Brenntemperaturen sind für den in unserem Labor gebräuchlichen Docx-Keramikofen ausgelegt. Sie müssen entsprechend dem Ofen der Wahl gegebenenfalls geändert werden.

Alle in diesem Buch dargestellten metallkeramischen Restaurationen wurden unter Verwendung von VMK 68N (Vita) hergestellt. Im Anschluß an die Herausgabe dieses Textes fiel unsere Wahl auf das Keramiksystem Omega (Vita). Obgleich diese Maßnahme eine Umstellung in der Auswahl der benutzten Pulver und eine Modifizierung der Brennzyklen erforderte, gelten die an dieser Stelle beschriebenen grundsätzlichen Techniken unverändert. Auch die Wahl der Malfarben richtete sich auf Vitachrom Delta (Vita).

Literaturhinweise

1. Winter R. Persönliche Mitteilung 1993.
2. Hubbard J. Persönliche Mitteilung 1988.
3. Ash Major M Jr. In: Wheelers Atlas of Tooth Form, 5th Edition 1984. W B Saunders Company, West Washington Square, Philadelphia.

Anhang XIV

LÖTEN

Ofenlötung

- Postkeramische Lötung;
- Vorbereitung der Einheiten und Einfügen in den Vorwall;
- Einbetten;
- Vorbereitung zum Löten;
- Auflegen des Lotes;
- Löten;
  - alternative Technik zum Verlöten einer zahngestützten Restauration;
  - Verlöten einer fixturengestützten Restauration;
- Problemlösungen.

Löten mit der Gaspistole

- Präkeramische Lötung;
- Metallgerüste;
- gegossene Goldeinheiten;
- Verbindungselemente
  - Geschiebe;
  - Stege.

Löten mit der Bunsenflamme

- Verbindungselemente auf Wurzelkappen;
- approximale Kontakte;
- Reparatur perforierter Kappen.

Anwendungen

- **Ofenlötung** – Anwendung für postkeramische Lötung von hochgoldhaltigen Legierungen.
- **Löten mit der Gaspistole** – Anwendung für das Löten von Metallgerüsten, präkeramische Lötung, Löten von Goldrestaurationen und Halteelementen.
- **Löten mit der Bunsenflamme** – Anwendung für das Löten von Halteelementen auf Wurzelkappen, Auflöten approximaler Kontakte und Reparatur perforierter Goldkappen.

Ofenlötung

(postkeramische Lötung)

1) Entfernen Sie die einzelnen Einheiten aus dem intraoral genommenen Pickup-Lötabdruck (Abb. XIV.1). Im Falle von Prothesen auf osseointegrierten Fixturen entfernen Sie die Einheiten aus dem intraoralen Pickup-Lötabdruck oder aus einem Pickup-Abdruck von einem Modell, welches durch Einsetzen der Fixturenreplikate in Gips von extrem niedriger Expansion (Gnathostone – Zeus) hergestellt wurde.
2) Trimmen Sie mit einem Skalpell alle Unterschnitte im Lötabdruck, welche die Einheiten daran hindern, passiv aufzusitzen. Gefährden Sie jedoch nicht durch übermäßiges Trimmen eine sichere Positionierung.
3) Entfernen Sie lose Gipstrümmer aus dem Lötabdruck.
4) Reinigen Sie die Einheiten mit dem Dampfstrahl.
5) Benutzen Sie ein Stereomikroskop mit 10facher Vergrößerung, um die Lage jeder Einheit und die angrenzenden Einheiten auf genau fluchtende Verbindungsstellen zu überprüfen (Abb. XIV.2). Diese Kontrolle sollte vor dem Einzementieren der provisorischen Restaurationen erfolgen, bevor der Patient den Stuhl wieder verlassen hat. Falls notwendig, könnte ein neuer Lötabdruck genommen werden.
6) Überprüfen Sie den interproximalen Spalt, der sich infolge Zahnbeweglichkeit verändern kann. Wenn der Zwischenraum unzureichend ist, beschleifen Sie die angrenzenden Flächen mit einer Scheibe oder einem Schleifstein und achten darauf, daß sie zueinander parallel und nicht mehr als 0,3–0,5 mm voneinander entfernt stehen. Benutzen Sie ein keilförmiges Klemmstück Keramikmetall, um den Spalt zu überbrücken, falls die Lücke zu groß ist. Ein konisch geformter Metallstreifen läßt Raum für das Lot, ohne daß es durch den Spalt fällt.
7) Wenn der Lötspalt schwer einzusehen ist, z.B. durch umgebende Keramik, halten Sie das Modell gegen eine helle Lichtquelle und blicken mit einem Auge durch den Spalt, während das andere geschlossen ist, oder kontrollieren ihn unter dem Stereomikroskop bei 10facher Vergrößerung.
8) Entlasten Sie die Geschiebeteile, die der Positionierung der Zwischenglieder an die Pfeilereinheiten dienen, um Platz für das Lot zu schaffen (Abb. XIV.3b). Erhalten Sie jedoch sicherheitshalber die mechanische Retention, falls die Lötung mißlingt.

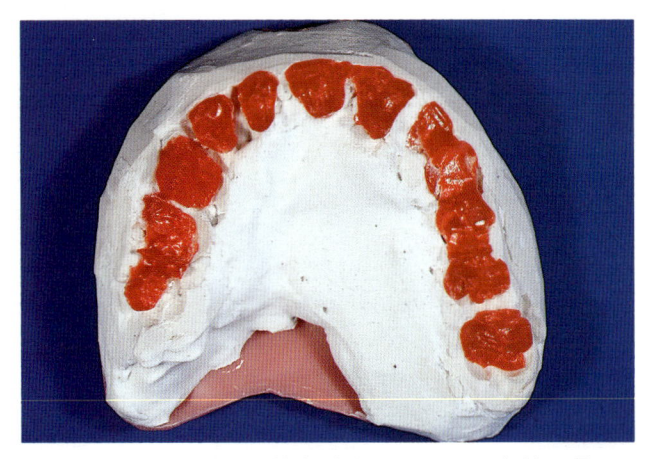

Abb. XIV.1 Lötabdruck aus Abdruckgips von extrem niedriger Expansion (Gnathostone – Zeus) und DuraLay.

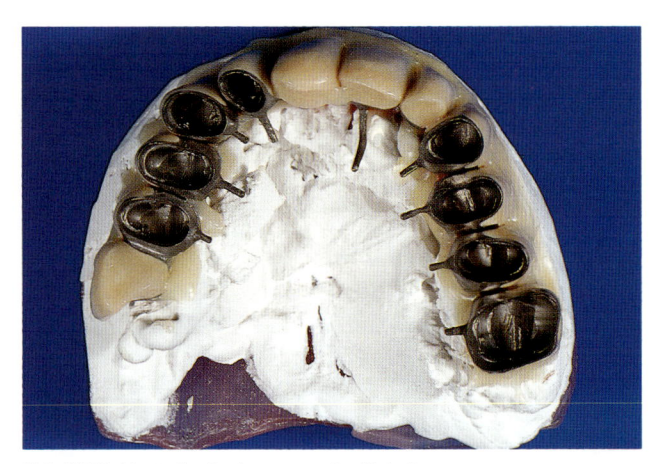

Abb. XIV.2 Kontrolle der Lagerung der Einheiten.

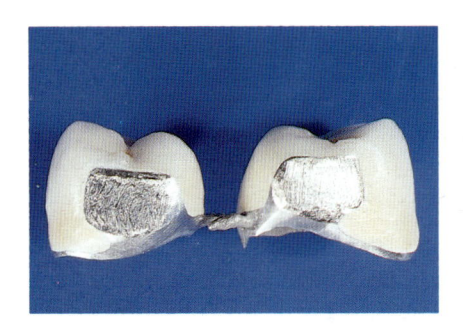

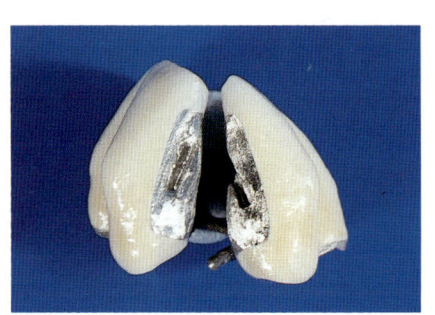

Abb. XIV.3a Der Bereich unterhalb der Lötverbindung wurde mit einer Gummipolierscheibe bearbeitet und die Lötverbindung selbst gereinigt und mit einem braunen Schleifkörper (Korundum) vorbereitet.

Abb. XIV.3b Der Geschiebeschlitz wurde etwas erweitert, damit das Lot einfließen kann.

9) Benutzen Sie Gummipolierscheiben, um das Metallgerüst unterhalb der Lotverbindungen an den Stellen zu glätten, die nach dem Verlöten der Einheiten nicht mehr zugänglich sind (Abb. XIV.3a).
10) Präparieren Sie die Lötflächen mit einem braunen Schleifkörper oder Aluminiumoxid und reinigen anschließend mit dem Dampfstrahl.
11) Setzen Sie jeweils nur eine Einheit in den Lötabdruck und achten darauf, daß die Reihenfolge für nicht-parallele Geschiebeteile mit der Einschubrichtung konform geht.
12) Kontrollieren Sie mit einem Stereomikroskop bei 10facher Vergrößerung, daß jede Einheit passiv aufsitzt und fixieren Sie diese mit Klebewachs. Vermeiden Sie anfließendes Wachs an den Stellen, an denen das Aufsetzen der nächsten Einheit behindert werden könnte. (Lötabdrücke aus Gips müssen trocken sein, andernfalls wird das Wachs nicht haften.)
13) Verschließen Sie alle Lötverbindungen mit Klebewachs, um das Eindringen von Einbettmasse in den Lötspalt zu verhindern.
14) Überziehen Sie die gesamte Keramik mit Wachs, um Kontakt mit der Einbettmasse zu vermeiden und Verunreinigungen der Keramik auszuschließen. Der Wachsüberzug der Keramik nahe an den Abschlußrändern, sollte wenigstens 1–2 mm betragen, da dieser Bereich von Einbettmasse überlappt wird.
15) Blocken Sie die Zwischenglieder mit genügend Wachs aus und vergewissern sich, daß diese nicht von Einbettmasse umschlossen werden.
16) Überziehen Sie alle Teile des Lötabdrucks mit Wachs, die mit Einbettmasse in Berührung kommen könnten, um Anhaftungen zu vermeiden.
17) Schaffen Sie einen von Einbettmasse freien Luftraum rund um die Lötverbindung, indem Sie einen Streifen Weichwachs an der Unterseite jeder Lötverbindung anbringen und nach bukkal/labial bzw. palatinal/lingual führen (Abb. XIV.4).
18) Kontrollieren Sie mit einem Stereomikroskop bei 10facher Vergrößerung, daß die Ränder und die Innenflächen der Einheiten frei von Wachs sind.
19) Wo möglich, sollten die Haltestiftchen an den Zwischengliedern und Pfeilereinheiten vom Lötabdruck freigehalten und nicht mit Wachs überzogen werden. Diese fixieren die Zwischenglieder in der Einbettmasse und bieten Retention für die Pfeilereinheiten.
20) Bei Einheiten auf osseointegrierten Fixturen schrauben Sie rostfreie Stahlreplikate (Standard DCA 175, Estheti-Cone DCA 176 – Nobelpharma) auf die Goldzylinder und ziehen diese mit 10 Ncm fest.

Ofenlötung

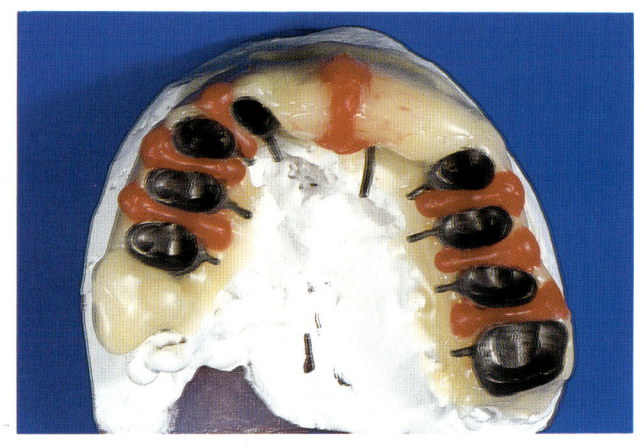

Abb. XIV.4 Die Brückeneinheiten wurden mittels Klebewachs in dem Lötabdruck versiegelt. Die gesamte Keramik wurde mit Wachs abgedeckt, um Kontakt mit der Einbettmasse zu verhindern. Rund um die Lötverbindungen aufgetragenes Plattenwachs schafft einen Luftraum in dem die Hitze während des Lötvorgangs zirkulieren kann.

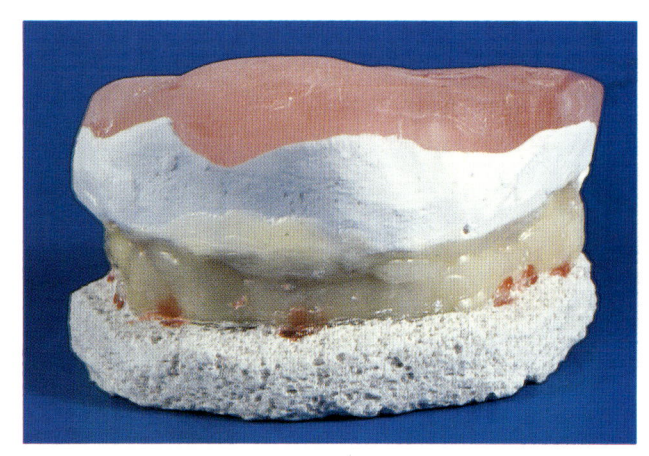

Abb. XIV.5 Das gegossene Einbettmassemodell.

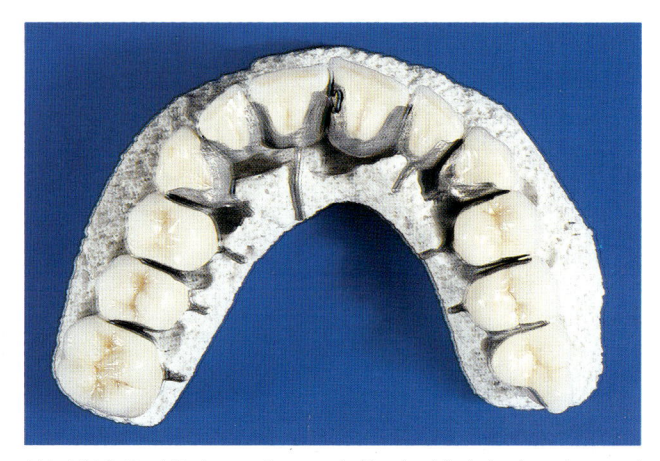

Abb. XIV.6 Das Wachs wurde ausgebrüht, der Lötabdruck entfernt und die Lötverbindungen mit Flußmittel bestrichen.

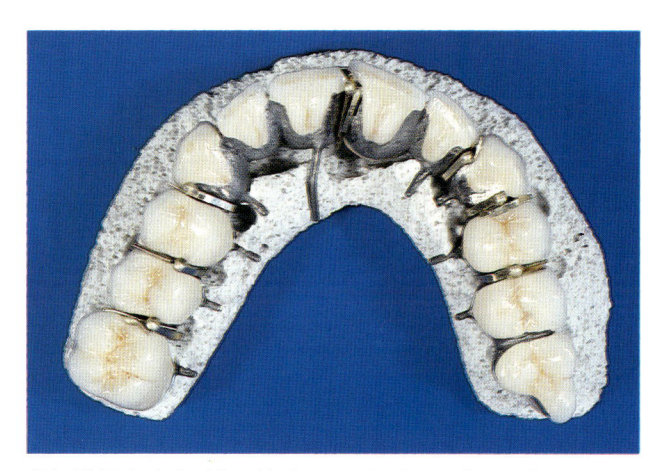

Abb. XIV.7 An jeder Lötverbindung wurden Lotstreifen darübergelegt.

Einbetten

1) Mischen Sie 50 g Löt-Einbettmasse (CM Lotmasse – Cendres Métaux) mit 10 ccm Wasser.
2) Benutzen Sie ein schmales Instrument, um die Einbettmasse mit der Hand in jede Einheit einzuvibrieren.
3) Häufen Sie Einbettmasse auf eine Kunststoffunterlage und modellieren eine Bogenform, die den verblockten Einheiten entspricht.
4) Setzen Sie die angefüllten Einheiten umgekehrt auf die Einbettmasse. Vermeiden Sie tiefes Eintauchen oder Ankippen, so daß das Lot an der Oberkante der Lötverbindungen frei auflagert.
5) Bedecken Sie die Haltestiftchen mit Einbettmasse.
6) Benutzen Sie ein Wachsmesser, um den Einbettmasseblock zu bearbeiten, indem Sie die überschüssige Masse abtragen, bevor diese abbindet.
7) Trimmen Sie die Bogenform und halten den Einbettmassenblock möglichst klein (Abb. XIV.5).
8) Lassen Sie die Einbettmasse mindestens 15 Minuten abbinden.
9) Brühen Sie das Wachs aus und entfernen den Lötabdruck (Abb. XIV.6).
10) Der Lötabdruck muß sich leicht abheben lassen. Sind die Einheiten erst miteinander verblockt, stehen sie zueinander oft in unterschnittener Position und der Lötabdruck läßt sich nicht lösen. Um ihn herunterzunehmen, durchtrennen Sie das Gerüst mit einer feinen Scheibe oder schneiden es mit einem Hartmetallbohrer im Luftmotor in so viele Sektionen wie nötig, um es zu entfernen. Die Anwendung von Gewalt bewirkt, daß die Einheiten aus der Einbettmasse herausbrechen.
11) Kontrollieren Sie, daß alle Wachsreste beseitigt wurden und die Lötverbindungen frei von Gipsresten sind.

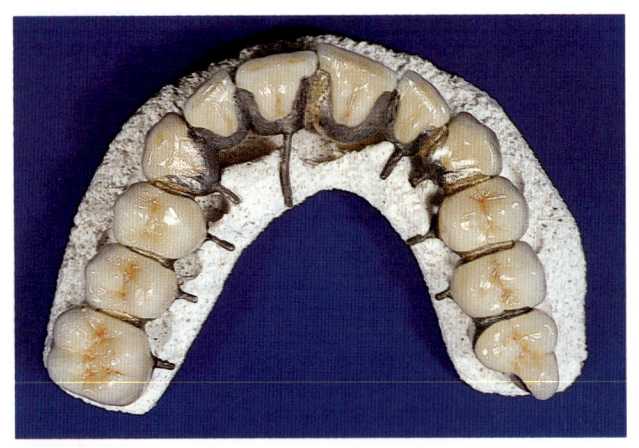

Abb. XIV.8 Ofenverlötete, hochgoldhaltige Metallkeramikrestauration. Achten Sie auf das Aussehen der Lötverbindungen.

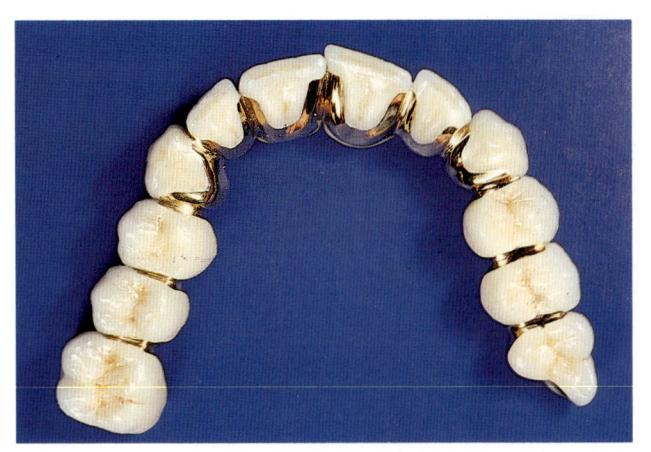

Abb. XIV.9 Die fertiggestellte Restauration, poliert und vergoldet.

Vorbereitung zum Löten

1) Tragen Sie an jeder Lötverbindung Flußmittel auf (Flußmittel/T – Degussa).
2) Decken Sie exponierte Stellen, an die Lot unerwünscht fließen könnte, z.B. auf Goldkauflächen oder freiliegende Ränder mit Anti-Flux (Liquamark – Wilkinson Co.) ab.
3) Verwenden Sie Degulor-Lot 1 (Schmelzpunkt 800° C zum Löten hochgoldhaltiger Gold/Platin-Metallkeramiklegierungen, [Degudent Universal] – Degussa).
4) Tauchen Sie das Lot in die Fluxlösung ballen das Ende in der Bunsenflamme kugelförmig zusammen, benetzen erneut mit Flux und trocknen das Flußmittel mit milderer Flamme.
5) Trennen Sie das Lot ab und belassen einen schwanzförmigen Fortsatz.

Anbringen des Lotes (Abb. XIV.7)
Seitenzahneinheiten

1) Wo möglich, stecken Sie einen Streifen Lot in den Lötspalt.
2) Legen Sie zwei Lotkügelchen mit ihren jeweiligen Fortsätzen bukkal und lingual/palatinal über die Lotverbindung. Dies bezieht sich sowohl auf Gold- wie auf Keramikkauflächen.

Frontzahneinheiten

1) Stecken Sie, wo möglich, einen Lotstreifen in den Lotspalt.
2) Legen Sie ein Lotkügelchen mit dessen Fortsatz über den Lotspalt an die Oberkante der Lotverbindung.
3) Legen Sie einen schmalen Lotstreifen über den inzisalen Zahnzwischenraum.

Geschiebeschlitze

Setzen Sie ein Lotkügelchen auf die Kopfseite des Geschiebeschlitzes.

Löten (Abb. XIV.8)

1) Stellen Sie die eingebetteten Brückeneinheiten in den Ofen bei Raumtemperatur.
2) Heizen Sie auf 750° C unter normalem Luftdruck mit Aufheizgeschwindigkeit von 50° C/Minute.
3) Steigern Sie mit 100° C/Minute unter Vakuum die Temperatur auf 850° C und halten das Vakuum bei dieser Temperatur für 2 Minuten.
4) Lassen Sie die verlöteten Einheiten an der Muffelöffnung des Ofens abkühlen, bis sie zur Weiterbearbeitung kalt genug sind.
5) Betten Sie unter Wasser aus.
6) Überprüfen Sie jede Lötverbindung mit einem Stereomikroskop unter 10facher Vergrößerung.
7) Schleifen, polieren und vergolden Sie die Brückenarbeit, wie zuvor beschrieben (Abb. XIV.9) (siehe Ausarbeiten des Metallgerüstes, Seite 689).

Abb. XIV.10 Alternative Methode zur Herstellung eines Einbettmasse-Modells, welche das Wachsausbrühen erübrigt.

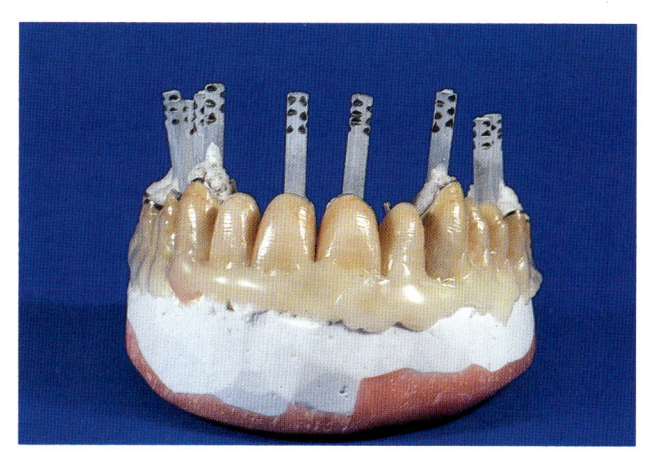

Abb. XIV.10a Die einzelnen Einheiten wurden in dem Lötabdruck mit Klebewachs fixiert. Keramikstäbchen mit beidendig eingeschliffenen Retentionsrillen werden durch Einbettmasse gehalten, die jede Kroneneinheit ausreichend anfüllt und die Abschlußränder schützt, ohne mit der Keramik in Kontakt zu treten.

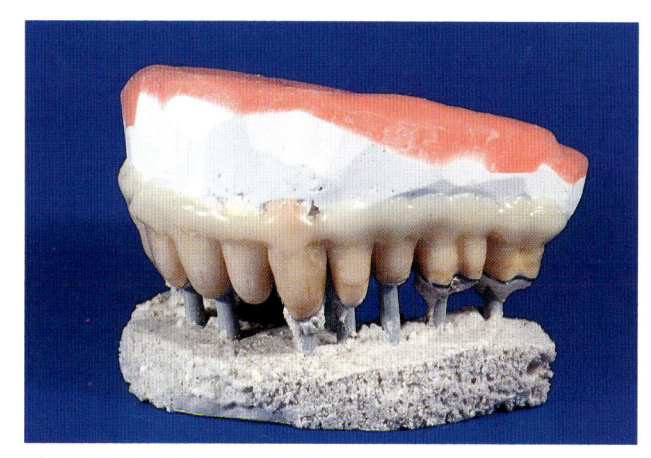

Abb. XIV.10b Die Keramikstäbchen wurden in einen hufeisenförmigen Einbettmassesockel gesetzt; sie fixieren die Stellung der Brückeneinheiten, die verlötet werden sollen.

Alternative Technik zum Verlöten einer zahngestützten Restauration (Abb. XIV.10)

- Die obige Methode der postkeramischen Lötung wird in der Praxis seit 1973 angewandt und hat sich im wesentlichen als fehlerfrei erwiesen.
- Die folgende Methode stellt eine relativ jüngere Modifikation dar, die das Ausbrühen des Wachses und die damit verbundene Durchfeuchtung der Einbettmasse erübrigt.
- Wir hatten bislang damit keine Schwierigkeiten, und sie ist gegenwärtig unser bevorzugtes Verfahren, aber wir verfügen noch nicht über eine ausreichende Anzahl von Fällen, um diese Technik rückhaltlos zu empfehlen; der Leser sollte sich dessen bewußt sein.

1) Bereiten Sie die Einheiten zur Lötung vor und kontrollieren, daß diese, wie oben beschrieben, in dem Lötabdruck einwandfrei sitzen.
2) Lokalisieren und fixieren Sie die Einheiten im Lötabdruck mit Klebewachs.
3) Füllen Sie jeden Brückenpfeiler mit Einbettmasse und setzen Keramikstäbchen, die an beiden Enden mit Retentionen und Antirotationsnuten versehen sind, in die Einbettmasse, bevor diese abbindet (Abb. XIV.10a).
4) Füllen Sie die Einbettmasse bis an die Metallränder auf und achten darauf, daß Kontakt mit der Keramik vermieden wird. Bedecken Sie vor dem Einbetten die Keramikränder mit einer Lage Klebewachs.
5) Setzen Sie die Keramikstäbchen senkrecht und so parallel wie möglich. Für einen vollen Kieferbogen müssen unter Umständen drei oder vier Stäbchen gleichzeitig gesetzt werden.
6) Lassen Sie die Einbettmasse etwa 15 Minuten lang abbinden.
7) Setzen Sie den Lötabdruck mit den nach unten weisenden Stäbchen auf ein Kunststoffviereck (Ellman) und benutzen einen Kopierstift, um die Bogenform auf die Kunststoffunterlage zu umreißen. Sorgen Sie dafür, daß alle Keramikstäbchen zentral innerhalb der Umrißlinie stehen.
8) Mischen Sie die Einbettmasse, entfernen den Lötabdruck von der Kunststoffunterlage und modellieren innerhalb der Bleistiftlinie einen Sockel aus Einbettmasse.
9) Setzen Sie die Keramikstäbchen in die Einbettmasse (Abb. XIV.10b) und benutzen einen schmalen Spatel, um die Stäbchen in der Einbettmasse fest zu umkleiden. Lassen Sie diese eine halbe Stunde abbinden.
10) Sichern Sie die Zwischenglieder durch Errichten einer Stütze aus Einbettmasse aus der Sockelmasse und umkleiden damit das am Hitzeableiter des Zwischengliedes angegossene Haltestiftchen.
11) Entfernen Sie mittels einer Skalpellklinge das Klebewachs zwischen Lötabdruck und Restaurationen.
12) Entfernen Sie den Lötabdruck.
13) Benutzen Sie ein Stereomikroskop mit 10facher Vergrößerung um zu überprüfen, daß die Lötverbindungen frei von Einbettmasseresten sind.
14) Bringen Sie Flußmittel auf die Lötverbindungen und Löten, wie oben beschrieben.

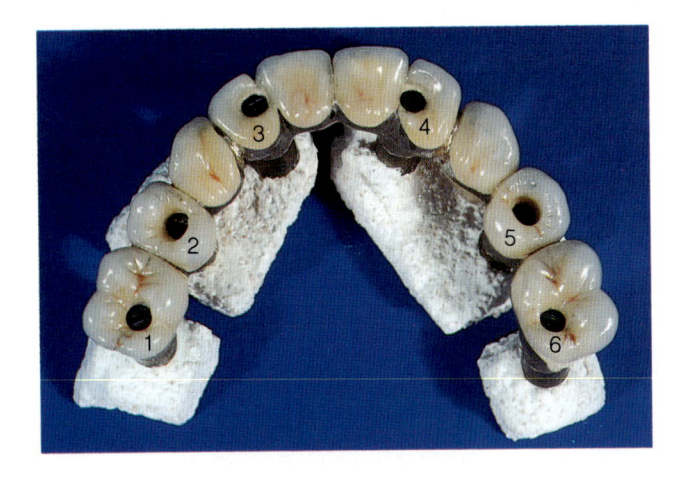

Abb. XIV.11 Fixturengestützte metallkeramische Einheiten, eingebettet in getrennte lineare Einbettmassesockel für jede Verbindung, die verlötet werden soll. Modell-Distanzhülsenreplikate (Standard DCA 175, Estheti-Cone DCA 176 – Nobelpharma) aus rostfreiem Stahl stützen die Einheiten in der Einbettmasse. Die festen Metallverbindungen zwischen 1 und 2 sowie zwischen 5 und 6 sind gegossen und die Einbettmassesockel bei 1 und 6 dienen der Abstützung. Die Metallverbindungen zwischen 2 und 3 sowie zwischen 4 und 5 sollen verlötet werden. 2 wurde mit 3 und 4 mit 5 durch getrennte seitenparallele Einbettmassesockel verbunden, die jeder Lotverbindung gestatten, während des Lötvorgangs sich linear und unabhängig voneinander zu expandieren und zu kontrahieren.

Verlöten einer fixturengestützten, über den gesamten Zahnbogen verlaufenden Restauration

- Im allgemeinen gießt man zwei oder drei fixturengestützte Einheiten im Einstückguß, vorausgesetzt, daß sie in gerader Linie stehen.
- Um die Verblockung über den gesamten Zahnbogen auszudehnen, verbinden Sie die fixturengestützten Einstückgüsse miteinander durch postkeramische Lötung, indem Sie seitenparallele Einbettmasse-Sockel zwischen den Fixturenpaaren herstellen (Abb. XIV.11).

1) Bereiten Sie die Lötverbindungen vor und kontrollieren, ob die Einheiten in dem Pickup-Lötabdruck exakt sitzen. Die Lötung sollte innerhalb 24 Stunden nach Anlieferung des Lötabdrucks erfolgen, um die Auswirkungen der verzögerten Abbindungsausdehnung des Gipses zu minimieren.
2) Schrauben Sie rostfreie Modelldistanzhülsen (Standard DCA 175 oder Conical DCA 176 – Nobelpharma) in die Goldzylinder (Standard DCA 072/3 oder Conical DCB 141 – Nobelpharma) mit den Abdruckpfostenschrauben (DCA 094 – Nobelpharma) und ziehen diese mittels eines Drehmomentreglers (Torque Driver DIA 250 – Nobelpharma) auf 10 Ncm fest.
3) Fixieren Sie die Einheiten in dem Lötabdruck.
4) Betten Sie die Modelldistanzhülsen in seitenparallele Sockel aus Einbettmasse ein, welche die Lötverbindungen einbinden, die verlötet werden sollen. Die Einbettmassesockel werden außerhalb der Fixturenpaare, z.B. 2-3 und 4-5, nicht miteinander verbunden (Abb. XIV.11). Bestreichen Sie die Lötverbindungen mit Flußmittel und verlöten, wie oben beschrieben.

Probleme
Einheiten brechen aus der Einbettmasse
Gründe

- Unterschnitte im Lötabdruck;
- unzureichende Abstützung durch die Einbettmasse;
- Luftblasen in der Einbettmasse.

Abhilfe

1) Wenn die Lagerung einwandfrei ist, schneiden Sie mechanische Verankerungen in die umgebende Einbettmasse, durchfeuchten den Sockel und fixieren mit einer frischen Einbettmassemischung die Einheit erneut in ihrer Position.
2) Bestehen Zweifel, betten Sie die Einheiten aus, entfernen alle Wachsspuren aus dem Lötabdruck und beginnen von neuem.

Ungenügender Lotfluß
Gründe

- zu niedrige Temperatur;
- unzureichende Verweildauer im Ofen bei Löttemperatur.

Abhilfe

Setzen Sie die Brückenarbeit sofort wieder zurück in den Ofen noche ehe Zeit zum Auskühlen verstrichen ist und belassen die Arbeit weitere 2 Minuten mit Endtemperatur unter Vakuum im Ofen.

Mangelhafte Lötstellen
Gründe

- Verwendung von zuwenig Lot;
- das Lot fiel wegen falscher Lagerung herunter;
- das Lot perlte herunter infolge schnellen Temperaturanstiegs während der Trocknungsphase;
- Ausbildung einer Oxidschicht auf dem Metall wegen unzureichender Flußmittelanwendung;
- zuviel Flußmittel;
- Lötverbindung von Keramik umgeben;
- mangelhafte Vorbereitung der Lötverbindung;
- ungenügende Ausführung des Lötspaltes (Spalt zu weit – das Lot fließt hindurch. Spalt zu eng – der Raum schließt sich, wenn das Metall durch die Erhitzung sich ausdehnt; das Lot kann nicht fließen. Divergierender Spalt – der kapillare Fluß wird unterbrochen, sobald sich der Spalt weitet.)

Abhilfe

1) Lassen Sie das Gerüst abkühlen.
2) Säubern Sie die Lötverbindung durch Abstrahlen mit Glasperlen von 50 µm.
3) Entfernen Sie lose Partikel mit Druckluft.
4) Bestreichen Sie alle Lötverbindungen erneut mit Flußmittel.
5) Fügen Sie an den mangelhaften Stellen mehr Lot hinzu und wiederholen die Lötung.
6) Wenn die Lötverbindungen abgeändert werden müssen, betten Sie die teilverlöteten Einheiten aus.
7) Säubern Sie die Lötverbindungen.
8) Ändern Sie den Lötspalt entweder durch Erweiterung der Verbindung oder durch Einfügen eines Metallkeils.
9) Betten Sie, wie zuvor beschrieben, erneut ein. Positionieren Sie die Einheiten in der Einbettmasse so, daß der Lotfluß sowohl durch Schwerkraft als auch durch Kapillarattraktion optimal zustande kommt.
10) Bestreichen Sie alle Lötverbindungen mit Flußmittel.
11) Fügen Sie, soweit erforderlich, mehr von dem gleichen Lot hinzu (Degulor Lot 1 – Degussa) und wiederholen die Lötung.
- Die Verwendung eines niedriger fließenden Lotes bei Nachlötungen wurde befürwortet. Nach meiner Erfahrung ist bei Ofenlötungen die Verwendung des gleichen Lotes verläßlicher, vorausgesetzt, alle Verbindungen sind mit Flußmittel versehen und frisches Lot wird zugeführt.

Lotüberschuß

- Überschüssiges Lot füllt entweder den Zahnzwischenraum unterhalb der Lötverbindung auf oder bleibt als Kugel oben auf der Keramik liegen.

Abhilfe

1) Öffnen Sie den Zahnzwischenraum mit einer feinen Scheibe (Jel-Thin – Jelenko). Achten Sie darauf, nicht die Ränder zu verletzen.
2) Benutzen Sie ein Stereomikroskop mit 10facher Vergrößerung, um während des Schleifens den Zahnzwischenraum zu beobachten.
3) Entfernen Sie überschüssiges Lot von der Keramik, indem Sie das Metall mit der Scheibe vorsichtig abtragen.
4) Vermeiden Sie Überhitzung der Keramik, weil dadurch Sprünge verursacht werden.
5) Entfernen Sie den restlichen Lotkeil mit einem scheibenförmigen Gummipolierer.
6) Der Versuch, die Lotkugel abzureißen, verletzt die Oberflächenglasur oder verursacht Sprünge.

Blasenbildung in der Keramik

- Gasentwicklung durch Verunreinigungen im Metall kann Blasen in der Keramikoberfläche hervorrufen, wenn die Lötung unter Vakuum vorgenommen wird.

Abhilfe

1) Stellen Sie einen Pickup-Modellabdruck von den verblockten Einheiten her (siehe Remontierte Modelle, Seite 597).
2) Benutzen Sie eine feine Scheibe, um die defekten Einheiten abzutrennen.
3) Schleifen Sie die Blase bis auf das Metall herunter aus der Keramik und säubern durch Abstrahlen mit Aluminiumoxid.
4) Reparieren Sie die Keramik.
5) Anstelle der Keramikreparatur kann man die Keramikverblendung vollständig herunternehmen und neu aufbauen. Fertigen Sie einen Vorwall vor dem Abtrennen der Einheit. Entfernen Sie die Keramik mit Fluorwasserstoffsäure (die Säure dekontaminiert zugleich das Metall) und schichten Sie die keramische Masse in den Vorwall.
6) Setzen Sie die Einheiten zurück in das Pickup-Modell.
7) Stellen Sie einen neuen Vorwall her.
8) Betten Sie ein und wiederholen die Lötung, wie zuvor beschrieben.

Gesprungene Keramik
Gründe

- Ungestützte Keramik;
- ungleichmäßige Keramikstärke;
- großes Proportionsverhältnis von Metall zu Keramik;
- dünne Keramikschicht nahe einer Lötverbindung;
- fehlender Hitzeableiter in der Konstruktion des Zwischengliedes;

- Verunreinigungen durch Einbettmasse;
- nichtkompatible Faktoren thermischer Expansion zwischen Metall und Keramik.

Abhilfe

1) Keramiksprünge im Bereich der Lötstelle kann man bis auf das Metall herunterschleifen und auspolieren, vorausgesetzt, daß das ästhetische Erscheinungsbild nicht beeinträchtigt wird.
2) Reparieren Sie, wie zuvor bei Keramikluftblasen beschrieben.

Löten mit der Lötpistole
Metallgerüste

(Gold oder Gold/Palladiumlegierungen für provisorische Restaurationen oder Superstrukturen für Prothesen, abgestützt auf osseointegrierten Fixturen)

Reinigen Sie die Lötverbindungen und überprüfen, ob für das Lot genügend Platz vorhanden ist. Verblocken Sie die Einheiten intraoral oder im Labor auf einem Pickup-Modell wie folgt:

1) Versiegeln Sie die Lötverbindungen mit Klebewachs.
2) Verblocken Sie die Einheiten mit DuraLay und ausrangierten Bohrern, in die Retentionen geschliffen werden.
3) Nehmen Sie die verblockten Einheiten ab und setzen diese wieder zurück, um sicherzugehen, daß das Metallgerüst passiv auflagert.
4) Wachsen Sie die Verbindungen, die verlötet werden sollen, mit Weichwachs aus.
5) Bei fixturengestützten Einheiten schrauben Sie Modellreplikate aus rostfreiem Stahl (Standard DCA 175 oder Conical DCA 176 – Nobelpharma) auf die Goldzylinder und ziehen diese mit 10 Ncm fest.
6) Betten Sie ein, wie für Ofenlötungen beschrieben.
7) Benutzen Sie Antiflux, wo erforderlich.
8) Setzen Sie das eingebettete Gerüst auf einen Dreifuß mit einer Hitzequelle darunter. Wärmen Sie das Gerüst an und lassen es drei Minuten lang austrocknen. Die zugestandene Zeit hängt von der Größe des Einbettmasseblocks ab.
9) Halten Sie eine Lötpistole mit einem Gasluftgemisch auf das eingebettete Gerüst gerichtet.
10) Benutzen Sie zu Anfang eine große kühlere (Gelb/blau) Flamme, um den gesamten Block gleichmäßig aufzuheizen und das DuraLay, sowie das Wachs abzubrennen.
11) Entfernen Sie die Bohrer.
12) Bestreichen Sie die Lötverbindungen mit Flußmittel (Anoxanpaste – Degussa).
13) Fahren Sie mit dem Aufheizen fort, bis der ganze Block zu glühen anfängt.
14) Reduzieren Sie das Gas und verstärken den Luftstrom, um eine feine blau/weiße Lötflamme zu erhalten.
15) Fügen Sie der Lötverbindung noch ein klein wenig Flußmittel hinzu.
16) Richten Sie den heißesten teil der Flamme jeweils auf einen Lötspalt, bis das Metall kirschrot glüht.
17) Tauchen Sie das Lot (Degulor Lot 1 – Degussa) in das Flußmittel.
18) Ziehen Sie die Flamme zurück und berühren unmittelbar danach den Lötspalt mit dem Lot und füttern es ein, bis der Spalt gefüllt ist.
19) Wenn nötig, erhitzen Sie mit der Lötpistole erneut, falls das Lot sich zähfließend zeigt oder zusammenballt und nicht fließen will.
20) Gehen Sie zur nächsten Lötverbindung über und wiederholen den Vorgang.
21) Fahren Sie fort, bis alle Lötspalten mit Lot aufgefüllt sind.
22) Lassen Sie das Gerüst auf dem Labortisch abkühlen und betten es unter Wasser aus.
23) Anschließend wird durch Abbeizen (Jelpac – Jelenko) die Oxidschicht von dem Gerüst entfernt.
24) Strahlen Sie mit Glasperlen von 50 µm ab.

Präkeramische Lötungen

Da alle unsere metallkeramischen Restaurationen postkeramisch verlötet werden, ist dies eine Technik, die wir nicht anwenden.

Goldkronen, Pinledges, Inlays, Onlays und Kappen

1) Schützen Sie fein auslaufende Ränder, indem Sie diese mit Einbettmasse bedecken. Wenn die Ränder nicht entsprechend eingebettet werden können, bestreichen Sie diese mit Antiflux.
2) Bedecken Sie die Okklusalflächen mit Antiflux.
3) Betten Sie ein und löten, wie zuvor beschrieben.

Halteelemente
Geschiebe

1) Zur leichteren Handhabung gießen Sie Lötretentionen an die Patrizen von Geschieben, die intraoral an das Chrom/Kobaltgerüst einer Teilprothese geheftet werden.
2) Nehmen Sie das Geschiebe mit DurLay auf.
3) Betten Sie ein und löten, wie oben beschrieben.

Stege und Halteklammern

1) Um den Steg in die Muffenverbindung zu löten, schneiden Sie einen Schlitz in die Muffe und schleifen die Innenseite ein wenig aus.
2) Nehmen Sie die Konstruktion mit DuraLay auf.
3) Betten Sie ein und löten wie oben beschrieben.
4) Füttern Sie Lot in das Ende des Schlitzes, bis es an der Muffenkante austritt und den Steg rundum einschließt.

Löten mit der Bunsenflamme
Halteelemente auf Wurzelkappen

1) Bestreichen Sie die Oberfläche der Wurzelkappe mit Flußmittel (Anoxanpaste – Degussa) und legen Lotstreifen darüber.
2) Verwenden Sie eine Lötpinzette, um die Einheit in eine kühle Bunsenflamme zu halten.
3) Trocknen Sie das Flußmittel, erwärmen das Metall und das Lot.
4) Erhöhen Sie die Temperatur durch Regulierung des Bunsenbrenners bis das Lot schmilzt und nehmen die Wurzelkappe sofort aus der Flamme.
5) Überhitzung kann leicht zum Einrollen feiner Ränder führen.
6) Beschleifen Sie die 'verzinnte' Oberfläche des Halteelementes bis es der Kappe in korrekter Winkelstellung passiv aufsitzt.
7) Manche Halteelemente sind bereits mit Lot vorbehandelt; die gesonderte Zugabe von Lot ist jedoch eine Vorsichtsmaßnahme und der Mühe wert.
8) Bestreichen Sie das Halteelement und die lotbedeckte Oberfläche der Wurzelkappe mit Flußmittel (Anoxanpaste – Degussa). Vermeiden Sie die Verwendung von zuviel Flußmittel, weil damit die Verbindung erschwert wird.
9) Mit einer Lötpinzette halten Sie die Wurzelkappe.
10) Setzen Sie das Halteelement in Position.
11) Bringen Sie die Einheit in eine mäßig heiße Bunsenflamme.
12) Trocknen Sie das Flußmittel und erwärmen das Metall langsam, damit das Flußmitel nicht aufschäumt und das Halteelement verschiebt.
13) Erhöhen Sie die Flammentemperatur, bis Sie erkennen, daß das Lot rundum das Halteelement fließt.
14) Nehmen Sie die Kappe sofort aus der Flamme und lassen sie abkühlen.
15) Anschließend erfolgt Abbeizen und Politur der verlöteten Einheit (Jelpac – Jelenko).

Approximale Kontaktpunkte

1) Rauhen Sie mit einem Schleifstein die Metalloberfläche leicht an.
2) Bestreichen Sie den Bereich, auf den das Lot aufgetragen wird, mit Flußmittel (Anoxanpaste – Degussa).
3) Fügen Sie eine ausreichende Anzahl Lotstreifen hinzu, um den approximalen Kontaktbereich wiederherzustellen.
4) Löten Sie mit der Bunsenflamme, wie oben beschrieben.
5) Schleifen Sie den Kontaktpunkt ein und polieren sorgfältig den Kontaktbereich.
6) Wenn der Lotauftrag nicht ausreicht, um den Kontaktpunkt wiederherzustellen, präparieren Sie erneut die Oberfläche und wiederholen den Vorgang, indem Sie mehr Lot auftragen, oder falls erforderlich, einen Metallstreifen des entsprechenden Metalls auflöten.

Reparatur perforierter Kappen

1) Öffnen Sie die Perforationsstelle, um einen kleinen Metallkeil des gleichen Metalls aufzunehmen.
2) Bestreichen Sie die innere Fläche um die Öffnung herum mit Antiflux. Mittels eines Stereomikroskops mit 10facher Vergrößerung kann diese Maßnahme präzise durchgeführt werden.
3) Setzen Sie den Metallkeil in die Öffnung.
4) Bestreichen Sie die äußere Oberfläche mit Flußmittel und legen Lotstreifen rund um den Metallkeil.
5) Löten Sie in der Bunsenflamme, wie zuvor beschrieben, bis der Keil eingelötet ist.
6) Unter einem Stereomikroskop mit 10facher Vergrößerung schleifen Sie den Metallkeil an der Innenseite zurück, bis die Kappe wieder auf das Stumpfmodell paßt.
7) Beschleifen und polieren Sie die äußere Fläche.

Anhang XV

HALTEELEMENTE

Steg und Halteklammern – Rundsteg und Reiter (Cendres et Métaux)

- Zahngestützt.
- durch osseointegrierte Fixturen gestützt.
- als Freiendkonstruktion.

Intrakoronale nicht aktivierbare Geschiebe

- Schwalbenschwanzform (nach Prof. Beyeler) (Cendres et Métaux).
- in einer Vollguß-Goldkrone.
- in einer Metallkeramikkrone.
- hangefertigte Matrize.
- bidirektionale Matrize.
- Wachspatrize.
- DuraLay-Patrize.
- Überblick über die Anwendung von Geschieben.

Schrauben-Halteelement

- Kappenschraube (Cendres et Métaux).

Zylindrische Anker

- Dalbo (Cendres et Métaux).
- Gerber (Cendres et Métaux).
- Schubiger (Cendres et Métaux).

Steg und Halteklammern

(55.01.2 Cendres et Métaux)
(siehe Haupttext, Abb. 31.6, Seite 469)

Zahngestützt (Abb. XV.1)

1) Benutzen Sie als Modellsystem kompakte Modelle und Meister-Stumpfmodelle.
2) Fertigen Sie Wachskappen auf den Meister-Stumpfmodellen der Pfeilerzähne.
3) Isolieren Sie das Kompaktmodell mit Separatorlösung (Lubritex Nr. 12 – Whip Mix) und übertragen die Wachskappen.
4) Bemessen Sie die Größe des Steges und setzen ihn möglichst dicht an das Gewebe. Lassen Sie an jedem Ende genügend Platz für eine gegossene Manschette.
5) Der Rundsteg muß lang genug sein, um wenigsten eine Halteklammer aufzunehmen und er muß zur Befestigung mindestens 3 mm an jedem Ende in die Manschetten ragen.
6) Lassen Sie ein Ende des Steges glatt und schleifen flache Retentionsrillen in das andere Ende. Vermeiden Sie, den Steg unnötig zu schwächen.
7) Wachsen Sie eine Manschette rund um die Retentionsrillen.
8) Bestreichen Sie das glatte Ende mit Separatorlösung und modellieren eine Manschette drumherum.
9) Kontrollieren Sie, daß diese Manschette auf dem Rundsteg mühelos gleitet und legen über 3/4 ihrer Länge einen Schlitz an.
10) Der Schlitz in der Manschette befindet sich, vom Gewebe abgewandt, oben auf dem Rundsteg und dient als Pforte für die Verlötung.
11) Sichern Sie den Steg in seiner Position mit Plastecine. Versuchen Sie den Steg im rechten Winkel zur Sagittalebene auszurichten, so daß Prothesenrotationen möglichst minimale Drehmomente erzeugen.
12) Befestigen Sie die Manschetten mit Inlaywachs (Winterized Inlay Wax – Ruscher) an den Pfeilerkappen. Gestalten Sie die Verbindung so groß wie möglich und achten darauf, daß freier Zugang zur Erhaltung gesunder Schleimhautverhältnisse bestehen bleibt.
13) Vermessen und verfeinern Sie die Wachsmodellierung, um sicherzustellen, daß die Kappen und Verbindungsstellen frei von Unterschnitten und leicht konisch ausgeformt sind. Dies erleichtert Auf- und Absetzen der Deckprothese.
14) Nehmen Sie den Kappensteg vom Modell und ziehen die Kappe mit der unbefestigten Manschette von dem Rundsteg.
15) Schneiden Sie die Ränder der Wachskappen zurück.
16) Streichen Sie Separatorlösung auf die Meister-Stumpfmodelle.
17) Setzen Sie die Kappen (eine mit Angußsteg, die andere nur mit Manschette) zurück auf die entsprechenden Stumpfmodelle.
18) Wachsen Sie die Abschlußränder neu auf und arbeiten sie entsprechend aus (siehe Aufwachsen, Seite 678).
19) Bringen Sie Gußprofile an, betten ein und gießen die Kappen (siehe Einbetten und Gießen, Seite 684).

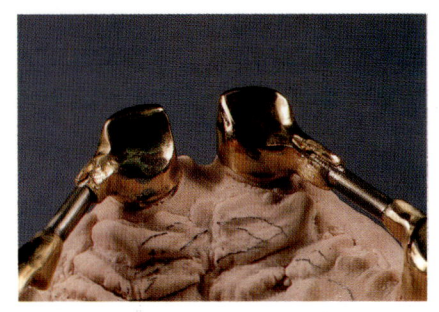

Abb. XV.1 Rundstege zwischen Goldkappen gesetzt. Beachten Sie die in die Manschetten geschliffenen Schlitze am Ende jedes Steges, die den Lotfluß sicherstellen.

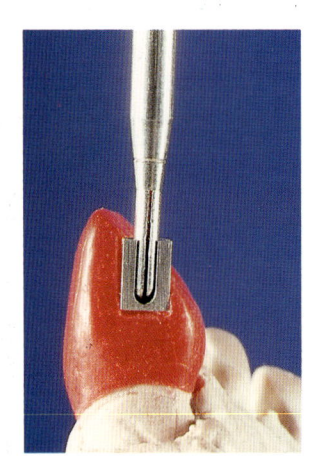

Abb. XV.2 In die Oberfläche eines Wachsmodells wurde eine kastenförmige Öffnung geschnitten, welche die Matrize aufnimmt. Diese wurde unter Verwendung eines Matrizenhalters im Vermessungsgerät in das Wachsmodell gesetzt. Die Versiegelung der Matrize an ihrem Platz erfolgte mit Wachs. Die Matrize erhält erst nach dem Gießen des Wachsmodells ihre endgültige Form.

20) Benutzen Sie ein Stereomikroskop mit 10facher Vergrößerung, um den Sitz der Kappen auf den Meister-Stumpfmodellen zu überprüfen.
21) Vermessen und arbeiten Sie die Gußobjekte aus.
22) Kontrollieren Sie, ob die Manschette sich leicht auf den Rundsteg aufschieben und abziehen läßt, und entlasten Sie die Innenseite für unbehinderten Lotfluß.
23) Erweitern Sie mit einer feinen Scheibe den Schlitz auf etwa 0,4 mm (Abb. XV.1).
24) Probieren Sie die einzelnen Einheiten im Munde ein und überprüfen den marginalen Randschluß.
25) Stecken Sie den Rundsteg in die Manschette und probieren die gesamte Konstruktion ein.
26) Kontrollieren Sie nochmals den Randschluß.
27) Nehmen Sie den Kappensteg zum Verlöten mit einem DuraLay- und Gipslötabdruck (siehe Schablonen und Vorwälle, Seite 618) auf.
28) Rauhen Sie das zu verlötende Ende des Rundsteges auf und strahlen mit Aluminiumoxid von 50 µm ab.
29) Setzen Sie den Kappensteg in den Lötabdruck und betten ihn in eine Löteinbettmasse (CM Lotmasse – Cendre et Métaux) ein.
30) Löten Sie mit der Lötpistole, füttern Lot in den Schlitz und vergewissern sich, daß es die ganze Länge der Manschette ausfüllt (siehe Löten, Seite 710).
31) Lassen Sie den Lötblock auf dem Labortisch auskühlen.
32) Ausbetten und polieren.
33) Kontrollieren Sie, daß genügend Platz für eine passiv aufsitzende Halteklammer vorhanden ist.

Abstützung auf osseointegrierten Fixturen

1) Benutzen Sie ein Modell, das mit Pfeilerreplikaten versehen wurde (siehe Modelle und Stumpfmodelle, Seite 597).
2) Schrauben Sie die passenden Goldzylinder auf die Replikate.
3) Benutzen Sie Goldzylinder anstelle der Kappen und verfahren wie oben beschrieben.

Freiendkonstruktionen

Der Steg kann am Ende der distalen Pfeiler oder osseointegrierten Fixturen unilateral oder bilateral als Freiendkonstruktion gefertigt werden.
1) Präparieren und positionieren Sie den Steg wie zuvor beschrieben.
2) Wachsen Sie den Steg an die Kappe oder den Goldzylinder und gießen ihn an.
3) Verwenden Sie mehrere verblockte Einheiten, um den Freiendsteg abzustützen.
4) Stellen Sie diese als einzelne Einheiten her.
5) Einprobe, Abnahme eines Lötabdrucks und verlöten mit der Einheit, an die der Freiendsteg angegossen wurde.

Intrakoronale, nichtaktivierbare Geschiebe

(Schwalbenschwanzform nach Prof. Beyeler, Cendres et Métaux Nr. 21.03.2) (Abb. XV.2)

Einarbeitung in eine Vollguß-Goldkrone

1) Modellieren Sie die vollständig konturierte Krone in Wachs.
2) Vermessen Sie die approximale Wand des Wachsmodells, in die das Geschiebe eingearbeitet werden soll.
3) Fräsen Sie die Wand parallel zu den angrenzenden Präparationen.
4) Schneiden Sie eine kastenförmige Aussparung in das Wachsmodell und präparieren diese ein wenig größer als die Matrize.

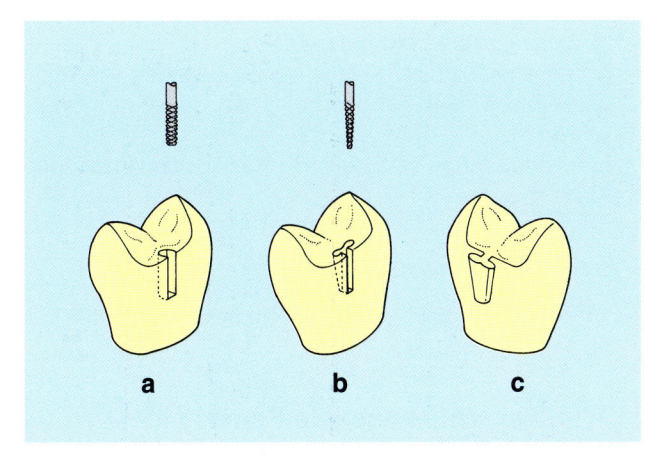

Abb. XV.3 Handgefertigte Matrize. Parallelwandiger Schlitz in die Restauration gebohrt (a). Konische T-Bohrung unter Verwendung eines konischen Fissurenbohrers (b). Die Patrize wurde mit Wachs in den Schlitz modelliert und gegossen (c).

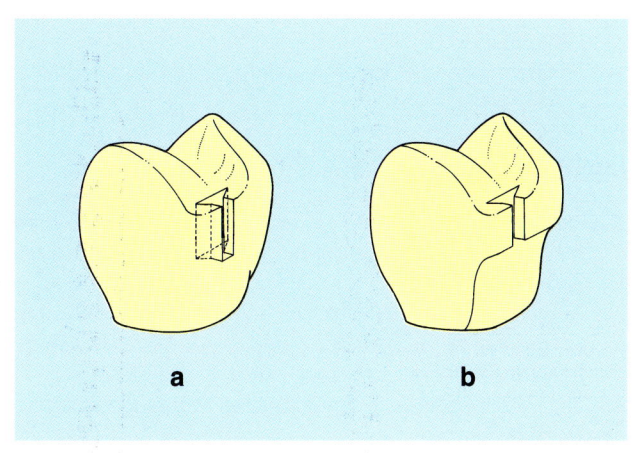

Abb. XV.4 Bidirektionale Matrize. Konventionelle Geschiebematrize in der Seitenfläche der Restauration (a). Die bidirektionale Matrize wird hergestellt, indem man den unteren Teil des Halteelementes wegschleift (b).

5) Befestigen Sie die Matrize in dem Matrizenhalter des Vermessungsgerätes und setzen diese in die kastenförmige Aussparung. Positionieren Sie die Matrize weit genug vom Zahnfleisch entfernt, um einen leicht zugänglichen Zahnzwischeraum zu erhalten. Die Außenfläche sollte bündig mit der Approximalfläche des Wachsmodells abschließen, um Überkonturierung zu vermeiden.
6) Versiegeln Sie die Matrize vor Ort mit Wachs.
7) Achten Sie darauf, daß kein Wachs auf die Paßfläche der Geschiebematrix läuft.
8) Ziehen Sie den Matrizenhalter heraus.
9) Überprüfen Sie das Wachsmodell unter dem Mikroskop. Um das Risko eines Fehlgusses einzuschränken, sollte die Matrize die Wand des Wachsmodells nicht perforieren.
10) Sorgen Sie dafür, daß die Paßfläche vollständig frei von Wachs ist.
11) Wenn die Matrize zu lang ist, lassen Sie diese über die Okklusalfläche hinausragen und schleifen sie nach dem Guß passend.
12) Vergewissern Sie sich, daß die Krone wieder auf das Meister-Stumpfmodell paßt.
13) Schneiden Sie den Abschlußrand zurück und modellieren ihn erneut in Wachs.
14) Beenden Sie die Feinarbeit, bringen Gußstifte an und betten das Wachsmodell ein (siehe Aufwachsen, Seite 678).
15) Füllen Sie mit einem Pinsel die Einbettmasse in die Basis des Geschiebes und füllen mittels Kapillarattraktion den Geschiebeschlitz auf, um Lufteinschlüsse zu vermeiden.
16) Gießen Sie das Metall an die Matrize und prüfen, ob die Patrize sich einschieben und herausnehmen läßt. Wenn der Geschiebeschlitz zu eng ist, bestreichen Sie die Matrize mit Graphitpulver und lockern das Geschiebe durch Einschubbewegungen, bis es gängig ist.
17) Wachsen und gießen Sie Positionierungsschlaufen oder Haltestiftchen an die Patrize.

Die Patrize wird intraoral mit selbsthärtendem Kunststoff (DuraLay – Reliance Dental Mfg. Co.) an die angrenzende Restauration oder Teilprothese geheftet. Sie bleibt entweder auf diese Weise verbunden, oder sie wird verlötet (siehe Löten, Seite 710).

Einarbeitung in eine Metallkeramikkrone

1) Modellieren Sie die vollständig konturierte Krone in Wachs.
2) Fertigen Sie einen Vorwall aus Silikonputty (Formasil – Kulzer) von der Wachsaufstellung.
3) Benutzen Sie den Vorwall, um auf einer neuen Kappe die Abstützung für die Keramik aufzuwachsen.
4) Tragen Sie ausreichend Wachs in dem Bereich auf, in dem das Geschiebe eingearbeitet wird.
5) Setzen Sie die Matrize ein, wie zuvor beschrieben.
6) Präparieren Sie das Gußobjekt für die Keramikverblendung und schleifen das Verbundmetall so nahe wie möglich an die Matrize zurück, achten jedoch darauf, daß diese von Metall umkleidet bleibt.

Handgefertigte Matrize (Abb. XV.3)

1) Vermessen und präparieren Sie die Wand der Krone, wie zuvor beschrieben.
2) Benutzen Sie einen zylindrischen Fissurenbohrer (007.36 – Jota) in einem pantographischen Fräsgerät (Artiglio), um die Grundform der Matrize einzufräsen.
3) Fahren Sie fort und schneiden den Schlitz mit der Hand bis auf eine Tiefe von 1 mm.
4) Benutzen Sie einen konischen Fissurenbohrer (007.38 – Jota), um den Schlitz schwalbenschwanzförmig auszuarbeiten.

5) Untersuchen Sie die Matrize im Vermessungsgerät auf Unterschnitte und ändern die Form, falls erforderlich.

Bidirektionale Matrize (Abb. XV.4)

1) Verwenden Sie eine Präzisionsmatrize oder präparieren eine handgefräste, parallelwandige Matrize wie oben beschrieben.
2) Schleifen Sie die Wand an der gegossenen Krone unterhalb der Matrize zurück, bis die Basis der Schwalbenschwanzform entfernt ist und der Schlitz offenliegt.
3) Die Patrize kann nunmehr in beiden Richtungen frei hindurchgleiten.

Wachspatrize

1) Tragen Sie auf die Matrize einen Separator (Lubritex Nr. 12 – Whip Mix) auf
2) Bedecken Sie die Schlitzwände der Matrize mit 'Totwachs' (Gründler Spezialswachs – Dentaurum) und verstärken die Auskleidung mit Inlaywachs (Winterized Inlay Wax – Ruscher).
3) Gießen Sie die Patrize in dem entsprechenden Metall.

DuraLay-Patrize

1) Tragen Sie auf die Matrize einen Separator (Vaseline) auf.
2) Bauen Sie mittels Schichttechnik die Patrize auf (siehe DuraLay, Seite 657).
3) Gießen Sie die Patrize in dem entsprechenden Metall.

Übersicht über die Anwendung von Geschieben

Geschiebe mit Präzisionsmatrizen

- Prothesenpfeiler;
- Freiendbrücken;
- nicht-parallele Pfeiler;
- offenendige (bidirektionale) Geschiebe gelangen zur Anwendung in Fällen, in denen die Zähne beweglich sind, oder wo die Möglichkeit gegeben ist, wegen ungewisser Prognose eines Tages entweder die Krone mit der Patrize oder die Krone mit der Matrize zu entfernen.
- in Verbindung mit Klammerarmen; Klammerarme mit horizontalen Schrauben und Klammerarme mit einem Schlitz an jedem Ende.

Handgefertigte Matrizen

- Lagerung von Zwischengliedern;
- Freiendauflagen;
- eingeschränkte Platzverhältnisse;
- offenendige Matrizen (bidirektional) gelangen wie oben beschrieben zum Einsatz, oder wenn der Platz eingeschränkt ist.
- In Verbindung mit einer Präzisionsmatrize und Klammerarm.

Präzisionspatrizen

- an Prothesensätteln – direkt im Munde angebracht;
- an Anhängegliedern.

In Matrizen aufgewachste Patrizen

- Lagerung von Zwischengliedern;
- Freiendglieder;
- eingeschränkte Platzverhältnisse;

In diesen Situationen kann man zur leichteren Handhabung eine DuraLay-Patrize anfertigen.

Die Kappenschraube

(Cendres et Métaux Nr. 143.08.2) (Abb. XV.5a)

- Die Kappenschraube besteht aus einem Röhrchen, einer Schraube und einem Versenkstück für den Schraubenkopf (Abb. XV.5a).
- Zum Einsetzen des Röhrchens ist eine Mindestmaterialstärke von 3 mm erforderlich.
- Zwischenglieder sind die geeignetsten Orte für deren Anwendung.

1) Modellieren Sie das vollkonturierte Zwischenglied in Wachs.
2) Fräsen Sie die palatinale/linguale Wand und legen eine 1 mm Randleiste an.
3) Bohren Sie eine 1 mm weite nach mesial ausgerichtete horizontale Öffnung in die gefräste Wand bis auf eine Tiefe von 2 mm.
4) Das Röhrchen ist mit einem Fixierstift ausgestattet, der mit kurz eingedrehtem Gewinde das Röhrchen hält und es mit seinem herausragenden Kopfteil in der Einbettmasse fixiert. Bestreichen Sie das Gewinde vor dem Einschrauben mit kolloidalem Graphit (Liquamark – Wilkinson Co.), um die Abnahme nach dem Guß zu erleichtern. Eindrehen des Fixierstiftes nur mit zwei Gewindeumdrehungen vereinfacht gleichfalls dessen Entfernung.
5) Setzen Sie das Röhrchen mit Wachs in das Bohrloch (Abb. XV.5b).
6) Daraufhin erfolgt Einbetten und Gießen des Wachsmodells.
7) Betten Sie das Gußobjekt aus und schrauben den Fixierstift heraus. Wenn sich der Stift nicht entfernen läßt, trennen Sie den Kopf ab und lösen den zurückgebliebenen Gewindestift in warmer, konzentrierter Salzsäure auf.
8) Reinigen Sie das Röhrchen durch Abstrahlen mit Glasperlen von 50 µm.

Die Kappenschraube

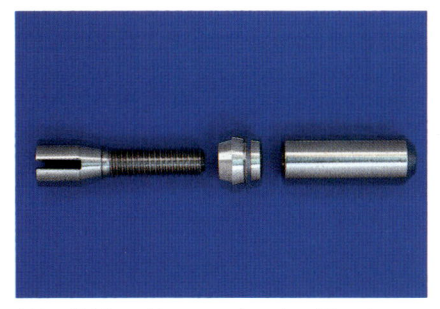

Abb. XV.5a Kappenschraube (Cendres et Métaux). Sie besteht aus einem Röhrchen, einem Versenkstück und einer Schraube.

Abb. XV.5b Das Einsetzen des Röhrchens erfolgte in die Substruktur. Der Haltestift aus Stahl, wurde in das Röhrchen nur mit zwei Windungen eingedreht, mit Graphit bestrichen und in der Einbettmasse fixiert. Dies erleichtert die Entfernung aus dem Gußobjekt. Falls sich der Haltestift später nicht herausschrauben läßt, kann man ihn gegebenenfalls in warmer, konzentrierter Salzsäure auflösen.

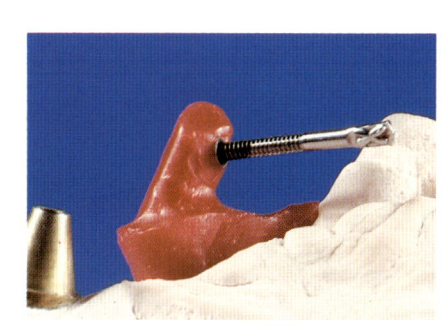

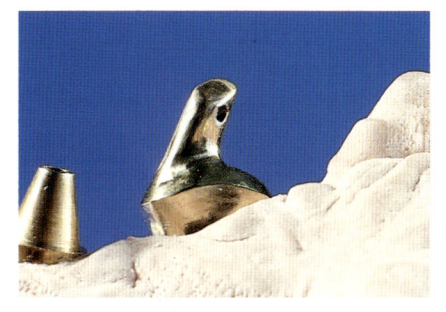

Abb. XV.5c Die Substruktur wurde gegossen, getrimmt und poliert.

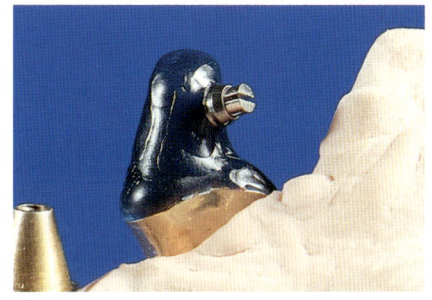

Abb. XV.5d Das eingedrehte Versenkstück an seinem Platz und die über die Substruktur modellierte Wachskappe.

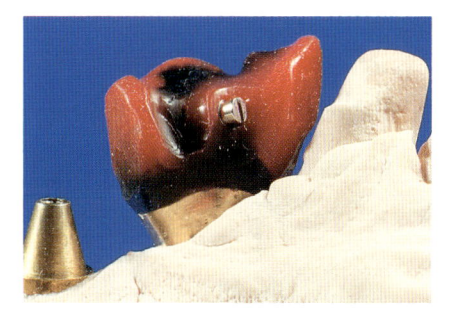

Abb. XV.5e Die aufgewachste Superstruktur nimmt das Versenkstück auf. Die Schraube wird entfernt und das Wachsmodell gegossen.

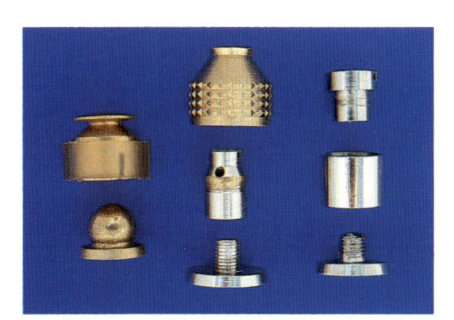

Abb. XV.6a Zylindrische Anker; von links nach rechts: Dalbo, Gerber, Schubiger.

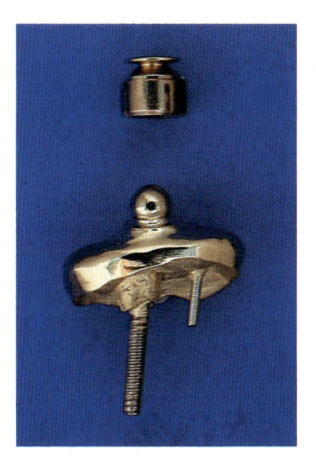

Abb. XV.6b Dalboanker (Cendres et Métaux) auf eine Wurzelkappe gelötet. Diese wurde auf einem Einzelstumpfmodell hergestellt und auf das Arbeitsmodell übertragen.

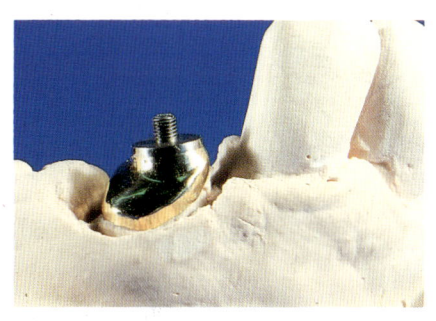

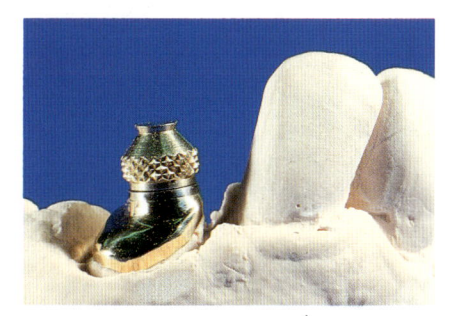

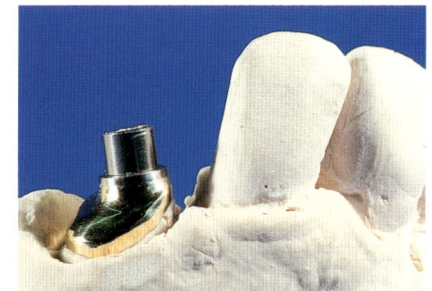

Abb. XV.6c bis 6e Schraubenpfosten auf eine Wurzelkappe gelötet (Abb. XV.6c). Austausch kann sowohl mit dem Gerber-Zylinderanker (Cendres et Métaux) (Abb. XV.6d) als auch mit dem Schubigeranker (Cendres et Métaux) (Abb. XV.6e) vorgenommen werden.

9) Bearbeiten und polieren Sie die gefräste Wandfläche (Abb. XV.5c).
10) Schrauben Sie das Versenkstück an seinen Platz und modellieren eine Kappe drumherum (Abb. XV.5d).
11) Modellieren Sie die Superstruktur in Wachs (Abb. XV.5e).
12) Entfernen Sie die Schraube.
13) Ziehen Sie die Wachsmodellierung mit dem darin enthaltenen Versenkstück von der Unterkonstruktion.
14) Betten Sie ein und gießen das Wachsmodell.
15) Benutzen Sie ein Stereomikroskop mit 10facher Vergrößerung, um zu überprüfen, ob das Gußobjekt voll aufsitzt und das Versenkstück mit dem Gewinderöhrchen in gerader Linie fluchtet.

Anwendungen

- In Unterteleskopen kann man die Kappenschraube zur Sicherung der Superstruktur anbringen;
- Die in die Patrize einer okklusalen Auflage eingesetzte Kappenschraube verblockt eine über Unterkappen hergestellte Brücke mit einer Krone, welche direkt auf den präparierten Zahn einzementiert wird.
- Eine in den Klammerarm eingesetzte Kappenschraube kann benutzt werden, um eine abnehmbare Einheit, mit einem Zwischenglied, oder Brückenpfeiler zu verblocken.

Zylindrische Ankerelemente

(zur Verwendung auf Wurzelkappen) (Abb. XV.6)

Dalbo (Cendres et Métaux Nr. B43.02) (Abb. XV.6a und b)

Gerber (Cendres et Métaux Nr. 32.02.5) (Abb. XV.6a, c und d)

Schubiger Schraubenblock (Cendres et Métaux Nr. 33.01.5) (Abb. XV.6a, c und e)

Anbringen der Patrize

1) Gießen Sie die Wurzelkappe (siehe Pfosten und Aufbauten, Seite 634).
2) Setzen Sie die Kappe zurück auf das Arbeitsmodell.
3) Gleichen Sie die Kappenoberfläche an, bis die Patrize des gewünschten Halteelementes passiv aufsitzt.
4) Benutzen Sie ein Vermessungsgerät, um zu überprüfen, daß das Halteelement parallel zur Einschubrichtung der Brücke bzw. Deckprothese steht.
5) Wenn die Winkelung des Halteelementes geändert werden muß, benützen Sie einen rosafarbenen Schleifkörper (733.035 – Jota), um die Kappenoberfläche anzupassen.
6) Löten Sie die Patrize des Halteelementes auf die Wurzelkappe (siehe Löten, Seite 710).

Einpassen der Matrize

1) Der Stift wird mit seiner Wurzelkappe einzementiert,
2) die Matrize auf die Patrize gesetzt.
3) Sparen Sie in der Deckprothese Platz aus, um die Matrize unterzubringen.
4) Setzen Sie die Prothese ein.
5) Verbinden Sie die Matrize in der Prothese mit selbsthärtendem Kunststoff.
6) Ergänzen Sie im Labor mittels Schichttechnik die angrenzenden Bereiche mit heißpolymerisierbarem Kunststoffpulver (Stellon 'C' – De Trey) und selbsthärtender Flüssigkeit (Rapid Repair – De Trey).
7) Polymerisieren Sie in heißem Wasser unter Druck.

Anhang XVI

FORMGETREUE RESTAURATIONEN

Einarbeitung in einen Vorwall
- Goldkauflächen
- Keramikkauflächen

Verwendung eines Checkbisses

Ausgießen eines Kieferregistrates aus Polyvinylsiloxan

Benutzung eines halbjustierbaren Artikulators
- Keramikkauflächen

Anwendung der Technik des funktionell erzeugten Gleitweges
- Keramikkauflächen

Einarbeitung in einen Vorwall (Abb. XVI.1)

1) Fertigen Sie intraoral vor der Präparation einen Vorwall über den Zahn, der restauriert werden soll, oder über die temporäre Restauration. Alternativ können Sie den Vorwall auch auf einem diagnostischen Modell herstellen (siehe Vorwälle, Seite 616).
2) Montieren Sie das Vorwallmodell gegen das Arbeitsmodell in einen Vertikalrelator (Verticulator – Jelenko).

Goldkauflächen

1) Modellieren Sie die vollkonturierten Okklusalflächen in Wachs gegen das Vorwallmodell (siehe Aufwachsen, Seite 665).
2) Einbetten und Gießen.
3) Ausarbeiten gemäß dem Vorwallmodell.

Keramikkauflächen

1) Verwenden Sie den Vorwall als Schablone und stellen die Metall-Substruktur mit sicherer Abstützung für die Keramik her.
2) Schichten Sie die Keramik in den Vorwall (siehe Keramik, Seite 696).

Vorteile:
- Der erforderliche chirurgische Zeitaufwand zum Einpassen der Restaurationen ist minimal, weil die Restaurationen in Übereinstimmung mit den vorhandenen Kieferbeziehungen stehen.

Nachteile:
- Die Technik erfordert genügend okklusale Zahnstrukturen, um einen gutes Vorwallmodell herzustellen;
- sie schränkt eine Verbesserung der okklusalen Ästhetik ein;
- interkuspidale Kontakte können infolge des Brennschwundes verlorengehen;
- Exkursionsbewegungen können nicht überprüft werden; intraorale Schleifkorrekturen werden möglicherweise erforderlich.

Verwendung eines Checkbisses (Abb. II.3, Seite 609)

1) Stellen Sie die Checkbißmodelle her und montieren diese (siehe Checkbißmodelle, Seite 609).
2) Fertigen Sie die Restauration nach der eingestellten Interkuspidalposition.

Vorteile:
- Keine Artikulationsfehler;
- die Ästhetik kann verändert werden;
- interkuspidale Kontakte können eingerichtet und erhalten werden;
- in Verbindung mit einem Vorwall kann die okklusale Gestaltung kopiert und die interkuspidalen Kontakte können überprüft, ausgearbeitet und beibehalten werden.

Nachteile:
- Die benachbarten anatomischen Zahnformen sind möglicherweise für die Erstellung eines Vorwalls nicht hinreichend genau.
- Exkursionsbewegungen können nicht überprüft werden; intraorale Schleifkorrekturen werden unter Umständen erforderlich.

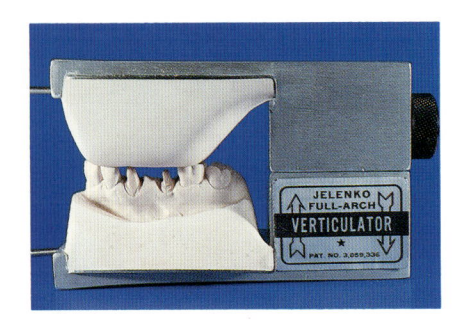

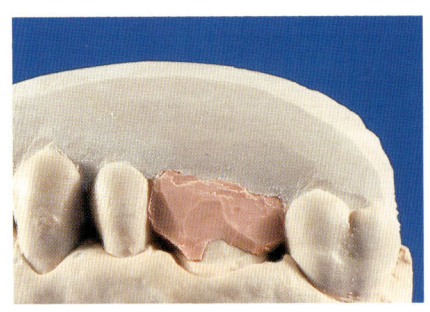

Abb. XVI.1 Okklusaler Vorwall gegen ein Arbeitsmodell in einen Vertikalrelator (Verticulator – Jelenko) montiert. Die Restauration kann formgetreu hergestellt werden.

Abb. XVI.2 Das Vorwallmodell der gegenüberliegenden Okklusalflächen wurde durch Ausgießen eines Polyvenylsiloxanregistrates hergestellt. Das Vorwallmodell kann zum Arbeitmodell in einen Vertikalrelator montiert werden.

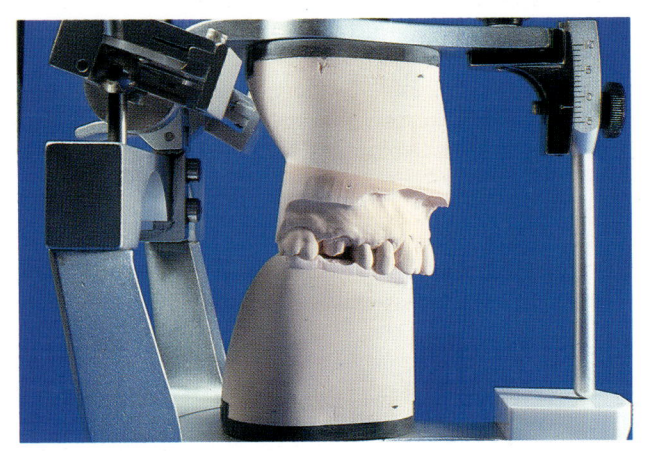

Abb. XVI.3 Arbeitsmodell gegen ein Vorwallmodell in einen halbjustierbaren Artikulator gesetzt.

Ausgießen einer Kieferregistrierung aus Polyvinylsiloxan (Abb. XVI.2)

1) Stellen Sie das Arbeitsmodell her und montieren es in einen Vertikalrelator.
2) Tragen Sie einen Separator (Vaseline) auf das Modell auf.
3) Setzen Sie das Kieferregistrat auf das Modell und gießen es mit vakuumgerührtem Typ IV-Gips (Velmix – Kerr) aus. Lassen Sie den Gips abbinden und montieren das Vorwallmodell in den gegenüberliegenden Arm des Vertikalrelators.
4) Entfernen Sie das Registrat und fertigen die Restauration nach den durch das gegenüberliegende Vorwallmodell vorgegebenen anatomischen Verhältnissen.
5) Die Vorteile und Nachteile sind die gleichen wie beim Checkbiß.

Verwendung eines halbjustierbaren Artikulators (Abb. XVI.3)

1) Setzen Sie das Arbeitsmodell in einen halbjustierbaren Artikulator (siehe Einartikulieren von Modellen, Seite 607).
2) Modellieren Sie die Restauration mit Hilfe der Additionstechnik (siehe Wachs-Additionstechnik, Seite 669).
3) Überprüfen Sie die Okklusion während lateraler und protrusiver Exkursionen auf Interferenzen.
4) Gießen Sie die Restauration.
5) Schleifen Sie unter Verwendung von Indikationsfolie (GHM) im Artikulator die Okklusion ein.
6) Erhalten Sie die interkuspidalen Kontakte und entfernen exkursive Interferenzen.
7) Fertigstellung und Politur (siehe Ausarbeitung, Seite 687).

Keramikkauflächen:
(Verwendung von Artikulationspaste)
Bauen Sie die keramische Okklusion auf und verwenden Artikulationspaste (Bite 'X' – Tanaka), um auf der Keramik okklusale Orientierungspunkte zu erzeugen (siehe Keramikkauflächen, Seite 698).

Vorteile:
- Die okklusale Ästhetik kann ansehnlicher gestaltet werden;
- Exkursionsbewegungen können Interferenzen aufzeigen.

Nachteile:
- Montagefehler sind möglich;
- Mittelwerteinstellungen reproduzieren unter Umständen keine exakten Kieferbewegungen.

Abb. XVI.4 Technik des funktionell erzeugten Gleitweges (FGP).

Abb. XVI.4a FGP-Registrat auf den präparierten Zahn aufgesetzt.

Abb. XVI.4b Das Vorwallmodell wurde durch Ausgießen des FGP-Registrates gewonnen und in einen Vertikalrelator zum Arbeitsmodell in Beziehung gesetzt.

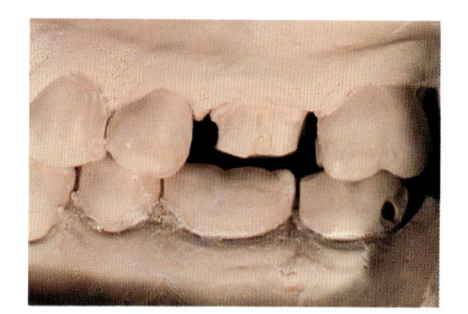

Abb. XVI.4c Das Arbeitsmodell wurde gegen ein Diagnostik-Gegenmodell in einen Corelator (Denar) montiert.

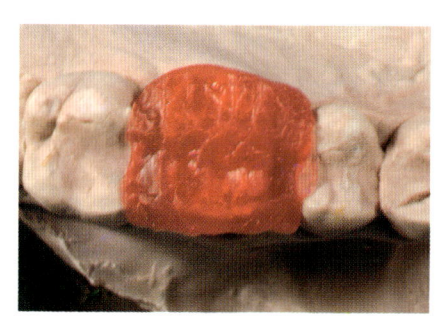

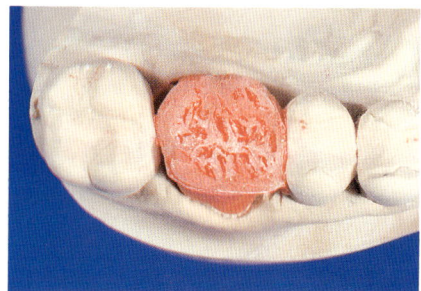

Abb. XVI.4d Die Restauration wurde gegen das FGP-Vorwallmodell in Wachs modelliert und mit EKM-Puder eingestäubt. Die Interkuspidalkontakte, falls vorhanden, werden gegen das Diagnostikmodell markiert. Das FGP-Vorwallmodell wird auf die Wachsmodellierung gedrückt. Alle erkennbaren Markierungen werden, außer den Interkuspidalkontakten, durch Abtragen des Wachses entfernt.

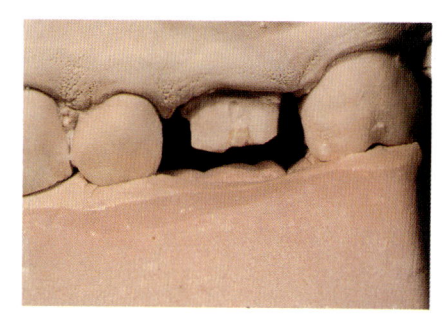

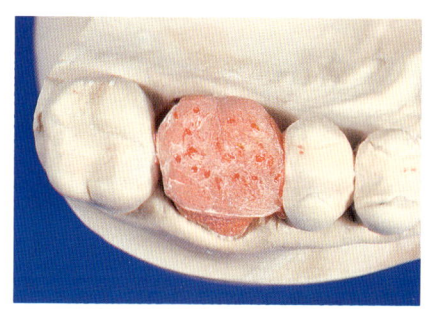

Abb. XVI.4e Die Interkuspidalkontakte werden neu aufgebaut und gegen das Diagnostik-Gegenmodell sorgfältig ausgearbeitet.

Anwendung der Technik des funktionell erzeugten Gleitweges (FGP = functional generated path)

(Abb. XVI.4)

1) Setzen Sie das FGP-Registrat auf das Arbeitsmodell (Abb. XVI.4a).
2) Streichen Sie ein Gleitmittel (Vaseline) auf die benachbarten Kauflächen und fertigen mit einem vakuumgerührtem Typ IV-Gips ein Vorwallmodell.
3) Verwenden Sie einen Vertikalrelator (Vertikulator – Jelenko), um das Arbeitsmodell gegen das FGP-Vorwallmodell (Abb. XVI.4b), bzw. gegen das Diagnostik-Gegenmodell (Abb. XVI.4c) zu montieren.
4) Modellieren Sie die Restauration gegen das FGP-Vorwallmodell.
5) Bestäuben Sie die okklusale Wachsoberfläche mit Puder (EKM – Natt & Co.).
6) Markieren Sie die interkuspidalen Kontakte zum Diagnostik-Gegenmodell. Kleinere Ergänzungen sind möglicherweise erforderlich, um Kontakte aufzubauen.
7) Markieren Sie alle anderen Kontakte zum FGP-Vorwallmodell (Abb. XVI.4d).
8) Entfernen Sie alle Kontakte außer den interkuspidalen Kontakten (Abb. XVI.4e).
9) Gießen Sie und arbeiten die Restauration aus.

Keramikkauflächen:

1) Fertigen Sie einen neuen Vorwall von der angepaßten, vollkonturierten Wachsmodellierung.
2) Schichten Sie die Keramikmasse in diesen Vorwall (siehe Keramik in einen Vorwall, Seite 696).

Vorteile:

- Exkursive Gleitbahnen, die in dem Vorwall vorgegeben sind, erleichtern die Beseitigung von Interferenzen;
- der Einsatz eines Artikulators ist nicht erforderlich.

Nachteile:

- Interkuspidale Kontakte können verloren gehen, wenn das FGP-Vorwallmodell nicht in Verbindung mit dem Diagnostik-Gegenmodell zur Anwendung gelangt.

Anhang XVII

NEUGESTALTETE RESTAURATIONEN

Diagnostikmodelle

Temporäre Restaurationen

Provisorische Restaurationen

Definitive Restaurationen

Diagnostikmodelle

1) Montieren Sie duplizierte Diagnostikmodellel in einen halbjustierbaren Artikulator.
2) Verändern Sie die Modelle, um die mögliche neugestaltete Formgebung beurteilen zu können (siehe Diagnostisches Aufwachsen, Seite 621).
3) Doublieren Sie die modifizierten Modelle.
4) Fertigen Sie Schablonen (Press Formed – Ellman) über die originalen Modelle und über die doublierten, geänderten Modelle (siehe Schablonen, Seite 613).

Temporäre Restaurationen

Stellen Sie die temporären Restaurationen her, indem Sie die originale Bezahnung nachbilden, ohne die fehlenden Zähne zu ersetzen (siehe temporäre Restaurationen, Seite 637).

Provisorische Restaurationen

Fertigen Sie die provisorischen Restaurationen entsprechend der diagnostisch ermittelten Formgebung (siehe provisorische Restaurationen, Seite 643).

Einartikulierte Modelle

1) Artikulieren Sie die Diagnostikmodelle der stabilisierten provisorischen Restaurationen und die Meister-Arbeitsmodelle untereinander austauschbar ein (siehe Einartikulieren von Modellen, Seite 607).
2) Fertigen Sie einen individuellen Führungsteller zu den provisorischen Restaurationen (siehe individuelle inzisale Führungsteller, Seite 655).

Definitive Restaurationen

1) Mit Hilfe der Schablonen und Vorwälle von den provisorischen Restaurationen modellieren Sie vollkonturierte Restaurationen in Wachs (Abb. XVII.1) (siehe Aufwachsen, Seite 667).
2) Zur Ausarbeitung der Frontzahnführung benutzen Sie den individuellen inzisalen Führungsteller (siehe Aufwachsen, Seite 668).
3) Wenden Sie zur Modellierung der seitlichen Okklusion eine additive Aufwachstechnik an (siehe Aufwachsen, Seite 696).
4) Gestalten Sie die definitiven Restaurationen anhand der vollkonturierten Wachsaufstellung und den folgenden Richtlinien:
   - Messen Sie die Wachsstärke, um zu kontrollieren, ob genügend Platz für die vorgesehenen Keramikkauflächen vorhanden ist. Wenn weniger als 1,5 mm zur Verfügung stehen, verwenden Sie Gold. Wenn mehr als 1,5 mm vorliegen, kann Keramik aufgebaut werden. Die Entscheidung, ob Keramik- oder Goldkauflächen in Frage kommen, muß mit dem Kliniker im Stadium der Diagnostik abgesprochen werden (siehe diagnostisches Aufwachsen, Seite 623).
   - Bei verblockten Einheiten überprüfen Sie die Parallelität der Präparationen.
   - Messen Sie die approximalen Flächen der Zahneinheiten nach, die verlötet werden sollen, ob sie ausreichend dimensioniert sind.
   - Schränken Sie, wo es vertretbar ist, die Keramik ein. Erweitern Sie die Metallverbindung, wenn nötig, nach palatinal.
   - Bestimmen Sie die Lage von Halteelementen. Auf diese Weise können Geschiebe in die Konturierung der Restauration einbezogen werden.
   - Beachten Sie die Gestaltung der zervikalen Bereiche und Zahnzwischenräume
   - Entscheiden Sie über die Ausführung der Zwischenglieder.
   - Bestimmen Sie die Konstruktion des Metallgerüstes – Metall/Keramikübergänge.
5) Verwenden Sie ein Silikonputty (Formasil – Kulzer), um labiale, bukkale, linguale/palatinale und okklusale Vorwälle herzustellen.
6) Montieren Sie den okklusalen Vorwall gegen die Wachsmodellierung in einen Vertikalrelator (Co-Relator – Denar).

Anhang XVII Neugestaltete Restaurationen

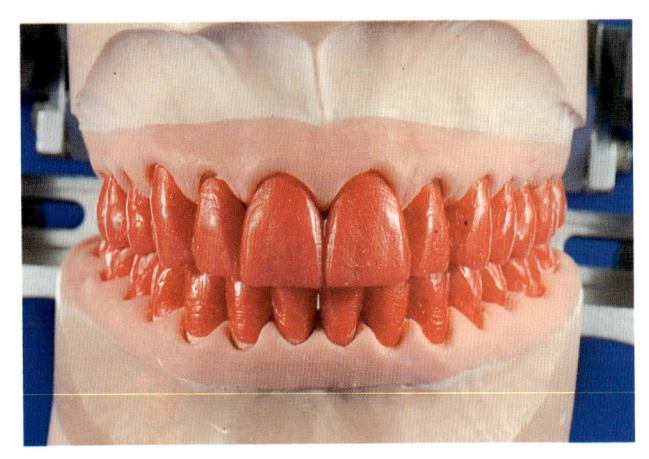

Abb. XVII.1 Definitive, vollkonturierte Restaurationen in Wachs modelliert. Diese ermöglichen eine optimale Gestaltung der Substruktur, sowie eine korrekte Formgebung und Funktion der Zahnreihen.

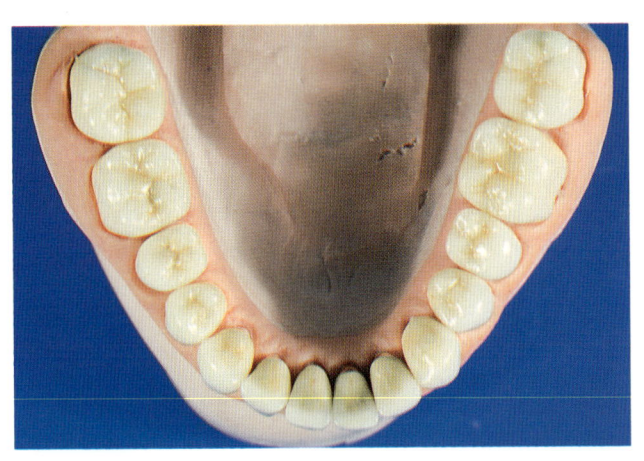

Abb. XVII.2 Hinsichtlich der gegenüberliegenden metallkeramischen Restaurationen wurden zunächst der Unterkieferbogen und die Oberkiefer-Frontzähne (Abb. XVII.3) fertiggestellt.

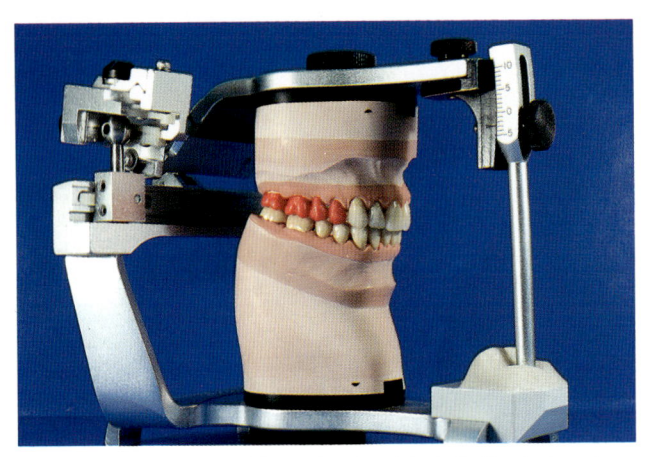

Abb. XVII.3 Die Frontzahnführung ist eingerichtet; die Frontzahnrestaurationen sind fertiggestellt. Die seitlichen Wachsmodelle im Oberkiefer werden daraufhin den vollendeten Keramikeinheiten im Unterkiefer angeglichen und ausgearbeitet.

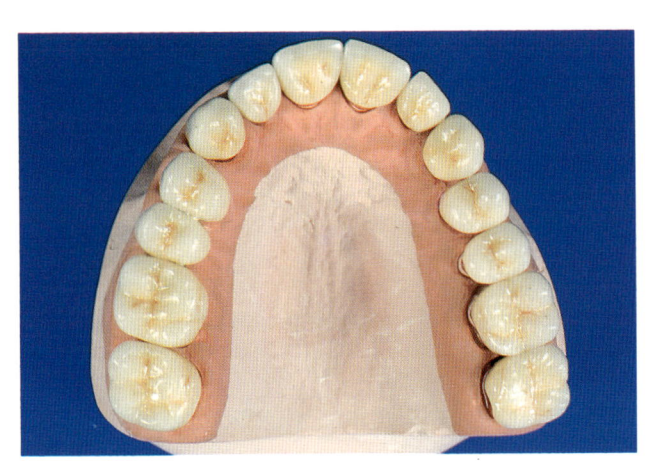

Abb. XVII.4 Die vollendeten Metallkeramik-Restaurationen im Oberkiefer.

7) Bewahren Sie die vollständige Wachsmodellierung als Bezugsobjekt für die endgültige Gestaltung.
8) Benützen Sie die Vorwälle, um neue Kappen mit Abstützungen für Keramik aufzuwachsen. Bestimmen Sie die geeignete Lage der Lötverbindungen und sorgen dafür, daß Geschiebe, wenn irgend möglich, in die Zahnkontur einbezogen werden.
9) Überprüfen Sie jedes Wachsmodell gegen die angrenzende vollkonturierte Wachsaufstellung.
10) Für optimale ästhetische Ergebnisse stellen Sie, wo es angebracht ist, zuerst die Frontzähne fertig, um die Frontzahnführung zusammen mit den Seitenzähnen im Unterkiefer einzurichten.
11) Gehen Sie dabei folgendermaßen vor:
    – Arbeiten Sie die Wachsmodellierungen aus.
    – Wenn Zahneinheiten verlötet werden müssen, fertigen Sie die Wachsmodelle der alternierenden Zähne (siehe Aufwachsen, Seite 683).
    – Betten Sie ein und gießen die Wachsmodelle (siehe Einbetten und Gießen, Seite 683).
    – Setzen Sie die Gußobjekte auf das Kompaktmodell zurück. Trimmen Sie, wenn nötig, den gingivalen Gipsrand, um einwandfreien Sitz sicherzustellen. Modellieren Sie die verbliebenen Wachsmodelle, die verlötet werden sollen, an die angrenzenden Gußobjekte.
    – Betten Sie ein und gießen die Modellierungen.
    – Passen Sie die neuen Gußobjekte dem Kompaktmodell an.
    – Präparieren Sie das Metallgerüst zur Keramikverblendung (siehe Ausarbeiten, Seite 687).
12) Schichten Sie die Keramikmasse in den montierten okklusalen Vorwall (siehe Keramikschichtung in einen Vorwall, Seite 696).
13) Nachdem die Frontzähne und die Unterkiefer-Seitenzähne im Munde einprobiert und eingeschliffen wurden,

färben Sie diese entsprechend ein und führen den Glasurbrand durch (Abb. XVII.2 und 3).

14) Vollenden Sie die seitlichen Oberkiefer-Wachsmodelle nach den fertiggestellten Keramikeinheiten im Unterkiefer (Abb. XVII.3).

15) Fertigen und montieren Sie einen Vorwall von den ausgearbeiteten Oberkiefer-Wachsmodellen

16) Gießen Sie die Metallkappen, schichten die Keramikmasse in den Vorwall und gleichen diese den fertiggestellten Unterkiefer-Restaurationen an (Abb. XVII.4) (siehe Keramikauflächen, Seite 697).

17) Nachdem alle Keramikeinheiten einprobiert und eingeschliffen wurden, färben und glasieren Sie die seitlichen Oberkiefer-Zahneinheiten.

18) Mittels eines Pickup-Lötabdrucks verlöten Sie die Zahneinheiten, wo vorgesehen, postkeramisch (siehe Postkeramische Lötung, Seite 703).

19) Abschließend polieren und vergolden Sie das Metallgerüst (siehe Politur, Seite 690).

Anhang XVIII

ZAHNPROTHESEN

Sofortprothesen

- Allgemeine Maßnahmen.
- mit Platz für künftige Kappen, Halteelemente, Stege und Halteklammern oder Implantate.
- Unterfütterungen – heißpolymerisierter Kunststoff.
- Teilprothesen.
- aus Kunstharz.
- aus Chrom-Kobalt und Kunstharz.

Deckprothesen

- ohne Hilfsretentionen.
- mit Hilfsretentionen.
- Kappen.
- zahngestützter Steg und Halteelemente.
- fixturengestützter Steg und Halteelemente.
- Geschiebe.

Teilprothesen

- Chrom-Kobaltgerüste.
- mit Präzisionsankern.
- mit Metallkauflächen.

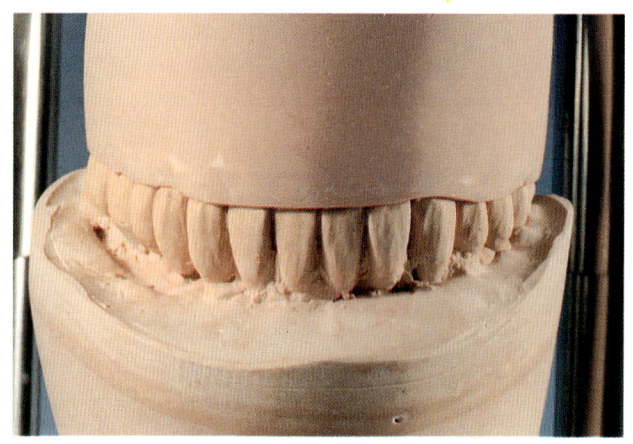

Abb. XVIII.1 Okklusaler Vorwall gegen das Diagnostikmodell in einen Vertikalrelator (Corelator – Denar) montiert.

Sofortprothesen
Allgemeine Maßnahmen
Modellvorbereitung

1) Artikulieren Sie einen Satz Diagnostikmodelle in einen halbjustierbaren Artikulator ein.
2) Verwenden Sie laterale und protrusive Registrate, um den Artikulator einzustellen (siehe Einartikulieren von Modellen, Seite 611).
3) Fertigen Sie einen individuellen Schneidezahnführungsteller (siehe individuelle Schneidezahnführungsteller, Seite 665).
4) Doublieren Sie den Kieferbogen, auf dem die Sofortprothese hergestellt werden soll und montieren ihn mit geteiltem Sockel zum Diagnostik-Gegenmodell.
5) Stellen Sie einen Gipsvorwall von den okklusalen Zahnflächen auf dem doublierten Modell her.
6) Montieren Sie den Vorwall zu dem Gegenmodell in einen Vertikalrelator (Co-Relator – Denar) (Abb. XVIII.1).

Herstellung der Zähne (Abb. XVIII.2)

1) Fertigen Sie eine Schablone (Press Form – Ellman) über das Diagnostikmodell.
2) Nehmen Sie die Schablone ab, trimmen und versteifen diese mit Gips.
3) Schichten Sie eine Mischung aus Polymerpulvern für Schneidekanten (Stellon 'C', 7, 9 und 16 – De Trey) und selbsthärtendem Monomer (Rapid Repair – De Trey) in die Schneidekanten und Okklusalflächen der Schablone.
4) Füllen Sie die Schablone mit zahnfarbenem Stellon 'C', gemischt mit Rapid Repair-Monomer, gerade bis an die Zahnansätze (Abb. XVIII.2a).
5) Härten Sie den Kunststoff 5 Minuten in einem Drucktopf mit fast kochendem Wasser unter 2 Atü.
6) Entfernen Sie den Zahnkranz aus dem Drucktopf und lassen ihn abkühlen.
7) Trimmen Sie den überschüssigen Kunstoff rund um die Zähne, arbeiten diese aus und polieren mit Bimsstein.
8) Alternativ können die Zähne auch in einer Silikonputty-Abdruckform (Formasil – Kulzer) hergestellt werden (Abb. XVIII.2b).
9) Bohren Sie mechanische Retentionsvertiefungen in die Unterseiten der Zähne.
10) Überzeugen Sie sich, daß die Akrylkunststoffzähne sich in den Vorwall einfügen.

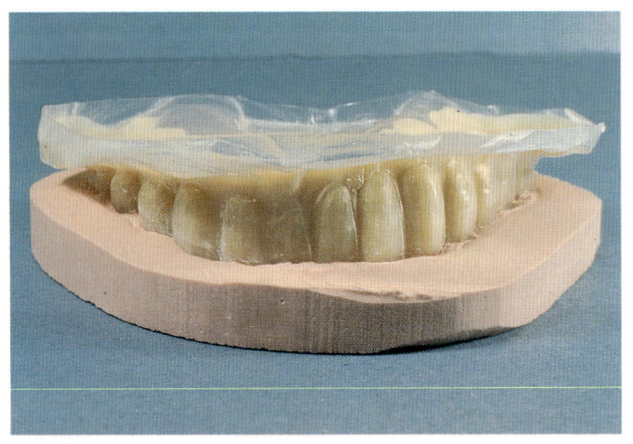

Abb. XVIII.2a Akrylkunstharzzähne in einer Schablone des Diagnostikmodells hergestellt. Die Schablone wurde mit Gips verstärkt, um deren Verformung während der Polymerisation des Akrylkunstharzes zu verhindern.

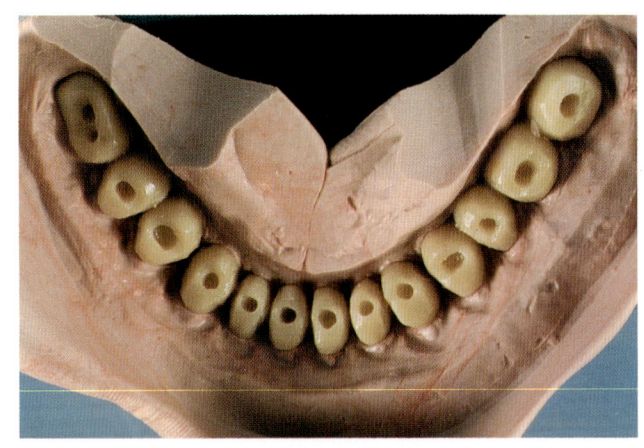

Abb. XVIII.2b Zähne in einer Form aus Silikonputty hergestellt, getrimmt und an ihren Unterflächen mit Retentionsvertiefungen versehen.

Arbeitsmodell

1) Radieren Sie die Zähne auf dem Duplikatmodell.
2) Glätten Sie den Kieferkamm mit einem Hartmetallfräser (CX 79F.060 – Jota).
3) Entfernen Sie nur so wenig wie möglich Substanz und vermeiden Unterschnitte.

Wachsaufstellung

1) Dämmen Sie das vorbereitete Modell dorsal ab und legen eine Schicht Plattenwachs auf.
2) Setzen Sie den Zahnkranz mit den Akrylkunststoffzähnen in den Vorwall.
3) Stellen Sie das vorbereitete Modell mit der Wachsbasis und dem Vorwall mit den darein eingefügten Zähnen in den Vertikalrelator.
4) Schließen Sie den Relator und kontrollieren, daß die Zähne nicht in Kontakt mit der Wachsbasis stehen.
5) Trimmen Sie die Zahnhälse, wenn nötig, damit der Relator passiv schließt.
6) Befestigen Sie die Zähne mit Klebewachs in dem Vorwall (Abb. XVIII.3).
7) Schließen Sie den Relator und verriegeln ihn in dieser Stellung.
8) Lassen Sie Wachs zwischen Zähne und Basisplatte fließen und fügen schichtweise Wachs hinzu, um die Kontraktionsschrumpfung zu vermindern.
9) Modellieren Sie das Weichgewebe rundum die Zähne (Abb. XVIII.4).
10) Nachdem genügend Wachs eingebracht ist, entfernen Sie das Klebewachs zwischen Zähnen und Vorwall.
11) Lösen Sie den Vorwall von den Zähnen.
12) Nehmen Sie das Modell aus dem Relator.
13) Arbeiten Sie die Wachsaufstellung wie üblich aus.

Fertigstellung

1) Trennen Sie das Modell mit der aufgewachsten Prothese von dem Montagegips.
2) Tragen Sie einen Separator (Vaseline – Chesebrough – Pond's Ltd.) auf das Modell auf.
3) Verwenden Sie Gips (Calspar DP – De Trey) zum Einbetten in die Küvette.
4) Lassen Sie den Gips abbinden und trennen die beiden Küvettenhälften.
5) Brühen Sie das Wachs aus.
6) Streichen Sie Separator in die Hohlform (Cold Mould Seal – De Trey).
7) Benetzen Sie die Zahnhälse mit Monomer, um die Verbindung zwischen auspolymerisiertem Akrylkunststoff und Prothesenbasis zu verbessern.
8) Stopfen Sie die Hohlform mit Prothesenkunststoff (QC.20 – De Trey) und führen Probepressungen durch, um die Preßfahne vor dem Einspannen der Küvette in den Küvettenbügel möglichst dünn zu halten.
9) Härten Sie den Kunststoff 20 Minuten lang in kochendem Wasser aus.
10) Lassen Sie die Küvette auf dem Labortisch abkühlen.

Ausarbeitung

1) Betten Sie die ausgehärtete Prothese aus und lassen das Modell unbeschädigt.
2) Setzen Sie das Modell mit der Prothese in situ zurück in den Vertikalrelator. Benutzen Sie einen Zyanoakrylatzement (Powabond 101 – Neutra Rust Int. Ltd.), um das Modell auf dem Sockel festzukleben.
3) Überprüfen Sie, ob die Zähne sich passiv in den Vorwall einfügen.

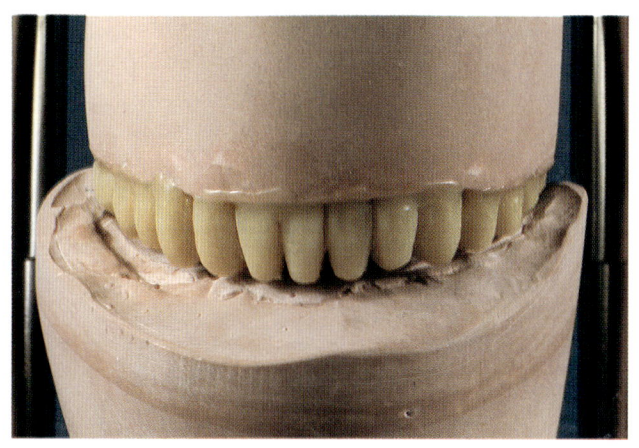

Abb. XVIII.3 Vorbereiteter Zahnkranz in dem okklusalen Vorwall befestigt und gegen das Diagnostikmodell gesetzt, auf dem die Zähne radiert wurden.

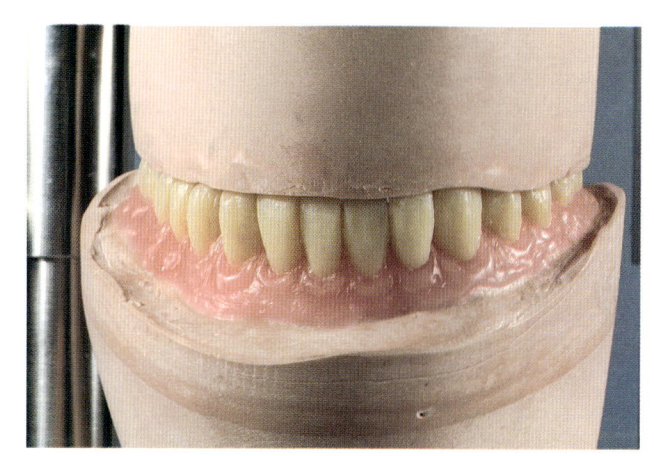

Abb. XVIII.4 Die aufgewachste Prothesenbasis.

4) Übertragen Sie das montierte Modell in den Artikulator und gleichen die Zähne dem Diagnostikmodell des Gegenkiefers an.
5) Benutzen Sie den individuellen Schneidezahnführungsteller, um die Frontzahnführung einzuschleifen.
6) Nehmen Sie die Prothese vom Modell.
7) Trimmen Sie die Ränder und polieren die Prothese (Abb. XVIII.5).

Platz für künftige Änderungen

Verwenden Sie Gips (Calspar DP – De Trey), um auf dem Modell Bereiche auszublocken, in denen künftig Änderungen vorgenommen werden. Kappen, Halteelemente, z.B. Dalbo, Stege und Halteklammern, sowie Implantate können alle auf diese Weise eingeplant werden.
Fertigen Sie die Prothese über das modifizierte Modell. Den freigehaltenen Platz kann man während der Zwischenzeit mit einem weichbleibenden Unterfütterungsmaterial (Viscogel – Dentsply) ausfüllen. Dieses wird später entfernt, um die entsprechenden Anker aufzunehmen.

Unterfütterungen

Während die Extraktionswunden heilen, resorbiert das Gewebe und die Sofortprothese wird unstabil. Kurzzeitig kann man die Prothese mit einem weichen Unterfütterungsmaterial nacharbeiten. Wenn jedoch die vorgesehene Behandlung sich über einen langen Zeitraum erstreckt, ist es vernünftig, die Prothese mit Kunstharz zu unterfüttern.

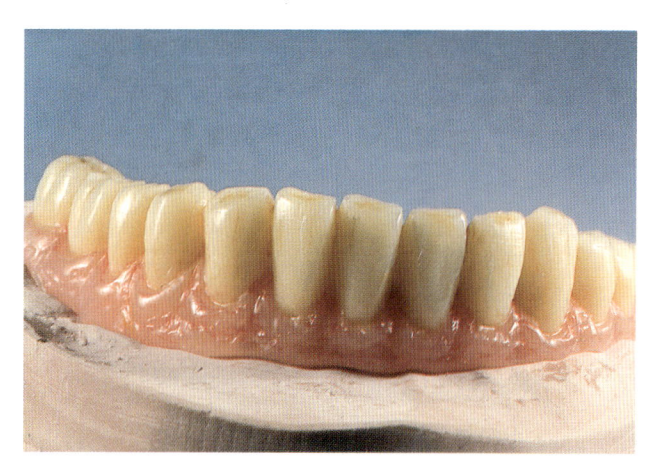

Abb. XVIII.5 Die fertiggestellte Prothese.

Verwendung von heißpolymerisierbarem Kunstharz (QC.20 – De Trey)

1) Stellen Sie von der weich unterfütterten Prothese ein Modell mit geteiltem Sockel her.
2) Isolieren Sie die Zähne (Vaseline) und fertigen einen Gipsvorwall.
3) Montieren Sie den Vorwall samt Prothese in einen Vertikalrelator.
4) Entfernen Sie die Prothese von dem Modell.
5) Schälen Sie das weiche Unterfütterungsmaterial ab und fräsen den Rand, sowie die Unterfläche der Prothesenbasis herunter, um genügend Platz für neues Akrylharz zu schaffen.
6) Verwenden Sie Aluminiumoxid von 50 μm, um den Bereich der Prothese abzustrahlen, auf den das Akrylharz aufgetragen werden soll.

7) Befestigen Sie die beschliffene Prothese auf dem Vorwall mit Klebewachs.
8) Wachsen Sie die Prothesenbasis auf das Modell.
9) Betten Sie ein, stopfen und arbeiten die Prothese aus, wie zuvor beschrieben.

Unterfütterung, um einen Anker aufzunehmen

1) Fertigen Sie ein Modell mit geteiltem Sockel von einem Pickup-Abdruck der Prothese, die mit einer Zinkoxid-Eugenol-Abdruckpaste unterfüttert wurde. Die Unterschnitte an der Ankerkrone werden vor der Abdrucknahme mit leichtfließendem Hydrocolloid-Abdruckmaterial oder Weichwachs ausgeblockt.
2) Befestigen Sie das Modell mit der Prothese in situ auf dem Diagnostik-Gegenmodell mit Hilfe eines Registrates, das von der Prothese nach deren Unterfütterung mit Zinkoxidpaste genommen wird..
3) Fertigen Sie einen Vorwall über die Zähne und montieren ihn, zusammen mit dem Modell einschließlich der Prothese in einen Vertikalrelator.
4) Unterfüttern Sie die Prothese, wie zuvor beschrieben, erhalten jedoch durch Ausblocken mit Gips einen Freiraum rundum die Ankerkrone.
5) Schleifen Sie die Okklusion zum Gegenmodell ein, fräsen eine Öffnung in die Prothese, durch welche das Ankerelement intraoral mit selbsthärtendem Kunststoff befestigt werden kann.

Immediat-Teilprothesen

Aus Akrylkunstharz

1) Trennen Sie die Zähne, die zur Extraktion anstehen, vom Modell.
2) Blocken Sie approximale Unterschnitte und alle anderen übermäßig untersichgehenden Stellen mit Gips aus.
3) Setzen Sie Klammern oder Verankerungselemente auf geeignete, verbleibende Zähne, um Retentionen für die Prothese zu schaffen und befestigen diese vor Ort mit Zyanoakrylatzement
4) Setzen Sie handelsübliche oder selbstgefertigte Zähne an die Extraktionsstellen und überprüfen deren Stellung zum diagnostischen Gegenmodell, das in einen halbjustierbaren Artikulator montiert wird.
5) Modellieren Sie die Prothese in Wachs.
6) Blocken Sie die Ankerzähne mit einer Mischung 50/50 aus Gips und Bimsstein aus.
7) Betten Sie ein und stopfen die Prothese.
8) Schleifen Sie die Prothese im Artikulator ein.
9) Abschließend erfolgt die Ausarbeitung und die Politur.

Aus Chrom-Kobalt

1) Fertigen Sie einen Vorwall aus Silikonputty (Formasil – Kulzer) von den Zähnen, die entfernt werden sollen und von dem angrenzenden Standort.
2) Trennen Sie die zur Extraktion anstehenden Zähne vom Modell.
3) Vermessen und blocken Sie das Modell aus.
4) Doublieren und gießen Sie ein Einbettmassemodell aus.
5) Benutzen Sie den Silikonvorwall als Führungshilfe, um geeignete Retentionen für die künstlichen Zähne festzulegen. Nun erfolgt Aufwachsen, Einbetten Gießen und Ausarbeiten des Metallgerüstes.
6) Fertigen Sie, wie zuvor beschrieben, in einer Schablone entweder Akrylharzzähne von den Zähnen, die extrahiert werden, oder schleifen handelsübliche Zähne zurecht, die anstelle der extrahierten Zähne in den Silikonvorwall passen.
7) Benutzen Sie den Vorwall um die Zähne in das Gerüst einzufügen und befestigen diese mit Basiswachs.
8) Entfernen Sie den Vorwall und modellieren die Weichgewebe je nach Erfordernis.
9) Wachsen Sie ein Gußprofil an jedes Ende der Weichteilmodellierung. Diese Gußkanäle dienen als Eintrittspforte bzw. Austrittsöffnung für das Akrylkunstharz.
10) Fertigen Sie einen neuen Silikonvorwall mit sicherer Abstützung.
11) Entfernen Sie den Vorwall und brühen das Wachs aus.
12) Bestreichen Sie das Modell mit Separator (Cold Mould Seal – De Trey).
13) Befestigen Sie die Zähne in dem Vorwall mit einer winzigen Menge Zyanoakrylatzement, setzen den Vorwall auf das Modell und halten alles mit einem Gummiband zusammen.
14) Gießen Sie von einem Ende durch die Einfüllöffnung rosafarbenes Akrylkunstharz (Rapid Repair – De Trey) in den Vorwall, bis es am anderen Ende aus der Abzugsöffnung austritt. Streuen Sie an jedem Ende etwas Polymerpulver über das Kunstharz, so daß sich eine Kruste bildet, die das Ausfließen verhindert.
15) Polymerisieren Sie im Drucktopf in fast kochendem Wasser unter 2 Atü.
16) Entfernen Sie den Vorwall und trimmen den überschüssigen Kunststoff.
17) Schleifen Sie im Artikulator die Okklusion ein.
18) Glätten Sie mit Bimsstein und polieren den Kunststoff.

Modifikationen

1) Fertigen Sie das Metallgerüst zur Unterbringung künftiger Halteelemente, Stege und Halteklammern oder Implantate, indem Sie die Retentionselemente vorausplanen, um eine Lageänderung zu vermeiden.
2) Zu einem späteren Zeitpunkt fräsen Sie den Kunststoff aus und befestigen die Anker in der Prothese mit selbsthärtendem Kunststoff.

Deckprothesen
Ohne Hilfsretentionen

1) Stellen Sie ein Modell her, das anhand der Unterfütterung der Sofortprothese gewonnen wurde, oder von einem Abdruck mit individuellem Löffel stammt.
2) Verwenden Sie die Sofortprothese auf dem Modell als Kieferregistrierung, oder benutzen einen Wachsbiß auf einem individuellen Löffel, um das Modell mit dem Diagnostikmodell des Gegenkiefers in einen halbjustierbaren Artikulator einzuartikulieren.
3) Fertigen Sie einen individuellen Schneidezahn-Führungsteller unter Zuhilfenahme der Prothese bzw. des Diagnostikmodells.
4) Wird die Prothese weiterhin getragen, entfernen Sie diese vom Modell und geben sie dem Patienten zurück.
5) Entlasten Sie die Stümpfe der heruntergesägten Zähne mit Gips.
6) Stellen Sie entweder handelsübliche Zähne oder, wie zuvor beschrieben, selbstgefertigte Zähne auf.
7) Nach Fertigstellung der Prothese schleifen Sie die Okklusion im Artikulator ein und bearbeiten die Frontzahnführung in Anlehnung an den individuellen Schneidezahn-Führungsteller, bevor Sie die Prothese vom Modell nehmen.
8) Schneiden Sie das Gipsmodell aus der Prothese, um Beschädigungen des Kunstharzes zu vermeiden. Die Retention hängt von den Weichteilunterschnitten ab, die durch die erhaltenen Zahnwurzeln verfügbar sind.
9) Trimmen und polieren Sie die Prothese.

Mit Hilfsretentionen
Sekundärkappen in der Prothese
(siehe Haupttext, Abb. 31.6, Seite 477)

1) Fertigen Sie Kappen über die verbliebenen Zähne. Statten Sie diese mit erhöhter Retention aus, indem Sie, wo möglich, Rillen anbringen. Halten Sie die okklusale Höhe möglichst niedrig, da diese die Konturen der Deckprothese bestimmt.
2) Stellen Sie weiterhin einen Satz Kappen über die auf die Zähne zementierten Unterteleskope her. Fügen Sie Retentionsschlaufen an, um diese Sekundärkappen in der Prothese zu verankern. Wird ein Chrom-Kobaltgerüst verwendet, können diese Kappen zur Verlötung vorgesehen werden (siehe Löten mit der Lötpistole, Seite 710).

Für eine Akrylkunstharzprothese

1) Legen Sie Platzhalter um die Kappen und doublieren das Modell.
2) Stellen Sie eine Akrylkunstharzprothese auf diesem Modell her und fräsen eine Öffnung, durch welche die Überteleskope im Munde befestigt werden können.
3) Im Anschluß an die intraorale Fixierung geben Sie die Prothese wieder in das Labor zur Ergänzung des Akrylkunststoffs rund um die Überteleskope. Polymerisieren

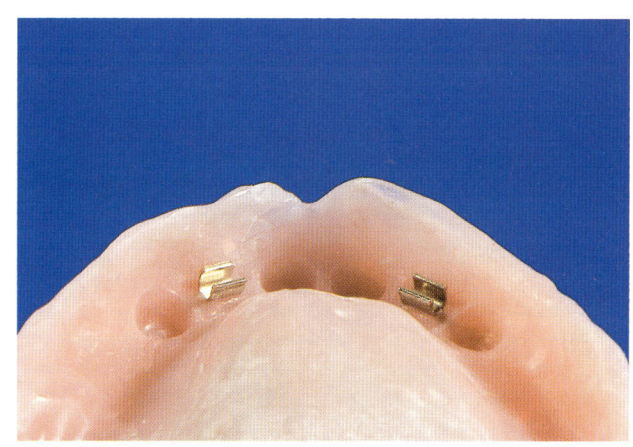

Abb. XVIII.6 Innenfläche einer Deckprothese mit Halteklammern.

Sie den Akrylkunststoff in einem Drucktopf mit heißem Wasser und 2 Atü.
4) Trimmen und polieren Sie die Prothese.

Für eine Chrom-Kobalt und Akrylharzprothese

1) Im Anschluß an die intraorale Befestigung der Teleskopkappen an das Metallgerüst, wird dieses zusammen mit einem Pickup-Abdruck in das Labor gegeben.
2) Stellen Sie das Modell her.
3) Löten Sie die Teleskopkappen an das Gerüst.
4) Stellen Sie die Zähne auf und fertigen die Akrylkunstharzprothese.

Zahngestützter Steg und Halteklammern

1) Stellen Sie die Substruktur her, welche den Steg oder die Stege (siehe Halteelemente, Seite 713) abstützt und zementieren diese im Munde auf die Zähne. Die temporäre Deckprothese wird entsprechend abgeändert und darübergesetzt.
2) Stellen Sie das Meister-Arbeitsmodell mittels eines Doppelabdrucks über Stege und Sättel her (siehe Modelle und Stumpfmodelle, Seite 593).
3) Fertigen Sie eine Akrylkunstharzprothese oder Chrom-Kobalt/Kunstharz-Deckprothese mit einer Öffnung an der Stelle des Steges oder der Stege.
4) Befestigen Sie intraoral die Halteklammern und lassen im Labor den Kunststoff ergänzen und polieren (Abb. XVIII.6).

Steg und Halteklammerkonstruktion auf osseointegrierten Fixturen

1) Verwenden Sie Goldzylinder, die sich, anstelle von Kappen über Zahnpfeilern, in die Fixturenpfeiler einschrauben lassen. Fertigen Sie die Substruktur, welche den Steg oder die Stege abstützt (siehe Halteelemente, Seite 714).
2) Der Steg oder die Stege werden intraoral aufgeschraubt.

3) Stellen Sie die Deckprothese, wie oben beschrieben, her.

Dalbo-Ankerelemente

(siehe Halteelemente Abb. XV.6b, Seite 717)

1) Stellen Sie Wurzelstiftkappen her und löten darauf die Patrizen des Dalbo-Ankerelementes (siehe Halteelemente, Seite 718).
2) Die Stiftkappen werden einzementiert und die temporäre Deckprothese wird abgeändert.
3) Fertigen Sie von dem intraoralen Abdruck der Stiftaufbauten und Sattelanteile ein Arbeitsmodell.
4) Stellen Sie die Deckprothese her mit Öffnungen über den Dalbo-Patrizen.
5) Die eingeschliffene Prothese mit den intraoral durch selbsthärtenden Kunststoff befestigten Matrizen wird in das Labor zur Ausarbeitung und Politur zurückgebracht.

Teilprothesen
Chrom-Kobalt-Gerüstkonstruktion
Mit heiß aufpolymerisierten Kunstharzsätteln

1) Gießen Sie von Alginatabdrücken Diagnostikmodelle aus und montieren diese in einem Artikulator.
2) Wenn die voraussichtliche Zahnstellung ungewöhnlich erscheint, ist eine Zahneinprobe erforderlich. Gewöhnlich kann jedoch eine Einprobe mit dem Modellgußgerüst durchgeführt werden.
3) Stellen Sie für eine notwendige Einprobe die fehlenden Zähne auf einer Wachs- oder selbsthärtende Kunststoffbasis auf.
4) Nach der Einprobe setzen Sie die Aufstellung zurück auf das Diagnostikmodell und fertigen einen Vorwall der Zahnstellung aus Silikonputty (Formasil – Kulzer).
5) Stellen Sie bei doppelseitigen Freiendsätteln im Unterkiefer mit einem Hydrocolloidabdruck ein Arbeitsmodell her, oder bei einer Freiensituation im Oberkiefer mit einem Doppelabdruck (Zinkoxid-Eugenolabdruck der Sattelbereiche mit Hydrocolloid-Pickup-Abdruck).
6) Vermessen Sie das Modell.
7) Entwerfen Sie die Gerüstkonstruktion.
8) Stellen Sie das Chrom-Kobaltgerüst her und verwenden einen Vorwall von der Zahnaufstellung als Orientierung zum Anbringen der Retentionsschlaufen.
9) Wenn zu erwarten ist, daß das Gerüst bei der Einprobe nicht sicher aufliegt, bringen Sie Lokalisationsstützen an, vorausgesetzt, die Okklusion wird durch deren Verwendung nicht beeinträchtigt.
10) Bei einer Unterkiefer-Gerüstkonstruktion legen Sie einen Platzhalter von 0,5 mm Gußwachs über die Sattelbereiche des Arbeitsmodells, decken mit Metallfolie ab, setzen das Gerüst auf das Modell und fertigen selbsthärtende Kunststoffsättel.
11) Bei einer Oberkiefer-Gerüstkonstruktion sind die Sättel für die Einprobe nicht so wesentlich; sie können jedoch angebracht werden, wobei zur Stabilitätsverbesserung Wachs oder selbsthärtender Kunststoff verwendet wird.
12) Bei Freiendsätteln im Unterkiefer: Im Anschluß an Gerüsteinprobe, Einschleifen und Unterfütterung der Sättel, sowie Vornahme einer Kieferregistrierung sägen Sie die Sättel aus dem Meister-Arbeitsmodell heraus, setzen die Gerüstkonstruktion auf die noch stehenden Zähne und gießen die unterfütterten Sättel erneut mit Gips aus (nach Applegate), (siehe Modelle und Stumpfmodelle, Seite 593).
13) Bei einer Freiendsattelsituation im Oberkiefer setzen Sie nach der Einprobe das Gerüst auf das Meistermodell zurück.
14) Fertigen Sie einen geteilten Sockel.
15) Benutzen Sie eine Kieferregistrierung, um das Modell einzuartikulieren.
16) Entfernen Sie das Gerüst von dem Modell.
17) Trimmen Sie die selbsthärtenden Kunststoffsättel je nach Erfordernis.
18) Sandstrahlen Sie die Bereiche des Gerüstes, an denen die Zähne befestigt werden und benetzen diese mit einer Bondingflüssigkeit (Metafast 4 Meta – Sun Medical Co.).
19) Decken Sie die relevanten Bereiche des Gerüstes mit Opaquer ab (Isostat Opaquer – Ivoclar).
20) Setzen Sie das Gerüst zurück auf das Modell.
21) Stellen Sie die Zähne, falls erforderlich, für eine Zahneinprobe auf das Gerüst.
22) Im Anschluß an die Einprobe setzen Sie das Gerüst zurück auf das Modell, arbeiten die Weichgewebsanteile aus und verschmelzen diese mit dem Modell.
23) Wenn alternativ hierzu eine Einprobe vor der Herstellung des Gerüstes bereits durchgeführt wurde, setzen Sie das Gerüst zurück auf das Modell und benutzen den zuvor gefertigten Vorwall zur Aufstellung der Zähne.
24) Lassen Sie Wachs zwischen Vorwall und Sättel fließen, um die Weichteile auszumodellieren.
25) Entfernen Sie den Vorwall.
26) Überprüfen Sie im Artikulator die Zahnstellung und schleifen diese gegebenenfalls zum Gegenmodell ein.
27) Arbeiten Sie die aufgewachsten Weichteile aus und versiegeln sie mit dem Modell.
28) Nehmen Sie das Modell aus dem Artikulator.
29) Streichen Sie Separator (Vaseline – Chesebrough – Pond's Ltd.) auf das Modell.
30) Betten Sie Modell und Prothese in situ in eine Küvette. Die Zähne und das Gerüst befinden sich in derselben Küvettenhälfte zugleich mit einer lingualen/palatinalen Fensterung, durch die der Kunststoff eingebracht werden kann.
31) Brühen Sie das Wachs aus, streichen eine Separatorlösung auf (Cold Mould Seal – De Trey) und stopfen die Sättel mit heißpolymerisierender Kunstharzmasse (QC 20 – De Trey).
32) Polymerisieren Sie 20 Minuten in kochendem Wasser.

33) lassen Sie die Küvette auf dem Labortisch abkühlen, betten die ausgehärtete Prothese aus, belassen diese jedoch noch auf dem Modell.
34) Mit Zyanoakrylatzement wird das Modell in dem Artikulator festgesetzt.
35) Unter Verwendung von Indikatorfolie (GHM) schleifen Sie die Okklusion ein.
36) Nehmen Sie die Prothese vom Modell, trennen gegebenenfalls die Lokalisationshilfen am Gerüst ab, trimmen und polieren die Zähne und Sättel.

Verwendung selbsthärtenden Kunstharzes

Für einzelne Zähne oder bezahnte Sättel
1) Wachsen Sie den Zahn oder die Zähne auf das Gerüst.
2) Stellen Sie einen bukkalen Vorwall her (Formasil – Kulzer), der sich bis über die Kauflächen erstreckt.
3) Brühen Sie das Wachs aus.
4) Setzen Sie den Zahn oder die Zähne in den Vorwall.
5) Bestreichen Sie das Modell mit einem Separator.
6) lagern Sie den Vorwall auf das Modell.
7) Schichten Sie bei einem Einzelzahn heißpolymerisierbares Polymer (Stellon 'C' – De Trey) mit selbsthärtendem Monomer (Rapid Repair – De Trey) zwischen Zahn und Gerüst. Bei einem bezahnten Sattel gießen Sie eine Mischung aus heißpolymerisierbarem Polymer (QC 20 – De Trey) und selbsthärtendem Monomer (Rapid Repair – De Trey) von lingual/palatinal in den Vorwall bis dieser angefüllt ist und streuen etwas Pulver zur Ausbildung einer Kruste darüber.
8) Härten Sie den Kunststoff 5 Minuten in einem Drucktopf mit fast kochendem Wasser bei 2 Atü.
9) Lassen Sie die Küvette auskühlen und trimmen und polieren anschließend den auspolymerisierten Kunststoff.

Mit Geschieben

Verlötung mit dem Gerüst (Abb. XVIII.7)
1) Löten Sie Retentionsschlaufen an die Hinterseiten der Patrizen.
2) Wachsen und gießen Sie das Gerüst der Teilprothese mit Anlagen für die Retentionsvorrichtungen der Patrizen.
3) Im Falle eines Unterkiefer-Modellgußgerüstes setzen Sie das einprobierte Gerüst mit den unterfütterten Sätteln auf das Modell, an dem die Sattelbereiche entfernt wurden. Die Patrizen wurden im Munde mit DuraLay-Kunstharz an dem Gerüst befestigt.
4) Bestreichen Sie die Patrizen mit Separator (Vaseline), umbauen die Matrizen rundum mit DuraLay-Kunststoff und gießen die unterfütterten Sättel mit einem vakuumgerührten Typ IV-Gips (Velmix – Kerr) aus.
5) Im Falle eines Oberkiefer-Modellgußgerüstes schleifen Sie den Matrizenbereich auf dem Arbeitsmodell aus und überzeugen sich, daß das einprobierte Modellgußgerüst

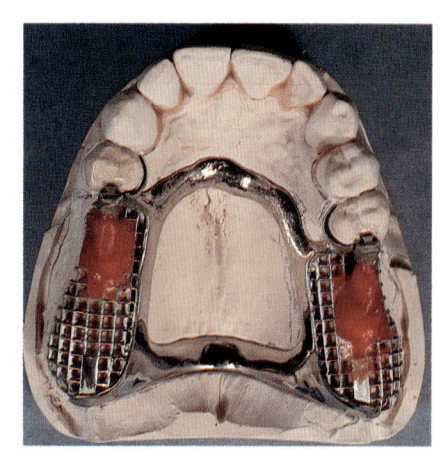

Abb. XVIII.7 Modellgußgerüst einer Teilprothese auf dem Arbeitsmodell. Die Präzisionsgeschiebe wurden intraoral mit DuraLay-Kunstharz am Gerüst fixiert.

mit den fixierten Patrizen vollständig und passiv dem Modell aufsitzt.
6) Nehmen Sie die Prothese von dem Modell.
7) Trimmen Sie, wo angebracht, die selbst ausgehärteten Kunststoffsättel.
8) Löten Sie die Patrizen mit der Lötpistole an das Gerüst (siehe Löten, Seite 710).
9) Überprüfen Sie, daß die Gerüstkonstruktion dem Modell einwandfrei aufsitzt.
10) Falls erforderlich, setzen Sie das Modell in den Artikulator und stellen die Zähne für eine Einprobe auf.
11) Polymerisieren Sie die Zähne und Sättel auf das Modellgußgerüst, wie zuvor beschrieben.

Befestigung mit selbsthärtendem Kunststoff auf dem Modellgußgerüst
1) Fertigen Sie heißpolymerisierte Kunststoffsättel (siehe Modelle, Seite 597).
2) Das Gerüst wird im Munde einprobiert, und die Sättel werden angepaßt.
3) Die Geschiebe werden intraoral mittels selbsthärtendem Kunststoff auf den Sätteln befestigt.
4) Im Labor werden die Geschiebe/Sattelverbindungen durch Ergänzungen mit selbsthärtendem Kunststoff verstärkt.
5) Die Modelle werden anhand einer Kieferregistrierung einartikuliert, die Zähne aufgestellt und im Munde einprobiert.
6) Die Zähne werden auf den Sätteln mit selbsthärtendem Kunststoff befestigt.

Mit Metallkauflächen (Abb. XVIII.8)

1) Nutzen Sie eine in korrektem Vertikalabstand vorgenommene Kieferregistrierung, um die einprobierte Teilprothese in einen halbjustierbaren Artikulator einzuartikulieren.
2) Unter Erhaltung des bukkalen Drittels an oberen Zähnen, tragen Sie die verbleibenden palatinalen/lingualen Flächen der Prothesenzähne um 0,5 mm ab.

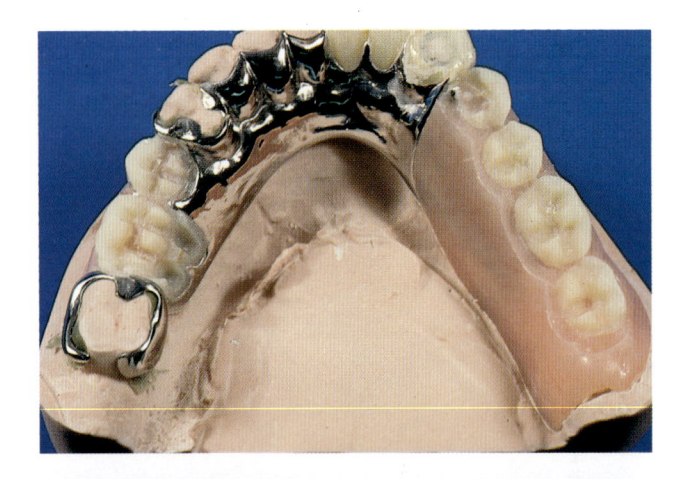

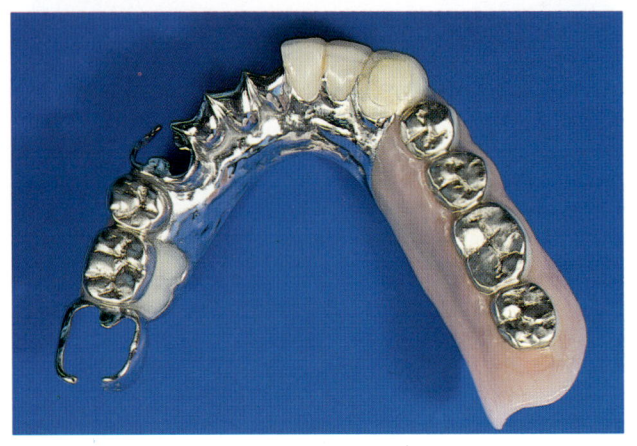

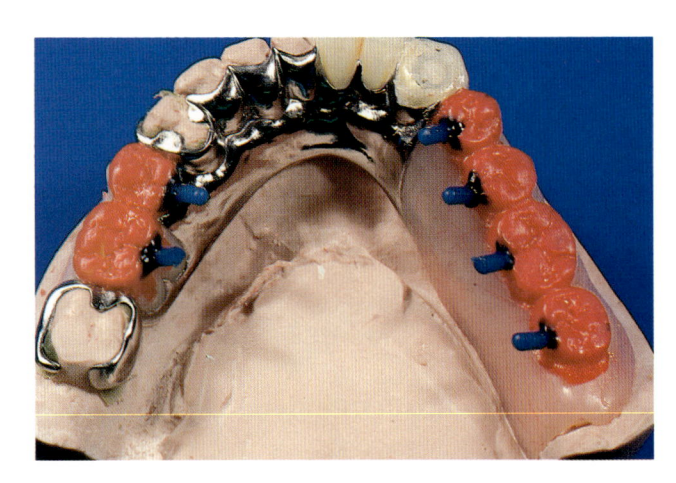

Abb. XVIII.8a Akrylkunstharzzähne zur Aufnahme von Metallkauflächen heruntergeschliffen.

Abb. XVIII.8b Kauflächen-Wachsmodellierungen mit Gußprofilen zum Einbetten.

Abb. XVIII.8c Die gegossenen Metallkauflächen mit selbsthärtendem Akrylkunstharz befestigt und mit Glasperlen von 50 μm abgestrahlt

3) Schleifen Sie Retentionsrillen in die verkürzten Okklusalflächen, sowie in die palatinalen/lingualen und angrenzenden Weichteilgebiete der Prothese (Abb. XVIII.8a).
4) Streichen Sie Separator (Vaseline) über die zurückgeschliffenen Stellen.
5) Schichten Sie DuraLay in die Retentionsrillen und lassen es aushärten.
6) Kontrollieren Sie, daß sich die DuraLaymuster abnehmen lassen.
7) Modellieren Sie im Artikulator die abgetragenen Kauflächen in Wachs auf das DuraLay gegenüber dem Diagnostik-Gegenmodell (Abb. XVIII.8b).
8) Bringen Sie Gußprofile an, betten ein und gießen die Kauflächenmodellierungen in dem entsprechenden Metall (z.B. Tru Cast Hard – Englehard oder Palliag M – Degussa).
9) Setzen Sie die Metallkauflächen auf die präparierten Zähne.
10) Überprüfen, schleifen und polieren Sie diese.
11) Sandstrahlen und verzinnen Sie die Unterseite der Metallkauflächen (Micro Tin – Danville Engineering).
12) Tragen Sie Bondinglösung (Metafast 4 Meta – Sun Medical) und Opaquer auf (Isostat – Ivoclar).
13) Entlasten Sie die präparierten Oberflächen der Zähne, um genügend Platz für die Metallkauflächen bereitzustellen.
14) Schleifen Sie den bukkalen Kunststoff der Zähne unter den Metallkauflächen 1 mm zurück, um selbsthärtendes Kunstharz zu deren Befestigung aufzutragen.
15) Strahlen Sie die Kunststoffzähne und das umgebende Areal mit Aluminiumoxid von 50 μm ab.
16) Dampfstrahlen Sie die Kunststoffoberfläche und tragen Monomer auf.
17) Setzen Sie die Metallkauflächen darauf und befestigen diese an einer Stelle mit ein wenig Zyanoakrylatzement.
18) Füllen Sie zahnfarbenen Kunststoff (Stellon 'C' – De Trey) gemischt mit selbsthärtendem Monomer (Rapid Repair – De Trey) an die Kauflächenretentionen und bauen die bukkalen Zahnflächen bis an die Kauflächen wieder auf.
19) Polymerisieren Sie die Prothese 5 Minuten in fast kochendem Wasser im Drucktopf bei 2 Atü.
20) Tragen Sie Monomer auf den angrenzenden Kunststoff auf und schichten rosafarbenen, selbsthärtenden Kunststoff über die Retentionsschlaufen an der palatinalen/lingualen Prothesenfläche und härten ihn aus, wie oben beschrieben.
21) Trimmen und polieren Sie das polymerisierte Kunstharz.
22) Strahlen Sie die Metallkauflächen mit Glasperlen von 50 μm ab (Abb. XVIII.8c).

Anhang XIX

PROTHESEN AUF OSSEOINTEGRIERTEN FIXTUREN

Herstellung von Modellen
(siehe Modelle und Stumpfmodelle, Seite 597)

Einartikulieren von Modellen
(siehe Einartikulieren von Modellen, Seite 609)
- Kieferregistrierung (siehe Einartikulieren von Modellen, Seite 610).

Diagnose
- Radiologische, diagnostische Markierungen (siehe Schablonen und Vorwälle, Seite 613).
- Lageschablonen für Fixturen (siehe Schablonen und Vorwälle, Seite 615).
- Diagnostikmodelle (siehe Diagnostikmodelle, Seite 624).

Intermediäre Restaurationen
- Temporäre Sofort-Deckprothese (siehe Zahnprothesen, Seite 727).
- fixturengestützte, temporäre Restaurationen (siehe temporäre Restaurationen, Seite 639).
- fixturengestützte, provisorische Restaurationen (siehe provisorische Restaurationen, Seite 650).

Definitive Restaurationen
- Abnehmbare Deckprothese (mit fxturengetütztem Steg und Stegreitern) (siehe Zahnprothesen, Seite 731).
- fixturengestützt, festsitzende Prothese.
- fixturengestützt, festsitzende Brücke.
- fixturengestützter Einzelzahn.

Definitive Restaurationen
Fixturengestützt, festsitzende Prothesen (Abb. XIX.1)
Metallgerüst

1) Führen Sie eine Zahneinprobe mit handelsüblichen oder individuell gefertigten Zähnen durch und verwenden einen Vorwall zur Planung und Lagerung des Metallgerüstes.

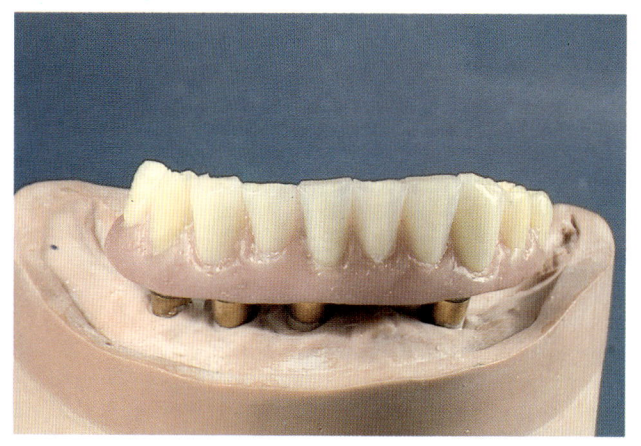

Abb. XIX.1 Fixturengestützte Akrylkunststoffprothese auf dem Arbeitsmodell.

2) Stellen Sie aus Gips von extrem niedriger Expansion (Gnathostone – Zeus) ein Arbeitsmodell her (siehe Modelle und Stumpfmodelle, Seite 597).
3) Artikulieren Sie das Arbeitsmodell zum diagnostischen Gegenmodell in einen halbjustierbaren Artikulator. Wenn beide Kieferbögen restauriert werden, artikulieren Sie beide Arbeitsmodelle zueinander ein (siehe Einartikulieren von Modellen, Seite 609).
4) Benutzen Sie für das Arbeitsmodell Pfostenschrauben (DCA 094 – Nobelpharma), um Goldzylinder (DCA 071/3 – Nobelpharma) auf die supragingivalen Abdruckpfostenreplikate (DCB 015 – Nobelpharma) zu schrauben.
5) Mit Hilfe eines Drehmomentregulators (DIA 250 – Nobelpharma) befestigen Sie die Pfostenschrauben mit 10 Ncm. Notieren Sie die Reihenfolge, in der diese angezogen werden. Beginnen Sie mit den distalen Pfeilern, dem mittleren Pfeiler und verschrauben anschließend alle anderen. Die gleiche Reihenfolge wird dann auch intraoral eingehalten.
6) Verbinden Sie die Goldzylinder untereinander mit DuraLay durch schichtweises Auftragen, um Verformungen der Gerüstkonstruktion zu vermeiden.
7) Drehen Sie die Pfostenschrauben heraus und kontrollieren, ob sich das Gerüst vom Modell abheben läßt.
8) Setzen Sie das Gerüst zurück und verschrauben einen Endzylinder mit 10 Ncm. Alle Zylinder müssen nunmehr

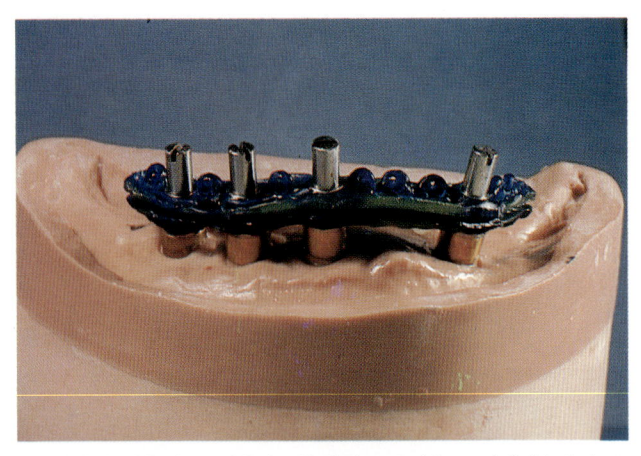

Abb. XIX.2a Wachsmodell der Gerüstkonstruktion auf Goldzylindern, die mit Pfostenschrauben auf das Modell geschraubt und mittels eines Drehmomentregulators mit 10 Ncm festgesetzt wurden.

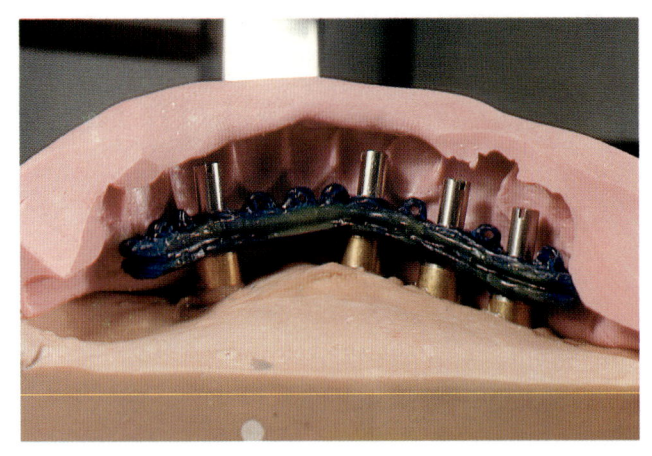

Abb. XIX.2b Der Silikonputty-Vorwall von der Zahnstellung wird benutzt, um festzustellen, ob das Gerüst einwandfrei ausgeführt und mit entsprechenden Retentionen sowie Platz für die Akrylkunstharz- bzw. Kompositkunstharzzähne versehen wurde.

passiv aufsitzen. Wenn Verformungen bemerkt werden, trennen Sie die Zylinder, schrauben diese wieder einzeln fest und verbinden sie erneut mit kleinen DuraLay-Ergänzungen. Lassen Sie jeden Auftrag aushärten, bevor Sie den nächsten hinzufügen.

9) Vervollständigen Sie die Gerüstkonstruktion in Wachs. Das Gerüst sollte im Querschnitt L-förmig modelliert werden und in allen Ebenen eine Mindeststärke von 5 mm aufweisen. Die Unterseiten zwischen den Zylindern sollten glatt und leicht konvex ausgeformt und die Kragen der Zylinder frei von DuraLay oder Wachs sein. Modellieren Sie eine zurückspringende Abschlußleiste am Übergang von Metall zu Akrylkunstharz bzw. Kompositkunstharz und sehen entsprechende Retentionen wie Pfosten und Schlaufen für die Zähne und den Kunststoff vor (Abb. XIX.2a).

10) Tragen Sie eine Separatorlösung (Lubritex Nr. 12 – Whip Mix) auf die Pfostenschrauben auf und modellieren rundherum eine kleine Manschette, um leichten Zugang für die Schrauben zu schaffen.

11) Setzen Sie den Vorwall gegen das fertig modellierte Gerüst und kontrollieren, ob genügend Platz für die Zähne zur Verfügung steht (Abb. XIX.2b).

12) Verwenden Sie eine feine Scheibe und schneiden durch die Mitte jeder Gerüstspanne zwischen den Zylinderpfosten hindurch.

13) Lassen Sie die durchtrennten Modellteile über Nacht stehen, um die Polymerisationsschrumpfung des DuraLay abzuwarten.

14) Binden Sie danach mit einer minimalen Menge DuraLay die Komponenten wieder zusammen.

15) Versehen Sie das Gerüst mit mehreren, direkten 3,5 mm starken Gußprofilen.

16) Entfernen Sie die Pfostenschrauben aus den Goldzylindern.

17) Kontrollieren Sie, ob das Gerüst passiv auflagert.
18) Setzen Sie das Gerüst auf einen Gußmuldenformer.
19) Betten Sie in eine gipsgebundene Einbettmasse (Lustre Cast – Kerr) ein und gießen das Gerüst in einer Gold/Silber/Palladiumlegierung (Palliag 'M' – Degussa) (siehe Einbetten und Gießen, Seite 683).
20) Betten Sie aus und reinigen das Gußobjekt.
21) Überprüfen Sie, ob das Gerüst passiv auf dem Modell sitzt, indem Sie ein Ende mit 10 Ncm festschrauben (Abb. XIX.3).
22) Sollte das Gerüst schaukeln, muß es durchtrennt und verlötet werden (siehe Löten, Seite 710). das Modell wurde aus Gips von extrem niedriger Expansion (Gnathostone – Zeus) hergestellt, daher kann der Pickup-Lötabdruck direkt davon abgenommen werden.
23) Schrauben Sie Schutzkappen (DCB 092 – Nobelpharma) auf die Goldzylinder und polieren die Unterseite des Metallgerüstes.

Akrylkunstharzzähne

1) Strahlen Sie die Oberfläche des Gerüstes, auf der die Zähne befestigt werden, mit Aluminiumoxid von 50 μm ab.
2) Dampfreinigen Sie das Gerüst.
3) Verzinnen Sie das Gerüst (Micro Tin – Danville Engineering), wenn kein unedles Metall verwendet wurde.
4) Tragen Sie ein Bondingmittel auf (Metafast 4 Meta – Sun Medical Co.).
5) Beschichten Sie das Gerüst mit Opaquer (Isostat – Ivoclar).
6) Schrauben Sie das Gerüst mittels der Pfostenschrauben auf das Modell.
7) Benutzen Sie den Vorwall, stellen die Zähne auf und verwachsen diese mit dem Gerüst.

Definitive Restaurationen

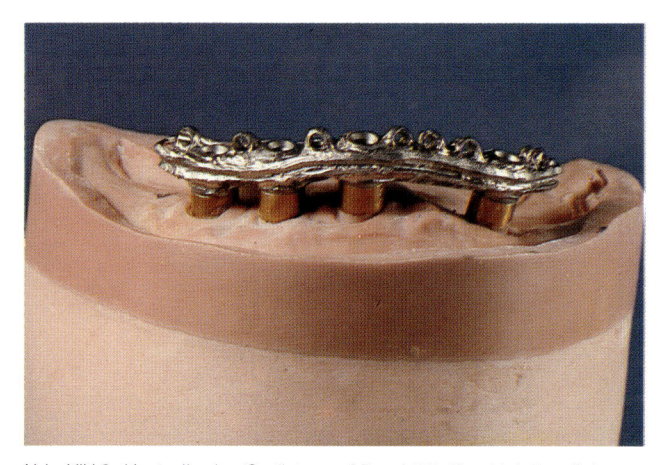

Abb. XIX.3 Kontrolle des Gerüstes auf Passivität. Das Metallgerüst wurde mit einer Goldschraube an einem distalen Pfeiler mit 10 Ncm befestigt. Wenn nicht alle Pfeiler voll aufliegen und das Gerüst Federwirkung zeigt oder schaukelt, wird es durchtrennt, auf das Modell zurückgesetzt und verlötet.

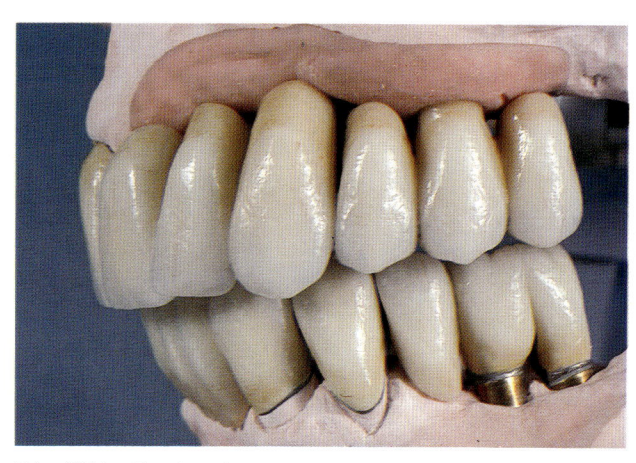

Abb. XIX.4 Festsitzende, metallkeramische, sowie fixturengestützte Restaurationen.

8) Arbeiten Sie das Wachs aus und sorgen dafür, daß zum Einschrauben und Herausdrehen der Schrauben guter Zugang besteht.
9) Überprüfen Sie im Artikulator die Zahnstellung und die okklusalen Kontakte zum Gegenmodell.
10) Lösen Sie die Schrauben und nehmen die Prothese vom Modell.
11) Betten Sie in Gips ein (Calspar DP – De Trey) und achten darauf, daß die Schraubenöffnungen mit Gips verschlossen werden.
12) Polymerisieren Sie den Prothesenkunststoff (QC 20 – De Trey).
13) Betten Sie die Prothese aus der Küvette aus.
14) Setzen Sie die Prothese zurück auf das Modell.
15) Schrauben Sie einen Endzylinder mit 10 Ncm fest, um zu kontrollieren, ob die ausgehärtete Prothese passiv aufsitzt.
16) Schleifen Sie die Okklusion ein.
17) Trimmen und polieren Sie die Prothese.

Kompositharzzähne

1) Präparieren Sie das Metallgerüst, wie oben beschrieben.
2) Tragen Sie ein Bondingmittel auf (Spectralink – Ivoclar).
3) Beschichten Sie das Gerüst mit Opaquer (Spectra – Ivoclar).
4) Benutzen Sie die Pfostenschrauben, um das Gerüst auf das Modell zu schrauben.
5) Verwenden Sie den Vorwall als Hilfe zum Auftragen des Komposits.
6) Überprüfen Sie die Zahnstellung und die okklusalen Kontakte.
7) Schneiden Sie vor dem Polymerisieren zwischen jedem Zahn mit einer feinen Klinge hindurch, um die auf das Gerüst ausgeübte Spannungsbelastung zu minimieren, welche durch die Polymerisationsschrumpfung des Kompositharzes entsteht.
8) Härten Sie unter Hitze und Druck aus (Ivomat – Ivoclar).
9) Die Fertigstellung erfolgt, wie oben beschrieben.

Fixturengestüze Brücken
Metallkeramikgerüst (Abb. XIX.4)

1) Stellen Sie wie für konventionelle metallkeramische Restaurationen einzelne Einheiten her und verlöten diese postkeramisch. Gebrannte Keramik würde bei einem Einstückguß zu Verformungen führen.
2) Da die konischen Goldzylinder (DCA 141 – Nobelpharma), die auf konische EsthetiCone-Distanzhülsen passen frei rotieren können, weil sie keinen Innensechskant besitzen, ist bei deren Anwendung wichtig, daß die einzelnen Einheiten einwandfrei zueinander ausgerichtet stehen, um Rotationen vor dem Verlöten zu verhindern.
3) Die Goldzylinder sind dünn und können sich an ihren Rändern verbiegen, und das Metall, aus dem sie hergestellt sind, ist für das Aufbrennen von Keramik nicht geeignet. Versorgen Sie daher die Zylinder mit einer ausreichend starken Ceramometall-Auflage (idealerweise 0,5 mm), die eine geeignete Oberfläche für Keramikverblendungen bietet.
4) In Fällen, in denen der Patient das Zahnfleisch nicht entblößt, kann die Brücke auf konventionellen supragingivalen Pfeilern abgestützt werden. Subgingivale konische Pfeiler (EsthetiCone) dürfen nur zur Abstützung von Brücken verwendet werden, die ästhetische Anforderungen stellen.
5) Werden subgingivale Pfeiler verwendet, stellen Sie ein Modell mit abnehmbarem Weichteilen her, um Zugang

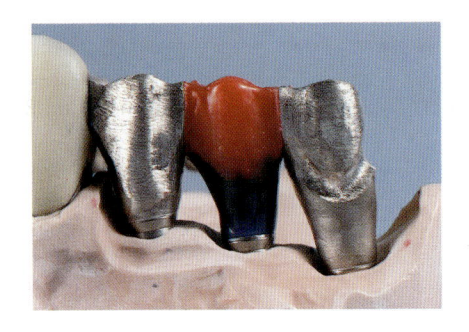

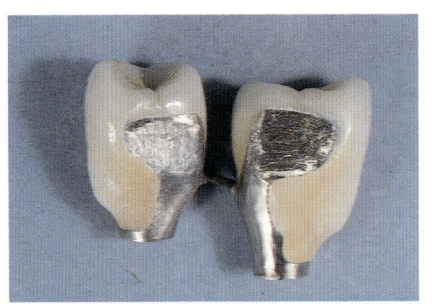

Abb. XIX.5 Alternierende Einheiten werden einzeln gegossen, um optimale Metallverbindungsflächen herzustellen. Obgleich im Falle dieser Restauration die Einheiten getrennt gegossen und postkeramisch verlötet wurden, kann man drei Einheiten auch in einem Stück gießen. Achten Sie auf den viel größeren Metallverbrauch bei fixturengestützten Einheiten, verglichen mit metallkeramischen Kappen.

Abb. XIX.6 Fertiggebrannte, einzelne Einheiten zeigen die vorbereitete Lötverbindung und die interproximale Verkleidung der Keramikverblendung.

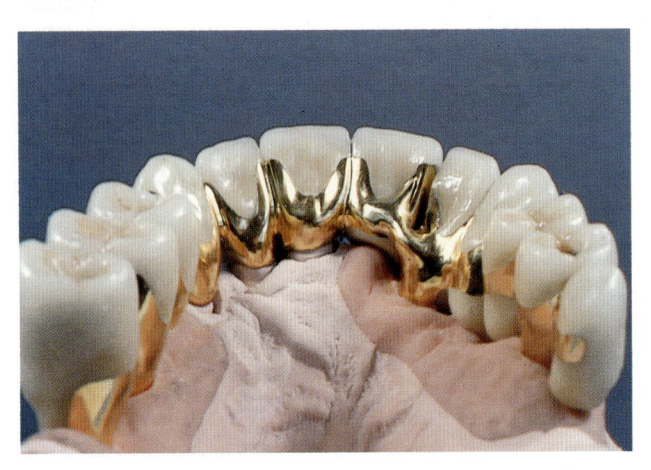

Abb. XIX.7a Palatinale Ansicht der fertiggestellten, fixturengestützten Restauration im Oberkiefer. Alle freiliegenden Metallflächen wurden vergoldet.

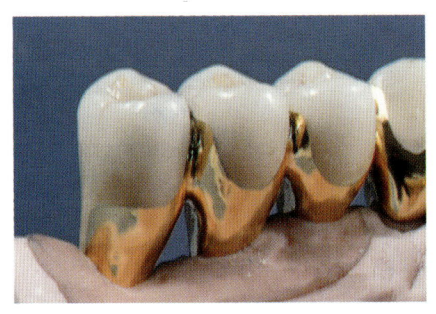

Abb. XIX.7b Verlötete Metallverbindungen. Offene Zahnzwischenräume sichern freien Zugang für Hygienemaßnahmen.

zu deren Replikaten zu schaffen, wobei die Zahnfleischkonturen erhalten bleiben (siehe Modelle und Stumpfmodelle, Seite 592).

6) Wachsen Sie die Goldzylinder zu vollkonturierten Einheiten auf (siehe Aufwachsen, Seite 667).
7) Fertigen Sie Silikonputty-Vorwälle (Formasil – Kulzer) von allen Seiten der Wachsaufstellung.
8) Benutzen Sie diese Vorwälle, um alle anderen Wachsmodelle auf neuen Goldzylindern zu fertigen. Sorgen Sie für Abstützung der Keramik durch korrekte Lage und optimale Größe der Metallverbindungen, die verlötet werden sollen.
9) Betten Sie ein und gießen die alternierend modellierten Wachsmuster (Abb. XIX.5).
10) Benutzen Sie die angrenzenden, gegossenen Kappen und die Vorwälle als Führungshilfe und modellieren die übrigen Wachsmuster.
11) Gießen Sie die verbliebenen Wachsmodelle.
12) Arbeiten Sie die Zwischenglieder und Verbindungselemente ein, je nach Erfordernis.
13) Präparieren Sie die Gußobjekte zur Keramikverblendung (siehe Metallausbettung, Seite 685).

Keramikverblendung

1) Entgasen Sie die Metallkonstruktion und beschichten diese mit Opaquer.
2) Schichten Sie die Keramik auf die Frontzähne, sowie auf die Unterkiefer-Seitenzähne und setzen den okklusalen Vorwall in einen Vertikalrelator (Co-Relator – Denar), um die Kauflächen zu prägen (siehe Keramik, Seite 696).
3) Färben und glasieren Sie die einprobierten, sowie eingeschliffenen Frontzähne und Unterkiefer-Seitenzähne.
4) Modellieren Sie die Wachsmodelle der Oberkiefer-Seitenzähne gegen die fertiggestellte Keramik im Unterkiefer.
5) Stellen Sie einen Vorwall von den ausgearbeiteten Wachsmustern der Oberkiefer-Seitenzähne her und setzen ihn in einen Artikulator.
6) Schichten Sie die Keramik für die Oberkiefer-Seitenzähne und benutzen den Vorwall zur Prägung der Okklusalflächen.
7) Färben und glasieren Sie die einprobierten und eingeschliffenen Oberkiefer-Seitenzahneinheiten.
8) Fertigen Sie einen intraoralen Pickup-Lötabdruck, um

die Einheiten zu fixieren, die anschließend postkeramisch verlötet werden. Ein Modell, hergestellt von einem Pickup mit Gips von extrem niedriger Expansion (Gnathostone – Zeus), kann als Alternative zum intraoralen Pickup-Abdruck benutzt werden.

9) Präparieren Sie die Einheiten zum Verlöten (Abb. XIX.6).
10) Führen Sie die postkeramische Lötung durch (siehe Löten, Seite 703).
11) Schrauben Sie zwischenzeitlich die Schutzkappen (Standard DCB 092, Conical DCA 143 – Nobelpharma) auf die Goldzylinder und polieren sowie vergolden die Metallkonstruktion (Abb. XIX.7a und XIX.7b) (siehe Ausarbeiten, Seite 687).

Fixturengestützter Einzelzahnersatz

1) Fertigen Sie ein Arbeitsmodell, welches das Einzelzahn-Fixturenreplikat enthält (CeraOne Modelldistanzhülse – Nobelpharma). Die abnehmbaren umgebenden Weichteile gewähren Zugang zur Basis der Modelldistanzhülse (siehe Modelle, Seite 598).
2) Erweitern Sie das Weichgewebe rund um das Replikat, um Platz für die vollkonturierte Restauration zu schaffen.
3) Gleichgültig, ob man eine Keramikkappe (kurz DCA 127, lang DCA 128 – Nobelpharma) für eine Vollkeramikkrone oder einen Goldzylinder (DCA 160 – Nobelpharma) für eine Metallkeramikkrone verwendet, muß die Restauration gefenstert werden, um nach dem Einzementieren vollständig aufzusitzen.
4) Ändern Sie die Keramikkappe, soweit erforderlich, durch Einschleifen und /oder Aufbrennen von Keramikmaterial. Bei einem Goldzylinder wachsen Sie die Substruktur auf und gießen die Aufbrennlegierung (Degudent Universal – Degussa) an den Zylinder.
5) Bohren Sie von der Innenseite der Kappe oder dem Zylinder ein kleines Loch an der Verbindung der vertikalen Wand mit dem Deckel der Kappe bzw. des Zylinders, so daß die Fensterung supragingival an der palatinalen/lingualen Fläche austritt.
6) Um die Öffnung durch die gesamte palatinale/linguale Konturierung der Restauration auszudehnen, heften Sie ein Stück 0,8 mm Profilwachs an die Kappe oder den opaquerbeschichteten Zylinder über die Öffnung und sorgen dafür, daß es weiterhin supragingival herausragt.
7) Bauen Sie die Keramikmasse mit dem Profilwachs gerade über die palatinale/linguale Kontur der Restauration und führen den Brand durch.
8) Das Wachs brennt aus und hinterläßt eine optimal angelegte Fensterung.

Anhang XX

REPARATURTECHNIKEN

Gebrochenes Akrylkunstharz

Gebrochenes Komposikunstharz

Gebrochene Metallkeramik

Gebrochene Metallverbindungen

'Ellman'-Schienen

Gebrochenes Akrylkunstharz
Akrylkunstharz an Akrylkunstharz

1) Zur Vorbereitung der angrenzenden Akrykkunstharzflächen strahlen Sie diese mit Aluminiumoxid von 50 µm ab und benetzen sie mit Monomer.
2) Verwenden Sie ein selbsthärtendes Kunstharz (Rapid Repair – De Trey) und die Pulver/Flüssigkeit-Schichttechnik, um die Reparatur durchzuführen. Halten Sie das Pulver mit Monomer durchtränkt, um Porositäten zu vermeiden.
3) Polymerisieren Sie 2 Minuten im Drucktopf mit heißem Wasser unter 2 Atü.
4) Trimmen, vergleichen und polieren Sie die Kunstharzergänzungen.

Akrylkunstharz an Metall

1) Strahlen Sie das Metall und das umgebende Akrylkunstharz mit Aluminiumoxid von 50 µm ab.
2) Wenn das Metall Goldbestandteile enthält, verzinnen Sie die Oberfläche (Micro Tin – Danville Engineering).
3) Bedecken Sie das Metall mit einem Bondingmittel (Metafast 4 Meta – Sun Medical Co.) und Opaquer (Colorstat – Ivoclar).
4) Fügen Sie ein selbsthärtendes Kunstharz hinzu, härten, trimmen und polieren den Kunststoff.

Prothesen- oder Stabilisierungsschienenreparatur

1) Kleben Sie die gebrochenen Stücke mit Zyanoakrylatzement zusammen (Powabond 101 – Neutra Rust Int. Ltd.).
2) Formen Sie Silikonputty (Formasil – Kulzer) in die Prothesenbasis oder Schiene, um ein Modell herzustellen (siehe Modelle und Stumpfmodelle, Seite 596).
3) Nehmen Sie die Prothese oder Schiene vom Modell und fräsen mit einem Hartmetall-Fissurenbohrer (CX 486G – Jota) durch die Frakturlinie. Verwenden Sie einen kleineren Bohrer oder eine Scheibe, wenn Sie durch Zähne fräsen.
4) Schrägen Sie die gefrästen Kanten leicht an und strahlen das angrenzende Gebiet mit Alumniumoxid von 50 µm ab.
5) Benetzen Sie den präparierten Bereich mit Monomer.
6) Setzen Sie die zerbrochenen Stücke zurück auf das Modell und sichern diese, falls erforderlich, mit Gummibändern.
7) Schichten Sie selbsthärtendes Kunstharz in den Spalt zwischen den zerbrochenen Stücken und breiten es über die präparierten Flächen aus. Streuen Sie ein wenig Polymerpulver über die Reparaturstelle, um eine Kruste auszubilden, welche das Kunstharz am Ort hält.
8) Polymerisieren, trimmen und polieren Sie den Kunststoff.

Gebrochenes Kompositkunstharz
Kompositkunstharz an Kompositkunstharz

(Verwendung von Spectrasit – Ivoclar)
1) Strahlen Sie das umgebende Kompositkunstharz mit Aluminiumoxid von 50 µm ab.
2) Tragen Sie ein Bondingmittel auf (Spectrasit Liquid – Ivoclar).
3) Reparieren Sie das zerbrochene Kompositkunstharz mit einem lichthärtenden Kompositmaterial (Spectrasit – Ivoclar) und polymerisieren es in einer Lichtbox (Spectramat – Ivoclar).
4) Trimmen und polieren Sie den Kunststoff.

Kompositkunstharz an Kompositkunstharz

(Verwendung von Isosit N – Ivoclar)
1) Sandstrahlen Sie und tragen ein Bondingmittel (Special Bond II – Vivadent) auf das frakturierte Kompositkunstharz auf.
2) Reparieren Sie mit einem heißpolymerisierbaren Kompositharz unter Druck (Isosit N – Ivoclar).
3) Tragen Sie ein Sauerstoffbarriere-Gel auf.
4) Härten Sie das Kompositkunstharz in einem Drucktopf (Ivomat – Ivoclar).
5) Trimmen und polieren Sie den Kunststoff.

Kompositkunstharz an Metall

(Verwendung von Spectra Bonding System – Ivoclar)
1) Strahlen Sie das Kompositkunstharz und das Metall mit Alumniumoxid von 50 µm ab.
2) Tragen Sie ein Bondingmittel (Spectralink – Ivoclar) auf das Metall auf und polymerisieren dieses in einer Lichtbox (Spectramat – Ivoclar).
3) Aktivieren Sie den Auftrag und schichten Opaquer auf das Metall.
4) Bestreichen Sie das umgebende Kompositkunstharz mit einem Bondingmittel (Spectrasit Liquid – Ivoclar).
5) Reparieren Sie das zerbrochene Kompositkunstharz mit einem lichthärtenden Kompositharz (Spectra – Ivoclar) und polymerisieren dieses in einer Lichtbox (Spectramat – Ivoclar).
6) Trimmen und polieren Sie den Kunststoff.

Kompositkunstharz an Metall

(Verwendung von Isosit N – Ivoclar)
Folgen Sie den oben beschriebenen Maßnahmen außer, daß Sie ein unter Druck heißpolymerisierbares Kunstharz (Isosit N) verwenden, anstelle eines lichthärtenden Kompositmaterials.

Frakturierte Metallkeramik-Wiederherstellungen an abnehmbaren Brücken

(Verwendung von Isosit N – Ivoclar)
1) Entfernen Sie den alten Zement und dampfreinigen die Krone oder Brücke.
2) Schleifen Sie die angrenzende Keramik herunter; dies schafft Platz für eine Kompositkunstharz-Verblendung.
3) Strahlen Sie das freigelegte Metall mit Alumniumoxid von 50 µm ab.
4) Ätzen Sie die angrenzende Keramik mit Fluorwasserstoffsäure-Gel (Ultra Etch – Ultradent) 5 Minuten lang. Applizieren Sie das Gel mit einer Spritze auf die Keramik.
5) Waschen Sie das Gel unter fließendem Wasser gründlich ab und reinigen das Gerüst 5 Minuten in destilliertem Wasser im Ultraschallbad.
6) Wenn das Metall Gold enthält, verzinnen Sie es.
7) Streichen Sie ein Bondingmittel (Spectralink – Ivoclar) auf das Metall und polymerisieren 5 Minuten in einer Lichtbox (Spectramat – Ivoclar).
8) Aktivieren Sie das Bondingmittel.
9) Schichten Sie Opaquer (Spectra Opaque – Ivoclar) auf das Metall und polymerisieren 5 Minuten in der Lichtbox (Spectramat – Ivoclar).
10) Benetzen Sie die angeätzte Keramik mit Primerlösung (Scotch Prime Ceramic Primer – 3M) und lassen diese an der Luft trocknen.
11) Pinseln Sie ein Bondingmittel (Allbond A und B, gefolgt von Allbond Bonding Agent – Bisco) auf die Keramik und polymerisieren 20 Sekunden in einer Lichtbox (Spectramat – Ivoclar).
12) Tragen Sie mit einem Spatel ein heißpolymerisierbares Kompositkunstharz (Isosit – Ivoclar) auf und modellieren die entsprechende Form.
13) Streichen Sie auf das Kompositkunstharz ein Sauerstoffbarriere-Gel.
14) Polymerisieren Sie das Kompositkunstharz 10 Minuten in einem Drucktopf (Ivomat – Ivoclar) in 120° C heißem Wasser unter 6 Atü.
15) Arbeiten Sie die Oberfläche aus und bringen gegebenenfalls Charakteristika an.
16) Bearbeiten Sie die Oberfläche leicht mit einem Gummipolierer.
17) Polieren Sie abschließend mit einer Filzschwabbel und Polierpaste (Ivoclar).

Frakturierte Metallkeramik-Restaurationen

(Verwendung von Spectrasit – Ivoclar)
Folgen Sie den oben beschriebenen Maßnahmen und verwenden ein lichtpolymerisierendes Kompositmaterial (Spectrasit – Ivoclar) anstelle eines unter Hitze und Druck aushärtenden Kompositkunstharzes (Isosit N – Ivoclar).

(Verwendung von Keramik – Vita)
1) Reinigen Sie die frakturierte Brücke.
2) Fertigen Sie gesockelte Stumpfmodelle von den Kappen, um ein Pickup-Modell herzustellen.
3) Benutzen Sie eine feine Trennscheibe (Jel Thin 9 – Jelenko), um die frakturierte Einheit aus dem Brückenverband herauszutrennen.
4) Strahlen Sie die Keramik mit Alumniumoxid von 50 µm ab.
5) Säubern Sie das freigelegte Metall mit einem braunen

Abb. XX.1a DuraLay-Modellierung auf dem Arbeitsmodell um Stop-Lok-Technikstifte herum geschichtet.

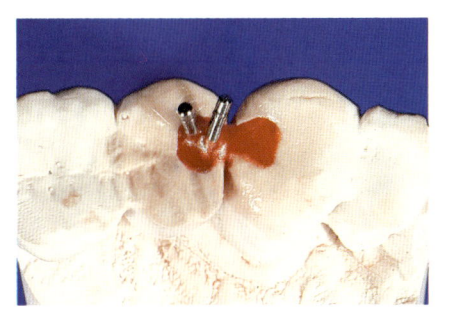

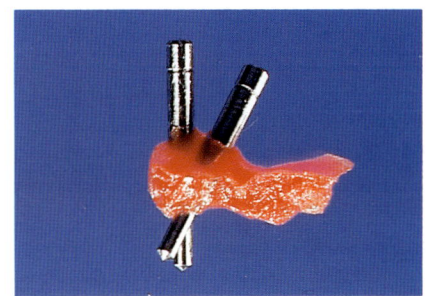

Abb. XX.1b Stop-Lok-Technikstifte vor dem Einbetten in die DuraLay-Modellierung zurückgesetzt.

Schleifstein und strahlen mit Alumniumoxid von 50 μm ab.
6) Bedecken Sie das Metall mit einer Opaquerschicht und bauen die frakturierte Keramik wieder auf.
7) Gegebenenfalls erneuern Sie die gesamte Einheit.
8) Setzen Sie die Einheit auf das Pickup-Modell zurück.
9) Stellen Sie ein Lötabdruck her, betten die Brücke ein und verlöten im Ofen (siehe Postkeramisches Löten, Seite 703).
10) Bei Anwendung dieser Technik besteht allerdings die große Gefahr, daß die übrige Keramik Risse bildet.

Gebrochenen Metallverbindungen

(Verwendung des Whaledent RX911 Reparatursystem)

Der Stop-Lok-Stift

Der Stop-Lok-Stift besteht aus einem Führungsstift mit Gewinde und dickem Schaftanteil. Der Gewindeführungsstift wird in eine Gewindebohrung im unteren Gußteil geschraubt und der dickere Schaft paßt in die Versenkungsbohrung im oberen Gußteil. Wenn der Gewindeführungsstift faßt, zieht er den dickeren Schaft gegen das untere Gußteil. Der Schaft zieht wiederum das obere Gußteil gegen das untere Gußteil. Es ist wichtig, daß der Gewindeführungsstift ein wenig kürzer als die Gewindebohrung ist, andernfalls kann sich der Schaft mit dem größeren Durchmesser nicht vollständig in die Versenkbohrung einlagern.

Direkte Technik

1) Versiegeln Sie die Technikstifte des Stop-Lok-Systems in das intraoral angefertigte DuraLay-Modell.
2) Betten Sie ein und Gießen das DuraLaymodell (siehe Einbetten und Gießen, Seite 683).
3) Lösen Sie die Technikstifte mittels warmer, konzentrierter Salpetersäure heraus.
4) Benutzen Sie den eingefetteten Stop-Lok-Versenkbohrer, um die Versenkbohrung nachzuarbeiten.
5) Geben Sie das Gußobjekt in die Praxis zurück.

Indirekte Technik

1) Stellen Sie ein Modell von einem Abdruck her, der die Abdruckstifte des Stop-Lok-Systems enthält.
2) Schneiden Sie die Führungssektionen der Stop-Lok-Technikstifte so ab, daß sie wenigstens 0,5 mm länger als die Tiefe der Stiftbohrungen sind, um sicherzugehen, daß die dickeren Abschnitte der Stifte in dem Inlaymodell eingebettet liegen.
3) Fetten Sie die Schwalbenschwanzpräparation und die Stop-Lok-Technikstifte mit Vaseline.
4) Setzen Sie die Stifte in die Bohrungen und modellieren mittels Schichttechnik rund um die Stifte ein Inlaymodell in die Schwalbenschwanzpräparation (Abb. XX.1a).
5) Entfernen Sie vorsichtg die Technikstifte und arbeiten die okklusale DuraLay-Oberfläche aus.
6) Nehmen Sie das Inlaymodell heraus und setzen die Stop-Lok-Technikstifte wieder in das Inlaymodell zurück und versiegeln diese mit Wachs (Abb. XX.1b).
7) Betten Sie ein und gießen das Modell im Labor (siehe Einbetten und Gießen, Seite 683).
8) Lösen Sie die Technikstifte in warmer, konzentrierter Salptersäure heraus.
9) Überarbeiten Sie die Versenkbohrungen mittels eines gefetteten Stop-Lok-Versenkbohrer.
10) Geben Sie das Gußobjekt in die Praxis zurück.

Der Thru-Lok-Stift

Der Thru-Lok-Stift besteht aus einem gekerbten Führungsstift und einem dickeren Gewindeschaft. Thru-Lok-Stifte werden benutzt, um die Bewegung untereinander verbundener Einheiten und die Verlagerung der Restaurationen zu verhindern.

Direkte Technik

1) Fixieren Sie die Thru-Lok-Technikstifte in einem intraoral angefertigten DuraLay-Modell.
2) Betten Sie ein und gießen das Modell (siehe Einbetten und Gießen, Seite 683).
3) Lösen Sie die Technikstifte in warmer, konzentrierter Salpetersäure heraus.

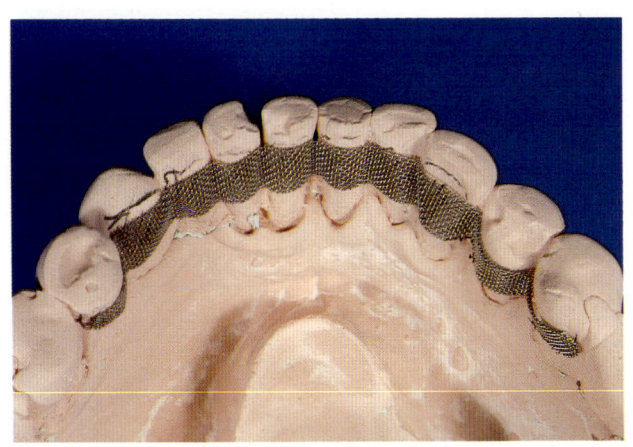

Abb. XX.2 Diagnostikmodell mit einer 'Ellman'-Schiene, welche an die zu verschienenden lingualen Zahnflächen adaptiert wurde.

4) Verwenden Sie einen gefetteten Spiralbohrer, um die Bohrungen auszuarbeiten.
5) Geben Sie das Gußobjekt in die Praxis zurück.

Indirekte Technik

1) Fertigen Sie ein Modell von einem Abdruck der Schwalbenschwanzpräparation einschließlich der Abdruckstifte.
2) Ersetzen Sie die Abdruckstifte durch Thru-Lok-Technikstifte.
3) Fertigen Sie die Inlaymodellierung auf dem Modell.
4) Entfernen Sie die Technikstifte und daraufhin die Gußmodellierung von dem Modell.
5) Setzen Sie die Technikstifte in die Inlaymodellierung zurück und versiegeln diese an ihrem Platz.
6) Betten Sie ein und gießen das Gußinlay.
7) Lösen Sie die Stifte heraus.
8) Überprüfen Sie, ob das Gußobjekt auf dem Modell sitzt und die Befestigungsstifte einfluchten.
9) Arbeiten Sie das Gußobjekt aus und geben es in die Praxis.

'Ellman'-Schiene (Abb. XX.2)

1) Stellen Sie ein Diagnostikmodell der Zähne her, die geschient werden sollen.
2) Bestimmen Sie die Lage der Schiene und zeichnen diese auf dem Modell an.
3) Halten Sie die Schiene vom Zahnfleisch entfernt und dicht unterhalb der Schneidekante. Überprüfen Sie den okklusalen Zwischenraum.
4) Beginnen Sie an einem Ende und legen ein Stück 'Ellman'-Netz auf den ersten Zahn und konturieren mit Fingerdruck.
5) Halten Sie das angeformte Netzstück am ersten Zahn an seinem Platz fest und bedecken den nächsten Zahn.
6. fahren Sie fort, bis das Netz an alle Zähne, die geschient werden sollen, angeformt ist und passiv aufliegt.
7. Mit einer kleinen Schere trimmen Sie das Netz, wenn es das Zahnfleisch unmittelbar beeinträchtigt. Schneiden Sie nicht zuviel weg, weil dadurch die Schiene geschwächt würde.

Anhang XXI

ZUKUNFTSORIENTIERTE PLANUNG

Platz bei provisorischen Restaurationen

- Provisorische Restaurationen über DuraLay Aufbauten (siehe Provisorische Restaurationen, Seite 648).

Eckzahnführung zur Gruppenfunktion

(siehe Aufwachsen, Seite 674)

Okklusale Stabilisierungsschiene mit distalen Leitkontakten

(siehe Stabilisierungsschienen, Seite 629)

Unterteleskope

(siehe Aufwachsen, Seite 664)

Intrakoronale Halteelemente

- Einplanung von Zahnverlusten und Brückenwiederherstellungen (formgetreue festsitzend/abnehmbare Brücken).
- Einplanung sowohl des Zahnverlustes als auch des Ersatzes durch eine Teilprothese (intrakoronales Geschiebe, lingualer Klammerarm, Führungsfläche, distobukkaler Unterschnitt und Modelltechnik nach Applegate [siehe Modell mit schleimhautverdrängten Sattelanteilen, Seite 593]).

Bidirektionale Geschiebe

(siehe Halteelemente, Seite 715)

Gerber Resilienzanker

(siehe Halteelemente, Seite 718)

Schubiger Ankerelement

(siehe Halteelemente, Seite 718)

Teleskopzwischenglieder

(siehe Aufwachsen, Seite 677)

Lötverbindungen mit Lötschlitzen

(siehe Aufwachsen, Seite 676)

Metallgerüstkonstruktion bei Keramikarbeiten

(siehe Aufwachsen, Seite 676)

Intrakoronale Halteelemente
Zahnverlust und Brückenwiederherstellung

1) Arbeiten Sie Geschiebe (schwalbenschwanzförmig nach Prof. Beyeler, Cendres et Métaux) (siehe Halteelemente, Seite 714) in Restaurationen ein, die mesial oder distal von einem Zahn oder Zähnen mit zweifelhafter Prognose stehen (Abb. XXI.1a).
2) Sollten der Zahn oder die Zähne versagen, stellen Sie eine neue Brücke her und lagern diese in die Matrize des Geschiebes.
3) Erneuern Sie die defekte Brücke auf dem Modell der nachpräparierten verbliebenen Zähne oder Implantate (Abb. XXI.1b).
4) Wenn die Brücke in eine Geschiebematrize abgestützt werden soll:
   - präparieren Sie eine schwalbenschwanzförmige Vertiefung in die Einheit, die an die Geschiebematrize angrenzt;
   - gießen Sie die Patrize als separates Teil und setzen diese in die schwalbenschwanzförmige Präparation ein (Abb. XXI.2a);
   - Nehmen Sie mit einem intraoralen Pickup-Abdruck die Patrize auf und löten postkeramisch die Patrize in die Brücke ein (Abb. XXI.2b).

Zahnverlust und Ersatz durch eine Teilprothese

1) Fertigen Sie die distalen Pfeiler oder Zwischenglieder mit eingearbeiteten intrakoronalen Geschieben, lingualen Klammerauflagen, Führungsflächen und distobukkalen Unterschnitten (Abb. XXI.3).
2) Arbeiten Sie bidirektionale Geschiebe ein, wenn man nicht abschätzen kann, welcher Zahn eine schlechtere Prognose hat (siehe Halteelemente, Seite 715).
3) Gießen und zementieren Sie eine Attrappe von dem distalen Geschiebeschlitz und der gefrästen lingualen/palatinalen Führungsfläche mit der Möglichkeit zur Abnahme, wenn sich in Zukunft die Notwendigkeit für eine Teilprothese ergeben sollte.

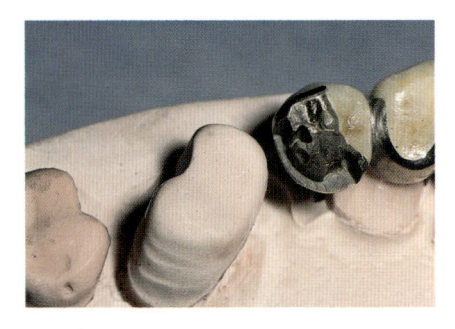

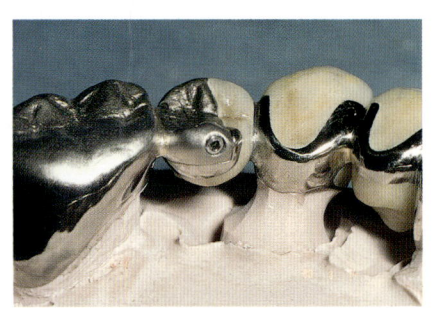

Abb. XXI.1a Die Matrize für ein Geschiebe und eine gefräste palatinale Auflage zur Abstützung eines Klammerarms.

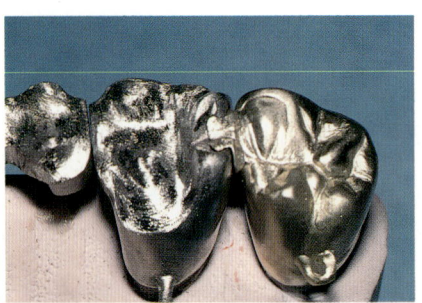

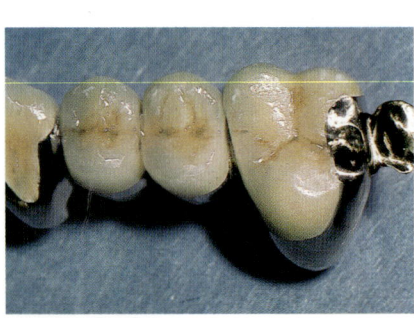

Abb. XXI.1b Eine Restauration wurde in die Matrize eines Geschiebes eingearbeitet. Sie bietet die Möglichkeit zur Abnahme, sollte einer der Pfeiler verloren gehen. Eine horizontale Schraube in dem Klammerarm vermittelt zusätzliche Stabilität.

Abb. XXI.2a Eine getrennt gegossene Patrize lagert sich mit einem schwalbenschwanzförmigen Anteil in die distale Wand der Metallkeramik-Restauration.

Abb. XXI.2b Die Patrize wurde durch intraoralen Pickup-Abdruck aufgenommen und in die schwalbenschwanzförmige Präparation eingelötet.

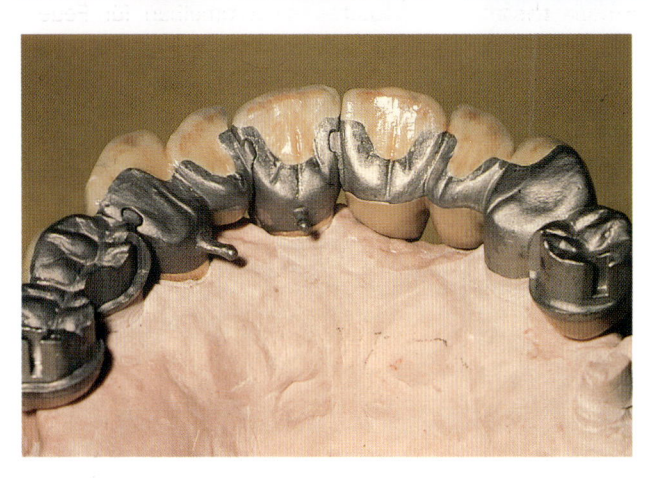

Abb. XXI.3 Herstellung einer verblockten Metallkeramik-Restauration zur Aufnahme einer Teilprothese, falls der rechte Seitenzahnpfeiler verloren geht. Gegossene Attrappen werden hergestellt, um die Zahnkonturen zu vervollständigen.

4) Befestigen Sie den lingualen Klammerarm durch Punktlötung, so daß er später zusammen mit der distalen Geschiebepatrize abgenommen werden kann, wenn in Zukunft eine Teilprothese erforderlich wird (siehe Haupttext, Seite 371).

Anhang XXII

GESUNDHEIT UND SICHERHEIT

Dies ist ein Überblick über Vorsichtsmaßregeln, die in unserem Labor eingehalten werden. Genauere Informationen und Ratschläge über Gesundheit und Sicherheit im zahntechnischen Labor bietet die Vereinigung zahntechnischer Laboratorien.

Allgemeine Vorsichtsmaßregeln
Belüftung

Viele der im zahntechnischen Labor benutzten Produkte setzen schädliche Dämpfe frei. Verhindern Sie, daß diese Dämpfe gefährliche Konzentrationen erreichen, indem Sie für gute Belüftung sorgen.

Rauchabzugschrank

Hantieren Sie mit riskanten Stoffen, so z.B. starken Säuren, in einem Abzugschrank, der über ein unabhängiges Belüftungssystem verfügt und bewahren diese dort auch auf.

Schutzmaßnahmen

Kleidung — geeignet für Laborsicherheit. Vermeiden Sie lose sitzende Gewänder und Materialien, die leicht brennbar sind.

Handschuhe — tragen Sie hitzebeständige Handschuhe, wenn Sie Arbeiten durchführen, die mit hohen Temperaturen einhergehen.
— Tragen Sie Gummihandschuhe, wenn Gefahr von Kreuzinfektionen besteht und wenn Sie mit gefährlichen Substanzen hantieren.

Mundschutz — Tragen Sie einen Mundschutz, wenn Sie Metalle, Kunststoffe, Keramik und Gipse beschleifen oder polieren, oder jederzeit, wenn erhöhte Gefahr besteht, schädliche Stoffe einzuatmen.

Augen — Tragen Sie einen Augenschutz, wenn Sie schleifen oder polieren und mit kontaminierten Stoffen umgehen, bzw. die Gefahr von Spritzern naheliegt, und wenn Sie gefährliche Substanzen benutzen.

Impfungen — Lassen Sie Ihren Antikörperspiegel gegen Hepatitis B überprüfen. Falls dieser unzureichend ist, unterziehen Sie sich der Schutzimpfung.

Sicherheitsausrüstung – Materialien und Maßnahmen

Feuerlöscher — Bromchlordifluoromethan für Feuergefahren ausgehend von Flüssigkeiten und elektrischen Geräten. Pulverfeuerlöscher – ungiftig und sicher in der Anwendung in Grenzbereichen für Benzin, Öl, Fett und elektrisch bedingte Brände. Diese Geräte sollten regelmäßig überprüft werden.

Feuerschutzdecken

Augenspülmittel

Erste-Hilfe-Verbandskasten

Führen Sie eine umfangreiche Liste über Einzelheiten und Risiken aller im Einsatz befindlichen Materialien und über Vorsichtsmaßregeln, die mit deren Umgang und Aufbewahrung verbunden sind.

Halten Sie Gegenmittel gegen gefährliche Chemikalien bereit.

Beschreiben Sie Notfallmaßnahmen und hängen diese klar ersichtlich aus.

Führen Sie Aufzeichnungen über Unfallereignisse.

Kontrollieren Sie regelmäßig alle technischen Einrichtungen und lassen diese periodisch warten.

Bewahren Sie entflammbare Stoffe an einem dafür deutlich gekennzeichneten Lagerplatz auf.

Besondere Vorsichtsmaßregeln

Tragen Sie beim Umgang mit Abdrücken Gummihandschuhe. Sinnvoll ist auch das Tragen von Schutzeinrichtungen für Augen und Gesicht bei Gefahr von Spritzern.

- Spülen Sie Hydrocolloidabdrücke mit Wasser ab und legen diese anschließend in eine 2%ige Haushaltsbleiche.
- Alginate, die antibakterielle Stoffe enthalten, gehören vor dem Ausgießen mit Wasser abgespült.
- Tragen Sie Gummihandschuhe, wenn Sie mit Gegenständen hantieren, die sich im Munde des Patienten befunden haben.
- Dampfstrahlen Sie Objekte, die aus dem Munde des Patienten stammen (es sei denn, daß Beschädigungen eintreten könnten), bevor Sie weitere Arbeiten daran vornehmen.
- Versenden Sie Arbeiten aus dem Labor in die Praxis in einer Chlorhexidinlösung.
- Sterilisieren Sie Laborarbeiten, die während oder nach chirurgischen Maßnahmen benutzt werden, indem Sie diese in eine Kaltdesinfektionslösung (Cidex - Johnson) für wenigstens 12 Stunden vor dem Gebrauch einlegen.
- Sterilisieren Sie Instrumente, Bohrer nach dem Gebauch an Arbeiten aus dem Munde des Patienten.
- Füllen Sie Bimsstein und Schlemmkreide in Wegwerfbehältnisse, wenn Sie Arbeiten aus dem Mundes des Patienten polieren und benutzen diese nicht für die gleichen Maßnahmen an einem anderen Patienten. Bürsten und Schwabbeln, die zum Auftrag von Poliermitteln benutzt wurden, werden kalt sterilisiert.
- Setzen Sie Arbeiten, die sich im Munde des Patienten befanden und unter Druck ausgehärtet werden müssen, in einem gesonderten Wasserbehälter in den Drucktopf und verhindern somit dessen Kontaminierung.

MATERIALIEN- UND HERSTELLERVERZEICHNIS

Accu Therm	Jelenko
Activating Liquid	Ivoclar
Add On	Ivoclar
Air Abrasive Unit (Keramo)	Renfert
Allbond	Bisco Inc
Allergie-Aufkleber	Safeguard Systems
Aluminiumoxid 50 µm	Skillbond
Amalgambond	Parkell
Anoxan	Degussa
Atwood Crown and Bridge Remover	Atwood Industries
Aurofilm	Bego
Bar and Clip Attachment	Cendres et Métaux SA
Bar – 55.02.20	
Clip – 55.01.2E	
Bariumsulfat E-2-HD, 9896	Dent-o-care Ltd.
Baseplate Guttapercha	Hygienic
Bite Paste	Tanaka
Bitestone	Whipmix
Block Out Wax	Belle de St. Claire
Blue Marking Tape	Dentsply
Blue Moose Parkell	Parkell Bio-Materials Division
Blue Tack	Bostik
Bone Screws	Straumann
Bosworths Tacky Wax	Harry J Bosworth
Brånemark Implant Equipment and Components	Nobelpharma
Bridge Abutment Analogues	Implant Innovations
Brown Corundum Stones	Jota
Brownies	Shofu
Burs CX75G, 914S220, CX79F 040, CX79F 060, 36,007, 38,007, CX 486F, 862F,014, 733,035, CX 486G, FF4, CX79F 045, CX23F.023, CX79G, 007 36	Jota
Burs 966	Meisinger
Calspar DP	Dentsply
Caridex	National Patent Dental Products
Caulk Automatrices	The LD Caulk Co
Ceramic Separating Pen (Doric)	Davis Schottlander & Davis
Ceramigold	Whip Mix
Cerapol Grey	Technicare
Cerapol Rubber Wheels	Technicare
Cerapol Pink	Technicare
Cervical Wax	Bego
Charting Systems	Greenbrook Dental
Checkbite Tray	Van R Dental
Chemfil II Cleaner	Dentsply
CM Lotmasse	Cendres et Métaux
Cold Mould Seal	Dentsply
Columbia 3D Imaging	Columbia Scientific Inc
Colorstat	Ivoclar
Combilabor	Heraeus
Composite Polishing Paste	Ivoclar
CompuDent Practice Management System	CompuDent
Cordent Impregnated Wheels	J. S. Davis
Compspan	LD Caulk
Co-Relator	Denar
Corsodyl	ICI Pharmacutical
Crucible Former	Chaperlin and Jacobs
Curabrush – CRA Green-CRA 11 Ex-ex fine Blue-CRA 12 Ex fine Red – 023	Dent-o-care
Dalbo attachment 31.02.8	Cendres et Métaux
DCA 141	Nobelpharma
DCA143, DCB015, DCB105, DCB026, DCB106, DCB157, DCB158, DCB159, DCB094, DCB141, DCB094, DCB072/3, DCB092, DCB080, DCA142, DCB105	Nobelpharma
Degudent Universal	Degussa
Degulor Lot 1	Degussa
Denar Co-relator	Denar
Denar D5A Fully Adjustable Articulator	Denar
Denar Mark II Articulator	Denar
Denar Vericheck	Denar
Denar D5A	Denar
Denmat Core Buildup Material (Core Paste)	Denmat
Densco Diamond Burs	Teledyne Densco
Dental Bone Chisel (Eastman Dental Chisel)	Downs Surgical
Dentascan	Dentascan MPDI Inc
Dentocult	Orion Diagnostica
Dia-Glaze	Albert Hansotte
Die Dip	Belle de St. Claire
Die Spacer	Belle de St. Claire
Die Spacer	Tanaka
Dip Wax	Belle de St. Claire
Docx Mk III	Procare
Double Ended Brush	Renfert
Dovetail Attachment (Beyeler) 21.03.2	Cendres et Metaux
Dry Foil	Jelenko
Dura Lay Inlay Pattern Resin	Reliance Dental
Dura Lay Resin	Reliance Dental

Material	Hersteller
Duraphat Varnish	Woelm Pharma GmbH Glover Dental
Eggler Post Remover	Automaton
EKM Puder	Erich Dental Fabrication
Electrosurgery Tips	Ellman Lampe Loop Dental Centre For Postgraduate Courses
Ellman Cleaning Pad	Ellman
Ellman Dentosurg 90FFP	Ellman
Ellman Electrosurgery Tips	Ellman
Ellman Press Form	Ellman
Ellman Splint Grid System	Ellman
Englehard 320	Englehard
Extra Chewing Gum	Wrigleys Company Ltd
Firmit	Ivoclar Vivadent
Flecks Zinc Phosphate Cement	Mizzy
Flußmittel/T	Degussa
Foldex Model Former	Moyco
Folders for Records	Safeguard Systems
Formasil	Kulzer
Formatray	DeTrey
Fossa Acrylic	Denar
Gastrografin	Schering Health Care
Gerber Attachment 42:02:5, 42:02:8, 32.02.5	Cendres et Metaux SA
Geristore	Denmat Corporation
GHM Tape	GHM Hanel Dental GmbH
G I Mask	Coltène
Glass Bead 50 μm	Skillbond
Gore-Tex	W. L. Gore & Assoc. Inc.
Gold Tip	Quayle Dental
Grant Water Bath	Grant Instruments
Graphite Crucibles	Heraeus
Gnathostone	Zeus
Grundler Special Wax	Dentaurum
Gypsum Hardener	Whip Mix
Hartzell Packer 1 2L	Hartzell & Son
Higa Bridge Remover	Higa Manufacturing Ltd.
Hollenback Carver	Cottrell & Co.
Hydrocolloid	Van R
Hydrofluoric Acid Gel	Ultradent
Identoflex Brushes	Identoflex
Implant accessories	Implant Innovations
Indicating tape	GHM Hanel Dental GmbH
Isodent	Ellman
Isolit	Degussa
Isosit N	Ivoclar
Isosit Opaquer	Ivoclar
Isostat	Ivoclar
Ivomat	Ivoclar
Jelpac	Jelenko
Jel Thin 9's	Jelenko
Jet Burs	Beaver Dental
Jigsaw Blades 0.007	Whaledent
JS Post Extractor	Svenska
Kerr Primer	Kerr
Ketac Fill	Espe
Ketac Silver	Espe
Kleen Lub	Belle de St. Claire
Leaf Guage (Woelfel)	Girrbach Dental GmbH
Ledermix	Lederle Laboratories Division
Light activating opaque liquid	Ivoclar
Lubritex 12	Whip Mix
Lustre Cast	Kerr
MK Dentine Plus Liquid	Davis Schottiander & Davis
Margin Liner	Belle de St. Claire
Marquis Periodontal Probe	Hu-Friedy
Masseran Kit	Micro Mega
Metafast 4Meta	Sun Medical
Micro Etcher	Danville Engineering
Micro Tin Plating System	Danville Engineering
Miller's Forceps GHM	GHM Hanel Dental GmbH
Minerva Foil	Minerva Dental Ltd
Minute Stain	Geo Taub
Mizzy Pressure Relief Cream	Mizzy Inc
Moyco Extra Hard Beauty Wax	Moyco
Nickel Silver Post	Whaledent
Nonstick	Hager & Werken
Occlusal Indicating Tape	GHM Hanel Dental GmbH
Omnidepth Gauge	Whaledent
Opotow Trial Cement	Teledyne Getz
Optosil	Bayer Dental
Orthodontic Wire 0.7 mm	Cottrell
Palaseal	Kulzer GmbH
Palavit	Kulzer GmbH
Pal-Bond No 3	The Scientific Metal Co Ltd
Palliag M	Degussa
Panatronic	Denar
Panavia	Cavex Holland BV
Parapost System	Whaledent
Pantographic Milling Machine	Artiglio
Peripheral Seal	Dentsply
Pink Baseplate Wax	Cottrell
PKT Waxing Instrument No 4	Hu-Friedy
Platinum/Iridium Para Post	Whaledent
Preformed Wax Pontics	Ivoclar
Premier Burs	Premier
Prep Wet	Van R
President	Coltène
Press Form Kit	Ellman
Procera	Nobelpharma AB
Profile Wax 2mm, 3mm, 4mm	Dentaurum
QC20	Dentsply (DeTrey Division)
Rapid Repair Monomer	Dentsply (DeTrey Division)
Rectangular Wire 0.018 in X 0.22 in No. 500-165	Unitek
Regular Inlay Wax	Whip Mix
Retention Beads	Ivoclar
Ribbon Wax	Cottrell
Richwill Crown and Bridge Remover	Almore
Rouge	Cottrell
Rubber Wheels 966	Meisinger

Ringliner	Heraeus
RX 911	Whaledent
Saffident Porcelain Scoops (Metrical)	Renfert GmbH
Saphon Visi Trainer	Tokyo Shizashu
Schubiger Attachment 33:02:5 and 33:02:8 33.01.5	Cendres et Metaux SA
Scotchbond	3M Dental Products Division
Separating Liquid	Ivoclar
Scotchprime	3M Dental Products Division
Shimstock Foil	GHM Hanel Dental GmbH
Shofu Enamel Adjustment Kit QA 0307	Shofu Dental
Shofu Polishing Kit	Shofu Dental
Shofu Porcelain Adjustment Kit	Shofu Dental
Silicon Carbide Stones	Jota
Silicone Fit Checker	G C Dental Indus.
Silicone Releasing Agent	Ellman
Sironograph	Siemens AG
Soft Metal Gauge 10 (Minerva Dental Foil Gauge)	Minerva
Special Bond II	Ivoclar
Special Liquid Concentrate	Whip Mix
Spectra	Ivoclar
Spectra Add-On	Ivoclar
Spectralink	Ivoclar
Spectramat.	Ivoclar
Spectratray	Ivoclar
Split Base Former	Delar
Stationery	Greenbrook Dental
Stellon C Powder	DeTrey
Stereo Microscope	Prior
Sticky Wax	Cottrell & Co.
Stomadhesive	Squibb
Stone Hardener	Whip Mix
Stone Surface Sealer	Tanaka
Styptin	Van R
Super Bond	Sun Medical
Super C Liquid	Amco
Tacky Stops	Van R
Tempbond	Kerr
Temporary Crown Remover	V Pollard
Temporary Cylinders	Implant Innovations
Thickness Shims	Belle de St. Claire
Tooth Slooth	Tooth Slooth
Touch Sensitive Paper	Denar Corporation
Triad ABC Resin	Dentsply
Triad VLC Resin	Dentsply
Tissue Expanders	Cloverleaf
Tru Cast Hard	Englehard
Tru Light	General Acoustics
T Scan	Tek Scan Inc
Tube and Screw 143.08.2	Cendres et Métaux
Twist Drill	Whaledent
Ultradent Hydrofluoric Acid Gel 9%	Ultradent Products Inc.
Ultra Etch	Ultradent Products Inc.
Ultrapak	Ultradent Products Inc.
Ultrapak Knitted Cord 00, 01, 02 and 03	Ultradent Products Inc.
Unifast LC	GC Dental
Uniteck Plastic	Uniteck
Unipoint Brackets 007134	Uniteck
Vac Eject Saliva Ejection Kit	Whaledent
Vacuum Investor	Whip Mix
Vaseline	Chesebrough Pond's Ud.
Velmix	Kerr
Vericheck	Denar
Verticulator (discontinued)	Jelenko
Viscogel	Dentsply
Vitrabond	3M Dental
Vitachrome 'L' Stains	Vita
VMK Paint-On Opaque	Vita
VMK Individualskala	Vita
VMK Porcelain	Vita
Whaledent Minikin Pins	Whaledent
Whaledent RX911 Kit	Whaledent
Winterised Inlay Wax	Ruscher
Woelfel Wafer	Girrbach Dental GmbH
Wonderful (EZ)	Dentifax Int. Inc.
Zapit	Bracon
Zeiss 2x Magnifying Lenses	Zeiss C Oberkochen
Zekyra Gingival Protector	Maillefer
Zinc Oxide Eugenol Impression Paste	SS White

Adressen

Albert Hansotte
70 Avenue de Sorbiers
B-1410 Waterloo

Almore International Inc
PO Box 25214
Portiand
Oregon 97225
United States of America

Amco
212 N21st Street
Philadelphia
PA 19103
United States of America

Artiglio S.N.C. di Benecchi Lino + C Strada Naviglia 3
(Laterale via Mantova)
I-43026 Parma

Associated Dental Products
Swindon
Wiltshire
England

Atwood Industries
245 Seventh Avenue
New York
United States of America

Automaton Vertriebs-Gesellschaft
Fred B. Eggler
Kaindlstr. 3
D-70569 Stuttgart

Bayer Dental
PH Sektor Dental
Bayer AG
Dormagen, GEB B802
D-41541 Dormagen

Beaver Dental
PO Bag 900
Morrisburg
Ontario KOC 1XO
Canada

Bego Semados GmbH
Emil-Sommer-Straße 7-9
D-28329 Bremen

Belle de St. Claire
166142 Valerio Street
Van Nuys
CA 91406-2974
United States of America

Bisco Inc
Johanneswerkstraße 3
D-33506 Bielefeld

Bostik
Leicester LE4 6BW
England

Harry J Bosworth & Co.
Skokie Illinois 60076
United States of America

Bracon
55 London Road
Hurst Green
Etchingham
SussexTN19 7QP
England

Cendres et Métaux SA
Bazingenstrasse 122
CH-2501 Biel-Bienne

Caulk Co
Division of Dentsply
International Inc
Milford Del 19963
Toronto, Ontario
Canada

Cavex Holland BV Keur & Dental Manufacturing Co
PO Box 852
Haarlem
Holland

Chaperlin & Jacobs
No 1 Four Seasons Crescent
Kimpton Road
Sutton
Surrey SM3 9QR
England

Chesebrough Pond's Inc
Greenwich CT06 830
United States of America

Cloverleaf Products
115 Hillingdon Hill
Hillingdon
Middlesex UB10 OJQ
England

Coltène AG
Feldwiesenstrasse 20
CH-9450 Altstätten

Coltène Whaledent Dentalvertriebs-GmbH
Fischenzstraße 39
D-78462 Konstanz

Columbia Scientific Inc
8940K Old Annapolis Road
Columbia
Maryland 21045
United States of America

CompuDent Ltd
35 Devonshire Place
London W1 N 1 PE
England

Cottrell & Co.
17 Charlotte Street
London W1 P 2AA
England

Danville Engineering
1341 Camino Tassajara
Danville CA
United States of America

J. & S. Davis Ltd
Cordent Wing
Summit House
Summit Road
Cranbourne Industrial Estate
Potters Bar
Herts EN6 3EE
England

Davis Schottlander & Davis
Brimsley Centre
Letchworth Point
Dunhams Lane
Letchworth
Herts SG6 1 NS
England

Degussa
Rodenbacher Chaussee 4
D-63457 Hanau-Wolfgang

Delar Corporation
2403 S E Monroe
Milwaukie, ORE 97222
United States of America

Denar Corporation
901 East Corritos Avenue
Anaheim
California 92805
United States of America

Denmat Corporation
PO Box 1729
Santa Maria
California 93456
United States of America

Dental Centre For Postgraduate Courses
Anthony Fokkerweg 49
NL-1059 CP Amsterdam
Holland

Dentascan MPDI Inc
2730 Pacific Coast Highway
Torrance
California 90505
United States of America

Dentaurum
Postfach 440
D-75104 Pforzheim

Dentifax Int Inc
17 Old Route 9
Wappingers Falls
NY 12590
United States of America

Dent-o-care Ltd
Unit 7, Olgnus Business Centre
Dalmeyer Road
London NW10 2AX

DeTrey Dentsply GmbH
Eisenbahnstraße 180
D-6303 Dreieich

Downs Surgical
12 New Cavendish Street
London W1
England

Ellman International
1135 Rail Road Avenue
NY 11557
United States of America

Englehard
Davis Road
Chessington
Surrey, KT9 1TD
England

Erich Dental Fabrication
D-72285 Pfalzgrafenweiler

Espe
Fabrik Pharmazeutischer Präparate GmbH & Co KG
Am Griesberg 2
D-82229 Seefeld/Oberbayern

G-C International
Robert-Bosch-Straße 17a
D-63477 Maintal-Dörnigheim

General Acoustics Ltd
Salter Road
Cayton Low Road Industrial Estate
Scarborough
N Yorks Y011 3U2
England

G. Gore & Co.
W. L. Gore & Associates, Inc.,
Aiblinger Straße 60
D-83620 Feldkirchen-Westerham

GHM Haniel Dental GmbH
D-72622 Nürtingen

Girrbach Dental GmbH
Postfach 140120
D-75138 Pforzheim

Glover Dental Supply Ltd
Lancaster Road
Shrewsbury

Grant Instruments (Cambridge Ud)
Barrington
Cambridge CB2 52Z
England

Greenbrook Dental (Supplies) Ltd
Flat 5, Lister House
11/12 Wimpole Street
London W1 M 7AB
England

Hager & Meisinger GmbH
Kronprinzenstraße 5-11
D-40217 Düsseldorf

Hager & Werken GmbH & Co. KG
Pulverweg 10
D-47051 Duisburg

Hartzell & Son
2372 Stanwell Circle
PO Box 5988
Concord
California 94520
United States of America

Heraeus Kulzer GmbH
Bereich Heraeus Edelmetalle
Postfach 1552
D-63450 Hanau

Higa Manufacturing Ltd.
P.O. Box 91160,
West Vancouver,
B.C. V7V 3N6
Canada

Hu-Friedy Europe GmbH
Rudolf-Diesel-Straße 8
D-69181 Leimen

Hygienic Co
1245 Home Avenue
Akron, Ohio 44310
United States of America

ICI Pharmaceutical
Macclesfield
Cheshire
England

Identoflex AG
Postfach 227
CH-9470 Buchs

Implant Innovations
1897 Palm Beach Lakes Blvd
Suite 212
West Palm Beach
Florida 33209
United States of America

Interpore International
18005 Skypark Circie
Irvine
California 92714
United States of America

Deutsche Ivoclar GmbH
D-73471 Ellwangen

Ivoclar Vivadent
FL-9494 Schaan

Jelenko + PTC Vertrieb
S+S Scheftner GmbH
Gonsenheimer Straße 56a
D-55126 Mainz

Jota AG/Switzerland
Postfach 56
CH-9464 Ruthi SG
Switzerland

Kerr GmbH
Liststraße 28
D-76185 Karlsruhe

Kulzer GmbH
Bereich Heraeus Edelmetalle
Grüner Weg 11
D-63450 Hanau

Lederle Arzneimittel GmbH
Pfaffenriederstraße 7
D-82515 Wolfratshausen

3M Medica GmbH
Wilbecke 12–14
D-46325 Borken

Maillefer
Les Fils d'August
Maillefer SA
CH-1338 Balaigues

Meisinger siehe Hager + Meisinger

Micro Mega AG
Obere Zeil 6–8
D-61440 Oberursel

Minerva Dental Ltd
Courtney House
Oxford Street
Cardiff CF2 3DT
Wales

Mizzy Inc
Cherry Hill
NJ 08002
United States of America

Moyco Industries Inc
Philadelphia PA 19132
United States of America

National Patent Dental
Products Inc
789 Jersey Avenue
New Brunswick
NJ 08901
United States of America

Nobelpharma Deutschland GmbH
Wankelstraße 9
D-50996 Köln

Orion Pharma GmbH
Albert-Einstein-Ring 1
D-22761 Hamburg

Parkell
Unit A1, Lady Ship Hill
Old Lane
Ovanden, Halifax
West Yorkshire
England

Parkell Bio-Materials Division
Farringdale NY 11735
United States of America

V Pollard
755 Unit K
Lakefield Road
West Lake Village
California
United States of America

Premier Dental Products
Po Box 111
Norristown
PA 19494
United States of America

Prior (James Swift) Scientific Instruments Ltd
Unit 4
Wilbraham Road
Fulbourn
Cambridge CB1 5ET
England

Pro-Care Europe Ltd
113 Bushey Mill Lane
Watford WD2 4UD
England

Quayle Dental
Derotor House
Dominion Way
Worthing
West Sussex BN14 8QN
England

Reliance Dental Manufacturing Co
Worth Illinois 60482
United States of America

Renfert GmbH
Postfach 1109
D-78245 Hitzingen

Ruscher
Hawe-Neos Dental
Dr. H. v. Weissenfluh AG
CH-6925 Gentilino

Safeguard Systems
Sydney Faber
Heather House
1 Heather Gardens
London NW11 9HS
England

Schering AG
Müllerstraße 170–178
D-13353 Berlin

The Scientific Metal Co Ltd
Metalor House
104-105 Saffron Hill
London EC1N 8HB
England

Shofu Dental GmbH
Am Brüll 17
D-40787 Ratingen

Siemens AG
Medical Engineering Group
Dental Sector
Fabrikstraße 31
D-64625 Bensheim

Skillbond
Dudley House
Gordon Road
High Wycombe
Berks HP1 36L
England

SNC di Benecci Lino C
Strada Niviglia 3
(Laterale via Mantova)
I-43026 Parma

Squibb
Bristol Myers Pharmaceuticals Ltd
Reeds Lane
Morton, Wirrel
Merseyside L46 1QW
England

Institut Straumann AG
CH-4437 Waldenburg

Sun Medical Co Ltd
Kyoto
Japan

Svenska Dental Instruments
Sjodings
S-17152 Soina

Asami Tanaka Dental
Kaiser-Friedrich-Promenade 26
D-61348 Bad Homburg

Geo Taub Products Inc
Jersey City
New Jersey 07307
United States of America

Technicare
36 Kenmure Mansions
Pitshanger Lane
Ealing
London W5 1 RJ
England

Tek Scan Inc
45 1-D Street
Boston
MA 02210
United States of America

Teledyne Dental GmbH
Hagenauer Straße 42–46
D-65203 Wiesbaden

Teledyne Getz
Elk Grove Village
IL 60007
United States of America

Tokyo Shizaishu Inc
Tokyo
Japan

Tooth Slooth
9201 Whitney Way
Cypress, CA
United States of America

Ultradent
Stahlgruberring 26
D-81829 München

Unitek Corporation
Monrovia
CA 91016
United States of America

Van R Dental Products
600E Huenene Road
Oxnard
California 93033
United States of America

Vita Zahnfabrik
H. Rauter GmbH & Co. KG
Postfach 1338
D-79704 Bad Säckingen

Whaledent siehe Coltène Whaledent

Whipmix Co
361 Farmington Avenue
PO Box 17183
Louiseville
Kentucky 40217
United States of America

SS White Manufacturing Ltd
United 4/5 Ashville Road
Gloucester GL2 6EU
England

Woelfel
4345 Brookie Court
Columbus
Ohio 43214
United States of America

Woelm Pharma GmbH
D-37269 Eschwege

Deutsche Wrigley GmbH
Albrecht-Dürr-Straße 2
D-82008 Unterhaching

Zeiss C Oberkochen Ltd
Postfach 1380
D-73444 Oberkochen

Zeus
Uffvendite via Amanzoni 22
I-15100 Alessandria

REGISTER

A

Abdrucknahme 43, 95, 191, 542
–, Gips 255
–, mit Aufnahmeabdruck 599
abgebrochene Instrumente 91
Ablenkung 54
Abrasion 86, 89
Abschrägung 181
Achtung 38
Acrylkunstharz 287, 510
Acrylkunstharzzähne 736
Acrylprothesen 477 f.
Adaptation 62
Adhäsion 413
Aggression 38
akute Läsionen 447, 565
akuter Parodontalabszeß 429
Allgemeine Gesundheit 491
Allgemeinerkrankung 13, 39
alternierende Präparationstechnik 251
Amalgam 287
–, Aufbauten für devitale Zähne 168
–, Aufbauten für vitale Zähne 169
Amoxycillin 447
Anästhesie 581
Anfang, Zusammentragen von Unterlagen und Diagnose 31
–, Feststellungen 53
–, Fragebogen 31, 34
–, Kontakt 31, 33
–, Kontaktnahme 99
–, Korrespondenz 137
–, Verständigung mit dem Patienten 31
Angewohnheiten und Liebhabereien 40
Anhang 585
Anhänger 301, 369, 503
Ankerelement 465
–, bidirektional 371
–, Dalbo 465, 634, 732
–, Kugel 465
–, intrakoronal 370, 745
– –, nichtaktivierbares Geschiebe 714
–, starres 483
ankylosierende Spondylitis 420
Anorexia nervosa 23, 397, 411
anteriore Meniskusverlagerung ohne Rückführung 419

anteroposteriore Kurve 291
anticholinergische Wirkung 398
Anwendung von Artikulatoren 259
apikale Chirurgie 447
apikaler Parodontalschmerz 92
Applegate-Technik 593
Arbeitsmodelle austauschbar gegen Modelle von provisorischen Restaurationen 222
Arbeitsseite 281
–, Interferenz 211
–, Kontakt 68, 229
Arthralgie 19, 55
Arthritis 19
Arthrogramm 115
Arthrographie, Einzelkontrast 115
–, Doppelkontrast 115
Arthromyalgie, faziale 19, 21, 39, 209, 255, 379, 392, 397, 402
Arthrose 19
Arthroskopie 416
Artikulator 259
–, Wahl 510
–, Denar, D5A 265, 612
–, volljustierbar 265, 268
– –, Anwendung 265
–, Voraussetzungen 260
–, halbjustierbar 262, 268, 274, 278
– –, Anwendung 265
–, Einstellung 611
–, mit einfachem Scharnier 262, 268, 274
–, Typen 260
Ästhetik 26, 41, 93, 186, 259, 294, 297, 315, 329, 522, 579
Attachmentverlust 47, 75, 151, 186, 375, 436, 441
Attribution 379
Attrition 46, 86, 89, 390
Attwood Kronen- Brücken- und Inlayentferner 428
atypischer Gesichtsschmerz 21, 397, 402, 405
–, Odontalgie 21, 92, 397, 404 f.
Aufbauten 87, 631 f.
–, direkte, mit einer temporären
–, divergierende 631, 634
–, einzelne 631
–, Restauration 632
Aufnahmeabdruck (pick-up) 485
Aufstellung des Behandlungsplans 32

Register

Aufwachsen 273, 661
–, Abschlußränder 661
–, Anbringen von Wachsprofilen 661, 679
–, in eine Schablone 661, 667
–, in einen Vorwall 661, 665
–, Kappen 661
–, Modifikationen 661
–, schichtweise, zu vollständiger Kontur 661
–, Unterkonstruktionen für metallkeramische Restaurationen 661
–, Unterteleskope 661, 664
–, Verfeinern der Wachsmuster 661
–, Vorteile 661
Augmentin 436
Ausarbeitung 683, 687
Ausbetten 685
ausgedehnte Neurestauration 384
Ausgleichen 231
Ausmaß der Gleitbewegung 67
Ausschlußmembran 344
Aussichten 14
–, Parodontitis 436
axiale Schnittebene 515
–, Zahnwand 673

B

bakterielle Endokarditis 429, 447
bakteriologischer Diagnosetest 14, 103
Balanceseite 282
–, Seitenkontakt 68, 210, 212, 229, 243, 293, 389
– –, Kopieren 276
Bedeutung, von Attachmentverlust 78
–, von Exsudat 77
–, von Furkationsbeteiligung 78
–, von gingivaler Gewebsreaktion 77
–, von Lockerung 80
–, von mukogingivaler Beteiligung 84
–, von Plaquewerten 84
–, von Röntgenaufnahmen unter parodontalen Gesichtspunkten 84
–, von Taschentiefen 76
–, von Blutung auf Sondierung 76
–, von Rezession 78
befestigte Schleimhaut 326
Befestigungsschraube 524
begrenzte Zahneinheit 274
Behandlung chronischer Beschwerden 566 f.
–, Behandlungsbogen 98, 121
–, Planung 519
– –, Maßnahmen dagegen 131
Behandlungsablauf, allgemein 565
Belastungszunahme 524
Belüftung 747
Benetzungsmittel 683
Bequemlichkeit im Zahnsystem 209
Beraten 397
beruflich 580

beschleunigte Extrusion 355
–, Apparatur 650
Betablocker 16, 399
Betreuung 23, 40
–, Behandlungsablauf für osseointegrierte Fixturen 525
–, des Patienten 13
–, Grundsätze 383
–, Wahlmöglichkeiten 135
bewegliche Verbindung 303, 309
Beweglichkeit 46, 75, 209, 376, 438
–, verstärkte 83
– –, nach PA-Behandlung 441
– –, vom Patienten bemerkt nach PA-Behandlung 441
– –, vom Patienten unbemerkt 441
Bewegung von CRCP nach IP 60
Bewegungsumfang (ROM) 46
Biegsamkeit 201
–, des Pfeilerkomplexes 503
Biegung 314
biochemischer Test 14
Bißausgleich, protrusiver 230
Bißkraft 313
Blende 112
Blockade, TMJ 414
Blutack 192
Blutung, aus dem Taschenboden 76
–, auf Sondierung 74, 436
–, auf Sondierung- Formblatt 50
–, Blutungswert 435
–, Blutungswert-Formblatt 50
–, vom Gingivalrand 76
Bolam-Test 140
Brånemark System 489
Bruxismus 40, 62, 209, 382, 388 f., 400, 441, 448
–, Veränderung 393
Bulimie 23, 397, 411
Burlew dry foil 576

C

Canalis alveolaris inferior 512, 514
Cermet-Zement 153, 169
Charakterisierung 691
Checkbiß 609, 719
–, Abdrucklöffel 193, 237, 595
–, Registrate 611
Checkliste 32, 41
–, für Aufzeichnungen 51
–, für Deckprothesen 478
–, für Korrespondenz 147
–, für Mißerfolgsgründe 28
–, für Röntgenmaßnahmen 53
–, für Untersuchungen 102, 115
–, zur Behandlungs-und Kostenplanung 134
chirurgische Korrektur vorhandener Wurzelfüllungen 350
chirurgische Intervention 416, 419
chirurgisches Stadium II, Osseointegration 537
Chlorhexidin-Gel 2% 573

–, Lösung 2% 573
–, Mundspüllösung 446, 527
Chrom-Kobalt-Gerüst 473, 477
chronischer Schmerz, Schulung und Umgang 401
CRCP, Einstellen in 64
CT, reformatiertes Schnittbild 514
CT-scan 115
CT-scan 513
CT-scan, 3D/Dental 515

D

Dahl´scher Plattenbehelf 364
Dalbo Ankerelement 465, 634, 732
Darmbeschwerden 20, 383
–, Darmsyndrom 20, 383
Datensammlung 43, 98
Deafferentierung 400
Deckprothese 332, 463, 490, 510, 727, 730
–, Behandlungsstadien 469
–, Sofortversorgung 470
–, Vorteile gegenüber Vollprothesen 463
Deckprothesentypen 463
Defekte, unter Zwischengliedern 448
–, Entzündung 18, 39
–, Gewebsschwund 27
definitive Teilprothese 481
–, Restauration 301
Delta-Schlafphase 400
dentale Probleme psychogenen Ursprungs 379
Dentascan 515
Dentobuff 105
Dentocult-LB 105, 374
Dentocult-SM 106, 374
Depression 21, 402
depressiver Patient 20
Deviation 54 f.
Diagnose-Formblatt 98
diagnostische Reposition 111
diagnostisches Aufwachsen 220, 326, 621
Differentialdiagnose der idiopathischen fazialen
    Arthromyalgie 387
–, der psychogenen fazialen Arthromyalgie 387
–, der traumatischen fazialen Arthromyalgie 387
direkte Schichttechnik 156
distaler Stop des hintersten Seitenzahns 243
Distanzhülsen, CeraOne 497, 595
–, Auswahl im Labor 544
–, EsthetiCone 529
–, Heilung 528 f.
–, konische 529
–, mit Sechskant 599
–, Replikate 597
–, Standard 527, 537
–, temporäre 537
–, Verbindung 527, 537
–, verborgene 522
–, Zylinder, ohne Sechskant 597

Diuretika 16
Doppelkontrast-Arthrographie 115
Dothiepin 406
Doxycyclin 436 f.
drei eingegrenzte Einheiten am Kieferbogenende 277
Dreieckswülste 673
Dreipunktkontakt 217
Dreiviertelkrone 284
Dunkelfeldmikroskopie 104
DuraLay 657
–, Aufbauten für provisorische Restaurationen 657
–, Aufbisse zur Kieferregistrierung 657
–, Ausformung des Inzisaltellers 657
–, Kappen 610, 657
–, Kappen zur Kontrolle der Modelle 657
–, Kappen zur Modifizierung nicht-paralleler oder unter-
    präparierter Zähne 657
–, Krone unter einer Teilprothese 657
–, Kunstharzkappen 253
–, Lokalisationsvorwall für defektes Stumpfmodell 657
–, Lokalisationsvorwall zum Einfügen eines modifizierten
    Stumpfmodells in das Kompaktmodell 657
–, osseointegriertes, fixturengestütztes Gerüst 657
–, Pickup-Lötabdruck 657
–, Reparaturen 657
–, Vorwälle 657
–,Stumpfaufbauten 657
dynamische Kieferöffnung 55
Dysästhesie 581
Dysfunktion 384
Dysmenorrhö 40
Dysmorphophobie 22, 397, 408

E

Ebene, Achsenorbitale 279
– –, Ausgleich 461
–, okklusale 622
Eckzahnführung 367
Eggler Stiftentferner 171
eikosanoidalgetische Wirkstoffe 400
Einbetten 683
Einbettmasse 683 f.
–, phosphatgebundene 684
Einbrennen, radiographisch 685
Einfachheit der Konstruktion 503
Einfassung 164
Einfühlungsvermögen 37
Einheit am Zahnbogenende 275
Einschubrichtung 314
Einstellung, 95, 492
Einstückguß 307
Einwilligung nach Aufklärung 140
Einzelzahnrestauration 543
Eisenwert 411
elastisches Weichgewebe 597
elektrische Pulpenprüfung 89
Elektrochirurgie (Radiochirurgie) 151

Elektrochirurgie 149, 151
Ellman Netzschiene 438, 744
Endbegrenzung 55, 420
Endodontie-Formblatt 48
– –, nach Pulpenresektion (Vitalamputation) 432
– –, vor der Resektion 431
–, Eingriff 16
–, Läsion 492
–, Therapie 447
–, Untersuchung 89
endodontische Untersuchung 17, 39
Entfernung, gescheiterter gegossener Restaurationen 152
–, von Plaque 319
–, von temporären und provisorischen Brücken 159
–, von Wurzeln 443, 450
Entwicklung eines frontal offenen Bisses 413
Entwöhnung 393
epitheliales Attachment 164, 436
Erdungsplatte 151
ergänzende Anatomie 674
Ernährungsberatung 442
–, Faktoren 17
Erosion 17, 39, 86, 89
Erwartungen, des Patienten 186
EsthetiCone-Distanzhülse 497, 529, 537
Exkursion 68
Exsudat 75
Extraktion 435
extraoral 45
–, Untersuchung 53

F
Fachgutachter 143
Fähigkeit, des Behandlers 135
Fahrlässigkeit 143
Faktoren bezogen auf den Zahnarzt 24
Farbenblindheit 26, 409
Farbton 409
Farbton 409
Färbung 154
faziale Arthromyalgie 19, 21, 39, 209, 225, 379, 392, 397, 402
–, an Patienten, der Zahnersatz benötigt 387
–, idiopathische 391
–, idiopathischer Gesichtsschmerz 21
–, psychogenen Ursprungs 394
–, Schmerzen, Merkblatt 401
Fehlguß 686
Fehlstellung 301, 309
Fensterung 495
Festigkeit 314
festsitzende Brücke 304, 490, 511
–, festsitzend/beweglich 301
–, festsitzend/festsitzend 301, 303
–, provisorische 369
–, teilweise gelöste 451
Feststellung okklusaler Kontakte 295
Feststellung okklusaler Veränderungen 295

fiberoptische Beleuchtung 86
Fibrose 420
Finanzplanung 376
Fixtur 93
–, Beziehung zum Gegenkiefer 498
–, Freilegung 527, 537
–, Grundsätze der Anordnung 520
–, Insertion 525
– –, zu vitalen Strukturen 498
– –, zur vorgesehenen Position des Ersatzzahnes 501
–, abgestützter Einzelzahn 738
–, Biomechanik abgestützter Prothesen 490, 502
–, keratinisierte Mukosa 502
–, ruhende 489
–, Verbindung zu natürlichen Zähnen 503
–, zur Abstützung festsitzender Brücken 737
–, zur Abstützung festsitzender Prothesen 735
Fluorid-Mundspülung 374, 446
Fluoxetinhydrochlorid 398
Flupenthixol 399, 408, 410
Fluphenazinhydrochlorid 405
Flußsäure 452
Folie-a-deux 20
Foraminum mentale 513
Form des Gutachtens 144
Formblattsystem 43
formgetreu 211, 225, 385, 508
–, Kontakt 217
–, Restauration 383, 719
–, Technik 237
fortbestehende Beschwerden 579
Fotograf 95
Fragebogen 36
Fraktur 291, 297
–, keramische, mit Freilegung der Metallstruktur 453
–, von Prothesen 25
frakturiertes Acrylkunstharz 741
–, Facette 451
–, Kompositkunstharz 741
–, Metallkeramikrestauration 742
–, Metallverbindung der Brücke 451
–, Stiftaufbau 170, 454
–, Wurzel 320
freie Radikale 400, 413
Freiendglied 311
Freiendsattel 483
Freiheit in der Zentrik 216, 218, 233, 675
Fremitus 71
frontal offener Biß 420
frontale Disklusion 108
frontale Gleitbewegung 65
frontale Okklusionsschemata 217
frontale Repositionsschiene 111, 381, 414
Frontzahn-Keramikverblendung 284
Frontzahnführung 46, 110, 211, 247, 250, 276, 291, 386, 509, 622
–, auf abnehmbarem Plattenbehelf 285

–, für Freiheit in der Zentrik 218
–, für neugestaltetes großes vertikal : horizontal-Verhältnis 218
Frontzahnführungsteller 250
Frontzahnkippung 359
Frontzahnkrone, einzeln 282
Frontzahnkronen, mehrfache 284
Frontzahnrestauration 296
Führungsflächen 370
Funktion 297, 579
funktionell erzeugter Gleitweg (FGP) 242, 274, 721
funktionelle Höckerabschrägung 183
Furkation 326, 338
–, Beteiligung 75, 429
–, Probleme 320

G

gegossene Stiftaufbauten 162
Gelenk 413
–, Defekt 25
–, Gelenkbeeinträchtigung 55
–, Spülung 416
Verbindung 288
–, Gestaltung 200
–, Größe 313
Gelenkgeräusche 54 f., 413
gelenkte Geweberegeneration 321, 432
Gerber, resilientes Ankerelement 373
gerichtliche Medizin 382
Gesichtsästhetik 501
Gesichtsbogen 43, 95, 262, 264
–, Mittelwert 262
gesprungener Zahn 17, 21, 39, 92, 446
gestörte Wahrnehmung 411
Gesundheit und Sicherheit 747
geteilter Sockel 610
Gießen 683 f.
–, Teilgüsse 686
Gießfehler 686
Gingiva, befestigte Zone 331
gingivale Taschensekretion 103
–, Dicke 186
–, Gewebereaktion 74
–, Retraktion 189
–, Rezession 27
–, Sulkuserweiterung 151
gipsgebundene Einbettmasse 684
Glasur 700
Glaukom 398
Gleitbewegung, Zwanglosigkeit der 67
–, laterale 65
–, von CRCP nach IP 64
–, Wesen der 66
Glossodynie 23, 581
gnathologisches Konzept 218
Gold 287
–, Plattierung 690

Größe der Lötverbindung 200
größere Lebensereignisse 40, 382
Grundsätze zur Prothesenherstellung 522
Gruppenfunktion 674
Gummiketten 363
Gußgerüst, Konstruktion für fixturengestützte Restaurationen 505
–, nicht passiv 505
Gußperlen 686

H

Haftvermittler (Bonding agent) 168 f.
handgeführte Modelle 261, 274
Harzell-Instrument für Retraktionsfäden 189
Haut 53
Hautjuckreiz 40
Heil- und Kostenplan 121
Helferin am Behandlungsstuhl 232
Hemisektion 434
Herstellung der Prothese 529
Higa-Brückenabnehmer 162, 429
Hitzeableiter 202
Höcker zum Randleistenkontakt 217
Höckerspitze zur Fossa 216
Honorar 101, 139, 581
–, Bemessung 128
horizontal : vertikal-Verhältnis, großes 239
– –, Berechnung 619
– –, zwischen CRCP und IP zur Restauration der Frontzähne 387
– –, zwischen CRCP und IP ohne Restauration der Frontzähne 385
– –, zwischen CRCP und IP mit früherem wechselseitigem Klicken 385
– –, des Gleitwegs 60, 233
horizontaler Aufbiß 387
Hydrocolloid : Argaloid 192
Hydrocolloid 152, 191
Hyperalgesie 581
Hypochondrie 21
Hypomobilität 413
Hysterie 420
hysterische Erkrankung 23

I

Ibuprofen 149, 573
idiopathisch 388
Implantat, Beurteilung 93
–, Mißerfolg 39
–, ruhendes 367
Indentra, Reparatursteg 427
Indikationen 457, 463
–, für osseointegrierte, fixturengestützte Prothesen 489
–, zum Ersatz mit einer definitiven Teilprothese 481
–, zur Extraktion 435
Inlay 688
Instrumentierung 231

Interkuspidalposition 58, 212, 226
internes Derangement 19, 379
interokklusaler Plattenbehelf 107
intrakapsuläre Adhäsion 420
Intrusion 363
inzisaler Führungsteller 655

J
JS-Brückenreparatursatz 454

K
Kalzifizierungsschranken 91
Kalzitonin genverwandte Peptide 400
Kappen 315, 368, 661
–, in Verbindung mit Steg und Stegreiter 469
–, Unterteleskope 688
Kappenschraube 716
Karies 16, 39, 46, 86, 89, 187, 320, 374, 441, 566
–, am Kronenrand 443
–, an Prothesenpfeilern 444
–, Anfälligkeit 16
–, approximal 443
–, Entfernung 443
–, in einer Furkation 443
–, Reaktion auf Bekämpfungsmaßnahmen 105
Kaugummi 374
Kaukraft 465
Keramik 287, 691
–, aufgesetzter Abschlußrand 185, 679, 693
–, gesprungene 709
Keramikkappe 739
Kiefer, Knochenqualität 493
–, Registrierung 43, 544
– –, mit geschlossenen Zahnreihen 237
– –, Überprüfung 271
– –, wenn die Seitenzähne fehlen 98
kinematischer Lokator 263
Kippung 355, 359
Klick 54
klinische Krone, kurze 293
–, chirurgische Verlängerung 152, 201, 571
Knochenhöhe 495
–, Breite 495
Knopfanker 465, 473
Kofferdam 443
Kommunikation 43, 137
–, Schriftverkehr 137
–, untergeordnete mit dem Patienten 32
Kompositkunstharz 287, 510
–, Aufbauten 169
–, Zähne 737
Komputerisierung 127
komputertomographischer Scan 115
kondyläre Determinanten, Einstellung 612
kondyläre Führung 291
Konizität 179
Kontaktbrief 33

Kontaktposition der zentralen Relation (CRCP) 59, 226
–, Registrierung 95
Kontaminierung 686
Kontrollsockeltechnik 271
Konvergenz 179
Konversionsstörung 23, 397, 402
Kopfschmerz 388
koronoidale Hyperplasie 420
körperhafte Bewegung 362
körperhafte Seitverschiebung 267
Korrespondenz 144
–, nachfolgende 137
Kostenanschlagsformbogen 126
Krafteinwirkung 311
Krankengeschichte 31, 512
–, als Leitfaden zum Grund des Mißerfolgs 38
Krankheitsverlaufskontrolle 374
–, bei Anfälligkeit 135
Krepitation 376, 413
Kronenhöhe 293
–, Lage des Kronenrandes 185
–, Präparation 183
–, unter einer Teilprothese 658
künstlich beigebrachte Läsionen 23, 318, 397, 411
Kurvatur, mediolateral 292
–, der zahnlosen Spannweite 498
–, Spee'sche 267, 279, 291, 409
–, Wilson'sche 267, 279, 292, 409

L
labiale Verblendung 344
laborgefertigte Restauration 271
–, wenn kein Labor im Haus 127
–, wenn ein Labor im Haus 128
–, Labor-Verordnungsblatt 133
Lachlinie 501
Länge der zahnlosen Spanne 496
Laktobazillus 374
–, Auszählung 105
laterale Exkursion 229, 281
–, Bewegung 264
–, mandibuläre Translation 611
–, Parodontalschmerz 92
–, Position 68
–, Pterygoidmuskel 57
–, Pterygoidmuskelansatz 413
Lateroprotrusion 282
Lebensereignis 20
leichte Kräfte 353
Leitkontakt 212, 242, 257
Leukotrine 400
lichthärtendes Material 167
Linea obliqua externa 326
Lippenlinie 46, 186
Lochfraß 686
lokale Gesundheit 492
long centric 216

Löten 195, 543, 703
-, fixturengestütze Restauration 703
-, mit Bunsenflamme 710
-, mit Lötpistole 710
-, Ofen 703
-, postkeramische 703
-, präkeramische 710
Lötverbindung 676
Luxation 413, 419
Lymphadenopathie 90
Lymphozyten Transformationstest 411

M
Magnetresonanzdarstellung 115
mangelnder Zugang 542
Manipulation 414, 418
Masseran-Satz 171
Mastikation 579
Material, Auswahl von 505
-, für okklusale Oberflächen 508, 510
Matrize 718
mechanisch 24, 41
-, Mißerfolge implantatgestützter Prothesen 26
-, Pannen 86, 89, 210, 449
-, Unversehrtheit 290, 297
medizinisch 102
-, Formblatt 35
-, Fragebogen zur Krankengeschichte 43
-, Krankengeschichte 37, 188, 326
-, Therapie 398
-, Verfassung 13, 135
-, vergangenes Krankheitsgeschehen 38
Meniskus 413
Menopause 411
Metall, unedles 287
Metallkeramik-Gußlegierung 689
-, Verbindung 676
Metronidazol 436 f.
Migräne 19, 383
Minikin-Stifte, TMS 169
minimale Neurestauration 383
Minocyclin 431, 437
Mißerfolg, Gründe 13
Modell 587
-, Arbeitsmodell 587, 590
-, Checkbiß 595
-, diagnostisches 587, 619
-, doublieren eines kompakten Arbeitsmodells 591
-, Doublierung 589
-, einartikuliert 102
-, Einzelzahnrestauration 595
-, elastisches 596
-, für eine fixturengestützte Prothese 597
-, für eine fixturengestützte temporäre Prothese 595
-, für eine temporäre Restauration 595
-, für osseointegrierte, fixturengestützte Prothese 609
-, geteilter Sockel 591

-, Herstellung und Verwendung 587
-, Keramikrestaurationen auf einem Kompaktmodell 597
-, Kompaktmodell 587
- -, für eine provisorische Restauration 590
- -, ungesägtes Meistermodell 195
- -, mit separaten Stumpfmodellen 590
-, Meistermodellsystem 193
-, mit abnehmbaren seitlichen Sextanten 588
-, mit elastischem Weichgewebe 592
-, mit herausnehmbaren Stumpfmodellen 591
- -, mit abnehmbaren Sextanten 591
-, mit schleimhautverdrängten Sattelanteilen 593
-, modifiziert für eine provisorische Restauration 591
-, Montage 605
- -, Überprüfung der Genauigkeit 609
- -, diagnostische 605
- -, von Arbeitsmodellen 607
-, Prothesen 609
-, Remontage 597
-, Überprüfung der Genauigkeit 587, 599
Modellhalter 259, 274
Molar, Aufrichtung 359
-, Aufrichtungsapparatur 650
Monoaminoxydase-Hemmer 399
Morphodysphorie 22
morphologische Prägung 493
Motipress 405
Motivation 24
-, des Patienten 135
Moyco Extrahard Beauty Pink Wax 95, 253
Muffelauskleidung 683
Mukogingiva 75
Münchhausensyndrom 23
mündliche Aufklärung 137
Mundschutz, für sportliche Zwecke 367
Muskelempfindlichkeit 45
Muskeln 54, 57
Myalgie 19, 55
myofaziales Schmerzsyndrom 19
myogener Schmerz 391
Myrrhentinktur 151

N
Nachsorge 24, 41, 423, 430, 502, 529, 546
-, Knochenerhaltung 463
-, Programm 374
-, Versäumnis 27
nachträgliche ästhetische Mängel 26
Nadelelektrode 152
Nardil 399
Neoplasie 420
Neuanfertigung 450
Neubeurteilung und Wiederholungsbehandlung 566
neues Attachment, Maßnahmen 320, 432
neugestaltet (reorganized) 211, 387, 508
-, Behandlungskonzept 214
-, Restauration 723

–, Technik 247
Neurestaurierung mit festsitzenden Restaurationen 565
neuromuskuläre Störungen 448
Neuromuskulatur 290, 297
Neuropeptide 400
Nortriptyline 398, 578
Nyman & Lindhe-Schema 219

O
Oberflächenbemalung 700
okklusal 19, 40, 92
–, Abdeckungswirkung 392
–, Achsenorbitalebenen-Winkel 291
–, Einschleifen 225, 275, 277, 389, 448, 619
–, Einschleifen, simuliertes 388
–, Einschleifen, Technik 231
–, Einschleifen/Bißausgleich 388
–, Kappe 271
–, Bißausgleich 225, 389
–, Ebene 622
– –, Angleichung 461
– –, Winkel 267, 279
–, Registrierungsmaterialien 253
–, Schema 209
–, Stabilisierungsschiene 109, 128, 391, 414, 438, 448, 451
– –, mit Vorrichtung in CRCP zu gleiten 108
–, Metalloberfläche 733
–, Oberfläche 314
–, Artikulationsfolie 207
Okklusion 57, 508
–, Einschleifen 438
–, Formblatt 45
Opotow Erprobungszement 155
orale Dysästhesie 23, 397, 411
–, Mundhygieneanweisung 103
–, Propanthelinbromid 573
orthodontische Techniken 353
Oschenbeinmeißel 329
Osseointegration, Erfolgsbeurteilung 524
osseointegrierte Fixtur 209, 290, 303, 332, 465, 489
– –, gestützte Prothese 473, 735
– –, gestützte Restauration 203
– –, gestützter Steg und Stegreiter 731
– –, Lagediagnose 115
– –, Planung 624
Osteoarthrose 420

P
P-Substanz 400
Palaseal 516
palatinale Konkavität 217
palatinales Transplantat 329
Pankey-Mann-Schuyler-Konzept 219
pantographische Instrumentierung 267
pantographischer Reproduzierbarkeitsindex 107
Parallelität 188
Parästhesie 15, 23, 581

Parodont 73, 290, 493
parodontal 14, 39
–, Aufzeichnungsbogen 46
–, Behandlung 566
–, Chirurgie 317
–, Gesundheits- und Gewebereaktion 186
–, Gewebe 297
–, Läsion 338
–, Untersuchung 74
parodontal unbeteiligte Fälle 525
parodontalbeteiligte Fälle 525
Parodontitis 209, 225, 374, 429
–, anfälliger Patient 84, 437
–, Anfälligkeit für 186
–, fortgeschrittene 429, 435, 492
–, generalisierte 435
Patrize 718
Perforation 87, 91, 350
periimplantär 15
Perizision 355
Perkussion 91
Persönlichkeit 24
Phantombiß 22, 92, 388, 397, 399, 404 f., 408
Phasenkontrastmikroskopie 104
Phenelzin 399
Phenothiazin 399, 405
Phonetik 501, 524
Pinledge 688
–, mehrfache 284
Placebo 392
Plaque 47
–, Bewertung 75
Polydentpinsel 477
Polyvinylsiloxan, Registrat 237
–, Registriermaterial 255
Porosität 27, 686
postkeramisches Löten 505
–, fixturengestüze Restaurationen 203
Prämedikation 149, 231
Präparation, Breite 179
Präparationshöhe 179
Praxisführung 13
Präzisionsgeschiebe 733
Prepwet 192
Press-Form (Ellman) 613
Pro-Banthin 149, 573
Propanthelinbromid 149
Prophylaxehelferin 435
Propranalol 399
Propriozeption 465
Prostaglandin 149
Prothese 727
–, mandibuläre 483
–, maxilläre 483
–, partielle 481, 727, 732
–, Sofortversorgung 727
Protrusion 282

Protrusionsbewegung 265
–, Positionen 69
–, Registrierung 69
provisorische Restauration 149, 154 f., 220, 301, 643, 688
–, fixturengestütze 643
–, für den kariesanfälligen Patienten 156
–, für den kariesunanfälligen Patienten 156
–, kieferorthopädische Modifikationen 643
–, Metall- und Acrylkunstharz 643
–, Metall- und Kompositkunstharz 643
–, Modifikationen für Implantatpfeiler 643
–, Ränder 643
–, Randverlängerung 643
–, sektionale 643
–, über DuraLay-Aufbauten 643
–, über Kappen 643
provisorisches Röhrchen 538
Prozak 398
psychiatrische Störung 20
psychogene 20, 40, 382, 388
–, regionaler Schmerz 21
Psychose 21, 402, 411
psychotisch 20, 399
Pufferkapazität 105
Pulpa 89, 288, 296, 326
pulpal 16, 39
–, Läsion 338
–, Schmerz 91
Pulpenerkrankung, irreversible 91
Pulpentest 102
Pulpitis 446

Q
Quadrant 278
Querschnittsform des Kiefers 493
Quick Analyser (Denar) 268

R
Radioluzenz, periapikal 16, 91
radiopake Markierung 513, 613
Rand 181
–, Verlagerung subgingival 187
rasche Augenbewegung 400
Rauchabzug 747
Reattribution 397
Rechnung 127
Rechtsstreit 142, 381
reformatiertes Schnittbild 518
Registrate 267
Registrierung zur Diagnosestellung 260
–, zur Restauration 260
Rekonturierung zahnloser Kieferkämme 152
–, von Restaurationen 438
Remontage 255
Reparaturtechniken 741
Reparierbarkeit 503
Resorption 91

–, schwerwiegend 498
Restaurationen 152
–, von Plaque 319
–, von temporären und provisorischen Brücken 159
–, von Wurzeln 443, 450
Restaurationen, Formblatt 46
–, des wurzelbehandelten Zahnes 149
–, von Frontzähnen 281
restaurative Begleiterscheinungen interner Gelenkstörungen 413
–, Probleme psychogenem Ursprungs 397
–, Zusammenhänge von psychogenem Schmerz und Funktionsstörungen 402
restaurierte okklusale Form, Ziele 273
Restaurierung, alternierende Zähne 239
–, der Seitenzähne 253
Retention 179, 290, 297, 353, 465
–, und Stabilität 465
Retentionshilfsmittel 465
Retraktionsfaden 152, 189
reversibles Hydrocolloid 191
Rezeptionshelferin 37
Rezession 75
rheumatoide Arthritis 376, 420
Richtung der Gleitbewegung 65
Richwil Kronen- und Brückenabnehmer 161
Rißbildung 686
Rochette 335
Röntgenaufnahmetechnik 43, 51
Röntgenbild 75, 87, 91, 112, 383, 513
–, anterior-posterior-transmaxillär 113
–, dentales Panoramatomogramm 51, 84, 112, 513
–, lateral-transkranial 112
–, laterale Tomographie 115
–, lateraler Schädel 115
–, Orthopantomogramm 51
–, periapikaler Status 51
–, transkranial 383
–, transpharyngeal 113
rosafarbene Keramik 344
Rotation 313, 360
Ruhelage 70
RX911-System 454

S
Salivationsfließrate 105
sandgestrahlte Oberfläche 207
Säureerosion 411
säuregeätzte Befestigung von Gußobjekten 439
Schablone 526, 532, 613
–, Fixturenposition 615
–, preßgeformte 613
–, zur Kieferregistrierung 658
Schienung 84, 438
Schlaflosigkeit 398
Schlingenelektrode 151
Schluckbewegung 71

Schlußfolgerung 583
Schmerz 580
–, andauernd nach der Behandlung 91
Schrägschulter 181
Schubiger Ankerelement 371
Schutzmaßnahmen 747
Sedierung 383, 398
seitliches Freiendglied 504
–, Disklusion 510
–, Kippung 359
–, okklusale Kontakte 508
–, Okklusionsschema 216
–, protrusiver Kontakt 282
sensibel 43
Sensibilität 43, 389, 436
Serotonin 400
Sextant 278
sexuell 580
Shimstock 207, 237, 271, 609
Sicherheitsausrüstung 747
Silan-Haftvermittler 451
Sinusitis 92
Sklerodermie 420
Sklerose 91, 347
Sondierungskraft 436
Spannung 311
Spannungskopfschmerz 21, 397
spastisches Kolon 20, 383
Spezialuntersuchungen 43, 102, 519
spezifisch 43
–, Datensammlung und Diagnose 31
Spezifität 43, 389, 436
Sprechvermögen 56, 95, 579
Sprung 86, 89
Stabilisierungsschiene 367, 418, 625
–, aus Chrom-Kobalt und Kunstharz 625
–, mandibuläre (nach Tanner) 625
–, maxilläre 625
– –, in IP ohne Freiheit in CRCP zu gleiten 108, 625
– –, mit der Möglichkeit von IP nach CRCP zu gleiten 625
–, Modifikation, um Unebenheiten der Bezahnung auszugleichen 625
–, abgeänderte 393
–, zur Reposition 625
Stabilität 231, 465
–, mandibulo-maxilläre 293
Stabilität nach Bißausgleich 229
statische Öffnung 55
Steg und Stegreiter 467, 473, 713
Stellungsveränderung von Frontzähnen 27
stereopraphische Registrierung 268
Stift 152, 159, 168
Stiftaufbau, divergierender 167
–, einzelner 162
Stiftpfosten 87, 450, 631 f.
–, direkt, mit temporärer Restauration 632
–, divergierende 631, 634

–, Edelmetall 633
–, Einbau in provisorische Restaurationen 172
–, einzelner 631
–, Kunststoff 633
–, Schwierigkeiten mit divergierenden 173
–, Wachs 633
Stomadhäsiv 515
Stomatitis artefacta 23
Stop Lock-Stift 424, 743
Stops, aufgeklebte 192
strategische Extraktion 335
Streptoccocus mutans 374
–, Auszählung 105
Streß 311
Studienmodell 43, 95
Stumpfmodell 587, 599
–, Auswahl 599
–, einzelnes 195
–, ersetzen eines zerbrochenen 602
–, Gipsversiegelung 602
–, modifiziertes 601
–, Platzhalter 602
–, Trimmen 600
Stundenhonorar, Berechnung 127
Styptin 573
subepitheliales Bindegewebstransplantat 329
subgingivale Zahnfraktur 188

T
T-scan 207
Tasche 317, 436
–, Temperatur 103
–, Tiefe 74
Taschenbildung 326
Teilprothese, Sofortersatz 188
–, Übergangslösung 481, 488
Teilung, von Wurzeln 434
Telefon 33
Teleskopeinheit 301
Temazepam 149, 383
Temperaturempfindlichkeit 86
Temporalismuskel, Insertion 57
temporäre Restauration 149, 152, 637
–, Acrylkunstharz 637
–, Einzelzahn über eine CeraOne-Distanzhülse 642
–, mit Metallarmierung 638
–, zur Soforteingliederung im Extraktionsbereich 639
–, zur Soforteingliederung über freigelegte osseointegrierte Fixturen 639
temporomandibuläre Störungen 19, 39, 379
temporomandibuläres Gelenk 376
–, Ankylose 420
–, chronische Bewegungseinschränkung 420
–, Untersuchung 54, 112
Terminplanung 106
thermischer Pulpentest 89
Thru Lock-Stift 284

TMJ-Funktionsstörung 19
Tomogramm 115, 513
Tomograph 383
transmuköse Belastung 536
Transplantat, Onlay 339
–, gestieltes 344
–, subepitheliales 339
Trauma 39
traumatische faziale Arthromyalgie 388, 391
Trifluoperazinhydrochlorid 399
Trigeminusneuralgie 19
trizyklische Antidepressiva 398
–, Wirkungsweise 400
Tungsten carbide-Bohrer 172

U

Überexpansion 686
Übergang von defekten Restaurationen auf fixturengestützte Restaurationen 501
Überkreuzen 230
Überprüfen okklusaler Kontakte 207, 274
Übersicht 210
überweisen 423
Überweisung 402
Ultraschall 171
–, Ausrüstung 54
Umfeld 135
Umstellung von einer defekten Restauration auf eine Deckprothese 470
–, ohne Hilfsretentionen 470
unagressiv 38
Unbehagen 580
–, in den Zähnen nach Behandlung 91
unmittelbare Seitverschiebung 611, 675
Unterexpansion 686
Unterfütterung 729
Unterhaut-Hart- und Weichgewebe 53
unterschiedliche Beweglichkeit 301, 308
Untersuchung 31, 43, 512
–, intraoral 56

V

Vakujet 383
veränderte passive Eruption 326
Verankerung 353
Verformung 686
Vericheck 273, 610
Verlängerter Zahnhöcker 225
Verlängerung der klinischen Krone 323
Verlängerung der Provisorien nach chirurgischen Maßnahmen 156
verminderter Speichelfluß 16
verschiente vs. unverschiente Zähne 273
Verschleiß 59, 294 f.
–, der Restauration 25
–, verschleißanfälliger Patiententyp 84
Versicherung 128

–, Programme 377
vertikal : horizontal-Verhältnis 232
–, Berechnung 619
–, großes Verhältnis 257, 385
–, zwischen CRCP und IP 226 f.
–, zwischen CRCP und IP mit oder ohne vorausgegangenem wechselseitigen Klicken 384
vertikal : horizontal-Verhältnis der Gleitbewegung 60
Vertikalabstand 40, 219, 326
–, Änderung 393
–, Veränderung durch 19
Vertikalrelator 267
Vertrauen, Verlust 24
Verwindung 195
Vitalität des Zahnes 89
–, Testmethoden 17, 86
–, Vitalitätsprobe 104
Vollprothese 457
vorausschauende Planung 367, 745
Voraussicht 43, 389, 436
–, negative 43
vorhandene Restauration 85, 89
vorhersehbar 43
Vorschubbewegung 55
Vorstellung 13
Vorwall 419
–, zur Verschlüsselung 617
Vorwälle 237, 251, 613, 616
–, DuraLay 617
– –, und Gips 618
–, aus Abdruckgips 616
–, aus Silikonputty 616
– –, und Gips 617

W

Wachsadditionstechnik 669
wahlweise Endodontie 91, 347
wahrscheinlich 143
wahrscheinlich 143
wechselseitiges Klicken 376, 413, 419
Weichgewebe 45, 56
–, Aufzeichnungsbogen 50
Whaledent RX911-System 423, 439
Widerstand 291, 297
–, Form 179, 311, 314
–, Kraft 313
–, Winkel 313
Wiedereinzementieren 449
–, bei ungünstiger Krankengeschichte 449
–, einschließlich Stiftaufbau 449
Wurzel, Amputation/Resektion 431
–, Debridement 317, 436
–, Fraktur 25, 91, 454
–, Glätten 14
–, Kappe 633
Wurzelbehandlungen 429, 447
–, Präparation 159

X
Xylitol-Kaugummi 105, 446

Y
Yuodelis-Schema für fortgeschrittene Parodontitisfälle 219

Z
Zahnbeweglichkeit 504
-, Abnutzung 71
-, Präparationshilfen 623
- -, bei zementierten Restaurationen 179
-, Rückverlagerung 619
-, Stabilität 209
Zahnfarbe, individuell zusammengestellt 692
-, Farbwahl 691
Zeiteinteilung für einen neuen Patienten 101
Zeitplanung 101
Zellausschlußmembran 432, 495

Zement 574
Zementierung 253, 308, 449, 575
-, Fehlschläge 24, 86, 89, 369
-, Zeitpunkt 26
Zigarettenrauchen 491
Zugang, guter 542
Zuhören 37
zunehmende Beweglichkeit 81 f.
-, vom Patienten bemerkt 441
-, vom Patienten unbemerkt 441
Zusammenstellung der Formblätter 51
Zwischenglied 676
-, Defekt 339
-, Teleskop 371, 677
Zwischenraum 353
Zylinder, temporärer 537
zylindrischer Anker 718